T0226322

ALLGEMEINE PATHOLOGIE

VON

Dr. N. PH. TENDELOO

O. Ö. PROFESSOR DER ALLGEMEINEN PATHOLOGIE UND DER
PATHOLOGISCHEN ANATOMIE · DIREKTOR DES PATHOLOGISCHEN
INSTITUTS DER REICHSUNIVERSITÄT LEIDEN

ZWEITE
VERBESSERTE UND VERMEHRTE AUFLAGE

MIT 368 ZUM TEIL FARBIGEN
ABBILDUNGEN

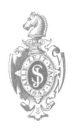

SPRINGER-VERLAG BERLIN HEIDELBERG GMBH
1925

ISBN 978-3-642-90463-9   ISBN 978-3-642-92320-3 (eBook)
DOI 10.1007/978-3-642-92320-3

Aus dem Vorwort zur ersten Auflage.

Dieses Ergebnis vieljähriger Arbeit — ich fing 1909 zu schreiben an — unterscheidet sich nach Inhalt und Darstellung, sowohl im ganzen wie in Einzelheiten, dermaßen von den mir bekannten Werken über allgemeine Pathologie, daß seine Veröffentlichung in einer Weltsprache berechtigt erscheinen dürfte.

Die Erörterung geht von klinischen sowie pathologisch-anatomischen Beobachtungen und Versuchsergebnissen aus und berücksichtigt deren Übereinstimmung bzw. Verschiedenheit. Es ist nicht nur der vierte Abschnitt, der dieses Werk von anderen unterscheidet.

Der Inhalt bringt mehr oder weniger „neue" Ergebnisse eigener Versuche und Beobachtungen und Bemerkungen, auch solche klinischer Natur. Letzteres wird man verstehen nach der Mitteilung, daß Verfasser fast 8 Jahre als praktischer Arzt tätig war, nachdem er Assistent der pathologischen Anatomie in Leiden war und bevor er Prosektor-Bakteriolog am Stadtkrankenhaus in Rotterdam und dann Professor in Leiden wurde. Die hier gemeinten Ergebnisse finden sich zerstreut im Werk. Seitdem die Bemerkung über Tötung von Flöhen durch Sonnenlicht (S. 102) geschrieben wurde, scheint sich in der Tat das Sonnenlicht als kräftiger Bundesgenosse im Kampf gegen die Pest zu bewähren.

Ich habe mich sehr beschränken müssen. In diesen Zeiten der Spezialisierung ins Unendliche gilt es mehr als je, das Multum über den Multis fest im Auge zu behalten, Stämme von Zweigchen, Gesichertes vom Fraglichen zu unterscheiden, zu bedenken, daß eine Annahme (Hypothese) nur eine Frage bedeutet, deren Beantwortung allerdings einen großen Fortschritt bedeuten kann, sich vor übereilten Folgerungen zu hüten. Trotz der Beschränkung sind außer „Hauptsachen" auch viele scheinbare „Nebensachen" angeführt. Hauptsache und Nebensache sind aber relative Begriffe, deren Wert wir nicht immer anzugeben vermögen. Was heute Nebensache zu sein scheint, kann sich morgen als Hauptsache erweisen. Es kann außerdem eine Nebensache den Weg zu einer wichtigen Entdeckung oder Forschung zeigen.

Im übrigen gibt es keine „vollständige" allgemeine Pathologie. Nicht selten begegnen wir allerdings Behauptungen, als ob die allgemeine Pathologie nur ganz bestimmten Erscheinungen nachforsche, andere aber ausschließe. Als ob etwa Embolie, Entzündung, Albuminurie zur allgemeinen Pathologie gehören, Magenschmerz, Nasenbluten und Trigeminusneuralgie jedoch nicht. Träfe diese Annahme zu, so gäbe es in der Tat eine mehr oder weniger scharf abgegrenzte, somit auch eine mehr oder weniger vollständige allgemeine Pathologie. Solche Behauptungen beruhen aber auf Mißverständnis: Jede Erscheinung hat eine besondere und eine allgemeine Bedeutung. Ihre besondere Bedeutung verdankt sie ihrem Unterschied von anderen, mehr oder weniger gleichartigen Erscheinungen. Ihre allgemeine Bedeutung fußt in ihrer Übereinstimmung oder Ähnlichkeit mit anderen Erscheinungen, von denen sie sich in gewisser

Hinsichten unterscheidet. Übertragen auf das Gebiet der Pathologie (im morphologischen und funktionellen Sinne) bedeutet das: Die besondere Pathologie sucht die besondere Bedeutung der pathologischen Erscheinungen festzustellen. Die allgemeine Pathologie forscht ihrer allgemeinen Bedeutung nach, d. h. sie spürt der Regel, und wenn möglich, dem Gesetz nach, dem sich eine Erscheinung, neben anderen, mehr oder weniger gleichartigen Erscheinungen, unterordnen läßt. Wir können auch sagen: Die allgemeine Pathologie sucht die Erscheinungen in ihrer Entstehung und ihrem Zusammenhang mit anderen Erscheinungen „zu erklären", was nichts anderes bedeutet als: sie sucht das Gesetz, wenigstens zunächst die Regel, nachzuweisen, dem sich die betreffende Erscheinung unterordnen läßt. Ähnlich wie der Mathematiker nicht nur die besondere Bedeutung eines Punktes, sondern auch den geometrischen Ort, dem dieser Punkt gehört, festzustellen sucht. Das Naturgesetz ist ein geometrischer Ort. Hat man einen geometrischen Ort festgestellt, so kann man diesen als „Punkt" betrachten und die Frage stellen, welchem geometrischen Ort er angehört. So fortfahrend sucht man immer einen mehr allgemeinen, mehr umfassenden Ort (Gesetz). Der Pathologe gelangt dabei zu physiologischen, physikalischen, chemischen und physikochemischen Grundlagen.

Es gibt somit keine Erscheinungen, welche der besonderen, und solche, welche der allgemeinen Pathologie gehören. Es gibt nur eine besonder-pathologische und eine allgemein-pathologische Forschung oder Betrachtung einer Erscheinung. Jede pathologische Erscheinung hat ihre allgemeine Bedeutung, gleichgültig, ob wir diese schon kennen oder nicht. Aus dieser Überlegung ergibt sich die Unzertrennlichkeit der besonderen und allgemeinen Pathologie und die Unentbehrlichkeit beider für jeden medizinischen Forscher und Arzt. Denn ohne gewisse Kenntnis der besonderen Bedeutung der Erscheinungen kann der Forscher nicht allgemein-pathologisch arbeiten; andererseits vermag der Arzt ins krankhafte Geschehen keine Einsicht zu bekommen ohne allgemeine Pathologie. Wer vermag eine besondere mechanische, thermische, hydrodynamische oder elektrische Erscheinung zu verstehen ohne Kenntnis der entsprechenden Gesetze oder Regeln?

Es versteht sich aus obigem, daß ein Werk über allgemeine Pathologie vor allem den Zusammenhang der Erscheinungen, den Zusammenhang des Menschen mit dem „übrigen" Weltall, wenn auch von einem vorwiegend anthropozentrischen Gesichtspunkt aus, zu berücksichtigen hat. Ferner, daß wir schwerlich von einer „vollständigen" allgemeinen Pathologie reden können. Im üblichen Sinne des Wortes ist dieses Werk mehr als vollständig, indem es nicht nur die morphologischen, sondern auch die funktionellen Erscheinungen von einem allgemeinen Standpunkt aus behandelt, und zwar nicht nur je in gesonderten Abschnitten, sondern möglichst überall, in Zusammenhang miteinander. Auch die morphologischen und funktionellen Erscheinungen lassen sich in ihrer Entstehung und Entwicklung nur künstlich trennen, indem man sie nur einen Augenblick gesondert untersucht. Funktionelle Erscheinungen verbinden morphologische wie Zement die Steine eines Gebäudes und umgekehrt.

Im übrigen habe ich an mehreren Stellen betont (vgl. besonders S. 24—34), daß es nie auf einen bestimmten ursächlichen Faktor ankommt, sondern immer auf eine bestimmte Konstellation ursächlicher Faktoren an einem gegebenen Augenblick bzw. während gewisser Zeit. Man ist nur dann berechtigt, einen bestimmten Faktor besonders in den Vordergrund zu setzen, wenn die übrige, für das Auftreten einer Erscheinung (Wirkung) erforderliche Konstellation als gleichbleibend gegeben ist. Dies ist die Grundlage der ursächlichen pathologischen Forschung (Konstellationspathologie, S. 24). Nur sie vermag vor Einseitigkeit zu schützen. Vgl. auch „Krankheitsforschung", Bd. I, S. 3, 1925. Aus obiger Darlegung verstehen wir ferner ohne weiteres, daß eine besondere Parasitologie ebensowenig in eine allgemeine Pathologie hineingehört wie etwa eine besondere Toxikologie oder Mechanik oder Wärmelehre, obwohl all diese Zweige der Wissenschaft von großer Bedeutung sind auch für die allgemeine Pathologie. Wir führen aus ihnen nur dasjenige an, was wir für die allgemein-pathologische Erörterung oder Forschung brauchen. Um so weniger sind wir zu mehr genötigt, als es viele gute und gar vortreffliche Werke über Parasi-tologie gibt.

Eben durch den Zusammenhang der Erscheinungen, deren jede an und für sich schon verwickelter Natur zu sein pflegt, kann von einer Behandlung der einzelnen Fragen in „didaktischer" Reihenfolge nur unvollkommen die Rede sein. Es handelt sich doch nicht um eine deduktive Wissenschaft wie etwa die Algebra! Vom didaktischen Gesichtspunkt aus fange der Leser mit dem dritten Abschnitt an, wo erforderlich, die anderen Kapiteln nachschlagend. Viele Hinweise im Text und ein ausführliches Namen- und Sachverzeichnis erleichtern das Nachschlagen bedeutend.

Ich habe mich in der Anführung von Autoren und Arbeiten beschränken müssen. Sollte ich an wichtigen Arbeiten vorbeigegangen sein, so wolle man mir das nicht verübeln — das Gebiet ist so ausgedehnt und meine Fähigkeit so beschränkt! — und mich nachsichtig darauf aufmerksam machen. Selbst-verständlich meine ich, wo ich von anderer Meinung abweiche, der Wahrheit näher zu sein bzw. zu kommen. Sehr gern sehe ich jedoch mündlichen oder schriftlichen Bemerkungen und Sonderabdrucken entgegen.

Einigen Herren bin ich zu großem Dank verpflichtet. Zunächst muß ich in tiefster Trauer meines treuen Mitarbeiters, Herrn Prosektor J. PEEREN-BOOM, gedenken, der, mir den letzten Teil des Sachverzeichnisses bringend, durch ein Eisenbahnunglück ein jähes Ende seines so viel versprechenden jungen Lebens fand! Nicht nur gewissenhafte Hilfe bei der Korrektur, sondern auch das Namen- und Sachverzeichnis verdanke ich ihm. Es ist kein bloßes Wortverzeichnis, sondern ein Sachverzeichnis im wahren Sinne des Wortes: Man findet nicht immer das Stichwort selbst auf den im Verzeichnis ange-deuteten Seiten, sondern manchmal die Sache, mit anderen Worten angedeutet. Das Sachverzeichnis ist somit die Frucht eigener Arbeit seines Verfassers. Ehre seinem Andenken!

Die Abbildungen 104, 141 und 255 verdanke ich der künstlerischen Hand des Herrn Prosektors J. P. L. HULST, Abb. 236 und 323 des des Herrn ehemaligen Assistenten A. J F. OUDENDAL, die zahlreichen Photographien stellte Herr Amanuensis A. MULDER her, Abb. 352 und 353 stammen von Herrn Dr. S. ELIAS. Allen diesen Herren sage ich aufrichtigen Dank! Herr STRASSMANN zeichnete Abb. 159 und 160, ich selbst die übrigen Originalzeichnungen.

Leiden-Oegstgeest, den 24. September 1918.

N. Ph. Tendeloo.

Vorwort zur zweiten Auflage.

Der Verlag forderte schon im Januar 1920, also sieben Monate nach dem Erscheinen der ersten Auflage, den Verfasser auf, die Handschrift für die zweite Auflage dieses Werkes zu bearbeiten und einzureichen. Es erhoben sich jedoch Schwierigkeiten, sodaß erst im Spätsommer 1924 die Fertigstellung des Werkes weiter erfolgen konnte. Die ersten 25 Bogen waren damals schon abgedruckt, die übrigen lagen schon im Satz vor.

Diese zweite Auflage ist nicht unerheblich (um 126 Seiten) vermehrt; sie ist auch im übrigen an manchen Stellen durch Änderung der Stoffverteilung und durch Kürzung abgeändert. An vielen Stellen wurde noch mehr als in der ersten Auflage auf den Zusammenhang von stofflichen Veränderungen und Störungen der Tätigkeit hingewiesen. In Zusammenhang damit wurde dem dritten und vierten Abschnitt eine andere Überschrift gegeben, und das 20. Kapitel der 1. Auflage als 21. Kapitel in den 4. Abschnitt aufgenommen. Die Überschrift des 4. Abschnitts blieb versehentlich ungeändert. Sie soll sein: Allgemeine Störungen der Ernährung, des Stoffwechsels und der Tätigkeit.

Die Vermehrung des Inhalts besteht aus einigen größeren Hinzufügungen und Erweiterungen und aus kleineren Zusätzen an verschiedenen Orten. Als Hinzufügungen größeren Umfanges seien hier erwähnt: die über die Avitaminosen, die außerdem nicht mehr im zweiten, sondern im vierten Abschnitt erörtert werden; ferner die Hinzufügung über die Veränderungen der Nerven (Dank sei nicht am wenigsten den von W. SPIELMEYER gesammelten Kriegserfahrungen — der Pathologe bekommt sonst fast nie derartige Gegenstände zur Untersuchung); sodann die Hinzufügung über exsudative und degenerative Entzündung, welche in der Handschrift für die erste Auflage anfangs ausführlicher behandelt, später aber allzu sehr gekürzt wurden; schließlich die Erörterung über Reizung und Schädigung von Zentren und Bahnen und über Störungen der Koordination im Kapitel über die Störungen der Tätigkeit des zentralen Nervensystems am Schluß des Werkes. Der Ausfall und die Ablagerung von Salzen wurde in einem besonderen Kapitel behandelt, Rachitis und Osteomalacie nach den Avitaminosen. Das Kapitel über Erblichkeit wurde teils gekürzt, teils ausgebreitet. Dasselbe geschah auch an anderen Orten, die hier jedoch nicht alle erwähnt werden können; aber immer wurde Kürze erstrebt.

Die Abbildungen 37, 38, 56, 57, 73, 85, 126, 236, 237, 269, 270, 271, 328, 332, 346, 347, 350 und 353 der ersten Auflage fielen aus und die Abbildungen 37, 80, 101, 102, 103, 122, 145, 146, 150, 156, 158, 204, 205, 206, 214, 215, 234, 238, 245, 262, 263, 290, 306, 341, 342, 347, 358, 359, 361, 363, 366 und 368 der zweiten Auflage wurden zum ersten Male aufgenommen.

Herrn Dr. H. J. SMIT bin ich für die Zeichnung der Abbildungen 156, 158, 205, 206, 214, 234, 238, 245, 306, 347 und Herrn Med. Docts. C. F. SMIT für seine Mitarbeit an dem Sachverzeichnis zu Dank verpflichtet.

Oegstgeest bei Leiden, den 26. März 1925.

N. Ph. Tendeloo.

Inhaltsverzeichnis.

Erster Abschnitt.

Allgemeine Begriffe.

1. Kapitel.

Seite

Begriffsbestimmungen und Einteilungen, Identität und Analogie, Begriffe, Hypothese
und Theorie   1
Normal und abnorm   4
Leben, Tod und Scheintod   6
Abnormität und Krankheit, Patho- und Nosologie   8
Wechselbeziehungen (Korrelationen) im Organismus 12
Anpassung im Organismus durch Reserveenergie, Hypertrophie, Hyperplasie und
Gewöhnung 15
Zweckmäßigkeit, Nützlichkeit und Schädlichkeit 19
Humoral-, Solidar-, Zellular- und Konstellationspathologie 20

Zweiter Abschnitt.

Allgemeine Ätiologie und Pathogenese.

2. Kapitel.
Krankmachende Faktoren.

Allgemeines über Faktoren und Konstellationen 25
Krankmachende und tödliche ursächliche Faktoren 31

3. Kapitel.
Physikalische krankmachende Faktoren.

Allgemeine Bemerkungen 35
Druck, Dehnung, Biegung, Drehung (Torsion) 35
  Fortpflanzung eines örtlich beschränkten Zugs und Drucks 38
  Bedeutung der Wirkungsdauer der mechanischen Faktoren 44
  Plötzliche Wirkung mechanischer Faktoren 46
  Unvollkommene elastische Nachwirkung 52
  Einfluß von mechanischen Faktoren auf Blut- und Lymphgehalt des Gewebes und auf die Strom-
  geschwindigkeit von Blut und Lymphe 58
Geschwindigkeit und Bewegungsenergie strömender Flüssigkeiten und Gase (Luft).
Metastase 60
  Hämatogene Verteilung (Ablagerung) 65
  Lymphogene Verteilung (Ablagerung) 67
  Rückläufige Verschleppung durch Blut und Lymphe 73
  Aerogene und bronchogene Zufuhr 78
  Enterogene Verteilung und Anhäufung 82
  Durchgängigkeit des Deckepithels 83

4. Kapitel.
Physikalische krankmachende Faktoren (Folge).

Änderungen des Luftdrucks 85
Örtliche thermische Schädigungen 89
  Schädigung durch Erhitzung 91
  Schädigung durch Abkühlung 94
  Erkältung 96

Seite

Licht 101
Wirkung der Röntgenstrahlen und der Radioaktivität 106
Elektrische Ströme 111
Atmosphärische Faktoren, Wetter und Klima 114

5. Kapitel.
Chemische und physikochemische krankmachende Faktoren.

Allgemeine Bemerkungen. Gift und Vergiftung 121
Wirkungsweisen der Gifte 122

    Ätzwirkung 125
    Einfache Protoplasmaabtötung 126
    Nervenschädigung 126
    Blutschädigung 126
    Schädliche Enzymwirkung 129

Allgemeine Faktoren der Giftwirkung 130

    Entgiftende und antagonistische Faktoren 134
    Faktoren, welche Giftwirkung fördern 138

Einteilung der Vergiftungen. Hetero- und Autointoxikationen 140

    Heterointoxikationen 141
    Selbstvergiftungen 142

6. Kapitel.
Ursächliche Faktoren zusammengesetzter oder noch nicht zu deutender Natur . . . 145

7. Kapitel.
Infektion.

Begriffsbestimmung. Virulenz und Infektiosität. Giftstärke. Änderungen der Virulenz 147
Faktoren, welche die primäre Infektion beeinflussen 153
Sekundäre, späte und Auto-Infektionen. Primäre und sekundäre Latenz. Misch-
    infektionen 155
Virusquellen, Infektionspforten und Infektionswege 160
Verlauf der Infektionskrankheiten 167

8. Kapitel.
Abnorme Grade der Giftempfindlichkeit.
(Immunität, Allergie, Überempfindlichkeit, Aphylaxie.)

Einleitung 169
Ererbte „natürliche" Immunität 172
Erworbene Immunität 176
Ursprung der Antikörper und Wirkung („Bindung") von Antigen-Antikörper . . . 180
Proteolysine, Abwehrfermente, Zytolysine, Antifermente, Agglutinine, Präzipitine,
    Aggressine 187
Überempfindlichkeit und Aphylaxie 193

9. Kapitel.

Spezifizität 197

10. Kapitel.
Konstitution, Anlage, Disposition, Temperament, Diathese.

Konstitution und Konstitutionskrankheit 202
Anlage und Disposition (Diathese) 208

11. Kapitel.
Mißbildungen (Teratologie oder Dysontogenie).

Einleitung 215
Die Formen der Mißbildungen 217

    I. Doppel(miß)bildungen 217
    II. Einzelmißbildungen 226

Pathogenese der Mißbildungen 234
Wodurch entstehen Mißbildungen? 237
Bedeutung der Mißbildung für den Organismus 240

Seite

12. Kapitel.
Erblichkeit. Heredität.

Bestimmung der Erblichkeit 240
Die Faktoren der Vererbung 255
Heirat von Blutsverwandten. Eugenetik 265

13. Kapitel.
Krankheitsverlauf. Mögliche Ausgänge. Individuelle Verschiedenheiten. Diagnose
und Prognose 266

Dritter Abschnitt.

Örtliche Störungen der Ernährung, des Stoffwechsels und der Tätigkeit.

14. Kapitel.
Einleitung. Hypertrophie und Atrophie.

Einleitung 272
Hypertrophie und Pseudohypertrophie 276
Atrophie 281

15. Kapitel.
Dystrophien, Degenerationen, Nekrose und Gangrän.

Allgemeine Bemerkungen 294
Kernveränderungen bei Dystrophien 300
Einteilung der Entartungen 301
Albuminöse (eiweißartige) Entartungen 303
   a) Trübe Schwellung (körnige Trübung, albuminöse Entartung) . . 303
   b) Zellhydrops 306
   c) Schleimige und kolloide Entartung 306
   d) Hyaline und amyloide Entartung 309
   e) Verhornung 313
   f) Pigmentbildung und Pigmententartung 315
   g) Lösung und Zerfall des interzellularen Kittstoffes 326
Fettige Entartung (Verfettung) und Fettspeicherung (Fettinfiltration). Lipoide . . 326
   Graue Entartung 335
Kohlehydrat-, Glykogenanhäufung (Speicherung bzw. Entartung) 338
Nekrose und Nekrobiose, Gangrän und Leichenfäulnis 339
   Gangrän und Lichtfäulnis 349

16. Kapitel.
Ausfall und Ablagerung von Salzen 355
   Ablagerung im Gewebe 355
   Konkrement- und Steinbildung 359

17. Kapitel.
Entzündung.

Vorbemerkung 366
Die klinischen Entzündungserscheinungen 366
Die entzündlichen Gewebsveränderungen 373
Pathogenese und Wesen der Entzündung. Nervöse Einflüsse. Symmetrische Entzündungen. Faktoren 383
Allgemeines über Entzündungsformen. Die anatomischen Entzündungsformen . . 391
Die histologischen Entzündungsformen oder Entzündungsarten 394
   a) Entzündungen mit vorwiegend vaskulären Veränderungen 395
     Hyperämische Entzündungen 395
     Hämorrhagische Entzündungen 395
     Exsudative Entzündungen 396
     Zellige Entzündung 402
     Eitrige Entzündung 405
     Katarrh oder katarrhalische Entzündung 409
   b) Entzündungen mit vorwiegend regressiven Veränderungen . . . 411
   c) Entzündung mit vorwiegend proliferativen Veränderungen . . . 414
   d) Entzündungen, wobei zwei Gewebsveränderungen überwiegen oder alle drei Veränderungen annähernd gleich stark sind 426

Seite

Reizstärke und Natur der Gewebeveränderungen. Kollaterale Entzündung 431
Verlauf der Entzündung. Demarkierende und sequestrierende Entzündung 438
Das Geschwür 445
Sepsis und Pyämie, Septikämie, Bakteriämie, Toxinämie 447

18. Kapitel.

Entzündung (Folge): „Spezifische" Entzündungen, die sogenannten infektiösen Granulationsgeschwülste.

Vorbemerkung 450
Tuberkulose 451

    Die Formen der tuberkulösen Entzündung 452
    Ausbreitung und Heilung der Tuberkulose 464

Pseudotuberkulosen 470
Lymphogranuloma s. Lymphoma malignum 471
Mykosis oder Granuloma fungoides 474
Der Aussatz (Lepra, Elephantiasis Graecorum) 474
Syphilis (Lues, Lustseuche) 477
Aktinomykose (Strahlenpilzkrankheit) 486
Botryomykose (Traubenpilzkrankheit) 488
Rhinosklerom 488
Malleus oder Maliasmus (Rotz) 489

19. Kapitel.

Örtliche Störungen usw.: Heilungsvorgänge, Verpflanzung, Metaplasie.

Wundheilung, Regeneration 489
Transplantation, Verpflanzung 498
Metaplasie 501

20. Kapitel.

Die Geschwülste.

Begriffsbestimmung und Erkennung 503
Ätiologie und Pathogenese 510
Wachstum und Ausbreitung der Geschwülste 524
Gut- und Bösartigkeit der Geschwülste 530
Einteilung der Geschwülste 532
Das Myom, die Muskelgewebegeschwulst 533
Geschwülste aus Nerven- und Gliagewebe 536
Gefäßgeschwülste 539
Bindegewebsgeschwülste 541

    Lipom 541
    Xanthom 542
    Myxom 542
    Chondrom 543
    Osteom 544
    Fibrom 547
    Fibrosarkom 550
    Sarkom 550

Endotheliom, Mesotheliom und Peritheliom 552
Geschwülste oder geschwulstartige Anhäufung von Blutzellen und verwandten Zellen 556
Fibroepithel- und Epithelgeschwülste, außer Krebs 559

    a) Geschwülste aus Bindegewebe und Deckepithel 559
    b) Geschwülste aus Bindegewebe und Drüsen 562
    c) Zystome 565
    d) Anhang: Zysten und zystenartige Scheingeschwülste 568

Der Krebs (Carcinoma) 570

    a) Deckepithelkrebs 576
    b) Drüsenkrebs (Adenokarzinom) 581
    c) Krebse von unsicherem Ursprung 583

Mischgeschwülste, Teratome (Embryome) und teratoide Mischgeschwülste 584

Vierter Abschnitt.
Allgemeine Störungen der Ernährung, des Stoffwechsels und der Tätigkeit.

21. Kapitel.
Allgemeine Störungen des Stoffwechsels.

Einleitung 589
Hungerzustände, Unterernahrung, Inanition 592
Rachitis und Osteomalazie 602
Magerkeit, Abmagerung, Überernährung und Avitaminosen, Fettsucht 605
Störungen des Purinstoffwechsels. Gicht. Gestörter Abbau von Aminosäuren usw. 609
Diabetes mellitus, Diabetes insipidus usw. 613

22. Kapitel.
Allgemeine Störungen des Wachstums und des Stoffwechsels, insbesondere in Zusammenhang mit Störungen innerer Sekretionen.

Einleitende Bemerkungen 621
Störungen des Wachstums durch Störungen innerer Sekretionen 627
Beeinflussung des Stoffwechsels durch Störungen innerer Sekretionen 647

23. Kapitel.
Störungen des Wärmehaushalts.

Vorbemerkungen. Hyper- und Hypothermie 656
Das Fieber 662
Fiebertypen 668

24. Kapitel.
Das Blut und die Blutverteilung.

Einleitung 673
Änderungen der Blutmenge (Polyämie oder Plethora, Oligämie) 674
Änderungen der Zusammensetzung des Blutes 678
    Hydrämie 678
    Hyphydrämie 679
    Eiweißkörper (Hyperinose, Hypinose, Hämophilie) 680
    Viskosität 681
    Fettgehalt, Salze usw. 682
    Änderungen der roten Blutkörperchen, Blutdissolution, Hburie usw. 683
    Hämoglobingehalt des Blutes 687
    Anämien 689
    Farblose Blutkörperchen, Leukozytose, Lymphozytose, Leukopenie usw. . . . 696
Veränderungen der blutbereitenden Organe. Leukämie, Pseudoleukämie usw. Die
    Milz 694
Änderungen der Blutverteilung (Allgemeines) 704
    a) Arterielle Hyperämie 712
    b) Venöse Hyperämie (Blutstauung) 713
    c) Örtliche Anämie und Ischämie 721
    Ischämische Nekrose und hämorrhagischer Infarkt 725
Blutung (Hämorrhagie) und Lymphorrhagie 731

25. Kapitel.
Intravaskuläre Gerinnung, Thrombose und Embolie.

Intravaskuläre Gerinnung und Thrombose 736
    Pfropfbildung in Lymphgefäßen 749
Embolie 749

26. Kapitel.
Gewebesaft und Lymphe.

Lymphbildung und Lymphbewegung 755
Das Ödem, die Wassersucht 759

27. Kapitel.
Allgemeine Blutbewegung. Herztätigkeit.

Einleitung. Herzarbeit 767
Herzhypertrophie 774

Seite

a) Bei Klappenfehlern 777
b) Bei Arteriosklerose 786
c) Bei Nephritis und Hydronephrose 787
d) Durch Biertrinken 790
e) Herzvergrößerung durch Schwangerschaft 790
f) Hypertrophie bei Perikarditis 790
g) Hypertrophie der rechten Kammer durch Verengerung der Lungenstrombahn . . . 790

Ungenügende Herztätigkeit. Herzinsuffizienz und Herzlähmung 793
Arhythmien, Änderungen der Pulsfrequenz, Herzneurosen 801
Störungen der Herzsensibilität. „Herzschmerz" 808
Zur Arterioskleroseforschung 810

28. Kapitel.
Intrathorakale und intraabdominale Druck- und Spannungsverhältnisse.

Normale Verhältnisse. Bauchpresse 812
Abnorme Druck- und Spannungsverhältnisse 816
Einfluß auf Verteilung und Bewegung von Blut und Lymphe 824

29. Kapitel.
Lungen und Atmung.

Örtliche Unterschiede der Eigenschaften der Lunge 826
Atmungsstörungen im allgemeinen 831
Zentrale Atmungsstörungen 835
Periphere Atmungsstörungen 837
Abnahme des Hbgehalts des Blutes, der atmenden Kapillaroberfläche 837
Bedeutung der Stromgeschwindigkeit des Blutes 838
Unzulänglichkeit der Atmungskräfte 839
Zunahme des Atmungswiderstandes 840
Kompensation von Atemstörungen, Emphysem 849
Husten und verwandte Preßbewegungen 855

30. Kapitel.
Verdauung und Resorption.

Mund, Schlund und Speiseröhre 856
Wechselwirkungen bei der Verdauung; Magentätigkeit 857
Darmtätigkeit 861
Lebertätigkeit 869
Wie und wodurch entsteht Gelbsucht? 875
Wie und wodurch entsteht der hämolytische Ikterus? 877
Pankreastätigkeit 882

31. Kapitel.
Störungen der Nierentätigkeit 883

Harnabsonderung, Niereninsuffizienz, Urämie 883
Oligurie, Anurie, Polyurie 885
Geänderte Zusammensetzung des Harns, Hyposthenurie 888
Niereninsuffizienz, Oligochlorurie usw. 889
Zylinder im Harn, Hburie, Hämaturie, Albuminurie 891
Urämie 893
Störungen der Harnaustreibung 897

32. Kapitel.
Störungen der Tätigkeit des Zentralnervensystems 898

Herderscheinungen und Allgemeinerscheinungen. Hirndruck und Hirnerschütterung 898
Reizung und Schädigung von Zentren und Bahnen 922
Störungen der Koordination (Ataxie), Aphasie, Agraphie, Apraxie usw. 928

Literaturverzeichnis 934
Namenverzeichnis 946
Sachverzeichnis 958
Berichtigungen 1040

Allgemeine Begriffe.

1. Kapitel.

Begriffsbestimmungen und Einteilungen. Identität und Analogie. Begriffe. Hypothese und Theorie.

Begriffsbestimmungen sind für einen klaren, genauen und raschen Gedankenaustausch und zur Verhütung von Mißverständnis manchmal unentbehrlich. Sie können nur schaden, wenn man sich durch sie, wie durch Dogmen bindet. Die Schwierigkeit einer genauen Definition vermag ihre Unentbehrlichkeit nicht zu beseitigen. Manche Begriffe, wie die Empfindungen der Farben (rot, blau), des Geruchs (Rosenduft, ekelhaft), des Geschmacks (sauer, bitter), sind einer Bestimmung zwar nicht fähig, aber auch kaum bedürftig.

Eine Definition kann zweierlei bezwecken: Sie kann einmal die Bedeutung eines Wortes im Sprachgebrauch zu bestimmen suchen oder die Bedeutung, welche man ihm geben will, andeuten. Im letzteren Fall stellt die Definition eine Verabredung dar, wie die Definition der Längen-, Wärme- und anderen Einheiten. Solche Namendefinitionen kann man willkürlich ändern. Zweitens kann man das Wesen eines Dinges, eines Vorganges bestimmen, indem man die Eigenschaft andeutet, welche ein Ding, einen Vorgang usw. von allen anderen unterscheidet und die zugleich seine Eigenschaften bzw. Äußerungen verständlich macht. Wir müssen somit zwei Fragen unterscheiden: 1. Wann reden wir von Entzündung, von Leben, von einer Geschwulst? (Namendefinition) und 2. Was ist Entzündung, Leben, eine Geschwulst dem Wesen nach (Wesendefinition oder Begriffsbestimmung). Man vernachlässigt diesen Unterschied nicht selten.

Wir beantworten die erste Frage je nach dem Sprachgebrauch oder nach unserer Verabredung, die zweite je nach unserer Einsicht. Wir können eine Namendefinition willkürlich ändern, sollen aber sparsam mit solchen Änderungen vorgehen, weil jeder neue Name neue Mißverständnisse hervorrufen kann. Wie sich aber auch eine Definition ändern möge, richtig ist sie nur dann, wenn sie umkehrbar ist. A ist nur dann richtig durch die Eigenschaften c und g definiert, wenn umgekehrt c und g immer A andeuten. Entzündung ist nur dann zweckmäßig als ein aus Exsudation, Entartung und Zellbildung zusammengesetzter Vorgang bestimmt, wenn umgekehrt immer, wenn diese drei Vorgänge zusammen vorkommen, auch Entzündung besteht. Auch dann, wenn es uns nicht gelingt, das Wesen eines Dinges oder eines Vorganges zu erfassen, bilden wir uns doch bei unseren Versuchen Begriffe (s. unten), mit denen wir weiter wissenschaftlich arbeiten können, und die dabei immer klarer und tiefer werden und zu neuen Fragestellungen führen können. Was wir als

„Wesen" einer Erscheinung andeuten, stellt sich jedesmal nur als eine andere äußere Form heraus, die allerdings dem Wesen näher liegen kann. Trotzdem müssen wir die Bestimmung des Wesens erstreben. Das Erkennen eines Dinges und die Erkenntnis beruhen auf das Wiederfinden, die Feststellung bestimmter Merkmale und Eigenschaften, die dem Ding zukommen.

Auch Einteilungen sind oft unvermeidlich zur Gruppierung der Dinge und Vorgänge, welche Ordnung schafft und die Übersicht erleichtert. Man kann Dinge nach verschiedenen Kennzeichen gruppieren, darf aber jedesmal nur einen Einteilungsgrund anwenden. Man kann z. B. die Einwohner eines Landes nach ihrer Rasse, Körperlänge oder Haarfarbe gruppieren. Es wäre aber ein Fehler und sogar unmöglich, sie als Chinesen, lange und blonde Menschen zu unterscheiden. Einen solchen Fehler macht man in der Pathologie nicht selten. So z. B. unterscheidet man eine spinale, bulbäre, ataktische und abortive Form der HEINE-MEDINchen Krankheit (Poliomyelitis spinalis anterior), wobei offenbar zugleich der Sitz, die Funktionsstörungen und der Verlauf als Einteilungsgründe dienen. Eine Einteilung sei im übrigen möglichst einfach.

Ein anderer häufiger Fehler ist die Verwechselung vom weiteren Genus- und engeren Speziesbegriff (s. unten), indem man ohne weiteres auch das Umgekehrte eines richtigen Satzes als wahr betrachtet. Jedes Kind (Spezies) ist ein Mensch (Genus) aber nicht umgekehrt. So redet man wohl von fibrinöser im Gegensatz zu exsudativer Serositis, während doch jede fibrinöse Entzündung eine exsudative ist. Man meint: Serositis sicca gegenüber S. humida, z. B. Pleuritis (exsudativa) fibrinosa und Pleuritis (exsudativa) serosa.

Aber auch dann, wenn wir solche Fehler vermeiden, erweist sich eine Einteilung von Naturerscheinungen oft als ungenau, indem sie eine künstliche ist. In der Natur gibt es ja keine Grenzlinien, sondern nur Grenzgebiete: Natura non facit saltus. Wir kennen solche Grenzgebiete zwischen Pflanzen- und Tierwelt, zwischen Physik und Chemie, fließende Übergänge zwischen Krankheit und Gesundheit, ·zwischen normal und abnorm. Durchforschung eines Grenzgebietes vermag unsere Einsicht in den ursächlichen Zusammenhang der Erscheinungen zu erweitern und zu vertiefen.

Wir müssen uns immer wohl bewußt sein, daß wir bei Gruppierungen, die wir vornehmen, nicht die Gegenstände oder Dinge selbst, sondern die Vorstellungen, d. h. die seelischen Gebilde, die wir uns von denselben durch sinnliche Anschauung im weitesten Sinne gemacht haben, untereinander vergleichen. Auch bei sonstiger Forschung vergleichen, zerlegen wir bloß unsere Vorstellungen, welche wir als die Dinge selbst betrachten. Es kommt somit auf die Genauigkeit, Schärfe, Vollständigkeit, somit Zuverlässigkeit unserer Vorstellungen an. Jeder Fehler der Seelentätigkeit, der sinnlichen Anschauung oder des Denkens, führt zu einem unrichtigen Urteil, wenn nicht zugleich ein gleichgroßer Fehler in entgegengesetzter Richtung gemacht wird. Wie ungenau unsere Vorstellungen zu sein pflegen, zeigt die tägliche Erfahrung. Man braucht nur bei einer Autopsie die Zuschauer aufzufordern, die Form und Farbe eines Organs möglichst genau anzugeben, um die Verschiedenheiten der Vorstellungen, jedenfalls der Seelentätigkeit, kennen zu lernen. Bedenken wir, daß wir jedesmal in einer mehrmals beobachteten Landschaft oder in einem mehrmals durchmusterten mikroskopischen Präparat zuvor übersehene Erscheinungen beobachten, so kann es nicht wundernehmen, daß zwei oder mehr Beobachter sich verschiedene Vorstellungen eines Gegenstandes bilden, daß zwei geübte Landschaftsmaler ein nach Form und Farbe verschiedenes Gemälde derselben Landschaft malen. Eine vollkommene Gleichheit (Identität) wird man vergeblich suchen. Aber trotz dieser Verschiedenheiten ist eine Ähnlichkeit, Analogie, zwischen den beiden bildlichen Darstellungen oder zwischen zwei Vorstellungen desselben Dinges überhaupt unverkennbar. Sie ist um so größer, je genauer, je zuverlässiger die Beobachter sind. Indem wir eine möglichst große Genauigkeit erstreben, werden wir die Wirklichkeit zwar vielleicht nie vollkommen genau, aber doch allmählich genauer kennen lernen, trotz der Fehler unserer Beobachtung und unseres Denkens. Wir werden im folgenden von den Dingen selbst reden, obwohl wir unsere Vorstellungen derselben meinen.

Wir haben für unsere Gruppierungen sowie für unsere wissenschaftliche Arbeit überhaupt jedesmal die entscheidende Frage zu beantworten, ob zwei oder mehr Dinge (im weitesten Sinne) vollkommen gleich (identisch) oder nur ähnlich (analog) sind. Vergleichung möglichst vieler genauester Beobachtungen untereinander vermag die Gewißheit des Urteils zu vergrößern. Es ist aber erforderlich, nicht bloß auf die Übereinstimmung, sondern auch auf die Abweichungen zu achten. Diese müssen nicht immer auf Fehler, sie können auch auf Verschiedenheiten zweier scheinbar gleichen Dinge zurückzuführen sein, welche uns bei einer geringen Zahl der Beobachtungen entgehen.

Je verwickelter zwei gleich scheinende Erscheinungen sind und je unbekannter ihre Bestandteile, um so schwerer und unsicherer ist die Beantwortung der Frage ob Identität, d. h. qualitative und quantitative Gleichheit, oder bloß Analogie, d. h. nur teilweise vorhandene Gleichheit, besteht. Dies gilt schon für scheinbar einfache Stoffe wie Schwefel, um so mehr für zusammengesetzte Stoffe und Lebenserscheinungen, die wir ohne gründliche physikalische und chemische Kenntnis nicht zu erkennen vermögen. Es läßt uns leider die Chemie nur zu oft im Stich! So kommen im lebenden Organismus eiweißartige Stoffe vor, die wir chemisch kaum zu unterscheiden vermögen, die aber eine ganz verschiedene Bedeutung für den Organismus haben. Pankreas- und Leberzelle können mikroskopisch gleich aussehen. Es kann eine Niere so hartnäckig und überflüssig bluten, daß ihre Entfernung zur Erhaltung des Lebens erforderlich ist, ohne daß eine genaue mikroskopische Untersuchung die Quelle des Blutverlustes aufzudecken vermag. Die andere Niere arbeitet dann weiterhin ungestört für beide, obwohl es nicht klar ist, wodurch sie nicht blutet. Ein mit Hinsicht auf ein dominantes Merkmal heterozygotes Individuum (Bastard) vermögen wir nur aus seinen Nachkommen von einem homoiozygoten zu unterscheiden.

Mit Hinsicht auf Vorgänge ist die Entscheidung nicht leichter. Sitzen wir in einem stillstehenden Zug, so können wir überzeugt sein, daß unser Zug fährt, indem wir den Blick auf einen in entgegengesetzter Richtung fahrenden Zug haften. Wir vermögen durch Untersuchung eines Stoffes ohne weiteres nicht zu entscheiden, ob er durch Zerlegung oder durch Synthese oder überhaupt wie er aus anderen Stoffen entstand. Die Pulszahl kann durch sehr verschiedene Faktoren zu- oder abnehmen; das klinische Bild einer akuten Arsenvergiftung und das einer Cholera asiatica können täuschend ähnlich sein, ebenso Grippe und gewisse Erkältungskrankheiten. Es verspricht eine gesetzmäßig durchgeführte Unterscheidung von Identität und Analogie überall, nicht am wenigsten auf dem Gebiet der Immunität und auf dem der inneren Sekretionen, eine schöne Ernte. Eine Identität, die wir jetzt annehmen, kann sich im nächsten Augenblick bloß als Analogie erweisen. Eine Identität hat somit nur bedingten Wert.

Analogie, Ähnlichkeit, bedeutet aber teilweise vorhandene Gleichheit. Zwei gleich lange und breite Menschen können in gewissem Abstande ununterscheidbar sein und einen gleich großen Schatten bilden, sich aber in der Nähe sicher durch ihre Gesichtszüge, Augen usw. unterscheiden lassen. So kann eine nur teilweise vorhandene Gleichheit vom Menschen und Versuchstier für die Beantwortung gewisser Fragen genügen, wie z. B. bei der Nachforschung der Bedeutung gewisser Klappenfehler für das Herz oder bei der Nachforschung der Pathogenese einer Infektionskrankheit. Die größte Vorsicht ist jedoch bei der Deutung gleich scheinender Erscheinungen geboten. Wir dürfen sie nicht ohne weiteres als pathogenetisch gleich betrachten. Die Stetigkeit der Veränderungen bei Vorgängen und die Wechselwirkungen im lebenden Organismus verwickeln die Sache manchmal in hohem Grade.

Wir arbeiten mit Begriffen, die je in einem Namen oder kurzen Ausdruck die wesentlichen Eigenschaften eines Etwas zusammenfassen. Sie entstehen durch Sprachgebrauch oder Annahme, wie die Kalorie, das Atom, das Elektron, das Ion, der Antikörper. Ein Begriff ist keine Vorstellung, er ist nicht durch Sinnesempfindung, sondern durch Denken entstanden. Durch Gruppierung und Verbindung von Begriffen und Vorstellungen, durch Zerlegung, Vergleichung und Bildung von neuen Begriffen gelangen wir zu Fragestellungen und Voraussagen, welche zu fortgesetzter Forschung, Vertiefung und Erweiterung unserer Einsicht und Schärfung unseres Urteils führen.

Die Bestimmung des Inhalts eines Begriffs ist eine Definition. Mehr umfassende, weitere Begriffe nennt man Genusbegriffe, die engeren Begriffe deutet man wohl als Art- oder Speziesbegriffe an. Flüssigkeit ist ein weiterer Begriff als Wasser, Metall als Gold. Fortgesetzte Forschung vermag unsere Begriffe zu verändern: Vor der synthetischen Bereitung von Harnstoff (WÖHLER, 1823) außerhalb des lebenden Organismus meinte man, es stammen „organische" Stoffe ausschließlich von lebenden Organismen. Wir versuchen, möglichst beständige Begriffe, die einen möglichst unveränderlichen Inhalt haben, zu bilden, wozu wir möglichst sicher erkennbare Eigenschaften wählen.

Jedes Urteil, d. h. eine Folgerung durch Vergleichung, das nicht ganz auf Identität, sondern ganz oder zum Teil auf Ähnlichkeit fußt, ist eine Annahme oder Hypothese, d. h. eine Unsicherheit, eine Frage. Das Urteil wird gefährlich, wenn wir uns dessen nicht bewußt sind. Die Annahme ist um so wahrscheinlicher, je mehr sich die Ähnlichkeit der Gleichheit nähert. Der Wert einer Hypothese wird bedingt durch die Sicherheit ihrer Bestandteile und die logische Verbindung derselben. Nur der Versuch vermag zu entscheiden, wie wir im 2. Kapitel besprechen werden. Dies alles gilt auch für eine Theorie, d. h. eine zusammenfassende, erklärende Betrachtung mehrerer Erscheinungen in einem bestimmten Zusammenhang, von einem bestimmten Gesichtspunkt aus. Sie besteht aus Begriffen und Urteilen. Vermag sie die Ereignisse eindeutig zu bezeichnen und treffen die aus ihr abgeleiteten Vorhersagungen zu, so ist sie richtig oder wahr.

Normal und abnorm.

Die Pathologie ist die Wissenschaft der abnormen, die Physiologie die der normalen lebenden Natur. Die Biologie umfaßt beide. Aber ebenso wie es ein Grenzgebiet zwischen den abnormen und normalen Lebenserscheinungen gibt, gehen auch Patho- und Physiologie ineinander über. Häufig können wir allerdings entscheiden, ob eine Erscheinung normal oder abnormal ist, das Grenzgebiet ist jedoch ausgedehnt. So nennen wir ohne Zögerung die Körperlänge eines erwachsenen Menschen abnorm, wenn sie 2 m übertrifft oder nicht 1 m beträgt. Die normale Körperlänge anzugeben vermögen wir jedoch nicht.

Der belgische Anthropologe QUETELET hat die Variabilität menschlicher Varianten (d. h. meß- oder zählbare Eigenschaften), z. B. der Körperlänge, des Körpergewichts, der Kraft der Hände, untersucht. Je mehr Individuen man untersucht, um so klarer ergibt sich eine regelmäßige Verteilung. So hat QUETELET die Körperlänge von 25 878 nordamerikanischen Freiwilligen gemessen. Die kleinsten Individuen waren 1,549 m = 60 engl. Zoll, die größten 2,007 m = 76 engl. Zoll lang. Seine Umrechnung der Gesamtzahl auf den Durchschnitt von 1000 ergibt:

Körperlänge in Zoll	60	61	62	63	64	65	66	**67**	68	69	70	71	72	73	74	75	76
Anzahl Soldaten pro 1000 . .	2	2	20	48	75	117	134	**157**	140	121	80	57	26	13	5	2	1

Während somit 157 Individuen (unter 1000) 67 Zoll lang waren, fand er nur 2 von 60 und 1 von 76 Zoll. Zwischen diesen Enden der Reihe sehen wir eine fast symmetrische Verteilung von Übergangszahlen zu beiden Seiten der Mitte. Messungen anderer Varianten ergeben ähnliche Gruppierungen. Viele Zoologen und Botaniker haben diese gesetzmäßige Verteilung auf die Variationsreihe sowohl für ganze oder diskrete, d. h. zählbare, Varianten wie Zähne, Schuppen, wie für Klassenvarianten, d. h. meß- aber nicht zählbare, bestätigt. QUETELET und die späteren Forscher haben solche Ergebnisse graphisch dargestellt (Abb. 1). Die Verteilung der Zahlen ist der Binomialformel NEWTONS $(a + e)n$ sehr ähnlich, wenn man $a = e = 1$ setzt. Man bekommt dann z. B.:

$$(a + e)^{10} = 1 + 10 + 45 + 120 + 210 + 252 + 210 + 120 + 45 + 10 + 1.$$

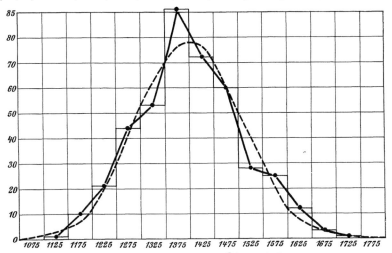

Abb. 1. Hirngewichte (Abszisse) und ihre Häufigkeit (Ordinate) bei 416 schwedischen Männern (nach PEARL).

Nun kann man eine solche „ideale" Zahlenreihe für ihre Gesamtsumme von 1000 berechnen und die sich dann ergebende Zahlenreihe in einer „idealen" Kurve graphisch darstellen (punktierte Linie in Abb. 1).

Den ganzen Spielraum, der alle beobachteten Varianten umfaßt, nennt man Variationsweite oder Variationsbreite. Sie kann mit der Zahl der Beobachtungen zunehmen. Es ist jedoch möglich, daß schon die zwei ersten Bestimmungen ihre Enden nachweisen.

Was ist nun die Norm? Man nennt die häufigste Körperlänge Standard oder Modus und das arithmetische Mittel der Körperlängen den Typus. Beide sind gleich, wenn die Varianten sich vollkommen symmetrisch um den Mittelwert verteilen, was nur bei sehr großen Beobachtungszahlen als Regel vorkommen dürfte. Weil außerdem die Variantenzahlen von der Zahl der Beobachtungen abhängen, ersehen wir, daß Typus und Modus keine unveränderlichen Größen darstellen. Wollen wir eine dieser Zahlen als Norm annehmen, so gibt es somit keine scharf begrenzte Norm. Dies gilt für allerlei Varianten: für die Körpertemperatur, die Pulsfrequenz, die tägliche Harnmenge, den Salzsäuregehalt des Magensaftes, dem Hämoglobingehalt des Blutes, das

Gewicht eines Organs, die Dimensionen von Zellen, Knochen, Muskeln, Fettgewebe, die Sehschärfe usw.

Auch die physiologische oder normale Variabilität ist nicht scharf begrenzt: das Grenzgebiet ist verschieden breit, abhängig von Anlage, Alter, Geschlecht und äußeren Umständen. Manchmal entscheidet eine nachgewiesene Zahl an und für sich nicht, ob eine Albuminurie, der Salzsäuregehalt des Magensaftes usw. normal oder abnorm ist. Und wo es nicht meß- oder zählbare Erscheinungen gilt, wird die Entscheidung noch schwerer, wie z. B. die über die Zurechnungsfähigkeit eines Verbrechers.

Mitunter sind die Dimensionen einer Erscheinung nicht an und für sich sondern durch ihr Verhältnis zu ihrem Ursprung pathologisch. Die Betrübnis einer normalen Mutter nach dem Verlust eines Kindes kann ebenso tief sein wie die eines Melancholischen. Die Melancholie hat aber einen abnormen Ursprung, wie körperliche und seelische Erschöpfung bei einer gewissen psychopathischen Disposition. So ist Abmagerung bei starkem Rudern als physiologisch, Abmagerung bei Krebskranken als pathologisch zu bezeichnen.

Ferner können Dauer, Zeit und Ort des Auftretens einer Erscheinung durch ihre Abnormität die Erscheinung zu einer pathologischen stempeln. Dauert die Betrübnis einer Mutter „zu lange", so nennen wir sie pathologisch, obwohl wir nicht genau anzugeben vermögen, wie lange höchstens eine normale Betrübnis nach dem Verlust eines Kindes unverringert dauert. Eine Menstruation, die bei einer gesunden Frau immer nur 3 Tage dauert, wird abnorm, sobald sie 5 Tage bestehen bleibt, obwohl eine fünftägige Menstruation für eine andere Frau normal sein kann. Auch die Zeit des Auftretens ist von Bedeutung: Gebärmutterblutungen nach dem Klimakterium (Menopause) sind immer pathologisch. Ebenso eine ungewöhnlich oft wiederkehrende Menstruation vor der Menopause. Salzsäurebildung außerhalb der Digestion ist ebenfalls pathologisch. Der Ort des Auftretens kann eine Erscheinung zu einer pathologischen stempeln: menstruelle Blutungen aus den Luftwegen, aus den Lippen (HAUPTMANNs Beobachtung).

Es gibt keine allgemein gültige, sondern nur individuell verschiedene Normenwerte. Gleichgewicht der verschiedenen Funktionen, d. h. Gesundheit, ist möglich bei verschiedenen Individuen mit verschiedenen Normenwerten (S. 10). Dies gilt auch für die Wiederherstellung des Gleichgewichts nach einer Schädigung durch Anpassung und Kompensation (S. 15 ff.). Alle Beobachtungen weisen auf die Notwendigkeit einer genauen individualisierenden Beurteilung, auch einer individualisierenden Behandlung. Was für ein Individuum normal ist, kann für ein anderes pathologisch sein. Alle Umstände, alle Funktionen und ihre Störungen müssen möglichst genau abgemessen werden.

Sowohl für den Physiologen wie für den Pathologen ist nicht nur das Grenzgebiet, sondern auch das Ganze wichtig. Der Pathologe vermag die abnormen Erscheinungen nicht zu verstehen ohne die normalen zu kennen. Und die genaue pathologische Beobachtung gönnt manchmal einen tieferen Blick in die Lebensvorgänge als verwickelte und einfachere Versuche es vermögen.

Leben, Tod und Scheintod.

Die Frage: Was ist Leben? hat man verschieden beantwortet. Einige Forscher betrachten das Leben als eine Zusammensetzung physikalischer und chemischer Vorgänge (Mechanismus). Andere nehmen eine gewisse „Lebenskraft" an, ohne welche das Leben nicht erklärlich sei (Vitalismus). Sicher ist nur, daß wir das Leben restlos in bekannte physikalische und chemische Vorgänge zu zerlegen zur Zeit nicht vermögen. Ebenso sicher aber, daß solchen Vorgängen eine um so größere Rolle zuzuschreiben ist, je weiter die Forschung fortschreitet. Hieraus ergibt sich die Notwendigkeit, die Lebensvorgänge immer weiter in physikalische und chemische zu zerlegen. Die noch unbekannten Faktoren mag man dann als „vitale" bezeichnen. Wir sollen uns bei dieser Forschung vor Einseitigkeit hüten und den Zusammenhang und die gegenseitige Beeinflussung der einzelnen Lebensvorgänge im Organismus nicht außer acht lassen, wobei eben noch unbekannte Faktoren eine Rolle spielen.

Was Leben ist, wissen wir nicht. Wir nehmen Leben an, wenn wir gewisse Erscheinungen beobachten: Wachstum durch Assimilation, Stoffwechsel (Assimilation und Dissimilation), aktive Bewegungen, Drüsensekretion, Fortpflanzung, Reizbarkeit, die zu Anpassung an äußere Umstände führt. Andere Erscheinungen, wie Bildung von Licht, Wärme, elektrischen Spannungsunterschieden, treten auch ohne Leben auf. Von diesen Lebenserscheinungen kommt der Assimilation wohl die größte Bedeutung zu. Diese wesentliche Lebensäußerung liegt nicht nur dem Wachstum zugrunde, sie hat auch die Wiederherstellung des verbrauchten oder geschädigten Protoplasmas zur Folge.

Man nennt die Wiederherstellung eines abgebrochenen Kristalls auch wohl Wachstum. Es kann nämlich ein Kristall, dem ein Stück abgebrochen ist, unter bestimmten Umständen, in einer bestimmten Lösung wieder seine ehemalige Form und Dimensionen gewinnen, und zwar durch einfachen Ansatz des gleichen schon in der umgebenden Lösung vorrätigen Stoffes. Von Assimilation ist dabei aber keine Rede. Die Zelle wächst hingegen, indem sie relativ einfache Eiweißkörper bzw. Bausteine derselben in sich aufnimmt und daraus sich neues, ihrem eigenen gleiches Protoplasma bildet. Sie assimiliert, d. h. sie macht aus fremden Stoffen eigenes Protoplasma. Assimilation bedeutet mit Recht Gleichmachung. Die Zelle vermag auch eigene Stoffe zu spalten, zu dissimilieren. Inwiefern Enzyme bei Assimilation und Dissimilation im Spiele sind, bleibe hier dahingestellt.

Mit den aktiven Bewegungen eines lebenden Organismus sind die mikroskopischen BROWNschen Molekularbewegungen nicht gleichzustellen. Dieser englische Botaniker entdeckte 1827 eine in neuester Zeit eifrig verfolgte Erscheinung: tote, wenn nur genügend kleine Körperchen aus verschiedenen Stoffen, wie Pollenkörner, Mineralien, Metalle usw. machen in Flüssigkeit hin und her oder in unregelmäßigem Zickzack gehende Bewegungen, die mit der Temperatur zunehmen. Sie entstehen durch molekulare Stöße außerordentlich kurzer Dauer, die in verschiedenen Richtungen aufeinander folgen. Sie sind grundsätzlich den Bewegungen gelöster Moleküle gleichzustellen.

Tot bedeutet leblos. Der Unterschied ist jedoch nicht immer leicht oder möglich. Die Lebenserscheinungen können so geringfügig sein, daß sie sich der Beobachtung entziehen. Der Holländer LEEUWENHOEK hat schon 1719 beobachtet, daß eingetrocknete Rädertierchen (Rotatorien) in Wasser aufquellen und dann wieder Lebenszeichen geben. Später hat man Amöben auf einem Objektglas aufgetrocknet und dann durch Einwirkung von Wasser wieder „aufleben" lassen. Gewisse Pflanzensamen, Milzbrandsporen usw. können in getrocknetem Zustand jahrelang aufbewahrt werden ohne ihre Keimfähigkeit einzubüßen. In was für einen Zustand finden sich die eingetrockneten Organismen und Samen? Sind sie tot? Das dürfen wir nicht annehmen, denn sie leben unter geeigneten Umständen wieder auf, und wir sind nicht zur Annahme berechtigt, es entstehe lebender aus totem Stoff unter so alltäglichen Umständen. Sämtliche Versuche, eine Generatio spontanea (Abiogenesis) — irreführend auch Heterogenese genannt — zu erzielen, sind ja fehlgeschlagen. Ihre Möglichkeit ist damit, aber unter ganz besonderen Umständen, jedoch nicht ausgeschlossen. Wir müssen einen solchen Zustand als latentes Leben oder Scheintod bezeichnen. Bei Winterschläfern können die Lebenserscheinungen ebenfalls bis ins Unmerkliche herabgesetzt sein. Auch der Mensch kann scheintot sein, so daß nur z. B. durch Einspritzung von 5 ccm einer Fluoreszinlösung (Fluor. 10,0, Natron carb. 15,0, Aq. dest. 50,0) in eine Ader (ICARD) und eine dann erfolgende Gelbfärbung entfernter Gewebe Blutbewegung, somit Herzwirkung, somit Leben nachweisbar ist. Fäulnis ist jedoch das einzig sichere Todeszeichen.

Aber auch nach dem Aufhören der Herzwirkung und Atmung sind nicht alle Organe sofort tot. MARTIN, LANGENDORFF u. a. haben Katzen-, Kaninchen- und Hundeherzen, sogar nach Herausnahme aus dem Körper, wieder einige Zeit zum Klopfen gebracht, solange noch keine Totenstarre eingetreten war, KULIABKO sogar nach der Totenstarre. Auch das menschliche Herz kann nach dem Tode wieder Klopfen (KULIABKO u. a.). Die „Wiederbelebung" erfolgt durch Einführung defibrinierten Blutes oder physiologischer Kochsalzlösung oder RINGERscher Flüssigkeit von Körpertemperatur von der Aorta aus in die Kranzschlagader. Ein solches Herz klopft aber nur eine beschränkte Zeit, z. B. einige Stunden. Ist dann all seine Energie verbraucht? Wir wissen es nicht.

Ferner können Hautstückchen, durch Abschabung einem lebenden Menschen entnommen, mehrere Tage lang in physiologischer Kochsalzlösung aufbewahrt werden und durch Verpflanzung an einen anderen Menschen anwachsen.

Abnormität und Krankheit, Patho- und Nosologie.

Die Pathologie ist die Wissenschaft der abnormen Formen und Funktionen. Sie umfaßt die Nosologie (Krankheitslehre), obwohl man nicht selten Genus Pathologie mit Spezies Nosologie verwechselt. Ein Bein zu wenig oder ein Finger zu viel ist ein Pathos, eine Abnormität, aber keine Krankheit (Nosos). Nur bestimmte Abnormitäten bezeichnen wir als Krankheiten. Welche?

Fangen wir an mit der Namendefinition. Arzt und Laie nennen nur den Menschen krank, dessen Lebensvorgänge gestört sind, so daß sogar das Leben bedroht wird. Wir nennen den mit hohem Fieber oder bewußtlos darniederliegenden oder den in Orthopnöe nach Luft schnappenden oder den kachektischen Menschen krank. Meinungsunterschiede zwischen Arzt und Laie sind einer verschiedenen Urteilsfähigkeit zuzuschreiben. Leichte Störungen des Lebensablaufs deuten wir als Unwohlsein an. Seelenkrank nennen wir den Menschen, dessen Seelenleben gestört ist, ohne daß er sich dieser Störung bewußt ist, was aus dem Mitergriffensein seines Urteils verständlich ist. Seine Wahnideen sind ihm Wahrheit. Als Krankheit bezeichnen wir somit eine Summe von Funktionsstörungen gewissen Grades. Dies ist die Namendefinition.

Was ist nun das Wesen, welches die Quelle dieser Funktionsstörungen? VIRCHOW bestimmte Krankheit als „Leben unter veränderten Bedingungen". Diese Definition ist aber zu weit. Nicht alle Mitglieder einer Reisegesellschaft auf einem Schiff werden seekrank, obwohl doch alle unter veränderten Bedingungen leben. Die gleiche Veränderung der äußeren Bedingungen bewirkt offenbar nicht bei allen die gleiche Veränderung der inneren Zustände und Verrichtungen, ohne welche Seekrankheit ausbleibt. Wir können im allgemeinen sagen, daß nur bestimmte Funktionsstörungen krankhaft sind. Wir müssen zunächst die nicht-lebenswichtigen Organe, wie viele willkürliche Muskeln, Beine Arme, Speicheldrüsen, von den lebenswichtigen wie das Gehirn, das Herz, die Lungen, Nieren, Nebennieren, Schilddrüse usw. unterscheiden. Letztere sind unentbehrlich für das Leben, wenn auch von den paarigen Organen eins genügt. Sämtliche Organe beeinflussen sich in ihrer Tätigkeit gegenseitig. Wird die Tätigkeit eines lebenswichtigen Organs gestört, so erfolgen Funktionsstörungen der übrigen mehr oder weniger. Geschieht dies in gewissem Grade, so daß das Leben gefährdet wird, so ist der Organismus krank. Krankheit ist somit ein funktioneller Begriff. Wir können Krankheit auch als energetischen Begriff auffassen, weil jeder Tätigkeit eine Veränderung der Energie zugrunde liegt (S. 31).

Aber nicht jede stoffliche Veränderung und nicht jede Funktionsstörung bedeutet Krankheit. Fibröse Verdickungen der serösen Häute, des Endokards, Geschwülste, sogar ziemlich ausgedehnte entzündliche Veränderungen der Leber, der Nieren, der Lunge, können bestehen ohne Krankheit. Die Organe und der Organismus verfügen nämlich über eine Anpassungsfähigkeit (S. 17), welche ungewöhnliche Leistungen ermöglicht. Erst wenn die Grenzen dieser Anpassungsfähigkeit überschritten werden, setzt Krankheit ein, und dann wird das Leben mehr oder weniger gefährdet. Dann gewinnt die primäre Funktionsstörung eine lebenswichtige Bedeutung. Diese primäre Funktionsstörung eines lebenswichtigen Organs ist das Wesen der Krankheit. Sie hat sekundäre Funktionsstörungen anderer Organe (Krankheitserscheinungen) zur Folge.

In der Regel ist ungenügende Tätigkeit, somit Insuffizienz eines lebenswichtigen Organs, das Wesen der Krankheit, welche dann von sekundären Funktionsstörungen der übrigen Organe gefolgt wird. So hat ungenügende Herzwirkung eine Abnahme des Gaswechsels in den Lungen, der Harnausscheidung und anderer Verrichtungen zur Folge. Das Wesen der GRAVES-BASEDOWschen Krankheit ist jedoch wohl Hyperthyreoidie, somit eine zu starke Sekretion der Schilddrüse, wenn sie keine Dysthyreoidie (s. später) ist. Vielleicht ist diese aber nicht primär, sondern durch Seelenstörung bedingt.

Die sekundären Funktionsstörungen können andere, tertiäre Störungen bewirken usw., so daß verwickelte Zustände und Circuli vitiosi auftreten. So tritt ein Circulus vitiosus bei Herzinsuffizienz ein, wenn das Herz durch die sekundäre Abnahme der Atmung geschädigt und damit seine Wirkung ungenügender wird. Wirkt das primär insuffiziente Organ, durch geeignete Behandlung, wieder genügend, so hören auch die sekundären und weiteren Funktionsstörungen auf, solange nicht unheilbare anatomische Veränderungen eingetreten sind. Der Grad der sekundären Funktionsstörungen kann als ein gewisser Maßstab des Grades der primären Funktionsstörung dienen.

Es können zwei oder mehr Krankheiten unabhängig voneinander als Folgen derselben Schädigung entstehen, letzteres z. B. indem Hg oder ein anderes Gift mehrere Organe (Darm, Nieren, Leber usw.) stark schädigt. Auch kann eine Krankheit eine andere bewirken, welche weiterhin unabhängig von der ersteren besteht, wie erhöhter Hirndruck durch Hirnblutung im Verlauf einer Schrumpfniere.

Die Zell-, Gewebe- und anatomischen Veränderungen, die einer Krankheit zugrunde liegen, können sehr verschieden sein. So kann Herzinsuffizienz auftreten durch Fettherz, durch Myokarditis, bei Hypertrophie. In jedem einzelnen Fall sind die Natur und Ausdehnung dieser Veränderungen zu bestimmen. Auch bei Seelenkrankheiten, die wir uns nicht ohne Hirnveränderungen denken. Ihre Abhängigkeit von stofflichen Veränderungen erhellt z. B. bei den Inanitionspsychosen: eine Melancholie durch körperliche Erschöpfung kann vollkommen ausheilen, sobald Ruhe und Ernährung den Körper wiederherstellen.

Betrachtet man ein Organ oder gar eine Zelle als Einheit, so kann diese Einheit an und für sich krank genannt werden, auch wenn der übrige Körper gesund ist. In diesem Sinne kann man von Augen-, Haarkrankheiten usw. reden.

Gesundheit besteht, wenn die Leistungen der lebenswichtigen Organe sich über ein Minimum erheben, gleichgültig, ob die Organe normal oder abnorm verändert sind. Solange ein gewisses Gleichgewicht ihrer Funktionen besteht, ist ihr Besitzer gesund. Krankheitszustand ist ein statischer, potentieller Begriff: wir denken uns den Organismus in Ruhe und fragen nach der Größe seiner Leistungsfähigkeit. Krankheitsvorgang ist ein kinetischer Begriff, der alle anatomischen und funktionellen Änderungen umfaßt, die neben und auseinander entstehen. Krankheitsbild ist ein klinischer Name, der die Summe aller abnormen Erscheinungen bei einer Krankheit andeutet. Nicht alle diese Erscheinungen sind lebenswichtige. So z. B. kann eine Hirnblutung durch erhöhten Hirndruck das Bewußtsein aufheben und das Leben bedrohen. Aber die diagnostisch wichtige, durch sie bewirkte Hemiplegie (halbseitige Lähmung) bedroht das Leben nicht. Das Exanthem ist bei manchen (exanthematischen) Infektionskrankheiten eine diagnostisch wichtige, obwohl nicht lebenswichtige Erscheinung, und keine Funktionsstörung. Damit ist nicht gesagt, daß die Hautveränderungen bei schweren Pocken und das zu Bronchitis und Bronchopneumonie führende Enanthem bei Masern nicht lebensgefährlich werden können, nur, daß sie es manchmal nicht sind. Bei Masern pflegt sogar der Ausbruch des Exanthems mit bedeutender Besserung einherzugehen.

Man benennt Krankheiten nach dem Krankheitsbild, oder nach der primären anatomischen Veränderung, oder nach dem Krankheitserreger: Scharlach, Nephritis, „streptococcie, colibacillose" (der Franzosen). Anatomische und bakterielle Namen sind jedoch oft ungeeignet zur Andeutung einer Krankheit. Parasitäre Namen deuten ja nur eine bestimmte Infektion an. Und dieselbe Infektion kann zu verschiedenartigen Krankheiten führen, schon dadurch, daß sie nicht immer dasselbe Organ schädigt, während sie andererseits ohne Krankheit bestehen kann. Eine leichte Pneumokokkenbronchitis ist etwas anderes als eine tödliche Pneumokokkenmeningitis. Auch anatomische Namen sind nicht empfehlenswert. So z. B. ist Osteomyelitis nicht der Name der Erkrankung, sondern des Entzündungsherdes, wo die Bakterie wächst und Gift abgibt, das durch Schädigung anderer Organe krank macht. Ferner ist Krebs überhaupt nicht der Name einer Krankheit, sondern einer Geschwulst, die durch Sitz, Nekrose mit Verschwärung usw. krankmachen, aber auch ohne Erscheinungen bestehen kann.

Man pflegt Vergiftungen nicht zu den Krankheiten zu rechnen. Das mag von einem praktischen, forensischen Standpunkt aus gewisse Berechtigung haben, von einem wissenschaftlichen Gesichtspunkt aus ist es vollkommen gleichgültig, ob bestimmte Funktionsstörungen einem organischen oder anorganischen, einem parasitären oder nicht-parasitären Gift zuzuschreiben sind.

Es kann ein Gift, oder eine Schädlichkeit überhaupt, mehrere Krankheiten hervorrufen. So vermag Quecksilber, bei Vergiftung, nicht nur die Darmschleimhaut zu nekrotisierend-fibrinöser Entzündung zu führen, wodurch heftiger Durchfall, sondern auch das Nierengewebe so anzugreifen, daß trübe Schwellung und Nekrose mit Anurie auftritt. Selbstverständlich können auch zwei oder mehr Krankheiten verschiedenen Ursprungs bei einem Individuum auftreten.

Die Erscheinungen (Krankheitsbild) einer krankhaften Funktionsstörung zeigen individuelle Unterschiede, die bedeutend sein können und nicht nur Verschiedenheiten des Grades der primären Funktionsstörung sondern auch verschiedenen Normenwerten und dem Umstand zuzuschreiben sind, daß die verschiedenen sekundären Funktionsstörungen nicht bei allen Individuen gleich leicht auftreten. So bekommt der eine durch Herzinsuffizienz am frühesten eine Stauungsleber, ein anderer Stauungsnieren usw. Auch Unterschiede des Widerstandsvermögens kommen zur Geltung. Tertiäre Störungen, Circuli vitiosi, können hinzukommen. Außerdem können diagnostisch wichtige, aber das Leben nicht bedrohende Erscheinungen, wie Exantheme, Albuminurie usw. auftreten.

Die allgemeine Pathologie bzw. Nosologie spürt den Gesetzen nach, den geometrischen Orten, denen Abnormitäten bzw. Krankheiten angehören. Jede Erscheinung hat ihre besondere und ihre allgemeine Bedeutung. Erstere verdankt sie ihrem Unterschied von anderen Erscheinungen, letztere ihrer Übereinstimmung oder Ähnlichkeit in gewisser Hinsicht mit anderen Erscheinungen. Übertragen auf das Gebiet der Pathologie bedeutet das: Die besondere Pathologie sucht die besondere Bedeutung der pathologischen Erscheinungen, die allgemeine Pathologie sucht ihre allgemeine Bedeutung festzustellen, sie spürt der Regel und, wenn möglich, dem Gesetz nach, dem sich eine Erscheinung mit anderen unterordnen läßt. Die besondere und die allgemeine Pathologie untersuchen die gleichen Erscheinungen: Es gibt nicht Erscheinungen, welche der besonderen und solche, welche der allgemeinen Pathologie gehören, es gibt nur eine besonder-pathologische und eine allgemein-pathologische Forschung oder Betrachtung einer Erscheinung. Ebenso wie der Mathematiker die besonderen Eigenschaften zu bestimmen sucht, welche z. B. einen Punkt P als Mittelpunkt eines Kreises von allen anderen Punkten in der Fläche des Kreises unterscheiden, oder im Gegenteil sich bemühen kann, den Eigenschaften nachzuspüren, welche P mit anderen Punkten gemein hat: ziehen wir z. B. eine gerade Linie $A B$ durch P und eine zweite gerade Linie $C D$, parallel $A B$, so ist P gleichweit von $C D$ entfernt wie alle anderen Punkte von $A B$. Es ist somit $A B$ ein geometrischer Ort aller Punkte, die gleichweit von $C D$ entfernt liegen wie P. Diese Linie $A B$ kann nun mit anderen geraden Linien eine ebene Fläche bilden, die einen geometrischen Ort aller Linien darstellt, welche in gleichem Abstande von einer anderen ebenen Fläche liegen. Wir gelangen so zu immer mehr umfassenden geometrischen Orten. Das können wir auch bei jeder naturwissenschaftlichen, auch bei jeder pathologischen Forschung, wobei jedes Gesetz die Bedeutung eines geometrischen Ortes hat. Der Pathologe gelangt dabei zu physikalischen, chemischen und physikochemischen Grundlagen und einen noch nicht näher zu deutenden ,,vitalen" Rest. Die Feststellung der allgemeinen Bedeutung einer Erscheinung, die Zurückführung dieser Erscheinung mit anderen Erscheinungen unter einen allgemeinen Gesichtspunkt ist ihre ,,Erklärung". Aus dieser Überlegung ergibt sich die Unzertrennlichkeit der besonderen und allgemeinen Pathologie. Denn ohne Kenntnis besonderer Eigenschaften einer Erscheinung kann man nicht mit ihr arbeiten. Andererseits vermag man ohne allgemeine Pathologie ins krankhafte Geschehen keine Einsicht zu bekommen. Wer vermag eine besondere mechanische, elektrische oder thermische Erscheinung zu verstehen, ohne Kenntnis oder Nachweis der entsprechenden Gesetze? Wir können die allgemeine Pathologie auch die Grammatik der Pathologie nennen, beide spüren Regeln und Gesetzen nach.

Ein Naturgesetz bedeutet die Notwendigkeit einer besimmten Erscheinung bei einer bestimmten Konstellation von Faktoren, d. h. sobald bestimmte Faktoren zusammenwirken (2. Kap.). Naturgesetze sind nicht als solche in der Natur gegeben wie etwa Felsen und Bäume, sondern Erzeugnisse unseres Denkens, unserer Schlußfolgerungen aus Beobachtung und Versuch. Sind wir der ausnahmslosen Gültigkeit nicht sicher (indem wir die Konstellation nicht übersehen) oder kennen wir Ausnahmen, so reden wir von einer Regel. Diese stellt einen statistischen Begriff dar; sie hat Ausnahmen. Das Naturgesetz hingegen will unbedingte Wahrheit sein. Es kann aber nicht mehr sein als irgendeine Wahrheit überhaupt, nämlich ein Erzeugnis unserer jedesmaligen Kenntnis, Einsicht und Begriffe. Wir haben somit nie Sicherheit der ausnahmslosen Gültigkeit irgendeines Gesetzes, indem sich fortwährend unsere Kenntnis, Einsicht und Begriffe ändern. Weil die Naturgesetze das höchste Ziel des Naturforschers sind, sucht er möglichst sichere Gesetze festzustellen. Wir dürfen nicht vergessen, daß der Mathematiker, der geometrische Orte sucht (s. oben), die geometrischen Annahmen und Beziehungen als unerschütterliche betrachtet. Bei der Nachforschung der belebten Welt, so auch in der Pathologie, müssen wir besonders vorsichtig sein, weil die Erscheinungen sehr verwickelte und manche Faktoren unbekannt sind.

Man vergißt zu oft, daß eine Erscheinung nicht vereinsamt im Weltall steht, sondern gleichsam wie ein Punkt mit anderen Punkten bestimmten geometrischen Orten gehört. So hat man eine Zeitlang geglaubt, es deuten Lymphozyten bei einer flüssigen Serositis auf einen tuberkulösen, Plasmazellen auf einen syphilitischen Ursprung der Entzündung hin. Als ob im Weltall die Lymphozyte und der Tuberkelbazillus, die Plasmazelle und die Spirochaete pallida je eine Sonderstelle einnähmen! Diese Ansicht hat sich als irrig herausgestellt. (9. Kap. u. S. 431 ff.) Wer die allgemeine Bedeutung einer Erscheinung festzustellen sucht, bevor er eine Schlußfolgerung macht, wird nicht leicht in einen solchen Irrtum verfallen. Dem Forscher sei das kleinste nicht zu klein, er lasse sich aber durch die großen Linien leiten und halte den Zusammenhang mit dem Ganzen fest im Auge!

Wechselbeziehungen (Korrelationen) im Organismus.

Organismus bedeutet nicht einen morphologischen, auch nicht einen funktionellen, sondern einen morphologisch-funktionellen Begriff: Ebenso wie die Individuen und Gruppen von Individuen in einem Staat beeinflussen Zellen, Zellgruppen, Organe und Organgruppen sich gegenseitig in ihrer Tätigkeit. Wir wissen nicht viel von diesen Wechselbeziehungen (Korrelationen), obwohl es, besonders seit der Forschung der Tätigkeit der „Blutdrüsen" (22. Kap.) nicht an Vermutungen und Annahmen gefehlt hat. Man hat Enzymwirkung angenommen ohne sogar die Wirkung selbst rein dargestellt zu haben (S. 129).

Mit CUVIER und DARWIN redet man wohl von Korrelation zwischen Eigenschaften, wie zwischen der Größe von Händen und Füßen, zwischen blauen Augen, Taubheit und weißer Farbe bei Katzen. In solchen Fällen ist eine gegenseitige Beeinflussung dieser Eigenschaften nicht erwiesen. Auch bei funktionellen Beziehungen dürfen wir die Möglichkeit eines Zusammentreffens ohne gegenseitige Beeinflussung, nur durch eine gemeinsame Anlage oder aus einer gemeinsamen Wirkung nicht außer acht lassen. Nimmt die Tätigkeit zweier Organe ab, so ist es möglich, daß die eine Tätigkeit, z. B. der Nieren, durch die Abnahme des anderen, z. B. des Herzens, Not leidet. Es ist aber auch möglich, daß die Tätigkeit zweier Organe, z. B. der Nieren und Lungen, abnimmt infolge von Herzinsufrizienz. Wir dürfen auch nicht ohne weiteres voraussetzen, daß die Beeinflussung der Tätigkeit eines Organs durch die eines anderen Organs eine korrelative im Sinne der Gegenseitigkeit ist. Und von Korrelation (Wechselbeziehung) kann bei bloß einseitiger Beeinflussung oder Abhängigkeit die Rede nicht sein. So nimmt die Nierentätigkeit mit der Herzwirkung ab, das Umgekehrte trifft jedoch nicht immer zu. Hier besteht bloß Relation.

Wir kennen Korrelationen physikalischer, chemischer und solche einer noch nicht näher anzudeutenden Natur. Nimmt der Bauchinhalt durch eine Geschwulst oder Aszites, und damit der intraabdominale Druck zu, so erschwert das die Zusammenziehung des Zwerchfells, somit die Atmung. Dadurch nimmt aber andererseits die Resorption der Aszitestlüssigkeit ab (auch durch Zusammendrückung intraabdominaler Lymphgefäße durch den erhöhten Bauchdruck). Schwillt die Leber bei Herzinsuffizienz durch Blutstauung an, so erschwert die vergrößerte Leber ihrerseits die Zusammenziehung des Zwerchfells und gar die Herzwirkung. Nimmt der Druck in der hinteren Schädelgrube zu, so entsteht innerer Wasserkopf, der den intrakranialen Druck erhöht (32. Kap.). Das sind Beispiele mechanischer Korrelation. Auch thermische dürfen wir annehmen: Steigt die Bluttemperatur an durch erhöhten Stoffwechsel, so nimmt dieser höchstwahrscheinlich durch die höhere Temperatur der Gewebe zu. Wir wissen nicht, ob die größere Puls- und Atmungszahl bei erhöhter Bluttemperatur eine größere Arbeit des Herzens und der Atemmuskeln bedeutet. Trifft dies aber zu, so steigt dadurch wiederum die Bluttemperatur an. Wahrscheinlich kommen auch elektrische und osmotische Korrelationen vor. Von hervorragend physikalischer Natur ist die Wechselbeziehung zwischen Darm-, Schweißdrüsen- und Nierentätigkeit, die an erster Stelle durch den Wassergehalt des Blutes vermittelt werden. Je mehr Wasser von einem dieser Organe ausgeschieden wird, um so weniger wird durch die beiden anderen dem Blut entzogen, und oft auch umgekehrt, wenn ein Organ zu wenig Wasser entfernt. Reichliches Schwitzen ohne entsprechend viel Trinken hat Oligurie und trägen Stuhlgang zur Folge. Heftiger Durchfall pflegt mit Oligurie und wenig Schwitzen, ja Eintrocknung der Haut und übrigen Gewebe einherzugehen. Durch diese Wasserentziehung aus den Geweben kann die Aufsaugung flüssigen Exsudats gefördert werden. Bei Quecksilbervergiftung sowie bei Cholera pflegt nicht nur starker (Brech)durchfall, sondern außerdem Schädigung der Niere durch das Gift zu Oligurie bzw. Anurie zu führen. Reichliche Milchabsonderung und trägen Stuhlgang trifft man in der Regel nebeneinander an, während Durchfall von Abnahme der Milchabsonderung gefolgt zu werden pflegt. Polyurie kann Eintrocknung der Gewebe und Stuhlträgheit zur Folge haben. In diesen Beispielen kann man die Funktionsstörungen mehr oder genau messen. Dies sollen wir auch in anderen Fällen erstreben.

Chemische Wechselbeziehungen bestehen zwischen Drüsen mit äußerer sowie zwischen solchen mit innerer Sekretion untereinander und mit anderen Organen. So macht die im Magen abgesonderte Salzsäure den Inhalt des Duodenums sauer, was Schließung des Pförtners zur Folge hat, so daß kein saurer Mageninhalt in das Duodenum gelangt, bevor die Reaktion dessen Inhalts alkalisch geworden ist und sich der Pförtner öffnet. Vgl. S. 859.

Zu den Korrelationen noch nicht näher anzudeutender Natur gehören die seelischen, psychisch-somatischen und „nervösen", d. h. durch Nerven vermittelten. Eine muntere Stimmung fördert geistige sowie körperliche Arbeit, ebenso wie die Erledigung einer Aufgabe Genugtuung und Munterheit schenkt. Gemütserregungen vermögen den Schlaf zu stören, während gestörter Schlaf die Empfänglichkeit für Gemütserregungen erhöht. Es gibt keine Grenze zwischen „rein seelisch" und „somatisch". Traurigkeit und Melancholie können zu trägem Stuhlgang, Appetitmangel, Abnahme der Speichelabsonderung, Störungen der Verdauung, umgekehrt aber können träger Stuhlgang und gestörte Verdauung zu einer gedrückten, dumpfen Stimmung führen. Inanition kann eine Psychose, z. B. Melancholie, zum Ausbruch bringen, umgekehrt scheinen Psychosen von Störungen des Stoffwechsels gefolgt werden zu können. Hyperchlorhydrie ist nicht selten die Folge von fortwährender Sorge und Plage, während sie umgekehrt, schon durch den Magenschmerz nach der Mahlzeit, die Stimmung, Arbeitslust usw. beeinflussen kann.

Zu den nervösen Korrelationen gehören die reflektorischen. Zu oft hat man eine Erscheinung unbekannten Ursprungs als eine „reflektorische" betrachtet und behandelt, nicht immer zum Wohl des Patienten!

Reflektorisch ist nur eine Erscheinung, die auftritt durch Reizung eines sensiblen Nerven (afferente Bahn), der den Reiz zum Reflexzentrum im grauen Stoff des Rückenmarks bzw. verlängerten Marks oder Mittelhirns leitet, wo er in eine motorische oder sekretorische (efferente) Bahn tritt, so daß er das „effektorische" Organ (Muskel oder Drüse) erreicht und reizt. Die afferente und efferente Bahn bilden mit dem Reflexzentrum den Reflexbogen, mit welcher Bezeichnung man auch wohl die Verbindung zwischen afferenter und efferenter Bahn andeutet. Die höheren Reflexbogen in Kleinhirn, Stammganglien und Großhirn kennen wir wenig. Wir dürfen offenbar nur solche motorische oder sekretorische Erscheinungen als reflektorische auffassen, die einer nachgewiesenen Reizung eines sensiblen Nerven zuzuschreiben sind, wenn wir außerdem zur Annahme genügend berechtigt sind, daß der Reiz in einem Reflexzentrum in die zugehörige efferente Bahn geleitet worden ist.

Man hat aber sogar Seelenstörungen, wie Hysterie, als reflektorische, von der Gebärmutter aus ausgelöste, bezeichnet. Es ist allerdings die Möglichkeit nicht zu leugnen, daß Reizung eines sensiblen Nerven den seelischen Zustand ändert, eine Reflexwirkung ist das aber nicht. Einen reflektorischen Schmerz gibt es auch nicht.

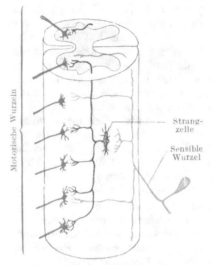

Abb. 2. Schema der Reflexbogen im Rückenmark (nach HENLE-MERKEL).

Nach anderen Forschern hängen die roten, blauen und schwarzen Fort-ätze (Dendrite) der Nervenzellen zusammen.

Wohl kennen wir Irradiation (Ausstrahlung) eines Schmerzens, indem der Reiz durch anastomotische Nervenzweige in eine andere sensible Nervenbahn übergeleitet oder die Empfindung dorthin verlegt wird. So kann bei Karies eines oberen Mahlzahns Schmerz in einem unteren empfunden werden. Man kann eine reflektorische Erscheinung als Ausstrahlungserscheinung auffassen, umgekehrt um faßt jedoch Ausstrahlung als Genus noch andere Spezies, wie z. B. ausstrahlenden Schmerz. Es gibt außerdem Erscheinungen, die vielleicht als reflektorische, aber auch als anderen Ursprungs zu deuten sind. Kühlt man z. B. die Bauchwand ab, so tritt zunächst Hyperämie, sodann Anämie der Ohren ein, was sich bei Kaninchen leicht nachweisen läßt. Nun ist man doch nicht ohne weiteres zur Annahme einer „reflektorischen" Lähmung bzw. Krampf der Ohrengefäße berechtigt. Demgegenüber ist Irradiation des Reizes im sympathischen Nervensystem eine noch näher nachzuforschende Möglichkeit. Außerdem kann die Abkühlung der Bauchwand zunächst Verengerung der Bauchgefäße bewirken, welche das Blut in die Kopf-, auch in die Ohrengefäße treibt, während eine darauf eintretende Erweiterung („Reaktion" S. 98) dieser Gefäße Blut ansaugt, so daß die Ohren anämisch werden. Sehr wichtig ist die Anämie der inneren Organe, die notwendig mit der Hyperämie der Haut einhergeht.

Anschwellen sowohl der Geschlechtsteile wie der Nasenschleimhaut durch geschlechtliche Erregung ist als eine gleichzeitige Wirkung zu betrachten.

Koordinatorische Muskelwirkung kann zum Teil auf Wechselbeziehung beruhen, indem die Kontraktionsgröße eines Muskels sich nach der eines anderen fügt. Auch erinnern wir hier an die verstärkte Herzwirkung und Atmung bei Körperarbeit, auf die wir später zurückkommen, an die Gefäßerweiterung in einem arbeitenden Organ. Ziehen sich die Gefäße anderer, ruhender Organe zugleich, gleichsam koordinatorisch, zusammen, oder verengern sie sich, einfach weil ihnen durch das arbeitende Organ Blut entzogen wird? Dunkel sind die Beziehungen zwischen Blut zerstörenden und Blut bildenden Geweben, auch bei Blutneubildung nach Blutverlust. Ebenso unklar sind die täglichen Schwankungen der Körpertemperatur und der Pulszahl.

Wichtig sind die Wechselbeziehungen zwischen vermehrter Arbeit und zunehmender Leistungsfähigkeit eines Organs durch Hypertrophie, wie wir das z. B. von willkürlichen Muskeln und vom Herzmuskel wissen. Auch sei noch die mögliche Korrelation zwischen vermehrter Herzwirkung und erhöhtem Blutdruck erwähnt: erstere führt, ceteris paribus, zu Erhöhung des arteriellen Blutdrucks und diese ihrerseits zu Vermehrung der Herzarbeit.

Zwei Organe, die sich ein- oder gegenseitig zu beeinflussen pflegen, können auch unabhängig voneinander durch ein Heilmittel angegriffen werden. So kann z. B. die Tätigkeit von Herz und Nieren zugleich, unabhängig voneinander, durch Koffein, Theobromin oder Diuretin gehoben werden.

Recht wenig wissen wir von den Wechselbeziehungen zwischen Zelleib und Zellkern (S. 300), wie auch von trophischen Wechselbeziehungen überhaupt.

Die oft sehr verwickelten Wechselbeziehungen machen den Organismus sowie die medizinische Wissenschaft je zu einem unteilbaren Ganzen. Wir werden Korrelationen wiederholt begegnen.

Schließlich dürfen wir die Wechselbeziehungen zwischen dem Menschen und dem ihm umgebenden Teil des Weltalls nicht außer acht lassen. Die kosmisch-tellurischen Einflüsse der Alten sind nicht so lächerlich wie einige Forscher sie betrachten. Wir fangen erst an, sie kennen zu lernen. Denken wir nur an die Radioaktivität. Die Änderung des ihn umgebenden Teils des Weltalls durch seine Hand (Industrie usw.) kann aber dem Menschen, vom gesundheitlichen Standpunkt aus, unverkennbar nützlich oder schädlich werden.

Anpassung im Organismus durch Reserveenergie und Hypertrophie. Gewöhnung.

Bei der Autopsie finden wir oft, manchmal sogar ausgedehnte Veränderungen der Organe und Gewebe, die kürzere oder längere Zeit während des Lebens bestanden haben müssen, wie Entzündungsherde, chronische fibröse Myokarditis und Nephritis, Hirngeschwülste usw. Die Latenz solcher Veränderungen während des Lebens weist auf eine Anpassung des Organismus in solchen Fällen hin, wo ein lebenswichtiges Organ geschädigt wurde. Welcher Natur ist diese Anpassung?

Wir müssen zwei Möglichkeiten unterscheiden: Zunächst kann die Arbeitsfähigkeit eines Organs abnehmen und der Organismus seine Leistungen dementsprechend, zunächst manchmal nicht vollkommen bewußt, herabmindern. Eine Anpassung im engeren Sinne ist das nicht. Man könnte höchstens von einer passiven Anpassung reden, im Gegensatz zur aktiven, welche in Kompensation einer Störung besteht. Wenn z. B. ein Fettherz sich herausbildet, indem Fett sich im bindegewebigen Gerüst des Herzens, namentlich subepikardial, ablagert und den Herzmuskel zu immer fortschreitender Atrophie bringt, so nimmt die Leistungsfähigkeit dieses Organs allmählich ab. Der Herzmuskel ist aber schon bedeutend atrophisch, bevor sich seine verringerte Leistungsfähigkeit kundgibt. Zunächst vermeidet der Besitzer schwere Anstrengungen, dann auch leichtere, schließlich aber wird er von der leichtesten Anstrengung, vom Treppensteigen, ja vom Gehen in der Ebene, kurzatmig. Wie verstehen wir das? Im Liegen leistet das Herz die geringste, im Stehen etwas mehr, beim Gehen in der Ebene wiederum etwas mehr und beim Treppen- oder Bergsteigen noch mehr Arbeit. Hieraus folgt, daß das normale Herz nicht immer, sogar nur ausnahmsweise mit aller verfügbaren Energie arbeitet. In der Regel bleibt somit in der Zeiteinheit eine Energiemenge übrig, die wir Reserveenergie nennen. Diese Reserveenergie ermöglicht eine sofortige größere Arbeitsleistung wie beim Bergsteigen. Sie bedeutet sofortige Anpassungsfähigkeit. Nimmt aber das Herzmuskelprotoplasma, wie bei Fettherz, ab, so wird auch die verfügbare Energie, und damit die Reserveenergie geringer, bis schließlich das Herz auch zu einer geringfügigen Mehrleistung, ja zur möglichst geringen Arbeitsleistung nicht mehr fähig ist.

Aktive Anpassung besteht in vermehrter Tätigkeit, welche andere Störungen — wie z. B. der Herzmuskel eine hämodynamische Störung durch einen

Herzklappenfehler — zu kompensieren vermag. Der Herzmuskel wird durch seine Reserveenergie zu sofortiger Mehrarbeit befähigt und allmählich, bei genügender Ernährung, noch mehr durch Hypertrophie. Der hypertrophische Herzmuskel vermag eine hämodynamische Störung, der hypertrophische Darmmuskel eine durch Darmverengerung erschwerte Fortbewegung des Darminhalts so vollkommen zu beseitigen, daß die Störung lange Zeit verborgen bleibt. Auch willkürliche und glatte Muskeln tun das. Wahrscheinlich wirkt jedes normale Organ unter normalen Umständen nur mit einem Bruchteil seiner verfügbaren Energie, so daß eine Reserveenergie übrig bleibt. Bewegungen wie Gehen, Radfahren, Schreiben, Schwimmen, Reden, Singen usw. werden ökonomisch, mit möglichst geringer Anstrengung und Ersparung von Reserveenergie ausgeführt, sobald man sie erlernt hat. Wer aber eine solche koordinierte Bewegung noch erlernen muß, strengt sich übermäßig an und ermüdet dann auch bald. Der geübte Radfahrer vermag durch seine Reserveenergie einen nicht zu starken Gegenwind, mit Erhaltung der gleichen Fahrgeschwindigkeit, zu überwinden. Der Arbeiter, dem ein Unfall einen oder mehrere Muskeln geschädigt hat, vermag doch — innerhalb gewisser Grenzen — durch die Reserveenergie dieser und anderer mehr oder weniger stellvertretenden Muskeln, nach einiger Übung, seine Aufgabe zu erfüllen. Auch die ruhige Atmung geht mit Ersparung einer Reserveenergie von statten, wie aus der viel größeren Anstrengung (Dyspnoe) erhellt, wenn der Atmungswiderstand zunimmt.

Bei Muskelwirkung tritt im allgemeinen Ermüdung um so rascher auf, je mehr sich der Muskel anstrengt. Bedenken wir, daß Ermüdung ein durch Tätigkeit entstehendes Unvermögen zu weiterer Leistung ist, so verstehen wir, daß sie um so länger ausbleibt, je mehr Energie, ceteris paribus, in der Zeiteinheit erspart wird. Damit soll nicht gesagt sein, daß jede Ermüdung einer Erschöpfung der Energie zuzuschreiben ist. Spritzt man etwas Blut eines ermüdeten Hundes in die Vene eines nicht ermüdeten Hundes ein, so zeigt dieser sofort Ermüdungszeichen (J. Ranke, Tigerstedt). Dies berechtigt zur Annahme, daß durch Muskelwirkung ein Stoff entsteht, der sich im Blute anhäuft und Muskeln oder Nerven oder Nervenzentren vergiftet. Wahrscheinlich ist es ein Dissimilationsprodukt. CO_2 vermag z. B., ebenso wie Milchsäure, einen Muskel zu lähmen. Weichhardt nimmt ein „Kenotoxin" als „Ermüdungsstoff" an. Nach einiger Zeit hat sich der Hund erholt. Was ist dann mit dem Gift geschehen? Wir wissen es nicht. Wir müssen die Möglichkeit annehmen, daß auch dann, wenn noch eine gewisse Energiemenge verfügbar ist, Ermüdung eintreten kann, indem sich das Muskelgift, auch bei längerdauernder, geringer Bewegung anhäuft.

Aber auch damit sind noch nicht alle Ermüdungsmöglichkeiten erschöpft. Was bewirkt die leichte Ermüdbarkeit der erschöpften Leute und der Neurasthenischen, auch nach einer Ruhe, die für einen normalen Menschen zur Erholung sicher ausreicht? Wir müssen da an Gewebeveränderungen anderer Natur, auch an die Auffassung gewisser Erscheinungen als Folgen eines Aufbrauchs (Edinger, S. 208) denken.

Bemerkenswert ist, daß Änderung der Tätigkeit, solange nicht eine allgemeine hochgradige Ermüdung eingetreten ist, oft zu einer gewissen Erholung führt. Der Radfahrer ruht einigermaßen aus, wenn er eine Strecke geht. Dann tritt eine andere Koordination in Wirkung. Wer sich durch Lesen oder Mathematik ermüdet hat, kann sich durch Musik gewissermaßen erholen. Diese Erscheinung fordert genaue Forschung. Sie bleibt aus bei starker Ermüdung.

Auffallend ist die erfrischende, ja erholende Wirkung einer Hochlagerung (am besten Vertikalstellung) der Beine während etwa 10—15 Minuten und die einer „Reaktion" (S. 98) überhaupt bei Ermüdung.

Bernstein und Bowditch haben nachgewiesen, daß der Muskel eher ermüdet als sein Bewegungsnerv, wenigstens bei elektrischer Reizung, die aber nicht ohne weiteres mit dem „Willensimpuls" gleichzustellen ist.

Die rasche Ermüdung bei ungenügender Herzwirkung oder Atmung dürfte an erster Stelle dem O_2-Mangel und der Überladung mit CO_2 zuzuschreiben sein. Man soll Ermüdung aber nicht in jedem Fall ohne weiteres auf Vergiftung zurückführen.

Obige Bemerkungen gelten wahrscheinlich auch für andere Organe, obwohl wir davon weniger wissen und mehr annehmen müssen. Auch Drüsen (Nieren, Speichel-, Tränen-, Schweißdrüsen) pflegen nicht mit ihrer ganzen Energie zu arbeiten, wie aus der sofortigen Zunahme des Sekrets unter bestimmten Umständen hervorgeht. Auch für geistige Leistungen gilt obiges: die Aufmerksamkeit, das Gedächtnis, der Wille arbeiten in der Regel ebensowenig mit größter Anstrengung.

Im allgemeinen bedingt die Größe der Reserveenergie eines Organs oder Organismus seine sofortige Leistungsfähigkeit und Anpassungsfähigkeit. Nur wer über eine genügende Reserveenergie verfügt, ist seiner Aufgabe so gewachsen, wie er es sein kann. Deshalb sind tägliche Ruhe, Ferien, Abwechslung der Tätigkeit zur Erholung erforderlich. Gewisse Anstrengung bedeutet Übung. Eine zu lange fortgesetzte Anstrengung führt aber zu Erschöpfung, zu „Überanstrengung". Dieser entgeht sogar das Herz nicht, dessen Arbeit und Ruhe so vollkommen abwechseln, daß es unter günstigen Umständen ein Jahrhundert ungestört klopfen kann.

Während der senilen Involution nimmt die Energie der Organe und des Organismus ab, was aus der Atrophie der Zellen begreiflich ist. Reifung des Urteils durch Erfahrung vermag allerdings die geringere Leistungsfähigkeit einigermaßen zu kompensieren. Ungenügende Ruhe nach der Arbeit kann den Eindruck einer präsenilen Involution machen. Ich kenne Fälle, in denen man sich, dadurch getäuscht, aus einem Amt zurückzog, in denen aber mit der Ruhe auch die Reue kam.

Die Jugend pflegt koordinierte Bewegungen rascher zu erlernen, was wohl insbesondere einer größeren Unbefangenheit und einer größeren Reserveenergie zuzuschreiben ist. Ob Hypertrophie in der Jugend leichter eintritt, ist unentschieden.

Tierversuche haben eine große Anpassungsfähigkeit einiger Drüsen ergeben. Pawlow und seine Schüler haben dargetan, daß der Magensaft, der Bauchspeichel und die Galle unter verschiedenen Umständen in verschiedener Menge und Zusammensetzung abgesondert werden. Ferner lebt der Mensch ebenso wie der Hund ohne Hindernis weiter nach Wegnahme einer Niere. Beim Hund zeigt sich die tägliche Stickstoffausscheidung am nächsten Tage unverändert (S. Rosenstein). Die Harnknäuel vergrößern sich, die Blutgefäße erweitern sich, eine Hypertrophie oder Hyperplasie der Epithelzellen hat man jedoch nicht nachgewiesen. Nach Schilling soll die zurückgebliebene Niere in den ersten Wochen nach der Entfernung der anderen erhöhten Ansprüchen (Zufuhr einer reichlichen Kochsalzmenge) nicht genügen, später wohl. Bei der Schrumpfniere ist eine kompensatorische Vergrößerung von Harnknäueln oder Epithel — Wucherung des Kapselepithels bleibt hier außer Betracht — nicht nachweisbar. Trotzdem kann Nierenschrumpfung verborgen bleiben und es kann sogar Polyurie bestehen, ermöglicht durch den erhöhten arteriellen Blutdruck. Die beiden Nieren können bis auf $^1/_3$ zusammengeschrumpft sein und doch das Leben noch einige Zeit fortbestehen. Hypertrophie des Herzens tritt hier kompensatorisch ein, indem sie den arteriellen Blutdruck ungewöhnlich hoch erhält.

Bei Kaninchen hat Ponfick bis zu $^3/_4$ und von Meister bis zu $^7/_8$ der Leber ohne merkliche Funktionsstörungen weggenommen. Innerhalb 2—3 Wochen nach dem Eingriff trat eine Vergrößerung des zurückgebliebenen Abschnitts ein durch „Rekreation", d. h. Neubildung von Leberzellen überall zwischen den alten Zellen. Sie beginnt schon nach einigen Stunden. Die einzelnen „Leberläppchen" behalten im ganzen ihren Bau, obwohl ein mehr unregelmäßiges Auswachsen einer Zellengruppe an der Peripherie eines Läppchens vorkommen mag. Diese Hyperplasie schreibt Ponfick, wohl mit Recht, einem funktionellen Reiz zu. Sie trat ja in gewisser Ferne von der Wunde und ohne Entzündung auf, war also nicht Wund-

heilung, während ein anderer Bildungsreiz nicht nachweisbar war. Setzen wir
Funktionstüchtigkeit der neugebildeten Zellen voraus, so können wir die Neubildung als eine kompensatorische betrachten. STEENHUIS sah, nach Unterbindung
eines Pfortaderastes, bei Kaninchen Atrophie des Leberlappens eintreten, der von
diesem Ast Blut erhielt. Unterbindung des Astes für drei Lappen führte zu Atrophie
dieser Lappen, während der vierte Lappen hypertrophierte. Nun begegnen wir
in zirrhotischen und sogar mitunter in Stauungslebern großen Leberzellen. Wir
sind jedoch nicht berechtigt, diese Vergrößerung als eine funktionelle Hypertrophie
zu deuten, weil eine entzündliche Reizung und gar eine degenerative Schwellung
nicht auszuschließen sind (C. DE LEEUW). Ob und warum eine kompensatorische
Hypertrophie hier nicht auftritt, wissen wir nicht. Sicher ist nur, daß eine normale Kaninchenleber und eine zirrhotische menschliche Leber zwei grundverschiedene Dinge sind. Jedenfalls aber kann eine weit fortgeschrittene Leberzirrhose
latent sein.

Auch vom Pankreas (VON MERING und MINKOWSKI), von der Hypophysis cerebri
(CUSHING) und der Schilddrüse (VON EISELSBERG) kann man ohne merkbare Funktionsstörung einen erheblichen Teil entfernen oder es können diese Organe klinisch
latente, ausgedehnte anatomische Veränderungen erfahren. Schließlich hat man
wiederholt die Milz, z. B. nach traumatischer Ruptur, beim Menschen entfernt
ohne merkbare Funktionsstörungen. Ob dann eine keineswegs seltene Nebenmilz
oder Lymphdrüsengewebe oder Knochenmark die Tätigkeit übernimmt, wissen
wir nicht.

Unentschieden ist, ob bei der ruhigen Tätigkeit eines Organs zugleich alle Zellen,
jede aber nur mit einem Bruchteil ihrer Energie, oder abwechselnd die eine oder
eine andere Zellgruppe mit Aufwand all ihrer Energie tätig ist. Vielleicht vermag
weitere Untersuchung der Bedeutung der hellen und dunklen Leberzellen einiges
Licht zu schaffen.

Aber auch ohne daß wir zur Annahme einer Reserveenergie berechtigt sind,
kann Anpassung durch Gewebsbildung eintreten, so z. B. schwielige Verdickung
der Haut der Fußsohle und des Handtellers durch Reibung und Druck beim
Gehen und Greifen. So der kollaterale Kreislauf. So ferner vielleicht auch
die Hautpigmentierung durch Beleuchtung. Auch folgende Erscheinung ist
als Anpassung zu betrachten:

Nach Durchschneidung des verlängerten Marks sinkt der Blutdruck durch
Erweiterung der Schlagader, weil dort das wichtigste vasomotorische Zentrum
liegt. Im dorsalen Mark kommen aber spinale Zentren vor, welche jenem unter-
geben sind und deren jedes einem beschränkten Gefäßgebiet vorsteht. Nach Abtrennung des Kopfmarks sinkt der Blutdruck zunächst tief durch die Abnahme des
Schlagadertonus. Allmählich nehmen beide aber wiederum zu, was den spinalen
Zentren zuzuschreiben ist. Ja, selbst nach vollständiger Fortnahme des Rückenmarks bei Hunden kommt der anfangs verschwundene Tonus wieder zurück (GOLTZ
und EWALD). Man schreibt diese Erscheinung der Wirkung vasomotorischer Zentren
„dritter Ordnung" zu, die sich in den sympathischen Geflechten oder Ganglien,
oder in den Gefäßwänden selbst oder in ihrer Nähe finden sollten. Diese Zentren
treten vikariierend ein nach Zerstörung der spinalen Zentren (zweiter Ordnung),
welche die Tätigkeit der zerebralen Zentren (erster Ordnung) nach Abtrennung
des Kopfmarks übernehmen.

Noch ein Beispiel: Es kann nicht nur die Lähmung eines motorischen Nerven
allmählich mehr oder weniger vollständig verschwinden, sondern es kann sich auch
das Fühlvermögen, nach Zerstörung einer Bahn, in bedeutendem Maße wieder
herstellen (FR. MÜLLER), und zwar wahrscheinlich, wenigstens zum Teil, durch
stellvertretende Leitung durch kollaterale Bahnen.

Wir vermögen die Natur der Anpassung, ob aktiv oder passiv oder gemischt,
oft nicht anzugeben. Im allgemeinen ist die Anpassung um so vollkommener
und die Chance auf Latenz um so größer, je langsamer die Störung entsteht
und zunimmt. Rasche Erhitzung sprengt Glas, was langsame bis zur gleichen
Temperatur nicht tut. Rasche Anhäufung von Flüssigkeit oder Luft zwischen

den Pleurablättern vermag Atemnot zu bewirken, während langsame Anhäufung einer gleichen Menge latent bleiben kann. Hypertrophie fordert eine gewisse Zeit. Außerdem kann bei Anpassung Gewöhnung eine Rolle spielen.
Wir kennen Gewöhnung an eine Vergiftung. Sie ist z. B. möglich bei Kohlen-
säureüberladung von Blut und Geweben durch Herz- oder Atmungsinsuffizienz,
ohne daß wir eine solche Gewöhnung näher anzudeuten vermögen. Spielt
sie auch eine Rolle bei der Abnahme des Eiweißverbrauchs beim Hungernden?
Man kann sich an einen Lärm oder in einem Bergwerk an Dunkel gewöhnen
usw. Schließlich ist die Anpassungsfähigkeit um so größer, je mehr gleichartige
(wie die geschädigten) oder verwandten Funktionen ungeschädigt blieben.

Der Arzt vergesse nie, daß durch Anpassung Störungen verborgen bleiben
oder schwer nachweisbar sein können!

Wir verstehen, daß „passive" Anpassung beschränkt ist. Warum aber
ein hypertrophisches Herz sich schließlich als minderwertig erweist, wissen
wir nicht (s. Herz).

Zweckmäßigkeit, Nützlichkeit und Schädlichkeit

Anpassung und andere Erscheinungen nennt man wohl „zweckmäßig". H. DRIESCH
verteidigt sogar die Entelechie von ARISTOTELES ($\grave{\varepsilon}\nu$ $\tau\acute{\varepsilon}\lambda o\varsigma$ $\check{\varepsilon}\chi\varepsilon\iota\nu$ = den Zweck
in sich haben) als die Erklärung der Naturerscheinungen. Nun kann aber nur bei
bewußten Handlungen von Zweckmäßigkeit die Rede sein und obige Erscheinungen
treten zum großen Teil ohne Bewußtsein auf. Entbehren außerdem die „unzweckmäßigen" Erscheinungen einer Erklärung? Wir wollen somit nicht von Zweckmäßigkeit, sondern nur von Nützlichkeit bzw. Schädlichkeit reden.

Welche Erscheinungen sind nützlich, welche schädlich? Wir müssen auch hier
individualisieren: Dieselbe Erscheinung kann im einen Falle nützlich, in einem
anderen Falle aber unnütz oder gar schädlich sein, oder wir vermögen ihre Bedeutung nicht zu beurteilen. So kann fortschreitende Schwangerschaft das Lebens-
glück der Eltern erhöhen, sie kann aber der Mutter schädlich werden, wenn diese
krank ist und durch die Schwangerschaft kränker wird. Hypertrophie der linken
Herzkammer ist nützlich, sogar lebensrettend, wenn sie die hydrodynamische Störung durch einen Herzklappenfehler kompensiert, schädlich aber, wenn sie zu einer
Hirnblutung führt. Erbrechen ist nützlich, wenn es den Magen von einem giftigen
Inhalt befreit, Hyperemesis gravidarum hingegen ist mindestens unnütz, manchmal
sogar schädlich, ja tödlich durch subarachnoideale Blutung, wie ich sah. Durch
Husten kann man einen Fremdkörper, Exsudat usw. aus den Luftwegen hinausschleudern, bei Laryngitis sicca ist Husten aber schädlich durch Verschlimmerung
der Laryngitis. Im Körper gibt es Lipoide, welche gewisse Gifte binden und unschädlich machen, aber die Wirkung anderer Gifte verstärken. Und wenn die Verdickung der Oberhaut durch wiederholte Abkühlung nützlich wirkt, durch Beschränkung der Wärmeabgabe, darf sie dann auch nützlich heißen, wenn sie durch
wiederholte Erhitzung auf 50—52° C auftritt?

Es gibt viele Erscheinungen, deren Nützlichkeit wir nicht zu beurteilen vermögen; wie die Pigmentation der Haut bei Morbus ADDISONII, die Temperaturerhöhung bei Fieber, manche Entzündung. So ist die tuberkulöse Hirnhautentzündung bei allgemeiner Miliartuberkulose schädlich durch Erhöhung des Hirndrucks, welche die exsudative Anhäufung besonders der serösen Flüssigkeit in den
Hirnkammern bewirkt. Anhäufung einer großen Menge serösen Exsudats zwischen
den Pleurablättern hemmt die Atmung, im Herzbeutel hemmt sie die Herzwirkung.
Verdünnung des entzündungserregenden Giftes hat demgegenüber eine um so geringere Bedeutung, weil eben seröse Exsudation auf geringe Giftstärke hindeutet.
Unbeweglichstellung einer tuberkulösen Lunge durch seröses pleuritisches Exsudat
vermag aber die Ausheilung der Tuberkulose zu fördern. Ein festes Leukozyteninfiltrat kann nützlich sein, indem es Bakterien in sich gleichsam einmauert. Bewirkt oder fördert es aber durch Druck Nekrose, oder bildet sich ein Abszeß mit
nachfolgender Pyämie aus dem Infiltrat, so erscheint die Frage berechtigt, ob der

Verlauf nicht günstiger gewesen wäre, wenn die Bakterien nicht im Infiltrat angehäuft, sondern im Körper verteilt worden wären. Genaue Versuche müssen hier noch Daten zur Beurteilung des allgemeinen Zustandes und der einzelnen Faktoren verschaffen. Thrombose in einem Aneurysma kann nützlich sein, eine Thromboarteriitis oder Thrombophlebitis purulenta aber kann dem Patienten einen raschen Tod durch Pyämie oder Embolie bereiten. Schmerz kann nützlich sein, indem er die Aufmerksamkeit auf die Krankheit hinlenkt. Er fehlt aber recht oft bei Krankheiten, deren frühe Erkennung eben von größter Wichtigkeit ist, wie Lungentuberkulose, chronische Nierenentzündung, bei vielen Gehirn-, Nebennieren-, Magen-, Darmkrankheiten usw. In anderen Fällen ist der Schmerz weit größer als der Bedeutung der Abnormität entspricht, wie z. B. der Zahnschmerz. Wir schweigen davon, daß der ausstrahlende sowie der exzentrisch proizierte Schmerz trügerisch sind. Bemerkenswert ist, daß der Biß der Viperidae sehr schmerzhaft ist, während der viel gefährlichere Biß der Colubridae, wie z. B. Cobra, wenig schmerzhaft ist. Neuerdings hat Hugo de Vries auf den trügerischen Schein einer Nützlichkeit vieler Einrichtungen bei Pflanzen hingewiesen.

Nur bei nützlichen Erscheinungen kann man von Anpassung reden. Aus obigem erhellt aber, daß es sich um relative Begriffe handelt. Man darf somit die Nützlichkeit einer Erscheinung in einem Falle nicht bezweifeln, weil sie in einem anderen Fall, wo sie nützlich sein würde, nicht eintritt, wie z. B. die Phagozytose, indem eben bei großer bakterieller Giftstärke negative Chemotaxis und Leukopenie erfolgen. Eine Armee, die einen schwächeren Feind besiegt, ist nicht unnütz, weil sie einem stärkeren Feinde weichen würde. Dies ist zugleich ein Beispiel des Gesetzes, demzufolge eine mäßige Reizung erregt, eine starke aber lähmt oder gar tötet.

Obwohl wir nicht teleologisch denken und noch weniger teleologisch verallgemeinern sollen, müssen wir doch versuchen, nicht nur die schädlichen Faktoren in den pathologischen Vorgängen, sondern auch die nützlichen aufzudecken, welche letzteren ja die „vis medicatrix naturae" darstellen. Das ist eine Forderung der Wissenschaft und der Praxis. Nützlichkeit oder Schädlichkeit ist aber nie Erklärungsgrund, sondern nur Beurteilungsmaßstab.

Humoral-, Solidar-, Zellular- und Konstellationspathologie.

Zu verschiedenen Zeiten und bei verschiedenen Völkern finden wir verschiedene Vorstellungen über Wesen und Entstehung von Krankheiten, es sei als Volksüberlieferung oder in medizinischen Werken. Der Gedanke eines großen Geistes pflegt einen Kern der Wahrheit zu besitzen. Dies gilt auch für viele Volksüberlieferungen. Es kommt nur darauf an, diesen Kern, der exzentrisch liegen kann, aus den ihn umgebenden Irrtümern herauszuschälen. So suchte schon Hippokrates den Ursprung der Hysterie in den Geschlechtsteilen bzw. dem Geschlechtsleben ($\mathit{\upsilon\sigma\tau\acute{\varepsilon}\varrho\alpha}$ bedeutet Gebärmutter). Man hat wiederholt abwechselnd diese Annahme aufgegeben und ihr gehuldigt. Fassen wir Hystera als „weibliche Natur" auf, so enthält die Annahme wohl einen großen Kern der Wahrheit. Im vorigen Jahrhundert ließ man viele, gewiß zu viele Krankheiten durch Erkältung entstehen. Die rasch sich entwickelnde Bakteriologie verdrängte diese Annahme. Später hat sich doch aus Versuchen ergeben, daß Erkältung die Entstehung oder Verschlimmerung einer Infektion zu fördern vermag. Und wie viele Behandlungsverfahren verdanken wir nicht der reinen Empirie? Künstliche Schutzimpfungen fanden schon bei Naturvölkern statt, wie die gegen Schlangengift bei gewissen Indianern.

Zu den ältesten Vorstellungen gehören die der Humoralpathologie, welche Krankheit durch Änderungen der Körpersäfte entstehen ließ.

Nach Hippokrates (460—377 v. Chr.) machten fehlerhafte Mischungen, Dyskrasien, jener Säfte den Körper zu kalt oder zu heiß, zu trocken oder zu feucht.

Die Körpersäfte waren das Blut, die schwarze Galle (atra bilis, aus der Milz), die gelbe Galle (aus der Leber) und der Schleim. Das sind die vier kardinalen Humores. Eine richtige, gleichförmige Mischung (Eukrasie) dieser Stoffe, die Harmonie der ihnen innewohnenden Kräfte, bedinge die Gesundheit und unterhalte die eingepflanzte Wärme (ἔμφυτον θερμόν).

Nicht nur die acrimoniae (scharfe Säfte), das Purgieren und Schwitzenlassen der älteren Ärzte beruhen auf humoralpathologischen Vorstellungen, sondern auch in unserer Zeit läßt man die „schlechten Säfte" (materia peccans der Alten) durch Pusteln, Geschwüre, Fontanelle, aus dem Körper heraustreten. Daher dürfe man, im Volksmunde, das Ekzema faciei bei Säuglingen nicht zur Heilung bringen. CELSUS redete von „Pus bonum et laudabile", jetzt redet man noch von „das Blut säubern". Im Anfang des 19. Jahrhunderts gab der Wiener Patholog-Anatom ROKITANSKY, ein scharfer Beobachter von großer Erfahrung, in seinem Lehrbuch der Pathologischen Anatomie eine neue Krasenlehre. Von einigen Beobachtungen ausgehend, nahm er gewisse Veränderungen der Eiweißstoffe im Blut, ohne ausreichende chemische Daten, an. So betrachtete er die fibrinöse Pneumonie als Folge eines zu hohen Fibringehalts (Hyperfibrinosis) des Blutes. Von VIRCHOW bekämpft und überzeugt, gab er seine Krasenlehre auf.

Trotzdem wohnt diesen humoralpathologischen Vorstellungen ein richtiger Kern inne. Wir dürfen jetzt annehmen, daß geänderte Zusammensetzung des Blutes bei manchen Krankheiten eine Rolle spielt. So betrachten wir die Hyperglykämie, die Hyperurikämie, die Cholämie als schädlich. Ferner hat man den Aderlaß bei gewissen Zuständen, wie Eklampsie, anscheinend mit gutem Erfolg, angewandt. Bei Störungen der inneren Sekretion muß, unserer Annahme gemäß, das Blut zu wenig oder zu viel eines bestimmten Stoffes enthalten und den übrigen Organen zuführen. Auch bei Infektionskrankheiten und Vergiftungen bekommt das Blut eine andere Zusammensetzung, und zwar zum Heil (Immunität) oder zum Schaden (Toxämie, Aphylaxie usw.) seines Besitzers. Aber in all diesen Fällen sind die Blutveränderungen weder primär oder selbständig, noch die Krankheit selbst, sondern sie vermitteln die sekundären und weiteren Funktionsstörungen. Sie sind primären Funktionsstörungen gewisser Organe zuzuschreiben, somit durch primäre Zellveränderungen bedingt. Nur künstlich kann man die Zusammensetzung des Blutes, durch Einspritzung oder Entziehung gewisser Stoffe, primär, d. h. unabhängig von Zelltätigkeit, ändern. Aber auch dann erfolgt keine Krankheit ohne Schädigung von Zellen. Zellfreie Körpersäfte verdanken ihre bakterizide Wirkung der Tätigkeit bzw. dem Zerfall von Leukozyten (S. 175).

Nach und neben der Humoralpathologie entwickelte sich die Solidarpathologie, welche von ASKLEPIADES (2. Jahrh. v. Chr.) begründet wurde und Krankheit der Veränderung der festen (soliden) Bestandteile des Körpers zuschrieb.

Es bewegen sich nach ihm die Körpersäfte durch Kanäle (πόροι), die aus Atomen (DEMOKRITUS) aufgebaut sind. Änderung des Zustandes, der Ordnung oder Bewegung der Atome hätte Krankheit zur Folge. THEMISON von Laodicea, ein Schüler ASKLEPIADES', nahm an, daß ein gewisser Tonus (Spannung) der Atome der Gesundheit zugrunde liege. Durch Zunahme dieser Spannung entstehe ein Status strictus, durch Abnahme ein Status laxus, beides von krankhafter Bedeutung. Die späteren iatromechanischen und iatrochemischen Vorstellungen gingen davon aus. In der ersten Hälfte des 18. Jahrhunderts entwickelte sich als eine besondere Form der Solidar- die Neuropathologie, von deren Anhängern CULLEN erwähnt sei: die Nerven beherrschen die Tätigkeit der verschiedenen Organe, fast alle Krankheiten seien Nervenkrankheiten. Durch geänderte Nervenwirkung nehme der Tonus zu (Spasmus) oder ab (Atonia). Spasmus könne aber auch durch Nervenschwäche entstehen. Daß in der Tat gestörte Tätigkeit des Nervensystems eine große Rolle bei der Entstehung von Krankheiten spielen kann, ist nicht zu bezweifeln und der Kern der Wahrheit der „Neuropathologie". Nervenwirkung vermag ja nicht nur den Blutgehalt, sondern auch die Tätigkeit und sogar den Ernährungszustand (neurogene Muskelatrophie) der Gewebe zu beeinflussen.

Außerdem begegnen wir wiederholt der Neigung, Krankheiten besonderen Wesen (entia) oder Kräften oder Änderungen der Lebenskraft (vis vitalis) zuzuschreiben. Man spricht, je nach der Richtung, von Animismus, Dynamismus, Vitalismus. So war nach ARETAEUS (1. Jahrhundert) das Pneuma (Atem) sowohl Weltseele wie Seele der einzelnen Organismen. Es wäre eine Art Äther, der durch die Atmung in das Herz und die Blutgefäße (daher Luft in den Schlagadern) eindringe und sich mit den Körperbestandteilen mische. Je nachdem diese Mischung ausfiel, erfolge Gesundheit oder Krankheit (pneumatische Schule). Auf den Archaeus von PARACELSUS, den Animismus (Daemonologie, Ontologie) gehen wir nicht ein. Als Kern der Wahrheit in diesen Vorstellungen dürfen wir vielleicht die Rolle der Seele bei der Entstehung und dem Verlauf von Krankheiten betrachten (S. 146).

Allen obigen Vorstellungen haftet der Fehler schrankenloser, einseitiger Übertreibung an. Erzeugnisse der Phantasie wurden mit vereinzelten Beobachtungen zusammengeschmolzen, während Kritik durch festgestellte Daten fehlte. Die Phantasiebilder entfernten sich im Gegenteil immer mehr von der Wirklichkeit. Spekulative Erklärungen wurden versucht, wobei der Hang nach Mystik gelegentlich eine Rolle spielte.

Nun vermag die Phantasie ohne Zweifel die Entwicklung der Wissenschaft zu fördern, nicht aber, indem ihre Erzeugnisse als die festgestellte Wirklichkeit, sondern nur dann, wenn sie als Möglichkeiten, als Fragen, betrachtet werden. Welche Möglichkeit der Wirklichkeit entspricht, kann nur durch induktive Forschung der Wirklichkeit entschieden werden.

Gegen jene abenteuerlichen Auswüchse der Phantasie half keine theoretische Beweisführung. Umsonst betonte FRANCIS BACON (1560—1628) die Notwendigkeit nicht nur der Deduktion (antecipatio naturae), sondern auch der Induktion (interpretatio naturae). Unter Induktion versteht man die Gewinnung eines allgemeinen (generellen) Urteils aus einzelnen in der Erfahrung (Beobachtung) begründeten Urteilen, bzw. die Verallgemeinerung einzelner Urteile überhaupt. Haben wir z. B. die Eigenschaften eines Stückes Schwefel festgestellt, und nehmen wir dann an, daß allem Schwefel dieser Gattung die gleichen Eigenschaften zukommen, so ist dies ein induktives Urteil. Alle übrigen, nicht in der Erfahrung begründeten Urteile und Schlüsse, wie die abstrakt logischen Schlüsse usw., sind deduktive. Der Schluß findet dabei vom Allgemeinen auf das Besondere statt: Jeder Baum hat Blätter. Die Eiche ist ein Baum, folglich hat sie Blätter. Wo Deduktion und Induktion richtig zusammenwirken, entwickelt sich die Wissenschaft am raschesten. Die Astronomie und Physik — denken wir nur an die Elektrizität und Thermodynamik — lehren uns das.

GALENUS u. a. haben sogar die Anatomie des Menschen nach Beobachtungen an Tieren aufgebaut. Der Belgier VESALIUS, von 1537 bis 1544 Professor in Padua, bekämpfte diese irrigen anatomischen Deduktionen, welche schon mehrere Jahrhunderte die Medizin beherrschten, und betonte die Notwendigkeit der Zergliederung des menschlichen Körpers. MONDINO hatte übrigens schon zwei menschliche Leichen zergliedert.

Für die Pathologie kam genügend induktive Forschung erst später. HIPPOKRATES forderte allerdings eine sehr genaue individualisierende Untersuchung des Patienten, wobei sogar der Geschmackssinn des Arztes mitwirken mußte, man kam aber nicht weiter als zur Feststellung von Krankheitserscheinungen und Symptomenkomplexen. Der allzu klinische HIPPOKRATES wollte von Anatomie und Physiologie nichts wissen. Und später wurde sein an und für sich vortreffliches klinisches Verfahren durch philosophische Spekulationen verdrängt. Einen großen Schritt in die gute Richtung tat BENIVENIUS (1502), der eine genaue Untersuchung des Krankheitssitzes forderte, allerdings ohne Erfolg, bis MORGAGNI (1771) in seinem Werk „De sedibus et causis morborum" bei jeder Krankheit die Beantwortung der Frage forderte: ubi morbus? Wo, in welchem Organ sitzt die Krankheit? Damit wurde die Krankheitsforschung in pathologisch-anatomische Bahnen geführt. Im gleichen Jahre (1771) wurde BICHAT geboren, der leider schon 1802 starb. Er entwickelte die Grundsätze einer allgemeinen Anatomie: Jedes Organ werde aus Geweben aufgebaut. Bei Krankheit komme es auf den Nachweis des veränderten Gewebes an.

Im Anfang des vorigen Jahrhunderts folgten wichtige Entdeckungen und Erkenntnisse rasch aufeinander. Der Botaniker SCHLEIDEN erkannte die Bedeutung der Zelle als Formelement der Pflanze, obwohl schon HOOKE (1665) den Ausdruck „Zelle" gebrauchte, MORGAGNI die Zellmembran und FONTANA (1781) den Kern mit dem Kernkörperchen differenzierte. JOHANNES MÜLLER beschrieb die Zellen der Chorda dorsalis und die Knorpelzellen, JAKOB HENLE die Epithelzellen als Decke aller freien Oberflächen. SCHWANN erweiterte dies, indem er alle Pflanzen- und tierischen Zellen als morphologisch gleichwertige Elementarteile betrachtete, aus denen die Gewebe aufgebaut werden.

RUDOLF VIRCHOW entwickelte dann in seiner „Zellularpathologie" (1858) den anatomischen Gedanken weiter dahin: „Alle Versuche der früheren Zeit, ein (solches) einheitliches Prinzip zu finden, sind daran gescheitert, daß man zu keiner Klarheit darüber zu gelangen wußte, von welchen Theilen des lebenden Körpers eigentlich die Aktion ausgehe und was das Thätige sei. Dieses ist die Cardinalfrage aller Physiologie und Pathologie. Ich habe sie beantwortet durch den Hinweis auf die Zelle als auf die wahrhafte organische Einheit. . . Die Zelle ist wirklich das letzte Formelement aller lebendigen Erscheinungen sowohl im Gesunden als im Kranken, von welcher alle Tätigkeit des Lebens ausgeht".

Sowohl durch fortgesetzte Untersuchung des Menschen wie durch Tierversuche (JOHN HUNTER, MAGENDIE, CLAUDE BERNARD, TRAUBE, u. a.) entwickelten sich Physiologie und Pathologie rasch, sich stützend auf die Ergebnisse der Chemie und Physik. Die Anwendung des Mikroskops, womit der Holländer ANT. VAN LEEUWENHOEK (1683) schon Infusorien, bewegliche und unbewegliche Stäbchen gesehen hatte, sicherte der Parasitologie rasche Fortschritte.

VIRCHOW stellte fest, was durch andere Forscher bestätigt wurde, daß die Zelle nur aus einer Zelle (Omnis cellula e cellula) entsteht und nicht etwa durch eine Art Kristallisation aus einem flüssigen „Blastem", wie SCHLEIDEN und SCHWANN annahmen. BARD betonte die Spezitizität der Zelle, indem er VIRCHOWS Annahme einschränkte: Omnis cellula e cellula eiusdem generis. Dies ist allerdings genauer, aber schon deshalb nicht genau, weil wir die Zellgenera scharf abzugrenzen nicht vermögen (vgl. Metaplasie).

Die Zellularpathologie ist die zur Zeit herrschende. Man hat sie aber oft angegriffen, zum Teil durch Mißverständnis, indem man den Vorwurf machte, daß doch wohl nur als höchste Ausnahme eine einzige Zelle Sitz der Krankheit sein würde. VIRCHOW hat aber von „Zelle oder Zellenkomplex" geredet. VIRCHOW selbst hat aber Mißverständnis veranlaßt, indem er sagte: „Cellula est ens morbi". Nun kann offenbar die morphologische Einheit, die Zelle, nicht die Lebenserscheinung selbst, sondern nur Sitz und Quelle normaler und abnormer Lebenserscheinungen sein. Wir müssen somit VIRCHOWS Satz so auffassen: Ohne pathologische Veränderung einer Zelle oder Zellengruppe ist Krankheit ebensowenig möglich wie normale Tätigkeit ohne normale Änderung der Zelle. Also: cellula est morbi sedes.

LUKJANOW, M. HEIDENHAIN u. a. haben angeführt, daß auch Zwischenzellenstoffe als selbständig zu betrachten seien. So teilen und vermehren sich bindegewebige und elastische Fasern. Ohne dies zu bezweifeln, müssen wir aber den Beweis fordern, daß dies ohne Mitwirkung der Zelle, unabhängig von ihr, geschieht. Und diesen Beweis hat man nicht geliefert. Nach SPALTEHOLZ werden sogar die scheinbar selbständigen elastischen Fasern von einer sehr dünnen Scheide aus Zellprotoplasma umgeben. Nun können wir gewiß nicht die Möglichkeit ausschließen, daß Vermehrung des Zwischenzellenstoffes zu Funktionsstörungen führt. Das ist im Gegenteil manchmal höchstwahrscheinlich, wenn z. B. dadurch sich die Intima einer Schlagader verdickt und letztere abgeschlossen wird. Tritt dann aber je Funktionsstörung ein ohne Ernährungs- oder sonstige Schädigung von Zellen als conditio sine qua non? Der Beweis fehlt.

Andererseits hat man die ALTMANNschen Körnchen in der Zelle als Elementarorganismen betrachtet, ohne jedoch ihre selbständige Lebensfähigkeit nachzuweisen.

Wieder andere haben betont, man habe es nicht mit einer Zelle oder Zellgruppe, sondern mit dem ganzen Organismus zu tun. Nicht mit Unrecht. VIRCHOW selbst hätte das gewiß nicht bestritten. Es schmälert aber die Bedeutung der Zellularpathologie gar nicht. Der Physiker unterscheidet nicht nur drei absolute Einheiten: Maße (m), Länge (l) und Zeit (t), sondern er nimmt außerdem zusammengesetzte Einheiten an, wie Geschwindigkeit (lt^{-1}), Kraft (mlt^{-2}) usw. In einem Staat stellen die Individuen die Elementareinheiten dar, sie bilden aber Gruppeneinheiten (Familien, Gemeinden, Provinzen usw.). Es kommt jedesmal nur darauf an, welche Einheit man betrachtet oder braucht. Dies gilt auch für Zellen, Zellgruppen und den durch ihre Zusammenfügung und Zusammenwirkung gebildeten Organismus.

Die Zellularpathologie hat große Bedeutung für die Entwicklung der Medizin gehabt und sie hat sie noch immer. Sie hat uns aber noch nicht gegeben, was wir brauchen: Genaue Kenntnis der Beziehung zwischen Formeigenschaften und Tätigkeit bzw. Leistungsfähigkeit der Zelle bzw. Zellgruppe unter normalen und abnormen Umständen. Wir vermögen oft sogar noch nicht einmal zu entscheiden, ob eine Zelle normal oder gar nicht leistungsfähig ist! Ihre Tätigkeit und Leistungsfähigkeit genau an den mikroskopischen Eigenschaften zu messen, vermögen wir ja noch nicht. Eben in dieser mikrofunktionellen Beziehung gehört die Zellularpathologie nicht der Vergangenheit, sondern der Zukunft!

Aber auch dann, wenn die Zellularpathologie uns diese genaue Kenntnis gegeben hätte, würde sie uns nicht ganz befriedigen. Denn die Zelle bzw. Zellgruppe betrachten wir allerdings als Sitz aller Lebenserscheinungen, sie stellt somit den Angriffspunkt für krankmachende Schädlichkeiten, den Sitz ererbter fehlerhafter Anlage, den Ausgangspunkt der Funktionsstörung dar. Es genügt aber nicht alle krankhaften Veränderungen, sogar bis in molekulare Einzelheiten, dieses Angriffspunktes zu kennen, wir wünschen außerdem zu wissen, was die Zelle geschädigt hat und wie dies geschah. Nicht nur für eine wissenschaftliche Erklärung, sondern auch für unseren Kampf gegen Krankheiten und krankmachende Einflüsse, besonders mit Hinsicht auf die Fürsorge, müssen wir das wissen. Dazu müssen wir für jeden einzelnen Fall die besondere krankmachende Konstellation ursächlicher Faktoren bestimmen, wie wir im nächsten Abschnitt erörtern wollen. Solche Konstellationen schließen nicht nur die äußeren Faktoren, sondern auch die Konstitution, Disposition, Korrelationen, kurz alle persönlichen Eigenschaften in sich. Wollen wir einer solchen Pathologie einen Namen geben, so heiße sie Konstellationspathologie.

Sie verdrängt die Zellularpathologie nicht, sondern sie umfaßt sie, wie die Gesamtforschung eine Einzelforschung. Wer die Zellveränderungen nachforscht, ist Zellularpatholog, ebenso wie derjenige, der der Elastizität eines Gewebes oder den chemischen Einzelheiten eines Stoffwechselvorganges nachspürt, Physiker oder Chemiker ist, solange er das tut, obwohl im Dienste der Konstellationspathologie. Die Konstellationspathologie allein vermag aber den Forderungen einer Naturwissenschaft zu genügen, weil sie nicht nur den Angriffspunkt der krankmachenden Schädlichkeit, sondern sämtliche Bedingungen für ihre Wirkung erforscht.

Allgemeine Ätiologie und Pathogenese.

2. Kapitel

Krankmachende Faktoren.

Allgemeines über Faktoren und Konstellationen.

Ursächliche Forschung bedeutet das Suchen der „Erklärung" einer Erscheinung, d. h. die Zurückführung der Erscheinung zu jenem Naturgesetz, dem sie sich unterordnen läßt (S. 10 f.). Daraus ergibt sich die große Bedeutung der allgemeinen Ätiologie und Pathogenese, welche ja die ursächlichen Gesetze festzustellen suchen. Dabei behandelt die Ätiologie die Frage, wodurch Veränderungen eintreten (kausale Genese) im engeren Sinne, während die Pathogenese sich mit der Frage beschäftigt, wie, in welcher Weise eine Veränderung entsteht und sich weiter entwickelt. Sie umfaßt die Art, Natur und Eigenschaften der Formen, die dabei in die Erscheinung treten, mitunter in ganzen Reihen sich auseinander entwickeln (formale Genese). Sie schließt die Histogenese in sich.

Die Fragen wie und wodurch sind wohl zu unterscheiden, obgleich sie zusammenhängen. Beide Fragen sind von großer theoretischer und praktischer Bedeutung. Ersteres ergibt sich aus obigem, letzteres mit Hinsicht auf die „kausale" Behandlung und die Fürsorge (Prophylaxis), die ärztliche Aufgabe kat'exochen.

Die im Weltall vorhandene Energie (Arbeitsvermögen) besteht aus vielen kleinen Mengen Energie verschiedener kinetischer oder potentieller Form (Wärme, elektrische Energie, Licht, Schwerkraft, chemische Affinität usw.). Fortwährend ändert sich die Verteilung dieser Energiemengen oder ihre Form oder beides. Es spaltet sich eine Energiemenge in kleinere Mengen oder sie bildet mit anderen eine größere Menge, es wandelt sich kinetische Energie in potentielle um oder umgekehrt, Elektrizität in Wärme oder Licht, Wärme in Bewegung oder umgekehrt usw. Jede Änderung der Verteilung oder der Form der Energie — sie möge unendlich klein oder groß sein — nennen wir Wirkung. Jede Wirkung stellt umgekehrt eine solche Änderung dar.

Was ist nun die Ursache einer bestimmten Wirkung? Blieben alle Umstände immer gleich, es würde sich auch die Verteilung oder Form der Energie nicht ändern. Ihrer Änderung, d. h. einer Wirkung, geht immer eine andere oder gar mehr als eine Wirkung voraus. Diese voraufgehende Wirkung pflegt man als die Ursache der erfolgenden zu bezeichnen. Bei einigem Nachdenken befriedigt diese Anschauung jedoch nicht, weil die voraufgehende, „auslösende" Wirkung viel kleiner sein kann als die erfolgende. Ein Beispiel: Durch die

Fortnahme des letzten Hemmnisses kann ein einziger Mensch ein Riesenschiff vom Stapel laufen lassen. Nun befriedigt es nicht, die Fortnahme des Hemmnisses als Ursache der Bewegung des Schiffes zu betrachten. Denn das sich bewegende Schiff könnte ein ganz erhebliches Gewicht heben, wozu hundert und mehr kräftige Männer nicht imstande wären. Die Ur-Sache (HELMHOLTZ), die sich in Bewegungsenergie des Schiffes umwandelt, muß einen mindestens ebenso großen energetischen Wert haben wie diese Bewegungsenergie ($\frac{1}{2} m v^2$). Es ist offenbar die potentielle Energie, die das Schiff vor der Fortnahme des Hemmnisses der Schwerkraft, d. h. der Anziehungskraft zwischen Schiff und Mittelpunkt der Erde, verdankte, die Ursache. Sie verwandelt sich durch die andere, ,,auslösende'' Wirkung (Fortnahme des letzten Hemmnisses) in Bewegungsenergie. Ein Katalysator tritt nicht als Ursache, sondern als eine Wirkung beschleunigender Faktor auf.

Die ursächliche Energiemenge scheint häufig, so auch im obigen Beispiel, größer zu sein, als die bei der Wirkung erscheinende Energie. In der Tat sind aber beide immer gleich. Nur wird ein Teil der ursächlichen Energie zur Überwindung von Widerständen verbraucht, ein gewisser Teil der Wärme (Entropie) wandelt sich nicht in mechanische Arbeit um usw. Ziehen wir alle solche Energiemengen mit in Rechnung, so ergibt sich kein Schwund eines Teiles der ursächlichen Energie, und es bewährt sich das Gesetz der Erhaltung des Arbeitsvermögens.

Ursache nennen wir somit die in einem bestimmten Raum vorhandene Energiemenge in ihrer Form und Verteilung vor der Wirkung, welche letztere selbst die Änderung der Form oder (und) Verteilung jener Energiemenge darstellt. Weil sich jedoch die verschiedenen Energiemengen bei den Lebenserscheinungen noch nicht bestimmen lassen, vermeiden wir das Wort Ursache und beschränken wir uns auf folgendes.

Jede Wirkung ist von der Erfüllung gewisser Bedingungen abhängig. Jede Erfüllung einer Bedingung ist an und für sich eine Wirkung. Die einer bestimmten Wirkung voraufgehende, auslösende Wirkung stellt die Erfüllung der letzten noch zu erfüllenden Bedingung dar, wie die Fortnahme des letzten Hemmnisses usw. Wir können sagen: Jede Wirkung ist bedingt durch die Konstellation von ihrer Ursache und erfüllten Bedingungen. Sowohl Ursache wie Bedingungen deuten wir als ursächliche Faktoren oder kurz Faktoren an. Aus Verschiedenheiten der Mengenverhältnisse und der räumlichen Bedingungen, d. h. der Faktoren, erklären sich z. B. die Menge und die verschiedene Form, in der die chemische Energie eines Gasgemisches zur Wirkung gelangt: Langsam brennende Flamme oder Explosion.

Die letzte zu erfüllende Bedingung einer Wirkung im lebenden Organismus bezeichnet man wohl als ,,äußere Ursache'', auslösenden Anstoß, Reiz, Motiv (einer Handlung). Sie ist ein Faktor.

Konstellation bedeutet nicht bloß die Summe, sondern außerdem die ein- oder gegenseitige Beeinflussung (Wechselwirkungen, Korrelationen) der für eine bestimmte Wirkung erforderlichen Faktoren untereinander. Diese Beeinflussung kann eine verschiedene sein, je nach der räumlichen und zeitlichen Anordnung der Faktoren. Die Faktoren können sich unmittelbar oder in ihrer Wirkung beeinflussen. Im ersteren Fall ändert sich die Konstellation, wie das im Luftkreis fortwährend stattfindet durch gegenseitige Beeinflussung der Temperatur, Feuchtigkeit, Bewegung, Elektrizität der Luft und Anhäufung von radioaktiven Stoffen und Emanationen in der Luft. Als Beispiel des letzteren Falles diene folgendes: Ein hoher Wärmegrad einer trockenen Luft, in der ein Mensch mit trockenen, durchlässigen Kleidern verbleibt, führt zu starker Zunahme der Schweißbildung und Schweißverdampfung, welche die Wärmeabgabe bedeutend steigert, während mit Wasserdampf gesättigte Luft desselben Wärmegrades die Schweißverdampfung unmöglich macht, so daß Wärmestauung und sogar Hitzschlag erfolgt. Der relative Wassergehalt der Luft beeinflußt hier somit die Wirkung ihres hohen Wärmegrades. Ein Faktor hat somit nicht immer die gleiche, sondern vielmehr eine nur relative Bedeutung, die bedingt wird durch die Konstellation, an der er sich beteiligt, und durch die räumliche und zeitliche Anordnung der Konstellationsfaktoren.

Es kann nun allerdings die Bedeutung eines Faktors Schattierungen der Konstellation gegenüber ganz in den Vordergrund treten, wenn der Faktor relativ sehr stark wird. So wird eine geringe Kraft nur sehr brüchige Knochen zu brechen vermögen, während ein einstürzendes Gebäude jeden Menschen, den es in einer bestimmten Weise trifft, zerschmettert. Krankmachende Faktoren erreichen jedoch nur ausnahmsweise eine solche Stärke, daß wir individuelle Schattierungen der Konstellation vernachlässigen dürfen. Wir dürfen dies nur zeitweilig, während einer Einzelforschung, tun. Die Relativität und Unentbehrlichkeit jedes Faktors zwingen aber zur Berücksichtigung der ganzen Konstellation, solange wir nicht sicher wissen, daß die Konstellation im übrigen gleich bleibt. Außerdem kommt es immer an auf die Wirkungsdauer der Konstellation, wie wir später wiederholt sehen werden.

Jede bestimmte Konstellation von Faktoren bedingt eine nach Größe, Stärke und Form bestimmte Wirkung („ursächliches Gesetz" oder Notwendigkeit, Gesetzmäßigkeit der Wirkung). Fehlt ein Faktor, so bleibt die Wirkung aus. Dies ist wichtig für die Fürsorge. Es gibt allerdings für uns noch nicht erkennbare Faktoren (s. unten). Daraus folgt, daß wir eine bestimmte Wirkung nur aus einer bestimmten Konstellation verstehen und vorauszusagen vermögen. Dies setzt aber eine genaue qualitative und quantitative Kenntnis der Konstellation voraus, was man bei der ärztlichen Vorhersage (Prognose) nicht selten vergißt! Umgekehrt kann aber dieselbe Wirkung aus verschiedenen Konstellationen erfolgen (vgl. S. 201). Jeder Faktor hat nur Bedeutung als Bestandteil einer Konstellation. Seine Bedeutung in verschiedenen Konstellationen kann eine andere sein, was, wenigstens zum Teil, Nachwirkungen oder einseitiger Beeinflussung der Faktoren untereinander zuzuschreiben ist. Eine andere Wirkung deutet auf eine andere Konstellation hin.

Mißverständnisse machen folgende kurze Auseinandersetzung über die Begriffe Konstellation, Kondition und Ursache erforderlich. Schon SCHOPENHAUER, CLAUDE BERNARD, STUART MILL haben vor VERWORN betont, daß die Summe der Bedingungen, der ganze Zustand die „Ursache" des folgenden ist. VERWORN stellte den Konditionalismus an die Stelle des Kausalismus. HANSEMANN, dessen Ansicht man nicht selten mit Unrecht derjenigen VERWORN gleichstellt, gibt VERWORN nicht zu, daß alle Bedingungen gleichwertig sind, und unterscheidet im Gegenteil notwendige Bedingungen, und Bedingungen, die durch andere ersetzt werden können; es gebe nach ihm sogar Fälle, in denen eine Bedingung so stark in den Vordergrund tritt, daß man die übrigen vernachlässigen darf. Dies tut man tatsächlich häufig, was eine reichliche Quelle von Fehlern der Einseitigkeit fortwährend gewesen ist und noch immer ist. So hat man z. B. geglaubt, der Tuberkelbazillus sei „die Ursache" der Lungentuberkulose und „erkläre" alle ihre Erscheinungen, bis man allmählich mehr einsah, daß nicht nur feinere individuelle Schattierungen, sondern der ganze Verlauf ohne die Annahme von Verschiedenheiten des „ganzen Zustandes" nicht begreiflich sind. Es besteht zwischen HANSEMANNS Konditionalismus und unserer Konstellation eine unüberbrückbare Kluft, weil wir eben die Kenntnis der vollständigen Konstellation fordern. Wir geben uns nicht mit der Feststellung einer, zweier oder dreier hervorstechenden „Bedingungen" zufrieden, sondern fragen immer weiter: Gibt es noch unbekannte Faktoren? Wer die individuellen Unterschiede berücksichtigt, wird zu dieser Frage gezwungen. Diese Frage regt zu weiterer Forschung an, und je vollständiger wir die Konstellation kennen, um so mehr Angriffspunkte für ärztliche Behandlung bekommen wir.

Wir sind mit den übrigen obengenannten Forschern einig gegenüber HANSE-MANN, daß sämtliche Bedingungen zu berücksichtigen sind. Allerdings vermeiden wir das Wort Bedingung, weil wir Ursache und Bedingung besonders in der belebten Welt oft noch nicht zu unterscheiden vermögen, und deuten sowohl die Ursache wie jede Bedingung (vgl. oben) als Faktor an. Aber auch abgesehen von diesem Unterschied bedeutet Konstellation etwas anderes als Summe der Faktoren, weil sie auch die Kenntnis der räumlichen und zeitlichen Anordnung der Faktoren fordert. Die Summe der Faktoren wäre der empirischen oder Molekularformel eines chemischen Körpers zu vergleichen, welche die Zahl seiner verschiedenen Atome angibt, die Konstellation der Faktoren hingegen ist der Strukturformel ähnlich, welche die Anordnung der Atome im Molekül darstellt und damit die Eigenschaften und gegenseitigen Beeinflussungen der einzelnen Atomgruppen und des Moleküls andeutet. Isomere Körper haben die gleiche Molekular-, jedoch eine andere Strukturformel. Wer etwa die Konstitution eines Individuums als die Summe seiner Eigenschaften bezeichnet, übersieht die Bedeutung ihrer Konstellation, d. h. ihrer Anordnung und ein- oder gegenseitigen Beeinflussung. Wie wir oben schon bemerkten, wird die Bedeutung eines Faktors bedingt durch seine räumliche und zeitliche Anordnung in der betreffenden Konstellation. Bei den Avitaminosen, bei Rachitis und S. 270 begegnen wir z. B. dieser relativen Bedeutung: nicht jeder Mensch bekommt z. B. bei der gleichen Nahrung Beriberi. Auch bei den Tierversuchen begegnen wir der gleichen Erfahrung. Nicht jeder Tuberkulöse mit sehr beschränkten, klinisch erkennbaren Veränderungen heilt aus oder bessert auch nur in der gleichen Höhenluft. Gerade in der lebenden Natur müssen wir die Konstellation berücksichtigen. Bei den Ereignissen im lebenden Organismus, bei inneren Sekretionen usw. können Verschiedenheiten der zeitlichen Anordnung der Faktoren sich der Forschung entziehen, die doch entscheidend sind für die erfolgenden Vorgänge, ähnlich wie bei einem Gewitter.

Das Wort Konstellation ist schon lange in Gebrauch bei der Astronomie, auch sogar in der Politik; auch haben ZIEHEN u. a. es gebraucht, aber in einem ganz anderen als obigen ursächlichen Sinne, nämlich zur Andeutung einer Vereinigung von Merkmalen, welche die Wiedererkennung ermöglicht, bzw. des Faktors, „welcher die Reihenfolge der Vorstellungen bedingt." Ich bin auf das Wort Konstellation gekommen, indem ich mir die Faktoren in räumlicher Anordnung dachte.

Eine bemerkenswerte Erscheinung in der lebenden Natur ist der Parallelismus zwischen Reizstärke und Reizerfolg, wenigstens innerhalb gewisser Grenzen der Reizstärke. Wie erklärt er sich? Die Wirkung einer brennenden Gasmenge wird doch nicht 10 mal größer, indem wir sie mit 10 statt 1 Zündholzflämmchen anzünden! Wir bezeichnen als Reiz jeden Einfluß, der einen Lebensvorgang ändert, und als Reizbarkeit die Bereitschaft zu einer bestimmten Änderung mit Hinsicht auf einen bestimmten Reiz. Die Reizbarkeit stellt nun offenbar die für eine bestimmte Wirkung erforderliche Konstellation ursächlicher Faktoren dar, der eben nur noch der bestimmte Reiz fehlt. Wegen der gegenseitigen Beziehung von Reiz und Reizbarkeit hat die Frage nach dem Parallelismus zwischen Reizenergie und energetischem Wert des Reizerfolges (z. B. Muskelkontraktion) die Reizbarkeit zu berücksichtigen. Nehmen wir an, daß die Reizwirkung mitbedingt wird durch einen gewissen Widerstand, dem der Reiz begegnet, und daß der überwundene Widerstand mit der Reizstärke zunimmt, so wird auch der Reizerfolg mit ihr wachsen.

Dies gilt nicht nur für Muskel- und Drüsenreize, sondern auch für seelische (Motive). „Seelische" Energie kann sich durch Sinnesreize und Motive in Muskelreize und Hemmungsreize umwandeln, so daß Bewegungen bzw. Bewegungshemmungen erfolgen, z. B. durch freude- oder schreckerregende Ereignisse. Ein Künstler kann sich durch ein kleines Ereignis (als Motiv) zur Schöpfung eines großen Kunstwerks begeistern. Das Motiv löst dann nur die Wirkung einer großen Menge schöpferischen Arbeitsvermögens aus, das sich aus einer gewissen Anlage durch Übung, seelische Assimilation und Wachstum (unter Einfluß von Motiven als Aktivatoren) und Aufspeicherung des Arbeitsvermögens gebildet hat. Bei wissenschaftlichen Forschern ist es nicht anders. Bei Paranoischen und anderen Irren treffen wir eine abnorme Konstellation seelischer Eigenschaften (Faktoren) an, welche zu abnormen Reizerfolgen (große „Erregbarkeit" usw.) führt. Es kann eine gewisse „Spannung" der Seele eintreten, d. h. es kann sich ein mehr oder weniger latentes potentielles Arbeitsvermögen in derselben anhäufen, das sich plötzlich durch einen schwachen Reiz „entladen" kann.

Wir müssen positive Faktoren, welche eine Wirkung fördern und negative, die sie hemmen, unterscheiden. Ausdrücke wie „Sauerstoffmangel ist ein Atmungsreiz" sind irreführend und unsinnig. Denn nicht vorhandener Sauerstoff kann unmöglich etwas reizen. Die Erfahrung, daß Sauerstoffmangel von Atemnot, Sauerstoffbeladung des Blutes von Apnoë gefolgt wird, zwingt zur Annahme, daß Sauerstoff die Atmung hemmt. Das wäre etwa dadurch möglich, daß Sauerstoff irgendeinen beim Stoffwechsel gebildeten Stoff, z. B. Milchsäure, der das Atmungszentrum reizt, unwirksam macht, z. B. durch Oxydation. Das Auftreten von Krämpfen (Tetania parathyreopriva) nach Entfernung der Epithelkörperchen weist darauf hin, daß dieses Organ ein krampferregendes Gift außer Wirkung versetzt oder seine Bildung hemmt. Auch bei den Avitaminosen müssen wir die Möglichkeit berücksichtigen, daß bestimmte Stoffe bestimmte Wirkungen hemmen zum Wohl des Organismus.

Eine Wirkung hört auf, wenn entweder die umwandelbare (ursächliche) Energiemenge erschöpft ist oder eine sonstige Änderung sie nicht weiter zuläßt.

Wir haben bis jetzt eine gegebene Verknüpfung Ursache-Wirkung betrachtet. In der Natur begegnen wir aber fortwährend allerlei Wirkungen neben- und nacheinander. Die ursächliche Forschung hat somit nicht nur die Konstellation ursächlicher Faktoren und die Wirkung genau qualitativ und quantitativ festzustellen, sondern mit der Beantwortung der Frage anzufangen: Wann dürfen wir einen ursächlichen Zusammenhang zweier Erscheinungen annehmen ?

Zwei ursächlich verknüpfte Erscheinungen müssen offenbar räumlich und zeitlich zusammenhängen, gleichgültig, ob die eine Erscheinung Ursache oder Erfüllung einer Bedingung ist. Denn der energietragende Stoff kann nicht räumlich oder zeitlich fehlen und ebensowenig aus nichts entstehen.

Sobald die ursächliche Konstellation vervollständigt ist, im nämlichen Zeitpunkt tritt die Wirkung ein. Meist scheint das jedoch nicht der Fall zu sein, und geht die Vervollständigung der Konstellation (als erste Erscheinung) der Wirkung (als zweite Erscheinung) vorauf. Bei näherer Betrachtung ergibt sich dann aber, daß eben die Konstellation noch nicht vollständig war bevor die Wirkung erfolgte. Ein Pferd, das einen schweren Wagen zu ziehen anfängt, wird diesen erst nach einiger Zeit, nachdem es den Reibungswiderstand von Achsen, Rädern und Boden überwunden hat, in Bewegung versetzen. Bevor dieser Widerstand überwunden wurde, war aber eben die Konstellation noch nicht vollständig und erfolgte somit die Wirkung (Bewegung des Wagens) noch nicht. Muskelreizung wird von einer Latenzzeit, vor der Zuckung, gefolgt. Nach Einverleibung eines Giftes erfolgt die Wirkung erst, nachdem das aufgenommene Gift die dafür empfindlichen Zellen erreicht und geschädigt hat.

Alles in allem geht aber, der Beobachtung nach, die ursächliche Erscheinung meist der Wirkung vorauf.

Wie stellen wir aber den ursächlichen Zusammenhang zweier aufeinander folgenden Erscheinungen fest ? Man nimmt an, es beweise die regelmäßige Aufeinanderfolge zweier Erscheinungen, daß die erste Erscheinung die zweite verursacht. Das trifft aber nicht zu. In einer Maschinenhalle mit regelmäßigem Betrieb machen die Teile verschiedener Maschinen, bei gleicher Geschwindigkeit, ganz unabhängig voneinander, immer nacheinander die gleichen Bewegungen. Ferner folgen ausnahmslos Tag und Nacht aufeinander, ohne daß der Tag Ursache oder Wirkung der Nacht ist (REID). Ob die regelmäßig auf A folgende Erscheinung B ursächlich von A abhängt, vermögen wir nur durch den Versuch zu entscheiden, genau oder nur annähernd. Wir können durch analytische und synthetische Versuche feststellen, ob die Wirkung einer Maschine für die einer anderen, ob A für das Auftreten von B erforderlich ist oder nicht. Wenn ja, so hat A ursächliche Bedeutung für B. Ferner vermögen wir durch Versuche die übrigen erforderlichen ursächlichen Faktoren, deren erforderliche Konstellation und die Notwendigkeit des Erfolges B bei einer qualitativ und quantitativ genau bestimmten Konstellation festzustellen oder auszuschließen. Kontrollversuche sind erforderlich, auch um nebensächliche begleitende Erscheinungen in ihrer Bedeutung zu erkennen.

Leider sind noch nicht alle Erscheinungen einer experimentellen Forschung fähig. Ferner, und dies ist eine nicht zu unterschätzende Schwierigkeit, kann sich ein Faktor der Beobachtung entziehen, so daß zwei sich durch diesen unbekannten Faktor unterscheidende Konstellationen gleich zu sein scheinen (S. 29). Infolgedessen tritt nicht die erwartete, sondern keine oder eine andere Wirkung ein. Man nennt dann manchmal, solange die Zahl der Beobachtungen klein ist, „Zufall", was Unkenntnis heißen sollte. Die Verschiedenheiten der Giftempfindlichkeiten bei verschiedenen Tierarten und sogar bei verschiedenen Individuen derselben Art stellen ein Beispiel dar. Ferner war Radioaktivität von Brunnenwasser bis vor kurzem unbekannt. Daher dürfen wir Versuchsergebnisse nur dann zur Erklärung der Erscheinungen am Menschen anwenden, wenn beide übereinstimmen. Ein Versuch vermag ja nie mehr als eine Notwendigkeit unter bestimmten Umständen festzustellen. Ob die Faktoren beim Menschen mit den Faktoren eines bestimmten Versuchs übereinstimmen, ist somit die entscheidende Frage. Es ist mißlich, nur in einer Richtung und nicht alle Umstände, nicht die ganze Konstellation genau qualitativ und quantitativ zu erforschen.

Vollkommene Sicherheit vermag kein Versuch je zu gewähren, weil wir nie sicher die ganze Konstellation kennen und keine Sicherheit über die Identität haben (S. 270). Wenn aber die Beobachtung am Menschen mit dem Versuchsergebnis übereinstimmt und die Konstellationen gleich zu sein scheinen, betrachten wir den experimentellen Beweis als erbracht.

Gelingt der experimentelle Nachweis nicht, so kommen wir über eine gewisse Wahrscheinlichkeit nicht hinaus. Besonders der Arzt darf aber nicht vergessen, daß die Statistik nur mit möglichst großen Gruppen von Individuen, nicht mit einzelnen Individuen arbeitet, und daß er eben nicht weiß, ob ein Patient ein Beispiel der Regel oder eine Ausnahme darstellt. Er darf die Individualisierung nicht preisgeben. Das Arbeiten mit einer Art intuitiver Wahrscheinlichkeit ist nicht weniger gefährlich. Intuition vermag aber zu anderen, nützlichen Fragen zu führen.

Von großer Bedeutung ist die Abfassung der Schlußfolgerung nach der vollständigen und genauen Feststellung von Konstellation und Wirkung. Man beschränke sich dabei auf zwei unmittelbar zusammenhängende Erscheinungen oder Ereignisse und überschlage kein Zwischenglied. Wenn z. B. die gleiche Menge eines Giftes, in unmittelbarer Berührung mit den empfindlichen Zellen gebracht, ceteris paribus bei A eine stärkere Wirkung erzielt als bei B, so sind die Zellen von A empfindlicher als die von B. Wurde aber das Gift verschluckt, so wäre dieser Schluß nicht berechtigt, weil dann die Vernichtung bzw. Neutralisierung des Giftes im Magen usw., die Aufsaugung und Aufnahme ins Blut, die Festlegung und sonstige Entgiftungsvorgänge in der Leber und im Blute, die Ausscheidung durch die Nieren usw. in verschiedenem Maße bzw. mit verschiedener Geschwindigkeit stattfinden könnten, so daß das Gift bei A in anderer Stärke auf die empfindlichen Zellen, z. B. des Gehirns, zur Einwirkung gelangt als bei B.

Krankmachende Faktoren.

Jeder Lebensäußerung, jeder Tätigkeit, des lebenden Organismus liegt eine Veränderung der Form oder (und) Verteilung der in ihm vorhandenen Energie zugrunde. Störungen der Tätigkeit bedeuten Störungen jener Veränderung. Krankheit, die ja lebenswichtige Funktionsstörung bedeutet, ist somit ein energetischer Begriff Sie erfolgt aus einem Zuwenig an verfügbarer Energie oder aus einer abnormen Umwandlung von Energie. Allerdings vermögen wir zur Zeit die krankhafte Verteilung und Umwandlung der Energieformen bei den einzelnen Krankheiten mit der erforderlichen Genauigkeit nicht anzugeben. Gesundheit besteht nur bei einer gewissen Konstellation der lebenswichtigen Verrichtungen. Diese Konstellation kann in verschiedenen Richtungen verändert werden und dadurch zu Krankheit führen. Immer müssen wir die Feststellung der vollständigen Konstellation erstreben.

Die Krankheitsforschung geht in der Regel vom klinisch Gegebenen aus. Sie stellt zunächst die Krankheitserscheinungen fest und sucht dann aus diesen und aus der Anamnese (Geschichte der Krankheit und die des Kranken, sofern letztere für erstere Bedeutung hat) die Krankheit, also die primäre lebenswichtige Funktionsstörung, dann die ihr zugrundeliegende anatomische Veränderung und ihren Ursprung festzustellen. Sie sucht somit die Frage zu beantworten, welches Krankheitsbild vorliegt. Und wenn es z. B. das einer (tuberkulösen) Hirnhautentzündung ist, kommt sie durch Überlegung zur Schlußfolgerung, daß Erhöhung des Hirndrucks (durch Exsudation) die Krankheit ist, die ja zu Lähmung lebenswichtiger (und anderer) Hirnzentren führt. Diese können aber auch durch unmittelbare Einwirkung des Giftes geschädigt werden. Schließlich kommt dann eine gesonderte ursächliche Forschung, für die aber die voraufgehende Untersuchung schon manche wichtige Fingerzeige ergeben kann. Sowohl der Arzt wie der Pathologe beteiligen sich somit an dieser Forschung. Nicht-krankhafte Abnormitäten können dabei die Aufmerksamkeit beanspruchen, indem sie krankhafte Bedeutung gewinnen können.

Bei der Krankheitsforschung begegnen wir manchen Fehlerquellen. So kann sich der Anfang, z. B. einer Lungentuberkulose, durch anfängliche Latenz der Beobachtung entziehen. Oder es kann eine zeitliche Latenz wie eine Lücke in der Krankheitsgeschichte auftreten. So kann z. B. Scharlach zu einer erkennbaren Glomerulonephritis (Ödem, Albuminurie usw.) führen, die dann scheinbar ausheilt, in der Tat aber nur latent wird, um viele Jahre später als genuine Schrumpfniere zutage zu treten in Form eines urämischen Anfalls oder durch Herzinsuffizienz usw. Viele Beobachtungen verschiedener Entwicklungsstufen haben zur Annahme dieses Zusammenhanges geführt. Eine andere Fehlerquelle ist die, daß man für alle abnormen oder krankhaften Erscheinungen bei einem Individuum einen gemeinsamen Ursprung nachzuweisen sucht, während mehrere Krankheiten nebeneinander bestehen können. Es sind, wie bei jeder Forschung, Möglichkeit, Wahrscheinlichkeit (d. h. eine Möglichkeit mit mehr als 50% Chancen) und Sicherheit oder Notwendigkeit (100% Chancen) scharf zu unterscheiden.

Immer sind die einzelnen Funktionsstörungen möglichst genau zu bestimmen. Es ist im allgemeinen eine abnorm vermehrte, verringerte und qualitativ gestörte bzw. erschwerte Funktion, d. h. eine Hyper-, Hypo- und Dysfunktion möglich.

Dann ist für die ursächliche Forschung die Frage nach dem relativen Alter der einzelnen Funktionsstörungen zu beantworten zur Bestimmung ihrer Aufeinanderfolge. Dabei begegnen wir manchen Fehlerquellen. Es ist eine Funktionsstörung mitunter nur scheinbar die älteste, indem sie zuerst die Aufmerksamkeit auf die Krankheit hinlenkt. So z. B. kann sich eine schon jahrealte Schrumpfniere erst durch sekundäre Insuffizienz des allmählich hypertrophierten Herzens verraten, oder Blasenschmerzen die Aufmerksamkeit auf eine frische Blasen- und eine viel ältere latente Nierentuberkulose hinlenken. Es ist somit besonders die mögliche Latenz mancher Störungen, die hier wiederum zu berücksichtigen ist.

Aber auch die anatomisch-makroskopische und mikroskopische Forschung vermag nicht immer sicher das relative Alter der einzelnen Veränderungen zu bestimmen. So ist im allgemeinen altes, bei Entzündung gebildetes, von ganz jungem Bindegewebe wohl zu unterscheiden. Weil aber pathologisches Bindegewebe nicht immer gleich rasch altert, ist die Bestimmung des relativen Alters besonders der Zwischenstufen eine sehr mißliche Sache. Ebenso vorsichtig soll man sein mit der Bestimmung des ungefähren Alters von Kalk- und Käseherden usw. Auch die Dimensionen einer anatomischen Änderung sind oft kein zuverlässiges Maß ihres Alters, weil die Entstehungs- und Wachstumsbedingungen nicht immer und überall gleich sind. So kann eine metastatische Krebsgeschwulst viel größer sein als die kleine szirrhöse Muttergeschwulst. Große Krebsknoten in der Leber können metastatisch von einem kaum auffindbaren Magen- oder Darmkrebs aus entstanden sein. Die Wachstumsgelegenheit ist ja nicht überall gleich. Bei der chronischen hämatogenen Miliartuberkulose sind die Knötchen in den kranialen Lungenteilen größer als die in den kaudalen, obgleich ebenso alt. Geschwüre können sich sehr ungleich rasch vergrößern. Ein Kalkherd muß nicht älter sein als ein gleichgroßer oder kleinerer Käseherd usw. Oft sind hier ganz fehlerhafte Schlußfolgerungen gemacht worden durch übereilte Annahmen.

Die Natur und Stärke der einzelnen ursächlichen Faktoren sind möglichst genau zu bestimmen. Beschränken wir uns zunächst auf die erste, die krankhafte Störung bewirkende Konstellation. die sich im weiteren Verlaufe durch Wechselwirkungen oder hinzukommende Faktoren häufig ändern kann (S. 267). Man betrachtet die „Krankheitsursache" oft ganz einseitig und dadurch fehlerhaft, indem man sich nicht vergegenwärtigt, daß es nicht ein Faktor, sondern immer eine Konstellation von Faktoren ist, welche eine krankhafte Änderung im Organismus bewirkt. So schrieb man im vorigen Jahrhundert Erkältung, Gemütserregungen, Erschöpfung u. dergl. Faktoren eine bedeutende krankmachende Wirkung zu. Als aber die Bakteriologie sich in den letzten Dezennien des 19. Jahrhunderts rasch entwickelte, leugnete man die Bedeutung solcher Faktoren und schrieb man Infektionskrankheiten Infektion ohne weiteres zu. In letzter Zeit erkennt man immer mehr die Bedeutung einer bestimmten angeborenen oder z. B. durch obige Faktoren erworbene Empfänglichkeit (Disposition) des Organismus. Disposition ist eine Konstellation innerer Faktoren. der nur noch eine bestimmte Virusmenge fehlt, soll die Wirkung (z. B. Infektion) erfolgen. Für prophylaktische und therapeutische Maßnahmen ist diese vertiefte und erweiterte Erkenntnis wichtig. Allerdings sind Disposition und erforderliche Virusmenge beim Menschen, wie überhaupt ohne Versuch, nicht meßbar (S. 169 f.). In anderen Fällen ist die Schädigung, z. B. eine schädigende mechanische Gewalt, meßbar. Infektionen und andere ursächliche Faktoren sind manchmal nach einiger Zeit nicht mehr nachweisbar durch Schwund der Bakterien usw., obwohl der Schaden fortbesteht, ja durch andere, gelegentlich neu hinzutretende Faktoren sogar zunehmen kann. So können verwickelte Zustände auseinander hervorgehen.

Nach dem möglichst genauen Nachweis sämtlicher Faktoren — die vollständige Konstellation pflegt sich der Forschung zu entziehen — anatomischen und Gewebsveränderungen ist die Frage zu beantworten, wie die Krankheit entstand und sich weiter entwickelte. Ist das relative Alter der verschiedenen Veränderungen bekannt, so gibt das einen wichtigen Hinweis. Aber auch dann ist zur Bestätigung des ursächlichen Zusammenhanges der Versuch, auch der Tierversuch erforderlich. Ich wiederhole hier, daß die Versuchsergebnisse nur dann auf die Wirkungen im menschlichen Organismus übertragbar sind, wenn vollkommene Übereinstimmung der bekannt gewordenen Konstellationen und Erscheinungen besteht.

Wenn wir das relative Alter der Erscheinungen nicht oder nur unvollständig kennen, muß der Versuch noch mehr leisten: Er muß dann entscheiden, was möglich, was notwendig, was unmöglich ist unter bestimmten Umständen.

Eine ursächliche und pathogenetische Gruppierung der Erscheinungen ohne das relative Alter zu wissen und ohne Versuchsergebnisse ist nicht schwer. Sie hat aber den Fehler der Willkür. Man kann nicht scharf genug ein solches Vorgehen vermeiden. Je mehr Erscheinungen, um so mehr Spiel hat hier die ungezügelte Phantasie. Ob es eine BANTIsche Krankheit gibt, also eine Milzvergrößerung mit nachfolgender Leberzirrhose, ist eine Frage, bei deren Beantwortung der Nachweis entscheidend sein würde, daß die Leberzirrhose älter sei als Milzvergrößerung. Wir werden später noch anderen Beispielen begegnen.

Bei den Versuchen dürfen wir nie die Möglichkeit einschneidender Art unterschiede und sogar individueller Unterschiede außer acht lassen. So sind Pflanzenfresser viel empfindlicher für Chloroformvergiftung als Fleischfresser, der Mensch viel empfindlicher gegen Atropin als das Kaninchen, das etwa 1 g verträgt! Ganz junge Säuglinge und ganz alte Menschen sind viel empfindlicher für Opium und Morphium als Menschen anderen Alters. So erhebt sich manchmal die Frage, ob zwischen bestimmten im Tierversuch hervorgerufenen und beim Menschen beobachteten Zuständen nur Ähnlichkeit (Analogie) oder Gleichheit (Identität) besteht (S. 3). Zur Entscheidung muß jede sich als möglich erweisende Konstellation analytisch und synthetisch durch Versuche untersucht werden. Allerdings können sich Faktoren durch geringe Dimensionen der Beobachtung entziehen.

Obwohl es immer auf die Konstellation sämtlicher Faktoren ankommt, müssen wir doch die einzelnen Faktoren gesondert untersuchen. Man kann mitunter die Forschung außerdem vereinfachen, indem man eine Konstellation äußerer und eine Konstellation innerer Faktoren (Konstitution, Disposition usw.), bzw. äußere (exogene) und innere (endogene) krankmachende Faktoren unterscheidet, je nachdem sie außerhalb oder innerhalb des erkrankenden Organismus entstehen. Die ersteren sind immer erworben, die letzteren zum großen Teil ererbt. Den inneren Faktoren gehören die der „Disposition" usw. an.

Wir gruppieren aber im folgenden die Faktoren als physikalische, chemische, physikochemische und Faktoren unbekannter Natur, wie z. B. die seelischen Faktoren. Wir werden diese Gruppen in den folgenden

Kapiteln gesondert betrachten, auch Konstellationen innerer Faktoren wie Anlagen, Dispositionen usw. Dann werden wir auch die „Spezifizität" von Wirkungen besprechen.

Durch Zuwachs können krankmachende Faktoren zu tödlichen, zu „Todesursachen" werden. Tod bedeutet Aufhören des Lebens. Weil nun das Leben aus fortwährender Änderung der Verteilung und der Form der Energie im Organismus besteht (S. 31), hört es auf, sobald die in einem oder mehreren lebenswichtigen Organen verfügbare Energiemenge unterhalb eines gewissen Wertes sinkt. Dies ist möglich durch Abnahme der vorhandenen Energiemenge oder durch Eintreten einer Konstellation von Faktoren, welche die für das Leben erforderliche Änderung der Verteilung oder der Form unmöglich macht. Der Tod kann dann entweder plötzlich eintreten, wie durch Zerschmetterung des Kopfes oder durch Skopolamin, oder nach voraufgehender Erkrankung. Die „Todesursache" ist also, ihrem Wesen nach, ein energetischer Begriff, ein Zuwenig an veränderlicher Energie in einem lebenswichtigen Organ. Wir deuten aber gewöhnlich die schädliche Einwirkung (Trauma, Vergiftung) als Todesursache an.

Wie bestimmen wir die Todesursache? Es ist ein Irrtum, zu meinen, daß der Obduzent sie ohne weiteres anzugeben vermag. So gibt es Gifte, wie Skopolamin, Morphium, welche den Menschen ohne bis jetzt erkannte anatomische Veränderungen zu töten vermögen. Auch heftige Gemütserregungen vermögen das unter bestimmten Umständen. Aber auch dann, wenn anatomische Veränderungen nachgewiesen sind, vermag der Obduzent die Todesursache nicht anzugeben, solange er nicht 1. die Funktionstüchtigkeit aller lebenswichtigen Organe, und 2. den Bedarf des Organismus an den einzelnen lebenswichtigen Funktionen durch makro- und mikroskopische Untersuchung zu bestimmen vermag. Wir sind aber noch weit davon entfernt. Wir können ja die Funktionstüchtigkeit nicht genau an einem Organ ablesen. Es vermag niemand aus dem Obduktionsbefund ohne weiteres bei einem chronischen Nephritischen, einem Patienten mit Magenkrebs oder Hirngeschwulst usw. zu sagen, daß der Besitzer solcher Organe keinen Augenblick länger, oder wie lange er noch hätte leben können. Es gibt große individuelle Unterschiede. Eine exogene Vergiftung könnte ihn somit getötet haben. Die Möglichkeit einer Vergiftung ganz kurz vor der Zerschmetterung des Kopfes oder der Abreißung des Herzens ist somit nicht ausgeschlossen, was von forensischer Bedeutung sein kann.

Auch der Kliniker, der die Lebensäußerungen möglichst genau zu bestimmen sucht, muß sich häufig nur mit der Andeutung einer Möglichkeit begnügen und auf den Beweis der Notwendigkeit verzichten. In der Praxis kommt er in der Regel damit aus. Vergessen wir aber nicht, daß ein wissenschaftliches Vorgehen zum Nachweis einer ungeahnten Vergiftung oder umgekehrt zur Freisprechung eines unschuldig Verdächtigen führen kann!

Der Kliniker untersucht die Funktionen und die Lebensumstände und Krankengeschichte. Klinische Forschung braucht aber der Bestätigung oder Korrektion durch die pathologisch-anatomischen Ergebnisse. Aber auch dadurch kommen wir oft nicht über eine gewisse Wahrscheinlichkeit hinaus, die durch toxikologische Untersuchungen gelegentlich zu vergrößern oder durch eine andere große Wahrscheinlichkeit zu ersetzen ist.

Wir sollen in jedem Fall die primäre tödliche Funktionsstörung, z. B. Herzinsuffizienz, Insuffizienz gewisser lebenswichtigen Hirnzentren, nachweisen, und dabei gelegentlich hinzukommende Störungen berücksichtigen. Individuelle Verschiedenheiten machen sich auch hier geltend.

3. Kapitel.

Physikalische krankmachende Faktoren.

Allgemeine Bemerkungen.

Physikalische Faktoren vermögen nicht nur lebende Zellen und Gewebe, ähnlich wie unbelebte Körper, unmittelbar zu schädigen, sondern auch mittelbar durch Änderung des Blut- und Lymphgehalts und der Fortbewegung dieser Flüssigkeiten, mitunter durch Schädigung „trophischer" Nerven (v. NAT), z. B. durch Druck. Und zwar vermögen mechanische Faktoren (S. 58) die Dimensionen der Gefäße unmittelbar zu ändern, während andere Faktoren die Gefäßwände oder Gefäßnerven reizen bzw. schädigen. Sowohl unmittelbar wie mittelbar vermögen physikalische Faktoren somit die physiologischen Eigenschaften und Tätigkeiten der Gewebe, die Bildung und Fortschaffung von Se- und Exkreten zu beeinflussen. Die Stromgeschwindigkeit und Bewegungsenergie der Flüssigkeits- und Luftströme im Körper haben große Bedeutung wie wir wiederholt sehen werden.

Mechanische Faktoren kommen auch normaliter im lebenden Körper zur Wirkung. Pathologisch werden sie durch Auftreten an einer ungewöhnlichen Stelle oder durch ihre Größe oder durch Abnahme des Widerstandes, der Elastizität: Es entsteht z. B. ein Aneurysma durch den Blutdruck, wenn die Elastizität einer Wandstelle abgenommen hat; seniles Emphysem ist eine normale Erscheinung, die Folge von normaler Dehnung bzw. Druck des Lungengewebes. Pathologisches Emphysem ist einer abnorm starken Dehnung bzw. Druckwirkung zuzuschreiben (s. später). Auch für andere physikalische Faktoren gilt diese Bemerkung mutatis mutandis, obgleich wir weniger von denselben als von den mechanischen wissen.

Selbstverständlich müssen wir den Forderungen der Physik genügen, z. B. bei einer Kraft Angriffspunkt, Richtung und Größe genau berücksichtigen. Allerdings sind die physikalischen Eigenschaften und Zustände im lebenden Körper nicht so ideal gleichmäßig verteilt, wie der Physiker sie im unbelebten Körper findet oder wenigstens vorauszusetzen pflegt. Auch die Form der einzelnen Körperteile ist in der Regel keine regelmäßige. Unsere Aufgabe wird schon dadurch eine recht verwickelte. Dazu kommen dann noch Änderungen durch Stoffwechsel, Kreislauf, Wechselwirkungen usw. Wir stoßen also immer wieder auf Unterschiede zwischen belebten und unbelebten Körpern. Wer das vergißt, setzt sich groben Fehlern aus.

Im allgemeinen müssen wir die Größe der Kraft, die Dauer ihrer Wirkung und die Empfindlichkeit des angegriffenen Gewebes berücksichtigen. Je geringer ein dieser Faktoren ist, um so größer müssen die anderen innerhalb gewisser Grenzen sein, soll eine bestimmte Wirkung erfolgen.

Druck, Dehnung, Biegung, Drehung (Torsion).

Durch Kohäsion seiner Atome widersteht ein Körper der Zerteilung, der Trennung seiner Teile, seiner Atome. Diesen Widerstand nennt man seine Festigkeit. Je nach der Richtung der einwirkenden Kraft, je nachdem diese Kraft den Körper auseinanderzuziehen oder zu verbiegen, zu verdrehen bzw. zerdrehen, zusammenzudrücken oder einen Teil des Körpers über den anderen hinwegzuschieben strebt, redet man von Zug-, Biegungs-, Drehungs- oder Torsions-, Druck- bzw. Schub- oder Scherfestigkeit. Man kann die Größe dieser Festigkeiten messen durch die Kraft, welche eben die Zerteilung bewirkt oder durch die Kraft, welche sie eben noch nicht bewirkt. So ist die Zugfestigkeit gleich der Zugkraft, die einen Körper,

z. B. einen Stab, eben zerreißt oder gleich der Zugkraft, welche der Körper noch eben vertragen kann, ohne zu zerreißen.

Von diesen statischen ist wohl zu unterscheiden die dynamische, nämlich die Stoßfestigkeit bzw. Ruckfestigkeit, d. h. die Festigkeit gegen eine bewegte Masse. Ein Stoß ist ein plötzlicher, meist mit großer Bewegungsenergie ($^1/_2\ m\ .\ v^2$) ausgeübter Druck, ein Ruck ist ein plötzlicher starker Zug. Die Festigkeit gegen eine solche plötzliche, mit großer Bewegungsenergie eintretende Wirkung ist immer kleiner als die entsprechende statische Festigkeit. Dies ist für die Pathologie von großer Bedeutung. Die Verlängerung, welche einen Stab eben zerreißt, wenn sie plötzlich eintritt, wird ohne Zerreißung von dem Stab vertragen, wenn sie langsam einsetzt und zunimmt. Auf andere Unterschiede der dynamischen und statischen Festigkeit kommen wir später zurück.

Bewirkt ein mechanischer Faktor keine Zerteilung, sondern nur gewisse Änderung der Dimensionen, so strebt der Körper in der Regel nach Wiederherstellung seiner Form und Dimensionen. Dies gelingt, sobald der Faktor zu wirken aufhört, mehr oder weniger vollkommen. Die Eigenschaft, welche diesem Streben zugrunde liegt und die Wiederherstellung bewirkt, nennen wir Elastizität. Sie ist, ebenso wie die Festigkeit, der Kohäsion zuzuschreiben. Vollkommen ist die Wiederherstellung der Form und Dimensionen nur dann, wenn die Änderung der Dimensionen eine gewisse Grenze, die Elastizitätsgrenze, nicht überschritten hat. Außerhalb dieser Grenze bleiben die Dimensionen andere. Auf den relativen Wert dieser Elastizitätsgrenze kommen wir weiter unten zurück. Die Elastizität tritt nur in Wirkung, d. h. eine elastische Kraft oder Spannung entsteht nur durch Änderung einer Dimension oder mehrerer Dimensionen eines Körpers. Diese Änderung ist nur möglich durch gewisse Eigenschaften, wie Dehnbarkeit, Zusammendrückbarkeit, Biegbarkeit, Torsionsfähigkeit des Körpers. Diese gleichsam passiven Eigenschaften gehören nicht zur Elastizität. Sie ermöglichen im Gegenteil die Dimensionsänderung trotz der widerstrebenden elastischen Kraft (Spannung), und können auch ohne Elastizität bestehen. Wir können z. B. ein gegliedertes Zentimetermaß oder einen Fächer zusammenfalten oder ausbreiten, ohne irgend eine elastische Spannung zu erzeugen. Im übrigen sind die meisten, vielleicht alle Stoffe elastisch.

Man unterscheidet Zug-, Biegungs-, Drehungs-, Druck- bzw. Scher- oder Schubelastizität. Bei Biegung werden die Teile an der hohl werdenden Seite des Körpers zusammengedrückt, die Längendimensionen verkürzt, die Teile der anderen Seite hingegen gedehnt. Zwischen beiden Seiten liegt ein „neutrales" Gebiet. Mit Schub oder Scherung deutet man das Hinwegschieben eines Teiles eines Körpers über den anderen. Das geschieht z. B. beim Zerschneiden mit einer Schere, welche zunächst die Scherelastizität, dann die Scherfestigkeit überwinden muß. Torsion bedeutet Drehung („Drillen") eines länglichen Körpers (Stab z. B.) um seine Achse. Dabei wird das eine Ende festgelegt und greift die drehende Kraft am anderen Ende an. Alle Querschnitte außer den festgelegten werden dann im Sinne der drehenden Kraft um eine senkrecht auf den Querschnitten stehende Achse verschoben („Scherung"), und zwar der erste nicht festgelegte Querschnitt um einen gewissen Betrag (Winkel), der zweite zweimal, der n^{te} n mal mehr, die Querschnitte, wo die drehende Kraft angreift, am meisten. Hierbei setzen wir eine regelmäßige, etwa zylindrische Form und gleichmäßige Elastizität des Körpers voraus. Jede Längslinie des Stabes, mit Ausnahme der Achse, wird dabei zu einer Schraubenlinie.

Innerhalb der Elastizitätsgrenze bei nicht zu langer Dauer ist die Größe der Dimensionsänderung bei anorganischen Stoffen (Verlängerung, Verdrehung usw.) der Größe der ändernden Kraft proportional (Gesetz von HOOKE). Eine dehnende Kraft, groß nD, bewirkt somit, innerhalb der Elastizitätsgrenze, eine n mal größere Verlängerung als eine Kraft groß 1 D. Dieses Gesetz ermöglicht, innerhalb der Elastizitätsgrenze, die Bestimmung einer Beziehung der Größe der Kraft zur Größe der Dimensionsänderung. Nennen wir die Dimensionsänderung (Dehnungsgröße, Druckgröße usw.) D, die einwirkende Kraft K und die Elastizität E, so ist im allgemeinen $D = K : E$. So bezeichnet man als Elastizitätskoeffizienten den Bruchteil, um den ein Draht von 1 qmm Querschnitt bei Dehnung durch das

Gewicht von 1 kg verlängert wird. Weil das aber ein sehr kleiner Bruch ist, benutzt man meist den Elastizitätsmodul. Wird z. B. ein Silberdraht von 1 m Länge durch 1 kg um $1/_{7400}$ m verlängert, so würden 7400 kg seine Länge verdoppeln, wenn dabei — wie wir voraussetzen — die Elastizitätsgrenze nicht überschritten würde. Man bezeichnet daher als Elastizitätsmodul die Anzahl Kilogramm, erforderlich zur Verdoppelung der Länge eines Drahtes von 1 qmm Durchschnitt.

Ed. Weber hat dargetan, daß die Verlängerung eines Muskels bei zunehmender Belastung zurückbleibt, was auf eine Zunahme der Elastizität bei fortschreitender Dehnung hinweist. Das Lungengewebe und die Aorta zeigen die gleiche Erscheinung, wie ich festgestellt habe.

Druck und Dehnung finden im Körper oft zugleich statt, und zwar nicht nur bei Biegung, sondern bei erhöhtem Binnendruck eines hohlen Organs (Herz, Darm, Harnblase, Blutgefäße) oder bei Abnahme der Wandelastizität eines solchen Organs. Erweitert es sich dann durch den Innendruck, so bedeutet das eine Vergrößerung seiner Wandoberfläche, d. h. Dehnung seiner Wand. Die Wand wird dabei zugleich dünner, eine Erscheinung, die dasselbe bedeutet wie die Abnahme („Kontraktion") der Querschnitte eines in der Länge gedehnten Stabes. Und zwar geht mit einer relativen Längsdehnung $\frac{\lambda}{l}$ eine relative Verkleinerung des Querdurchmessers $\frac{\delta}{d}$ einher. Der Quotient $\frac{\delta}{l} : \frac{\lambda}{d} = \mu$, wobei μ für einen bestimmten Stoff eine Konstante ist (Poisson), die für alle isotrope Stoffe $1/_4$ beträgt (Cornu) und für andere auf Werte zwischen $1/_5$ und $1/_2$ bestimmt ist. Durch Zusammendrückung (in der Längsrichtung) eines Kautschukstabes nimmt hingegen sein Querschnitt und durch Zusammendrückung in der Quere nimmt seine Länge zu. Bei Erweiterung eines hohlen Organs durch Erhöhung des Binnendrucks (z. B. infolge von Anhäufung des Inhalts) oder durch Abnahme der Wandelastizität summieren sich somit obige Wirkungen von Dehnung und Druck. Füllt sich ein hohles Organ oder eine Höhle mit Flüssigkeit unter gewissem Druck, so herrscht in allen Teilen der Flüssigkeit der gleiche hydrostatische Druck und überall in der Höhlenwand die gleiche Spannung. Ist diese Wand überall gleich dehnbar und der Druck der Umgebung überall gleich, so nimmt die Höhle die Form einer Kugel an, übrigens je nachdem. Auch die Dimensionsänderungen der Leberzellen infolge von Druck eines wachsenden Krebsknotens erklären sich in dieser Weise. In den kranialen Lungenbläschen die beim Husten aufgeblasen werden, walten ähnliche Verhältnisse. Die elastische Kraft der gedrückten und gedehnten Gewebe, gelegentlich verstärkt durch Muskeltonus, setzt sich dabei ins Gleichgewicht mit der drückenden-dehnenden Kraft.

Es ist schwer, in jedem Einzelfall zu entscheiden, ob der unmittelbare oder der mittelbare Einfluß (S. 35) des Druckes bzw. der Dehnung überwiegt. Sicher ist nur, daß nach einiger Zeit Entartungen bzw. Atrophie (Druck- bzw. Dehnungsatrophie) auftreten, wenn die Schädigung stark genug ist. Knochen, der sehr wenig dehnbar ist, wird durch Druck zu Usur gebracht (s. dort).

Druck und Dehnung können außerdem die Tätigkeit eines Organs oder Organteiles unmittelbar beeinflussen. So erhöht mäßige langsam zunehmende Dehnung die Erregbarkeit eines Muskels, während eine plötzliche mäßige Dehnung, ein Ruck, eine Zuckung auszulösen vermag. Starke Dehnung, also Dehnung außerhalb gewisser Grenzen, hebt die Zusammenziehungsfähigkeit eines Muskels auf. So kann eine stark gedehnte Darmschlinge (Th. Kochers Versuch), oder Harnblase sich kaum oder nicht zusammenziehen; die stark gedehnte Gebärmutter bei Hydramnion oder Gemelli zieht sich mit abnorm geringer Kraft zusammen.

Es kann ein Körperteil, z. B. ein Organ, Druck oder Zug (Dehnung) auf
einen anderen Körperteil ausüben durch sein Gewicht, Wachstum (Leber und
Niere), Füllung (Magen, Darm, Harnblase) oder Tätigkeit, wie das Zwerchfell
bei seiner Zusammenziehung die Bauchorgane zusammendrückt und noch
mehr in Zusammenwirkung mit den Bauchmuskeln bei der Bauchpresse.
Ferner übt der Blutdruck, der Sekretionsdruck, besonders bei behinderter
Abfuhr, und schließlich übt auch eine Geschwulst oder Anhäufung von Gas
oft eine drückende und dehnende Kraft auf ihre Umgebung aus. Für die Folgen
sind von Bedeutung die Größe, Fortpflanzung, Dauer und Einwirkungs-
geschwindigkeit der Kraft einerseits, die Elastizität bzw. Festigkeit
der gedrückten bzw. gedehnten Teile andererseits. Wir sollen diese Faktoren
gesondert besprechen, nur die Größe nicht, die bei allen übrigen erwähnt wird.
Vorläufig schicken wir eine allmähliche und erst dann eine plötzliche Wirkung
voraus. Schließlich sollen wir die unvollkommene elastische Nachwirkung
(d) besprechen. Druck und Zug wirken mitunter gleichmäßig auf den ganzen
Körper, wie der atmosphärische Luftdruck, oder auf ein Organ, wie der hydrostatische Druck einer sich anhäufenden Flüssigkeit (Harn in der Harnblase)
oder wie der Druck eines Gases, z. B. in der Pleurahöhle bei Pneumothorax,
ein. Die Größe der Dimensionsänderungen wird dann nur durch die Elastizität
(Zusammendrückbarkeit, Dehnbarkeit), ceteris paribus, bedingt.

Häufig wirkt jedoch ein Zug oder Druck an einer umschriebenen Stelle
eines Körperteils (Organs) ein. Wie pflanzt er sich fort ? Wir werden zunächst
Beobachtungen am Menschen, dann erläuternde Versuche erörtern.

a) Fortpflanzung eines örtlich beschränkten Zugs und Drucks.

Menschliches und tierisches Gewebe überhaupt besteht zu ungefähr $^4/_5$
aus Wasser. Die Beobachtung lehrt jedoch, daß sich eine örtlich umschriebene
Druckerhöhung ebensowenig wie ein örtlich angreifender Zug gleichmäßig
durch dasselbe fortpflanzt, wie es der hydrostatische Druck tut, sondern ähnlich
wie im halbflüssigen Kautschuk.

Die Wirkung einer örtlich beschränkten Dehnung lehren uns Beobachtungen an der Lunge kennen: Verkleinert sich ein etwa apfelgroßer Lungenabschnitt durch Schrumpfung neugebildeten Bindegewebes (bei chronischer
Entzündung), so sinkt der entsprechende Abschnitt der Brustwand ein und
es erweitern sich nur die anstoßenden Lungenbläschen bis zum Emphysem,
nicht alle Lungenbläschen in geringerem, aber gleichem Maße. Erweitert
sich ein kaudaler Abschnitt des Brustkastens bei einem Kinde, etwa durch
eine große Eierstocksgeschwulst, wie ich beobachtete, dann werden nur wenige
mehr als die entsprechenden Lungenbläschen erweitert, die kranialen vergrößern
sich nicht sichtbar. Häuft sich andererseits seröses pleuritisches Exsudat an,
so verkleinern sich nur die entsprechenden Lungenbläschen, sogar bis zu Luft-
leere. Je ferner die Lungenbläschen vom Exsudat liegen, um so geringer sind
ihre Dimensionsänderungen. In der Höhe des Flüssigkeitsspiegels findet
man, bei gewisser Exsudatmenge, den durch Erschlaffung des Lungengewebes bedingten „son skodique" und verstärkten Stimmfremitus. Weiter
kranialwärts aber zeigen die Lungenbläschen auch bei der Autopsie keine von
der Exsudatanhäufung abhängigen Dimensionsänderungen. Durch eine genügend große Exsudatmenge kann selbstverständlich (fast) die ganze Lunge
luftleer werden.

Führt man eine kleine Gasmenge interpleural beim Versuchstier ein, so
verkleinern sich nur die sie umgebenden Lungenbläschen, deren Zahl mit der
Gasmenge zunimmt.

Andere Beobachtungen lehren uns etwas von der Fortpflanzung eines örtlich einwirkenden Druckes. So zeigt die Leber mitunter an ihrer diaphragmalen Oberfläche Flecken von einigen mm bis zu einigen cm Umfang und unregelmäßiger Gestalt. Ihre Tiefendimensionen sind gewöhnlich geringer. Ihre Farbe ist grauweiß mit mehr oder weniger gelbbräunlichem Ton (Abb. 3). Mikroskopisch unterscheidet sich das Gewebe vom übrigen Lebergewebe nur durch Anämie. Sie sind einem örtlichen Druck von Rippen oder Zwerchfellteilen zuzuschreiben, der durch Hustenbewegungen oder ungewöhnlich tiefe, kräftige Atmungsbewegungen oder Anwendung der Bauchpresse (Erbrechen) ausgeübt wird. Durch Fingerdruck vermögen wir in den oberflächlichen Schichten einer blutreichen Leber ähnliche Flecke hervorzurufen. Die Zusammendrückbarkeit eines Gewebes überhaupt wird ganz oder fast ganz durch die Auspressung seiner Flüssigkeiten (Blut, Lymphe usw.) und Gase bedingt. Das Protoplasma ist so wenig zusammendrückbar, daß dieses, wie wir annhmen

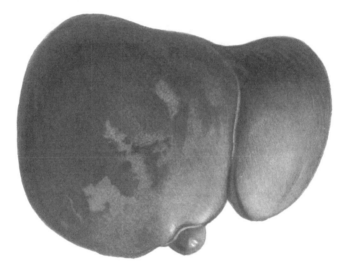

Abb. 3.   Leber mit anämischen Flecken.

müssen, kaum in Betracht kommt. Die durch den Krebsknoten in der Leber bewirkte Druck- und Dehnungsatrophie beschränkt sich auf seine Umgebung. Und im Gehirn finden wir Abflachung und Verbreiterung der Windungen, Verschmälerung der Gruben sowie Änderungen der Blutverteilung nur oder am deutlichsten in der Umgebung einer Geschwulst oder einer Blutbeule, wenn sich nämlich keine Flüssigkeit in den Hirnkammern in ungewöhnlich großer Menge angehäuft hat. Auf diese Fälle gehen wir im 32. Kap. ein. Sowohl das Leber- wie das Hirngewebe ist nahezu unzusammendrückbar. Volumenänderungen treten besonders ein durch Auspressung bzw. Einströmen von Blut und Gewebsflüssigkeit.

Versuchsergebnisse lehren folgendes:

Zieht man am ganzen freien Ende eines am anderen Ende festgelegten Kautschukstabes, so pflanzt sich die ziehende Kraft (Längsspannung) unabgeschwächt bis am festgelegten Ende fort. In jedem Querschnitt des Stabes ist die Gesamtspannung gleich. Sind alle Querschnitte gleich, so ist auch die Längsspannung in allen Punkten gleich. Die Dimensionsänderungen sind der Größe der Kraft (Spannung) proportional, der Elastizität aber umgekehrt proportional. Wir setzen

letztere als überall gleich voraus. Eine in gleichen Abständen von gleich großen
runden Löchelchen versehene, überall „homogene" Kautschukmembran zeigt durch
einen Zug am ganzen freien Rande überall die gleiche Dimensionsänderung der
Löchelchen, nämlich Verlängerung und Verschmälerung.

Zieht aber ein aufgehängtes Gewicht nur an einer umschriebenen Stelle des
freien Membranrandes, so pflanzt sich die Spannung zwar unabgeschwächt durch
die Membran fort, sie verteilt sich aber über eine allmählich wachsende Zahl Punkte,

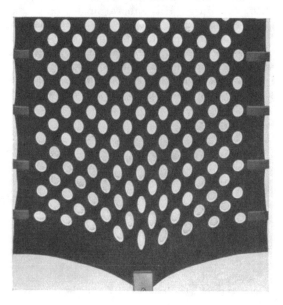

Abb. 4.

je größer die Entfernung vom Angriffsabschnitt wird. Und in einem Körper von drei
Dimensionen würde die Spannung nicht $\frac{1}{r}$ (r sei der Abstand vom Angriffspunkt),
wie in der Membran — der wir nur zwei Dimensionen zuschreiben, weil sie sehr
dünn ist —, sondern $\frac{1}{r^2}$ proportional sein. Sind die Seitenränder der Membran
nicht befestigt, so verschmälert sie sich. Wir sehen (Abb. 4) nun, daß die Löchelchen
in der unmittelbaren Nähe des Angriffsabschnittes am größten und am meisten
verzerrt, vertikal oder schräg elliptisch werden, während die Änderung ihrer Dimensionen um so mehr abnimmt, je mehr entfernt vom Angriffsabschnitt sie liegen.
Die Membran ist in vertikaler Richtung frei beweglich, indem ihre Seitenränder
durch verschiebliche Ringe an vertikalen glatten, kupfernen Stäbchen befestigt
sind. Entfernen wir diese Stäbchen etwas voneinander, so spannen wir die Membran
in horizontaler Richtung fast gleichmäßig etwas an. Dasselbe Gewicht am unteren
Ende wie in Abb. 4 erzielt jetzt geringere Dimensionsänderungen, weil der Widerstand, die Elastizität der horizontal gespannten Membran größer ist als die der
nicht horizontal gespannten. Eine bestimmte Kraft (Gewicht) erteilt einer Saite
eine um so geringere Amplitude, je stärker sie gespannt ist. Eine dickere Membran
desselben Stoffes zeigt geringere Dimensionsänderungen durch die gleiche dehnende
Kraft. Je geringer die ziehende Kraft ist, um so schwerer sind sie nachweisbar. Lassen
wir zugleich eine horizontale Kraft an einer beschränkten Stelle einer Membran-
seite ziehen, so können sich die Dimensionsänderungen der vertikalen und horizontalen Kraft in verschiedener Weise und in verschiedenem Maße summieren. Abb. 5
zeigt eine Membran, an deren unterem Rand drei Gewichte und an deren Seiten-

rändern zwei Gewichte zu je 500, senkrecht auf den Rand dehnend einwirken. Außerdem ist eine feste Kautschukröhre aufgeklebt (s. unten).

Druckversuche führen, mutatis mutandis, zu gleichen Ergebnissen. Dazu nehmen wir einen Block feinsten, möglichst gleichmäßigen Kautschuks, dessen Elastizität in allen Teilen als annähernd gleich vorausgesetzt werden darf. Der Block (Abb. 6) ist z. B. 8 cm lang, 6 cm breit und 3 cm dick. Er wird durch 48 zylindrische, parallele Kanäle in gleichen Abständen durchlöchert, oder wir zeichnen

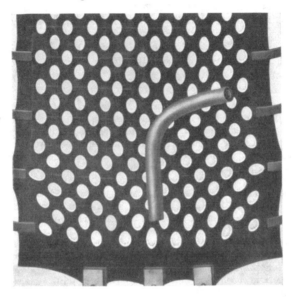

Abb. 5.

ebensoviele kreisrunde schwarze Figuren mit Sepia auf einer Seitenfläche eines undurchlöcherten Blocks. Dimensionsänderungen der Kanäle bzw. der Figuren geben ein Bild der Fortpflanzung eines auf den Block ausgeübten Druckes. Am durchlöcherten Block sind sie (durch dieselbe drückende Kraft) deutlicher. Seitliche Zusammenpressung des Blockes verringert die Dimensionsänderungen durch vertikalen Druck durch ein immer gleiches Gewicht, weil sie die Spannung des Blockes (Elastizität) vermehrt, ähnlich wie die seitliche Anspannung der Membran es tut (vgl. oben).

Wir sehen aber immer bei diesen Versuchen, daß ein örtlich beschränkter Druck in den anstoßenden Teilen die größten Dimensionsänderungen

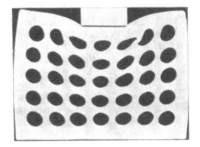

Abb. 6.

bewirkt, und daß diese kleiner werden, je weiter die Kreise vom Angriffsabschnitt entfernt sind. In einiger Entfernung werden sie schwer nachweisbar. Die seitliche Hervorwölbung des Blockes beweist jedoch, daß sich die Kraft bis da erkennen läßt.

Lassen wir in zwei benachbarten Abschnitten einen umschriebenen vertikalen und einen umschriebenen Seitendruck zugleich einwirken, so tritt eine Summierung in verschiedener Weise und in verschiedenem Maße, ähnlich wie bei der Membran, ein.

Alles in allem ruft eine örtlich beschränkte, dehnende oder drückende Kraft in gleichmäßigem Kautschuk ungleiche Dimensionsänderungen hervor: diese sind in der nächsten Nähe des Angriffsabschnitts am größten und sie nehmen mit der Entfernung von diesem Abschnitt ab. In gewissem Abstande werden sie schwer erkennbar, wenn nicht die dehnende oder drückende Kraft eine gewisse Größe erreicht.

Im allgemeinen nimmt das Gebiet der sichtbaren Dimensionsänderungen mit der Größe der dehnenden bzw. drückenden Kraft zu, wie sich aus Versuchen mit verschieden großen Kräften ergibt.

Obige und andere Beobachtungen berechtigen uns, dieses „Gesetz der beschränkten sichtbaren Fortpflanzung einer örtlich beschränkten dehnenden oder drückenden Kraft" als auch für den menschlichen und tierischen Körper gültig zu betrachten.

Welche ist denn aber die Bedeutung der Bronchien, bindegewebigen Septen, großen Gefäße, Gallengänge usw. bei der Fortpflanzung eines solchen Zuges bzw. Druckes? Diese Gebilde sind im allgemeinen fester als das Organgewebe, womit sie fest zusammenhängen. Und wenn zwei Körper von verschiedener Elastizität fest zusammenhängen, wird die Dehnbarkeit bzw. Zusammendrückbarkeit des dehnbareren bzw. zusammendrückbareren durch die des anderen Körpers in den Richtungen verringert, in denen Änderung seiner Dimensionen unmöglich ist, ohne Änderungen der Dimensionen des mehr elastischen Körpers. Die Spannung im weniger elastischen Stoff ist dann geringer als die im mehr elastischen, und die Kraft pflanzt sich am stärksten durch letzteren fort, wobei sie selbstverständlich ihre Richtung behält. Kleben wir eine gebogene (Abb. 5) Kautschukröhre, mit einem Kupferdraht als Mandrin fester gemacht, auf eine in gleichen Abständen durchlöcherte Membran, so beschränkt offenbar die Röhre die Dehnung des rechts an ihrer hohlen Seite liegenden Membranabschnittes. Die Löchelchen sind hier ja am kleinsten. Die Richtung der ziehenden Kraft wird selbstverständlich nicht durch die Biegung der Röhre geändert.

Solche Verhältnisse in der Lunge nennen wir als Beispiel. Es gibt keinen Lungenteil von einigen ccm, der nicht Bronchialverzweigungen verschiedener Richtung enthält, mit denen das Lungengewebe fest zusammenhängt. Eine Volumenänderung eines solchen Lungenteils ist kaum möglich ohne Dimensionsänderungen (Verlängerung, Verkürzung, Biegung, Drehung) einiger oder aller Bronchialzweige in demselben. Die Abb. 7 und 8 zeigen uns solche Biegungen und Dimensionsänderungen der Bronchien bei künstlicher Ein- und Ausatmung. Wir sehen, daß die Winkel, welche die Bronchien miteinander bilden, bei künstlicher Ausatmung schärfer sind als bei künstlicher Einatmung, und daß die feinsten Bronchialverzweigungen die stärksten Veränderungen zeigen, was sich aus ihrer geringeren Elastizität erklärt.

Die mathematische Formel zeigt die Verhältnisse deutlich. Ein elastischer Stab, dessen Länge mit l, Durchschnitt mit d, Elastizitätskoeffizient mit E angedeutet sei, erfährt durch eine ausdehnende bzw. zusammendrückende Kraft P eine Verlängerung bzw. Verkürzung a.

$$a = \frac{1}{E} \cdot \frac{P \cdot l}{d}.$$

Schneiden wir einen Hauptbronchus vom Hilus an bis in sein peripheres Ende los und auf, so bekommen wir einen Streifen, der zugleich in Breite und in Dicke, also in d, und in Knorpelgehalt, also in E, in zentroperipherer Richtung abnimmt. Seine Biegsamkeit nimmt in dieser Richtung noch mehr zu. Denn ein elastischer zylindrischer Stab mit einem Radius r, der in horizontaler Richtung am einen Ende befestigt wird, erfährt durch ein am freien Ende aufgehängtes Gewicht P eine Biegung b.

$$b = \frac{4}{3} \frac{P}{E} \cdot \frac{\pi r^4}{l^3}.$$

Je dicker die Bronchien in einem Lungenteil sind, um so mehr wird somit die Dehnbarkeit, die Erweiterungsfähigkeit der mit ihnen zusammenhängenden und

benachbarten Lungenbläschen beschränkt. Auch große Gefäße, Bindegewebssepten usw. haben einen ähnlichen Einfluß. Die feinsten Bronchialzweige fließen
aber gleichsam ins Lungengewebe aus.

Sowohl das Gesetz der beschränkten sichtbaren Fortpflanzung einer örtlich
beschränkten dehnenden oder zusammendrückenden Kraft wie die Beeinflussung der Elastizität eines Gewebes durch den Zusammenhang mit einem Körper
von anderer Elastizität sind von Bedeutung für die physiologischen Eigenschaften der verschiedenen Lungenteile. Denn es hat, wie wir später sehen
werden, die dehnende inspiratorische Kraft nicht in allen Punkten der Lungenoberfläche dieselbe Größe, während auch die Dehnbarkeit des Lungengewebes,
vor allem durch seinen Zusammenhang mit dem Bronchialbaum, nicht überall
gleich ist. Daraus ergeben sich Verschiedenheiten der Atmungsgröße der verschiedenen Lungenteile mit ihrer Bedeutung für die intraalveolare Lufterneuerung und für die Bewegungsenergie der Luft-, Blut- und Lymphströme.

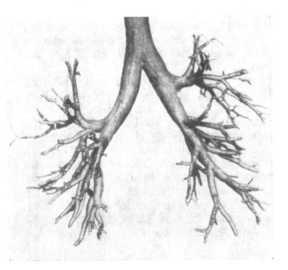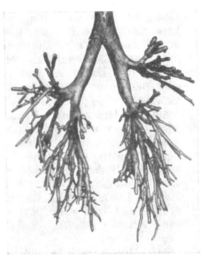

Abb. 7. Bronchialabguß bei künstlich
erweitertem Brustkasten.

Abb. 8. Bronchialabguß bei künstlich zusammengepreßtem Brustkasten.

Pathologische Änderungen der dehnenden bzw. drückenden Kraft
einerseits und der Elastizität andererseits machen sich z. B. bei der Entstehung
von Emphysem und in den S. 38 genannten Fällen geltend.

Ob die inspiratorische Zusammenziehung des Zwerchfells eine ähnliche
Bedeutung hat für die physiologischen Eigenschaften verschiedener Leberteile, ist eine Frage, die einer eingehenden Forschung harrt. Wir sahen oben,
daß örtlicher Druck nur örtliche Anämie der Leber bewirkt. Es ist nun wahrscheinlich, daß die verschiedenen Leberteile mit verschieden großer Kraft
bei der Einatmung zusammengedrückt werden. Ihre Elastizität ist sicher nicht
überall gleich, obwohl wir die Größe dieser Unterschiede nicht genau kennen,
indem das bindegewebige Gerüst mit den Gallengängen und Gefäßen nicht
überall gleich entwickelt ist. Nun kann Summierung ungleicher, an der Oberfläche angreifender, zusammendrückender Kräfte in der Tiefe stattfinden. Ob
dadurch aber überall eine gleich große Kraft entsteht, erscheint zweifelhaft.
Die oft ungleiche Anhäufung des Blutes in den verschiedenen Teilen der Leber

bei kardialer Stauung weist auf die Möglichkeit einer ungleichen Erweiterungsfähigkeit der Blutkapillaren (Dehnbarkeit des Gewebes) oder auf die einer
ungleichen Auspressung bei der Einatmung oder auf beides hin. Verschiedenheiten der Blut-, Lymph- und Gallenbewegung können von Bedeutung sein
für die Empfänglichkeit für chemische Schädigung, für Infektion und für den
Verlauf pathologischer Vorgänge, wie Entzündungen usw. Bevorzugung eines
bestimmten Leberabschnittes durch eine bestimmte Giftwirkung oder Infektion
ist aber vielleicht einer bestimmten hämatogenen Verteilung des Giftes zuzuschreiben, wie wir später sehen werden.

b) Bedeutung der Wirkungsdauer der mechanischen Faktoren.

Die durch mechanische Faktoren im lebenden Organismus bewirkten
Änderungen sind nicht nur von ihrer Größe, sondern auch von ihrer Wirkungsdauer abhängig. Besonders bei kurz dauernder aber starker Wirkung pflegt
die unmittelbare Gewebsschädigung in den Vordergrund zu treten. Bei längerer
Dauer ist die Entscheidung, was überwiegt, die mittelbare oder die unmittelbare Schädigung (S. 35), häufig schwer. Die sich an Dimensionsänderung
anschließenden Zellveränderungen sind, wenigstens zum Teil, als Folgen unmittelbarer Schädigung zu betrachten.

Bei der Dauer ist von Bedeutung, ob die Schädigung unaufhörlich
oder nur zeitweise, aber wiederholt während gewisser Zeit einwirkt. Viele
Gewebe werden durch unaufhörlichen Druck oder Zug von gewisser Dauer und
Größe zu Druck- bzw. Dehnungsatrophie, Knochen zu Usur gebracht. Wir
wissen das von Leberzellen, von quergestreiften sowie glatten Muskelfasern,
auch von Herzmuskelfasern, von Nierenepithelzellen, von der Oberhaut und
Schleimhäuten, wenn diese Gewebe bzw. Zellen durch Geschwulstknoten oder
sonstwie allmählich stärker zusammengedrückt oder (und) gedehnt werden.
Die Zelldimensionen ändern sich dabei im Sinne der drückenden bzw. dehnenden
Kraft. Dehnung oder Zusammendrückung gewisser Stärke eines Gewebes,
z. B. eines Ohres, während einer gewissen Zeit, führt zu Lähmung und Erweiterung von Blutgefäßen, welche nach dem Aufhören der Einwirkung besonders
deutlich wird.

Die Druck- bzw. Dehnungsatrophie geht oft mit Entartung, sogar Nekrose
einher, sie ist oft eine degenerative Atrophie (s. dort). Wir sehen das besonders bei fein differenzierten Epithelzellen wie bei der Leber und Niere. Auch
im Rückenmark bei der sog. „Kompressionsmyelitis". Es handelt sich dabei
entweder um Druckerscheinungen ohne weiteres durch plötzlichen Zusammen-
bruch oder Verschiebung von Wirbeln wie bei Wirbelbruch, oder um Druckerscheinungen mit (sekundärer) Entzündung oder um Druck durch Pachymeningitis oder endlich um eine von den Wirbeln auf das Rückenmark fortgeschrittene tuberkulöse Myelitis ohne Druckerscheinungen, sogar (SCHMAUS)
mit ödematöser Schwellung des Rückenmarks. Einer langsamen Buckelbil-
dung bei tuberkulöser Spondylitis scheint sich das Rückenmark (durch Ausweichen) häufig anzupassen.

Fortwährender Druck kann auch das Wachstum eines Körperteils hemmen,
wie die kleinen Füße der chinesischen Frauen zeigen. Ihre Füße werden schon
von früher Jugend an fest eingewickelt. Sehnen können durch Druck Wachstumshemmung bewirken, wodurch sich Rinnen ausbilden. Bei den (angeborenen)
Mißbildungen werden wir noch pathologischer Druckwirkung begegnen. Ferner
kann wahrscheinlich ein primärer Hydrocephalus internus (innerer Wasserkopf)
die Ausbildung eines großen Schädels zur Folge haben.

Auf der anderen Seite bestätigte DRONSIK die Annahme SCHAUTAs, daß Verringerung oder Wegfall eines Druckes von Knochenansatz gefolgt werden

kann: Er durchschnitt bei einem Kaninchen von sechs Tagen die eine Fascia lata in der Länge. Nach zwei Monaten war der Schenkelknochen dicker als der andere. Bei Hunden, Katzen und Schweinen entfernte er einige Tage nach der Geburt ein Auge. Nach zwei Monaten war die Orbita kleiner und hatte sie eine dickere Wand als die andere. Jedoch ist die Möglichkeit nicht ausgeschlossen, daß die wichtigen Änderungen einem Wegfall bzw. Änderung einer noch näher zu studierenden Muskelwirkung und nicht einem verringerten fortwährenden Druck zuzuschreiben sind.

Abwechselnder Druck bzw. Zug kann verschiedene Wirkung haben, je nach ihrer Größe und der Dauer der einzelnen Wirkungen im Zusammenhang mit der Natur des Gewebes. Es gibt Übergänge und Kombinationen, wo ein (erhöhter) Druck dann und wann nachläßt oder eben noch mehr zunimmt wie der Blutdruck im Aneurysma durch die Pulswelle, auf die wir nicht weiter eingehen. Einige Beispiele von abwechselndem Druck oder Zug: Seniles sowie pathologisches Lungenemphysem kann durch normale bzw. pathologisch verstärkte in- oder exspiratorische Dehnung entstehen (s. dort). Knochenwachstum kann durch abwechselnden Druck bzw. Zug gefördert werden, wie sie Muskelwirkung ausübt. Diese verstärkt außerdem die Blut- und Lymphdurchströmung der Knochen, Bänder und Sehnen (KORTEWEG). Das Genu valgum adolescentum entsteht jedoch durch den Druck des Körpergewichts besonders auf die Condyli laterales der Ober- und Unterschenkel bei zu langem Stehen. Sobald der Patient weniger steht und mehr geht, sieht man nicht selten allmählich die Genua valga schwinden. In all diesen Fällen handelt es sich um Beeinflussung wachsender Knochen. Während VOLKMANN fortwährendem Druck einen hemmenden Einfluß auf das Knochenwachstum zuschrieb und JULIUS WOLFF das Gegenteil behauptete, nahm KORTEWEG wohl mit Recht an: Fortwährender Druck bringt Knochen zum Schwund (immer Usur?), abwechselnder Druck und Entlastung fördert sein Wachstum. (Vgl. über die Architektonik des Knochens dabei JULIUS WOLFF, MEYER und M. B. SCHMIDT). Andere Einflüsse auf das Wachstum werden wir später kennen lernen.

Die Druckfestigkeit eines Knochens hängt nach MESSERERs Bestimmungen von seinem Bau ab. Im allgemeinen hat spongiöser Knochen eine geringere Druckfestigkeit, während ein kurzer, gerader, dicker Knochen Druck in der Längsrichtung den größten Widerstand leistet. Ein doppelt so langer Knochen mit demselben Durchmesser biete einen um die Hälfte geringeren Widerstand. Ein seitlich ausgeschweifter Knochen hat geringere Druckfestigkeit: Er wird immer mehr (an der konvexen Seite) ausgebogen, bis er bricht.

Bei Gelenkerkrankung findet man manchmal nach einiger Zeit eine noch unklare Atrophie von Knochen und Muskeln, und zwar betrifft diese immer sämtliche distal des erkrankten Gelenkes gelegene Teile des Knochengerüstes (VOLKMANN). Die Knochen werden zu dünn, zu fein, zu kurz. Inwiefern verringerte Muskeltätigkeit und abgenommener Druck und Zug daran schuld sind, ist eine unbeantwortete Frage (vgl. Inaktivitätsatrophie).

Abwechselnder Druck oder Reibung vermag auch eine Verdickung der Oberhaut, oft mit Atrophie des Papillarkörpers, wie der Klavus (Hühnerauge) und Kallus in dem Handteller zeigen, hervorzurufen, ersteres durch ungeeignete Fußbekleidung, letzteres bei gewissen Arbeitern und Gymnasten. Ferner soll ein Teil der Sehnenflecke des Epikards ebenfalls durch Reibung bei der Herztätigkeit entstehen (HERXHEIMER). Auch die Schnürleber ist Druck und Reibung der Rockbänder usw. zuzuschreiben; wir finden nicht nur eine verdickte Leberkapsel, sondern außerdem eine örtlich beschränkte Atrophie der Leber mit einer beschränkten proliferativen Entzündung, deren Entstehung noch im Dunkeln liegt.

Weil Biegung aus Dehnung auf der einen, Zusammendrückung auf der anderen Seite besteht, setzt sich Biegungsfestigkeit aus Dehnungs- und Druckfestigkeit zusammen. [Dies haben wir bei dem Bruch eines Röhrenknochens der selten anders als durch Hebelwirkung, besonders durch Muskelwirkung, entsteht, zu berücksichtigen. Volkmann hat mit Recht die Biegungselastizität des lebenden Knochens, welche die des toten übertrifft, hervorgehoben. Verbiegungen der Rippen, der Schädelknochen durch das wachsende Gehirn, erklären sich aus ihr. Durch Biegung sind beträchtliche Gestaltsveränderungen möglich. Die verbogenen Knochen können dann durch Knochenansatz dicker und stärker werden. Das sehen wir auch schön am verbogenen rachitischen Knochen, besonders an der hohlen Seite z. B. der Säbelbeine, wo sich eine dicke Substantia compacta bildet. Es kann ein Knochen durch Dehnung allmählich dünner werden, wie z. B. die Wand der Oberkieferhöhle, die durch eine in dieser wachsende Geschwulst hervorgetrieben wird. Schließlich wird die Wand so dünn, daß der tastende Finger das eigentümliche „Pergamentknittern" nachzuweisen vermag. Handelt es sich um noch wachsenden Knochen, so ist auch hier Ansatz möglich. Knochenneubildung (s. später) durch ossifizierende Periostitis hat mit Knochenbildung durch mechanische Faktoren nichts zu tun.

Von allmählichem Schub und Torsion wissen wir fast nichts. Beides kommt dann und wann vor.

Plötzliche Wirkung mechanischer Faktoren.

Bisher haben wir die allmählich einsetzende und zunehmende Wirkung mechanischer Faktoren besprochen. Jetzt sollen wir ihre plötzliche Wirkung studieren, d. h. die Wirkung eines Stoßes, Schlages, Ruckes, die einen plötzlichen Druck oder Zug ausüben oder Biegung, Scherung oder Drehung bewirken. Man redet hier von äußerer Gewalt, von stumpfem bzw. scharfem Trauma (Verwundung), letzteres durch Messer und andere scharfe Werkzeuge. Wird der Zusammenhang der bedeckenden Teile gehoben, so nennt man die unbedeckte Stelle eine Wunde. Wird ein Gewebe durch plötzlichen Druck, einen Schlag oder stumpfen Stoß zerdrückt, wobei Blut aus Gefäßen tritt, so redet man von Kompression oder Kontusion (Quetschung). Blutung kann aber fehlen, wie in den ganz kleinen Kontusionsherden des Gehirns. Ein Stoß oder Schlag (plötzlicher Druck mit Beschleunigung) wird durch einen bewegten Körper zugebracht, ein Ruck (plötzliche Dehnung mit Beschleunigung), Biegung, Scherung oder Drehung kann auch durch Muskelwirkung eintreten. So kann z. B. die Kniescheibe quer gebrochen werden durch einen heftigen Ruck, ausgeübt vom M. quadriceps femoris beim Sprung oder Fußtritt.

All diese plötzlichen mechanischen Faktoren kennzeichnen sich, im Gegensatz zu den allmählich einwirkenden, durch die große Bewegungsenergie, welche sie dem getroffenen Körper oder Körperstelle erteilen. Dies ist für ihre Wirkung von großer Bedeutung. Zunächst hat sich aus vielen Beobachtungen ergeben, daß die Festigkeit eines Körpers einem plötzlichen mechanischen Faktor gegenüber immer kleiner ist als einem allmählich zum gleichen energetischem Wert zunehmenden Faktor. So wird man z. B. ohne Schaden ein Gewicht P auf eine horizontal gestellte Fensterscheibe legen können, wodurch diese eine potentielle Energie Ph bekommt. Ein leichteres Gewicht P' aber (mit gleicher Grundfläche), das mit einer Geschwindigkeit v die Scheibe trifft, wobei $\frac{1}{2} m \cdot v^2 \leqq Ph$, wird sie zerbrechen. Selbstverständlich gibt es Übergänge, auf die wir unten zurückkommen, zwischen „allmählicher" und „plötzlicher" Einwirkung. Auch in ihrer Fortpflanzung unterscheiden sie sich.

Auch bei plötzlicher Einwirkung eines mechanischen Faktors müssen wir unterscheiden: 1. gleichmäßige Einwirkung auf den ganzen Körper oder Körperteil und 2. Einwirkung an einer umschriebenen Stelle.

Es kann ein mechanischer Faktor in allen Teilen eines Körperteils gleichmäßig einwirken, aber nur an einer umschriebenen weniger widerstandsfähigen Stelle eine Zerreißung zur Folge haben. So kann eine arterielle Blutdruckerhöhung die Berstung eines Aneurysmas, venöse Blutdruckerhöhung Einriß einer Varix bewirken. Durch plötzlich starke Dehnung der Lunge können Lungenbläschen einreißen, und interstitielles Emphysem erfolgt. Das ereignet sich mitunter bei starker Atemnot. Dabei ist die dehnende, in- oder exspiratorische Kraft aber nie in allen Lungenbläschen gleich. Außerdem sind auch nicht alle Lungenbläschen gleich dehnbar. Käsige Erweichung einiger subpleuraler Lungenbläschen mitsamt des Lungenfells kann durch normale Einatmung zum Einriß und Pneumothorax führen.

Durch einen Fall aus gewisser Höhe auf die Füße oder Knie können innere Organe, wie Leber und Milz, oder das Herz einreißen oder gar abgerissen werden. Es kann z. B. das Herz, abgerissen von der Aorta, locker im Herzbeutel liegen, oder es kann das Endokard einreißen. Durch den Fall bekommen sämtliche Körperteile eine große Bewegungsenergie $\frac{1}{2} m v^2$. Kommt der Körper auf dem Boden plötzlich zu Ruhe, so erleidet das knöcherne Skelett einen heftigen Stoß, der sich allen fest damit zusammenhängenden Teilen mitteilt. Die im Körper mehr oder weniger locker aufgehängten Organe bewegen sich aber mit großer Energie in der Richtung des Mittelpunktes der Erde fort. Die m des Herzens wird durch Füllung der Kammer und Vorhöfe am größten. Es kann dann durch einen Fall oder Schlag auf die Herzgegend (s. unten) die Aorta oder das Endokard, oder eine Klappe einreißen, Blutungen im Herzmuskel können auftreten (vgl. auch F. C. Koch). Die Leber kann beim Lig. suspensorium oder eben an ihrer hohlen, dem Darm zugewandten Oberfläche Einrisse zeigen. Letztere entstehen wahrscheinlich dadurch, daß die mittleren, weil schwersten, Abschnitte des Organs die größte Bewegungsenergie bekommen. Infolgedessen wird die hohle intestinale Oberfläche durch die plötzliche Hemmung der Körperbewegung mit einem Ruck konvex gebogen, so daß die Leberkapsel und die Leber selbst an mehreren Stellen einreißt. Es findet dabei also Biegung und Scherung, vielleicht gelegentlich Drehung des Organs statt. Die Milz kann ähnliche Veränderungen aufweisen. Mehr oder weniger erhebliche Blutungen sind möglich. Wird der Körper durch einen Schlag mit großer Geschwindigkeit fortgeschleudert und kommt er dann durch einen Widerstand plötzlich zu Ruhe, so kann sich ähnliches ereignen.

Eine kräftige Ohrfeige — Pädagogen mögen dies beachten! — vermag eine sogar tödliche, subarachnoideale Blutung zu bewirken, wenn der Getroffene nicht wankt und plötzliche Anstrengung der Halsmuskeln den fortbewegten Kopf zu plötzlichem Stillstand bringt. Ich sah einen solchen Fall. Die über das ausgetretene Blut gespannte Arachnoidea läßt sich mit einer Pinzette zeltförmig emporheben und nachweisen. Nach Einschnitt tritt dann das Blut frei zutage. Die Blutung entsteht wahrscheinlich durch ruckförmige Verschiebung des Gehirns gegen die Arachnoidea und daraus erfolgende Zerreißung einer oder mehrerer Blutadern, welche aus dem Gehirn treten und sich in subarachnoideale Venen ergießen.

Verschiebung von Organen bzw. Organteilen ist wahrscheinlich, wenigstens zum Teil, an See- bzw. Wagenkrankheit schuld. Die hin- und herschaukelnden Bewegungen gehen dabei plötzlich in solche von entgegengesetzter Richtung über, was Verschiebung von Organen zur Folge hat, wenigstens in bestimmten Fällen. Wodurch und wie aber die Erkrankung dabei entsteht, ob durch geänderte Blutverteilung oder durch unangenehme Empfindung oder durch die Empfindung einer Gleichgewichtsstörung (Drehschwindel, s. dort), ist unentschieden. Mitunter machen sich besonders Gesichts- oder Geruchsempfindungen bei der Konstellation geltend, welche die Gleichgewichtsstörung bedingt. Bemerkenswert ist die verhütende Wirkung einer festen Leibbinde bei reichlichen Mahlzeiten.

Wirkt ein mechanischer Faktor plötzlich an einer umschriebenen Stelle ein, so erweist sich nicht nur (S. 36) die Festigkeit geringer als bei allmählicher

Einwirkung, sondern auch die Fortpflanzung ist, wenigstens beim Stoß, eine andere. Drücken wir mit der Hand eine Gewehrkugel mit allmählich wachsender Kraft gegen eine Fensterscheibe, so entstehen bei genügend großer Kraft Sprünge in der Scheibe, die schließlich in viele Stücke zerfällt. Schießen wir aber dieselbe Kugel von einem gewissen Abstande mit gewisser Geschwindigkeit durch die Scheibe, so macht sie in dieser ein rundes Loch, und zwar durch Schub (indem sie Glas fortschiebt). Ist dieser Abstand zu klein, so wirkt außer der Kugel die Explosion auf die Scheibe ein, ist er zu groß, so daß die Bewegungsenergie der Kugel schon bedeutend abgenommen hat, so treten Sprünge, vom Loch ausgehend, auf. Eine ähnliche Erfahrung hat man mit Rundkugeln aus glatten Gewehren mit großer Anfangsgeschwindigkeit, die aber bald abnimmt, gemacht. Ein Schuß von 50—100 m Abstand macht ein scharfes Loch in einem Knochen nur in der Längsrichtung des Knochens — und führt zu ausgedehnter Zertrümmerung. In größerem Abstande bewirkt der Schuß auch senkrecht auf der Längsrichtung Zertrümmerung durch Kommunitivbrüche. Wir sehen

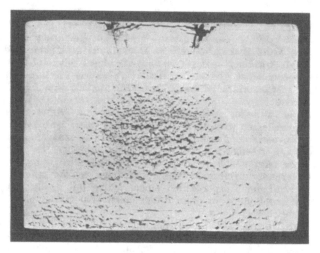

Abb. 9.

somit eine rundes Loch ohne weiteres bei großer, Sprengung bei geringerer Bewegungsenergie. Je mehr die Bewegungsenergie abnimmt, um so mehr treten Übergänge nach langsamer Druckwirkung ein. Die Austrittsöffnung einer Kugel aus einem Körper ist größer als die Eintrittsöffnung, weil ihre Geschwindigkeit im Körper abnimmt. Eine Kugel mit großer Geschwindigkeit (aus der Nähe) macht in festem Kautschuk von 4 cm Dicke ein nahezu zylindrisches, in größerem Abstande macht sie ein kegelförmiges Loch, wie mir Versuche lehrten. Ein Steinchen mit großer Kraft, z. B. durch einen Katapult, gegen eine dicke Fensterscheibe geworfen, vermag sogar ein kegelförmiges Stück aus der Scheibe zu schieben, das man wieder einkleben kann. Aus diesen Befunden verstehen wir, daß eine Kugel in kleinem Abstande weniger Gewebe zerreißt und zerquetscht als in großem, in welchem ihre kinetische Energie kleiner ist. Durchbohrt eine Kugel mit gewisser Geschwindigkeit den Kopf, so ist nicht nur die Austrittsöffnung größer, sondern es ist das Loch in der Lamina interna der Eintrittsöffnung größer als das Loch der Lamina externa, bei der Austrittsöffnung aber umgekehrt.

Wie pflanzt sich ein stumpfer Stoß in einem elastischen Körper fort, in dem er kein Loch macht? Die Beantwortung dieser Frage ist von Bedeutung für das Verständnis obiger und ähnlicher Beobachtungen wie die Hirnerschütterung.

Bedecken wir einen nichtdurchlöcherten Kautschukblock mit einer weißen Firnisschicht, setzen wir auf den Block das Brettchen C, wie in Abb. 12, und lassen wir dann einen Holzblock A (8 kg) von etwa 2 m Höhe auf C fallen, so blättert der Firnis in einem kegelförmigen Abschnitt ab (Abb. 9); dies erinnert uns an das kegelförmige Schußloch. Je häufiger wir den Stoß durch A wiederholen, um so breiter wird der Kegel (durch Summation unvollkommener elastischer Nachwirkungen). Ein weiterer Versuch lehrt uns die Größe der Stoßkraft in einigen Punkten des Kegels näher kennen. Wir lassen dazu den Holzblock A auf einen durchlöcherten Kautschukblock fallen und sehen dann an den Lochrändern im Innern des Blocks Einrisse auftreten, die sich durch wiederholte Stöße vergrößern und miteinander in Zusammenhang treten können (Abb. 10). Diese Einrisse sehen wir nur im mittleren Blockabschnitt, gerade unter der Stelle, wo der Stoß auftritt. Sie fehlen aber im oberen und unteren Rande, die eine dicke Kautschukwand haben. Der Stoß wirkt somit am stärksten in seiner Richtung.

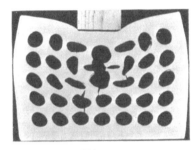

Abb. 10.

Die Einrisse entstehen an den Lochrändern, weil dort der Kautschuk nicht befestigt ist, sondern mit einem Stoff (Luft) von anderer Elastizität abwechselt, so daß hier größerer Schub möglich ist; die Risse entstehen nämlich durch Schub. Wir müssen im allgemeinen da, wo im tierischen Organismus festes mit lockerem Gewebe zusammenhängt, eher Schubwirkung erwarten als in einem gleichmäßig elastischen Gewebe. So verstehen wir die Einrisse der Intima größerer Gefäße, sogar die des Endokards durch Einklemmung von Brust oder Bauch zwischen einem Wagen und einer Mauer oder durch Verschüttung bei Minen- oder Granatexplosion, gleichgültig, ob die Haut unverletzt bleibt, wie wir mitunter beobachten. Eine mit Kraft verschobene Blutmenge kann dann unter einem scharfen Winkel gegen die Intima anprallen. Durch obigen Versuch begreifen wir auch die Einrisse in kleineren, strotzend mit Blut gefüllten Hirngefäßchen mit Blutaustritt in das umgebende Gewebe bei Hirnerschütterung, sowohl beim Menschen wie beim Kalb, das von einem Metzger mit einem schweren Hammer einen betäubenden Schlag zwischen den Hornanlagen bekommen hat. Hirnerschütterung beim Menschen ist nämlich in der Regel einem heftigen Stoß zuzuschreiben (s. dort).

Ein Schlag oder Stoß gegen den Kopf vermag nicht nur Hirnerschütterung und Quetschung des Gehirns an verschiedenen Stellen, Blutergüsse verschiedener Ausdehnung im Gehirn, subarachnoideal und subdural, sondern auch Schädelbruch zu bewirken. Dieser kann an der getroffenen oder an einer entfernten, gegenüberliegenden Stelle („fracture par contrecoup") auftreten. Letzteres z. B. durch einen Fall oder Schlag auf den Scheitel, der einen Sprung in der Schädelbasis bewirkt, welcher oft quer durch die Sella turcica und das Schläfenbein verläuft; dazu kann ein Bruch im Augenhöhlendach oder im Felsenbein usw. kommen. Die große Häufigkeit dieser Bruchlinie, obwohl der Stoß nicht immer in derselben Richtung und auf dieselbe Stelle des Scheitels auftrifft, beweist, daß das Verhältnis der Stoßstärke zur Festigkeit des Knochens der Entstehung eines Bruches in bestimmten Teilen der Schädelbasis besonders günstig ist. Erreicht der Stoß diese Teile am wenigsten abgeschwächt oder ist ihre Brüchigkeit besonders groß? Die Brüchigkeit der Schädelwand wird nicht nur durch ihre Dicke und Krümmung, sondern auch durch Löcher und Spalten bedingt. Die zur Beurteilung der Festigkeit der verschiedenen Teile erforderlichen Daten fehlen. Um so schwerer wird die Beurteilung, weil wir nicht einmal wissen, welche Kraft den Bruch bewirkt und wir doch nur die Festigkeit gegen eine bestimmte Kraft untersuchen können.

Schon viel hat man über die Fortpflanzung eines Stoßes durch den Schädel gearbeitet und mehr noch geschrieben, ohne jedoch eine befriedigende Lösung zu erbringen. Ein Stoß gegen den Kopf pflanzt sich durch die knöcherne Schädelwand fort oder er macht sich wenigstens an verschiedenen Stellen der Schädelwand erkennbar: Legen wir quer um den entblößten knöchernen Schädel der Leiche eines jugendlichen Menschen einen bleiernen Streifen oder Draht genau passend

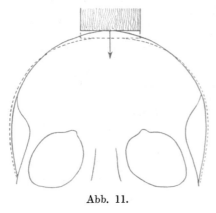

an und lassen wir dann auf den Scheitel (der Leiche in sitzender Haltung) den Holzblock von 8 kg von etwa 1,5 m Höhe fallen, so entfernen sich die Streifenenden um 1 bis 1,5 % voneinander, ein Beweis, daß der quere Schädelumfang zunahm, während der Scheitel eingedrückt wurde (Abb. 11). Nicht immer sind die Dimensionsänderungen gleich, abhängig von der Elastizität des Schädels, vielleicht auch davon, ob ein Bruch an der unmittelbar getroffenen Stelle erfolgt oder nicht, selbstverständlich auch von Richtung und Kraft des Stoßes. Der quere Schädelumfang nimmt zu, sobald die Schädelkapazität durch Eindrücken des Scheitels, obwohl Blut und Lymphe aus dem Gehirn ausgepreßt werden, zu klein für den Schädelinhalt wird. Wie und wie stark sich außer

Abb. 11.

dem der Stoß von der getroffenen Scheitelstelle aus durch die knöcherne Schädelwand fortpflanzt, und ob er auf diesem Wege einen Bruch „par contrecoup" zu

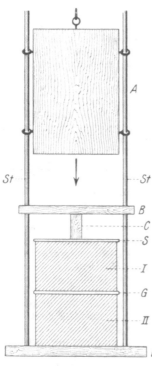

bewirken vermag, ist noch nicht hinreichend festgestellt.

Für den Knochensprung in der Schädelbasis kommt außerdem Fortpflanzung des auf den Scheitel auftretenden Stoßes durch das Gehirn in Betracht. Die oben besprochenen Versuche mit dem Kautschukblock weisen schon auf diese Möglichkeit hin. Wird nun der Scheitel durch einen Stoß genügend eingedrückt — ein Sprung in der Tabula vitrea, wenn kein vollständiger Bruch der Scheitelwand, ist manchmal die Folge einer solchen Eindrückung —, so ist die Möglichkeit der Fortpflanzung des Stoßes durch das Gehirn gegeben. Wie stark pflanzt er sich in verschiedenen Richtungen fort? Von vornherein müssen wir erwarten, bei großer Bewegungsenergie am stärksten in seiner Richtung, und bei geringerer Bewegungsenergie in einem kegelförmigen Abschnitt, wie beim Schußloch und Kautschukblock. HAUSER fand bei der Sektion eines sechs Tage nach einem Stoß gegen die vordere rechte Seitengegend des Schädels gestorbenen Mannes gelbliche und grauliche erweichte Herde in der Stoßrichtung, welche er einer nur mikroskopisch sichtbaren Quetschung zuschreibt. Erreicht ein Stoß die Schädelbasis, so vermag diese in ihren weniger dehnbaren Teilen kaum auszuweichen, so daß Sprünge auftreten.

Folgender Versuch zeigt die Stelle, wo der durch Kautschuk fortgepflanzte Stoß am stärksten auftrifft: Auf das hölzerne, vollkommen glatte Brettchen D (Abb. 12, jedoch ohne II) legen wir ein Stück

Abb. 12.

Fensterscheibe G, gleich groß wie die Unterfläche des Kautschukblocks I, den wir auf G legen. Die stählerne Platte S von etwa 1 mm Dicke stellt die Schädelwand dar. Auf der Mitte von S ruht ein vertikales Brettchen C, das mit dem horizontalen Brettchen B fest verbunden ist. B ist leicht längs der beiden eisernen Stangen St zu verschieben. Fällt nun der Holzblock A von einer Höhe von 2,5 m auf B, so pflanzt sich der Stoß bis auf G fort. G zerbricht aber nicht, auch nicht, wenn wir den Versuch ohne S wiederholen. Beweist dies, daß der Stoß G in allen Punkten gleich stark trifft? Nein. Legen wir nämlich G auf einen Kautschukblock II (wie abgebildet), so wird G durch den Stoß in zwei nahezu gleiche Teile, links und rechts von der Stoßrichtung (C) zerbrochen, auch dann, wenn A von nur 22 cm Höhe herunterfällt. Die Eindrückbarkeit des Blockes II ermöglicht nämlich jetzt eine Biegung von G, während D schwer eindrückbar ist. Ob der Umstand, daß der Stoß G in der Mitte etwas eher erreicht, mitwirkt, bleibe dahingestellt. Nehmen wir statt I ein gleichgroßes, hartes hölzernes Blöckchen, so wird G nicht zerbrochen.

So können wir uns den Schädelbruch durch einen fortgepflanzten Stoß vorstellen. Übrigens schließt diese Wirkung keineswegs Fortpflanzung des Stoßes durch die Schädelknochen aus und umgekehrt. Eine Zusammenwirkung erscheint nicht unmöglich. Über die Hirnquetschung werden wir im 32. Kap. reden.

Die Wirkungs eines Rucks, d. h. eines plötzlichen Zugs, plötzlicher Biegung und Torsion verschiedener Stärke ist noch nicht untersucht.

Wir wissen, daß gleich starker Zug im allgemeinen um so schädlicher ist, je plötzlicher er wirkt. Plötzlicher Zug, somit ein Ruck, kann verschiedene Gewebe, Gefäße (mit Bluterguß), Sehnen, Knochen (Kniescheibe, s. S. 46), Muskeln zerreißen. Zerreißung durch Zug einer Gelenkkapsel oder seiner Verstärkungsbänder nennen wir Distorsion (Verstauchung). Sie tritt ein durch eine zu starke Streckung (Hyperextension) oder Beugung (Hyperflexion), beides in den physiologischen oder aber in abnormen Bahnen. Nicht selten findet neben der Dehnung auch Torsion dabei statt. Die Dehnungs- bzw. Torsionsfestigkeit verschiedenartiger Gewebe ist verschieden, aber auch Knochen- und Knorpelfortsätze (Knöcheln z. B.) können, gewöhnlich mit stärkerer Blutung, abgerissen werden. Es gibt Leute, deren Füße oft „umkippen" ohne Zerreißung von Geweben, durch individuell abnorm große Dehnbarkeit der Gelenkkapseln und Bänder. Reißt bei einer Distorsion die Gelenkkapsel ein, so kann ein Gelenkkopf austreten (Luxation).

Nerven vertragen allmählichen sowie plötzlichen Druck schlecht. Schon der Druck einer Hg-Säule von 18 bis 20 Zoll während 15 Sekunden vermag die motorische Leitung vollkommen zu unterbrechen (WEIR MITCHELL). Allerdings kehrt sie bald nach dem Aufhören des Druckes wieder. Die Radialislähmung, nachdem der Arm einige Zeit auf einer scharfen Stuhllehne geruht hat, die (seltene) Ischiadikuslähmung nach einem Fall auf die Glutaei u. dgl. Erscheinungen werden daraus verständlich. Bemerkenswert ist, daß Druck bald die motorische Leitung vollkommen unterbricht, während die sensiblen Nerven nur „Reizungs"erscheinungen, nämlich Parästhesien (Gefühl der Taubheit usw.) zeigen. Die Leitung der motorischen Nervenfasern wird somit durch Druck eher geschädigt (durch oberflächlichere Lagerung oder größere Empfindlichkeit?), als die der sensiblen. Die Gewebsveränderungen bei vorübergehendem Druck kennen wir gar nicht.

Bei Knochenbruch oder Luxation (Austritt eines Gelenkendes eines Knochens durch einen Riß in der Gelenkkapsel in die Umgebung) kann ein Nerv durch einen Knochen oder ein Knochenstück gedrückt oder gedehnt werden. Schmerzen und Lähmung können infolgedessen auftreten. Sie pflegen aber nach der Reposition zu schwinden. Mitunter bleibt aber eine Lähmung einige Zeit bestehen. Erfolgt Nervendehnung langsam, wie z. B. die durch eine wachsende Geschwulst, welcher der Nerv nicht ausweichen kann, so wird die Dehnung lange Zeit vertragen. Schließlich verfällt er aber einer degenerativen Atrophie. Man hat Nerven, die Sitz einer Neuralgie waren, gedehnt und dadurch den Nervenschmerz zum Schwinden gebracht. Die histologischen Veränderungen durch jene Dehnung kennen wir aber ebensowenig wie die der Neuralgie zugrunde liegenden. Nervendehnung kann sogar transmedullär die sensible, vielleicht auch motorische Erregbarkeit der gleich-

namigen Nerven der anderen Körperhälfte steigern (STINTZING). Durch Dehnung
des N. ischiadicus hat BERVOETS, und durch Dehnung des N. vagus J. PH. ELIAS
Wucherung von Muskelkernen und -Zellen im M. quadriceps bzw. Herzmuskel
bei Kaninchen festgestellt. STERNBERG konnte dies jedoch nicht bestätigen.

Ein Muskel kann nach einer nicht einmal heftigen Kontusion in hohem Grade
atrophieren. Man hat das bei Streckmuskeln, insbesondere beim M. quadriceps
femoris und beim M. deltoideus beobachtet.

Eine Sehne kann durch plötzliche starke Dehnung zerreißen, wie die Sehne
des M. quadriceps femoris durch einen kräftigen Sprung oder Tritt. Ebenso Muskelfasern, beides z. B. beim Heben einer schweren Last. Es kann dann ein bedeutendes
Hämatom (Blutgeschwulst) ebenso wie bei Distorsion, auftreten. Ein Fußtritt
gegen den Bauch kann eine gefüllte Darmschlinge einreißen mit nachfolgender
Perforationsperitonitis.

Starke Muskelanstrengung vermag sogar Risse der Intima und Media der Aorta
herbeizuführen. O. BUSSE hat ein schönes Beispiel beschrieben. JENNER sah sogar
eine ringförmige Zerreißung der Intima und Media hart über den Aortenklappen
bei einem 52jährigen Manne nach starker Muskelanstrengung. Wurde der Aorten-
bogen etwa plötzlich überfüllt und stark gedehnt durch Knickung der Aorta descendens oder durch kräftige Zusammenpressung derselben durch die sich anstrengenden Bauchmuskeln, so daß an Stellen verschiedener Dehnbarkeit Einrisse auftreten?
Oder fand eine ungleiche Verschiebung der Intima durch das Blut statt?

Durch mechanische Schädigung kann die Tätigkeit des Gewebes leiden.
Außerdem vermag Trauma das Gewebe empfänglicher für gewisse Infektionen
zu machen, bzw. eine latente Infektion anzufachen (S. 156). So kann ein heftiger
Schlag gegen die Brust eine akute fibrinöse Lungenentzündung im Gefolge
haben. Der Zusammenhang zwischen einer Kontusion oder Distorsion und
einer Tuberkulose des geschädigten Gelenks ist nicht ohne weiteres unzweideutig. Es kann das Trauma nur die Aufmerksamkeit auf eine schon erkennbare Tuberkulose hinlenken. Es kann ferner das Trauma eine zuvor noch
nicht erkennbare Tuberkulose anfachen bis zu erkennbaren Dimensionen. Es
kann schließlich das Trauma das Gewebe für Tuberkulose empfänglicher machen.
Die letztere Möglichkeit tritt aber ganz in den Hintergrund, weil die Chance
äußerst gering ist, daß ins gequetschte Gewebe vor der Heilung Tuberkelbazillen
hineingelangen.

Daß verschiedene Gewebe in verschiedenem Maße empfindlich für Kontusion sind, sahen wir oben. Ein Schlag gegen die Brust kann das Herz schädigen,
obwohl wir noch nicht wissen, wie. Auch der Schmerz ist sehr verschieden.
Außer der örtlichen sind die allgemeinen Wirkungen von Bedeutung, wenn auch
individuell sehr verschieden: Ohnmacht, Schock und seelische Schädigung.

In Bergwerken und Steinbrüchen sowie nach Minen- oder Granatexplosionen
kommen Verschüttungen vor, indem der ganze Körper oder einzelne Körperabschnitte des Betroffenen mit Erd- und Steinmassen in mehr oder weniger dicker
Schicht bedeckt werden. Schock, Gewebs- und Organzerreißungen, Quetschungen
mit Blutungen, Nekrose, sofortigem oder späterem Tod oder Heilung können erfolgen.

Unvollkommene elastische Nachwirkung.

Von großer Bedeutung für die Entstehung einiger pathologischer Veränderungen ist die elastische Nachwirkung nach Dehnung. Nach Druck,
Biegung, Schub und Torsion kommt sie höchstwahrscheinlich auch vor. Sie
ist aber noch nicht studiert. Im folgenden beschränken wir uns auf die nach
Dehnung.

Wenn wir ein Stäbchen aus feinstem Kautschuk um etwa 1% seiner Länge
dehnen, während 20 Sekunden gedehnt halten und dann die Dehnung aufheben, so gewinnt das Stäbchen seine vormalige Länge sofort augenschein-

lich wieder (elastische Wirkung oder Wirkung der Elastizität). Dehnen wir
es aber (z. B. 30%) während eines Tages, so verkürzt es sich anfangs rasch,
dann aber langsamer und es gewinnt erst nach einiger Zeit, wenn je, seine vormalige Länge. Diese verlangsamte Verkürzung (Zusammenziehung) nach der

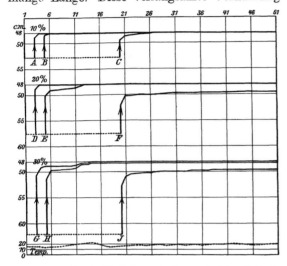

Entspannung nennen wir
Nachwirkung der Elastizität
oder elastische Nachwir-
kung. Sie kann, muß aber
nicht, zur vormaligen Länge
führen. Tut sie es nach einiger
Zeit sichtbar nicht, so nennen
wir sie unvollkommen. Un-
vollkommene elastische
Nachwirkung bedeutet dau-
ernde Verlängerung bzw.
Volumenzunahme. Die nor-
male exspiratorische Verklei-

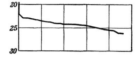

Abb. 13. Je 3 Stäbchen sind um 10%, 20% bzw.
30% verlängert, und zwar A, D und G während 2,
B, E und H während 4, C, F und J während 20 Tage
und dann entspannt.

Abb. 14. Rinderaorta.

nerung von Lungen und Brustkasten ist elastische Nachwirkung, allerdings
verlängert durch den Widerstand, dem die ausgetriebene Luft in den Luftwegen begegnet.

Mitunter begegnen wir der Auffassung einer wachsenden Deformation als Folge
elastischer Nachwirkung. Diese Auffassung ist wenig empfehlenswert. Denn eine
Deformation wächst nicht durch (Nach)wirkung der Elastizität, sondern, trotz
der Elastizität, durch (Nach)wirkung der Belastung, des Zuges, der die Elastizität
allmählich mehr nachgibt, so daß die elastische Nachwirkung unvollkommen wird.

Unvollkommene elastische Nachwirkung deutet auf eine dauernde Veränderung hin. Sowohl die Dauer der vollkommenen elastischen Nachwirkung
wie die Unvollkommenheit in anderen Fällen werden bedingt durch den Betrag
und die Dauer der Verlängerung. Werden z. B. drei möglichst gleiche Kaut-
schukstäbchen im Dunkeln um 10% verlängert bzw. während 2, 4 und 20 Tage,
so wird die elastische Nachwirkung nach der Entspannung bei allen drei eine
vollkommene sein, aber entsprechend länger dauern. Werden drei solche Stäbchen um 20% während 2, 4 und 20 Tage verlängert, so ist die Nachwirkung
beim dritten eine unvollkommene.

Aber auch abwechselnde Dehnung zu 8% und Entspannung je während
5 oder 6 Tage, wird anfangs von vollkommener, später aber von unvollkommener
elastischer Nachwirkung gefolgt. Auch an frischen Rinderaorten und geeigneten
menschlichen Aorten, in 0,9% NaCl-Lösung aufgehängt, beobachten wir unter
ähnlichen Verhältnissen von Verlängerung und Drehungsdauer, vollkommene
bzw. unvollkommene elastische Nachwirkung. Die Aorten können wochen-,
ja monatelang, bis zu 191 Tagen, ihre Elastizität behalten. Abb. 14 zeigt die
zunehmende Verlängerung einer aufgehängten und mit einem gleichbleibenden

Gewicht belasteten Rinderaorta. In Abb. 15 sehen wir zwei Kurven von menschlichen Aorten, die abwechselnd durch ein gleichbleibendes, Aorta I durch ein schwereres Gewicht unter übrigens gleichen Umständen gedehnt und entspannt wurden. In sämtlichen Kurven finden die Verlängerungen in den Ordinaten, die Dauer (Tage) in den Abszissen Ausdruck. Individuelle Unterschiede machen sich bemerkbar. Aber die Dauer der vollkommenen Nachwirkung bzw. die Unvollkommenheit der elastischen Nachwirkung ist dem Produkt von Verlängerung und Verlängerungsdauer (Dehnungsgröße und Dehnungsdauer) ziemlich genau proportional. Unvollkommenheit der elastischen Nachwirkung können wir als Folge des Überschreitens der Elastizitätsgrenze auffassen. Wir können somit auch sagen, daß die Elastizitätsgrenze nicht nur vor der Verlängerung (Dehnungsgröße) sondern auch von der Dehnungsdauer bedingt wird.

Betrachten wir die unvollkommene elastische Nachwirkung als Folge einer Veränderung der physikalischen Eigenschaften des gedehnten Körpers, so weist die Bedeutung der Dehnungsdauer darauf hin, daß diese Veränderung zunächst nicht sichtbar, aber doch vorhanden ist, und erst durch Summierung — auch bei abwech-

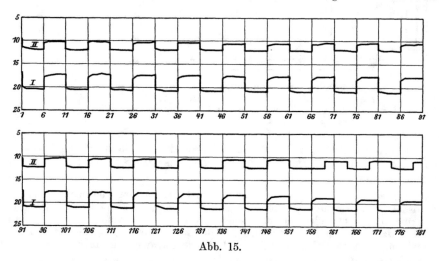

Abb. 15.

selnder Dehnung und Entspannung — nach einiger Zeit bemerkbar wird. Daß in der Tat das Kautschuk bzw. die Aorta schon geändert ist, bevor die elastische Nachwirkung unvollkommen wird, geht daraus hervor, daß nach Dehnung und vollkommener Verkürzung nach Entspannung, eine zweite Belastung mit dem gleichen Gewicht eine größere Verlängerung ergibt — was Zunahme der Dehnbarkeit beweist — obwohl auch die dann folgende Verkürzung noch vollkommen sein kann, wenigstens sofern wir dies durch genaues Ansehen ohne weiteres festzustellen vermögen. Vielleicht besteht dann schon eine mikroskopische Unvollkommenheit der Nachwirkung. Die zweite Dehnung und darauffolgende Entspannung in Aorta II (Abb. 15) zeigt z. B. diese Erscheinung. Auch die fortschreitende Verlängerung eines Körpers durch fortwährende Belastung mit einem gleichbleibenden Gewicht erklärt sich durch immer zunehmende Dehnbarkeit infolge von Summation der Veränderung der physikalischen Eigenschaften des gedehnten Körpers. Wir bekommen ja die Summation auch, indem wir abwechselnd dehnen und entspannen und die Entspannungsdauer allmählich kleiner nehmen.

Obige Versuche lehren uns somit die Abhängigkeit nicht nur der unvollkommenen elastischen Nachwirkung, sondern auch die der zunehmenden Dehnbarkeit von der Größe und Dauer der Dehnung. Jene Erscheinungen bedeuten nicht dasselbe, obwohl beide auf (dieselbe oder jede auf eine andere) Änderung der physikalischen Eigenschaften der Körper zurückzuführen sind. Die Aortendehnungen beweisen, daß die Elastizität der Aorta monatelang erhalten bleibt — bis zu 191 Tagen bestimmt —, daß sie somit unabhängig vom Stoffwechsel längere Zeit fortbesteht. Wir müssen jedoch bedenken, daß im lebenden Organismus Neubildung elastischer Fasern möglich ist, so daß sowohl die Dehnbarkeit viel länger unvermehrt wie die elastische Nachwirkung vollkommen bleiben kann. Jedenfalls weisen aber mehrere Erscheinungen auf das schließliche Auftreten unvollkommener elastischer Nachwirkung hin. Wir wollen hierzu noch bemerken, daß individuelle Unterschiede höchst wahrscheinlich sind, daß wir uns aber davor hüten sollen, aus dem mikroskopischen Aussehen der elastischen Fasern Schlüsse auf ihre physikalischen Eigenschaften zu ziehen. Dies ist vielleicht bei ganz groben Abweichungen wohl, sonst aber zur Zeit sicher nicht möglich, ebensowenig wie das Ablesen der Funktionstüchtigkeit einer Zelle an ihren mikroskopischen Eigenschaften.

Daß es sich im lebenden Organismus oft nicht um lineare Dehnung wie oben, sondern um mehr verwickelte Dehnung handelt, ändert nichts an der grundsätzlichen Anwendbarkeit obiger Versuchsergebnisse auf einige physio- und pathologische Erscheinungen. Zunächst möge die von der Geburt an stattfindende Abnahme der Elastizität der Linse, wenigstens zum Teil, einer allmählich zunehmenden unvollkommenen elastischen Nachwirkung zuzuschreiben sein. Ferner zeigen Bestimmungen der Verkürzung eines Stückes der Aorta (an 387 ausgesuchten möglichst normalen Aorten) nach Herausnahme (in geeigneten Fällen) aus der Leiche, daß diese Verkürzung, die als Maß der Elastizität dienen kann, mit fortschreitendem Alter abnimmt, ebenso wie die Dehnbarkeit. Allerdings müssen wir der Möglichkeit einer Anpassung und der Kontraktilität der Muskeln Rechnung tragen (vgl. REUTERWALL).

In Abb. 16 sind die Alterszahlen als Abszisse, die prozentuarischen Verkürzungen als Ordinate eingetragen. Die obere gestrichelte Linie stellt die der größten, die untere punktierte Linie die der kleinsten Zahlen bei einem Individuum, die mittlere Linie die mittlere Verkürzung dar. Wir sehen, daß die mittlere Verkürzung nach der Geburt zunimmt und etwa im 20. Lebensjahr den höchsten Wert erreicht. Dann nimmt sie allmählich ab bis zu 0 und wird schließlich, mitunter schon im 60. Lebensjahr, meist aber viel später, negativ.

Woher die Zunahme nach der Geburt? Nehmen wir an, daß die Aorta, vor wie nach der Geburt, nicht so rasch wächst wie die Wirbelsäule, an der sie befestigt ist, so nimmt ihre Dehnung während des Wachstumsalters zu. Daß außerdem Neubildung von elastischen Fasern eine Rolle spielt, ist wahrscheinlich. Durch beides tritt Elastizitätsabnahme durch Summation unvollkommener elastischer Nachwirkung erst gegen vollendetem Wachstum zutage als abnehmende Verkürzung. Die negative Verkürzung (Verlängerung) im höheren Alter ist eine Schlängelung der Aorta zuzuschreiben, welche entweder ganz Folge von unvollkommen elastischer Nachwirkung (s. unten) oder zum Teil einer senilen Krümmung der Wirbelsäule ist. Die Dehnbarkeit der Aorta nimmt allmählich mit fortschreitendem Alter ab, was, wenigstens zum Teil, der Ablagerung faserigen Zwischenzellstoffes, zum Teil „Abnutzung" der elastischen Fasern zuzuschreiben ist. (Vgl. die in etwas anderer Weise von SCHEEL erhaltenen ähnlichen Ergebnisse.)

Schlängelung einer Schlagader kann eine angeborene Anomalie, wie z. B. der Art. temporalis, oder nach der Geburt, und zwar als senile (physiologische) oder als pathologische Erscheinung erworben sein. Eine nach der Geburt erworbene Schlängelung kann auftreten durch Näherung der Endpunkte eines Gefäßes oder Gefäßabschnittes ohne weiteres, oder durch Verlängerung desselben bei unbewegten Endpunkten oder durch beides. Auch ist Zunahme einer angeborenen Schlängelung mit Erweiterung möglich, z. B. der Art. temporales. Diese sind ja besonders oft Erweiterung und Verlängerung ausgesetzt durch die Bauchpresse, durch Husten, lautes Reden, Schreien usw. Außerdem erweitern sie sich durch Ermüdung oft. Verlängerung tritt um so schwerer ein, je fester das Gefäß mit seiner Umgebung zusammenhängt, deren Dimensionen nicht gleichzeitig entsprechend zunehmen. So wird die Milzschlagader sich viel leichter zwischen ihren Endpunkten (Milz und Art. coeliaca) schlängeln als die Aorta. Vorübergehende Verlängerung gewisser Dauer und gewissen Grades kann durch unvollkommene elastische Nachwirkung zu dauernder Schlängelung führen. Was bewirkt nun eine solche Verlängerung eines Blutgefäßes? Das vermag Überfüllung zu tun, die zu Erweiterung und Verlängerung führt, wodurch die Wandoberfläche ($2 \pi r l$, wobei $r =$ Radius, $l =$ Länge des Gefäßes) zunimmt. Vermehrte Füllung ist im allgemeinen möglich durch vermehrte Zufuhr, verringerte Abfuhr oder durch Erschlaf-

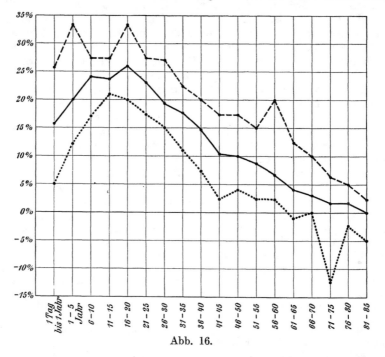

Abb. 16.

fung der Wand, durch Abnahme der Wandspannung, es sei durch anatomische Veränderung der Wand (Abnahme der Elastizität) oder durch Ermüdung, die zu Abnahme des Tonus der Gefäßmuskeln führt, was sich z. B. in den rot werdenden Ohren verrät (S. 710). Nimmt besonders r über eine gewisse Strecke eines Gefäßes zu, so entsteht nach einiger Zeit allmählich, durch Summation unvollkommener elastischer Nachwirkungen, eine Ektasie. Nimmt r in einem kleineren Gefäßabschnitt zu, so bildet sich in einer Schlagader ein Aneurysma, in einer Vene ein Varix. Varizes treten oft nach starker venöser Stauung (S. 719) auf, aber vielleicht nur bei Insuffizienz der Venenklappen (TRENDELEN-BURG). Nimmt l zu ohne entsprechende Entfernung der Endpunkte voneinander, so tritt Schlängelung ein. Die Aorta schlängelt sich durch senile Kyphose (s. oben). VAN DER SPEK sah kapillarmikroskopisch (nach WEISS am Nagelwall) bei Blutstauung gewissen Grades und gewisser Dauer zunächst Erweiterung der subpapillaren venösen Plexus, sodann eine zum Teil „variköse" Erweiterung der venösen Kapillaren, gefolgt von Verlängerung und Schlängelung.

Verlängert sich später das arterielle Kapillar, so streckt sich das venöse. Denn Überfüllung führt zu Verlängerung und Streckung einer Röhre und nur dann zu Schlängelung, wenn die Röhre an zwei oder mehreren Punkten befestigt ist, wie wir oben sahen. Auf die Schlängelung von elastischen Fasern und Bindegewebsfasern gehen wir hier nicht ein.

Geschlängelte Schlagadern pflegen arteriosklerotische Veränderungen (S. 786) aufzuweisen, ohne daß jedoch ein Parallelismus beider Veränderungen nachweisbar ist. Erweiterung einer Schlagader vermag nach einiger Zeit Arteriosklerose (bindegewebige Verdickung der Intima usw.) herbeizuführen (THOMA u. a.) und andererseits kann Arteriosklerose mit Erweiterung einhergehen.

Wir bemerkten oben, daß Erschlaffung der Gefäßwand zu ungewöhnlicher Dehnung führen kann. Die Erschlaffung kann rasch oder allmählich durch chemische, z. B. infektiöse, oder thermische (atmosphärische) Schädigung entstehen, neben entzündlichen Erscheinungen oder ohne solche. In Schleimhäuten, z. B. des Halses, der Bronchien, des Nierenbeckens, der Harnblase, können die entzündlichen Erscheinungen ganz oder fast ganz geschwunden, die Gefäßerweiterung aber noch nachweisbar sein. Solche Schleimhäute geraten leicht aufs neue in Entzündung. Es scheinen manche Individuen leichter Gefäßerweiterungen zu bekommen als andere. Es scheint mir die Frage einer genauen Nachforschung wert, inwiefern die „Disposition" in gewissen Familien zu chronischen Katarrhen bzw. chronischer Schleimhauthyperämie der Atemwege mitsamt der EUSTACHIschen Röhre und dem Mittelohr auf leicht eintretende dauernde Erweiterung der Blutgefäße durch unvollkommene elastische Nachwirkung, besonders durch Minderwertigkeit der elastischen Fasern zurückzuführen ist. Ich habe den Eindruck bekommen, daß bei einigen solchen Familien Hämorrhoiden, Varices ad malleolos und dergleichen besonders vorkommen ohne bekannte besondere Schädigung.

Die Elastizität und unvollkommene elastische Nachwirkung der Lunge in verschiedenem Alter hat man noch nicht gemessen, was allerdings nicht leicht einwandfrei ausführbar ist. Wahrscheinlich würden wir ähnliche Ergebnisse wie bei den Aortenmessungen bekommen. So wachsen die Lungen nicht so rasch wie der Brustkasten. Ferner kennen wir das senile Emphysem, das mit Abnahme der Elastizität einhergeht und auf „Abnutzung" zurückzuführen ist. Auf das pathologische Emphysem kommen wir später (S. 850) zurück. Es ist Dehnungsatrophie des Lungengewebes mit unvollkommener elastischer Nachwirkung. Individuelle und familiäre Disposition kommt dabei in Betracht.

Schließlich wollen wir noch einige Erscheinungen erwähnen: Unvollkommene elastische Nachwirkung im Muskelgewebe macht sich auch in der Bauchwand bemerkbar, nachdem sie durch (wiederholte) Schwangerschaft, Aszites, große Bauchgeschwulst längere Zeit stark gedehnt wurde, auch nach rascher Abmagerung bei Fettsucht. Ferner in der Haut nach längerem, starkem Ödem. Summation unvollständiger elastischer Nachwirkungen macht auch die zunehmende Vergrößerung eines erworbenen Divertikels — das nicht ungewöhnlich gedehnte Meckelsche Divertikel hingegen weist keine Verdünnung oder sonstiges Erschlaffungszeichen seiner Wand auf — und ähnlicher Gebilde. Wahrscheinlich sind die atonischen Gebärmutterblutungen, die nach Hydramnion, Zwillingsgeburt oder sonst, besonders nach rascher Ausstoßung bzw. Auspressung der Nachgeburt eintreten, auf eine zu langsam stattfindende elastische Nachwirkung zurückzuführen, ohne welche der Tonus der Muskelzellen nicht zur genügenden Verkleinerung der Gebärmutterhöhle führt.

Im allgemeinen dürfen wir annehmen, daß es für das Auftreten einer unvollkommenen elastischen Nachwirkung in einem Gewebe überhaupt auf Dauer und Größe der Dehnung (Verlängerung) einerseits und auf die individuelle Elastizität des Gewebes andererseits ankommt.

Ob eine anfangs unvollkommene, weil dauernd erscheinende elastische Nachwirkung durch Neubildung elastischer Fasern, namentlich bei jugendlichen Inidividuen, allmählich doch vollkommen werden kann, entzieht sich zur Zeit unserem Urteil. Genaue Beobachtungen liegen hier noch nicht vor.

Einfluß von mechanischen Faktoren auf Blut- und Saftgehalt des Gewebes und auf die Stromgeschwindigkeit von Blut und Gewebesaft bzw. Lymphe.

Sowohl der Blut- und Lymphgehalt und der Gehalt an Gewebesaft (s. dort) wie die Bewegungsenergie dieser Flüssigkeiten sind von Bedeutung für die Lebenseigenschaften, und zwar nicht nur für die innere Atmung eines Gewebes, auch für die Entstehung und den Verlauf pathologischer Vorgänge (5. Kap.). Sowohl die Menge wie die Bewegungsenergie von Blut, Lymphe und Gewebesaft sind nicht nur von der Herzwirkung, von gewissen intrathorakalen und intraabdominalen Spannungsverhältnissen und von der Schwerkraft im allgemeinen, sondern auch vom örtlichen Druck, Dehnung usw. abhängig. Von der Bedeutung von Biegung, Schub und Drehung wissen wir nur das, was sich aus der beobachteten Wirkung von Druck und Dehnung ableiten läßt, so daß wir uns auf diese zwei beschränken.

Dehnen wir eine Kautschukmembran, in der ein gerades Kautschukröhrchen ($r = 0,25$ oder $0,5$ mm) eingeschmolzen ist (Abb. 17), in der Längenrichtung des Röhrchens, während die Membran übrigens frei ist, so nimmt die Kapazität ($\pi r^2 . l$) des Röhrchens zu. Spannen oder dehnen wir aber während der Dehnung die Membran senkrecht auf der Richtung des Röhrchens an, so nimmt der Inhalt des Röhrchens nach vorübergehender Zunahme ab. Wir können im allgemeinen sagen: die Kapazität der Blut- und Lymphgefäße mitsamt den Gewebespalten wird — vielleicht nach anfänglicher vorübergehender Zunahme — durch Dehnung des Gewebes in zwei senkrecht aufeinander stehenden Richtungen abnehmen. Dehnung nur in der Längenrichtung eines Gefäßes wird seine Kapazität vermehren durch Zunahme seiner Länge l, obwohl der Radius r zugleich etwas abnimmt (S. 37). Der Einfluß von Zusammendrückung ist noch nicht durch Versuche geprüft. Pathologische Beobachtungen weisen aber übereinstimmend darauf, daß die Kapazität der Blut- und wohl auch der Lymphgefäße und Gewebespalten durch Zusammendrückung eines Gewebes abnimmt und daß diese Flüssigkeiten in benachbarte Gefäße oder Spalten ausweichen. Es ist aber im allgemeinen möglich, daß durch Änderung der Triebkraft oder des Gefäßtonus andere Erfolge entstehen. So kann Dehnung zu Gefäßlähmung führen (s. unten).

Sowohl durch Dehnung wie durch Zusammendrückung werden aber nicht alle Gefäße in gleichem Maße verengert, sondern bei allmählichem Zuwachs der dehnenden bzw. drückenden Kraft, zunächst nur Venen, dann auch Kapillaren, während Verengerung von Schlagadern erst bei großem Druck bzw. Zug bemerkbar wird. Und zwar, weil der Blutdruck die einzige, der Verengerung widerstrebende Kraft ist, und weil der venöse Blutdruck den niedrigsten, der kapillare einen höheren und der arterielle den höchsten Wert hat. Die gespannte Gefäßwand erstrebt eben eine Verengerung, der der Blutdruck widersteht. Erst nachdem die Wandspannung durch Verengerung 0 geworden ist, wird die Wand einer weiteren Verengerung widerstreben. Verengerung der Venen führt zu Blutstauung (venöser Hyperämie, S. 713), sogar mit Blutungen. Sie macht bei Zunahme des Druckes bzw. Zuges einer Anämie Platz, sobald die Kapillaren verengert, und sogar einer Ischämie, sobald sie dicht gedrückt werden. Aus diesen Verhältnissen wird der Befund verständlich, daß ein gleichmäßig zunehmender Luftdruck auf die fast völlig freigelegte kraniale Oberfläche des Gehirns zunächst Verengerung des abführenden Endes der Ader bewirkt, so daß sie sich stromaufwärts erweitert. Erst bei höherem Druck verengern sich die kleinen Ader, Kapillaren und schließlich Schlagader. SAUERBRUCH stellte diesen Versuch in der pneumatischen Operationskammer an und bestätigte damit die Befunde anderer Forscher. So kann ein zu festangelegter Gipsverband zu ischämischer Kontraktur (VOLKMANN) führen, wobei Koagulationsnekrose von Muskelgewebe, die jedoch näherer Forschung bedarf, einzutreten erscheint.

In der Lunge begegnen wir anderen Verhältnissen. Nach den Bestimmungen von HEGER und SPEHL ist der Inhalt der Lungenblutgefäße beim Schaf am Ende der ruhigen Einatmung größer als am Ende der Ausatmung. Unter Hinweis auf Versuche von DE JAGER u. a. verstehen wir das so: Vergrößerung des Lungenvolumens bedeutet Zunahme der Alveolenoberfläche durch Dehnung in zwei senkrecht aufeinander stehenden Richtungen, beide in der Alveolenwandfläche. Wir müssen hierdurch eine Abnahme der Gefäßkapazität, vielleicht nach vorübergehender Zunahme, erwarten, wie in unseren obigen Membranversuchen. Nun sinkt aber bei der natürlichen ruhigen Einatmung der intraalveolare Luftdruck von A auf A_i, wobei A = Atmosphäre. Es wirkt dann somit eine dritte dehnende Kraft A—A_i, und zwar senkrecht auf die Alveolen-

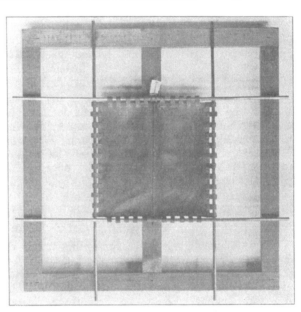

wand, ein. Diese Kraft sucht die Gefäße zu erweitern. Sie überwiegt, nach dem Versuch von HEGER und SPEHL, offenbar über die verengernde Kraft der Oberflächendehnung. Bei künstlicher Atmung durch Lufteinblasung in die Lunge nimmt hingegen die Kapazität der Gefäße ab, weil eine verengernde Kraft A_e—A zur anderen verengernden Kraft hinzutritt. Bei ganz tiefer natürlicher Einatmung, wie bei gewissen Formen von Atemnot, nimmt die Kapazität der Lungenkapillaren ab: das Lungengewebe wird anämisch, akut emphysematös. Am Ende jeder Ein- bzw. Ausatmung schwindet die Kraft A—A_i bzw. A_e—A, indem der intraalveolare Luft-

Abb. 17.

druck = A wird. Dann entscheidet der Dehnungsgrad durch die beiden in der Alveolenwand liegenden Kräfte über die Kapazität der Gefäße. Emphysematöses Gewebe bleibt dann, auch während Atemruhe, anämisch. Verkleinern sich Lungenbläschen durch Zusammenziehung, z. B. bei auftretender Atelektase infolge von Verlegung eines Bronchus, so nimmt die Kapazität etwas ab, besonders durch Verkürzung und Schlängelung der Kapillaren. Ist aber die Verkleinerung Folge einer Zusammendrückung, wie z. B. durch flüssiges pleuritisches Exsudat, so werden die Kapillaren außerdem verengert und es nimmt ihre Kapazität bedeutender ab. Der Kreislauf in atelektatischem Lungengewebe ist beeinträchtigt (vgl. auch O. BRUNS, CLOETTA). Die schiefrig-blaurötliche Farbe dankt atelektatisches Lungengewebe seinem relativen Blutreichtum (weniger Blut, aber in einem viel kleinerem Raum als zuvor) und der Sauerstoffarmut seines Blutes.

Die Frage nach dem Einfluß auf den Kreislauf muß in jedem Fall besonders beantwortet werden. Wir können nur im allgemeinen sagen: Die Stromstärke J (Volumengeschwindigkeit [1])), meßbar am Volumen, das in der Zeit-

---

[1]) Wir gebrauchen die Stromstärke J = Volumengeschwindigkeit. Man mißt J durch die Masse der bewegten Flüssigkeit. Es ist somit J = Volumengeschwindigkeit × Dichte der Flüssigkeit, so daß nur bei 4° Stromstärke und Volumengeschwindigkeit für Wasser gleich sind, weil 1 g Wasser bei 4° das Volumen 1 ccm hat.

einheit ein Gefäßgebiet durchströmt) wird bedingt von der Triebkraft, d. h. dem arteriovenösem Druckunterschied (s. dort), einerseits und dem Widerstand W andererseits. Deuten wir den arteriellen Druck mit Da, den venösen mit Dv an, so ist $J = \dfrac{Da - Dv}{W}$. Nun nimmt Da, ceteris paribus, mit W zu, Dv ab W nimmt durch Schlängelung, Verlängerung, Verengerung der Gefäße zu, durch Streckung, Verkürzung, Erweiterung ab. Der Wert sämtlicher Größen oder J ist zu bestimmen. Dies gilt selbstverständlich im allgemeinen. Die (lineare oder Längen-) Geschwindigkeit läßt sich aus der Stromstärke J und der Lichtung berechnen. Denn wenn πr^2 den Querschnitt des Gefäßes (Abb. 18) und v die mittlere Geschwindigkeit darstellt, ist $J = v \cdot \pi r^2$. Über die Bedeutung von Änderungen der Stromgeschwindigkeit weiter unten.

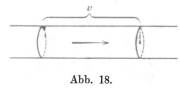

Abb. 18.

Für die Änderungen der Kapazität der Lymphgefäße und Gewebespalten und der Stromgeschwindigkeit der Lymphe gelten, mutatis mutandis, obige Betrachtungen. Nur sind die Lymphkapillaren, z. B. in der Lunge, nicht so stark geschlängelt wie die Blutkapillaren. Wir nehmen aber an, daß auch die Kapazität der Lymphgefäßchen und Gewebespalten der Lunge bei der ruhigen Atmung mit dem Lungenvolumen zu- oder abnimmt. Wir kommen hierauf später zurück.

Geschwindigkeit und Bewegungsenergie strömender Flüssigkeiten und Gase (Luft). Metastase.

Die Geschwindigkeit bzw. Bewegungsenergie der Flüssigkeiten und Gase im Körper ist von Bedeutung für die Lebensvorgänge durch ihren Einfluß auf
1. die Berührungsdauer der in ihnen befindlichen Stoffe oder Körperchen mit der Wand der durchströmten Höhle oder Röhre,
2. die Verteilung, d. h. Anhäufung (Menge), Konzentration, solcher Stoffe oder Körperchen an bestimmten Stellen,
3. das Wachstum von Bakterien und vielleicht auch anderen Zellen, wie wir bei der physikalischen Gelegenheit zu Infektion sehen werden.

Die Stromgeschwindigkeit bzw. Bewegungsenergie des Vehikels bedingt somit die physikalische innere Gelegenheit zum Auftreten eines pathologischen Vorganges an einer bestimmten Stelle. Es erfolgt jedoch nur da, wo physikalische mit biochemischer Gelegenheit (Affinität, Empfänglichkeit) in genügendem Maße zusammenwirken, ein bestimmter toxischer oder infektiöser pathologischer Vorgang (s. unten).

Wir müssen für chemische ebenso wie für physikalische Einwirkungen der Berührungsdauer Bedeutung zuschreiben. Sie ist für die Hand, die einen heißen Ofen berührt, nicht gleichgültig. Ebensowenig für die Einwirkungen von Lapis infernalis (Höllenstein) auf eine Schleimhaut oder Wunde. So müssen wir der Stromgeschwindigkeit des Blutes Bedeutung für die äußere und innere Atmung zuschreiben. Während die Stromstärke ($v \cdot \pi r^2$) die Größe der atmenden Hämoglobinoberfläche bestimmt, bedingt die Stromgeschwindigkeit v die Berührungsdauer, die physikalische Gelegenheit zu äußerer bzw. innerer Atmung. Wir müssen es als wahrscheinlich betrachten, daß es ein Optimum der Stromgeschwindigkeit (vielleicht sogar Optima für verschiedene Stoffe wie O_2, CO_2 usw.) gibt, unterhalb oder oberhalb welcher der Austausch zwischen Blut und Umgebung abnimmt. Größere Stromstärke vermag den Austausch ebenfalls zu vermehren. Die Gelegenheit zum Austausch von Blut- und Gewebsstoffen ist auch für andere Stoffe zu berücksichtigen, auch für Gifte, die mit dem Blut oder der eingeatmeten Luft zugeführt oder verschluckt werden. An solchen Stellen, wo die Berührungsdauer am größten ist, erfolgt, bei gleicher biochemischer Empfänglichkeit des Gewebes, am ehesten Schädigung. Auch für die Verteilung und Abfuhr schädlicher Stoffe ist die Geschwindigkeit des Blut- und Lymphstromes und die Bewegung des Gewebesaftes von Bedeutung.

Die Verteilung eines Giftes ist, zusammen mit der biochemischen Empfänglichkeit, entscheidend für das Eintreten oder Ausbleiben einer Schädigung. Schon wiederholt haben Forscher wie CHAUFFARD, GLÉNARD, später RIBBERT und neulich WASSINK die Aufmerksamkeit auf eine mehr oder weniger selbständige hämatogene Entzündung oder Entartung der einzelnen Leberlappen hingelenkt und diese Erscheinung daran zugeschrieben, daß der linke Leberlappen besonders Blut aus der Milz, der rechte aus anderen Pfortaderwurzeln erhalte. Die Versuche WASSINKS (Einspritzung von Tusche in die Milzader und in andere Pfortaderwurzeln) geben dieser Annahme eine Stütze. Ferner hat besonders KRETZ betont, daß aus der oberen Hohlader stammende Emboli besonders in die kranialen, und die aus der unteren Hohlader besonders in die kaudalen Lungenlappen gelangen. Weitere Untersuchungen am Menschen und an Versuchstieren haben jedoch eine derartige Regel nicht festgestellt. Was wissen wir nun von der Verteilung gelöster Stoffe bzw. kleiner Körperchen in einer durch verzweigte Röhren strömenden Flüssigkeit?

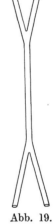

Abb. 19.

Bei einer stationären Strömung, d. h. bei überall gleichbleibender Stromstärke und Stromrichtung, bewegen sich die einzelnen aufeinanderfolgenden Teilchen längs bestimmter Linien, der Strömungslinien. Man kann sie durch Körperchen, bei gewisser Strömungsgeschwindigkeit und in Zusammenhang damit bei gewissem spezifischen Gewicht der Körperchen anschaulich machen, z. B. durch Sägemehl oder Bernsteinpulver strömendem Wasser beizumischen. Die Strömungslinien von gleicher Geschwindigkeit bilden in einer zylindrischen Röhre hohle Zylinder, die durcheinander strömen und einen axialen soliden Zylinder. Dieser besteht aus den Teilchen mit größter Geschwindigkeit, während die Geschwindigkeit des wandständigen Zylinders (POISEUILLES Wandschicht), wenn die Flüssigkeit die Wand benetzt, durch Adhäsion vollkommen oder nahezu = 0 ist. Finden sich Körperchen in der strömenden Flüssigkeit, so ist die Klebrigkeit von Flüssigkeit und Körperchen und so sind ihre Dimensionen von Bedeutung, weil längliche Körperchen z. B. leicht von anderen Flüssigkeitssäulen angegriffen werden können, indem sie wälzende Bewegungen machen unter Einfluß der Stromlinien von verschiedener Geschwindigkeit, besonders bei Verzweigungen. Außerdem gelangen Emboli wohl nicht immer an derselben Stelle in die kraniale oder kaudale Hohladerbahn. Auch das spezifische Gewicht der Körperchen ist von Bedeutung, wie wir später sehen werden. Ferner ist die Voraussetzung einer stationären Strömung im lebenden Organismus wohl nicht immer erfüllt. So wird Muskelwirkung sie zerstören können. Und schließlich ist eine mehr oder weniger gleichmäßige Mischung oder doch eine Aufhebung der gesetzmäßigen Trennung im Herzen anzunehmen. Diese Betrachtungen gelten auch für gelöste Teilchen, wobei aber kein Einfluß der Dimensionen nachweisbar ist.

Jetzt erhebt sich die Frage nach der Verteilung von Körperchen bzw. gelösten Stoffen, wenn zwei oder mehr Röhren, z. B. die Wurzeln der Pfortader, sich zu einer Röhre, der Pfortader, vereinigen. Bleiben dabei die einzelnen Strömungslinien getrennt? Es gibt hier viele Möglichkeiten, von denen wir einige durch Versuche veranschaulichen sollen, während man über weitere Einzelheiten gelegentlich weitere Versuche anstellen kann. Wir nehmen eine an beiden Enden gabelig verzweigte gläserne Röhre (Abb. 19) und verbinden die Zweige des einen Endes je durch eine Kautschukröhre mit einem Druckgefäß. Durch diese Zweige lassen wir die

Flüssigkeiten aus den Druckgefäßen in die Röhre strömen, wo Gelegenheit zur Mischung besteht, während wir die aus den zwei anderen Zweigen abfließende Flüssigkeit gesondert auffangen und untersuchen können. Den Flüssigkeitsdruck können wir beliebig hoch, somit die Strömungsgeschwindigkeit beliebig groß nehmen. Von vornherein ist Einfluß der Röhrenlänge auf die Mischung anzunehmen, was auch der Versuch bestätigt. Ferner ist die Mischbarkeit der Flüssigkeiten von Bedeutung, so z. B. tritt Mischung von Öl und Wasser weniger leicht ein als von Wasser mit einer wässerigen Methylenblaulösung. Die Geschwindigkeit der Hydrodiffusion und das spezifische Gewicht spielen gewiß eine Rolle, die ich nicht einzeln bestimmt habe. Vor allem aber macht sich die Strömungsgeschwindigkeit der beiden Flüssigkeiten geltend. Je geringer sie ist, um so weniger Mischung ist nachweisbar. So bleibt ein Farbenunterschied der ausströmenden Flüssigkeiten, wenn Wasser und Hämatoxylinlösung einströmen, nur bei sehr geringer Strömungsgeschwindigkeit merkbar. Auch die Verzweigungswinkel der Röhren sind zu berücksichtigen. Es ist somit möglich, daß unter bestimmten Umständen, die sich aus obigem ergeben, ein Gift aus einem bestimmten Wurzelgebiet, z. B. der Pfortader, einem bestimmten Abschnitt eines Organs ausschließlich oder vorzugsweise zugeführt wird. Wahrscheinlich ist die Strömungsgeschwindigkeit des Pfortaderblutes in der Regel gering genug für eine getrennte Strömung.

Bei Verzweigung stromabwärts sind die Winkel zu berücksichtigen, welche die einzelnen Zweige mit der Richtung der Röhre, von der sie sich abzweigen, machen, besonders wo es sich um mitgeschleppte Körperchen handelt. Im allgemeinen werden wahrscheinlich spezifisch schwerere Körperchen durch die Flüssigkeit mit der größten Strömungsgeschwindigkeit mitgeschleppt, ebenso wie sie in einer Röhre in den axialen, und die spezifisch leichteren, bei geringer Strömungsgeschwindigkeit in den langsameren mehr wandständigen Flüssigkeitsschichten fortbewegt werden. Auch sind umschriebene Erweiterungen der Röhre, ebenso wie umschriebene Verengerungen, die Wirbelbildung und Stromverlangsamung bewirken, zu berücksichtigen. Sämtliche hier gemachten Bemerkungen sind auch für die respiratorischen Luftströme zu beachten (s. früher).

Obige Faktoren sind auch bei lymphogener Verbreitung von Stoffen und Körperchen zu berücksichtigen und es sind eben in dieser Richtung nähere Untersuchungen erwünscht. Wir wissen nur wenig, obwohl allerdings feststeht, daß z. B. lymphogene Metastase einer infektiösen Entzündung der Hand fast immer die kubitalen und lymphogene Metastase aus dem Fuß fast immer die Lymphdrüsen der Kniekehle überschlägt.

Körperchen können an einer Stelle einer sich verengernden Röhre stecken bleiben, indem ihre Dimensionen oder ihre größte Dimension (letzteres bei bestimmter Lagerung) ein Weitergehen nicht zuläßt. Aber auch Körperchen, deren größte Dimension kleiner, sogar viel kleiner als der Röhrendurchmesser (2 R) ist, können unter bestimmten Umständen stecken bleiben,.und zwar: 1. indem sich um das oder um mehrere Körperchen zusammen ein Gerinnsel bildet, das zu groß ist für weiteren Durchgang durch das Gefäß, wie man z. B. in einem Gerinnsel Tuberkelbazillen antreffen kann, oder 2. indem das Körperchen mit der Röhrenwand, bei genügend langsamer Strömung, in Berührung kommt und an dieselbe klebt oder 3. indem das Körperchen in die ruhende POISEUILLEsche Wandschicht gelangt und ebenfalls zur Ruhe kommt; 4. durch Zusammenballen von Körperchen. In Blut- und Lymphkapillaren überhaupt, wo die Strömungsgeschwindigkeit durch die große Weite der Strombahn sehr gering ist, ergibt sich eine große physikalische Gelegenheit bzw. Notwendigkeit zum Hängenbleiben für Bakterien und sonstige ganz winzige Körperchen aus der geringen Stromgeschwindigkeit. Die weiten Biuträume in der Milz begünstigen das Haftenbleiben von Bakterien, was wohl von Bedeutung für die Entstehung einer „Infektionsmilz“ bei Abdominaltyphus und gewissen anderen septischen Zuständen ist. Die Franzosen schreiben der Leber eine „fonction granulopexique“ zu. Diese Körnchen festhaltende Eigenschaft kommt aber

überhaupt Organen und Geweben mit weiter Strombahn und langsamem Blut-
bzw. Lymphstrom zu, wie Lunge, Milz, Knochenmark für Ablagerung von
Körperchen aus dem Blut, Lymphdrüse für lymphogene Ablagerung. Man
redet von einer „filtrativen" Tätigkeit der Lymphdrüse. Die Lymphdrüse
wirkt aber nicht wie ein Filter, z. B. wie Filtrierpapier, indem sie alle Körperchen abfängt, die durch zu große Dimensionen nicht durch ihre Kanälchen
hindurchschlüpfen können. Es werden ganz winzige Körperchen, wie Bakterien,
eben vorzugsweise an die Endothelzellen der Lymphsinus abgelagert, d. h.
eben in dem stark erweiterten Stromgebiet der 3 bis 6 Vasa afferentia, die an der
konvexen Seite in die Lymphdrüse eintreten und in derselben durch Teilung
ein „Wundernetz" bilden, aus dem sich am Hilus der Drüse die Vasa efferentia
bilden (Abb. 20). Eben in den Lymphsinus erfährt der Lymphstrom eine beträchtliche Verlangsamung, welche die Ablagerung der Körperchen an das
Endothel bewirkt. Außerdem wird diese Ablagerung durch Krümmungen,

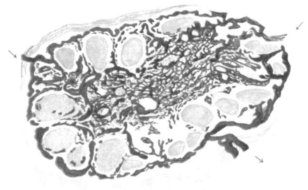

Abb. 20. Lymphwege in Mesenteriallymphdrüse eines Meerschweinchens (nach DELAMARE).

Erweiterungen und Vorsprünge in den Lymphsinus gefördert. Die filtrierende
Wirkung der Lymphdrüse beruht somit nicht auf Verengerung und dadurch
Undurchgängigkeit, sondern auf Erweiterung des Stromgebietes und dadurch
Stromverlangsamung. Beiläufig sei hier bemerkt, daß das Endothel, das die Wand
der Lymphsinus darstellt, höchstwahrscheinlich als eine ununterbrochene
Membran die Sekundärknötchen und Markstränge bekleidet und die Wand
des ganzen Kanälchensystems darstellt, sich in das Endothel der zu- und ab-
führenden Lymphgefäße fortsetzend.

Wir können die Ablagerung von Körperchen durch Stromverlangsamung in
einem Kanälchensystem veranschaulichen. Wir gießen dazu auf eine Glasplatte
eine etwa 2—3 mm dicke Gelatineschicht aus — etwas Thymol wird hinzugefügt,
um Bakterienwachstum und Verflüssigung zu verhüten. — Durch Druck mit einer
anderen Glasplatte wird die Schicht überall gleich dick gemacht. Ist die Gelatine
erstarrt, so wird ein verzweigtes Kanälchensystem mit einem zu- und einem abführenden Kanälchen in demselben ausgeschnitten und dann die Gelatine mit
der anderen Glasplatte zugedeckt. Lassen wir nun Wasser mit Farbstoffkörnchen
hindurchströmen, so werden im „Wundernetz" viel mehr Körnchen abgelagert,
als im zu- und abführenden Kanälchen, wo die Geschwindigkeit v größer ist. Vgl.
auch S. 347.

Das Haftenbleiben von Körperchen, durch Blut oder Lymphe zugeführt,
in einem Blut- bzw. Lymphgefäß nennt man Embolie (s. dort). Sie wird durch
Klebrigkeit gefördert. Verschleppung lebender Körperchen von einem Herd

im Körper durch Blut oder Lymphe nach einer anderen Stelle, wo sie dann weiter wachsen, nennt man **Metastase** (Versetzung).. Sind es Bakterien, so entsteht ein sekundärer, metastatischer Herd, der dem primären mehr oder weniger gleich ist. Verschleppte Geschwulstzellen können zu einer metastatischen Geschwulst auswachsen. Verletzte lebende Zellen wachsen an einer Haftstelle jedoch nicht immer weiter oder nicht immer gleich rasch. Sie können auch zugrunde gehen. Das Haftenbleiben genügt nicht, es muß außerdem biochemische Wachstumsgelegenheit, d. h. ein geeigneter Nährboden vorhanden sein, was ein relativer Begriff ist, weil Wachstumsfähigkeit, Virulenz der verschleppten Zellen nicht immer gleich sind. Man deutet nun auch wohl mit Metastase im weiteren Sinne Versetzung aller Körperchen im tierischen Körper an, gleichgültig, ob sie an der Haftstelle weiter wachsen oder nicht, sogar ob sie lebend oder tot sind. Es ergibt sich aus obigem, daß wir die physikalische Gelegenheit

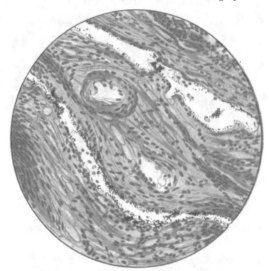

Abb. 21.   Streptokokken in Lymphbahnen der Gebärmutter bei puerperaler Sepsis
(nach JOCHMANN).

zu hämato- oder lymphogener Anhäufung nur an der Verteilung nicht weiter wachsender Körperchen nachspüren können, weil ja ungleichmäßiges Wachstum an verschiedenen Stellen zu Irrtum führen würde.

Kleine Körperchen, wie Mikroben, können in Häufchen zusammenballen und embolisch in Blutkapillaren stecken bleiben, wie z. B. Streptokokken bei Pyämie in den Nieren- und Hautkapillaren oder bei Scharlach in den Harnknäueln. Chemisch schädliche Körperchen haften manchmal leichter, indem sie ein Gerinnsel (nicht Thrombus!) erzeugen. Haften sie einmal an der Wand, so kann sich Thrombose einer Schädigung der Haftstelle anschließen. Finden Bakterien sich in strömender Flüssigkeit, die ihnen als Nährboden dient, so kann die Strombewegung das Wachstum hemmen. Dies gilt jedoch, wie WELEMINSKY nachgewiesen hat, nicht für alle Bakterien in gleichem Maße. Tuberkelbazillen z. B. wachsen nur an Stellen, wo die sie umspülende Flüssigkeit höchstens eine geringe Bewegung hat, die viel rascher sich vermehrenden Staphylokokken und Typhusbazillen wachsen auch in ziemlich rasch strömenden Nährboden.

Bei der Verteilung gelöster Gifte machen sich außer der physikalischen Gelegenheit zu Anhäufung (Konzentration) noch die örtliche Affinität und Löslichkeitsverhältnisse geltend. All diese Faktoren beeinflussen die örtliche Festlegung des Giftes. Diffusion ermöglicht gleichmäßige Verteilung in der Flüssigkeit. Allerdings vermögen wir die Rolle dieser Faktoren oft nur zu vermuten.

EHRLICH fütterte Mäuse mit einigen Derivaten von Paraphenylendiamin und fand dann eine stark braune Färbung, wahrscheinlich durch ein Oxydationsprodukt des verfütterten Farbstoffs, der Teile des Zwerchfells, die das Centrum tendineum umgeben, ferner von Augen-, Kehlkopf- und Zungenmuskeln. Durch intravitale Methylenblaufärbung lassen sich sehr viele Nervenfasern, nur nicht die motorischen Nervenendigungen der willkürlichen Muskeln, mit Ausnahme der obengenannten, darstellen. In diesen Muskeln lagern sich auch vorzugsweise die Muskeltrichinen ab. EHRLICH meint, daß sich das Zwerchfell und die übrigen obengenannten Muskeln durch reichliche Blutversorgung und Sauerstoffsättigung auszeichnen. Andere Beispiele liefern uns EHRLICHs Versuche über intravitale Färbung mit sauren und basischen Farbstoffen. (Die sauren enthalten z. B. die Karboxylgruppe —COOH oder die Hydroxylgruppe —OH, oder die Nitrogruppe —NO₂, die basischen z. B. die Amidogruppe —NH₂.) Dabei stellt sich heraus, daß sich das zentrale Nervensystem fast nur durch viele („neurotrope") basische Farbstoffe und nur durch einen sauren Farbstoff, das Alizarinblau, färben läßt. Dies erklärt sich wahrscheinlich daraus, daß das schwachsaure Alizarinnatrium schon im Blut teilweise zerlegt wird, so daß das Alizarin wieder frei wird und ins Nervengewebe eindringen kann.

Warum dringt aber ein Stoff wohl in das eine, nicht oder weniger in ein anderes Gewebe (Zelle) ein? Dabei spielen Löslichkeitsverhältnisse, nämlich der Verteilungskoeffizient (NERNST) eine Rolle. OVERTON hat nachgewiesen, daß die vitalen Farbstoffe sich leicht in den Zellipoiden lösen, die sich in der Zelloberfläche finden und durch Lösung anderer Stoffe ihr Eindringen in die Zelle bewirken. Wir kommen hierauf im 5. Kapitel zurück.

Die Speicherung (Anhäufung) eines gelösten Stoffes an einer bestimmten Stelle kann z. T. durch chemische Bindung, somit durch chemische Affinität, bedingt sein. Chemische Bindung bedeutet Unschädlichmachung des zugeführten Giftes, wobei allerdings ein anderes Gift durch die chemische Reaktion entstehen kann. Auch kann das Gift, indem es Protoplasma bindet, dieses Protoplasma schädigen. Es muß aber nicht. Die Leber hat eine entgiftende Wirkung gegenüber manchen Giften, die sie durch Änderung unschädlich macht. Sie vermag aber auch Stoffe ungeändert zu speichern — und wahrscheinlich gelegentlich unschädlich zu machen, wobei chemische Einwirkung nicht wahrscheinlich ist. So spritzte METSCHNIKOFF bei Skorpionen, die gegen Tetanustoxin unempfindlich sind, große Mengen dieses Giftes ein. Das Blut wurde bald darauf giftfrei, durch Impfung bei Mäusen erwies sich die Leber jedoch noch nach vielen Monaten als gifthaltig. Wahrscheinlich war das Gift durch Absorption oder Adsorption ohne weiteres in Leberzellen aufgenommen. Vielleicht wurden diese doch geschädigt, aber unter der Schwelle unserer Beobachtung. Jetzt wollen wir die Verteilung in einzelnen Fällen erörtern.

Hämatogene Verteilung (Ablagerung).

Mehrere Forscher haben die hämatogene Verteilung von indifferenten Farbstoffkörnchen bei Meerschweinchen, Kaninchen und Hunden (PONFICK, HOFFMANN und LANGERHANS, RÜTIMEYER, Verfasser) und WYSSOKOWITSCH die zum Teil nicht im Organismus wachsenden Bakterien studiert. Im allgemeinen hat sich aus Versuchsergebnissen ergeben: je geringer die Zahl der in die Blutbahn eingeführten Körnchen ist, um so ungleichmäßiger ist ihre Verteilung und je größer die Zahl, um so gleichmäßiger.

Führt man nur eine sehr geringe Menge in die Ohrvene eines Kaninchens ein, so werden die Körperchen das eine Mal in diesem, ein anderes Mal in einem anderen Lungenteil abgelagert. Wir dürfen dies auch erwarten für Bakterien oder Bakterienhäufchen, die in die Blutbahn gelangen. So werden vereinzelte hämatogene pyämische oder tuberkulöse Herde in verschiedenen Lungenteilen auftreten. Spritzt man aber eine große Menge Tuberkelbazillen in die Ohrvene ein, so entsteht eine Miliartuberkulose, wobei in der Kaninchenlunge die Knötchen ebenso gleichmäßig verteilt sind, wie wir sie bei der akuten hämatogenen Miliartuberkulose beim Menschen zu finden pflegen (Abb. 24). Sind die Körperchen klein genug, so bleiben allerdings die meisten in den Lungenkapillaren haften, ein kleiner Teil geht aber durch diese hindurch und wird dann durch das linke Herz und die Aorta den übrigen Organen zugeführt. Dasselbe geschieht, wenn irgendein Körperchen enthaltender Herd (eine durch reichliches Staubpigment erweichte Lymphdrüse, ein Abszeß, ein erweichter tuberkulöser Herd) in eine Lungenvene (V. pulmonalis) durchbricht und Pigmentkörnchen (Staubteilchen) oder Bakterien dem linken Herzen zugeführt werden. Während aber im letzteren Falle nur durch die Art. bronchiales Körperchen in die Lunge gelangen, wobei dieses Organ keine größere Chance auf Ablagerung hat als andere Organe, fängt die Lunge, wenn der Durchbruch in eine andere Vene außerhalb der Lunge oder in den Brustgang stattfindet, in der Regel mehr Körperchen ab, sie filtriert gleichsam das Blut, sei es auch nicht immer vollständig. Welche Rolle die respiratorischen Änderungen der Lungenkapillaren dabei spielen, wissen wir nicht. Gelangen winzige Körperchen, z. B. Bakterien oder Amöben in die Pfortader, so werden sie in der Leber abgefangen. Ob je einige durch die Leberkapillaren in die Leberader und dann in die untere Hohlader usw. verschleppt werden, ist nicht entschieden. Mitunter scheint ein bestimmter Leberabschnitt bevorzugt zu werden, je nach dem Wurzelgebiet der Pfortader, aus dem die Körperchen stammen. So findet man angeblich die metastatischen Nekroseherde bzw. Abszesse bei Amöbendysenterie 3 bis 4 mal mehr im rechten Leberlappen als im linken. Weil aber der rechte Lappen 3 bis 4 mal größer ist als der linke und somit wahrscheinlich entsprechend mehr Blut aus der Pfortader erhält, wird die Chance auf Zufuhr von Amöben für den rechten Lappen wohl 3 bis 4 mal größer sein. Die Abszesse bei Appendizitis („foi appendiculaire"), die oft vielfach vorhanden sind, scheinen keine bestimmten Leberteile zu bevorzugen. Treten bei Magenkrebs sekundäre Knoten in der Leber in größerer Zahl auf, so bevorzugen sie keine bestimmten Teile. Wahrscheinlich werden die „Krebszellen" durch das Pfortaderblut der Leber zugeführt.

Während Ablagerung von Körperchen aus dem Blut in Lunge, Leber und Milz keine bestimmten Teile bevorzugt, finden wir in der Niere hingegen Körperchen, z. B. möglichst fein verteiltes Kupferoxydul (in 0,9% NaCl), die in die Nierenschlagader eines narkotisierten Kaninchens eingeführt wurden, ausschließlich oder fast ausschließlich in der Rinde wieder. Und zwar bei geringer Menge in Form von Pünktchen, Fleckchen und Streifen, bei größerer Menge diffus in der Rinde und stellenweise in Form feiner Streifen in den anstoßenden Teilen der Pyramiden. Diese Verteilung erklärt sich aus der großen Stromverlangsamung des Blutes in der Rinde, während das Nierenmark den größten Teil seines Blutes aus den Vasa efferentia und sonstigen Haargefäßchen der Rinde und nur zum geringsten Teil aus vereinzelten Gefäßchen unmittelbar aus den arteriellen Arkaden erhält. Die Ablagerung in Knochenmark, Nebennieren, Gehirn und anderen Organen erheischt nähere Forschung.

Allerdings müssen wir bedenken, daß abgelagerte Körperchen, auch ohne Wachstum, nicht immer an derselben Stelle, am oder im Kapillarendothel liegen bleiben. Versuchstiere müssen daher — abgesehen von solchen, bei denen man eben das weitere Los der abgelagerten Körperchen verfolgen will — sofort nach der Einspritzung getötet werden. Bleiben sie länger am Leben, so können die Körperchen durch die Endothelzellen hindurch in die Umgebung, gelegentlich in Lymphwege treten, und durch Lymphe oder Leukozyten aufgenommen und nach anderen Stellen verschleppt werden. Sind es wachsende Bakterien, dann können eben die von diesen an der Ablagerungsstelle hervorgerufenen (entzündlichen) Veränderungen eine weitere Verschleppung ganz oder zum Teil verhüten. Später kann diese aber mitunter erfolgen, so daß metastatische Herde an anderen Stellen auftreten. So z. B. hat man nie einen Übertritt von Tuberkelbazillen aus Blutkapillaren in Lymphwege ohne voraufgehende Gewebeveränderungen festgestellt, mitunter aber angenommen.

Beim Menschen finden wir, in Übereinstimmung mit obigen Versuchsergebnissen, gleichmäßige Verteilung zahlreicher Knötchen in der Lunge bei allgemeiner hämatogener Miliartuberkulose, keine Bevorzugung, wie es bis jetzt festgestellt wurde, bestimmter Leber- und Milzteile, hingegen sehr starke Bevorzugung der Nierenrinde, manchmal besonders subkapsulär, und der Nebennierenrinde. Pyämische Herde bevorzugen ebenfalls die Nierenrinde, aber keine bestimmten Teile der Lunge, Leber und Milz. Bei Scharlach tritt nicht selten eine (von der Angina ausgehende?) metastatische Glomerulonephritis durch Streptokokkenembolie auf. Bei Argyrose finden wir die meisten Silberkörnchen in den Harnknäueln. Trübe Schwellung bei Diphtherie und anderen Infektionskrankheiten befällt die Leber ziemlich gleichmäßig, von der Niere aber ganz besonders die Rinde. Allerdings ist hierbei zu bedenken, daß wahrscheinlich das Epithel der gewundenen Harnröhrchen und der Harnknäuel den empfindlichsten Bestandteil des Organs darstellt. Bei hämatogener Miliartuberkulose der Hirnhäute (tuberkulöse Meningitis) finden wir die Knötchen vorherrschend oder ausschließlich in der Umgebung der Art. fossae Sylvii und in den Plexus chorioidei, ferner in der Umgebung des Chiasma und der Art. basilaris. Während aber in allen übrigen obigen Fällen schon die physikalische Gelegenheit zur Anhäufung kleinster Körperchen zum Verständnis des Sitzes genügt, wobei biochemische örtliche Unterschiede allerdings nicht ausgeschlossen sind, fehlen uns die erforderlichen Daten zur Beurteilung der Bevorzugung der soeben genannten Hirnteile. Schließlich scheinen die zahlreichen Zweige, die sich rechtwinklig von der zuführenden Schlagader abzweigen (HOFBAUER), die physikalische Gelegenheit zu hämatogener Anhäufung in den Ligg. alaria des Kniegelenks zu vergrößern. In diesen Synovialfalten setzt nicht selten angeblich Kniegelenktuberkulose ein. Auch die ampullären Erweiterungen der Gefäße bei ihrem Eintritt in die epiphysären Knorpel (beim Kinde) begünstigen die Ablagerung von Bakterien, wie vielleicht von Staphylokokken, die aus einem Furunkel oder sonstigen Herd ins Blut gelangen. Osteomyelitis kann erfolgen. Auch der Sitz hämatogener Geschwulstmetastasen (S. 528) ist oft aus obigem verständlich. Wir müssen jedoch immer auch die Möglichkeit einer lymphogenen Zufuhr berücksichtigen.

Während des fötalen Lebens ist die physikalische Gelegenheit für hämatogene Ablagerung, den anderen Kreislaufverhältnissen entsprechend, eine andere.

Lymphogene Verteilung (Ablagerung).

Die physikalische Gelegenheit zu Ablagerung und Anhäufung von durch den Lymphstrom mitgeführten Körperchen wird ebenfalls durch seine Bewegungsenergie, sodann durch besondere Verhältnisse des Gewebs- oder Organbaues bedingt, welche durch Erweiterungen oder Vorsprünge usw. die Berührung der Körperchen mit der Wand fördern. Außerdem werden Körperchen gelegentlich von Wanderzellen (Phagozyten) verschleppt. Wir finden solche bewegliche Phagozyten jedoch nicht oft, wobei allerdings zu bedenken ist, daß Zellen, die ihre Last abgegeben haben, nicht mehr als Lastträger zu erkennen sind. Aber auch auf die Ablagerung dieser von Wanderzellen verschleppten Körperchen macht sich vielleicht die Bewegungsenergie der Lymphe bzw. des Gewebesaftes geltend.

Aufnahme in und Verschleppung durch die Lymphwege bzw. die Gewebe-spalten findet mit verschiedener Geschwindigkeit statt. Die Lunge resorbiert sehr rasch große Mengen gelöster Stoffe und kleinster Körperchen, die in Wasser in die Trachea eingeführt werden (CL. BERNARD u. a.). So fanden z. B. PEIPER und WASBUTZKY schon 1 Minute nach Einspritzung von Milch in die Luftröhre Fettkügelchen im Blute der Ohrader. Strychnin, Curare und andere Gifte in die Luftröhre eingespritzt, wirken viel rascher und bis 4mal stärker als per os eingeführt. Die respiratorische Dehnung und Entspannung der Lungen-bläschen wirken dabei als eine Saug- und Preßpumpe, wobei wahrscheinlich in den interepithelialen Kittleisten (S. 80) die Aufnahme stattfindet.

Es besteht ein gewisser Gegensatz zwischen hämato- und lymphogener Verteilung und Anhäufung. Die Verteilung durch den Gewebesaft kommt überall in Betracht, wo von lymphogener Verteilung die Rede ist. Körperchen, die in eine Schlagader gelangen, werden in die Schlagaderzweige zerstreut, dezen-tralisiert, Körperchen, die hingegen in Lymphwege aufgenommen und Lymph-drüsen zugeführt werden, gelangen allerdings wahrscheinlich nicht immer von demselben Lymphgefäß in dieselbe Lymphdrüse, und zwar an der gleichen Stelle, es vereinigen sich aber doch zahlreiche Lymphgefäße in die Vasa afferentia derselben Lymphdrüse. Gelangen wiederholt Bakterien in eine Schlag-ader, so ist die Chance gering, daß sie sich an derselben Stelle anhäufen werden. Diese Chance ist viel größer, wenn Bakterien wiederholt in dasselbe Lymph-gefäß oder in benachbarte Lymphgefäße geraten und in eine Lymphdrüse.zen-tralisiert werden. Es wird somit, ceteris paribus, bei lymphogener Zufuhr eher die zu einer Infektion oder sonstigen Schädigung erforderliche Zahl (Menge, Konzentration) erreicht und überschritten als bei hämatogener. Vielleicht ist schon hieraus erklärt, daß Tuberkulose der Lymphdrüsen, die ja meist eine lymphogene ist, so oft käsig wird, während doch bei allgemeiner hämatogener Miliartuberkulose in Lymphdrüsen, ebenso wie in anderen Organen, binde-gewebige Knötchen auftreten. (Über die Bedeutung der Konzentration vgl. 5. Kap.) Hierzu sei noch bemerkt: Lymphdrüsen können als Filter nützlich sein, indem sie schädliche Körperchen abfangen. Durch die Anhäufung (Zen-tralisierung) solcher Körperchen erwächst aber die Gefahr, daß die zur Schädi-gung erforderliche Menge erreicht wird und ein Infektionsherd entsteht, während dies bei Zerstreuung eben nicht zutreffen würde.

Die lymphogene Ablagerung findet an das Endothel der Lymphsinus und nur selten in den Lymphgefäßen statt, ähnlich wie die hämatogene an das Endo-thel von Haar- und selten von größeren Blutgefäßen. Die meisten Körperchen bleiben erst in Lymphdrüsen, und zwar in der ersten regionären Lymphdrüse (zu der eben das betreffende Lymphgefäß führt) stecken. Ein Körperchen kann, ebenso wie in Blutgefäßen, durch das Endothel hindurch in das um-gebende Gewebe gelangen, wahrscheinlich durch Druck und Dehnung, welche Bewegungen der Umgebung auf die Lymphgefäße ausüben. So beeinflussen die Atembewegungen der Lunge in hohem Maße die Verschleppung der aus den Lungenbläschen in die Lymphwege geratenen Staubteilchen und anderer Körperchen.

Nicht immer werden jedoch alle Körperchen in der zuerst erreichten Lymph-drüse zurückgehalten. Abgefangen werden im allgemeinen nur dann alle, wenn sie in nicht großer Zahl in eine Lymphdrüse gelangen. Je nachdem ihre Zahl wächst, nimmt die Chance zu, daß einige und sogar viele Körperchen durch die Drüse hindurchgehen und in einer zentraleren Drüse oder sonstwo stecken bleiben. Dies gilt auch für Bakterien und sonstige lebende Zellen. Bei diesen ergibt sich aber außerdem die Möglichkeit, daß bei Zunahme ihrer Zahl durch Teilung nachträgliche Metastase eintritt, indem Zellen wieder in

den Lymphstrom gelangen und weiter verschleppt werden. Wir sind durch zahlreiche Versuchsergebnisse zu der Aufstellung dieser Regel berechtigt: Atmet ein Kaninchen oder Hund fein verteilten Ruß ein, so gelangt dieser Staub zum Teil in die Alveolarepithelzellen, zum anderen Teil in die Kittleisten zwischen diesen Zellen, von wo aus die Teilchen in die Lymphwege der Lunge geraten und zunächst den regionären (para)bronchialen Lymphdrüsen zugeführt werden. Bei reichlicher Einatmung gelangen auch Rußteilchen in entferntere mediastinale, paraaortale und sogar in intraabdominale Lymphdrüsen. Bei Menschen, die sich einen Arm mit Tusche, Zinnober und anderen Farbstoffkörnchen haben tätowieren lassen, finden wir einen Teil derselben in den regionären Achseldrüsen. Ferner läßt sich in der Regel beim Menschen Staubpigment (Ruß- und andere Körperchen) in parabronchialen und paratrachealen, ferner in mediastinalen und paraaortalen Lymphdrüsen, ähnlich wie bei obigen Versuchstieren, nachweisen. Wir nehmen an, daß dieses eisenfreie Pigment nichts anderes als eingeatmete und dann durch die Lymphe dorthin verschleppte Staubteilchen sind. Wir treffen sie mitunter sogar in intraabdominalen paraaortalen, parazöliakalen und parailiakalen Lymphdrüsen, vorbei dem Promontorium, an. In der menschlichen Lunge findet sich in der Regel Staubpigment in verschiedener Menge, zum Teil abhängig vom Alter, zum Teil vom Staubreichtum der Luft, in der man geatmet hat. Und zwar finden wir es — wie wir von vornherein erwarten müssen — besonders an Stellen, wo die Bewe-

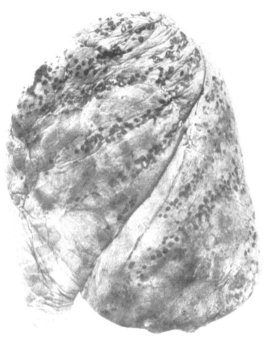

Abb. 22.

gungsenergie der Lymphe am geringsten ist. Das sind im allgemeinen aber auch die Lungenbläschen mit geringsten Atembewegungen. Das ist scheinbar paradox: es entscheidet aber offenbar die geringere Abfuhr über eine größere Zufuhr an anderen Stellen. Es sind im allgemeinen die kranialen (paravertebralen) Lungenteile stärker pigmentiert, wenn sie nämlich nicht durch nachträgliches Emphysem wieder pigmentärmer geworden sind. Und dann besonders peribronchiales, perivaskuläres Gewebe und Bläschen, die mit festerem Bindegewebe unmittelbar zusammenhängen, so daß ihre Atembewegungen dadurch eingeschränkt werden (S. 43). An der pleuralen Oberfläche sehen wir oft die interlobularen Grenzen und die Knotenpunkte (pleurosubpleurale Erweiterungen der Lymphgefäße) schön pigmentiert.

Abb. 22 zeigt uns solche Knotenpunkte, in Streifen gegenüber den Rippen geordnet, besonders in den kranialen (mit Ausnahme der parasternalen) und in den paravertebralen und zum Teil lateralen kaudalen Teilen. Diese Anordnung ist weniger tiefen Atembewegungen der den Rippen gegenüberliegenden Lungenbläschen zuzuschreiben. Denn obwohl vielleicht die Zwischenrippenwände bei der ruhigen Einatmung etwas einsinken, verbreitern sie sich dabei sicher, wie die Beobachtung gelehrt hat. Die entsprechenden Lungenbläschen erweitern sich infolgedessen mehr als die den Rippen gegenüber liegenden, und die Bewegungsenergie der Lymphe ist in den letzteren kleiner. Auf geringere Atembewegungen der den Rippen gegenüber liegenden Lungenbläschen weist auch die vorzugsweise oder ausschließlich dort auftretende Verwachsung der Pleurablätter, die ja durch Ruhe begünstigt wird (Abb. 23).

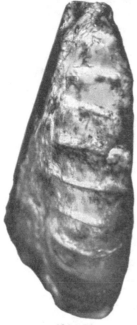

Abb. 23.

Aus obigem ergibt sich dies: Gelangte an einem gegebenen Augenblick in jeden cmm der Lungenlymphe eine gleiche Zahl Bakterien mit gleichen Eigenschaften, so würde die Verteilung schon im nächsten Augenblick eine ungleichmäßige sein, indem sie in den verschiedenen Stellen in verschiedener Zahl fortgespült werden. Und umgekehrt: würde allen Teilen der Lungenlymphwege eine Bakterie in gleich rasch zunehmender Zahl zugeführt, so würde an den Stellen mit geringster Bewegungsenergie zuerst die zur Infektion erforderliche Zahl erreicht sein. Nun haben zahlreiche Beobachtungen ergeben, daß primäre Tuberkuloseherde in der menschlichen Lunge ganz vorzugsweise in dem kranial von der 3. Rippe liegenden Abschnitt auftreten und daß von da ihre Häufigkeit nach allen Richtungen hin abnimmt. Abb. 25 gibt eine schematische Darstellung der Häufigkeit solcher Herde (Zahl der Punkte), die in jedem Lungenabschnitt peribronchiales und perivaskuläres Gewebe, Knotenpunkte usw. bevorzugen. Wir betrachten daher die meisten, wenn nicht alle primären Tuberkuloseherde der Lunge als aerolymphogenen Ursprunges. Der häufigste Sitz der ersten Herde stimmt nämlich mit der größten physikalischen Gelegenheit zur lymphogenen sowie aerogenen Anhäufung überein, während die biochemische Empfänglichkeit keine entscheidenden Unterschiede aufzuweisen scheint, weil ja hämatogene Miliartuberkel überall in der Lunge in gleicher Zahl entstehen (Abb. 24). Nur ausnahmsweise sind wir zur Annahme der Möglichkeit einer lymphogenen Lungeninfektion von der Umgebung aus berechtigt (s. unten).

Nach F. BLUMENFELD stellen die Stimmlippen und Plica interarytaenoidea ein Gebiet erhöhter örtlicher Bereitschaft für die sekundäre Kehlkopftuberkulose dar, indem sie je für sich das Gebiet eines abgeschlossenen Lymphraumes bilden, in dem die Bewegungsenergie der Lymphe wohl eine geringe sein muß.

Zahlreiche Versuchsergebnisse und übereinstimmende Beobachtungen am Menschen haben gelehrt, daß Bakterien, die an einer verletzten Stelle der Körperoberfläche in das Gewebe gelangen, entweder zunächst alle an der Eintrittsstelle hängen bleiben oder sofort, wenigstens zum Teil, der regionären Lymphdrüse zugeführt werden. Ob dann Infektion erfolgt, hängt vom Verhältnis der Giftstärke zur Empfänglichkeit des Gewebes ab. Sehr zahlreiche Tierversuche haben CORNET zur Aufstellung des „Lokalisationsgesetzes" geführt: der Tuberkelbazillus, an einer beliebigen Stelle (außerhalb der Blutgefäße) eines empfänglichen Säugetierkörpers eingeführt, wächst bereits an der Impfstelle oder er ruft in den regionären Lymphdrüsen anatomische Veränderungen hervor. COHNHEIM hatte schon auf dieses Verhalten aufmerksam gemacht, CORNET hat aber durch viele Hunderte von Impfungen an den verschiedensten Körperstellen (Kopf, Pfoten, Schwanz, Rücken, Mandeln, Nase, Auge usw.) den Beweis erbracht. BAUMGARTEN, MACFADYEN u. a. haben in zahlreichen Versuchen dasselbe gefunden. Die Ergebnisse von Obduktionen menschlicher Leichen stimmen mit diesen Versuchsergebnissen überein, wo ein Urteil möglich ist, wie BEITZKE neuerdings wieder betont hat. Es überschlägt somit die aerolymphogene Tuberkulose nicht die Bronchialdrüsen, die enterolymphogene Tuberkulose nicht die Mesenterialdrüsen usw. Das Lokalisationsgesetz gilt auch für andere lymphogene Infektionen und für lymphogene Geschwulstmetastase. So tritt lymphogene Metastase eines Zungenkrebses zunächst in einer Unterkieferdrüse auf. Allerdings werden die Ausbreitungswege um so unkenntlicher, je ausgedehnter die Veränderungen sind. Die Bevorzugung der Leisten-, dann der Achsellymphdrüsen durch die Bubonenpest wies schon auf den häufigsten Eintritt des Virus in die Beine bzw. die Arme hin. In der Tat finden wir in den Unterschenkeln und Vorderarmen unsauberer Leute weit-

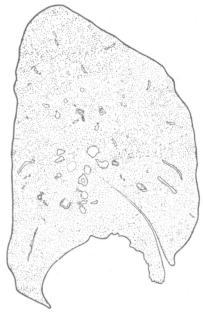 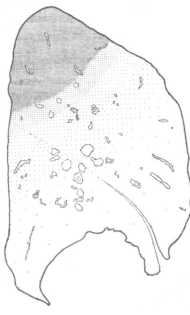

Abb. 24. Hämatogene Miliartuberkulose der menschlichen Lunge (nach der Natur). Vgl. S. 66.

Abb. 25. Häufigkeit der primären (aerolymphogenen) Lungentuberkulose (schematisch).

aus am häufigsten Flohstiche, und Flöhe sollen Pestvirus überbringen. Ferner schwellen beim Typhus abdominalis zunächst die Mesenterialdrüsen, dann aber auch paraaortale, sogar intrathorakale, ja extrathorakale Lymphdrüsen an.

Man hat jedoch auf Ausnahmen hingewiesen. Diese sind gewiß, schon von vornherein, durch Anomalien der Lymphwege nicht ausgeschlossen. Man hat diese aber bisher nicht gefunden. Nun müssen wir bei der Beurteilung bedenken, daß die regionären Lymphdrüsen nicht immer nur die nächstliegenden sind. So gehen bei weitem die meisten Lymphgefäße aus der Hand an den kubitalen, und die meisten Lymphgefäße aus dem Fuß an den poplitealen Lymphdrüsen vorbei, so daß die meisten lymphogenen Infektionen von der Hand aus in den Achsel-, vom Fuß aus in den Leistendrüsen auftreten. So können Farbstoffkörnchen, in die Bauchhöhle eingeführt, in eine retrosternale Lymphdrüse gelangen. Im allgemeinen ist allerdings die Möglichkeit einer „Entgleisung" auf anastomotischem Wege von vornherein zuzugeben, aber bis jetzt nicht nachgewiesen. Andererseits ist nicht immer die nächstliegende Lymphdrüse eine regionäre, wie wir am Kopf ersehen. Außerdem gibt es unregelmäßige, ganz kleine „Schaltdrüsen",

Wir müssen ferner darauf achten: 1. daß einem Organ oder Körperteil mehrere regionäre Lymphdrüsengruppen angehören können, und 2. daß eine Lymphdrüsengruppe verschiedene Wurzelgebiete haben kann. Ein Beispiel der zuerst genannten Möglichkeit: Krebs der Brustdrüse kann a) in gleichseitigen, b) in anderseitigen Achseldrüsen, c) in Lymphdrüsen neben der gleichseitigen Art. mammaria int., d) in infra- und supraklavikulären Lymphdrüsen metastasieren oder e) in der Haut der Bauchwand sich verbreiten (HANDLEY). Wahrscheinlich entscheidet dabei die Stelle, wo innerhalb der Brustdrüse oder in ihrer nächsten Umgebung ,,Krebszellen" in den Lymphstrom gelangen. Es ist hier Nachforschung erforderlich. Der Krebs kann sich dann von jenen Lymphdrüsen aus weiter verbreiten, z. B. in die Pleurablätter, die Lunge, die Bronchialdrüsen erreichen usw. Außerdem müssen wir die Möglichkeit beachten, daß Bakterien oder Geschwulstzellen sich in einer Lymphdrüse vermehren und dann in weitere Lymphdrüsen verschleppt werden, wie z. B. Typhusbazillen von Mesenterial- in paraaortale intraabdominale, ferner aber auch in intrathorakale, ja sogar supraklavikuläre und zervikale Lymphdrüsen gelangen können; all diese Lymphdrüsen können dann durch Entzündung anschwellen.

Die zweite Möglichkeit, nämlich daß eine Lymphdrüsengruppe mehrere Wurzelgebiete hat, ist besonders dann von Bedeutung, wenn wir dem Ursprung eines tuberkulösen oder sonstigen Herdes in einer solchen Gruppe nachspüren wollen. So erhalten Achseldrüsen, allerdings wahrscheinlich nicht alle in gleichem Maße, Lymphe aus ihrer Umgebung, Arm und Brustdrüse (nach PRYM erhalten die Achsellymphdrüsen mitunter Staubpigment aus der Lunge, während BOIT und KÖNIG eine Lymphverbindung zwischen Achsel- und intrathorakalen Lymphdrüsen nachwiesen), Leistendrüsen aus Bein, äußeren Geschlechtsteilen, Aftergegend und aus Lymphgefäßen aus der Bauchwand und Zökalgegend. Meines Wissens ist eine scharfe Unterscheidung in oberflächliche und tiefe Drüsen nicht durchzuführen. Paraaortale (intraabdominale) Lymphdrüsen erhalten Lymphe aus den mesenterialen, parailiakalen, zöliakalen, portalen Lymphdrüsen, aus Nieren, Nebennieren und zum Teil aus den inneren Harn- und Geschlechtsorganen, mitunter aus intrathorakalen Lymphgefäßen. Nicht alle paraaortalen Lymphdrüsen erhalten jedoch gleichviel Lymphe aus denselben Gegenden. Die Bubonen (entzündlich vergrößerte Lymphdrüsen) bei Pest treten besonders in der Leistengegend auf (s. oben). Es ergeben sich hier somit von vornherein mehrere Möglichkeiten, von denen aber die der Einführung des Virus in die Lymphwege des Beins (durch Flöhe usw.) in den Vordergrund tritt. Tuberkulose einer Bronchialdrüse kann von der Lunge aus oder von einer Anastomose mit einer paratrachealen oder zervikalen Lymphdrüse aus entstanden sein. Wie entscheiden wir das? Der gleichzeitige Nachweis eines Tuberkuloseherdes im Wurzelgebiet dieser Lymphdrüse und in der Lunge entscheidet die Frage nicht, weil letzterer sekundär lymphogen rückläufig (s. unten) von dem Lymphdrüsenherd aus entstanden sein kann. Es fehlt aber meist Tuberkulose der Halslymphdrüsen und es fehlt jeder Grund zur Annahme, es sei die Bronchialdrüse etwa von der Rachenschleimhaut, Mandeln usw. infiziert, aber in der Regel eben die regionären Halslymphdrüsen — im Gegensatz zu vielen Versuchsergebnissen! — überschlagen worden. Es bleibt somit die Annahme übrig: primäre Infektion der Lunge, sekundäre (metastatische) der Lymphdrüse. Hierzu sei noch bemerkt, daß den am meisten kaudalen Halsdrüsen durch Preßbewegungen Bakterien aus den intrathorakalen Lymphgefäßen zugeführt werden können. Auch noch, daß nach Versuchen CORNETs durch Einatmung sehr spärlicher, feucht verstäubter Tuberkelbazillen Tuberkulose der Lunge fehlen kann und nur in Bronchialdrüsen 50—70 Tage später Tuberkulose nachweisbar war. Vielleicht wird mikroskopische Untersuchung in solchen Fällen doch Herde in der Lunge aufdecken.

Drittens müssen wir auf die rückläufige Bewegung hinweisen (s. unten).

Wir müssen hier noch zwei Bemerkungen über lymphogene Verteilung machen. Zunächst diese, daß die serösen Höhlen auch als dem Lymphgefäßsystem angehörend zu betrachten sind. Bakterien sowie Geschwulstzellen können sich über ihre Oberfläche verbreiten, an vielen Stellen haften und weiter wachsen. So entstehen die „Miliarkarzinose" und „Miliartuberkulose" des Brust- und Bauchfells, wobei die Knötchen allerdings oft nicht „miliar" (grießähnlich), sondern größer und abgeplattet sind.

Die andere Bemerkung betrifft eine Angabe von KEY und RETZIUS, derzufolge die Saftbahnen der Nerven keinen Ablauf nach außen in das allgemeine Lymphsystem des Körpers, sondern nur gegen die serösen Räume der nervösen Zentralorgane hin besitzen. Die perineuralen Lymphräume sind somit gegen die Umgebung abgeschlossen. Verzweigt sich ein Nerv, so begleitet seine bindegewebige Scheide die einzelnen Äste. Sogar eine einzige Nervenfaser hat ihre eigene, aus platten Zellen bestehende, bindegwebige HENLEsche Scheide. Dieser ausschließliche Zusammenhang der Lymphwege der Nerven mit denen des Zentralnervensystems hat Bedeutung bei lymphogener perineuraler Verbreitung von Infektionen, z. B. des Sehnerven bei sympathischer Ophthalmie, längs des Geruchsnerven bei epidemischer Genickstarre usw. Wir stehen hier eben im Anfang einer Forschung. Nach MEYER und RANSOM gelangt das Tetanusgift nur den Nerven entlang zum Zentralorgan. Vielleicht den perineuralen Lymphwegen entlang?

Rückläufige Verschleppung durch Blut und Lymphe.

Von RECKLINGHAUSEN hat, ebenso wie ältere Forscher, das Vorkommen einer Verschleppung von Körperchen durch einen rückläufigen Blutstrom, spätere Forscher außerdem Verschleppung durch einen rückläufigen Lymphstrom betont. So fand z. B. LUBARSCH bei Hodenkrebs mit krebsiger Thrombose der V. femoralis und der unteren Hohlader ein rückläufig verschlepptes Thrombusstück in der Nierenader, während die Niere ganz frei war von Geschwulstknoten. Eine andere Möglichkeit als die einer rückläufigen Verschleppung erschien in solchen Fällen ausgeschlossen. Zahlreiche Versuchsergebnisse haben die Möglichkeit einer rückläufigen Verschleppung durch das Blut dargetan. So führte HELLER unter geringem Druck eine Aufschwemmung von Weizengrieß in die Drosselader ein, während der Brustkorb zugleich rhythmisch zusammengepreßt wurde. In Zwerchfell- und Lebervenen konnte er dann Grießkörner nachweisen. ARNOLD und LUBARSCH haben sogar den plötzlichen Anprall der Weizengrießkörner an der freigelegten Nierenader gesehen, sobald das Versuchstier infolge einer reichlichen Einspritzung Atemkrämpfe bekam.

Wie und wodurch tritt ein rückläufiger Blutstrom aus der Brust- in die Bauchhöhle ein? Werden die Körperchen durch einen Stoß oder allmählich durch eine hin- und hergehende Strömung („mouvement de va et vient") verschleppt? Zunächst ist eine Senkung (LUBARSCH) von Körperchen mit hohem spezifischem Gewicht, wie die von MAGENDIE angewendeten Quecksilberkügelchen, auszuschließen. Wir lassen solche Versuche hier außer Betracht. Wir müssen im allgemeinen als notwendig annehmen, daß der Blutdruck in den betreffenden intrathorakalen Venen einmal oder mehrere Male über den in den mit ihnen zusammenhängenden intraabdominalen Venen ansteigt oder der intraabdominale Druck unter den intrathorakalen sinkt. Schon ältere Forscher haben auf die Bedeutung von Husten und Preßbewegungen (Atemkrämpfe), Emphysem usw. hingewiesen. Wie wirken aber Husten und Preßbewegungen? Während einer solchen Bewegung steigt der intraabdominale Druck über den intrathorakalen an, was unter anderem aus der kranialwärts gerichteten Bewegung des Zwerchfells erhellt. Es kann dann allerdings eine Verschleppung von einer Brust- in eine Kopf- oder Armader, oder von einer Bauch- in eine Beinader stattfinden, es können auch schon in Bauchadern vorhandene Körperchen z. B. an die Nierenader anprallen, eine Verschleppung von einer Brust- in eine Bauchader ist dann jedoch ausgeschlossen. Wenn aber nach der Husten- oder Preßbewegung sämtliche Bauchmuskeln erschlaffen und eine Einatmung erfolgt, ist die Möglichkeit gegeben, daß der intraabdominale Druck — wahrscheinlich nach einer Preßbewegung, wobei das Zwerchfell sich zusammenzieht, noch mehr als nach einer Hustenbewegung — sei es auch nur einen Augenblick, unter den intrathorakalen sinkt: Dann erfolgt eine rückläufige Blutbewegung aus der Brust- in die Bauchhöhle. Diese Möglichkeit ist näher zu untersuchen durch gleichzeitige Darstellung der Bewegungen eines Punktes der Brust- und der Bauchwand während einer Husten- bzw. Preßbewegung, z. B. mittels RIEGELS Doppelstethographen, und durch die gleichzeitige Bestimmung der Schwankungen des intrathorakalen und intraabdominalen Druckes beim Versuchstier.

Außerdem ist aber die Möglichkeit näher zu erforschen, ob eine stoßweise rückläufige Verschleppung, etwa durch Wirbelbildung in den Wandschichten (vgl. BENEKE) im tierischen Körper vorkommt.

Im allgemeinen wird der intraabdominale Druck um so leichter unterhalb des intrathorakalen Druckes sinken, je höher dieser ist. Daher wird Emphysem, Anhäufung pleuritischen Exsudats usw. (s. dort) retrograde Verschleppung aus der Brust in die Bauchhöhle begünstigen. Der hämostatische Einfluß P bei aufrechter Körperhaltung tritt dann auch mehr in den Vordergrund. Immer ist auch die blutansaugende Wirkung des Herzens (H) zu berücksichtigen. Nennen wir den Bauchdruck A, den intrathorakalen Druck D, so entscheidet die algebraische Summe $H + A - D - P$, ob der Strom von der Bauch- nach der Brusthöhle oder umgekehrt stattfindet. Der intraabdominale Druck A ist bei normaler Atmungsruhe dem atmosphärischen gleichzustellen. Sobald $H + A < D + P$ wird, tritt rückläufige Strömung ein.

Ein Fall oder Sprung auf die Füße wird die rückläufige Strömung und Verschleppung durch die dem Blut und den Körperchen erteilte Beschleunigung fördern.

Sind Körperchen einmal in Bauchgefäße gelangt, so gelangen sie das eine Mal in dieses, ein anderes Mal in jenes Gefäß, indem der Volumenwechsel des Magendarmkanals, ungleichmäßige Zusammenziehung der Bauchmuskeln und des Zwerchfells den intraabdominalen Druck jedesmal ungleichmäßig erhöhen und eine örtliche Zunahme des Druckes sich nicht gleichmäßig durch den Bauchinhalt fortpflanzt (S. 39). Straffheit bzw. Schlaffheit der Bauchwand ist dabei von Bedeutung, wie wir später erörtern werden.

Rückläufige Bewegung der Lymphe kommt viel häufiger vor, und zwar schon unter normalen Umständen wie bei der hin- und hergehenden Bewegung in der Lunge, indem bei der Einatmung nicht alle Lymphgefäße sich in gleichem Maße erweitern, und ebensowenig sich bei der Ausatmung gleichmäßig verengern. Ferner wird wahrscheinlich bei jeder Husten- und Preßbewegung Lymphe, ebenso wie Blut, aus den Brustgefäßen in die des Kopfes, der Arme und der Beine gepreßt. Fortgesetzte Beobachtung hat gelehrt, daß rückläufige lymphogene Verschleppung von Körperchen aus der Brust- in die Bauchhöhle oft anzunehmen ist. Dabei machen sich wohl die gleichen Kräfte wie bei der rückläufigen Blutbewegung (s. oben) geltend. Dazu ist aber zu bemerken, daß die Saugkraft des Herzens wahrscheinlich mehr in den Hintergrund tritt, der lymphostatische Druck hingegen eine relativ größere Bedeutung hat. Ist dies richtig, so wird lymphogene rückläufige Verschleppung leichter eintreten als hämatogene. Allerdings wissen wir nichts von der Rolle und nicht genügend Genaues von der Verteilung der Klappen der Lymphgefäße. Übrigens wird jede Beeinträchtigung der Lymphabfuhr zur Brusthöhle die rückläufige Strömung begünstigen. Es ist aber nicht erwiesen und sogar auszuschließen, daß vollständige Verlegung der höher gelegenen Lymphknoten und Lymphgefäße dazu erforderlich wäre. Es kommen Fälle vor, wo wir Staubpigment in den Lymphgefäßen des Zwerchfells und in paraaortalen Lymphdrüsen nachweisen können, was doch bei einer vollständigen Verlegung der höheren Lymphwege unmöglich wäre.

Was für Lymphwege verbinden die Lymphgefäße der Brust- mit denen der Bauchorgane?

Aus den Untersuchungen von SAPPEY und neuerdings von H. KÜTTNER (an frischen Kinderleichen) geht hervor, daß es mehrere Lymphgefäße sind, die das Zwerchfell durchbohren (Abb. 26). Diese Lymphwege stehen einerseits mit ventralen und dorsalen mediastinalen, andererseits mit parapankreatischen, zöliakalen, paraaortalen, intraabdominalen Lymphdrüsen in Zusammenhang. Außerdem stehen die Lymphgefäßnetze des pleuralen und die des peritonealen Zwerchfellüberzuges miteinander in ausgiebiger Verbindung, besonders auf und neben dem Centrum tendineum. Sämtliche, das Zwerchfell durchbohrende Lymphgefäße ermöglichen die Verschleppung von Bakterien, Geschwulstzellen, Pigmentkörperchen usw. von der Brust- in die Bauchhöhle und umgekehrt. So kann ein Brustdrüsenkrebs (s. oben) längs der interkostalen Lymphwege das Rippenfell, und von hier aus, auch ohne Verwachsung, das Lungenfell erreichen, in die Lunge als „Lymphangitis carcinomatosa" peribronchiale und perivaskuläre Krebsmantel bilden. Dann kann er nicht nur in intrathorakalen, sondern auch in intraabdominalen, paraaortalen Lymphdrüsen, sogar bis neben die Gabelungsstelle

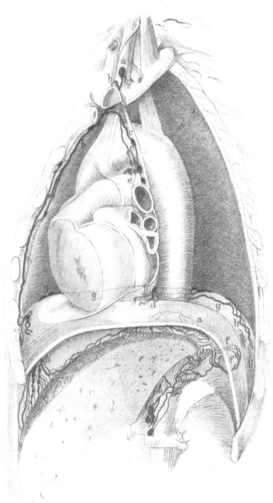

Abb. 26. Lymphgefäße, welche intrathorakale und intraabdominale Lymphgefäße verbinden (nach H. KÜTTNER).

der Aorta beim Promontorium, auch in oberflächlichen Teilen der Leber metastasieren. Auch auf dem Zwerchfell kann eine schöne „Lymphangitis carcinomatosa" erscheinen. Einmal sah ich einen metastatischen Knoten eines Speiseröhrenkrebses im Mark der rechten Niere, ohne weitere Metastasen. Das weist auf eine Verbindung von Lymphwegen des Nierenmarks mit intrathorakalen Lymphgefäßen hin (s. unten). Staubpigment, das außerhalb der Brusthöhle nur in vereinzelten intraabdominalen paraaortalen Lymphdrüsen nachweisbar ist, müssen wir als durch rückläufigen Lymphstrom verschleppt betrachten, auch dann, wenn wir es nur in Lymphdrüsen beim Promontorium finden. In Übereinstimmung damit liegt das Pigment besonders oder ausschließlich in der Wandung der Lymphsinus. Die Annahme, es sei das Pigment durch das Blut nur diesen Lymphdrüsen zugeführt, wäre recht gezwungen.

Die paraaortalen (retroperitonealen) Lymphdrüsen liegen neben der Aorta, der Hohlader und anderen großen Gefäßen. Man kann sie als prä-, retro- und juxtaaortale (letztere neben der Aorta), prä- und retrovenöse (vor und hinter der Hohlader) bezeichnen. Sie sind durch Lymphgefäße miteinander, mit intrathorakalen, zum Teil paraaortalen Lymphdrüsen und mit intrathorakalen Lymphgefäßen verbunden. Den retro- und juxtaaortalen Drüsen strömt Lymphe aus der linken Niere und den linken Geschlechtsteilen, den prä- und retrovenösen Drüsen Lymphe aus der rechten Niere und rechten Geschlechtsteilen zu. Die präaortalen Drüsen erhalten Lymphe aus den 130 bis 150 mesenterialen Lymphdrüsen. Die am meisten kranialen präaortalen Drüsen gehen ohne scharfe Grenze in die (para)zöliakalen Drüsen (neben der Art. coeliaca) über. Diese Drüsen stehen in Verbindung mit den Lymphdrüsen der Leber, des Magens, der Milz und des Pankreas, welch letztere innig mit den Lymphdrüsen der Gallenwege und mit einigen kranialen Mesenterialdrüsen verbunden sind. Einige Lymphgefäße der Leber führen nicht nur zu Lymphdrüsen im Hilus, sondern auch zu intrathorakalen und präösophagealen Lymphdrüsen. Alle diese Lymphdrüsen haben eine ziemlich konstante Zahl. Außerdem können aber kleinere „Schaltdrüsen", wechselnd an Zahl und Sitz, vorkommen.

Einige Beobachtungen am Menschen mögen die Bedeutung dieser Lymphgefäße für die Ausbreitung von Geschwülsten und Infektionen erläutern:

1. Bei einer Frau mit Carcinoma cervicis uteri fanden sich Metastasen in den rechten parailiakalen, in einigen rechten paraaortalen Lymphdrüsen der Bauch- und Brusthöhle und rückläufig in rechten parakarotidealen Drüsen bis hart unter der Schilddrüse, sonst nirgends Krebs.

2. Brustdrüsenkrebs kann (s. oben) in denselben Drüsen der Brust- und Bauchhöhle, zum Teil rückläufig, Magenkrebs bis in supraklavikuläre Lymphdrüsen, metastasieren.

3. Es finden sich bei infektiöser Entzündung im Brustraum nicht selten rückläufige metastatische Entzündungen einer oder mehrerer paraaortaler Lymphdrüsen in der Bauchhöhle, besonders bei Pleuritis. Die mesenterialen Lymphdrüsen sind dabei (ohne Enteritis) frei, so daß ein enterogener Ursprung ausgeschlossen ist.

4. Bei einem Mandelabszeß sah ich metastatische, zum Teil eitrige Entzündung der gleichseitigen zervikalen, paraaortalen, intrathorakalen und intraabdominalen Lymphdrüsen bis am Promontorium. Auch bei eitriger Thyreoiditis kommt ähnliches vor.

Neuere Versuchsergebnisse haben gleichfalls auf die mögliche Bedeutung einer lymphogenen retrograden Infektion einiger Bauchorgane ergeben. So stellte STRAUB eine rückläufige Tuberkulose einiger Bauchorgane fest nach Einführung von Tuberkelbazillen des humanen Typus bei Meerschweinchen und des bovinen Typus bei Kaninchen in das Netz, das Gekröse und retropharyngeal in der Gegend der tiefen Halslymphdrüsen. KURT ZIEGLER hat bei vielen Kaninchen, Meerschweinchen, Katzen und Hunden verschiedenartige Körperchen (Taubenchromozyten, Hefezellen, Aleuronatmehl, Lykopodiumkörner und Karminkörnchen) in die Bauchhöhle eingeführt und eine Verschleppung in verschiedener, in auf- wie absteigender Richtung festgestellt. Es erwiesen sich Leber und Milz mit den mesenterialen und omentalen Lymphbahnen und untereinander längs der Milzvene durch Lymphgefäße verbunden. Diese stehen in Verbindung mit retroperitonealen (d. h. paraaortalen) Lymphbahnen, welche sich bis ins kleine Becken und in die Halsgegend erstrecken, ferner durch die Zwerchfellschenkel (in dessen Bahnen ich früher beim Menschen Staubpigment nachwies) mit mediastinalen Bahnen, welche über Bronchial- und retrosternale Lymphdrüsen die peritrachealen Lymphbahnen und Lymphknoten verbinden. Die auf dem genannten Wege liegenden Lymphknoten können großenteils oder völlig übergangen werden. Es gelangen kleine Körperchen in die Lymphwege der Leber- und Milzkapsel vom Hilus aus, zunächst in der Umgebung der großen Blutgefäße, dann auch einzeln oder in Gruppen in den tieferen periportalen Gewebeteilen. Fast regelmäßig waren sie auch unter der äußeren Kapsel der Nieren, gelegentlich im Nierenhilus, zu finden. Mesenteriale und peripankreatische Lymphdrüsen blieben frei. Andere Körperchen, wie sehr kleine Karminkörperchen, häuften sich auch in Lymphdrüsen an und wanderten auf den oben bezeichneten Wegen sogar bis an der kranialen Brustkastenöffnung. FRANKE stellte Lymphwege dar, welche die der Lunge mit solchen des Bauchs verbinden. PRYM und PICKHAN fanden Staubpigment in Achsellymphdrüsen, nach ihrer Meinung von der Lunge aus dorthin gewandert, besonders bei Verwachsung der Pleurablätter. In der Tat wiesen BOIT und KÖNIG durch Versuche an Hunden Lymphwege nach, welche Achsel- und intrathorakale Lymphdrüsen verbinden. Vgl. auch BEITZKE.

Es kann ein Bauchorgan lymphogen tuberkulös oder durch ein anderes Virus angesteckt werden von einer vorgelagerten oder regionären Lymphdrüse, oder von einem anderen Bauchorgan aus, ja es kann wahrscheinlich die Leber, Niere, Nebenniere, Milz geradewegs von Brustlymphgefäßen aus lymphogen retrograd angesteckt werden, wobei die regionären Lymphdrüsen übergangen werden. Weitere Einzelheiten erheischen fortgesetzte Forschung. Die paraaortalen intraabdominalen Lymphdrüsen können auch von mesenterialen aus angesteckt werden, wie z. B. beim Typhus abdominalis. Eine enterogene Ansteckung der paraaortalen Lymphdrüsen ohne vorherige Ansteckung mesenterialer Lymphdrüsen hat man bisher nicht sichergestellt.

Obige Ergebnisse sind von Bedeutung nicht am wenigsten für das Verständnis der Ausbreitung der Tuberkulose und anderen Infektionen.

Die Bedeutung dieser Lymphwege erheischt mehr Beachtung als die ihr bisher zuteil geworden ist. Nicht nur intraabdominalen Lymphdrüsen, sondern auch der Leber, Niere, Nebenniere, Milz, Pankreas usw. können Geschwulstzellen oder Bakterien aus den Brustlymphwegen zugeführt werden. Wir haben schon Verbindungen von Lymphwegen dieser Organe mit intrathorakalen Lymphgefäßen erwähnt.

Die Lymphgefäße der oberflächlichen Leberläppchen führen zur Kapsel, die der tieferen begleiten die Gefäßverzweigungen und Gallengänge, stehen aber mit den oberflächlichen in Verbindung. Nach der Darstellung von POIRIER und CHARPY (Traité d'anatomie) führen einige tiefere Lymphgefäße zu portalen und zöliakalen Lymphdrüsen, während andere die Leberader begleiten und mit der Hohlader durch das Zwerchfell hindurchtreten; sie führen zu intrathorakalen Lymphdrüsen, die neben der Hohlader auf dem Zwerchfell liegen. Zu diesen und zu den zöliakalen Lymphdrüsen führen auch einige oberflächliche dorsale Lymphgefäße des rechten Leberlappens, während die oberflächlichen dorsalen Lymphgefäße des linken Leberabschnittes zu intraabdominalen paraösophagealen Drüsen führen. Die oberflächlichen kranialen Lymphgefäße sind die bedeutendsten, sie enden in den intrathorakalen, neben der Hohlader gelegenen, in kleinen präperikardialen (SAPPEYS) „ganglions sus-xiphoidiens") und in portalen Lymphdrüsen. Die oberflächlichen ventralen Lymphgefäße stehen auch mit den portalen Drüsen in Verbindung, während die oberflächlichen Lymphgefäße der hohlen Leberoberfläche zum Teil zu den portalen und zöliakalen, zum Teil zu intrathorakalen Drüsen führen, die in der Umgebung der Hohlader gelegen sind. KÜTTNER bestätigt diese Befunde nicht allein, er hebt außerdem die sehr engen Lymphgefäßverbindungen der konvexen Leberoberfläche mit dem peritonealen Überzug des Zwerchfells hervor, dessen Lymphwege in reichlichen Verbindungen mit denen der Pleura diaphragmatica stehen. Auch weist KÜTTNER darauf hin, daß ein Teil der Leberlymphgefäße das Zwerchfell durchbohrt und in linken, seltener in rechten supraklavikulären Lymphdrüsen endet.

Die oberflächlichen Lymphgefäße der Milz stehen wahrscheinlich durch die Lymphgefäße der Milzkapsel mit denen des Zwerchfells in Verbindung. Ebenso wie die Leberkapsel kann ja auch die Milzkapsel bei Empyem in kollaterale fibrinöse oder andersartige Entzündung geraten. Verdickungen und Verwachsungen dieser

Kapsel (ebenso wie solche der Leberkapsel) entstehen manchmal durch Entzündung intrathorakalen Ursprunges.

Während man über das Bestehen eines feinen Lymphgefäßnetzes in der Rinde der Niere streitet, ist man einig über das Vorkommen klappenloser Lymphgefäße im Mark. Diese vereinigen sich im Nierenhilus miteinander und mit den Lymphgefäßen des Nierenbeckens und verlaufen im Gewebe, das die Nierenader umgibt (POIRIER et CHARPY l. c. T. V).

Während hämatogene Metastasen keine besonderen Teile von Leber und Milz, aber die Nierenrinde bevorzugen (S. 66), wird eine rückläufige lymphogene Metastase vor allem in den subkapsulären Teilen von Leber und Milz und im Nierenbecken bzw. Nierenmark auftreten. Dies stimmt auch für die rückläufige, verkäsende Nierentuberkulose, die als Pyelitis caseosa oder als zentrale (Mark)tuberkulose zutage tritt. Sie unterscheidet sich von der hämatogenen Miliartuberkulose nicht nur durch den Sitz, sondern auch durch starke, fortschreitende Verkäsung und (wenigstens anfängliche) Einseitigkeit. Später kann die andere Niere lymphogen oder längs der Harnwege angesteckt werden. Die lymphogene Nierentuberkulose ist klinisch wichtig, eines heilenden chirurgischen Eingriffes fähig, die hämatogene miliare Rindentuberkulose pflegt klinisch latent zu sein. Bemerkenswert ist, daß auch in den Nebennieren eine klinisch wichtige, durch Morbus ADDISONII erkennbare zentrale, wahrscheinlich lymphogene und eine klinisch latente miliare hämatogene Tuberkulose vorkommt. Manchmal ist bei der klinisch wichtigen Tuberkulose dieser Bauchorgane Staubpigment in intraabdominalen Lymphwegen nachweisbar, ein Zeichen, daß während des Lebens Körperchen durch Lymphe rückläufig aus der Brust- in die Bauchhöhle verschleppt worden sind. Selbstverständlich schließt das Fehlen von Staubpigment eine solche Verschleppung von Bakterien von intrathorakalen Stellen, wo kein verschleppbares Staubpigment vorlag, nicht aus.

Es kann übrigens retrograde lymphogene Infektion eines Bauchorgans auch von einem Bauchorgan ausgehen. Wo aber sonst keine intraabdominale Tuberkulose, namentlich der Mesenterialdrüsen, und nur intrathorakale Tuberkulose nachweisbar ist, fehlt jeder Angriffspunkt für die Annahme eines intraabdominalen Ursprunges. Es ist sogar die Möglichkeit zu berücksichtigen, daß z. B. Tuberkelbazillen (oder andere Bakterien) geradeswegs durch die Lunge hin einem der oben genannten Bauchorgane zugeführt wird — es bestehen ja Verbindungen der Lymphwege.

Auch erheischt die Möglichkeit fortgesetzte Untersuchung, daß eine Nierenbeckenentzündung (Pyelitis) durch Kolibazillen hervorgerufen wird, welche vom Dickdarm aus dem gleichseitigen Nierenbecken zugeführt werden, durch Lymphwege, welche Dickdarm und Nierenbecken verbinden (C. FRANKE).

Es ist auch als möglich zu betrachten, daß sogar Tuberkulose des Hüftgelenks ebenso wie Krebs des Oberschenkels bei Brustdrüsenkrebs rückläufig lymphogen entsteht. Man nehme überhaupt nicht ohne weiteres eine hämatogene Verschleppung an, sobald der Abstand etwas größer wird. Die sehr wahrscheinlich lymphogene retrograde Verschleppung von Staubpigment (s. oben) mahnt zu ruhiger Erwägung.

Aerogene und bronchogene Zufuhr.

Wir nennen eine Zufuhr von Körperchen durch die eingeatmete Luft bis zur Ablagerungsstelle eine aerogene. Werden hingegen Körperchen oder eine Flüssigkeit an der Bronchialwand entlang fortbewegt, so nennen wir das eine bronchogene Zufuhr, Anhäufung, Infektion usw.

Strömt Luft durch eine Röhre, so lagern sich in ihr schwebende Körperchen (Staubteilchen, Bakterien, kleinste Tröpfchen) an der Röhrenwand ab. Wieviel sich ablagern, hängt von der Weite, Länge, Knickungen, Erweiterungen, Vorsprüngen der Röhre, von der Strömungsgeschwindigkeit und dem spezifischen Gewicht der Körperchen ab. Durchströmt Luft eine sehr lange, vielfach gewundene Röhre, so könnte sie schon dadurch von in ihr schwebenden Bakterien befreit werden. Solche Mikroben haften alle oder zum Teil an schwebenden Staubteilchen oder feinen Tröpfchen. Nun stellen die Luftwege, von der Nasenöffnung bis zur Lunge, eine vielfach verzweigte, gebogene, stellenweise erweiterte Röhre mit Leisten, Buchten, Riffen usw. dar. Schon die Vibrissae fangen viele Staubteilchen ab. In der Nasenhöhle fallen dann ferner viele Teilchen nieder, KAYSER ließ fein verteilte Magnesia usta einatmen und stellte dann an den niedergeschlagenen Teilchen die bogenförmige Flugrichtung rhinoskopisch fest. Von Bedeutung ist, daß stark hygroskopische Körperchen in der wasserreichen Nasenluft aufquellen und in größerer Zahl ausfallen als trockene. Ein gewisser Bruchteil der in der eingeatmeten Luft schwebenden, trocknen sowie feuchten Körperchen fällt erst in die Bronchien und sogar in die Lungenbläschen nieder. ARNOLD hat bald nach der Einatmung verschiedenartiger Staubteilchen (s. unten) in den Lungenbläschen solche Stäubchen frei angetroffen, sogar strotzend mit Staub angefüllte Bläschen. Dieser Staub war wohl nicht durch Verschlucken und dann erfolgende Aufnahme ins Blut, also entero-hämatogen, in die Lunge und dann durch eine Art Sekretion frei in die Bläschen gelangt. Nicht eine Beobachtung stützt diese gezwungene Annahme hinreichend. Ihr gegenüber sahen BEITZKE u. a. bei Kaninchen mit durchschnittener und abgebundener Speiseröhre ebensogut nach Rußeinatmung Lungenanthrakose auftreten wie bei normalen Kaninchen. Und BENNECKE sah bei tracheotomierten Hunden, bei denen die Schleimhaut der Luftröhre an die Hautwunde genäht wurde, nach ausgeheilter Verwachsung, nach Staubeinatmung eine Pneumonokoniose auftreten gleich der bei normalen Hunden.

Eine Reihe anderer Versuche mit feucht zerstäubten Bakterien, von CARL FLÜGGE und seinen Schülern, hat dann bewiesen, daß auch in der Luft schwebende feinste Tröpfchen bis in die Lungenbläschen gelangen können. So tötete O. NENNINGER seine Versuchstiere (Meerschweinchen, Kaninchen) durch Stich in das verlängerte Mark sofort nach der Einatmung feucht zerstäubten Bac. prodigiosus, der leicht wächst, somit leicht nachweisbar und für gewöhnlich nicht in den Atmungsorganen zu finden ist. Er untersuchte dann Luftröhre, Bronchien und Lungen segmentweise auf ihren Gehalt an dieser Bakterie. Er konnte diese, und ebenso B. megatherium, dessen Sporen in trockener Form der eingeatmeten Luft beigemischt wurden, in den feinsten Bronchialverzweigungen nachweisen. L. PAUL bestätigte diese Ergebnisse für Prodigiosus, H. FINDEL und B. HEYMANN für den Tuberkelbazillus. Aus all diesen Befunden wird die Lungentuberkulose durch Einatmung tuberkulösen Virus verständlich, die KOCH, CORNET u. a. bei vielen Hunderten von Versuchstieren erregt haben, werden auch die durch Einatmung entstandenen Lungeninfektionen von Pneumokokken (FRIEDLÄNDER), von Aspergillus fumigatus (HILDEBRANDT) begreiflich. Wir verstehen es auch, daß mitunter in normalem frischem Lungengewebe, z. B. von soeben geschlachteten Tieren, primär latente Bakterien gefunden werden.

Was ist nun das Schicksal der niedergeschlagenen Körperchen? Wo sich Flimmerepithel findet, bewegt dieses die Körperchen (mit etwas Schleim) nach der Nasenöffnung hin. Die aus dem Kehlkopf in den Pharynx gelangten Körperchen können verschluckt oder durch Räuspern oder Husten entfernt werden. Man kann oft die so ausgeworfenen Staubteilchen erkennen. Es ist fraglich, ob Körperchen, ohne Schädigung von Flimmerepithel zwischen diese Zellen hindurch ins Gewebe aufgenommen werden, obwohl dies bei ertrinkenden Tieren vorkommt. In den Lungenbläschen werden die niedergeschlagenen Staubteilchen zum Teil in Alveolarepithel, gelegentlich in Leukozyten („Staubzellen" nennt man staubhaltige Zellen überhaupt), oder frei in Kittleisten oder in Lücken, entstanden durch Ausfall von Epithelzellen, aufgenommen. Eine schöne interepitheliale Kittleistenzeichnung in Lungenbläschen und Bronchialschleimhaut ist bei Tieren zu beobachten, die in Berlinerblaumischung ertrunken sind. Dann erfolgt Aufnahme in die Lymphwege und weitere Verschleppung, Steckenbleiben in Lymphknötchen usw.

Die bronchogene Verteilung einer gefärbten, in die Luftröhre von Kaninchen, eingegossene Flüssigkeit ist, nach den Versuchen von SEHRWALD, FLEINER, Verfasser u. a. eine verschiedene, je nach der Flüssigkeitsmenge. Man gießt durch eine Tracheotomieöffnung Wasser mit feinstem, unlöslichem (durch Niederfällung gewonnenem) Berlinerblau in bestimmter Menge und mit bestimmter Geschwindigkeit in die Luftröhre und tötet das Tier sobald die Flüssigkeit in die Lunge gelangt sein muß. Bei kleiner Flüssigkeitsmenge findet man kleine Farbstoffherde in den zentralen Lungenteilen. Bei größerer Menge sind die Herde größer und fließen sie zum Teil zusammen, während außerdem auch periphere Herde auftreten. Wir verstehen diese Befunde durch die Annahme, daß die Flüssigkeit längs der Bronchialwandung, vor allem der Schwerkraft folgend, zuerst die zentralen Bronchialzweige erreicht. Ist die Menge gering, so bleibt nichts mehr für periphere Zweige übrig. Ist sie größer, so treten auch mehr periphere Herde auf, wobei sich die Körperhaltung geltend macht. Ist die Menge endlich so groß, daß der Bronchus durch einen Flüssigkeitszylinder verschlossen wird, so tritt eine inspiratorische ansaugende („Aspiration") oder eine exspiratorische fortpressende Kraft gegenüber der Schwerkraft in den Vordergrund. Die Flüssigkeit wird dann in der Richtung der größten Kraft bewegt. Die größte ansaugende Kraft ist die in den lateralen kaudalen Bronchien (s. unten). Vgl. Abb. 27.

Beim Menschen fließt wahrscheinlich während des Schlafes in Rückenlage dann und wann etwas Speichel oder sonstiger Mundinhalt, und damit Bakterien in Kehlkopf und Luftröhre. Ist der Schlaf nicht tief, so wird er wohl (vollkommen?) durch Husten entfernt. Ferner kann im wachen Zustande durch tiefe Einatmung Mundinhalt in Luftröhre, Bronchien und Lungenbläschen eingesogen werden. Dies zeigt folgender Versuch:

NENNINGER verschloß bei einem Kaninchen die beiden Nasenlöcher mit Watte und Kollodium und führte reichlich Bac. prodigiosus in die Mundhöhle ein. Dann wurde mehrere Male die Luftröhre so lange zugedrückt, bis das Kaninchen Abwehrbewegungen machte, worauf es einige Male heftig nach Luft schnappte. Nach fünf Minuten wurde das Tier durch Nackenstich getötet. In Luftröhre, Bronchien und Lunge wurden Prodigiosuskeime nachgewiesen, die sonst beim Kaninchen fehlen. Vielleicht fand hier zum Teil aerogene Verschleppung statt.

Bei einem Fall ins Wasser kann Wasser usw., bei Erbrechen unter besonderen Umständen, besonders bei gestörtem Bewußtsein, bei Durchbruch eines Mandelabszesses oder eines paratrachealen oder parabronchialen Eiterherdes (z. B. bei Speiseröhrenkrebs) in die Luftwege kann Mageninhalt bzw. Eiter „aspiriert" werden. Ferner wird erweichter Inhalt mit Tuberkelbazillen einer tuberkulösen Höhle in der Lunge oft bronchogen verteilt. Die daraus entstehenden bronchopneumonischen Herde — erkennbar an der mehr oder weniger traubenartigen Form — stellen die typische metastatische Ausbreitung der Lungenschwindsucht dar. Die Verschleppung findet dabei nicht nur durch die Schwerkraft und durch Aspiration, sondern auch durch Husten statt. Wir finden ja Herde, die in Form, Größe und Sitz mit den in Versuchen entstandenen übereinstimmen. Zunächst bei bronchogenen Entzündungsherden nach Durchbruch eines Abszesses in die Luftwege. Sodann bei der sog. „Schluckpneumonie", die durch Vaguslähmung eintritt, welche aber zugleich die Atmung ändern kann. Dies ist zu berücksichtigen. Besonders gut können wir aber die bronchogenen Metastasen bei der Lungenschwindsucht studieren, wozu im allgemeinen reichlich Gelegenheit geboten wird. Die Abb. 27 und 28 zeigen uns solche metastatischen Herde.

Abb. 27 zeigt eine durchschnittene und aufgeklappte Lunge mit dem Hilus in der Mitte. Zu beiden Seiten der vertikalen Mittellinie sehen wir somit nahezu symmetrische weißliche Figuren, welche die Durchschnitte derselben Herde darstellen. In der Mitte (nahe den Seitenrändern) finden sich traubenförmige paravertebrale Käseherde und zwischen diesen und dem Hilus zentrale Herde. Rechts und links unten, am Ende des aufgeschnittenen, rechts erkennbaren lateralen kau-

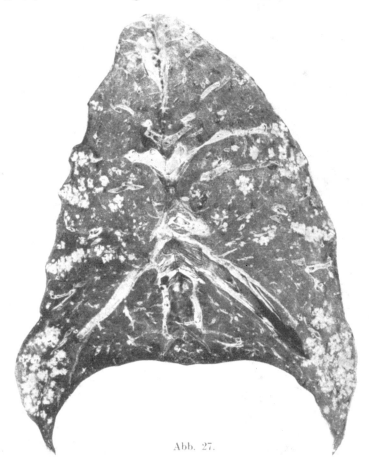

Abb. 27.

dalen großen Bronchus (mit gefalteter Schleimhaut) findet sich eine große Gruppe traubenförmiger Herde, die zum Teil verschmolzen und Aspiration einer größeren Virusmenge zuzuschreiben sind. Die zentralen und anstoßenden paravertebralen Herde sind wahrscheinlich zum Teil einer Verschleppung durch die Schwerkraft, letztere zum Teil einer Verschleppung durch Husten zuzuschreiben. Aspiration von Kaverneninhalt kann von einem großen Herd am Ende des kaudalen lateralen Bronchus mit den Erscheinungen einer akuten Lungenentzündung erfolgt sein, Eine Kaverne in der Lungenspitze ist in dieser Schnittfläche nicht sichtbar.

Abb. 28 zeigt zahlreiche traubenförmige, bronchopneumonische Käseherde im parasternalen kranialen Abschnitt (rechts), wo sich auch eine Höhle (schwarz, dicht unter der pleuralen Oberfläche) findet. Wahrscheinlich hat die Verschleppung durch Hustenbewegungen stattgefunden. Verschleppung durch die Schwerkraft ist ja nur bei Bauchlage denkbar, die hier ausgeschlossen ist, da sie gar nicht vom Patienten eingenommen wurde. Sehr tiefe Einatmung befördert verschleppbaren Kaverneninhalt bei Erwachsenen wahrscheinlich nicht in den parasternalen kranialen Lungenabschnitt. Dieser wird aber eben durch Hustenstöße gebläht (s. dort). Solche Hustenstöße können auch Teilchen, die sich in mehr zentralen Bronchialzweigen (links) finden, in die peripheren Zweige und Bläschen jenes Lungenabschnittes hineinschleudern.

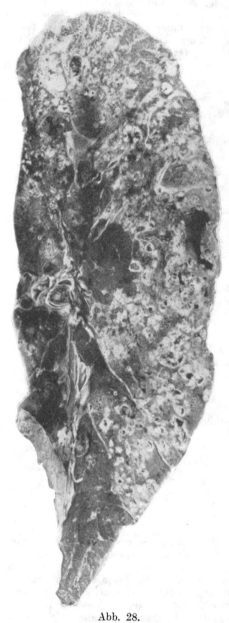

Alles in allem folgern wir aus obigem, daß die physikalische Gelegenheit für bronchogene Verteilung und Anhäufung nicht immer gleich, sondern von der Menge des (flüssigen) Stoffes, der Körperhaltung, gelegentlich von Husten, Bewußtseinsstörung abhängt, wobei noch Vaguslähmung zu berücksichtigen ist.

Enterogene Verteilung und Anhäufung.

Daß gelöste Stoffe, auch viele giftige, in den Magendarmkanal, ins Blut bzw. die Lymphe aufgenommen werden, wissen wir durch Tierversuche und Beobachtungen am Menschen. Die Darmlymphe fließt zunächst bekanntlich den Mesenterialdrüsen zu, dann gewissen paraaortalen Lymphdrüsen und von da in den Brustgang. Gelangen Bakterien vom Darm aus in die Lymphgefäße, so bleiben sie zunächst in den Mesenterialdrüsen hängen. Bei größerer Zahl oder auch, wenn nur wenige Bakterien in diese Drüsen gelangen, sich aber vermehren, können mehr oder weniger von ihnen den paraaortalen intraabdominalen, und von da aus sogar intrathorakalen Lymphdrüsen zugeführt werden. So finden wir beim Abdominaltyphus das eine Mal nur Mesenterialdrüsen, ein anderes Mal auch paraaortale, wieder ein anderes Mal außerdem intrathorakale Lymphdrüsen, ja sogar Lymphdrüsen in der Brustwand geschwollen. Bei Enteritis follicularis (oft bei Kindern mit Bronchiolitis, durch Verschlucken von Auswurf?) pflegen die

Abb. 28.

Mesenterialdrüsen ebenfalls entzündlich geschwollen zu sein. Bei Darmtuberkulose trifft man oft verkäste, verkalkte oder sonstwie tuberkulöse Mesenterialdrüsen und gar paraaortale Drüsen. Diese können aber auch von der

Brusthöhle aus angesteckt werden (S. 74). Wir denken besonders dann an diese Möglichkeit, wenn die Mesenterialdrüsen frei sind und Staub in para-aortalen Drüsen nachweisbar ist. Es kommen auch tuberkulöse Mesenterial-drüsen „ohne" Darmtuberkulose vor (S. 84).

Entero-lymphogene Tuberkulose ist eine häufige Erscheinung bei Lungen-schwindsucht und die Folge von Verschlucken bazillenreichen Auswurfs. Sie ist selten primär — man übersehe nicht kleine Höhlen in den zu zerstückelnden Lungen!

Staubpigment hat man bei Kindern ebensowenig wie bei Erwachsenen je in Mesenterialdrüsen nachgewiesen. Das macht schon an und für sich höchst unwahrscheinlich, daß eingeatmeter Staub verschluckt und dann in die Lymphwege des Darmes aufgenommen werden sollte, von wo aus er in das Blut und damit in die Lungen gelangen sollte. Unter ganz außerordentlichen Umständen (nach Ein-führung möglichst fein zerriebener Farbstoffkörnchen in den nüchternen Magen neugeborener Tierchen) hat man angeblich lymphogene Aufnahme von Staub und Ablagerung in Mesenterialdrüsen festgestellt. Vgl. übrigens S. 79.

Durchgängigkeit des Deckepithels.

Wir stoßen, wie im vorigen, wiederholt auf die Frage: Ist normales, unge-schädigtes Deckepithel für eine Flüssigkeit, ist es für winzige Körperchen, wie Bakterien durchgängig? Bei der Beantwortung dieser Frage, die für die Erforschung eines Infektionsweges von Bedeutung ist, kommt es darauf an, welchen Maßstab man anwendet und wie weit (auch mikroskopisch!) sich die Nachforschung der Schädigung ausdehnt. Behauptet man z. B., es sei die geschorene, sonst normale Bauchhaut des Meerschweinchens für Pestbazillen durchgängig, so erhebt sich die Frage, ob auch mikroskopische Verletzungen beim Scheren ausgeschlossen sind. Der Stoff selbst kann das Epithel schädigen. Jedenfalls läßt sich die Frage nach der Durchgängigkeit des Deckepithels nicht im allgemeinen bejahen oder verneinen, sondern wir müssen verschiedene Fälle unterscheiden.

Daß die atmende Lunge sowohl Flüssigkeit wie winzige Körperchen auf-nimmt, sahen wir oben.

Der Magen vermag nur wenig, der Darm viel Flüssigkeit zu resorbieren. Die normale mehrschichtige Schleimhaut der Haut, des Nierenbeckens, des Harn-leiters, der Harnblase, das Epithel der Gallenblase vermag höchstwahrschein-lich kaum Flüssigkeit zu resorbieren: Hydronephrose, stark gefüllte Harnblase, Hydrops cystidis felleae ohne voraufgehende starke Schleimhautveränderung wären ja sonst kaum möglich. Über das Aufnahmevermögen der Haut wissen wir, was Bakterien betrifft: GARRÉ und SCHIMMELBUSCH sahen nach Einreiben von Staphylo-kokkenkulturen in ihre eigene unversehrte Haut Furunkel auftreten, die ja meist durch Staphylokokken erzeugt werden, die wahrscheinlich in die Ausführungsgänge der Talg- oder Schweißdrüsen eindringen. Noch wichtiger ist der Versuch BRAUN-SCHWEIGs, der ohne Schädigung verschiedenartige Bakterien ohne Erfolg in den Bindehautsack von Meerschweinchen, Mäusen, Kaninchen und Hühnern einführte. Derselbe Versuch mit dem Ribbertschen Bazillus der Darmdiphtherie der Kaninchen wurde aber von heftiger Entzündung der Bindehaut und tödlicher Krankheit gefolgt. GALTIER und CONTE stellten fest, daß das Virus der Hundswut bei Kaninchen, Meer-schweinchen und Schafen in die unverletzte Bindehaut aufgenommen wird, nachdem eine Aufschwemmung des verlängerten Marks eines wutkranken Kaninchens ein-geträufelt war. Diese Versuchsergebnisse genügen zum Beweis, daß wir eine allge-meine Antwort nicht zu geben vermögen, sondern jeden Fall einzeln betrachten müssen. Wir haben bei obigen Bindehautversuchen als wahrscheinlich, wenigstens als möglich zu betrachten, daß die Bindehaut zunächst in bestimmten Fällen durch Gift, das den Bakterien anhaftete, geschädigt und dann durchgängig wurde.

Die Durchgängigkeit der unverletzten Nasenschleimhaut ist nicht einwand-frei nachgewiesen. Es ist allerdings möglich, durch Einführung gewisser Bakterien (mit anhaftendem Gift?) in die Nasenschleimhaut eine Infektionskrankheit, wie z. B. Pest, hervorzurufen (BATZAROFF, RÖMER).

Lücken kommen in den Balghöhlen der Mandeln sowie in den Zungenbälgen vor: Leukozyten, die durch das Epithel wandern, bilden sie. Die Balghöhlen fördern die Anhäufung kleiner Mengen eines halbflüssigen oder festen oder gar flüssigen Stoffes. Enthält dieser Stoff Bakterien, so können diese in die Lymphwege gelangen und weiter verschleppt werden. So kann die Mandel die Eingangspforte einer Infektion werden, die zunächst Angina oder Entzündung einer regionären Halslymphdrüse hervorruft. So sah z. B. CORNET nach Verfütterung reichlicher Tuberkelbazillen mit Brot bei 2 bis 5 % seiner Versuchstiere Tuberkulose einer Halslymphdrüse auftreten.

Die Schleimhaut der Mundhöhle und Zunge scheint undurchgängig zu sein. Verletzung durch spitze oder feste Futterteile ist jedoch nicht ausgeschlossen.

Man hat zahlreiche Versuche namentlich zur Nachforschung der enterogenen Tuberkulose angestellt, wobei Tuberkelbazillen in den Magen oder Darm eingeführt wurden. Dabei sind aber zwei grundverschiedene Fragen auseinanderzuhalten: 1. Ob enterogene Tuberkulose auftrat, und 2. ob in verschiedenen Organen Tuberkelbazillen nachweisbar waren. Man hat sie nicht genügend auseinandergehalten. In beiden Fällen ist allerdings die Zahl der eingeführten Bazillen von Bedeutung. Tuberkulose, also Gewebsveränderung, tritt aber nur auf bei einem bestimmten Verhältnis von Giftstärke (Virulenz × Bazillenzahl) zur Empfänglichkeit des Gewebes. Weil nun diese Empfänglichkeit bei jungen Tieren größer ist als bei älteren, darf man ohne weiteres aus der Beobachtung, daß enterogene Tuberkulose bei älteren Tieren nur durch eine größere Bazillenzahl erfolgt als bei jungen, nicht folgern, daß die normale Darmwand des jungen Tieres durchgängiger sei als die des alten.

NEISSER fand nach Verfütterung von keimreichem Futter daß Blut, Chylus und Organe keimfrei bleiben. Ferner hat man in vielen Versuchen (BAUMGARTEN, BOLLINGER, CORNET, MACFADYEN bei Affen usw.) nach Fütterung mit Tuberkelbazillen Tuberkulose der Darmwand, besonders der Lymphfollikel, und zwar bei reichlicher Bazillenmenge mit Geschwürsbildung gefunden; in anderen Fällen aber nur Tuberkulose der Mesenterialdrüsen. Es ist dabei aber nicht durch gesetzmäßige mikroskopische Untersuchung eine geringfügige Tuberkulose der Darmwand ausgeschlossen. Wir können somit nur sagen, daß enterogene Mesenterialdrüsentuberkulose vorkommt, ohne daß bei der gewöhnlichen makroskopischen Untersuchung Darmtuberkulose nachweisbar war.

Aus anderen Versuchen geht hervor, wenn auch nicht ohne Widerspruch, daß Tuberkelbazillen, wenn in reichlicher Menge eingeführt, bald in den Mesenterialdrüsen nachweisbar sind. KOVACS wies sie sieben Stunden nach Verabreichung von 0,2 bis 0,6 mg Bazillen (in Milch) in Leber und Mesenterialdrüsen nach, ORTH und L. RABINOWITSCH fanden nach Einführung einer Bazillenaufschwemmung in den Darm vom 3. Tage an Bazillen in Mesenterialdrüsen, Lungen und (später) Leber; L. RABINOWITSCH und OBERWARTH brachten bei drei Ferkeln von fünf Wochen, nach Unterbindung der Speiseröhre 1,2 bis 3 g Tuberkelbazillen in den Magen. Nach 22 Stunden wurde das erste Tier getötet und in dessen Blut, Lungen und Mesenterialdrüsen Bazillen nachgewiesen usw. REICHENBACH und BOCK konnten beim Meerschweinchen mit nicht allzu übertriebenen Bazillenmengen einen raschen Durchtritt durch die Darmwand nicht feststellen, während jedoch eine gelegentliche Infektion auf langsamen Durchtritt zurückzuführen ist, wobei sich Bazillen zum größten Teil in den Mesenterialdrüsen anhäufen.

Verschiedene Faktoren machen sich geltend: Natur des Vehikels (Milch begünstigt den Durchtritt), Menge der Bazillen, Leere von Magen und Darm begünstigt den Durchtritt, Art und Alter des Versuchstieres sind selbstredend wichtig. Die Bedeutung der Wiederholung ist nicht klar: es wird vielleicht durch sie die zum Nachweis erforderliche Bazillenzahl erreicht, oder sie bewirkt eine Schädigung der Darmwand. Diese ist in obigen Versuchen nicht ausgeschlossen.

4. Kapitel.

Physikalische krankmachende Faktoren (Folge).

Änderungen des Luftdrucks.

Änderungen des Luftdruckes kommen unter verschiedenen Umständen vor. Der atmosphärische Druck an demselben Ort ist bekanntlich Schwankungen unterworfen. Und wenn der Mensch mit einem Luftballon oder Luftschiff aufsteigt oder einen Berg besteigt. so setzt er sich einem niedrigeren Luftdruck aus, umgekehrt, wenn er vom Bergland ins Tiefland absteigt. In all diesen Fällen ändern sich aber zugleich andere kosmische Faktoren, die den lebenden Organismus mehr oder weniger beeinflussen, und die wir zum Teil genau, zum Teil unvollständig, zum Teil vielleicht noch gar nicht kennen. Wir sollen diese atmosphärischen und sonstigen kosmischen Faktoren später (S. 114) erörtern, und uns jetzt auf die Wirkung der Änderungen des Luftdruckes ohne weiteres beschränken.

Den Einfluß der Erhöhung bzw. Erniedrigung des Luftdruckes ohne weiteres erlernen wir aus dem Aufenthalt des Menschen bzw. des Versuchstieres in einem verschlossenen Raum (pneumatischer Kammer, Taucherglocke, Caisson usw.), worin der Luftdruck künstlich erhöht bzw. erniedrigt wird. Man hat den Einfluß örtlicher und allgemeiner Luftdruckerhöhung und -erniedrigung auf den Körper untersucht und denselben auch zu Heilzwecken verwendet. Von den allerdings noch nicht immer feststehenden Ergebnissen sei folgendes erwähnt.

Zur örtlichen Beeinflussung des Organismus hat man Apparate, sogar tragbare, ersonnen (WALDENBURG, TOBOLD, WEIL, GEIGEL, FRÄNKEL u. a. vgl. ROSSBACH) zur Einatmung verdichteter oder verdünnter Luft, bzw. zur Ausatmung in verdichtete bzw. verdünnte Luft oder zu Kombinationen. Der höhere bzw. niedrigere Luftdruck lastet somit nur auf der Innenfläche der Luftwege und Lungenbläschen. Man hat dabei bis jetzt nur geringe Druckunterschiede, höchstens bis zu $1/4$ Atmosphäre, angewendet.

Wie wirken nun solche Änderungen des Luftdruckes ?

Unter normalen Verhältnissen sinkt der intraalveolare Luftdruck während der Einatmung unter und steigt er während der Ausatmung über den atmosphärischen Luftdruck A. Während der Einatmung verdichteter Luft wird der Unterschied geringer, der intraalveolare Luftdruck kann dann dem atmosphärischen gleich bleiben, ja er kann diesen übertreffen, je nach dem Druck der eingeatmeten Luft. Die Einatmung findet leichter statt. Am Ende der Einatmung ist er jedenfalls $A + a$. Man kann mit dem Zentimetermaß eine Zunahme des Brustumfanges um einige Zentimeter bald nachweisen. Der Patient bekommt ein eigentümliches Gefühl von Völle in der Brust. Den Zwerchfellstand hat man bis jetzt, sofern mir bekannt, noch nicht bestimmt. Wir müssen Tiefstand erwarten. Bei Einatmung verdünnter Luft treten die umgekehrten Verhältnisse ein: die Magengrube, die oberen Schlüsselbeingruben usw. werden eingesogen wie bei gewissen inspiratorischen Verengerungen der Luftwege. Die Einatmung erfordert Anstrengung.

Über den Einfluß auf den Kreislauf sind die Angaben nicht ohne Widerspruch. Wir dürfen aber als höchst wahrscheinlich annehmen, daß bei Einatmung verdichteter Luft die kleineren Lungengefäße und sogar die größeren intrathorakalen Venen allmählich mehr zusammengepreßt und blutleerer, die extrathorakalen Adern hingegen stärker gefüllt werden. Die Halsadern schwellen deutlich an. Das Herz bekommt weniger Blut, die Pulswelle wird allmählich kleiner (vgl. Kap. 28). Bei Einatmung in verdünnter Luft müssen wir Blutanhäufung in den Lungengefäßen erwarten: In der Tat fanden FAUST und BRÜHL dabei eine Volumenabnahme peripherer Körperteile und Sinken des peripheren Blutdrucks, trotz der Abnahme des Thoraxumfanges.

Ausatmung in verdichteter Luft geht schwerer, Ausatmung in verdünnter Luft leichter als die in atmosphärischer Luft vonstatten. Der Kreislauf wird im ersten Fall wie bei Einatmung verdichteter Luft, und zwar stärker beeinflußt; von Brustumfang und Zwerchfellstand liegen keine genauen Angaben vor. Die Ausatmung in verdünnter Luft hat Abnahme des Brustumfanges um 1—2 cm, Hochstand des Zwerchfells, somit Verkleinerung des Lungenvolumens, zur Folge. Allmählich werden die intrathorakalen Gefäße blutreicher — die „Saugkraft" des Brustraumes ist ja größer — und die extrathorakalen Gefäße blutleerer, der Puls wird klein und weich.

Bei Kombinationen sind entsprechende Verhältnisse zu erwarten.

Der Einfluß verdichteter Luft auf den Organismus, der sich ganz in derselben aufhält, ist besser festgestellt, sowohl am Menschen (in pneumatischen Kammern, Taucherglocken, Caissons) wie am Versuchstier.

In einer pneumatischen Kammer können zwei oder mehr Personen Platz nehmen, lesen, usw. In den älteren Kabinetten nahm mit dem Druck der allmählich eingepreßten Luft auch die Temperatur, und zwar um 1°—2° C und die Luftfeuchtigkeit zu; G. VON LIEBIG beseitigte diese Mängel. Bald nachdem der Luftdruck anzusteigen begonnen hat, werden die Haut und sichtbaren Schleimhäute der in in der Kammer sitzenden Person blasser durch Verengerung der Blutgefäße (Druckwirkung). Gefühl, Geschmack, Geruch und Gehör nehmen mehr oder weniger ab, wenigstens zeitlich. Das Lungenvolumen soll, wenigstens anfangs, indem die Erhöhung des Luftdrucks die oberflächlichen Teile zunächst stärker beeinflußt als die tieferen, abnehmen (KNAUTHE, WALTENBURG). Einige Forscher nehmen eine dann erfolgende Zunahme des Lungenvolumens an, andere jedoch (LANGE, auch HELLER, MAGER und VON SCHRÖTTER) leugnen das Herabsteigen des Zwerchfells. Die Atmung wird langsamer und tiefer, die Einatmung leichter, die Ausatmung schwerer. Diese Veränderungen überdauern den Aufenthalt in der Kammer um einige Zeit. Der respiratorische Stoffwechsel wird (LÖWY u. a.) während eines Aufenthaltes in einer Luft von fast 2 Atmosphären Druck nicht deutlich beeinflußt, nach LIEBIG und PAUL BERT wird jedoch um so mehr Sauerstoff aufgenommen, je höher der Luftdruck. Der Appetit steigert sich, und bei täglichem Aufenthalt in höherem Luftdruck tritt Abmagerung ein, während Harn- und Harnstoffbildung zunehmen (PRAVAZ, PAUL BERT). Der Einfluß auf den Kreislauf ist noch nicht genau festgestellt. Wie oben bemerkt wurde, werden die Blut-, und auch wohl die Lymphgefäße der Haut und sichtbaren Schleimhäute, wenigstens anfangs, zusammengepreßt. Wir dürfen dies auch für die Blutgefäße der Lungen, der Brustwand und der Schleimhaut der Luftwege annehmen, während die inneren Organe notwendig blutreicher werden. Die Zusammenpressung so vieler Gefäße bedeutet offenbar Erhöhung des Widerstandes sowohl für den großen wie für den Lungenkreislauf, besonders (oder ausschließlich?) während der Zunahme des Luftdruckes. Außerdem wird der Kreislauf vielleicht noch von anderen, von PAUL BERT und MOSSO angenommenen chemischen Faktoren beeinflußt. Es sind hier mehrere Daten abzuwarten.

Der normale Mensch kann mehrere Atmosphären Luftdruck ohne bedrohliche Erscheinungen vertragen, wenn nämlich die Drucksteigerung (Kompression) nicht zu rasch stattfindet. Nach OLIVER und PARKIN bekommen Mäuse, sobald der Sauerstoffdruck etwa 10 Atmosphären übersteigt, Atemnot, sie geraten in Koma und sterben. Ob die große Sauerstoffmenge oder die in den Geweben angehäufte Kohlensäure als Gift wirkt, bleibe dahingestellt. Die Atmung gewisser Versuchstiere wird bei einem Luftdruck von etwa 12 Atmosphären erschwert oder gar unmöglich. Hierbei macht sich wohl die Zusammendrückung der Lungenkapillaren geltend, besonders, solange die N_2-Spannung in den Geweben niedriger ist als die der Luft. Stickstoff wird nämlich langsam aufgenommen (OLIVER).

Auch der Abfall des Luftdruckes (Dekompression) pflegt ohne üble Zufälle zu verlaufen, wenn sie nicht zu rasch stattfindet. Eine zu rasche Dekompression vermag jedoch ernste, ja tödliche Störungen hervorzurufen, die als „Caisson-Krankheit" zusammengefaßt werden, weil sie zuerst bei Caisson-Arbeitern beobachtet sind, die zu rasch den Caisson verlassen.

Der von dem französischen Ingenieur Triger in der ersten Hälfte des vorigen Jahrhunderts erfundene „Caisson" ist ein eiserner Kasten (Versenkkasten) ohne Boden, der auf den Boden eines Flusses gesenkt wird, um Brückenbau u. dgl. zu ermöglichen. Bekanntlich ist der atmosphärische Luftdruck dem Druck einer Wassersäule von 10 m Höhe gleich. Wird der Caisson unter den Wasserspiegel gesenkt, so dringt kein Wasser ein, wenn der Luftdruck im Kasten gleich dem Wasserdruck + 1 Atmosphäre ist, indem man also für jede 10 m Wasserhöhe oder Fraktion derselben den Luftdruck im Caisson um 1 Atmosphäre oder entsprechende Fraktion derselben höher macht. Eine Dampfmaschine preßt zu diesem Zweck Luft in den Kasten ein und besorgt zugleich die Lufterneuerung.

Wie tritt nun der Arbeiter in den Caisson hinein und wie verläßt er ihn? Im Kasten findet sich ein kleines Zimmerchen („air lock"), das durch eine fest verschließ-

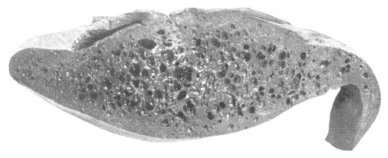

Abb. 29.   Schaumleber bei einem an Gasbazillensepsis gestorbenen Mann
(nach Jochmann).

bare eiserne Tür Zugang zum Innenraum des Caissons gibt und durch eine andere Tür in einen Schacht führt, durch den der Arbeiter ein- und ausgehen kann. Will der Arbeiter in den Caisson gehen, so schließt er sich zunächst im Zimmerchen auf und läßt langsam soviel Luft in dasselbe hineinströmen (Kompression), bis der Luftdruck des Caisson erreicht ist. Dann öffnet er die innere Tür und tritt in den Caissonraum. Beim Verlassen des Kastens hält er sich wiederum einige Zeit im geschlossenen Zimmerchen auf: er läßt jetzt allmählich soviel Luft aus demselben entweichen (Dekompression), bis der Luftdruck dem atmosphärischen (im Schacht) gleich ist. Dann verläßt er das Zimmerchen durch den Schacht.

Nach einer zu raschen Dekompression kann der Arbeiter bewußtlos niederfallen und sterben. Oder er bekommt das Bewußtsein wieder, wird aber irrsinnig, oder es bleiben Lähmungen bestehen. In leichteren Fällen bekommt er erst einige Zeit, einige Minuten bis mehrere Stunden später Schmerzen, oder Lähmung beider Beine (Paralyse bzw. Paraplegie der Taucher) oder Störungen der Harnentleerung usw. Eine solche Lähmung kann nach einigen Tagen bis Wochen verschwinden; sie kann aber auch eine dauernde sein. Konvulsionen, Blutung aus Nase oder Lunge kommen auch vor. All diese Erscheinungen sind einer zu raschen Dekompression zuzuschreiben. Wie? Bei der Obduktion von Menschen und Tieren fand man kleine Blutungen und dachte daher an Zirkulationsstörungen. Andere nahmen eine Vergiftung an. Wenn aber H_2S, CO_2 und andere giftige Gase ausgeschlossen sind und die Sauerstoffspannung nicht außerordentlich hoch war, ist davon keine Rede.

Besonders durch die klinischen, anatomischen und experimentellen Untersuchungen von Paul Bert, von Heller, Mager und von Schrötter, von Oliver u. a. ist der „pneumatische" Ursprung jener Erscheinungen begründet. Bei Menschen und Tieren, die nach zu rascher Dekompression starben, hat man sofort nach dem

Tode Gasbläschen im Blute (Pneumatosis sanguinis) und in Blutgefäßen nachgewiesen. Und zwar handelte es sich ganz vorwiegend um Stickstoff. HILL fand im Blute der rechten Herzhälfte eines Hundes, sofort nach rascher Dekompression: N_2 $82,8^0/_0$, CO_2 $15,2^0/_0$, O_2 $2^0/_0$. Außerdem hat man im Gehirn und Rückenmark kleine Nekroseherdchen, und in Gehirn und Leber von Versuchstieren kleine Höhlen gefunden, wie man sie z. B. in „Schauorganen" antrifft (d. h. Organen, in denen sich durch Bakterien gebildete Gasbläschen finden). Diese kleinen Höhlen sind ebenfalls entstanden durch Entwickelung oder Embolie von Gasbläschen in Blutgefäßchen und im Gewebe, das an anderen Stellen zerrissen war. Besonders im kaudalen Abschnitt des Rückenmarks finden sich solche Veränderungen, aus denen sich die so häufige Paraplegie erklärt.

Während bei dem Arbeiter starke Muskelanstrengung vielleicht noch eine gewisse Rolle spielt, erklären sich übrigens alle jene Erscheinungen mechanisch aus einer Gasentwickelung, besonders von Stickstoff, im Blute und in den Geweben bei zu rascher Dekompression. (O_2 und CO_2 werden wohl ziemlich rasch wieder resorbiert). Ebenso wie in einem Fläschchen CO_2-haltigen Mineralwassers die CO_2-Blasen aufbrausen, sobald das Fläschchen geöffnet und der hohe Gasdruck auf dem Wasserspiegel rasch zum atmosphärischen erniedrigt wird. Die Volumeneinheit einer bestimmten Flüssigkeit kann bei einer gegebenen Temperatur ein bestimmtes Volumen eines Gases absorbieren. Dieses Gasvolumen nennt man den Absorptionskoeffizienten. Dieser Koeffizient wird von der Temperatur, nicht aber vom Gasdruck beeinflußt. Beim Siedepunkt der Flüssigkeit wird er Null. Das Gewicht des absorbierten Gases ist dem Druck, bzw. dem Partialdruck, proportional.

Setzen wir nun die Temperatur als gleich voraus — die kleinen Schwankungen bei der Kompression und Dekompression vernachlässigen wir — so vermag die Volumeneinheit des menschlichen Blutes ein bestimmtes Luftvolumen und sein ganzes Blut das Volumen V aufzunehmen, gleichgültig, wie hoch der Luftdruck ist. Steigt der Luftdruck bis zu n-Atmosphären, wobei $n > 1$, so bleibt V gleich, die Luftmenge (Gewicht) wird aber n mal größer. Atmet der Mensch solche Luft von n-Atmosphären ein und folgt dann rasche Dekompression bis zu 1 Atmosphäre, so vermag sein Blut nur das Volumen V, und zwar jetzt von 1 Atmosphäre festzuhalten. Es kommen folglich (n — 1) Volumina V von 1 Atmosphäre frei. Diese treten als Blasen im Blute auf. Ein Volumen Gas V von n-Atmosphären enthält bekanntlich die gleiche Zahl Moleküle wie n-Volumina V von 1 Atmosphäre.

Wollen wir nur den Stickstoff in Rechnung ziehen, so können wir annähernd die bei rascher Dekompression frei werdende Gasmenge bestimmen: Es werden 100 cmm Blut ungefähr 1,23 cmm Stickstoff absorbieren. Bei plötzlicher Dekompression von z. B. 5 bis auf 1 Atmosphäre kommen also 4 gleiche Volumina N_2. d. h. $4 \times 1,23 = 4,92$ cmm Stickstoff pro 100 ccm Blut frei.

Bei langsamer Dekompression findet das Gas Gelegenheit an der Lungenoberfläche allmählich zu entweichen, während sich sonst keine Bläschen bilden. Bei rascher Dekompression können Gasbläschen wahrscheinlich als Emboli in Gefäßchen stecken bleiben und, namentlich im Gehirn und Rückenmark, zu ischämischer Nekrose und Erweichung, sie können aber auch zu Gewebszerreißungen und dadurch zu Blutungen führen. Sind die Zerstörungen nicht zu ausgedehnt, so kann Heilung erfolgen, falls nicht ein lebenswichtiges Zentrum vernichtet wurde.

Sofortige Wiederholung der Kompression kann weitere Erkrankung verhüten.

Luftverdünnung in der pneumatischen Kammer hat Hyperämie der Haut und sichtbaren Schleimhäute zur Folge, und im allgemeinen, wie es scheint, eine der Luftverdichtung entgegengesetzte Wirkung. Bei zunehmender Druckerniedrigung treten beschleunigte Atmung (schwere Ein-, leichte Ausatmung) auf, Hochstand des Zwerchfells durch Ausdehnung der Darmgase, Verringerung der Sauerstoffaufnahme und der Kohlensäureabgabe. Schließlich treten Erscheinungen auf, die von JOURDANNET und PAUL BERT auf Sauerstoffmangel zurückgeführt werden.

PAUL BERT hat bei Hunden nachgewiesen, daß die Aufnahme von Sauerstoff nur innerhalb gewisser Grenzen vom Partialdruck dieses Gases unabhängig ist.

Bei Hunden, die während 15 bis 30 Minuten bei einem Luftdruck von 460, 440 und 360 mm atmeten, sank die aus 100 ccm gewonnene Sauerstoffmenge stark, sogar von etwa 21,5 bei 760 mm Hg auf 16,3, ja 11,9 und 8,9. Das während dieser Zeit aus einer Schlagader gelassene Blut war sehr dunkel. Der Kohlensäuregehalt sank mitunter ein wenig.

Wahrscheinlich erklärt sich die verringerte Aufnahme des Sauerstoffes nicht nur aus einer Abnahme seiner Diffusionsgeschwindigkeit durch die Wand der Lungenkapillaren, sondern außerdem aus der Verkleinerung des Lungenvolumens infolge des Hochstandes des Zwerchfells, und der damit einhergehenden Verkleinerung der atmenden Oberfläche. Inwiefern noch die oberflächlichere, obwohl häufigere Atmung sich geltend macht, bleibe dahingestellt. Das Sinken des Kohlensäuregehalts ist als Folge der herabgesetzten Oxydationen im Körper zu betrachten.

Durch die Sprengung einer Granate werden nicht nur verschieden große Metallsplitter mit großer Kraft fortgeschleudert und giftige Gase entwickelt, sondern es wird außerdem ganz plötzlich, stoßweise der Luftdruck geändert, so daß eine schnelle Luftwelle erhöhten Druckes entsteht, welcher eine Luftverdünnung mit seitlicher Ansaugung folgt. Bei Leuchtgasexplosionen ist ähnliches möglich. Es kann somit ein Gegenstand, je nach dem Ort, an dem er sich findet, durch einen Luftstoß fortgeschleudert oder im Gegenteil angesaugt werden. So können die Fensterscheiben eines benachbarten Hauses, wie man im letzten Krieg wiederholt beobachtet hat, durch Druck eingedrückt und einwärts oder durch Ansaugung auswärts zerbrochen werden. Menschen können fortgeschleudert oder angezogen werden und dabei Schädigungen erleiden, die wir aus einer mechanischen Wirkung ohne weiteres verstehen. Der Tod kann eintreten ohne äußere Zeichen der Schädigung: bei der Autopsie findet man dann aber Zerreißung der Lungen, des Magens, Blutungen im Zentralnervensystem; in leichteren Fällen, in denen das Leben erhalten bleibt, hat man Nasenbluten (CROUZON), Hämoptyse (L. BINET), Blutbrechen, Hämaturie oder Zerreißungen der Trommelfells bzw. andere Schädigungen des Gehörorgans festgestellt oder Störungen des Zentralnervensystems wie Kopfschmerz, Zittern verschiedenartigen Typus, Lähmungen, epileptische Zustände, verschiedenartige seelische Störungen (große Reizbarkeit oder gewisse Hemmung usw.). Man betrachte diese nervösen Störungen nicht ohne weiteres als rein „funktioneller" Natur, sondern berücksichtige die Möglichkeit, daß sie die Folge einer Blutung im Zentralnervensystem sind. Diese Blutungen haben MAIRET und DURANTE bei Kaninchen hervorgerufen. Sie sind wahrscheinlich der plötzlichen Zusammenpressung der Bauch- und anderer oberflächlicheren dem Luftstoß ausgesetzten Blutgefäße zuzuschreiben. Das Blut weicht dann aus diesen Gefäßen mit großer Kraft in andere, namentlich in die des Zentralnervensystems aus (LÉPINE). Blutungen im Gehirn oder in den Hirnhäuten können auch entstehen, indem der Körper fortgeschleudert wird und dann plötzlich zu Ruhe kommt (S. 47).

Örtliche thermische Schädigungen.

Eine Änderung der Temperatur seiner Umgebung kann lebendes Protoplasma oder einen Organismus „reizen" oder schädigen. Dabei pflegen allgemeine, mehr oder weniger ausgedehnte Störungen des Stoffwechsels und des Wärmehaushalts einzutreten (s. dort). Wir beschränken uns hier auf die übrigen, örtlichen geweblichen Veränderungen, welche in einem thermisch geschädigten Gewebe bzw. Organismus auftreten.

Über einer oberen und unter einer unteren Temperaturgrenze seiner Umgebung stirbt der einzellige Organismus bald. Diese Grenzen haben jedoch einen verschiedenen Wert für die verschiedenen Zellen. Amöben sterben in Wasser von 40° C nach einiger Zeit ab, während sie eine kugelige Gestalt annehmen (KÜHNE). Andere Zellen wie viele Bakterien vertragen eine Temperatur von 53° und höher. Die Dauer der Einwirkung ist dabei von Bedeutung. So gelingt es z. B., Typhus- oder Tuberkelbazillen durch 70° während einer Stunde, aber durch 100° während einer Minute abzutöten. Bakteriensporen, wie die des Milzbrandbazillus, können einige

Minuten in Wasser von 100° verbleiben, ohne ihre Lebensfähigkeit einzubüßen. In trockener Umgebung werden sie erst durch Erhitzung auf 140° während drei Stunden oder mehr getötet. Die tödliche hohe Temperatur bewirkt wahrscheinlich eine Gerinnung des Protoplasmas, die eines Rückganges nicht fähig ist (s. unten). Es gibt eine ganze Reihe von Organismen, die in heißen Brunnen (von 50° bis 85° C und anscheinend noch höher) leben. DAVENPORT gibt eine Übersicht. Sehr bemerkenswert ist der Versuch DALLINGERS, der Flagellaten zunächst bei 15,6°, allmählich bei höherer Temperatur und nach einigen Jahren schließlich bei 70° züchtete. Ein großes Anpassungsvermögen!

Die untere Temperaturgrenze des Lebens liegt für verschiedene Zellen ebenfalls in verschiedener Höhe. KÜHNE beobachtete an Tradeskantiazellen, die während einer Stunde in einem mit Eis auf 0° abgekühlten Raum verblieben, Formveränderungen (Umbildung des Protoplasmanetzes in runde Tropfen und Klümpchen), die aber wenige Minuten nach der Abkühlung wieder zurückgingen. Pflanzenzellen vertragen Kälte um so besser, je wasserärmer sie sind: trockene Pflanzensamen und Bakteriensporen werden viel später durch fortschreitende Abkühlung getötet als junge Blätter bzw. vegetative Bakterienformen. Abkühlung scheint durch Gefrieren des Wassers im Protoplasma zu schädigen. Dies legt die Frage nahe, ob dann Anpassung an niedere Temperaturen in Verringerung des Wassergehalts des Organismus bestehe. Es gibt jedenfalls Insekten, die in Eis (z. B. Desoria glacialis oder Eisfliege) oder Schnee (z. B. Podura hiemalis) leben. Es ist nicht nur der Wassergehalt, sondern auch der Gefrierpunkt der Säfte des betreffenden Organismus von Bedeutung. Genaue Daten für die obenerwähnten Organismen sind mir aber nicht bekannt geworden. Grüne Frösche können 10—14 Stunden im Eis bei —8° und —9° verbleiben und doch wieder auftauen und aufleben.

Im allgemeinen ist nicht nur der Grad, sondern auch die Dauer der Erhitzung bzw. Abkühlung und die Empfindlichkeit des Gewebes, u. a. sein Wassergehalt (s. oben), ebenso die individuelle Empfindlichkeit überhaupt, von Bedeutung. Kenntnis der Temperatur ohne weiteres genügt somit nicht zur Beurteilung.

Zwischen der maximalen und minimalen Temperatur, die bei gewisser Dauer der Einwirkung mit dem Leben verträglich ist, liegt eine optimale Temperatur, bei der das Leben am besten gedeiht. Nach der oberen und unteren Grenze hin nehmen die Lebenserscheinungen allmählich ab. Die Bewegungen hören auf und es tritt eine Wärmestarre bzw. eine Kältestarre ein, die von der unumkehrbaren Totenstarre zu unterscheiden ist. Ob Wärme- oder Kältestarre bloß auf Koagulation des Protoplasmas zurückzuführen sind, ist fraglich. Die Vorgänge bei diesen drei Arten der Starre sind nicht hinreichend geklärt; nur wissen wir, daß chemische Vorgänge dabei vorkommen. Hat eine Wärme- oder Kältestarre nicht zu lange angehalten, so ist vollkommene Wiederherstellung der Lebenserscheinungen im erstarrten Protoplasma möglich, indem man die Temperatur langsam erniedrigt (bei Wärmestarre) bzw. erhöht (bei Kältestarre).

Nicht alle Gewebe geraten gleich leicht in Starre, so z. B. weiße Muskeln viel eher als tote (BIERFREUND).

Amöben, weiße Blutkörperchen und Rhizopoden nehmen beim Erstarren eine kugelige Gestalt an. Mittelst des heizbaren Objekttisches kann man den Einfluß von Erhitzung studieren. Nach MAX SCHULTZE geraten menschliche Leukozyten bei 50° C in Wärmestarre, während rote Blutkörperchen bei 52° zu zerfallen anfangen: es tritt dann Abschnürung von Stückchen und Zerklüftung ein.

Durch Erhitzung einer Suspension von Chromozyten in einer geeigneten Salzlösung tritt Wärmehämatolyse ein (s. später). Kaninchenblut wird durch Erhitzung bei 59° C in 19,5 Minuten, bei Erhitzung auf 56° erst in 48 Minuten lackfarben (GROS).

O. HERTWIG hat den bedeutenden Einfluß verschiedener Wärmegrade auf die Entwicklungsgeschwindigkeit der Eier von Rana fusca und R. esculenta nachgewiesen. Zur Erklärung führt er die Bedeutung der Temperatur für die Geschwindigkeit chemischer Reaktionen (Reaktionsgeschwindigkeit) an. Auch sei auf die Versuche von O. HERTWIG mit Echinodermeneiern und auf die Versuche von DAVENPORT und CASTLE hingewiesen, die eine raschere Entwicklung von Kröteneiern (Bufo lentiginosus) bei 25° als bei 15° feststellten.

Auf mehrzellige Organismen sind die oben mitgeteilten Ergebnisse zum Teil mit Vorsicht anwendbar. So zeigen einzelne Zellen im allgemeinen manchmal Veränderungen, die wir oben kennen gelernt haben. Dann treten aber Veränderungen der Gewebe hinzu und Funktionsänderungen verschiedener Organe und des ganzen Organismus.

Gefäßlose Gewebe, wie die Hornhaut, sterben ab bei **Erhitzung** über 50° C durch Dampf, durch heiße Gegenstände, wobei die Zellen zunächst erstarren, bei stärkerer Erhitzung schrumpfen und zerfallen.

Bei Erhitzung gefäßhaltiger Gewebe treten, solange die Erhitzung nicht zu Nekrose führt, aber unter Umständen auch dann, Veränderungen der Blutgefäße und ihre Folgen in den Vordergrund. Auch hier sind die Höhe der Temperatur und die Dauer ihrer Einwirkung von Bedeutung.

Die leichteste Veränderung bei **Verbrennung** (Verbrühung, Combustio) ist eine rascher oder langsamer vorübergehende Rötung (Hyperämie). Inwiefern es sich dabei um eine direkte Einwirkung auf die Gefäßwand, inwiefern um eine Wirkung durch Reizung sensibler Nervenendigungen handelt, ist noch nicht entschieden. Wahrscheinlich kommt beides vor. Sicher ist, daß die Hyperämie des erwärmten Kaninchenohres zunimmt nach Durchschneidung des Ohrsympathikus (SAMUEL), der die Vasomotoren führt. Sicher ist aber auch, daß bei stärkerer Einwirkung die Gefäßwände so geschädigt werden, daß ein flüssiges, sero-plasmatisches Exsudat aus den Gefäßen in das umgebende Gewebe austritt. Nach Erhitzung der Haut kann die Epidermis durch solches Exsudat blasig gehoben werden. Ist die Hitzeeinwirkung noch stärker (durch Temperaturhöhe und Dauer), so tritt Nekrose ein, die sogar zu Schorfbildung führen kann. Als stärkste Wirkung kennen wir Verkohlung des Gewebes.

Man unterscheidet nun bei Verbrennung, namentlich der Körperoberfläche, je nach den Veränderungen:

1. Verbrennung ersten Grades, gekennzeichnet durch Rötung, die von einer einfachen oder entzündlichen Hyperämie (Erythem) herrührt;
2. Verbrennung zweiten Grades: Blasenbildung (Brandblasen);
3. Verbrennung dritten Grades: Nekrose, Verschorfung;
4. Verbrennung vierten Grades: Verkohlung (Carbonisatio).

Es können sich diese Veränderungen bei demselben Individuum nebeneinander finden. Scharfe Grenzen sind auch hier nicht immer möglich. So geht die einfache Hyperämie allmählich in die entzündliche über, die sich durch Exsudation und Schmerzhaftigkeit unterscheidet. Und zwischen dieser und einer deutlichen Blasenbildung kommen wiederum Übergänge vor; ebenso von der Blasenbildung zur Nekrose. Das flüssige Exsudat häuft sich nämlich zwischen Lederhaut und Oberhaut an. Dabei zeigt sich die abgehobene Epidermis in geringerer oder größerer Ausdehnung als nekrotisch, wenigstens bei mikroskopischer Untersuchung, die mehrere ungefärbte oder geschrumpfte Zellkerne des Rete MALPIGHI zutage bringen kann. In der Lederhaut finden sich erweiterte Blutgefäßchen mit kleineren oder größeren Blutungen und ausgewanderte Leukozyten. Fibrinöses Exsudat und Gerinnung innerhalb der Blutgefäße oder wirkliche Thromben können wir auch finden. Schließlich kann Eiterung, sei es auch sekundär, auftreten. Verbrennung erregt somit Entzündung.

7*

SAMUEL hat zuerst obige Veränderungen am Kaninchenohr festgestellt, das er zwei bis fünf Minuten und länger in Wasser von 50° C und von höherer Temperatur eintauchte: Je nach der Höhe der Temperatur und der Einwirkungsdauer fand er Rötung, flüssiges Exsudat, Blasenbildung; bei 62,5° bis 75° C intravaskuläre Blutgerinnung mit nachträglicher Abstoßung des eingetauchten, nekrotisch gewordenen Teiles. Die tieferen Teile werden zunächst durch die oberflächlichen geschützt, später aber nicht mehr. Es kommen bedeutende individuelle Unterschiede vor: ich habe einmal nach Eintauchung eines Kaninchenohres während fünf Minuten in Wasser von 55° C Nekrose und Abstoßung des eingetauchten Abschnittes gesehen. — FÜRST sah durch tägliche Erhitzung des Meerschweinchenohres auf 50° C während längerer Zeit Verdickung der Oberhaut durch Vermehrung der Epidermiszellen (mit Riesenzellenbildung) auftreten. Nach 30 Tagen trat keine Epithelneubildung mehr auf; sie setzte aber von neuem ein, als er dann bis auf 53° C erhitzte. Es scheint also Gewöhnung aufzutreten (vgl. oben). Die Haut und die Mundschleimhaut des Menschen können sich gewissermaßen an höhere Temperaturen gewöhnen, vielleicht auch durch Verdickung ihres Epithels.

Auch das subepitheliale Gewebe kann absterben, es sei durch die Erhitzung selbst oder durch Gefäßverschluß infolge von intravaskulärer Gerinnung oder Thrombose, oder durch beides. Das nekrotische Gewebe ist oft leicht erkennbar an der bräunlichgelben Farbe und der trockenen, lederartigen Beschaffenheit. Es kann aber nach Entfernung der Brandblase eine nekrotische Lederhaut zum Vorschein kommen, die nur blasser aussieht als normale Lederhaut. Genauere Untersuchung läßt dann aber eine besondere Festigkeit oder Härte erkennen, die auf Nekrose hinweist.

Verkohlung tritt nur ausnahmsweise, und zwar dann ein, wenn der Körper während längerer Zeit der Einwirkung eines brennenden oder glühenden Gegenstandes ausgesetzt wird. Die Haut wird schwarzbraun oder schwarz wie Kohle, sie springt oder reißt stellenweise ein, so daß die Muskeln frei zutage liegen. Auch die Knochen können verkohlen, kurz, es können sehr tiefgreifende Verstümmelungen entstehen. Der Tod erfolgt bald, die Leiche kann unkenntlich sein.

Bleibt der Mensch oder das Versuchstier einige Zeit nach einer Verbrennung am Leben, so können verschiedenartige sekundäre Veränderungen und Funktionsstörungen auftreten, welche sein Leben gefährden. Wir müssen unterscheiden den Frühtod im Anschlusse an die Verbrennung und den Spättod, der erst einige Zeit nach der Verbrennung, nach relativem oder gar vollkommenem Wohlbefinden eintritt. Der Tod kann schon während der Verbrennung eintreten. Wir lassen diese Fälle außer Betracht, weil wir nicht über die zur Beurteilung erforderlichen Daten verfügen, und wollen nur jene Fälle des Frühtodes betrachten, wo der Betroffene die Verbrennung kurze Zeit überlebt. Im allgemeinen ist, ceteris paribus, die Lebensgefahr um so größer und erfolgt der Tod um so rascher, je größer die verbrannte Hautoberfläche ist. Dies ist eine schon alte Erfahrung. Allerdings sind jüngere Menschen empfindlicher als Erwachsene. Kinder können selbst nach einer beschränkten Verbrennung, nachdem sie tagelang ganz munter waren, unerwartet, etwa nach 10 oder 14 Tagen, sterben (Spättod). Selbstverständlich bedeutet obige Regel nicht, daß die Tiefenwirkung der Hitze gleichgültig ist.

Den Frühtod schreibt man allgemein ausschließlich oder vorwiegend einem Schock, das heißt einer Lähmung gewisser lebenswichtiger Nervenzentren, namentlich der Atmung und der Gefäßnerven zu, welche durch starke Reizung sensibler Nervenendigungen erfolgt, „reflektorisch", wie man wohl sagt.

DUPUYTREN hat eine „mort par excès de douleur" angenommen. Es treten dadurch besonders Herabsetzung des Gefäßtonus, Sinken des Blutdruckes und Herzlähmung ein, ähnlich wie man das nach schwerer Kontusion, besonders des

Bauches oder des Brustkastens beobachtet. Es handelt sich aber wahrscheinlich manchmal um einen verwickelten Zustand. Manchmal beobachtet man erhebliche Störungen des Sensoriums: nicht nur Apathie oder Unruhe, sondern Delirien, Sopor und Koma. Eine starke venöse und arterielle Hyperämie des Hirns und der Hirnhäute findet man häufig. Man hat außerdem intravaskuläre Gerinnsel oder Thromben in Hirngefäßen, ferner starke Veränderungen und Zerfall von Ganglienzellen des Hirns und des Plexus solaris festgestellt (KLEBS u. a.). Ferner kommt Eindickung des Blutes (TAPPEINER, SCHLESINGER, STOCKIS), wahrscheinlich durch starke Wasserverdampfung an der ihrer Oberhaut beraubten Oberfläche (WILMS) in Betracht. Weitere Forschung ist hier abzuwarten.

Übersteht der Patient die erste Wirkung, so kann er sich erholen, aber trotzdem nach einigen Tagen, sogar nach ein paar Wochen in unerwarteter Weise sterben. Motorische Unruhe bis zu Krämpfen, Atemnot, Bewußtseinsstörungen leiten den Tod ein. Wie erklärt sich dieser Spättod? Der Spättod infolge von hinzutretender Phlegmone, Lungenentzündung, Endokarditis oder anderen sekundären Infektionen bleibt hier außer Betracht. Man hat den Spättod ebenso wie auch den Frühtod einem Zerfall von roten Blutkörperchen zugeschrieben (MAX SCHULTZE, WERTHEIM, PONFICK u. a.), und Hämatolyse, die nicht nur zu Hämoglobinurie, Dyspnoe, Vergrößerung der Milz, sondern auch zu intrakapillarer Gerinnung im Gehirn führen kann. Dieser Zerfall der roten Blutkörperchen kann aber in tödlichen Fällen fehlen (EYKMAN und VAN HOOGENHUYZE). Eine Zeitlang hat man seit CURLING Blutungen und Geschwüre im Duodenum für verantwortlich an dem Tod gehalten. Es hat sich aber allmählich herausgestellt, daß zwar Hyperämie der Brustorgane, des Hirns, des Magendarmkanals häufig, Blutungen und Geschwüre aber nicht oft vorkommen. Aber auch dann, wenn man sie findet, wäre doch noch die Frage zu beantworten, ob ihnen der Tod zuzuschreiben wäre. Funktionsstörung der Nieren, namentlich Albuminurie, kommt in einigen Fällen vor, sie fehlt aber in anderen. Oligurie, die bis zu Anurie zunimmt, kommt oft bei ausgedehnter Hautverbrennung vor, erklärt sich aber vielleicht schon aus dem starken Wasserverlust durch Verdampfung an der wunden Oberfläche. Anatomische Veränderungen der Nieren kommen nur in einem Teil der Fälle vor. Es sind hier mehrere Fälle zu unterscheiden. Auch kommt in Betracht, daß abnorme Dissimilationsprodukte oder normale Dissimilationsprodukte in abnorm starker Konzentration Entzündung zu erregen vermögen, wie wir aus dem Auftreten von Entzündung im Grenzgebiet eines sterilen, ischämisch nekrotischen Herdes ableiten.

Die schweren Hirnerscheinungen haben zur Vermutung einer Vergiftung geführt. Mehrere Forscher haben angegeben, im Harn von Verbrannten ein Gift gefunden zu haben, das Mäuse, Meerschweinchen oder andere Versuchstiere unter Sopor und Koma zu töten imstande sei, andere haben solchen Angaben widersprochen. REISS hat z. B. Pyridin als das Gift genannt, WILMS Dissimilationsprodukte von Eiweißkörpern; HERMANN PFEIFFER nimmt eine Selbstvergiftung (Autointoxikation) an durch ein Gift, das überall dort entstehen soll, wo Eiweiß parenteral (nicht vom Darm aufgenommen) zugrunde geht. Ob das giftige Spaltungsprodukt das im Harn erscheinende Gift sei, müsse als fraglich betrachtet werden. Neuerdings haben HEYDE und VOGT festgestellt, daß sich bereits im normalen Harn Stoffe in Spuren vorfinden, die nach Verbrennung besonders reichlich auftreten, nämlich Guanidin und seine Salze, besonders des Chlorids und Nitrats. Guanidin ist ein verhältnismäßig einfacher Stoff: $NH = C = (NH_2)_2$. Diese Stoffe haben parenteral bei Meerschweinchen und weißen Mäusen motorische Unruhe, Krämpfe, Atemnot und Tod zur Folge. Hyperämie des Magendarmkanals wurde dabei gefunden. Auch hier sind wir noch nicht am Ziel.

Bei Heizern, Hüttenarbeitern, Metallgießern, Köchen und Köchinnen usw. können Kopfschmerzen, Veränderung der Stimmung und des Charakters, und sogar Seelenkrankheiten (Psychosen) auftreten. Bei der Sektion findet man chronische Hirnhautentzündung oder gar Hämatome an der Innenfläche der harten Hirnhaut. Diese Erscheinungen sind der längeren Einwirkung strahlender Wärme zuzuschreiben, die auch in der Haut und der Bindehaut Entzündung hervorrufen kann.

Wer sich im Sommer oder in den Tropen ohne geeignete Kopfbedeckung einige Zeit der Einwirkung der Sonnenstrahlen aussetzt, läuft Gefahr einen Sonnenstich (Insolation) zu bekommen. Es stellen sich Kopfschmerzen ein, die heftig sein und von maniakalischer Aufregung gefolgt werden können. Halluzinationen, Verwirrtheit, Konvulsionen und Tod können dann folgen. Nach dem Tode findet man eine starke Hyperämie des Gehirns und der Hirnhäute, sogar seröses Exsudat, wie man sie in der bedeckenden Haut auch zu Gesicht bekommen kann. Bleibt der Patient einige Zeit, z. B. ein paar Wochen, am Leben, so kann Erweichung der Hirnsubstanz eingetreten sein, wohl infolge einer Meningoenzephalitis (MAC KENDWICK). Wird der Anfall überstanden, so können nervöse und psychische Störungen, Lähmungen usw. zurückbleiben.

Wird der Körper mit geschütztem Kopf einer zu starken oder zu langen Bestrahlung im Sonnenbade ausgesetzt, so erfolgen bei empfindlichen Menschen, ebenso wie im elektrischen Glühlichtbade, Erscheinungen eines leichten Sonnenstiches. Gehirnerschütterung soll die Empfindlichkeit gegen Sonnenstich vermehren. Nach P. SCHMIDT sind es wahrscheinlich nicht oder nicht so sehr die ultravioletten, chemischen Strahlen, sondern die Wärmestrahlen, die jene Veränderungen hervorrufen. Auch die Versuche MÖLLERS ergaben, daß Wärmestrahlen allein bei Kaninchen und Meerschweinchen mit geschorenem Schädel Hirnstörungen hervorrufen. Ultraviolette Strahlen dringen übrigens, wie SCHMIDT durch ihre Einwirkung auf eine photographische Platte nachwies, durch Haut und Schädeldach hindurch. Der Sonnenstich hat nichts mit Hitzschlag (Hyperthermie, s. dort) zu tun, obwohl beide zusammen auftreten können. Vgl. aber auch Lichtwirkung.

Die Empfindlichkeit verschiedener Gewebe für Abkühlung ist unbekannt. Wir wissen nur, daß ihr Gefrierpunkt verschieden hoch liegt. So fand SABBATANI als Gefrierpunkt von Hundeblut $-0,57^0$, Hundegehirn $-0,65\%$, Hundeleber $-0,97^0$ usw. Wir wissen ferner, daß einmaliges Gefrieren und Wiederauftauen das Blut von Kaninchen oder Meerschweinchen lackfarben macht, während Menschen- und Hundeblut gewöhnlich erst nach wiederholtem Gefrieren und Wiederauftauen lackfarben wird. Individuelle Unterschiede kommen vor, wie wir (s. Blut) später sehen werden.

Abkühlung eines Teils der Körperoberfläche bis zur Erfrierung hat, je nach ihrem Grad und ihrer Dauer und der individuellen Empfindlichkeit verschiedene Gewebsveränderungen zur Folge, die man nach ihrem Grad unterscheiden kann. Sie gehen ebenso wie die durch Hitze hervorgerufenen Veränderungen ohne scharfe Grenze ineinander über. Je geringer der Abkühlungsgrad, um so länger muß die Dauer sein, soll, wenn überhaupt, eine pathologische Änderung erfolgen. Wiederholte Einwirkung von Kälte oder Hitze bestimmten Grades und gewisser Dauer führt zur Verdickung der Oberhaut, die zugleich rauh wird, eine Veränderung die mitunter zu Krebsbildung führen kann, wie in der Seemannshaut, besonders zu Basalzellenkrebs.

Bei Abkühlung gefäßhaltigen Gewebes stehen zunächst Gefäßveränderungen im Vordergrund, bei stärkerer Einwirkung (Grad und Dauer) kommt es zu Blasenbildung, schließlich zu Nekrose mit Schorfbildung.

Bei Abkühlung gewissen Grades und gewisser Dauer ziehen sich zunächst die Hautgefäße zusammen, so daß eine hochgradige Blässe, ja nach einiger Zeit sogar eine vollkommene Ischämie eintreten kann: ein Nadelstich fördert kein Blut zutage. Dazu braucht die Abkühlung nicht immer stark zu sein: gewisse anämische, nervöse Menschen bekommen schon nach dem Waschen ihrer Hände in kaltem Wasser einen oder mehrere „tote" Finger. Bei gewissem Grad und gewisser Dauer der Ischämie tritt „Kälteschmerz" ein.

Früher oder später macht die Gefäßverengerung einer Gefäßerweiterung Platz; und zwar tritt eine arterielle oder eine venöse Hyperämie ein, je nach Grad und Dauer der Abkühlung und Empfindlichkeit (Reizbarkeit) des Individuums. Das Auftreten der arteriellen Hyperämie ist eine in der Hydrotherapie sehr wichtige, als „die Reaktion" bekannte und nachgestrebte Erscheinung (s. unten). Sie hat keine krankmachende Bedeutung, im Gegenteil. Die venöse Hyperämie hingegen leitet oft andere pathologische Vorgänge ein. Die Haut ist dabei nicht hellrot, wie bei der Reaktion, sondern bläulichrot, zyanotisch. Dauert die Abkühlung gewisse Zeit oder wiederholt sie sich, so treten leichte Entzündungserscheinungen mit Jucken ein: Frosterythem (obwohl von Gefrieren keine Rede ist). Schwillt die Haut der Finger oder Zehen infolgedessen an, so spricht man von Frostbeulen oder Perniones. Es kann zu oberflächlichen oder tiefen Zerklüftungen, zu Hautschrunden (Rhagaden), besonders an den Fingern und den Lippen kommen. In anderen Fällen treten Blasen auf durch Anhäufung serösen Exsudates zwischen Oberhaut und Lederhaut. Nekrose mit Schorfbildung kann sich in geringer oder größerer Ausdehnung anschließen. Sowohl an eine Rhagade wie an eine Nekrose, im letzteren Falle nach Abstoßung des toten Gewebes, kann sich Geschwürsbildung anschließen.

Die Erfahrung hat gelehrt, daß rasche Erwärmung durch Hitze eines durch Abkühlung geschädigten Gewebes den Zustand verschlimmert. Wir wissen aber nicht, wie und wodurch. Man soll daher im Gegenteil allmählich erwärmen oder durch vorsichtiges Reiben mit kaltem Wasser oder Schnee die normale Blutdurchströmung wiederherzustellen suchen.

Besonders die spitzen, also mit relativ großer Oberfläche, somit Wärmeabgabe versehenen, vom Herzen weit entfernten und ungenügend geschützten Körperteile, wie die Ohren, Finger und Zehen, sind einer Schädigung durch Abkühlung ausgesetzt. An den Ohrmuscheln sieht man nicht selten im Winter, besonders bei älteren Leuten oder bei trägem Kreislauf überhaupt, Krusten und dergleichen. Während des Balkankrieges und im letzten Weltkrieg bekamen viele Soldaten, die längere Zeit in den Laufgräben einer feuchten Kälte ausgesetzt waren, schon bei 12° C und sogar im Monat August mehr oder weniger erhebliche Veränderungen der Füße („pied de tranchée"), besonders solche Leute, die im täglichen Leben Schweißfüße hatten. Die kolonialen Soldaten bekamen die weitest gehenden Veränderungen. In den leichteren Fällen handelt es sich um Kreislaufstörungen, Schmerzen, besonders in den Zehen, die das Gehen erschweren und durch Wärme zunehmen; Parästhesien kommen dazu und sogar eine solche Anästhesie, daß man einen Nagel ohne weiteres schmerzlos entfernen kann. In etwas schwereren Fällen bleibt es nicht bei diesen Erscheinungen, sondern es entsteht ein kaltes „weißes" oder ein warmes feuriges Ödem, in noch schwereren Fällen beobachtet man Blasen und schließlich Nekrose mit Schorfbildung verschiedener Ausdehnung, also die oben erwähnten Frosterscheinungen. Die Nekrose kann zu bedeutenden Verunstaltungen führen. Das Penicillium glaucum kann sekundäres warzenartiges Onychomykom hervorrufen (LANGLOIS und BINET). Atrophie der Beinmuskeln (durch Ruhe oder durch Neuritis?) ist in den schwereren Formen nicht selten.

Bemerkenswert ist, daß trockne, aber größere Kälte nicht schädlich erschien und daß klemmende Fußbekleidung das Übel förderte. Dies stimmt mit unserer Erfahrung von dem Frosterythem und den Frostbeulen. Auch diese entstehen meist durch mäßige, aber feuchte lang einwirkende Kälte, aber auch an den unbedeckten Händen und dem Gesicht durch trockene, rauhe, kalte, östliche Winde, die besonders Rhagaden hervorrufen. Möglichst heiße Hand- und Fußbäder morgens und abends während einiger Minuten vermögen diese Frosterscheinungen zu verhüten oder zu heilen.

Durch Abkühlung bis unterhalb des Gefrierpunktes während gewisser Zeit kommt es zum **Gefrieren** des Gewebes, das heißt nicht oder nicht nur zu Ischämie, sondern zu Eisbildung im Gewebe. Dann wird das Gewebe nicht nur durch die niedere Temperatur, sondern außerdem durch die Eisbildung geschädigt und es tritt Frostbrand (oder „Frostgangrän", wie man richtiger nicht sagen sollte, weil von Fäulnis keine Rede ist) ein. Dieser Frostbrand ist also pathogenetisch von der sekundären Nekrose, die sich bei schwächerer Abkühlung allmählich einstellt, wie wir oben sahen, zu unterscheiden. Kalte, feuchte, bewegte Luft (kalte Nebel mit Wind) steigert die Erfrierungsgefahr. Nach Schade bedingt die Abkühlung unmittelbar eine Störung des Kolloidzustandes von Zelle und Gewebe. Freytag sah bei einem Patienten durch Verweilen bei einer Temperatur unter 0° eine weißliche, aus feinen, mit der Bergmannschen Lupe erkennbaren Punkten zusammengesetzte, streifenartige Trübung der Hornhaut mit herabgesetztem Visus und verringerter Sensibilität, d. h. eine „Kältegelose", die in der Wärme wieder verschwand. Ob aber in tieferen, gefäßhaltigen Geweben solche Veränderungen durch Abkühlung der Körperoberfläche eintreten, ist zweifelhaft. Denn zu einer bedeutenden Abkühlung der inneren Organe kommt es während des Lebens wohl nie. Die Brust- und Bauchwände sind ja dick und schlechte Wärmeleiter, die Muskeln und Drüsen hingegen vorzügliche Wärmebildner (s. weiter unten). Bevor vom Gefrieren der inneren Organe die Rede sein kann, ist der Mensch tot. Skelettmuskeln können ischämische Nekrose mit oder ohne Erweichung aufweisen. Vollkommen gefrorene Meerschweinchenmuskeln zeigen schrolligen Zerfall wie bei Typhus neben Erstarrung mit Zerfall in Bowmans „discs" und Kernschwund wie bei ischämischer Nekrose. Muskelregeneration wurde von Rud. Volkmann beobachtet.

Das Wiederauftauen soll möglichst langsam stattfinden. Besonders strahlende Wärme scheint zu schädigen. Man hat die Vorgänge beim Gefrieren eines Gewebes experimentell verfolgt, indem man Gewebe durch feste Kohlensäure, durch Kältemischungen oder durch den Ätherspray zum Gefrieren brachte. Die Ergebnisse sind nicht gleich, auch nicht über die Bedeutung der Geschwindigkeit des Wiederauftauens. Nicht alle Gewebe zeigen die gleiche Empfindlichkeit, was bei Abkühlung kurzer Dauer von Bedeutung ist. Die weniger geschädigten Zellen können sich erholen und sogar durch Wucherung die stark geschädigten ersetzen. Dies gilt nicht nur für die Oberhaut, die sich bei wiederholter Abkühlung verdickt, sondern sogar für Ohrknorpelzellen (Rischpler). Gehen die Veränderungen weiter, so stellt sich Entzündung bald ein, Thromben bilden sich stellenweise. Die Nekrose ist jedoch als unabhängig von beidem zu betrachten. Im allgemeinen ist innerhalb gewisser Grenzen der Schädigung (Dauer und Grad) Wiederherstellung möglich.

Der Erfrierungstod tritt ein unter Sinken der Körpertemperatur, unter Abnahme des Blutdruckes (nach einer anfänglichen Erhöhung) und unter Verlangsamung der Herzwirkung und der Atmung, beides nach einer voraufgehenden Beschleunigung. Diese Veränderungen des Organismus werden wir bei den Anomalien des Wärmehaushaltes besprechen. Vorboten der Erfrierung sind allmählich zunehmende Schläfrigkeit und Erschwerung der Bewegung (psychomotorische Lähmung).

Abkühlung, die nicht zum Gefrieren oder den übrigen oben erwähnten örtlichen Veränderungen führt, kann noch andere pathologische Erscheinungen zur Folge haben, die man einer **Erkältung** oder „Rheuma" zuschreibt und auch wohl als rheumatische andeutet. Man hat im Laufe der Zeiten ohne Zweifel viel zuviel Leiden der Erkältung zugeschrieben. Als dann die Bakteriologie emporblühte, glaubte man hingegen, es wäre Erkältung ein Märchen. In der neueren Zeit hat man wieder Erkältung eine gewisse krankmachende, oft infektionsfördernde Rolle zuerkannt. Diese Rolle genau anzugeben vermögen wir aber noch nicht. Wir müssen zunächst die Bedeutung gewisser atmosphärischer und sonstiger Faktoren, die zugleich wirksam sein können, zu bestimmen suchen — später kommen wir hierauf zurück; wir müssen ferner noch die Frage beantworten, was Erkältung ist, wie und wodurch Abkühlung zu Erkältung und zu Erkältungskrankheit führt. Die Beantwortung dieser Fragen muß der Zukunft überlassen werden, wir müssen uns zur Zeit mit einigen Daten begnügen.

Zunächst gibt es Beobachtungen am Menschen, die auf das Bestehen von Erkältung hinweisen: So z. B. hat man häufig eine Erkältungskrankheit (Bron-

chitis, Lungenentzündung, Muskel- oder Gelenkrheumatismus) bei Menschen festgestellt, die bis auf die Haut durchnäßt einer längeren Abkühlung ausgesetzt waren,
oder die nach einem Fall ins kalte Wasser, ohne Wasser eingesogen zu haben, nicht
genügend rasch wiedererwärmt wurden. WELCH hat sogar eine endemische Lungenentzündung bei Soldaten mitgeteilt: Von 330 Mann, die in einem aus Holz her-
gerichteten Gebäude, das durch zahlreiche Spalten und Risse dem Winde freien
Zutritt in die bewohnten Räume gestattete, während des rauhen Winters Nord-
amerikas untergebracht waren, bekamen 38 Lungenentzündung, von 256 anderen,
besser unter Dach gebrachten Soldaten nur 3. Gleichzeitige etwaige Ermüdung
usw. sämtlicher Männer fällt demgegenüber nicht ins Gewicht.

Ferner kann man sich in unseren Gegenden durch einen rauhen Ost- oder Nord-
Ostwind eine Angina, einen Schnupfen, eine Laryngotracheitis oder Bronchitis
usw. zuziehen; ungeeignete Kleidung, ungenügende Körperbewegung, außerdem
Hunger und Erschöpfung begünstigen es. Manche Menschen bekommen immer
eine Angina, andere eine Tracheitis oder Bronchitis, wieder andere einen Muskelrheumatismus; und zwar mitunter durch einen schwachen, aber länger einwirkenden
Luftzug. Dabei mag es sich auch um Verschlimmerung eines nicht vollkommen
ausgeheilten, sondern nur klinisch latenten Vorganges handeln. Das Aufflackern
einer latenten Pyelitis oder sonstigen Katarrhes und einer latenten Lungentuberkulose durch Erkältung gehört auch hierher. Wir haben Grund zu der Annahme,
wie unten erhellen wird, daß durch gewisse Abkühlungen Hyperämie gewisser Organe
und Gewebe eintritt, welche eine sekundäre Infektion oder das Aufflackern einer
latenten Infektion fördert. Auch kommt die Möglichkeit einer von einem früheren
Leiden zurückgebliebenen größeren Empfindlichkeit in Betracht.

Erkältung beeinträchtigt aber nicht nur infektiöse, sondern auch gewisse nicht-
infektiöse Vorgänge im Körper. So kann ein Spaziergang im Garten (im Winter),
oder das Eintauchen der Füße oder der Hände in kaltes Wasser bei Leuten mit sog.
„paroxysmaler Hämoglobinurie‟ einen Anfall von Hämoglobinurie hervorrufen. Wer sich ungenügend bekleidet, einige Zeit einem rauhen, feuchten Winde
aussetzt, selbst wenn er fortwährend geht, kann einen Kopfschmerz davontragen,
der bei Wiedererwärmung ohne weiteres verschwinden kann. Wahrscheinlich
beruht dieser Kopfschmerz auf Hyperämie der Schleimhaut der Nasenhöhlen (und
der Hirnhäute?). Wer einen chronischen Katarrh der Ohrtrompete hat, kann
aus eigener Erfahrung wissen, daß seine Schwerhörigkeit unter den gleichen Umständen zunimmt, was einer Schwellung der Tubenschleimhaut zuzuschreiben
ist, während sie nachher bei der Wiedererwärmung wiederum abzunehmen pflegt,
wenn sich nämlich nicht ein Schnupfen anschließt.

Ferner kennen wir mitunter hartnäckige rheumatische Lähmungen, wie
die des N. facialis, rheumatische Neuralgien, wie die Ischias. Die geweblichen
Veränderungen dabei sind uns unbekannt, es gibt aber genug Fälle, wo sie im Anschluß
an eine Abkühlung durch Zug, Durchnässung usw. entstanden sind.

Viele Menschen bekommen nach Abkühlung des Bauches, der Beine oder der
Füße Flatulenz, Dyspepsie, Bauchschmerzen mit Durchfall, andere
Tracheitis, Bronchitis, oft die Verschlimmerung einer chronischen, mitunter vielleicht latenten Entzündung usw. Es kann durch Verschlimmerung einer latenten
Laryngotracheitis oder Bronchitis zu einem Anfall von Pseudokrupp bzw. Asthma
kommen (s. dort); auch eine latente Nierenbeckenentzündung kann wieder merkbar werden. Ob durch Eintauchen der Füße in Wasser von 4° C bei Hunden ohne
weiteres Nierenentzündung hervorgerufen werden kann (SIEGEL), bedarf einer
genauen Nachprüfung (s. Kriegsnephritis).

Diese Beispiele mögen genügen zum Beweis, daß die Annahme einer Erkältung mit nachfolgenden Funktionsstörungen auf einer Reihe von Beobachtungen am Menschen fußt, die häufig die Bedeutung eines Versuches haben.
Außerdem liegen zahlreiche Ergebnisse von Tierversuchen vor, die zugleich
von Bedeutung sind zur Beantwortung der Frage: wie und wodurch führt
Abkühlung zu Erkältung und zu Erkältungskrankheit?
Es liegt eine ganze Reihe von Versuchsergebnissen und Beobachtungen
am Menschen vor, die nicht immer gleichlautend sind. Fast alle betreffen

Veränderungen der Blutfülle mit sekundärer Infektion oder ohne solche. Wir müssen zunächst unterscheiden: Veränderungen des abgekühlten Gewebes und Veränderungen entfernter Gewebe.

Wird ein gewisser Teil der Körperoberfläche durch Abkühlung anämisch, so müssen tiefere oder jedenfalls andere Gewebe und Organe — welche, ist in jedem Einzelfall zu ermitteln — entsprechend blutreicher werden. Unter bestimmten Umständen aber, nämlich bei bestimmtem Grad und bestimmter Dauer der Abkühlung und bei bestimmter Empfindlichkeit des Individuums (Empfindlichkeit bestimmter Haut- und Gefäßnerven oder Gefäßmuskeln?) macht die anfängliche Anämie der Haut bald einer arteriellen Hyperämie Platz, welche Erscheinung man in der Hydrotherapie als „die Reaktion" bezeichnet. Dann werden notwendigerweise bestimmte tiefere oder andere Gewebe und Organe blutärmer als sie vor der Abkühlung waren. Diese Reaktion geht mit einem Gefühl der Erwärmung, der Erquickung und des Wohlbefindens einher. Jeder kennt das Glühen der Hände nach dem Schneeballenwerfen. O. BRUNS stellte Beschleunigung des Blutstroms in den Hautkapillaren mikroskopisch fest. Die Reaktion hat Bedeutung für den Wärmehaushalt (s. dort). Außerdem weisen zahlreiche Beobachtungen darauf hin, daß rasche Reaktion Erkältung ausschließt, ja einer einmal aufgetretenen Erkältung entgegenzuwirken vermag. Die Einübung einer raschen und prompten Reaktion auf Kälteeinwirkungen verschiedenen Grades und verschiedener Dauer ist die wichtigste Aufgabe jeder Abhärtung durch Luft- oder Kaltwasserbehandlung. Mit dem Ausbleiben der Reaktion entsteht die Gefahr der Erkältung. Eine verweichlichte Haut „reagiert" zu träge oder gar nicht.

Nun tritt die Reaktion nach Abkühlung nicht bei allen Individuen gleich rasch und gleich stark ein. Im allgemeinen erfolgt sie um so prompter, je stärker die Abkühlung ist, je kürzer sie dauert, und je wärmer die Hautoberfläche durch Bewegung, Decke oder Fieber zuvor ist. Sofort nach einem warmen Bad tritt sie leichter ein. Durch heiße Bäder von 40^0 C und darüber, wie sie in Japan üblich sind, werden die Hautgefäße erweitert und ziehen sich auf starke Kältereize nicht zusammen: sie sind in der erstfolgenden Zeit gelähmt. Ermüdung, Hunger und Kühlheit der Haut wirken der Reaktion entgegen. Ferner tritt die Reaktion um so prompter ein, je rascher man die abgekühlte Oberfläche oder den ganzen Körper mit schlecht wärmeleitenden Stoffen umhüllt. Körperbewegungen fördern ebenfalls die Reaktion, während Körperruhe sie erschwert. Die reaktionshemmenden Faktoren fördern erfahrungsgemäß Erkältung: Abkühlung der Haut eines verweichlichten Individuums, wozu Ermüdung, Hunger, unzweckmäßige Kleidung und ungenügende Körperbewegung mitwirken können. Mit dem Aufhören der Reaktion droht wiederum die Erkältungsgefahr.

Was geschieht nun bei Erkältung?

Zunächst sei bemerkt, daß nicht die abgekühlte Haut, sondern ein tieferes oder sonstwo liegendes Organ oder Gewebe Sitz der Erkältung wird, ein Muskel oder Nerv, die Schleimhaut der Luftwege usw. Es erhebt sich somit die Frage:

Welche Wirkung hat Abkühlung der Haut an entfernten Stellen? Abkühlung des einen Kaninchenohres in Wasser von höchstens 15^0 C hat Anämie des anderen Ohres zur Folge (SAMUEL). Taucht man die eine Hand in Eiswasser, so nimmt auch das Volumen der anderen Hand plethysmographisch ab (FRANÇOIS FRANCK). Anämie des Ohres kann auch durch fortgesetzte Abkühlung der Extremitäten erfolgen; Hyperämie des Ohres tritt infolge von Reizung des zentralen Endes des durchschnittenen N. ischiadicus auf (OWSJANNIKOW und TSCHIRIEW). WINTERNITZ hat beim Menschen ein Ansteigen der Temperatur im äußeren Gehörgange bis zu 0.1^0 und dann einen Abfall bis auf $0,6^0$ unter der anfänglichen Höhe durch ein kaltes

Fußbad beobachtet. Das Ansteigen schreibt er einer Zusammenziehung, den Abfall einer reaktiven Erweiterung der Fußgefäße zu.

Die Blutfülle des Ohres ist unmittelbar wahrnehmbar. Man muß aber störende Einflüsse ausschließen (psychische Einflüsse, Narkose, operativen Eingriff). HATTINK hat in meinem Laboratorium bei Kaninchen nachgewiesen, daß eine kurze, d. h. 15 bis 120 Sekunden dauernde Abkühlung (durch Eis) des Bauches, der Brust, des Scheitels, der Innenfläche der Hinterpfoten, meist Anämie, nie Hyperämie des Ohres und häufig Hyperämie des Augenhintergrundes zur Folge hat. Kurzdauernde Erwärmung jener Gegenden führt meist zu Hyperämie des Ohres und häufig zu Hyperämie des Augenhintergrundes.

Abkühlung eines beschränkten Teils der menschlichen Körperoberfläche kann beschränkte, sie kann aber auch, unter näher zu bestimmenden Umständen ausgedehnte, ja allgemeine Hautanämie erzielen; mitunter erfolgt hingegen Hyperämie eines anderen Hautgebietes, wie z. B. Hyperämie des Kopfes durch Abkühlung mit Anämie der Füße oder Unterschenkel. Die augenblickliche persönliche Empfindlichkeit und der Ort und Ausdehnung, auch die Dauer und Grad der Abkühlung sind dabei von Bedeutung.

Der Einfluß peripherer Abkühlung auf die Blutfülle innerer Organe wie des Hirns, der Bauchorgane, der Lungen ist nur unter genauester Berücksichtigung obengenannter störender Einflüsse durch gleichzeitige Beobachtung — die einen operativen Eingriff fordert — festzustellen. Schon die Abkühlung der Organe selbst bei der Operation kann von entscheidender Bedeutung sein. Man hat auch wohl die Blutfülle der inneren Organe sofort nach dem Versuch bei der Autopsie festgestellt. Wir verfügen so über brauchbare Daten. So hat FR. MÜLLER bei stark abgekühlten Kaninchen hämorrhagische Erosionen der Magenschleimhaut und sterile Hyperämie mit kleinen Blutungen der Lungen gefunden. WERTHEIM u. a. sahen ähnliches; ROSSBACH und LODE sahen die freigelegte Luftröhrenschleimhaut sich röten und reichliche Schleimabsonderung (Einfluß der Operation oder der Außenluft?) erfolgen nach Abkühlung der Bauchhaut und der unteren Körperhälfte. Welche entfernte Gewebe blutreich werden, hängt wohl von der individuellen Disposition ab, die oft durch eine chronische, mitunter latente entzündliche Gefäßschädigung bedingt ist, d. h. der eine bekommt eine klinisch erkennbare Entzündung seiner „empfindlichen", d. h. latent hyperämischen oder gar entzündeten Luftröhrenschleimhaut, ein anderer der Trompeten- oder Nierenbeckenschleimhaut.

Was für andere Veränderungen in anderen Gegenden oder Organen als eben im abgekühlten auftreten, ob Zellen geschädigt werden und ob diese geschädigten Zellen giftige Stoffe bilden, wissen wir nicht. Ob Änderungen des Stoffwechsels und der Körpertemperatur Einfluß auf Erkältung haben, wissen wir auch nicht. Nur wissen wir, daß Erkältung auch nach verhältnismäßig so geringfügiger Abkühlung eintreten kann, daß der Stoffwechsel und die Körpertemperatur wohl kaum dadurch beeinflußt werden. Nach klinischen Eindrücken erkältet sich der fiebernde Körper schwer, wahrscheinlich weil die Haut hyperämisch ist. Leute, die nach längerem Aufenthalt in den Tropen in Europa kommen, erkälten sich augenscheinlich nicht leicht und haben es auch nicht leicht kalt im erstfolgenden Winter, beides wahrscheinlich schon durch die fortwährende Hyperämie ihrer Haut, wozu vielleicht noch andere in den Tropen erworbene Eigenschaften kommen.

Die Veränderungen der Blutverteilung durch Abkühlung eines Körperteils treten nicht immer in denselben Teilen und in gleicher Ausdehnung auf, und zwar nicht nur in gewissem Abstande von der abgekühlten Stelle, sondern auch in ihrer Nähe, namentlich in den anstoßenden tieferen Geweben und Organen. So fanden SCHLIKOFF und WINTERNITZ bei einem wegen Empyem operierten Kranken, daß die interpleurale Temperatur 1,5° bis mehrere Grade abfiel nach Auflegen eines Eisbeutels auf den entsprechenden Teil der Brustwand. Das Gewebe mit niederer Temperatur ist wohl anämisch, vielleicht auch noch weiteres Gewebe, bis schließlich hyperämisches Gewebe kommt.

Die Tiefenwirkung wird vom Grade und von der Dauer der Abkühlung und gewiß wohl auch von der individuellen Empfindlichkeit bedingt.

Welche Wirkung hat die Einatmung kalter Luft? Nach Aschen-brandt und Bloch wird die Luft beim Durchstreichen durch die Nasenhöhle bis auf etwa 30°C erwärmt und fast mit Wasserdampf gesättigt, unabhängig von der Außentemperatur. Niedrige Temperatur der eingeatmeten Luft führt zu starker Hyperämie der Nasenschleimhaut, sogar zur Ausscheidung einer dünnen wässerigen Flüssigkeit, die Schleimhaut des Rachens und der Luftröhre erleidet jedoch wohl keinen Schaden durch Abkühlung. Ohne Infektion oder gleichzeitige Schädigung etwa durch sterile Gase oder Dämpfe erfolgt jedoch keine katarrhalische Entzündung mit Schleim- und Eiterbildung. Aber es es ist sehr wohl möglich, daß diese Schleimhaut hyperämisch wird durch gleichzeitige Abkühlung der Haut durch die kalte Luft. Polarfahrer werden nicht von Katarrh der Atemwege belästigt. Sie sind sehr dick gekleidet.

Man deutet die oben erwähnten Veränderungen der Blutfülle wohl als Reflexwirkungen. Wir sollen aber mit der Annahme einer Reflexwirkung etwas zurückhaltend sein. Es ist ja eine Änderung der Blutverteilung auch möglich dadurch, daß Blut aus einem sich verengernden Abschnitt des Gefäß-systems in einen anderen Abschnitt eingepreßt oder durch ein sich erweiterndes Gefäßgebiet angesogen wird.

Wir wissen nicht, was Erkältung ist, auch nicht, wie und wodurch sie zu pathologischen Erscheinungen führt. Sie kann die Disposition zu einer bestimmten Infektion erhöhen oder eine schon bestehende, latente oder mani-feste Infektion anfachen. Wahrscheinlich spielt dabei die Änderung der Blut-verteilung eine Rolle, indem Hyperämie mit seröser Exsudation oder ohne solche gewisse Infektionen begünstigt. Ihre Bedeutung für die Entstehung gewisser Infektionen wird nicht nur aus Beobachtungen am Menschen, sondern auch aus gewissen Versuchsergebnissen wahrscheinlich:

So konnten Flourens, Lipari, Dürck, Lode u. a. durch starke Abkühlung von gewisser Dauer mit Zufuhr von Bakterien, die sonst harmlos für das betreffende Versuchstier waren, bei Kaninchen und jungen Vögeln Lungenhyperämie bzw. Lungenentzündung hervorrufen. Lode schor seine Versuchstiere, benetzte sie und setzte sie dann Zugluft aus. Solche Tiere zeigten eine stark erhöhte Empfäng-lichkeit für Allgemeininfektionen von einigen Bakterien, z. B. Bac. Friedländer, welche subkutan eingespritzt wurden. Ihre Sterblichkeit nahm zu. Lode fand keine Veränderungen der bakteriziden Eigenschaften des Blutes, der Leuko- und Phagozytose. Die Erniedrigung der Körpertemperatur, die infolge der Abkühlung eintrat, überdauerte diese Zeit, sogar dann, wenn eine erfolgende Allgemeininfektion vielmehr eine Erhöhung der Körpertemperatur (Fieber) erwarten ließ. Es bestanden also gewiß Änderungen des Stoffwechsels. Wir kennen sie aber nicht. Vielleicht stehen sie den durch Hungern und Erschöpfung bedingten Stoffwechselstörungen nahe, die ebenfalls gewisse Infektionen begünstigen.

Versuchstiere Lodes, die sofort nach der Abkühlung mit schlecht wärmeleiten-den Stoffen umhüllt wurden, erwiesen sich als widerstandsfähiger und starben nicht durch die Infektion, der andere, nicht umhüllte Tiere erlagen. Wie erklärt sich das? Wir können zur Zeit nur antworten, daß die Umhüllung die „Reaktion", also die Entlastung der inneren Organe von ihrem Zuviel an Blut fördert, wie wir oben besprochen haben.

Man spricht oft von Erkältung, wo man eine Schädigung durch atmosphärische Faktoren meint, die wir noch haben zu erörtern.

Sowohl Kälte wie Wärme hat man angewendet zur heilenden Beeinflussung des erkrankten Organismus. Die Hydrotherapie und Luftkuren haben sich besonders in der letzten Zeit immer mehr entwickelt. Bei Katarrh der Luftwege, bei Bronchio-litis und bei Bronchopneumonie (solange das Herz es verträgt) kann ein warmes Bad mit einer kalten Dusche oder kalten Abreibung Vorzügliches leisten, nicht nur indem es zu tiefen Einatmungen reizt, sondern auch ohne solche, indem die nachfolgende Reaktion den entzündeten, geschwollenen Geweben Blut entzieht, die verengerten Bronchiolen durchgängiger macht usw. Die Haut werde hellrosa. Man trockne rasch ab und ziehe trockene etwas gewärmte Leibwäsche an. Später kann regelmäßig wiederholte kalte Abreibung des Rumpfes nützlich sein. Lange dauernde warme Bäder üben eine beruhigende Wirkung auf das Nervensystem aus, kalte Umschläge auf die ganze Kopfhaut oder den Nacken haben wahrscheinlich eine Zusammenziehung der Gefäße der Nasenschleimhaut und des Hirns zur Folge. Beim Schnupfen kann die Nasenschleimhaut bedeutend abschwellen, wohl ähnlich wie die Bronchialschleimhaut, sobald eine kalte Dusche „die Reaktion" bewirkt.· Die feuchte Wärme, der PRIESSNITZ-Verband leistet manchmal gute Dienste.

Wir sind allerdings noch weit von einer Erklärung dieser Wirkungen entfernt. In der Therapie ist aber nicht, wie in der Wissenschaft, die erste Frage: wie und wodurch, sondern wann, bei welchen Zuständen und unter welchen Umständen ist ein bestimmtes Verfahren wirksam?

Licht.

Man faßt diese Energieform wohl mit anderen als strahlende, aktinische Energie zusammen. Die bis jetzt gewonnenen, für die allgemeine Pathologie brauchbaren Daten sind nur spärliche. Wir müssen uns auf folgendes beschränken, sollen wir uns nicht zu sehr in Spekulationen hineinbegeben.

Aktinische Wirkung erfolgt nur nach Absorption der Strahlen in das Gewebe und durch ihre Umwandlung in eine andere Energieform. Auch bei den im folgenden zu besprechenden Wirkungen kommt es ohne Zweifel auf Stärke und Dauer der Wirkung einerseits und individuelle Empfindlichkeit andererseits an, wenngleich exakte Bestimmungen nur ausnahmsweise vorliegen.

Es genügt nicht, von Licht ohne weiteres zu reden, sondern man muß die Wellenlänge und -stärke (Amplitude) bei einfachem, und bei gemischtem Licht die Wellenlängen und das Verhältnis der Intensitäten (Amplituden) der zusammensetzenden Lichtstrahlen photometrisch genau andeuten. Erst damit ist die Lichtsorte genügend bestimmt. Die Sonne und die elektrische Bodenlampe, auch der Kalk- und Zirkonbrenner (LINNEMANN) im Sauerstoffgebläse geben weißes Licht Solch weißes Licht läßt sich bekanntlich (spektralanalytisch) durch Brechung im Prisma oder durch Beugung am Gitter oder durch Interferenzen hoher Ordnung (Interferometer) in die einzelnen Strahlen zerlegen. Von den sichtbaren Lichtstrahlen haben die roten die größte Wellenlänge, etwa 750 $\mu\mu$[1]), die violetten die kleinste, etwa 400 $\mu\mu$. Die sichtbaren Lichtstrahlen zeigen nach dem roten Ende des Spektrums hin eine zunehmende gleichzeitige Wärmewirkung, nach dem violetten Ende hin eine zunehmende gleichzeitige chemische Wirkung. Außerhalb des roten Endes des sichtbaren Spektrums liegen dann die ultraroten Wärmestrahlen mit einer größeren Wellenlänge als die roten, außerhalb des violetten Endes die ultravioletten chemischen Strahlen mit einer kürzeren Wellenlänge als die violetten. Diese chemischen Strahlen wirken allerdings nicht mit gleichem Erfolg auf verschiedene Stoffe ein. Obwohl scharfe Grenzen zwischen den einzelnen Strahlengebieten des Spektrums nicht bestehen, müssen wir doch die Wirkungen der einzelnen Strahlen bzw. ihr Vorherrschen auseinanderhalten, aber immer sämtliche Wirkungen berücksichtigen. Die ultraroten und ultravioletten Strahlen sind dunkel.

Wer den Einfluß des Lichtes auf irgendetwas anderes studieren will, muß somit den verschiedenen Eigenschaften der einzelnen Lichtstrahlen und deren Intensität Rechnung tragen. Dies hat man, besonders in älteren Untersuchungen, nicht berücksichtigt. Die Angaben über die Wirkung von Licht- und Sonnenbädern und deren Bedeutung für den Organismus ohne genaue Andeutungen der Lichtsorte und -Stärke sind deshalb allerdings nicht wertlos, sie bedürfen

---

[1]) Ein Mikron oder $\mu = 10^{-3}$ mm, $\mu\mu = 10^{=6}$ mm.

aber einer genauen Ausarbeitung. Unter den älteren Angaben finden sich jedoch vereinzelte, welche die Art der Lichtstrahlen berücksichtigen. So z. B. hat man in Europa im Mittelalter, wie auch jetzt noch in China und Japan, Pockenkranken in rote Tücher gehüllt oder das Krankenzimmer mit roten Tüchern bekleidet. Nach Finsens Untersuchungen werden dadurch die chemisch wirksamen Strahlen ausgeschaltet und infolgedessen die Eiterung meist verhindert, so daß die Heilung der Pusteln ohne oder mit kaum sichtbaren Narben erfolgt. Auch in anderen Fällen wirken die roten Strahlen, nach anderen Angaben, wie Dunkel mit oder ohne Wärme.

Wir wollen jetzt in großen Zügen erwähnen, was wir von der Wirkung verschiedener Lichtsorten auf den lebenden Organismus, auf ein- und mehrzellige Pflanzen und Tiere wissen. Bei der Beurteilung dieser Wirkungen kommt es immer an auf die Art und Stärke der Strahlen, welche die dafür empfindlichen Zellen erreichen, also auf die Stärke der auf die Haut auftreffenden Strahlen, auf ihre Reflexion und Absorption (die Durchlässigkeit der Gewebe) und schließlich auf die Empfindlichkeit der erreichten Zellen. Sonne stellte fest, daß die dunklen Strahlen von der Oberfläche der Haut absorbiert und in Wärme umgewandelt werden; sie erregen dabei bei gewisser Stärke Schmerz durch Reizung von Nerven. Die sichtbaren Strahlen dringen durch die Haut hindurch und gelangen ins Blut, wo sie in Wärme umgewandelt werden, ohne die Schmerznerven zu reizen. Sie werden vielleicht daher besser vertragen als die dunklen Strahlen.

Zunächst sei daran erinnert, daß Sonnenlicht mehrere chemische Vorgänge in leblosen Stoffen hervorzurufen imstande ist: so z. B. den Aufbau von C_2Cl_2 aus C_2Cl_4 und Cl_2; so zerfällt Buttersäure ($C_3H_7 . COOH$) durch Sonnenlicht, bei Anwesenheit von Uranylnitrat, $UO_2(NO_3)_2$, in C_3H_8 und CO_2; Silbersalze wie AgCl und AgBr, werden durch die violetten und ultravioletten Strahlen gespalten, wobei die Farbe zunächst violett, dann schwarz (metallisches Silber) wird. Hierauf beruht bekanntlich die Photographie. Ein gewisses Volumen reines Chlor, mit dem gleichen Volumen Wasserstoff gemischt, verbindet sich damit unter Explosion zu HCl, wenn man Sonnenlicht oder Bogenlicht auf die Mischung einwirken läßt („Chlorknallgas"). Im diffusen Licht kommt die Verbindung langsamer, im Dunkeln gar nicht zustande. Wahrscheinlich bildet sich H_2O_2 und O_3 im Sonnenlicht.

Licht kann in sehr verschiedenartiger Weise lebende Organismen beeinflussen. Man erinnere sich nur der von Engelmann, Strasburger und Stahl eingehend studierten Phototaxis. Dabei beeinflussen besonders die blauen, indigofarbigen und violetten Strahlen die Bewegungsrichtung von Schwärmsporen. Auch die Lichtstärke hat sich als bedeutungsvoll erwiesen. Nach Strasburger werden viele Schwärmer durch Erniedrigung der Temperatur der Umgebung lichtscheuer, durch Erhöhung der Temperatur lichtholder.

Bekannt ist der Einfluß des Sonnenlichtes auf die Assimilation von Kohlensäure und die Bildung von Stärke in der chlorophyllhaltigen Pflanzenzelle. Nach Moleschott und einigen späteren Forschern scheiden Frösche im Licht bei fast gleicher Wärme $^1/_{12}$ bis $^1/_4$ mehr CO_2 aus als im Dunkeln und nimmt die Menge der ausgeschiedenen Kohlensäure mit der Lichtstärke zu. Andere Forscher hatten jedoch andere Versuchsergebnisse.

Sonnenlicht ist ferner imstande, Bakterien zu töten, und zwar wahrscheinlich, indem es entweder im Nährboden, etwa durch Oxydation, bakterizide Stoffe wie Ameisensäure (Duclaux), oder Wasserstoffsuperoxyd, H_2O_2 (Richardson, Dieudonné) erzeugt, oder indem es die Bakterien selbst angreift oder beides zugleich tut. Nach einigen Forschern sei Zufuhr atmosphärischer Luft dazu erforderlich. Bie meint, daß Sauerstoff nicht erforderlich ist, wenn genügend ultraviolette Strahlen einwirken, während hingegen rote Strahlen ohne Sauerstoff Bakterien zu töten nicht vermögen. Auch starkes Bogenlicht (Finsen-Apparat) tötet nach Bie Pilze. Außerdem werden Paramäzien und andere Protozoen durch Lichtstrahlen von 280 $\mu\mu$ getötet (Hertel). Nach einer anderen Angabe sollen Flöhe durch tropisches Sonnen-

licht rasch sterben. Es scheint sich in der Tat Sonnenlicht als kräftigen Bundesgenosse im Kampf gegen die Pest zu erweisen.

Nach den obigen Bemerkungen wird es schon von vornherein wahrscheinlich,
daß Licht auch das Wachstum gewisser Zellen zu beeinflussen vermag. Aus
Verschiedenheiten der Lichtstärke und der individuellen Empfindlichkeit erklärt
sich wohl, wenigstens zum Teil, der Widerspruch der Angaben. Dazu kommt, daß
es schwer ist, z. B. gewisse Pflanzen, namentlich Knollen, unter übrigens gleichen
Umständen wachsen zu lassen, während einige dem Sonnenlicht, andere dem Dunkel
ausgesetzt sind.

Sonnenlicht scheint das Wachstum hemmen zu können. Insekten verstecken
ihre Eier an dunklen Stellen, auch Fische, einige Mollusken usw. Samen und bestimmte Sporen pflegen im Dunkeln auszukeimen. Demgegenüber entwickeln sich
Frösche, besonders in ihrem ersten Lebensmonat, rascher im diffusen Tageslicht
(also nicht im unmittelbaren Sonnenlicht) als im Dunkeln (YUNG), ebenso Schnecken-
embryonen, Forellen, im allgemeinen im Wasser lebende Organismen, wozu auch
gewisse Algen und andere Pflanzen hinzuzufügen sind. Untersuchungen von
J. SACHS und anderen Forschern haben dargetan, daß rote Lichtstrahlen das Wachstum einer Pflanze fördern, ebenso wie das Dunkel, während blaue Strahlen es im
Gegenteil hemmen, letztere wahrscheinlich durch chemische Schädigung in irgendeiner noch nicht näher anzudeutenden Weise. Die blauen Strahlen haben offenbar
im weißen Licht das Übergewicht. Hingegen scheinen die chemischen Strahlen
das Wachstum bei Fröschen und anderen Organismen (s. oben) zu fördern. Rotes
Licht hat gewöhnlich keine andere Wirkung als das Dunkel. Wie erklärt es sich
nun, daß die chemischen Strahlen das Wachstum der in der Luft lebenden Organismen
hemmen, das gewisser im Wasser lebender Organismen hingegen fördert? Ersteres,
indem sie Wasserverlust durch Förderung der Transpiration bewirken? Die Beantwortung dieser Fragen muß fortgesetzter Forschung überlassen werden.

Ferner kann das Sonnenlicht schon zur vollen Entwicklung gelangte höhere
Metazoen in verschiedener Weise beeinflussen. Schon im Altertum waren
die Sonnenbäder ebensogut bekannt wie die Sommersprossen (ephelides) und
die Verbrennung der Haut. Ähnlich wie Erhitzung kann auch Belichtung
durch die Sonne oder durch eine FINSEN-REYN-Lampe oder Quarzlampe zu
Hyperämie, dann Blasenbildung, d. h. zu einer hyperämischen bzw. vesikulösen
oder bullösen Entzündung der Haut (Erythema bzw. Ekzema solare, Hidroa
aestiva) führen. Es kann sogar bei Kindern, bei denen man dann eine gewisse
Anlage annimmt, Xeroderma pigmentosum entstehen: An unbedeckten
Hautstellen (Gesicht, Händen, Vorderarmen, gelegentlich auch Füßen und Unterschenkeln) treten umschriebene rote Flecken auf. Diese verschwinden (unter
geringer Abschuppung), kommen aber nach einer jedesmaligen Einwirkung
der Sonnenstrahlen wieder zum Vorschein. Allmählich treten dann sommer-
sprossenähnliche Pigmentflecken, während andere Teile pigmentfrei werden,
und mehr oder weniger ausgedehnte Gefäßerweiterungen, von kleinsten Teleangi-
ektasien bis zu angiomartigen Geschwülsten auf. Die Haut atrophiert im allgemeinen. Schließlich kommen aber warzenartige Gebilde hinzu, aus denen Krebs
herauswachsen kann. Dieser Krebs zerfällt geschwürig, wie Hautkrebs überhaupt, metastasiert angeblich nicht, sondern führt durch Kachexie den Tod
herbei. Etwas Ähnliches scheint bei dem Krebs der „Seemannshaut" vorzuliegen.

In den Tropen hat man heftige Entzündung der Haut, sogar mit Nekrose,
und der Bindehaut beobachtet. Welche Sonnenstrahlen bewirken diese Veränderungen? Schon lange haben mehrere Beobachter auf die bemerkenswerte
Erfahrung hingewiesen, daß die dem Sonnenlicht ausgesetzte Haut von Alpinisten, sogar bei Frosttemperatur, rasch verbrennen kann, wenn nur die Be-
sonnung stark ist. Auch der Nordlandfahrer NORDENSKJÖLD hat Verbrennung
der Haut gesehen. Man hat solche Fälle wohl als „Gletscherbrand" oder „Schnee-

krankheit" bezeichnet. Auch Bindehautentzündung kommt dabei vor, wohl zu unterscheiden von Schneeblindheit durch Blendung infolge des starken, langdauernden Lichtreizes. Man schreibt die Hautentzündung der Wirkung der chemischen Strahlen zu: diese Strahlen werden im Hochgebirge, auf Schneefeldern, weniger absorbiert als im Tiefland mit seiner dickeren Atmosphäre und gerade die kurzwelligen Strahlen werden vom Schnee zurückgeworfen (MÖLLER). Daß wir die entzündungserregende Wirkung der verschiedenen Strahlen unterscheiden müssen, hat FINSEN nachgewiesen: Wärmestrahlen riefen an seinem Unterarm bald Rötung hervor, die aber rasch verschwand, nachdem die Bestrahlung aufhörte. An einer anderen Stelle, die blauvioletten Strahlen ausgesetzt wurde, trat erst nach mehreren Stunden Rötung auf. Wie auch andere Forscher angeben, bleibt eine leichte Verdickung und Pigmentierung einige Zeit bestehen, letztere auch, nachdem eine Abschülferung stattgefunden hat. Dies stimmt mit der Erfahrung beim Sonnenbrand. Ob im Hochgebirge noch andere Strahlen wirksam sind, erheischt weitere Forschung. Wahrscheinlich schützt das Pigment gegen weitere Einwirkung (s. unten).

Die ultravioletten Strahlen sind nach FINSEN die wirksamsten. Die chemischen Strahlen dringen im allgemeinen tief ein: P. SCHMIDT sah sowohl Sonnenlicht wie NERNSTlicht durch die haarlose Haut und die Schädelwand eine scharfe Abbildung eines Kupferkreuzes auf eine photographische Platte erzeugen. Kein Wunder, daß Sonnenstich möglich ist (s. dort). Jedenfalls ist genügender Kopfschutz gegen Sonnenstrahlen unbedingt erforderlich.

Von Bedeutung ist auch, daß Sonnenbestrahlung, nach RUBNER und CRAMER, die Wasserdampfabgabe stark, mehr als der Lufttemperatur entsprechend, vermehrt. Auch die Wärmebildung und der Stoffwechsel nehmen zu (PINCUSSEN, LIEBESNY u. a.).

Nach BERING sind die Durchdringungskraft und chemische Wirkung der Quarzlampenstrahlen sehr viel größer als die der Uviollampen und auch der FINSEN-REYNLampen.

Die durch Sonnenlicht und Finsenlicht in der Kaninchenhaut hervorgerufenen Veränderungen bestehen hauptsächlich in Hyperämie, Ödem mit oder ohne Blasenbildung, fibrinöser Exsudation, Anhäufung von weißen Blutkörperchen, besonders Lymphozyten oder Plasmazellen, „vakuoläre" Entartung, sogar Nekrose von Epithel, Neubildung von Bindegewebe und Regeneration von Epithel. Auch Verhornung mit Erhaltenbleiben der Kerne (Parakeratose) und Verdickung der Epidermis wurde beobachtet. Vermehrung des Oberhautpigments ist eine auch beim Menschen sehr gewöhnliche Erscheinung, die nach einiger Zeit wieder verschwinden kann; auch Verstärkung des Haarwuchses kommt vor. Diese Veränderungen geben einen gewissen Schutz gegen die weitere Einwirkung von Sonnenlicht ab, besonders dadurch, daß das Hautpigment, ebenso oder mehr noch als das Hämoglobin der oberflächlichen Blutgefäße, einen Teil der Lichtstrahlen absorbiert, d. h. aufhält. FINSEN setzte einen Teil seines Arms dem Sonnenlicht aus. Als er, nachdem Pigmentierung eingetreten war, den ganzen Arm der Sonnenbelichtung preisgab, zeigte nur der vorher geschützte Teil Veränderungen, der pigmentierte Teil aber nicht. Ob noch andere durch die vorherige Belichtung erworbene Eigenschaften dabei tätig sind, wissen wir nicht. Daß eine pigmentarme Haut (Leukoderma, albinotische Kaninchen) besonders lichtempfindlich ist, weist ebenfalls auf die Wirksamkeit des Pigmentes hin, schließt aber keineswegs die Wirksamkeit anderer Eigenschaften, z. B. der Dicke der Oberhaut aus. Die Lichtempfindlichkeit eines Gewebes wird gewiß von mehreren Faktoren bedingt, deren Bestimmung der zukünftigen Forschung zu überlassen ist.

Nach BERING nimmt die Oxydation im Gewebe, auch die Reduktion durch Belichtung zu. Am unbelichteten Kaninchenohr sieht man bei durchfallendem Licht im Spektrum deutlich die beiden Streifen des Oxyhämoglobins. Belichtet man nun an der Basis des Ohres mit der Quarzlampe, so beobachtet man an der Spitze das langsame Verschwinden der beiden Absorptionsstreifen ohne weiteres (vermehrte Oxydation im Gewebe). Wir kommen bei der Pigmententartung auf die Oxydasenwirkung zurück. Ferner fand Bering bei weißen Mäusen, die in einem Holzkäfig eine gewisse Zeit (wenigstens drei Stunden) einer Belichtung mit der Quarzlampe ausgesetzt wurden, zunächst eine Vermehrung der roten Blutkörperchen (durch Wasserverlust?), und dann eine Steigerung des Hämoglobingehalts. Andere Wirkungen sind nicht sicher, aber auch nicht unwahrscheinlich.

Finsen hat zuerst Lupus (Hauttuberkulose) durch Belichtung mit elektrischem Bogenlicht behandelt und zur Heilung gebracht. Die Frage, wie und wodurch läßt sich noch nicht bestimmt beantworten. Eine unmittelbare bakterizide Wirkung des Lichtes ist nicht in Abrede zu stellen; sie ist schwer zu prüfen, weil die Tuberkelbazillen in lupösem Gewebe ungleich verteilt sind. Ferner kommt in Betracht die stärkere Durchblutung und Ausspülung des Giftes durch die hyperämische und seröse Entzündung, die durch die Belichtung erregt wird. In dieser Weise erklärt sich vielleicht die Heilung gewisser Formen von Bauchfelltuberkulose nach dem

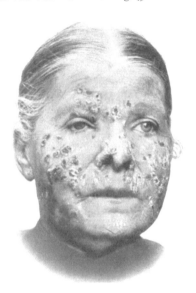
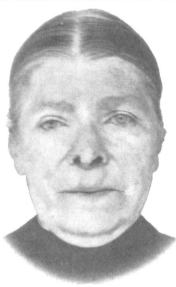

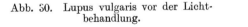

Abb. 30. Lupus vulgaris vor der Licht-
       behandlung.

Abb. 31. Derselbe Fall nach Finsen-
behandlung (nach F. Lewandowsky).

Bauchschnitt, der ja von einer starken Hyperämie des Bauchfells gefolgt wird (Hildebrandt u. a.). Welche Rolle außerdem einer Änderung des Chemismus und Stoffwechsels des Gewebes zukommt, ist ebenfalls näher zu ermitteln. Daß gewisse pathologische Zellen eher durch Belichtung geschädigt werden als normale, geht aus dem Schwund eines Nävus (Muttermals), eines oberflächlichen Krebses usw. hervor, während normales Gewebe bestehen bleibt. Ist das bei chronischer tuberkulöser Entzündung gebildete, pathologische Bindegewebe vielleicht ebenfalls lichtempfindlicher? A. Jesionek sah Ausheilung eines Lupus durch Belichtung entfernter Stellen bzw. durch allgemeine Bestrahlung mit der Quecksilberlampe, wahrscheinlich durch Stoffe im Blute. Finsen wies die schützende Wirkung der pigmentierten Haut nach: nachdem die Haut durch Sonnenlicht pigmentiert ist, wird sie durch erneute Bestrahlung nicht mehr erythematös. Bei Leuten, die sich fortwährend dem Sonnenlicht aussetzen, kann die pigmentierte Haut atrophieren, also dünner werden. Dubreuilh nannte dies eine senile bzw. präsenile Keratose.

Nicht alle Individuen sind gleich lichtempfindlich. Oben erwähnten wir schon das Leukoderma. Ferner erhöhen chronische Vergiftungen, wie die durch Alkohol, Mais (Pellagra, in Italien usw.) diese Empfindlichkeit. Dabei tritt im Frühling Hautentzündung auf, die im Herbst und Winter abnehmen oder gar verschwinden kann. Bildet sich im Winter das Gift im Mais, oder steht diese Erscheinung damit in einer Linie, daß Hautverbrennung überhaupt bei Leuten, die sich das ganze Jahr hindurch in gleichem Maße dem Sonnenlicht aussetzen, besonders im Frühjahr stattfindet?

Die Wirkung fluoreszierender Stoffe — also von Stoffen, die selbst leuchtend werden, solange sie beleuchtet werden, aber andere Strahlen als die auffallenden aussenden — scheint nur gering zu sein, die Bedeutung der Fluoreszenz überhaupt ist noch nicht hinreichend sichergestellt. Auch über die Rolle der Lipoide im Organismus sind weitere Untersuchungen abzuwarten. Ebenso über die bei Rindern, Schafen, Schweinen usw. vorkommenden Hautausschläge, welche auf Sonnenlicht und Nahrung zurückzuführen seien.

Wirkung der Röntgenstrahlen und der Radioaktivität.

Im Äther finden elektromagnetische Schwingungen statt mit verschiedenen Eigenschaften, die von ihrer Wellenlänge bedingt werden. Die Energie, die sich in den Strahlen fortpflanzt, ist zur Hälfte magnetischer, zur Hälfte elektrischer Natur. Je nach der Wellenlänge können wir diese Schwingungen in drei Gruppen einteilen, die nicht fließend ineinander übergehen, sondern durch Lücken getrennt sind: 1. Abgesehen von Schwingungen mit so großer Wellenlänge, daß sie nicht als Wellenbewegung zu beobachten sind, kennen wir die elektromagnetischen Wellen von HERTZ u. a. mit einer Wellenlänge von ein paar KM (drahtlose Telegraphie) bis zu ungefähr 0,6 cm. 2. Die dunklen, ultravioletten Wärmestrahlen, das Licht und die chemischen ultravioletten Strahlen, mit einer Wellenlänge von ungefähr 0,006 cm ($60\ \mu$) bis zu 0,00001 cm ($0,1\ \mu$). Die sichtbaren Lichtstrahlen haben eine Wellenlänge zwischen 0,76 und 0,4 μ. Wärmewirkung findet im ganzen sichtbaren und unsichtbaren Spektrum statt. 3. Die Reihe der Röntgenstrahlen mit einer Wellenlänge von etwa $2,10^{-8}$, d. h. $2\ \mu\mu$ (HAGA und WIND) oder 10^{-9} cm (SOMMERFELD und KOCH). Die elektromagnetischen Strahlen werden zurückgeworfen und gebrochen wie Lichtstrahlen; sie zeigen ebenso wie diese Interferenz- und Polarisationserscheinungen. Der Unterschied ist nur ein quantitativer.

Findet in einer GEISSLERschen Glasröhre mit verdünntem Gas (Luft) eine Funkenentladung statt, so treten eigentümliche Lichterscheinungen ein, die nach der Natur und der Verdünnung verschieden ausfallen. Enthält die Glasröhre etwa Luft von $^1/_{3000}$ Atm.-Druck, so leuchtet die Röhre in einem sanften rötlichen Licht, das von der Anode ausgeht, während die Kathode von einer bläulichen Lichthülle umgeben ist. Verdünnt man die Luft durch eine Luftpumpe allmählich weiter und nimmt damit der Widerstand für die Entladung ab, so zieht sich das Anodenlicht immer mehr auf die Anode zurück, während das Gebiet des Kathodenlichtes allmählich zunimmt. Bei einer bestimmten Verdünnung phosphoresziert das Glas, wo es von dem Kathodenlicht getroffen wird, d. h. es sendet ein Licht von anderer Farbe als die des auftreffenden Lichtes aus. Diese Kathodenstrahlen können mechanische Arbeit leisten, z. B. ein Schupprädchen aus Aluminium drehen. Sie bestehen aus kleinen Körperchen, die man als negative Elektronen betrachtet, welche mit großer Geschwindigkeit von der Kathode aus fortgeschleudert werden. Diese korpuskulären Strahlen gehen durch gewisse Stoffe hindurch, welche für Licht undurchgängig sind, nicht aber durch Glas. Diese Kathodenstrahlen machen nun jede Stelle, auf die sie auftreffen (Anti kathode), zur Quelle der Röntgenstrahlen. Man wendet gewöhnlich die Platinschale zugleich als Auffangstelle (Antikathode) für die Kathodenstrahlen, oder eine gesonderte Antikathode als Quelle der Röntgenstrahlen an. Die Röntgenstrahlen werden auf einer flachen Ebene diffus zurückgeworfen. Ihre Richtung wird nicht, wie die der Kathodenstrahlen, durch einen Magnet abgelenkt. Sie bestehen wahrscheinlich aus Gleichgewichtsstörungen des Äthers wie das Licht und die ultravioletten Strahlen, jedoch nicht aus regelmäßigen elektromagnetischen Schwingungen, sondern aus unregelmäßig auffolgenden Stößen, deren jeder viel kürzer dauert als eine Schwingung irgendeines ultravioletten Strahls.

Diese Stöße rühren von den negativen Elektronen der Kathodenstrahlen her, die auf die Antikathode auftreffen.

Ohne auf weitere Einzelheiten einzugehen, bemerke ich noch, daß BECQUEREL 1896 fand, daß Uran und Uranverbindungen ununterbrochen Strahlen (BECQUEREL-strahlen) abgeben, welche Eigenschaft als Radioaktivität bezeichnet wird. Dann wurden Thor und Radium 1898 vom Ehepaar CURIE, später Aktinium (DE-BIERRE) und Emanium (GIESEL) nachgewiesen. Schließlich hat OTTO HAHN das Mesothorium entdeckt, das ähnliche Eigenschaften wie das Radium hat. Es ist das erste Umwandlungsprodukt des Thoriums und der Mutterstoff des Radio-thors. Nach RUTHERFORD geht ein radioaktiver Stoff spontan, ununterbrochen, allmählich in einen anderen Stoff mit anderen Eigenschaften über, dieser Stoff kann weiter sich in einen dritten umwandeln usw. Man redet hier von „induzierter" oder „mitgeteilter" Aktivität oder „aktivem Beschlag". Man hat diese Wandlungs-vorgänge der radioaktiven Stoffe noch nicht beeinflussen können. Die Aussendung von Strahlen ist wahrscheinlich als ein Teil dieser Umwandlungen aufzufassen. Man hat dabei folgende Strahlen nebeneinander unterschieden:

1. Die α-Strahlen, bei Radium zu $\pm 90^0/_0$. Sie stellen die Hauptmenge dar und bestehen wahrscheinlich aus fortgeschleuderten positiv geladenen ponderablen Teilchen (Heliumatomen), ebenso wie die Kanalstrahlen, die GOLDSTEIN ent-deckte, indem er die Kathode durchbohrte und an das Löchelchen auf der von der Anode abgewendeten Seite ein zylindrisches Röhrchen lötete. Aus diesem Kanal oder Löchelchen ohne Röhrchen trat dann bläuliches Licht aus, das Fluoreszenz-licht erzeugte. Die α-Strahlen besitzen ein geringes Durchdringungsvermögen und werden, ebenso wie die Kanalstrahlen, durch magnetische und elektrische Kräfte in entgegengesetzter Richtung als die Kathodenstrahlen abgelenkt: sie bestehen somit aus positiv geladenen Teilchen.

2. Die ebenfalls korpuskulären β-Strahlen (etwa $9^0/_0$). Sie sind stärker durch-dringend und scheinen aus negativen Elektronen zu bestehen wie die Kathoden-strahlen. Relativ langsame β-Strahlen bezeichnet man wohl als δ-Strahlen.

3. Die γ-Strahlen (etwa $1^0/_0$). Sie werden von Magneten nicht abgelenkt und ebenso wie die Röntgenstrahlen als unregelmäßige elektromagnestische Stoß-wellen im Äther betrachtet.

Treffen diese α-, β- und γ-Strahlen auf Körper auf, so erzeugen sie, ebenso wie die Kanal-, Kathoden- und Röntgenstrahlen, Sekundärstrahlen.

Als Umwandlungsprodukte von Radium, Thor, Aktinium kennt man drei ver-schiedene Gase: Radium-, Thorium- und Aktiniumemanation. Durch diese Emanationen gehen radioaktive Eigenschaften von Radium usw. auf Körper über, mit denen sie sich einige Zeit in einem geschlossenen Raum finden. So fand LONDON, daß Radiumemanation, in Leitungswasser eingeführt, nach Entfernung des Radiums einen Frosch innerhalb einiger Tage tötet. Der Forsch ist dabei radioaktiv geworden. Legt man das tote Tier im Dunkeln drei Stunden auf einen schwarzen Umschlag mit lichtempfindlicher Platte, so bekommt man eine genaue Abbildung des Tieres. Nach EMSMANN macht der Gebrauch von Thorium-X das Blut des Versuchstieres stark emanationshaltig. Diese mitgeteilte Radioaktivität kann von Bedeutung sein bei der Erklärung der während und nach der Radiumbestrahlung im Organismus eintretenden Veränderungen überhaupt. Nach Anwendung einer Thorium-X-Lösung ist Emanation in der ausgeatmeten Luft und im Harn (KENJI KOJO) nach-gewiesen. Radiumemanation leuchtet im Dunkeln.

Was wissen wir von der Wirkung dieser Stoffe und Strahlen auf den Organismus? Sie können bei gewisser Dauer und Stärke der Ein-wirkung, bei gewisser Empfindlichkeit verschiedene Gewebe schädigen, selbstverständlich nur die Stoffe und Strahlen, die mit dem Gewebe in Be-rührung kommen, die in das Gewebe durchdringen (s. unten). Daher wirken die am meisten durchdringenden α- und β-Strahlen am stärksten. Auch die γ-Strahlen sind nicht unschädlich, indem sie Kaninchen (nach Einwirkung in der Bauchhöhle) unter rascher Abmagerung zu töten vermögen (LAZARUS). Im allgemeinen besteht eine gewisse Übereinstimmung der Gewebsveränderungen, daneben aber auch Unterschiede. Die Verteilung der Strahlenstärke in den Geweben scheint keine gleichmäßige zu sein (vgl. DESSAUER).

Während die Angaben über die Wirkung von Röntgenstrahlen auf Pflanzen- und Bakterienwachstum strittig sind, wird das Bakterienwachstum durch radioaktive Einwirkung gehemmt, bzw. die Bakterien abgetötet. Fermente und fermentähnliche Stoffe scheinen durch Radiumstrahlen in verschiedenem Sinne, Protozoen kaum beeinflußt zu werden, während letztere durch Röntgenstrahlen mehr oder weniger geschädigt werden. Nach E. SCHWARZ wachsen pflanzliche Samenzellen, bereits keimende Pflanzen und Eier von Ascaris megalocephala unter schwacher Röntgenbestrahlung rascher und stärker. Nach ZWAARDEMAKER u. a. ist die radioaktive Wirkung von Kalium und vielleicht auch anderer Stoffe von Bedeutung für die Tätigkeit des Herzens und anderer Organe.

In allen diesen wie in den folgenden Fällen kommt es, auch zur Erklärung der Widersprüche, zunächst bzw. ausschließlich auf Stärke und Dauer der Einwirkung und Empfindlichkeit an. Mit Hinsicht auf die Stärke der Einwirkung ist von Bedeutung, daß das Durchdringungsvermögen (die Durchschlagskraft) der korpuskulären Strahlen um so geringer ist, je größer das spezifische Gewicht (Dichte) des bestrahlten Körpers und je geringer die Geschwindigkeit der Strahlen ist (J. J. THOMSON). Die Röntgenstrahlen sind um so durchdringender, um so „härter", von je schnelleren Kathodenstrahlen sie stammen und je luftleerer die Röhre ist. Im allgemeinen dürfen wir ferner eine Nahwirkung als stärker denn eine Fernwirkung, ceteris paribus, betrachten, so auch eine Wirkung in den oberflächlichen Gewebsschichten als stärker denn in den tieferen, welche die Strahlen, abgeschwächt durch Absorption und Verteilung, erreichen.

Wir dürfen im allgemeinen die beim Menschen und Versuchstier durch Strahlenwirkung hervorgerufenen Erscheinungen folgendermaßen zusammenfassen: Bei gleicher Empfindlichkeit, wenigstens in gleichen Geweben, entsteht je nach der Stärke und Dauer (Wiederholung!) der Einwirkung, von der schwächsten ab:

1. Hyperämie, die schon in den ersten 24 Stunden auftreten kann und wohl als „Vorreaktion" angedeutet wird. Sie kann sich zu Erythem mit Schwellung der Haut, Jucken oder Brennen, mit Ausfall der Haare, mit Blasenbildung bzw. Ekzem steigern. Die Blasenbildung ist schon Folge von 2. seröser Exsudation, welche die Schwellung vermehrt. 3. Entzündung mit Leukozytenaustritt, bei längerer Dauer, deutlicherer Bindegewebsneubildung. 4. Nekrobiotische Vorgänge, oberflächliche Gewebsverluste. 5. Nekrose mit tiefgehender Geschwürsbildung. Diese Veränderungen sind nicht immer scharf getrennt, sondern bei längerer Dauer, häufigerer Einwirkung, vielmehr nebeneinander zu erwarten, wie bei anderen chronischen Entzündungen, weil dann das Verhältnis von Reizstärke zu Reizbarkeit in den verschiedenen Teilen ein anderes zu sein pflegt. Es ist also die gleiche Reihe von Gewebsveränderungen, denen wir bei allerlei chemischen und physikalischen Schädigungen (auch durch das Licht) wiederholt begegnen. Es ist somit durchaus kein Widerspruch mit obigen Befunden, daß nach E. SCHWARZ schwache Röntgenbestrahlung die Überhäutung granulierender Wunden beschleunigt. Mitunter folgt einige Zeit, z. B. einige Monat nach einer heftigen Entzündung der Haut oder, häufiger, nach wiederholter schwacher Bestrahlung eine fortschreitende („senile") Atrophie der Haut, mitunter mit Pigmentierung, auch wohl tieferer Gewebe; Geschwüre können dabei auftreten. In anderen Fällen hat man eben nach langer Radiotherapie eine „Sklerose" der Haut beobachtet (LENORMANT).

Die tiefen Geschwüre bei der Röntgendermatitis zeigen sehr geringe Neigung zur Heilung. Thrombosen und Verdickung der Gefäßintima beeinträchtigen wahrscheinlich den Kreislauf und damit die Heilung. Außerdem kommt aber unmittelbare Schädigung der Zellen in Betracht. Nach wiederholter Bestrahlung, wie bei den Radiologen, wird die Haut spröde und trocken, die Oberhaut erweist sich als verdickt. Die chronische Röntgendermatitis kann ohne akute Vorstufe allmählich auftreten. UNNA erwähnt dann Hyperkeratose, Schwund der Haarbälge und Drüsen, Gefäßerweiterungen, Anhäufungen von Plasmazellen und Verlust von kollagenem Gewebe. Wiederholte Bestrahlung kann nicht nur zu Röntgendermatitis, sondern auch zu Hautkrebs führen. Wir können uns dies in verschiedener Weise denken: Zunächst ist möglich, daß die Röntgendermatitis von Krebs gefolgt wird, ähnlich wie das Xeroderma pigmentosum und die Seemannshaut (vgl. S. 513). Oder der Krebs entsteht aus einer atypischen Epithelwucherung im Boden eines Geschwürs. In beiden Fällen aber wird das zu Krebs auswachsende Epithel wahrscheinlich durch die Röntgenstrahlen zu vermehrtem Wachstum angeregt. Darauf weisen einige Beobachtungen hin. So habe ich (1903) einen Lippenkrebs und einen Krebs der Wangenschleimhaut mikroskopisch untersucht, die erst nach vielfacher Röntgenbestrahlung operativ entfernt wurden. Während der oberflächliche Teil der Geschwulst nekrotisch war, wuchs der Krebs in der Tiefe, in serös entzündetem Gewebe, rasch weiter, wie sich aus zahlreichen Kernteilungsfiguren schließen ließ. Die tieferen Zellen wurden von abgeschwächten Strahlen getroffen und zu stärkerem Wachstum angeregt. Daraus ergab sich die Warnung zu größter Zurückhaltung bei der Behandlung tiefer Krebse. Die spätere Erfahrung, daß eben oberflächliche Krebse durch Röntgen- oder Radiumbestrahlung heilbar sind, stimmt damit überein. Auch die Erfahrung, daß Fernbestrahlung eines Impfkrebses bei einer Maus mit 100 mg Mesothor von raschem Wachstum, Geschwürsbildung und Metastasen gefolgt wurde, während Nahbestrahlung eines solchen Krebses bei einer anderen Maus Nekrose und Schwund der Geschwulst bewirkte (P. LAZARUS).

Radiumbestrahlung erregt ebenfalls eine Hautentzündung, obwohl anscheinend nicht so rasch wie Röntgenstrahlen — man hat aber die Stärke, meines Wissens, nicht sicher gleich genommen. So sah GOLDBERG am dritten Tag nach Anwendung von 75 mg Radiumbromid während drei Stunden auf dem Vorderarm eine Hautrötung. Später bildete sich eine Blase, die sich am fünften Tage in ein Geschwür verwandelte, welches erst nach mehreren Monaten zur Heilung gelangte. Um die glatte Narbe herum entstand Hypertrichose. Bei weißen Mäusen fand er akute Hyperämie, nekrotisches Epithel, Verödung der Haarfollikel und Infiltration des Rete MALPIGHII durch Leukozyten. LONDON sah nach Anwendung von 18 mg Radium, in einer kleinen Schachtel verschlossen, auf den Unterarm schon nach einer Viertelminute einen dauernden rotbraunen Hautflecken.

OBERSTEINER hat durch Bestrahlung von 36 Mäusen während 1—4 Tagen Krämpfe, Opisthotonus, Drehbewegungen, Mono- und Paraplegien usw. beobachtet. Bei der Autopsie wurde Hyperämie des Gehirns und stellenweise Blutaustritte und entzündliche Veränderungen im Kleinhirn gefunden. Radiumröhrchen, in der Gegend des Gehirns oder des Rückenmarks bei Mäusen und Kaninchen unter die Haut eingeführt, bewirken schon nach drei Stunden Lähmung und Ataxie (LONDON). Mäuse werden unter Atemnot durch Radium getötet.

Mehrere Forscher (BOHN, PERTHES, SCHAPER u. a.) haben durch Bestrahlung verschiedenartiger Eier Mißbildungen hervorgerufen.

Wir haben bisher die Empfindlichkeit als gleich vorausgesetzt. Dies trifft jedoch nicht immer zu. Allerdings sind die Angaben über die Empfindlichkeit verschiedener Gewebe manchmal nicht beweisend. So z. B. wird mitunter die Empfindlichkeit eines Gewebes an der Dicke der vom Radium geschädigten Schicht beurteilt. Dies wäre aber nur dann richtig, wenn die Durchgängigkeit verschiedener Gewebe für radioaktive Strahlen dieselbe oder wenigstens der Empfindlichkeit des nämlichen Gewebes gleich wäre, was nicht erwiesen ist. Wir können die Empfindlichkeit tieferer Gewebe nicht bestimmen ohne die Durchdringbarkeit der bedeckenden oberflächlichen Gewebe zu kennen. Die Haarpapillen scheinen so empfindlich zu sein, daß die Haare bald ausfallen, später aber wieder gebildet werden.

Dies müssen wir bedenken bei den Bestimmungen von HOROWITZ, der Radium in Glasröhrchen in die einzelnen Organe einführte, wobei sich Nervengewebe, lymphadenoides Gewebe, die Geschlechtsdrüsen die Leber und das Netz als die am meisten geschädigt fanden. Dann folgten Niere, Nebenniere, Muskel, Knorpel, Gefäße und an letzter Stelle Speicheldrüse, Pankreas und Schleimhäute. Nekrose, Atrophie und Entzündung traten dabei auf, und zwar immer zunächst Hyperämie und Entzündung.

Im allgemeinen scheinen aber jedenfalls die Milz und lymphadenoides Gewebe sowohl gegen Röntgen- wie gegen Radiumstrahlen sehr empfindlich zu sein. So sah H. Heineke nach unmittelbarer Bestrahlung der Darmwand- und Milzfollikel von Meerschweinchen und Kaninchen während fünf Sekunden mit 20 mg Radiumbromid schon ausgedehnte Kernzerstörungen. Bestrahlung der Bauchhaut während einer Stunde zerstörte Lymphozytenherde im Innern der Bauchhöhle. Filtrierung der Strahlen durch 3 mm Blei schwächt ihre Wirkung auf Lymphozyten relativ wenig ab. Dies stimmt mit der älteren Erfahrung überein, daß Röntgenstrahlen, die (bei Bestrahlung des Körpers) schon durch die Haut usw. abgeschwächt sind, trotzdem rasch die Lymphozyten aus dem Blute jagen und lymphadenoides Gewebe · durch Nekrose mit Karyorrhexis zum Schwund bringen (Follikel der Milz, Lymphdrüsen und Lymphknötchen). Das Stützgewebe der Milz nimmt dabei (relativ?) zu, und das Organ wird pigmentreich. Es kann somit nicht wundern, daß die Lymphozyten aus dem Blute schwinden, woselbst sie wahrscheinlich auch untergehen. Die Megakaryozyten und neutrophilen Leukozyten des Knochenmarks bleiben länger bestehen. Diesen Beobachtungen schließen sich die Besserungen (nicht Heilung) von Leukämie und „lymphatischen Geschwülsten" an. Die weißen Blut-

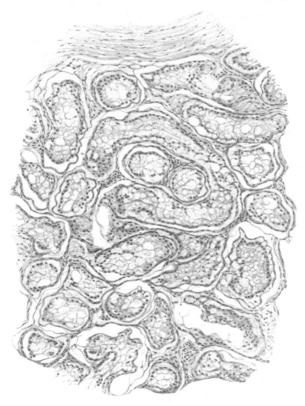

Abb. 32. Schwund der Kanälchenepithelien mit Erhaltenbleiben der Sertolischen Zellen (die keine Samenfäden bilden) im Hoden eines zweijährigen Rehbocks; der Hoden war 3 Monate zuvor mit 10 Holzknecht-Einheiten bestrahlt, wobei die Röntgenröhre in einer Entfernung von 15 cm vom Skrotum des in Rückenlage fixierten Tieres eingestellt wurde (nach Tandler und Grosz).

körperchen nehmen bei Leukämie durch Röntgenbestrahlung an Zahl, die vergrößerten Organe an Umfang ab. Und es liegen mehrere Beobachtungen vor von angeblich dauerndem Schwund einer chronischen „lymphatischen" Schwellung von Lymphdrüsen, ja von Schwund eines kleinzelligen Sarkoms, das ich selbst mikroskopisch feststellte. Auch das Lymphogranulom soll günstig durch Röntgenstrahlen beeinflußt werden.

Bei Mäusen haben Bouchard, Curie, Balthazar Hypoleukozytose beobachtet.

Die normalen Geschlechtsdrüsen scheinen besonders empfindlich zu sein. Azoospermie hat man beobachtet bei Radiologen, ferner Menstruationsstörungen. Man hat bei Tieren durch Bestrahlung die Schwangerschaft unterbrochen oder verhindert. Corpora lutea werden bei Mäusen wenig, bei jungen Kaninchen mehr

(DRIESSEN) beeinflußt, Follikel aber zum Schwund gebracht. Die Eierstöcke neugeborener Kaninchen können durch Röntgenbestrahlung verfetten und schwinden (DRIESSEN u. a.).

Hiermit haben wir zugleich Beispiele gegeben von einer besonders großen Empfindlichkeit pathologischer Zellen. Diese dürfen wir auch annehmen, wenn wir einen oberflächlichen, mikroskopisch festgestellten Hautkrebs durch Röntgen- oder Radiumbestrahlung schwinden sehen, ohne merkbare Schädigung des die Krebsstränge umgebenden Bindegewebes.

Die Beeinflussung des Stoffwechsels durch Bestrahlung hat man noch nicht hinreichend untersucht.

Obige und ähnliche Daten sind sehr wertvoll. Sie berechtigen jedoch noch nicht zu einer genauen Vergleichung der Empfindlichkeit der verschiedenen Zellen und Gewebe, weil ja Dauer und Stärke der Einwirkung in den verschiedenen Fällen nicht sicher gleich waren.

Man hat, wie schon einige Beispiele im obigen andeuteten, Röntgenstrahlen und Radioaktivität als Heilmittel angewendet. Auch Lupus, Trachom, manche Warzen, Keloide, chronische Hautentzündungen hat man geheilt oder verbessert. Außerdem hat man auch den Emanationen Aufmerksamkeit geschenkt und, nachdem man die Radioaktivität vieler Quellwässer festgestellt hatte, auch künstlich radioaktives Trinkwasser hergestellt, um damit den erkrankten Organismus zu beeinflussen. Auch hier kommt es auf Dauer und Stärke (Dosierung) mit Hinsicht auf die individuelle Empfindlichkeit an.

Wie die RÖNTGEN- und Radiumstrahlen das Gewebe bzw. den Organismus beeinflussen, wissen wir nicht. Ob in der Tat Lipoide als Angriffspunkte im Vordergrund stehen, wie einige Forscher annehmen, müssen weitere Untersuchungen lehren. Die Beeinflussung des Stoffwechsels, etwaige Bildung giftiger Stoffe dabei usw. erheischt Nachforschung, bevor wir zu irgendeinem Urteil uns für berechtigt halten dürfen.

Elektrische Ströme.

Eine (schädigende) Wirkung der ruhenden Elektrizität auf den Organismus ist nicht bekannt (BORUTTAU, vgl. jedoch S. 116). Was wir von Wirkungen der Elektrizität auf den Organismus wissen, bezieht sich auf elektrische Ströme und auf die Wirkung einer plötzlichen Entladung eines Kondensators (Fulguration). Diese kommt beim Organismus vor, der durch einen Blitzschlag getroffen wird.

Bei dem ,,vom Blitz getroffenen'' Menschen ist aber auch, wenn nämlich Veränderungen der Körperoberfläche fehlen, die Möglichkeit zu berücksichtigen, daß er nicht durch einen Blitzschlag, sondern durch den sogenannten ,,Rückschlag'' ohne sichtbare Verletzung und Brandspuren getötet wurde, d. h. durch die plötzliche Entladung oder Ladung, also Elektrizitätsverschiebung, die sein Körper erfährt, wenn ein Gegenstand in seiner Nähe vom Blitz getroffen wird. Wir lassen diesen Fall weiterhin außer Betracht.

Wodurch der Blitzschlag den Menschen oder das Tier tötet, wissen wir nicht. Durch Lähmung des Atmungs- oder eines anderen lebenswichtigen Zentrums oder durch Vagusreizung oder durch Schädigung des Herzens oder der Herzganglien? Die Bedeutung der von JELLINEK beim Menschen sowie bei Tieren nachgewiesenen miliaren Blutungen im Zentralnervensystem ist noch nicht klar. Übrigens sind die inneren Organe meist mehr oder weniger blutreich (durch akute Stauung?), wobei kapillare Blutungen vorkommen können. Ferner findet man auch wohl Blutungen in der Haut und sowohl in wie aus Schleimhäuten, sodann häufig Versengung oder Verbrennung der

Haare und der Haut und gar löcherförmige Gewebszerstörungen. Der Verlust kann sich, wenn der Getroffene am Leben bleibt, noch vergrößern. Die Heilung erfolgt jedenfalls in der Regel langsam. Bemerkenswert sind die Blitzfiguren (LICHTENBERG) auf der Haut: zickzackartige oder baumförmige rote Figuren, die nach einigen Stunden verschwinden, und, wenigstens größtenteils, Schädigung der Gefäßwände oder der Gefäßinnervation zuzuschreiben sind. Wir der Kopf getroffen, so erfolgt meist sofort der Tod. Blitzschläge mit Schädigung der Extremitäten sind hingegen selten gefährlich. In den nicht tödlichen Fällen tritt oft Bewußtseinsverlust ein, der einige Stunden anhalten kann. Konvulsionen können dabei auftreten. Häufig bleiben Lähmungen einige Zeit bestehen. Diese Befunde vermögen wir noch nicht zu deuten.

Die Wirkung des Gleich- und des Wechselstromes ist von Physiologen untersucht, so von VERWORN (Protozoen), während HERMANN die galvanotaktischen Erscheinungen an Froschlarven und Fischembryonen entdeckte. Die Wirkung des elektrischen Stromes auf den Organismus ist abhängig von seiner Dauer und Stärke einerseits, un der individuellen Empfindlichkeit andererseits. Die Dauer ist allerdings nur für schwächere Ströme von Bedeutung, deren Schädlichkeit mit ihr zunimmt. Es kommt dabei nämlich an auf die Stärke des Stromes im Körper, der durchaus nicht der Stromstärke ohne Einschaltung des Körpers gleich ist, weil der Widerstand besonders der trocknen Haut größer als der anderer Gewebe ist. Verschiedenheiten der Empfindlichkeit bei verschiedenen Tierarten und bei verschiedenen Individuen derselben Art erklären sich wahrscheinlich, wenigstens zum Teil, aus Verschiedenheiten des Leitungswiderstandes. Für die Größe des Leitungswiderstandes ist die Größe der durch die Elektroden berührte Körperoberfläche, also die Größe der Elektroden selbst, von Bedeutung (MONMERQUÉ und TROTTER). So war der Widerstand von 1 cm² Fingeroberfläche gegen den Gleichstrom 51 000, und gegen den Wechselstrom 15 000 Ohm, der Widerstand von 15 cm² aber betrug 6000 bzw. 2000 Ohm. Obwohl nach PRÉVOST und BATELLI der Gleichstrom rascher zu schädigen scheint als der Wechselstrom, ist letzterer, bei nicht zu hoher Wechselzahl und Spannung (s. unten), gefährlicher. Die Stromrichtung durch den Körper ist von großer Bedeutung: Die Annahme D'ARSONVAL'S u. a., es sei die Einwirkung auf gewisse Hirnzentren (Atmung) entscheidend, wird von anderen Forschern bestritten. So geht aus den Untersuchungen der ,,école supérieure d'électricité" hervor, daß die gleichen Tiere, die einen Strom durch den Kopf ausgezeichnet vertragen, durch den gleichen Strom getötet werden, sobald eine Elektrode an eine Vorderpfote, die andere an eine Hinterpfote angelegt wird, so daß der Strom durch das Herz geht (vgl. LANGLOIS und BINET). Damit ist jedoch die Gefährlichkeit der Schädigung gewisser Hirnzentren in anderen Fällen nicht ausgeschlossen. Es gibt bedeutende Unterschiede der Empfindlichkeit verschiedener Tierrassen und sogar verschiedener Individuen (s. oben). So scheint eintretendes Herzflimmern für den Hund den Tod zu bedeuten, während das Kaninchen und die Ratte sich bald erholen.

Die Wirkung des elektrischen Stromes im Organismus beruht, wenigstens zum Teil, auf elektrolytischen Zersetzungen. Taucht man die nadelförmigen Platinelektroden einer Batterie in frisches Hühnereiweiß, so wird die Reaktion am positiven Pol sauer, am negativen alkalisch. Die gleichen Reaktionen treten auf, wenn man die Nadeln beim Versuchstier in einen Muskel oder in die Leber einsticht. Um die Kathode verflüssigt schließlich das hochrote Gewebe, um die Anode tritt Gerinnung ein, während das Gewebe fester wird und sich grau verfärbt. Um die Kathode entwickelt sich Wasserstoff, um die Anode Sauerstoff. In allen tierischen Geweben tritt durch Elektrolyse eine Zerstörung ein, die mit der Dauer und der Stärke des einwirkenden Stromes gleichen Schritt hält. Je weicher und je reicher an Flüssigkeit das Gewebe ist, um so stärker ist die elektrolytische Wirkung. Im lebenden Gewebe ist sie schwächer, was schon aus der Blutdurchströmung erklärlich ist. Um beide Elektroden tritt dann Nekrose ein, sei es auch in verschiedener Form (Verflüssigung bzw. Gerinnung). Allmählich kommt Entzündung hinzu, wobei Entartungen verschiedener Art auftreten (vgl. Eschle).

Die elektrolytischen Veränderungen der Haut sind Ätzwunden durch Alkalien (Kathode) bzw. durch Säuren (Anode) gleich. In dem zwischen den Elektroden liegenden Gewebe hat man keine chemischen Veränderungen nachweisen können. Das Auftreten von Geschmacksempfindungen beim Aufsetzen der Elektroden auf die Wangen weist aber auf eine Wirkung auch in gewissem Abstand hin. Und der Elektrotonus des Nerven überhebt die Wirkung auch zwischen den Elektroden über jeden Zweifel. Es ist aber durchaus nicht gesagt, daß die elektrotonischen und anderen Wirkungen des Gleichstromes ausschließlich elektrolytischer Natur sind.

Der Wechselstrom hat wahrscheinlich eine viel schwächere elektrolytische Wirkung, was sich aus dem fortwährenden Wechsel und der kurzen Dauer der einzelnen Ströme erwarten läßt. Die zur Beurteilung erforderlichen Daten fehlen aber.

Die Kenntnis der Wirkung eben der schwächeren und schwächsten Ströme und Potentialunterschiede kann sich von großer Bedeutung für das Verständnis gewisser physio- und pathologischer Vorgänge erweisen. Es ist doch sehr wohl möglich, daß Aktionsströme in einem Organ oder Zelle sowie Ströme und Potentialunterschiede infolge von Verletzung oder allgemeiner gesagt: von örtlich beschränkter Schädigung, wichtig sind für die Vorgänge in dem betreffenden Gebiet.

Zahlreiche Unglücksfälle (vgl. Jellinek) durch Berührung von industriellen Stromleitungen haben die gröberen Veränderungen durch starke Wechselströme kennen gelehrt. Nicht nur Stromstärke und Dauer, sondern auch die Richtung, in der der Strom durch den Körper geht, sind dabei von Bedeutung. Letzteres erklärt sich zum Teil aus dem verschiedenen Leitungswiderstand der verschiedenen Gewebe. Ströme, die durch beide Arme gehen, sind weniger, und solche durch die Brust oder durch Arm, Rumpf, Bein noch weniger schädlich als Ströme, welche durch den Kopf oder Hals, Rumpf, Arm oder Bein gehen. Von Bedeutung ist somit die Durchströmung des Kopfes oder Halses (bzw. des Herzens (s. oben). Wechselströme sind gefährlicher als Gleichströme, und zwar sollen erstere mehr Herz oder Atmung lähmen — die Rolle des Schocks (s. dort) bei solchen Unfällen wird von manchen Seiten hoch angeschlagen — während der Gleichstrom mehr gewebezerstörend wirkt. Durch den Wechselstrom kann das Herz ins Flimmern geraten, so daß der Tod oder vielmehr (D'Arsonval) Scheintod eintritt.

An den Elektroden tritt oberflächliche oder tiefere Verbrennung auf, das Bewußtsein schwindet sofort und der Tod kann sofort erfolgen. In günstiger verlaufenden Fällen dauert die Bewußtlosigkeit einige Stunden oder länger. Schmerz scheint, wenigstens zum Teil, heftigen Muskelkrämpfen zuzuschreiben zu sein. Der Tod tritt meist ein durch Wechselströme von 400 bis 500 Volt oder Gleichstrom von 1500 Volt. Wechselströme mit einer niedrigen Wechselzahl sind gefährlicher als solche mit einer hohen, wie z. B. Elektrokutionen dargetan haben. Teslaströme (Wechselströme von sehr hoher Spannung und sehr großer Wechselzahl, deren Oszillationsdauer nur Millionstel einer Sekunde beträgt) sind weniger gefährlich. Man kann durch gewisse Hochfrequenzströme tiefere Gewebe zu vermehrter Wärmebildung anregen (Diathermie).

Atmosphärische Faktoren. Wetter und Klima.

Wir betreten hier ein noch viel zu wenig durchforschtes Gebiet.
Die in diesem Kapitel besprochenen Faktoren machen sich in verschiedenem
Grade und in verschiedenem Mischungsverhältnisse in der Atmosphäre geltend.
Je nach der Sonnenbelichtung und Strahlung, dem Wärmegrad der Luft, der absoluten und relativen Luftfeuchtigkeit, dem Luftdruck, der Bewegung der Luft (Winde),
der Gestaltung und Menge der Wolken, den Niederschlägen (Regen, Schnee, Nebel)
kann der Zustand der Atmosphäre größere oder geringere örtliche und zeitliche
quantitative Verschiedenheiten aufweisen. Jene Faktoren nennt man meteorologische Elemente oder Faktoren. Zu diesen sind aber höchstwahrscheinlich
auch der elektrische Zustand und radioaktive Eigenschaften des Luftkreises zu
rechnen. Letztere sind radioaktiven Stoffen zuzuschreiben, die vielfach im Boden
vorkommen. Auf die Eigenschaften des Luftkreises sind ferner Bewaldung, Bodenbeschaffenheit, Nähe von Flüssen und Meeren, eine Wüste, Dichte und Beschäftigung
der Bevölkerung (Industrien) von Einfluß.

Den Zustand der Atmosphäre an einem gegebenen Augenblick und einem
gegebenen Ort nennen wir Wetter. Verschiedene Konstellationen der meteorologischen Faktoren bedingen die vielfachen Schattierungen des Wetters. Der
durchschnittliche Zustand des Luftkreises, die durchschnittliche Beschaffenheit
des Wetters in den verschiedenen Jahreszeiten, mit Beachtung gelegentlicher jäher
oder allmählicher Wechsel an einem Ort oder in einer Gegend, nach jahrelanger
Beobachtung bestimmt, stellt das Klima dar. Ein richtiges Verständnis des Wetters
ist ohne Kenntnis des örtlichen Klimas ebensowenig möglich wie das Umgekehrte.
Die Meteorologie beschäftigt sich mit beidem.

Man unterscheidet: 1. Das tropische Klima in der heißen Zone zwischen
den beiden Wendekreisen. Die Mitteltemperatur ist sehr hoch und zeigt geringe
jährliche aber bedeutende tägliche Änderung; eine große Menge Wasserdampf
bildet sich. Die Windverhältnisse sind regelmäßige und zu bestimmten Zeiten
des Jahres fällt auf dem Land eine beträchtliche Regenmenge. Es umfaßt die
Region der Passate und Mussone. 2. Das gemäßigte Klima zeigt eine jährliche
Mitteltemperatur von 25° bis 0° und 3. das kalte Klima von 0° und darunter.
In diesen Klimaten wird, je weiter man sich vom Äquator entfernt, die jährliche
Änderung der Temperatur durchschnittlich größer, die Menge des Wasserdampfes
durchschnittlich geringer, die Windverhältnisse unregelmäßiger, der Niederschlag
schwächer und ungleichmäßiger verteilt.

Von einem anderen Gesichtspunkt aus unterscheidet man 1. das Höhenklima
und 2. das Tieflandklima. Ersteres ist dem kalten Klima ähnlich, doch weniger
veränderlich. Es zeichnet sich aus durch Trockenheit mit ihren Folgen (s. unten),
niedrigere Temperatur und niedrigeren Luftdruck als im Tiefland, durch stärkere
Wirkung der Sonnenstrahlen. Die Bewohner der Berge sind außerdem zu starken
Körperanstrengungen beim Bergan- und Bergabsteigen gezwungen. Das Tiefen-
klima kann dem Küstenklima (s. unten) gleich sein, weicht aber in größerer Ferne
vom Meere davon ab.

Wieder von einem anderen Gesichtspunkt aus: 1. Das See- bzw. Küstenklima und 2. das kontinentale oder binnenländische Klima.

Das Seeklima ist in den temperierten Zonen und zum Teil auch in der kalten
Zone durch relativ hohe Wintertemperatur, große Feuchtigkeit, starke Winde,
zumal im Winter, viel Niederschlag und dichte Bewölkung ausgezeichnet. Die
Nähe des Meeres, das durch warme Meeresströme, besonders an den Westküsten
Europas, als ein Regulator der Temperatur wirkt, Seewinde, das Abgeben von
Dämpfen erklären diese Verhältnisse. Die Temperatur ist eine gleichmäßigere,
indem die Wärme tiefer ins Wasser als in den Boden eindringt. Die Wärmeaus-
strahlung ist nachts und in den kühlen Jahreszeiten geringer als auf dem Lande.
Seewinde wehen während des Tages, Landwinde nachts. Die Belichtung ist stark,
der Luftdruck hoch mit starken Schwankungen. Das Seeklima regt den Stoffwechsel an (BENEKE, LÖWY u. a.) und beruhigt im allgemeinen das Nervensystem.
Allerdings regt es manche Individuen im Gegenteil auf. Aber nicht alle Orte mit

Seeklima sind gleich warm und auch in anderen Hinsichten gleich. Der Wasserspiegel strahlt stark die Sonnenstrahlen zurück.

Das kontinentale Klima in der gemäßigten und zum Teil kalten Zone unterscheidet sich durch trockene Luft und damit zusammenhängend einen warmen Sommer, kalten Winter, klaren Himmel, wenig Niederschlag und durch bedeutende jährliche und tägliche Änderungen der Temperatur. Die Trockenheit der Luft (infolge der Meeresferne) bedingt die starke Wärmewirkung der Sonne im Sommer und die starke Wärmeausstrahlung im Winter und die übrigen Erscheinungen. Die Ausdehnung des Landes im Verhältnis zur Meeresfläche entscheidet, ob Land- oder Seeklima herrscht. Landklima findet man z. B. in Sibirien. Auch das Wüstenklima ist Landklima. Im größten Teil Europas findet man ein gemischtes See- und Landklima, wobei je nach der Meeresferne das eine oder das andere überwiegt. Außerdem machen sich die Höhe und der Abstand vom Äquator geltend.

Die Seeluft ist rein und keimfrei, die Waldluft meist auch. Übrigens kann die Luft über und in Großstädten, in sumpfigen Gegenden usw. mehr oder weniger verunreinigt oder gar verdorben sein. Im Walde (Waldklima) ist das Temperaturmaximum um 4⁰ C niedriger, das Temperaturminimum um 2⁰ höher als im Freien, durch langsamere Erwärmung und langsamere Abkühlung der Waldesluft. Die relative Luftfeuchtigkeit (das Verhältnis des beobachteten Dampfdruckes zum Dampfdruck der mit Wasserdampf gesättigten Luft bei derselben Temperatur) ist im Walde größer. Die Waldluft ist ferner reicher an Ozon und der Wald schützt mehr oder weniger gegen Winde, deren Richtung es zu beeinflussen vermag.

Schon lange hat man wohl gewissen Witterungszuständen wie gewissen Klimaten Einfluß auf den gesunden bzw. kranken Organismus zugeschrieben. Bis jetzt fehlt es aber an exakten Angaben. Diese sind durch mehrere Umstände zur Zeit schwer. So ist zunächst die Inkubationsdauer der Pneumonie, wie wir auf Grund der verschiedenen Inkubationsdauer der traumatischen Lungenentzündung erwarten müssen, und so auch die der Bronchitis, ebensowenig immer gleich wie die anderer Infektionskrankheiten. Wir werden somit oft oder gar meist nicht imstande sein, den Augenblick anzudeuten, wo die Witterung schädigend einwirkte. Sodann sind manchmal andere, nichtmeteorologische Faktoren im Spiele, welche man auch bei einer statistischen Untersuchung in Rechnung ziehen müßte. Sie sind, obwohl verbreitet, doch individueller Natur. Ich meine die dürftige Ventilation der Wohnung, die zu starke Heizung, den oft schroffen Unterschied zwischen der Lufttemperatur und der Luftfeuchtigkeit innerhalb und außerhalb der Wohnung im Winter und Frühling, mitunter auch im Herbst, auch die unzweckmäßige Kleidung und unvorsichtige Änderung der Kleidung bei wechselndem Wetter, große Muskelanstrengung und Hunger beim Schlittschuhlaufen usw.

Schließlich hat man allerdings den Einfluß der meteorologischen Faktoren zu bestimmen gesucht, dabei aber jedesmal nur einen Faktor angedeutet und nicht gleichzeitig alle meteorologischen Elemente und ihre Veränderungen berücksichtigt. Und dies ist doch eine unabweisbare Forderung, damit man die erforderliche Zahl Gleichungen bekommt, aus denen sich die Unbekannten lösen ließen oder eine bestimmte Konstellation herausfinden ließe. Es kann denn auch nicht wundernehmen, daß verschiedene Forscher einen anderen Eindruck gewonnen haben, und daß als von großer Bedeutung für die Entstehung von Lungenentzündung angegeben werden: 1. plötzlicher Wechsel der Luftfeuchtigkeit, 2. niedere Lufttemperatur bei hoher Luftfeuchtigkeit, 3. hoher Luftdruck mit Lufttrockenheit, 4. rascher Temperaturwechsel, 5. feuchte, kalte Ost- und Nordwinde, 6. plötzlich starkes Sinken eines anhaltend hohen Barometerstandes, 7. sehr niedriger Luftdruck und sehr niedrige Luftfeuchtigkeit, 8. gewisse Lufttemperatur und Windrichtung, 9. geringe Sonnenscheindauer, nachdrücklich widersprochen von HESSLER. Nun ist es gewiß wohl möglich, daß verschiedenartige Konstellationen von Faktoren die Entstehung von Pneumonie oder Bronchitis begünstigen. So kühlt trockene kalte Luft viel weniger ab als feuchte der gleichen Temperatur, weil letztere die Wärme besser leitet. Sie weckt eine größere Kälteempfindung. Ferner nimmt Abkühlung durch Konvektion (Bewegung der erwärmten Luft) innerhalb gewisser Grenzen mit der Geschwindigkeit der Luftbewegung zu. Wird der Körper mit durchnäßten oder ungenügenden Kleidern einem kalten, rauhen, feuchten Winde ausgesetzt, so wird eine schädigende Wirkung durch Erkältung verständlich. Es ist aber die Frage, ob in obigen Fällen Erkältung vorlag. Obige Übersicht zeigt jedenfalls genügend die Subjektivität der Urteile. Es ist eine verschiedene Wirkung in den einzelnen Fällen allerdings nicht ausgeschlossen. So scheint mir ein starker rauher Ost- oder Nordostwind in Holland die Schleimhaut der oberen Luftwege zu schädigen, so daß bei chronischer Schleimhautentzündung der EUSTACHIschen Röhre oder der Bronchien eine Verschlimmerung, namentlich zunächst eine stärkere Hyperämie, eintritt. Es ist eine offene Frage, ob eine vollständig ungeschädigte Schleimhaut des Rachens oder der Luftwege, somit der Ohrtrompete durch einen solchen Wind geschädigt wird. Dieser Wind bewirkt vor allem eine hyperämische Schwellung der Schleimhaut; schlägt er in einen westlichen Wind um, so tritt Exsudation in den Vordergrund.

Ein anderes Beispiel ist der Sommerdurchfall der Säuglinge und auch wohl älterer Kinder. Wie und wodurch entsteht er? Ist er dem Gebrauch zersetzter Milch oder Milchprodukte oder anderer schädlichen Nahrungsmittel zuzuschreiben? Oder kommt noch Wärmestauung in schlechtventilierten Wohnungen oder Erkältung durch Zugluft bei ungenügender Bedeckung der feuchten Körperoberfläche in Betracht? Man verwechselt oft ohne weiteres Erkältung mit sonstiger atmosphärischer Schädigung, indem man in unberechtigter Weise pars pro toto nimmt.

Obige Tatsachen weisen nachdrücklich auf die Notwendigkeit hin, die vollständige Konstellation äußerer und innerer Faktoren zu bestimmen. Nur durch die Bestimmung der Konstellation vermögen wir dem Fehler zu entgehen, einem hervortretenden Faktor A, wie etwa dem Blitz, die entscheidende Rolle beizumessen, während diese dem für den oberflächlichen Beobachter im Hintergrund verbleibenden Faktor C oder C und D, wie z. B. dem elektrischen Zutand des Luftkreises, zukommt. Auch die mitunter plötzliche gegenseitige Beeinflussung der Faktoren, wie z. B. von Luftdruck, Dampfdruck, Luftwärme, Luftelektrizität, Radioaktivität usw. untereinander werden wir dann in ihrer Bedeutung für den Zustand des menschlichen Körpers erkennen. Es ist sogar die Möglichkeit einer gewissen Potenzierung (Verstärkung) der Wirkung einiger Faktoren untereinander zu berücksichtigen. Solange wir aber die Konstellationen nicht kennen, hat die Andeutung bestimmter Faktoren oder Faktorengruppen als vermutliche Bewirker einer Krankheit oder eines zu Krankheit führenden Zustandes Bedeutung, ja ist sie geradezu unumgänglich, obwohl wir uns ihres nur relativen Wertes wohl bewußt bleiben müssen. Dabei sind die persönlichen körperlichen und seelischen Eigenschaften der Kranken genau zu berücksichtigen.

An obige Beobachtungen schließt sich die Feststellung SCHADES eines Parallelismus zwischen Erfrieren und Erkältung während des Weltkrieges im Felde, und zwar ihr Auftreten hauptsächlich durch Zusammenwirkung von niedriger Temperatur, Nässe und Wind. Ferner habe ich wiederholt eine Zunahme der Leichen und eine starke Zunahme von Grippe und grippenähnlichen Erkrankungen (Erkältungen?) festgestellt, sobald nach Frost die Temperatur rasch anstieg und laues erschlaffendes Wetter eintrat.

Besonders mit Hinsicht auf die Lebensäußerungen der auf der Erde lebenden Organismen erheischen der elektrische Zustand und radioaktive Wirkungen des Luftkreises Beachtung. Schon 1902 habe ich darauf hingewiesen, daß Störungen des elektrischen Zustandes der Atmosphäre, die ich an einem sehr empfindlichen Galvanometer verspüren konnte, mit Verschlimmerung von Neuralgien, wie Ischias, und anderen krankhaften, besonders „nervösen" Störungen, von Colica mucosa, einhergehen, während auch Anfälle von Tachykardie sich einstellen. Allerdings ist die Frage unbeantwortet, ob die Änderungen des elektrischen Zustandes oder andere gleichzeitige Veränderungen jenen Einfluß auf den Menschen ausüben. Es hat sich in der letzten Zeit herausgestellt, wie mannigfaltig und verwickelt die elektrischen Vorgänge in der uns umringenden Luft sind. Auch die Möglichkeit radioaktiver Wirkungen ist zu beachten sowohl bei der Entstehung wie auf den Verlauf gewisser Krankheiten.

Noch andere Beobachtungen weisen auf die Bedeutung des elektrischen Zustandes des Luftkreises hin. So gehen dem Föhn ernste seelische Veränderungen, tiefe Bangigkeit und dumpfe Verzweiflung (HELLPACH), vorauf; sie bleiben während der Dauer des Föhns. Nun ist der Föhn ein sehr trockener, heißer, alpiner Wind, der allerdings nachträglich feucht werden kann, und trockene warme Luft führt nie zu solchen Seelenstörungen (VON CZERMAK), deren Bedeutung für das Auftreten jener Erscheinungen bei einer gewissen Konstellation Berücksichtigung erheischt. Nicht nur viele Menschen, sondern auch Katzen, Rehe, Hirsche, Eichhörnchen und andere Tiere zeigen Unruhe und Aufregung vor, und ein oft besonderes Wohlbefinden nach einem Gewitter, wenn sie nicht durch den Blitz oder Rückschlag getroffen wurden.

Einen anderen Zustand des Luftkreises, den wir einer gewissen hohen Wasserdampfspannung bei nicht niedriger Temperatur zuschreiben, bezeichnen wir als Schwüle, eine im Frühling und vor einem Gewitter häufige Erscheinung. Nach FLEISCHER ist die ruhende Luft schwül, sobald ihr Dampfdruck 15,3 mm übersteigt. (Die Dampfspannung der Luft wird bedingt durch ihre Temperatur und ihre relative Feuchtigkeit, d. h. durch das Verhältnis des beobachteten Dampfdruckes zum Dampfdruck der mit Wasserdampf gesättigten Luft bei der gleichen Temperatur. Die Dampfspannung nimmt mit Temperatur und relativer Feuchtigkeit zu.) Schwüle ist ein subjektiver Begriff. Sie setzt die körperliche sowie geistige Leistungsfähigkeit herab. Die bald eintretende Erweiterung der Schläfenschlagadern und anderer Gefäße weist auf eine Abnahme ihres Tonus (Spannung) hin; daran mag Wärmestauung im Körper durch zu dicke Kleidung, wenigstens zum Teil, Schuld haben, ein Luftbad mag Erfrischung bringen, die Wirkung der Schwüle dürfte eine verwickeltere sein. Nicht nur der Föhn, auch der Scirocco, ein sehr feuchter warmer Wind in den Mittelmeerländern, heißt schwül. Liegt hier Gleichheit oder nur entfernte Ähnlichkeit vor? Der föhnartige Samum oder Chamsin, d. h. der S. O. Monsum, der seine Feuchtigkeit beim Übersteigen der äquatorialen Gebirge Afrikas verloren hat (THEINERT), oft 50° warm wird und feinen Wüstensand mit sich führt, wäre ebenfalls in diesen Richtungen zu prüfen.

Daß Sonnenflecken (vgl. MIKKELSEN) die Konstellation des Luftkreises zu beeinflussen vermögen, ist durchaus wahrscheinlich. Wieweit dieser Einfluß aber geht, muß weitere geduldige Forschung lehren.

Die Konstellation der atmosphärischen Faktoren zeigt manche Verschiedenheiten nach der Jahreszeit. ESQUIROL (1806) und spätere Forscher haben die Zunahme der Zahl der in die Anstalten aufgenommenen Irren im Mai und Juni betont, auch in London (HAVELOCK ELLIS) und anderen Großstädten, so daß der dafür verantwortlich gemachte Grund (man sollte sich auf dem Lande während der Ernte der überwachungsbedürftigen Kranken erledigen) nicht zutrifft. HELLPACH betont außerdem, daß die Häufigkeitskurven von Selbstmord, Sexualverbrechen und geisteskranker Erregung im Mai und Juni ihre Scheitelpunkte erreichen. Ein Vergleich mit der Brunst, welche die Tiere zu blinder Zornmütigkeit, sogar gegen tote Gegenstände, führen kann, scheitert an die auseinanderliegenden Brunstzeiten verschiedener Tiere (WILLMANNS).

Bemerkenswert ist, daß im Sommer eine geringere Menge Kalium in RINGERscher Flüssigkeit genügt als im Winter, damit ein mit dieser Flüssigkeit durchströmtes Froschherz längere Zeit klopft, wie S. DE BOER feststellte.

Von Bedeutung sind die Ergebnisse von SCHUYTEN und LOBSIEN sowie die von LEHMANN und PEDERSEN: sie stellten bei Schulkindern fest ein Sinken der geistigen

und körperlichen Leistungen im Hochsommer — eine gewisse Anämie ist dann
auch nicht selten — eine Zunahme der Muskelleistung mit gleichzeitiger Abnahme
der Geistesleistung im Hochfrühling, einen Zuwachs beider Leistungen im Winter.

Die Bedeutung der klimatischen Unterschiede für die Gesundheit und
für die Entstehung und den Verlauf von Krankheiten ist nicht zu bezweifeln,
aber noch sehr wenig bekannt. In gewissen Gegenden oder Zonen kommen
Krankheiten vor, die in anderen nur ausnahmsweise, und zwar nur von den
zuerst genannten aus verschleppt, angetroffen werden. Das sind z. B. manche
Tropenkrankheiten. Allerdings ist dabei eine unmittelbare Beeinflussung
des Menschen durch das Klima zu unterscheiden von der Beeinflussung durch
eine besondere, mitunter schädliche Lebweise, die mit dem Klima zusammenhängt (Kleidung, Nahrung), und von Schädigung durch Parasiten, die nur in
bestimmten Gegenden vorkommen usw. Das Auftreten oder Fehlen einer
Krankheit in bestimmten Gegenden kann ja von solchen Faktoren bedingt
sein. Was z. B. die Verteilung der Pest bedingt, ist noch nicht hinreichend
aufgeklärt. In Form einer Epidemie hat diese Seuche einigemal in Europa
gewütet. Die Übertragung durch Insekten, ebenso wie beim Rückfallfieber,
lenkt die Aufmerksamkeit auf die Lebensbedingungen dieser Tierchen hin.
Eine verdorbene, giftige Nahrung kann eine Erkrankung in bestimmten Gegenden bewirken. So hat man manchmal eine endemische Mutterkornvergiftung
in bestimmten Gegenden Rußlands beobachtet. Die Pellagra in Italien wird
giftigem, verdorbenem Mais zugeschrieben usw. (s. Avitaminosen). Das Klima
hat vielleicht einigen Einfluß auf das Wachstum des Mutterkorns und auf die
Giftbildung in Mais, Reis usw. Jedenfalls wird dann aber der Mensch höchstens
nur mittelbar durch das Klima geschädigt. Aber auch Beriberi und Rachitis
werden durch das Klima beeinflußt (s. d.).

Gegenüber diesen Krankheiten gibt es andere, die durch das Klima oder
durch Witterungszustände beeinflußt werden. Dazu gehören Katarrhe der oberen
Luftwege. Diese kommen besonders an den Nord- und Ostseeküsten vor
(SCHWARTZE u. a.). Auch Gelenk- und Muskelrheumatismus kommen angeblich
dort viel vor, obwohl genaue statistische Daten meines Wissens nicht vorliegen.
Wir haben oben schon erwähnt, daß starke, rauhe Ost- und Nordostwinde
Katarrhe der oberen Luftwege anfachen, obwohl wir noch nicht wissen, wie,
und nur angeben können, daß bald Hyperämie ihrer Schleimhaut auftritt,
bzw. eine bestehende Hyperämie zunimmt. Andererseits erfahren manche
Tuberkulöse und andere Patienten eine heilende Wirkung eines Aufenthalts
in einem windstillen Ort mit auch übrigens günstigem Klima. Der Einfluß des
Klimas bzw. des Wetters auf den körperlichen und geistigen Zustand kann
bedeutende individuelle Unterschiede aufweisen: Die Leistungsfähigkeit kann
durch ein Klima zu- oder abnehmen. So ermüdet man im allgemeinen im Tiefland eher als im Höhenklima (innerhalb gewisser Grenzen, s. unten). Im allgemeinen wirkt das Bergklima erregend, das Tieflandklima beruhigend, selbst
lähmend. DURIG, ZUNTZ und H. VON SCHRÖTTER konnten allerdings weder
im Höhenklima noch im Seeklima Änderungen von Puls, Blutdruck und Körpertemperatur nachweisen, die sich in bezeichnendem Maße über das Individuelle
erhoben. Es gibt aber nicht wenig Leute, die, wenn sie aus dem Tiefland rasch
nach dem Harz reisen, unregelmäßige Herztätigkeit, Erbrechen, Durchfall
bekommen. Ja, ähnliche Erscheinungen habe ich sogar bei Frauen und Kindern
beobachtet, die sich von Rotterdam nach Scheveningen oder nach Bonn am
Rhein begaben, so daß sie zur Rückkehr gezwungen wurden. Es handelt sich
da wohl um individuell große Empfindlichkeit, ohne daß klinisch sonst Funktionsstörungen nachweisbar waren. Mitunter begegnet man vorläufig unbe-
rechenbaren Wirkungen nach der einen oder anderen Seite.

Bei Luftschiffern und Bergsteigern (Alpinisten) kommen Erscheinungen vor, die man als Bergkrankheit, Luftschiffer- oder Höhenkrankheit zusammenfaßt: Mattigkeit, Schwindel, Schweratmigkeit bis zu Atemnot, Beschleunigung von Puls und Atmung, Herzklopfen, Nasenbluten, Erbrechen, das Gefühl allgemeiner Machtlosigkeit, Ohnmacht. Mosso u. a. haben eine periodische Atmung, ja Atmung nach Cheyne-Stockesschem Typus beobachtet. Diese Erscheinungen treten nicht bei allen Individuen bei gleicher Höhe ein. Sowohl in den Alpen wie in den Andes gibt es niedrigere Flurgänge, wo man eher bergkrank wird als auf den Gipfeln. Über ihren Ursprung hat man viel gestritten. Die meisten Forscher schreiben sie, mit Jourdannet und Paul Bert, dem Sauerstoffmangel (Anoxämie) zu, der sich allmählich stärker bei größerer Höhe geltend macht, und zwar bei Bergsteigern, die ihre Muskeln anstrengen, schon in geringerer Höhe als bei Luftschiffern. Dies wäre im Einklang mit einer Anoxämie. A. Mosso nimmt hingegen Akapnie, d. h. den verringerten Kohlensäuregehalt des Blutes als Quelle der Bergkrankheit an, und Kohlensäure regt die Atmung an. Man hat denn auch Bergkranke wohl eine bestimmte Mischung von Sauerstoff und Kohlensäure einatmen lassen. Heger schließlich schreibt die Bergkrankheit einer Anhäufung von Blut in den Lungen mit Erschwerung der Herztätigkeit zu. All diese Faktoren wirken vielleicht zusammen. Dazu kommt noch eine Blähung des Darmes und folglicher Hochstand des Zwerchfells mit Erschwerung der Atmung durch Ausdehnung der Darmgase sobald der Luftdruck sinkt. Bemerkenswert ist die Angewöhnung von Bergsteigern in wenigen Tagen an Höhen von 4000 und sogar 5000 m. Die Bergbewohner pflegen nicht durch Bergkrankheit gequält zu werden.

A. Löwy u. a. haben festgestellt (in der pneumatischen Kammer), daß, sobald der Partialdruck des Sauerstoffs in der Alveolenluft auf 30—35 mm Hg, also auf 4—5 % einer Atmosphäre sinkt, Schwindel, Mattigkeit, große Schwäche, Kopfschmerz, schließlich Ohnmacht auftreten, Erscheinungen, die auf Hirnanämie hinweisen. Der Partialdruck des Sauerstoffs in der Alveolenluft nimmt mit der Tiefe der Atmung zu (Zuntz und Löwy). Vielleicht wird hierdurch verständlich, daß die Erscheinungen der Anoxämie durch Muskelbewegungen (aber doch innerhalb gewisser Grenzen, s. oben) abnehmen. Auf hohen Bergen ist aber der Sauerstoffverbrauch größer als im Tiefland, während er im Kabinett bei abnehmendem Luftdruck keine Änderung zeigt.

Über 5000 m — bei besonders empfindlichen Personen schon bei geringerer Höhe — wird das Leben allmählich mehr bedroht. Daß Sauerstoffmangel die Hauptrolle spielt, geht aus der günstigen Wirkung rechtzeitiger Einatmung dieses Gases in genügender Menge hervor. Sie ermöglichte z. B. Bergson und Süring bis zu 10 500 m aufzusteigen.

Die Anoxämie schließt jedoch andere schädliche Wirkungen nicht aus: die auftretenden Ohrenschmerzen sind z. B. aus der Luftdruckerniedrigung verständlich, wodurch die Tubenschleimhaut anschwillt und die Eustachische Röhre verschließt. Ob noch andere Störungen dadurch entstehen, wissen wir nicht. Ferner sind die niedrigere Lufttemperatur und die stärkere Sonnenbestrahlung in der trockeneren Luft zu beachten. Durch starkes Schwitzen und mehr Wasserabgabe auch durch die Atmung, besonders beim Bergsteigen, dickt vielleicht das Blut etwas ein, was Erschwerung des Kreislaufs bedeuten würde. Widmer weist auf die Rolle der Seele bei Bergkrankheit und bei Steigermüdung hin. Schließlich kommen noch elektrische Wirkungen und Emanationen bzw. deren Abnahme, in Betracht. Bemerkenswert ist in dieser Hinsicht, daß die Bergkrankheit im Himalaya und in den Anden nach mehreren Angaben erst in viel größerer Höhe auftritt als in den europäischen Alpen und im nordamerikanischen Felsengebirge. Von dem Sauerstoffgehalt der Luft und anderen Faktoren dabei liegen keine Daten vor. Ferner erkrankt man in bestimmten Orten Perus eher an Bergkrankheit als in anderen höheren Orten. Die Eingeborenen schreiben das ehere Erkranken dem Vorkommen von Metallen, nämlich von Antimon zu. Liegen hier radioaktive Wirkungen vor? Oder besondere Dampf-spannungs- oder Temperaturwerte?

In gewisser Höhe tritt sowohl bei Luftschiffern wie bei Bergsteigern und Bewohnern von Luftkurorten eine noch nicht geklärte Hyperglobulie oder Polyzytämie auf. Sie tritt rasch ein und wird manchmal von Zunahme des Hämoglobingehaltes gefolgt. Sie nimmt im allgemeinen mit der Höhe zu. Obwohl die Angaben in mancher Hinsicht nicht übereinstimmen, ist diese zuerst von VIAULT gefundene Hyperglobulie (7—8 statt 5 Millionen Chromo-zyten in einer Höhe von 4392 m) von MIESCHER und vielen anderen Forschern bestätigt. Nach Rückkehr in das Tiefland fällt die Zahl auf den niedrigen gewöhnlichen Wert. Auch Säugetiere und Vögel haben in der Höhe mehr rote Blutkörperchen als in der Tiefe. BERING hat durch Bestrahlung mit der Quarz-lampe Hyperglobulie hervorgerufen (S. 105). Die stärkere Sonnenbestrahlung in der Höhe ist somit wahrscheinlich von Bedeutung. Ob außerdem noch andere Faktoren wirksam sind, ist noch zu erforschen.

Ist die Hyperglobulie eine relative oder eine absolute? Diese Frage vermögen wir noch nicht sicher zu beantworten. Die Annahme von GRAWITZ, daß sie der Eindickung des Blutes durch vermehrte Verdunstung zuzuschreiben ist, trifft vielleicht für die sofortige Hyperglobulie zu. Auch könnte es sich um eine geänderte Verteilung in dem Sinne handeln, daß Hyperglobulie im peripheren und Hypo-globulie im zentralen Blut besteht, wie u. a. GUILLEMARD und MOOG annehmen. Wie erklärt sich aber die dauernde Vermehrung bei längerem Aufenthalt in der Höhe? Dann wird doch die Wirkung stärkerer Verdunstung durch mehr Trinken und geringere sonstige Wasserausscheidung wohl ausgeglichen. Da drängt sich doch die von MIESCHER angenommene Neubildung von roten Blutkörperchen oder ein verringerter Zerfall (FICK) oder beides in den Vordergrund oder man muß eine ver-änderte Verteilung mit Überladung der Hautgefäße (ZUNTZ) näher erforschen. O. COHNHEIM u. a. stellten rascheren Wiederersatz von Blut nach Blutverlust im Höhenklima fest. Im Hochgebirge besteht auch Azotämie (GUILLEMARD und MOOG).

JOURDANNET hat hingegen darauf hingewiesen, daß bei jahrelangem Aufenthalt in Höhen von 2800 m und darüber Anämie (Anoxämie), Muskelschwäche usw. auftreten. Wir wissen noch nicht, was diese Veränderungen bewirkt. Wie immer, müssen wir auch hier die ganze Konstellation äußerer, atmosphärischer, kosmisch-tellurischer, und innerer, auch individueller Faktoren und die Dauer der Wirkung beachten.

Einige Klimate haben stark in den Vordergrund tretende Faktoren gemein. So kommt starke Sonnestrahlung nicht nur in den tropischen Gegenden, sondern auch überall im Hochgebirge und sogar im Polarsommer vor. Allerdings findet im Hochgebirge im Winter und im Polarsommer keine starke Erwärmung wie im tropischen Tiefland statt, indem an die kalte umgebende Luft leicht Wärme abgegeben wird. Die Wirkung ist demnach eine so erfrischende, daß man den Neubau von Polarsanatorien erwogen hat. Man nennt das Klima im Hochgebirge wohl „Licht-klima". DORNO hat eine wechselnde Mischung der ultravioletten und Wärmestrahlen im Hochgebirge während der verschiedenen Jahreszeiten festgestellt. Solche Bestim-mungen sollten allgemein vorgenommen werden. Im dunklen Polarwinter zeigen Polar-fahrer eine „Polarnervosität" bis zur Lebensunmut. Die Kälte, das Dunkel, welches zu „Dunkelanämie" führt, wirken wohl zusammen. In der Wüste macht sich der seelische Faktor auch geltend. Im Hochland mischen sich Erscheinungen von Erre-gung und Müdigkeit mitunter zu einer „Hochlandneurose". Das tropische Klima schadet wohl durch die Hitze, Strahlenwirkung (der Meeresspiegel liefert starke Rückstrahlung) und hohe Dampfspannung der Luft. In den tropischen Bergen, wo es kühler und trockner ist, erholt man sich. Im tropischen Tiefland nimmt, besonders bei ungeeigneter Lebweise, die geistige Leistungsfähigkeit ab und es tritt eine Erregtheit auf, die bei besonders empfindlichen Personen zu akuten Ausbrüchen (Tropenkoller) führen kann. Man muß überhaupt immer bedenken, daß die indi-viduelle Empfindlichkeit gegen atmosphärische Faktoren große Verschiedenheiten aufweist. Das Klima scheint auf die Dauer die körperlichen und seelischen Eigenschaften beeinflussen zu können, unmittelbar oder mittelbar.

In Kurorten machen sich nicht nur atmosphärische Einflüsse, sondern auch die Wirkung einer anderen Umgebung und der Landschaft auf die Seele, von Bewegung im Freien, Fernhalten von Sorgen und gelegentlich bestimmte Kurmaßregeln, kurz der ganz anderen Konstellation geltend.

Eine klimatische Kur scheint eine vorläufig unberechenbare und unerwünschte Nachwirkung haben zu können. Weil aber die Feststellung der Augenblickswirkung schon schwer ist, müssen wir uns vor übereilten Annahmen mit Hinsicht auf die Nachwirkung hüten. Es wirken die Faktoren der Heimat auf einen geänderten Organismus ein.

Ohne auf Einzelheiten einzugehen, sei hier auf die Übereinstimmung oder wenigstens Ähnlichkeit der beim Flieger beobachteten Erscheinungen mit denen der Bergkrankheit hinzuweisen. Auch bei ihnen hat man nicht nur die oben schon erwähnten Erscheinungen der Atmung usw., Erniedrigung des arteriellen Blutdrucks, sondern auch Hyperglobulie (GEMELLI, KAULEN), sei es auch erst nach einigen Wochen, beobachtet. Nach zu viel Fliegen, besonders in größerer Höhe, tritt eine allgemeine Mattigkeit (Asthenie) mit schwachem, beschleunigtem oder verlangsamtem Puls und neurasthenischen bzw. psychasthenischen Erscheinungen, die man wohl als Aeroneurose zusammenfaßt.

7. Kapitel.

Chemische und physikochemische krankmachende Faktoren.

Allgemeine Bemerkungen. Gift und Vergiftung.

Wirkt ein Stoff schädigend auf eine Zelle oder ein Gewebe ein, so ist zur Zeit manchmal die Entscheidung unmöglich, ob es eine chemische oder physikochemische Wirkung ist oder beides. Ferner ist zu bestimmen, ob es eine unmittelbare Schädigung ist oder eine mittelbare durch Einwirkung auf Gefäßwände oder Gefäßnerven. Führt die Schädigung einer Zelle oder Zellgruppe zu einer krankhaften Ernährungs- oder Funktionsstörung, so reden wir von Vergiftung (Intoxikation). Die geschädigte Zelle oder Zellgruppe bzw. den ganzen Organismus nennen wir vergiftet und den schädigenden Stoff Gift. Ein Gift bewirkt Krankheit, indem es lebenswichtige Zellen in gewissem Maße schädigt. Giftwirkung kann offenbar nur eintreten, wenn das Gift mit der zu schädigenden Zelle oder Zellengruppe in Berührung kommt. Dies geschieht durch Lösung des Giftes, Diffusion, Absorption, Adsorption, chemische und physikalische Affinität (S. 130 ff.).

Die vergifteten Zellen können verschiedenartigen Entartungen, trüber Schwellung, fettiger Entartung usw., Atrophie, Nekrobiose und Nekrose anheimfallen, die auch wohl durch physikalische Schädigung eintreten können. Gewinnen solche Veränderungen gewisse Ausdehnung, so werden sie makroskopisch erkennbar, wie die Fettanhäufung in der Phosphorleber und die trübe Schwellung der Niere bei Diphtherie.

Wir betrachten die Chromozyten, weil sie nicht weniger selbständig zu leben scheinen, als Zellen. Selbstverständlich bedeutet Schädigung eines Zellenausläufers, wenn auch weit entfernt vom Zellkern, wie z. B. Einwirkung von Curare auf die motorische Endplatte eines Achsenzylinderfortsatzes, Schädigung der Zelle, somit Vergiftung. Wie haben wir aber die Funktionsstörungen infolge von amyloider und hyaliner Entartung zu betrachten? Wahrscheinlich ist die Ablagerung von Amyloid bzw. Hyalin die Folge giftiger Zellschädigung, beim Amyloid durch ein

bakterielles oder sonstiges Gift. Die infolge der Entartung auftretenden Funktionsstörungen, indem z. B. Gefäße durch das Amyloid verengert oder gar verschlossen werden, oder indem das Amyloid durch Druck (wie in der Leber) Zellen zur Atrophie
bringt, sind offenbar nicht unmittelbar toxischen Ursprungs. Ebensowenig wie
z. B. die Hirnerscheinungen, die bei Meningitis durch Druck des Exsudates auf
lebenswichtige Zentren auftreten, obwohl die Exsudation einer Gefäßwandschädigung durch ein bakterielles Gift zuzuschreiben ist. In diesen Fällen ist nicht die
gestörte Tätigkeit der vergifteten, sondern die anderer Zellen unmittelbare Quelle
der krankhaften Erscheinungen. Die trübe Schwellung des Nierenepithels bei
Chloroformvergiftung vermögen wir hingegen nichts anderem als eben der schädigenden Wirkung des Chloroforms zuzuschreiben. Daß die Unterscheidung, durch
unsere ungenügende Kenntnis der normalen Tätigkeit, manchmal noch nicht durchzuführen ist, ändert grundsätzlich nichts.

Nicht immer ist aber die Zellschädigung durch ein Gift, sogar mikroskopisch,
zur Zeit erkennbar. So kennen wir die Zellschädigung durch gewisse rasch tötende
Gifte, wie Skopolamin (Hyoszin) und Atropin nicht. Wir sind aber von ihrem
Bestehen überzeugt, auch dann, wenn das Gift, wie z. B. Morphin, unverändert
ausgeschieden wird. Es kann sich dabei um eine umkehrbare Reaktion oder
um eine katalytische Wirkung oder um Zurückhaltung einer nicht erkannten
Giftmenge in Zellen handeln.

Wir wollen nacheinander die Wirkungsweise der Gifte, die allgemeinen
Bedingungen der Giftwirkung, die Hetero- und Autointoxikation besprechen.

Wirkungsweisen der Gifte.

Wir vermögen chemische und physikalische bzw. physikochemische Zellschädigung manchmal ebensowenig zu unterscheiden wie etwa chemische und
physikalische Färbung tierischer und pflanzlicher Gewebe. Eine auf eine solche
Trennung begründete Einteilung würde allzu künstlich sein und fehlschlagen.

Hier in Betracht kommende physikochemische Wirkungen sind: Lösung
gewisser Zellbestandteile, wie z. B. Lipoide durch Alkohol, $CHCl_3$ usw., die
wasseranziehende Kraft einer Salzlösung (osmotischer Druck), die man wohl
als „reine Salzwirkung" andeutet usw. Dabei ist die Zahl der gelösten
Moleküle oder Teilmoleküle und die Diffusionsgeschwindigkeit von Bedeutung.
Außerdem fällen aber viele Salze in bestimmter Konzentration Albumine und
Globuline, während einige Salze dann noch unklare, „spezifische", „elektive"
(s. weiter unten) Wirkungen ausüben, wie Halogensalze auf Muskel- und Nervengewebe, Flimmerzellen usw. So erweisen sich die K-Salze giftiger für Muskelgewebe als Na-Salze, so ist NaI giftiger als NaBr und NaBr giftiger als NaCl.
Man redet hier von Ionenwirkung, die an einer Abhängigkeit der Wirkung
vom Grade der elektrolytischen Dissoziation erkennbar ist. Und diese Salze
üben doch in äquimolekularen (isotonischen) Lösungen den gleichen Einfluß
auf rote Blutkörperchen aus. Die wasseranziehende Wirkung zwischen Zell-
inhalt und Flüssigkeit läßt sich nur dem zuschreiben, daß die Zelle allerdings
Wasser ein- und ausfließen läßt, nicht aber einige Stoffe (Salze, Rohrzucker),
als ob sie von einer halbdurchlässigen Membran (Außenschicht) umhüllt wäre.
Sowohl durch höheren wie durch niedrigeren osmotischen Druck (Hyper- und
Hypisotonie) der sie berührenden Flüssigkeit kann die Zelle geschädigt werden,
wie wir später sehen werden. Jedoch sind wir nicht berechtigt, allen Zellen
eine solche halbdurchlässige Außenschicht zuzuschreiben, wenn auch z. B.
Chromozyten eine solche zu besitzen scheinen.

Außer durch osmotischen Druck kann aber Quellung durch Wasseraufnahme bzw. Entquellung durch Wasserabgabe eintreten durch Kolloidwirkung. Kolloide, wozu ja die Eiweißkörper gehören, kennzeichnen sich durch

starke Hydrophilie (Wasseranziehung, Quellungsdruck), welche durch einen geringen Säuregehalt erhöht zu werden scheint. Wir können jedoch manchmal zur Zeit noch nicht entscheiden, ob osmotischer Druck oder Kolloidwirkung Ursache einer Wasserbewegung im Organismus ist. Diese Wirkungen können sich gegenseitig verstärken oder abschwächen bzw. aufheben.

Während ein physikalisch schädigender Stoff frei von der Zelle bleiben kann, können wir uns eine chemische Schädigung der Zelle nicht denken ohne chemische Affinität, welche dazu führt, daß der in die Zelle eingetretene oder sie wenigstens berührende Stoff auf wenigstens einen Bestandteil von ihr chemisch einwirkt. Ein Stoff wird im allgemeinen nur dann in eine Zelle eintreten, wenn er in einem Zellbestandteil löslich und dieser Bestandteil in der Außenschicht der Zelle vorhanden ist. Aber auch winzige Körperchen, wie Mikroben, Staubteilchen, werden unter bestimmten Umständen von Zellen aufgenommen, wie wir bei der Phagozytose besprechen werden.

Wie kommt es, daß Salze und Rohrzucker so schwer, andere Stoffe aber, wie z. B. die indifferenten Narkotika der aliphatischen Reihe, die der pharmakologischen Gruppe Alkohol-Äther-Chloroform angehören, so leicht in die Zelle eindringen? Daß in der Tat Chloroform bei der Narkose in Zellen eindringt, hat POHL an Chromozyten nachgewiesen, die nach ihm mehr Chloroform enthalten als Serum. Ähnliches haben andere Forscher auch für Azeton, Äther und Chloralhydrat festgestellt. Die Größe der Moleküle vermag diesen Unterschied nicht aufzuklären, denn das NaCl-Molekül ist z. B. viel kleiner als das vom $CHCl_3$, CH_2OHCH_3, geschweige denn als die der Saponine usw.

HANS MEYER und OVERTON haben, unabhängig voneinander, denselben Erklärungsversuch gemacht. Die Stoffe, die in den Körper aufgenommen werden, müssen im Plasma bzw. Serum löslich sein, sollen sie allen Zellen in gleicher Menge zugeführt werden. Ein in der zuführenden Flüssigkeit gelöster Stoff kann aber nur dann in die Zelle eindringen, wenn er in den lipoiden Zellstoffen löslich ist. Diese Lipoide bilden einen wesentlichen, gerüstartigen Zellbestandteil, wenn auch sie nicht in allen Zellen im gleichen prozentualen Verhältnis vorkommen. Wir müssen sie auch in der Außenschicht („Plasmahaut" OVERTONS) der Zelle annehmen.

Was sind Lipoide? Sie bilden nicht eine scharf abgegrenzte Gruppe chemisch gleichartiger Körper und sind also einer chemischen Definition nicht fähig. Zu den Lipoiden rechnet man nämlich Cholesterine, Lezithine (Phosphatide) und Zerebroside. Das Protagon ist wahrscheinlich ein Gemenge von Zerebrosiden und Phosphatiden. Es hätte kaum Sinn, noch mehr ungleichartige Stoffe, bloß wegen ihrer Löslichkeit in Äther, als Lipoide zu bezeichnen.

Die chemisch ungleichartigen Lipoide haben jedoch eine Eigenschaft mit fetten Ölen gemein, nämlich daß sie mit den soeben genannten Schlafmitteln leicht, sogar leichter als Wasser (Serum, Plasma), eine Lösung, d. h. ein homogenes Gemenge bilden. Es wird somit ein wasser- und lipoidlöslicher Stoff, der der Zelle zugeführt wird, sobald er in der „Perilymphe" mit dem Zellipoid in Berührung kommt, zum Teil von diesem gelöst und in die Zelle aufgenommen werden, indem Zellipoid und dieser Stoff eine Lösung bilden. Es ist von vornherein als möglich zu erachten, daß ein Stoff nicht in alle Zellen gleich rasch eindringt. Im allgemeinen wird ein Stoff um so rascher von einer Zelle aufgenommen, je mehr seine Löslichkeit in fetten Ölen und Lipoiden über die in Wasser (Plasma, Serum) überwiegt, d. h. je größer ihr Teilungskoeffizient (NERNST) ist. Die Konzentrationen eines in zwei Flüssigkeiten gelösten Stoffes stehen nämlich in einem konstanten Verhältnis, das man Teilungskoeffizient nennt. Also $\dfrac{\text{Konzentration in Öl}}{\text{Konzentration in Wasser}} = n$. Alle Zellen werden somit durch obige Schlafmittel betäubt, indem ihre lipoiden Bestandteile mit dem Schlafmittel eine Lösung bilden. Die lipoiden Stoffe verlassen jedoch die Zelle nicht — sie sind nicht wasserlöslich. So verstehen wir, daß sich die Zelle nach einer nicht zu tiefen und nicht zu lange dauernden Narkose rasch erholt. Nun sind Ganglienzellen reich an ,,Hirnlipoiden" (Zerebroside). Und diese haben eine starke Lösungsaffinität (Löslichkeit) zu obigen Schlafmitteln. So erklärt sich die Narkose (Aufhebung des Schmerzgefühls, des Bewußtseins usw.). Die Hirnerscheinungen treten in den Vordergrund, obwohl wahrscheinlich alle Zellen mehr oder weniger betäubt sind. Je fetter das Individuum ist, um so mehr lipoidlöslicher Betäubungsmittel braucht es. Weitere Forschung muß die Gültigkeit obiger Theorie, auch für andere Gifte, wie Alkaloide, prüfen. Das Fettgewebe und lipoidreiche Zentralnervensystem bleiben hingegen so gut wie ganz jodfrei bei Jodgebrauch (O. LOEB, R. v. d. VELDEN) usw.

Schließlich wird auch das Gärvermögen des ausgepreßten Hefezellsaftes, der Zymase, durch Alkohole usw., und zwar durch Fällung, gehemmt (WARBURG und WIESEL).

Jedenfalls kommt den Lipoiden große Bedeutung zu für die Aufnahme gewisser Stoffe in die Zelle. Zu diesen Stoffen gehören auch Alkaloide, d. h. stickstoffhaltige, basische Stoffe, meist tertiäre, sonst sekundäre Amine und Ammoniumbasen, die von Pyrrolidin, Pyridin, Chinolin und Isochinolin abstammen. Sie kommen besonders in Pflanzen vor, wir kennen aber auch Leichenalkaloide (Ptomaine). Alkaloide können unverändert ausgeschieden werden, wie z. B. Morphium. Die Vielgestaltigkeit der Wirkungen der Alkaloide deutet darauf hin, daß sie verschiedenartige Angriffspunkte in dem Chemismus der Nervenzellen haben: Es können nicht nur verschiedene Zellen oder Zellgruppen, sondern auch verschiedene Teile derselben Zelle Affinität zu verschiedenen Giften haben. Es besteht wahrscheinlich manche Zelle aus funktionell verschiedenen Teilen, was wir für die befruchtete Eizelle annehmen müssen, um ihre fortschreitende Spaltung (Differenzierung) in verschiedenartige Zellen zu verstehen.

Ein Gift wirkt nur dann auf eine Zelle ein, wenn es zunächst durch gewisse physikalische Faktoren (S. 121) an bzw. in die Zelle und mit Zellbestandteilen in Berührung kommt und dann einen Angriffspunkt, d. h. einen für die Zelle lebenswichtigen Zellbestandteil mit Affinität zum Gift, eine ,,reizbare" Stelle, findet. Welcher Natur diese Affinität ist, muß man für jeden Einzelfall bestimmen. Durch ihre Wirkung schädigt das Gift das Zellgerüst oder einen tätigen Bestandteil oder beides. Gifte, die nur bestimmte Zellen oder Zellgruppen angreifen, haben eine elektive Wirkung. Diese kann auf besondere physikalische Faktoren, welche das Eindringen des Giftes in genügender Konzentration (S. 121) nur in bestimmte Zellen ermöglichen, oder auf eine nur in bestimmten Zellen vorhandene Affinität beruhen. So wirkt Curare nur giftig ein auf die motorische Nervenendplatte, während Physostigmin eine fast tödliche Curarevergiftung aufhebt, so wirken Strychnin und Skopolamin (Hyoszin) auf bestimmte Teile des Nervensystems, Atropin auf den Vagus, Miotika und Mydriatika auf bestimmte Augenmuskelnerven, Mutterkorn auf die glatten Muskeln der Gebärmutter und der Gefäße, CO auf das Hämoglobin, viele andere Gifte auf die roten Blutkörperchen. Während Nerven- und Blutgifte eine elektive Wirkung haben, kommt anderen Stoffen eine allgemeine giftige Wirkung zu, auf allerlei Zellen, wie den Ätzgiften und den sog. ,,Protoplasma"giften. Letzterer Name ist wenig glücklich, weil auch andere Gifte auf das Protoplasma einwirken.

Es ist nicht gesagt, daß sogar eine unumkehrbare Zustandsveränderung eines Zellteils die Vernichtung dieser Zelle bedeutet. Es kommt nur darauf an, welcher Teil getroffen wird. Ist es nur ein für die Zelle nicht sofort lebenswichtiger Teil, so ist Zerfall, Aufräumung und Wiederersatz als möglich zu betrachten. Man hat bei verschiedenartigen Vergiftungen, wie durch CO, Sublimat, Pantopon, Oxalsäure usw. einen gesteigerten Eiweißzerfall nachgewiesen (vgl. GLAUBITZ), ohne daß wir jedoch näheres anzudeuten vermögen.

Ätzgifte können in schwächerer Konzentration, wie einige Akria, Entzündung erregen, in noch geringerer Stärke ,,adstringieren", d. h. eine dünne

Eiweißschicht fällen, die das unterliegende Gewebe drückt, wie Argentum nitricum. Aber auch Enzyme können als Gifte auftreten. Wir wollen jetzt die Ätzwirkung, einfache Protoplasmaabtötung, Nerven- und Blutschädigung und schädliche Enzymwirkung als Typen gesondert besprechen. Sie stellen nicht eine Einteilung dar, weil sie sich nicht nach einem einheitlichen Maßstab unterscheiden.

Ätzwirkung hat Vernichtung des Protoplasmabaues zur Folge, indem sie eine leicht erkennbare, rasch eintretende, irreversible Zustandsveränderung, eine Denaturierung (Zerrüttung) der nativen Eiweißkörper bewirkt. Als „native" bezeichnen wir die in den tierischen Geweben vorgebildeten Eiweißkörper, die wir glauben durch chemisch „indifferente" Mittel unverändert absondern zu können, wie die Albumine, Globuline, Nukleoalbumine. Durch Einwirkung von Säure oder Alkali entstehen daraus denaturierte Eiweißkörper wie Azidalbumine, Alkalialbuminate, Albumosen, Peptone. Denaturierung kann auch durch Erhitzung stattfinden, wobei der Eiweißkörper vom Sol- in den Gelzustand übergeht, oder durch ein proteolytisches Enzym, wobei ein „fester" Eiweißkörper gelöst wird. Auch durch starkes Schütteln ist Denaturierung möglich. Nicht alle Eiweißkörper sind gegen eine denaturierende Einwirkung gleich empfindlich. So gerinnen nicht alle, unter übrigens gleichen Umständen, wie bei Gegenwart von Neutralsalzen, bei der gleichen Temperatur Hier wollen wir noch bemerken, daß nicht jede Gerinnung unumkehrbar sein muß. So ist nicht gleichgültig, ob eine Säure zugleich auf den Eiweißkörper einwirkt.

Denaturierung der Zelle tritt in Form von Nekrose oder Nekrobiose auf, oder sie führt nur zu Entartung.

Kaustisch (ätzend) wirkt ein Stoff nur in der für ihn erforderlichen Konzentration. Kaustische Desorganisation der Zelle findet in verschiedener Weise statt:

1. Durch Eiweißfällung. Wir können sie an Blutplasma oder an 10%igem Hühnereiweiß (in Wasser) anschaulich machen. Das gefällte Eiweiß wird trüb, undurchsichtig, milchigweiß. Salpetersäure gibt gelbe Verfärbung durch Xanthoproteinsäure. Viele Säuren, Gerbsäuren und alle anorganischen Säuren mit Ausnahme der Orthophosphorsäure, fällen, in gewisser Konzentration, Eiweiß. Einige starke Mineralsäuren zerlegen es vollkommen. Alle konzentrierten Säuren bilden Azidalbumine. Ferner fällen Lösungen der Metalloxyde und Metallsalze Eiweiß. Sauer reagierende Lösungen der Salze der Schwermetalle können nicht nur durch ihre Säurekomponente (falls diese einer eiweißfällenden Säure angehört), sondern auch durch ihre Basenkomponente Eiweiß fällen. Nach JOHANNSEN wirken Neutralsalze der Denaturierung durch eine Säure entgegen. Auch Alkohol in mehr als 60%iger Konzentration kann Eiweiß fällen. Zugleich denaturiert er durch Wasserentziehung (sub 3). Antiseptische Wirkung besteht vor allem in Eiweißfällung im Körper des Parasiten. Wir nehmen es wenigstens an. Oxalsäure, Essigsäure, Phenol, Formol fällen ebenfalls Eiweiß.

Geätzte Haut oder Schleimhaut wird zunächst grauweißlich; es bildet sich allmählich eine Kruste, schließlich werden Membranen und Lappen abgestoßen und es tritt Narbenbildung ein, falls das Leben erhalten bleibt.

2. Durch Eiweißlösung. Die Ätzalkalien KOH, NaOH (Laugen) und kohlensauren Alkalien (Potassium oder Pottasche, K_2CO_3, und Soda, $Na_2CO_3 + 10\ H_2O$) bilden mit Eiweiß Alkalialbuminate, während das Eiweiß verflüssigt. Man wendet sie in gewisser Konzentration zur Mazeration von Körperteilen, zur Entfernung z. B. der Lunge von Bronchialabgüssen (Abb. 7 u. 8), zur Isolierung von elastischen Fasern im Auswurf an. Konzentration und Einwirkungsdauer sind dabei von Bedeutung. Nie fällen sie Eiweißkörper.

Einige niedere Fettsäuren vermögen auch Eiweiß zu lösen, was vielleicht bei Kolliquationsnekrose vorkommt.

3. Durch Wasserentziehung. Protoplasma besteht zu ungefähr 80% aus Wasser. Entziehung einer gewissen Wassermenge hat den Tod der Zelle zur Folge. Salze, Glyzerin, Alkohol vermögen dies zu tun, nicht allen Zellen jedoch gleich leicht. Nicht alle Zellen sind auch gegen Wasserentziehung gleich empfindlich. So vermag eine gewisse Menge Kochsalz, in den nüchternen Magen eingeführt, die Schleimhaut zu ätzen, während die Haut dadurch nicht geschädigt wird. Die Augenbindehaut ist angeblich noch verletzlicher durch Wasserentziehung als die Magenschleimhaut. Gewisse Bakterien, besonders Sporen, auch Pflanzensamen vertragen sogar hochgradige Eintrocknung, ohne das Leben einzubüßen.

4. Durch Substitution können die Halogene Cl, Br und I das Eiweißmolekül zerstören. Dabei kann HCl, HBr bzw. HI entstehen, welche Säure dann wieder Eiweiß fällt.

Die allgemeinen sog. „Protoplasmagifte" vermögen Zellen ohne deutliche sinnfällige Veränderungen zu schädigen, sogar abzutöten; sie verringern die Bewegungen und Vermehrung einzelliger Organismen, bis sie schließlich gänzlich aufhören. Wie sie aber wirken, wissen wir nicht. Es gibt Gifte, die schon in sehr niedriger Konzentration töten. So tötet Skopolamin (Hyoszin) in kleinster Menge gewisse Säugetiere durch Lähmung der Atmung. Schädigt es gewisse Bestandteile des Atmungszentrums? Dann wäre es aber ein elektives Gift. Zu diesen Giften gehören ferner Blausäure (HCN), Chlor, gewisse Narkotika, einige aromatische Körper wie Benzol, Pyrogallussäure, Toluylendiamin, Phenylhydrazin und die Saponine; letztere wirken zugleich hämolytisch (vgl. unten). Andere Gifte, wie Formalin und Sublimat wirken in schwacher Konzentration allgemein antiseptisch, in starker Konzentration als Ätzgifte.

Nervengifte können in den Ganglienzellen des zentralen Nervensystems, in peripheren Nerven oder in Muskeln bzw. Drüsen ihren Angriffspunkt haben. Die Entscheidung ist oft schwer, zum Teil deshalb, weil sich bei der am schwächsten wirksamen Konzentration nur ein, bei stärkerer Konzentration aber mehrere Angriffspunkte ergeben. Die mikroskopische Untersuchung hat hier noch keine Klarheit gebracht. Allerdings treten nach NISSL bei Kaninchen nach Vergiftung mit Arsen, Strychnin und Alkohol bestimmte Veränderungen von Ganglienzellen auf. GOLDSCHEIDER und FLATAU weisen jedoch nachdrücklich darauf hin, daß zwischen dem Grade der Veränderungen von Ganglienzellen durch Strychnin- und Tetanustoxinvergiftung und dem Grade der Funktionsstörungen während des Lebens keine Proportionalität besteht. Die Wirkungsart der Nervengifte vermögen wir zur Zeit noch nicht anzugeben.

Viele **Blutgifte** greifen die roten Blutkörperchen an. Diese besitzen wahrscheinlich ein fest-weiches Stroma, das sich an seiner Oberfläche allmählich, ohne scharfe Grenze, zu einer lipoidhaltigen, semipermeablen Außenschicht („Membran") verdichtet (WEIDENREICH, HÖBER, LÖHNER). Sie eignen sich sehr gut zur Forschung osmotischer und anderer Vorgänge (HAMBURGER u. a.). Ein Blutgift ändert nun die chemischen Eigenschaften des Hämoglobins oder (und) es trennt den Blutfarbstoff vom Chromozytenstroma und bringt ihn zur Lösung oder in Form kleinster Körnchen im Blutplasma: Hämato- oder Hämolyse, richtiger Hämoglobinolyse. Es entsteht demzufolge Hämoglobinämie mit weiteren Folgen (s. dort): das Blut wird lackfarben, d. h. durchscheinend. Bleiben die Stromata erhalten, so redet man von Auslaugung der Chromozyten. Es gibt aber auch Blutgifte, wie AsH_3, gewisse Säuren, Alkalien und gewisse fettlösende Stoffe, welche nicht nur das Hämoglobin, sondern auch die Stromata lösen: Erythrozytolyse (VON BAUMGARTEN) oder Erythrozytorrhexis oder Hämolyse im weiteren Sinne oder „Blutdissolution". Sie tritt auch bei Verbrennung auf.

Blutgifte können ferner die Zahl und den Hb-Gehalt der Chromozyten (Hb bedeutet Hämoglobin), die Leukozytenzahl, die innere Reibung (Viskosität), die Gerinnungsfähigkeit, die Alkaleszenz und den Gasgehalt des Blutes beeinflussen. Es gibt Gifte, die in die roten Blutkörperchen eindringen und innerhalb derselben Methämoglobin aus Oxyhb bilden.

Dabei tritt zunächst der Blutfarbstoff nicht aus, Hämoglobinolyse kann aber später erfolgen. Das Methb verleiht dem Blut eine rotbraune bis schokoladebraune Farbe. Solche Gifte sind $KClO_3$ und $NaClO_3$ (chlorsaures Kalium bzw. Natrium) in isotonischer Lösung, Anilin, Nitrite. Wird das Methb nicht durch Reduktion in Hb verändert, so geht das rote Blutkörperchen zugrunde und es erfolgt Methämoglobinolyse und Methämoglobinurie. Es kann aber auch von einem Blutgift, z. B. von Hydroxylamin, Methb gar in großer Menge gebildet werden, ohne daß Methbolyse und Methbämie erfolgen. Es treten dann nur Formveränderungen der Chromozyten auf.

Ferrizyankali vermag hingegen nur aus gelöstem Hb, nicht aber in den Chromozyten, Methb zu bilden, weil es nicht in die Blutkörperchen eindringt.

Es gibt Stoffe, die durch feste Bindung mit dem Hb die Atmung stören. So hat Kohlenoxyd CO, eine mehr als 100 mal stärkere Affinität zu Hb als Sauerstoff, es ist somit das CO-Hb weniger dissoziationsfähig als das O-Hb. Durch diese festere Bindung verliert das CO-Hb seine respiratorische Tätigkeit. Nach GRÉHANT sterben Hunde, die Luft mit 1 % CO einatmen, schon nach 22 Minuten. Schon wenn der CO-Gehalt der eingeatmeten Luft 0,3 % betrüge, würde sich unter Berücksichtigung des Absorptionskoeffizienten 68,7 % CO-Blut ergeben, so daß der Tod erfolgen würde. Das CO kann aber, solange der Tod nicht erfolgt ist, allmählich durch Sauerstoff ausgetrieben werden, sobald die Konzentration des CO in der eingeatmeten Luft auf 0 sinkt; und zwar um so rascher, je höher der O_2-Gehalt der Luft ist. Dies ist von Bedeutung bei der Behandlung der CO-Vergiftung.

Schwefelwasserstoff H_2S, kann ebenfalls mit O-Hb, nicht aber mit sauerstofffreiem Hb (HOPPE-SEYLER), eine feste Verbindung, Sulfhb bilden. Nachdem STOKVIS und TALMA bei Kranken mit schwerem Durchfall und enterogener Zyanose spektroskopisch Methbämie festgestellt und HYMANS VAN DEN BERGH und GRUTTERINK ebenfalls solche Fälle beobachtet hatten, fanden letztere in anderen Fällen keine Methbämie, sondern Sulfhbämie. Sie kann bloß intraglobulär, ohne, oder mit Hbolyse auftreten. Störungen der Darmtätigkeit scheinen sie zu fördern, sie können aber klinisch fehlen. Die Entstehung ist noch nicht klar. Auch das Zyanhb (CnHb) ist eine sehr feste Verbindung, aus welcher weder durch Erhitzung auf 40° noch durch Evakuieren CNH zu bekommen ist. HCN tötet aber durch sofortige Lähmung von Hirnzentren.

Andere Stoffe bewirken Hbolyse, und zwar, bei allmählich zunehmender Wirkung, zunächst aus den schwächeren, später auch aus den stärkeren Chromozyten. Das im Blutplasma gelöste Hb wird in der Leber zum Teil zu Gallenfarbstoff verarbeitet. Die Galle kann dadurch zu dick werden, feinere Gallenwege verlegen und Ikterus bewirken (s. dort). Die Oxy- bzw. Methbämie kann ferner zu Oxy- bzw. Methburie führen.

Chronische Sulfonalvergiftung und chronische Bleivergiftung können zu Hämatoporphyrinurie führen, durch eine noch nicht geklärte Blutkörperchenschädigung.

Hämolyse tritt, außer durch thermische Schädigung (s. dort) ein:

1. Durch die oben erwähnten Gifte.

2. Durch osmotischen Druckunterschied. In einer hypisotonischen Rohrzucker- oder Salzlösung nimmt das rote Blutkörperchen soviel Wasser in sich auf, während es kugelig anschwillt, bis es denselben osmotischen Druck hat wie die umgebende Salzlösung. Sinkt der Salzgehalt dieser Lösung allmählich herab, und finden sich viele Chromozyten in ihr, so kommt der Augenblick, daß zunächst aus einigen, den „schwächsten" — weil ja alle der gleichen Schädigung ausgesetzt sind — Blutkörperchen Blutfarbstoff austritt, dann allmählich aus „stärkeren", schließlich aus allen Chromozyten. Diese erscheinen dann als kaum sichtbare, kugelige „Blutkörperchenschatten" oder „Blutschatten". Was bewirkt diese Hämolyse?

Die Zunahme des Volumens und damit Vergrößerung von „Porien" in der Außenschicht des roten Blutkörperchens, so daß die großen Hämoglobinmoleküle durch die vergrößerten Öffnungen austreten können? Oder ist es Schädigung des Zellengerüstes durch Kolloide- oder sonstige Quellung, welche den Blutfarbstoff lockert? Oder beides? Wir wissen es nicht.

Bemerkenswert ist, daß Chlorammonium, NH_4Cl, in einer $0,0097\%$igen und Borsäure in einer $0,086\%$igen Lösung in einer an und für sich unschädlichen $1,04\%$ KNO_3-Lösung Farbstoffaustritt aus Chromozyten bewirkt (HAMBURGER). Schwache sowie starke NH_3-freie Harnstoff- und Glyzerinlösungen wirken ebenfalls hämatolytisch (HAMBURGER).

Auch durch Erhöhung des osmotischen Druckes kann es schließlich zu Hbolyse kommen, nachdem die Chromozyten zunächst zusammenschrumpfen und eine Stechapfelform annehmen. Inwiefern aber die Hämolyse dabei durch langsam eindringende Ionen bewirkt wird, bleibt dahingestellt. Genaueres wissen wir nicht, es fehlt aber nicht an Vermutungen.

3. Wahrscheinlich durch Lösung der Lipoide des Blutkörperchens. HERMANN hat schon 1866 Lösung des Lezithins des Blutkörperchens durch Äther und Chloroform angenommen. Saponine, d. h. gewisse in Wasser Schaum bildende Glykoside, wirken sogar in einer Lösung bis zu 1 auf 100000 isotonischer Kochsalzlösung hämatolytisch. Sie haben nach RANSOM eine starke Affinität zu Cholesterin. Solvine, d. h. die ätherschwefelsauren Salze der Fettsäuren lösen noch bei einer Verdünnung von 1:7000 rote Blutkörperchen auf. Wie eingeatmetes AsH_3 stark hämolytisch bei Tieren wirkt, und wie Gallensäuren die Chromozyten schädigen, entzieht sich völlig unserem Urteil.

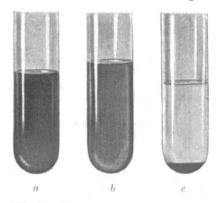

Abb. 33. Hämatolyse (nach ROSTOSKY).
a vollkommen gelöst; *b* zum Teil gelöst: ein Teil der Chromozyten im Bodensatz; *c* ungelöst: samtliche ungeänderte Chromozyten im Bodensatz.

Solange wir nicht wissen, wie der Blutfarbstoff im Blutkörperchen verteilt ist und festgehalten wird, ist es schwer, uns die Wirkungsweise hämatolytischer Gifte überhaupt vorzustellen. Andererseits ist die Möglichkeit gegeben, durch hämatolytische Forschung unser Wissen in dieser Richtung auszudehnen. Diese Bemerkung gilt selbstverständlich auch für folgendes.

4. Durch antigene Blutgifte, d. h. eine ganze Reihe von labilen Stoffen unbekannten Baues und unbekannter Zusammensetzung, die man Toxine nennt. Antigene, zu denen diese Toxine gehören, nennt man Körper, die in einem tierischen Organismus einen Antikörper erzeugen, welche je das entsprechende Antigen wirkungslos macht (s. dort). Wir kennen pflanzenartige Hämatolysine wie Rizin, Abrin, Bakterienhämatolysine (Staphylolysin aus Staphylokokken) und tierische, wie Sekrete gewisser Drüsen (Schlangengift, Bienengift), gewisse Serumhämatolysine, wie Aalserum für Säugetierchromozyten. Die Geschichte der Transfusion (s. dort) hat die hämatolytische Wirkung fremdartigen Serums kennen gelehrt. Im allgemeinen hat man festgestellt, daß das Serum einer Tierart um so schädlicher für die Chromozyten einer anderen Tierart ist, je weniger verwandt die beiden Arten sind. So bewirkt ungeändertes Pferdeserum z. B. leicht Farbstoffaustritt aus menschlichen Chromozyten.

Man kann die hämolytische Wirkung eines Stoffes in vitro untersuchen, indem man rote Blutkörperchen einigemal in isotonischer („physiologischer") NaCl-Lösung wäscht, von anhaftenden Serumteilchen befreit und nach Zentrifugieren durch Abgießen der Flüssigkeit absondert. Zu diesen Chromozyten fügt man die auf hämolytische Wirkung zu untersuchende Lösung, hier das Serum, hinzu. Tritt keine Hämolyse ein, so bleibt die Farbe des Serums, nachdem die Chromozyten durch Zentrifugieren auf den Boden des Röhrchens gesenkt sind, unverändert.

Fand Hämolyse statt, so bleibt es rot, und zwar um so röter, je nachdem mehr
Chromozyten ihren Farbstoff abgaben, d. h. je stärker die hämolytische Wirkung war.
Wir kommen später ausführlich auf die Hämolyse zurück.

Unter **Enzymen** verstehen wir lösliche Stoffe, die, wenigstens zum Teil,
aus Fermenten (Zellen) gewonnen werden, oft löslich sind und deren wirksamen
katalytischen Bestandteil darstellen. Ein Enzym beschleunigt oder verlangsamt
somit eine bestimmte chemische Reaktion. Verlangsamung nennt man negative
Katalyse. Das Enzym verbindet sich nicht chemisch mit den sich ändernden
Stoffen: es erscheint nicht in den Endprodukten. Nicht alle Enzyme werden
durch Kochen unwirksam gemacht. Dies gilt aber auch für gewisse Protophyten
und Sporen (S. 156). Ein Enzym, das Kochen widersteht, muß somit nicht
deshalb unorganisch sein. Auf diese Spezifizität kommen wir im 9. Kap.
zurück. Die von BUCHNER aus Hefezellen ausgepreßte Zymase, Ptyalin, Pepsin,
Trypsin, sind Enzyme. Aber oft sagt man Ferment statt Enzym. Enzyme
sind nur ausnahmsweise als solche rein gewonnen. Fast immer ist es ein hypothetischer Stoff, den wir annehmen, wenn wir eine bestimmte chemische Reaktion
auftreten sehen, die wir nicht in anderer Weise als durch Enzymwirkung zu
erklären vermögen. Es ist aber bedeutend leichter, eine Enzymwirkung anzunehmen als sie einwandfrei nachzuweisen! Jedenfalls muß eine bestimmte
chemische Reaktion rein dargestellt werden, so daß die Wirkung anderer
Stoffe, die sich unserer Beobachtung nicht entziehen, ausgeschlossen ist. So
ist es z. B. bequem, zum Verständnis einer Gewebsverflüssigung ein autolytisches oder heterolytisches Enzym anzunehmen. Es muß aber die Möglichkeit ausgeschlossen werden, daß z. B. Fettsäuren das Gewebe verflüssigen.
Die reine Darstellung einer chemischen Reaktion ist die unabweisbare Forderung, soll man zur Annahme einer Enzymwirkung wenigstens einigermaßen
berechtigt sein. Man versäumt nur zu oft, das zu bedenken! Schon SYLVIUS
DE LA BOË (1614—1672) hat die Lebensvorgänge auf Enzymwirkung zurückgeführt. Der Beweis steht aber noch immer aus. Auch die Wirkung anorgani-
scher Katalysatoren als Enzyme im lebenden Gewebe ist möglich.

Vermehrt ein Katalysator die Endprodukte einer zusammengesetzten Reaktion, so ist von vornherein als möglich zu betrachten, daß die Zwischenprodukte
andere sind als ohne Katalysator. Es kann im allgemeinen derselbe Stoff,
wie z. B. CO_2, HOH, NH_3 usw. aus verschiedenen Stoffen entstehen. Andererseits können zwei chemische Vorgänge verschiedene Endprodukte ergeben,
aber zum großen oder gar größten Teil gleich sein. Dies ist z. B. der Fall, wenn
die Endprodukte nur verschiedenen Stufen chemischer Zerlegung oder chemischen
Aufbaues entstammen. Es kann ferner der gleiche Körper in verschiedene
Endprodukte gespalten werden, wie z. B. Eiweißstoffe durch verschiedene
Arten von Fäulnis (aerobe, anaerobe usw.). Es kann derselbe Körper nicht nur
durch Spaltung, sondern auch durch Synthese aus Spaltungsprodukten entstehen, wie z. B. Harnstoff, vielleicht auch Harnsäure. Auch können verschiedene
Stoffe aus den gleichen Bestandteilen in verschiedenen Mengenverhältnissen
usw. entstehen. Bei Stoffwechselstörungen, welche zu Giftwirkung führen,
müssen wir diese Möglichkeiten bedenken, um so mehr, weil wir eben die Zwischenstufen und Zwischenprodukte fast gar nicht kennen.

Wir werden verschiedenartigen Möglichkeiten der Enzymwirkung begegnen.
Manchmal proteolytischen Enzymen, wie vielleicht den Bakterio- und antigenen Hämolysinen (s. oben) und anderen, die wir bei der Immunität besprechen,
fibrinlösenden Enzymen usw. Im allgemeinen kann ein Enzym Zellen oder
Gewebe schädigen: unmittelbar, indem es Zellbestandteile angreift, oder
mittelbar, indem es innerhalb oder außerhalb der Zelle Stoffe erzeugt, die
sie schädigen, wie z. B. Säuren bei Autolyse.

Tendeloo, Allgem. Pathologie. 2. Aufl.   9

Wir haben jetzt einige Wirkungsweisen von Gift auf Zellen kennen gelernt: 1. Osmotische Druckunterschiede, 2. Kolloidwirkung (Schwellung durch Wasseranziehung), 3. Lösung von Zellipoiden, mit gleichzeitiger chemischer Wirkung oder ohne solche, 4. Denaturierung von Eiweißkörpern in verschiedener Weise, 5. antigene Giftwirkung, 6. Enzymwirkung. Diese Wirkungen sind jedoch noch nicht mit der erforderlichen Sicherheit festgestellt und auseinanderzuhalten.

Wie aus diesen Giftwirkungen Funktionsstörungen erfolgen, läßt sich nur im allgemeinen dahin sagen, daß jede Schädigung des Zellgerüstes oder der tätigen Zellbestandteile zu Funktionsstörungen führt, sobald sie gewisse Ausdehnung gewinnt. Von einigen Giften kennen wir den Angriffspunkt, wie z. B. vom Curare (s. oben). Übrigens müssen wir im allgemeinen Ablagerung eines Giftes in Zellen und Einwirkung mit Schädigung scharf trennen. Das sind zwei verschiedene Dinge, die nicht zusammengehen müssen. So kann z. B. Tetanusgift in der Leber und Milz angehäuft und viele Monate wirkungslos und unverändert bleiben. Es scheint die Leber eine ausgedehnte entgiftende Wirkung zu haben.

Kenntnis der Strukturformel der Gifte ermöglicht nicht nur Gruppierung der Gifte, sie erweitert und vertieft das Verständnis der Wirkung und kann zu neuen Fragestellungen führen. Hat ein Giftmolekül z. B. eine Hydroxylgruppe (—OH), so kann diesem Bestandteil die Giftwirkung zukommen. Es ist aber auch möglich, daß diese Hydroxylgruppe nur die Bindung des Giftmoleküls an einen Bestandteil der Zelle ermöglicht, und daß dadurch erst die schädigende Einwirkung des übrigen Teils des Giftmoleküls auf die Zelle erfolgt. Von vielen Giften, z. B. Toxinen, Alkaloiden, kennen wir jedoch nicht einmal die empirische oder Molekular-, geschweige denn die Strukturformel.

Allgemeine Faktoren der Giftwirkung.

Wir sahen, daß für Giftwirkung eine gewisse physikalische oder chemische Affinität zwischen Gift und Zelle erforderlich ist. Besteht diese für Einwirkung eines Stoffes auf eine Zelle erforderliche Affinität, so tritt unter bestimmten Bedingungen (Lösung, Diffusion usw.) Giftwirkung, d. h. eine an einer Funktionsstörung erkennbare Schädigung, nur bei einer für diesen Stoff und diese Zelle bestimmten Konzentration ein. Die zur Einwirkung gelangende Giftmenge nennen wir Giftstärke. Die Konzentration deutet das Gewichtsverhältnis des gelösten Stoffes zum „Lösungsmittel" an (oder auch die Gewichtsmenge, die Molekülenzahl des gelösten Stoffes in der Raum- oder Volumeneinheit). Die Bereitschaft einer Zelle oder Zellgruppe zu Schädigung durch ein Gift nennen wir ihre Empfindlichkeit für das Gift. Sie ist meßbar an der zu einer bestimmten Schädigung erforderlichen Giftstärke. Stellt Abtötung oder wenigstens Schädigung des ganzen Organismus den Maßstab dar, so wird die Empfindlichkeit bestimmt durch die dazu erforderliche Gewichtsmenge. Jedenfalls ist aber nicht nur die Giftstärke, sondern auch die Einwirkungsdauer zu berücksichtigen. Je empfindlicher die Zelle bzw. der Organismus ist, um so eher tritt die Funktionsstörung ein, um so eher wird z. B. der Organismus durch eine bestimmte Menge des Giftes, unter übrigens gleichen Umständen, abgetötet, um so eher wird eine bestimmte Zell- oder Gewebsveränderung überhaupt entstehen (vgl. S. 139). Unter übrigens gleichen Umständen: Hierzu gehört der Zufuhrweg, die Weise der Einverleibung. Es ist ohne weiteres klar, daß Einführung des Giftes in die Blutbahn oft am raschesten das Gift den empfindlichen Zellen zuführt. Wir sahen S. 68 auch, daß Aufnahme von der Lunge aus rasch, rascher z. B. als vom Magen aus, erfolgt. Außerdem ist der Zufuhrweg wichtig für die Giftstärke im Blute und im Organismus überhaupt, und zwar einmal, weil das Gift bei Einnahme per os z. B. sich im Mund-, Magen- bzw. Darminhalt mischt und verdünnt, ja sogar an diesem Inhalt gebunden und unwirksam wird, ganz oder zum Teil. Dies ist auch für Einwirkung des Giftes auf die Schleimhaut des Mundes, Magens bzw. Darms wichtig. Es kann andererseits z. B. im Magen ein giftiger aus einem ungiftigen Stoff entstehen, wie HCN aus KCN. Sodann, weil bei langsamer Aufnahme ins Blut oder in die Lymphe an irgendeiner Stelle des Körpers die Giftstärke eine geringere bleiben kann als bei unmittelbarer Aufnahme ins Blut, indem während der Aufnahme ein Teil des Giftes schon wieder durch Nieren, Darm, Lungen, Hautdrüsen usw. ausgeschieden oder in Geweben wie in der Leber z. B., festgelegt oder gebunden, geändert oder unwirksam gemacht sein kann, bevor die ganze Menge aufgenommen ist (S. 135). Im allgemeinen wird die Konzentration des Giftes im Blut offenbar vom Verhältnis der in der Zeiteinteilung aufgenommenen zur ausgeschiedenen oder sonstwie unwirksam gemachten Menge bedingt. Und es kommt für die Schädigung auf die Stärke des mit der empfindlichen Zelle oder Zellgruppe zusammentreffenden Giftes an. Dies ist auch da zu berücksichtigen, wo man z. B. Parasiten in einem Herd im Körper durch ein Gift töten will, ohne den Wirtsorganismus zu schädigen.

Die Giftmenge, welche in der Zeiteinheit in das Blut gelangt, und die, welche aus dem Blut ausgeschieden wird, bestimmen aber nicht immer ohne weiteres die Konzentration, in der das Gift auf die giftempfindlichen Zellen einwirkt, welchen es durch das Blut zugeführt wird. Denn es kann im Blute zum Teil oder ganz unwirksam gemacht werden. So wird z. B. Strychnin — das elektiv auf bestimmte Nervenzellen des Zentralnervensystems einwirkt — von Cholesterin, vielleicht auch noch von anderen Stoffen gebunden, wahrscheinlich absorbiert (ALMAGIÀ, TIZZONI und PERRUCCI). Außerdem kann ein Gift durch Oxydation, Reduktion usw. im Blute geändert, eine Säure kann durch Alkalien gebunden, oder es kann ein Gift sogar in seiner Wirkung verstärkt werden (s. weiter unten). Der Gehalt des Blutes an Cholesterin und anderen giftbindenden oder giftändernden, auch der Gehalt an giftfördernden Stoffen (s. weiter unten), ist somit von Bedeutung für die Empfindlichkeit des Individuums als Ganzes für das betreffende Gift. All diese Faktoren bilden zusammen in bestimmter räumlichen und zeitlichen Anordnung, mit der Empfindlichkeit im engeren Sinne, d. h. der Empfindlichkeit bestimmter Zellen für das Gift, wie etwa der Empfindlichkeit gewisser Nervenzellen gegen Strychnin, eine Konstellation, welche die Empfindlichkeit des Individuums für das Gift bei einem bestimmten Weg der Einverleibung bedingt. Die Empfindlichkeit der giftempfindlichen Zellen wäre nur durch unmittelbare Einwirkung bestimmter Giftmengen auf diese Zellen genau zu bestimmen. Diese Empfindlichkeit wird bedingt von einer Konstellation von Faktoren, welche die Aufnahme und Verteilung des Giftes in die Zellen und die Affinität zwischen gewisser Zellbestandteile und Gift bestimmen. All die hier genannten Faktoren können wahrscheinlich individuelle Verschiedenheiten, außerdem, wenigstens zum Teil, wie z. B. der Cholesteringehalt des Blutes, auch bei einem Individuum Schwankungen aufweisen. Es liegt hier ein ausgedehntes Arbeitsfeld noch fast vollkommen brach. Auch die Festlegung eines Giftes in der Leber ohne erkennbare Schädigung dieses Organs kann individuell schwanken, ebenso die Durchgängigkeit der verschiedenen Schleimhäute.

Im allgemeinen nimmt die Giftwirkung, die Schädigung, mit der Giftstärke zu — bei osmotischer Druckwirkung mit der Größe des Druckunterschiedes. Bei giftigen Salzen haben wir diese Wirkung und die Ionenwirkung zu unterscheiden, welche letztere mit der Konzentration des Salzes, d. h. mit der Ionenzahl, im allgemeinen zunimmt.

Die Konzentration, in der ein Gift auf innere Zellen einwirkt, kennen wir, wie sich aus obigem versteht, nie genau. Wir müssen nichtsdestoweniger annehmen, daß eine merkbare Schädigung nur eintritt oberhalb eines gewissen toxischen Schwellenwertes der Giftstärke. Unterhalb dieses Schwellenwertes kann das Gift sogar eine nützliche, „medikamentöse" Wirkung haben. Die Konzentration entscheidet überhaupt nicht nur, ob merkbare Wirkung eintritt, sie entscheidet auch über die Ausdehnung und Natur der eintretenden Veränderungen (Nekrose, Nekrobiose, Entartung, Entzündung, Atrophie) und Funktionsstörungen. Oberhalb der Giftschwelle, also der Giftstärke, wo merkbare Störungen eintreten, nimmt die Wirkung mit der Reizstärke (Giftstärke) zu, obwohl man nicht immer von einem Parallelismus zu reden berechtigt ist. Zunächst können normale Lebenserscheinungen mit der Reizstärke zunehmen — oberhalb gewisser Giftstärke tritt aber Lähmung ein. Aus all diesem geht hervor, daß Gift ein relativer Begriff ist, indem Giftstärke, Einwirkungsdauer und individuelle Empfindlichkeit zusammen entscheiden, nicht nur ob eine Wirkung, sondern außerdem ob Giftwirkung erfolgt. Kochsalz, gewisse innere Sekrete wie z. B. der Schilddrüse usw. sind in bestimmter Menge unentbehrlich, in größerer Menge aber schädlich, sogar tödlich. Andererseits schädigt reines Wasser Chromozyten.

Die Erscheinung, daß ein gewisser Stoff in ganz schwacher Konzentration normale Lebensäußerungen erhöhen, in stärkerer Konzentration sie lähmen kann, ist vielfach beobachtet: So kann die Gärtätigkeit, kann auch das Wachstum von Bakterien durch verschiedene anorganische Stoffe (Antiseptika) in schwächster Lösung vermehrt werden: während z. B. Milchsäurebildung aus Laktose durch ein lebendes Ferment abnimmt durch $0,1\%$ Sublimat, nimmt sie zu durch $0,0005\%$ desselben Giftes. Allgemeine Narkotika, wie Alkohol und örtliche Betäubungsmittel, wie Kokain, vermögen in schwacher Konzentration die Herzwirkung und gewisse Geistestätigkeiten anzuregen. Ob diese „vermehrte Tätigkeit" auf verringerter Hemmung oder geringer Gefäßlähmung usw., also auf gewisser Betäubung beruht, ist eine unbeantwortete Frage. Die Erscheinung weist auf einen gewissen Gegensatz hin, ähnlich wie im folgenden Beispiel: Chromozyten schwellen in einer hypisotonischen, z. B. $0,001\%$igen NaCl-Lösung an, während sie in einer hyperisotonischen, z. B. 10%igen NaCl-Lösung zusammenschrumpfen. Die isotonische NaCl-Lösung von etwa $0,9\%$ ist der „indifferente" Wendepunkt. Ferner haben z. B. Rheum und Ol. Ricini in genügend großer Gabe Durchfall, wenigstens Stuhlgang, in kleiner Gabe aber Stuhlverstopfung zur Folge. Diese „Erklärung": das Rheum enthält Kathartinsäure und Gerbsäure, erstere bewirke bei größerer Gabe Durchfall, letztere bei kleiner Gabe Verstopfung, befriedigt nicht, weil in beiden Fällen beide Stoffe im gleichen Mengenverhältnis eingenommen werden. Was macht denn die Gerbsäure bei großer Gabe ?

SAMUEL HAHNEMANN (1755—1843) hat diese Erscheinung des Gegensatzes schon gekannt und die Homöopathie auf derselben gegründet, deren Wesen und Zweck in den Worten gipfeln: Similia similibus curentur. Man reiche einem Kranken denjenigen Stoff in äußerst schwacher Konzentration, lang zerrieben, wodurch „Potenzierung", und in äußerst geringer Menge dar, der in großer Dosis beim gesunden Menschen möglichst genau die beim Kranken beobachteten Erscheinungen hervorruft. So z. B. reiche man einem Cholerakranken Arsen in „hoher Potenz" (sehr schwacher Konzentration), weil es in großer Gabe beim normalen Menschen eine choleraähnliche Krankheit hervorruft. Sogar eine kaum wägbare Menge Kochsalz sollte eine erkennbare Wirkung beim erkrankten Menschen erzielen, der doch täglich 10, 15 g oder mehr dieses Stoffes in seinen Speisen einnimmt. Es fehlen aber im allgemeinen die erforderlichen Belege, daß so geringe Mengen eines Stoffes auf erkranktes Gewebe merkbar einwirken.

Daß gewisse Stoffe in sehr geringer Konzentration und Menge bei normalen jungen Männern (Studenten) abnorme Erscheinungen hervorzurufen vermögen, scheint allerdings neulich aus den Versuchen von Schulz (mit Terpentin) hervorzugehen. Es sind hier jedoch nähere Daten abzuwarten. Jedenfalls darf man nicht verallgemeinern und ist eine so weitgehende „Potenzierung" durch geduldige Zerreibung nicht einmal wahrscheinlich gemacht worden. Man darf auch nicht übersehen, daß grundsätzlich nicht erwiesen ist, daß ein Stoff in sehr starker Verdünnung auf verändertes (erkranktes) Gewebe eine Wirkung ausübe entgegengesetzt der Wirkung einer großen Giftstärke auf normales gleichartiges Gewebe, obwohl zahlreiche Beobachtungen bei Ein- und Mehrzelligen zur Annahme berechtigen (s. oben), daß viele Stoffe in geringer Stärke eine Erscheinung hervorrufen, entgegengesetzt zu der Wirkung in großer Stärke.

Wir haben oben auf die Relativität der Giftigkeit hingewiesen, und zwar ist Schädigung nicht nur abhängig von der Giftstärke und Einwirkungsdauer, sondern auch von der individuellen Empfindlichkeit. Diese ist nicht nur bei verschiedenen Tierarten und Menschenrassen, sondern auch nach dem Alter, Geschlecht und sonstigen individuellen Eigenschaften verschieden. So verträgt das Kaninchen 1 g Atropin, während schon 0,1 g als für den Menschen tödlich zu betrachten ist. Pferde und Esel sind auch viel weniger empfindlich für Atropin als der Mensch. Das Kaninchen ist auch viel für Morphium weniger empfindlich als der Mensch. Wiederkäuer vertragen aber Chloroform schlechter als Fleischfresser. Angeblich geraten Mongolen und Neger durch Opium in entzückende Traumzustände, der Kaukasier aber in der Regel nicht. Aber auch Individuen derselben Rasse weisen manchmal bedeutende Unterschiede auf, die durch ihr Alter, Erschöpfung, Hungerzustände usw. bedingt und noch nicht näher anzudeuten sind. So sind im allgemeinen ganz junge und sehr alte Individuen besonders empfindlich für betäubende Mittel, die sogar in einer für den Erwachsenen medikamentösen Menge tödlich sein können. Ferner gibt es Leute mit besonders großer Empfindlichkeit für Alkohol, Tabak, Antipyrin, Chinin, andere die durch Genuß von Krebs oder Erdbeeren Nesselfieber, wieder andere die durch Moschusgeruch Kopfschmerzen bekommen usw. Bei der Beurteilung der Erfahrung, daß nicht jeder Alkoholiker Leberzirrhose bekommt, obwohl diese doch wahrscheinlich manchmal einem gewissen Mißbrauch von Alkohol (Schnaps) zuzuschreiben ist, müssen wir die Möglichkeit einer verschiedenen Empfindlichkeit in Betracht ziehen. Allerdings sollen wir nicht sofort von Empfindlichkeit der Leber für Alkohol reden, sondern wir müssen im Gegenteil andere Möglichkeiten berücksichtigen, z. B. daß Alkoholmißbrauch abnorme Gärungen im Darm bewirkt, und dabei entstehende Stoffe der Leber zugeführt werden und diese schädigen, wie schon mehrere Forscher betont haben. Es kommen vielleicht nur minderwertige Alkoholsorten (Fusel) in Betracht.

In anderen Fällen ist es fraglich, ob es sich um Verschiedenheiten der „natürlichen" Empfindlichkeit ohne weiteres oder um besonders starke Beanspruchung durch Tätigkeit oder um besonderes Aussetzen einer Schädlichkeit handelt: Warum bevorzugt z. B. Bleilähmung die vom N. radialis innervierten Handstrecker, so daß die „dropping hands" erscheinen? Und warum werden bei Polyneuritis besonders oft die Peronaei befallen? Verschiedenheiten der Empfindlichkeit kennen wir: So sind z. B. die weißen Beugemuskeln durch elektrische und andere Reize leichter erregbar als die roten Streckmuskeln. Ferner scheinen im allgemeinen höher differenzierte Zellen mit besonderer Tätigkeit (Nerven-, Leberzellen, Zellen der gewundenen Harnröhrchen) empfindlicher für schädigende Einwirkungen zu sein als Deckepithel und Epithel von Ausführungsgängen wie Gallengängen, Sammelröhrchen der Niere und als Stützgewebe. Bei Entzündung beobachten wir in der Regel Entartung bzw. Tod der

Parenchymzellen, während das Stützgewebe mehr oder weniger wuchert. Allerdings sind die Unterschiede noch nicht genau bestimmt. Schließlich zeigen auch gleichartige Zellen individuelle Unterschiede der Empfindlichkeit. Wir sahen z. B. früher, daß nicht alle Chromozyten zugleich bei allmählich von Null ab zunehmender Schädigung, der sie doch wohl alle im gleichen Maße ausgesetzt sind, ihren Farbstoff abgeben. Was das Auftreten heller neben dunkler Leberzellen während der Digestion bedingt, entzieht sich zur Zeit unserem Urteil.

Entgiftende und antagonistische Faktoren.

Wir haben oben schon bemerkt, daß die Konzentration des Giftes, je nach der Weise von Einverleibung, mehr oder weniger abnehmen kann. Schon bei der Wirkung an der Eintrittsstelle kann das stattfinden. So wird eine per os eingenommene Säure oder Ätzgift überhaupt nicht nur durch Mund- und Mageninhalt verdünnt, sondern durch Eiweißkörper in diesem Inhalt gebunden und ganz oder zum Teil wirkungslos gemacht. Tritt Verschorfung der Schleimhaut durch Ätzwirkung ein, so verzögert bzw. verhindert diese die weitere Aufnahme des Giftes. Nach Aufnahme des Giftes erfolgt weitere Verdünnung durch Blut und Lymphe, was für Fernwirkungen, d. h. Wirkungen an anderer Stelle als die der Aufnahme, von Bedeutung ist. Außerdem kommen aber noch andere entgiftende Faktoren in Betracht: Bindung, Aufspeicherung, Oxydation, Reduktion, Synthese, Spaltung, Ausscheidung. All diese Faktoren können individuelle Verschiedenheiten aufweisen.

Zunächst kann ein Teil des Giftes an extrazellulare Stoffe gebunden und dadurch unwirksam gemacht werden, wie z. B. eine Säure an Eiweißkörper und Alkalien des Blutplasmas. Vergiftung dürfen wir erst dann erwarten. wenn freie Säure im Blute übrig bleibt und diese durch Einwirkung auf Zellen ihre Tätigkeit schädigt. Ferner bindet Cholesterin im Blutserum Saponin und macht dieses Blutgift unwirksam (RANSOM), Cholesterin adsorbiert einige Toxine (LANDSTEINER), Fibrin saugt Rizin auf, ein in vitro dargestelltes Gemenge von Strychnin und Cholesterin ist ungiftig für Meerschweinchen (ALMAGIÀ, TIZZONI und PERRUCCI), während Kokain durch Lezithin und Blutserum des Menschen und einiger Tiere physikalisch gebunden wird (STORM VAN LEEUWEN u. a.). Es kann aber ein Gift auch in Zellen festgelgt werden, ohne daß wir Schädigung dieser Zellen zu erkennen oder auszuschließen vermögen. So scheint besonders der Leber ein giftspeicherndes Vermögen zuzukommen was durch den sehr langsamen Blutstrom gefördert wird. Allerlei Gifte, metallische und nicht-metallische, mikrobielle und nicht-mikrobielle, können dadurch unschädlich gemacht werden. Aber auch in anderen Organen ist die Speicherung verschiedenartiger, mit dem Blut zugeführter Stoffe festzustellen. Die Argyrie oder Argyrose stellt ein Beispiel dar: Nach längerem Gebrauch von Silberpräparaten, wie das vor einigen Dezennien bei gewissen Rückenmarkserkrankungen stattfand, waren in den Wänden der Blutkapillaren und größerer Gefäße, besonders in den Harnknäueln. ferner in den Wänden der Bindegewebsspalten der Haut und verschiedener Organe feine schwärzliche Körnchen einer unbekannten Silberverbindung (umgewandeltes Silberalbuminat ?) nachweisbar. Die Haut war makroskopisch blaugräulich gefärbt. Gewisse vitale Färbungen (durch in das Blut eingeführte aber harmlose Karminkörnchen usw.) stellen ein Beispiel von Ablagerung bzw. Ausscheidung feinster Körperchen dar. Man darf eine solche Aufnahme nicht mit Phagozytose verwechseln. Das in Zusammenhang mit Giftspeicherung angeführte Beispiel von Algenzellen, die aus einer Lösung von 1 mg eines Kupfersalzes in 100 hl Wasser das Metallsalz an sich ziehen und speichern (DEVOUX), ist wahrscheinlich mehr mit Phagozytose verwandt. Mehrere Daten sind hier zur Beurteilung erforderlich.

Durch Oxydation kann ein Gift unschädlich werden: Phosphor beginnt sich sofort nach Aufnahme in den tierischen Organismus mit Sauerstoff zu verbinden, so daß zunächst, niedrige Oxydationsstufen (unterphosphorige und phosphorige Säure), später die ungiftige, immer im lebenden Körper vorhandene Phosphorsäure entstehen. Arsenige Säure wird zur ungiftigen Arsensäure oxydiert. Schwefel wird zunächst giftiges Sulfid, dann Sulfit und schließlich ungiftiges Sulfat. Nitrite gehen zum Teil in Nitrate über. Ferner stellen von den Stoffen der Fettreihe die Alkohole ziemlich leicht verbrennliche Verbindungen dar. Ameisensäure hingegen ist weniger leicht, Oxalsäure gar oder fast gar nicht oxydabel. Azeton ist im Tierkörper wenig oxydabel.

Andererseits finden auch Reduktionen statt: So hat man nach Einführung von Nitrat Ausscheidung kleiner Mengen von Nitrit und auch eine Reduktion von Arsensäure in Arsenigsäure in geringem Maßstabe festgestellt. Nitrogruppen können zu Aminogruppen reduziert werden.

Als Beispiel einer physiologischen Entgiftung ist die Harnstoffsynthese in der Leber zu erwähnen, weil sowohl Ammoniak wie Karbaminsäure Gifte sind (Böhm).

Ein giftiger Stoff kann auch im Organismus in ungiftige Stoffe gespalten werden. Hydrolytische Spaltung kann schon im Darminhalt stattfinden, besonders von äther- und esterartigen Verbindungen, wie Salol, das im Darm in Phenol und Salizylsäure gespalten wird, und wie Glykoside (ätherartige Verbindungen von Zuckerarten). Von vornherein müssen wir erwarten, daß eiweißartige Antigene vom Darm aus, eben durch eine solche Spaltung, viel schwächer wirken als nach unmittelbarer Einführung in die Gewebe. Aber auch Toxine, deren eiweißartige Natur nicht erwiesen ist, wie das Rizin, scheinen im Darm gespalten zu werden. Ehrlich konnte Tiere durch Rizinfütterung gegen dieses Gift immunisieren, und Carrière zeigte, daß es sich nicht um fehlerhafte Resorption im Darm solcher Gifte handelt:

Er führte bei Kaninchen etwa 20 ccm Schlangengift oder Tetanustoxin durch einen Schlundkatheter in den Magen ein und unterband dann das Rektum. Am nächsten Tage wurde das Tier getötet, sein Magendarminhalt gesammelt und filtriert. Im Filtrat war kein Gift durch Tierversuche nachweisbar. Sodann fand Carrière, in Übereinstimmung mit Nencki und Schumow-Simanowsky, daß Ptyalin, Pepsin und Trypsin sowohl Schlangengift wie Tetanusgift in vitro stark abschwächen oder zerstören. Darmbakterien und Galle scheinen diese Gifte nicht oder nur wenig anzugreifen. Andere Gifte jedoch, wie das vom anaeroben Bac. botulinus gebildete Botulismusgift, werden im Darmkanal nicht oder nicht merkbar abgeschwächt. So hat nach van Ermengem 0,01 ccm einer Zuckerbouillonkultur des Bac. botulinus beim Affen und beim Meerschweinchen vom Magen aus häufig schon innerhalb 24 bis 36 Stunden den Tod zur Folge.

Im allgemeinen ist die Giftstärke, an einer Stelle abhängig vom Verhältnis von der Zu- zur Abfuhr. Für die Fernwirkung sind also einerseits die Raschheit der Einverleibung und des Blutstroms, andererseits die entgiftenden Faktoren von Bedeutung. Zu letzteren gehört auch die Ausscheidung des Giftes durch den Magendarmkanal, die Galle, Nieren, Lungen und mitunter auch durch Schweiß-, Talg- und Milchdrüsen. So können sogar beträchtliche Giftmengen durch Erbrechen und Durchfall z. B. bei akuter Arsen- und Quecksilbervergiftung, durch Erbrechen bei Morphiumvergiftung weggeschafft werden.

Quecksilber sowie arsenige Säure sind außerdem im Harn nachweisbar, ersteres sogar längere Zeit nach einer Quecksilberbehandlung. Trübe Schwellung und Nekrobiose der Epithelzellen der gewundenen Harnkanälchen tritt bei Quecksilbervergiftung auf. Die Ausscheidung des Quecksilbers durch die Darmdrüsen, besonders des kaudalen Abschnitts des Dünndarms und des Dickdarms hat fibrinösnekrotisierende Entzündung („Quecksilberdysenterie") und Geschwürsbildung zur

Folge. Ob Quecksilber auch durch den Magen ausgeschieden wird, ist nicht sicher. Der Speichelfluß und die Stomatitis mercurialis, die sich einige Zeit, auch nach subkutaner oder intramuskulärer Einverleibung einstellen, sind noch nicht aufgeklärt. — Nach Faust scheiden Hunde nach einmaliger Morphineinspritzung etwa 70% durch Magen und Darm aus. Erneute Resorption ist dann möglich. Jod- und Bromsalze werden, ähnlich wie NaCl, sei es auch in geringer Menge, ausgeschieden in Schweiß und Hauttalg, was zu Jod- bzw. Bromakne führen kann. Milch kann auch Gift enthalten. Flüchtige Narkotika werden durch die Lungen ausgeschieden. Auch Azeton, Blausäure und andere flüchtige Stoffe sind in der ausgeatmeten Luft durch den Geruch oder chemisch nachweisbar.

Die Bedeutung dieser Ausscheidung ist um so größer, je langsamer die Einverleibung stattfindet. So ist Curare vom Magen aus nicht unwirksam wie man meinte, weil es durch die Magensäure zerstört werden sollte. Cl. Bernard und L. Hermann haben nämlich dargetan, daß Curarewirkung vom Magen aus erfolgt, wenn man zuvor die Nierenschlagader unterbindet. Wir verstehen diese Erscheinungen, indem wir annehmen, daß die Resorption vom Magen aus so langsam, die Ausscheidung durch die Nieren hingegen so rasch erfolgt, daß die für die Giftwirkung erforderliche Konzentration im Blute nicht erreicht wird ohne Abbindung der Nierenschlagader.

Von der Ausscheidung bakterieller und metabolischer Gifte wissen wir recht wenig. Die im obigen besprochenen entgiftenden Faktoren sind aber auch solchen Giften gegenüber fest im Auge zu behalten. So wird die an anderer Stelle mitgeteilte Beobachtung verständlich, daß das Fieber bei gewissen Infektionen durch Durchfall sinken oder gar schwinden kann, um aber zurückzukehren, sobald der Durchfall aufhört. So vielleicht auch die Euphorie (Wohlbefinden) bei septischem Durchfall. Welche Rolle der Wärme- und Wasserverlust (durch den Durchfall) dabei spielt, ist ebenfalls noch zu erforschen. Ausscheidung von Mikroben findet auch durch Galle und Harn statt.

Oben haben wir Gegengifte, d. h. Stoffe, die in Gift durch Bindung, Spaltung oder sonstige Änderung unschädlich machen, kennen gelernt. Solche Gegengifte können, ebenso wie Gifte, von außen eingeführt oder in einem Gewebe gebildet sein. Zu letzteren gehören die Antitoxine, Antienzyme, Zytotoxine usw. (s. dort). Nun kann aber eine Giftwirkung auch ausbleiben durch antagonistische Giftwirkung. Dies ist ein physiologischer, funktioneller Begriff, während Gegengift ein chemischer oder physikochemischer Begriff ist. Während ein Gegengift das Gift angreift, bewirkt ein antagonistisches Gift eine Funktion oder Funktionsstörung, die der durch das Gift hervorgerufenen entgegengesetzt ist. So sind Miotika und Mydriatika, Curare und Physostigmin, Kurare und Guanidin, Adrenalin und Amylnitrit (die beiden letzteren in ihrer Wirkung auf die Blutgefäße und den Blutdruck) Antagonisten. Pal und Rothberger fanden z. B., daß Tiere mit Lähmung der Atembewegungen und Aufhebung der indirekten Muskelerregbarkeit (bei Reizung des Ischiadikus) durch Curare, nach intravenöser Einspritzung von Physostigmin wieder normale Atembewegungen und Muskelerregbarkeit bekamen. Erneute Curareeinspritzung hatte dann wieder Lähmung zur Folge.

Zwei antagonistische Gifte können den gleichen oder einen anderen Angriffspunkt haben. Nur im ersteren Falle kann von einer Verdrängung der einen Giftwirkung durch die andere die Rede sein. Meist kennen wir aber den Angriffspunkt nicht genau, so z. B. nicht vom Physostigmin, während wir den von Curare zu kennen glauben. Haben zwei Gifte den gleichen Angriffspunkt, so nennt man sie wahre, wenn nicht, scheinbare Antagonisten. So ist Curare ein scheinbarer Antagonist von Strychnin, weil Curare nicht die Reflexerregbarkeit im Rückenmark herabsetzt — die durch Strychnin erhöht wird — sondern nur die Erregungsleitung vom Rückenmark zum Muskel in den motorischen Endplatten erschwert bzw. aufhebt. Man nennt ferner einen Antagonismus einen einseitigen, wenn nur die eine Giftwirkung von der anderen aufgehoben wird, einen doppel- oder wechselseitigen, wenn auch das Umgekehrte zutrifft. Bemerkenswert sind einige Besonderheiten. So z. B. ist Atropin in kleinerer Menge als Antagonist des Morphins zu betrachten. Bei steigender Atropingabe soll jedoch der Antagonismus in Summierung umschlagen.

Wichtig ist die Gewöhnung an ein Gift, so daß man z. B. allmählich größere Mengen Tabak, Alkohol, Morphin, Kokain, Arsenik ohne Lebensgefahr oder gar Erkrankung vertragen kann. Um was handelt es sich da? Um verringerte Empfindlichkeit der giftempfindlichen Zellen oder um Bildung von Antikörpern oder sonstigen das Gift hemmenden Stoffen oder um verringerte Aufnahme des Giftes? Wir müssen jeden Fall gesondert betrachten.

So soll, nach CLOETTA, die Resorption des per os eingenommenen Arseniks (As$_2$O$_3$) bei der Gewöhnung allmählich abnehmen und daher nur bei Einnahme per os eine gewisse Gewöhnung eintreten. Bei steigender Arsenikfütterung stellte er nämlich nicht nur eine Abnahme der im Harn ausgeschiedenen Arsenmenge fest, sondern außerdem, daß ein Hund, der sehr große Mengen Arsen per os ohne merkbaren Schaden nahm, der subkutanen Einspritzung von $1/_{62}$ der Giftmenge rasch erlag. Hiermit wird eine gewisse Herabsetzung der Empfindlichkeit bestimmter Zellen allerdings nicht ausgeschlossen, ihre Bedeutung jedoch in den Hintergrund gedrängt. Die Erfahrung, daß plötzliches Aussetzen eines regelmäßigen Arsenikgebrauchs schaden kann, ist noch nicht aufgeklärt.

Mehr oder weniger krankhafte Erscheinungen nach plötzlicher Enthaltung kommen auch bei chronischen Alkoholikern und Morphinisten vor. Bei Morphinisten, die sich das Morphin unter die Haut einspritzen, ist allmähliche Abnahme der Resorption wenig wahrscheinlich. FAUST und CLOETTA haben hingegen eine zunehmende Zersetzung des Morphins im Körper festgestellt. Es kommt aber darauf an, wie rasch diese Zersetzung eintritt, vor oder nach der Giftwirkung, und diese Frage ist noch nicht beantwortet. Außerdem weisen die Enthaltungserscheinungen auf eine ,,Gewöhnung" hin, die wir allerdings nicht näher anzudeuten vermögen. Der chronische Alkoholiker ist ebenso wie der Morphinist gleichsam auf ein abnormes Gleichgewicht bestimmter Funktionen eingestellt. Er empfindet das nicht als eine Störung, sondern als ein Lebensbedürfnis. Inwiefern das Bedürfnis an dem Gift Folge der Giftwirkung, inwiefern es schon vor dem chronischen Giftgebrauch als Äußerung eines Konstitutionsfehlers bestand, vermögen wir allerdings nicht anzugeben. Von Antikörperbildung hat man nichts auffinden können.

Gewöhnung umfaßt als Genus mehrere Spezies. Man kann sich an thermische Schädlichkeiten durch Abhärtung, an psychische ,,Reize", an lauten Schall und an sehr viel andere Dinge gewöhnen, wobei die Empfindlichkeit abzunehmen scheint. Man kann sich in den Tropen ,,akklimatisieren" usw. Einzellige Organismen vermögen sich an andere Nährboden anzupassen: Der Milzbrandbazillus, der anfangs in einem Nährboden, der über 0,005% Borsäure enthält, nicht wächst, kann sich durch Gewöhnung noch bei 0,007% Borsäure entwickeln (KOSSIAKOFF). So tötet der Humor aqueus des Kaninchens in Bouillon gezüchtete Typhusbazillen. Durch Hinzufügung von allmählich mehr Humor zum Bouillon wachsen diese Bakteien schließlich besser im Humor als im Bouillon (HAFFKIN). Das Plasmodium der Myxomyzeten wird, vom Wasser in eine 2%ige Traubenzuckerlösung gebracht, getötet. Eine viel schwächere, z. B. $1/_2$ oder $1/_4$%ige Lösung wird anfangs gemieden und kann durch beschleunigte Einwirkung die Plasmodien töten. Die Schleimpilze können sich jedoch allmählich an eine konzentriertere Zuckerlösung anpassen. Ein Plasmodium, das sich nach mehreren Tagen in einer 2%igen Traubenzuckerlösung angepaßt und zahlreiche Fortsätze in der Flüssigkeit ausgebreitet hatte, wurde durch plötzlichen Ersatz der Zuckerlösung durch reines Wasser stark geschädigt (STAHL). In allen solchen Fällen vermag Immunität ohne weiteres die Enthaltungserscheinungen, das Bedürfnis am Stoff, der zuvor giftig war, nicht aufzuklären. Wir stehen hier vor Fragezeichen.

Faktoren, welche Giftwirkung fördern.

Solche sind Entwöhnung nach Gewöhnung, vorbereitende oder gleichzeitige Einwirkung anderer Gifte oder ungiftiger Stoffe, Überempfindlichkeit und bei Giften, die im Gewebe entstehen, wahrscheinlich auch der Status nascendi.

Wir sahen im vorigen schon, daß Enthaltung eines Giftes schädigen kann, und zwar um so mehr, je plötzlicher sie stattfindet. Bei seniler Involution, bei langsam fortschreitender Zerstörung einer Drüse (Schilddrüse, Nebennieren) durch Krebs, Tuberkulose usw. kann man wahrscheinlich — es ist nicht nachgewiesen — besser die allmähliche Entziehung als eine plötzliche durch operative Entfernung vertragen. Es tritt dann eine gewisse Entwöhnung ein.

Es können zwei Gifte oder ein Gift bei wiederholter Einnahme die Wirkung verstärken: Gegenüber Antagonismus kennen wir Summierung desselben Giftes (kumulative Wirkung), Synergie (Addition) mehrerer Giftwirkungen, während neuere Beobachtungen auch auf eine Potenzierung der Giftigkeit bzw. arzneilicher Wirksamkeit hinweisen.

Summierung (kumulative Wirkung) eines Giftes kommt vor bei Digitalis und Strychnin. Es scheint die Wirkung jeder einzelnen Dose langsam abzuklingen. Kommt nun eine neue Dose hinzu bevor die Wirkung der vorigen aufgehört hat, so tritt Summierung, also eine Superposition, eine Aufeinanderstauung von Wirkungen ein. Weil. Prof. SNELLEN, der Augenarzt, wies seine Schüler darauf hin, daß mitunter eine sehr kleine Quecksilbergabe bei einem Patienten, der schon vor längerer Zeit eine Quecksilberkur durchmachte, eine akute Quecksilbervergiftung zum Ausbruch bringen kann. Langsame Ausscheidung des Giftes, wie für Strychnin und Quecksilber es zutrifft, kann Superposition von Wirkungen fördern. Außerdem kommt erhöhte Empfänglichkeit in Betracht, die nicht mit Superposition der Wirkung zu verwechseln ist. Überempfindlichkeit für ein Gift kann wahrscheinlich als Protoplasmaeigenschaft ererbt, sie kann aber auch durch besondere Einwirkungen, vielleicht sogar durch das Gift selbst erworben sein. Die Überempfindlichkeit ist nur für bestimmte Stoffe einigermaßen untersucht (s. dort). Die kumulative Wirkung von Digitalis wird Aufspeicherung im Herzen zugeschrieben.

Wir müssen hier schließlich auf die Summierung unendlich kleiner Wirkungen weisen, deren jede einzelne sich der Beobachtung entzieht. Die „Gutta cadens" erscheint in mannigfacher Form in der belebten und unbelebten Natur. Die Sonne, die täglich während kurzer Zeit einen farbigen Gegenstand bescheint, kann ganz allmählich seine Farbe ändern. So ist es möglich, daß bei gewisser fehlerhafter Lebensweise zunächst eine chronische Leberhyperämie, dann ganz allmählich eine schleichende Leberentzündung (Zirrhose) entsteht infolge von Schädigung durch ganz geringe Mengen enterogener Stoffe. Es kommt auch bei wiederholter geringfügiger Schädigung darauf an, ob jedesmal vollkommene Wiederherstellung erfolgte vor der folgenden Schädigung. Die Pathogenese solcher Veränderungen kann durch Versuche schwer nachweisbar sein.

Ferner kennen wir Synergie zweier oder mehrerer in derselben Richtung wirkenden Stoffe. Dabei findet eine einfache Addition der Wirkungen oder gar nach neueren Angaben eine noch stärkere Wirkung als die Summe der einzelnen Wirkungen statt. Man redet im letzteren Fall von Potenzierung, Vervielfältigung der Wirkung, in ganz anderem Sinne als HAHNEMANN.

LÉPINE hat schon 1886 eine sehr wirksame Mischung mehrerer Antiseptika zu Gewebsdesinfektion empfohlen. Jedes einzelne Antiseptikum war dabei so sehr verdünnt, daß es weder für die Bakterien, noch für die Gewebe als schädlich zu betrachten war. EMIL BÜRGI hat neuerdings betont, daß Arzneigemische, deren einzelne Bestandteile aus einer und derselben pharmakologischen Gruppe stammen

— z. B. zwei Narkotika der Fettreihe, oder zwei Opiumalkaloide — wirken wie die Summe der Bestandteile. Es findet also Addition der Einzelwirkungen statt. Stammen aber die Bestandteile des Gemisches aus verschiedenen pharmakologischen Gruppen, wie Morphin und Chloralhydrat, so ist die Wirkung des Gemisches größer als die Summe der Einzelwirkungen, es tritt somit Wirkungspotenzierung ein. Bürgi hat die Wirkung von Gemischen von Narkotika untersucht, hält aber Potenzierung auch für andere Arzneien (und Gifte) für wahrscheinlich, z. B. für Abführmittel. Verschiedenheit des pharmakologischen Angriffspunktes sei dabei, ebenso wie das Nacheinander zweier oder mehrerer Einzelwirkungen, von Bedeutung. Meltzer und Gates stellten dann fest, daß 0,15 bis 0,20 g Natriumoxalat und 0,7 bis 0,8 g Magnesiumsulfat, jedes an und für sich unter die Haut bei Kaninchen eingespritzt, nur geringe Wirkung hat. Zusammen aber bewirken sie tiefe Betäubung, während Natriumoxalat an und für sich das Kaninchen gar nicht betäubt. Durch Kalziumsalze wird diese Betäubung, ebenso wie die durch Magnesiumsulfat, rasch gehoben. Macht und seine Mitarbeiter stellten ähnliches fest für die Opiumalkaloide.

Diese Befunde fordern zu weiterer Forschung auf. Von Bedeutung ist, daß einige Lipoide eine bestimmte Giftwirkung fördern: so tritt hämolytische Wirkung von Kieselsäure (Landsteiner und Jagic) sowie von Borsäure (Arrhenius) nur ein in Gegenwart von Lezithin, das ferner die hämolytische Wirkung des Kobragiftes verstärkt (Kyes), während Cholesterin, Zerebron und Pepton die Wirkung des Pilokarpins verstärken (Storm van Leeuwen u. a.).

Bis jetzt hat man, soviel ich weiß, noch gar nicht die Möglichkeit berücksichtigt, daß ein Gift in statu nascendi stärker wirkt, bzw. daß ein Stoff nur im Augenblick seiner Entstehung, unter bestimmten Umständen, bestimmte andere Stoffe (Zellbestandteile) angreift. Wir wissen z. B., daß Kohlenstoff und Wasserstoff sich nur dann zu CH_4 (Methan, Grubengas) verbinden, wenn die beiden Elemente sich bei Rotglühhitze in statu nascendi finden. So entsteht auch Chlor aus HCl, wenn Sauerstoff in statu nascendi auf HCl einwirkt. Es fragt sich, ob mikrobielle, nämlich aus zerfallenden Mikroben freikommende Stoffe, die im Gewebe gebildet werden, ob auch Stoffe, oder richtiger Atomgruppen, die beim Stoffwechsel entstehen, unter besonderen Umständen bei ihrer Entstehung nicht anders wirken als sonst.

Die verschiedenen Giftwirkungen erfolgen, auch bei gleicher Einverleibung, nicht gleich rasch. So erfolgt subkutane Hyoszinvergiftung viel rascher als subkutane Sublimatvergiftung. Wir verstehen den Unterschied, wenn wir bedenken, daß das Quecksilber nur durch ausgedehnte anatomische Veränderungen von Darm, Nieren usw. schadet, die Zeit fordern, während Hyoszin wahrscheinlich durch Einwirkung auf einige Bestandteile einiger Ganglienzellen, durch molekulare Wirkung schadet. Im allgemeinen gibt es eine Latenz der Giftwirkung, die um so länger dauert, je ausgedehnter die erforderlichen anatomischen Veränderungen sind und je langsamer sie entstehen. Die individuelle Empfindlichkeit für das Gift und für die Gewebsveränderungen sowie für bestimmte Funktionsstörungen, kurz, Konstellationen verschiedener Faktoren (auch Eigenschaften) in Organen und Geweben machen sich dabei geltend. Wir kennen noch lange nicht die vollständigen Konstellationen, welche die individuellen Empfindlichkeiten darstellen. Die im obigen angedeuteten Faktoren zwingen schon zur Annahme, daß sie recht verwickelt sind. Remissionen, sogar Intermissionen der Vergiftungserscheinungen kommen vor, wie z. B. bei der Arsenvergiftung, ohne daß wir sie verstehen.

Änderungen der Konstellation(en) sind dabei anzunehmen, aber welche? Unsere dürftige Kenntnis der Konstellationen zwingt zu größter Vorsicht bei der Anwendung von Versuchsergebnissen, besonders solcher in vitro.

Einteilung der Vergiftungen. Hetero- und Autointoxikationen.

Eine Einteilung der Gifte auf chemischer Grundlage oder eine pharmakologische Einteilung oder eine solche in antigene und nichtantigene Gifte ist für unseren Zweck weniger geeignet als eine Unterscheidung in exo- und endogene Gifte, je nachdem sie außerhalb oder innerhalb des Organismus entstehen, und ferner in hetero- und auto- oder histiogene, je nachdem sie nicht oder wohl von den eigenen Körperzellen gebildet wurden, je nachdem es körperfremde oder eigene Stoffe sind. Gifte, die im Gewebe, aber aus Bakterien entstehen, sind heterogene. Nur eigene metabolische Gifte sind endogene und histiogene. Vom ursächlichen Gesichtspunkt aus unterscheiden wir somit: a) Vergiftungen durch von außen aufgenommene Stoffe (Heterointoxikationen), b) Vergiftungen durch eigene Stoffwechselprodukte (Autointoxikationen).

So einfach nun diese Unterscheidung in Hetero- und Autointoxikationen zu sein scheint, so schwer ist sie manchmal durchzuführen. So ist z. B. die Deutung der enterogenen Vergiftungen manchmal schwer. Jede Vergiftung durch einen im Darm aufgenommenen Stoff, gleichgültig ob dieser außerhalb des Darms und gar des Körpers, wie Sublimat und Mutterkorn, oder im Darm gebildet wurde, ist eine enterogene oder „resorptive". Der Darminhalt gehört zur Außenwelt, durch die Darmschleimhaut getrennt von der Innenwelt. Auch der Botulismus, die Milch- und Käsevergiftungen durch Giftbildung in Milch bzw. Käse durch Bakterien (FLÜGGE, VAUGHAN), sind enterogene Vergiftungen (s. unten).

In Fleisch, Wurst, Fischen, sogar in Gemüsen, die nach längerer Aufbewahrung oder in konserviertem Zustande gebraucht werden, kann sich eine vom Bac. botulinus gebildetes Gift finden. VAN ERMENGEM wies diese anaerobe Bakterie 1895 nach, die gleichsam in Herden oder Inseln im Fleisch wächst und das Gift bildet, das also nicht gleichmäßig im Nahrungsmittel verbreitet ist, so daß nicht alle, die es genießen, in gleichem Maße oder überhaupt erkranken. Das Nahrungsmittel kann zugleich putride Veränderungen, die sich durch Gasblasen und üblen Geruch verraten, aufweisen. Diese Fäulnis kann aber fehlen und es können nur wenige Fäulnisbakterien nachweisbar sein. Die ersten Erscheinungen einer durch Gebrauch eines solchen Nahrungsmittels eintretenden Fleisch-, Wurst- oder Fischvergiftung pflegen nach 24 bis 36 Stunden einzusetzen und sind denen einer Atropinvergiftung sehr ähnlich: Akkommodationslähmung, starke Pupillenerweiterung, Doppeltsehen, Trockenheit und Rötung der Mund- und Rachenschleimhaut, die Trockenheit durch Aufhören der Speichelabsonderung, Aphonie, d. h. Erscheinungen von Kernlähmung der Hirnnerven. Ferner können Erbrechen und Durchfall oder eben Verstopfung hinzukommen. Fieber fehlt gewöhnlich. Heilung kann erfolgen, der Tod ist aber auch möglich. Bei der Autopsie findet man vornehmlich Hyperämie des zentralen Nervensystems und anderer innerer Organe. Eine solche Vergiftung kann oft mehrere oder alle Mitglieder einer Familie oder gar eine größere Gruppe von Personen, die das gifthaltige Nahrungsmittel genossen haben, befallen.

Es kommen aber auch „Fleischvergiftungen" vor, die scharf vom Botulismus zu trennen und die nicht einem fertigen exogenen Gift, sondern einer Darminfektion zuzuschreiben sind. Und zwar sind es Bakterien der Paratyphus- oder Hogcholeragruppe, die mit genossenem Fleisch oder mit etwas anderem in den Darm gelangen, daselbst wachsen und Gifte bilden, genau so oder ähnlich, wie es der Typhusbazillus tut. Zu dieser Paratyphusgruppe gehören der Bac. enteritidis GÄRTNER, der Paratyphusbazillus B (SCHOTTMÜLLER) und noch einige andere mehr oder weniger ähnliche Bazillen. Sie können eine dem Abdominaltyphus ähnliche, aber gewöhnlich leichtere Krankheit oder Cholera nostras paratyphosa, oder eine leichtere Gastroenteritis bewirken. Bei KOLLE und HETSCH, sowie bei SCHOTTMÜLLER findet man weitere Einzelheiten. Diese Erkrankungen können epidemisch oder als Massenerkrankungen, aber auch sporadisch auftreten.

Aber auch diese durch bakterielle, obwohl im Darm gebildete Gifte bewirkten Erkrankungen gehören nicht zu den Auto-, sondern zu den Heteroinfektionen. Auch Gifte, die durch Bakterien innerhalb eines Gewebes, also endogen, abgegeben werden, gehören zu den körperfremden Stoffen und die dadurch entstehenden Vergiftungen zu den Heterointoxikationen. Während also die Unterscheidung in endo- und exogene Gifte sich auf den Ort der Bildung, innerhalb oder außerhalb des Körpers bezieht, umfassen die endogenen Gifte nicht nur die von den eigenen Körperzellen, die histiogenen, sondern auch die von gewissen fremden Zellen gebildeten Gifte. Allerdings kann eine Zusammenwirkung eigener mit fremden Zellen stattfinden, wie eben im Darm, wo Bakterien eine Rolle bei der Verdauung spielen, oder eine Wechselwirkung zwischen Verdauungssäften, etwaigen in den Darm ausgeschiedenen Stoffwechselprodukten und exogenem Darminhalt. Damit erwächst Schwierigkeit der Abgrenzung der Auto- und Heterointoxikationen. Die Vergiftung, die bei Brucheinklemmung eintreten kann, ist vielleicht einer Zusammenwirkung von histiogener und bakterieller Giftbildung zuzuschreiben, somit gemischter Natur. Wir dürfen nicht einfach verabreden: wo Bakterien irgendwo im Körper wachsen und Gifte bilden, betrachten wir die dabei auftretende Vergiftung als eine heterogene. Wenn z. B. bei einem Patienten mit einer chronischen Eiterung amyloide Entartung der Nierengefäße und infolgedessen Oligurie bzw. Anurie eintritt, so ist die amyloide Entartung wahrscheinlich einer bakteriellen, somit heterogenen Giftwirkung zuzuschreiben. Häufen sich aber durch die ungenügende Harnbildung Stoffwechselprodukte im Körper an, so ist die Möglichkeit einer Autointoxikation gegeben.

Noch ein Fall: Es kann ein ungiftiger Stoff im Magen oder Darm in einen giftigen umgewandelt werden, wie KCN in HCN oder wie Ferrozyankalium HCN abgibt. Das nennen wir nicht eine Auto-, sondern eine Heterointoxikation, deshalb, weil die Umwandlung im Mageninhalt, somit in der Außenwelt, sei es auch durch Magensaft, stattfindet, und keine histiogene, metabolische Giftbildung vorliegt. Das Gift ist ein körperfremder Stoff.

Wir unterscheiden somit:

I. Exogene Vergiftungen. alle heterogene.

II. Endogene Vergiftungen: a) autogene (histiogene, metabolische),
b) heterogene, parasitäre.

und vielleicht c) gemischte.

Heterogene Vergiftungen (Heterointoxikationen) entstehen nicht nur durch chemisch bekannte, sondern auch durch wenig oder nicht gekannte parasitäre Gifte, auch die welche im Gewebe, bei Infektion, entstehen. Keine Bakterie schädigt, wie wir annehmen zu müssen glauben, einen lebenden Organismus ohne Giftwirkung. Der Bac. botulinus und ähnliche schädigen durch ein ganz außerhalb des Organismus gebildetes Gift. Der Botulismus ist somit eine reine Heterointoxikation.

Bei Infektion handelt es sich aber nicht bloß um parasitäre Giftwirkung, sondern außerdem um Wachstum des Parasiten, das der Giftbildung voraufgeht und zugrunde liegt. Es ist dabei somit nicht nur eine bestimmte Giftempfindlichkeit erforderlich, sondern außerdem muß der Parasit einen geeigneten Nährboden im Wirtsorganismus finden.

Wir wollen hier noch nur bemerken, daß wir von den mikrobiellen Giften überhaupt recht wenig wissen. Man hat sie noch nicht einmal sicher in reinem Zustande abgesondert. Denn ob die aus Bakterien bzw. Bakterienkulturen gewonnenen giftigen Stoffe einheitlich und nicht mit anderen vermischt, ob sie den „natürlichen", nachzuweisenden Stoffen gleich oder durch die recht umständlichen Gewinnungsvorgänge zerlegt oder sonstwie durch Einwirkung von Säuren, Alkalien usw. geändert sind, wissen wir nicht. Vergessen wir nicht, daß man manchmal nur die große Labilität solcher Körper sicher nachgewiesen hat. Auf die Ptomaine, Proteine, Endo- und Exotoxine kommen wir S. 149 und S. 352 zurück — die Endo- und Exotoxine kennen wir nur aus ihrer Einwrkung auf den tierischen Organismus.

Während man allgemein die mikrobiellen Gifte als zusammengesetzte Körper betrachtet, haben einige Forscher in letzter Zeit die tierischen und Pflanzengifte als einfachere Stoffe bezeichnet. Nach Faust, Flury u. a. sind solche Gifte sicher nicht alle eiweißartige; sind sie mit Eiweißstoffen vermischt, so kann man sie ohne diese fällen. Viele tierische Gifte sind keine Alkaloide, doch mehr oder weniger gewissen Pflanzengiften verwandte, oder ähnliche nicht-basische, N-freie Stoffe. Manches tierische Gift stellt übrigens eine Mischung giftiger Stoffe dar. Tierische Gifte stehen in naher Beziehung zum Cholesterin und zu den Gallensäuren. Dem Cholesterin der Tiere entsprechen das Phytosterin und andere Sterine der Pflanzen und die Gallensäuren sind in ihrer Wirkung den pflanzlichen Seifenstoffen, den Saponinen und Sapotoxinen. sehr ähnlich. Faust hat aus Schlangengiften „tierische Sapotoxine" gewonnen. Cholesterin und gewisse Saponine in den Pflanzen werden als den Terpenen (hydrierten Derivaten von Zymol, $C_{10}H_{14}$, und ihren Substitutionsprodukten) sehr nahe verwandt, und die Saponine zum Teil als Glukoside betrachtet. Nach ihrer pharmakologischen Wirkung gehören Gallensäuren und Saponine zur gleichen Gruppe (Flury). Selbst bei Wirbellosen finden sich stickstofffreie Gifte der Terpenreihe (Flury). Andere tierische Gifte sind Basen, Bestandteilen des Mutterkorns ähnlich, wie z. B. das Gift im Speicheldrüsensekret der Tintenfische. Vielleicht werden auch die Toxine sich als obigen Giften verwandt erweisen (vgl. Flury).

Nicht Giftbildung, sondern der Giftzahn macht Giftschlangen gefährlich, denn auch ungefährliche Schlangen und andere Tiere haben Giftdrüsen, die harmlose Ringelotter hat außerdem giftiges Blut. Auch Darmparasiten, Würmer, namentlich Ankylostomum duodenale und Necator americanus, sollen nicht nur durch ihren Biß die Darmwand schädigen, sondern außerdem, ohne nennenswerte Blutung oder sonstige Störungen der Darmtätigkeit, durch ein Gift Anämie hervorrufen.

Selbstvergiftungen (Autointoxikationen) entstehen durch Gifte metabolischen (ana- oder katabolischen) Ursprunges, also Stoffwechselprodukte. Im Darm finden sich auch solche, die zum Teil Verdauungsprodukte sind, die unter Einfluß von äußeren Verdauungssekreten unter Mitwirkung von Bakterien oder ohne solche entstanden sind. Bei regelmäßiger Stuhlentleerung schaden diese Stoffe nicht, bei trägem Stuhlgang aber und mehr noch bei Darmverschluß, wo Infektion hinzukommt, treten Vergiftungserscheinungen auf.

Im folgenden beschränken wir uns auf die metabolischen oder histiogenen Vergiftungen im engeren Sinne. Im allgemeinen kann eine solche Vergiftung eintreten entweder durch eine zu starke Anhäufung, eine zu große Konzentration normaler Stoffwechselprodukte in den Geweben infolge von einem Mißverhältnis zwischen Bildung einerseits und Zerlegung bzw. Bindung oder Abfuhr andererseits, oder die Vergiftung kann durch abnorme Stoffwechselprodukte stattfinden.

Unter den normalen Endprodukten des Stoffwechsels kennen wir mehrere, die in gewisser Konzentration dem eigenen Organismus schädlich werden. Dies gilt sowohl für ein- wie für mehrzellige Organismen. So bildet der Milchsäurebazillus in einem Nährboden, der Milchzucker, Rohrzucker oder Traubenzucker enthält, Milchsäure (optisch unwirksame α-Oxypropionsäure), die in gewisser Konzentration die Bazillen tötet. Nur durch rechtzeitige Neutralisation der Säure wird ein weiteres Wachstum ermöglicht. In manchen infektiösen Entzündungsherden, in einem alten Abszeß ebenso wie in altem, luftdicht aufbewahrten Eiter, in einem gonorrhoischen Pyosalpinx, in einem bindegewebigen tuberkulösen Herd tritt allmählich Sterilisation ein. Allerdings ist nicht erwiesen, daß die Bakterien da einfach Selbstmord getrieben haben und nicht durch Stoffe des Wirtsorganismus oder durch Hunger getötet sind. Die Möglichkeit des Selbstmordes müssen wir aber jedenfalls berücksichtigen. Ferner stellt Kohlensäure, ein Endprodukt des Stoffwechsels, ein schweres Gift für den tierischen Organismus dar. Sie häuft sich bei ungenügender äußerer oder innerer Atmung rasch bis zu einer schädlichen, u. a. betäubenden Konzentration an. Im ersteren Fall wird sie allen Organen und Geweben mehr oder weniger schädlich, im zweiten Fall nur jenem Organ oder Gewebe, dessen innere Atmung gestört ist. Luft mit 0,07 % Kohlensäure taugt schon nicht. Bei langsamer Vergiftung tritt rauschartige Benommenheit oder eine andere Bewußtseinsstörung ein. Enthält die Luft mehr als 15 % Kohlensäure, wie in vulkanischen Grotten, Gruben, Brunnen usw., so kann der Tod sofort erfolgen.

Zu den normalen Endprodukten des Stoffwechsels, welche durch Anhäufung bis zu gewisser Konzentration dem Organismus schädlich werden, gehören äußere und innere Sekrete und wahrscheinlich auch gewisse durch die Niere ausgeschiedene Stoffe. Daß ein inneres Sekret schädlich werden kann, macht nicht nur die GRAVES-BASEDOWsche Krankheit, sondern auch, wie der Versuch zeigt, die Einnahme einer zu großen Menge roher Schilddrüse, sehr wahrscheinlich. Es fehlt noch der Nachweis der Wirkung des reinen Sekrets (vgl. 22. Kap.). Daß ein äußeres Sekret giftig sein kann, beweist die Galle.

Unsere Kenntnis der Zwischenprodukte des Stoffwechsels (Produkte des intermediären Stoffwechsels) ist eine sehr dürftige. Wir kennen vom Stoffwechsel nicht viel mehr als die Anfangs- und Endstoffe. Treffen wir nun bei einer vermutlichen Selbstvergiftung einen Stoff in den Geweben an, den wir für ein metabolisches Zwischenprodukt halten, so wissen wir noch nicht, ob es ein normales oder ein abnormes ist. Der Nachweis eines metabolischen Giftes und einer Vergiftung durch dasselbe ist überhaupt eine schwierige Aufgabe. Keine Vergiftung ohne Einwirkung des Giftes auf Zellen. An diese bindet es sich oft. Diese Einwirkung auf bzw. Bindung an Zellen muß man nachweisen. Nun pflegt man, wenigstens zum Ausgangspunkt, den Nachweis eines giftigen Stoffes in Blut und Harn vorzunehmen. Das genügt jedoch offenbar nicht — das freie Gift in Blut und Harn schadet nicht, wenigstens nicht chemisch — man muß es in oder an den giftempfindlichen Zellen nachspüren, deren Tätigkeit gestört erscheint. Der Nachweis eines Stoffes in Blut oder (und) Harn des Menschen, der beim Versuchstier ähnliche Erscheinungen wie die beim Menschen beobachteten hervorruft, beweist nicht, daß beim Menschen dieses und kein anderes Gift wirksam war, besonders dann nicht, wenn er erst nach der Vergiftung erbracht wird. Es kommt darauf an, daß auch der Mensch bestimmte lebenswichtige Zellen hat, die für das Gift empfindlich sind. Und dann genügt die Bestimmung der Konzentration des Stoffes in Blut und Harn nicht, weil diese der Konzentration, in der es auf die giftempfindlichen Zellen einwirkte, allerdings gleich sein kann, nicht aber gleich sein muß. Es ist sogar denkbar, daß all das Gift an den empfindlichen Zellen gebunden und ein anderer für das Versuchstier, aber vielleicht nicht einmal für den Menschen giftiger oder kein anderer Stoff im Blut nachweisbar ist. Es ist möglich, daß ein solcher für das Versuchstier giftiger Stoff neben dem für den Menschen giftigen oder infolge der toxischen Stoffwechselstörung bei ihm entstand. Es gibt noch mehrere Möglichkeiten: so erinnern wir an die mögliche Bedeutung des Status nascendi, daß nämlich ein Stoff für das Versuchstier nicht giftig erscheint, während eine bestimmte Atomgruppe in Statu nascendi den Stoff sowohl für das Versuchstier wie für den Menschen schädlich macht. Aus all diesem geht genügend hervor, daß der Nachweis des Giftes im empfindlichen Gewebe, das von Blut und Lymphe zuvor befreit ist, erbracht werden muß. Der Nachweis der β-Oxybuttersäure in den Geweben beim diabetischen Koma (MAGNUS LEVY) stellt ein unentbehrliches Glied in der ursächlichen Beweisführung dar (s. unten).

Eine den Nachweis erschwerende Möglichkeit ist nicht nur die Bindung an Zellen und damit Veränderung des Giftes, sondern auch rasche Zerlegung usw. So wird Fleischmilchsäure (rechtsdrehende α-Oxypropionsäure), das als ein metabolisches Zwischenprodukt zu betrachten ist, im Organismus rasch zu Kohlensäure oder kohlensauren Salzen und Wasser oxydiert. Unter normalen Bedingungen hat man sie nicht im Blute nachgewiesen. Neuerdings aber fand ZWEIFEL sie im Blute von Frauen mit Eclampsia gravidarum. Er betrachtet sie als das ursächliche Gift, und weil es in dreimal größerer Menge im fötalen Blut gefunden wurde, als von der Frucht gebildet. Von anderen Erklärungsversuchen der Eklampsie schweigen wir.

Wir wollen als Beispiel eine autogene Säurevergiftung (Azidosis) etwas näher betrachten. Das klinische Bild ist von NAUNYN und seinen Schülern fest-gestellt; auch das Verständnis dieser Zustände verdanken wir ihnen in erster Reihe. Bei Zuckerharnruhr kann es zu Koma kommen: Dieses diabetische Koma wird manchmal von dyspeptischen Zuständen eingeleitet (F. KRAUS, FR. MÜLLER). STADELMANN hat es als Folge einer Säurevergiftung betrachtet. Das klinische Bild stimmt genügend mit dem der experimentellen Säurevergiftung und auch mit dem der Mineralsäurevergiftung des Menschen überein (vgl. MARCHAND). Außer-dem hat MAGNUS-LEVY β-Oxybuttersäure nicht nur im Harn, sondern auch in den Geweben nachgewiesen, und zwar letzteres in solcher Menge, daß sich eine Säure-vergiftung vollkommen daraus erklärt. Ob die β-Oxybuttersäure nur als Säure, oder außerdem durch eine besondere Affinität zu bestimmten Zellen elektiv schädigend wirkt, ist eine offene Frage. Azidosis bedeutet nicht etwa „Azidämie" — saures Blut hat man noch nie angetroffen —, sondern Abnahme der Blutalkaleszenz. Die Reaktion normalen Blutes ist nur schwach alkalisch, fast neutral. Nach H. ELIAS bewirken schon verhältnismäßig geringe Säuremengen (per os oder intravenös) spontane, mechanische und galvanische Übererregbarkeit des Nervensystems, welche durch Darreichung von Alkali abnimmt.

Wie tritt nun eine Säurevergiftung ein? Als ein Endprodukt des Eiweiß-abbaues betrachten wir das Ammoniak. Der größte Teil dieses Ammoniaks bildet wahrscheinlich Harnstoff, Ureum, $O = C = (NH_2)_2$ — nach SCHRÖDER stellt die Hundeleber aus Ameisensäure und kohlensaurem Ammoniak Ureum dar — der kleinste Teil bleibt unter normalen Umständen frei, bindet sich mit Säuren und wird als Ammoniaksalz im Harn ausgeschieden. Nimmt nun die Säurebildung im Organismus zu oder wird eine exogene Säure aufgenommen, so bindet diese Säure mehr Ammoniak und verringert die Harnstoffbildung aus demselben, hebt sie vielleicht sogar ganz auf. Die Ammoniakausscheidung im Harn nimmt dann zu, die Harnstoffausscheidung nimmt ab. Die Ammoniakausscheidung kann als Maß-stab, als Indikator der Säurebildung, oder richtiger der Säureanhäufung im Körper dienen, nämlich bis zu einer oberen Grenze, oberhalb welcher kein freies NH_3 zur Bindung verfügbar ist. Durch Zufuhr von Alkalien sinkt der Ammoniak-gehalt des Harns. So kann das Ammoniak Zellen und Gewebe gegen Schädigung durch Säure schützen. Überschreitet aber die Säureanhäufung gewisse Grenzen, so wird nicht alle Säure vom Ammoniak gebunden und sie greift die Blutalkalien und wahrscheinlich auch Bluteiweiß, weiter Zellbestandteile an. Die Blutalkaleszenz sinkt je nach der Menge freier Säure. Im diabetischen Koma ist die Blutalkaleszenz von 320 auf 120 verringert (MAGNUS-LEVY) und der CO_2-Gehalt des Blutes ge-wöhnlich verringert (MINKOWSKI). Allmählich machen sich dann auch Vergiftungs-erscheinungen bemerkbar, die sich bis zum Koma steigern können und als Folgen einer Einwirkung der überschüssigen freien Säure (und sauren Salze?) auf Zellen des Zentralnervensystems und andere lebenswichtigen Zellen zu betrachten sind. Die Tätigkeit dieser Zellen wird dadurch gestört und damit Herzwirkung, Atmung, Bewußtsein (Somnolenz, Sopor, Koma diabeticum). Ohne Schädigung von Zellen können wir uns denn auch keine Vergiftung denken. In der Tat hat MAGNUS-LEVY 100 bis 200 g Säure in Organen beim Koma diabeticum nachgewiesen, was zu einer Vergiftung genügen dürfte. Sehr große Mengen Ammoniak und zugleich weniger Harnstoff hat man beim Koma diabeticum im Harn gefunden. Wie aus obigem erhellt, ist die vermehrte Ammoniakausscheidung somit nicht etwa Folge der Säurevergiftung, sie ist Folge und Maßstab nur der Säureanhäufung, die erst dann zu Vergiftung führt, wenn nicht alle Säure durch Ammoniak und andere Alkalien außerhalb der Zellen gebunden wird: erst dann greift freie Säure Zellen an, vorausgesetzt, daß die Säure nicht in diesen Zellen oder ihrer mittelbaren Umgebung entsteht.

Man hat das diabetische Koma durch Alkalien zu bekämpfen gesucht, nicht immer aber mit Erfolg. Widerspricht diese Erfahrung der Annahme einer Azidosis? Nicht ohne weiteres. Wir können uns sehr wohl denken, daß die einmal von der Säure angegriffenen, vergifteten Zellen nicht durch das eingenommene oder eingespritzte Alkali zu entgiften sind. Man soll also das Koma zu verhüten suchen und schon bei drohendem Koma, bei steigender Ammoniurie und bei Azetongeruch aus dem Mund Alkalien zuführen. Aus obiger Darstellung ergibt sich, daß auch sämtliche Azetonkörper im Harn erscheinen können, bevor Vergiftung eintritt.

Die schützende Rolle des Ammoniaks macht es begreiflich, daß der Mensch und der Fleischfresser, die viel mehr Ammoniak bilden als die Pflanzenfresser, auch viel besser eine Säureanhäufung im Körper vertragen als dieser. Führt man beim Fleischfresser und beim Pflanzenfresser eine Säure ein, die im Körper unverändert bleibt wie Salzsäure und Benzoesäure, so treten beim Pflanzenfresser bald Vergiftungserscheinungen auf, während beim Fleischfresser zunächst der Ammoniakgehalt des Harns zunimmt. Dem Fleischfresser ist die stärkere Ammoniakbildung schon unter normalen Umständen nützlich, weil er schon dann mehr Säure im Körper bildet als der Pflanzenfresser. Die Fleischnahrung ist ja der Typus einer sauren Nahrung. Wir kommen hierauf später zurück.

Eine andere histiogene Säurebildung, nämlich von Harnsäure, kommt bei Gicht (s. dort) vor. Sehr wahrscheinlich kommen noch andere Selbstvergiftungen vor durch abnorme Zwischenprodukte des Stoffwechsels oder durch normale, aber in ungewöhnlich starker Konzentration. Wir vermuten auch hier weit mehr als wir wissen.

6. Kapitel.

Ursächliche Faktoren zusammengesetzter oder noch nicht zu deutender Natur.

Manchmal begegnen wir Wirkungen, wobei Faktoren unbekannter Natur im Spiele sind. Wir haben Grund für die Annahme, daß dann nicht selten, vielleicht sogar in der Regel immer, nicht ein Faktor, sondern eine Gruppe sogar eine innere Konstellation von Faktoren sich zunächst der Erkennung entzieht, indem wir nachher Faktoren bekannter physikalischer, chemischer oder physiologischer Natur nachweisen. Zu solchen Zusammenstellungen von Faktoren gehören Konstitutionen, Dispositionen zu bestimmten Infektionen oder Krankheiten, Anlagen zu bestimmten Krankheiten (10. Kap.), Hungerzustände, Avitaminosen. Ferner Faktoren wie Ermüdung, Erschöpfung, Überanstrengung, seelische Faktoren, Abnützung, z. B. elastischer Gewebe (Emphysem, gewisse Gefäßveränderungen), andere Krankheiten, Vergiftungen und Infektionen, Trauma, Erkältung und gesellschaftliche Faktoren.

Wir wollen hier nur einige Beispiele besprechen, weil andere an anderen Stellen dieses Werkes näher betrachtet werden. Hungezustände, Ermüdung, Erschöpfung, Überanstrengung können die Entstehung bzw. den ungünstigen

Verlauf einer Krankheit wahrscheinlich begünstigen durch Verringerung der vorhandenen, verfügbaren Energie. Durch Hungern sehen wir sogar die Zelle atrophisch werden. Ihre Funktionstüchtigkeit nimmt damit ab und zugleich wohl ihre Widerstandskraft. Bei der einfachen Atrophie nehmen wir nur quantitative, keine qualitative Änderungen an, womit aber Zunahme einer bestimmten Empfindlichkeit für bestimmte Gifte, z. B. Narkotika, nicht ausgeschlossen erscheint. Außerdem kommen bei solchen Zuständen Vergiftung durch Ermüdungsstoffe, geänderte Blutverteilung, Gefäßlähmung überhaupt und schließlich ungenügende Herzwirkung und gestörter Blutkreislauf in Betracht. Der weitgehende Einfluß von Ermüdung und Erschöpfung erhellt z. B. aus der erhöhten Reizbarkeit des Nervensystems: Erscheinungen wie bei der reizbaren Schwäche (Neurasthenie) stellen sich ein, Überempfindlichkeit für Sinnesreize (Licht, Lärm) usw. Besonders, wenn ungenügender Schlaf und ungenügende Nahrung hinzukommen, kann bei dazu disponierten oder veranlagten Personen eine Psychose erfolgen. Die Inanitionspsychosen gehören hierher. Körperliche und geistige Ruhe mit geeigneter reichlicher Nahrung vermögen oft rasche Heilung herbeizuführen. Übrigens fördern obige Faktoren manchmal die Entstehung oder den ungünstigen Verlauf von Katarrhen, Herzinsuffizienz und Tuberkulose. Der bedeutende vermehrende Einfluß der Unterernährung auf die Zahl der klinisch erkennbaren Tuberkulose ist während des Weltkrieges in den kriegführenden Ländern deutlich zutage getreten. Den ungünstigen Einfluß wiederholter Ermüdung auf klinisch erkannte Lungentuberkulose läßt sich unschwer nachweisen

Sorgen und Kummer ermüden durch quälende Gedanken. Ob und wie sie außerdem schädigen, nicht am wenigsten das Herz, ist eine unbeantwortete Frage. Sie vermögen Schlaf, Eßlust und Verdauung zu stören. Auch körperlicher Schmerz vermag es. Ärger schädigt das Herz und Nervensystem.

Das Ermüdungsgefühl ist trügerisch. Fängt man an, sich müde zu fühlen, so ist man es schon, oft schon bedeutend. Besonders Kinder fühlen Ermüdung nicht bald, sie geben sie jedenfalls nicht bald an. Ihre rote, warme Ohren durch verringerten Gefäßtonus verraten sie aber. Wiederholte starke Ermüdung vermag Taubheit zu verschlimmern, schon durch Zunahme der Hyperämie des Mittelohres. Andererseits schwindet Ermüdung nicht so rasch, wie es der Fall zu sein scheint. So haben ZUNTZ und SCHUMBURG nachgewiesen, daß der Sauerstoffverbrauch für den dritten von drei aufeinander folgenden anstrengenden Märschen um 8 bis 13% höher liegt als für den ersten, und sie haben von einer „Nachwirkung der Ermüdung" gesprochen. Was sie ist, wissen wir nicht. Vielleicht spielt Ataxie und dadurch Energieverschwendung dabei eine Rolle. Ermüdung führt ja zu unnötigen Bewegungen. Nach VON BASCH haben große Muskelbewegungen kardiale Atemnot und dadurch Blutstauung in den Lungen zur Folge.

Starke Körperanstrengung kann von Angina, Typhus, Lungenentzündung und anderen Infektionen gefolgt werden. Manchmal sind die Fälle nicht unzweideutig, indem der Patient zugleich Hunger gelitten oder sich einer Erkältung ausgesetzt hat.

Schließlich wollen wir einiges über die Rolle seelischer Faktoren bemerken. Wir haben schon früher gesagt, daß die körperliche Leistungsfähigkeit überhaupt bedeutend zunehmen kann durch gehobene, abnehmen durch gedrückte Stimmung. Angst kann sie unter Umständen vermehren, wo es z. B. gilt, einem Feind zu entrinnen. Auch bei der Entstehung von Krankheiten machen sich seelische Einflüsse geltend. Wir haben schon solche auf die Herztätigkeit erwähnt. Mehrere Sekretionen nehmen durch melancholische Stimmung ab. Ferner kann der Appetit so gering werden, daß ein Hungerzustand eintritt. Der Schlaf kann bedeutend gestört werden. Alle diese Faktoren können Veränderungen im Körper bewirken, welche der Entstehung bestimmter Krankheiten, z. B. Seelenkrankheiten (s. oben), Lungenschwindsucht, Zuckerkrankheit usw. Vorschub leisten. Wie sie es tun, können wir nur zum Teil ganz vage andeuten: durch Schwächung des Ernährungszustandes und der Funktionstüchtigkeit, vielleicht auch durch Änderung der Blutverteilung. Das Gehirn, der Sitz der Seele, ist offenbar korrelativ innig mit den übrigen Organen verbunden. Die oft heilende Wirkung körperlicher und seelicher Ruhe bei Basedowscher Krankheit z. B. weist darauf hin.

Noch eine körperliche Veränderung durch seelische Einflüsse müssen wir nämlich erwähnen, und zwar die der Blutverteilung. Die Schamröte, das Erblassen durch Schreck sind bekannte Beispiele. Durch heftigen Zorn kann eine gewaltige Lungenhyperämie („apoplexie pulmonaire") auftreten, wie einige Fälle plötzlichen Todes beweisen. BROUARDEL erwähnt solche. CL. BERNARD, BROWN-SÉQUARD, NOTHNAGEL u. a. riefen durch Verletzung der nervösen Zentralorgane, BOUCHARD durch Unterbindung der Drosselader mit Durchschneidung des gleichseitigen Halssympathikus, bei Kaninchen und Hunden Lungenhyperämie und Lungenblutungen hervor. Bei der Beurteilung der Bedeutung einer geänderten Blutverteilung muß man die statische und die dynamische Frage unterscheiden (s. dort).

Als physiologische Begleiterscheinungen seelischer Vorgänge dürfen nur solche körperliche Veränderungen bezeichnet werden, die bei allen Personen unter gleichen Versuchsbedingungen und bei derselben Person bei demselben seelischen Vorgange immer wieder eintreten. Es müssen die Personen normal, gut ausgeschlafen, nicht ermüdet sein. Sonst ist Umkehrung der Volumenänderung, d. h. der Änderung der Blutverteilung (s. unten) möglich (ERNST WEBER).

A. Mosso stellte bestimmte Volumenänderungen, die als Ausdruck der Änderungen der Blutfülle des Arms zu betrachten sind, fest. Mehrere Forscher haben seine plethysmographischen Befunde bestätigt. So nimmt die Blutfülle des Armes oder des Fußes ab, wenn die Aufmerksamkeit der Versuchsperson gesteigert wird. A. LEHMANN und E. WEBER haben auf Fehlerquellen bei solchen Bestimmungen hingewiesen, indem, wie z. B. bei den Untersuchungen WILH. WUNDTS über den Einfluß von Lust und Unlust, Spannung und Lösung usw. sich zugleich entgegengesetzte seelische Einflüsse geltend machen. WEBER hat nicht nur das Arm-, sondern auch das Ohrvolumen beim Kopfrechnen, bei Erschrecken, auch den blutdruckerhöhenden Einfluß eines lauten Pfiffes vor dem Ohre des Versuchstieres, wie CONTY und CHARPENTIER es taten usw., bezeichnet. Durch elektrische Reizung bestimmter Punkte des motorischen Hirnrindenbezirkes sah WEBER eine Volumenzunahme der entsprechenden Extremität eintreten, was wohl einer Erweiterung kleiner Gefäße zuzuschreiben ist. Die Erweiterung der Schlagader im Muskel bei seiner Zusammenziehung ist wahrscheinlich gleichfalls auf einen Rindenreiz zurückzuführen. Wir gehen nicht weiter auf diesen Punkt ein. Wir stehen hier noch im ersten Anfang unseres Wissens. Dies geht nicht weniger aus der Beobachtung von GOLTZ hervor: bei einem enthirnten Hunde trat regelmäßiger Wechsel von Schlaf und Wachzustand auf. Es ist eine unbeantwortete Frage, ob Erweiterung der Hirngefäße Schlaf bewirkt bzw. begünstigt oder vielmehr Folge des eintretenden Schlafes ist.

Die Rolle von Auto- und Heterosuggestion als ursächliche Krankheitsfaktoren ist noch nicht sicher.

7. Kapitel.

Infektion.

Begriffsbestimmung. Virulenz und Infektiosität. Giftstärke. Änderungen der Virulenz.

Infektion ist oft einseitig, fast ausschließlich bakteriozentrisch beurteilt worden, indem man die Bedeutung der normalen oder pathologisch geänderten

10*

Eigenschaften des infizierten Gewebes vernachlässigte. In letzter Zeit beginnt man diesen Fehler mehr und mehr einzusehen.

Was ist Infektion?

Auf der Haut und auf gewissen Schleimhäuten des Menschen und vieler Tiere leben und wachsen manche Bakterien bzw. Protozoen, ohne dem Wirtsorganismus zu schaden, als Saprophyten und Schmarotzer. Sie leben in der Außenwelt, wozu auch der Darminhalt gehört, der ja eben durch die Schleimhaut vom Innern des Organismus getrennt wird. Gelangt eine lebende Bakterie in das lebende Gewebe hinein, so ergeben sich verschiedene Möglichkeiten, je nach den Eigenschaften und der Zahl der Bakterien und den Eigenschaften des Gewebes: sie können früher oder später, ohne weiteres, getötet werden oder zugrunde gehen. Oder sie vermehren sich früher oder später, manchmal sofort nach ihrem Eintritt ins Gewebe. Dabei schädigen sich das Gewebe, wie aus den auftretenden pathologischen Veränderungen desselben (Entartung, Nekrose, Entzündung) ersichtlich ist. **Wachstum eines Mikrobions —** auch eines Protozoons — **in lebendem tierischen Gewebe mit Schädigung dieses Gewebes nennen wir Infektion.** Ob je ein Mikrobion in lebendem tierischen Gewebe wächst, **ohne** es zu schädigen, ist eine offene Frage. Man hat allerdings Trypanosomen bei anscheinend normalen Rindern und Malariaparasiten im Blute von Leuten, die nie Malariafieber hatten (CELLI), nachgewiesen; damit ist aber nicht jede Schädigung des Wirtsorganismus ausgeschlossen. Dazu wäre ausgedehnte eingehende Forschung erforderlich. Die anscheinend normale Ratte kann Trypanosomen im Blute beherbergen, die ausnahmsweise Krankheitserscheinungen hervorrufen. Die Grenze zwischen scheinbar normal und krank ist da nicht scharf zu ziehen, dann kommt aber noch die Frage, ob anscheinend normal vollkommen ungeschädigt bedeutet. Lebewesen, die durch ihr Leben ihren Wirt schädigen, nennen wir Parasiten, und wenn sie im Gewebe wachsen, Infektoren; die ihren Wirt nicht schädigen, Saprophyten, ohne daß eine scharfe Grenze zu ziehen ist. Die Unterscheidung in strenge (obligate) und gelegentliche (fakultative) Parasiten bzw. Saprophyten ist denn auch nicht haltbar. Saprophyten können unter bestimmten Bedingungen zu Parasiten werden und umgekehrt (vgl. Autoinfektionen). Virus ist ein übertragbares Gift.

Man hüte sich vor einer Verwechslung von Infektion mit Ansteckung (Kontamination), die eine gewisse Übertragung des Virus bedeutet; auch soll man Infektion mit den erfolgenden Gewebsveränderungen, mit Infektionskrankheit oder mit dem Fieber nicht unzertrennlich verbinden. Die infektiösen Veränderungen sind allerdings häufig, aber nicht immer entzündlicher Natur. So ist Bakteriämie (Wachstum von Bakterien im strömenden Blut) eine Infektion, jedoch keine Entzündung. Auch Malaria verläuft ohne Entzündung. Und aseptisches Fieber entsteht ohne Infektion. Als Infektionskrankheit bezeichnet man die aus infektiöser Schädigung erfolgende Krankheit.

Gewisse Bakterien wachsen eben in totem Gewebe, wo sie Fäulnis hervorrufen (s. Gangrän). Das ist also keine Infektion, ebensowenig wie Wachstum in vitro es ist. Mit vielen toten Bakterien, wie z. B. mit toten Tuberkelbazillen, vermögen wir Entzündung hervorzurufen. Das ist offenbar keine Infektion, sondern eine Wirkung toten bakteriellen Giftes. Während ein infizierendes Mikrobion unter geeigneten Umständen immer weiter zu wachsen und dabei weiter fortschreitende, auch metastatische Gewebsveränderungen hervorzurufen vermag, bewirken tote Bakterien nur beschränkte Veränderungen, die durch die eingeführte Menge bedingt werden.

Infektion kann nur erfolgen, wenn das Gewebe dem infizierenden Mikrobion einen günstigen Nährboden bietet und bakterienwidrige Einflüsse nicht einwirken. Ob das Wachstum erst und nur erfolgt, nachdem das Mikrobion das Gewebe einigermaßen, etwa durch Gift, das es fertig bei sich hat, geschädigt hat, ist eine offene Frage. Von Bedeutung ist jedenfalls, daß Infektion im allgemeinen nur erfolgt bei gewisser Giftstärke (s. unten) des infizierenden Mikrobions. Dies macht Schädigung des Gewebes als Vorbedingung der Infektion wahrscheinlich.

Wie und wodurch schädigt das Mikrobion seinen Wirt? Mechanisch schädigen Mikroben wohl nur als hohe Ausnahme ihren Wirt, z. B. indem sie Blutkapillaren ausfüllen und verlegen. Dabei dürfte jedenfalls chemische Schädigung durch ihr Gift ausschlaggebend sein. Und zwar kann eine Mikrobe durch ein hypothetisches Enzym oder durch ein von ihr abgegebenes Gift ein Gewebe oder eine Zelle schädigen. Ein Enzym könnte Zellbestandteile angreifen oder durch ein zuvor gebildetes Gift schädigen.

Man deutet die mikrobiellen Gifte meist als Toxine an. Das Wort Toxin wird jedoch zur Andeutung so vieler heterogener, chemisch ungenügend oder gar nicht definierbarer giftiger Körper gebraucht, daß eine Begriffsbestimmung sehr schwer erscheint, und wir darauf verzichten. Es bedeutet nichts Genaueres als Gift. Manche — aber nicht alle — Toxine sind Antigene, ebenso wie die Pflanzengifte Rizin und Abrin, die im tierischen Organismus Antirizin und Antiabrin erzeugen. Wir können ferner Exo- oder Ekto- und Endotoxine unterscheiden. Erstere werden von lebenden, letztere nur von den toten Mikroben, und zwar bei ihrem Zerfall, abgegeben. Das Wort „sezernieren" statt abgeben ist nicht empfehlenswert, weil es eine bestimmte physiologische Tätigkeit andeutet, die bei Mikroben keineswegs festgestellt ist. Inwiefern die Exotoxine als Stoffwechsel- oder Gärungsprodukte oder als beide zugleich zu bezeichnen sind, müssen wir zur Zeit dahingestellt lassen. Exotoxine werden z. B. vom Diphtheriebazillus abgegeben: das bazillenfreie Filtrat einer Bouillonkultur des Diphtheriebazillus enthält ein Gift oder Gifte, womit man alle entzündlichen und nichtentzündlichen Erscheinungen der Diphtherie hervorrufen kann (ROUX und YERSIN u. a.). Auch beim Bazillus des Tetanus, des Botulismus, des Rauschbrandes beim Staphylokokken usw. hat man sie nachgewiesen. Es ist aber die Möglichkeit nicht ausgeschlossen, daß sich Endotoxinen den Exotoxinen beimischen, indem Mikroben zerfallen. Bakterien bilden Stoffwechselprodukte im Nährboden, die in gewisser Konzentration sie selbst töten, was eine allgemeine Erscheinung ist: Kohlensäure in gewisser Konzentration ist z. B. tödlich für Menschen und Tiere. Nicht nur Erschöpfung des Nährbodens, sondern auch Selbstvergiftung kommt somit zur Erklärung eines Zugrundegehens von Bakterien in einem Nährboden in Betracht. Die Endotoxine sind hingegen an den Mikrobenleib gebunden, vielleicht wie die von E. BUCHNER aus der Hefezelle gepreßte Zymase an diese Zelle. Es können die Endotoxine zum Teil Enzyme sein oder giftige Proteide, von denen wir nichts Bestimmtes wissen. Vielleicht entstehen einige (?) Endotoxine aus ungiftigen Bestandteilen der Mikrobe (FRIEDBERGER), und zwar durch die Einwirkung normalen Serums (BAIL). Wir können zur Zeit meist die unmittelbare und die enzymatische Giftwirkung eines Mikrobions — letztere, indem ein Enzym giftige Stoffe im Gewebe bildet — nicht in genügendem Maße unterscheiden. Die Choleravibrio, Typhus- und Tuberkelbazillus geben wenig oder keine Exotoxine, sondern bei ihrem Zerfall Endotoxine ab. Man gewinnt die Endotoxine aus den Bakterienleibern, indem man die Bakterien durch scharfes Trocknen oder Erhitzen tötet; schon durch Erhitzen in Kochsalzlösung bei 55—65° und nachfolgendes Zentrifugieren kann man Typhus-, Cholera- oder Ruhrgiftlösung gewinnen; oder durch Verreiben der feuchten Bakterien mit Glaspulver, Sand oder Kieselgur (E. BUCHNER und HAHN) usw.

Mikrobielle Gifte können örtlich umschriebene anatomische Veränderungen, Krämpfe, Lähmungen, Fieber usw. hervorrufen. Ihre Wirkung hängt von ihrer Natur und Konzentration, letztere von der Raschheit der Bildung (Zahl bzw. Zerfall der Bakterie) und von der Raschheit der Abfuhr bzw. Bindung oder Zerlegung ab. Wenn wir von mikrobiellem Gift reden, ist es möglicherweise ein einfaches, vielleicht aber eine Mischung verschiedener giftiger Stoffe. Die Chemie hat uns bis jetzt keine sichere Unterscheidung gebracht. Jedenfalls können mehrere Wirkungen eintreten, z. B. eine phlogogene (entzündungserregende) und eine pyrogene (fiebererregende), die durchaus keinen gleichen Schritt halten müssen, wie z. B. bei septischen Zuständen. Was auch durch verschiedene Empfänglichkeit des entzündeten Gewebes und des Wärmezentrums (?) bei verschiedener Stärke eines einfachen Giftes erklärlich wäre. Treten Erscheinungen ein, die nur auf entfernte Giftwirkung, nicht auf Wachstum der Mikroben an ihrem Wachstumsort zurückzuführen sind, so schreibt man sie einer Intoxikation zu. Wir haben schon den Botulismus kennen gelernt — es ist ein Beispiel davon. Der Tetanusbazillus wächst im lebenden menschlichen Organismus, in den er bei einer Verletzung eindringt, nicht oder fast gar nicht; er gibt jedoch ein stark wirksames, krampferregendes Gift ab, das ähnlich wie Strychnin wirkt und Tetanotoxin genannt wird. Auch die trübe Schwellung des Epithels der gewundenen Harnkanälchen bei diphtherischer Angina und das Fieber bei verschiedenen Infektionen sind toxische Erscheinungen. Die Konzentration des Giftes hängt aber zum Teil vom Wachstum der Bakterien ab.

Wenn wir aber der Intoxikation die infektiösen Gewebsveränderungen gegenüberstellen, dürfen wir nicht vergessen, daß diese nicht immer dem Wachstum, sondern manchmal dem Zerfall von Bakterien zuzuschreiben sind, und zwar dann, wenn sie durch Endotoxine (s. oben) hervorgerufen werden. Allerdings ermöglicht das Wachstum der Bakterien dabei immer wieder Zerfall anderer Bakterien und damit das Fortschreiten der Gewebsveränderungen. Ruft eine Bakterie zugleich örtliche, infektiöse Entzündung und entfernte toxische Erscheinungen hervor, so erhebt sich die Frage, ob ein und dasselbe Gift in verschiedener Konzentration, oder ob mehrere Gifte, zum Teil vielleicht histiogene, dafür verantwortlich zu machen sind. Wir müssen diese Frage z. B. stellen für Diphtherie mit Angina, trüber Schwellung in der Niere und Fieber, für eitrige Osteomyelitis, welche zu amyloider Entartung von Leber, Milz, Niere und zu Fieber führt usw. Diese Frage ist zur Zeit noch für keinen Fall beantwortet. Ich will hier nur hervorheben, daß die infektiöse Entzündung (phlogogene Wirkung), die toxische Entartung und das Fieber (pyrogene Wirkung) durchaus nicht gleichen Schritt zu halten pflegen. So z. B. kann Bakteriämie mit hohem Fieber und mehr oder weniger ausgedehnten Entartungen ohne nennenswerte Entzündung z. B. an der Eintrittspforte, oder es kann eine große Phlegmone mit hohem oder niedrigem Fieber und ohne Entartungen entfernter Organe bestehen.

Wir müssen Infektion und Infektionskrankheit unterscheiden. Letztere kann, muß aber nicht die Folge von Infektion sein. Sie besteht nur, wo Infektion zu lebenswichtigen Funktionsstörungen geführt hat (S. 8), und zwar entweder durch die örtlichen, oder durch entfernte toxische Veränderungen. So kann die Niere bei Diphtherie durch starke trübe Schwellung zu wenig oder gar keinen Harn mehr ausscheiden (Oligurie bzw. Anurie).

Wir gebrauchen oft die Begriffe Virulenz und Infektiosität eines Mikrobions. Mit Virulenz deuten wir das Vermögen eines bestimmten Mikrobions an, einen bestimmten lebenden Organismus zu schädigen. Dies kann nun geschehen durch Abgabe von Gift ohne Wachstum im lebenden Gewebe oder mit Wachstum. Im letzteren Falle reden wir von Infektiosität. (Über die Aggressine vgl. später). Giftigkeit ohne Wachstum nennt man Toxizität oder auch Virulenz. Virulenz ist ein relativer Begriff. Man kann nicht von einer „virulenten" Bakterie ohne weiteres reden, sondern nur mit Hinsicht auf einen bestimmten Organismus, ebensowenig wie man einen Stoff überhaupt ohne weiteres giftig nennen und ebenso wenig wie man von Affinität irgendeines Stoffes ohne weiteres reden darf. Wenn man es tut, so geschieht das ohne Sinn und Verstand oder stillschweigend mit Hinsicht auf einen bestimmten Organismus, z. B. auf den Menschen. Denn ein und derselbe Stoff oder Mikrobe kann für die eine Tierart schädlich, für eine andere harmlos sein. Die meisten Tiere sind z. B. unempfänglich für den Gonokokkus oder das Malariaplasmodium. So ist sogar eine bestimmte algerinische Schafrasse unempfänglich für Milzbrand, während dieser das gewöhnliche französische Schaf ohne Ausnahme tötet. Ebenso wie bei Giftwirkung überhaupt, ist die Virulenz z. B. für das Meerschweinchen zu messen an die Giftmenge, erforderlich für eine bestimmte Wirkung, z. B. Tötung eines Meerschweinchens innerhalb zweier Tage. Je empfänglicher das Tier ist, um so geringere Giftmenge — d. h. die Gewichtsmenge einer trockenen jungen Reinkultur, z. B. Agarkultur, der Bakterie — ist dazu erforderlich. Und je virulenter die Bakterie für das Tier, um so geringer ist die erforderliche Zahl von ihr. Die Virulenz einer Bakterie für den Menschen läßt sich nur als ganz seltene Ausnahme angeben, nämlich nur in jenen seltenen Fällen, wo ein Mensch sich selbst eine bestimmte Menge einer Reinkultur eingeimpft hat, wie C. SPENGLER und KLEMPERER es mit bovinen Tuberkelbazillen taten. Sonst ist ja die infizierende Menge, folglich auch die Virulenz nicht zu bestimmen. An den Kultur- und mikroskopischen Eigenschaften eines Mikrobions läßt sich seine Virulenz nicht ablesen, wie man das wohl behauptet hat.

Gäbe jede Mikrobe einer Kultur in der Zeiteinheit die gleiche Menge desselben Giftes ab, so wäre die mikrobielle Giftstärke einer gewissen Menge dieser Mikroben = ihre Zahl × die Virulenz einer Mikrobe. Obwohl nun in der Tat nicht jede Mikrobe derselben Herkunft genau die gleiche Giftmenge in der Zeiteinheit abgeben wird, können wir doch ohne groben Fehler als mikrobielle Giftstärke das Produkt der (mittleren) Virulenz einer solchen Mikrobe und ihrer Zahl annehmen, falls diese Zahl nicht zu klein ist. Diese Größe (Giftstärke) entscheidet über die Wirkung, über Ausbleiben oder Eintreten einer Vergiftung oder Infektion und über ihren Verlauf. Tritt die Schädigung eines Organismus erst nach Vermehrung der Mikroben im lebenden Gewebe zutage, so haben wir nicht nur die Empfänglichkeit des betreffenden Organismus für das bakterielle Gift, sondern außerdem die Eigenschaften des Gewebes als Nährboden für die betreffende Mikrobe zu berücksichtigen. Es ist möglich, daß bei gleicher mittlerer Virulenz der Mikroben durch rascheres Wachstum im einen als in einem anderen Gewebe die Giftstärke rascher und, bei gleicher Giftabfuhr, stärker zunimmt und nur dadurch die Wirkung folglich eine größere wird. Es ist aber auch möglich, daß die mittlere Virulenz einer Mikrobe während ihres Wachstums in einem lebenden Gewebe zu- oder abnimmt, so daß eine geringere bzw. größere Zahl dieser Mikrobe als zuvor erforderlich wird zur Erreichung derselben Giftstärke. Der Virulenzgrad ist somit kein Anzeiger für den Grad der Infektiosität. Es gibt sogar Bakterien, wie der Tetanusbazillus, die für den Menschen sehr virulent sind, doch nicht oder kaum im Gewebe sich vermehren. Die Frage, inwiefern Bakterien, die gewisse Zeit in einem bestimmten Gewebe, z. B. Nierengewebe, Gelenkkapselgewebe, gelebt haben, in einem anderen Körper das gleiche Gewebe bevorzugen, erheischt genaue Forschung. Vgl. ferner S. 163.

Was die Virulenzänderung bewirkt, vermögen wir nicht anzugeben. Von vornherein ist möglich, daß ein Mikrobion seine Eigenschaften in einem Nährboden allmählich mehr oder weniger ändert. So pflegt die Virulenz in künstlichen Nährböden im allgemeinen mehr oder weniger rasch abzunehmen. Man hat dies wiederholt bei „Laboratoriumsstämmen" verschiedener Bakterien, so NOGUCHI neuerdings wiederum bei Spirochaete pallida, dem Erreger der Syphilis, den er künstlich zu züchten vermochte, festgestellt. Impft man nämlich eine solche Bakterie in derselben Weise, in derselben Menge, an derselben Körperstelle eines möglichst gleichen Versuchstiers, so ist die Wirkung um so schwächer, je länger sie im künstlichen Nährboden fortgezüchtet war. Dabei können die Bakterien immer üppiger in diesem Nährboden wachsen. Man kann die Virulenz auch verringern durch Erhitzung einer Kultur während einiger Wochen bei 42° bis 43°, wie PASTEUR beim Milzbrandbazillus tat. Eine solche abgeschwächte Kultur nannte er „vaccin" (s. dort). Auch durch Hinzufügung antiseptischer Stoffe wie Alkohol (HETSCH) in zunehmender Menge zum Nährboden kann man die Virulenz herabmindern, ja ganz entnehmen. Schließlich kann die Virulenz eines Mikrobions für eine Tierart manchmal abnehmen durch Wachstum während einer gewissen Zeit bei einer anderen Tierart. Dabei kann die Schädlichkeit für die letztere zunehmen. Ein zu wenig bekannter Versuch PASTEURS stellt einen Eckstein des bakteriologischen Gebäudes dar: Er hatte dem Speichel eines Kindes Pneumokokken entnommen, die für Meerschweinchen nicht, für Kaninchen hingegen sehr virulent waren. Durch wiederholte Überimpfung auf Meerschweinchen wurden sie dann sehr virulent für diese Tierart, zugleich aber avirulent für das Kaninchen. Im allgemeinen kann man durch fortgesetzte Fortzüchtung einer Bakterie, zunächst bei ganz jungen, allmählich bei älteren Individuen einer Tierart („Tierpassage") — je jünger das Individuum, um so größer pflegt seine Empfänglichkeit zu sein — die Virulenz der Bakterie für diese Tierart erhöhen. Alle die hier erwähnten Erscheinungen sind nur Beispiele der großen Veränderlichkeit bestimmter Eigenschaften der Bakterien. Wenn nur die Änderung eines Nährbodens, z. B. durch Hinzufügung eines antiseptischen Stoffes (vgl. S. 137) ganz allmählich stattfindet und gewisse Grenzen nicht überschreitet, kann sich die Bakterie vollkommen anpassen und es kann der anfangs für sie giftige Stoffe sogar Lebensbedürfnis werden.

Wir müssen also die Möglichkeit anerkennen, daß eine Bakterie in bestimmten Nährböden, außerhalb eines bestimmten Tierkörpers, allmählich ihre Virulenz für dieses Tier einbüßt. LÖFFLER hat schon die für den Menschen avirulenten Pseudodiphtheriebazillen außer dem virulenten „echten", entdeckt. So kann jede Bakterie die verschiedensten Abstufungen von Virulenz für ein bestimmtes Tier aufweisen. Im allgemeinen werden die Virulenz sowie andere Eigenschaften eines Mikrobions zum Teil durch seinen augenblicklichen, zum Teil durch seinen vorherigen Nährboden, oder richtiger: durch die augenblickliche und die vorherige Lebenskonstellation bedingt.

Aber außer diesem, nicht näher anzudeutenden giftbildenden Vermögen müssen wir die Möglichkeit berücksichtigen, daß eine Bakterie mit denselben Eigenschaften den einen lebenden Organismus schädigt, einen anderen aber nicht, einfach weil er im ersten Fall aus einem bestimmten Mutterstoff ein Gift bildete, während ein geeigneter Mutterstoff für Giftbildung im zweiten Fall fehlte. So, wie z. B. mehrere Bakterien aus Peptonen Indol zu bilden vermögen, oder aus Milchzucker Milchsäure. Diese Fälle können wir zur Zeit nicht immer von der Virulenz unterscheiden. Ob es überhaupt eine Grenze dazwischen gibt, muß weiterer Forschung überlassen werden. Über die „spezifische" Schädlichkeit usw. vgl. 9. Kap.

Faktoren, welche die primäre Infektion beeinflussen.

Wir nennen eine Infektion primär, wenn sie sofort nach der Ablagerung des Mikrobions im lebenden normalen Organismus einsetzt (primäre Heteroinfektion). Weil keine Mikrobe aus Bestandteilen des Wirts entsteht, ist jede Infektion eine Heteroinfektion. Man gebraucht diese Bezeichnung aber im engeren Sinne im Gegensatz zur Autoinfektion (s. unten). Sekundär ist jede Infektion, die durch eine allgemeine oder örtliche Veränderung des Organismus begünstigt oder bedingt wird. Alle metastatischen und fortgeleiteten Infektionen sind sekundär. Ebenso Infektionen, die bei einem Hungernden, Erschöpften, bei einem Zuckerkranken oder in einem gequetschten Gewebe auftreten. Der Frosch ist bei gewöhnlicher Außentemperatur — etwa bei 10—15⁰ C — unempfänglich für Milzbrand. Durch Erhöhung der Temperatur (auch seines poikilothermen Körpers) auf etwa 37⁰ erliegt er jener Infektion (GIBIER). Vorläufig betrachten wir nur die Verhältnisse bei „natürlicher", d. h. normaler Empfänglichkeit.

Als Reinfektion deutet man eine erneute Infektion gleicher Art nach Ablauf einer vorhergehenden, als Superinfektion eine neue gleichartige Infektion, die zu einer schon eingetretenen und noch nicht abgelaufenen Infektion hinzukommt. Im allgemeinen können wir sagen, daß Infektion nur eintritt bei einem bestimmten Verhältnis der Giftstärke zur Empfänglichkeit des Gewebes. Denn obwohl wir das dabei wirksame Gift in keinem einzigen Fall näher anzudeuten vermögen, müssen wir doch diesen Schluß aus zahlreichen Tierversuchen folgern, aus denen hervorgeht, daß, wenn die Einführung einer gewissen Menge einer bestimmten Bakterienkultur bei einem Versuchstier nicht von Infektion gefolgt wird, diese doch eintritt nach Einführung in derselben Weise einer größeren Menge derselben Kultur. Auch die übrigen Faktoren, die das Eintreten und den Verlauf einer Infektion beeinflussen und die wir jetzt etwas näher betrachten sollen, lassen sich auf denselben Grundsatz zurückführen. Diese Faktoren sind außer der Giftstärke (Virulenz × Zahl) und der Empfänglichkeit, der Infektionsweg und andere Einflüsse auf Giftstärke bzw. Empfänglichkeit. Sämtliche Faktoren sind bei experimentellen Infektionen immer zu berücksichtigen. Vgl. ferner Kap. 8.

Daß die Zahl des infizierenden Mikrobions von Bedeutung ist, geht ohne weiteres aus obiger Darlegung hervor. Schon deshalb ist es notwendig mit Reinkulturen zu arbeiten, was aber auch geboten ist durch störende Einflüsse von Verunreinigungen. Es ist klar, daß sich die Virulenz eines Mikrobions, wie des Leprabazillus oder des Malariaplasmodiums, das man noch nicht hat rein gezüchtet, nicht bestimmen läßt. Nur als hohe Ausnahme wird ein einziges Mikrobion zur Infektion genügen. Die zur Infektion erforderliche Zahl und die Empfänglichkeit eines lebenden Gewebes verhalten sich, bei gleicher Virulenz, umgekehrt proportional. Je mehr sich die erforderliche Zahl ∾ nähert, um so mehr nähert sich die Empfänglichkeit Null und umgekehrt. Infektion erfolgt nur, wenn eine bestimmte Mikrobe in gewisser Giftstärke einer gewissen Empfänglichkeit begegnet. Durch große Zahl bzw. rasches Wachstum kann eine an und für sich wenig virulente Bakterie, wie z. B. der Pneumokokkus, hohes Fieber und sonstigen großen Schaden bewirken.

Die ererbte Empfänglichkeit (Disposition) für eine gewisse Infektion ist nicht zu verwechseln mit der Widerstandsfähigkeit bei eingetretener Infektion. Die Empfänglichkeit wird, wie viele andere Dispositionen, von einer Konstellation physikalischer und chemischer, allgemeiner oder örtlicher Faktoren bedingt. Die physikalischen Faktoren beeinflussen die Anhäufung im bestimmten Gewebe, bzw. die Berührungsdauer, die Gelegenheit zur Einwirkung auf das Gewebe (S. 61). Die chemischen Faktoren bestimmen die Wachstumsgelegenheit der Bakterie (Nährstoffe in bestimmten Verhältnissen, das Vorhandensein oder Fehlen von antibakteriellen Stoffen) und die Affinität zwischen Gift und Gewebsbestandteilen. Das Wachstum wird aber auch von der Bewegung des Nährbodens beeinflußt (S. 64). Feuchtigkeit des Gewebes fördert das Wachstum, Trockenheit hemmt oder hebt es auf. Die Triumphe der trockenen aseptischen Wundbehandlung stellen einen Beleg dar.

Die Empfänglichkeit für eine bestimmte Infektion weist nicht nur große Unterschiede bei den verschiedenen Tierarten und Rassen auf, sondern auch bei verschiedenen Individuen derselben Rasse, ja bei den verschiedenen Geweben eines Individuums bzw. Teilen eines Organs. So sind z. B. kaltblütige Tiere in der Regel sehr wenig empfänglich für tuberkulöse Infektion, und sind die meisten Tiere unempfänglich für eine Infektion des Gonokokkus, des Malariaplasmodiums. Oben haben wir schon ein Beispiel verschiedener Empfänglichkeit zweier Schafsrassen für Milzbrand erwähnt. Daß auch die Empfänglichkeit verschiedener Gewebe für die gleiche Infektion eine verschiedene ist, geht aus den Untersuchungen von HERMANN, KRUSE und PANSINI u. a. hervor: Neuerdings haben BESANÇON und LABBÉ und FORSSNER nachgewiesen, daß Streptokokken, die einige Zeit in einem bestimmten Gewebe (Gelenk, Niere) gewachsen hatten, leichter die gleichen Gewebe als andere infizieren. Nach Beobachtungen von LEVADITI und MARIE beim Menschen und bei Versuchstieren sollen besonders Syphilisspirochäten, welche wenig heftige oder gar keine Haut- und Schleimhautveränderungen bewirken, welche somit wenig „dermotrop" sind, Tabes und Dementia paralytica hervorrufen, indem sie nur oder fast nur im zentralen Nervensystem wachsen können, d. h. „neurotrop" geworden sind in der meist langen Zeit seit der Ansteckung. Zugleich sollte der Kranke weniger empfänglich oder unempfänglich für Haut- und Schleimhautsyphilis geworden sein. Die klinischen Erscheinungen scheinen mit dieser Annahme wohl übereinzustimmen. Wir haben schließlich Grund für die Annahme, daß die Lunge nicht in allen Teilen gleich empfänglich ist für verschiedene Infektionen, was sich aus Verschiedenheiten der Lufterneuerung, des Blutgehalts und der Bewegungsenergie der Lymphe erklärt (vgl. dort). Im allgemeinen entscheiden die biochemischen Eigenschaften, wenn die physikalischen an verschiedenen Stellen gleich sind, und umgekehrt. Die Empfänglichkeit des Menschen für eine bestimmte Infektion kann, ebenso wie die des Versuchstieres, nur an der Giftstärke des infizierenden Virus gemessen werden. Bei Tierversuchen kennen wir diese genau; wir kennen wenigstens die Menge der infizierenden Mikroben, und aus ihrer Wirkung erlernen wir das Verhältnis der Virulenz zur Empfänglichkeit. Beim Menschen kennen wir aber nur als hohe Ausnahme diese Menge (s. oben), wir können sie in der Regel nicht einmal grob abschätzen. Daher ist es gewöhnlich unmöglich, die Größe der Empfänglichkeit eines infizierten Menschen für die betreffende Infektion mit der anderer Menschen oder der eines Versuchstieres zu vergleichen. Das Eintreten einer schweren oder leichten Infektion beweist nur eine gewisse Empfänglichkeit und ein ungünstiges bzw. günstiges Verhältnis von Giftstärke zu Empfänglichkeit.

Bei Infektionsversuchen müssen wir nicht nur die Menge des infizierenden Virus genau bestimmen, aber auch unsere Versuchs- und Kontrolltiere sorgfältig wählen und genau den Infektionsweg berücksichtigen. Ersteres, weil wir störende Einflüsse durch Erkrankung usw. auszuschließen haben; ferner, weil das Alter ebenfalls Empfänglichkeit und Widerstandsvermögen (Resistenz) beeinflußt. Im allgemeinen sind junge Tiere empfänglicher für die gleiche Infektion als erwachsene und ältere. Dies wird auch wohl für den Menschen zutreffen.

Für manche nicht bakterielle Gifte, wie Narkotika, sind jedenfalls Kinder (und Greise) empfänglicher als Erwachsene. Und der Infektionsweg ist von Bedeutung, weil er über die Verteilung etwaiger Veränderungen (S. 130) und die Stellen der Anhäufung des Virus entscheidet. Während z. B. hämatogene Beförderung die Mikroben stark verteilt, werden sie bei lymphogenem Transport zunächst in regionären Lymphdrüsen angehäuft. So ist im allgemeinen Einführung eines Mikrobions in die Unterhaut am wenigsten schädlich. Es kommen aber Ausnahmen vor. Während z. B. subkutane Impfung von Rabies bei Hund und Kaninchen weniger gefährlich ist als intravenöse, immunisiert letztere das Pferd, und ist subkutane Impfung für dieses Tier gefährlicher als intravenöse. So scheint enterogene Tuberkulose im allgemeinen bei Meerschweinchen und Rindern nur durch eine große Zahl von Bazillen zu erfolgen: Nach FINDEL beträgt die tödliche Menge eingeatmeter Bazillen für erwachsene Meerschweinchen (62 Bazillen) den $1/_{6000}$, und die überhaupt wirksame Menge (20 Bazillen) den $1/_{19000}$ der noch unwirksamen Fütterungsmenge (382 000 Bazillen). LAFFERT fand ähnliches. Auch P. CHAUSSÉ stellte bei Rindern eine viel leichtere aerogene als enterogene Tuberkulose fest. Im allgemeinen sind die Resorptionsverhältnisse von Bedeutung: Versuche von GRAWITZ, WALLGREN u. a. lehren, daß das Bauchfell große Mengen Bakterien durch rasche Resorption unschädlich zu machen vermag, wenn nur die Virusmenge nicht groß und das Bauchfell nicht geschädigt ist. Vielfache Erfahrung hat ferner gelehrt, daß der Biß eines tollen Hundes um so gefährlicher ist, je näher die Bißstelle dem Hirn d. h. dem empfänglichen Gewebe, liegt. Impfung des Giftes in Hirn oder Auge hat sich beim Hund und Kaninchen als am wirksamsten erwiesen. Ob das Gift bei der Verschleppung zum Teil gebunden oder geändert wird, wissen wir nicht.

Bemerkenswert ist, daß der Typhusbazillus, auch der Tuberkelbazillus, in gewisser Giftstärke wahrscheinlich den normalen Darm eines Menschen zu infizieren vermag. Das Pferd beherbergt jedoch ohne Schaden im Darminhalt oft den Tetanusbazillus, für dessen Gift es in hohem Maße empfänglich ist. Wahrscheinlich beruht dieser Gegensatz darauf, daß der Typhusbazillus die menschliche Darmschleimhaut zu schädigen vermag, der Tetanusbazillus aber kaum oder nicht die Darmschleimhaut des Pferdes. Gelangt letzterer aber in irgendeiner Weise ins Gewebe des Pferdes, so daß er weiter (durch perineurale Lymphwege ?) zum zentralen Nervensystem verschleppt wird, so erfolgt leicht, d. h. schon bei geringer Giftmenge, Tetanus.

Sekundäre, späte und Auto-Infektionen. Primäre und sekundäre Latenz. Mischinfektionen.

Sekundär haben wir eine Infektion genannt, die durch eine allgemeine oder örtliche Veränderung des Organismus d. h. Zunahme der Empfänglichkeit, begünstigt oder bedingt wird. Eine Heteroinfektion tritt auf entweder primär, sofort, in ungeändertem Gewebe oder sekundär, und zwar sofort in geändertem Gewebe oder erst einige Zeit nachdem die Mikrobe in das Gewebe gelangt ist (späte Infektion).

Wir nennen Autoinfektion eine Infektion durch Bakterien, die unter gewöhnlichen Umständen als harmlose Saprophyten auf Haut oder Schleimhaut leben, aber infolge von Schädigung des Gewebes durch etwas anderes, in die Haut bzw. Schleimhaut zu wachsen anfangen. Die Mikrobe der primären und sekundären Heteroinfektion lebte nicht zuvor als Saprophyt auf einer Körperoberfläche, sondern sie gelangt durch Ansteckung (s. unten) in den Körper. Gelangen Mikroben in irgend ein Gewebe und werden sie nicht abgetötet, sondern bleiben sie (wenigstens zum Teil) am Leben, infizieren sie aber erst nachdem sie einige Zeit wirkungslos, wie schlummernd, im Gewebe gelegen hatten, so nennen wir das eine **späte Infektion**. Diese nimmt eine Mittelstellung zwischen Auto- und Heteroinfektion ein. Sie wird wohl immer von einer Zunahme der örtlichen Empfänglichkeit eingeleitet; diese Zunahme möge örtlich beschränkt oder Teilerscheinung einer allgemeinen Zunahme sein. Die wirkungslose Schlummerzeit nennen wir **primäre Latenz** der Mikrobe. Im Gegensatz hierzu ist die Latenz **sekundär**, die nach Infektion eintritt.

So z. B. kann die tuberkulöse Infektion, kann Syphilis, Malaria, sekundär latent werden: es bleiben Mikroben im Organismus am Leben, sie werden aber wirkungslos. Dies kann zeitlich sein, bis die Empfänglichkeit des Wirtes soviel zunimmt, daß sie erneute Infektion ermöglicht. Sekundäre Latenz bedeutet somit Stillstand, nicht aber Heilung. Es können aber sekundär latente Bakterien nach Heilung, d. h. nach dem Schwinden aller erkannten anatomischen und funktionellen Störungen bestehen bleiben, wie bei Bazillenträgern (s. dort). Allerdings ist der Beweis nicht durch genaueste mikroskopische Untersuchung erbracht, daß eine pathogene Bakterie, ohne irgendeine Veränderung zu bewirken, wirkungslos im Gewebe liegen bleibt. Eine ganz geringfügige bisher unbemerkte Schädigung durch der Bakterie anhaftendes Gift ist nicht ausgeschlossen.

Nicht immer ist jedoch die Zunahme der Empfänglichkeit des Wirtes, welche der Infektion voraufging, nachweisbar. Die primäre Latenz der Mikrobe ist mitunter schwer von der Inkubation zu unterscheiden, obwohl sie grundsätzlich verschieden sind (S. 168). Auf die Mischinfektionen kommen wir weiter unten zurück.

Wyssokowitsch spritzte Reinkulturen verschiedener Bakterienarten in eine Ader bei Hunden und Kaninchen ein. Aus dem zu verschiedenen Zeitpunkten dem Tiere entnommenen Blute wurden Kulturen gemacht und die Kolonien gezählt. Auch wurden Tiere getötet und der Mikrobengehalt von Leber, Milz, Niere und Knochenmark (mitunter auch der des Herzblutes) bestimmt. In diesen Organen wurden alle Bakterien innerhalb 24 Stunden aus dem Blute abgelagert, wenn es Saprophyten waren. Für das Tier schädliche Bakterien schwanden meistens, sei es auch langsamer, ebenfalls aus dem Blute und wurden in Leber, Milz, Knochenmark und Nieren abgelagert. Sie konnten sogar 78 Tage nach der Einführung in die Ader noch in diesen Organen latent nachgewiesen werden.

Sporen von Bakterien (Dauerformen) können sehr lang latent im Gewebe liegen bleiben. In Organen, namentlich in bronchialen Lymphdrüsen, in normalem Lungengewebe von Schweinen und sogar Menschen sofort nach dem Tode haben Kälble, Dürck, Harbitz u. a. latente Diplo-, Streptokokken und Tuberkelbazillen nachgewiesen. Diese Befunde weisen auf die Möglichkeit einer späten Infektion hin, sobald die Empfänglichkeit genügend (mit Hinsicht auf die vorhandene Giftstärke) zunimmt. So ist es möglich, daß durch Erkältung gewissen Grades und gewisser Form und Dauer, wie durch länger anhaltende Durchnässung sämtlicher Kleider, oder durch heftige stumpfe Gewalt, einen Schlag gegen die Brust, fibrinöse Lungenentzündung eintritt, oder eine bis dahin latente Lungentuberkulose aufflackert und sich erkennbar macht. Auch geistige oder körperliche Erschöpfung vermag Gleiches zu bewirken. So erklärt sich auch die traumatische Osteomyelitis bei jugendlichen Individuen mit wachsenden Knochen (S. 443), die nach einem heftigen Schlag oder Stoß eintritt. Kocher und Gebele haben nachgewiesen, daß solche Kinder sehr häufig einige Wochen oder Monate vorher Furunkel oder mit Eiterung einhergehendes Ekzem gehabt hatten. Sowohl bei diesen Entzündungen wie bei der akuten eitrigen Osteomyelitis hat man in der Regel mit einer Staphylokokkeninfektion zu tun. Wir sind zur Annahme berechtigt, daß Staphylokokken oder andere Mikroben von den Infektionsherden der Haut oder von einer Angina aus durch Blut oder Lymphe in das später in Entzündung geratende Knochenmark verschleppt wurden. Sie können hier längere Zeit primär latent liegen bleiben. Nimmt dann später die Empfänglichkeit des Knochenmarks durch eine Kontusion oder sonstige Schädigung in solchem Maße zu, daß die Giftstärke der vorhandenen latenten Staphylokokken zur Infektion genügt, so erfolgt diese. Bleibt (in anderen Fällen) die Zunahme der Empfänglichkeit aus, so gehen die latenten Staphylokokken wahrscheinlich allmählich zugrunde, zunächst die schwächsten, später die stärkeren. Man könnte gegen diese Deutung ins Feld bringen, daß sie nicht sicher genug sei. Andere Beobachtungen und besonders Versuchsergebnisse weisen aber auch darauf hin, daß sowohl primär wie sekundär latente Mikroben infizieren können, sobald die örtliche oder allgemeine Empfänglichkeit für die betreffende Infektion einen genügenden Zuwachs erfahren hat. Dabei scheinen gleichartige Schädigungen sowohl primär wie sekundär latente Mikroorganismen zur Infektion bringen zu können. Einige Beispiele folgen hier: Ermüdung, Erkältung, Indigestion usw. vermögen beim Menschen sogar 8—10 Monate (BRAUNE und FIEDLER), nachdem sie einen Malariaort verlassen hatten, den ersten Malariaanfall, oder bei sekundär latenter Malaria einen Rückfall hervorzurufen. CHAUFFARD stellte bei einem Soldaten einige Jahre nach seiner Abreise aus einer Gegend, wo er an Malaria gelitten hatte, nach einer malariafreien Gegend ein plötzliches Rezidiv fest nach einer heftigen Kontusion der Milzgegend. Die Malariaplasmodien konnten nirgendswoher in sein Blut gelangt sein als aus seinem Körper, wahrscheinlich aus der Milz. CANALIS und MORPURGO sahen Tauben, die nach einer Impfung mit Milzbrandbazillen nicht erkrankten, der Infektion erliegen, als man acht Tage nach der Impfung anfing, sie hungern zu lassen. Und PERNICE und ALESSI gelang es, nicht nur Tauben, sondern auch Hunde und Hühner, die noch weniger empfänglich für Milzbrand sind als Tauben, durch Durstenlassen viel empfänglicher zu machen.

Beim Menschen können Hunger, Erschöpfung durch Anstrengung, gewisse Abkühlungen, Sorgen, Kummer das Auftreten von Tuberkulose und anderen Infektionen fördern und eine bestehende Infektion anfachen, wie wir schon sahen. Das Auftreten von epidemischer Cholera und Typhus („Hungertyphus") bei epidemischer Verhungerung ist noch nicht geklärt. Verhungerung kommt vor ohne Typhus und Cholera. Woher kommen die Mikroben in anderen Fällen?

Fragt man nach den Einzelheiten der Pathogenese, so vermögen wir zur Zeit diese Frage noch nicht zu beantworten, sondern nur einiges anzudeuten. So scheint stumpfe Gewalt oder chemische oder thermische Schädigung durch Erhöhung des Blut- und Lymphgehaltes (letzteres manchmal durch seröse Exsudation) des Gewebes, vielleicht auch durch Blutaustritte, dessen Empfänglichkeit für gewisse Infektionen zu erhöhen. RIBBERT und DE WILDT haben dargetan, daß eine aseptische seröse Entzündung des Kaninchenohres z. B. durch Bepinselung mit Jodtinktur, BERNSTEIN durch Verbrühung, die Empfänglichkeit für Infektion durch Staphylokokken erhöht. Jedoch wird die Beurteilung solcher Beobachtungen dadurch erschwert, daß jede, auch sterile, Entzündung in hyperämischem Gewebe heftiger verläuft als in anämischem (s. Verlauf der Entzündung). Welche sonstige örtliche oder allgemeine Schädigungen außerdem im Spiele sind, wissen wir nicht. Es sind hier vergleichende Untersuchungen über den Einfluß bestimmter Organe und Gewebe in verschiedenem Zustande auf die Infektiosität von Mikroben erforderlich. Dabei müssen wir Fehlerquellen berücksichtigen. So z. B. werden eingeatmete Mikroben zerstreut, so daß wir nicht wissen, wie viele einen Lungenteil erreichen. Die Zerstreuung macht es schon verständlich, daß eine Lungeninfektion leichter stattfindet, indem man das Virus durch einen Lungenkatheter tief in die Lunge einführt, wie MELTZER und AUER und BURCKHARDT taten.

Eine Infektion kann auch gefördert werden durch eine andere Infektion. So kann Lungentuberkulose die Infektion des kollateral entzündeten Lungengewebes, das den tuberkulösen Herd umgibt, oder Infektion der Bronchialschleimhaut, ja sogar der Trachea, durch Diplokokken fördern. Letztere ist dann eine sekundäre Infektion bei der primären Lungentuberkulose. Eine solche sekundäre Infektion kann dann aber ihrerseits die primäre Infektion anfachen, so daß eine Wechselwirkung eintritt, die wir mit Recht einen Cir-

culus vitiosus nennen dürfen. Das ereignet sich nicht nur bei einer Diplo-
kokkeninfektion, sondern auch nicht selten bei einer Influenza, die den Besitzer
einer tuberkulösen Lunge befällt. So kann eine Erkältung nicht nur ohne
sonstige, sondern auch und eben durch eine Diplokokken- oder Influenza-
infektion eine latente Lungentuberkulose erkennbar, manifest machen.

Autoinfektionen erfolgen nur nach einer gewissen Schädigung des Wirtes,
welche die Aufnahme der Bakterie von der Haut oder Schleimhaut aus, wo sie
als harmloser Gast lebt, und ihr Wachstum im Gewebe zur Folge hat. Verschiedenartige Schädigungen vermögen das zu tun: chemische — wie Einwirkung
von eingeatmetem „Osmiumsäure"dampf auf die Schleimhaut der Luftwege
— thermische, mechanische oder sonstige Verletzung, Blutstauung gewissen
Grades und gewisser Dauer, andere Infektionen, wie z. B. die exanthematösen
Infektionskrankheiten, usw. Wir werden hier ein paar Beispiele geben.

De Klecki hat im „Institut Pasteur" zu Paris bei Hunden eine Darmschlinge mittelst eines elastischen Ringes abgeklemmt. Starke Blutstauung
erfolgte dann mit Ödem und Vermehrung des Darminhalts durch Transsudat und
sodann auch Exsudat, sobald sich Entzündung der Darmwand einstellte. Nun
stellte er fest, daß die Kolibazillen im Darminhalt — die sich dort als gewöhnliche
Bewohner finden — stark an Zahl zunahmen und virulenter wurden. Sie wuchsen
in die Darmwand hinein und gelangten sogar in die Bauchhöhle. Hier nahm ihre
Virulenz ab. Ob die Virulenzzunahme im Darminhalt einer Symbiose (s. unten)
mit anderen Mikroben, u. a. mit einem Bac. largus zuzuschreiben ist (De Klecki),
möge dahingestellt bleiben. Bemerkenswert ist jedenfalls, daß die Virulenz der
Kolibazillen nicht zunahm in Versuchen, wo vor der Abklemmung die Mesenterialarterien unterbunden wurden, so daß die abgeklemmte Schlinge blutarm blieb
und ihr Inhalt durch die Abklemmung nicht zunahm. Bestelmeyer hat die Beeinflussung von Bakterien durch Anämie und Hyperämie untersucht (S. 439).

So ist wahrscheinlich die katarrhalische Entzündung der Luftwege nach Einatmung schädigender Dämpfe, nach Erkältung (Schnupfen, Bronchitis),
bei enanthematösen Infektionskrankheiten, wenigstens zum Teil, durch eine
Autoinfektion bedingt. Die Bronchitis ist in beiden letzteren Fällen oft eine absteigende. Und in zahlreichen Untersuchungen hat man im bronchitischen Exsudat
verschiedene Bakterienarten (Diplokokken, Strepto- und Pneumokokken und
Friedländersche Bazillen) nebeneinander, seltener in Reinkultur, nachgewiesen,
und zwar in derselben relativen Häufigkeit, in der sie als Saprophyten bzw. harmlose Parasiten in der Mundhöhle bzw. den oberen Luftwegen des Menschen vorkommen. Kein Forschungsergebnis weist darauf hin, daß diese Bakterien in derselben relativen Häufigkeit im Luftkreis herumschweben. Fügen wir noch hinzu,
daß Méry und Boulloche die Virulenz einiger gewöhnlichen Bewohner der bukko-
pharyngealen Schleimhaut bei Masernkranken zunehmen sahen — was allerdings
noch nicht durch andere Forscher bestätigt worden ist — so erscheint die Annahme
nicht gewagt, daß Erkältung, exanthematöse Infektionskrankheiten, letztere durch
das Enanthem, eine Hyperämie mit oder ohne Entzündung der Schleimhaut der
Luftwege hervorrufen, und dadurch die Autoinfektion durch die als harmlose Bewohner vorhandenen Bakterien ermöglichen. Ob dabei eine Symbiose oder Metabiose (s. unten) zwischen den Erregern des Exanthems — oder erscheint dieses
als Wirkung eines gelösten Giftes? — stattfindet, vermögen wir zur Zeit nicht zu
entscheiden. Wir dürfen nur annehmen, daß eine durch Schädigung eintretende
arterielle Hyperämie mit oder ohne Exsudation den hier in Betracht kommenden
(sekundären) Autoinfektionen Vorschub leistet (s. Entzündungsverlauf). Ob Diphtherie durch Autoinfektion infolge von Schädigung durch atmosphärische Faktoren
entstehen kann — harmlose (Pseudo-)diphtheriebazillen finden sich manchmal auf der
Mundschleimhaut — vermögen wir noch nicht zu entscheiden. Fortgesetzte Forschung
hat immer mehr die Bedeutung begünstigender abnormer Faktoren kennen gelehrt.
Damit leugnen wir keineswegs das Vorkommen primärer Infektionen, besonders bei
akuten Infektionskrankheiten, wie z. B. Masern, Pocken, Pest, Cholera. Aber auch bei
diesen Krankheiten sind vorbereitende abnorme Konstellationen nicht ausgeschlossen.

Auch in der H a u t kommen Autoinfektionen vor. So z. B. bei akuter, mit seröser Exsudation einhergehender Hautentzündung (Ekzem); wahrscheinlich geht die Infektion bei Furunkel aus von Staphylokokken, die unter gewöhnlichen Umständen auf der Haut leben. Schließlich ist manche Wunde, auch operative, von der Haut aus infiziert worden. Schon lange haben sich die Chirurgen bemüht, diese Autoinfektion zu verhüten, in letzter Zeit z. B., und zwar scheinbar mit gutem Erfolg, durch Bepinselung der gereinigten Haut mit Tinctura jodii v o r der Operation. In der Vagina kommen manchmal Bakterien vor, die durch die saure Reaktion des Scheidenschleims in ihrem Wachstum gehemmt werden. Wird diese durch Bluterguß neutralisiert, so wird Autoinfektion unter übrigens geeigneten Umständen ermöglicht. Ihre Bedeutung für Infektion im Wochenbett (Puerperalinfektion) ist noch nicht hinreichend sichergestellt. In ähnlicher Weise bietet saurer Harn den gewöhnlichen „Eitererregern" (Staphylo-, Diplo-, Streptokokken) keinen günstigen Nährboden dar; im alkalisch gärenden Harn wachsen sie leicht. Tuberkelbazillen und Gonokokken wachsen sehr wohl in der Nierenbecken- oder Harnblasenschleimhaut auch bei saurer Reaktion des Harns.

Nach der Pathogenese sind von den sekundären Infektionen die Mischinfektionen wohl zu unterscheiden. Denn es handelt sich dabei n i c h t um hintereinander, sondern um gleichzeitig eintretende Infektionen zweier oder mehrerer Bakterien. Gewöhnlich werden sie durch dieselbe Eingangspforte in den Körper aufgenommen. Im konkreten Fall wird die Entscheidung manchmal nicht sicher möglich sein. So z. B. wird die Frage, ob es sich bei einer gleichzeitig vom Arzt erkannten Influenza u n d Lungentuberkulose um eine Misch- oder um eine nacheinander aufgetretene sekundäre Infektion handelt, manchmal nicht zu beantworten sein.

Die verschiedenen gleichzeitig infizierenden Bakterien können einander wechselseitig verstärken. Wenn zwei pathogene Bakterienarten zugleich bei einem Versuchstier genau an derselben Stelle verimpft werden, so müssen wir von vornherein eine stärkere Schädigung des Wirtes erwarten durch Summierung ohne weiteres. Von zahlenmäßiger Summierung oder Bestimmung kann offenbar nicht die Rede sein, weil sich die Gewebsveränderungen nicht in Zahlen ausdrücken lassen. Die Frage, ob die eine Bakterie die Virulenz der anderen vermehrt, „potenziert", erheischt eine gesonderte Beantwortung. So wird nach von DUNGERN bei einer Assoziation von Diphtheriebazillen und Streptokokken die Virulenz der letzteren gesteigert; nach VINCENT nimmt die Virulenz des Typhusbazillus bei einer Mischinfektion mit Streptokokken zu. Bedenken wir jedoch, daß die Virulenz von verschiedenen Faktoren beeinflußt wird, so erscheint Vorsicht geboten und eine allgemeine Schlußfolgerung noch nicht möglich. Die übrigen Umstände erheischen zunächst genaue gesetzmäßige Berücksichtigung, so z. B. die Herkunft der verimpften Bakterien. Ob eine Abschwächung der Virulenz bei Bakterienassoziation vorkommt, ist meines Wissens noch nicht sicher gestellt. Bei all solchen Untersuchungen sind Kontrollversuche zur Bestimmung gelegentlicher Virulenzänderungen bei Impfung der gleichen Bakterien e i n z e l n bei gleichen Versuchstieren unumgänglich.

Ein Antagonismus zweier oder mehrerer Bakterienarten in demselben Nährboden (A n t i b i o s e) kann dadurch eintreten, daß sie denselben Nährstoff brauchen, daß aber die eine Art günstigere Wachstumsbedingungen findet als die andere und diese überwuchert, ja unterdrückt, indem sie schneller wächst und den Nährstoff verbraucht. So werden z. B. die langsamer wachsenden Diphtherie-, Pest- oder Tuberkelbazillen leicht von pathogenen Kokken in den üblichen Nährböden unterdrückt. Bemerkenswert sind die Versuchsergebnisse von SILBERSCHMIDT und SCHOCH: Milzbrandbazillen wachsen auf festen Nährböden neben FRIEDLÄNDERschen Bazillen oder Typhus- oder Kolibazillen. Gleichzeitige Impfung bei Meerschweinchen — besonders wenn an der gleichen Stelle von Milzbrand — mit einem der anderen soeben genannten Bazillen, hat jedoch keinen Erfolg. Es besteht somit ein Antagonismus. Impfungen bei Kaninchen und Mäusen ergaben dasselbe, für Milzbrand- und Koli- oder Typhusbazillus. Der FRIEDLÄNDERbazillus wächst aber, so daß das Tier an Septikämie stirbt, während der Milzbrandbazillus schwindet. Die anfänglichen Zahlenverhältnisse und die Zusammensetzung des Nährbodens sind dabei von Bedeutung. Aber auch durch giftige Stoffwechselprodukte kann das eine Mikrobion eine andere Art schädigen, obwohl es in der Regel auch sich selbst schädigt, z. B. durch Bildung einer Säure, von Alkohol oder eines unbekannten Stoffes.

Symbiose nennt man die einseitige oder gegenseitige (Mutualismus) Förderung des Wachstums zweier oder mehrerer Bakterienarten. Fördern selbst gebildete Stoffe das Wachstum, so nennt man das Autobiose. GARRÉ nennt Metabiose das Nacheinanderleben zweier oder mehrerer Mikroben in einem Nährboden, indem das erste den Nährboden für die folgenden geeignet macht. So z. B. können aerobe Bakterien einen Nährboden für anaerobe vorbereiten, indem sie den Sauerstoff in gewisser Menge verbrauchen, der das Wachstum der anaeroben Mikroben hemmt; die anaeroben können ihrerseits die von den aeroben gebildeten Stoffe verzehren. Oder indem eine Bakterie, durch Säurebildung in gewisser Konzentration, das Wachstum von Schimmelpilzen fördert. In ähnlicher Weise kann eine Bakterie die sekundäre Infektion einer anderen vorbereiten, ohne daß jedoch von Symbiose die Rede sein kann.

Parasitismus — wozu auch die Infektion gehört — unterscheidet sich von Symbiose bzw. Antibiose dadurch, daß dabei der eine, gewöhnlich niedere, auf oder in dem anderen, gewöhnlich höheren Organismus lebt, und nicht beide nebeneinander in einem Nährboden, wie in obigen Beispielen. Die nützlichen Mikroben bilden kein Gift wie die schädlichen, sondern vielleicht Reizstoffe (vgl. KRUSE, o. c.). Sie können auch in anderer Weise nützlich sein, wie Bakterien im Darminhalt, in der Scheide. Man nennt solche Mikroben ebenso wie Bandwürmer wohl Mitesser oder Kommensale, d. h. Parasiten, die einen Teil der Nahrung ihres Wirtes verzehren.

Virusquellen, Ansteckungspforten und Ansteckungswege.

Ansteckung, Kontagion, nennen wir die Übertragung eines Virus von Individuum zu Individuum mit erfolgender Infektion.

Die Kenntnis der Virusquellen, Ansteckungspforten und Ansteckungswege sind vor allem von Bedeutung für die Vorbeugung der Infektionen. Die Kenntnis der Ansteckungswege — d. h. der Wege, welchen.das Virus im Wirtsorganismus gefolgt ist — außerdem für die Pathogenese. Mit Infektionspforte, richtiger Ansteckungspforte, meinen wir die Eintrittspforte (porte d'entrée) zum Innern des Organismus; mit Infektionsquelle richtiger Virusquelle, jeden infizierten Organismus oder sonstigen toten Nährboden des betreffenden Mikrobions; als Infektionsträger, richtiger Virusträger den Gegenstand oder Stoff, der nur Träger, kein Nährboden des infizierenden Virus war.

Wir nennen eine Infektion kontagiös, ansteckend, wenn sie von einem Individuum auf ein anderes übertragen wird. Diese Ansteckung kann stattfinden unmittelbar oder mittelbar. Ersteres durch Berührung eines offenen virushaltigen Infektionsherdes mit einer verletzten Stelle der eigenen Körperoberfläche, z. B. mit einem Finger, durch Kuß, durch geschlechtlichen Verkehr, der namentlich zur Ansteckung von Syphilis, Gonorrhöe usw. führt. Selbstverständlich ist Übertragung des Virus nur dann möglich, wenn sich dasselbe, an der berührten Stelle frei vorfindet. Auch intrauterine Ansteckung der Frucht ist möglich, indem derselben durch das mütterliche Blut ein Virus, z. B. der Pocken, Syphilis, der Tuberkulose zugeführt wird. Mittelbar nennen wir die Ansteckung, die durch einen Gegenstand oder Stoff (Luft, Nahrungsmittel usw. s. unten) zustande kommt. Erfolgt die Ansteckung durch Berührung eines infizierten Menschen oder eines leblosen Gegenstandes, dem Virus anhaftet so nennt man das eine Kontaktinfektion, welche Bezeichnung man im weitesten Sinne des Wortes gebraucht. Die Übertragung verschiedener Mikroben findet sehr wahrscheinlich, ebenso wie die desselben Mikroorganismus in verschiedenen Fällen nicht immer gleich leicht statt. Was letztere betrifft, erhellt ohne weiteres, daß ein geschlossener, im Körper versteckter Infektionsherd (ein fibröser abgekapselter Tuberkel oder Gummi- oder Lepraknoten in der Leber oder im Hirn) gar keine oder fast keine Ansteckungsgefahr darbietet, während diese Gefahr mehr oder weniger groß ist bei einem offenen an einer Körperoberfläche liegenden Herd (tuberkulöse Lungenkaverne, Darm- und Hautgeschwüre verschiedenen infektiösen Ursprunges usw.). Die Größe dieser Gefahr wechselt nach dem Sitz des offenen Herdes, nach der Flüchtigkeit, der Dauerhaftigkeit und der abgegebenen Menge des Virus. Ansteckungsgefahr bedeutet gesellschaftliche Gelegenheit zu einer bestimmten Infektion. Ob bei einem bestimmten Individuum, das sich dieser Gefahr aussetzt, Ansteckung, d. h. Infektion, erfolgt, wird zunächst durch die physikalische Gelegenheit, die sein Körper bietet, bedingt. Dazu gehört zunächst die Aufnahme von Virus ins Gewebe, durch Einatmung, Verletzung usw., dann die Verteilung des Virus in demselben (vgl. S. 60). Sodann wird das Eintreten oder Ausbleiben von Infektion bedingt vom Verhältnis der Giftstärke zur (örtlichen) Empfänglichkeit des Individuums. Diese individuellen Faktoren stellen zusammen die innere (biologische) Gelegenheit zur Infektion dar.

Als Quellen der Heteroinfektionen des Menschen kommt in den meisten Fällen ein infizierter Mensch, und zwar manchmal unmittelbar, in Betracht. Früher nahm man die Ubiquität vieler Krankheitskeime an. Man hat sie aber allmählich mehr und mehr eingeschränkt und betrachtet sogar die gewöhnlichen Eitererreger nicht mehr als ubiquitär. Nicht immer ist das Individuum, das Virusquelle ist, krank. Man hat im Gegenteil nachgewiesen, daß auch Menschen, die eine Infektionskrankheit durchgemacht hatten, kürzere oder längere Zeit nach der Heilung, mitunter jahrelang (nach Typhus) virulente Bazillen oder Kokken in sich beherbergten nicht allein, sondern auch mit dem Harn oder einem anderen Sekret oder mit Fäzes ausschieden. Man hat solche Menschen als „Dauerausscheider" bezeichnet. In Milch hat man bei gemischter Milzbrandinfektion Milzbrandbazillen (P. TH. MÜLLER) und bei Milchdrüsentuberkulose Tuberkelbazillen nachgewiesen. Aber außerdem können sogar Individuen, die selbst nie nachweisbar an der betreffenden Krankheit gelitten, sondern sich in der Umgebung von solchen Kranken aufgehalten haben, virulente Bakterien mit sich herumtragen, wie z. B. Diphtheriebazillen, Meningokokken auf der Nasenschleimhaut, Choleravibrionen, Typhus- und Dysenteriebazillen in der Gallenblase oder im Darm usw. Solche Menschen nennt man Bazillen-, allgemeiner Bakterienträger. Auch Influenzabazillen können wahrscheinlich längere Zeit latent mit herumgetragen werden. Der Nachweis der Dauerausscheider und Bakterienträger ist vom prophylaktischen und epidemiologischen Gesichtspunkt aus von großer Bedeutung. Eine scharfe Grenze gibt es nicht: Der Bakterienträger kann Ausscheider werden; er kann eine latente oder nicht erkannte Infektion durchgemacht haben. Solche Leute können nicht nur selber erkranken bei einer dazu günstigen Konstellation, sie vermögen aber auch andere anzustecken. Man hat z. B. in einem Pensionat eine Hausendemie von Typhus beobachtet, als deren Quelle sich schließlich die Köchin erwies, die mehrere Jahre zuvor einen Darmtyphus durchgemacht hatte und Dauerausscheider war. Der Terminus Dauerausscheider besagt nicht, daß die Ausscheidung für immer bleiben wird. Sie dauert manchmal nur kurz. In all diesen Fällen ist geringfügige Entzündung nicht ausgeschlossen. Im Versuch von R. KRAUS und BIEDL trat schon nach 5—12 Minuten nach

Einspritzung verschiedener Bouillonkulturen in die Drosselader Bakteriurie ohne Blut und Eiweiß im Harn ein. Es ist jedoch Nierenschädigung nicht ausgeschlossen. Ich erinnere an die nicht seltenen Fälle, wo ein scheinbar gesunder Mensch mit einer nicht erkannten, aber offenen Lungentuberkulose, der nur dann und wann etwas hustet, die eigenen Kinder oder Kleinkinder ansteckt, so daß nur genaueste Untersuchung die Virusquelle aufzudecken vermag.

An zweiter Stelle müssen wir als Virusquelle nennen Tiere, in denen das Mikrobion wächst, ähnlich wie das Malariaplasmodium in einer Anophelesmücke, das Hundswutsvirus beim Hund usw. In beiden Fällen wird das Virus durch Stich bzw. Biß übertragen. Das Rabiesvirus wächst im Organismus des wutkranken Hundes und wird beim Biß durch den Speichel übertragen auf das gebissene Individuum. Gelbfieber ist einem filtrierbaren Virus (Flagellat?) zuzuschreiben, von der Stegomyia calopus, einem Moskito, übertragen. Und der Rattenfloh vermag durch seinen Stich das Pestvirus beim Menschen zu impfen. Rattenpest geht oft der Menschenpestepidemie voraus. Vielleicht spielen auch Läuse gelegentlich eine ähnliche Rolle, wie sie auch die Spirochaete OBERMEIER (Febris recurrens) und das Fleckfiebervirus zu übertragen vermögen.

Als besondere Fälle sind zu unterscheiden die Fälle, wo Tiere, namentlich Insekten, das Virus ohne weiteres übertragen. So können Fliegen Typhus-, Diphtheriebazillen und wahrscheinlich auch andere Bakterien von Auswurf, Fäzes usw. auf Nahrungsmittel übertragen. Es ist aber nicht immer leicht zu entscheiden, ob das Virus im übertragenden Tier wächst. Wahrscheinlich entwickelt sich das Trypanosoma gambiense (DUTTON) der Schlafkrankheit, ein Protozoon, im Körper der Tsetsefliege (Glossina palpalis) und erscheint dann im Speichel dieser Fliege. Beim Stich infiziert dann die Fliege das gestochene Individuum.

Als „Infektionsträger", richtiger Virusträger, kommen in Betracht die Luft, der Boden, das Wasser, die Nahrungsmittel, Kleider und andere Gebrauchsgegenstände.

Zu den letzten gehören Taschentücher, Bettwäsche, Eß- und Trinkgeschirr, Türgriffe, Bücher, Münzen und besonders schmutziges Papiergeld, auf dem sich manche Bakterien kürzere oder längere Zeit halten können. ABEL wies an Holzklötzchen, mit denen ein diphtheriekrankes Kind gespielt hatte und die dann 6 Monate im Dunkeln gelegen hatten, virulente Diphtheriebazillen nach. Auch Tuberkelbazillen hat man an den oben genannten Gegenständen gefunden usw. Nahrungsmittel (Milch, Wasser, Fleisch usw.) sind nicht so selten Träger des Typhus-, Tuberkulose-, gelegentlich auch des Cholera- und sonstigen Virus. So ist z. B. Choleravirus im Trink- und Ballastwasser von Schiffen mit Cholerakranken an Bord von Indien nach Europa übertragen worden. Auch in Flußwasser kann es vorkommen. Typhusendemien bei der Klientel eines Milchverkäufers sind mehrmals vorgekommen, indem die Milch durch typhusbazillenhaltiges Wasser verunreinigt worden war. So hat man von Wasser-, Milchepidemien geredet. Infektion durch Gebrauch verunreinigter Nahrungsmittel kann im Darm, aber auch in den Mandeln und dann in den Halslymphgefäßen stattfinden. So kann Tuberkulose dieser oder eine solche der Mesenteriallymphdrüsen oder beides erfolgen bei Kindern, die nicht sterilisierte tuberkelbazillenhaltige Milch trinken. Auch kann ein Mensch vielleicht eine virushaltige Luftschicht mitschleppen, ebenso wie er im Winter eine merkbare kalte Luftschicht mit in das Zimmer bringt.

Infektion vom Boden aus kann erfolgen besonders bei Verletzung, z. B. beim Überfahrenwerden, indem Erde und Tetanusbazillen oder mit dem Bacillus septicus (Vibrion septique PASTEUR) in die Wunde gerät. In gewisser Tiefe, ungefähr 1 m, findet man oft den Tetanusbazillus in Acker- und Gartenerde. Eben dann, wenn bei Straßenarbeit der Boden umgewühlt ist, muß die Gefahr einer solchen Infektion gescheut werden. Gelegentlich kommen auch andere pathogene Bakterien, wie Tuberkelbazillen, auf dem Boden vor. Sind sie trocken, so können sie aufwirbeln und aerogene Ansteckung veran lassen. Schleim kann fest an einem Gegenstand antrocknen. Ob die sogen. „Schmutzinfektion" häufig ist, muß als eine offene Frage betrachtet werden. Man versteht darunter, daß mit Bodenstaub und -Schmutz solches Virus an einer verletzten Stelle in den Körper aufgenommen wird, z. B. indem ein Kind es an einer ekzematösen Stelle beim Kratzen oder sonstwie einreibt.

In der Luft schwebende Bakterien — in kleinen Tröpfchen oder an trocknen Staubteilchen gebunden (S. 78) — können eingeatmet werden und eine aerogene Ansteckung bewirken. Diese kann in der Nasenhöhle, in der Nasenrachenschleimhaut, in den oberen und tieferen Luftwegen oder in der Lunge erfolgen; wahrscheinlich gelegentlich auch in den Mandeln, vielleicht auch durch Verschlucken solcher auf der Kehlschleimhaut niedergeschlagener Teilchen, im Magen oder Darm. Die Bedeutung der Mandeln als Eingangspforte verschiedener Infektionskrankheiten hat man überschätzt. Allerdings schließt sich nicht selten Gelenkrheumatismus an Angina an. Die Rolle der Angina bei Scharlach und ihre Bedeutung beim Darmtyphus (entsteht sie durch Typhusbazillen?) hat man noch nicht sichergestellt. Sie ist vielleicht einer Autoinfektion zuzuschreiben. Auch Nephritis im Anschluß an Angina hat man mehrmals beobachtet. Besonders amerikanische Ärzte haben die Möglichkeit betont einer Sepsis verschiedener Form oder einer metastatischen Entzündung durch Staphylo- oder Streptokokken in der Niere oder in einem anderen Organ von einem Infektionsherd an der Mundhöhle, einer Zahnwurzel bzw. Zahnwurzelhaut aus („oral sepsis", „focal infection"). Von der Mund- oder Rachenschleimhaut aus kann übrigens auch, z. B. beim Schlafen auf dem Rücken, Aspiration von Tropfen in die Luftwege hinein stattfinden. Von der Nasenhöhle aus ist eine Verbreitung durch die Lymphwege (um die Geruchsnervenfasern) nach der Schädelhöhle hin möglich, und wahrscheinlich bei der Zerebrospinalmeningitis, die mit einem Schnupfen einsetzt. SIMON FLEXNER führte Meningokokken in die Nase eines Affen ein und konnte sie nach 48 Stunden nur in den Lobi olfactorii, nicht aber im übrigen Zentralnervensystem nachweisen. Dies weist auf eine lymphogene Verschleppung durch obige perineurale Lymphwege hin, ähnlich wie die Meningitis lymphogen bei einer eitrigen Mittelohrentzündung entsteht, den Lymphwegen um die Hörnerven entlang. Ob Einatmung virushaltiger Tröpfchen häufiger von Infektion gefolgt wird als Einatmung virushaltigen trocknen Staubes, ist unentschieden. Die zahlreichen Versuche CORNETS u. a. weisen aber jedenfalls auf die große Gefahr der letzteren hin. Auch die Hadernkrankheit (Lungenmilzbrand) bei Lumpensortierern. Kranke, die beim Sprechen, Husten, Niesen usw. virushaltige Tröpfchen (Speichel, Schleim, Exsudat) hinausschleudern, sind eine Quelle aerogener Ansteckung. Beim Schnupfen, bei Influenza, Masern, Keuchhusten, Pocken, manchmal schon vor deutlicher Erkrankung, bei Pest, bei offener Tuberkulose der Luftwege oder Lunge, die nicht immer erkannt wird, wahrscheinlich auch bei Genickstarre (die mit Schnupfen einzusetzen pflegt) besteht diese Gefahr der aerogenen Ansteckung anderer. Mitunter kann man die Übertragung der Masern unter Familienmitgliedern und Schulkindern, namentlich im Anfang einer Epidemie, verfolgen, wie ich selbst es einmal getan habe. Während die Pest in den regionären Lymphdrüsen einsetzt nach einem anstecken-den Flohbiß oder sonstiger Verletzung durch einen virushaltigen Gegenstand (Bubonenpest), kennen wir doch auch eine primäre Lungenpest, die wohl aerogener Ansteckung zuzuschreiben ist. BATZAROFF erzeugte bei Meerschweinchen eine bronchopneumonische Pest nach Einführung von Pestbazillen in die Nasenhöhle. Einige Forscher nehmen an, daß eingeatmete Tuberkelbazillen in die Mandeln und von da aus lymphogen in die Lungen gelangen. Die dafür erforderlichen Belege hat man aber bis jetzt nicht beigebracht. Daß sie unmittelbar die Lunge erreichen können, geht aus unseren früheren Erörterungen hervor. Nach den epidemiologischen Forschungen von WICKMAN, LEEGARD (vgl. HARBITZ-SCHEEL), KRAUSE, ZEPPERT, S. FLEXNER und des staatlichen Gesundheitsamtes in Massachussets verbreitet sich wahrscheinlich auch die akute epidemische Kinderlähmung (Poliomyelitis acuta HEINE-MEDIN) durch Ansteckung. Und zwar nicht nur durch kranke, sondern auch durch anscheinend normale Personen, ja vielleicht durch Gegenstände — besonders auf Schulen und den großen Verkehrsstraßen.

Obige Beobachtungen vermögen die Erfahrung zu erklären, daß manchmal eine Epidemie von Cholera, Influenza (1889/1890) sich den großen Verkehrsstraßen, den Post- und Militärstraßen, den Wegen der Karawanen und Schiffe entlang von Asien nach Europa ausbreitet. So scheint die Influenza im Juni 1889 in Turkestan beobachtet zu sein, im Oktober in Rußland, im November in Finnland, Berlin, anderen deutschen Städten und Paris, so daß Ende Dezember ungefähr ganz Europa befallen war. Ob dabei hauptsächlich aerogene Übertragung (durch Tröpfchen) stattfand, ist nicht mit genügender Wahrscheinlichkeit zu beantworten. Ebensowenig, ob sich örtliche (tellurische und andere kosmische) Einflüsse geltend machten. PETTENKOFER, EMMERICH u. a. schreiben Verschiedenheiten der Bodenverhältnisse und des Grundwassers eine gewisse Bedeutung zu, über die man in den Lehr- und Handbüchern der Hygiene näheres findet; ebenso über Wohnungsverhältnisse (Überfüllung usw.), Wasserversorgung usw.

Wie erkennen wir die Ansteckung? wie die Ansteckungspforten und -wege?

Die Ansteckung einer Krankheit ist nicht immer leicht nachweisbar, auch dann nicht, wenn ihr parasitärer Ursprung feststeht. Im allgemeinen um so leichter, wenn Zeitpunkt und Ort der Ansteckung genau anzugeben sind, d. h. bei akuten Infektionskrankheiten, die epidemisch auftreten, oder doch an gewisse Länder oder Orte gebunden sind. So ist der Kontakt bei Pocken, Keuchhusten, Masern usw. gewöhnlich deutlich. Bei Malaria, Gelbfieber usw., die an gewisse Örtlichkeiten gebunden sind, ebenfalls, besonders wenn Reisende erkranken. Die chronischen Malariafälle der Einwohner können, an und für sich betrachtet, Schwierigkeiten bereiten. Bei den Geschlechtskrankheiten (Syphilis, Gonorrhöe usw.) ist der Kontakt fast immer sofort klar. Auch bei Infektionen, die sich an eine Verletzung (Tetanus, Septikämie usw.) anschließen. Bei diesen Fällen sind es die besonderen Gelegenheiten, welche den Nachweis des Kontaktes erleichtern. Bei Cholera, Pest und anderen Seuchen kann die Ansteckung weniger klar sein. Schwer nachweisbar ist das filtrierbare Virus der Grippe, das nur im Anfang vorhanden sei (NICOLLE und LEBAILLY) und dann durch andere Mikroben verdrängt werde. Das Virus sei im frischen bronchitischen Exsudat auf Affen übertragbar.

Bei chronischen, weit verbreiteten Infektionen, die sogar erst einige Zeit (wie lange?) latent bestehen können, können der Zeitpunkt und durch die große Verbreitung auch der Ort der Infektion vollkommen dunkel sein. Als Beispiel nennen wir die Tuberkulose. Ein kleiner tuberkulöser Herd kann während einer noch nicht abzugrenzenden Zeit — jahrelang — unerkannt bestehen. Und dies gilt auch für offene Herde, die somit als Virusquellen auftreten können. Die einzige klinische Erscheinung einer beschränkten offenen Lungentuberkulose kann ein unbedeutender Husten sein. Allerdings wird es meist bei genauer Untersuchung gelingen, Tuberkelbazillen im Auswurf nachzuweisen. Nicht nur eine klinisch scheinbar primäre Darmtuberkulose, beim Besitzer selbst, sondern auch Ansteckung anderer kann dabei erfolgen, ähnlich wie eine latente chronische Gonorrhöe des Mannes schon manchmal eine Pyosalpinx und ähnliches hervorgerufen hat. Obwohl schon HIPPOKRATES die von VILLEMIN zuerst nachgewiesene Kontagiosität der Lungenschwindsucht annahm, hat es denn auch bis in das letzte Jahrhundert nicht an Stimmen gefehlt, die „Erblichkeit" der Tuberkulose als solche befürworten. Es kann hier jedenfalls nur von germinativer oder Keimesinfektion bzw. hämatogener intrauteriner Übertragung, aber nicht von Erblichkeit (s. dort) und Vererbung des Bazillus die Rede sein. Andererseits dürfen wir sogar bei en- und epidemischem Auftreten einer Infektion nicht ohne weiteres Übertragung untereinander annehmen, sondern wir müssen zunächst Infektion von einer gemeinsamen Quelle aus — wie Cholera und Typhus — sodann die Wirkung einer gemeinsamen Schädigung durch Faktoren, welche Autoinfektion fördern, als möglich berücksichtigen. Als Beispiel diene die Beobachtung WELCHS (S. 97).

Hämatogene Ansteckung ist möglich durch Verwundung eines Blutgefäßes und Einführung des Virus in dasselbe, ähnlich wie im Tierversuch. Die Übertragung der Malaria durch einen Stich der Anopheles ist ein Beispiel davon. Ohne Verwundung ist hämatogene Übertragung aber auch möglich, und zwar von Mutter auf Frucht während ihres intrauterinen Lebens. So kann ein Kind mit Pocken oder Pockennarben geboren werden, wenn die Mutter während der Schwangerschaft Pocken erwarb. Auch angeborene Tuberkulose und Syphilis kommen vor. Die angeborene Tuberkulose ist allerdings selten, die angeborene Syphilis häufiger — statistische Forschungsergebnisse liegen aber nicht vor. Sichere Beobachtungen einer germinativen Infektion — also einer Übertragung des Virus durch eine Keimzelle — fehlen. Wenn sie je vorkommt, wird das wohl nur als ganz hohe Ausnahme zutreffen. Die Chance, daß eine Keimzelle Virus enthält, nähert sich erfreulicherweise Null. Für die meisten Fälle angeborener Tuberkulose und Syphilis müssen wir eine hämatogene Übertragung annehmen, wenn wir nämlich die Ansteckung während des Geburtsaktes außer Betracht lassen, wobei es sich aber nicht um angeborene Veränderungen des kindlichen Organismus handelt.

Bei der angeborenen Tuberkulose — die Mutter litt immer an fortgeschrittener Phthise — hat man mehrmals Tuberkulose des Mutterkuchens nachgewiesen, in anderen Fällen ist sie nicht ausgeschlossen. Die Frage, ob Tuberkulose des Mutterkuchens ein unentbehrliches Zwischenglied zwischen Tuberkulose der Mutter und Ansteckung der Frucht ist, können wir noch nicht beantworten. Die Möglichkeit ist sogar noch nicht ausgeschlossen, wenn auch als gering zu betrachten, daß die Frucht geradewegs von der Mutter aus (hämatogen), und dann die Plazenta von der Frucht aus angesteckt wurde. Jedenfalls geht aber aus statistischen Untersuchungen von HAGE, BOSSERS, KUTHY hervor, daß von 1261 tuberkulösen Patienten ungefähr ebensooft nur der Vater wie nur die Mutter tuberkulös war. Weil die germinative Ansteckung nicht in Rechnung zu ziehen ist, weist dieser Befund darauf hin, daß intrauterine, hämatogene Ansteckung auch nicht die Häufigkeit der Tuberkulose beeinflußt. Wir müssen somit eine Ansteckung nach der Geburt als die Regel für Tuberkulose betrachten. Die seltene, angeborene Tuberkulose kommt nur vor, wenn die Mutter an weit fortgeschrittener Tuberkulose leidet, aber auch dann nur ausnahmsweise.

Man hat lange angenommen und erst in letzter Zeit ist die Richtigkeit dieser Annahme bezweifelt worden, daß angeborene Syphilis möglich ist ohne Syphilis der Mutter, also durch Ansteckung der väterlichen Keimzelle. Die Mutter erweise sich dann aber als immun gegen Syphilis („Gesetz" von COLLES-BAUMÈS). Schon COLLES hob hervor (1837), daß er niemals beobachtet habe, daß ein angeboren syphilitisches Kind beim Saugen syphilitische Geschwüre an der Brust der Mutter hervorgerufen hätte, während doch ein syphilitisches Kind eine nichtsyphilitische Amme anzustecken pflege. Wahrscheinlich ist die scheinbar nichtluetische Mutter in der Tat latent syphilitisch, bei der sowohl der Primäraffekt wie das Exanthem unbeobachtet blieben. Dies kommt, besonders bei Frauen, nicht selten vor. NEISSER, MATZENAUER u. a. stellten in der Tat eine „positive" Wassermannreaktion bei solchen Müttern fest. Immunität gegen Syphilis eines nichtsyphilitischen Menschen ist bis jetzt nicht nachgewiesen. Dies gilt auch für den folgenden Fall: Es hat PROFETA ein anderes „Gesetz" aufgestellt, nämlich daß ein Kind einer syphilitischen Mutter nicht syphilitisch, sondern immun gegen Syphilis sei, solange der Organismus sich nicht durch Wachstum erneut habe. Höchstwahrscheinlich bestehen hier nur zwei Möglichkeiten: Kinder syphilitischer Eltern sind entweder nicht syphilitisch und nicht immun gegen Syphilis, oder sie sind immun, aber dann auch latent oder manifest syphilitisch, d. h. sie beherbergen im letzteren Falle das Syphilisvirus, die Spirochaete pallida. Sie sind dann immun gegen Superinfektion, nach einigen Forschern. Vgl. jedoch S. 485.

Bis jetzt haben wir nur den Nachweis der äußeren Ansteckungsgelegenheit als Grund für die Annahme einer Ansteckung besprochen. Es gibt Infektionen, die nicht als Auto-, sondern als Heteroinfektionen aufzufassen sind oder umgekehrt. Wir dürfen z. B. Syphilis, Malaria, Pocken, Pest durch Autoinfektion als ausgeschlossen betrachten.

Andere Hinweise auf die stattgehabte Übertragung vermögen die Ansteckungspforten und die Ansteckungswege zu liefern. Wie erkennen wir sie? Durch klinische und pathologisch-anatomische Untersuchung, unter vorsichtigem Vergleich mit geeigneten Versuchsergebnissen. Einige Beispiele, zunächst der klinischen Ergebnisse, mögen dies erläutern. Wir setzen in den Vordergrund, daß die meisten, wenn nicht alle Erscheinungen, nur in Zusammenhang mit anderen Ergebnissen, also nur eine relative und fast nie absolute Bedeutung haben. So z. B. ist es bis zu gewissem Grade wahrscheinlich, aber nicht sicher, daß Influenza, Genickstarre auf aerogene Ansteckung beruhen, weil sie mit einem Schnupfen einsetzen. Ferner kann die fibrinöse Pneumonie, die durch einen Schnupfen eingeleitet wird, sehr wohl durch Autoinfektion nach Erkältung oder sonstiger dazu geeigneter Schädigung anfangen. Aerogene Heteroinfektion ist aber nicht ohne weiteres ausgeschlossen. Die Bakteriämie bei der fibrinösen Pneumonie und beim Typhus abdominalis würde nur dann ihre hämatogene Entstehung beweisen, wenigstens wahrscheinlich machen, wenn nachgewiesen wäre, daß sie den Lungen- bzw. Darmveränderungen voraufgeht. Nach SANARELLI häufen sich bei Cholera Vibrionen im Epiploon an und gelangen aus den Lymphgefäßen ins Blut (Vibrionämie).

LÖFFLER und FROSCH führten das Virus der Maul- und Klauenseuche in die Ader bei Rindern ein. Unter Fieber traten zuerst in 1—3 Tagen Blasen im Maul und bei den Milchkühen in den Eutern auf, nach weiteren 1—2 Tagen an den Klauen. In den Blasen war Virus nachweisbar. zugleich war es aber fast ganz aus dem Blute verschwunden. Wir sind aber deshalb nicht berechtigt, von „Dermotropismus" zu reden, als ob das Virus etwa zur Haut hingezogen würde. Auch bei Pocken und den ex- und enanthematösen Infektionskrankheiten ist die Bevorzugung von Haut- und Schleimhäuten zu berücksichtigen. Kommt ein Gift, z. B. durch den Blutstrom, überall hin, so entscheidet die biochemische Empfänglichkeit des Gewebes, bei genügender physikalischer Gelegenheit, ob es schädigt.

Die pathologisch-anatomischen Befunde sind immer unentbehrlich für die Feststellung des Infektionsweges. Das geht z. B. schon aus der primären Lungenpest, aus der Bubonenpest hervor. Im allgemeinen ist der Sitz bzw. Verteilung der Herde von Bedeutung. Handelt es sich um einen einzigen Herd, so ist die Verführung groß, den kürzesten Verbindungsweg von einer äußeren Körperoberfläche zum Herde als den Infektionsweg, so z. B. einen einzigen Infektionsherd in der Lunge als aerogen zu betrachten. Wie müssen wir dann aber eine geschwürige Endokarditis deuten, wenn kein anderer Infektionsherd im Körper nachweisbar ist? Die Blutwege stehen doch nicht mit der äußeren Körperoberfläche in Zusammenhang. Wir müssen in solchen Fällen annehmen, daß entweder intrauterin (wenn es sich um Neugeborene handelt) oder von einer Verletzung aus — wie im Tierversuch — Bakterien ins Blut aufgenommen wurden, oder endlich, daß die Endokarditis sekundär war, der primäre Infektionsherd aber ausgeheilt oder nicht mehr nachweisbar ist am Zeitpunkt der Autopsie, ähnlich wie bei der kryptogenetischen Septikopyämie. Es kann eine Hautschrunde gewesen sein.

Nicht alle infektiösen Veränderungen verschwinden jedoch gleich leicht ohne irgendeine Spur zu hinterlassen. So bleibt die Narbe des syphilitischen Primäraffektes manchmal jahrelang nachweisbar; Gummen, tuberkulöse Knötchen, Käse- und Kalkherde pflegen ebenfalls lange Zeit auffindbar oder an irgendeiner Narbe mit gewisser Wahrscheinlichkeit erkennbar zu sein. Ein einziger tuberkulöser Lungenherd ist somit wahrscheinlich aerogen. Findet man eine scheinbar primäre, weil einzige, Tuberkulose einer Lymphdrüse, so ist die Frage zu beantworten, ob nicht ein winziges Herdchen im Wurzelgebiet der dazu führenden Lymphgefäße der Haut oder Schleimhaut unentdeckt blieb. Ob Tuberkelbazillen durch die unversehrte Darmschleimhaut oder Lungenoberfläche in Lymphwege aufgenommen und weiter verschleppt werden können ohne an der Eintrittspforte eine anatomische Veränderung zu bewirken, wäre nur durch eine vollständige mikroskopische Untersuchung der Schleimhaut zu beantworten. Das hat man bis jetzt aber noch nicht getan. Je genauer man untersucht, um so seltener erscheint die primäre Tuberkulose eines von der Außenwelt abgeschlossenen Organes, wie z. B. die der Niere. Allerdings ist zu bedenken, daß z. B. die Leber durch die Gallenwege mit dem Darm, der Eileiter und gar das Bauchfell beim Weib mit der Vulva zusammenhängen. Die aufsteigende gonorrhoische Salpingitis (Pyosalpinx) und Pelveoperitonitis bezeugen diesen Zusammenhang.

Finden wir mehr als einen Infektionsherd, so ist für die Feststellung des Infektionswegs zunächst die Frage zu beantworten, welcher der älteste ist. Die Bestimmung des relativen Alters einiger Infektionsherde kann leicht sein. Sie scheint es aber manchmal auch dann, wenn sie in der Tat zur Zeit unmöglich ist. Man hüte sich vor willkürlichen Annahmen. Die relative Größe der verschiedenen Herde ist oft trügerisch (S. 32). Aber auch andere Merkmale sind trügerisch: Eine schwerere Schädigung, wie Nekrose, Verkäsung, Verkalkung kann allerdings, muß aber nicht älter sein als eine leichte wie eine seröse oder proliferative Entzündung. Ein tuberkulöser Käseherd kann jünger sein als ein tuberkulöses bindegewebiges Knötchen. Vergessen wir doch nicht, daß die Infektionsbedingungen allerlei örtliche Verschiedenheiten der Giftstärke und Empfänglichkeit des Gewebes aufweisen können, welche auch den Verlauf beeinflussen.

Mitunter gibt die Form des infektiösen Entzündungsherdes einen gewissen Hinweis auf den Infektionsweg. So weist die traubenartige Form eines bronchopneumonischen Herdes mit gewisser Wahrscheinlichkeit auf eine broncho- bzw. aerogene Entstehung hin.

Schließlich ist der Sitz bzw. Verteilung der Herde von Bedeutung für die Erkennung des Infektionsweges. So bevorzugt hämatogene Tuberkulose keinen, aerogene Tuberkulose aber gewisse kraniale Lungenabschnitte, wo die physikalische Gelegenheit zu lymphogener Infektion am größten ist; hämatogene Infektionen treten vorzugsweise in der Rinde der Niere, lymphogene im Nierenbecken bzw. in den Nierenpyramiden auf (S. 78).

Verlauf der Infektionskrankheiten.

Später werden wir den Verlauf der infektiösen Entzündungen und dann auch die Metastasen usw., jetzt den der Infektionskrankheiten kurz behandeln, während ich außerdem auf das im Kapitel über Verlauf im allgemeinen Gesagte hinweise.

Wir haben oben die primäre Latenz kennen gelernt. Von ihr grundver-schieden ist die Inkubation. Während primäre Latenz die Zeit des wirkungs-losen Aufenthalts der Bakterien im Gewebe andeutet, die dann später, unter günstigeren Umständen, an Ort und Stelle infizierend auftreten können, be-deutet Inkubation einer Infektion bzw. Infektionskrankheit die Zeit, welche die Bakterie braucht nach der Einverleibung, um das empfängliche Gewebe zu erreichen und dann durch Infektion zu erkennbaren Erscheinungen (Schä-digung) zu führen. Während primäre Latenz immer fehlt, wenn Infektion sofort eintritt, nachdem das empfängliche Gewebe durch die Bakterie erreicht wird, fehlt Inkubation keiner Infektion, ja sogar keiner Wirkung lebloser Gifte. Denn immer ist eine gewisse Zeit — sie möge noch so kurz sein — erforderlich für die Einwirkung des Giftes auf das Gewebe, mitunter für Vermehrung des Infektors, und die Offenbarung dieser Wirkung. Auch der späten Infektion (also nach primärer Latenz) und der Autoinfektion fehlt sie nicht. Während der Inkubation treten vage Erscheinungen auf, die den Krankheitserscheinungen voraufgehen (Prodrome).

Die Dauer der Inkubation ist verschieden; sie wird durch verschiedene Umstände bedingt: 1. durch das Verhältnis der Stärke des in den Körper aufgenommenen und namentlich des an der empfänglichen Stelle abgelagerten Giftes zur Empfänglichkeit des Gewebes; genügt die Stärke eines bakteriellen Giftes nicht sofort, so kann sie den erforderlichen Wert durch Wachstum der Bakterie erreichen. Dann, aber auch sonst ist von Bedeutung 2. die Rasch-heit der Giftanhäufung, bedingt durch Zufuhr oder Bildung und Abfuhr an Ort und Stelle. Die Giftbildung ist von der Tätigkeit lebender oder von dem Zerfall toter Bakterien abhängig, je nachdem es sich um Exo- oder um Endotoxine handelt. Für die Raschheit der Anhäufung sind wichtig 3. die physikalische Gelegenheit zur Anhäufung des Giftes, 4. giftvernich-tende bzw. -entfernende Wirkungen (Harn und andere Sekrete, Fäzes) und 5. die Verschleppung des Giftes, nach der Einverleibung zum empfäng-lichen Gewebe. So entsteht die Bubonenpest in den regionären Lymphdrüsen. Die Pestbazillen mußten also zunächst von der vom Floh gebissenen oder sonstwie verletzten Hautstelle zu jenen Lymphdrüsen geführt werden. Ein anderes Beispiel: Das Hirn stellt das für das Tetanusgift empfindliche Gewebe dar — dieses Gift wird jedenfalls von frischem Hirnbrei unwirksam gemacht, wahrscheinlich durch Bindung (WASSERMANN und TAKAKI). Nach MEYER und RANSOM wird das Tetanusgift von peripheren Nervenendigungen auf-genommen und dann längs der Achsenzylinder dem Hirn zugeführt. Das fordert eine Zeit, die aber nach ihnen abgekürzt werden kann durch Einspritzung des Giftes in das Lendenmark. Auch nimmt diese Tetanusinkubation ab, wenn man die Giftmenge vergrößert. So wird auch die Inkubationsdauer der Tollwut von der Bißstelle beeinflußt. Sie ist am kürzesten beim Biß in den Kopf.

Die Inkubationsdauer der Infektionskrankheiten beim Menschen läßt sich nur dann bestimmen, wenn wir den Zeitpunkt der Einverleibung, der Ansteckung kennen. Dies trifft nun aber oft nicht zu (s. oben). Außerdem ist immer die Möglichkeit zu berücksichtigen — wir kennen ja die Stärke des aufgenommenen Giftes fast nie, die Stelle der Aufnahme nur ausnahmsweise sicher, die Empfänglichkeit auch nicht — daß zunächst primäre Latenz ein-tritt. Besonders dann, wenn die Inkubation sehr lange dauert, kommt diese Möglichkeit in Betracht. Die Inkubation dauert bei verschiedenen Tieren verschieden lange. Ihre Dauer ist um so kürzer, je größer die infizierende Gift-stärke und die Empfänglichkeit des infizierten Organismus sind.

So beträgt sie für das Tetanusgift bei der Maus 8—12, beim Meerschweinchen 13—18, beim Kaninchen 18—36, beim Hund 36—48 Stunden, beim Menschen 4 Tage usw.

Die Inkubation beträgt bei dem Menschen für Tollwut 30 Tage und länger; beim Hund kürzer; Gonorrhöe 2—8 Tage; Ulcera mollia 48 Stunden; Syphilis 21—42 Tage und länger; Diphtherie 2—5 Tage und länger; Poliomyelitis ant. acuta 2—14 Tage (S. FLEXNER); Masern 9—11 Tage; Scharlach 4—7 Tage; Pocken 10 bis 14 Tage; Typhus abdominalis 7—21 Tage; Cholera asiatica einige Stunden bis Tage; Schlafkrankheit 1—5 Jahre! (primäre Latenz?)

Nicht nur für die Entstehung, sondern auch für den Verlauf einer Infektion ist das Verhältnis von Giftstärke zur Empfänglichkeit des Gewebes entscheidend. Dieses Verhältnis kann sich mehrmals ändern, durch Zu- oder Abnahme der Virulenz oder der Zahl des Infektors oder durch Änderung der Gewebseigenschaften (entzündliche Schädigung, seröse, zellige Entzündung, Phagozytose). Außerdem machen sich Wechselwirkungen, eintretende Immunität, Gewöhnung, bzw. Überempfindlichkeit und sonstige Faktoren geltend, die wir bei der Giftwirkung kennen gelernt haben oder beim Verlauf im allgemeinen und beim Verlauf der infektiösen Entzündungen noch kennen lernen werden. Schließlich können auch Änderungen der äußeren Konstellation, Verwicklungen, eintreten, welche jenes Verhältnis beeinflussen. Wir erwähnen noch bakteriolytische Wirkungen (8. Kap.) gesondert.

8. Kapitel.

Abnorme Grade der Giftempfindlichkeit.
(Immunität, Allergie, Überempfindlichkeit, Aphylaxie).

Einleitung.

Die „normale" Empfindlichkeit gegenüber einem Gift geht, ohne scharfe Grenzen, einerseits in Unterempfindlichkeit, andererseits in Überempfindlichkeit über. Dies gilt sowohl für die Empfindlichkeit des Individuums bei einem bestimmten Weg der Einverleibung wie für die unmittelbar festgestellte Empfindlichkeit bestimmter Zellen (S. 130). Unterempfindlichkeit gewissen Grades bezeichnet man als Immunität (Unempfindlichkeit), bestimmte Fälle von Überempfindlichkeit als Aphylaxie. Beide Namen hat man allmählich in weiterem Sinne gebraucht. All diese Begriffe sind „spezifische" und relative. Spezifische (9. Kap.), sofern ein gewisser Empfindlichkeitsgrad sich nur auf eine bestimmte Tierart oder Individuum einerseits und auf ein bestimmtes Gift andererseits bezieht. Es hat somit keinen Sinn ein Tier immun oder überempfindlich zu nennen ohne Hinsicht auf ein bestimmtes Gift, wie z. B. Atropin oder Tetanus. Widerstandsfähigkeit (Resistenz) ist ein anderer, allgemeiner Begriff, der sich auf jede schädliche Einwirkung überhaupt beziehen kann (S. 208). Empfindlichkeit in ihren Abstufungen ist ein relativer Begriff, weil ihre Größe durch die zur Schädigung erforderliche schädliche Giftmenge bestimmt wird. Es kann ein bestimmtes Tierindividuum gegen eine gewisse Menge eines Giftes unempfindlich erscheinen, während es durch eine größere Menge desselben Giftes getötet wird. Je mehr die Empfindlichkeit für (Disposition zur Schädigung durch) ein bestimmtes Gift sich 0 nähert, um so größer ist die zu einer bestimmten Schädigung erforderliche Menge.

Der Grad der Empfindlichkeit für ein bestimmtes Gift ist, ebenso wie die Empfänglichkeit für eine bestimmte Infektion, nur an der zu einer bestimmten Schädigung erforderlichen Giftmenge oder an der durch eine bestimmte Giftmenge hervorgerufene Wirkung meßbar. Der Weg der Einverleibung des Giftes ist dabei von Bedeutung, indem er die Verteilung bzw. Anhäufung und damit die auf die empfindlichen Zellen einwirkende Giftstärke beeinflußt. Die Wirkung wird immer durch das Verhältnis der auf die geschädigten Zellen einwirkenden Giftmenge zur Empfindlichkeit dieser Zellen bedingt. Die Schädigung kann sich in Lähmung oder Krampf, oder eine bestimmte Entzündung oder in den Tod innerhalb gewisser Zeit (etwa 3 Tage) usw. äußern. (Nicht nur bei Erzielung einer Allgemeinwirkung pflegt man die erforderliche Giftmenge pro kg Körpergewicht anzugeben.) Auf keine andere Weise vermögen wir den Empfindlichkeitsgrad zu messen. Nur ausnahmsweise (z. B. bei Mord, Selbstmord oder Todschlag usw.) kennen wir aber die beim vergifteten und fast nie die beim infizierten Menschen zur Einwirkung gelangte Giftmenge.

Wenn man trotzdem die Empfindlichkeit verschiedener Menschen für ein Gift angibt, so tut man es manchmal willkürlich. Wenn A viel betrunkener aus dem

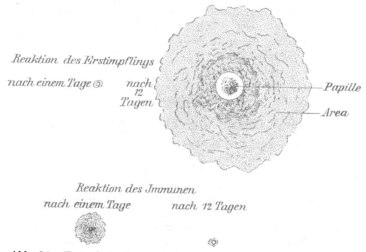

Reaktion des Erstimpflings
nach einem Tage — *nach 12 Tagen* — *Papille* — *Area*

Reaktion des Immunen
nach einem Tage   nach 12 Tagen

Abb. 34.   Erstvakzination und Revakzination (nach von Pirquet).

Wirtshaus kommt als B, wäre es doch willkürlich, dem A eine größere Empfindlichkeit für Alkohol zuzuschreiben als dem B, solange man nicht weiß, daß B mindestens ebensoviel Alkohol in gleicher Zeit eingenommen hat als A. Wir dürfen aber große Gruppen von gegen Pocken gehörig geimpften mit großen Gruppen nicht geimpfter Menschen in ihrem Verhalten gegenüber Pocken (Variola) vergleichen, wobei wir nämlich die Faktoren, welche Ansteckung und Infektion fördern bzw. hemmen, als im großen und ganzen gleich voraussetzen dürfen. Auch Faktoren, wie z. B. Hungern, welche zugleich die Widerstandsfähigkeit ändern, sind dabei zu berücksichtigen. Da sich nun immer, bei Anwendung sehr großer Zahlen in verschiedenen Gegenden und zu verschiedenen Zeiten, herausgestellt hat, daß die vakzinierten weniger bzw. leichter (Variolois) an Pocken erkranken, nehmen wir an, daß die Schutzpockenimpfung die Empfänglichkeit verringert. Dann gibt auch die Reaktion bei erster und die bei zweiter Vakzination einen Fingerzeig für die Empfänglichkeit (Abb. 34).

Wir brauchen große Zahlen, weil die gesellschaftliche und körperliche Gelegenheit zu Ansteckung große individuelle Unterschiede aufweisen können. Nicht jeder Mensch, der sich in die Umgebung eines ansteckenden Kranken begibt, bekommt — sofern wir annehmen können — Virus auf

seine Haut oder irgendeine Schleimhaut. So wissen wir z. B., daß die Bubonenpest ganz vorzugsweise durch Flöhe übertragen wird, wir wissen aber auch,
daß Flöhe nicht alle Menschen gleich gern haben und wir dürfen annehmen,
daß Flöhe sehr ungleich gehäuft in der Umgebung verschiedener Pestkranken
vorkommen. Vielleicht bevorzugen auch andere virustragende Insekten bestimmte Individuen. Auch das von einem an Lungenpest oder Lungentuberkulose, an Masern oder Grippe erkrankten Menschen ausgehustete Virus kommt
wohl nicht gleichmäßig verteilt in seiner Umgebung vor. Und auch dann, wenn
Virus auf die Haut oder eine Schleimhaut gelangt ist, bedeutet das noch nicht
immer Infektion. Die Durchgängigkeit der Epitheldecke kann verschieden
sein (S. 83), der Salzsäuregehalt des Magensaftes im Augenblick, in dem Typhus-
oder Choleravirus in den Magen gelangt, ist nicht immer gleich und doch von
Bedeutung. Das für Tetanus höchst empfindliche Pferd z. B. kann ohne Schaden
Tetanusbazillen im Darm beherbergen, weil sie diesen nicht schädigen.

Die Annahme einer Unempfänglichkeit gegen Scharlach usw. bei Menschen,
welche nur einmal daran erkrankten, ist nicht genügend begründet. Es handelt
sich ja dabei um Einzelbeobachtungen. Aber auch dann, wenn wir eine genügende
gesellschaftliche und körperliche Gelegenheit zu Reinfektion anzunehmen berechtigt
wären, bliebe noch die Frage zu beantworten, ob der erste Scharlach zu einer
schützenden Veränderung des Deckepithels oder zu Immunität der inneren Zellen
und Gewebe geführt habe. Außerdem müssen wir den Einfluß des Alters in Betracht ziehen. Viele Beobachtungen haben gelehrt, daß Versuchstiere um so empfindlicher gegenüber verschiedenartigen Giften, z. B. Tuberkulose, sind, je jünger
sie sind. Das Verfahren der „Tierpassage", zunächst bei ganz jungen Individuen,
gründet sich darauf. Ferner hat die Erfahrung gelehrt, daß Kinder und Greise
am empfindlichsten für narkotische und einige andere Gifte sind. Es ist somit
nicht unwahrscheinlich, daß sie es auch gegenüber gewissen Infektionskrankheiten
sind. Die Möglichkeit ist allerdings nicht zu leugnen, daß Scharlach und einige
andere Infektionskrankheiten einen gewissen Schutz gegen Reinfektion zurücklassen.
Demgegenüber ist die Möglichkeit zu betonen, daß die erste Infektion eben die
Empfänglichkeit vergrößert. Dies scheint beim Typhus und bei Influenza der
Fall zu sein. Jedoch handelt es sich dabei vielleicht um das Aufflackern einer
sekundär latenten Infektion, ähnlich wie wir das für manche chronische Gonorr-
höen anzunehmen berechtigt sind. Ob der Eindruck richtig ist, daß Halsdrüsen-
tuberkulose (bovinen Ursprungs?) einen gewissen Schutz gegen Lungentuberkulose, namentlich Lungenschwindsucht, abgibt, vermögen wir noch nicht zu entscheiden.

Aus obigem geht hervor, wie schwer die Beurteilung der Empfindlichkeit
ohne Versuch ist. Die Feststellung EDW. JENNERS (1749—1823), daß Milch-
mädchen, die von Kuhpocken angesteckt wurden, später nicht an Pocken erkrankten, ist nicht entscheidend, weil die erforderliche gesellschaftliche und
körperliche Gelegenheit nicht sicher war. Daß aber Impfung von Pocken
(Variola) bei mit Kuhpocken Angesteckten mißlang, ist beweisend, sobald
sich dieses Versuchsergebnis jedemal wiederholt.

Zahlreiche Versuche haben dargetan, daß die Empfindlichkeit verschiedener Tierarten und Tierrassen gegen ein bestimmtes Gift große Unterschiede
aufweist. Nicht nur gegen belebtes Virus, sondern auch gegen tote Gifte, wie
wir früher gesehen haben. Es gibt Schlangen, wie der giftlose Rhachidelus
Brazilii, die vollkommen immun sind gegen das Gift anderer Schlangen, wie
z. B. der Klapperschlangen. Weil die Versuchstiere keine abnorme Einwirkung
vor dem Versuch erlitten hatten, betrachten wir diese Unterschiede als ererbte.
So mögen auch individuelle ererbte Unterschiede vorkommen. Wir unterscheiden demnach ererbte „natürliche" und erworbene Empfindlichkeits-
grade bis zur äußersten Unterempfindlichkeit einerseits, Überempfindlichkeit
andererseits. Ein Empfindlichkeitsgrad kann auch intrauterin erworben, somit

angeboren sein wie z. B. eine passive Immunität durch Erkrankung der Mutter und eine aktive Immunität durch Erkrankung der Frucht an Pocken.

Wir müssen im allgemeinen unterscheiden: Empfänglichkeit einer bestimmten Infektion (Wachstum des belebten Virus) und Empfindlichkeit bzw. Giftfestigkeit einem mikrobiellen oder sonstigen unbelebten Gift gegenüber. So z. B. ist der Frosch nicht empfänglich für Cholerainfektion, er wird aber durch steriles Choleragift getötet. Es ist jedoch die Entscheidung zwischen Empfänglichkeit und Empfindlichkeit nicht immer möglich. Dann reden wir von Empfindlichkeit für das (fertige) Gift.

Als Beispiel einer geänderten Empfänglichkeit diene der Versuch ROBERT KOCHS: Etwa 14 Tage nach intrakutaner Impfung mit Tuberkelbazillen entstehen beim Meerschweinchen Knötchen im Bereich der bereits primär geheilten Impfwunde. Nach intrakutaner Wiederimpfung entstehen keine Knötchen, sondern schon nach 24 Stunden eine heftige eitrige Entzündung an der Impfstelle mit Nekrose und Abstoßung des entzündeten Gewebes.

Alle erworbene Änderungen der Empfindlichkeit („Reaktionsfähigkeit") bezeichnet VON PIRQUET als Allergie. ($\mathring{\alpha}\lambda\lambda\eta$ $\mathring{\varepsilon}\varrho\gamma\varepsilon\iota\alpha$ = andere Reaktionsfähigkeit). Es ist ein klinischer Begriff „ohne jedes bakteriologische, pathologische oder biologische Vorurteil". Alle Stoffe, die Allergie bewirken, nennt er Allergene.

Es ist eine zeitliche, qualitative und quantitative Allergie zu unterscheiden. Die zeitliche Änderung ist die der Reaktionsgeschwindigkeit bei wiederholter Impfung bzw. Erkrankung. Es tritt eine dann sofortige (innerhalb 24 Stunden) oder eine gegenüber der ersten Einführung desselben Giftes beschleunigte Reaktion ein. Ein Beispiel: Einspritzung von Serum eines normalen Pferdes beim normalen Menschen bewirkt oft Urtikaria, Ödeme, Gelenkschmerzen, Fieber („Serumkrankheit" nach PIRQUET und SCHICK). Diese Erscheinungen kommen dem Serum zu und sie pflegen nicht vor dem siebenten Tag aufzutreten. Bei einer zweiten Einspritzung jedoch sieht man viel früher, schon nach 8 Stunden z. B., solche Erscheinungen, die dann außerdem stärker zu sein pflegen. Es besteht also zugleich eine quantitative Allergie, eine vermehrte Empfindlichkeit. Bei der Vakzine begegnet man ähnlichem. Eine qualitative Änderung der Reaktionsart oder des reagierenden Gewebes trete bei subkutaner Einspritzung am deutlichsten zutage. So bewirkt die erste Einspritzung von Pferdeserum nur regionäre Lymphdrüsenschwellung und gelegentlich Exanthem der Einspritzungsstelle. Bei Reinjektion hingegen tritt das „spezifische" Ödem auf, das ganz bedeutende Dimensionen erreichen kann. Es kann sogar durch Einspritzung verschiedenartiger Eiweißkörper beim Kaninchen zu Nekrose kommen. Es ist aber offenbar die Unterscheidung von der quantitativen Allergie schwer durchzuführen. Diese zeigt sich als erworbene Überempfindlichkeit oder als erworbene Unter- bzw. Unempfindlichkeit (Immunität). Wichtig ist auch die Mitreaktion von Geweben durch Allergie. So z. B. die Rötung, Schwellung, sogar Einschmelzung, die in der nächsten Umgebung eines tuberkulösen Herdes auftreten nach Tuberkulineinspritzung.

Ererbte „natürliche" Immunität.

Wir müssen, wie soeben bemerkt, Gift- und Mikrobenimmunität unterscheiden. Wir wissen nicht, was die „natürliche", ererbte Giftfestigkeit bedingt. Giftbindende oder giftzerstörende Wirkungen im giftfesten Organismus sind es offenbar nicht. Denn das Tetanusgift bleibt im Blute des Huhns, das Diphtheriegift im Blut der Ratte — welche Tiere gegen die betreffenden Gifte immun sind — monatelang unverändert bestehen, so daß das Blut auf empfindliche Tiere giftig wirkt. Es wird offenbar das Gift auch nicht rasch ausgeschieden. Gibt es denn vielleicht keine giftempfindliche Zellen im giftfesten Organismus oder wird das im Blut kreisende Gift von solchen Zellen abgehalten? Die

Sache scheint nicht so einfach und nicht immer gleich zu sein. Denn es gelingt, dem Huhn durch eine sehr große Menge von Tetanusgift Starrkrampf zu besorgen, während die Ratte einer intrazerebralen Einspritzung einer geringen Menge Diphtheriegiftes erliegt. Vielleicht wird das Gift durch Lipoide oder Blutkörperchen oder andere Stoffe im Blut beider Tiere gebunden, so daß es beim Huhn erst durch Übermaß und bei der Ratte durch intrazerebrale Einspritzung wirksam wurde. Es ist Giftfestigkeit ein relativer Begriff. Bemerkenswert ist die Beobachtung von Camus und Gley: Chromozyten des Frosches können Aalserum aufnehmen ohne erkennbare Schädigung, während dieses hämatolytisch bleibt gegenüber Chromozyten anderer Tiere.

Von der ererbten **Mikrobenimmunität** wissen wir etwas mehr: Zunächst daß harmlose Bakterien, ins Blut eingeführt, innerhalb 24 Stunden, ähnlich wie Farbstoffkörnchen, in Milz, Leber und Knochenmark (Wyssokowitsch), wahrscheinlich auch in anderen Organen abgelagert werden. Auch pathogene Bakterien können, obwohl langsamer, diesem Los anheimfallen, in anderen Fällen infizieren sie. Primär latente Bakterien lassen sich noch nach längerer Zeit aus den Geweben züchten; auch dann wenn Infektion nicht erfolgt. Immunität muß somit auch in solchen Fällen, ebensowenig wie Giftfestigkeit, Vernichtung oder rasche Ausscheidung der Mikroben bedeuten. Es gibt aber Fälle, wo Bakterien im immunen Organismus vernichtet werden. Wir müssen dabei mehrere Möglichkeiten unterscheiden, zunächst die zelluläre und die humorale Theorie, erstere von Metschnikoff. letztere von H. Buchner.

Metschnikoff schreibt der Phagozytose die entscheidende Bedeutung zu. Er stützt sich auf zahlreiche Untersuchungen über Infektion bei niederen Organismen, wie Daphnien, einer Art Wasserfloh. Er sah, daß Milzbrandbazillen und sogar ihre Sporen beim Forsch von Phagozyten aufgenommen und verdaut werden.

Als Phagozyten oder „Freßzellen" bezeichnet Metschnikoff viele mobile und gewisse fixe Zellen, die Bakterien, Bruchstücke von Zellen und Kernen, Farbstoffkörnchen, Pigmentkörnchen und andere Körperchen in sich aufnehmen. Die weißen Blutkörperchen mit Einschluß der großen Lymphozyten — während hingegen Phagozytose bei den kleinen Lymphozyten und Ehrlichs Mastzellen bisher nicht gesehen wurde — können als mobile, Endothelzellen (nicht am wenigsten die Kupfferschen Sternzellen, d. h. Endothelzellen der Blutkapillaren der Leber), Epithel- und Nervenzellen können als fixe Phagozyten auftreten. Die fixen Zellen und großen Lymphozyten nannte Metschnikoff Makrophagen, die übrigen Leukozyten Mikrophagen.

Von Phagozytose dürfen wir eigentlich nur dann reden, wenn eine Zelle irgendein Körperchen, Staubteilchen (Staubzelle), Pigmentkörnchen, Mikrobe oder etwas anderes durch Pseudopodien oder sonstige Eigenbewegungen in sich aufnimmt. Kriecht eine Leukozyte hingegen in eine Epithel- oder andere Zelle, so ist das keine Phagozytose letzterer Zelle im obigen Sinne. Geraten eingeatmete Staubteilchen in die Alveolarepithelien durch die Atembewegungen dieser Zellen, so ist das ebensowenig Phagozytose wie ihre Aufnahme in die interepitheliale Kittleisten einer „Freßtätigkeit" des Kitts zuzuschreiben ist. Es führt nur zu Mißverständnis, in all diesen Fällen von Phagozytose zu reden.

Für Phagozytose ist Annäherung der aufnehmenden Zelle und des aufzunehmenden Körperchens erforderlich. Bei negativer Chemotaxis erfolgt sie nicht. Nach Vaillard und Vincent werden durch Abwaschen „giftfrei" gemachte Tetanusbazillen bei empfindlichen Versuchstieren, nach Besson giftfrei gemachte Sporen des Bac. septicus bei Meerschweinchen und Kaninchen durch Leukozyten aufgenommen und vernichtet. Bleibt hingegen ohne Abwaschen die Phagozytose durch negative Chemotaxis aus, so erfolgt Infektion.

Ob ohne positive Chemotaxis, nämlich gegenüber chemotaktisch unwirksamen Körperchen, wie vielleicht manche Pigmentkörnchen, doch Phagozytose möglich ist, wissen wir nicht. Oft geht jedenfalls positive Chemotaxis vorauf. Sie genügt aber nicht immer. Manchmal geht eine Vorbereitung aufzunehmender Mikroben (s. unten) vorauf. Nach HAMBURGER nimmt die Zahl „fressender" Leukozyten in hypo- sowie in hyperisotonischen Salzlösungen ab, CaCl$_2$ fördert, salzsaures Chinin verringert (BINZ), Chloroform beschleunigt in sehr schwacher Konzentration (1 : 100000) Phagozytose, lähmt hingegen bei stärkerer Konzentration (1 : 20000 bis 1 : 800) die Leukozyten, Alkohcl ebenso (REICH).

Leukozyten können außerdem Mikroben in einem Infiltrat gleichsam einmauern und von einer weiteren Verschleppung abhalten. Phagozytose, Immunität und Entzündung sind jedoch ganz verschiedene Begriffe.

Die Phagozytose stellt sich regelmäßig im wenig empfänglichen Organismus oder gegenüber einem relativ schwachen Virus ein, während sie bei rascher, tödlicher Infektion fehlt oder zurücktritt (KRUSE u. a.). So werden die Milzbrandbazillen bei dem gegen Milzbrand erblich immunen Hund rasch von Leukozyten aufgefressen, wähiend das Hundeserum sie so gut wie nicht angreift (HESS u. a.). METSCHNIKOFF schreibt nun die Immunität der höheren Organismen der verdauenden Tätigkeit der Phagozyten zu. Und zwar vermögen besonders die mobilen Phagozyten Bakterien in sich aufzunehmen und dann durch lösliche Fermente, also Enzyme, die er Zytasen nennt, abzutöten und zu verdauen. Die Freßtätigkeit und das intrazellulare Abtöten einer Bakterie sind zwei verschiedene Vorgänge. Phagozytose wird denn auch nicht immer vom Tode der aufgenommenen Bakterie gefolgt. Diese kann lebend und virulent im weißen Blutkörperchen bleiben, sie kann sogar die weiße Blutzelle abtöten und zum Zerfall bringen („Phagolyse" METSCHNIKOFF). Dabei gehen leukozytäre bakterizide Stoffe in die umgebende Gewebsflüssigkeit über, wo sie (extrazellular) Bakterien schädigen, sogar abtöten können. Durch eine solche extrazellulare Abtötung von Bakterien durch aus zerfallenen Zellen herkömmliche bakterizide Stoffe erklärt METSCHNIKOFF das „PFEIFFERsche Phänomen", das jedoch nach mehreren Forschern keine allgemeine Bedeutung hat.

PFEIFFER und ISAEFF sahen nämlich bei künstlich gegen Cholera geschützten Meerschweinchen Choleravibrionen, bald nach ihrer Einführung in die Bauchhöhle, sich in kleine Körnchen umwandeln und zerfallen. Dies findet außerhalb von Leukozyten in seröser Flüssigkeit statt, und zwar nach PFEIFFER durch bakterizide Enzyme, die sich bei künstlicher Immunisierung im Tierkörper bilden. Ob solche Enzyme nicht eine allgemeine Bedeutung haben, sei es auch in anderen Fällen intraleukozytär wirkend, ist eine unbeantwortete Frage (s. weiter unten).

Nach fortgesetzten Untersuchungen nehmen wir jetzt an, daß Phagozytose und intrazellulare Abtötung und Verdauung von Bakterien in der Tat eine große Rolle spielen können. Sie stellen aber nicht die einzigen Schutzmittel des Organismus dar und können fehlen — Phagozytose fehlt immer bei negativer Chemotaxis — wo andere Schutzmittel extrazellular wirken, obwohl diese doch durch Zellen geliefert werden (s. unten). So stellte NUTTALL (1888) fest, daß (auf dem erwärmten Tisch) Milzbrandbazillen in einem Tropfen Augenwassser von Kaninchen absterben, während hingegen Milzbrandsporen in dieser Flüssigkeit zu Bazillen auskeimen. Auch Typhusbazillen werden in dieser Flüssigkeit getötet. Defibriniertes Blut mehrerer Wirbeltiere tötet ebenfalls Milzbrandbazillen. Durch Erwärmung auf 55° geht diese bakterizide Eigenschaft verloren. Besonders eingehend hat dann HANS BUCHNER mit seinen Schülern die bakterizide Wirkung des Blutserums untersucht. Er schreibt sie gewissen nicht näher bekannten albuminoiden Stoffen zu, die er Alexine (Abwehrstoffe) nannte und als eine Art proteolytische Enzyme betrachtete. Entnimmt man dem Serum durch Dialyse seine Salze, so hört die bakterizide Wirkung der Alexine auf. Besonders Ammoniumsulfat steigert sie hingegen. Alkohol schlägt die Alexine nieder, Erwärmung auf 55—60°

zerstört sie. BUCHNER hebt die große Analogie der bakteriziden mit der globuliziden (hämolytischen) Wirkung des Serums hervor. Andere Untersuchungen erheben die bakterizide Wirkung gewisser seröser Flüssigkeiten, nicht nur in vitro, sondern auch in vivo, über allen Zweifel. BUCHNER hat die Zerstörung von Bakterien in zellfreien Körperflüssigkeiten im Unterhautgewebe ohne voraufgehende Immunisierung nachgewiesen.

Gegen die Theorie BUCHNERS wurden bald Einwände erhoben: Die Beobachtung in vivo stimmte nicht mit der in vitro überein. Während Milzbrandbazillen derselben Abstammung in Kaninchenserum (in vitro) getötet werden, bewirken sie beim Kaninchen einen tödlichen Milzbrand (LUBARSCH). BUCHNER wies jedoch darauf hin, daß Milzbrandbazillen in Blutkapillaren von einer so geringen Blutmenge umspült werden, daß die Alexinwirkung erheblich geschwächt bzw. aufgehoben wird. Das geschieht auch, wenn man Bakterien mit Watte umhüllt und so in bakterizides Serum in vitro eintaucht. Wichtig ist, daß eine bestimmte Menge bakteriziden Serums nur eine bestimmte Menge Bakterien zu töten vermag. Die übrigen können sogar, unter übrigens günstigen Umständen, im Serum wachsen. Es scheint somit das Alexin (oder die Alexine) von den Bakterien gebunden oder in irgendeiner anderen Weise wirkungslos (zerstört?) zu werden. Wie es auf die Bakterien einwirkt, wissen wir nicht.

BUCHNER nahm anfangs an, es entstünde Alexin aus zerfallenden Leukozyten. Später hat er aber auch die Möglichkeit anerkannt, daß es aus lebenden Leukozyten freikommt. Dies bedeutete einen Schritt nach METSCHNIKOFFS Auffassung, der seinerseits die bakterizide Wirksamkeit zellfreier Körpersäfte zugab. Die Untersuchungen von BUCHNER, HAHN, BORDET u. a. haben dann erwiesen, daß die bakterizide Wirkung eines flüssigen pleuritischen Exsudates, des Blutes usw. mit der Menge toter bzw. lebender Leukozyten zunimmt. Die bis jetzt aus Leukozyten gewonnenen bakteriziden Stoffe scheinen jedoch mit denen des Serums nicht identisch zu sein (GRUBER und SCHATTENFROH). Nach Heim geben auch zerfallende Chromozyten unter bestimmten Umständen bakterizide Stoffe ab. Alles in allem vermag die phagozytär-verdauende Tätigkeit der Leukozyten ebensowenig wie die bakterizide Wirkung zellfreier Körpersäfte an und für sich die ererbte Immunität zu erklären. Ob sie es zusammen für alle Fälle vermögen, ist nicht entschieden. Jedenfalls stellen beide aber kräftige Schutzfaktoren dar. GRUBER und FUTAKI zeigten, daß die Freßtätigkeit verschiedenartiger Leukozyten gegenüber Milzbrandbazillen unabhängig ist von ihrer Fähigkeit, bakterizide Stoffe abzugeben. Vielleicht gibt es auch eine Immunität durch Mangel an geeigneter Nahrung für die betreffende Mikrobe.

Wir kennen noch andere Wechselbeziehungen zwischen Blutserum und Bakterie. Serum wirkt offenbar manchmal so auf Bakterien ein, daß diese zur Aufnahme durch Leukozyten vorbereitet werden. METSCHNIKOFF hatte schon „Stimuline" in den Körpersäften angenommen, welche die Leukozyten zu Phagozytose reizen sollten. Nachgewiesen wurden sie aber nicht. GRUBER und FUTAKI fanden 1906, daß virulente Typhusbazillen von lebenden Meerschweinchenleukozyten nur dann aufgenommen werden, wenn sie zuerst der Wirkung des normalen Serums ausgesetzt waren. War das Serum zuvor durch Erwärmung „inaktiviert", d. h. der wirksame thermolabile Stoff zerstört, so erfolgte fast gar keine Freßtätigkeit. Die Phagozytose wird somit in solchen — nach LÖHLEIN u. a. nicht in anderen — Fällen durch eine Wirkung des Serums eingeleitet.

Unabhängig hiervon haben WRIGHT und DOUGLAS über Opsonine, NEUFELD und RIMPAN über Bakteriotropine Untersuchungen angestellt. WRIGHT fand im normalen Serum thermolabile Stoffe, die durch Erwärmung auf 60° in 15 Minuten zerstört werden und die sich rasch mit Bakterien verbinden. Diese Opsonine (zubereitende Stoffe) ändern dabei die Bakterien so, daß sie starke Phagozytose hervorrufen. Sie wirken aber nicht auf die Leukozyten ein: Mischte WRIGHT nämlich unerhitztes Serum mit Bakterien und erwärmte er es dann auf 60°, so erfolgte Phagozytose, wenn Leukozyten zugesetzt wurden, nicht aber, wenn die Erwärmung der Mischung voraufging. Von diesen Opsoninen der normalen Sera müssen die thermostabilen Immunoopsonine und Bakteriotropine der Immunsera (Sera immunisierter Tiere) unterschieden werden. Die Opsonine wirken nicht bakterientötend wie die Alexine.

Ob seröse Entzündung nützlich sein kann, indem das Exsudat das Gift verdünnt, wissen wir nicht. Nur müssen wir bedenken, daß die Giftstärke zunimmt, wenn das seröse Exsudat einen guten Nährboden für die Mikrobe darstellt. Daß außerdem Anhäufung serösen Exsudates die Tätigkeit wichtiger Zellen und Organe stören kann, haben wir schon besprochen, ebenso, daß Anhäufung von Leukozyten die Bakterien einmauern, zu Abszeßbildung usw. führen kann.

Daß ererbte Bakterienimmunität bloß auf das Fehlen der für die betreffende Bakterie erforderlichen Nährstoffe bzw. einer erforderlichen Zusammensetzung derselben im Organismus beruhen kann, ist nicht ausgeschlossen und, sofern ich weiß, auch noch nicht nachgeforscht worden.

Erworbene Immunität.

Wir müssen eine erworbene Immunität gegen Infektionen und gegen Gifte unterscheiden. So beobachtete R. PFEIFFER zuerst die Auflösung, Bakteriolyse, von Choleravibrionen in der Bauchhöhle immunisierter (!) Merschweinchen (s. oben): Die beweglichen Vibrionen verwandeln sich nach 10 bis 20 Minuten in unbewegliche, noch einigermaßen färbbare Körnchen (Granula) um dann bald vollkommen zu zerfallen. Das Serum eines solchen immunisierten Meerschweinchens hat aber kein antitoxisches Vermögen: mischt man es mit dem aus abgetöteten Cholerabazillen gewonnenen Gift, so tötet diese Mischung das Meerschweinchen.

BORDET und CIUCA spritzten bei Meerschweinchen einigemal Kolibazillen in die Bauchhöhle ein. Das leukozytenreiche Exsudat, das sie 1 Tag nach der letzten Einspritzung aus der Bauchhöhle bekamen, löst Kolibazillen in einem Bouillonnährboden auf. Der auflösende Stoff wird durch Erhitzung auf 60—65° C nicht vernichtet und ist filtrierbar. Einige Kolibazillen, welche dieser auflösenden Wirkung widerstehen oder entgehen, können im Bouillon weiter wachsen; sie vermögen dann andere Kolibazillen aufzulösen durch einen Stoff, der im Bouillon diffundiert und gleichfalls gewöhnliche Kolibazillen in auflösende umzuändern vermag (Mutation). Das auflösende Enzym widersteht auch antiseptischen Stoffen. Der mutierte Bazillus ist virulenter für das Meerschweinchen, bildet im übrigen Indol, vergärt Zuckerarten, entfärbt jedoch nicht Neutralrot. Vielleicht sei die schwere Nachweisbarkeit des Dysenteriebazillus im Stuhl (D'HÉRELLE) einer Auflösung dieses Bazillus durch ein ähnliches Enzym zuzuschreiben.

Nachdem CONRADI und KURPJUWEIT nicht filtrierbare Autotoxine bei Koliund Typhusbazillen nachgewiesen hatten, stellte TWORT die unbegrenzte Übertragbarkeit eines bakterienlösenden Stoffes dar. Aus Untersuchungen D'HÉRELLES u. a. geht weiter hervor, daß bestimmte Arten von Bakterien, wie z. B. der Dysenteriebazillus, gerade in der Stufe von Vermehrung zerstört werden durch einen adialysablen durch bakteriendichte Tonfilter hindurchgehenden thermolabilen Stoff, der während der Bakteriolyse stark an Menge zunimmt (Phänomen von TWORT-d'HÉRELLE). Das Filtrat eines Stuhles eines genesenen Dysenteriekranken vernichtet Dysenteriebazillen (D'HÉRELLE). Es macht sogar ein Bouillonröhrchen, das trübe ist durch Hinzufügung von lebenden Dysenteriebazillen, nach einiger Zeit im Thermostat klar. Eine Öse dieses Bouillons tötet Dysenteriebazillen in einem anderen Röhrchen ab und man kann den bakteriolytischen Stoff beliebig oft in Bouillon überimpfen, wenn diese nur lebende Dysenteriebazillen enthält („lyse transmissible"). Nach D'HÉRELLE würde es sich um eine Ultramikrobe (Bakteriophagen) handeln; DOERR u. a. bestreiten dies und weisen auf die Möglichkeit der Bildung eines autolytischen Enzyms hin. Entsteht dieses aus Bakterien in statu nascendi?

Die Immunität kann „natürlich", durch Überstehen einer spontanen Infektion oder Vergiftung, oder „künstlich" erworben sein durch Schutzimpfung. Pasteur erwies (1880), daß man Hühner gegen die Bakterien der Hühnercholera unempfänglich machen kann durch Impfung mit Virus, das durch Züchtung auf leblosen Nährboden abgeschwächt war. Ein solches abgeschwächtes Virus, ebenso wie das Kuhpockenvirus, das schwächer als das der Variola ist, nennt man ein „Vakzin". Später haben sich andere Immunisierungsversuche gegen andere Infektionen wie Rabies (Tollwut), Milzbrand usw. angeschlossen. Durch zunehmende Steigerung der geimpften Virusmenge kann man überhaupt die Immunität allmählich verstärken. Besonders in der neuesten Zeit, nachdem sich die passive Immunisierung (s. unten) als unzureichend herausgestellt hat, werden immer mehr Vakzins, zum Teil mit angeblichem Erfolg, angewendet. Allerdings diente das Vakzin anfangs zu prophylaktischer Impfung, zur Verhütung einer bestimmten Infektion. In letzter Zeit aber erwartet man eine kurative Wirkung vom Vakzin, indem man die Bakterien aus einem bestimmten Infektionsherd, wie z. B. aus einem Furunkel, züchtet, durch Erwärmung tötet oder abschwächt und dieses Vakzin impft zur Heilung der schon bestehenden Furunkulose. Die Wirkung dieser therapeutischen Impfung ist unklar und vielleicht eine ganz andere als die der Schutzimpfung. Ein wesentlicher Unterschied ist, daß bei Impfung mit abgeschwächtem, aber lebendem Virus Infektion auftritt, die bei Impfung mit totem Virus ausgeschlossen ist. Vor allem aber unterscheidet sich die kurative Impfung dadurch, daß sie erst nach aufgetretener Infektion eingreift.

Bei rechtzeitiger Schutzimpfung nach dem Biß eines tollen Hundes kann beim Gebissenen noch vor der Wirkung des Lyssavirus aktive Immunität auftreten. Diese ist also eine prophylaktische Impfung, obwohl nach dem Biß, weil sie vor der Wirkung (Schädigung) erfolgt, indem der Impfschutz schon in der zweiten Behandlungswoche auftreten kann, während die Inkubation der Tollwut länger dauert.

Pasteur bereitete als „Vakzin" ein „virus fixe", indem er eine geringe Menge des virushaltigen Hirns eines tollen Hundes in das Gehirn eines lebenden Kaninchens verimpfte. Ein solches Kaninchen ging nach etwa $2^{1}/_{2}$ Wochen unter den typischen Erscheinungen der Wut ein. Dessen Gehirn wurde dann an weitere Kaninchen verimpft, bis nach vielen Passagen von Kaninchen auf Kaninchen das „virus fixe" gewonnen wurde, welches Kaninchen schon am 7. bis 8. Tage tötete, zugleich aber seine starke Virulenz für Hunde und Affen, wahrscheinlich auch für den Menschen fast völlig eingebüßt hatte. Pasteur verwendete nun das Rückenmark eines durch virus fixe erkrankten Kaninchens als Vakzin, aber erst nach Trocknung des Rückenmarks über Ätzkali bei ungefähr 20°. Zu den ersten Impfungen wurde Rückenmark gebraucht, dessen Virus durch Trocknung (entweder durch Abnahme der Virulenz oder der Zahl der Mikroorganismen oder durch beides) stark abgeschwächt und sogar für Kaninchen harmlos geworden war. Allmählich wurde dann etwas kürzer getrocknetes, also stärkeres Virus, selbstverständlich in bestimmter Menge, geimpft. Alle anderen Impfverfahren gegen Tollwut gehen auf die Anwendung des virus-fixe zurück.

Es sollen schon vor Jahrhunderten Chinesen das Vieh gegen Pleuropneumonie durch subkutane Impfung von Stückchen eines erkrankten Organs und Menschen gegen Pocken geschützt haben, indem diese sich Pockenkrusten in die Nasenlöcher einführten und sich so eine leichte Erkrankung zuzogen.

Pasteur und Klebs haben erworbene Immunität gegen Infektion einer Erschöpfung gewisser Nährstoffe im Organismus für die betreffenden Bakterien bei der ersten Infektion zugeschrieben. Man kann aber auch durch abgetötete Bakterien immunisieren, so daß Erschöpfung von Nährstoffen vielleicht in bestimmten Fällen, sicher aber nicht immer ausschlaggebend ist.

Chauveau ging aus von der Beobachtung, daß ein Nährboden, in dem Bakterien wachsen, nach einiger Zeit ohne weiteres steril wird, und zwar wahrscheinlich, indem die Bakterien durch eigene Stoffwechselprodukte getötet werden. Er nahm nun eine Bildung und Retention solcher giftiger Stoffe im infizierten Organismus, an. Obwohl wir von der Ausscheidung und Retention solcher Stoffe nichts wissen, so nehmen wir auch jetzt (s. unten) eine Anhäufung gewisser Stoffe an, wenn auch vielleicht keine bakteriellen Stoffwechselprodukte. Aber auch tote Antigene erzeugen Gegengifte (Antikörper).

Entsteht Immunität gegen ein Mikrobion oder ein Gift durch Einwirkung des Giftes oder des Mikrobions auf den Organismus selbst — wie z. B. die durch eine Infektionskrankheit oder Schutzimpfung erworbene Immunität — so nennt man sie eine aktive. Und zwar im Gegensatz zur passiven Immunität gegen ein Gift, die (künstlich) auftritt durch Einverleibung eines Gegengiftes. Wir könnten die passive Immunität in dieser allgemeinen Form auffassen — gewöhnlich aber meint man nur solche Gegengifte, die in einem anderen lebenden Organismus gebildet sind durch Einwirkung des betreffenden Giftes auf diesen Organismus. Gifte, die durch Einwirkung auf einen lebenden Organismus Antikörper (Gegengifte) erzeugen, nennen wir mit DEUTSCH Antigene (= Anti-Erzeuger)[1]. Der Organismus, der selbst seinen Antikörper bildet durch Einwirkung des betreffenden Antigens, immunisiert sich somit aktiv. Wird aber einem Individuum eine bestimmte Immunität beigebracht durch Einspritzung einer gewissen Menge Serums (Anti- oder Immunserums) eines anderen, immunen Organismus, so bekommt es eine passive Immunität. Auch eine gemischte Immunität ist möglich, nicht nur künstlich, sondern auch bei der Frucht in utero. Ein Toxin vermag in einem dazu geeigneten Organismus ein Antitoxin zu erzeugen, das aber ein nur hypothetischer noch in keinem Fall rein dargestellter Körper ist. Toxine sind ungleichartige Stoffe, vielleicht eiweißartiger Natur.

Jetzt wollen wir die **erworbene Giftimmunität** behandeln.

Schon 1891 hat EHRLICH Mäuse gegen die Pflanzengifte Rizin (aus Rizinussamen) und Abrin (aus Jequirity), gegen welche sie ebenso wie Meerschweinchen sehr empfindlich sind, aktiv immunisiert durch Einführung geringer Mengen des Pflanzengiftes. (Die beiden Gifte agglutinieren Chromozyten.) Mit dem „hochwertigen" Immunserum konnte er dann normale Mäuse passiv immunisieren. Er nahm nun an, daß das Rizin einen Antikörper Antirizin und das Abrin Antiabrin erzeugte, und daß diese Antikörper das entsprechende, kein anderes Antigen, also Rizin bzw. Abrin unwirksam zu machen vermögen. Und zwar „bindet" Antirizin Rizin bzw. Antiabrin Abrin sowohl in vitro wie in vivo. KOSSEL hat später ähnliches für das hämolytische Aalserum festgestellt. PASTEUR hatte übrigens schon die Bildung eines Gegengiftes im lebenden Organismus angenommen.

Ein anderes Beispiel von passiver Immunität ist die, besonders von CALMETTE studierte gegen Schlangengifte: Einer lebenden Giftschlange wird, unter gewissen Maßnahmen, manchmal in Chloroformnarkose Gift entnommen, wozu Massage der Giftdrüsen erforderlich sein kann. An der Spitze der Giftzähne tritt das alte Gift zum Vorschein. In ähnlicher Weise wie man Diphtherie- und andere Immunsera bereitet, wird ein Pferd mit einer unschädlichen Giftmenge geimpft; es bildet sich eine geringe Antitoxinmenge beim Tier, was eine geringe Immunität bedeutet. Diese erlaubt eine zweite Impfung einer größeren Giftmenge, wodurch die Immunität zunimmt usw. So häuft sich durch allmählich stärkere Impfung eine zunehmende Menge Antitoxin im Pferdeblut an und das Pferdeserum vermag nach Erhitzung bis zu 65°, subkutan eingespritzt, einem anderen Individuum einen gewissen Grad von passiver Immunität beizubringen. Das Schlangengiftserum hat sich sowohl bei gebissenen Menschen wie in zahlreichen Tierversuchen als sehr wirksam erwiesen. Es ist spezifisch, weil z. B. das Serum eines mit Klapperschlangengiftes „vorbehan-

---

[1] Man nennt sie auch wohl Immunkörper, was aber zu Mißverständnis führen kann, weil man mit diesem Wort auch einen Sensibilisator (Ambozeptor) andeutet (s. unten).

delten" Pferdes keinen Schutz gegen das Gift anderer Schlangenarten, wie Lachesis oder Elapsarten gewährt. Eingeborene giftschlangenreicher Länder haben sich übrigens schon seit langem immunisiert. In Brasilien und anderen Ländern mit vielen Giftschlangen hat man Institute zur Bereitung von Immunsera.

Man hat in den letzten zwei Dezennien auch Diphtherie (von Behring) und andere Infektionskrankheiten durch ähnliche passive Immunisierung mittelst Einspritzung von Immunsera zu bekämpfen gesucht. Die Beurteilung der Heilwirkung wird durch mehrere Umstände erschwert. Für jedes diphtherische Individuum läßt sich der Verlauf ohne irgendeine Behandlung nicht mit der erforderlichen Sicherheit voraussagen, indem anscheinend leichte Fälle durch Herzlähmung nicht selten tödlich verlaufen und scheinbar schwere über alle Erwartung zur Heilung gelangen. Und statistisch: die Bösartigkeit der Diphtherie während verschiedener Epidemien, sogar während verschiedener Stadien derselben Epidemie ist — wie die anderer Infektionskrankheiten — sehr verschieden. Trotzdem hat man fast allgemein aus vielen Beobachtungen die Überzeugung gewonnen, daß frühzeitige Einspritzung einer genügenden Menge Immunserums eine heilende Wirkung hat — frühzeitig, d. h. bevor das Diphtheriegift, bzw. zuviel Diphtheriegift an Körperzellen „verankert" ist. Die statistischen Feststellungen wurden jedoch dadurch getrübt, daß man seit der Serumbehandlung auch ganz leichte Fälle von Diphtherie, die zuvor nur als „Angina" angedeutet wurden, genau zu beachten und mitzuzählen anfing. Dadurch nahm die Morbiditätsziffer an Diphtherie zu, die Mortalitätsziffer (prozentualisch) hingegen scheinbar ab, indem die mittlere Prognose, ceteris paribus, günstiger wurde. In den letzten Jahren hat in Hamburg Diphtherie ernsterer Natur als zuvor geherrscht, und es ist Reiche auf Grund ausgedehnter Untersuchungen dazu gekommen, die Heilwirkung des Diphtherieserums beim Menschen, von der er zuvor überzeugt war, zu bezweifeln. Vergessen dürfen wir nicht, daß allerdings die Versuchsergebnisse bei Tieren günstig ausfielen, daß aber die Umstände beim Menschen andere sind, schon deshalb, weil man beim Versuchstier so frühzeitig nach erfolgter Infektion das Serum einspritzen kann, wie man will, was beim Menschen selbstverständlich nicht möglich ist. Außerdem erfolgt vielleicht bei schwerer Diphtherie die „Verankerung" des Giftes besonders rasch und ausgedehnt. Bingel konnte keinen Unterschied sehen zwischen Diphtheriekranken, behandelt mit Diphtherieserum und Diphtheriekranken, behandelt mit normalem Pferdeserum, zusammen ungefähr 900. Andere bestreiten dies. Jedoch neigt man allmählich mehr zu einer Behandlung mit nichtspezifischen Proteinen.

Täuscht die Beobachtung im Weltkrieg nicht, so hat das Tetanusserum beim Menschen prophylaktische Wirkung.

Bei anderen Infektionen sind die Erfolge einer passiven Immunisierung durch Immunserum so zweifelhaft, daß man immer mehr zur Anwendung von Vakzins (s. oben) geschritten ist.

Auf was beruht nun die erworbene aktive bzw. passive Immunität? Es ist verführerisch, beide einer Antitoxinanhäufung im Blute zuzuschreiben. Es gibt aber manche Gifte wie Morphin, Alkohol, Tabak usw., die kein Antitoxin bilden, und denen gegenüber man doch immun werden kann. Wie erklärt sich also Immunität ohne Antitoxinbildung? Wir müssen hier die Möglichkeit erwägen, daß die Giftempfindlichkeit der Zellen durch die giftige Schädigung allmählich abnimmt, ohne jedoch zur Zeit etwas Näheres angeben zu können. Auch ist zu erforschen, ob die Zellen allerdings nicht weniger empfindlich, aber dem Gift in irgendeiner Weise und an irgendeiner Stelle weniger zugänglich werden. Diese Möglichkeiten werden durch Antitoxinbildung keineswegs ausgeschlossen.

Wir kehren nunmehr zu den Antikörpern, zu denen die Antitoxine gehören, zurück. Weitere Untersuchungen, zunächst die von Behring über Antitoxinbildung bei Diphtherie, haben zur Annahme geführt, daß jedes Toxin ein spezifisches Antitoxin im lebenden Organismus bildet, das es, aber kein anderes Toxin, sowohl im Reagenzglas wie im lebenden Organismus zu „binden", d. h. unschädlich zu machen vermag. Man hat allmählich das Forschungsgebiet der Antigene und Antikörper mehr, auch über ungiftige Stoffe, ausgedehnt. Nicht einen einzigen Antikörper hat man jedoch bis jetzt chemisch rein dargestellt, und auch die chemische Natur vieler Antigene ist unklar. Es ist sogar von einer reinen Darstellung der Wirkung eines Antikörpers — wie bei Enzymen — (s. dort) noch kaum die Rede. An eine chemische Bearbeitung der Immunitätszustände können wir denn auch noch nicht denken. Wird ein Antigen durch ein Immunserum in vitro oder in vivo unwirksam gemacht, so schreiben wir diese Wirkung einem entsprechenden Antikörper zu. Man ist aber zur Annahme einer chemischen Bindung nicht gezwungen (siehe weiter unten). Die Bildung solcher hypothetischer Antikörper scheint 10—14 Tage nach Einführung des Antigens im Tierkörper ihren Höhepunkt zu erreichen. Obwohl Antikörper durch Milch, Harn usw. ausgeschieden werden, findet man sie doch noch nach einem Jahre im Blute.

Folgende Antigene erzeugen Antikörper:

Toxine	erzeugen	Antitoxine (entgiftend)
Fermente (Enzyme)	,,	Antifermente (enzymhemmend)
Bakterien	,,	Agglutinine (zusammenballend)
Eiweißlösungen	,,	Präzipitine (koagulierend)
Bakterien	,,	Bakteriolysine (lösend)
Chromozyten	,,	Hämolysine (Hb-lösend)
Nierenzellen	,,	Nephrotoxine ⎱
Leberzellen	,,	Hepatotoxine ⎱ Zytotoxine
Leukozyten usw.	,,	Leukotoxine usw. ⎰
Bakterien	,,	Bakteriotropine (immuno-opsonische Wirkung)
Chromozyten	,,	Hämotropine (immuno-opsonische Wirkung)
viele Eiweißantigene	,,	aphylaktisierende Körper (Antikörper?).

Ferner können auch Antikörper als Antigene auftreten und entsprechende Antikörper erzeugen. So können Koaguline Antikoaguline, Agglutinine Antiagglutinine, Zytotoxine Antizytotoxine, Hämatolysine Antihämatolysine bilden usw.

Die meisten Eiweißantigene können Antikörper mit komplementbindender Wirkung (BORDETsche Antikörper) und solche mit aphylaktisierender Wirkung (aphylaktische Reaktionskörper) erzeugen.

Die Bildung bakteriolytischer oder bakterizider Gegenkörper hat schon R. PFEIFFER beim Meerschweinchen gegen Choleravibrionen angenommen. Und während man durch Verwendung einer von Bakterien befreiten Bouillonkultur des Bac. pyocyaneus, also durch Verwendung von Toxin, ein antitoxisches Serum bekommt, stellt man durch Verwendung der Bakterienleiber hingegen ein bakterizides Serum dar (WASSERMANN). Auf obige Antigene und Gegenkörper kommen wir übrigens weiter unten zurück.

Ursprung der Antikörper und Wirkung („Bindung") von Antigen-Antikörper.

Die Untersuchungen von PFEIFFER und MARX (über Choleravibrio) u. a. haben zur Annahme, nicht aber zur Sicherheit geführt, daß die Antikörper hauptsächlich in Milz, Knochenmark, und in lymphadenoidem Gewebe überhaupt, unter Umständen aber auch in anderen Geweben gebildet werden. So wies RÖMER nach, daß die Bindehaut eines Kaninchenauges, in dessen Bindehautsack er eine Abrinlösung eingeträufelt hatte, Mäuse vor der 20fach tödlichen Abrinmenge schützte, während die andere Bindehaut keine antitoxische Wirkung zeigte. Und VON DUNGERN stellte Präzipitinbildung im Kammerwasser eines Kaninchenauges fest, während das Blutserum erst später Präzipitin enthielt. Diese sehr wichtigen und andere Ergebnisse wie die von WASSER-

MANN und CITRON weisen darauf hin, daß Gegenkörper besonders oder gar ausschließlich in jenen Geweben entstehen, wo sich das entsprechende Antigen anhäuft. Wir kommen unten hierauf zurück. Jedoch soll sich Diphtherieantitoxin bei vielen Neugeborenen finden (vgl. J. SCHÜRER). Was die Mutterstoffe der Antikörper sind, wollen wir unten besprechen. Wahrscheinlich sind sowohl die Antikörper wie die Antigene gelöste oder suspendierte Kolloide, Eiweißkörper oder Lipoide, was für ihre Wirkung entscheidend sein kann. Antitoxine in Lösung haben jedoch ein gewisses Diffusionsvermögen, so daß es keine Suspension ist. Andererseits hat man aber bis jetzt mit keinem Kristalloid Gegenkörper erzeugen können.

Wie wirken Antigen und Antikörper aufeinander ein? Findet eine physikalische Bindung, etwa Adsorption, statt? Der Antikörper soll auch im Reagenzglas auf das Antigen einwirken, also unabhängig von jeder Zellwirkung im lebenden immunisierten Organismus. Zytolysine, Bakteriolysine, Agglutinine, Präzipitine tun es sichtbar im Reangenzglase. Ob sie aber im immunisierten Organismus genau so, ohne Mitwirkung von dessen Zellen, wirken, ist eine offene Frage. Ob Gegenkörper überhaupt ohne weiteres oder wenn sie mit ihrem Antigen zusammengebracht werden, auf Zellen des immunisierten Organismus einwirken, wissen wir nicht.

Dann gibt es aber Antigene, wie das Tetanusgift und das Diphtheriegift, von denen man annimmt, aber nicht erwiesen hat, daß sie sich in vitro mit ihrem Gegenkörper „binden". Ein durch Einwirkung von Antitoxin auf das Toxin entstandener Körper mit anderen Eigenschaften ist aber chemisch ebensowenig nachgewiesen wie der Antikörper. Wir wissen nur, daß Mischung einer Menge Toxins mit einer bestimmten Menge des betreffenden Immunserums dem giftigen Antigen seine

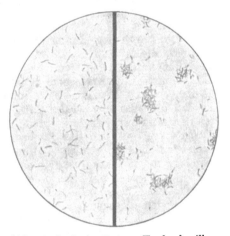

Abb. 35. Agglutination von Typhusbazillen. Links Kontrollpräparat, rechts Häufchenbildung (nach ROLLY).

schädlichen Eigenschaften nimmt. Dies kann aber nur durch Einführung der Mischung in einen giftempfindlichen Organismus nachgewiesen werden. Ob dann aber Zellen dieses Organismus sich an der Wirkung beteiligen, wissen wir nicht. Es ist die Frage nicht beantwortet, ob man eine Mischung zweier Gegengifte oder eine Mischung zweier antagonistisch wirkender Körper (s. dort) in den Organismus hat eingeführt.

Nehmen wir aber an, daß der Antikörper wie ein Gegengift das Antigen auch in vitro bindet oder ändert, daß auch das Antitoxin es das Toxin tut, so fragt sich, welcher Natur diese Wirkung Antigen-Antiörper ist.

Die Beziehung eines Antigens zu seinem Antikörper ist eine relativ spezifische. Diese Spezifität ist ebensowenig absolut wie irgendeine andere Spezifizität (9. Kap.). So z. B. übt das Serum eines Typhus- oder Cholerakranken oder eines immunisierten Tieres eine agglutinierende Wirkung auf die betreffende Bakterie aus. Im Reagenzglas sowie im hängenden Tropfen ballen sich die beweglichen Bazillen unter Verlust ihrer Beweglichkeit zusammen und sie bilden Häufchen, zwischen denen die Flüssigkeit von Bazillen befreit ist. Im Reagenzglas erscheinen diese Häufchen als Flocken, die allmählich größer werden und zu Boden fallen. GRUBER nennt den im Serum angenommenen Gegenkörper, der diese Agglutination (Verklebung) bewirkt, Agglutinin (Verkleber). Nun hat sich aber bei fortgesetzter Untersuchung herausgestellt, daß auch das Serum von Menschen, die niemals Typhus durchgemacht zu haben scheinen, und daß das Serum mancher Tierarten Typhusbazillen agglutinieren. Und auf der anderen Seite, daß das Typhusserum nicht nur Typhusbazillen, sondern auch mehr oder weniger verwandte Paratyphus- und sogar Kolibazillen zu agglutinieren vermag. Man nennt das „Gruppenagglutination“. Allerdings gibt es dabei quantitative Unterschiede: So wird z. B. Typhusserum schon in einer Verdünnung von 1:10000 oder 1:20000 Typhusbazillen, aber nur in einer Verdünnung von etwa 1:50 oder 1:300 einen Bazillus aus der Typhuskoligruppe agglutinieren. Man hat aber auch beobachtet, daß das Serum in geringerer Konzentration eine andere Bakterie als eben den Krankheitserreger agglutinierte. Man nennt das heterologe (indirekte) im Gegensatz zur normalen homologen (direkten) Agglutination. Andererseits vermag normales Pferdeserum in einer Verdünnung von $^1/_{20}$, sogar $^1/_{50}$ Typhusbazillen zu agglutinieren (vgl. ferner unten). Auch für Präzipitine hat man eine ähnliche relative Spezifizität nachgewiesen.

EHRLICH hat die Beziehung Antigen-Antikörper als eine chemische Bindung aufgefaßt und eine chemisch-zellulare Seitenkettentheorie aufgestellt, die wir unten besprechen sollen. MARTIN und CHERRY wiesen nach, daß die Entgiftung durch den Gegenkörper (im Immunserum) einige Zeit braucht, die nach EHRLICH durch die Konzentration und die Temperatur beeinflußt wird. In manchen Fällen (immer ?) ist die „Bindung“ aber eine lockere. So konnten CALMETTE und WASSERMANN aus neutralen Mischungen von Schlangen- bzw. Pyozyaneusgift durch Erhitzung auf 80° das Toxin frei machen, so daß die Mischung wieder giftig wurde. Ferner konnten z. B. HAHN und TROMMSDORF aus agglutinierten Bazillen durch Digestion mit verdünnten Laugen und Alkalien das Agglutinin frei machen, wie aus der wieder auftretenden agglutinierenden Wirkung hervorging. Ob dies bei einer chemischen Bindung möglich wäre, ist fraglich. Die Forschungsergebnisse von EISENBERG und VOLK weisen auf eine andere Deutung hin, daß nämlich die Agglutininmoleküle sich zwischen den Bakterien (Typhus- bzw. Cholerabazillen) und der umgebenden Flüssigkeit verteilen und daß aus zwei Molekülen des freien Agglutinins drei Moleküle des absorbierten Agglutinins entstehen.

ARRHENIUS, der diese Möglichkeit betont, weist darauf hin, daß zwischen der von den Bakterien absorbierten Menge C und der freien Menge B des Agglutinins folgende Beziehung besteht (wobei x eine Konstante darstellt):

$$C = x\,B^2/_3.$$

Handelte es sich um eine chemische Bindung, so müßte (EISENBERG und VOLK) die Aufnahme von Agglutinin vollständig sein bis zu einem Grenzwert, d. h. bis zur Sättigung, während von da ab nur eine geringe Zunahme durch physikalische Absorption stattfinden müßte. Selbst wenn die chemische Bindung in hohem Maße dissoziierbar wäre, müßte C bis zu einem Grenzwert steigen. Die von ihnen (für agglutinierendes Pferdeserum und Typhus- bzw. Cholerabazillen) bestimmten Zahlen vertragen sich jedoch nicht mit einer chemischen Bindung des Agglutinins.

ARRHENIUS und MORGENROTH machten dann ähnliche Absorptionsbestimmungen mit Hämolysin, das in Kaninchenserum auftrat, nach subkutaner Einspritzung von Ochsenchromozyten bei Kaninchen. Das Hämolysin wurde in verschiedener Verdünnung mit einer gleichbleibenden Menge Ochsenchromozyten zusammengebracht, eine Stunde lang bei niederer Temperatur, und dann zentrifugiert. Der Gehalt an Gegenkörpern der zentrifugierten Flüssigkeit wurde geprüft. MORGENROTH hat ferner ähnliche Versuche mit roten Blutkörperchen eines Schafes und Ziegenserum angestellt. Sämtliche Ergebnisse weisen auf eine physikalische Absorption, wie die der Versuche von EISENBERG und VOLK hin. Einige Forscher (BORDET, BILTZ) haben auf die Wahrscheinlichkeit hingewiesen, daß die Absorption des Agglutinins durch die Bakterie der Adsorption von gelösten Stoffen durch Kohle oder (vielleicht ?) von gewissen Farbstoffen durch organische Gewebe analog ist. Nach BILTZ ist der Exponent n in der Gleichung $C = xB^n$ bei den Adsorptionen stets < 1, nach SCHMIDT ist er bei der Adsorption durch Kohle 0,25. Der Verlauf der Ergebnisse von EISENBERG und VOLK hat den Charakter einer Adsorptionskurve: Der starke Entzug des gelösten Stoffes aus verdünnten, der relativ geringere Entzug aus konzentrierteren Lösungen ist eben ein Kennzeichen der Adsorption. Es kommen aber Fälle vor, in denen die Agglutininaufnahme durch die Bakterien bis zu einem Maximum mit der Agglutininkonzentration zunimmt, oberhalb dieser Höchstgrenze jedoch wieder abnimmt. Übrigens ist für die Agglutininbindung eine niedere Salzlösung erforderlich, während sie in konzentrierten Salzlösungen ausbleibt — ähnlich wie Salzzusatz die Adsorption der Eiweißkörper durch anorganische Kolloide aufhebt (BILTZ).

Die relative Spezifität der Bindung Antigen-Antikörper läßt sich aber bis jetzt nicht als kolloid-chemische Wirkung deuten. Die physikalische oder physikochemische Natur der oben erwähnten Agglutininbindungen ist aber nicht erwiesen. Wie steht es mit den übrigen Antigengegenkörperbindungen? Ist ihre Natur eine physikalische, physikochemische, chemische oder gemischte?

EHRLICH maß zuerst mit der erreichbaren Genauigkeit die Stärke des Diphtheriegiftes. Er berechnete die für ein „normales" Meerschweinchen von 250 g Körpergewicht tödliche Menge aus zahlreichen Versuchen an verschieden schweren, normalen Meerschweinchen von möglichst gleichem Alter und Rasse. Im Sommer sind die Ergebnisse am gleichmäßigsten. EHRLICH hat nun die Neutralisation des Diphtheriegiftes durch das entsprechende Antitoxin quantitativ verfolgt: Als Normalgift bezeichnete VON BEHRING eine Giftbouillon, die in 1 ccm 100 letale Dosen enthält, so daß 0,01 ccm zur tödlichen Vergiftung eines Meerschweinchens von 250 g genügt. Als Normalserum bezeichnete er ein Serum, von dem 1 ccm ein gleiches Volumen Normalgift zu neutralisieren (entgiften) vermag. Es enthält eine Menge Antitoxin, die man eine Immunitätseinheit (1 I.-E.) nennt im ccm.

Sowohl Normalgift wie Normalserum werden leicht zersetzt. EHRLICH benutzte daher Trockenserum. Er fand (EHRLICHsches „Phänomen"), daß bei der Neutralisation dieselbe Antitoxinmenge anfangs einen viel größeren Abfall der Giftigkeit bewirkt als später, und schrieb diese Erscheinung dem Umstande zu, daß das Diphtheriegift aus mehreren Partialtoxinen (Proto-, Deuterotoxin usw.) bestehe, von denen zunächst das Gift mit stärkster Wirkung und zugleich stärkster Affinität zum Antitoxin, dann das mit der nächstgroßen Wirkung usw. neutralisiert wird. ARRHENIUS weist jedoch darauf hin, daß die gleiche Erscheinung bei der Neutralisation von Ammoniak durch Borsäure beobachtet wird, ohne daß man das Recht hätte, von „Partial-Ammoniaken" zu reden.

EHRLICH bezeichnet als „Toxoide" ungiftigere Stoffe, die durch irgendeine chemische Wirkung in vitro oder in vivo aus Toxinen entstehen, und als „Toxone" Gifte, die unabhängig von den Toxinen, wahrscheinlich beim Stoffwechsel der Bakterie gebildet werden. Wir dürfen nun allerdings, nach den Untersuchungen von MORGENROTH u. a. annehmen, daß reines Diphtherietoxin anders auf Meerschweinchen wirkt als nicht neutrale Mischungen von Toxin und Antitoxin. ARRHENIUS bemerkt aber, daß sich diese Erscheinung aus der Gegenwart von Reaktionsprodukten des Toxins und Antitoxins in der Lösung ebensogut erklären ließe, wie durch die Annahme verschiedener Gifte. Jedenfalls ist bis jetzt das Vorkommen mehrerer Diphtheriegifte ebensowenig festgestellt wie ausgeschlossen.

Um die Wirkung der Toxine und Antitoxine verständlich zu machen, erdachte EHRLICH seine Seitenkettentheorie. Er nimmt an, daß das große Giftmolekül eine giftige, toxophore Atomgruppe und eine andere, haptophore Atomgruppe besitzt, die das Antitoxin bindet. Diese Atomgruppen können, ähnlich wie die Seitenketten eines Benzolkerns, unabhängig voneinander, Veränderungen erleiden. Es ist also sehr wohl möglich, daß zwei Moleküle dieselbe haptophore Gruppe haben, d. h. dasselbe Antitoxin binden, aber eine andere toxophore Gruppe, also eine andere Giftigkeit, wie die Partialtoxine nach EHRLICHS Annahme. Gegen diese Annahme scheint vom chemischen Standpunkt aus nichts einzuwenden zu sein. Wir kennen Beispiele organischer Körper, in denen zwei Atomgruppen sich unabhängig voneinander ändern. Und die Pharmakologie (vgl. z. B. SPIEGEL) lehrt, daß eine bestimmte Atomgruppe die Giftigkeit eines Moleküls bedingen kann, auch bei relativ kleinen Molekülen. So z. B. ist Äthylthioharnstoff für Warmblüter fast ganz ungiftig, die Allylverbindung (Thiosinamin) aber wirkt narkotisch und vermag gewisse neugebildete Gewebe (Narben, Trübungen der Hornhaut) aufzulösen, während die Phenylverbindung eher noch stärker wirkt:

$$
\begin{array}{ccc}
\diagup NH \cdot C_2H_5 & \diagup NH \cdot C_3H_5 & \diagup NH \cdot C_6H_5 \\
C = S & C = S & C = S \\
\diagdown NH_2 & \diagdown NH_2 & \diagdown NH_2
\end{array}
$$

Äthylthioharnstoff   Thiosinamin   Phenylthioharnstoff
                 (Allylthioharnstoff)

Wie treten nun nach EHRLICH Giftwirkung und Gegenkörperbildung ein? Es besteht nach ihm „jedes funktionierende Protoplasma aus einem Leistungskern und demselben angefügten Seitenketten von verschiedener Funktion". Der vage Ausdruck „Protoplasma" wird von einigen Forschern als gleichbedeutend mit Molekül aufgefaßt. EHRLICH meint aber offenbar den Stoff, aus dem die Zelle besteht und der aus verschiedenartigen Molekülen aufgebaut wird. Protoplasma ist ja kein chemischer, auch kein morphologischer (etwa wie Zelle), sondern ein biologischer, vager Begriff. Die Seitenketten sind denen des Benzolkerns ähnlich, aber als bestimmte Molekulargruppen des lebenden Protoplasmas gedacht. Der Leistungskern ist der Sitz des Zellenlebens, die Seitenketten dienen besonders der Ernährung der Zelle, indem sie die Stoffe, zu denen sie Affinität besitzen, binden („verankern") und für den Leistungskern assimilieren. Wenn nun eine Seitenkette oder Rezeptor (Rezeptibilität bedeutet Empfänglichkeit) eine „spezifische" Affinität zur haptophoren Gruppe eines Toxinmoleküls besitzt, so wird letzteres fest an das Protoplasma verankert und das Protoplasma damit der Giftwirkung der toxophoren Atomgruppe ausgesetzt. Damit wird aber der Rezeptor zerstört und dieser Defekt, wenn das Protoplasma nicht zu stark geschädigt und abgetötet ist, durch Neubildung einer neuen gleichartigen Gruppe ersetzt. Nun nimmt EHRLICH, auf ein von CARL WEIGERT aufgestelltes „biologisches Gesetz" hinweisend, an, daß es dabei zu einer „Überregeneration", zu einer Bildung von mehr Rezeptoren kommt als durch das Gift zerstört werden. Durch fortgesetzte Toxinzufuhr, wie bei der aktiven Immunisierung, könne ein solcher Überschuß von gleichartigen Seitenketten gebildet werden, daß sie „nach Art eines Exkretes" an das Blut abgegeben werden. Diese abgestoßenen, frei im Blut vorhandenen Rezeptoren oder Seitenketten nennt EHRLICH Haptine. Sie stellen die Antikörper dar. Dieselbe Substanz im lebenden Körper, die, in der Zelle gelegen, Voraussetzung und Bedingung einer Vergiftung ist, bewirkt die Heilung, wenn sie sich in der Blutflüssigkeit befindet (VON BEHRING).

Die zur Erläuterung seiner Anschauung von EHRLICH beigegeben Figuren sind sehr anschaulich, aber eben durch ihre zu malerische Ausstattung verwerflich. Sie haben sogar den Eindruck einer nicht einmal beabsichtigten, geschweige denn bestehenden Wirklichkeit gemacht, als ob Körperchen wie die abgebildeten im Blute kreisten! EHRLICH u. a. haben seine Seitenkettenhypthese auch über andere Antigene-Antikörper ausgedehnt.

Folgender Versuch wird zur Stütze der „Seitenkettentheorie" angeführt: Das Tetanustoxin schädigt vor allem offenbar die Zellen des Zentralnervensystems, somit muß das Protoplasma dieser Zellen das Gift binden. WASSERMANN zerrieb nun frischen Gehirnbrei von Meerschweinchen mit Tetanustoxin und spritzte das Gemisch Meerschweinchen ein: die Tiere blieben am Leben. Leber-, Nieren- und Milzbrei vermochten das Gift nicht zu binden. Dieser Versuch zeigte aber nur eine Bindung, wenigstens Unschädlichmachung des Giftes durch Gehirnbrei ohne weiteres. Daß nun giftempfindliches Protoplasma das Gift bindet, kann nicht wundern, ebensowenig wie die Erscheinung, daß das Tetanusgift im Körper der gegen dasselbe unempfindlichen Schildkröte nicht gebunden wird und frei im Blute kreist. Bindung ohne weiteres ist auch möglich ohne Giftwirkung: Das Tetanusgift verschwindet rasch nach der Einspritzung aus dem Blute des Alligators. Das Tier erkrankt nicht, bildet aber Antitoxin. Wir müssen somit „Bindung" (Schwund) eines Giftes im Körper, Vergiftung und Antitoxinbildung nicht als unzertrennlich betrachten. Das Toxin kann auch frei, ohne Bindung, in ein Organ abgelagert werden. So z. B. spritzte METSCHNIKOFF die für Mäuse 1000fache tödliche Menge bei Skorpionen ein: das Gift schwand aus dem Blute und es konnte später, sogar nach Monaten, in der Leber nachgewiesen werden, indem sich der Leberbrei als giftig erwies. Diese und andere Beobachtungen beweisen zwar nicht die Unrichtigkeit, aber ebensowenig die Richtigkeit der Seitenkettentheorie.

Die Grundlage der Antitoxinbildung nach EHRLICH ist aber zwiefelhaft. Regeneration tritt nur nach Zerstörung von gewissen Dimensionen ein, zu starke Regeneration, so daß ein Überschuß entsteht, nur unter bestimmten Umständen, die wir nur zum Teil kennen. So wissen wir, daß langdauernde Reizung mäßigen Grades in Geschwüren zu übermäßiger Gewebsbildung führen kann. Dabei handelt es sich aber vorzugsweise um Bindegewebe oder indifferentes Deckepithel. Solche Zellen sind aber höchstwahrscheinlich nicht empfindlich für Tetanus- und andere Toxine. Was sollte denn bei ihnen „Überregeneration" bewirken? Und eben die höchst differenzierten Zellen, wie die Nervenzellen, zeigen keine Regeneration. Sollte denn bei ihren Rezeptoren sogar Überregeneration eintreten? Und wie müßten wir uns die Einwirkung (Zerstörung) auf Rezeptoren der unempfindlichen Zellen des Alligators und die erfolgende Antitoxinbildung als Überregeneration vorstellen?

Ferner pflegte man die „Spezifizität" der Antitoxine als vollkommen durch die Seitenkettentheorie erklärlich zu betrachten. Diese Spezifizität fußt in der Spezifizität der Bindung des Rezeptors mit der haptophoren Gruppe des Toxinmoleküls. Wie müssen wir uns denn vorstellen, daß die Zellen eines Organismus für unzählige verschiedenartige, auch künstlich dargestellte Antigene empfindlich sind? Sind denn ebenso unzählige entsprechende „spezifische" Rezeptoren als normale Gebilde im Organismus vorhanden? Und wie wäre das Auftreten einer bestimmten Toxinempfindlichkeit wie bei der experimentellen Aphylaxie in einem zuvor unempfindlichen Organismus verständlich? Und warum erfolgt keine Antitoxinbildung bei so vielen anderen Giften, wie Morphin, die ja doch auch schädigend auf Zellen einwirken? Die Spezifizität der hier in Betracht kommenden Erscheinungen ist wohl nicht als eine starke Seite der EHRLICHschen Theorie zu betrachten.

Obwohl wir die Hypothese EHRLICHS nicht für genügend begründet, auch nicht für wahrscheinlich halten, können wir ihr doch große Fruchtbarkeit nicht absprechen. Leider hat man bei ihrer Anwendung zu oft Hypothetisches mit nachgewiesener Wirklichkeit verwechselt.

Die relative Spezifizität der Beziehung Antigen-Gegenkörper zwingt uns, zusammen mit anderen Einwänden, zur Untersuchung anderer Möglichkeiten. Relativ, weil z. B. Diphtherieserum auch bei Grippe und anderen Vergiftungen wirksam ist. Und dann drängt sich die Möglichkeit auf, daß das Antigen selbst den Mutterstoff oder wenigstens einen Bestandteil des Gegenkörpers darstellt. Diese Möglichkeit finden wir schon von BUCHNER betont, der ja die Antitoxine als entgiftete Toxine betrachtete, indem sich Körpereiweiß an einen Toxinkern anlagerte. Daß das Antitoxin, ebenso wie das Toxin, einige Zeit im (immunen) Organismus bestehen bleibt, darf nicht wundern. Ich möchte darauf hinweisen, daß Morphin durch Wasserverlust in Apomorphin übergeht, das manche entgegengesetzte Wirkung hat, und daß ein physiologischer Antagonismus zwischen Toxin und Antitoxin nicht ausgeschlossen ist (s. oben). Auch METSCHNIKOFF und GRUBER haben die Vermutung ausgesprochen, daß das Toxin nach Umwandlung und weitgehender Verteilung in den Zellen in dem Antitoxin erscheint.

Gegen diese Anschauung hat man angeführt, daß ROUX und VAILLARD einem gegen Tetanus immunisierten Pferde durch wiederholte Aderlässe seine ursprüngliche Blutmenge entziehen konnten ohne wesentliche Abnahme der antitoxischen Wirkung seines Serums. Was beweist das? Das schon fertige Antitoxin könnte in Organen aufbewahrt und jedesmal an das Blut abgegeben werden. Ferner hat man angeführt, daß eine Toxineinheit Tetanusgift beim Pferde eine Menge Antitoxin erzeugt, die 100 000 Toxineinheiten zu neutralisieren vermag. Wenn man aber hieraus schließen wollte, daß somit 1 Toxinmolekül 100000 Antitoxineinheiten (Rezeptoren) erzeugte, so wäre eine Überregeneration von Rezeptoren (nach EHR-LICHS Hypothese) vorauszusetzen, die ohne Beispiel und ohne weiteres unglaublich wäre. Denken wir uns z. B. eine 100000fache Überregeneration bei einer Geschwürs- oder Wundheilung! Und dies sogar als Regel! Ein solches Mißverhältnis spricht stark gegen die Richtigkeit der EHRLICHSchen Hypothese.

Wir dürfen bei der Beurteilung dieser Verhältnisse nicht vergessen, daß man nicht die gebildete Antitoxinmenge, sondern nur die 100 000 fache Antitoxin-wirkung festgestellt hat, weil man ja das Antitoxin noch nicht als solches rein dargestellt und meßbar gemacht hat und nur auf seine Gegenwart aus einer ent-giftenden Wirkung schließt. Von den Dimensionen der Antitoxinbildung kann hier somit auch die Rede nicht sein. Wir kommen hiermit zur Frage: Welcher Natur kann denn die Antitoxinwirkung sein, daß eine gewisse Anti-toxinmenge eine viel größere Toxinmenge unter bestimmten Umstän-den unschädlich zu machen vermag? Es muß das Toxin nicht eine größere Menge Antitoxin erzeugt haben.

Wir denken bei der Beantwortung dieser Frage vor allem an die Möglich-keit, daß das Antitoxin wie ein Enzym wirkt. Ein enzymartiges Antitoxin könnte, unter übrigens geeigneten Umständen, eine viel größere Menge Toxin unschädlich machen. Bemerkenswert ist, daß nur Stoffe unbekannter, viel-leicht nur solche eiweißartiger Natur als Antigene aufzutreten vermögen. Daß sich aus solchen Stoffen ein Enzym bilden kann, ist von vornherein keines-wegs unwahrscheinlich. Es wäre der Versuch zu machen, in vitro Gegenkörper zu bereiten. Allerdings ist es wahrscheinlicher, daß nicht ein neues Enzym im Körper gebildet, sondern ein schon vorhandenes „aktiviert", auf bestimmte Körper (Toxine usw.) „eingestellt" wird. Denken wir an das autolytische Enzym, das wahrscheinlich schon in der lebenden Zelle vorhanden ist und erst nach dem Tod der Zelle wirksam wird. Damit ist aber nicht gesagt, daß alle Beziehungen zwischen Antigen und Antikörper enzymartige sein müßten.

Beobachtungen wie die, daß Pilokarpineinspritzung die Bildung von Anti-toxin steigere und die einer örtlich beschränkten Antitoxinbildung (S. 181) weisen auf Zelltätigkeit bei der Antitoxinbildung ohne weiteres, keineswegs auf über-schüssige Rezeptorenbildung hin. Der Nachweis von Diphtherieantitoxin im Serum eines normalen Pferdes harrt der Deutung. Er schließt keineswegs die enzymartige Natur des Gegenkörpers aus.

Nun ist allerdings ein Enzym leichter als ein bequemer Deus ex machina an-zuführen als einwandfrei nachzuweisen. Es verdient jedoch Beachtung, daß man schon mehrmals sich zur Annahme einer Enzymwirkung genötigt fühlte: Schon PFEIFFER hat 1896 das nach ihm benannte „Phänomen" als Ausdruck eines allgemeinen Grundgesetzes der Immunität bezeichnet, nach dem die künstliche Immunisierung durch Bildung von besonderen spezifischen bakteriziden Fermenten (Bakteriolysinen) im Tierkörper stattfinde. Sodann betrachtete BUCHNER 1900 das Alexin, so auch METSCHNIKOFF die „Zytase" als ein von Leukozyten, die auch von PFEIFFER als Enzymquelle angedeutet wurden, gebildetes proteolytisches Enzym. Und schließlich hat ABDERHALDEN diese Ansicht erweitert, indem er annahm, daß artfremde Eiweißstoffe im Blut die Bildung von „Abwehrfermen-ten", und zwar wahrscheinlich durch Leukozyten, veranlassen. Auch die Aphy-laxie (s. dort) ließe sich durch Enzymwirkung erklären. Es ist dann außerdem die Frage zu beantworten (s. oben), ob das Enzym bei den erworbenen Zustands-veränderungen aus dem artfremden eiweißartigen Antigen entsteht. Wie die ererbte, „natürliche" Immunität verständlich wäre, wäre eine ebenfalls noch zu lösende Frage. Zunächst ist die Frage näher zu prüfen, ob artfremde eiweißartige antigene Stoffe im Organismus relativ spezifische Enzyme zu bilden vermögen, und wenn ja, ob sie sich am Aufbau dieser Enzyme mitbeteiligen. Sodann welche Rolle Adsorption usw. spielen.

Alles in allem kommen wir zum Schluß:

Antigene vermögen im dazu geeigneten Organismus Gegenkörper (Antikörper) zu erzeugen in einer noch unbekannten Weise
und aus einem noch nicht nachgewiesenen Mutterstoff.

Die Natur der Antikörper sowie die der Wirkung von Antikörper auf Antigen ist noch nicht festgestellt. Kolloideigenschaften sind dabei wahrscheinlich von großer Bedeutung, sie
schließen aber keineswegs eine chemische, auch nicht eine antagonistische Wirkung aus. Die physikalische Wirkung (Adsorption) leitet vielleicht eine chemische ein. Letztere ist vielleicht
enzymatischer Natur.

Wir müssen auch die Möglichkeit berücksichtigen, daß Antikörper bestimmte Zellen, deren Tätigkeit über Gesundheit und Krankheit entscheidet, für bestimmte Gifte weniger zugänglich machen.

Wir wollen aber nicht vergessen, daß die Empfindlichkeit des Organismus durch verschiedene Faktoren bedingt wird, daß somit verschiedenartige Wirkungen sie zu verändern vermögen (S. 133). Es werden vielleicht in verschiedenen Fällen verschiedene Möglichkeiten verwirklicht. Hüten
wir uns somit vor einseitigen Betrachtungen und vor ,,Erklärungen'' nach
einem starren Schema, wenn auch jede Forschung nur in einer Richtung zugleich möglich ist. Eine strenge Unterscheidung von Ähnlichkeit und Gleichheit (S. 3) ist dabei erforderlich, aber noch nicht möglich.

Proteolysine, Abwehrfermente, Zytolysine, Antifermente, Agglutinine, Präzipitine, Aggressine.

BORDET fand, daß die starke hämolytische Wirkung des Serums eines mit
Kaninchen-Chromozyten vorbehandelten Meerschweinchens durch Erhitzung
auf 55⁰ C aufhört. Fügt man aber frisches normales Kaninchenserum hinzu,
so tritt sofort starke Hämolyse der Kaninchenchromozyten ein. Diese Erscheinungen haben eine allgemeine Bedeutung, auf die wir sogleich zurückkommen.

Wie ist diese Entdeckung BORDETS zu deuten? HANS BUCHNER hatte im
Serum die Gegenwart eines bakterienschadenden Stoffes angenommen, den
er Alexin nannte. BORDET schrieb nun diesem Alexin nicht nur Bakterien,
sondern auch Chromozyten einer anderen oder der eigenen Tierart gegenüber
ein lytisches Vermögen zu, sobald letztere nämlich nur dafür empfindlich gemacht, ,,sensibilisiert'' sind. Dies geschieht durch die Einwirkung eines anderen
Stoffes, den er ,,substance sensibilisatrice'' oder Sensibilisator nannte.
Dieser Stoff ist nicht, wie das Alexin, in normalem Serum vorhanden, sondern
er tritt erst nach wiederholter Einspritzung von Kaninchenchromozyten im
Meerschweinchenserum auf. Kommt nun ein solches vorbehandeltes Meerschweinchenserum mit Kaninchenchromozyten in Berührung, so setzt sich
der Sensibilisator auf diese Körperchen fest und macht sie in einer physikalischen Weise für die Alexinwirkung empfänglich, ähnlich wie eine sogenannte
,,Beize'', die selbst kein Farbstoff ist, tierisches oder pflanzartiges Gewebe
einer Färbung durch einen anderen Stoff zugänglich macht. Dies ist die Anschauung BORDETS.

Bei Erhitzung bis zu 55⁰ wird das hitzeunbeständige (thermolabile) Alexin
zerstört (BUCHNER), während der hitzebeständige (thermostabile) Sensibilisator
viel höhere Temperaturen verträgt. Der Sensibilisator (auch ,,Fixateur'', und
von EHRLICH Ambozeptor genannt), hat eine spezifische, aber keine hämolytische Wirkung, das Alexin hingegen (von EHRLICH und MORGENROTH Komplement genannt) hat hämolytische, jedoch keine spezifische Wirkung. Seine

hämolytische Wirkung macht sich auch den eigenen Chromozyten gegenüber geltend. Wir sollen nicht vergessen, daß es nur noch hypothetische Stoffe sind, die noch nicht rein dargestellt sind, deren Bestehen nur aus den Wirkungen abgeleitet wird.

In analoger Weise wirkt Immunserum bakteriolytisch auf die Bakterie, gegen welche das Tier immunisiert wurde, wie im PFEIFFERschen Versuch (S. 174), ein. Nach BORDET sind das hämolytische und das bakteriolytische Alexin bei derselben Tierart sogar identisch. Demnach wären die hämo- und die bakteriolytische Wirkung eines Immunserums bei einem Tier gleich, wenn nicht der Sensibilisator ein anderer wäre, und zwar wahrscheinlich im ersten Fall ein Stoff mit einem Chromozyten —, im zweiten Fall ein Stoff mit einem bakteriellen Bestandteil (S. 185).

EHRLICH und MORGENROTH wiesen nach, daß man dem Serum einer Ziege sensibilisierendes Vermögen gegenüber den Chromozyten einer anderen Ziege, also eines anderen Individuums derselben Art beibringen kann durch wiederholte Einspritzungen von Blut des letzteren Tieres, mit Wasser vermischt. Das vorbehandelte Serum sensibilisiert dann auch Chromozyten anderer Ziegen. Die Forscher nannten den Stoff Isolysin.

METSCHNIKOFF nimmt an, daß die in Phagozyten aufgenommenen Bakterien zerstört werden, indem Phagozyten den Sensibilisator bilden und Alexin durch Zerfall gewisser Phagozyten ins Plasma tritt.

EHRLICH stellt sich die Hämolyse folgendermaßen vor: Eine haptophore Atomgruppe eines eingespritzten roten Blutkörperchens der Tierart A verbindet sich mit einem Rezeptor der Tierart B. Werden auf diese Weise viele Rezeptoren gebunden, so tritt überschüssige Regeneration, wie bei Toxinwirkung, und Abgabe der überschüssigen Rezeptoren (Haptine) an das Serum ein. Diese freien Haptine werden sich mit einer zytophilen Gruppe an rote Blutkörperchen der Tierart A haften. Mit einer komplementophilen Gruppe aber vermag das Haptin andererseits das Alexin, von EHRLICH Komplement (Addiment) genannt, zu binden. Dieses wirkt somit nicht unmittelbar auf die Zellen ein. Wegen seines doppelbindenden Vermögens nennt EHRLICH den Sensibilisator Ambozeptor (auch Immunkörper, Zwischenkörper, von GRUBER Präparator, von METSCHNIKOFF „fixateur" genannt, während letzterer das Alexin mit „Zytase" andeutet). Die Verbindung Zellrezeptor—Ambozeptor—Komplement nennt man wohl „bakterio-" bzw. „hämolytisches System" oder „Komplex". Nach EHRLICH und MORGENROTH verbinden Blausäure und Phenol sich nur mit Hilfe des Diazobenzaldehyds als Bindeglied. So sei der Ambozeptor Bindeglied zwischen Zelle und Komplement.

BORDET bestreitet diese Darstellung EHRLICHS, weil er niemals eine Bindung von Komplement (Alexin) und Ambozeptor (Substance sensibilisatrice) nachweisen konnte, so daß man den Ambozeptor nicht als Bindeglied zwischen Blutkörperchen und Komplement betrachten darf. Nach NEISSER und WECHSBERG nimmt jedoch die bakteriolytische Wirkung eines Immunserums ab, ja sie hört sogar auf, wenn man zuviel Immunserum, also zuviel Sensibilisator (Ambozeptor) hinzufügt. Sie nehmen zur Erklärung dieser Erscheinung eine Komplementablenkung an, d. h. eine Bindung von Komplement durch freibleibende, nicht an Zellen gebundene, also unwirksame Ambozeptoren. Die Zahl dieser freien Ambozeptoren und damit auch die durch sie gebundene Komplement nimmt offenbar mit der Menge des hinzugefügten Immunserums zu, folglich nimmt damit das zur Einwirkung auf die Zellen verfügbar bleibende Komplement ab. Dieser Annahme gegenüber dürfen wir jedoch nicht die Möglichkeit ausschließen, daß das Zuviel an Sensibilisator eben die Zugänglichkeit bzw. Avidität (Habgier) der Zelle für das Komplement verringert. Wir kennen ja eben die bei diesen Vorgängen tätigen physikalischen oder chemischen Faktoren nicht genügend zur Beurteilung (vgl. BORDET).

BORDET nimmt ferner an — auch NOLF tut es — daß der Sensibilisator wie eine Farbbeize auf das rote Blutkörperchen einwirkt, so daß es das Alexin absorbiert und dieses die Hämolyse bewirkt. BORDET leugnet auch die Gültigkeit der chemischen Gesetze der bestimmten Verhältnisse für die Hämolyse.

Jedenfalls müssen wir annehmen, daß hämo- sowie bakteriolytische Wirkung eines Immunserums von dem Zusammentreffen zweier Stoffe, Sensibilisator oder Ambozeptor und Alexin oder Komplement, bedingt wird. Wir erinnern an die Beobachtung, daß Kieselsäure und Borsäure nur in Gegenwart von Lezithin hämolytisch wirken. Bringt man rote Blutkörperchen in ein Serum, das sie nicht löst, so findet man nach einiger Zeit keine Abnahme des Komplementgehalts des Serums: die Chromozyten vermögen somit ohne weiteres kein Komplement zu binden. Mischt man aber sensibilisierte Blutkörperchen mit normalem aktivem Serum, so entziehen sie diesem all das Komplement. Nach BORDET und VON DUNGERN enthalten Immunsera nicht mehr Komplement als normales Serum; ihre viel stärkere Wirksamkeit verdanken sie ihrem Ambozeptorgehalt.

Über die Vielheit des Alexins streitet man. Weil die Beziehung zwischen Sensibilisator und Zelle eine spezifische ist, müssen wir viele verschiedenartige Sensibilisatoren annehmen.

Spritzt man einem Tier B normales Serum einer anderen Tierart A ein, so vermag das Komplement von A im Serum von B ein Antikomplement hervorzurufen. Bemerkenswerterweise vermag auch inaktiviertes (auf 55° bis 60° erhitztes) Serum dies zu tun. Diese Erscheinung hat zur Annahme geführt, daß das Komplement eine ergo- oder zymophore Gruppe besitzt, die durch die Erhitzung zerstört wird, während die haptophore und die antigene Gruppe unverletzt bleiben. Man nennt ein so verändertes Komplement „Komplementoid". Nach P. TH. MÜLLER u. a. kommen Antikomplemente im normalen Serum verschiedener Tierarten vor, also vielleicht ähnlich wie Antitoxinwirkung. Man hat bis jetzt keinen Unterschied zwischen den im normalen und den im Immunserum vorkommenden Antikörpern nachweisen können.

Im allgemeinen vermag Eiweiß einer anderen Tierart bei einem Tier als Antigen Antikörper zu bilden. Man hat verschiedenartige Zytolysine dargestellt (das Wort wird in gleicher Bedeutung mit Zytotoxin gebraucht obwohl letzteres jedes einer Zelle schädliche Toxin andeutet): leukolytisches (-toxisches), neuro-, nephro-, hepato-, spermato-, epitheliotoxisches oder -lytisches Serum, indem man die betreffenden Zellen bei einem Tier einer anderen Art einbrachte. Das dann entstehende Serum schädigt bzw. tötet die antigenen Zellen, bzw. löst dieselben auf. Die Zytotoxine oder -lysine bestehen ebenfalls aus zwei Komponenten, nämlich aus einem Sensibilisator und Alexin. Sie vermögen Antizytotoxine zu bilden. Auch Isozytotoxine, ähnlich wie Isolysine (s. oben) hat man gewonnen.

MORGENROTH hat nachgewiesen, daß eingespritztes Labenzym einen Stoff, Antilab erzeugt, das die Wirkung des Labs aufhebt. So hat man auch gebildet: Antidiastase, Antitrypsin, Antipepsin, Antiemulsin, Antisteapsin, ein Antifibrinenzym, das die Wirkung des proteolytischen Enzyms in gelapptkernigen Leukozyten aufhebt. Es ist thermolabil und wird durch Erhitzung über 60° zerstört. Das wären also alle Antifermente oder Antienzyme.

Führt man fremdartige Eiweißstoffe in die Blutbahn oder subkutan, also parenteral (außerhalb des Darmkanals) ein, so erscheinen proteo- und peptolytische Enzyme im Blut dieses Tieres, welche die (schädlichen) Eiweißkörper in unschädliche, sogar nützliche, Bruchstücke zerlegen. ABDERHALDEN hat diese Enzyme als Abwehrfermente bezeichnet, eben weil sie schädliche Stoffe unschädlich machen. Sie sollen, ebenso wie das von FR. MÜLLER nachgewiesene fibrinolytische Enzym, von Leukozyten abgegeben werden und eine Immunitätserscheinung darstellen.

Wir können organ-, zell-, blut-, plasmaeigene und organ- usw. -fremde Stoffe unterscheiden. Aus blut- und plasmaeigenen, relativ einfachen Stoffen bauen sich die verschiedenen Zellen ihre zelleigenen Stoffe auf, die Muskel-, die Leber-

zelle ihr eigenes Protoplasma. Nun läßt der tierische Organismus nach ABDER-
HALDEN nur plasmaeigen gemachte Stoffe in den Kreislauf zu. Die Verdauung im
Magendarmkanal hat zur Folge, daß nur bestimmte körpereigene oder wenigstens
unschädliche Stoffe in die Gewebe gelangen. Haben nun die Körperzellen auch
jenseits des Darmkanals die Fähigkeit, zusammengesetzte, artfremde Stoffe in
unschädliche Bruchstücke zu zerlegen, die zum Aufbau von Zellprotoplasma oder
als Energiequelle dienen können? ABDERHALDEN stellt diese Frage und beantwortet sie folgendermaßen: In Zellen kommen peptolytische Enzyme vor, die Polypeptide, die man sich als Verkettungen von Aminosäuren vorstellt, zerlegen. Auch
hydrolytische Spaltungen sind möglich. Nun stellte ABDERHALDEN fest, daß nach
parenteraler Zufuhr plasmafremder Stoffe, wie Peptone, Kasein, bei Hunden und
Kaninchen der Gehalt des Blutes an peptolytischem Enzym zunahm. Diese Enzyme
brauchen nicht im Blute zu wirken, sie bauen die bluteigenen Proteine nicht ab.
Man kann sie erst 3—4 Tage nach der Einspritzung sicher nachweisen. WEINLAND
hatte schon zuvor nachgewiesen, daß Einspritzung von Rohrzucker in die Blutbahn schon nach 15 Minuten gefolgt wird durch das Auftreten von Invertin im
Blute, das Rohrzucker in Glukose und Fruktose zerlegt. Das Enzym kommt ausnahmsweise auch im Serum nicht vorbehandelter Tiere vor, eine Erscheinung,
die wiederum an die Antitoxinwirkung normalen Serums (s. dort) erinnert.

ABDERHALDEN hat ein Verfahren (Reaktion) ausgebildet, nach dem es möglich
sei, körpereigenen, jedoch blut- bzw. plasmafremden Stoffen nachzuspüren, indem man bestimmte Fermente nachweist. Nach ihm kreisen während der ganzen
Schwangerschaft Fermente im Blute, die Plazentaeiweiß abzubauen vermögen,
auch bei der Stute, die keine Chorionzotten im Mutterkuchen hat. Andere Forscher
haben aber auch solche Enzyme bei nicht schwangeren Frauen und sogar bei Männern
nachgewiesen. Ob dieser Befund bloß einem Versuchsfehler zuzuschreiben ist,
müssen wir bezweifeln. Es wäre vielmehr vollkommen dem Antitoxin-, Invertin-
nachweis usw. in normalem Serum analog, daß auch bei nicht-schwangeren Frauen
ein solches Enzym mitunter nachweisbar wäre.

Man hat auch die Geschwulstimmunität studiert. JENSEN hat zuerst
nachgewiesen, was von späteren Forschern bestätigt wurde, daß es Versuchstiere gibt (nach JENSEN 50%) bei denen mehrere Geschwulstimpfungen erfolglos bleiben, wenn es die erste ist. Dabei kommt dem Impfverfahren keine
Bedeutung zu (HERTWIG und POHL). Es gibt eine solche angeborene und eine
extrauterine erworbene Geschwulstimmunität. HAALAND konnte nur schwer
die Mäusegeschwulst JENSENS bei französischen und russischen Mäusen und
noch schwerer EHRLICHS Mäusegeschwulst bei norwegischen Mäusen zum
Wachstum bringen. Alter, Schwangerschaft und andere individuelle Faktoren
beeinflussen den Erfolg. EHRLICH, APOLANT, LEWIN u. a. haben auch beobachtet, daß eine geimpfte Geschwulst zunächst bis zu gewisser Größe erwächst,
und dann restlos verschwindet. Man betrachtet diese „spontane Heilung" als
Wirkung einer erworbenen Geschwulstimmunität. EHRLICH schreibt sie dem
Fehlen eines notwendigen Nährstoffes zu, und redet daher von „atreptischer"
Immunität. Andere haben jedoch Doppelimpfungen erzielt, so daß sie das
Fehlen eines unentbehrlichen Nährstoffes bezweifeln.

Auch eine aktive Immunisierung gegen Krebs und Sarkom erscheint möglich. Man hat z. B. Tiere durch wiederholte subkutane Impfungen von Krebs-
stückchen krebsfest machen. Weitere Impfungen, die sonst zu gelingen pflegen,
bleiben dann bei solchen Tieren ohne Erfolg.

RUSSELL hat die Ansicht ausgesprochen, daß eine solche Geschwulstimmunität
von einer derartigen „Umstimmung" der Gewebe bedingt sei, daß vor allem Neubildung von Bindegewebe (Stroma) und Blutgefäßen, und damit die Möglichkeit
des Wachstums ausbleibe. Nach E. GOLDMANN ist aber das Untersuchungsver-
fahren RUSSELLS ungenügend. Außerdem tritt Gefäßbildung beim Sarkom im
Geschwulstgewebe selbst — es entstehen ja Blutkapillaren, deren Endothel mit

dem Sarkomgewebe zusammenhängt — beim Krebs aber im Bindegewebe, d. h. im Stützgewebe der Epithelgeschwulst auf. Es ist näheres abzuwarten. GOLDMANN gibt kurz an, daß die Impfstelle von Bedeutung ist. Es gelang ihm bei geschwulstfest gemachten Tieren durch intraperitoneale Impfungen Geschwülste zu erzeugen. Andere Forscher schreiben die Nekrose des Pfröpflings einer zytotoxischen Tätigkeit des immunen Tieres zu.

Wir kommen jetzt noch einmal auf die Hämolyse zurück. Sie wurde 1901 von BORDET und GENGOU zum Nachweis von **Komplementbindung** (Komplementfixation) angewandt. Das Komplement geht durch Erhitzung auf 55° oder durch längeres Stehen verloren, während der Ambozeptor behalten bleibt. Versetzt man frisches oder durch den Zusatz frischen Serums komplementhaltig gewordenes Serum A eines Kranken mit dem betreffenden Krankheiterreger, so wird das Komplement gebunden, was nicht eintritt, wenn kein spezifischer Ambozeptor sich im Serum findet. Die Komplementbindung braucht bei Körpertemperatur einige Stunden. Sie ist nach BORDET eine Adsorptionserscheinung. Man erkennt die Bindung in Serum A daran, daß Hämolyse nicht eintritt, wenn man inaktiviertes (komplementfreies) hämolytisches Serum B mit den antigenen roten Blutkörperchen hinzufügt. Hämolyse erfolgt nur dann, wenn im Serum A genügend Komplement vorhanden war. Ausbleibende Hämolyse weist somit auf das Vorhandensein eines spezifischen Ambozeptors im Serum A des Kranken hin.

Als Beispiel diene der Versuch BORDETS. Er machte drei Mischungen:

I. 0,5 ccm frisches (alexinhaltiges) Meerschweinchenserum,
   0,5 ccm sensibilisierendes Choleraimmunserum von Kaninchen,
   0,5 ccm Choleravibrionenemulsion.

II. 0,5 ccm frisches Meerschweinchenserum,
   0,5 ccm normales Kaninchenserum,
   0,5 ccm Choleravibrionenemulsion.

III. 0,5 ccm frisches Meerschweinchenserum,
   0,5 ccm Choleraimmunserum von Kaninchen,
   keine Choleravibrionenemulsion.

Nach einer Stunde wurde zu jeder Mischung 0,2 ccm eines durch Erhitzung inaktivierten, Kaninchenchromozyten lösenden Serums und zwei Tropfen gewaschener Kaninchenchromozyten hinzugefügt: Hämolyse trat nur in II und III, nicht aber in I ein.

Diese Komplementbindung kann man anwenden bei der forensischen Frage, ob ein Blut von einem Menschen stammt (GENGOU).

WASSERMANN und BRUCK zeigten dann, daß ein Bakterienextrakt, z. B. ein Extrakt des Typhusbazillus, als Antigen mit dem entsprechenden Immunserum eine gleichstarke Komplementbindung ergibt wie die Bakterie selbst. So wurde es möglich, indem man ein Bakterienextrakt mit dem betreffenden Immunserum (z. B. eines Patienten) zusammenzubringt, den spezifischen Ambozeptor in diesem Serum nachzuweisen. Umgekehrt kann man durch Immunserum eines Versuchstieres das Vorhandensein einer sehr geringen Menge des entsprechenden Bakterienextraktes im zu untersuchenden Serum nachweisen. Auf beide Wege kann also die Komplementbindung zur Diagnose führen, sofern man sich auf die „Spezifizität" der Reaktion verlassen kann.

So hat sich die „WASSERMANN-Reaktion" auf Syphilis ausgebildet, wobei allerdings nicht ein Extrakt der Spirochaete pallida, sondern ein wässeriges oder alkoholisches Extrakt aus syphilitischen menschlichen Organen — z. B. aus der Leber eines Kindes mit angeborener Syphilis — in denen viele Parasiten anzunehmen sind, angewandt wird. Das Serum der mit einem solchen Extrakt vorbehandelten Affen ergibt eine typische Komplementbindung. Nun nimmt man an, daß der Mensch, dessen Serum bzw. Spinalflüssigkeit mit dem soeben erwähnten Organextrakt Komplementbindung gibt, syphilitisch ist. Das trifft in der Tat oft, aber nicht immer zu. Die Reaktion tritt mitunter auch auf bei Leuten, bei denen keine Syphilis nachweisbar oder auch nur wahrscheinlich ist (9. Kap.). Man kann sogar eine Lösung von gallensauren Salzen, eine Lezithinemulsion, die gar nicht „spezifisch" ist, als Antigen anwenden! Eine gewisse diagnostische Bedeutung kommt der Reaktion zu, wohl meist zu statistischen Feststellungen, wo man mit großen Zahlen arbeitet. Und im Einzelfall dann, wenn man die Erkrankungen, welche erfahrungsgemäß die W.-R. bewirken können, außer Syphilis, auszuschließen vermag.

Wir wollen jetzt noch einige Bemerkungen über Agglutination, Präzipitation usw. machen.

Agglutination tötet die Bakterien nicht ab; sie bleiben wachstumsfähig. Agglutination erfolgt nicht in einer salzlosen Flüssigkeit, obwohl die Bakterie das Agglutinin bindet. Sie tritt aber nach Hinzufügung von NaCl oder Glukose ein (BORDET und LOOS). LANDSTEINER u. a. fassen die Agglutination auf als eine Ausflockung, wie die von Eiweiß in kolloidalem Gemisch. Es sind nach BORDET (1899) die Elektrolyte, welche den Komplex Antigen—Antikörper agglutinieren, wobei die Agglutinine die Mikroben empfindlich für die ausflockende Wirkung der Salze machen. Aber auch Bakterien, die Verbindungen von Eisen, Uran, Aluminium absorbiert haben, zeigen sich später von den Salzen agglutinierbar (NEISSER und FRIEDEMANN, BECHHOLD, GENGOU). Auch kolloide Komplexe, wie Mastix-Gelatine, sind durch den elektrischen Strom ausflockbar. Nach Erhitzung auf 80° bindet der Typhusbazillus noch das Agglutinin, er ist aber nicht mehr agglutinierbar (WEIL), wahrscheinlich weil sein Eiweiß schon geronnen ist durch die Erhitzung.

Die Agglutination ist als eine Begleiterscheinung aufzufassen. Nach HANS OELLER darf man aus einem Absinken der Agglutination im Verlaufe einer ungeklärten Krankheit das Bestehen eines Typhus nicht ausschließen.

Man hat auch Hämagglutinine (welche Chromozyten agglutinieren) und Isoagglutinine (bei Blutkörperchen derselben Art) nachgewiesen. Vor einer Bluttransfusion überzeuge man sich durch Mischung eines Bluttropfens je der beiden Menschen, ob keine Agglutination eintritt, welche zu Gefäßverstopfung usw. führen würde.

Die Präzipitine wurden von R. KRAUS (1897) nachgewiesen: Bringt man in ein spezifisches Immunserum ein keimfreies Kulturfiltrat der homologen Bakterie, so entsteht ein Niederschlag. Mit Filtraten von Kulturen anderer, heterologer Bakterien, bzw. mit normalem Serum geschieht das nicht. Die Stoffe, welche den Niederschlag bewirken, nennt man Präzipitine. Sie sind wahrscheinlich verwandt, aber nicht identisch mit den Agglutininen, denn agglutinierendes Serum verliert durch Erhitzung auf 50° wohl die agglutinierende, aber nicht die präzipitierende Wirkung.

Die Ausfällung erfolgt aus einer Verbindung des Präzipitins mit dem ausfällbaren Stoff. Erhitzung auf 60° zerstört die präzipitierende, nicht aber die Bindungsfähigkeit des Präzipitins (vgl. oben das Agglutinin).

Die Präzipitinreaktion wendet man zu gerichtsärztlichen Zwecken, zur Unterscheidung von menschlichem und tierischem Blut oder Eiweiß überhaupt an.

In normalem Serum finden sich verschiedenartige Präzipitine, welche sich durch Immunisierung vermehren und spezifisch werden.

Zu den Opsoninen (s. dort) sei noch folgendes bemerkt: Man unterscheidet „Normal"- und „Immunopsonine", je nachdem der Stoff in normalem oder (reichlicher) in Immunserum sich findet. DENIS und LECLEF zeigten, daß die Immunopsonine spezifisch und thermostabil sind (sie werden durch Erhitzung auf 60° nicht zerstört). Mit diesen Immunopsoninen verwandt oder identisch sind die von NEUFELD und RIMPAU nachgewiesenen Bakteriotropine.

Es kann auch die krankmachende Bakterie im Wirtsorganismus immun gegen die Schutzstoffe werden. Nach BAIL scheidet sie im Wirtsorganismus Angriffsstoffe, Aggressine (KRUSES frühere Lysine) aus, welche sie gegen die Schutzstoffe des Wirtsorganismus schützen und ihr Wachstum ermöglichen. Man hat nämlich in keimfreiem serösen Exsudat Stoffe nachgewiesen, welche mit Bakterien geimpft die Infektion fördern und sie tödlich machen. Durch wiederholte Einspritzung solchen Exsudates kann man Tiere gegen dasselbe sowie gegen die entsprechende Bakterie aktiv immunisieren, indem sich im Serum solcher Tiere Antiaggressin anhäuft, welches das Aggressin unwirksam macht und gegen dasselbe passiv immunisiert. Nach BAIL wirken die Aggressine durch Hemmung der Phagozytose. DÖRR betrachtet sie hingegen als Endotoxine, die durch ihre Giftigkeit das Versuchstier schädigen und die Infektion fördern. WASSERMANN und CITRON haben auch außerhalb des Wirtsorganismus, durch Auslaugen lebender Bakterien Aggressine gewonnen, die wohl extrahierte Endo- und Ektotoxine sind. Dieser Befund verleiht der Dörrschen Ansicht eine Stütze (vgl. Kruse).

Überempfindlichkeit und Aphylaxie.

Überempfindlichkeit ist ein Genus-, Aphylaxie [1]) ein Speziesbegriff. Wer überempfindlich ist gegen $CHCl_3$ oder gegen Alkohol, ist nicht aphylaktisch zu nennen. Wir nennen zur Zeit nämlich nur eine solche Überempfindlichkeit gegen einen bestimmten eiweißartigen Stoff Aphylaxie, welche eintritt einige Zeit nachdem dieser Stoff in einer unschädlichen Menge parenteral, d. h. subkutan oder in eine Vene, eingeführt wurde. Aphylaxie ist somit ein erworbener Zustand. Man verwechselt leider auch hier oft Genus und Spezies, Überempfindlichkeit und Aphylaxie und bezeichnet immer mehr Erscheinungen ohne genügenden Grund als aphylaktische, was um so mehr zu bedauern ist, weil wir noch nicht wissen, was Aphylaxie ist und so immer mehr Verwirrung droht. Folgende Versuche dienen zur Begriffsbestimmung.

Es gibt artfremde Eiweißkörper, die sowohl per os (enteral) wie parenteral für ein bestimmtes Tier ungiftig sind, wie Eiweiß und Eigelb von Vogeleiern, andere aber, wie Fleischproteine mancher Krustazeen und viele Pflanzenproteine, die giftig sind. Magendie hat schon 1839 betont, daß ungiftige Eiweißkörper durch wiederholte Einspritzung giftig werden können. Richet stellte mit giftigen Eiweißkörpern einen typischen Versuch an: Spritzt man in die Ader eines Hundes eine tödliche Menge (0,75 g pro kg Körpergewicht) eines von Aktinien oder Seeanemonen gewonnenen eiweißartigen Giftes („Aktiniengift") ein, so bekommt das Tier nach etwa 24 Stunden heftigen blutigen Durchfall, bedeutende Hypothermie und es stirbt binnen drei Tagen. Man kann aber eine so geringe Giftmenge M einspritzen, daß der Hund kaum unwohl wird und nach einigen Tagen wieder vollkommen normal erscheint. Spritzt man dann bei diesem Tier nach etwa einem Monat den 20. Teil der Menge M ein, so erkrankt das Tier sofort: es bekommt sofort heftiges Erbrechen, blutigen Durchfall, Erniedrigung des arteriellen Blutdruckes, Lähmungen, plötzliche Hypothermie (Temperatursturz) und es stirbt nach wenigen Stunden. Die erste, anscheinend unschädliche Injektion hat das Tier offenbar in hohem Maße überempfindlich gegen das Gift gemacht. Diese durch vorherige Einwirkung desselben Stoffes in unschädlicher Menge erworbene Überempfindlichkeit nennen wir Aphylaxie. Parenterale Einführung fördert die Wirkung. In den typischen, sicheren Fällen tritt sie ein nach parenteraler Einspritzung, und zwar erst nach einer gewissen Inkubationszeit (präaphylaktische Periode), die 8 Tage oder länger dauert. Diese erste Einspritzung nennt man die aphylaktisierende, sensibilisierende oder präparierende. Die heftigen Erscheinungen, die dann nach der zweiten Einspritzung (Reinjektion) eintreten, deutet man als aphylaktischen Schock oder Anfall an. Dieser erfolgt sofort nach der Reinjektion. Die Aphylaxie geht mit Leukopenie und einer Verringerung bis Aufhebung der Blutgerinnung einher.

Man nennt die Aphylaxie eine spezifische Erscheinung, weil der Schock nur nach Reinjektion desselben, aphylaktisierenden (präparierenden oder sensibilisierenden) Stoffes eintritt. Zu bemerken ist aber, daß die aphylaktisierende Wirkung des Eiweißes durch Erhitzung auf 100^0 nicht verloren geht, daß aber Reinjektion solchen erhitzten Eiweißes nicht von Schock gefolgt wird. Aber auch sonst ist die Spezifizität nicht absolut. Jedenfalls ist aber die Aphylaxie am größten gegen denselben Stoff (Richet).

---

[1]) Man meint Schutzlosigkeit, sollte daher von Aphylaxie reden (α privans und $\varphi\acute{\upsilon}\lambda\alpha\xi$ Schutz) und nicht von Anaphylaxie, das sinnlos ist.

Die Erscheinungen sind bei der gleichen Tierart gleich, unabhängig von der Art des verwendeten albuminösen Stoffes, bei verschiedenen Tierarten aber können sie ungleich sein. So treten beim Meerschweinchen nicht die gleichen Erscheinungen wie beim Hund (s. oben), sondern besonders Lungenstarre durch Bronchienverengerung (Bronchialmuskelkrampf) mit Atemnot ein. Nach BIEDL und KRAUS ruft intravenöse Einspritzung von WITTE-Pepton die gleichen Erscheinungen hervor.

Das Verhältnis zwischen der Menge eines für ein normales Tier giftigen artfremden Eiweißes und der für ein aphylaktisch gemachtes Tier in gleichem Maße giftigen Menge nennt man aphylaktischen Index.

Ob ein aphylaktischer Schock oder Kollaps es ist, hängt davon ab, was man unter Schock versteht (s. dort). FRIEDBERGER u. a. reden von Vaguspuls, sie nehmen somit eine Vagusreizung an, die allerdings zu Pulsvermehrung führen kann. Ferner hat man Hyperämie der Bauchorgane festgestellt. Wir reden, wenigstens bis zu näherer Aufklärung, besser nicht von aphylaktischem Schock, sondern von Anfall.

Ein anderes Beispiel: Wiederholte Einspritzung von Pferdeserum bei Meerschweinchen, die sogar eine große Menge bei erster Injektion ohne Hindernis vertragen, kann Krämpfe oder Lähmungen, Atemnot, Lungenblähung und Tod bewirken. Das Herz klopft noch lange nach dem Atmungsstillstand. Diese Erscheinungen hat man auch bei Menschen nach wiederholter Serumeinspritzung (mit gewissem zeitlichen Zwischenraum) beobachtet. PIRQUET und SCHICK haben sie als Serumkrankheit angedeutet. Ob sie schon nach erstmaliger Einspritzung bei zuvor vollkommen normalen Menschen eintritt, ist zweifelhaft. Vielleicht ist dann irgend eine unbemerkte sensibilisierende Einwirkung (latente Diphtherie?) voraufgegangen (s. unten).

Überlebt das Tier den aphylaktischen Anfall, so kann eine dritte Einspritzung, die nicht zu lange auf die zweite folgt, ohne Schaden stattfinden. BESREDKA hat diese Unempfindlichkeit als Antiaphylaxie bezeichnet. Sie geht oft wieder in Aphlyxie über.

Subkutane Einspritzung ist geeignet zur Präparierung, aber nicht als Reinjektion, weil sie dann nur ein örtliches Ödem mit Blutungen, sogar Nekrose und Geschwürsbildung mit Narbenbildung ergibt. Läßt man, statt der Reinjektion, das Eiweiß einatmen, so tritt Lungenentzündung auf (FRIEDBERGER). Eine intraperitoneale Einspritzung wirkt stärker als eine subkutane, aber langsamer als die intravenöse; subdurale Injektion ist aber die zur Reinjektion geeignetste.

Wirkt die Reinjektion nicht tödlich, so erfolgt nur Hypothermie, bei noch geringerer Wirkung aber Fieber.

ROSENAU und ANDERSON konnten durch reichliche Eiweißfütterung Meerschweinchen aphylaktisch machen. Dabei gelangen vielleicht ungeänderte oder ungenügend geänderte Eiweißkörper zur Aufnahme ins Blut.

Auch poikilotherme Tiere sind einer aphylaktischen Wirkung zugänglich, aber nicht gleich leicht.

Die Überempfindlichkeit dauert beim Meerschweinchen zwei Jahre, beim Menschen soll sie fünf Jahre dauern können.

Was ist nun Aphylaxie?

Daß eine Inkubationszeit erforderlich ist, macht kumulative Wirkung unwahrscheinlich (FRIEDBERGER). Ferner müssen wir beachten, daß artfremde Eiweißkörper, auch nach Abtötung (Erhitzung auf 100°), amorph oder in Zellform, wenn nur parenteral eingespritzt, zu sensibilisieren vermögen. Ferner daß das Serum eines durch solch eine Einspritzung aktiv aphylaktisch gewordenen Tieres die Aphylaxie auf ein anderes Tier zu übertragen vermag (passive Aphylaxie). Schließlich, daß die intravenöse Einspritzung von WITTE-Pepton (s. oben) aphylaktische Erscheinungen hervorruft. Diese Daten führen zu folgender Betrachtung: Artfremde Eiweißkörper werden im Magendarmkanal in arteigene einfachere Eiweißkörper bzw. „Bausteine" derselben zerlegt.

Diese gelangen ins Blut und in die Gewebe. Nur wenn artfremde Eiweißkörper in ganz großer Menge in den Darm aufgenommen werden, kann Aphylaxie erfolgen.

Was macht nun der artfremde Eiweißkörper im Blut? Man kann sagen: er erzeugt als Antigen einen Antikörper. Welcher Natur ist dieser aber? Nehmen wir auch hier an, daß es ein auf das Antigen eingestelltes Enzym ist, das eben das Antigen zu zerlegen vermag in, zum Teil giftige Zwischenstoffe (ähnlich wie WITTE-Pepton), die man Aphylakotoxine „(Anaphylatoxine") nennen mag, so verstehen wir die Aphylaxie, auch die passive. Auch begreifen wir dann, daß der aphylaktische Anfall bei derselben Tierart gleich ist, gleichgültig was als Eiweißantigen angewendet wurde, bei verschiedenen Tierarten aber ungleich, abhängig von der Empfindlichkeit ihrer Organe und vielleicht auch von anderen Spaltungsprodukten. Es kommt nur darauf an, ein solches Enzym, wenigstens in seiner Wirkung, rein darzustellen.

Die Inkubation wäre als Bildungszeit (Umstimmung, Freimachung des Enzyms?) des eiweißzerlegenden Enzyms aufzufassen. Schon einen Tag nach der ersten parenteralen Einspritzung tritt „Fieberreaktion", d. h. Fieber bei Reinjektion ein, die allmählich zunimmt.

Ob das artfremde Eiweiß als solches oder ein aus demselben entstehender Stoff als Antigen sowie bei der Reinjektion wirkt, wissen wir nicht. Ebensowenig, ob Spaltungsprodukte desselben die gleichen sind wie die im Darm gebildeten, und ob die (intermediären, giftigen) Spaltungsprodukte verschiedener Antigene gleich sind. Es ist von vornherein sehr wohl möglich, daß verschiedene Stoffe einen gleichen aphylaktischen Anfall bewirken, ähnlich wie Fieber oder eine bestimmte Entzündungsform durch verschiedene Stoffe hervorgerufen werden können. Die aphylaktischen Antikörper bleiben kürzere oder längere Zeit im Blute bestehen.

Nach BESREDKA ist das gegen Aphylakotoxin immunisierte Meerschweinchen nicht gegen den aphylaktischen Anfall immunisiert und umgekehrt.

Vielleicht sind die durch artfremdes Eiweiß erzeugten Körper verwandt oder identisch mit den Präzipitinen: in vitro entsteht nämlich ein Präzipitat, wenn man Antigen zum aphylaktischen Serum fügt. Es kann aber auch Präzipitin neben dem Aphylakotoxin gebildet sein. Allerdings kann man auś dem Präzipitat (durch sorgfältiges Waschen mit physiologischer NaCl-Lösung und Hinzufügen komplementhaltigen Meerschweinchenserums) das Aphylakotoxin gewinnen. Spritzt man dann das Serum, nachdem man es durch Zentrifugieren von Präzipitat befreit hat, in die Blutbahn eines Meerschweinchens, so stirbt das Tier binnen weniger Minuten unter typischen aphylaktischen Erscheinungen (FRIEDBERGER), wie durch ein Gift. Fügt man aber Serum hinzu, das durch Erhitzung auf 56° komplementfrei geworden war, so erfolgt keine Giftwirkung. Komplement ist für die Bildung des Aphylakotoxins offenbar erforderlich. Durch den aphylaktischen Anfall nimmt der Komplementgehalt des Serums (des betroffenen Individuums) ab.

Ebenso wie immer bei aktiver Aphylaxie im Blute sind bei der Aphylakotoxinbildung in vitro Eiweißkörper nachweisbar, welche die Biuretreaktion ergeben.

Die Schädlichkeit der Transfusion artfremden Serums beruht wahrscheinlich auf Zufuhr solcher Eiweißkörper, die auch im Blute normaler Individuen, also ohne nachweisbare sensibilisierende Einwirkung, zerlegt werden. Diese Erscheinung scheint dem Vorkommen eines bestimmten Antitoxins im Blute eines normalen Individuums (S. 186) analog zu lösen. Vielleicht kommt das hypothetische Enzym bei normalen Individuen ausnahmsweise frei im Blute vor.

UHLENHUTH u. a. haben auch durch arteigenes Eiweiß, z. B. Linsensubstanz, Aphylaxie (Isoaphylaxie) hervorgerufen.

Ebenso wie durch andere Immunitätsreaktionen kann man ein antigenes Eiweiß, z. B. Menschenserum, schon in sehr geringer Menge durch den aphylaktischen Anfall beim Meerschweinchen nachweisen. Dies ist forensisch wichtig. So z. B. ist erforderlich

zur Sensibilisierung		zur Tötung eines Meerschweinchens durch intravenöse Reinjektion
von Rinderserum	0 00 001	0 01 (Dörr und Russ)
von Pferdeserum	0 000 001	0 001 (Rosenau und Anderson)
von kristallisiertem Hühnereiweiß	0 000 000 05	0 000 1 (Wells).

Wir kennen somit eine durch Versuche festgestellte aktive und passive Aphylaxie und eine Vergiftung durch ein in vitro gebildetes Aphylakotoxin.

Es wäre verfrüht, schon jetzt Aphylaxie und Immunität zu vergleichen. Wir wissen von beiden Zuständen noch zu wenig, wenn auch manche Erscheinungen auf Verwandtschaft hindeuten. Daß bei Infektionen Aphylaxie und Immunität in verschiedenem Maße eine Rolle spielen — erstere durch Endo- und vielleicht auch Exotoxine — dürfen wir annehmen. Wir müssen aber sehr zurückhaltend sein mit einer „aphylaktischen" Deutung verschiedener Infektions- und Entzündungserscheinungen. Durch die verschiedenartigsten Stoffe kann man doch sowohl Fieber wie Entzündung erregen, ohne daß irgend ein Grund für die Annahme einer Aphylaxie vorliegt. Wir werden später solchen Stoffen begegnen. Demgegenüber ist aber gewiß die Möglichkeit einer Aphylaxie in einigen Fällen zu beachten. Ist die Krise bei fibrinöser Pneumonie aphylaktischen Ursprunges ? Schon 1902 habe ich die Wahrscheinlichkeit betont, daß sie einem Auftreten von Bakteriolysinen im Blut in großer Menge aus zerfallenden Leukozyten zuzuschreiben ist. Tritt dabei Aphylaxie ein ? Es sind hier mehrere Daten, und vor allem eine tiefere Einsicht in die Aphylaxie abzuwarten. Der Temperatursturz geht bei der Krise nicht mit Schweißausbruch und Pulsbeschleunigung, sondern mit Pulsverlangsamung und ruhigem Schlaf einher. Die Rückkehr der Pulszahl zur normalen kann einfach durch die Temperaturerniedrigung und das Aufhören der Giftwirkung bedingt sein.

In allen experimentellen Fällen aktiver sowie passiver Aphylaxie ging dem aphylaktischen Anfall eine Vorbereitung vorauf durch Einwirkung des gleichen eiweißartigen Stoffes. Nun betrachtet man aber eine ganze Reihe von Erscheinungen, die man bisher als „Idiosynkrasien" angedeutet hat, als aphylaktische, auch dann, wenn von Vorbereitung nichts erhellt. Zunächst müssen wir dabei Überempfindlichkeit gegen eiweißartige und solche gegen nichteiweißartige, ja gegen relativ einfache anorganische Stoffe unterscheiden.

Ein Beispiel der nicht nachweisbar vorbereiteten Überempfindlichkeit gegen eiweißartige Körper haben wir schon in der nach einer einzigen Serumeinspritzung auftretenden Serumkrankheit kennen gelernt. Ferner hat man starke Überempfindlichkeit gegen per os eingenommene Kuhmilch bei Kindern und gegen Hühnereiweiß auch bei Erwachsenen beobachtet. Erbrechen und Durchfall treten dabei schon nach Gebrauch einer ganz geringen Menge auf (Landmann, Bruck, Klausner u. a.). Besche erkrankte jedesmal asthmatiform nach Einatmung von Pferdeluft. Auch das Heufieber, durch Einatmung von Pollen von Gramineën, sei hier erwähnt. Welchem Faktor ist diese Überempfindlichkeit zuzuschreiben ? Sollte die ganz kleine Menge Hühnereiweiß oder Milch ungeändert oder ein giftiger, durch Spaltung im Darm daraus gebildeter Stoff resorbiert werden ? Wir müssen die Möglichkeit einer Überempfindlichkeit nichtaphylaktischer Natur beachten, wie dies bei den nichteiweißartigen Stoffen noch mehr erforderlich ist. Die Aphylaxie kann durch besondere Wirkungen (innerer Sekrete ?) bedingt sein: F. Siemens beobachtete ein Mädchen, das als Kind Hühnereier ganz gut vertrug, nach der Pubertät aber Kopf- und Leibschmerz davon bekam, während sie weiterhin während der Schwangerschaft wiederum Eier gut vertrug.

Man hat nämlich auch Überempfindlichkeit gegen Jodoform, Antipyrin, Adrenalin usw. beobachtet. Bruck will sogar Meerschweinchen aphylaktisch gegen Antipyrin und Jodoform gemacht haben durch Einspritzung von Serum eines gegen jene Stoffe überempfindlichen Meerschweinchens. Bestätigt sich dies, so wäre damit noch nicht Aphylaxie wie gegen Eiweißkörper erwiesen. Es wäre z. B. möglich, daß im Serum des überempfindlichen Tieres ein Stoff sich fände, der bestimmte Zellen eines normalen Meerschweinchens jenen Giften mehr zugänglich machte oder das Gift verstärkte, potenzierte. Vielleicht trifft übrigens diese Möglichkeit auch für die Aphylaxie zu.

Wir wissen noch nicht, was eigentlich die Empfindlichkeit, und folglich auch nicht, was die Überempfindlichkeit bedingt, und müssen deshalb um so vorsichtiger in unserem Urteil sein. Oben nahmen wir die Möglichkeit einer Aphylakotoxinbildung, also einer Giftbildung im Körper, als Ursprung des Anfalls an. Erwiese sich dies als richtig, so wäre die Aphylaxie von der Überempfindlichkeit im engeren Sinne abzutrennen, weil wir uns diese, ebenso wie Empfindlichkeit, nur als unmittelbar zellulare bzw. Gewebseigenschaft denken. Adsorption, Lösung, Diffusion, Zugänglichkeit der Zelle für den giftigen Stoff, Reizbarkeit des Protoplasmas gegenüber diesem Stoff und ähnliche Faktoren, die mit Eigenschaften der Zelle bzw. des Gewebes zusammenhängen, bedingen die (Über)empfindlichkeit. Sie haben nichts mit Giftbildung im Organismus zu tun. Ist obige Auffassung der Aphylaxie richtig, so gehört sie nur in ähnlichem Sinne zur Überempfindlichkeit des Individuums, wie etwa Undurchlässigkeit der Epitheldecke oder Giftbindung bzw. Giftvernichtung im Blut zur Unterempfindlichkeit.

Andere (vgl. BESREDKA) betrachten Aphylaxie als eine physikochemische Erscheinung. Ebenso FRIEDLÄNDER, ERNEST PESCI: Das ins Blut gelangte aphylaktisierende Antigen werde ein wesentlicher Bestandteil lebender Kolloide die dadurch eine besondere Affinität zum Antigen bekommen. Die Zellen werden durch diesen neugebildeten Stoff gereizt zur Bildung reichlicher Moleküle desselben Stoffes. Gelangt dann wiederum Antigen ins Blut, so flockt es diesen Stoff in Plasma und Zellen aus, so daß Blutkapillaren verlegt und die Zellen in ihrer Tätigkeit gestört werden. Beides ergibt den Schock. Wir müssen jedoch fragen, ob die sehr geringe dazu erforderliche Menge Antigen zu einer so ausgiebigen Ausflockung genügt.

9. Kapitel.

Spezifizität.

Wir müssen diesen Begriff und die damit zusammenhängenden Mißverständnisse und Fehler etwas näher betrachten.

Schon GALENUS hat von Spezies (εἶδος) von Krankheiten geredet, die er mit Spezies von Pflanzen und Tieren verglich. Spätere Forscher haben das auch getan, wie SYDENHAM, andere haben sogar die Krankheiten als im Wirtsorganismus lebende Wesen (Entia, Ontologie) betrachtet. Sogar für Infektionskrankheiten trifft dies nicht zu, weil ja der Parasit nicht die Krankheit, sondern einen Krankheitsfaktor darstellt. BOYLE im 17. und PASTEUR im 19. Jahrhundert haben Infektionskrankheiten mit Gärungen verglichen, die PASTEUR Lebewesen zuschrieb. Ursprünglich bedeutet Gärung Zerlegung von Zucker in Alkohol und Kohlensäure. Später wurde aber der Begriff auf andere fermentative Vorgänge ausgedehnt. Die Hefezellen, welche die Gärung bewirken, wachsen dabei. LIEBIG hielt Gärungen für katalytische Vorgänge, die auch ohne Lebewesen möglich sind und ED. BUCHNER wies nach, daß die aus Hefezellen ausgepreßte Zymase in der Tat Gärung zu bewirken vermag. Ohne besondere Umstände scheint diese doch an Lebewesen geknüpft zu sein. PASTEUR nahm an, daß jede Gärung einen besonderen Erreger hat, und umgekehrt jeder Gärungserreger nur eine bestimmte Gärung zu bewirken vermag. Später hat sich aber herausgestellt, daß eine solche Spezifizität der Gärungen nicht besteht. So vermögen verschiedenartige Bakterien wie Kolibazillen, Fäulniserreger, Cholera vibrio usw. Indol, eine ganz Reihe von Bakterien außer dem Kolibazillus vermag Rechts- oder Linksmilchsäure aus Milchzucker oder Alanin, jedenfalls aus einem Mutterstoff zu bilden. Viele Mikroben haben eine proteolytische Wirkung (Verflüssigung von Gelatine) usw. neben anderen Wirkungen. Vielleicht vermag sogar ein Enzym, je nach der Konstellation, verschiedene Wirkungen zu fördern.

Ähnlich wie man Spezies von Pflanzen und Tieren scharf unterschied, deutet man mit „spezifisch" eine solche Eigenschaft bzw. Gruppe von Eigenschaften oder eine Wirkung (Erscheinung, „Reaktion") an, die man als beweisend für ein bestimmtes Etwas betrachtet. Ebensowenig aber, vielleicht noch weniger als Pflanzen- und Tierspezies scharf abzugrenzen sind, sind die sogen. spezifischen Eigenschaften sicher beweisend für das, wofür sie es sein sollten. Wir sind schon einigen Beispielen begegnet und wollen hier noch einige genauer betrachten. Es ist aber nicht die Rede von der Spezifizität einer Eigenschaft oder einer Wirkung oder eines Etwas an und für sich, sondern nur von der spezifischen Beziehung einer Eigenschaft oder Wirkung zu einem Etwas.

Man kann allerdings auch die Krankheitserreger in verschiedene Spezies zu unterscheiden versuchen. Solche Versuche sind jedoch gescheitert. Man vermag keine Arten, sogar keine Varietäten verschiedener Bakterien abzugrenzen, so daß man Typen anzunehmen genötigt wurde. Mehrere Typen bilden dann eine Gruppe, wie z. B. der Koli-, Paratyphus- und Typhusbazillus die Koli-Typhusgruppe, und mehrere Typen („humaner", boviner, Vogel-, Kaltblüter-) die Gruppe der Tuberkelbazillen darstellen. Koch nahm anfangs (1884) in seiner klassischen Arbeit die Einheit der Warmblütertuberkulose an, weil die Gewebsveränderungen gleich seien (s. unten). Nocard, Arloing u. a. nahmen nur einen Tuberkelbazillus an, weil es allerlei „Übergangsformen" zwischen den verschiedenen Typen gebe, die gleichsam ein „Gamma" darstellen. Dann aber wies Theobald Smith gewisse konstante Kulturunterschiede zwischen dem humanen und dem bovinen Typus nach, was Koch und Schütz bestätigten. Ein jahrelanger Streit entbrannte nun. Die ökonomische Wichtigkeit der Frage, ob der bovine Typus dem Menschen, namentlich durch die Rindermilch dem Kinde gefährlich sei, hat dabei der wissenschaftlichen Besonnenheit mancher Forscher geschadet und Gemütserregungen sowie Mißverständnisse bewirkt. In diesem Streit hat man zwei Fragen nicht immer genügend scharf getrennt:

1. Sind der humane und der bovine Typus des Tuberkelbazillus scharf abzugrenzen oder kann der eine in den anderen übergehen? Dies ist eine bakteriozentrische, zunächst theoretische Frage, welcher Beantwortung keineswegs die Beantwortung folgender Fragen bedeuten muß:

2a. Ist der bovine Typus schädlich für den Menschen?

2b. Ist der humane Typus schädlich für das Rind?

Dies sind zwei „praktische", anthropo- bzw. bovizentrische Fragen.

Es ist von vornherein sehr wohl möglich, daß Frage 1 unbedingt verneint und die beiden anderen Fragen ebenso unbedingt bejaht werden. Oder umgekehrt, oder daß alle drei Fragen bejaht werden oder nur 2a oder 2b. Die englische „Royal Commission" hat allerdings die mannigfachsten „Übergangsformen", keinen Übergang aber vom einen Typus in den anderen beobachtet. Es liegt auch keine Beobachtung vor eines Überganges des bovinen Typus in den humanen durch Aufenthalt in menschlichem Gewebe. Man hat im Gegenteil aus bovinen Impftuberkeln bei Metzgern usw. nach vielen Jahren den bovinen Typus gezüchtet. Es ist allerdings sehr wohl möglich, daß die Virulenz für den Menschen bzw. das Rind dabei zu- oder abnimmt. Virulenz bedeutet aber nicht die Gesamtheit der Eigenschaften der Bakterien. Wieviel Eigenschaften genügen zur sicheren Bestimmung eines Typus? Ihre Zahl ändert sich mit unserer Kenntnis. Die Formeigenschaften an und für sich genügen sicher nicht. Leber- und Pankreaszelle können einander morphologisch gleich sein. Es ist sehr wohl möglich, daß sämtliche Typen von einem Stammtypus abstammen, auch das sie unter uns noch unbekannten Umständen ineinander übergehen. Vielleicht wäre die Spezifität einer Bakterie am besten dadurch zu bestimmen, daß man genau die Konstellation feststellt, wobei sie allein in einem bestimmten Nährboden einen bestimmten giftigen oder ungiftigen Stoff bildet, der also von keinem anderen Lebewesen unter den gleichen Umständen, bei der gleichen Konstellation gebildet wird. Die Veränderlichkeit einer Bakterie kann eine nur scheinbare sein, indem sie einen bestimmten Stoff nur aus einem bestimmten Mutterstoff bildet, wie z. B. Indol aus Pepton, und dieser Mutterstoff nicht immer vorhanden ist. Und unsere dürftige Einsicht in die Virulenz ermöglicht hier noch keine begründete Annahme.

Zugleich hat man festgestellt, daß, während der humane Typus für das Rind fast unschädlich ist, der bovine den Menschen zu töten vermag, indem er z. B. eine käsig-erweichende Lymphdrüsentuberkulose mit erfolgender allgemeiner hämatogener Miliartuberkulose erregt. Lungenschwindsucht erfolgt höchstens als äußerst seltene Ausnahme durch bovine Infektion beim Menschen. Im allgemeinen sind die vom bovinen Typus bewirkten Veränderungen gutartige: CARL SPENGLER und KLEMPERER impften sich von einer virulenten Kultur des bovinen Bazillus in den Arm: es trat ein beschränktes Geschwür auf, das nach einiger Zeit ausheilte.

Nun hat KOCH doch (1884) mit Recht auf die Gleichheit, bzw. große Ähnlichkeit der Gewebsveränderungen bei der Warmblütertuberkulose hingewiesen. Wie konnte sich das mit einer scharfen Abgrenzung der Typen verstehen? Diese Frage führt uns auf ein ganz anderes Gebiet, nämlich auf das der „Reaktionen" des tierischen Organismus auf verschiedene chemische und andere umschriebene Schädigungen, „Reizungen". Chemisch verschiedenartige Stoffe können in bestimmten Konzentrationen die gleichen Gewebsveränderungen bewirken: Nekrose, Entartung, Entzündung (vgl. die betreffenden Kapitel). Es kommt dabei immer an auf das Verhältnis von Reizstärke (der Reiz gemessen als Entzündungsreiz) zu Reizbarkeit des Gewebes. Wir sind schon manchen Beispielen begegnet bei der Einwirkung von Hitze und Kälte, von den verschiedenen Strahlen und werden später noch mehreren begegnen. Ist dieses Verhältnis bei einer bestimmten Schädigung immer gleich, so scheint die Wirkung spezifisch zu sein, bis wir die gleiche „Reaktion" nach einer anderen Schädigung, aber mit dem gleichen Verhältnis von Reizstärke zu Reizbarkeit, auftreten sehen. Vergleichen wir nur die Wirkungen der soeben genannten physikalischen Schädigungen. Zur Beurteilung dieses Verhältnisses müssen wir die Konstellationen feststellen. Andere Beispiele: Obwohl man Syphilis und Tuberkulose klinisch sowie pathologisch-anatomisch in den typischen Fällen auch ohne bakteriologische Untersuchung mit genügender Wahrscheinlichkeit zu unterscheiden vermag, so ist dies doch für manche Fälle gummöser Syphilis ohne bakteriologische Untersuchung unmöglich. Ferner kennen wir eine ganz Reihe von „Pseudotuberkulosen", welche nicht einem Typus des Tuberkelbazillus, sondern Fremdkörpern, Sporotrichose usw. zuzuschreiben sind. Fibrinös-nekrotisierende („diphtheritische") Entzündung des Rachens oder des Darms tritt nicht nur durch Einwirkung des Diphtherie- bzw. des Dysenteribazillus, sondern ebenso durch verschiedene saure und alkalische Ätzgifte ein. Klinisch-anatomisch vermag man mitunter mit gewisser Wahrscheinlichkeit den ursächlichen Faktor anzudeuten. So z. B. bewirkt Sublimatvergiftung während des Lebens Brechdurchfall mit Oligurie bis zur Anurie, und zwar durch fibrinös-nekrotisierende Entzündung der Magendarmschleimhaut mit trüber Schwellung und Nekrose in der Niere. Ein anderes Beispiel: Starker Brechdurchfall mit Austrocknung des Körpers usw. kommt sowohl bei Cholera asiatica wie bei Cholera nostras und bei akuter Arsenvergiftung vor. Tetanus- und Strychninvergiftung sind einander ähnlich. In all diesen Fällen ist von Spezifität der klinischen oder (und) der anatomischen Erscheinungen keine Rede. Es gibt überhaupt keine pathognomonische Krankheitserscheinungen, die für eine einzige Krankheit beweisend sind.

HENLE und später KOCH forderten, daß nur solche Lebewesen als spezifische Krankheitserreger gelten, die 1. regelmäßig sich in ansteckenden Krank-
heitsprodukten finden, 2. aus ihnen rein gezüchtet, 3. bei Tieren die nämlichen
Krankheitserscheinungen und keine anderen bewirken. Nach KOCH dürfe eine
bestimmte Infektionskrankheit nur einen Erreger haben. Aus Beobachtungen
geht jedoch hervor, daß es eine absolut spezifische Beziehung zwischen den
verschiedenen Krankheitserregern und Infektionskrankheiten bzw. „Reaktionen" nicht gibt. Wir fügen obigen Beispielen nur noch hinzu, daß z. B. der
Diphtheriebazillus sehr verschiedene Formen der Angina mit verschiedenen
Allgemeinerscheinungen, daß Streptokokken Angina, Erysipelas, Pyämie usw.,
daß der Tuberkelbazillus alle möglichen Entzündungsformen, der Pneumokokkus nicht nur fibrinöse Pneumonie, sondern auch Serositiden usw. hervorzurufen vermögen. Daß Infektion bei Versuchstieren manchmal schwer zu
bewirken ist, hat nichts mit der Frage der Spezifizität zu tun. Daß ein Lebewesen verschiedene Änderungen zu bewirken vermag, ist nur nicht Schwankungen seiner Eigenschaften, sondern auch Verschiedenheiten der geweblichen
Eigenschaften zuzuschreiben. Außerdem ist dabei die Konzentration des
Giftes von Bedeutung. Sie wird durch die Größe der Giftbildung einerseits und
der Giftabfuhr bzw. Giftbindung oder sonstiger Neutralisation andererseits
bedingt. Drittens ist die Möglichkeit zu berücksichtigen, daß dasselbe Mikrobion
aus verschiedenen Mutterstoffen verschiedene Gifte, sogar nebeneinander,
bildet, ähnlich wie der Kolibazillus Milchsäure, Pepton usw. zu erzeugen vermag. Schließlich kann ein bakterielles Gift im tierischen Gewebe in andere
giftige oder ungiftige Stoffe umgewandelt werden, obwohl wir hiervon keine
chemisch klaren Beispiele anzuführen vermögen.

Nun hat man auch von „spezifischer" Behandlung geredet, als ob etwa
I K oder Hg nur Ausheilung syphilitischer Veränderungen bewirke, und man hat
sogar eine Diagnose „ex juvantibus" gestellt. Aber auch manche Tuberkulose,
Aktinomykose und gewisse Plasmazellenanhäufungen unbekannten Ursprunges,
aber ohne nachweisbare Lues (Syphilis) schwinden durch I K, und Hg bringt manches
Exsudat nichtsyphilitischen Ursprunges zu Resorption.

Viele Farbstoffe erweisen sich ebensowenig mit spezifischer Beziehung zu bestimmten Gewebs- oder Zellbestandteilen. So färbt Hämatoxylin nicht nur Chromatin, sondern auch manches Fibrin, Schleim, Kalk. Konzentrierte Pikrinsäure
fällt Serumalbumin im Harn. Nach Gebrauch von Chinin entsteht aber ebenfalls
ein Niederschlag, ohne Gegenwart von Eiweiß im Harn. Man bezweifelt auch die
unbedingte Beweiskraft der GMELIN schen Reaktion auf Gallenfarbstoff.

In den letzten Jahren spielen einige „Immunitätsreaktionen", wie
die Agglutination, Tuberkulinreaktion, WASSERMANN-Reaktion, ABDERHALDEN-
sche Reaktion u. a. eine große Rolle. Kommt diesen eine spezifische Bedeutung zum Krankheitserreger bzw. zur Schwangerschaft zu? Sofern wir jetzt
urteilen können, keineswegs. Wir lassen außer Betracht, daß diese Reaktionen
versagen können trotz vorhandener Tuberkulose bzw. Syphilis usw. Wir
können uns vorstellen, daß eine ungünstige Konstellation im Körper die betreffende Reaktion verhindert, auch dann, wenn wir nicht den verhindernden
Faktor anzudeuten vermögen. Eine „spezifische" Reaktion darf aber andererseits ohne die betreffende Infektion usw. nicht auftreten — selbstverständlich
mag sie die Infektion überdauern, wie die Agglutination die Typhusinfektion.
Nun hat man aber bei Menschen ohne irgendeinen nachweisbaren Typhus
Serum gefunden, das Typhusbazillen stark agglutinierte. Wir erinnern auch
an die heterologe und an die Gruppenagglutination.

Ferner haben MUCH, EISHALBER u. a. eine „positive" WASSERMANN-Reaktion
gefunden bei Patienten mit Malaria, Scharlach, Pneumonie usw., ohne eine irgend
nachweisbare Syphilis. Auch das Serum eines Tuberös-leprösen und eines Trypano-

somenkranken ergibt sie. Sie tritt auch auf, wenn man gallensaure Salze oder eine
Lezithinemulsion, beides nicht von einem luetischen Patienten, als Antigen anwendet.
BOAS und PETERSEN stellten eine positive WASSERMANN-Reaktion fest bei Patienten,
die mit Chloroform betäubt, aber nicht syphilitisch waren. Eine Woche später
war sie „negativ". Das Serum der meisten normalen Kaninchen gibt in inakti-
viertem Zustande eine positive, in aktivem Zustande eine negative WASSERMANN-
Reaktion, also umgekehrt wie beim Menschen (SACHS und ALTMANN, HALBER-
STÄDTER). Bei Malaria soll WASSERMANN-Reaktion vorkommen, welche durch
Chininbehandlung schwindet. Letztere beeinflußt jedoch die W.-R. bei Syphilis
nicht (G. A. PRINS).

Viele Forscher haben die Unzuverlässigkeit der Tuberkulinreaktion betont,
neulich wieder CALMETTE, GRYSEZ und LETULLE. Schon die Tatsache, daß man
sie bei Kindern so viel häufiger festgestellt hat als anatomisch nachweisbare Tuberkulose, muß zu großer Zurückhaltung mahnen. Alle diese Erscheinungen erinnern
an die Antitoxinwirkung, an die Überempfindlichkeit bei normalen Individuen
(s. dort). Sollte die positive ABDERHALDENsche Reaktion bei Männern eine andere
Bedeutung beanspruchen können? Würde sie bei tadelloser Ausführung vollkommen zuverlässig sein? Wir müssen dies als unwahrscheinlich betrachten.
Sämtlichen obigen Reaktionen kommt nur eine relative Bedeutung zu, solange
man nicht alle Krankheiten und sonstige Faktoren, die zu einer bestimmten Reaktion führen, kennt und im Einzelfall ausschließen kann mit Ausnahme eben des
Krankheitserregers, auf den man fahndet. Vermag man dies nicht, so kommt
einer solchen Reaktion, die nur in der Regel auf einen bestimmten Faktor hinweist, auch nur eine statistische Bedeutung zu, wie vielen anderen Erscheinungen.
Sie gilt somit nur für die Mehrheit der Fälle. Weil aber Spezifizität ein absoluter
Begriff ist — sie soll ja etwas beweisen (s. oben) — ist eine solche Reaktion nicht
spezifisch. Man betrachte überhaupt keine Erscheinung als „pathognomonisch".

Wie reimt sich aber das Fehlen der Spezifizität bei allen in diesem Kapitel angedeuteten Erscheinungen zu dem Satz: Gleiche Ursachen — gleiche
Folgen? Gilt denn auch nicht: Gleiche Folgen haben gleiche Ursachen? Wir
haben gesehen, daß die Erhaltung der Energie auch dann in der lebenden Natur
gilt, wenn sich die äußere Form ändert. Nun dürfen wir nicht vergessen, daß
wir nur mit den äußeren Formen, nicht mit dem Wesen der Dinge arbeiten,
daß wir das Wesen eben nicht kennen, obwohl wir ihm immer näher zu kommen
uns bemühen (S. 1). Es kann das Wesen gleich, die äußere Form aber ungleich
sein. Eine Flüssigkeit kann durch verschiedenartige anorganische oder
organische Säuren eine saure Reaktion bekommen. Wir können ein Stück kaltes
Eisen bis zu einer gewissen Temperatur erwärmen, indem wir es einige Zeit
in ein Feuer oder in heißes Wasser hineinlegen oder indem wir es reiben usw.,
indem wir mit anderen Worten Wärme (Bewegungsenergie) in irgendeiner
Form zuführen. Wir vermögen aber dem erwärmten Eisen nicht anzusehen,
wie die Erwärmung stattfand. Der Satz: wenn man ein Stück Eisen ins Feuer
legt, so wird es wärmer, ist somit nicht umkehrbar in diesem Sinne: wenn ein
Stück Eisen wärmer geworden ist, hat es im Feuer gelegen. Ein Stück Eisen
einer Maschine wird wahrscheinlich durch Reibung, Eisen eines Dampfkessels
durch Feuerhitze usw. erwärmt sein.

Auch bei der spezifischen Energie (JOH. MÜLLER) ist von einer Umkehrbarkeit in diesem Sinne keine Rede. Man kann den Ursprung einer Lichtempf-
findung, eines Funkens, ob durch einen Schlag, elektrischen Reiz oder durch
Licht, nicht ohne weiteres angeben.

Von den sog. spezifischen Erscheinungen wissen wir noch viel weniger
als von der Erwärmung von Eisen. Wenn nun für bekannte Erscheinungen
gilt, daß förmlich ungleiche, dem Wesen nach gleiche Ursachen (ursächliche Konstellationen) eine förmlich gleiche Wirkung haben können,
so müssen wir dies auch für unbekannte oder weniger bekannte Wirkungen

von vornherein als möglich betrachten. Hieraus erklären sich die „Ausnahmen" der „Spezifizität". Der häufigste Fall stellt die Regel dar. Die Ausnahmen können sehr selten sein, vielleicht gibt es Fälle, wo sie fehlen. Die Erfahrung hat jedoch gelehrt, daß auch der Chemiker nicht mit einer qualitativen Reaktion auszukommen pflegt. Weil jeder Faktor in einer Konstellation eine nur relative Bedeutung hat, können bestimmte Konstellationen, aus ungleichen Faktoren zusammengesetzt, die gleiche Wirkung haben, mitunter in verschiedener Stärke, wie z. B. verwandte Bazillen der Koli-Typhusgruppe in verschiedenem Grade durch dasselbe Typhusserum agglutiniert werden.

Vergleichen wir die Beziehung Ursache—Wirkung mit einer mathematischen Funktion, d. h. mit der mathematischen Abhängigkeit zweier oder mehrerer Größen voneinander, so können wir sagen: die Wirkung x sei die Funktion der Konstellation ursächlicher Faktoren y, also $x = f(y)$.

Nun ist im allgemeinen eine Funktion umkehrbar. Diese Umkehrbarkeit ist jedoch eine mathematische, nicht eine stoffliche. Sie bedeutet, daß, wenn man für jeden Wert von y einen Wert von x angeben kann, man auch umgekehrt für jeden Wert von x einen entsprechenden Wert von y aus ihrer Beziehung zu bestimmen vermag. Ist z. B. ide Länge eines Metallstabes eine bestimmte Funktion seiner Temperatur, so wird man für jede Temperatur des Stabes seine Länge angeben und umgekehrt aus der Länge des Stabes seine Temperatur berechnen können, aber nur ceteris paribus, d. h. nur, wenn die Länge nicht durch andere Faktoren, wie Zug oder Druck, geändert wird. Dies gilt eben auch für die Spezifizität einer Erscheinung, die nur anzunehmen ist, wenn andere Faktoren oder Konstellationen, welche sie hervorrufen könnten, ausgeschlossen sind. Mit Sicherheit vermögen wir aber nie alle möglichen Konstellationen auszuschließen, weil wir sie nicht kennen. Unsere Schlußfolgerung vermag nur einen hohen Wahrscheinlichkeitsgrad zu erreichen.

10. Kapitel.

Konstitution, Anlage, Disposition, Temperament, Diathese.

Konstitution und Konstitutionskrankheit.

Schon die alten Ärzte wußten, daß der eine Mensch viel besser Erschöpfung, Entbehrungen, Schädigungen verschiedener Art und Krankheiten verträgt, als der andere. Auch hat man schon seit langem angenommen, daß es Menschen gibt, die für eine bestimmte Infektion empfänglicher seien als andere, sowohl für epidemische wie für nichtepidemische Infektionskrankheiten. Man hat von Verschiedenheiten der Konstitution, Disposition, Anlage usw. geredet. Wir wollen diese Begriffe etwas näher untersuchen.

Man beurteilt die Konstitution nach der Widerstandsfähigkeit schädlichen Einflüssen gegenüber und nach der Reizbarkeit, der Art der Reaktion, d. h. der Art der durch Schädlichkeiten erfolgenden seelischen oder stofflichen Veränderungen. Sowohl die Widerstandsfähigkeit wie die Art der Reaktion werden bedingt durch die Beschaffenheit des Körpers, durch die Körperverfassung, das heißt durch die Konstellation sämtlicher Eigenschaften des Ganzen in dem Augenblick, in dem wir es betrachten. Mit Konstellation meinen wir nicht bloß die Summe jener Eigenschaften, sondern außerdem die ein- oder gegenseitige Beeinflussung aller physikalischen, physiko-chemischen, chemischen und seelischen Eigenschaften untereinander, die dem Ganzen zukommen und welche den Funktionen und der Leistungsfähigkeit unter verschiedenen Umständen zugrunde liegen. Eine genaue Bestimmung einer Konstitution wäre somit eine genaue qualitative und quantitative Bestimmung sämtlicher, die

Konstellation darstellenden Eigenschaften in ihrer zeitlichen und räumlichen Anordnung und in ihrer ein- und gegenseitigen Beeinflussung. Eine solche Bestimmung ist vorläufig noch nicht möglich. Trotzdem nehmen wir an, daß jeder Mensch, jedes Tier, jede Pflanze seine eigene Konstitution, je nach Rasse, Geschlecht, Alter und sonstigen individuellen Eigenschaften hat, weil eben die Leistungsfähigkeit und die „Reaktionen" ein individuelles Gepräge haben und sich qualitativ oder quantitativ unterscheiden. Wir gebrauchen die Wörter Individu (Genus lebende Einheit) und individuell oft anstatt Spezies Persönlichkeit (mit Hinsicht auf die besonderen Eigenschaften), so auch in diesem Kapitel.

Auch im Molekül können wir eine Konstellation von Eigenschaften (Faktoren) feststellen, die sich ein- oder gegenseitig beeinflussen. Die Summe der Eigenschaften des Individuums lehrt uns ihre Bedeutung nur sehr ungenau kennen, nur etwa wie die empirische Formel die Eigenschaften eines Moleküls. Diese verstehen wir nur aus der Strukturformel, welche uns die Anordnung der Atome und Atomgruppen zeigt. So wird ein Molekül mit 2 oder mehr C-Atomen, unabhängig von seiner Größe, Aldehyd durch Bindung von $= O$ an ein, und Alkohol durch Bindung von $-OH$ an ein anderes C-Atom, es wird aber Säure durch Bindung von $= O$ und $-OH$ an dasselbe C-Atom. Es ist ferner jedoch nicht gleichgültig für die Eigenschaften des Moleküls, an welches C-Atom eine Atomgruppe gebunden ist. So bilden z. B. primäre Alkohole bei derselben Temperatur viel rascher Ester mit derselben Säure als sekundäre und tertiäre Alkohole, und Methylalkohol tut es viel rascher als andere primäre Alkohole. Diese Beobachtungen weisen auf gegenseitige Einflüsse der Atomgruppen in einem Molekül hin. Die Unterschiede der chemischen und physikalischen Eigenschaften (spezifisches Gewicht, Siede- und Schmelzpunkt) von Isomeren überhaupt dürften ein- und gegenseitigen Beeinflussungen der Atome und Atomgruppen untereinander zuzuschreiben sein. In ähnlicher Weise ist die Konstitution des Individuums die vollständige Konstellation der Eigenschaften (Faktoren) des Ganzen, welche eine Bedeutung für das Ganze haben. Obwohl wir die einzelnen Eigenschaften des Individuums möglichst genau erforschen müssen, vermögen wir die konstitutionelle Bedeutung einer Eigenschaft nur aus ihrem Zusammenhang mit den übrigen Eigenschaften des Ganzen zu verstehen. Konstitutionell ist z. B. die Verfassung des Stützgewebes, eine bestimmte Elastizität sämtlicher elastischer Fasern oder eine zu schwache Entwickelung sämtlicher Knochen, sämtlicher Muskeln. Es ist nur die Frage, was man in einem gegebenen Augenblick als Einheit, als Ganzes betrachtet: den ganzen Organismus, ein Organ, eine Zelle oder Zwischenzellengewebe. Konstitutionell ist z. B. die individuelle Fähigkeit der Leber in der Zeiteinheit unter bestimmten normalen Umständen eine bestimmte Menge Galle von bestimmter Zusammensetzung zu bereiten, und dies gilt, mutatis mutandis für jede andere Drüse. Bereitet die Leber eines bestimmten Individuums unter den gleichen äußeren Umständen eine geringere Menge Galle pro Leberzelle oder Galle von abnormer Zusammensetzung, so handelt es sich um eine konstitutionelle Abweichung, um eine Konstitutionsanomalie dieser Leber. Zu geringe Elastizität eines Gewebes ist aber ebensogut ein konstitutioneller Fehler wie zu geringe Funktionstüchtigkeit, Leistungsfähigkeit überhaupt. Das Vorhandensein von Farbstoffkörnchen, die ohne Bedeutung für das Ganze sind, ist hingegen keine konstitutionelle Eigenschaft. Mit Konstitution ohne weiteres meinen wir die Konstitution eines Individuums, eines Organismus. Dieses Wort deutet nicht einen morphologischen oder funktionellen, sondern einen morphologisch-funktionellen Begriff an, indem die einzelnen Teile nicht nur anatomisch, sondern auch funktionell zusammenhängen und sich ein- oder gegenseitig beeinflussen.

Die Eigenschaften, welche die Konstitution bedingen, können normal oder abnorm, ererbt oder erworben, vorübergehend oder dauernd sein. Der Unterschied ist jedoch manchmal schwer,ebenso der Unterschied zwischen Kondition und Konstitution. TANDLER betrachtet nämlich die Konstitution als etwas unabänderlich Gegebenes, während die Eigenschaften, die durch äußere Einflüsse geändert werden können, die ,,Kondition" darstellen. So habe z. B. das Rennpferd eine Rennkonstitution. Sein augenblickliches Rennvermögen wird aber von seiner Kondition bedingt. Dieses Beispiel erscheint verführerisch, für andere Fälle ist ein solcher Unterschied schwerer, sogar unmöglich. Im allgemeinen wird die Konstitution von dauernden Eigenschaften bedingt. Es können aber rasch sich einstellende und sogar rasch vorübergehende Einwirkungen die Konstitution mehr oder weniger eingreifend ändern. So können die Widerstandsfähigkeit gegen schädigende Einwirkungen und die Art der Reaktion durch Infektionskrankheiten wie Typhus, Malaria, Tuberkulose, Pest, oder durch Magenkrebs, durch Überanstrengung, durch einen Herzfehler bedeutend geändert werden, indem das Individuum eine andere Konstellation von Eigenschaften, das heißt eine andere Konstitution, bekommt. Ein kräftig gebauter Mann mit stark entwickelten Muskeln, fast unermüdlich, kann durch solche Einflüsse bis zur Unkenntlichkeit abmagern, seine gewölbte Brust kann sich abflachen, er kann zusammenbrechen. In allen diesen Fällen handelt es sich nicht etwa um eine Änderung der Funktionen und Leistungsfähigkeit als unmittelbare Folge der einwirkenden Schädlichkeit, sondern um eine Änderung gewisser Körpereigenschaften, welche die Schädigung selbst eine gewisse Zeit, kürzer oder länger überdauert. Dies beweist, daß die Änderung der Körpereigenschaften unabhängig von der Schädigung selbst, daß sie konstitutionell geworden ist. Auch seelische Eigenschaften, Charakterzüge, können sich, quantitativ wenigstens, bedeutend ändern durch Lebenserfahrung. Dann bekommt die Seele, der Charakter eine andere Konstitution. Man verwechsle Konstitution nicht mit Anlage, obwohl sie zum großen, ja meist zum größten Teil durch diese bedingt wird.

Wie bestimmen wir nun die Konstitution? Nach dem Habitus, d. h. der äußeren Erscheinung und dem Temperament, d. h. der Art der Reaktion? Das eine gibt ebensowenig wie das andere ein genaues Bild der Konstitution. Und beides zusammen tut es auch nicht. Sowohl der Habitus wie das Temperament beziehen sich nur auf eine Gruppe sämtlicher konstitutioneller Eigenschaften, welche eine bestimmte Disposition bedingen. Häufig sind eben andere konstitutionelle Faktoren oder Faktorengruppen entscheidend für die Entstehung oder den Verlauf einer Krankheit. So verläuft z. B. eben bei kräftigen, robusten Männern, denen man eine ,,kräftige" Konstitution und eine große Widerstandsfähigkeit zuschreibt, Lungenentzündung, Grippe oder Abdominaltyphus öfter schwer, tödlich, als bei mageren, grazilen Personen unter gleichen gesellschaftlichen Verhältnissen. Und oft hat man den Eindruck bekommen, daß gutgenährte, ,,schöne" Kinder der Diphtherie häufiger zum Opfer fallen als magere Kinder mit scheinbar schwächerer Konstitution.

Der äußere Habitus hat gewiß Bedeutung bei der Beurteilung der Konstitution, aber nur insofern derselbe einen Teil der Konstitution betrifft. Es sind die Körperlänge und das Körpergewicht und besonders das Verhältnis zwischen beiden Größen, die Entwickelung der Knochen, die Länge des Halses und der Extremitäten, die Beschaffenheit der Muskeln, des Fettgewebes, die Menge und der Hb-Gehalt des Blutes, die Wölbung des Brustkastens und des Bauches (durch Fettanhäufung oder durch Auftreibung der hohlen Eingeweide), die man berücksichtigt. So hat man einen apoplektischen und einen phthisischen Habitus unterschieden. Der Habitus apoplecticus kennzeichnet sich durch einen gedrungenen, breitschulterigen Körperbau mit kurzem Hals und gerötetem Gesicht. Dieser Habitus sollte eine besondere Disposition zu Schlagfluß verraten. Daß solche Leute häufiger davon befallen werden als andere, ist jedoch durchaus nicht erwiesen. Von den übrigen Körpereigenschaften erfahren wir nichts, vielleicht dürfen wir (s. oben) eine größere Empfänglichkeit für toxisch-tödliche Pneumonie und Abdominaltyphus annehmen.

Einen Habitus phthisicus nimmt man dann an, wenn sich folgende Merkmale finden: ein „paralytischer", d. h. flacher, langer und mitunter auch schmaler Brustkasten; die Rippen fallen steil ab, die Zwischenrippenräume sind breit, die supra- und infraklavikularen Gruben meist tief. Die Schulterblätter stehen infolge der Schwäche der Mm. serrati antici vom Rumpfe flügelförmig ab (Scapulae alares). Alle Muskeln des Brustkastens und des Schultergürtels sind überhaupt schwach entwickelt, wodurch eben der „paralytische" Brustkasten entstehen könnte. Auch die Muskeln des langen Halses und des übrigen Körpers sind schlaff, schwach entwickelt. Daß Muskelwirkung das Knochenwachstum beeinflußt durch Biegung, Dehnung, Druck, haben wir früher erörtert. B. STILLER hat auf die Grazilität des ganzen Knochengebälkes, auf das Überwiegen des Gehirnschädels über dem Gesichtsschädel infolge der Zartheit der Gesichtsknochen, die freie zehnte Rippe (Costa fluctuans), auf die infolge der leicht ermüdenden Muskeln und der Weichheit der Wirbelkörper eintretende Skoliose (seitliche Biegung mit Drehung der Wirbelsäule), auf den dürftigen Panniculus adiposus, die dünne blasse Haut, den kleinen Bauchraum hingewiesen. Er betont außerdem, daß bei den meisten dieser Leute noch andere Funktions- und Lagestörungen auftreten: Neurasthenie, nervöse Dyspepsie, Obstipation, Ptosen (Verlagerungen) der Eingeweide, die auf eine „universelle angeborene Asthenie" hinweisen. Er redet dann auch von einem asthenischen Habitus, als dessen Stigma er die freie zehnte Rippe betrachtet. Inwiefern es Fälle gibt von rein paralytischem Brustkasten ohne allgemeine asthenische Erscheinungen, wie sie STILLER beschreibt, möge hier dahingestellt bleiben. Sicher ist, daß bei Phthisikern und auch wohl bei erwachsenen Menschen ohne Lungentuberkulose Mißverhältnisse der oberen Thoraxapertur vorkommen, welche aus der normalen Kartenherzform dieser Apertur eine mehr längsovale Form machen; ihr Querdurchmesser ist verkürzt, und zwar durch Anomalie der ersten Rippe oder der Rippenknorpel (W. A. FREUND, C. HART). Dadurch wird die Atmung der kranialen Lungenteils noch geringer als sie schon unter normalen Bedingungen ist. Dem paralytischen Brustkasten als solchem entspricht wahrscheinlich eine gewisse örtliche Disposition zu Lungenschwindsucht, weil die Atembewegungen der Lungen, besonders ihrer kranialen Abschnitte, ungewöhnlich klein und damit die physikalische Gelegenheit für lymphogene Anhäufung (s. dort) und Infektion von Tuberkelbazillen, die aus den Luftwegen oder der Umgebung in die Lymphwege gelangen, ungewöhnlich groß sind. Ob noch

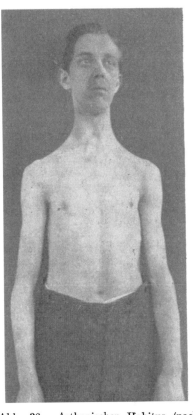

Abb. 36. Asthenischer Habitus (nach JULIUS BAUER).

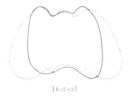

Abb. 37. Normale Brustkorböffnung (punktierte Linie) und fast symmetrisch verengte Brustkorböffnung (nach C. HART, schematisiert).

andere, besondere Gewebseigenschaften solcher Individuen die Disposition zu Lungenschwindsucht erhöhen, wissen wir nicht.

Wie sich aus obigem ergibt, kennzeichnet die Asthenie STILLERS mehr die Konstitution als der paralytische oder apoplektische Habitus, weil sie nicht nur einige Merkmale aufzählt, sondern einen allgemeinen Fehler (Muskelschwäche) andeutet, dem gewisse Abnormitäten der Gestalt und der Lagerung der Eingeweide zuzuschreiben sind. Die Konstitution wird durch „Asthenie" jedoch noch nicht vollständig bezeichnet. Wenn man also von asthenischer Konstitution redete, liefe man Gefahr, nicht nur graduelle — dies wird ja nie zu vermeiden sein — sondern außerdem bedeutende wesentliche individuelle Unterschiede, die nichts mit der oben erwähnten Asthenie zu tun haben, zu übersehen. Wir kommen bei den Temperamenten hierauf zurück.

Ob ein Individuum lang oder kurz ist, dick oder mager, hat keinen Wert für unsere Einsicht in seine Konstitution, solange wir nicht die Bedeutung dieser Eigenschaften für das Ganze kennen. Es kommt ja schließlich an auf die Frage, welche die Leistungsfähigkeit des Ganzen ist unter verschiedenen Umständen. Die Antwort auf diese Frage gibt die funktionelle Bedeutung der Konstitution an, das heißt ihre Bedeutung für normales und pathologisches Leben.

Diese Leistungsfähigkeit des Ganzen setzt sich aber aus der Leistungsfähigkeit seiner einzelnen Teile und ihrer gegenseitigen Beeinflussung zusammen. Ein ausgedehntes Feld für Forschung in dieser Richtung liegt noch fast vollkommen unbearbeitet. Ich kenne nur eine Arbeit, welche die Konstitution an einer gewissen Leistungsfähigkeit zu messen sucht. Es ist die Arbeit von F. KRAUS über Ermüdung nach bestimmten Körperanstrengungen als Maß der Konstitution. Die Raschheit der Ermüdung gibt ohne Zweifel ein gewisses Maß für die Konstitution ab. Allein es müssen gewisse Fehlerquellen, wie Neurasthenie, ausgeschlossen werden. Denn es kann ein neurasthenischer, aber kräftiger Mann mit großem Widerstandsvermögen und geringer Empfänglichkeit verschiedenartigen Schädlichkeiten gegenüber, doch rasch ermüden. Aber auch mit Ausschluß solcher Fehlerquellen gibt uns die nach Körperanstrengung eintretende Ermüdung nur ein Maß für eine bestimmte Leistungsfähigkeit, und man muß die Leistungsfähigkeit der verschiedenen Teile, das Widerstandsvermögen verschiedenartigen Einflüssen gegenüber und die Empfänglichkeit für verschiedenartige Schädlichkeiten — an verschiedenartigen Reaktionen meßbar — prüfen. Von größerer Bedeutung als die Bestimmung der Vitalkapazität wäre die des intraalveolaren Gaswechsels, also die der äußeren Atmung, und die der inneren Atmung (der Gewebe) unter verschiedenen Umständen. Ferner könnte die Elastizität des Lungengewebes an der Größe und Dauer der elastischen Nachwirkung bestimmt werden. Auch die Elastizität der Blutgefäße wäre zu messen. Man muß Verfahren ausbilden zur Bestimmung der Leistungsfähigkeit des Herzens, der Nieren und der übrigen Organe unter verschiedenen Umständen. Bei all solchen Bestimmungen hüte man sich vor Einseitigkeit und vergesse man nicht, daß die Bedeutung einer Funktion für das Ganze viel verwickelter zu sein pflegt als wir sie uns anfangs denken, daß korrelative, vikariierende oder kompensatorische Vorgänge eintreten können, wo wir solche nicht erwarten. Mit anderen Worten: Wir dürfen nicht ohne schärfste Kritik und nicht ohne weitgehendste Nachprüfung einen Schluß ziehen und noch weniger in Zahlen ausdrücken oder auszudrücken suchen, was eines solchen Ausdruckes noch nicht oder überhaupt nicht fähig ist.

BENEKE hat an Leichen die Frage zu beantworten gesucht, welche Bedeutung Bau und Größe der Organe für konstitutionelle Krankheiten haben. Es kommen also der Bau und die Größe in Betracht, welche die Organe hatten vor der tödlichen Krankheit. Da wird aber die Fehlerquelle häufig nicht zu vermeiden sein, daß sie eben durch diese Krankheit verändert sind. Aber abgesehen von dieser Fehlerquelle können Bestimmungen des Baues und der Größe eines Organs nur dann eine gewisse Bedeutung haben, wenn Bau oder Größe ganz bedeutend von der Norm abweichen, also nur in Ausnahmefällen. Sonst setzen wir uns groben Irrtümern aus, wenn wir an der Größe und dem Bau eines Organs seine Funktionstüchtigkeit ablesen wollen. Ein hypertrophischer, nicht ermüdeter Muskel wird mehr Arbeit leisten können als derselbe Muskel vor der Hypertrophie. Die Ermüdung können wir aber nicht durch morphologische Untersuchung erkennen oder ausschließen. Außerdem ist der dickere Muskel von A nicht immer kräftiger als der dünnere gleichnamige von B. Indier haben im allgemeinen schlankere Muskel als Europäer, ohne daß die Muskelkraft deshalb geringer ist. Und ist etwa das Hirngewicht ein zuverlässiges Maß der Intelligenz? Für eine Reihe von Fällen wird BENEKES Behauptung gelten, nicht aber im allgemeinen. Der Anatom bestimmt nur die rohen Massen, die Leistungsfähigkeit kann nur durch funktionelle Untersuchung festgestellt werden.

Dies gilt nach, mutatis mutandis, für den von A. PALTAUF aufgestellten Status thymico-lymphaticus, der eine Kombination des Lymphatismus (lymphatischen Temperamentes VILLEMINS) mit einer vergrößerten Thymus darstellt. Der Lymphatismus sollte zu Tuberkulose disponieren und sich durch Vergrößerung der Tonsillen, der Lymphfollkiel des Darms und des Zungengrundes, ausgebreiteter Lymphdrüsenkomplexe und der Milz kennzeichnen. Es handelt sich dabei um Hyperplasie des lymphadenoiden Gewebes. Eine Kombination von Lymphatismus mit Chlorose soll Neigung zu plötzlichem Tod, z. B. bei der Narkose, ergeben (vgl. FRIEDJUNG). BARTEL hat dann eine hypoplastische Konstitution angenommen, wenn sich außer dem Status thymico-lymphaticus, die schon von BENEKE als Zeichen von Konstitutionsschwäche betrachtete Enge des arteriellen Systems (VIRCHOW) und (besonders bei weiblichen Individuen) Hypoplasie der Geschlechtsorgane finden. Die Bedeutung dieser anatomischen Befunde und ihrer Kombinationen werden wir aber erst beurteilen können, wenn wir wissen, welche Funktionsstörungen vorlagen, was sekundär war. Das können wir aber nur durch weitere, genaue, ausgedehnte, vergleichende anatomische und klinische Untersuchungen erfahren. CEELEN, LUBARSCH u. a. betonen mit Recht, daß man Schwellung der Lymphdrüsen bloß durch Entzündung oder während der Verdauung oder nach bestimmter Fütterung (KUCZYNSKI) ausschließen muß.

Wie sich aus obigem ergibt, hat man noch nicht in einem einzigen Fall die Konstitution mit genügender Vollständigkeit bestimmt. Man hat nur einigemal einen Teil der Konstitution mit einem Adjektiv angedeutet. Das bedeutet aber dasselbe wie wenn man, um einen bestimmten Apfel zu bezeichnen und von anderen Früchten zu unterscheiden, angibt, daß es eine rote Frucht ist. Bezeichnungen wie kräftige, schwache Konstitution oder apoplektischer Habitus haben keinen größeren, wenn auch einen gewissen Wert. Sie sind zu unvollständig. Wer sich davon bewußt ist, mag von einer „robusten" Konstitution usw. reden. Es empfiehlt sich jedoch, solche Eigenschaften nicht zu stark hervorzuheben (s. weiter unten). Durch diese Unzulänglichkeit unserer Kenntnis der Konstitutionen vermögen wir noch nicht eine auch nur einigermaßen befriedigende Gruppierung der verschiedenen Konstitutionen vorzunehmen.

Was ist nun eine konstitutionelle oder Konstitutionskrankheit?

Jede Krankheit betrifft das Ganze. Sie ist deshalb aber keine Konstitutionskrankheit. Als solche bezeichnen wir nur Krankheiten, die in einer abnormen, ererbten oder erworbenen konstitutionellen Eigenschaft oder Gruppe von Eigenschaften, in einem Konstitutionsfehler, fußen. Ein paar Beispiele mögen dies erläutern. Entwickelt sich bei einem Menschen bei nicht überflüssiger Nahrung und ohne besondere Ruhe, Fettsucht, so betrachten wir diese als die Folge einer Konstitutionsanomalie bzw. als eine Konstitutionskrankheit. Gicht betrachten wir ebenfalls als eine Konstitutionsanomalie.

Handelt es sich in solchen Fällen um eine ererbte abnorme Eigenschaft, also im ersten Beispiel um eine ungenügende fettspaltende Tätigkeit sämtlicher Gewebe und Organe, so ist das ein konstitutioneller Fehler des Individuums. Nun hat sich aber ergeben, daß der Fettstoffwechsel von mehreren inneren Sekreten beeinflußt wird (s. dort). Bekämen wir einmal die Sicherheit, daß die oben gemeinte „spontane" Fettsucht auf konstitutionelle mangelhafte Tätigkeit eines einzigen bestimmten Organs zurückzuführen wäre, so würde es sich um einen Konstitutionsfehler dieses Organs handeln.

Ein anderes Beispiel: Der englische Neuropathologe W. Gowers nimmt an, daß es sich bei gewissen systematischen Erkrankungen des Nervensystems um eine „Abiotrophy", eine primäre degenerative Atrophie der Nervenbahnen als Folge ungenügender „Lebensenergie" handle. O. Rosenbach setzt angeborene Defekte im Nervensystem voraus, so daß die normale Funktion eine Schädigung bedeute. Und Edinger nimmt ebenfalls an, daß die normale (?) Tätigkeit eine Nervenkrankheit schaffen kann, die er als „Aufbrauchkrankheit" andeutet, indem die während der Funktion (Dissimilation) verbrauchte Nervensubstanz nicht, oder wenigstens nicht genügend durch Assimilation ersetzt wird. Nach diesen Vorstellungen würde es sich um konstitutionelle Krankheiten entweder nur des Nervensystems oder des ganzen Individuums handeln; letzteres, wenn auch den übrigen Organen der gleiche Fehler innewohnt. Durch längere angestrengte Tätigkeit kann wahrscheinlich auch ein normales Nervensystem in ähnlicher Weise erschöpft werden.

Als Beispiele einer erworbenen Konstitutionskrankheit können wir das Lungenemphysem nennen, das mit Elastizitätsverlust des Lungengewebes einhergeht und eine abgelaufene proliferative Lungenentzündung, welche zu Beschränkung der Leistungsfähigkeit führen.

Anlage und Disposition (Diathese).

Ein Konstitutionsfehler, eine Mißbildung, kann überhaupt eine Krankheitsanlage oder Krankheitskeim sein. Eine Krankheitsanlage kann überhaupt eine abnorme Konstellation in kleinem Maßstabe sein. Durch Wachstum, durch Zunahme der Krankheitsanlage entsteht die Krankheit ebenso wie eine Geschwulst aus einer kleinen Mißbildung (Nävus) und wie durch Wachstum eines Keimes überhaupt dasjenige entsteht, wozu eben die Anlage gegeben ist. So kann ein Kind eine Anlage für einen herkulischen Körperbau oder für eine Skoliose oder eine dichterische, musikalische, zeichnerische Anlage als konstitutionelle Eigenschaften der Knochen, der Muskeln bzw. des Gehirns (Begabung) haben, die das Zukünftige in embryonalen Dimensionen erkennen läßt. Nur Wachstum, wobei Gebrauch bzw. Übung erforderlich ist, bringt dann den herkulischen Körperbau, das musikalische Talent usw. zur Ausbildung, wenn die Umstände nicht entgegenwirken. Am Knaben oder am Mädchen können wir manchmal auch die Anlage zu konstitutioneller Fettsucht oder für Emphysem oder für gewisse Psychosen usw. erkennen.

Von Krankheitsanlage müssen wir unterscheiden Disposition. Man verwechselt Disposition nicht selten mit Mangel an Widerstandsfähigkeit oder Widerstandskraft. Sie unterscheiden sich aber folgendermaßen: Unter Widerstandsfähigkeit (Resistenz) verstehen wir das Vermögen des Organismus, eines Organs, einer Zelle oder eines Zwischenzellenstoffes seine ursprünglichen Eigenschaften schon eingetretenen schädigenden Einwirkungen gegenüber aufrecht zu erhalten, bzw. eine Krankheit zu überstehen. Mit einer bestimmten Disposition (Empfänglichkeit, Empfindlichkeit, Bereitschaft) bezeichnen wir hingegen eine für eine bestimmte schädliche Einwirkung qualitativ und quantitativ günstige Konstellation innerer, physikalischer und chemischer Faktoren, das heißt von Eigenschaften des Organismus, eines Organes, einer Zelle oder eines Zwischenzellenstoffes. Sie kann, ebenso wie

Widerstandsfähigkeit und Anlage, gänzlich in konstitutionellen Eigenschaften fußen, sie kann aber auch von örtlich beschränkten (s. unten), ererbten oder erworbenen Eigenschaften abhängen. Während aber aus einer bestimmten Anlage ohne weiteres eine bestimmte Krankheit herauswachsen kann, muß, wie aus obiger Definition erhellt, ein körperfremder Faktor, nämlich die schädliche Einwirkung zur Disposition hinzukommen, z. B. eine Giftwirkung, eine Infektion, ein erschütterndes Ereignis, eine Wirkung des Luftkreises, soll eine bestimmte Krankheit oder etwas Abnormes überhaupt auf dem Boden dieser Disposition entstehen. Disposition bezieht sich immer, wie Anlage, auf etwas ganz Bestimmtes. Eine pathologische Disposition bedeutet somit eine besondere, qualitativ und quantitativ bestimmte Konstellation von Eigenschaften, welche die Entstehung einer bestimmten Abnormität durch eine hinzukommende Schädigung ermöglicht. Die verschiedenen Dispositionen können mehr oder weniger Faktoren gemein haben. Mitunter beobachten wir einen Gegensatz zwischen Disposition und Widerstandsfähigkeit: Vollsäftige, kräftige, widerstandsfähige Männer erkranken nicht selten so schwer an Lungenentzündung, Grippe oder Typhus abdominalis, daß sie dieser Krankheit erliegen, während schwache Individuen, die Ermüdung und andere Schädigungen weniger aushalten, leichter erkranken und am Leben bleiben.

Ist die Disposition für eine bestimmte Schädigung wie eine Vergiftung, Infektion, Erkältung, Sonnenstich usw. groß, so reden wir auch wohl von Überempfindlichkeit; nähert sie sich 0, so reden wir von Immunität, Unterempfindlichkeit oder Unempfänglichkeit (s. dort). Eine große Disposition für eine bestimmte Schädigung bedeutet, daß schon eine geringfügige, sonst harmlose Einwirkung die Bedeutung einer Schädigung gewinnt. Nennen wir die schädigende Einwirkung einen Reiz, so ist die Disposition die Reizbarkeit und heißt die Wirkung Reaktion. Ebenso wie überhaupt ist auch hier die Reizbarkeit (Disposition) nur zu bestimmen an der Stärke des für eine bestimmte Wirkung erforderlichen Reizes, oder an der Wirkung eines Reizes von gegebener Stärke. Letzteres ist praktisch oft schwerer zu beurteilen.

Eine gewisse Disposition ist überhaupt ebenso erforderlich, soll eine Wirkung erfolgen, wie eine gewisse Exposition. Exposition ist für jede Wirkung überhaupt erforderlich, auch für die Reaktionen, welche nur nach einem Zusammentreffen eines disponierten Etwas (Organismus, Organs usw.) mit einem schädigenden Etwas erfolgt. Eine Disposition kommt also ohne Exposition nicht zur Geltung.

Der Unterschied zwischen Anlage und Disposition ist aber zur Zeit nicht immer durchzuführen, weil wir die verschiedenen Faktoren nicht genügend genau kennen. Wachstum einer Anlage zum Ding, zur Krankheit selbst, ist offenbar nicht möglich ohne die Mitwirkung gewisser äußerer Faktoren: das Beispiel anderer, die Übung bei der Entwickelung eines Talents, die Nahrung bei der Entstehung von Fettsucht und Gicht, sind solche äußere Faktoren. Es ist mitunter schwer, beim Künstler oder beim Forscher, bloße Nachahmung, bloße Wiedergabe mit oder ohne Kompilation, zu unterscheiden von Originalität, von eigener Leistung, welche die Frucht ist von Assimilation mit mehr oder weniger ausgedehnter Kombination bzw. Erfindung. So können wir theoretisch allerdings die konstitutionelle, das heißt aus einem Konstitutionsfehler hervorgehende Fettsucht leicht von der Mastfettsucht unterscheiden, welche die Folge einer zu reichlichen Ernährung und von zu wenig Körperbewegung usw. ist. Praktisch ist aber die Grenze zwischen normaler und abnormer Ernährung und Körperbewegung nicht immer zu ziehen. Und was wissen wir von der individuellen Verdauungstüchtigkeit bei gleicher Nahrung und gleicher Bewegung? Die Erblichkeit kann bei den ererbten Anlagen mit Vorsicht zur Entscheidung herangezogen werden. Man hüte sich dabei namentlich vor Verwechselung von Erblichkeit mit Familiarität anderen Ursprungs. Übrigens kann wahrscheinlich auch eine bestimmte Disposition ganz auf ererbte Eigenschaften fußen.

Aus dieser Darlegung ergibt sich die Notwendigkeit, jede voll entwickelte krankhafte oder sonstige Abnormität genau qualitativ und quantitativ in ihre Faktoren zu zerlegen. Nur so kann man versuchen, ihre Anlage bzw. Disposition genau zu bestimmen. Auch eingehendes Studium der Physiologie und Pathologie des Kindesalters ist dabei erforderlich.

Wir nehmen an, daß jeder Mensch bestimmte Anlagen und Dispositionen zu Krankheiten hat, mit individuellen Schattierungen, bedingt durch Rasse, Familie, Geschlecht, Alter und durch schädliche Einwirkungen (s. unten). Auch, daß eine bestimmte Disposition zu- oder abnehmen kann durch Verstärkung oder Abschwächung einer physiologischen Eigenschaft oder Gruppe von Eigenschaften. Es ist recht fraglich, ob je eine neue Eigenschaft entsteht. Einige Beispiele: So z. B. scheint Zuckerharnruhr die Disposition zu gewissen Infektionen, wie die von Staphylokokken (Furunkel), vom Tuberkelbazillus (Lungenschwindsucht) zu erhöhen, vielleicht durch den erhöhten Zuckergehalt des Blutes und der Gewebe; bestimmte Idiosynkrasien bedeuten besonders große „spontane" Empfindlichkeit (Disposition) für bestimmte chemische Einwirkungen; Überanstrengung kann die Disposition zu Zornausbrüchen, zu Psychosen, zu Ohnmachtsanwandlungen bei Gemütserregung oder Anstrengung oder bei Infektionen wie Pneumonie, Typhus usw. erhöhen.

Jetzt noch einige Beispiele von örtlichen bzw. Organdispositionen: Wir haben gesehen, daß Abnahme der Bewegungsenergie des Lymphstroms Erhöhung der physikalischen Gelegenheit zur Ablagerung von Körperchen bedeutet, wie diese z. B. in der Steinhauerlunge eintritt, so lange die Bewegungsenergie nicht bis auf 0 gesunken ist. Nun stellen die physikalische und biochemische Gelegenheit zusammen die Disposition zu einer bestimmten Infektion dar, welche für andere Infektionen eine andere Bedeutung haben kann. Chronische Blutstauung in der Lunge, z. B. bei einem Mitralklappenfehler, scheint die Disposition zu Lungentuberkulose zu verringern, während sie Bronchitis und andere Entzündungen offenbar fördert. Wir haben ferner andere Beispiele von Zunahme der allgemeinen oder örtlichen Disposition zu bestimmten Infektionen durch Erkältung, Trauma, usw. besprochen. Rachitis erhöht die Disposition zu Bronchitis, Bronchiolitis und Bronchopneumonie bei Kindern, wahrscheinlich durch fehlerhafte Atembewegungen und vielleicht außerdem durch allgemeine chemische konstitutionelle Faktoren. Der phthisische Habitus disponiert wahrscheinlich besonders zu Lungenschwindsucht durch örtliche und allgemeine Faktoren (s. oben). Nekrose schafft die erforderliche Disposition für das Wachstum von „Fäulnisbakterien" und für Fäulnis; diese Mikroben vermögen ja in lebendem Gewebe nicht zu wachsen. Gewisse Menschen haben Bindegewebe mit einer besonderen Disposition [zu] Keloid (s. dort).

Häufig nehmen wir ohne genügende Daten eine große oder geringe Disposition zu einer bestimmten Abnormität an, das heißt ohne die Stärke der schädigenden Einwirkung, des Reizes zu kennen (s. oben). Diesen Fehler macht man wiederholt, wo es gilt, die Disposition zu einer bestimmten Infektion bzw. Infektionskrankheit anzugeben. So hat man gewissen Familien eine große Disposition zu Tuberkulose zugeschrieben. Man hat aber weder die Menge des eingedrungenen tuberkulösen Virus, noch den besonders disponierenden

Faktor oder Faktorengruppe genau angegeben. Auch hat man dabei keine Sicherheit über den Infektionsweg, was doch von großer Bedeutung sein kann (s. dort). Man hat mitunter nicht einmal die größere Exposition (CORNET), das heißt Ansteckungsgefahr, in einer tuberkulösen als in einer nichttuberkulösen Familie berücksichtigt. Und diese könnte doch, ebenso wie bei anderen ansteckenden Krankheiten, wie Pocken und Masern, die Verteilung der Tuberkulose gänzlich erklären. Es ertrinken mehr Seeleute als Bauern.

Wir dürfen aber die vielleicht große Bedeutung einer verschiedenen Disposition zu einer bestimmten Infektion bei Menschen unter übrigens denselben äußeren Umständen nicht leugnen. Wir können bis jetzt in der Regel allerdings nur bei Versuchstieren die Disposition zu einer bestimmten Infektion genau bestimmen, weil wir bei Versuchstieren den Infektionsweg, die Virusmenge und die übrigen Umstände, je nach Bedarf, gleich oder ungleich wählen, jedenfalls genau wissen können. Bei gleichartigen Versuchstieren sind aber individuelle Unterschiede der Disposition, abhängig von Rasse, Alter usw. festgestellt. Diese Erfahrung und die Sicherheit, daß beim Menschen individuelle Unterschiede der verschiedenartigsten Eigenschaften (des Salzsäuregehalts des Magensaftes, des Hämoglobingehalts des Blutes, des Stoffwechsels, der Vitalkapazität, verschiedener Anlagen usw.), der Empfindlichkeit gegen bestimmte Gifte, wie Narkotika, gegen bestimmte Speisen wie Krebs, fette Speisen, sogar Reis, bestehen, machen es höchstwahrscheinlich, daß auch individuelle Unterschiede der verschiedenen Dispositionen beim Menschen zu Bronchitis, Pyelitis, Mittelohrentzündung, Psychosen usw. ebenso wie bei seinen Blutsverwandten vorkommen, die sich aus ähnlichen oder anderen Eigenschaften aufbauen. Dies gilt schon innerhalb der Grenzen der physiologischen Variabilität; um so mehr müssen wir Änderungen der Disposition annehmen, wo physiologische konstellierende Faktoren durch Schädigungen geändert sind. Wenn auch wir individuelle Unterschiede der verschiedenen Dispositionen als höchst wahrscheinlich betrachten, sollen wir das Wort Disposition nicht als Schlagwort anwenden und nicht vergessen, daß ihr exakter Nachweis beim Menschen bisher fast immer fehlt.

Man hat schon jahrhundertelang bestimmte Dispositionen und Anlagen angenommen. Man hat dabei aber Dispositionen und Anlagen nicht unterschieden, auch wo dies möglich war. Die hier gemeinten Zustände und Konstellationen von Eigenschaften oder vielmehr nur von gewissen klinischen Erscheinungen haben schon die alten griechischen und römischen Schriftsteller als Diathesen, Temperamente angedeutet. Diathese ist das griechische Wort für das lateinische dispositio.

So hat man das sanguinische, das biliöse oder cholerische, das atrabiliäre (schwarzgallige) oder melancholische und das phlegmatische Temperament unterschieden. Das sanguinische Temperament kennzeichnete sich durch leichte seelische und körperliche Erregbarkeit mit häufig wechselnder Stimmung. Ein cholerisches (biliöses) Temperament hatten Menschen mit starker Hautpigmentation, straffer Beschaffenheit der Gewebe, geringer Neigung zu Fettbildung, mit kräftigen raschen Bewegungen und lebhaftem Stoffwechsel. Solchen Individuen wurde eine Anlage oder Disposition zu Lebererkrankungen zugeschrieben. Das melancholische Temperament zeichnete sich durch gedrückte Stimmung aus. Das phlegmatische Temperament erkannte man an der langsamen körperlichen und seelischen Reaktion, dem langsamen Blutumlauf und trägen Stoffwechsel (Neigung zu Fettansatz). Dieses Temperament wurde von den Alten auf eine schleimige, wässerige Beschaffenheit der Körpersäfte zurückgeführt und später mit einer lymphatischen Konstitution in Beziehung gebracht. Reine Typen dieser Temperamente kommen nicht oder nur als hohe Ausnahmen vor. Man begegnet (fast) nur Mischformen.

BAUER unterscheidet mit SIGAUD nach der Form des Schädels und des Brustkastens 4 Menschentypen: 1. Typus respiratorius (langer Brustkasten, spitzer
epigastrischer Winkel, Gesichtsteil zwischen Nasenwurzel und Nasenbasis stark
entwickelt, großer Abstand der Proc. zygomatici), 2. T. digestivus (mächtig
entwickelter unterer Gesichtsteil, so daß das Gesicht eine Pyramidenform mit der
Basis am Unterkiefer hat, vorspringender Unterkiefer, kurzer Hals, breiter, kurzer
Brustkasten, mächtiger Bauch), 3. T. muscularis (harmonisch gebildeter Körper,
meist brachyzephal, Schultern breit und hoch), 4. T. cerebralis (schlanke Gestalt
mit einem verhältnismäßig zu großen Schädel, starke Ausbildung des Stirnabschnitts,
so daß das Gesicht die Form einer Pyramide mit der Spitze nach abwärts gewinnt,
kurze Gliedmaßen und kleine Füße). Die Bedeutung dieser Typen ist noch festzustellen. Es gibt ohne Zweifel zahlreiche Mischformen.

Obige Galenische Unterscheidung der Temperamente berücksichtigt seelische
und körperliche Eigenschaften. Diesen Typen entsprechen, abgesehen von den
körperlichen Eigenschaften, vier der acht von HEYMANS aufgestellten seelischen
Typen. Die seelischen, mit der Konstitution des Gehirnes zusammenhängenden
Eigenschaften stellen eine Konstellation dar, weil sie sich ein- oder gegenseitig
beeinflussen. So übt z. B. die zerebrale Sekundärfunktion (GROSS, HEYMANS
und WIERSMA) großen Einfluß auf andere seelische Eigenschaften, auf bestimmte Charaktereigenschaften aus. Wir nehmen an, daß sich schon während
der Entwicklung der Eigenschaften solche Einflüsse geltend machen, so daß
aus den schon in ihrer Anlage so verschiedenen Individuen die mannigfachsten
Schattierungen und Vereinigungen von Eigenschaften, d. h. Konstellationen,
entstehen. Dies trifft auch zu für die Galenischen Temperamente und die von
KRETSCHMER aufgestellten Typen von seelischen und körperlichen Eigenschaften, deren Zusammenhang er nachzuweisen suchte. Welche Eigenschaften
genetisch zusammenhängen, läßt sich aus diesen Ergebnissen nicht feststellen.
Wir stehen hier erst am Anfang der Forschung einer Welt sehr verwickelter
Erscheinungen und müssen versuchen, die Konstellationen zu entwirren. Wir
kommen im 12. Kapitel hierauf zurück.

Mehr oder weniger große Ähnlichkeit mit diesen Temperamenten zeigen die
Diathesen. Man kann dabei gelegentlich an Dyskrasie denken, wenn man nur
nicht vergißt, daß jede nicht künstlich (z. B. durch intravenöse Einspritzung
eines Stoffes) herbeigeführte Änderung der Säftemischung von irgendeiner
Änderung von Zellentätigkeit abhängig sein muß, daß also Dyskrasie nur eine
Krankheitserscheinung andeutet, die eine besondere Disposition darstellen
kann, nicht muß. Mit Diathese meint man eine Bereitschaft zu bestimmten,
krankhaften, oder nichtkrankhaften abnormen Erscheinungen. Man hat von
einer karzinomatösen, sarkomatösen, nervösen, tuberkulösen, syphilitischen,
arthritischen, rheumatischen, lymphatischen, skrofulösen und hämorrhagischen Diathese geredet. Das sind alle klinische Bezeichnungen. Als man dann
die infektiöse Natur der Tuberkulose, Syphilis usw. erkannte, hat man die
entsprechenden Diathesen, und später auch aus anderen Gründen, die übrigen
aufgegeben. Jetzt unterscheidet man eine hämorrhagische, katarrhalische bzw.
exsudative, lymphatische, neuropsychische bzw. neuroarthritische Diathese.

Bevor wir diese einzelnen Diathesen etwas näher betrachten, will ich
darauf hinweisen, daß die Andeutung eines Körperzustandes oder Konstellation von klinischen Erscheinungen als ein bestimmtes Temperament oder
eine bestimmte Diathese durchaus keine Erklärung, sondern nur eine Gruppierung nach der klinischen Erscheinungsform ist, mehr nicht. Es ist sogar
noch fraglich, ob diese Gruppierung zurecht besteht. Eine solche Gruppierung
kann sich allerdings als nützlich erweisen. Nur durch qualitativen und quantitativen Nachweis der konstellierenden ursächlichen Faktoren ist die Disposition
ätiologisch zu bestimmen.

Die hämorrhagischen Diathesen schreibt man Blutanomalien zu, die sich durch das Auftreten von Blutungen, besonders in der Haut, Schleimhäuten und serösen Häuten kundgeben. Solche Blutungen treten ohne besondere äußere oder innere Gewalt dadurch auf, daß der normale oder gar erniedrigte Blutdruck die schlechternährten Gefäßchen — wir vermuten es nur — zum Zerreißen bringt; und zwar in Form von Petechien, Ekchymosen oder von größeren, mitunter freien Blutungen, wie vor allem Nasenblutung. Eine hämorrhagische Diathese kommt vor bei Purpura (Blutfleckenkrankheit), Leukämie, Pseudoleukämie, bei septischen Zuständen, bei Hämophilie (Bluterkrankheit), bei Leberzirrhose, deren erste klinische Erscheinung manchmal eine Nasenblutung ist. Vom Wesen der hämorrhagischen Diathese in diesen verschiedenen Fällen wissen wir nichts.

Die katarrhalische, exsudative und lymphatische Diathesen stellen sehr vage Begriffe dar. Sie kommen vorzugsweise bei Kindern vor. Die klinischen Bilder sind sehr wechselnd und die Erscheinungen kommen sosehr untereinandergemischt vor, daß man sie für verwandt, ja sogar für wesensgleich halten kann. Hierzu führt auch die Familiarität, d. h. das Vorkommen der verschiedenen Formen bei mehreren Mitgliedern einer Familie. Auch der Übergang in höherem Kindesalter der einen Form in die andere weist wenigstens auf eine Verwandtschaft hin. VIRCHOW faßte sie als lymphatische Konsitution, HEUBNER als Lymphatismus zusammen. In neuerer Zeit unterscheiden einige Kliniker drei Typen: den Status thymico-lymphaticus, die entzündliche oder exsudative Diathese und die neuroarthritische Diathese.

Der Status thymico-lymphaticus (A. PALTAUF 1889, ESCHERICH 1896) kennzeichnet sich durch die S. 207 genannten anatomischen Erscheinungen: außerdem ist die Haut blaß und das Fettlager dick, das Fettgewebe aber schlaff durch hohen Wassergehalt, wohl bei geringer Elastizität des Unterhautzellgewebes. In späterem Alter fällt ein Zurückbleiben der Körpergröße und der Entwickelung der sekundären Geschlechtsmerkmale auf (s. dort). Von anderen Erscheinungen schweigen wir hier. Einige Autoren trennen einen Status thymicus und einen Status lymphaticus (vgl. FALTA).

Die entzündliche Diathese (TH. WHITE 1782, COMBY, CZERNY 1895), später exsudative genannt, äußere sich in einer Bereitschaft zu katarrhalischen und zu gewissen Hautentzündungen auf sonst harmlose oder oft unbekannte Reize, in einer gewissen ,,Vulnerabilität". Schwellungen von Lymphdrüsen und Mandeln pflegen aufzutreten. Außerdem beobachte man auch hier, ebenso wie bei den beiden anderen Typen, neuropsychische Abweichungen und gewisse, noch nicht genau bekannte Stoffwechselstörungen und Entwickelungsstörungen. Man unterscheidet demnach zarte, schwache, und große, fette, muskelschwache Kinder mit exsudativer Diathese. Bei den letzteren finde sich häufig Status lymphaticus. Schließlich hat man auf eine absolute und relative Hypereosinophilie hingewiesen: die relative Zahl der eosinophil gekörnten Leukozyten kann 20% und mehr betragen, während diese Zahl normaliter 1% ist. Besonders, aber nicht ausschließlich während einer Haut- oder Schleimhautentzündung wurde diese Hypereosinophilie beobachtet. Es gibt Kinder, die durch einen feuchten kalten Wind Quaddeln im Gesicht bekommen. Ist das eine Äußerung exsudativer Diathese? Vgl. das angioneurotische Ödem.

Daß regionäre Lymphdrüsen bei einer Haut- oder Schleimhautentzündung metastatisch in Entzündung geraten und dabei, besonders wenn eine gewisse Disposition dazu besteht, schwellen, verstehen wir. Das große Volumen der Mandeln, erklärt sich bei entzündlicher Diathese vielleicht aus häufig wiederkehrenden leichten Entzündungen. So könnte ein gewisser Zusammenhang verschiedener Erscheinungen bestehen. Die exsudative oder sonstige Diathese wäre damit aber noch nicht geklärt. AD. CZERNY führt sie auf einen hypothetischen angeborenen Fehler im Chemismus des Organismus zurück.

Große Ähnlichkeit mit der exsudativen Diathese hat manchmal die Skrofulose, d. h. ein Komplex von Erscheinungen bei Kindern, die einen Tuberkuloseherd, besonders in einer oder mehreren Lymphdrüsen beherbergen. In den typischen Fällen sind die Lymphdrüsen an den Unterkieferwinkeln und dem Halse tuberkulös und bedeutend vergrößert, so daß sie ein schweinskopfähnliches Aussehen erteilen:

Habitus scrofulosus (scrofa oder scropha = Saumutter). Es können aber auch andere Lymphdrüsen tuberkulös sein. Solche Kinder zeigen eine große Bereitschaft zu Haut- und Schleimhautentzündungen; zu Ekzem, das vielfach zu Krustenbildung, besonders an der Nase und den Lippen führt, zu Schnupfen, Bindehautentzündung, Mittelohrentzündung, Tracheitis, Bronchitis usw. Diese Entzündungen kennzeichnen sich durch Hartnäckigkeit und häufige Rückfälle.

Der ursächliche Zusammenhang dieser Tuberkulose mit der Diathese ist noch nicht klargestellt. Es ist möglich, daß eine bestimmte Form von Tuberkulose beim Kind einen chronischen Vergiftungszustand hervorruft, welcher zu der oben erwähnten Bereitschaft zu Entzündungen und zu deren Hartnäckigkeit und häufigen Rückfällen, zu Skrofulose führt. Es ist eine unbeantwortete Frage, wieviel Fälle von exsudativer Diathese und Lymphatismus auf eine latente Tuberkulose zurückzuführen sind. Aber auf der anderen Seite muß die Möglichkeit betont werden, daß nicht-tuberkulöse exsudative Diathese besonders zur skrofulösen Form der Lymphdrüsentuberkulose disponiert. Das wäre z. B. möglich, indem die Oberhaut durch Ekzem wund wird und so Tür und Tor für Tuberkelbazillen geöffnet werden bei Kindern, die auf dem Boden herumkriechen und sich Staub und Schmutz mit tuberkulösem Virus in die wunden Stellen einreiben usw. Aber Tuberkulose bovinen Ursprungs ist nicht ausgeschlossen. Die Erfahrung, daß exsudative Diathese und Lymphatismus bei Kindern weit häufiger vorkommen als die durch Autopsie festgestellte Tuberkulose rechtfertigt die Annahme, daß sie auch ohne Tuberkulose bestehen. Allerdings wird fast nie der ganze Körper auf Tuberkulose so genau untersucht, daß die Möglichkeit eines latenten winzigen Tuberkuloseherdes ausgeschlossen ist. Bei einer Autopsie werden jedoch alle lebenswichtigen Organe und die Hautoberfläche genau untersucht und primäre Tuberkulose des übrigen Körpers dürfte äußerst selten sein. CORNET nimmt außer einer tuberkulösen eine nichttuberkulöse („pyogene") Skrofulose und eine Mischform dieser beiden an. Die nichttuberkulöse Skrofulose schreibt er Staphylo- oder Streptokokken zu.

Die neuro-arthritische Diathese der englischen und französischen Autoren ist ein recht vager Begriff. Man nimmt sie an, wenn sich gewisse Störungen des Stoffwechsels zeigen: pastöser, torpider Habitus mit geistiger Trägheit, ja Stumpfsinnigkeit, oder eben ein erethischer Habitus: grazile, meist magere Kinder, geistig rege, sogar mit besonderer Begabung, oder drittens ein plethorisch-obeser Habitus: übernormale Körpermaße, mächtiges Fettpolster, rote Wangen und Schleimhäute. Die Zusammengehörigkeit der harnsauren Diathese (oder Gicht, welche die französischen und englischen Autoren mit „Arthritisme" meinen) und jener Eigenschaften des zentralen Nervensystems ist noch nicht sicher-, viel weniger klargestellt. Eine Verwandtschaft zwischen Gicht, Fettsucht und Zuckerkrankheit nehmen viele Kliniker an. Wir kommen im 20. Kapitel hierauf zurück.

Zur Annahme einer neuropathischen bzw. psychopathischen Disposition oder Konstitution (erbliche Belastung oder nervöse Entartung) scheinen wir berechtigt zu sein auch dann, wenn von einer harnsauren oder exsudativen Diathese usw. nichts erhellt. Allerdings kommen Kombinationen im Kindesalter vor. Während aber die exsudative Diathese im späteren Kindesalter allmählich verschwindet, bleibt die neuro- bzw. psychopathische Disposition bestehen. Diese Disposition gibt sich zunächst kund durch große Erregbarkeit sowohl körperlichen wie seelischen Reizen gegenüber. Das Gemütsleben erleidet leicht Störungen, die stärker sind und länger dauern als man vom einwirkenden Reiz erwarten würde. Rasch eintretender, dem Laien nicht oder schwer erklärlicher Stimmungswechsel hängt damit zusammen. Auch Abnormitäten des Charakters machen sich bemerkbar, moralische Defekte kommen vor. Die Intelligenz kann sehr gut, es kann sogar eine starke Begabung vorhanden sein; trotzdem kann die Geistestätigkeit unfruchtbar sein, weil das Gleichgewicht fehlt (MAGNAN). Die Franzosen nennen solche Individuen wohl „déséquilibrés" oder „dégénérés supérieurs". Das Auftreten von „Aufbrauchkrankheiten" (s. dort) wäre hier sehr leicht möglich.

Es fehlt solchen Leuten nicht an körperlichen „Degenerationszeichen" (Stigmata degenerationis): starke Labilität des vasomotorischen Systems (häufiger und leichter Wechsel der Gesichtsfarbe, Dermatographismus, d. h. langdauerndes Nachröten der Haut nach Bestreichen mit einem spitzen Gegenstand). Übrigens finden sich im allgemeinen kleine Mißbildungen, welche beim dégénéré inférieur, beim Idioten in größerer Zahl und in größerer Ausdehnung aufzutreten pflegen: Asymmetrie des Schädels, des Gesichtes, Mikrozephalie, Hydrozephalie, Akrozephalie, Skaphozephalie, Dolichozephalie usw., Prognathie, Unregelmäßigkeiten der Zähne, der Ohrform, Verwachsung des Ohrläppchens, Farbenblindheit, abnorme Längenverhältnisse der Extremitäten, der Finger und Zehen, angeborener Klumpfuß, Phimosis, Epi- und Hypospadie usw.

Diese körperlichen Degenerationszeichen beweisen nicht eine seelische Minderwertigkeit. Mit ihrer Zahl und Ausdehnung nimmt aber die Chance zu, daß nicht nur äußere, sichtbare, sondern auch innere, unsichtbare Organe mehr oder weniger mißbildet sind, in ähnlicher Weise wie die Chance, daß ein Individuum „neuropathisch veranlagt" oder in irgendeiner pathologischen Richtung erblich belastet ist, um so größer ist, je mehr seiner Blutsverwandten es sind. Wir müssen jedoch bedenken, daß ein körperlich und geistig ausgezeichnet gebildeter Mensch viele mißbildete und idiote Blutsverwandten haben kann. In ähnlicher Weise kann das Gehirn, das Organ der Seele, vortrefflich sein trotz zahlreicher äußerer Entartungszeichen. Man kann in solchen Fällen, wo die ganze Verfassung von Körper und Seele abnorm ist, mit Recht von neuro- bzw. psychopathischer Konstitution reden, obwohl damit noch nicht die ganze Konstitution gekennzeichnet ist.

11. Kapitel.

Mißbildungen (Teratologie, Dysontogenie).

Einleitung.

Wir verstehen unter Mißbildungen vor der Geburt entstandene, also angeborene Abnormitäten der Form, infolge von Störung der Entwickelung, gleichgültig welchen Ursprunges diese Störung sei. Ist die Mißbildung so ausgedehnt, daß das ganze Individuum dadurch verunstaltet ist, so nennt man dasselbe ein Monstrum. So ist z. B. ein Acardius ein Monstrum. Abnormitäten kleinerer Dimensionen, wie z. B. das Muttermal, pflegt man nicht als Mißbildung zu bezeichnen. Wir müssen aber diese Ausnahme nicht machen. Die Grenze zwischen physiologischer Variabilität und Mißbildung ist allerdings ebensowenig wie die zwischen Norm und Abnormität überhaupt anzugeben. Wir können jede Abnormität der Form bzw. der Verfassung des Organismus, eines Organs oder Gewebes oder gar einer Zelle als eine Mißbildung betrachten. Tun wir das, so müssen wir überhaupt, wenn wir eine angeborene Abnormität der Funktion oder Funktionstüchtigkeit, der Elastizität und dergl. biophysischen und biochemischen Eigenschaften feststellen oder annehmen, zugleich eine angeborene Abnormität der Form oder der Verfassung, das heißt eine Mißbildung voraussetzen, auch dann, wenn es seelische Eigenschaften betrifft. Denn jede Eigenschaft, die wir am lebenden Organismus beobachten, hat eine stoffliche Grundlage, von der sie abhängig ist. Auch die seelischen Vorgänge hängen unverbrüchlich mit stofflichen Vorgängen nämlich des Gehirns zusammen. So betrachten wir angeborene abnorme Charaktere auch als Äußerungen von Mißbildungen des Gehirns, ebensogut wie die angeborenen körperlichen Mißbildungen, die wir im vorigen Kapitel als Degenerationszeichen haben kennen gelernt, und ebensogut wie Idiotie auf einer Mißbildung des Gehirns, wie z. B. Mikrozephalie, beruht, während man besonders gute Intelligenz

neben mäßigem Hydrozephalus festgestellt hat. Auch die verschiedenen angeborenen abnormen Dispositionen und Krankheitsanlagen gehören zu den Mißbildungen.

Mißbildungen können gleich bleiben, wie die Hasenscharte, die Polydaktylie; sie können aber auch beim fortschreitenden Wachstum des Individuums
an Dimension zunehmen, wie das Muttermal. Wenn somit eine Mißbildung
nicht unmittelbar nach der Geburt sondern erst später bemerkbar wird, so liegt
kein Grund vor, ihre Kongenitalität oder wenigstens das Vorhandensein einer
angeborenen Anlage zu bezweifeln, ebensowenig wie die eines Weisheitszahnes.
Manche Geschwülste wachsen aus bekannten Mißbildungen kleiner Dimensionen,
wie z. B. Pigmentkrebs aus einem Muttermal, heraus. Das Muttermal enthält
dann den Keim einer Geschwulst. Das Muttermal selbst braucht aber nicht
schon unmittelbar nach der Geburt erkennbar für das unbewaffnete Auge
zu sein. Auch ein Weinfleck kann nach der Geburt wachsen. So ist das auch
möglich für angeborene Charakterzüge, Krankheitsanlagen und abnorme Dispositionen. Allerdings dürfen wir nicht leichtfertig ohne weiteres Fehler, Dispositionen usw. als angeboren betrachten, einfach aus dem Grunde, daß sie
angeboren sein könnten. Wir sollen nur die Möglichkeit im Auge behalten
und immer weiter forschend, nur als Mißbildung betrachten, was mit ausreichendem Grund als angeborene Abnormität aufzufassen ist. So aufgefaßt, wie wir
es im obigen andeuteten, gewinnt das Studium der Mißbildungen eine weitgehende Bedeutung für die Pathologie und Nosologie. Die Dürftigkeit unserer
jetzigen Kenntnisse zwingt uns aber, uns hier auf die gröberen Mißbildungen
zu beschränken. Später werden wir an einigen Stellen, z. B. bei den Geschwülsten,
auf obige Bemerkungen zurückkommen.

Im allgemeinen kommen häufig mehrere Mißbildungen nebeneinander
vor. Wir haben das im vorigen Kapitel bei den körperlichen Degenerationszeichen und den seelischen Abnormitäten gesehen, wir beobachten es auch
bei den im folgenden anzuführenden Mißbildungen: So z. B. zeigt die Abbildung des thorakoischiopagen Kalbes eine Abnormität der Zehen; Enzephalokele kommt neben Spina bifida und Thorakopagus mit Hasenscharte vor usw.

Für jede Mißbildung haben wir folgende Fragen zu beantworten:

1. Was ist mißgebildet?

2. Wie hat sich die Mißbildung entwickelt? (Pathogenese, formale Genese).

3. Wodurch ist sie entstanden? (kausale Genese).

4. Welche Bedeutung hat sie für den Organismus?

Die Beantwortung der ersten Frage setzt genaue Kenntnis der normalen
Anatomie, die der zweiten und dritten Frage genaue embryologische Kenntnis
im weitesten Sinne voraus. Die zweite und dritte Frage sind, wie immer, scharf
zu unterscheiden, auch dann, wenn wir sie, um Wiederholungen zu vermeiden,
zusammen behandeln sollten. Diese beide Fragen beziehen sich auf DARESTES
,,tératogéne''; sie sind zur Zeit durch die Dürftigkeit unserer embryologischen
Kenntnisse noch fast gar nicht zu beantworten, wie wir weiter unten sehen
werden. Wir sollen uns aber davor hüten, die Lücken durch Behauptungen
auszufüllen. Es ist viel leichter, ,,neue'' als richtige Annahmen aufzustellen.
Vergessen wir nicht, daß eine Annahme nicht mehr als eine Frage bedeuten
kann. Als Fragen können Annahmen aber vom größten Nutzen und geradezu
unentbehrlich sein. Die experimentelle Entwickelungsgeschichte (,,Entwicke-
lungsmechanik'' von ROUX) hat seit DARESTE angefangen, einige Aufklärung
zu bringen. Ein Versuch vermag aber nie etwas anderes als eine Möglichkeit
überhaupt oder eine Notwendigkeit unter bestimmten Umständen festzustellen.
Was in einem gegebenen Fall zutrifft, kann nur durch genaue Untersuchung

des Falles selbst, auch der Umstände, ermittelt werden. Außerdem dürfen wir selbstverständlich die Empfindlichkeit einem bestimmten schädlichen Einfluß gegenüber bei den Eiern und Embryonen niederer und höherer Tiere nicht ohne weiteres als gleich voraussetzen.

Die Formen der Mißbildungen.

Solange wir von der Entstehung der Mißbildungen so wenig wissen, kann von einer ätiologischen oder pathogenetischen Einteilung die Rede nicht sein und müssen wir uns auf eine Gruppierung auf rein morphologischer Grundlage beschränken. Dabei werden allerdings gewisse Schwierigkeiten nicht zu vermeiden sein, so daß wir von einer gesetzmäßigen Einteilung bis in Einzelheiten Abstand nehmen müssen. Wir können die Mißbildungen zunächst einteilen in zwei große Gruppen:

I. Die Doppel(miß)bildungen und Mehrfach(miß)bildungen.

II. Die Einzelmißbildungen.

Wir wollen beispielsweise einige Hauptsachen erörtern und dazu obige vier Fragen für beide Hauptgruppen zu beantworten suchen.

Drei und Vierfachbildungen gehen aus zwei oder mehreren Eiern hervor. Sie sind höchst selten. Wir berücksichtigen im folgenden nur die Doppelbildungen.

Doppel- und Einzelmißbildung sind nicht immer scharf zu begrenzen. E. SCHWALBE nimmt als entscheidendes Merkmal Verdoppelung der Körperachse an. Wo diese vorkommt, sei es auch nur in einem Abschnitt, wie in der Halswirbelsäule, reden wir von Doppelbildung. Abb. 41 zeigt uns eine Verdoppelung der Körperachse. Sonstige Verdoppelungen einzelner Glieder oder Organe gehören den Einzelmißbildungen an.

I. Doppel(miß)bildungen.

Doppelbildungen sind immer desselben Geschlechts, was auf ihre Entstehung aus einem Ei hinweist. (Zweieiige Zwillinge können gleichen oder ungleichen Geschlechts sein.) Zwitterbildung kommt dabei vor. Ältere Angaben sind, wie MARCHAND bemerkt, nicht zuverlässig.

An jeder Doppelbildung können wir zwei Individualteile unterscheiden. Handelt es sich um ein oder um zwei Individuen ? Die Antwort ist davon abhängig, ob die zwei Individualteile gesondert lebensfähig sind. Dies ist in einigen Fällen, z. B. bei der Doppelbildung CHANG und ENG (s. unten) möglich; in anderen Fällen aber, wo sich nur ein Kopf oder Herz oder Leber findet, ist Lebensfähigkeit zweier gesonderter Individuen ausgeschlossen und handelt es sich um nur ein Individuum. Diese Frage ist von großer praktischer Bedeutung mit Hinsicht auf die Möglichkeit einer operativen Trennung der beiden Individualteile.

Zunächst erwähnen wir die freien Doppelbildungen oder Gemini, Zwillinge, die aus zwei gesonderten Individualteilen bestehen, und zwar die eineiigen symmetrischen Zwillinge (Gemini aequales, chorioangiopagi). Alle eineiigen Zwillinge entstehen durch Spaltung aus einer befruchteten Eizelle. Sie haben eine gemeinsame Plazenta, ein gemeinsames Chorion und gewöhnlich ein zweifaches Amnion. Sie sind keine Monstra. Das eine der zwei, wenn auch vollkommen ausgebildeten und voneinander gesonderten Individuen ist häufig schwächer entwickelt als das andere und mitunter nicht einmal lebensfähig. Es kommt sogar vor, daß das eine Individuum plattgedrückt und eingetrocknet, mummifiziert, als sog. Foetus papyraceus geboren wird. Die Vermutung drängt sich auf, daß das andere weiterwachsende Individuum es plattgedrückt hat ,nachdem sein Fruchtwasser resorbiert war.

Als zweite Abnormität kommt der asymmetrische Zwilling, der Acardius (Chorioangiopagus parasiticus, Gemini inaequales) vor. Ein Acardius oder herzlose Mißgeburt ist der gesonderte Individualteil eines eineiigen Zwillings, dessen anderer Individualteil immer ein tätiges Herz besitzt, das den Blutkreislauf für beide unterhält. Die Nabelgefäße sind durch Anastomosen verbunden. außerdem haben die beiden Individualteile das Chorion gemein. Übrigens kann der Acardius, der herzlose Individualteil, verschiedenartige, sehr hochgradige Mißbildungen aufweisen, von denen wir hier ein paar Beispiele anführen wollen:

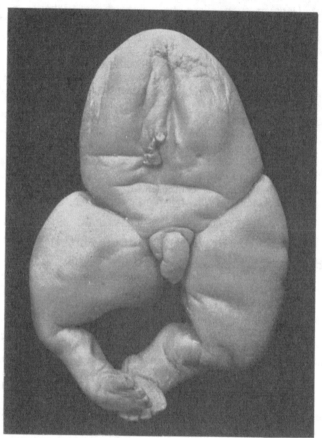

Abb. 38. Acardius acephalus (nach BIRNBAUM a. a. O.).

Der Acardius pseudacephalus oder paracephalus (FÖRSTER) ist scheinbar ohne Kopf, es ist aber in der Tat ein Kopf im Monstrum vorhanden. Die Organe können zum Teil fehlen oder nur rudimentär vorhanden sein. In anderen Fällen findet man gar keinen Kopf (Acardius acephalus) oder nur einen formlosen, mit Haut bedeckten Klumpen ohne Andeutung von Extremitäten und nur mit einigen rudimentären Organen (Acardius amorphus). Eine besondere Erwähnung erheischt der von BARKOW beschriebene Acardius acormus oder pseudacormus, der aus einem Kopf und Rudimenten des Rumpfes, Darm, Skeletteilen und Rückenmark bestand (ὁ κορμός = der Rumpf).

Man unterscheidet die Acardii in Hemiacardii, bei denen ein rudimentäres Herz und Holoacardii, bei denen keine Spur eines Herzens nachweisbar ist. Man unterscheidet ferner Ac. sympus, monopus usw., je nach dem Verhalten der Extremitäten (s. Einzelmißbildungen).

Jetzt wollen wir die sog. Duplicitates erörtern, das heißt Doppelbildungen, deren Individualteile über eine geringere oder größere Ausdehnung, und zwar ventral oder dorsal, kranial oder kaudal oder ventro- bzw. dorsolateral zusammenhängen. Dabei können wir zwei Hauptgruppen, symmetrische und asymmetrische Doppelbildungen unterscheiden, je nachdem die beiden Individualteile gleich oder ungleich ausgebildet sind. Eine weitere

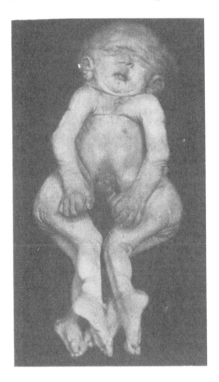
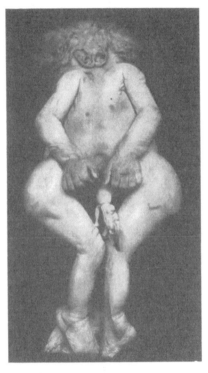

Abb. 39. Cephalothoracopagus monosymmetros. Sekundäre Vorderseite mit Gesicht.

Abb. 40. Dieselbe Doppelbildung wie in Abb. 39. „Defekte" Vorderseite (ohne Gesicht).

gesetzmäßige Einteilung ist nicht scharf durchzuführen. Wir werden also nur einige Typen unterscheiden, die wir in zwei Hauptgruppen teilen, die symmetrischen und die asymmetrischen Doppelbildungen.

A. **Symmetrische Doppelbildungen** (Duplicitates aequales, monstres doubles autositaires).

MARCHAND unterscheidet eine Duplicitas completa, wobei die Körperachsen (Wirbelsäulen) in ihrer ganzen Ausdehnung zweifach, und Duplicitas incompleta, von KÄSTNER parallela genannt, wobei die Körperachsen über eine geringere oder größere Ausdehnung einfach sind.

Bei der Duplicitas **completa** können die Individualteile im kranialen oder im kaudalen Abschnitt zusammenhängen. Übergangsformen kommen vor, die eben im allgemeinen einer gesetzmäßigen Einteilung im Wege stehen.

Zu den im kranialen Abschnitt zusammenhängenden Formen gehören:

1. der Cephalothoracopagus: die Individualteile hängen supraumbilikal in voller Ausdehnung (Brust und Kopf) ventral zusammen;

2. Der Thoracopagus: beide Individualteile hängen, ventral oder lateroventral bis zum Hals zusammen;

3. der Sternopagus, Xiphopagus und Omphalopagus, wobei der Zusammenhang entsprechend geringer wird;

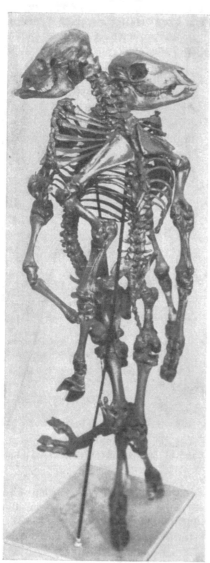

4. der Craniopagus frontalis, parietalis und occipitalis.

Ein Zusammenhang im kaudalen Abschnitt findet sich:

1. beim Ileoxiphopagus, Ileopagus und Ileothorakopagus;

2. beim Pygopagus ($\dot{\eta}$ $\pi\nu\gamma\dot{\eta}$ = der Steiß) und Ischiopagus.

Der Cephalothoracopagus oder Syncephalus thoracopagus umfaßt einige Janusformen. Alle Cephalothoracopagen sind monomphal, d. h. sie haben einen gemeinsamen Nabel. Bei den seltenen vollkommen symmetrischen Formen (Cephalothoracopagus disymmetros) sind alle Körperteile verdoppelt, und wenn sich auch nur ein Darm findet, so ist dieser doch aus doppelter Anlage entstanden. Ein solcher symmetrischer Janus hat zwei Rückenseiten und zwei sekundäre (SCHWALBE) Vorderseiten. Diese Vorderseiten sind gleich, jede zeigt ein gleich ausgebildetes Gesicht, wie die Abbildungen LOCHTES zeigen. Nicht nur die Symmetrieebene, d. h. die Ebene, welche die Individualteile genau trennen würde, sondern auch die gemeinsame Medianebene der Individualteile teilte diese Doppelbildung in zwei spiegelbildlich gleiche Hälften. Deshalb nennen wir es eine doppeltsymmetrische Form. Nur der Nabel macht eine Ausnahme.

Unsere Abb. 39 und 40 zeigen einen Cephalothoracopagus monosymmetros. Die Symmetrieebene teilt diese Doppelbildung allerdings auch in zwei symmetrische Hälften, die Medianebene aber nicht. Denn der einen sekundären Vorderseite fehlt das Gesicht. Es ist eine „defekte" Vorderseite. In anderen Fällen ist es zyklopisch usw. Es sind das alles einfachsymmetrische Formen. VROLIK beschrieb das Gehirn eines Cephalothoracopagus monosymmetros, das in den dorsalen Abschnitten doppelt war. Auch zwei Dorsa sellae turc. waren da. Ventral war alles einfach.

Der Thoracopagus ist doppeltsymmetrisch bei ventralem, einfachsymmetrisch bei ventro-lateralem Zusammenhang. Die linke Hälfte des Brustbeins des einen

Abb. 41. Skelett eines thoraco-ischiopagen Kalbes.

hängt mit der rechten des anderen Individualteils zusammen und umgekehrt. Abb. 41 des Skeletts eines thoracoischiopagen Kalbes zeigt uns die Art dieses Zusammenhanges. Brust und Bauchhöhle sind durch ein Zwerchfell getrennt. Es finden sich z. B. 4 Lungen, 1 Herz in 1 Herzbeutel, 2 Magen, aber 1 Dünndarm, 1 Leber, 2 Ilea usw. wie im Fall SIEGENBEEK VAN HEUKELOMS. In anderen Fällen kommen wieder andere Abweichungen vor. Bei den mono- und disymmetrischen

Formen leichteren Grades finden sich andere Verhältnisse, z. B. zwei Herzen
Abb. 41 stellt das Skelett einer thoracoischiopagen Kalbes dar, das einem von
Haller abgebildeten Skelett eines thoracopagen Menschen durchaus analog ist.
Auch die Zehen sind mißgebildet, außerdem besteht auch Ischiopagie.

Der Prosopothoracopagus stellt eine Übergangsform vom Cephalothoracopagus zum Thoracopagus dar, indem es ein Thoracopagus ist, dessen Individualteile
außerdem bis zu den Oberkiefern zusammenhängen.

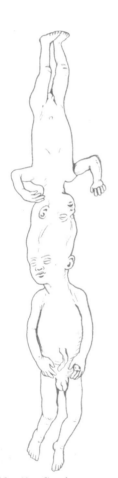

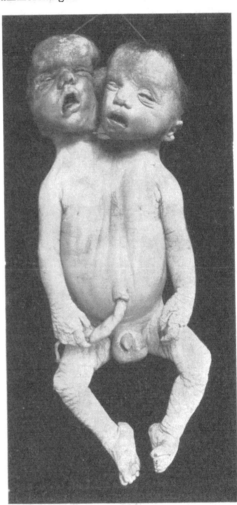

Abb. 42. Craniopagus parietalis (nach E. Ziegler, Allg.
Pathologie 1905).

Abb. 43. Dicephalus dibrachius dipus (nach
Birnbaum).

Nimmt der Zusammenhang in kraniokaudaler Richtung ab, so entsteht der
Sternopagus, bei dem die Brustbeine nur in ihrem kaudalen Abschnitt verbunden sind, der Xiphopagus und schließlich der Omphalopagus. Es gibt
Sternopagen mit zwei Herzen, deren jedes einen eigenen Herzbeutel hat. Im allgemeinen wechseln die anatomischen Verhältnisse, je nachdem sich der Fall mehr
einem Thoraco- oder einem Xiphopagus nähert. Die Individualteile des Xiphopagen
hängen am schwertförmigen Fortsatz zusammen. Meist enthält die Brücke Leber-

substanz. Übrigens hat jeder Individualteil seine eigene Brusthöhle und Brustorgane, obwohl die beiden Herzbeutel durch eine Brücke verbunden sein können,
wie z. B. bei den Schwestern Rosalina-Maria (Sternopagen), die von CHAPOT
PRÉVOST operiert wurde; Rosalina blieb am Leben, Maria starb aber am sechsten
Tag nach der Operation unter den Zeichen großer Schwäche. In diesem Fall wurde
außerdem, wie in dem 1902 von DOYEN operierten Fall Radica-Doodica, eine
Leberbrücke durchtrennt. Beide überstanden die Operation, Doodica starb aber
nach einiger Zeit an einer schon vor der Operation vorhandenen Lungentuberkulose. Die bekannten, 1811 geborenen siamesischen Zwillinge Chang und Eng
waren auch Xiphopagen.

Hängen nur die Köpfe zusammen, so nennen wir die Doppelbildung einen
Cranio- oder Cephalopagus, und zwar je nach der Stelle des Zusammenhangs,
frontalis, parietalis oder occipitalis (Abb. 42).

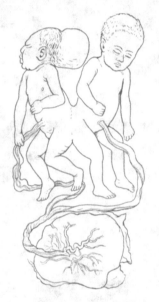

Abb. 44. Pygopagus (nach MARCHAND).
A. B; die beiden Zwillinge; *a*, *b*, getrennte,
c vereinigte Nabelschnur. *d* Gemeinsame Plazenta. Steißbein und Kreuzbein, vom 2. Wirbel-
abwärts, sowie unteres Ende des Medullarrohres
einfach. Zwei Enddärme mit einer Afteröffnung.
Vestibulum vaginarum einfach, die übrigen
Geschlechtsteile doppelt.

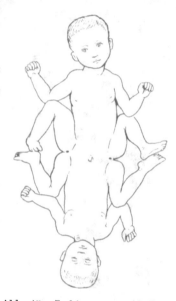

Abb. 45. Ischiopagus (nach LEVY).

Jetzt haben wir noch die symmetrischen Doppelbildungen mit Zusammenhang im kaudalen Abschnitt zu erwähnen. Man deutet den Ileothoracopagus
und den Ileoxiphopagus auch wohl als Dicephali an. Beide sind monomphal.
Der Nabel findet sich an einer der sekundären Vorderseiten (Nabelseite oder Vorderseite). Der Ileopagus ist gewöhnlich (oder immer?) ein Ileothoracopagus. Der
Zusammenhang der beiden Individualteile ist bei Ileothoraco- sowie bei Ileoxipho-
pagen ein ausgedehnter, weil er nicht nur die ganze Bauch-, sondern auch die Thorax-
gegend betrifft. Die beiden Lebern hängen untereinander zusammen. Man hat
solche Doppelbildungen mit zwei Armen und Beinen (Dicephalus dibrachius, dipus)
mit drei Armen und Beinen (D. tribrachius, tripus, höchstwahrscheinlich entstand
eine Extremität durch Verschmelzung zweier Anlagen), mit vier Armen und Beinen
(D. tetrabrachius, tetrapus) beobachtet.

Der Pygopagus ist diomphal, doch hat er meist nur eine Plazenta. Die
Individualteile des Pygopagus haben das Steißbein, manchmal auch das Kreuz-

bein und einen Teil der Wirbelsäule gemeinsam. In einem von MARCHAND beschriebenen Fall fand sich eine einfache Afteröffnung, aber zwei Enddärme; zum Teil einfache äußere weibliche Geschlechtsorgane, die inneren Harn- und Geschlechtsorgane waren doppelt. Die beiden Individualteile müssen als selbständig lebensfähig betrachtet werden; operative Trennung ist jedoch bisher nicht gelungen wegen

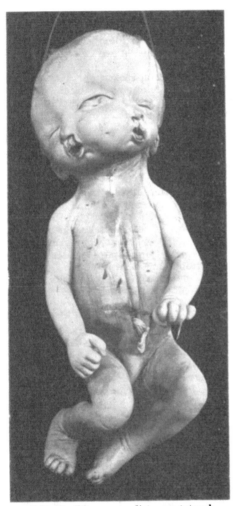

Abb. 46. Diprosopus distomus tetrophthalmus diotus. Hydrocephalus, Hasenscharte (nach BIRNBAUM).

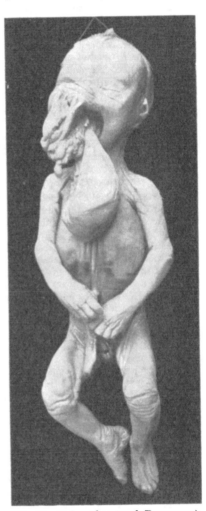

Abb. 47. Epignathus (nach BIRNBAUM).

der notwendigen Öffnung des Rückenmarkkanals, der Bauchhöhle und wegen der Unterbindung großer Gefäßstämme (Aorta, untere Hohlader).

Der Ischiopagus ist monomphal. Es ist eine mono- oder disymmetrische Doppelbildung. Die beiden Becken hängen zusammen und haben eine gemeinsame Höhle. Kreuz- und Steißbein und die inneren Organe verhalten sich verschieden, je nachdem der Zusammenhang ein mehr oder weniger kaudaler ist. So gibt es Fälle mit nur einer Leber und Fälle mit zwei Lebern. Der After kann einfach oder doppelt sein. Die bis jetzt beobachteten Ischiopagen lebten nur höchstens einige Monate.

Es erübrigt sich jetzt noch, die Duplicitas incompleta oder parallela zu erörtern, also die symmetrischen Doppelbildungen, bei denen die Körperachsen zum Teil einfach sind. Es kann nur ein kleiner Teil der Wirbelsäule einfach, der größte Teil doppelt sein. Das hat man sowohl bei menschlicher und tierischer Duplicitas anterior, wie bei Duplicitas posterior beobachtet. Wir unterscheiden mit KÄSTNER die Duplicitas anterior, media und posterior.

Bei der Duplicitas anterior ist die kraniale Hälfte der Körperachse verdoppelt, mitunter bis ins Sakrum. Das Röntgenbild kann die Verhältnisse klar zeigen. Beim Menschen unterscheidet man Diprosopus (doppeltes Gesicht) in verschiedenen Graden und Dicephalus. Wir können diesen auch als Ileothoracopagus (s. oben) betrachten.

Duplicitas media, eine Verdoppelung des Mittelstückes der Körperachse mit Verdoppelung von Rückenmark, Chorda und Darmrohr in zwei getrennte Röhren mit je eigenem Mesenterium usw. ist bei Fischen von OELLACHER u. a. beobachtet und als Meso- oder Hemididymi beschrieben.

Zur Duplicitas posterior gehört der Dipygus beim Menschen und bei Säugetieren. Bei Fischen ist diese schwer von der Duplicitas media, beim Menschen und bei Säugetieren schwer vom Prosopo- bzw. Cephalothoracopagus monosymmetros deradelphos abzugrenzen. Ein großer oder geringer kaudaler Abschnitt der Körperachse ist verdoppelt.

B. Asymmetrische Doppelbildungen (Duplicitates inaequales, monstres doubles parasitaires). Diese sind dadurch gekennzeichnet, daß nur der eine Individualteil, der Autosit, vollständig ausgebildet ist, während der andere, der Parasit, es nicht ist. SCHWALBE betrachtet den Parasit, der in sehr verschiedenem Grade ausgebildet sein kann, als einen Acardius, der unmittelbar mit dem Autosit zusammenhängt. Manche Teratome (τὸ τέρας = Wunder) und teratoiden Geschwülste gehören hierher, sind wenigstens mit diesen Mißbildungen verwandt.

Der Parasit kann 1. am Kopfe, 2. an der Vorderseite des Rumpfes oder Halses, 3. an der Rückenseite oder 4. am kaudalen Abschnitt des Autositen befestigt sein. Je nachdem unterscheiden wir:

1. Epignathus, Craniopagus parasiticus, Janus parasiticus und Dicephalus parasiticus.

2. Thoracopagus, Epigastrius und Dipygus parasiticus;

3. Notomelus;

4. Pygopagus parasiticus und Sakralparasiten.

Viele asymmetrische Doppelbildungen zeigen, wie diese Namen schon vermuten lassen, große Ähnlichkeit mit entsprechenden symmetrischen. Allein es besteht bei den symmetrischen Doppelbildungen eine vollkommen oder zum Teil doppelte Wirbelsäule, während der Parasit höchstens Bruchstücke einer Wirbelsäule hat. Dieses Kennzeichen ist wichtig zur Unterscheidung der symmetrischen und asymmetrischen Dicephali, Dipygi usw.

Beim typischen Epignathus sitzt der Parasit an der Schädelbasis bzw. an dem Gaumen des Autositen auf. Auch andere Verbindungen können zwischen Parasiten und Autositen vorkommen. Man hat sogar ein aus einer Orbita hervorragendes Teratom (s. unten) als Epignathus beschrieben. Wie bemerkt, kann der Epignathus sehr verschieden ausgebildet sein. BAART DE LA FAILLE hat einen Fall beschrieben, wo am Gaumen des nahezu normal ausgebildeten Autositen nicht nur ein Epignathus, sondern außerdem zwei Acardii mit den Nabelschnüren befestigt waren. Am Epignathus können überhaupt Extremitäten und andere Skeletteile mehr oder weniger deutlich erkennbar sein, wie am Acardius. In anderen Fällen besteht der Epignathus aus einer geschwulstartigen Masse, die Bestandteile zweier oder dreier Keimblätter enthält und sich als Teratom entpuppt, d. h. als eine Mißbildung, die aus Organen, organähnlichen Teilen, aus Bestandteilen zweier oder dreier Keimblätter (epidermoidale Bildungen, Talgdrüsen, Haaren, Zähnen, hohem Zylinderepithel, Knochen, Muskelgewebe usw.) besteht. In wieder anderen Fällen ist der Epignathus eine Mischgeschwulst.

GUINARD hat als Hypnogathus am Unterkiefer des Autositen einen Parasit beschrieben, der aus Bestandteilen eines Kopfes aufgebaut war. So kommen wir zu gewissen angeborenen Halsgeschwülsten, Mischgeschwülsten, von denen wir

als Beispiel das von SIEGENBEEK VAN HEUKELOM beschriebene „Chondrofibro-
sarkocystadenoma lymphangiectaticum der Submaxillardrüse" — welche Drüse
jedenfalls nicht nachgewiesen wurde, nennen. Ob sie in das Teratom aufgenommen
war, ist nicht entschieden.

Der Parasit kann auch an einer anderen Stelle des Kopfes des Autositen befestigt sein: beim Craniopagus parasiticus am Kranium. HORNE und STARK

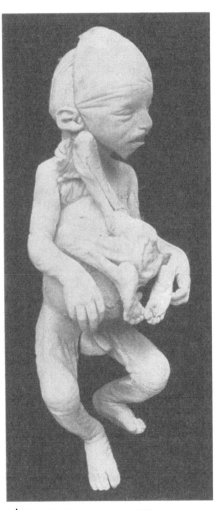

beobachteten ein Fall, wo auf dem
Scheitel des Kopfes ein parasitischer
zweiter Kopf von gleicher Größe saß,
der mit einem runden Stummel unter
dem Unterkiefer abgeschlossen war.
Dieser Kopf versuchte Saugbewegungen.
„Beim Schreien des Autositen verzogen
sich auch die Züge des Parasiten, bei
Nahrungsaufnahme zeigten diese einen
behaglichen Ausdruck, es war vermehrter Speichelfluß zu konstatieren".
Im Alter von zwei Jahren geschahen
die Augenbewegungen beider Köpfe
gleichzeitig. In diesem Jahre starb das
Kind nach dem Biß einer Brillen-
schlange.

BÜHRING hat einen Dicephalus
parasiticus beschrieben: ein paralytischer Kopf saß am Halse des ausgebildeten Kindes auf.

An der ventralen Seite des
Rumpfes hat man Parasiten beobach-

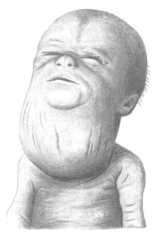

Abb. 48. Hygroma cysticum
colli congenitum (nach KAUF-
MANN, Spez. Pathol. Anat.).

Abb. 49. Epigastrius s. Thoracopagus
parasiticus (nach BIRNBAUM).

tet, die sehr verschieden ausgebildet waren und je nachdem einen Thoracopagus
parasiticus, einen Epigastrius unterschieden. Der Genuese COLLOREDO (vgl.
SCHWALBE) zeigt uns ein Beispiel des ersten, Abb. 49 ein Beispiel der zweiten
Gruppe. Der Epigastrius kann große Ähnlichkeit mit dem Epignathus aufweisen.
Der Zusammenhang der inneren Organe kann sehr verschieden sein.

Dipygus parasiticus hat man bei Tieren beobachtet. Er ist übrigens nicht
scharf vom Pygopagus parasiticus abzugrenzen. Beim Pygopagus parasiticus

hat der Parasit seinen Sitz in der Steißgegend. Er ist auch nicht vom Sakralparasit zu scheiden.

Ähnlich wie beim Epignathus kommen auch Parasiten in der Steißbein-Sakralgegend in sehr verschiedener Ausbildung vor mit Übergängen zu den Teratomen und Geschwülsten, die aus verschiedenen Geweben eines Keimblattes aufgebaut sind, zu Mischgeschwülsten. Damit erhebt sich die Frage, ob ein Sakralteratom mono- oder bigerminal, d. h. ob dasselbe als das Erzeugnis nur eines einzigen Individuums oder, sogar immer, als ein Parasit, also als Individualteil einer Doppelbildung zu betrachten ist. Diese Frage ist nicht im allgemeinen zu bejahen oder zu verneinen. Hier wie beim Epignathus können wir mit ARNOLD als heterochthone Teratome diejenigen bezeichnen, bei welchen mit Rücksicht auf die Anwesenheit fötaler Organe ein Ursprung aus einem zweiten bzw. weiteren Keime vorausgesetzt werden muß. Damit sind also gewisse Fälle angedeutet, bleiben aber andere Fälle noch unentschieden. Daß Teratome auch zu den Einzelmißbildungen gehören können, werden wir später sehen.

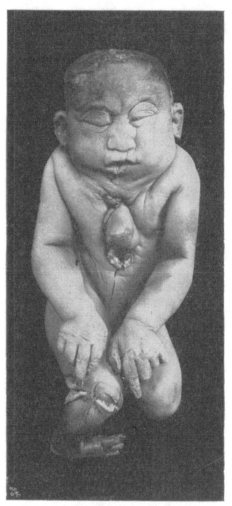

Abb. 50. Fissura sterni, Ektopia cordis (nach BIRNBAUM).

Einzelmißbildungen.

Wir können Mißbildungen eines Individuums in solche der äußeren Form und Mißbildungen der einzelnen Organe und Organsysteme unterscheiden. Es kann sich handeln um Mißbildung des noch nicht entwickelten Eies, um Mißbildung des neugeborenen Individuums oder um Mißbildung im späteren Alter, wie Riesenwuchs und Zwergwuchs. Wir werden uns auf Beispiele beschränken; die einzelnen Organmißbildungen werden in der pathologischen Anatomie erörtert. Von der Blasenmole und den Mißbildungen der Eihäute und der Plazenta schweigen wir.

Zwergwuchs (Mikrosomie) und Riesenwuchs (Makrosomie) können wir insofern zu den Mißbildungen rechnen, obwohl sie bei der Geburt noch nicht bemerkbar zu sein brauchen, weil sie, wenigstens zum Teil, sehr wahrscheinlich auf angeborene Mißbildung, auf abnorme konstitutionelle Eigenschaften von Organen mit inneren Sekretionen oder andere angeborene Eigenschaften zurückzuführen sind. Wir werden sie im 25. Kap. erörtern. Nur der angeborene Riesenwuchs bzw. Zwergwuchs gehört sicher zu den Mißbildungen. Wir werden sie jedoch später behandeln, weil wir sie dann mit den anderen Formen vergleichen können.

Am Rumpf und am Kopf kommen als Mißbildungen Spalten und Defekte vor. So kennen wir ventral: die Brustbeinspalte, Bauchspalte, Blasen-, Harnröhrenspalte, Bauchblasendarmspalte, das Spaltbecken; dorsal, zum Teil mit Spalt bzw. Defekt am Kopf: die Spina bifida, Rachischisis (partialis oder totalis), Craniorachischisis, und am Kopf Cranioschisis, Acranie. Dabei können Amyelie, Anencephalie, Mikromylie, Encephalocele usw. vorkommen. Wir wollen einige Spalten und Defekte etwas näher betrachten.

Im allgemeinen kann eine Spalte oder ein Defekt in sehr verschiedener Ausdehnung vorkommen.

Die Brustbeinspalte (Fissura sterni s. Thoracoschisis) kann das ganze Brustbein oder nur einen Abschnitt desselben betreffen, und zwar einen kranialen oder kaudalen Abschnitt. Mitunter ist nur ein Loch im Brustbein vorhanden. Die Eingeweide können normal gelagert sein; es kann aber auch ein Vorfall des Herzens durch die Spalte (Ectopia cordis), wie Abb. 50 zeigt, bestehen.

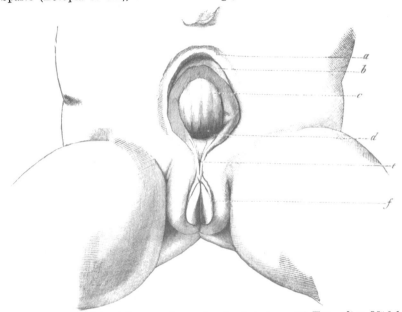

Abb. 51. Fissura abdominis et vesicae urinariae bei einem 18 Tage alten Mädchen.
a Hautrand; *b* Peritoneum; *c* Blase; *d* Kleine, dem Trigonum LIEUTAUDII entsprechende Blasenhöhle; *e* Rinnenförmige Urethra; *f* Die kleinen Schamlippen (nach ZIEGLER).

Die angeborene Bauchspalte (Fissura abdominis) kommt mit und ohne Bauchbruch oder Eventration vor, d. h. mit oder ohne Hervorstülpung des parietalen Bauchfells durch die Spalte und Eintreten von Eingeweiden in den von diesem Bauchfell gebildeten Bruchsack. Sogar die Leber kann sich in demselben finden. Form und Größe des Bruches sind sehr verschieden. Am Rand der Spalte (Bruchpforte) trifft man regelmäßig die auseinander geschobenen geraden Bauchmuskel an. Der Nabelschnurbruch (Omphalocele s. Hernia funiculi umbilicalis) stellt den geringsten angeborenen Bauchbruch dar: der Bruchsack besteht aus schleimigem, embryonalem Bindegewebe, das die Fortsetzung der WHARTONschen Sulze der Nabelschnur darstellt, bedeckt mit einschichtigem Plattenepithel, das sich in die umgebende Epidermis fortsetzt. An der Innenseite findet sich Peritonealendothel (Cölomepithel). Bei größeren Bauchbrüchen ändern sich nur die Dimensionen und nimmt auch der Inhalt zu. Bei der Eventration liegen die Baucheingeweide in der extraembryonalen Cölomhöhle, begrenzt von der äußeren, mesodermalen Fläche des Amnion und in unmittelbarer Berührung mit dem Chorion der Plazenta. Sitz und Ausdehnung des Defektes der Bauchwand können dabei sehr verschieden sein.

Die Harnblasenspalte (Fissura vesicae urinariae) geht meist mit kranialer Harnröhrenspalte (Epispadie) zusammen. Zwischen Nabel und Schamgegend sieht man die rote, samtartige, feuchte, bei Berührung leicht blutende Harnblasenschleimhaut; aus den beiden Harnleitern quillt tropfenweise der Harn hervor. Die Schleimhautränder gehen in die Bauchhaut über. Der Nabel inseriert sich entweder am

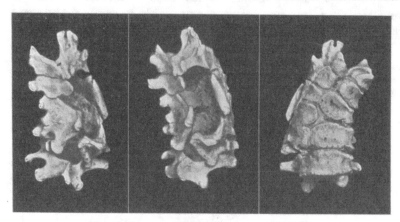

Abb. 52. Einige Wirbel bei Spina bifida.
Das erste Bild zeigt die offenen Wirbelbogen von der Seite, das zweite von hinten, das dritte zeigt die Wirbelkörper von vorne mit narbenähnlichen Stellen.

der kranialen Grenze, oder es findet sich Bauchhaut zwischen Nabel und Harnblase. Es gibt Fälle von Fissura vesicae urinar. inferior, welche Übergänge zur Epispadie (Defekt der kranialen Harnröhrenwand) darstellen. Die kaudale Grenze der Harnblasenspalte ist im allgemeinen wechselnd: häufig verjüngt sich das Blasenfeld zu einer Rinne, der offenen Harnröhre. Die Schamfuge ist dann offen (Spaltbecken). Es kommt aber auch eine Fissura ves. urin. superior vor, bei der Epispadie fehlt, die Schamfuge geschlossen ist und die äußeren Geschlechtsteile normal oder hypoplastisch in verschiedenem Grade sind. Der Harn fließt dann aber nicht durch die Harnröhre. Es können sich außerdem andere Mißbildungen, wie z. B. Kryptorchismus finden. — Den geringsten Grad stellt die Urachusfistel (Offenbleiben des Urachus) dar.

Das Spaltbecken (Pelvis fissa), d. h. das Becken mit angeborenem Klaffen der Schamfuge, kommt häufig bei Harnblasenspalte vor (s. oben). Ebenso die Epispadie. Wir erwähnen hier nur noch die Blasendarmspalte, die Bauchblasendarmspalte und die Bauchblasengenitalspalte. Einen Defekt der kaudalen (analen) Harnröhrenwand bezeichnen wir als Hypospadie.

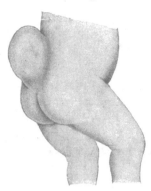

Abb. 53. Spina bifida cystica (nach EIRNBAUM).

Mit Spina bifida (bifidus = geteilt) bezeichnen wir einen angeborenen mangelhaften Verschluß der Wirbelsäule, oder besser der Wirbelbogen. Auch die Wirbelkörper können Anomalien aufweisen, wie Abb. 52 einige narbenähnliche Stellen in denselben zeigt. Besteht auch ein Defekt der bedeckenden Weichteile, so daß das Rückenmark offen zutage liegt, so reden wir von einer Rachischisis. Besteht kein Mangel der Haut, so handelt es sich um eine Spina bifida subcutanea. Diese kann eine cystica (Abb. 53) oder occulta sein.

Bei der Rachischisis ist der Hautmangel breiter als der Wirbelmangel. Die Rachischisis totalis tritt meist zusammen mit anderen Mißbildungen, wie besonders

Cranioschisis, also als Craniorachischisis auf (Abb. 54). Allerdings ist das Kreuz-
bein dabei (immer?) geschlossen. Zugleich findet sich gewöhnlich, so wie in Abb. 54,
Amyelie und Anenzephalie, d. h. es fehlen Rückenmark und Gehirn (fast) voll-
ständig (s. unten). Die Rachischisis partialis kommt an verschiedenen Stellen vor.
Der Mangel der Wirbelbogen ist dabei gewöhnlich geringer als bei der R. totalis.
Der Hautrand ist mitunter stark behaart und pigmentiert.

Die Spina bifida cystica kommt vorzugsweise in der Lenden-Kreuzbeingegend vor;
sie zerfällt in drei Gruppen, je nachdem das Rückenmark oder (und) seine Häute
die Wand der Höhle bilden: Myelocele (Myelomeningocele), Myelocystocele
und Meningocele spinalis (von RECKLINGHAUSEN). Bei der Myelomeningocele
fehlt die Dura dorsal (sie ist gespalten) und ist der Spaltraum zwischen Arachnoidea und Pia zystisch erweitert. Die Geschwulst ist beim Neugeborenen kirsch-
groß oder größer, sie kann später an Umfang zunehmen. Die Nerven ziehen verlängert durch den Sack, dessen Wand aus der
sulzig verdickten Arachnoidea besteht. Die Geschwulst bei der Myelocystocele entsteht
durch zystische Erweiterung des Zentralkanals
des Rückenmarks. Die weichen Hirnhäute sind
sulzig verdickt, die Dura fehlt an der dorsalen
Seite. Die Sackwand der Meningocele spinalis wird nur von Rückenmarkshäuten und
Haut gebildet. Sie enthält keine nervösen Elemente.

Die Spina bifida occulta sitzt meist in
der Lenden-Kreuzbeingegend. Der Knochenmangel ist sehr verschieden groß und verrät sich
äußerlich entweder durch nichts oder durch eine
umschriebene Hypertrichosis (starken Haarwuchs)
oder Verdickung der Haut.

Mehr oder weniger analog sind die Cranioschisis, Encephalocele, Encephalocystocele und Meningocele cerebralis.

Die Cranioschisis oder Acranie bedeutet den
größten Mangel. Bei der Holoacranie fehlen
Scheitelbeine, Stirnbeine bis auf Pars orbitalis,
Schläfenbeinschuppen und Hinterhauptbein und
damit auch das Hinterhauptloch. So entsteht,
auch durch einen gewissen Exophthalmus, ein
„Krötenkopf" oder „Katzenkopf". Fehlt das
Hirn gänzlich, so reden wir von Anencephalie.
Ist ein schwammiges, gefäßreiches Hirnrudiment
vorhanden, eine Area cerebro-vasculosa, so kann
man von Pseudencephalie sprechen, und wenn
Hirnteile nachweisbar sind, von Hemicephalie,
richtiger: Mero-anencephalie (ERNST).

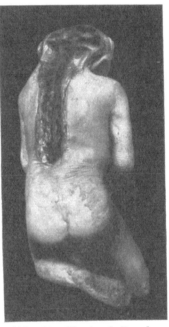

Abb. 54. Hemicephalie oder
Craniorachischisis (nach BIRN-
BAUM).

Bei Meroacranie findet sich nur ein meist nahe der Sagittalnaht beschränkter
Knochenmangel. Hirnteile können durch das Loch bruchähnlich vorquellen:
Ectopia cerebri.

Ist nur ein kleines Loch vorhanden, so daß nur ein kleiner Hirnabschnitt oder
gar nur Hirnhäute hervorquellen, so redet man von Kopf- oder Hirnbruch,
Exencephalus, Hernia cerebralis, Encephalocele, sogar von Spina
bifida cranialis (!) (vgl. linkes Bild in Abb. 44). Meist handelt es sich um eine
Encephalocystocele, weil sich in dem ausgetretenen Hirnabschnitt ein erweiterter
Hirnventrikel findet. SIEGENBEEK VAN HEUKELOM hat eine Encephalocele beschrieben, wobei der Sack am Hinterhaupt so groß wie der Kopf selbst war. Die Ader-
geflechte fehlten. Das verlängerte Mark lag wie ein platter, faseriger Streifen auf dem
Boden des Sackes. Die 10 kranialen Wirbelbogen waren gespalten, die Halswirbelsäule
stark lordotisch. Die Encephalocystocele sitzt meist am Hinterhaupt.

Wir nennen hier auch die Hasenscharte (Labium leporinum oder Cheiloschisis). Es gibt hier auch ausgedehntere Spaltbildungen, nämlich des Oberkiefers, des Gaumens und Kombinationen, d. h. eine Gnatho-, Palato- bzw. Cheilognathopalatoschisis.

Als weiteres Beispiel von Mißbildung der äußeren Form sei der angeborene Hydrocephalus, Wasserkopf, genannt: eine große Menge wässeriger Flüssig-

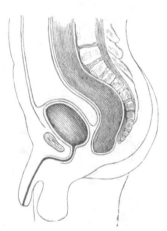

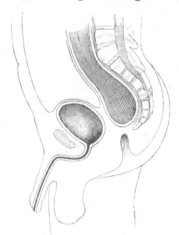

Abb. 55.   Atresia ani (nach Leser, Spez. Chir.).

Abb. 56.   Atresia recti (nach Leser, Spez. Chir.).

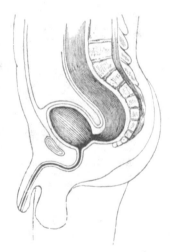

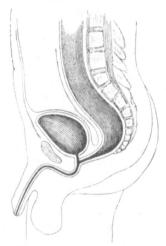

Abb. 57.   Atresia ani vesicalis (nach Leser, Spez. Chir.).

Abb. 58.   Atresia ani urethralis (nach Leser, Spez. Chir.).

keit hat sich in den erweiterten Hirnhöhlen angesammelt. (Diesem Hydr. internus steht der Hydr. externus gegenüber, der ex vacuo oder durch Entzündung entsteht und den wir später näher betrachten werden.)

Die Hirnhemisphären sind mehr oder wenig blasenartig aufgetrieben bis zu Papierdünne, die Windungen verbreitert und abgeplattet, die Gruben schmaler und untiefer. Sämtliche Teile des Gehirns atrophieren mehr oder weniger: die Stammganglien und Brücke sind plattgedrückt, Tapetum und Balken können sogar schließlich schwinden usw. Der Schädel ist mehr oder weniger deutlich, mitunter stark vergrößert, wie sofort auffällt: die Fontanelle klaffen weit und bleiben lange häutig. Bei mikroskopischer Untersuchung zeigt sich das Ventrikelependym verdickt. Unter 330 Fällen von Spina bifida bestand 41mal zugleich Hydrocephalus.

Der Hydrocephalus kann intrauterin (fötaler Hydrocephalus) oder erst nach der Geburt entstehen; im letzteren Falle entweder auf dem Boden einer angeborenen Anlage oder erworben. Jedenfalls suchen wir die Entstehung in einer Transsudation oder serösen Exsudation in den Adergeflechten, also in Stauung oder Entzündung.

Neben Hydrocephalus findet sich häufig Hydromylie, Erweiterung des Zentralkanals des Rückenmarkes; sie kann ebenfalls angeboren, sogar embryonal (FISCHEL) oder nach der Geburt erworben sein. Die Myelocystocele und Rückenmarksspalte hängt mit ihr zusammen.

Zu den äußeren Mißbildungen gehören auch die Atresien. Eine Atresie ist der Mangel der Ausmündung eines Kanals an der Körperoberfläche. So fehlt bei Atresia oris die Mundöffnung, bei Atresia ani die Afteröffnung, bei Atresia recti der Mastdarm (Abb. 55 und 56), bei Atresia ostii uteri die Öffnung (Mund) der Gebärmutter usw. Es kann bei Atresia ani der Mastdarm in die Harnblase oder in die Harnröhre führen (Abb. 57 und 58).

Als letzte Beispiele von Mißbildung der äußeren Form erwähnen wir ein Zuviel oder Zuwenig an Körperteilen, die Poly- oder Hypermastie (Vermehrung der Brustdrüsen), Hyperthelie (Vermehrung der Brustwarzen), Polydaktylie (Vermehrung der Fingerzahl), Vermehrung der Rippen durch Auftreten von Hals- oder Lendenrippen, Vermehrung der Zähne.

Die überzähligen Brüste oder Warzen kommen meist auf der ventralen Thoraxfläche, sie kommen aber auch in der Achselhöhle, an der Schulter, am Rücken, am Unterleib und am Oberschenkel vor. Bei Schwangerschaft können die akzessorischen Drüsen anschwellen und Milch geben. Ihre Zahl kann bis zu 10 betragen. Bei Männern kommen mitunter mehr oder weniger weibliche Brüste (Gynäkomastie) vor.

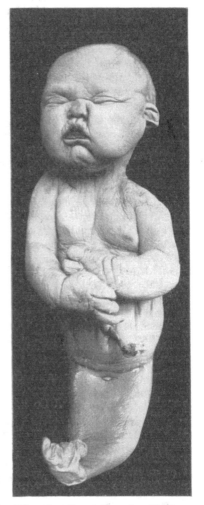

Abb. 59. Sympodie oder Sirenenmißbildung (nach BIRNBAUM).

Polydaktilie tritt in verschiedener Form auf: Die überzähligen Finger bzw. Zehen können an der medialen oder lateralen Seite angehängt oder zwischen die anderen eingeschoben sein. Sie sind rudimentär oder mehr oder weniger gut ausgebildet. Sie können einen eigenen Metakarpal- bzw. Metatarsalknochen haben oder an einem normalen Knochen befestigt sein.

Man hat sogar Spaltung der Hände bzw. Füße beobachtet. Auch überzählige Wirbel, sogar Schwänze sind beobachtet, und zwar wahre Schwänze mit und falsche ohne Knorpel oder Knochen.

Es kann auch ein Zuwenig an Körperteilen vorkommen: Amelus (ohne Extremität), Mikromelie (zu kleine Extremitäten), es kann ein Femur oder (und) Tibia fehlen, ferner Syndaktylie („Verwachsung" der Finger), Sympodie (Sympus apus, Sympus dipus) bestehen (Abb. 59).

Hier sei auch noch auf Mißbildungen des Auges (wie Kyklopie) und des Ohres hingewiesen. Auf Einzelheiten können wir jedoch nicht eingehen.

Wenn wir die Mißbildungen der Organe und Organsysteme übersehen, so können wir dabei unterscheiden Aplasie oder Agenesie, angeborenes Fehlen oder sehr kümmerliche Entwickelung, z. B. einer Niere, eines Brustmuskels, Hypoplasie, eine hinter der Norm zurückbleibende Entwickelung und Vermehrung eines Organs oder von Organteilen — was wir besser nicht mit Hyperplasie andeuten, weil dieses Wort für eine Vermehrung nach der Geburt gebraucht wird. Hypoplastisch pflegt z. B. der Hoden zu sein bei Kryptorchismus (s. unten). Wir können von Vermehrung eines Organs reden, wenn die gewöhnliche Zahl dieses Organs zugenommen hat, z. B. mehr als eine Milz, mehr als zwei Nebennieren usw. vorkommen. Die akzessorischen Organe pflegen allerdings bedeutend kleiner zu sein als das normale. So kommen ziemlich häufig Nebenmilze vor, die so groß als etwa eine graue Erbse oder eine Haselnuß sind. Die Bedeutung dieser akzessorischen Organe ist noch nicht studiert. Sie unterscheiden sich in ihrem Bau meist gar nicht vom normalen Organ. Schwillt die Milz bei einer Infektionskrankheit, wie beim Bauchtyphus, an, so treten die gleichen Veränderungen in der Nebenmilz auf. Es ist sehr wahrscheinlich, daß ein akzessorisches Organ nach Vernichtung oder Entfernung des normalen Organs vikariierend eintritt und hypertrophiert. Ich habe dies sehr deutlich beobachtet bei einer Ziege, bei der die Schilddrüse entfernt wurde: zwei substernale Nebenschilddrüsen (nicht Epithelkörperchen) übernahmen die Tätigkeit anscheinend so, daß das Tier durchaus nichts Abnormes zeigte.

Einige Beispiele einer unvollständigen Entwicklung eines inneren Organs Fehlt der MÜLLERsche Gang auf der einen Seite oder ist er mangelhaft entwickelt, während der andere sich richtig ausbildet, so entsteht der einhörnige Uterus (Uterus unicornis), vgl. Abb. 60 und 61. Sind die beiden MÜLLERschen Gänge richtig ausgebildet, erfolgt aber ihre Verschmelzung gar nicht oder nur mangelhaft, so entstehen, je nach dem Grade, die in Abb. 60—67 veranschaulichten Mißbildungen.

Hier erwähnen wir auch die Heterotopie, das heißt das Vorkommen einer Insel eines bestimmten Gewebes an einer Stelle, wo dieses Gewebe sich normaliter nicht findet. So z. B. kann eine Insel grauer Hirnsubstanz ins Marklager des Groß- oder Kleinhirns eingesprengt sein. Solche Inseln können aus der Hirnrinde oder einem Stammganglion entstammen. Wir nehmen dies wenigstens an, weil die Insel mitunter noch durch einen Stiel mit der Rinde verbunden ist und sie gleichartige Zellen wie die Rinde enthält. Manchmal ist es außerdem, als ob der Rinde über der Heterotopie ein entsprechender Anteil fehle, sie ist z. B. mikrogyrisch (ERNST). So hat man auch (vgl. SCHRIDDE) Inseln einer fremden Epithelart im Epithel des Schlunddarms gefunden. Diese Heterotopie, Hamartome und Choristome haben eine große Bedeutung für die Entstehung von Geschwülsten, wie wir das später erörtern werden.

Angeborene Defekte verschiedener Form und Ausdehnung können außerdem in einem Organ vorkommen. Die angeborenen Herzfehler, der Balkenmangel, die Porenzephalie (ein Sammelname für trichterförmige, grubige Defekte und Löcher im Groß- und Kleinhirn, HESCHL) sind Beispiele davon.

Schließlich wollen wir hier die Heterotaxie, das heißt den Situs viscerum inversus (transversus) erwähnen. Sie bedeutet eine solche Umlagerung von Organen (namentlich Herz, Lungen, Schluckdarm, Magen, Milz, Leber, Pankreas, Darm), daß ein Spiegelbild ihrer gewöhnlichen Lage (Situs

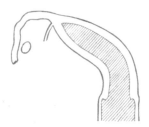

Abb. 60.   Uterus unicornis.

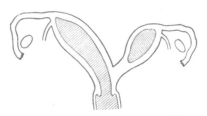

Abb. 61.   Uterus bicornis mit rudimen-
tärem Nebenhorn.

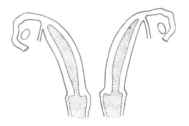

Abb. 62.   Uterus duplex separatus
(Uterus didelphys).
Vollkommen getrennte doppelte Uteri mit
vollkommen getrennten Vaginen.

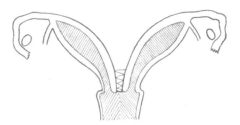

Abb. 63.   Uterus (Pseudo)didelphys.
Uteri nicht vollkommen getrennt.
Einfache Scheide oder durch Septa getrennt.

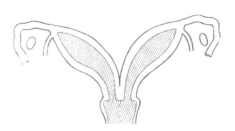

Abb. 64.   Uterus bicornis bicollis.

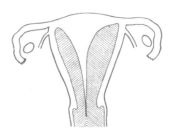

Abb. 65.   Uterus septus.

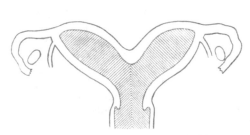

Abb. 66.   Uterus bicornis unicollis.

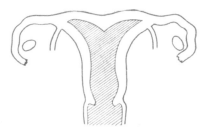

Abb. 67.   Uterus arcuatus.
Die Teilung ist im Fundus noch angedeutet.

Abb. 60—67 nach E. KEHRER.   (Aus JASCHKE-PANKOW, Gynäkologie.   7. u. 8. Aufl.)

solitus) entsteht. Es liegt also bis in Einzelheiten, links, was gewöhnlich rechts gelegen ist und umgekehrt (vgl. KÜCHENMEISTER). Linkshändigkeit kommt bei situs inversus vor, aber nicht besonders häufig. Heterotaxie hat man sowohl bei Doppelbildungen wie bei Einzelfrüchten angetroffen. Sie kann nur ein Organ betreffen, z. B. das Herz (Dextrokardie).

Es kommen auch abnorme Lagerungen ohne Spiegelbild, namentlich von Bauchorganen, vor. Man redet dann von Dystopie. So kennen wir eine Dystopia renis, wobei die Niere z. B. beim Promontorium liegt; der Kryptorchismus, wobei der Hoden in der Bauchhöhle oder im Leistenkanal stecken bleibt, stellt auch ein Beispiel von Dystopie, eine Ektopie (Versetzung in eine andere Höhle) dar. Auch ein Teil des Darms, z. B. der Dickdarm, kann abnorm gelagert sein.

Pathogenese der Mißbildungen.

Jetzt kommen wir zur Frage: Wie entsteht eine Mißbildung? Für die Beantwortung dieser Frage ist die Bestimmung der Entstehungszeit der Mißbildung wichtig. Im allgemeinen können wir mit MARCHAND annehmen: Je schwerer die Mißbildung, desto frühzeitiger ist sie entstanden. Und SCHWALBE hat für Epignathus und für die Sakralparasiten den Satz aufgestellt: Je komplizierter der Bau, desto früher ist im allgemeinen der teratogenetische Terminationspunkt zu setzen, das heißt der Zeitpunkt im embryonalen Leben, zu dem spätestens der mißbildende Einfluß oder die mißbildende Konstellation eingewirkt haben muß. Mitunter kann man nicht einen Zeitpunkt, sondern nur eine Terminationsperiode angeben. Die meisten Mißbildungen des Menschen entstehen in den drei ersten Lebensmonaten (MARCHAND). Daß im allgemeinen eine Mißbildung um so frühzeitiger entstanden sein muß, je schwerer sie ist, je mehr sie das Wesen ändert, versteht sich bei einigem Nachdenken. Dies schließt jedoch nicht aus, daß eine Mißbildung in irgendeiner Anlage (Keimesvariation) gegeben ist; diese bildet sich aber erst in einem gewissen Zeitpunkt aus. Es gibt wahrscheinlich viele Mißbildungen, die durch Schädigung einer Anlage eines Organs oder Körperteils überhaupt oder durch eine ererbte abnorme Konstellation der Zygote entstehen.

Wie bemerkt wurde, finden sich häufig mehrere Mißbildungen nebeneinander. Dieser Befund kann von großer Bedeutung sein für die Erkennung der formalen und kausalen Genese. Allerdings ist große Vorsicht bei der Aufstellung von Schlußfolgerungen geboten. Denn es können die verschiedenen Mißbildungen an einem Individuum genetisch zusammenhängen, sie müssen es aber nicht. Es ist auch denkbar, daß mehrere Mißbildungen unabhängig voneinander, z. B. durch das Zusammentreffen mehrerer Keimesvariationen (s. unten) in einer befruchteten Eizelle auftreten. Ein ursächlicher Zusammenhang ist auf verschiedene Weise möglich. Mehrere Mißbildungen können von derselben Schädigung oder es kann eine Mißbildung von einer anderen hervorgerufen sein wie z. B. bei den angeborenen Herzfehlern die Frage zu beantworten ist, was primär, was sekundär sei, ein Ostiumdefekt oder ein Septumdefekt die nebeneinander gefunden werden. So ist es die Frage, was bei Spina bifida und anderen daneben vorhandenen Mißbildungen des Medullarohres primär ist: Verkrümmung oder Knickung der zerebrospinalen Achse (wie sie LEBEDEFF annimmt) oder die übrigen Mißbildungen usw. In allen diesen Fällen ist offenbar die Bestimmung des Alters, wenigstens des teratogenetischen Terminationspunktes der verschiedenen Mißbildungen wichtig; sie kann entscheidend sein.

Obige Frage hat man in verschiedener Weise beantwortet. Die alte Annahme, es sei jede Mißbildung als solche ebenso wie jedes normale Individuum als solches schon im Ei präformiert, entbehrt jeder mikroskopischen Grundlage (s. Präformation).

Wir haben es nur mit zwei Auffassungen zu tun was die Entstehung der **Doppelbildungen** betrifft: die eine läßt Doppelbildungen durch **Verschmelzung** oder **Verwachsung** zweier Fruchtkeime entstehen. Schon ARISTOTELES nahm dies an; daher treten nach ihm Doppelbildungen besonders häufig bei Vögeln (Hennen) auf, die ja viele Junge zugleich gebären. Andere Forscher hingegen (MECKEL u. a.) nehmen **Spaltung, Bifurkation** eines Keimes durch innere Einflüsse an. Wir können uns denken, daß ein schädigender Einfluß, Druck z. B., einen Embryo in geringer oder größerer Ausdehnung spaltet, so daß dementsprechend ein Diprosopus, ein Xiphopagus oder eine andere Mißbildung entsteht. Hierzu sei sofort bemerkt, daß wir Verwachsung oder Verschmelzung von unvollkommener Trennung, ebenso Spaltung oder Spaltbildung (bei Einzelmißbildungen) von Offenbleiben einer embryonalen oder fötalen Spalte zu unterscheiden haben.

Welche Beobachtungen stehen uns nun zur Entscheidung zwischen diesen beiden Möglichkeiten zur Verfügung? BORN und andere Forscher (BRAUS, HARRISON) haben Verwachsungen an verschiedenen Körperstellen zwischen zwei Ranalarven zustande gebracht, indem sie z. B. an beiden Larven einen flachen Bauchschnitt anlegten und dann die beiden Larvenstücke z. B. den kranialen Abschnitt der einen und den kaudalen Abschnitt der anderen Larve aneinander befestigten. So entstanden verschiedenartige Doppelbildungen. Auch haben SPEMANN, KOPSCH u. a. durch künstliche unvollkommene Spaltung, O. HERTWIG durch Einschnürung von Embryonen Doppelbildungen hervorgerufen. Von vornherein müssen wir Doppelbildungen durch solche Verwachsungen bzw. Spaltungen auch bei Säugetierembryonen als möglich betrachten. Fragen wir aber, was für mechanische Einwirkungen auf den Säugetierembryo „spontan" einwirken sollten, die zu Doppelbildung führen, so bleiben wir die Antwort zur Zeit schuldig. Wir dürfen nicht vergessen, daß Doppelbildungen wohl nur während des Embryonallebens entstehen. Die Versuche SPEMANNS weisen jedenfalls auf die Möglichkeit hin, daß abnorme Teilung der Eisubstanz, sie mag befruchtet sein oder nicht (O. SCHULTZE), zu Doppelbildung führt.

Es liegen aber noch andere Beobachtungen vor, besonders an Hühnereiern. DARESTE (1855), und später bestätigten es andere Forscher, hat auf das Vorkommen von zwei und mehr Primitivstreifen, also Embryonalanlagen, in einem Ei hingewiesen. Solche, ursprünglich getrennte, Embryonalanlagen können bei ihrem weiteren Wachstum sich berühren und dann an irgendeiner Stelle des Kopfes, des Rumpfes usw. verschmelzen, verwachsen. So können Doppelbildungen entstehen. Woher kommen zwei oder mehr Primitivstreifen in einem Ei? Einige Forscher haben eine Befruchtung durch zweiköpfige Spermatozoen, die sie beobachtet haben, angenommen; andere eine Befruchtung durch zwei oder mehr Spermatozoen, eine Di- bzw. Polyspermie. H. FOL hat Doppelbildung auf eine solche Überfruchtung zurückgeführt. Diese könne aber nur unter besonderen Umständen erfolgen, z. B. wenn die Eizelle überreif oder eben noch nicht vollkommen reif oder so geschädigt ist, daß die Bildung der Dotterhaut nach dem Eindringen des ersten Samenkörperchens ausbleibt und ein zweites Samenkörperchen oder gar mehrere in den Dotter eindringen. (Die Dotterhaut soll das Eindringen von mehr als einem Spermatozoon verhüten). Nach anderen (vgl. BROMAN) ist das Eindringen mehrerer Spermatozoen in große, dotterreiche Eier von Reptilien, Vögeln, Haien, Regel. Ein Seeigel kann sogar aus zwei verschiedenen väterlichen Hälften entstehen. O. HERTWIG hat durch Befruchtung überreifer Froscheier ebenfalls Mißbildungen erzeugt, was vielleicht von großer Bedeutung ist zur Erklärung gewisser spontaner Mißbildungen. Ob Dispermie mit nachfolgender Doppelbildung auch bei Säugetieren vorkommt, ist damit aber noch nicht erwiesen. DARESTE hat zuerst in sehr zahlreichen Versuchen nachgewiesen, daß Erhitzung, Schütteln eines Hühnereies zur Entstehung eines Monstrums führen kann, so daß „teratogénie" nichts anderes als „embryogénie modifée" bedeutet. Bemerkenswert sind die individuellen Unterschiede, die er dabei fand: Er konnte voraussagen, daß eine bestimmte Schädigung eines Eies zu einer Mißbildung führen müßte, nicht aber zu welcher.

Auch an Organen eines einzigen Individuums kommen Doppelbildungen vor: Diplomyelie, Verdoppelung der Geschlechtsorgane, Polymastie, Polydaktylie usw. Auch hier erhebt sich die Frage, ob Verschmelzung oder Spaltung oder beides vorliegt, eine Frage, die wir zur Zeit zu beantworten nicht mit genügender Sicherheit imstande sind.

So hat COHNHEIM nicht nur für vollständige Doppelbildungen sondern außerdem für jede überzählige Bildung eines Körperteils wie z. B. Polydaktylie, Polymastie, Polythelie, bei Einzelmißbildungen „eine zu üppige Bildung und bis zur Verdoppelung gehende Vermehrung eines größeren oder kleineren Teils der beim Furchungsprozeß entstandenen ersten Urzellen der Keimanlage" angenommen. Auch die Ichthyosis wäre hierzu zu rechnen. Man hat hier im allgemeinen von Monstra per excessum geredet. Bemerkenswert ist, daß sich neben Exzessen in Bildung und Wachstum in der Regel Hypo- oder Aplasie oder sonstige Defekte finden. Wir sehen solche z. B. auch am Riesen.

Auch die Teratome gehören zur Gruppe der Monstra per excessum. Teratome können entstehen durch Ausschaltung von Keimmaterial, die zu verschiedener Zeit stattfinden kann. Diese Genese gehört also zu den Versprengungen, Heterotopien (s. unten). Nur kennzeichnen sich die Teratome durch ihren Aufbau aus Derivaten mindestens zweier Keimblätter. Weiterwachsen können andere versprengte Keime überhaupt auch, wie die Forschung der Geschwülste immer mehr gelehrt hat. Zu den Teratomen gehören auch die Dermoidzysten, die aus Haut mit Haaren, Talgdrüsen, Zähnen, Bindegewebe, Knochen usw. bestehen. Sie kommen auch wohl an anderen Stellen, aber besonders in den Geschlechtsdrüsen vor. Wo sie, wie z. B. irgendwo im Gesicht, oberflächlich liegen, kann man sie auf eine Einstülpung und nachträgliche, mehr oder weniger vollständige Abschnürung zurückführen. So auch die Dermoidzysten des Skrotums. Wo sie aber tiefer angetroffen werden, wie in einer Keimdrüse, hat man auch andere Möglichkeiten berücksichtigt: Zunächst ist hier an eine fötale Inklusion zu denken, d. h. an eine Aufnahme in die Bauchhöhle (vor der Schließung derselben) eines kümmerlich entwickelten Zwillingsindividuums desselben Eies. Sodann haben einige Forscher die Möglichkeit einer Parthenogenese betont, indem eine unbefruchtete Eizelle bzw. Samenzelle (Primordialei im Hoden) unter bestimmten Umständen zu wachsen anfange und ein Teratom bilde. In einigen Fällen, wo man Befruchtung (extrauterine Schwangerschaft) sowie fötale Inklusion ausschließen zu müssen glaubte, hat man sogar einen mehr oder weniger deutlich ausgebildeten Embryo (Embryom) im Eierstock einer Virgo gefunden (vgl. DUVAL et MULON). Künstliche Parthenogenese ist auch bei Tieren möglich (R. HERTWIG, LOEB, DELAGE). Ob aber beim Menschen Parthenogenese vorkommt, ist unentschieden. Wir müssen die Möglichkeit beachten, daß Teratome aus extraregionären Keimbahnzellen entstehen (S. 517).

Auf der anderen Seite unterscheidet man Monstra per defectum die man einem Zuwenig an Bildungsstoff des Embryo zuschreibt, ohne aber die Konstellation der Faktoren in den verschiedenen Fällen zu kennen, welche die Bildung bzw. das Wachstum der Anlage beherrschen, wenigstens beeinflussen, also ohne genügenden Grund. Die Akardie gehört z. B. zu dieser Gruppe. Jede Aplasie (Agenesie), Hypoplasie, auch gewisse Fälle von Zwergwuchs könnten sich gewiß aus einem primären Zuwenig an Bildungsstoff erklären. Es ist aber auch möglich, daß die Ernährung eines Embryos oder eines Abschnitts desselben ungenügend ist, oder daß eine Anlage irgendwie geschädigt wird. Übrigens wird bei gleicher Schädigung der spätere Defekt um so größer sein, je früher der Embryo geschädigt wird. Stirbt ein Teil oder ein ganzer Embryo ab, so kann das Abgestorbene vollkommen resorbiert werden. Wir haben Grund für die Annahme, daß z. B. Amnionstränge oder ein zu enges Amnion zu beträchtlichen Ernährungs- und Bildungsstörungen führen können. Selbstamputationen wie des Unterbeins und Einschnürungen der Finger usw. kommen z. B. durch die Einwirkung von Amnionsträngen vor (s. unten).

FÖRSTER hat ferner als Irrungsbildung oder monstrum per fabricam alienam abnorme Lage der Eingeweide bezeichnet, wie den Situs viscerum transversus, die Umlagerung der Brust- oder Bauchorgane. Diese Gruppe ist sehr unscharf begrenzt. Auch Defekte hat man hierzu gerechnet. SPEMANN hat Situs transversus hervorgerufen durch Umdrehung eines Stückes Rückenplatte des Embryos, wodurch auch die meso-entodermale Platte umgedreht wird. VON BAER hatte schon den Situs inversus einer falschen Drehung des Embryos zugeschrieben, wodurch er nicht an die linke, sondern an die rechte Seite der Nabelblase zu liegen kommt.

GEOFFROY ST. HILAIRE nahm in bestimmten Fällen ein „arrêt de développement", MECKEL eine Bildungshemmung oder Hemmungsbildung an. DARESTE betrachtete sehr viele Mißbildungen als solche. Sie stehen den Defektbildungen nicht gegenüber, es sind im Gegenteil viele Defektbildungen als Bildungshemmungen aufzufassen.

Mißbildungen der Scheidewände bzw. Ostien des Herzens sind als Bildungshemmungen aufzufassen. Ferner sind die Hasenscharten und andere Spalten als Bildungshemmungen zu betrachten: So ist die Fissura sterni Folge eines Ausbleibens der Verschmelzung der Rippen zur Sternalplatte, wie schon in einer Entwickelungsstörung der Sklerotome, aus denen die Rippen hervorgehen, fußen kann. Bei den Bauchspalten, der Blasenspalte und Epispadie, beim Spaltbecken nehmen wir ebenfalls eine mangelhafte Verschmelzung, und zwar der Myotome an. In der Regel ist die Entwickelungshemmung asymmetrisch, auf der einen Seite stärker als auf der anderen. Bemerkenswert ist das gleichzeitige Vorkommen von Rachischisis, welche ebenfalls als Wachstumshemmung, und zwar des Urwirbelblastems aufzufassen ist, so daß die Membrana reuniens nicht gebildet wird. Bei den Bauchspalten kommt auch noch die Möglichkeit in Betracht, daß es sich um eine primäre Anomalie der Baucheingeweide mit folgender Bauchspaltenbildung handelt. Wahrscheinlich ist aber Verzögerung des Breitenwachstums der Urwirbel das Primäre, vielfach mit vermehrtem Längenwachstum und einer Änderung der Wachstumsrichtung. Spätestens in der Mitte der dritten Woche des embryonalen Lebens. Alle Formen der Spina bifida müssen zu einer Zeit entstehen, in welcher die Medullarinne noch offen ist.

Auch die Atresien stellen Bildungshemmungen dar. Sie sind ja auf ausbleibende Bildung eines Körperteils bzw. einer Körperöffnung zurückzuführen.

Es gehören wahrscheinlich sehr viele Mißbildungen zu den Bildungshemmungen. Wir müssen aber in jedem einzelnen Fall scharfe Fragen stellen, weil Hemmung neben Exzeß häufig vorkommt. Es kommt darauf an, was gehemmt ist, wie und wodurch es gehemmt wurde.

Von der Verlagerung und Versprengung von Keimen, den Heterotopien, wissen wir nichts Bestimmtes.

Wodurch entstehen Mißbildungen?

Jetzt erübrigt sich uns die Beantwortung der Frage, wodurch Mißbildungen entstehen. Künstlich hat man durch mechanische (Schütteln), ther-

mische, chemische bzw. physikochemische Schädigung des Eies oder des
Embryos Mißbildung hervorgerufen. Außer den oben schon erwähnten Versuchen haben DARESTE u. a. durch Lackieren, FOL durch Überhitzung Störungen im Verschluß des Medullarrohres hervorgerufen.

Man hat sehr verschiedenartige Mißbildungen einem äußeren Druck zu
geschrieben. So hat DARESTE zuerst beim Hühnchen die Omphalozephalie
geschrieben: Das Herz liegt am kranialen Ende der Körperachse, der Kopf ist
nach dem Nabel zu abgeknickt, der Vorderarm fehlt. FOL und WARYNSKI haben
durch Druck auf den Kopf bei 30 bis 36 Stunden alten Hühnerembryonen
Omphalozephalie hervorgerufen, was aber auch durch Einwirkung abnorm
hoher oder niedriger Temperaturen gelingt.

Erwähnung verdient hier auch der Versuch D. MAC GILLAVRYS, auf abnorm
starke Nackenkrümmung (während des Embryonallebens) die Entstehung gewisser
angeborener Herzfehler zurückzuführen. Die starke Nackenkrümmung ändere die
Blutströmung und damit einen Faktor, der das Wachstum und die Entwickelung
des Herzens, namentlich der Herzklappen beeinflußt. Die Frage bleibt dann zu lösen,
wodurch die Nackenkrümmung abnorm stark wird. Vielleicht kommt hier Enge
der Kopfkappe des Amnions in Betracht. Diese ist übrigens bei gewissem Grad und
gewisser Ausdehnung, den Verschluß des Medullarrohres zu hemmen und so Cranioschisis und dergleichen Mißbildungen hervorzurufen imstande (DARESTE). Enge der
Schwanzkappe kann Klumpfüße, Sympodie, Symmelie, Sirenenbildung zur Folge
haben. LUCKSCH hat übrigens durch Druck mit einem Glassplitter bei Enten-
embryonen Myeloschisis hervorgerufen. Und daß äußere mechanische Einwirkungen auch bei der menschlichen Frucht Verunstaltungen verursachen können,
geht hervor aus mehreren Beobachtungen von fehlerhaft geheiltem Knochenbruch beim neugeborenen Kinde, nachdem die Mutter während der Schwangerschaft einen Schlag oder Stoß gegen den Bauch erlitten hatte; auch wohl nachdem
die Mutter im sechsten Schwangerschaftsmonat (KOPITZ) eine schwere Last getragen
hatte. Diese Beobachtung weist auf die Notwendigkeit hin, bei angeborenen Mißbildungen auch auf die Körperhaltung der Mutter während der Schwangerschaft
im Zusammenhang mit ihrem Körperbau zu achten. Hierzu soll auch noch bemerkt
werden, daß man das „Versehen" der Schwangeren nicht ohne weiteres den Fabeln
anreihen darf. Gewiß kommen hier starke Übertreibung und sogar Aberglauben
vor. Heftiger Schrecken kann aber krampfhafte Zusammenziehung einer schwangeren Gebärmutter und damit Druck auf die Frucht zur Folge haben. Wenn das
bei einer bestimmten Entwickelungsstufe der Frucht stattfindet, wäre Craniorachischisis oder Knochenbruch usw. möglich. Die Schwangere, die einen An-
encephalus (Katzenkopf) gebärt, muß sich also nicht eben über eine Katze erschreckt
haben; von Bedeutung für die Erklärung könnte es aber sein, daß sie sich heftig
erschreckt hat. Auf andere dunkle Einflüsse gehen wir nicht ein. Wir müssen
Fälle mit scharfer Kritik sichten und die Grenzen seelischer Einflüsse zu bestimmen
suchen.

Man hat viele Mißbildungen einer abnormen Druckwirkung in der Gebärmutter zugeschrieben, ohne jedoch dabei immer den anatomischen Verhältnissen und den Forschungen der Mechanik gebührend Rechnung zu tragen.
So müssen wir, wenn wir von abnorm starker Dehnung des Amnions reden,
im Auge behalten, daß diese nicht oder kaum möglich ist ohne Dehnung bzw.
Vergrößerung durch Wachstum der Gebärmutter, deren Höhle das Amnion
ja ausfüllt. Umgekehrt ist man nicht berechtigt, aus dem Fund eines Hydramnions ohne weiteres einen abnorm hohen Fruchtwasserdruck während der
Schwangerschaft anzunehmen und diesem die Entstehung einer etwa vorhandenen Mißbildung der Frucht zuzuschreiben. Das ist gewiß möglich. Es
liegen hier aber mehrere Möglichkeiten vor. Es könnte die abnorm starke
Anhäufung von Fruchtwasser die Folge eines zu raschen Wachstums oder einer
abnorm großen Dehnbarkeit von Amnion und Gebärmutter sein. Es kommt
ja nur auf das Verhältnis vom Flüssigkeitsdruck zum Widerstand der Wandung

an. Es könnten ferner Hydramnion und Mißbildung unabhängig voneinander, als Koeffekte derselben Wirkung oder nicht als solche aufgetreten sein. Und es könnte sogar die Mißbildung eben das Hydramnion zur Folge gehabt haben. Wir wissen so wenig von Bildung und Abfuhr des Fruchtwassers, daß größte Vorsicht hier am Platz ist. Vergessen wir nicht, daß starkes Hydramnion ohne Mißbildung nicht selten ist. Bei der Entstehung von Hydramnion wird der unmittelbare Druck des geräumigeren Amnions auf die Frucht bald schwinden. Übrigens dürfen wir nicht vergessen, daß das Amnion ein Teil der Frucht ist, so daß eine etwaige Mißbildung des Amnions ebensogut Mißbildung der Frucht bedeutet, die auch wie Enge des Amnions erblich sein kann.

Ebensowenig ist jetzt die Bedeutung einer abnorm geringen Menge Fruchtwasser anzugeben. Nur müssen wir als wahrscheinlich betrachten, daß zu große Enge des ganzen Amnions oder eines Abschnitts desselben die Entwickelung des Embryos bzw. eines der Enge entsprechenden Abschnitts (s. oben) desselben hemmen wird. Bei allgemein zu engem Amnion kann die Frucht zusammengeknickt sein. Verwachsungen werden im allgemeinen durch zu enges Amnion begünstigt. Wir haben in diesen Fällen zu bedenken, daß allerdings der hydrostatische Druck sich in allen Richtungen gleich stark fortpflanzt, daß dies aber nicht zutrifft für eine örtlich umschriebene stärkere Spannung des Amnions, z. B. durch Druck des wachsenden Embryos hervorgerufen. Diese umschriebene (stärkere) Spannung pflanzt sich fort, wie wir das S. 39 ff. dargetan haben.

Wir haben oben schon die durch Amnionstränge hervorgerufenen Selbstamputationen und Einschnürungen erwähnt. Wie entstehen Amnionstränge? Wir nehmen an, daß unter bis jetzt unbekannten Umständen Teile des Amnions miteinander verwachsen können, wenigstens aneinander befestigt werden. Durch weitere Ansammlung des Fruchtwassers tritt dann Dehnung und derzufolge die Bildung von Strängen, Fäden usw. (SIMONARTsche Bänder) ein. Durch Bewegungen der Frucht können dann Extremitäten umwunden, eingeschnürt oder gar abgeschnürt, amputiert werden. Manchmal ist dies an der Mißbildung ersichtlich. Es ist aber auch möglich, daß ein Strang oder Faden zerreißt und unkenntlich wird, nachdem er eine Mißbildung hervorgerufen hat. Die Entstehung dieser Mißbildung ist dann unklar. Man sei aber zurückhaltend mit der Annahme von verschwundenen oder unkenntlich gewordenen Amnionsträngen! Auf der anderen Seite hat nicht jeder Amnionstrang, den man neben einer Mißbildung oder gar mit derselben verbunden findet, Bedeutung für die Entstehung dieser Mißbildung. Der Strang kann sogar später sekundär aufgetreten sein. Verwachsung von Frucht und Amnion kommt ja vor, ohne daß wir wissen wie und wodurch.

Auch die Nabelschnur kommt bei der teratogenetischen Forschung in Betracht.

Man hat auch fötale Entzündung und fötale Krankheiten überhaupt als ursächliche Faktoren von Mißbildung herangezogen. Wir wissen allerdings, daß Syphilis, Pocken, Tuberkulose und einige andere Infektionen ausnahmweise beim Fötus vorkommen. Entzündung, z. B. der Haut, der Leber, der Lunge hat man dabei beobachtet (Pocken, angeborene Syphilis der Leber, Lunge usw.). Wir dürfen aber nicht ohne histologischen Nachweis fötale Entzündung annehmen. Verwachsungen und gewisse andere Veränderungen erklären sich leicht durch eine solche Annahme, sie können aber auch anderen Ursprungs sein. Von „Degeneration(en)" eines Embryos redet man auch, aber in recht vager Weise. Wer in einem besonderen Fall — also nicht im allgemeinen — das Wort Degeneration gebraucht ohne Angabe ihrer Natur oder Form, verrät damit schon die Dürftigkeit seiner Kenntnis.

Wir kennen also gewisse äußere Einwirkungen auf Ei, Embryo bzw. Fötus, welche unter bestimmten Umständen zu Mißbildungen führen. Außerdem gibt es wahrscheinlich Mißbildungen, welche durch innere Einflüsse, durch bestimmte primäre Eigenschaften des befruchteten Eies bedingt sind. Das sind Eigenschaften, die als solche von einem der Eltern ererbt, oder durch Keimesvariation, durch Amphimixis entstanden sind. Wir kommen auf die Vererbung im nächsten Kapitel zurück, wollen hier nur bemerken, daß sich durch Amphimixis eine unendliche Zahl Keimesvariationen denken läßt. Wir dürfen sie aber nur per exclusionem, nach Ausschluß anderer Möglichkeiten, annehmen. Eine primär ungenügende oder zu große Menge Anlagestoff wäre als Keimesvariation zu deuten. Die Entscheidung ob (primäre) Keimesvariation oder erworbene Mißbildung, ist oft schwer. Auch da, wo wir auf den ersten Anblick eine Keimesvariation, gar Atavismus, anzunehmen geneigt sind, ist doch ohne weiteres die andere Möglichkeit nicht ausgeschlossen. So kann gewiß Polydaktylie oder Polymastie auf Keimesvariation beruhen. Es kann aber auch die Anlage der Finger oder der Brustdrüsen durch Druck zerteilt und folglich die Polydaktylie bzw. Polymastie erworben sein. Es erhebt sich dabei die grundlegende Frage, zu wie viel verschiedenen Mißbildungen die gleiche Keimesvariation, unter verschiedenen Umständen, zu führen vermag.

Bedeutung der Mißbildung für den Organismus.

Wir haben schon gesehen, daß es lebensfähige und nichtlebensfähige Mißbildungen, trennbare und nichttrennbare Doppelbildungen gibt. Daß angeborene Herzfehler Zirkulations- und Stoffwechselstörungen, damit Funktionsstörungen zu Folge haben, die sogar sehr stark sein können (Morbus coeruleus) versteht sich. Mutatis mutandis gilt dies für andere Organe. Auch daß Atresien zu bedeutenden Funktionsstörungen führen können. Wir müssen den Leser übrigens auf BIRNBAUM, besonders für die geburtshilfliche Bedeutung der Mißbildungen hinweisen und schließen mit folgender Bemerkung: Bei Anencephalen hat man sehr bemerkenswerte Erscheinungen beobachtet. So z. B. lebte ein (mero)anencephales Kind 8 Tage nach der Geburt, obwohl es nur die untere Hälfte der Brücke besaß. In einem anderen Fall wurde anhaltendes Schreien vernommen bei bloßem Vorhandensein der unteren Hälfte des verlängerten Markes. Ferner wurden Schluck- und Saugbewegungen nach Einführen eines Fingers in den Mund und andere Bewegungen nach Faradisation des Hirnrudimentes bei einem Kind mit Pseudencephalie (ARNOLD) neben Steigerung vieler Reflexe festgestellt. Von den wichtigen Tätigkeitsstörungen durch kleine Mißbildungen wissen wir fast nichts, auch nicht von den feineren Mißbildungen welche pathologischen Geister- und anderen Eigenschaften zugrunde liegen.

12. Kapitel.

Erblichkeit, Heredität.

Bestimmung der Erblichkeit.

Vererbung kommt sowohl bei ein- wie bei mehrzelligen Pflanzen und Tieren vor, sowohl bei ungeschlechtlicher wie bei geschlechtlicher Fortpflanzung. Wir beschränken uns auf letztere. Die befruchtete Eizelle (Zygote), die aus der Vereinigung der elterlichen Keimzellen (Gameten, also Eizelle und Spermatozoon) entsteht, stellt die vollständige Anlage des Individuums dar, sei es auch nicht das Individuum in mikroskopischen Dimensionen, wie man früher glaubte. Vererbung bedeutet die Übertragung einer Eigenschaft von einem Elter auf die Frucht, oder allgemeiner: von einer Mutterzelle auf die Tochterzelle. Wir nennen eine solche erbliche Eigenschaft ererbt seitens der Tochterzelle, vererbt seitens der Mutterzelle. Erblich nennen wir eine wiederholt vererbte Eigenschaft. Bestimmte Wiederholung vermag zur Annahme von Erblichkeit zu führen.

Welche Eigenschaften werden nun vererbt, welche sind erblich? Nur was einer elterlichen Keimzelle eigen, nichts das ihnen fremd ist, nur Bestandteile der elterlichen Keimzellen sind vererbbar. Wir denken uns alle vererbbaren Eigenschaften eben an Bestandteile der Keimzellen, d. h. an Erbfaktoren, Erbeinheiten oder Gene gebunden. Nicht alle Forscher meinen aber den gleichen Begriff. Ein der Keimzelle anhaftendes Körperchen (Bakterie) oder Gift wird nicht vererbt. Seine Verteilung über die Nachkommen folgt nicht den Gesetzen der Erblichkeit, sondern denen der Infektion. Es gibt somit keine erbliche Tuberkulose, Syphilis oder sonstige Infektion. Wir kennen aber angeborene Tuberkulose, Syphilis, Pocken. Passive Immunität kann intrauterin erworben sein, sie wird jedoch nie vererbt. Es können aber wohl bestimmte Eigenschaften vererbt werden, welche eine aktive Immunisierung ermöglichen.

Wir müssen die allgemeinen Lebenseigenschaften aller Lebewesen, wie Assimilationsfähigkeit, Reizbarkeit usw. und die Eigenschaften aller Individuen der gleichen Art und Rasse wohl ohne weiteres als erblich betrachten. Es gibt keine Wahl. Ohne Assimilation wäre kein Wachstum der Zygote möglich. Aber auch abnorme Eigenschaften der Gestalt, der Farbe usw., also individuelle Unterschiede, können erblich sein, wie unten zu erörternde Versuchsergebnisse dargetan haben. Über die Erblichkeit dieser individuellen Eigenschaften handelt folgendes.

Wie erkennen wir die Vererbung einer individuellen Eigenschaft? Alle ererbten Eigenschaften sind angeboren, wie z. B. die Farbe der Augen. Aber, und hier erhebt sich sofort eine Schwierigkeit, nicht jede ererbte Eigenschaft ist sofort nach der Geburt als solche erkennbar. Sie kann zunächst als Anlage im neugeborenen Organismus schlummern und erst einige Zeit nach der Geburt, durch Wachstum erkennbar werden. Ihre Dimensionen können sogar für immer unterhalb der Schwelle unserer Beobachtungsfähigkeit, d. h. es kann die Eigenschaft latent bleiben, trotzdem aber vererbt werden.

Auf der anderen Seite ist nicht jede angeborene Eigenschaft ererbt, eine zweite Fehlerquelle. Nur Eigenschaften der Bestandteile der Keimzellen oder Eigenschaften, die durch Amphimixis (Einwirkung von Bestandteilen der zur Zygote zusammenschmelzenden Gameten aufeinander) entstehen, können vererbt werden. Ob Amphimixis vorkommt, wird von manchen Forschern bezweifelt, und bleibe vorläufig dahingestellt. Jedenfalls aber sind alle Eigenschaften, die nach der Verschmelzung der Gameten zur Zygote vor der Geburt entstehen, ebensogut erworben wie die nach der Geburt eintretenden Veränderungen. Sie sind antenatal erworben, denn die Zygote stellt eine selbständige Zelle dar, die den elterlichen Zellen nicht mehr gehört. „Angeboren“, kongenital umfaßt somit als Genus die beiden Spezies des Ererbten und des vor der Geburt Erworbenen. Angeboren und erworben stellen somit keinen Gegensatz dar.

Ererbt und endogen (im Körper, aus Körperbestandteilen entstehend) sind nicht gleichbedeutend, ebensowenig wie erworben und exogen. So kann eine ererbte Anlage (Mißbildung) zu einer Geschwulst und eine solche Geschwulst durch Verschluß der Gallenwege zu einer erworbenen endogenen Gallenstauung führen.

Eine Selbstamputation durch einen Amnionstrang ist ebenfalls eine endogene erworbene Mißbildung.

Wie unterscheiden wir nun das Ererbte vom Erworbenen?

Die Kongenitalität einer individuellen Eigenschaft (Variante) des augebildeten, verwirklichten Individuums, d. h. des Phänotypus (S. 257), hat, wie aus obigem hervorgeht, nur Bedeutung, wenn intrauteriner Erwerb ausgeschlossen ist. Wir müssen also andere Merkmale aufsuchen. Zunächst gibt es eine ganze Reihe von Eigenschaften und Veränderungen, die wir aus eigener Anschauung als sicher erworben feststellen können: So z. B. die erworbene Kenntnis eines Gegenstandes, wie aus dem genauen Vergleich der betreffenden Kenntnis vor und nach einem bestimmten Zeitpunkt erhellen kann; ferner den Verlust eines Beins oder sonstigen Körperteils nach der Geburt usw.

Fragen wir aber, welche Eigenschaften (des Phänotypus) sicher ererbt sind, so kann diese Frage nur durch Überlegung, nicht durch unmittelbare Beobachtung beantwortet werden. Kennen wir ja die Eigenschaften der soeben befruchteten Eizelle nicht im entferntesten. Wir könnten allerdings ihre chemische Zusammensetzung, sei es auch in sehr dürftigem Maße, bestimmen, weiter aber nichts. Wir können sogar von sehr vielen körperlichen und seelischen Eigenschaften der Menschen nicht einmal feststellen, ob sie angeboren sind oder nicht. Dies gilt z. B. für Anlagen und Dispositionen überhaupt, wie die Anlage für Musik, Mathematik, für Gicht, Fettsucht, für besondere Empfänglichkeiten wie gewisse Idiosynkrasien, für Anlage bzw. Disposition zu Psychosen oder seelische Abnormitäten überhaupt usw. Denn die hier gemeinten Eigenschaften sind nicht vor oder sofort, sondern erst einige Zeit nach der Geburt erkennbar. Wenn wir trotzdem annehmen, daß eine Anlage, Disposition oder die Farbe der Augen oder des Haares ererbt ist, so tun wir das, sei es auch stillschweigend, weil wir bis jetzt keinen einzigen Grund haben für eine andere Annahme als die, daß diese Eigenschaften vollkommen durch Vererbung bestimmt werden. Es ist aber die Möglichkeit nicht ausgeschlossen, daß sie sich einmal als von äußeren Faktoren beeinflußbar und damit als zum Teil erwerbbar erweisen. Obwohl sich die alte Voraussetzung, daß sämtliche Organe und übrige Körperteile als solche in der befruchteten Eizelle vorhanden seien, durch mikroskopische Untersuchung als unhaltbar herausgestellt hat, so nehmen wir doch an, daß sich jeder gröbere Körperteil als noch nicht näher anzudeutende Anlage schon in der Zygote findet. Wir betrachten also die Anlagen sämtlicher Körperteile als ererbt. Damit ist aber nicht gesagt, daß ihre sämtlichen individuellen Eigenschaften der Gestalt und des Stoffes ebenfalls ererbt sind. Wir haben im vorigen Kapitel im Gegenteil verschiedenartige Mißbildungen kennen gelernt, die sich vollkommen aus äußerer Schädigung einer normalen Anlage erklären, obwohl wir die Möglichkeit im allgemeinen nicht ausgeschlossen haben, daß die nämlichen Mißbildungen einmal durch Keimesvariation entstehen.

Wir betrachten im allgemeinen jene Eigenschaften (Varianten) als ererbt, für die wir Erwerb auszuschließen uns für berechtigt achten oder wenigstens für deren Erwerb wir keinen Anhaltspunkt haben. Das Ererbte nehmen wir also per exclusionem, durch Ausschluß des Erwerbs, an. Klang und Höhe der Stimme, Gang und Körperhaltung können durch Nachahmung denen eines Eltern gleich sein. Wir können aber Vererbung mit großer Wahrscheinlichkeit annehmen dann, wenn der betreffende Elter vor oder kurz nach der Geburt verstorben war. Diese Bemerkung gilt auch für viele andere, auch seelische Eigenschaften. Viele konstitutionelle Eigenschaften sind von vornherein mit größter Wahrscheinlichkeit als ererbt und erblich zu betrachten, wie z. B. die Elatizität sämtlichen Bindegewebes. Sicher ist das aber nicht. Denn die

Zusammensetzung eines Gewebes ist vom Stoffwechsel, und dieser von der Tätigkeit verschiedener Organe abhängig. Die Tätigkeit eines Organs kann aber durch äußere Schädigung der befruchteten Eizelle, des Embryos oder des Fötus geändert werden. So könnte die Elastizität eines Gewebes zwar intrauterin, aber doch durch äußere Schädigung zu- oder abnehmen. Wir kommen hierauf weiter unten zurück.

Bei der Erblichkeitsforschung steht schon lange die Frage im Vordergrund, ob die Eigenschaft, um die es sich handelt, bei mehreren Mitgliedern derselben Familie vorkommt. Wir haben hier von vornherein einige Gruppen von Fällen und Begriffen scharf zu unterscheiden.

Zunächst fragt sich, ob die betreffende Eigenschaft auch bei einem oder bei beiden Eltern vorkommt. Sodann bei welchen Großeltern, bei welchen Vorfahren oder Ahnen die Eigenschaft festgestellt worden ist. Handelt es sich um Menschen, wenigstens nicht um kurz lebende Wesen, so sind wir zum größten Teil auf Angaben anderer, auf Überlieferung und schriftliche Belege angewiesen. Daß Irrtum dabei leicht einschleicht, besonders wenn es sich nicht um eine Eigenschaft handelt, wie die bekannte Habsburger Unterlippe, welche an Porträts ersichtlich oder welche ganz genau beschrieben ist, brauche ich nicht

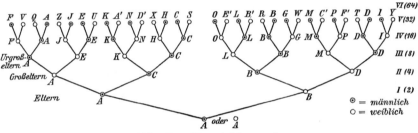

Abb. 68. Ahnentafel von A.

zu betonen. Könnten wir über fehlerfreie Angaben über das Vorkommen der betreffenden Eigenschaft bei sämtlichen Ahnen eines Individuums verfügen, so könnten wir, wenn die Eigenschaft bei den Ahnen fehlt, Erblichkeit und Vererbung ausschließen. Von einer so ausgedehnten und fehlerfreien Feststellung ist aber offenbar nie, auch nicht im entferntesten, die Rede. Wir verfügen nur über mehr oder weniger fehlerhafte Angaben, und zwar mit Hinsicht auf eine beschränkte Zahl Ahnen. Von diesen Ahnen können wir eine sog. Ahnentafel, die mehr oder weniger ausgedehnt sein kann, herstellen, wie sie der Historiker OTTOKAR LORENZ bei seinen genealogischen Untersuchungen zusammengestellt hat. MARTIUS hat mit Recht deren Bedeutung betont. Abb. 68 zeigt uns eine solche Ahnentafel des Individuums A.

Je häufiger sich nun die betreffende Eigenschaft bei den Ahnen findet, um so mehr sind wir berechtigt, Vererbung und Erblichkeit derselben anzunehmen, aber nur dann, wenn die Möglichkeit ausgeschlossen ist, daß sich eben diese Ahnen einer Schädigung ausgesetzt haben, welche die Eigenschaft hervorrufen könnte. So wird man Schwerhörigkeit häufiger antreffen bei Arbeitern in Maschinenfabriken (Kesselmachern usw.) als Folge des fortwährenden starken Lärms, dem die Ohren ausgesetzt sind. Kommen nun in einer Familie viele solche schwerhörige Arbeiter vor, so dürfen wir nicht ohne weiteres eine erbliche Disposition oder Anlage zu Schwerhörigkeit annehmen, weil die große Exposition schon die Erscheinung zu erklären imstande wäre. Wir können hier höchstens von Familiarität der Erscheinung reden, wenn wir damit nämlich nur das Vorkommen bei mehreren Mitgliedern einer Familie ohne weiteres meinen. Im obigen Beispiel läßt sich leicht feststellen, ob die Schwerhörigkeit nur oder vorzugsweise bei den Mitgliedern vorkommt, die sich einer Schädigung ihrer Ohren ausgesetzt haben, während sie bei anderen fehlt. Familiäre Eigenschaften können erblich oder erworben sein. Das häufigere Vorkommen einer Eigenschaft in einer Familie, als nach Wahrscheinlichkeitsrechnung zu erwarten wäre, weist nur auf die Wirkung besonderer Umstände hin. Es beweist jedoch nicht ohne weiteres die Vererbung oder Erblichkeit der Erscheinung. So gibt es viele Krankheiten und Abnormitäten, welche in bestimmten Familien besonders oft vorkommen, und die entweder durch „familiäre" Berufe, wie im obigen Beispiel, oder durch Ansteckung hervorgerufen werden. Favus (Erbgrind), Masern, Pocken, Lepra, Tuberkulose, Syphilis, Typhus durch Bazillenträger oder Milch stellen Beispiele dar.

Für Favus, Masern und Pocken hat man schon lange Übertragung durch Ansteckung angenommen. Angeborene Lepra, Syphilis und Tuberkulose aber betrachten auch noch in der jetzigen Zeit Forscher als ererbt. Das ist jedenfalls ein Mißverständnis des Wortes, wie schon oben betont wurde. Wird von einer Geschlechtszelle irgendein Virus, Tuberkelbazillus oder ein anderes in den Keim eingeführt, so ist höchstens von Keimesinfektion die Rede. Es gibt überhaupt keine hereditäre Tuberkulose, Syphilis oder Lepra oder sonstige Infektion, sondern nur eine angeborene, pränatal, und eine postnatal, nach der Geburt erworbene. Ebensowenig wie ein Keim etwa Alkohol oder Blei vom elterlichen Organismus ererben könnte. Alkoholismus der Eltern kann gewiß auch Alkoholvergiftung des Keimes bedeuten; das hat aber nichts mit Vererbung zu tun. Wir können hier von Blastophthorie (FOREL) bzw. Embryophthorie reden, d. h. von Verderbnis des unbefruchteten bzw. des befruchteten Keimes; denn es handelt sich dabei um die Zufuhr eines dem elterlichen Organismus fremden Giftes, sowohl dem elterlichen Organismus wie den Keimzellen bzw. der Frucht. Nun ist ferner von vornherein denkbar, daß außerdem chronischer Alkoholismus die Eigenschaften des elterlichen Organismus ändert und daß diese veränderten Eigenschaften sich vererben. Dann fände in der Tat Vererbung statt. Sie ist aber bis jetzt nicht nachgewiesen. So ist es auch denkbar, daß die tuberkulöse oder syphilitische Infektion eines Eltern zu vererbbaren Veränderungen gewisser elterlicher Eigenschaften führt, so daß z. B. eine besondere Disposition des Keimes zu Tuberkulose entsteht oder der Keim sich nur dürftig entwickelt. Eine solche, allerdings bis jetzt nicht nachgewiesene Disposition würde ererbt sein, wenn die Eigenschaften, auf denen sie fußte, ererbt wären. Dies ist aber zur Zeit noch nicht weiter diskussionsfähig, weil wir diese Eigenschaften nicht kennen, abgesehen von dem Thorax phthisicus, von dem im X. Kapitel die Rede war, der zu Lungenschwindsucht disponieren soll. Dieser ist aber nicht immer ererbt, der Thorax phthisicus kann aber als Folge ererbter Muskelschwäche auftreten. Erblich könnte ein abnormes Bedürfnis an Alkohol usw. sein.

Außer Beruf und Ansteckung können besondere klimatische Einflüsse und andere äußere Schädigungen überhaupt — man denke z. B. an die endemische Struma (s. dort), an familiäre oder endemische Mutterkornvergiftung — eine pathologische Erscheinung auffallend häufig in bestimmten Familien auftreten lassen.

Es muß also, wenn eine gewisse Eigenschaft bei mehreren Mitgliedern einer Familie nachgewiesen ist, zunächst Erwerb durch auf alle diese Mitglieder einwirkende äußere Faktoren ausgeschlossen sein, wollen wir Erblichkeit annehmen dürfen. Daß eine Eigenschaft erst in gewissem Alter zum Vorschein kommt, schließt Vererbung und Erblichkeit ebensowenig aus, wie etwa für die sekundären Geschlechtsmerkmale oder musikalische Anlage.

Aber auch dann, wenn wir nach ausgedehnter Untersuchung Erwerb nach der Geburt auszuschließen uns für berechtigt achten, liegt noch die Möglichkeit eines intrauterinen Erwerbs vor. Dieser intrauterine Erwerb einer Eigenschaft, namentlich einer Mißbildung, ist möglich dadurch, daß sich die schwangere Frau einer bestimmten Schädigung aussetzt — und dies kann eben in gewissen Fällen besonders häufig der Fall sein — oder es ist möglich, daß die blutsverwandten Frauen in einer Familie eine erbliche Eigenschaft der Gebärmutter haben, wodurch ihre Früchte häufig eine Mißbildung erfahren. Diese Möglichkeiten können wir durch die experimentelle Teratologie und die genaue Untersuchung der Mißbildungen und der Mütter näher kennen und folglich feststellen oder ausschließen lernen.

Die Ahnentafel gibt uns also, wie wir sahen, eine gewisse Übersicht über das Vorkommen und die Verteilung einer Eigenschaft in einer Familie. Diese Übersicht genügt aber für die Erblichkeitsforschung nicht, 1. weil wir nur von einer beschränkten Ahnenzahl Angaben bekommen können; 2. weil diese Angaben oft lücken- und fehlerhaft sind; 3. weil die Eigenschaft bei den erreichbaren Ahnen in der Tat nicht erkennbar und doch erblich sein kann.

Auf diese wichtige (latente) Vererbung einer Eigenschaft nur als Anlage — wir nehmen dies wenigstens an — so daß sie sogar während mehrerer Generationen nicht erkennbar wird, um dann wieder klar zutage zu treten, kommen wir weiter unten zurück. War die Eigenschaft bei einer Zwischengeneration nicht erkennbar, wenn also ein Merkmal bei einem Großelter und einem Enkel vorkommt, so spricht man wohl von Atavismus. SCHWALBE redet hier von avitärer Vererbung, weil man mit Atavismus schon einen weiten Rückschlag (englisch reversion), und zwar auf eine phylogenetisch ältere Form anzudeuten pflegt. Bekanntlich stellt nämlich die Onto-

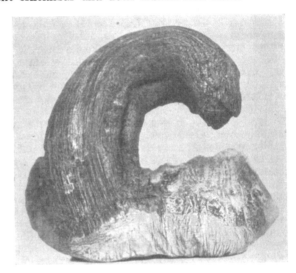

Abb. 69. Hauthorn beim Menschen.

genie gewissermaßen eine Wiederholung der Phylogenie dar. Bleibt nun ein ontogenetischer Zustand als Mißbildung bestehen, oder bildet sich eine Mißbildung durch ein Zuviel aus, so daß Ähnlichkeit mit phylogenetisch niederen Formen entsteht, so nennt man diesen Rückschlag Atavismus. So sind Polymastie, Schwanzbildung als atavistische Erscheinungen anzudeuten. Es kommt nämlich beim Menschen außer einem wirbellosen Schwanz ein echter Schwanz als Mißbildung vor, mit überzähligen Wirbelkörpern. Das Hauthorn (Cornu cutaneum) wäre auch hierzu zu rechnen. Abb. 69 zeigt uns ein Hauthorn des Bauchhaut eines Menschen. Dasselbe besteht aus einem spärlichen, gefäßhaltigen, bindegewebigen Gerüst und einer sehr dicken, harten, fast ganz verhornten Epidermisschicht.

Das Vorkommen der Vererbung einer latent bleibenden Eigenschaft, gefügt zu der beschränkten Ausdehnung und häufigen Unzuverlässigkeit der Ahnentafel nötigt uns, die Familienforschung nach anderer Richtung hin auszudehnen, das heißt, eine Sippschaftstafel, wie WEINBERG sie nennt, zusammenzustellen. Es ist nämlich möglich, daß eine Eigenschaft, die wir bei A festgestellt haben, nicht bei seinen Eltern, Großeltern und weiteren bekannten Ahnen, wohl aber bei anderen Nachkommen derselben, also bei Seitenverwandten der Großeltern, der Eltern und von A selbst nachweisbar ist. (Man redet hier wohl von „kollateraler" Vererbung. Selbstverständlich kann damit nicht

gemeint sein, daß A die Eigenschaft etwa von einem Onkel oder gar Vetter
ererben sollte!) Wir stellen also eine Sippschaftstafel her, indem wir sämtliche Nachkommen der Ahnen von A zusammensuchen. Dann gilt es, das
Vorkommen oder Fehlen der betreffenden Eigenschaft bei all diesen Blutsverwandten von A möglichst sicher zu stellen. So bekommen wir eine möglichst vollständige Übersicht der Familiarität eines Merkmals; noch nicht
aber der Erblichkeit, solange Erwerb (s. oben) noch nicht ausgeschlossen ist.
Wie weit muß sich eine Sippschaftstafel ausdehnen? Eine Familie ist unbe-
grenzt. Wüßten wir sicher, daß eine bestimmte Eigenschaft zuerst bei einem
bestimmten Ahnen auftrat, so hätten wir uns nur auf dessen Nachkommen
zu beschränken. Dieser Fall trifft aber nie zu, wie es scheint.

Einseitig und unzureichend ist das Studium eines Stammbaums, der nur eine
Nachkommenschaft eines bestimmten Ahnenpaares darstellt. Will man den
Stammbaum von A möglichst ausgedehnt bestimmen, so nimmt man das älteste
Ahnenpaar in der geraden Linie, von dem man genügende Angaben hat, zum Ausgangspunkt. Man berücksichtigt dabei mitunter ausschließlich die männlichen
Ahnen, was selbstverständlich ein Fehler ist. Die Herstellung einer Nachkommentafel eines Ahnenpaares ist nur dann ein Verfahren, das einigen Hinweis gibt, wenn
bei einem dieser Ahnen oder bei beiden ein bestimmtes Merkmal vorkommt und
man die Vererbung dieses Merkmals bei den Nachkommen untersuchen will. Wenn
es sich aber um die Frage handelt, ob ein bestimmtes Merkmal bei einem bestimmten
Individuum A ererbt und erblich ist, muß man das Vorkommen dieses Merkmals
in der Familie, d. h. bei den Ahnen und der Sippschaft A möglichst ausgedehnt
nachforschen. Dazu genügt ein Stammbaum aus den oben dargelegten Gründen
nicht. Welches Ahnenpaar müßte man da zum Ausgangspunkt wählen, wenn sich
bei keinem das Merkmal feststellen läßt? Die Ahnentafel läßt im Gegensatz zum
Stammbaum, gewissermaßen den Anteil erkennen, den die Ahnen eines Individuums
an dem Auftreten eines bestimmten Merkmals bei diesem Individuum haben. Eine
ausgedehnte Ahnentafel ermöglicht außerdem die Beantwortung der Frage nach
der Rassenreinheit. Auch das Vorkommen von Blutsverwandtenheirat (etwas
eigentümlich auch wohl als „Ahnenverlust" bezeichnet) geht aus derselben hervor.
Will man dann die Bedeutung einer Verwandtenheirat für die Entstehung von
Minderwertigkeiten im allgemeinen oder einer bestimmten Eigenschaft insbesondere
nachforschen, so braucht man dazu wieder eine Nachkommentafel der verheirateten
Blutsverwandten.

Gibt es denn keine positiven Merkmale der Vererbung? Ja, nämlich die
Verteilung einer Variante in einer Familie in Übereinstimmung mit einer der
experimentell erforschten Vererbungsregel bzw. Gesetze. Eine solche Übereinstimmung würde die Annahme der Erblichkeit sehr stützen. Zur Feststellung
einer Regel brauchen wir aber viele Beobachtungen, um Zufall auszuschließen.
Es ist eine statistische Forschung, deren Ergebnisse für ein bestimmtes Individuum keinen entscheidenden Wert hat

Jede Variante überhaupt kann bei der Vererbung eine Abschwächung bis
zur Latenz oder eine Verstärkung, sei es auch nicht bis ins Unendliche, erfahren:
Ein Individuum hat durchaus nicht immer die halbe Summe der individuellen
Eigenschaften seiner Eltern, wenn wir einen Augenblick annehmen, daß wir
jede Eigenschaft in einer Zahl ausdrücken können. GALTONS Annahme ist
unhaltbar. Sonst wären alle Brüder und Schwester einander gleich. Dies ist
nicht einmal die Regel. Wie die Abschwächung oder Verstärkung einer Eigenschaft stattfindet und wodurch, ist eine wichtige Frage. Wir können uns sie
durch Einwirkung entgegengesetzter oder gleichgerichteter Eigenschaften,
im letzteren Fall also durch Summierung, denken. Weiter unten kommen wir
hierauf zurück.

GALTON hatte angenommen, daß durchschnittlich jeder der Eltern $1/4$, jeder
der Großeltern $1/16$ (die vier Großeltern zusammen somit $1/4$), jeder der Urgroßeltern

$1/_{64}$ (zusammen also $1/_8$) usw. zum Gepräge eines Individuums beitrage. PEARSON hat ähnliche Zahlen für Hunde und Pferde berechnet. Diese Annahmen haben sich aber als unzutreffend herausgestellt. Sie schienen allerdings für die Verteilung der schwarzen Farbe bei den „Basset hounds" von Sir EVERETT MILLAIS gültig zu sein.

Wie können wir die Vererbungsregel nachforschen ?

Weil wir große Zahlen und genaue Daten brauchen, liegt es auf der Hand, die Verteilung eines Merkmals bei kurz lebenden und rasch sich fortpflanzenden Tieren oder Pflanzen zu verfolgen. Es kann dann derselbe Beobachter die Verteilung eines Merkmals bei mehreren Generationen feststellen. Die neuesten Erblichkeitsforschungen haben die Versuchsergebnisse des Augustiner-Abtes GREGOR MENDEL zum Ausgangspunkt und zur Grundlage genommen. Diese Untersuchungen wurden schon 1865 und 1869 veröffentlicht, aber erst 1900 von CORRENS (Tübingen), E. TSCHERMAK (Wien) und HUGO DE VRIES (Amsterdam) in ihrem Wert erkannt und bestätigt. MENDEL hat eine große Zahl von Kreuzungsversuchen mit Pflanzen vorgenommen und die Ergebnisse exakt bestimmt.

Man versteht unter Kreuzung die Vereinigung zweier Gameten, die von Individuen herkommen, die sich in einer bestimmten Eigenschaft, z. B. Körperlänge, Hautfarbe, unterscheiden. Das aus einer Kreuzung entstehende Individuum nennen wir Bastard oder Hybrid mit Hinsicht auf jene Eigenschaft. Der Bastard kann rein sein mit Hinsicht auf andere Eigenschaften. Man unterscheidet wohl Spezies-, Varietäts- und Rassenbastarde, die aber ebenso wenig wie die Gattungen, Arten, Varietäten, Rassen scharf begrenzt sind, wie schon aus der Unmöglichkeit genauer Begriffsbestimmungen erhellt. MENDEL hat in seinen Versuchen gezeigt, daß es ankommt auf eine gesonderte Forschung der einzelnen Eigenschaften und der einzelnen Generationen und auf Reinheit der Eltern mit Hinsicht auf die betreffende Eigenschaft. Außerdem setzte er voraus, daß jede Gamete haploid ist, d. h. nur eine Anlage für jedes Merkmal, wie z. B. Körperlänge, hat; eine Zygote ist hingegen diploid, weil sie für jedes Merkmal die Anlagen beider Eltern beherbergt.

MENDEL hat seine Bastardierungsversuche hauptsächlich mit 34 Erbsensorten (Genus Pisum) angestellt. Zunächst wurde in zweijähriger Kultur geprüft, ob diese Sorten, die sich in vielen Merkmalen unterschieden, immer gleiche Nachkommen ergaben, das heißt ob sie konstant waren mit Hinsicht auf das zu untersuchende Merkmal. Diese Forderung, Kreuzungsversuche nur vorzunehmen mit Individuen, die mit Hinsicht auf die zu untersuchende Eigenschaft sicher rein sind, ist von entscheidender Bedeutung. „Schwache Exemplare" gaben bei seinen Versuchen „unsichere Resultate" und wurden deshalb vermieden.

Bei der Gattung Erbsen besteht Selbstbefruchtung: Die Antheren platzen schon in der Knospe, so daß die Narbe noch vor dem Aufblühen mit Pollen überdeckt wird. Durch frühzeitiges Öffnen der Blüte kann man Pollen entnehmen und damit die künstliche Befruchtung ausführen.

Wir bezeichnen mit PUNNETT die Eltern als parentale Generation mit P, die erste Bastarddegeneration als erste filiale Generation oder kurz mit F_1, die Gesamtheit ihrer Nachkommen, also die zweite Generation, mit F_2, die dritte mit F_3 usw. Die F_2- und weitere Generationen entstanden durch Selbstbefruchtung. Nun ergaben sich bei MENDELS Kreuzungen einige Fälle: Kreuzung z. B. einer langen und einer kurzen Pflanze ergab F_1-Pflanzen, die alle zum mindesten ebensolang waren wie die lange Elterpflanze. Es überwog also das Merkmal der einen Elterpflanze (mit der größten Länge) vollkommen, ohne Vermischung, über das entgegengesetzte (geringe Länge) der anderen Elterpflanze. Diese Fälle von vollkommenem Überwiegen des einen über das entgegengesetzte Merkmal bei allen Individuen derselben (ersten) Bastardgeneration deutet man als MENDELsche Dominanz- oder Prävalenzregel (CORRENS) an. MENDEL nannte das überwiegende Merkmal das dominierende, das zurücktretende Merkmal (im obigen Beispiel die geringe Länge) das rezessive oder in der Verbindung latente Merkmal, weil das Merkmal an den Hybriden zurücktritt oder ganz verschwindet, jedoch unter den Nachkommen derselben (s. unten) wieder unverändert zum Vorschein kommt. Auch beim Menschen kommt die Prävalenz eines Merkmals vor: Neger und Albino erzeugen Neger; die schwarze Hautfarbe dominiert hier, die weiße ist rezessiv oder latent bei den Bastardnachkommen.

Wie kam MENDEL nun dazu, das rezessive Merkmal als latent zu betrachten, mit anderen Worten Individuen, die sich in nichts von der Elterpflanze mit dem dominierenden Merkmal unterscheiden, trotzdem als Bastarde zu betrachten? Weil unter ihre Nachkommen (regelmäßig) Individuen mit dem rezessiven Merkmal auftreten, was nicht möglich wäre, wenn ihre Elterpflanzen rein wären mit Hinsicht auf das dominierende Merkmal, wenn diese somit nur Gameten mit Anlage für das dominierende Merkmal hätten und nicht außerdem Gameten mit Anlage für das rezessive Merkmal. Bastarde mit dominierendem Merkmal sind überhaupt nur aus ihrer Nachkommenschaft erkennbar. Die durch Selbstbefruchtung von F_1-Pflanzen erzeugten 1064 Pflanzen der F_2-Generation waren nicht alle lang, sondern 787 hatten die lange, 277 die kurze Achse, es waren also 73,97 % hochwachsende und 26,03 % kurze Pflanzen. Und bei Kreuzung gelbkerniger und grünkerniger Erbsensorten lieferten die F_1-Pflanzen 8023 Samen, 6022 gelbe und 2001 grüne, somit 75,06 % gelbe und 24,94 % grüne. Gelb dominiert über grün. Wir können also im allgemeinen sagen — auch andere Beispiele zeigen dies —: ein Viertel der Pflanzen der F_2-Generation zeigt das rezessive, drei Viertel das dominierende Merkmal. Je größer die Beobachtungszahlen, um so genauer stellt sich dieses durchschnittliche Verhältnis heraus. Wir können dies für die hier betrachteten Fälle, wenn wir mit D das dominierende, mit R das rezessive Merkmal andeuten, also ausdrücken: Die Zahl der D-Individuen der F_2-Generation verhält sich zur Zahl der R-Individuen = 3:1, also D:R = 3:1.

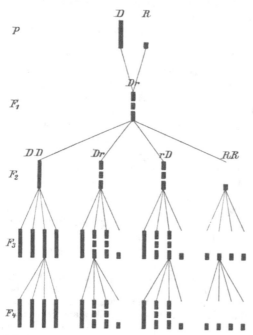

Abb. 70. Schema der MENDELschen Spaltungsregel.

Bei weiterer Züchtung durch Selbstbefruchtung hatten die kurzen R-Pflanzen des einen Viertels RR nur kurze Nachkommen. (Wo wir 2 Buchstaben schreiben, z. B. RR oder Dr, deutet z. B. der linke die väterliche, der rechte die mütterliche Keimzelle an.) Abb. 70 erläutert das Verhalten in schematischer Weise. Die langen D-Pflanzen der übrigen drei Viertel erwiesen sich jedoch als ungleich: Der dritte Teil dieser Pflanzen, also ein Viertel der ganzen F_2-Generation (DD), hat nur lange Abkömmlinge. Die übrigen zwei Viertel (Dr und rD) erweisen sich als unreine D-Pflanzen, also als Bastarde, indem sie Nachkommen miteinander erzeugen, von denen drei Viertel das dominierende, ein Viertel aber das rezessive Merkmal hat. Wo das R-Merkmal latent ist, deuten wir es mit r an. Die Hybriden der F_1-Generation ergeben also Samen, von denen die eine Hälfte wieder Bastarde, die andere reine Pflanzen hervorbringt, die zu gleichen Teilen das D- und das R-Merkmal zeigen: Also DD:(Dr + rD):RR = 1:2:1 stellt das Verhältnis für die

Individuen der F_2-Generation dar. Die Abb. 74 erläutert dies. Für die weiteren Generationen ergibt sich, wenn wir annehmen, daß jedes Individuum durchschnittlich 4 Samen (Nachkommen) hervorbringt (in der Abbildung 70 ist dies für die F_4-Generation nicht vollständig dargestellt).

$$\text{Für } F_2 \quad DD:(Dr + rD):RR = 1: 2: 1 = 1:2: 1$$
$$\quad F_3 \quad DD:(Dr + rD):RR = 6: 4: 6 = 3:2: 3$$
$$\quad F_4 \quad DD:(Dr + rD):RR = 28: 8: 28 = 7:2: 7$$
$$\quad F_5 \quad DD:(Dr + rD):RR = 120: 16: 120 = 15:2:15$$
$$\quad F_6 \quad DD:(Dr + rD):RR = 496: 32: 496 = 31:2:31 \text{ usw.}$$

Weil MENDEL die F_2-Generation die erste nennt, bekommt er für die n-Generation

$$D:(Dr + rD):R = 2^n - 1: 2: 2^n - 1.$$

Hiermit wird die Wahrnehmung von GÄRTNER, KÖLREUTER und anderen älteren Forschern bestätigt, daß Hybriden „die Neigung besitzen, zu den Stammsorten zurückzukehren", indem immer relativ mehr reine Individuen entstehen, und zwar durchschnittlich ebenso viele DD wie RR, also ebensoviel günstige als unerwünschte Individuen. Es ist aber auch möglich, daß durch Entmischung günstigere Verhältnisse eintreten (S. 255).

MENDEL nahm nun an, daß alle Gameten (Keimzellen) in bezug auf das betreffende D- und R-Merkmal rein seien, nur die Zygoten sind aber rein, die durch Vereinigung zweier Gameten mit Anlage für das gleiche Merkmal entstehen. Demgegenüber ergibt eine D-Gamete mit einer R-Gamete durch ihre Zusammenschmelzung eine unreine Dr- (oder rD-) Zygote. Die Zygoten, die durch Kreuzung der D- und R-Pflanzen entstehen, sind also Dr-Zygoten. Aus diesen erwächst nun die F_1-Generation, deren Individuen sämtlich Dr (Bastarde) sind. Alle F_1-Pflanzen im obigen Beispiel sind lang, weil der lange Stengel D ist. Die Urkeimzellen in dem F_1-Organismus mögen vielleicht Dr sein, die daraus entstehenden Gameten sind aber rein, also entweder D oder R.

Die folgenden Generationen waren nicht künstlich erzeugt, sondern durch Selbstbefruchtung entstanden. Da konnten also mütterliche D-Gameten mit väterlichen D- oder R-Gameten, und mütterliche R-Gameten mit väterlichen R- oder D-Gameten zu DD, Dr-, rD- und RR-Zygoten verschmelzen. Je größere Zahlen von Selbstbefruchtung man untersucht, desto größer wird die Wahrscheinlichkeit, daß alle vier Befruchtungsarten, wenn die verschiedenartigen mütterlichen und väterlichen Gameten durchschnittlich in gleicher Anzahl gebildet werden und alle zur Zusammenschmelzung gelangen, gleich häufig vorkommen, daß also die Zygoten DD, Dr, rD und RR gleich häufig angetroffen werden. In der Tat fand MENDEL dies, wie aus den oben angeführten Zahlenbeispielen und dem Verhältnis DD + DR:RR oder kurz D:R = 3:1.

Warum sind große Beobachtungszahlen erforderlich? Finden sich in einer Kiste eine unbekannte Zahl weiße, gelbe, rote und blaue Kügelchen unregelmäßig vermischt, und greifen wir zur Bestimmung ihres Zahlenverhältnisses jedesmal blindlings heraus, so werden wir das genaue Verhältnis erst nachdem wir das letzte Kügelchen herausgenommen haben, sicher erkennen. Je mehr Kügelchen noch in der Kiste liegen, je weniger wir herausgenommen haben, um so unsicherer ist das Ergebnis, um so größer die Gefahr eines bedeutenden Fehlers. Wir könnten z. B. sogar 15 mal nacheinander ein weißes Kügelchen ergreifen und in diesem Fall nicht einmal wissen, daß auch noch anders gefärbte Kügelchen in der Kiste liegen usw. Bei der Erblichkeitsforschung bedenke man, daß eine unberechenbare Zahl Keimzellen verloren geht und daß die sich befruchtenden Gameten keine Reihenfolge je nach ihren Eigenschaften innehalten.

Die aus Zygoten mit gleichen Erbfaktoren entstehenden, also die DD- und RR-Individuen, nennt BATESON Homoiozygoten, die mit ungleichen entgegengesetzten Genen, also die Dr- und rD-Individuen deutet man als Heterozygoten an. Die Homoiozygoten sind somit die reinen Stammformen, die Heterozygoten sind Bastarde, was bei dominierendem Merkmal freilich erst an ihrer Nachkommenschaft nachweisbar ist. Es ist nun klar, daß eine reine

Stammform, bei fortgesetzter Selbstbefruchtung, ceteris paribus, nur homoiozygote Individuen fortbringt; daß aber die durch fortgesetzte Selbstbefruchtung erzeugten Nachkommen heterozygoter Individuen immer (durchschnittlich bei großen Zahlen) 25%, DD-, 25% Dr, 25% rD und 25% RR hervorbringen werden, also: 1 Stammform DD, 2 Bastarde und 1 Stammform RR, wie wir oben sahen.

Auch bei Tieren kommen die Dominanz- und Spaltungsregel vor. So hat ARNOLD LANG sie bestätigt durch Kreuzung der gelben, bänderlosen und fünfbänderigen (gelb mit fünf schwarzen Bändern) Varietäten einer rassereinen Gartenschnecke (Helix hortensis M.). Alle F_1-Schnecken waren bänderlos, so daß Bänderlosigkeit das dominierende Merkmal ist. Von den F_2-Schnecken waren ungefähr dreimal mehr bänderlose als gebänderte (Abb. 71).

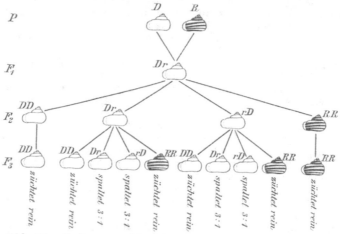

Abb. 71. Spaltungsregel bei Gartenschnecken (nach A. LANG).

Nicht immer dominiert aber das eine Merkmal über das entgegengesetzte. Es vermischen sich dann beide Merkmale zu einem „intermediären" Merkmal, zu einer Mittelform. Man redet hier von „intermediärer Vererbung". Das kommt z. B. vor bei den Farben der Blüten der beiden Varietäten der Mirabilis Jalapa, die bei der einen weiß, bei der anderen rot ist. Die Blütenfarbe der F_1-Pflanze ist dann hellrosa; sie entsteht durch Mischung von weiß und rot. Nun hat ein Viertel der F_2-Pflanzen weiße, zwei Viertel hellrosa und ein Viertel rote Blüten. Die weißen und roten haben nur weiße bzw. rote Nachkommen. Die hellrosa Bastarde aber bringen eine Generation hervor, die aus 25% weißen, 50% hellrosa und 25% roten Nachkommen besteht. Wir haben hier also:

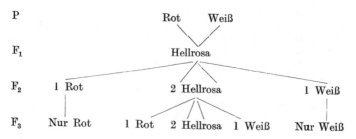

Das bedeutet somit eine vollkommene Gültigkeit der Spaltungsregel wie bei dominierendem Merkmal. MENDEL hat schon bei Hybriden von Phaseolussorten

Abstufungen der Farben der Blüten und der Samenschale, also unvollkommene Dominanz gesehen.

Man unterscheidet nun, je nachdem Mischung der Merkmale stattfindet oder das eine Merkmal dominiert, also das entgegengesetzte verdeckt, **intermediäre und alternative** Vererbung, und nennt die Bastarde **intermediäre und einseitige.** Ein Beispiel intermediärer Vererbung stellen die blauen Andalusienhühner dar, welche aus schwarzen und weißen Parentes entstehen (Bateson, Punnett, Davenport). Ein Beispiel der intermediären sind auch „Mosaikbastarde", wobei sich die Merkmale, z. B. weiße und schwarze Feder, nicht homogen mischen, sondern ein Mosaik bilden.

Aus den von vielen anderen Forschern, auch für Tiere, bestätigten Versuchsergebnissen Mendels geht somit hervor, daß der Bastard bei alternativer Vererbung nicht, wie bei intermediärer Vererbung, aus den eigenen Körpereigenschaften, nicht aus dem Phänotypus erkennbar, nicht von der reinen D-Stammform zu unterscheiden ist. Er unterscheidet sich aber durch seine Heterozygotie, die allerdings erst in seinen Nachkommen zum Ausdruck kommt, und zwar mitunter erst durch genaue gesetzmäßige Hybridanalyse (s. unten). Denn die Annahme Mendels, daß das Bastardindividuum Keimzellen mit nur dem väterlichen und Keimzellen mit nur dem mütterlichen Erbfaktor hervorbringt, trifft offenbar im allgemeinen zu, sowohl bei alternativer wie bei intermediärer Vererbung. Die im Bastardkörper, wenigstens bei intermediärer Vererbung, „gemischte" Eigenschaft wird somit in den Keimzellen gespalten. Durch diese Spaltung treten beide Merkmale der reinen Ahnen wieder in den Nachkommen zum Vorschein, und zwar, wie wir sahen, in einem bestimmten Verhältnis. Man nennt dies die Mendelsche Spaltungsregel, vielleicht das wichtigste Ergebnis seiner Forschung. Die Spaltung (engl. segregation) der in den elterlichen Keimzellen vorhandenen Erbfaktoren ermöglicht das Verständnis des Rückschlages und der latenten Vererbung (vgl. weiter unten).

Wir haben oben nur die Spaltung bei Fortpflanzung von verwandten Bastarden untereinander besprochen. (Inzucht nennt man die Befruchtung von Keimzellen naher Blutsverwandten). Vereinigen sich Keimzellen eines homoiozygoten Individuums, welche nur den Erbfaktor A haben, mit Keimzellen eines heterozygoten Individuums, von denen die eine Hälfte bei großen Beobachtungszahlen, den Erbfaktor A, die andere den Erbfaktor B hat, so wird die eine Hälfte der Nachkommen durchschnittlich homoiozygot AA, die andere Hälfte heterozygot AB sein.

Bis jetzt war nur von **Monohybriden** die Rede, das heißt von Bastarden, bei denen es sich um die Vererbung eines einzigen Merkmalpaares handelt (de Vries). Bei **Di- und Polyhybriden,** deren Stammformen sich durch zwei bzw. mehrere Merkmalspaare unterscheiden, zeigt sich als **dritte** Mendelsche Regel eine **vollkommene Unabhängigkeit** der Vererbung und der Spaltung der Merkmalspaare. Dies weist auf eine gewisse Unabhängigkeit ihrer Erbfaktoren hin, wenigstens für die von Mendel gewählten einfachen Eigenschaften. Ob dies für alle Eigenschaften gilt, ist zweifelhaft, weil ein- bzw. gegenseitige Beeinflussung unter bestimmten Eigenschaften anzunehmen ist, wie wir unten erörtern werden.

Selbstverständlich nimmt die Zahl der möglichen Kombinationen der Merkmale mit derjenigen der Merkmalspaare zu, nach den Regeln der Kombinationen und Permutationen. Gibt es z. B. zwei Merkmalspaare, so kann sich jedes Glied des einen Paares mit jedem der beiden Glieder des anderen kombinieren, so daß der F_1-Bastard nicht zweierlei, sondern viererlei Gameten bilden kann; und es entstehen durch wechselseitige Vereinigung der männlichen und weiblichen Gameten bei den Dihybriden nicht, wie bei monohybrider Kreuzung 4, sondern 16 verschiedenartige Zygoten. Mendel hat in der Tat für die 7 von ihm untersuchten konstanten

Merkmale nachgewiesen, daß sie in alle (d. h. 27 = 128) Verbindungen treten können, welche nach den Regeln der Kombination möglich sind.

Diese drei MENDELschen Regeln sind von mehreren Forschern für verschiedene Pflanzen und Tiere (Schnecke s. oben, Farbe der Mäuse, Kaninchen usw.) bestätigt worden. Man hat aber andererseits gefunden, daß keine dieser Regel allgemein gültig ist. So kann z. B. als Ausnahme eine Neuheit unter den Nachkommen auftreten, und zwar entweder durch Rückschlag, indem ein bisher latentes Merkmal durch besondere Kreuzungseinflüsse zum Vorschein kommt oder vielleicht durch besondere Konstellationen bei der Kreuzung (s. unten). Wir müssen hierzu nur noch bemerken, daß die Bestimmung der Rassenreinheit sehr schwer sein kann. Allerdings können wir Bastarde aus ihren Nachkommen erkennen, wenn die Erbfaktoren nicht latent bleiben. Es gibt jedoch Fälle, in denen sich die Unreinheit erst durch „Hybridanalyse" herausstellt. So kennt man weiße Mäuse, die sich nur unterscheiden lassen, indem eine mit einer schwarzen Maus nur graue, eine andere weiße Maus aber mit der gleichen schwarzen Maus nur schwarze und weiße Nachkommen erzeugt (vgl. BATESON). Reinheit mit Hinsicht auf eine bestimmte Eigenschaft darf man nur nach sorgfältiger Hybridanalyse oder auf Grund einer sehr ausgedehnten und vollständigen Ahnentafel annehmen. Eine solche Forschung gehe auch der Feststellung einer Mutation voraus.

Fragen wir nun, ob diese MENDELschen Regeln auch für erbliche Eigenschaften beim Menschen zutreffen, so müssen wir darauf antworten, daß wir nur als sehr hohe Ausnahme über eine genügend ausgedehnte Ahnen- und Sippschaftstafel verfügen, welche zuverlässige Angaben über das Vorkommen oder Fehlen des betreffenden Merkmals enthält. Zahlenverhältnisse, welche den MENDELschen vollkommen oder fast gleich sind, liegen, sofern mir bekannt geworden ist, nicht vor. Es fehlen genügend große Zahlen. Bedenken wir, daß Menschen nicht fortgezüchtet werden wie die Bastarde in den Versuchen, daß schwache Individuen nicht ausgeschlossen werden, sondern daß sich die verschiedenartigsten menschlichen Gameten vereinigen, so müssen wir annehmen, daß die Konstellationen, welche die Ausbildung der Eigenschaften aus den Erbfaktoren während der Embryogenese und später bestimmen, beim Menschen wahrscheinlich viel größere Unterschiede aufweisen als die bei den ausgewählten Versuchstieren und -Pflanzen, deren Lebenslagefaktoren außerdem geregelt wurden. Wir müssen somit schon von vornherein Abweichungen von den MENDELschen Regeln beim Menschen als wahrscheinlich betrachten. Einige beachtenswerte Beobachtungen stehen schon zu unserer Verfügung, die auf gewisse Verbindungen zwischen Eigenschaften hinweisen. So kann eine Abnormität bei Männern dominant, bei Weibern rezessiv sein, wie z. B. Hämophilie, Rotgrün-Farbenblindheit (Daltonismus). Zugleich überwiegt jedoch der mütterliche Einfluß.

Bei der Hämophilie sind zwei Erscheinungen zu unterscheiden: 1. Es gibt viel mehr hämophile Männer als Weiber. So fand KOLSTER unter 715 männlichen und 613 weiblichen Mitgliedern von 50 Familien (während mindestens zwei Generationen) 359 männliche und 57 weibliche Hämophilen. 2. Obwohl manifeste Hämophilie beim Weib selten und dann auch nur schwach zu sein pflegt, vererbt sich Hämophilie nur durch mütterliche Keimzellen. Der hämophile Mann erzeugt bei einem nichthämophilen Weib aus einer nichthämophilen Familie nie ein hämophiles Kind. Andererseits erzeugt ein Mann aus einer nichthämophilen Familie bei einem Weib aus einer hämophilen Familie hämophile sowie nichthämophile Kinder, auch wenn das Weib latent hämophil ist. Der Stammbaum der Bluterfamilie MAMPEL zeigt dies z. B. (vgl. LOSSEN).

Aus diesen Erscheinungen läßt sich folgern 1. daß die Entwicklung zu einem weiblichen Individuum mit einem gewissen Schutz gegen Hämophilie einhergeht und

2. daß die hämophile oder nichthämophile Anlage in der mütterlichen Keimzelle stärker ist als die entgegengesetzte in der väterlichen, so daß erstere entscheidet, ob das Individuum hämophil wird oder nicht. Oder sollten Spermatozoen mit hämophiler Anlage befruchtungsunfähig (LENZ) sein?

Für Farbenblindheit scheint dasselbe zu gelten. Es sind hier jedoch genaue Feststellungen in größeren Zahlen erforderlich. Der überwiegende Einfluß des mütterlichen Organismus erhellt auch aus folgenden Beispielen: Ein Eselhengst erzeugt bei einer Pferdestute ein pferdähnliches Maultier, aber mit Eselsohren, ein Pferdehengst erzeugt hingegen bei einer Eselin einen mehr eselähnlichen Maulesel, jedoch mit einem Pferdeschweif.

Die Möglichkeit einer solchen Bindung der Dominanz an ein Geschlecht ist bei der Erblichkeitsforschung überhaupt zu berücksichtigen.

Dominant erbliche Merkmale, und zwar unabhängig vom Geschlecht, scheinen weiter der starke Unterkiefer im Habsburger Haus, und angeblich die erbliche Polydaktylie und Bradydaktylie (Hypophalangie), der kongenitale präsenile graue Star, Tylosis palmaris et plantaris, Oligotrichie. So scheint welliges und lockiges über straffes, schwarzes über braunes, braunes über rotes, rotes über flachsfarbiges Haar, schwarze über braune, braune über graue, graue über blaue Irisfarbe zu dominieren (PLATE). Diese Verhältnisse sind jedoch meines Wissens noch nicht genügend sicher gestellt, ebensowenig die Erblichkeitsverhältnisse des Albinismus, der Retinitis pigmentosa, der Epilepsie usw.

Wir begegnen noch anderen Schwierigkeiten bei der Erblichkeitsforschung.

Nicht nur die oben erwähnten, sondern verschiedenartige andere Mißbildungen können so gehäuft in einer Familie vorkommen, daß wir, nachdem wir die oben schon erörterten Fehlerquellen ausgeschlossen haben, Erblichkeit als wahrscheinlich annehmen müssen, auch dann, wenn wir die Geltung einer MENDELschen Regel nicht zu erkennen vermögen. So tritt Fibroadenoma mammae nicht selten mehr oder weniger stark gehäuft in einer Familie auf. Auch Brustdrüsen-, Gebärmutter-, Leber-, Magenkrebs, wobei der Krebs in derselben Familie in den nämlichen oder in anderen Organen zur Entwickelung gelangt. So z. B. hatte in einem von PAUL BROCA beobachteten Fall eine Frau Brustdrüsenkrebs. Von ihren 4 nicht in der Jugend verstorbenen, verheirateten Töchtern hatten 2 Leberkrebs, 2 Brustdrüsenkrebs. Unter ihren 13 Töchtern bekamen 6 Brustdrüsenkrebs, 2 Leberkrebs, 1 Gebärmutterkrebs, und von ihren 5 Kleinsöhnen bekam 1 Magenkrebs. Nicht ohne Recht hat man in letzter Zeit bei Lebensversicherungen diese Verhältnisse berücksichtigt. Es ist — wie wir bei den Geschwülsten sehen werden — sehr wahrscheinlich, daß diese Geschwülste aus angeborenen Anlagen (Keimen) herauswachsen und nicht parasitären Ursprunges sind. Fragen wir aber, was für Mißbildungen als mögliche Anlagen von Krebs in Betracht kommen, so stoßen wir auf Schwierigkeiten. So gibt es Krebse, die ohne bekannte äußere Reizung, andere, die nach solcher entstehen. Sind diese auf eine Linie zu stellen? Und wenn wir Geschwülste aus einer umschriebenen Gewebsmißbildung entstehen lassen und diese einer Keimesvariation zuschreiben, welche gehören dann derselben Keimesvariation? Vgl. S. 519.

Gehören alle Geschwülste einem Erbfaktor oder nur die eines bestimmten Gewebes, z. B. alle Epithelgeschwülste einem Erbfaktor, alle Bindegewebsgeschwülste einem anderen usw.? (Vgl. weiter unten.)

Eine andere Schwierigkeit: Im allgemeinen müssen wir auf die Möglichkeit einer polymorphen Erblichkeit (homoio- und heteromorphe Vererbung) bedacht sein, daß mit anderen Worten ein fehlerhafter Erbfaktor sich, je nach der Konstellation, in verschiedenen Formen äußert. Wieweit die Polymorphie sich bei erblicher „Keimesvariation" ausdehnt, ist eine wichtige, noch unbeantwortete Frage. Diese Grenzen zu kennen ist eben für die Erblichkeitsforschung von Bedeutung. Wie hängen z. B. die Degenerationszeichen genetisch zusammen? Vgl. S. 215.

Alle Anlagen und Dispositionen überhaupt erheischen eine exakte Nachforschung ihrer konstellatorischen Faktoren, welche ererbt sind und derjenigen, die es nicht sind. Fettsucht, Gicht und andere Stoffwechselanomalien kommen — wie besonders BOUCHARD betont hat — erblich, wenigstens gehäuft in Familien vor, oft neben Nervenkrankheiten. Wie hängen sie zusammen? Philosophen kommen neben künstlerisch begabten Mitgliedern einer Familie vor, ja bei demselben Menschen kann man gelegentlich vielfache Begabung antreffen, welche übrigens zerstreut in seiner Familie nachzuweisen ist.

Französische Psychiater, namentlich MOREL, haben besonders die Bedeutung der Vererbung bei Seelenkrankheiten hervorgehoben: es gibt nach ihnen Seelenkrankheiten mit eigentümlichen körperlichen (S. 215), intellektuellen und moralischen Merkmalen, Degenerationszeichen und eigentümlichen Verlauf, wie die früher angenommene moralische Verrücktheit (moral insanity), die sich durch Erblichkeit kennzeichnen. So auch die „folies intermittentes". Auch hierbei finden wir „polymorphe Vererbung", ebenso wie bei den Mißbildungen und Geschwülsten, d. h. das Auftreten von Seelenkrankheiten verschiedener Form bei den Mitgliedern einer Familie. Diese Polymorphie ist wohl von demselben Gesichtspunkt aus zu beurteilen. Denn eine gewisse Anlage oder Disposition zu Seelenkrankheiten muß in einer stofflichen Abnormität, in einer, sei es auch ultramikroskopischen Mißbildung des Gehirns fußen, mit einer solchen zusammenhängen. Ganz allmählich kann sich, ohne besondere äußere Schädigung des Gehirns, eine Anlage zur Seelenkrankheit entwickeln; in anderen Fällen tritt zur psychopathischen Disposition eine Schädigung hinzu, welche die Seelenkrankheit herbeiführt. So kann ein Verlust oder gar ein besonderer, aber doch physiologischer Zustand wie das Wochenbett (puerperale Psychosen) bei einem „erblich psychopathisch belasteten" Menschen eine Psychose, eine Melancholie oder Manie, zum Ausbruch bringen, die bei einem normalen Gehirn nicht auftreten würde durch die gleiche Schädigung. In anderen Fällen jedoch ist die Frage, was primär ist: psychisch-nervöse oder inner-sekretorische Störung, zur Zeit noch nicht zu beantworten, wie z. B. beim Morbus GRAVES-BASEDOWII. Findet man bei dieser Krankheit auch „Degenerationszeichen", so beweisen diese nicht den psychisch-nervösen Ursprung, weil ja auch die Schilddrüse eben fehlerhaft gebildet sein kann. Denn wir dürfen nur annehmen: je mehr äußere Mißbildungen, um so größere Chance auf innere, aber ebensogut der Schilddrüse wie des zentralen Nervensystems.

Auch Nervenkrankheiten können, wie besonders CHARCOT und MÖBIUS nachgewiesen haben, in der nämlichen oder in anderer Form, also polymorph, erblich vorkommen. So wird z. B. die hereditäre oder degenerative Ataxie, die von FRIED-REICH (1863) zuerst beschrieben wurde, bei mehreren Mitgliedern einer Familie und in mehreren Generationen angetroffen; ebenso die „hérédo-ataxie-cérébelleuse" PIERRE MARIES. Ebenso gewisse, namentlich myelogene Muskelatrophie (die z. B. von OSLER bei 13 Mitgliedern einer Familie festgestellt wurde), und besonders die myogenen Muskelatrophien, die von ERB, LANDOUZY und DÉJÉRINE beschrieben sind. Bei der Tabes dorsalis hingegen, die meist syphilitischen Ursprunges ist, hat man dementsprechend keine Familiarität nachgewiesen.

Die Degenerationszeichen spielen bei der Feststellung der Erblichkeit als Mißbildungen eine gewisse Rolle, welche näher festzustellen ist.

Die Frage, ob wir jedes Organ oder nur jedes System einem besonderen Erbfaktor zuschreiben müssen, werden wir unten erörtern. Es ist aber jedenfalls noch fraglich, ob man Abweichungen der Haut, des Auges, des Nervensystems, Stoffwechselstörungen usw. zusammenzählen darf, wie DRESEL es tut, um die Gültigkeit einer MENDELschen Regel zu prüfen. Wir müssen zunächst die Bedeutung der Konstellation für die Entwicklung der einzelnen Gewebe und Organe feststellen.

Beachtenswert ist die von CHARPENTIER angenommene „hérédité régressive", wobei die erblichen Fehler des Zentralnervensystems bei der Nachkommenschaft allmählich abnehmen sollen. Das würde sich aus einer Rückkehr zu zwei nicht-neuropathischen Stammformen wohl erklären können. Dieser Rückkehr begegnen wir nach BATESON und LUSCHAN z. B. bei den Indianern in Canada, den Hottentotten in Kapland, die nach vorhergegangener Blutmischung allmählich wieder rasserein würden. Diese Neigung wurde von MENDEL und älteren Forschern bei Pflanzen festgestellt (S. 249). Bei der „hérédité régressive" müßten also zunächst nicht-neuropathische Ahnen neuropathische Bastarde erzeugt haben, welche dann durch fortschreitende Spaltung gegenüber den reinen Stammformen in den Hintergrund traten. Auch hier müssen große Zahlen entscheiden.

Auch andere örtliche Krankheitsanlagen und -Dispositionen können erblich sein. Wir finden nämlich gewisse Katarrhe und entzündliche Schleimhautschwellungen — die vielleicht zum Teil auf einer erblichen geringen Elastizität der Gefäßwände (S. 57) beruhen —, wie Bronchitis, Schwellung der Tuben- und Mittelohrschleimhaut mit Schwerhörigkeit mehr oder weniger stark gehäuft in gewissen Familien. So auch gewisse Herz- und Nierenerkrankungen.

Bei der Nachforschung der Erblichkeit einer Disposition zu einer gewissen Krankheit beim Menschen stoßen wir auf die Schwierigkeit, daß die Disposition nur ausnahmsweise am Menschen bestimmt werden kann. Neger und Indianer sollen besonders empfänglich für tödliche Lungentuberkulose sein, wie aus dem fast immer raschen Verlauf bei recht zahlreichen Beobachtungen hervorgeht.

Die Faktoren der Vererbung.

Jetzt erhebt sich die Frage: Wie und wodurch vererben sich und entstehen alle jene verschiedenartigen erblichen Eigenschaften der Art, der Rasse, des Individuums?

Von vornherein bestehen hier drei Möglichkeiten: Die vererbten Eigenschaften ändern sich im Laufe der Zeiten ohne äußere Einflüsse, nur durch gegenseitige Beeinflussung der Erbfaktoren der Gameten untereinander, d. h. durch Kreuzung, bei ihrer Zusammenschmelzung zur Zygote (Amphimixis) bzw. während der Embryogenese, oder es werden Eigenschaften, welche die Eltern erwerben, ebenfalls, sei es auch nicht immer, vererbt oder es kommt beides vor. Es handelt sich also um die Fragen: 1. Entstehen je durch Kreuzung neue erbliche Eigenschaften? und 2. Findet Vererbung durch äußere Einflüsse erworbener Eigenschaften statt? Beide Fragen sind durch Versuche zu beantworten, wie wir im folgenden sehen werden.

Wir haben angenommen, daß nur Bestandteile der Keimzellen und ihre Eigenschaften sowie die bei der Zusammenschmelzung der Gameten durch Mischung (Amphimixis) entstehenden Eigenschaften vererbbar sind. Wir können nicht daran denken, die Vererbung der einzelnen Eigenschaften oder ihrer Anlagen mikroskopisch zu verfolgen, solange wir sie nicht in den Keimzellen zu erkennen vermögen. Davon sind wir aber noch recht weit entfernt. Es betrifft hier eine ähnliche Frage wie die nach dem Zusammenhang zwischen den funktionellen Eigenschaften einer Zelle und ihren mikroskopisch erkennbaren Merkmalen. Wir vermögen oft noch nicht einmal die verschiedenartigen befruchteten Eizellen voneinander und von gewissen anderen Zellen zu unterscheiden! Man hat die verschiedenen stofflichen Anlagen, Erbfaktoren oder Erbeinheiten als Bioblasten (O. HERTWIG), Pangene (DARWIN, DE VRIES), Determinanten (WEISMANN), Biophoren bezeichnet. Wir ziehen die Bezeichnung Erbfaktor vor. Was genau als Erbfaktor, was als durch Einflüsse nach der Befruchtung erworben zu betrachten ist, muß in den Einzelfällen näher festgestellt werden.

Fragen wir, was mikroskopische Untersuchungen bis jetzt gelehrt haben, so soll in den Vordergrund gesetzt werden, daß sie das Dogma der Präformation im alten Sinne — daß nämlich die befruchtete Eizelle schon das spätere Geschöpf im kleinen darstelle — endgültig widerlegt haben. Denn sie haben uns gelehrt, daß die einzelnen Teile des Organismus erst durch fortschreitende Teilung der befruchteten Eizelle und durch Differenzierung der daraus hervorgehenden Zellen allmählich entstehen. Mit Präformation können wir denn auch nur meinen, daß die später erkennbaren gestaltlichen und funktionellen Eigenschaften schon in gewissen, bis jetzt unsichtbaren und nicht näher anzudeutenden, also noch hypothetischen Anlagen (Erbfaktoren) in der befruchteten Eizelle bzw. den Gameten vorhanden sind.

Wir wissen aber durch mikroskopische Beobachtung, daß bei Tier und Pflanze bei der Befruchtung die Kerne der Gameten, also Ei- und Samenkern, zu einem Keimkern zusammenschmelzen (O. Hertwig, E. Strasburger). Dabei können wir eine Vermischung von beiden Seiten, eine Amphimixis der Erbmassen, der Vererbungsanlagen annehmen, sie ist selbstverständlich ebensowenig wie die Erbfaktoren überhaupt beobachtet. O. Hertwig und E. Strasburger betrachteten, unabhängig voneinander, die Kerne als die Träger der erblichen Anlagen. Die Chromosomen, die sich aus dem Chromatin bilden, sollen dem Idioplasma Nägelis entsprechen. Nägeli hatte nämlich im selben Jahre (1884) die Annahme veröffentlicht, daß in den männlichen und weiblichen Keimzellen derselben Art, die sehr verschieden groß sein können, doch eine gleiche Menge ,,Idioplasma'' vorhanden sei, d. h. eines Anlagestoffes, der Träger der erblichen Eigenschaften ist und von anderen Forschern als ,,Keimplasma'' bezeichnet wird. Der übrige Teil der Keimzelle, der Dotter, sei Ernährungsstoff, Trophoplasma. Ed. van Beneden hatte 1883 nachgewiesen, daß sich der Keimkern von Ascaris megalocephala aus je zwei gleichgroßen Chromosomen von Ei- und Samenkern aufbaut. Das bedeutet aber natürlich nicht eine genaue Bestimmung der Chromosomenmasse. Und wenn wir auch annehmen wollten, daß bei Ascaris megalocephala der Keimkern aus gleichen mütterlichen und väterlichen Chromosomenmengen sich aufbaut, so wäre damit noch nicht gesagt, daß die Beschaffenheit der väterlichen und mütterlichen Chromosomen sie zu einer gleichwertigen Rolle in der Entstehung der Eigenschaften der Frucht befähigen müßte. Es könnte der mütterliche Chromosomenstoff eine größere Bedeutung haben als die gleiche Menge väterlichen Chromosomenstoffes oder umgekehrt. Diese Bemerkungen gelten auch für die übrigen Tiere und den Menschen. Auf weitere Einzelheiten, wie z. B. Kernchimären, gehen wir nicht ein.

Außerdem ist es durchaus nicht sicher, sondern nur Annahme, daß nur der Kern, namentlich seine Chromosomen, wenn auch charakteristische, leicht erkennbare Gebilde, Träger der Erbmasse sei. Auch Zell- und andere Kernbestandteile kommen in Betracht. Andere Forscher (vgl. Wilson und Rabl) betrachten auch das Zytoplasma als solches und verlegen den Erbstoff auch in Körperchen, Plastiden (Mitochondrien und Chondriomiten, Benda) und Fäden (Chondriokonten, Meves), die sich im embryonalen Zellkörper finden. Alles in allem hat die mikroskopische Forschung, wenn auch bedeutende Fortschritte in unserer Kenntnis, doch noch keinen Aufschluß gebracht. Wir kommen hierauf weiter unten zurück.

Gegenüber der Annahme einer Präformation steht die einer Epigenese (spätere Entstehung), begründet von Caspar Friedrich Wolff in seiner Doktordissertation (1759): Pflanzen und Tieren entstehen aus Flüssigkeitstropfen ohne organisierten Bau, die aus einem pflanzlichen bzw. tierischen Organ ausgeschieden werden. Durch eine besondere innewohnende Naturkraft ,,vis essentialis'' erfolge dann allmähliche Organisation (Blumenbach nahm 1781 eine formbildende Kraft, nisus formativus, an), so daß ein dem elterlichen gleicher Organismus entstehe. Die Untersuchungen Wolffs, die nur von Beobachtungen ausgingen, wurden bahnbrechend für die Entwickelungsgeschichte. Seine Epigenese hat sich jedoch als unhaltbar erwiesen, seitdem wir wissen, daß jeder Organismus anfänglich eine Zelle ist. Wenn wir jetzt von Epigenese reden, meinen wir damit, daß sich die befruchteten Eizellen noch nicht erkennbar unterscheiden und daß erst während der Embryogenese Einflüsse wirksam werden, welche erkennbare Unterschiede herbeiführen. Der Ursprung und die Natur dieser Einflüsse bleiben aber noch aufzuklären.

Was wissen wir von diesen Einflüssen? Es kommen Einflüsse der Erbfaktoren aufeinander und äußere Einflüsse in Betracht.

Zunächst die Einflüsse der Erbfaktoren aufeinander. Wir haben im vorigen gesehen, daß Kreuzung Bastarde erzeugt. Diese Feststellung bedarf aber einiger

Erläuterung und Beschränkung. Kreuzt man ein homoiozygotes Individuum, das nur Gameten mit dem Erbfaktor A hat, mit einem heterozygoten Individuum, das sowohl Gameten mit A wie Gameten mit B hat, so können sowohl homoiozygote Abkommen AA wie heterozygote AB erzeugt werden. Ein homoiozygotes Individuum A erzeugt hingegen mit einem homoiozygoten Individuum B nur Bastarde AB, die sich dann untereinander wieder in homoiozygote Nachkommen A und B spalten können. Aber nicht ohne Ausnahme. Man hat nämlich sog. „konstante Bastarde" beschrieben, die sich während längerer Beobachtung nicht in die Elterformen spalteten. Von den Mulatten (Bastarden zwischen Weißen und Negern) schweigen wir, weil die Beobachtung nicht ausreicht. Andere Beobachtungen scheinen jedoch mehr zu beweisen: so erzeugten nach Castle Kaninchen mit mittlerer Ohrenlänge, die Bastarde eines lang- und eines kurzohrigen Kaninchens waren, bei Inzucht nur Kaninchen mit mittlerer Ohrenlänge. Und nach Bateson erzeugten zwei Varietäten des Schmetterlings Pararge egeria, nämlich die egeria mit einer leuchtenden braunen Färbung mit der gelben egeriades Bastarde von intermediärer Färbung, welche bei weiterer Fortzüchtung untereinander ihre intermediäre Farbe behielten und keine Spaltungserscheinungen zeigten. Bliebe das „mittlere" Merkmal in diesen und anderen ähnlichen Beispielen bei weiterer Fortzüchtung ausnahmslos erhalten, so müßten wir es schließlich als konstant, somit als ein durch Kreuzung erworbenes reines Merkmal und diesen Erwerb als eine Mutation betrachten. Es wäre dann der Ausdruck „konstante Bastarde" weiterhin verwerflich. Wir müssen somit weitere Beobachtungen abwarten, bevor wir eine andere Deutung versuchen. Die oben gestellte Frage, ob neue Eigenschaften durch Kreuzung entstehen können, wird dann vielleicht zu bejahen sein.

Wir kommen jetzt an die Frage, ob jeder Eigenschaft des Phänotypus, d. h. des vollentwickelten Individuums, ein Erbfaktor in der Zygote entspricht, und ob jeder Erbfaktor nur eine Eigenschaft hervorzubringen vermag, ob mit anderen Worten die Zahl der Erbfaktoren in der Zygote der Zahl der Eigenschaften des Phänotypus gleich ist. Weismann nimmt letzteres, jedoch ohne ausreichenden Grund, an. Wir können uns kaum viele Tausenden von Erbfaktoren (Determinanten) in der Zygote denken, sich selbständig ernährend, nur insofern sich beeinflussend, indem sie sich die Nahrung teilweise entziehen, und gehen nicht auf die darauf gebauten Spekulationen ein (vgl. weiter unten). Wir kommen im Gegenteil mit der Annahme einer sehr viel kleineren Zahl Erbfaktoren in der Zygote aus, wenn wir nur voraussetzen, aber auch nur dann, daß sich die Erbfaktoren wenigstens gruppenweise ein- oder gegenseitig beeinflussen und eine unteilbare Konstellation bzw. mehrere unteilbare gruppenartige Konstellationen bilden. Der Richtigkeit dieser Voraussetzung widerspricht nichts. Im Gegenteil: Die Bestandteile des vollentwickelten Organismus beeinflussen sich fortwährend untereinander (S. 12). Auch während der Embryogenese machen sich solche gegenseitige Einflüsse geltend. So z. B. sah Dürken als Folge der Entfernung der Anlage eines Hinterbeines bei ganz jungen Larven von Rana fusca nicht nur vollständigen Ausfall des Beins und Fehlen der zugehörigen Beckenhälfte, aber außerdem eine bedeutende Entwicklungshemmung der zugehörigen Rückenmarks- und Gehirnzentren. Diese Entwicklungshemmung kann sogar, bei sehr frühem Eingriff, auf die Zentren der anderen Beine übergreifen, so daß diese Beine selbst nur dürftig oder gar nicht zur Entwicklung gelangen. Entfernung eines Auges bei jungen Larven wird gleichfalls von sehr weitgehenden Entwicklungshemmungen des Gehirns und der Gliedmaßen gefolgt (vgl. Dürken). Von Bedeutung ist, daß die Störung nach Entfernung eines Körperteils um so ausgedehnter wird, je früher der Eingriff stattfindet. Sollten denn die Bestandteile der soeben entstandenen Zygote sich nicht untereinander beeinflussen? Dies ist um so weniger wahrscheinlich, weil wir uns überhaupt keinen Stoffwechsel und kein Wachstum einer Zelle denken können ohne gewisse Zusammenwirkung ihrer Bestandteile. Auch die Bestandteile der Zygote, die Erbfaktoren sind, beeinflussen sich höchst wahrscheinlich ein- oder gegenseitig. Es ist nur die Frage, inwiefern sich diese aus Bestandteilen der elterlichen Keimzellen entstandenen Zellbestandteile durch ein- oder gegenseitige Beeinflussung ändern und ob sie sich dann durch Assimilation wiederherstellen und weiter wachsen, ob die aus ihnen entstandenen Anlagen weiter wachsen; inwiefern sie einander schädigen oder nützen. Vielleicht dürfen wir uns die Vorgänge in der Zygote etwa folgendermaßen vorstellen.

Denken wir uns eine Kugel von Gallerte, von beliebiger Größe; die Gallerte habe überall die gleiche Zusammensetzung; in ihr finden sich aber verschiedene Stoffe an verschiedenen Stellen angehäuft, wie Säuren, Basen, oxydierende, reduzierende und anders wirkende Stoffe. Es können nun physikochemische oder (und) durch Erwärmung oder katolytische Einflüsse chemische Vorgänge eintreten, wodurch sich diese Stoffe ändern; die ursprünglichen oder die daraus entstehenden Stoffe können sich miteinander verbinden oder sie spalten sich, werden oxydiert, oder reduziert, kurz, es können verschiedenartige Änderungen erfolgen, so daß jedesmal andere Stoffe in zunehmender Zahl auftreten, die wiederum, wenigstens zum Teil, gruppenweise aufeinander einwirken und andere Stoffe erzeugen. Die Gallerte kann sich mehr oder weniger an diesen Vorgängen beteiligen, sie kann dabei mehr oder weniger geändert und in die übrigen Stoffe aufgenommen werden. Ähnlich wie in diesem Gleichnis der Gallertkugel können wir uns die Vorgänge in der befruchteten Eizelle denken: es stelle die Gallerte — abgesehen von den Nahrungsstoffen, die sie enthält — den Träger (die Erbfaktoren) der Art- und Rasseneigenschaften, der allgemeinen Eigenschaften überhaupt vor, während die herdförmig verteilten Stoffe mehr besondere Erbfaktoren entsprechen. All diese Erbfaktoren bilden zusammen mit gewissen äußeren Faktoren eine Konstellation, in welcher jeder Faktor eine nur relative Bedeutung hat und gewisser Veränderungen durch ein- oder gegenseitige Beeinflussung fähig ist. Diese Beeinflussungen führen zu fortwährender Änderung der Konstellation und infolgedessen zu einer fortschreitender Differenzierung der Erbfaktoren in immer mehr Anlagen, wenn auch einige Erbfaktoren von Anfang an ziemlich unverändert bleiben mögen. Dabei nehmen die Erbfaktoren und die aus ihnen hervorgehenden Anlagen — im Gegensatz zu den Bestandteilen der toten Gallertekugel — durch Assimilation an Umfang zu, während sich allmählich bestimmte Formen ausbilden. Wieviel Erbfaktoren die soeben befruchtete Eizelle hat und welche ihre Natur ist, ist eine künftige Frage. Durch die fortschreitende Differenzierung entstehen allmählich mehr Anlagen, so daß schließlich jede Eigenschaft des Phänotypus ihre Anlage hat, aus der sie sich entwickelt. Wir stellen uns somit die Erbfaktoren nicht als vollkommen selbständige Gebilde, sondern als Faktoren vor, welche gruppenweise Konstellationen bilden, und welche je einen nur relativen, ungleich großen Wert haben.

Wir nehmen ferner folgender an: Die Natur, Menge und Verteilung (Anordnung) der Stoffe, die sich nacheinander in der Gallertekugel bilden, werden bestimmt durch die Natur, Menge und Verteilung (Anordnung) der Stoffe, welche anfangs in der Gallertekugel vorhanden waren, und durch die Eigenschaften der Gallerte, kurz, durch die Konstellation der Eigenschaften der Gallerte und der ungleich in ihr angehäuften Stoffe. Dabei können sich äußere Einflüsse, wie eine bestimmte Temperatur, geltend machen. Ähnlich werden die Zahl und Natur der verschiedenen Anlagen und Eigenschaften, die sich im Embryo herausbilden, durch die Konstellation sämtlicher Erbfaktoren und äußerer Faktoren bestimmt. Sind letztere gleich, so entscheiden erstere scheinbar allein über die Rassen- und individuellen Eigenschaften des Phänotypus, in der Tat wirken jedoch die äußeren Faktoren mit. Daß äußere Einflüsse in der Tat bestimmte Eigenschaften, Merkmale, mit bestimmen können, zeigt z. B. folgende Beobachtung, die wir HUNT MORGAN entnehmen: Werden Bastarde einer Fliege mit regelmäßigen schwarzen Bändern auf dem Bauch (Drosophila melanogaster) bei reichlicher Nahrung und Feuchtigkeit gezüchtet, so bekommen sie sehr unregelmäßige schwarze Bänder auf dem Bauch, während diese Bänder um so regelmäßiger und den normalen um so gleicher werden, je nachdem die Nahrung kärglicher und trockner ist. Es dominiert somit die abnorme Bänderung bei reichlicher, feuchter, und die normale bei kärglicher, trockner Nahrung. Auch die Blasto- und Embryoophthorie (S. 244) weisen auf die Bedeutung äußerer Einflüsse hin. Die äußeren Lebensbedingungen (die Lebenslage) vermögen somit die Entwicklung gewisser Eigenschaften zu beeinflussen, und zwar kommt es dabei wohl nicht nur auf die räumliche, sondern auch auf die zeitliche Anordnung der Faktoren an. Ähnlich wie die Eigenschaften, die Leistungsfähigkeit des vollentwickelten Individuums, des Phänotypus, bedingt werden, nicht bloß durch die Eigenschaften seiner einzelnen Organe, sondern auch durch die recht verwickelte Konstellation (ein- und gegenseitige Beeinflussung) seiner sämtlichen Eigenschaften (Faktoren) und der äußeren Faktoren, so daß der Ausfall eines Faktors oder einer Leistung Bedeutung für das Ganze haben kann wie der Ausfall eines Atoms für das ganze Molekül, so kann auch irgendeine Änderung eines Erbfaktors oder eines äußeren Einflusses während der Embryogenese die Entwicklung des Individuums beeinflussen. Es kann dadurch eine Mißbildung, sie mag klein oder groß sein, entstehen. Welche Rolle die Chromosomen, welche Rolle andere Zellbestandteile als Sitz bestimmter Erbfaktoren spielen, wird weitere Forschung bestimmen müssen. Eine Keimesvariation stellen wir uns jedenfalls vor als eine abnorme Konstellation der Erbfaktoren, entstanden durch Abnormität eines Faktors oder mehrerer Faktoren einer oder beider Gameten oder durch Amphimixis (bei der Befruchtung). Die Konstellation der Zygote entscheidet, bei gleichbleibenden äußeren Faktoren, jedenfalls über die durch weitere Differentiation aus ihr entstehenden und allmählich verwickelter werdenden Konstellationen und damit über die Eigenschaften des sich daraus entwickelnden Phänotypus. Im Gegensatz zu Phänotypus bezeichnen JOHANNSEN u. a. als Genotypus „dasjenige in den Geschlechtszellen bzw. in der befruchteten Eizelle, das die Entwicklungsmöglichkeiten des betreffenden Individuums bestimmt". Dies tut nun, nach unserer Auffassung, die Konstellation der Erbfaktoren der Gamete bzw. Zygote mit ihren Wechselwirkungen. Es kommt somit nicht nur auf die einzelnen Erbfaktoren, sondern außerdem auf die in der Zygote gebildete Konstellation an. Dabei können sich außerdem ungewöhnliche äußere Faktoren geltend machen, wie wir oben sahen.

Wir müssen annehmen, daß der Phänotypus nicht immer der Konstellation der befruchteten Eizelle entspricht, wie z. B. beim Bastard mit dominantem Merkmal. Wir wissen zwar nicht, ob das rezessive Merkmal im ganzen Phänotypus fehlt oder allerdings vorhanden, aber bis zur Unkenntlichkeit verdrängt ist, wir müssen jedoch annehmen, daß in der Zygote bzw. im Embryo Mutterstoff sowohl für Gameten mit dem dominanten wie für solche mit dem rezessiven Merkaml vorhanden war bzw. gebildet wurde. Denn nur durch eine solche Annahme vermögen wir zu verstehen, daß ein alternativer Bastard mit einer gleichen Bastard oder mit einem reinen R-Individuum auch reine R-Individuen zu erzeugen vermag. Solche Spaltungen und eine gewisse Selbständigkeit bestimmter Erbfaktoren widerlegen keineswegs unserer Annahme einer beschränkten Zahl Erbfaktoren in einer gewissen Konstellation.

Unsere Voraussetzung einer ein- und gegenseitigen Beeinflussung der Erbfaktoren untereinander bei der Entwicklung des Individuums aus der Zygote führt notwendig zu diesen zwei Schlußfolgerungen: 1. Ein Erbfaktor kann an der Entwicklung zweier oder mehrerer phänotypischen Eigenschaften einen gewissen Anteil haben; 2. die Entwicklung einer Eigenschaft kann in der Regel der Zusammenwirkung zweier oder mehrerer Erbfaktoren zuzuschreiben sein, die allerdings verschieden „stark" sein können. Beide Schlußfolgerungen treffen höchstwahrscheinlich immer oder fast immer zu. In der Tat erscheinen schon mehrere Beobachtungen an Versuchstieren und am Menschen nur durch diese Schlußfolgerungen erklärlich:

Dazu gehören z. B. die Versuchsergebnisse von BATESON und PUNNETT mit Hühnerrassen mit verschiedenen Kammformen: Die Kreuzung Erbsenkamm × Rosenkamm erzeugte F_1-Individuen mit Walnußkamm. Dieser spaltete sich bei den F_2-Individuen in Walnußkamm, Erbsenkamm, Rosenkamm und einfachen Kamm im Verhältnis 279 : 132 : 99 : 45. Der einfache Kamm war eine Neuheit, der Walnußkamm entsteht durch sämtliche Kammfaktoren, welche allein eine andere Kammform erzeugen. Diese Kammfaktoren dürften schon weit differenzierte Anlagen sein.

In letzter Zeit haben immer mehr Forscher eine gewisse Veränderlichkeit von Erbfaktoren sowie die Entstehung bestimmter Merkmale durch Zusammenwirkung mehrerer Faktoren schon während der Embryogenese angenommen. Die Namen Polyphämie, Pleiotropie der Faktoren polygener Merkmale u. a. deuten schon darauf hin. Neuerdings ist HAECKER zur folgenden Annahme gekommen: Es gebe Faktoren, die sich selbständig (autonom), ohne Wechselbeziehungen, zu bestimmten Merkmalen entwickeln, wie z. B. zu Zeichnungen der Haut, Pigmentierung, umschriebene Veränderungen im Mesenchym, die z. B. zu Achondroplasie, Brachydaktylie usw. führen. Diese Merkmale seien auf ganz bestimmte Zellgruppen des Keimes zurückzuführen und werden nach MENDELS Regeln vererbt. Andere Merkmale jedoch seien schon während der Embryogenese korrelativ verbunden. — Weitere Forschung wird lehren müssen, inwiefern solche „selbständig" entstehende Merkmale, wie die zuerst genannten, vorkommen. Vielleicht beruhen Abweichungen der Dominanz, wie MENDEL schon beobachtete (S. 250 f.), auf Beeinflussung durch andere Faktoren. Auch scheinbar einfache, scheinbar selbständige Merkmale können sich durch Versuche und pathologische Beobachtungen als von mehreren Faktoren beeinflußbar erweisen. Dies gilt z. B. für die Körperlänge, die durch innere Sekrete beeinflußt wird (22. Kapitel). Auch die Latenz in ihren verschiedenen Formen verstehen wir aus Verschiedenheiten der Konstellation.

Beim Menschen haben wir auch schon eine Zusammenwirkung von Faktoren kennen gelernt: Wir haben z. B. gesehen, daß anscheinend die mütterliche Keimzelle entscheidet, ob das Individuum hämophil wird oder nicht, obwohl Hämophilie im weiblichen Organismus ungefähr 5 mal weniger als beim Mann phänotypisch, und auch dann meist nur schwach in die Erscheinung tritt. Wir haben Grund für die Annahme, daß entweder die Konstellation der mütterlichen Keimzelle, oder, falls ein Spermatozoon mit hämophiler Anlage überhaupt befruchtungsunfähig ist, die Konstellation dieses Spermatozoons entscheidet. Im letzteren Falle muß ein Zusammenhang zwischen hämophiler Anlage und anderen, Befruchtung bedingenden Eigenschaften des Spermatozoons bestehen. Und die phänotypische Seltenheit bzw. Schwäche der Hämophilie beim Weib weist auf eine Konstellation des weiblichen Organismus hin, welche die Entwicklung einer phänotypischen Hämophilie hemmt. Bei der Vererbung der Rotgrünblindheit begegnen wir ähnlichen Erscheinungen, ebenso bei der Vererbung vieler Eigenschaften bei den Kreuzungen Eselhengst × Pferdestute und Pferdehengst × Eselin.

Noch andere Erscheinungen weisen auf einen genetischen Zusammenhang verschiedener Eigenschaften oder Merkmale hin. So kommen Gicht, Fettsucht und Zuckerkrankheit nicht nur häufig in bestimmten Familien vor, sondern außerdem ist Gicht neben Fettsucht, oder Fettsucht neben Zuckerkrankheit ohne bekannten besonderen äußeren Faktor nicht selten. Ferner trifft man diese Stoffwechselstörungen oft neben verschiedenartigen Nervenkrankheiten in einer Familie oder gar bei einem Individuum an, so daß man von einer „neuro-arthritischen Diathese" redet. Weiter erinnern wir an die verschiedenartigen Mißbildungen, die man als „Degenerationszeichen" andeutet und die Abkömmlinge verschiedener Keimblätter betreffen, und schließlich weisen wir auf die oben erwähnte polymorphe Erblichkeit hin. In all diesen Fällen macht die große Häufigkeit des Zusammentreffens verschiedenartiger Erscheinungen einen genetischen Zusammenhang der Erscheinungen einer Gruppe wahrscheinlich. Wir kommen in den Einzelfällen je mit der Annahme einer einfachen Störung eines Erbfaktors ohne weiteres zur Erklärung verschiedenartiger Erscheinungen nicht aus. Weiter kommen wir mit der Annahme einer abnormen Konstellation, welche sich bei einem Mitglied einer Familie anders gestaltet als bei anderen, durch ein- oder gegenseitige Beeinflussung von Faktoren, so daß je nachdem das Individuum abnorm wird, z. B. entweder Gicht oder Fettsucht oder beides in bestimmtem Grade, oder bestimmte Entartungszeichen, mitunter Abkömmlinge verschiedener Keimblätter, bekommt. Diese Auffassung läßt sich nicht mit MENDELS Regel der selbständigen Vererbung der einzelnen Merkmale übereinbringen, indem wir einen konstellatorischen Zusammenhang bestimmter Gruppen von Erbfaktoren und einen genetischen Zusammenhang der daraus hervorgehenden Anlagen und Eigenschaften voraussetzen. MENDEL wählte jedoch ganz einfache äußere Merkmale seiner ausgesuchten Pflanzen, wie Stengellänge, Gestalt und Farbe der Samen, die wir kaum für „verwandt" halten können. Damit ist aber ein genetischer Zusammenhang dieser Eigenschaften je mit anderen, von MENDEL nicht berücksichtigten, keineswegs ausgeschlossen. Und die polymorphe Erblichkeit beim Menschen im weitesten Sinne des Wortes, wozu vielleicht auch die Erblichkeit verschiedener Geschwülste gehört, wovon wir schon mehrere Beispiele anführten, ebenso wie die Erscheinung, daß nur die mütterliche Keimzelle entscheidet, ob die Frucht hämophil wird oder nicht, sowie Beobachtungen bei Versuchstieren weisen auf eine konstellatorische Zusammenwirkung zweier oder mehrerer Faktoren hin. Es erhebt sich die Frage, ob nicht sämtliche Erbfaktoren gruppenweise miteinander zusammenwirken, eine Frage, welche nur weitere, tiefgehende Forschung zu beantworten vermag. Es wäre höchst wunderbar, wenn sich herausstellen sollte, daß dies nicht der Fall wäre, schon deshalb, weil solche Konstellationen im vollentwickelten Individuum, im Fötus und im Embryo, ja, sogar zwischen Molekülen, Atomgruppen und Atomen in einem Molekül nachweisbar sind. Sollten sie denn nur in den Keimzellen und in der Zygote fehlen?

Wenden wir uns jetzt der Frage nach der Vererbung erworbener Eigenschaften zu. Bei einzelligen Organismen, wie Bakterien, hat man eine bei den folgenden Generationen immer zunehmende Gewöhnung an Gifte festgestellt, was doch darauf hinweist, daß die erworbene Gewöhnung vererbt wird. Die ungeschlechtliche Fortpflanzung ist aber eine ganz andere als die geschlechtliche; der einzellige Organismus teilt sich einfach in zwei augenscheinlich gleiche Teile, die zu gleichen Zellen werden, jede dieser Zellen wieder in zwei usw. Hier liegt augenscheinlich Kontinuität des Individuums vor. Es gibt hier somit keinen Unterschied zwischen Keimzellen und übrigem Körper. Daher beschränken wir uns auf die geschlechtlich sich fortpflanzenden mehrzelligen Organismen.

Wenn wir nun unter Idioplasma oder Keimplasma verstehen den elterlichen Stoff, der Träger ist sämtlicher vererbter Eigenschaften, gleichgültig ob dieser Stoff nur in den Chromosomen oder außerdem im Zelleib oder gar ausschließlich im Zelleib der Gameten vorkommt, so kann von Vererbung einer vom Elter erworbenen Eigenschaft nur dann die Rede sein, wenn zugleich mit oder nach dem Erwerb in den Gameten, oder wenigstens in einer Gamete, eine Anlage für diese Eigenschaft auftritt. Eine Reihe von Forschern (s. unten) hält eine solche Beeinflussung der Gameten, namentlich ihres Keimplasmas, vom elterlichen Organismus aus für möglich. Man drückt das wohl so aus: daß das Keimplasma gleichsam einen Auszug der Körpereigenschaften bzw. gewisser erworbener Veränderungen derselben erhält. Wie, ist eine noch zu beantwortende Frage.

Andere Forscher hingegen setzen voraus, daß das Keimplasma gesondert im Körper fortlebt, unbeeinflußt von Veränderungen der körperlichen Eigenschaften, nur von demselben ernährt, selbst wiederum mit Keimplasma des anderen Elters neue Individuen hervorbringend. AUG. WEISMANN hat es als Kontinuität und Unveränderlichkeit des Keimplasmas ausgedrückt. Diese Forscher können sich nicht denken, daß Veränderung eines Körperteils durch vermehrten oder abnehmenden Gebrauch (LAMARCK) oder durch Schädigung sich auf die Nachkommen vererbe, indem sie das Keimplasma beeinflusse. Wie könnte das Keimplasma von einer solchen erworbenen körperlichen Veränderung im erforderlichen Sinne beeinflußt werden? Sie stellen sich die Sache ganz anders vor: Die befruchtete Eizelle teilt sich zunächst in zwei Zellen. Die eine Zelle bildet weiterhin nur Gameten, welche das Keimplasma enthalten. Die andere Zelle bringt alle übrigen Körperzellen hervor, die das Soma darstellen. Das Keimplasma stelle gleichsam eine gerade Linie dar, von Generation zu Generation ununterbrochen. Es entziehe sich äußeren Einflüssen somatischen Ursprunges. (Rauber nennt die unsterblichen Keimzellen den „germinalen", die somatischen Zellen den „persönlichen" Teil des Individuums).

Nun hat Boveri allerdings nachgewiesen, daß die befruchtete Eizelle der Ascaris megalocephala sich in zwei Zellen teilt: während dann die Chromosomen der einen Zelle in kleine Körner zerfallen, wobei die Schleifenenden zugrunde gehen, bleiben die der anderen Zelle erhalten und liefert diese Zelle bei weiterer Teilung eine Tochterzelle mit Schleifenchromosomen und eine andere mit Zerstörung der Schleifenenden (Diminution), und so geht es weiter. Diese Zellen mit Schleifenchromosomen könnten nun sehr wohl eben das ununterbrochene Keimplasma enthalten oder darstellen, der Beweis ist aber nicht erbracht. Demgegenüber kommen aber Erscheinungen an Tieren und Pflanzen vor, die vielmehr auf die entgegengesetzte Möglichkeit hinweisen: So haben Bonnet und später andere Forscher Lumbriculus, einen Ringelwurm, in mehrere, bis 14 Stücke zerlegt; fast alle Stücke lieferten dann neue, mit Kopf und Schwanz versehene Würmer; die Regenerationskraft der Ringelwürmer ist allerdings in den verschiedenen Körperteilen nicht gleich. Ferner kann sich von jeder Parenchymzelle eines Begonienblattes aus eine neue Pflanze entwickeln usw. Ist etwa in solchen Fällen das Keimplasma über den ganzen Körper mehr oder weniger gleichmäßig verteilt? S. unten.

Wie denkt man sich nun die Evolution und im allgemeinen das Auftreten erheblicher dauerhafter Veränderungen ohne Vererbung erworbener Eigenschaften?

Zunächst eine Bemerkung: Variation und Variabilität ohne weiteres beziehen sich auf individuelle Unterschiede. Die Ausdrücke stellen nur eine Abweichung von einer gewissen Norm fest, ohne anzugeben, ob diese Abweichung ererbt oder erworben ist. Eine vorübergehende Variation hat de Vries als eine fluktuierende, eine plötzlich auftretende, dauerhafte Variation unbekannten Ursprunges als Mutation bezeichnet.

Nach Darwin und besonders seinen Nachfolgern, den Selektionisten, beruhe die natürliche Züchtung auf denselben drei Faktoren wie die künstliche: auf der Variabilität, auf der Vererbung der als Anlagen im Keimplasma vorhandenen, nichterworbenen Eigenschaften und auf der Auslese der Besten (Selektion) zur Nachzucht. Letzteres finde in der Natur statt im Kampf ums Dasein zwischen Individuen derselben Art, wobei die weniger Widerstandsfähigen untergehen und durchschnittlich die „besseren" zur Fortpflanzung übrig bleiben. Nach Weismann, einem Nachfolger Darwins, beruhen alle Auslesevorgänge auf „Germinalselektion", d. h. eine allmähliche Entwicklung von Keimesvariationen in der Richtung aufwärts oder abwärts: jedes Individuum entstehe aus Tausenden von Determinanten, die sich teilweise die Nahrung entziehen, so daß eine Determinante sich auf Kosten ihrer Nachbardeterminanten kräftiger entwickle usw. Diese Annahme wird jedoch ebensowenig durch eine Beobachtung begründet wie durch eine Analogie gestützt. Eine Keimesvariation wäre nach Weismann auch möglich durch Amphimixis, also bei der Vereinigung der elterlichen Keimzellen.

Was wissen wir von der Bedeutung äußerer Einflüsse?

Auch dann, wenn wir Kontinuität des Keimplasmas annehmen, muß es nicht unbeeinflußbar vom übrigen Körper aus sein. Die Verbindung der Kontinuität und der Unveränderbarkeit (s. oben) ist ja nicht eine logische Notwendigkeit, sondern, ebenso wie die Kontinuität und die Unveränderbarkeit an und für sich, eine bloße Voraussetzung, der sich im wissenschaftlichen Kampf immer wieder neue Voraussetzungen angegliedert haben. Weismanns „Allmacht der Zuchtwahl" ist eine petitio principii.

Kontinuität des Keimplasmas müssen wir auf jeden Fall annehmen, sofern der Mutterstoff der Keimzellen in der befruchteten Eizelle eine gewisse gesonderte Stelle wird einnehmen. Diese Annahme gewinnt nicht unerheblich an Wahrscheinlichkeit durch die neueren Untersuchungen von Allen, Rubaschkin und Rotter (vgl. S. 516), wonach Keimbahnzellen (Keimplasma) bei gewissen

Tieren und beim Menschen anfangs außerhalb der Keimdrüsen nachweisbar sind und erst später in diesen Organen liegen. Allerdings findet sich noch eine Kluft zwischen diesen Befunden und den oben erwähnten BOVERIS. Solche Keim-bahnzellen scheinen zum Teil zerstreut außerhalb der Keimdrüsen (extraregionär) zu bleiben. Diese machen uns obige Versuchsergebnisse bei Lumbrikulus und Begonia verständlich.

Fragen wir, ob das Keimplasma überhaupt durch äußere Einwirkungen be-einflußt werden kann, so lautet die Antwort bejahend. So haben Beobachtungen von minderwertigen Kindern, die einen chronischen Alkoholiker zum Vater hatten, dazu geführt, eine Schädigung des Keimplasmas in den väterlichen Spermatozoen anzunehmen. Dabei werden wahrscheinlich Keimzellen durch Alkohol, der ihnen durch das väterliche Blut zugeführt wird, vergiftet, was wir mit FOREL als Blasto-phthorie bezeichnen. Es kommt hier auf die Frage an, ob das Keimplasma durch ein Gift oder durch irgendeine Änderung des Soma geändert werden kann und ob dann diese Änderung erblich wird, also ohne daß es durch ein exogenes Gift geschädigt wird.

Zahlreiche Tierversuche sind schon angestellt worden, um die Frage nach der Vererbung erworbener Eigenschaften zu beantworten, bisher aber ohne eine endgültige Lösung zu bringen. SEMON gibt davon eine vortreffliche Übersicht. Wir wollen nur einiges davon anführen. Zunächst, anschließend an obiges, Ver-suche von DORFMEISTER, E. FISCHER u. a.: Aus denselben geht hervor, daß Ein-wirkung von Hitze, Frost, Ätherdämpfen auf Schmetterlinge im Puppenstadium, ebenso wie Zentrifugieren der Puppen nicht nur eine Änderung der Färbung der ausschlüpfenden Imago, sondern auch eine solche ihrer Nachkommen zur Folge hat. Ob dabei die Keimzellen zugleich mit dem Soma durch die Hitze, den Frost usw., oder erst sekundär geschädigt werden, indem zunächst das Soma einen anderen Stoffwechsel bekommt, ist eben die noch zu beantwortende Frage. Sind hier „zu-fällige" Variationen ausgeschlossen durch genügend große Zahlen, so liegt hier Vererbung einer erworbenen Eigenschaft vor. Dies gilt auch für die noch zu be-stätigenden Versuchsergebnisse KAMMERERS. Wenn man die lebhaft schwarz-gelb-gefärbten Feuersalamander, Salamandra atra, jahrelang auf gelber Lehmerde hält, vergrößern und vermehren sich ihre gelben Flecke auf Kosten der schwarzen Grund-farbe. Das Umgekehrte findet statt, wenn man die Tiere auf schwarzer Garten-erde hält; sie werden dann fast ganz schwarz. Diese Verfärbung ist nach KAM-MERER Wirkung des Lichts und der Feuchtigkeit. Sie sei erblich. PLATE weist jedoch darauf hin, daß eben die von KAMMERER gehaltenen Feuersalamander äußerst variabel sind. Bei geblendeten Tieren bleibt die Farbenanpassung an die Umgebung aus. Sie kommt somit durch Vermittlung des Auges (und des Nerven-systems) zustande, ohne daß wir näheres anzugeben vermögen. Die Feuchtigkeit des Bodens spielt nach KAMMERER eine kleinere Rolle als seine Farbe. Seine Versuche verdienen die vollste Beachtung. Auch hier ist eine große Anzahl Beob-achtungen erforderlich zur Entscheidung, ob KAMMERERS Versuchsergebnisse nur zufälligen Variationen oder dem Einfluß der Erdfarbe zuzuschreiben sind.

BROWN-SÉQUARD und OBERSTEINER haben Epilepsie beobachtet bei den Nach-kommen von Meerschweinchen, die künstlich epileptisch gemacht waren. Andere Forscher konnten das nicht bestätigen und meinen, daß es sich um eine zufällig auftretende Epilepsie gehandelt habe. Vollkommen einwandfrei ist bis jetzt kein Versuchsergebnis.

Der exakte Beweis der Vererbung erworbener Eigenschaften — angenommen, daß sie vorkommt — ist aus mehreren Gründen schwer zu erbringen. Vor allem muß die Einwirkung auf den elterlichen Organismus eine gewisse Stärke und dem-entsprechend auch eine gewisse Dauer haben. Wir können ja sonst nicht erwarten, daß sie durch das Soma die Keimzellen erreichen und ändern wird. Daher haben die recht zahlreichen Versuche, in denen man bei Mäusen, Ratten, Hunden und Katzen in mehreren Generationen den Schwanz abschnitt ohne je eine Vererbung der Schwanzlosigkeit zu sehen, nicht die geringste Bedeutung, ebensowenig wie etwa Nagelschneiden. Nur von eingreifenden, das Wesen des Tieres ändernden, wenig-stens erschütternden Verstümmelungen, wie den angeblich erblichen Pflanzenverstümmelungen BLARINGHEMS, können wir Vererbung als möglich erwarten. Das „Wesen" des Tieres ist ein ziemlich vager Begriff, aber schärfer begrenzt scheinen mir die Bedingungen noch nicht zu sein. Unzählige Wiederholung schwächerer Einflüsse käme auch in Betracht. Außerdem haben wir der Reizbarkeit der Keim-zellen Rechnung zu tragen. Sie kann wechseln. So sollen nach TOWER die weib-lichen Keimzellen während ihrer Wachstums- und Reifeperiode bei einem Käfer (Leptinotarsa) außerordentlich beeinflußbar sein. Schließlich sollen wir selbst-verständlich die Vererbungsregeln, eine mögliche Latenz usw., berücksichtigen.

Man hat die Beeinflussung des Keimplasmas und die Erblichkeit der Ände-rung wohl „unvorstellbar" genannt. Eine solche Bezeichnung käme aber erst dann in Betracht, wenn wir wenigstens wüßten, wie und wodurch die Vererbung nichterworbener Eigenschaften vor sich gehe, wodurch sich aus der einen Zelle ein Elefant, aus einer anderen ein Apfelbaum entwickle. Demgegenüber haben andere Forscher sich eine Vorstellung gemacht von einer solchen Möglichkeit: HERING nimmt mit FECHNER an, daß jeder Erscheinung des Bewußtseins (Empfindung, Gefühle, Gedanken, Wille) eine stoffliche Veränderung zugrunde liegt. Ein Grund-vermögen des organisierten Stoffes ist nach ihm sein Gedächtnis oder Repro-duktionsvermögen. Ganze Gruppen von Eindrücken, welche unser Gehirn durch die Sinnesorgane empfangen hat, können in ihm lange Zeit gleichsam ruhend und unter der Schwelle des Bewußtseins aufbewahrt bleiben, um dann bei Gelegenheit reproduziert zu werden, nach Raum und Zeit richtig geordnet. Das beweist das Zurückbleiben einer stofflichen Spur im Nervensystem. Die Nervensubstanz be-wahrt treu die Erinnerung der oft geübten Verrichtungen. So werden koordinierte Bewegungen allmählich unbewußt ausgeführt, wie das Gehen, Schreiben usw. Bis hierher stützen wir uns auf sicher Gegebenes. Nun erkennt HERING auch dem Keimstoff, dem Keimplasma ein ähnliches Vermögen des Gedächtnisses und der Reproduktion zu, und hieraus erklärt sich nach ihm die unleugbare Vererbung erworbener Eigenschaften. Alle Organe hängen durch das Nervensystem und den Kreislauf der Säfte untereinander zusammen, so daß die Schicksale des einen wider-hallen in den anderen. Dies gilt auch für die Keimzellen. Ist dem Mutterorganismus durch lange Gewöhnung oder tausendfache Wiederholung etwas zur anderen Natur geworden, so kann auch die Keimzelle davon in einer, wenn auch noch so abge-schwächten Weise durchdrungen werden und kann diese es reproduzieren in einem Organismus, den sie mit einer anderen Keimzelle bildet. So ist die Erbmasse von kleinen Anfängen aus Schritt für Schritt um neue Glieder bereichert worden, schließt O. HERTWIG weiter, und so erklärt sich die Auffassung der DARWINschen Schule, daß die ganzen Formenreihe nichts anderes ist als eine Wiederholung des Entwicke-lungsvorganges, welchen die Art im Laufe vieler Erdperioden durchgemacht hat, von dem Stadium der einfachen Zelle an allmählich emporsteigend zur Zellgemeinde, durch die Form der Blastula zur Gastrula, vom Wasserbewohner sich erhebend zum landbewohnenden Wirbeltier usw.

HERTWIG betont, daß zwischen den Eigenschaften des Idioplasma (Keimplasma) und denen der Hirnsubstanz eine Analogie, eine gewisse Übereinstimmung, aber keine Identität besteht. Weil Hirnsubstanz und Idioplasma sich stofflich unter-scheiden, werden das auch die in ihnen ablaufenden Vorgänge tun. RICH. SEMON hat das Reproduktionsvermögen des Keimstoffes als „Mneme" angedeutet, welches Wort er in einem viel weiteren Sinne als „Gedächtnis" gebraucht, obwohl Mneme Gedächtnis bedeutet. Er faßt selbst seine Theorie folgendermaßen zu-sammen: „Die eigentliche Grundlage der Mnemetheorie ist erstens die Tatsache, daß die Erregungen der reizbaren Substanz des Organismus nach ihrem „Ausklingen" zwar als solche verschwinden, daß sie aber bleibende Veränderungen in eben dieser reizbaren Substanz hinterlassen, die ich „Engramme" genannt habe. Und zweitens, daß diese Engramme in der reizbaren Substanz nicht nur des Soma, sondern auch der Keimzellen zurückbleiben. Dies ist durchaus das Wesentliche, das eigentliche, Rückgrat der Theorie." — SEMON hebt aber auch hervor, daß nicht jeder Reiz, der eine Reaktion hervorruft, eine bleibende Veränderung der Reaktionsfähigkeit bewirkt. Wie aber die Erregungen der reizbaren Substanz des Soma auch die der Keimzellen erreichen, ist von den soeben genannten Forschern nicht behandelt worden. Wir vermögen jedoch die Grenzen der seelischen Wirkung noch ebensowenig anzugeben wie das Wie dieser Wirkung. Wir haben vorderhand die Aufgabe Daten zu sammeln und Zufall auszuschließen. Alles in allem mag die natürliche Zuchtwahl manches erklären; ob sie zur Erklärung der Evolution ausreicht, und ob wir dazu die Annahme der Vererbung erworbener Eigenschaften nicht brauchen, ist fraglich. Es kommt darauf an, die Bedingungen, unter denen diese stattfinden könnte, näher zu erforschen.

Heirat von Blutsverwandten, Eugenetik.

Man hat Blindheit, Taubstummheit, Geisteskrankheiten, Mißbildungen usw. den Heiraten von Blutsverwandten zugeschrieben. Und sicher nicht immer mit Unrecht, obwohl von mystischen Einflüssen selbstverständlich und von dem Einfluß der Weglassung fremden Blutes (F. Kraus) eine Rede ist.

Fragen wir, was für Erfahrung Tierzüchter haben, so besteht keine Einstimmigkeit. Es gibt Tierzüchter, die an dem reinen Vollblutprinzip, also an Reinheit der Rassen, Homoiozygotie der P-Formen festhalten (Inzucht), und solche, die eine gesetzmäßige Kreuzungszucht, also Blutmischung bevorzugen. Dabei sollen aber die Stammindividuen (P-Formen) reinen, homozygotischen Rassen entstammen und normal sein. Es gibt Tierzüchter, die Inzucht für Weiterzucht und Kreuzungszucht für Gebrauchszwecke empfehlen, wobei dann die F_1-Generation manchmal das Beste liefern soll. Man hat einer zu weit fortgesetzten Inzucht auch wohl einen ungünstigen Einfluß zugeschrieben. Nur große Zahlen können hier „zufällige" Variationen ausschließen.

Letzteres gilt selbstverständlich auch für den Menschen und erschwert die Beurteilung in hohem Maße, solange wir eben nicht über große Zahlen verfügen. Es kommen sowohl blutsverwandte Eltern mit ausgezeichneten wie solche mit mißgebildeten, taubstummen usw. Nachkommen vor. Von vornherein können wir das kaum anders erwarten, obwohl die Sache doch nicht ganz so einfach ist, wie sie auf den ersten Anblick erscheinen mag. Die Nachkommen werden im allgemeinen Eigenschaften haben, die sich bei ihren Ahnen finden, sowohl günstige wie ungünstige Eigenschaften. Weil nun Blutsverwandten eine größere oder geringere Zahl Ahnen gemeinsam haben, wird die Chance im allgemeinen größer sein, daß sich gleiche Anlagen in den von ihnen gelieferten Gameten finden als bei Fremden. Wären uns in einem konkreten Fall genau alle bei den Ahnen vorkommenden Eigenschaften und ihre Häufigkeit bekannt, so wären die Chancen zu berechnen. Das trifft aber nie zu. In keinem Fall verfügen wir über solche Daten; die Ahnentafeln sind ja sehr beschränkt. So bliebe immer die Möglichkeit „latenter" Anlagen zu berücksichtigen, was die genaue Chancenberechnung unmöglich macht. Außerdem wissen wir nicht, ob es in bestimmten Familien noch besondere Konstellationen von Faktoren gibt, welche die Embryogenese beeinflussen. Eben weil wir das Vorhandensein ungünstiger Anlagen deshalb nie in einem konkreten Fall auszuschließen vermögen und die Gefahr ihres Vorhandenseins in beiden Gameten bei Blutsverwandten größer ist als bei Fremden, ist im allgemeinen von Ehen von Blutsverwandten abzuraten, wenn schlechte Eigenschaften in ihrer Familie vorherrschen. Es ist aber auch von Ehen von nicht-Blutsverwandten, die aus Familien mit vielen schlechten Eigenschaften stammen, abzuraten.

Wir müssen in dieser Frage sowie bei der Eugenetik — d. h. dem Streben nach einer möglichst normalen, geistig und körperlich kräftigen Nachkommenschaft — überhaupt im Auge behalten, daß höchstwahrscheinlich jedes Individuum Keimzellen mit verschiedenen Eigenschaften in sich hat, und daß kein Mensch vorhersagen kann, welche Keimzellen sich an einer Befruchtung beteiligen werden, welche nicht. Obwohl eine Chancenberechnung ausgeschlossen ist, müssen wir allerdings die Chancen einer Summierung einer bestimmten Eigenschaft — sie möge eine gute oder eine schlechte sein — größer achten, wenn sie bei beiden Eltern bzw. in den Familien beider Eltern oft vorkommt, als wenn sie nur in der Familie des einen getroffen wird. Ob allmählich in der Nachkommenschaft schlechte durch gute Eigenschaften „verdrängt" werden, indem sie rezessiv wurden, ist eine der Zukunft zu überlassende Frage. Jedenfalls wünschen wir aber möglichst rasch eine möglichst gute Nachkommenschaft.

13. Kapitel.

Krankheitsverlauf. Mögliche Ausgänge. Individuelle Verschiedenheiten. Diagnose und Prognose.

Wir haben gesehen, daß Schädigung nur möglich ist durch Erfüllung einer Konstellation bestimmter Faktoren. Aber auch, daß Schädigung des Organismus nicht immer sofort aus Funktionsstörung erkennbar wird, dank der Anpassung, die eine Latenz ermöglicht. Der Verlauf einer Krankheit kann nun verschieden sein je nach den Konstellationen, die nacheinander entstehen.

Zunächst unterscheidet man akute und chronische Krankheiten. Früher diente die Dauer als Maßstab: Krankheiten, die kürzer als 28 Tage dauerten, nannte man akute, solche von längerer Dauer als 40 Tage chronische, während Krankheiten von höchstens 7 Tagen perakut und die von 28 bis 40 Tagen subakut hießen. Wir betrachten jetzt aber die Heftigkeit der Krankheitserscheinungen als maßgebend und nennen Krankheiten akut bzw. perakut, deren Erscheinungen rasch oder gar plötzlich ein erhebliches Maß erreichen. Entwickeln sich hingegen die Erscheinungen ganz allmählich und erreichen sie in längerer Zeit keine erhebliche Stärke, so nennen wir die Krankheit chronisch, die übrigen je nachdem subakut bzw. subchronisch. Allerdings dauert eine Krankheit mit heftigen Erscheinungen oft kurz und eine schleichend entstehende oft länger als sieben Wochen. Eine kurzdauernde Krankheit, die nicht heftig ist, wie eine leichtere Dyspepsie, heißt wohl richtiger Unwohlsein. Wir wollen die Dauer keineswegs vernachlässigen, die Heftigkeit eignet sich aber mehr als Einteilungsgrund.

Es kann ferner eine Krankheit akut einsetzen, dann chronisch, ferner latent werden, aber mehrmals eine akute Verschlimmerung, die eine Neuerkrankung zu sein scheint, zeigen. Das ereignet sich z. B. bei katarrhalischer Entzündung der Atmungswege, bei Pyelitis. Andererseits kann die Funktionsstörung so schleichend einsetzen und zunehmen, daß sie längere Zeit primär latent bleibt, bis plötzlich eine akute, mitunter tödliche Krankheit, wie ein Blitz aus heiterem Himmel den Patienten trifft. Eine Magenblutung bei Leberzirrhose, eine „initiale" Hämoptoe bei Lungentuberkulose, ein akuter urämischer Anfall als erstes Zeichen einer bis dahin latenten Schrumpfniere, stellen Beispiele dar. Allerdings vermag der Arzt durch genaue, auch anamnestische, Untersuchung manchmal Angriffspunkte für die Annahme älterer Veränderungen zu gewinnen, welche dann bei der Autopsie sich als richtig herausstellt. Manche langdauernde Krankheiten zeigen abwechselnd Latenz, chronische und akute Erscheinungen wie Katarrhe, Appendizitis, Magen- und Duodenalgeschwür, Leberzirrhose, Lungentuberkulose, Herzfehler. Könnten wir die Heftigkeit der Erscheinungen messen, so könnten wir den Krankheitsverlauf graphisch darstellen, indem wir die Zeitpunkte als Abszisse und die Heftigkeit der Erscheinung(en) als Ordinate eintrügen: die Steilheit und Höhe der Kurve wären dann maßgebend. Die Kurve einer akuten Krankheit würde dann etwa der Temperaturkurve der typischen fibrinösen Pneumonie entsprechen.

Die möglichen Ausgänge einer Krankheit sind Genesung und Tod. Latenz kann Heilung vortäuschen, bis ein Aufflackern, wie eine scheinbare Neuerkrankung, die Enttäuschung bringt. Von Heilung dürfen wir nur reden, wenn nicht nur alle Funktionsstörungen, sondern außerdem alle anatomischen bzw. geweblichen Veränderungen vollkommen verschwunden sind, so daß auch histologische Heilung besteht. Dies festzustellen ist jedoch während des Lebens unmöglich, eine Restitutio ad integrum ist nur durch Autopsie nachweisbar. Der Arzt muß sich damit begnügen, eine funktionelle Heilung und

Stillstand bzw. Aufhören des Krankheitsvorganges klinisch nachzuweisen, letzteres ist nur mit gewisser Wahrscheinlichkeit möglich, eben weil sich der gewebliche Zustand ohne Autopsie nicht beurteilen läßt. Ob gelegentlich noch lebensfähige virulente Bakterien vorhanden sind, entzieht sich meist der Beurteilung. Nur ausnahmsweise läßt sich eine latente Infektion nachweisen, indem man sie wie latente Gonorrhöe durch Einspritzung einer schwachen Sublimatlösung in die Harnröhre anfacht.

Der Zustand der Haut, der Schleimhaut der oberen Luftwege läßt sich meist durch Autopsie während des Lebens beurteilen, so auch die Blasenschleimhaut, die Rektalschleimhaut. Mitunter bleibt Narbengewebe bestehen, mit oder ohne Funktionsstörung. So erfolgt z. B. leicht Versteifung des Kniegelenks nach infektiöser eitriger Entzündung. Wenn nur der Krankheitsvorgang aufgehört hat und die ursächliche Konstellation verändert ist, etwaige Bakterien usw., verschwunden sind, kann eine Narbe vollkommen harmlos sein, sofern sie nicht eine Funktionsstörung bewirkt. Dann besteht somit wohl keine vollständige anatomisch-histologische, aber doch eine ursächliche und funktionelle Heilung. Nach Diphtherie können alle erkennbaren anatomisch-histologischen und funktionellen Abweichungen geschwunden, aber virulente Diphtheriebazillen noch einige Zeit in der Mundhöhle nachweisbar sein, welche unter gewissen Umständen eine Neuerkrankung bewirken können. In einem zu dauerndem Stillstand gekommenen tuberkulösen Herd können Tuberkelbazillen lange Zeit, viele Jahre, wie man in einigen Fällen von „Impf‘‘-tuberkulose bei Metzgern usw. nachgewiesen hat, virulent und wachstumsfähig liegen bleiben. Erinnern wir uns weiter an die Bakterienträger.

In anderen Fällen ist der Tod der Ausgang der Krankheit (S. 34).

Wem sind die individuellen Verschiedenheiten des Krankheitsverlaufs zuzuschreiben?

Zunächst ist die Konstellation der ursächlichen Faktoren am Anfang der gleichartigen Krankheit nicht immer gleich: Allerlei Verschiedenheiten der Disposition, Empfindlichkeit, abhängig von Rasse, Alter, Geschlecht, aber auch von erworbenen Änderungen des Organismus machen sich geltend. Wir haben solche an mehreren Stellen besprochen. Seelische und soziale Faktoren sind dabei nicht zu vernachlässigen. Kinder sind im allgemeinen für giftige und andere Schädigungen empfindlicher als Erwachsene, aber auch ihre Wiederherstellungsfähigkeit ist größer (S. 419). Greise sind gleichfalls sehr empfindlich gegen Ermüdung, manche Gifte und mechanische Gewalt, ihre Wiederherstellungsfähigkeit hat aber zugleich während des Alterns abgenommen. Ferner sind Stärke und Dauer der Schädigung von Bedeutung, wie wir das bei verschiedenen Faktoren besprochen haben. Bei epidemischen Krankheiten hat man seit SYDENHAM von einem Genius epidemicus geredet. Vielleicht ist die Verführung groß diesen als durch die Virulenz des Virus bedingt zu betrachten. Dazu wären wir aber nicht berechtigt, selbst dann nicht, wenn wir während einer gutartigen Epidemie die ursächliche Bakterie aus menschlichem Gewebe bzw. Exsudat züchteten und sie sich als wenig virulent für ein bestimmtes Versuchstier, bei einer bösartigen Epidemie jedoch als hoch virulent für dasselbe Tier erwies, und wenn wir berechtigt wären, diese Virulenz als Maßstab für den Menschen anzunehmen. Denn es käme auf die Virulenz vor der Ansteckung des Menschen an, und diese kann durch Wachstum des Parasiten in einem wenig empfänglichen Organismus ab-, in einem überempfänglichen Organismus zunehmen (S. 151). Und es ist die Möglichkeit keineswegs ausgeschlossen, daß die Gut- bzw. Bösartigkeit einer Epidemie von der durchschnittlichen Empfänglichkeit der angesteckten, vielleicht besonders der zuerst angesteckten, Individuen abhängt.

Zunächst lehrt die Epidemiologie, daß die Mortalität während verschiedener Epidemien derselben Krankheit mehr oder weniger regelmäßige Schwankungen, eine Wellenbewegung oder Periodizität aufweist; es kann eine Seuche entweder niemals erlöschen, sondern abwechselnde Maxima und Minima der Ausbreitung aufweisen oder sie kann zeitlich ganz schwinden und nach einiger Zeit wiederkehren. Dabei kann die Bösartigkeit abnehmen um nach einiger Zeit, nach vielen Jahren wiederum einen hohen Grad zu erreichen. Letzteres scheint z. B. für die schwere Diphtherie, 1909—1914 in Hamburg (vgl. REICHE), zuzutreffen, nachdem die Infektion in den letzten Jahrzehnten durchschnittlich gutartig war.

Welches sind die Gründe dieser Erscheinungen? Hier ist wohl kaum, und sicher nicht ohne weiteres, an primäre Schwankungen der Virulenz zu denken, sondern an solche der durchschnittlichen Empfänglichkeit. Diese kann nun durch verschiedene Faktoren zu- oder abnehmen. Zunächst werden während einer bösartigen Epidemie die empfänglichsten der angesteckten Individuen getötet. Die überlebenden können außerdem noch immunisiert sein. Angesteckte Schwangere können mehr oder weniger passiv immunisierte Kinder gebären. Die folgende Epidemie wird schon aus diesen Gründen gutartiger sein können. Außerdem kann die Virulenz des Parasiten durch den Aufenthalt bei weniger empfänglichen Individuen abnehmen, bis er schließlich vielleicht gar als harmloser Schmarotzer auf Haut oder Schleimhaut lebt, wie Staphylo- und Streptokokken, wohl auch Kolibazillen. Man meint, daß Tuberkulose sowie Syphilis im Laufe der Zeiten allmählich gutartiger geworden sind. Ist nun allmählich die Zahl der Hinfälligen auf ein Minimum gesunken und die Zahl der wenig Empfänglichen hoch gestiegen, so muß sich eine größere Zahl Empfänglicher anhäufen, bevor sich eine bösartige Epidemie entwickeln kann. Diese Anhäufung findet statt durch Geburt und durch Verlust der erworbenen Immunität nach einigen Jahren. Die dazu erforderliche Zeit läßt sich nicht genau angeben. Sie wird verschieden sein können.

In zweiter Reihe kommen klimatische, atmosphärische, jahreszeitliche und sonstige kosmische Einflüsse in Betracht. So kann im Frühjahr eine Pest-Epizöotie bei neugeborenen Ratten entstehen und auf den Menschen übergreifen. Influenza bevorzugt Winter und Frühjahr, Masern den Sommer, Diphtherie den Herbst, Malaria in der gemäßigten Zone tritt ganz vorzugsweise im Hochsommer auf, was mit der Entwickelung des Parasiten nur bei Temperaturen oberhalb 25⁰ C zusammenhängt. Was für atmosphärische Faktoren bzw. Konstellationen das Auftreten der anderen Infektionskrankheiten in bestimmten Jahreszeiten bedingen, ist unentschieden. Entscheidungsversuche waren bis jetzt zu einseitig (S. 115). Nach BUHL hatte Steigen des Grundwassers Abnahme, Fallen desselben hingegen Zunahme der Gesamtzahl der Erkrankungen und Todesfälle an Typhus zur Folge. VIRCHOW hatte dies schon bemerkt. Infektiöse Darmerkrankungen treten besonders im Sommer und Herbst auf, zum Teil durch Genuß gewisser Gemüse, von zuviel Obst, vielleicht auch durch Abkühlung der Körperoberfläche, eben bei warmem Wetter, durch ungeeignete Kleidung und Zug.

Änderungen der Konstellation nach dem Anfang der Erkrankung sind für den Verlauf von Bedeutung, sobald sie gewisse Ausdehnung erfahren. Die Virulenz oder Giftstärke überhaupt kann sich bei einer Infektion oder Vergiftung ändern, auch die Empfänglichkeit kann zu- oder abnehmen, Diätfehler bei bestimmten Krankheiten des Magens und Darms, bei Zuckerharnruhr können sich geltend machen, auch atmosphärische Einflüsse sind manchmal, und zwar nicht nur bei ,,nervösen" Kranken zu beobachten (S. 116). So brechen schwächliche Kranken manchmal zusammen, wenn im Winter oder im Frühjahr nach Frost Tauwetter rasch eintritt und wenn die Temperatur rasch ansteigt. Die Zahl der Sektionen kann dann in den ersten Tagen bedeutend zunehmen. Auch im Sommer kann sich ähnliches ereignen, wenn die Temperatur rasch hoch ansteigt. Welche atmosphärische Faktoren oder Konstellationen dabei wirken, wissen wir aber noch nicht. Radioaktive Wirkungen kommen in Betracht.

So kamen im Winter 1910—1911 in Leiden bösartige Anginafälle vor, z. B. mit bei der Sektion festgestellter lymphogener Ausdehnung der Entzündung in die Brusthöhle, sogar bis in intraabdominalen Lymphdrüsen fanden sich Eiterherdchen. Diese Fälle häuften sich in einer Zeit an, als für den Bau der elektrischen Straßenbahn die Erde tief ausgeschachtet wurde. Man wird in der Zukunft solche Möglichkeiten (radioaktive Schädigung?) untersuchen müssen.

Ferner beeinflussen Gemütserregungen die Herzwirkung bei Herzkranken in oft deutlicher Weise oder den Zuckergehalt des Harns beim Diabetes, während Ruhe bald ihren heilenden Einfluß erweisen kann; nicht am wenigsten beeinflussen sie Seelenkrankheiten, und zwar nicht immer in ungünstigem Sinne. Regelung der Nahrung vermag, besonders bei bestimmter leichter Herzinsuffizienz, zauberhaft zu wirken.

Änderungen der Blutverteilung sind manchmal von Einfluß, wie z. B. die „Reaktion" (S. 98) bei Katarrhen, vor allem der Atmungswege, bei Schnupfen, bei Neuralgien usw. Auf die Abschwellung der Nasenschleimhaut und günstige Beeinflussung einer Bronchiolitis mit oder ohne Bronchopneumonie durch die Reaktion haben wir S. 100 hingewiesen. Auf die Bedeutung des Blutgehalts auf den Verlauf vieler Entzündungen kommen wir später zurück.

Schmerz kann den Krankheitsverlauf beeinflussen, indem er den Schlaf, den Appetit, die Verdauung und den seelischen Zustand stört. Andere Faktoren brauchen wir nicht zu wiederholen.

Auf allerlei mögliche Wechselwirkungen wollen wir hier nur hinweisen.

Schließlich vermögen „Komplikationen", Verwickelungen, den Verlauf einer Krankheit bzw. den Zustand des Kranken, mitunter entscheidend, zu beeinflussen. Man deutet mit jenem Wort Krankheiten oder Funktionsstörungen oder Zustände oder Vorgänge an, die, abhängig oder unabhängig von den ursprünglichen Abweichungen entstehen, jedenfalls aber mehr oder weniger vollkommene Selbständigkeit gewinnen. So stellen eine Pleuritis, die sich an eine Pneumonie anschließt, die Metastase einer Geschwulst eine allgemeine hämatogene Miliartuberkulose, die aus einer Bronchialdrüsentuberkulose entsteht, Durchbruch eines periösophagealen Abszesses (bei Krebs der Speiseröhre) in die Luftröhre mit nachfolgender Lungengangrän, Komplikationen des primären Vorganges dar. Lungenentzündung ist eine sehr gefürchtete Komplikation bei älteren Leuten, die durch Oberschenkelbruch zu längerem Liegen genötigt werden. Wo zwei Abweichungen ganz unabhängig voneinander entstehen, wie z. B. Nierenentzündung und Magenkrebs, redet man wohl von Kombination.

Wie die hier genannten Faktoren den Krankheitsverlauf beeinflussen, ist eine zur Zeit noch fast gar nicht zu beantwortende Frage. Im allgemeinen kommen unmittelbare Gewebsschädigung und Änderung der Blutverteilung in Betracht. Wird das Gewebe in der Umgebung eines tuberkulösen Lungenherdes blutreich durch Erkältung, so ist damit die Möglichkeit einer vermehrten Ausspülung des Herdes gegeben, indem die gebildete Saftmenge und damit ihre Bewegungsenergie $1/_2 \, m \cdot v^2$ zunimmt. Die vermehrte Ausspülung kann den Nährboden für die Tuberkelbazillen verbessern und außerdem Bazillen aus dem Herde in die Umgebung fortschwemmen, also lymphogene Metastase fördern. Die Metastase von Geschwülsten und Infektionen kann große Bedeutung für den Krankheitsverlauf gewinnen. Es ist sogar möglich, daß sie ganz in den Vordergrund tritt, ja, daß der primäre Herd erst durch Autopsie nachweisbar ist. So kann während des Lebens nur der sekundäre Leberkrebs erkennbar werden, während der primäre Magenkrebs verborgen bleibt. In ähnlicher Weise kann ein Embolus in eine Hirnschlagader weit größere Bedeutung gewinnen als der Thrombus bei verruköser Endokarditis, von dem er ausging. Ein Kind mit Bronchopneumonie bekommt oft eine (metastatische durch Verschlucken von Auswurf?) Enteritis (follicularis). Überladung des Magens oder ein sonstiger Diätfehler kann dann den Zustand bedeutend verschlimmern, sogar einen tödlichen Ausgang bewirken, indem wir eine Zunahme der Bronchopneumonie feststellen (durch Blähung von Magen und Darm und infolgedessen erschwerte und oberflächlichere Atmung oder durch Aufnahme von Gift aus den Darm).

Noch durch andere, „entfernte" Faktoren kann der Krankheitsverlauf beeinflußt werden, wie z. B. durch eine Hirnblutung oder einen akuten urämischen Anfall bei Schrumpfniere, durch Koma bei Zuckerharnruhr.

In all diesen Fällen kennen wir mehr oder weniger die hinzutretenden Faktoren und zum Teil ihre Wirkung. In anderen ist letztere verborgener. So kann Wechsel des Arztes manchmal eine allerdings vorübergehende Besserung eines lange dauernden Krankheitszustandes bewirken (durch Suggestion), obwohl die Behandlung ebensowenig zur Heilung führt wie die vorige. Seelenstörungen können nicht selten ganz unerwartete und unverständliche Besserung aufweisen oder gar zu Heilung gelangen. Aber auch bei groben anatomischen Veränderungen kann sich dies ereignen.

PEL teilt die Geschichte eines Matrosen mit Leberzirrhose und starkem Hydrops ascites mit, dessen Lebensende nahe schien. Ganz unerwartet machte seine Oligurie einer Polyurie Platz, die Bauchwassersucht schwand, der Mann wurde nach einigen Wochen gemustert und segelte ab, scheinbar ohne Leberzirrhose!

Auch bei der Genesung kommt es auf die Konstellation an. Junge Individuen und Gewebe sind allerdings im allgemeinen empfindlicher für physikalische oder chemische Schädigungen, auch für Infektionen, sodaß sie eher vernichtet werden als erwachsene, demgegenüber ist aber ihre Wiederherstellungsfähigkeit größer (S. 419); dies kann entscheidend sein, solange nicht vollkommene Vernichtung stattgefunden hat.

Wir wollen noch einige Beispiele nennen, welche auf die Bedeutung der Konstellation für die Entstehung bzw. den Verlauf einer Krankheit hinweisen, ohne daß wir allerdings schon die einzelnen Faktoren näher anzudeuten vermögen. So erfahren sogar scheinbar nahezu gleichartige Lungentuberkulösen mitunter einen verschiedenen Einfluß desselben Klimas und derselben Behandlung: der eine heilt im Hochgebirge, der andere erfährt da eine Verschlimmerung seines Leidens, und ähnliches ereignet sich auch im Tiefland. Und wie verschieden kann der Einfluß eines Ereignisses auf annähernd gleiche Seelenkranken sein! Bei der Entstehung von Rachitis sowie von Avitaminosen machen sich atmosphärische Faktoren und Körperbewegung geltend, wie wir später sehen werden. Auch bei der endemischen Struma ist nicht nur ein einzelner Faktor, sondern die Konstellation zu beachten. Dem einen Asthmatischen geht es besser im Ort A als in B, einem anderen hingegen besser in B als in A. Auch dann, wenn in all solchen Fällen die verschiedenen Konstellationen je nur denselben Angriffspunkt hätten, wie etwa eine bestimmte innere Sekretion, deren bestimmte Störung etwa Rachitis oder eine Avitaminose zur Folge hätte, müssen wir doch die genaue Kenntnis der Konstellationen erstreben, weil wir in der lebenden Natur, nicht am wenigsten bei der Entstehung und dem Verlauf von Krankheiten, mit ihnen zu tun haben. Dabei haben wir die relative Bedeutung der einzelnen Faktoren (S. 27) zu beachten und sollen wir uns durch eine vermeintliche Spezifizität nicht irreführen lassen.

Die Diagnose sei nicht die Bestimmung eines Krankheitsnamens, sondern das Durchschauen der Konstellation sämtlicher, innerer und äußerer, Faktoren, welche den Zustand des Kranken bedingen. Aus einer solchen Diagnose ergibt sich die Vorhersage (Prognose) welche, ohne unerwartete Zwischenfälle, um so sicherer wird, je genauer unsere Kenntnis der Konstellation ist. Weil wir aber von einer genauen Kenntnis der Konstellation noch weit entfernt sind, ist die ärztliche Vorhersage eine spekulative Unsicherheit, die auf statistischen Daten fußt. Selbst dann, wenn diese Daten an und für sich vollkommen sicher sind, vermögen sie nur anzugeben, was für die Mehrzahl, nicht, was für ein bestimmtes Individuum zutrifft. Und dies ist eben die Frage. Eben bei der Prognose ist strenge zu individualisieren, weil es sich um individuell höchst verschiedene Konstellationen handelt, verschieden mit Hinsicht sowohl auf die inneren wie auf die äußeren Faktoren. Liegt eine schwere Störung eines lebenswichtigen Organs vor, so ist die Vorhersage allerdings ernst, aber Besserung und Heilung ohne weiteres nicht ausgeschlossen. Vereinzelte Erscheinungen wie Hyperfibrinose, Leukopenie, Lymphozytose, starke Wassermannsche Reaktion oder andere „spezifische" oder „pathognomonische" Erscheinungen haben eine nur relative Bedeutung, weil sie bei verschiedenen Konstellationen vorkommen (vgl. 9. Kap.) und andererseits ausbleiben trotz des Vorhandenseins des betreffenden „spezifischen" Faktors, falls die Konstellation ihr Auftreten nicht ermöglicht. Auch bei der Beurteilung der Nützlichkeit oder Schädlichkeit einer Behandlung, eines Heilmittels usw. in Einzelfällen muß eine zuverlässige Prognose die Grundlage sein.

Statistische Daten vermögen allerdings anzugeben, was in einem gewissen Prozent vieler Fälle zu gelten pflegt, nie aber, was man im Einzelfall, bei einem bestimmten Individuum, erwarten muß. Wer statistische Regel auf Individuen anwendet, wird bei einer kleinen Beobachtungszahl manchmal, vielleicht immer recht, oder im Gegenteil unrecht haben können. Je größer seine Beobachtungszahl, um so mehr nähert sich aber die Zahl seiner richtigen (genauen Diagnose und folglich auch) Prognose der Prozentzahl der statistischen Regel oder Wahrscheinlichkeit. In günstigen Fällen können mehrere Regeln zugleich anwendbar sein und damit die Wahrscheinlichkeit einer richtigen Beurteilung zunehmen.

Auch bei der wissenschaftlichen Wettervorhersage kommt es offenbar auf die Beachtung der vollständigen Konstellation an: betont doch V. BJERKNES neuerdings, daß sämtliche meteorologische Elemente dabei vollständig in Betracht zu ziehen sind, während wir wissen, daß sich diese Elemente ein- oder gegenseitig beeinflussen.

Unsere Kenntnis der Ätiologie und Pathogenese bedarf aber einer sehr bedeutenden Vertiefung und Erweiterung, bevor wir zu einer einigermaßen zuverlässigen Vorhersage schreiten können. Unerwartete Ereignisse, wie starke Ermüdung, erschütternde Gemütsbewegungen, werden aber wohl immer die Prognose täuschen können.

Örtliche Störungen der Ernährung und des Stoffwechsels.

Wir unterscheiden örtlich beschränkte und allgemeine Störungen der Ernährung und des Stoffwechsels. Wir behandeln in diesem Abschnitt die örtlichen, im vierten Abschnitt die allgemeinen Störungen in Zusammenhang mit den allgemeinen Störungen der Tätigkeit.

14. Kapitel.

Einleitung. Atrophie und Hypertrophie.

Einleitung.

Jede Tätigkeit des Organismus ist abhängig von einer Veränderung der Menge, Verteilung oder (und) Form der in demselben vorhandenen Energie. Wir versuchen alle Lebensvorgänge in einfache Vorgänge chemischer, physikalischer oder physikochemischer Natur zu zerlegen, die in Organen oder Zellen stattfinden. Seelische Vorgänge gehen mit gewissen stofflichen Veränderungen einher.

Jedes Organ (Werkzeug) besteht aus bindegewebigem, knorpeligem oder knöchernem Stützgewebe und tätigem Parenchym. Das bindegewebige Stützgewebe oder Skelett wird auch wohl interstitielles Gewebe genannt. Es hängt mit der bindegewebigen Kapsel des Organs zusammen. Es führt Blut- und Lymphgefäße und in vielen Drüsen auch Ausführungsgänge derselben. Das Parenchym besteht aus den „spezifischen" Zellen, die eben dem betreffenden Organ eigen und Stätte seiner Tätigkeit sind: so vermag die Leberzelle Galle zu bilden, nicht aber Trypsin wie die Pankreaszelle; Parenchym des Knochens ist sein Mark. Obwohl die einzelnen Organe bzw. Organgruppen anatomisch und funktionell begrenzt sind, beeinflussen sie sich gegenseitig, wirken sie miteinander zusammen oder wirken sie einander entgegen. Der Knochen selbst ist Stützgewebe.

Jede lebende Zelle hat als allgemeine Funktion einen Stoffwechsel. Den Parenchymzellen wohnt außerdem eine eigene, „spezifische" Tätigkeit inne. Wir wollen uns zunächst mit Störungen der Ernährung und des Stoffwechsels beschäftigen. Diese untereinander zusammenhängenden Funktionen sind von großer Bedeutung, indem sie jeder anderen Zelltätigkeit zugrunde liegen: ohne genügende Ernährung und ohne Stoffwechsel sind Wachstum und Tätigkeit unmöglich. Die Störungen der verschiedenen Lebensäußerungen der Organe, d. h. der Änderungen der Verteilung oder (und) Form ihrer Energie (S. 31), vermögen wir nicht zu verstehen ohne Verständnis ihrer Ernährung und ihres Stoffwechsels. Wo wir diese Störungen mikroskopisch nachzuweisen imstande sind, da verstehen wir am besten die Funktionsstörungen. Daß dieser Nachweis zur Zeit noch nicht immer möglich ist, soll nicht entmutigen, sondern anregen zu weiterer Forschung.

Amöben und Infusorien nehmen noch kleinere Körperchen als sie selbst sind, in sich auf. Paramäcien und Infusorien können dadurch Wasser von Bakterien befreien (Selbstreinigung des Wassers). Die aufgenommenen Körperchen werden in einer Vakuole der digestiven Wirkung eines Saftes unterworfen. Aufgenommene blaue Lackmuskörnchen werden in diesem Stoff rot, was die saure Reaktion des Saftes beweist (LE DANTEC u. a.). Auch hat MOUTON ein trypsinartiges Enzym (,,Amibodiastase", eine Protease) in Amöben nachgewiesen. Der nutzlose Rest der aufgenommenen Körperchen wird, ebenso wie unverdauliche Sachen, ausgestoßen. Während bei den Protozoen alle Funktionen in einer einzigen Zelle vereinigt sind, differenziert sich die befruchtete Eizelle des Metazoons, des vielzelligen Tiers, in eine allmählich wachsende Anzahl verschiedenartiger Zellen, die gruppenweise eine eigene Funktion haben. Bei den Säugetieren werden die Nahrungsstoffe im Magendarmkanal verdaut, d. h. die größeren Moleküle in kleinere zerlegt und zur Aufsaugung geeignet gemacht. Die Kohlehydrate werden als Zucker (Glykose) in das Pfortaderblut aufgenommen. Salze gelangen zum größten Teil ins Pfortaderblut. Die Fette werden verseift, also in Glyzerin und Olein-, Palmitin- bzw. Stearinsäure gespalten, dann aber in der Darmwand selbst wieder in irgendeiner Form aufgebaut. Wir müssen dies annehmen, weil man im Pfortaderblut und im Chylus (Darmlymphe) nie Fettsäuren und Seifen, wohl aber Fett, nachgewiesen hat. Die Eiweißkörper werden in einfachere Abbauprodukte zerlegt, darunter kommen Peptone und Albumosen vor. Diese kommen aber nicht als solche zur Aufsaugung, weil man sie im Pfortaderblut und Chylus bis jetzt vergeblich gesucht hat. Offenbar werden in der Darmwand schon gewisse Proteine aus den Abbauprodukten gebildet, und zwar für jede Tierart dieselben Proteine, gleichgültig welcher Art die aufgenommenen Eiweißstoffe der Nahrung auch sein mögen (ABDERHALDEN). Mehr ausnahmsweise scheinen jedoch Stoffe von dem chemischen Bau, den sie im Darmkanal hatten, ins Blut zu gelangen. Ob weitere Spaltungserzeugnisse der Eiweißkörper (Aminosäuren) zur Aufnahme gelangen, wissen wir nicht. Sämtliche Stoffe werden den Körperzellen durch das arterielle Blut zugleich mit Sauerstoff zugeführt. Die Zellen nehmen sie in größerer oder geringer Menge in sich auf und bauen, durch Synthese, mehr zusammengesetzte Körper aus jenen Bausteinen auf; und zwar, wenn nicht immer, so doch häufig unter Wasserverlust. So entziehen die Leberzellen dem Pfortaderblut so viel Zucker, daß der Gehalt des Leberaderblutes an Glykose einen gewissen Betrag nicht übersteigt. Sie bilden aus diesem Zucker ein Polysaccharid oder Polyose, das Glykogen oder tierische Stärke: $(C_6H_{10}O_5)n$. Diese intrazellulare Glykogensynthese findet unter Wasserverlust statt. Fett entsteht auch unter Wasserverlust aus Glyzerin und Öl-, Palmitin- oder Stearinsäure. In der Niere entsteht Hippursäure aus Benzoesäure und Glykokoll ebenfalls unter Wasserverlust:

$$C_6H_5 . CO OH + H HNCH_2 . COOH = C_6H_5 . CO . HNCH_2 . COOH + HOH.$$

Benzoesäure   Glykokoll   Hippursäure   Wasser

Die den Zellen zugeführten Proteine oder Proteide bilden in denselben, ebenfalls unter Wasserverlust, zusammengesetztere Moleküle. Jede Zelle bildet sich dabei synthetisch neues Protoplasma, das dem eigenen gleich ist: eine Leberzelle bildet sich neues Leberzellprotoplasma, eine Nervenzelle neues Nervenzellenprotoplasma, usw. Eine solche intrazellulare Bildung von neuem Zellprotoplasma aus anderen, zugeführten Eiweißkörpern nennen wir Assimilation, Gleichmachung.

Es sei hier nebenbei bemerkt, daß Protoplasma nicht einen einheitlichen chemischen Stoff andeutet, sondern der Sammelname ist von chemisch verschiedenen, sehr zusammengesetzten Eiweißkörpern, welche die Zellen aufbauen. Von der chemischen Zusammensetzung dieser protoplasmatischen Stoffe kennen wir höchstens die empirischen Formeln und von ihren Eigenschaften nicht viel mehr als einige Lebensäußerungen. Die Verschiedenheiten des Protoplasmas verschiedenartiger Zellen liegen den Verschiedenheiten ihrer Tätigkeit zugrunde.

Eine zweite Bemerkung betrifft den Gebrauch des Wortes Assimilation, der zu Mißverständnis zu führen geeignet ist. Man wendet es nämlich auch wohl an zur Andeutung anderer intrazellularer Synthesen, die nicht zur Entstehung eines dem Zellprotoplasma gleichen Stoffes führen, z. B. der Bildung von Glykogen in einer Leberzelle, von Fett in einer Zelle überhaupt. Wir werden das nicht tun, nicht nur, weil da von Gleichmachung keine Rede ist, sondern außerdem, weil das Zellprotoplasma den tätigen Zellteil darstellt, während das abgelagerte Fett und Glykogen Brennstoffe sind. So kann Hammelfett in Hundezellen abgelagert werden. Das andere Verhalten geht z. B. auch daraus hervor, daß Muskeln durch starke Arbeit an Substanz zunehmen, während die Brennstoffe eben abnehmen, wie man z. B. beim starken Ruderer oder Schwimmer ersieht. Es sind Assimilation und Anhäufung von „toten" Stoffen in einer Zelle also zwei Vorgänge von grundverschiedener Bedeutung. Vielleicht spielen Enzyme bei diesen Synthesen eine Rolle.

In der Pflanzenzelle findet auch Assimilation statt, und zwar werden die Eiweißstoffe sogar aus ganz einfachen Verbindungen und Elementen wie CO_2, HOH, N und S aufgebaut.

Assimilation ist auch im erwachsenen Organismus fortwährend erforderlich, weil fortwährend ganze Zellen oder Zellteile verloren gehen. Assimilation kennzeichnet das Leben. Zunächst können ganze oberflächliche Zellen verloren gehen, wie an der Hautoberfläche und an gewissen Schleimhäuten. Die zylindrischen basalen Epithelzellen der Oberhaut, der Keimschicht also, teilen sich das ganze Leben hindurch, und werden allmählich nach der Oberfläche hin verschoben. Dabei ändert sich ihre Form, sie verhornen allmählich und werden schließlich in Form feiner Schuppen abgestoßen. Auch an Schleimhäuten ohne verhornendes Epithel werden entartete Epithelzellen abgestoßen, ebenso in Schleim- und Talgdrüsen. Von den Zellen der inneren Organe ist uns eine Abstoßung nicht bekannt geworden und es fehlt bis jetzt jeder Grund für die Annahme, es gehen solche Zellen, wie etwa Leber-, Nerven-, Muskelzellen, als solche zugrunde. Das Protoplasma solcher Zellen wird aber wahrscheinlich während ihrer Tätigkeit zerlegt, wie das Protoplasma jeder lebenden Zelle überhaupt. Es werden zusammengesetzte, große Moleküle in einfachere, kleinere gespalten, und zwar meist — wenn nicht immer — unter Aufnahme von Wasser (hydrolytische Spaltungen) und von Sauerstoff. Diese Spaltungsvorgänge fassen wir im Namen Dissimilation zusammen. Enzyme spielen dabei sehr wahrscheinlich eine große Rolle; wie oxydative, glyko- und lipolythische Enzyme, usw. Die großen Protoplasmamoleküle werden nun aber nicht mit einem Schlage in die einfachsten Endprodukte, wie Harnstoff, Kohlensäure und Wasser, zerlegt, sondern zunächst in Zwischenprodukte, von denen wir wenig wissen, ungefähr ebensowenig wie von den Zwischenprodukten zwischen den Eiweißkörpern der Nahrung und denen der Körperzellen, die bei der Assimilation wahrscheinlich auftreten. Die Dissimilation bedeutet Umwandlung der potentiellen in kinetische (aktuelle) Energie wie Bewegung, Wärme, Drüsensekretion, Elektrizität. Die Assimilation ermöglicht jedesmal neue Dissimilation. Assimilation ist ans Leben der Zelle gebunden, sie hört mit ihrem Tod auf; Dissimilation findet auch nach dem Tode statt, sei es auch in anderer Form (s. Nekrose).

Aufbau und Abbau, Assimilation (Anabolismus) und Dissimilation (Katabolismus) stellen den Stoffwechsel (Metabolismus) dar. Den Teil des Stoffwechsels, der zwischen Anfang und Ende liegt, in dem die Zwischenprodukte durch Spaltung oder Synthese bzw. „innere Sekretion" gebildet werden, bezeichnen wir als intermediären Stoffwechsel. Wir wissen recht wenig von diesem intermediären Stoffwechsel, so daß wir die Entwicklung der meisten Stoffwechselstörungen nicht verfolgen können.

Durch das Verhältnis vom Aufbau (A) zum Abbau (D) werden die statischen Eigenschaften der Zelle (Form, Größe, Lebenseigenschaften) bedingt. (VERWORN nennt den Bruch $\frac{A}{D}$ „Biotonus".) Sind A und D gleich, aber auch nur dann, so herrscht physiologisches Gleichgewicht. Wird A>D, so nimmt die Zelle an Umfang und Arbeitstüchtigkeit zu; wird A<D, so nehmen diese Eigenschaften ab. An den Muskeln wenigstens ist dies klar. Während des Wachstums des Individuums überwiegt im allgemeinen A über D, ebenso wie für jede wachsende Zelle. Nach vollendetem Wachstum, also für den Menschen etwa nach dem 22. Lebensjahr, sind und bleiben A und D unter günstigen Verhältnissen gleich groß (Kraft des Lebens), etwa bis zum 50. Lebensjahr oder später. Dann fängt ganz allmählich die senile Involution an, wobei A<D wird, obwohl Fettansatz allmählich bis zu großen Dimensionen eintreten kann. Dies ist aber nicht mehr als eine grobe schematische Darstellung der Dimensionen, der quantitativen Verhältnisse. Die Sache ist wahrscheinlich nicht so einfach. Es überwiegt beim Wachstum ohne Zweifel die Assimilation über die Dissimilation, aber damit ist nicht ausgeschlossen, daß die wachsende Zelle zugleich qualitative Veränderungen erleidet, die sich (noch) nicht in quantitative zerlegen lassen. Im Gegenteil weisen mehrere Beobachtungen auf gewisse Änderungen der Zelleigenschaften hin.

So ist es ohne weiteres klar, daß in der Pubertät nicht nur die Geschlechtsdrüsen des wachsenden Organismus andere Eigenschaften bekommen, sondern der ganze Organismus mehr oder weniger. In den „sekundären Geschlechtscharakteren" kommt dies zum Ausdruck. Allerdings vermögen wir auch hier nicht recht qualitative und quantitative Unterschiede voneinander abzugrenzen. Und wenn später die senile Involution eintritt, stellen sich wiederum andere Veränderungen ein, die sich beim Weib im Klimakterium kundgeben. Daß das Protoplasma der kindlichen Zellen andere Eigenschaften hat als das des Erwachsenen und des Greises, geht aus dem regeren Stoffwechsel hervor. Nicht nur die Assimilation, sondern auch die Dissimilation ist beim Kinde größer als beim Erwachsenen. Dies erhellt aus den Untersuchungen von PARROT und ROBIN, nach denen 1 kg neugeborenen Kindes eine 6 mal größere Harnstoffmenge bildet als 1 kg Erwachsenen; aus den Bestimmungen CAMERERS, nach denen 1 kg Kind von $1^1/_2$ Jahr täglich 1,35 g Harnstoff, 1 kg Kind von 7 Jahren täglich 0,75 und 1 kg Knabe von 15 Jahren oder Erwachsene täglich 0,50 g Harnstoff bildet. Betrachten wir die Harnstoffbildung als brauchbaren Maßstab der Eiweißverbrauches, so nimmt dieser somit während des Wachstums ab. Schließlich hat RUBNER festgestellt, daß 1 kg Säugling 91,3 Kalorien, 1 kg Erwachsene von 40 Jahren 52,1 und 1 kg eines 67 jährigen Menschen 42,4 Kalorien täglich bildet. Nun ist zwar, nach RUBNER, die Wärmeabgabe eine Funktion nicht des Körpergewichts, sondern der Körperoberfläche; die relativ größere Körperoberfläche des Säuglings vermag aber die größere Wärmebildung nicht zu erklären (SONDÉN und TIGERSTEDT). Inwiefern sich all diese Unterschiede als quantitative erklären lassen, bleibe dahingestellt.

Sicher ist, daß der jugendliche Organismus sich vielen schädlichen Einflüssen gegenüber anders verhält als der erwachsene, daß nicht nur die Empfindlichkeit gegen manche Schädlichkeiten, aber auch die Wiederherstellungsfähigkeit größer ist. So bekommt ein Kind leichter hohes Fieber, und ist die Tätigkeit seiner Vasomotoren schwankender als die eines Erwachsenen. Wir fügen noch hinzu, daß der junge Zelleib basophil, der ältere mehr oder weniger azidophil ist.

Wir können sagen, daß sowohl Aufbau wie Abbau beim Kinde im allgemeinen größer sind als beim Erwachsenen, daß aber der Aufbau den Abbau übertrifft. Dadurch nehmen während des Wachstums nach der Geburt besonders Parenchymzellen an Umfang und Knochen an Masse zu, das Bindegewebe weniger. Demgegenüber bleibt jedoch die Thymus schon vom 2. Jahre an bis zum 10. Jahre gleich; dann erfährt sie eine Rückbildung und wird durch Fettgewebe ersetzt, während kleine Stücke wie ausgesät übrig bleiben.

Das lymphadenoide Gewebe nimmt an mehreren Stellen, namentlich in den Mandeln, in der Schleimhaut des Magendarmkanals, ab. Auch Lymphdrüsen können verschwinden, indem die Lymphozyten schwinden und sich das Bindegewebe durch Fettaufnahme in Fettgewebe umwandelt.

Während des intrauterinen Wachstums steht Zellvermehrung im Vordergrund; nach der Geburt rückt sie in den Hintergrund gegenüber der Umfangszunahme der Zellen. Während der senilen Involution nehmen die Parenchymzellen an Umfang ab, während das Bindegewebe sowie das glatte Muskelgewebe der Gebärmutter faserreich wird.

Pathologische progressive Gewebsveränderungen (Hyperbiose) bestehen in Vergrößerung der Zellen und Kerne durch Assimilation (Hypertrophie) oder Vermehrung der Zellen und Kerne durch Teilung (Hyperplasie).

Pathologische regressive Gewebsveränderungen (Hypobiose) bestehen in Verkleinerung der Zelle und Kerne (Atrophie), in Entartung (Degeneration oder Dystrophie) und Absterben (Nekrose bzw. Nekrobiose) derselben.

Wir wollen diese Veränderungen nacheinander besprechen. Nur mikroskopische Untersuchungen vermögen sie hinreichend festzustellen und Fehler auszuschließen.

Hypertrophie und Pseudohypertrophie.

Mit Hypertrophie deuten wir eine pathologische Zunahme des Zellprotoplasmas und damit des Zellvolumens durch Hyperassimilation ohne entsprechende Hyperdissimilation an. Dem Wort geben wir somit nicht seine ursprüngliche Bedeutung von Überernährung. Diese führt keineswegs ohne weiteres zu Hypertrophie. Man erreicht mit ihr gewöhnlich eine Mästung, d. h. eine Zunahme der Brennstoffe (Fett und Glykogen), nicht eine Zunahme des Zellprotoplasmas. Nach Voit hat vermehrte Eiweißzufuhr einfach vermehrten Eiweißabbau, keineswegs aber eine Zunahme der Assimilation zur Folge. Die Sache ist aber nicht ganz so einfach. Einige Tierzüchter haben nämlich angeblich durch reichliche Zulage von Eiweiß zum Futter den Eiweißbestand der Tiere in vereinzelten Fällen erhöht, und auch in physiologischen Versuchen hat man bei normalen Tieren Stickstoffretention erzielt (SCHÖNDORFF u. a.); es entsprach nämlich der im Harn ausgeschiedene Stickstoff nicht der eingenommenen Menge. LÜTHJE, MOHR u. a. sahen dann auch beim Menschen nach reichlicher Eiweißzufuhr N-Retention auftreten. Nun bedeutet aber Stickstoffretention durchaus nicht notwendig dasselbe wie Hypertrophie von Zellen, wie vermehrte Assimilation; auch dann nicht, wenn wir annehmen, daß Stickstoffretention gleichbedeutend ist mit Eiweißretention, was ja nicht bewiesen ist und keineswegs so sein muß. Zunächst ist der Eiweißgehalt des Blutserums ein schwankender (FR. MÜLLER), somit Anhäufung von Eiweiß im Blut und in den Gewebssäften sehr wohl möglich. Sodann ist eine Ablagerung in Zellen (PFLÜGER) und vielleicht auch im Zwischenzellenstoff, ohne Assimilation also ohne Neubildung von gleichem Protoplasma, vielleicht sogar eine Ablagerung von einfacheren N-haltigen Bausteinen von Eiweiß, nicht ausgeschlossen. Jedenfalls hat man Hyperassimilation in jenen Fällen bis jetzt nicht nachgewiesen; sie ist allerdings in geringem Maßstabe schwer nachweisbar. Sind aber Zellen durch Hunger atrophisch geworden, dann findet auch bei gewöhnlicher Nahrung Stickstoffretention und überwiegende Assimilation statt, was aus der Protoplasmazunahme der abgemagerten Muskeln unleugbar erhellt. Dies ist jedoch keine Hypertrophie, sondern Ersatz des abgebauten, verloren gegangenen Protoplasmas. Die atrophischen Zellen gewinnen dann auch nur ihr normales Volumen wieder und nur ausnahmsweise, wie anscheinend beim Typhus abdominalis, ein pathologisch großes. Auch die stärkere Assimilation während des Wachstums ist keine Hypertrophie, weil sie keine abnorme Erscheinung ist.

Wir nennen ein Organ oder Organabschnitt nur dann hypertrophisch, wenn es vergrößert ist durch Vermehrung des spezifischen, ihm eigenen Protoplasmas durch abnorme Hyperassimilation. Dies ist möglich durch Hypertrophie der Zellen, aber auch durch Zunahme ihrer Zahl, d. h. durch Hyperplasie oder numerische Hypertrophie. Man kann doch eine Gruppe von Zellen ebensogut als Einheit annehmen wie eine einzelne Zelle. Nehmen wir das Protoplasmamolekül einer Zelle als Einheit an, so wäre Hypertrophie dieser Zelle nichts als Hyperplasie ihrer Moleküle. Hypertrophie eines Muskels besteht in Dickwerden seiner Fasern. Die Hypertrophie der Drüsen der Gebärmutterschleimhaut besteht aber in Hyperplasie ihrer Epithelzellen, wodurch die einzelne Drüse sich verlängert, schlängelt und gar erweitert, indem die sich vermehrenden Epithelzellen sich eine größere Haftfläche (übertriebene Regeneration nach dem menstruellen Verlust?) machen. Hypertrophische Herzmuskelfasern und glatte Muskelzellen des Darms sind dicker als normale. Nach SCHIEFFERDECKER nimmt die Zahl der Fibrillen des Skelettmuskels durch Hypertrophie zu, während sich ihre Dicke nicht ändert.

Das Wort Hypertrophie wird manchmal mißbraucht, indem man ein vergrößertes Organ oder einen Körperteil hypertrophisch nennt, während die Vergrößerung entzündlichen Ursprunges ist, wie z. B. bei der „hypertrophischen" Leberzirrhose. Angeborene Vergrößerungen eines Organs gehören nicht zur Hypertrophie wenn sie nicht den obigen Anforderungen genügen. Ichthyosis, Clavus und Callus, Hypertrichosis, Hyperkeratosis, Elephantiasis usw. sind der Hypertrophie nicht zuzuzählen, weil es sich dabei nicht um Volumenzunahme durch Hyperassimilation ohne weiteres handelt. „Hypertrophie" der Vorsteherdrüse ist eine klinische Bezeichnung einer Vergrößerung verschiedenartigen Ursprunges wie durch zystöse Erweiterung der Drüsen, Adenom und andere Geschwülste, Entzündung.

Wir können die Frage, ob Hypertrophie oder etwas anderes besteht, nur durch mikroskopische Untersuchung beantworten, aber auch die mikroskopische Antwort ist nicht immer sicher. So ist z. B. Hypertrophie der einzelnen Zelle nicht immer sicher zu unterscheiden von einer degenerativen Schwellung; so kann wahrscheinlich albuminöse Entartung die Zelle vergrößern ohne daß wir sie sicher erkennen und von der normalen Zellkörnung unterscheiden können.

Es ist uns ferner noch nicht möglich am mikroskopischen Bild einer vergrößerten Zelle sicher abzulesen, ob diese Vergrößerung einer Hyperassimilation oder nur einer Ablagerung von Eiweißstoffen zuzuschreiben ist, die sich zwar mikroskopisch nicht, sondern chemisch und biologisch wohl vom betreffenden Zellprotoplasma unterscheiden. Wenn wir mikroskopisch keinen Unterschied festzustellen vermögen, so nehmen wir Hyperassimilation an, obwohl sie nicht bewiesen ist. Der Kern der hypertrophischen Zelle ist gewöhnlich vergrößert, namentlich im Querschnitt, und seine Chromatinmenge, absolut und sogar auch relativ, ebenfalls. Ob aber diese Kernveränderungen bei Ablagerung von Eiweißkörpern in den Zelleib ohne Assimilation auch vorkommen und bei Hyperassimilation nie fehlen, wissen wir nicht. Auch nicht, ob eine abnorm große Geschwulstzelle hypertrophisch heißen darf.

Hypertrophie ist somit ein morphologischer Begriff. Wir verbinden aber damit eine vermehrte Arbeitstüchtigkeit der hypertrophischen Einheit, welche allerdings keineswegs immer nachgewiesen ist. Wo ein Muskel makround mikroskopisch an Masse (Protoplasma) und nach seinen Leistungen auch an Kraft zugenommen hat, da ist der Beweis erbracht. Ob aber die Kraft eines hypertrophischen, ebenso wie die eines nichthypertrophischen, Muskels dem Querschnitt seiner Fasern proportional ist, hat man noch nicht untersucht. Von den Drüsen stehen uns nicht viele einwandfreie Beobachtungen zur Verfügung. Zunächst kennen wir die kompensatorische Hyperplasie und Hypertrophie der Leber (S. 16). Hypertrophie der einzelnen Leberzellen oder Epithelzellen der gewundenen Harnröhrchen kann schwer zu beurteilen sein, weil ihre Größe schon normaliter sehr schwankt. Wir wissen ferner, daß in Fällen von Aplasie oder starker Hypoplasie oder nach Wegnahme (ROSENSTEIN) einer Niere die andere hypertrophisch wird. Besonders die Glomeruli sind (bis zu $^4/_3$ oder $^3/_2$) vergrößert. Störungen der Harnsekretion sind nicht beobachtet, diese können aber auch sofort nach der Entfernung der einen, vor Hypertrophie der anderen Niere, fehlen. Daß somit eine hypertrophische Niere mehr zu leisten vermag als eine nichthypertrophische, ist zwar wahrscheinlich, aber unbewiesen und nicht einmal untersucht. Von den anderen Drüsen wissen wir noch weniger, weil uns sogar die Schwankungen der Menge und Eigenschaften ihrer Sekrete, mit Ausnahme der Milch, bis jetzt unbekannt geblieben sind. Wir dürfen nicht vergessen, daß wir die Arbeitstüchtigkeit einer Zelle mikroskopisch zu bestimmen zur Zeit nicht vermögen.

Wann entsteht Hypertrophie? d. h.: Wann entsteht abnorme Hyperassimilation? Die Erfahrung hat folgendes gelehrt: Die Muskeln des Rumpfes und der Glieder hypertrophieren, besonders bei jugendlichen Individuen, wenn sie — innerhalb gewisser Grenzen — stark in Anspruch genommen werden, wie beim Turnen, Rudern, Radfahren, ,,Football", Schmieden usw. Wahrscheinlich wird auch das Wachstum der Knochen durch Muskelwirkung beeinflußt, indem das Periost durch die Muskelansätze gereizt wird. Dabei kommen allerdings individuelle Unterschiede vor: nicht jeder kann beliebige Muskeln gleich rasch, z. B. durch gesetzmäßiges Gewichtheben, zu einem bestimmten Grade von Hypertrophie entwickeln.

Ein Versuch MORPURGOS erläutert die Erfahrung am Menschen. Er ließ einen Hund zunächst einige Zeit ohne Körperbewegung in einem engen Käfig leben. Sodann legte der Hund in 80 Tagen 3200 km zurück. Der mikroskopische Vergleich einiger vor und nach dem Versuch herausgeschnittener Muskelfasern des Oberschenkels lehrte, daß sie während des Versuches $7^1/_2$ mal dicker geworden waren. Ferner wissen wir, daß das Herz des Menschen sowie des Versuchstieres ganz oder in einem Abschnitt hypertrophiert, wenn es ganz bzw. in dem betreffenden Abschnitt einige Zeit mehr Arbeit hat leisten müssen. Auch glatte Muskeln hypertrophieren wenn sie einige Zeit zu größerer Arbeitsleistung gezwungen werden. Wir müssen dies ja annehmen, wenn die Abfuhr des Inhalts eines hohlen, blasenoder röhrenförmigen Organs durch Verengerung der Abfuhrwege erschwert wird. So hypertrophiert der Muskel der Harnblase bei einer Strictura urethrae gewissen Grades oder bei Verengerung der Harnröhre durch Vergrößerung der Vorsteherdrüse. Auch Darmmuskeln hypertrophieren oberhalb einer Verengerung des Darms. Durch Hypertrophie kann das Muskellager bis 6 mal dicker werden. Die Muskelhypertrophie kann sich bis in einem gewissen Abschnitt unterhalb der Verengerung ausdehnen — wahrscheinlich hat sich dieser Abschnitt ebenfalls besonders kräftig zusammengezogen. Der Abschnitt oberhalb der Verengerung pflegt erweitert zu sein, zum Teil durch Anhäufung des Inhalts, zum Teil vielleicht dadurch daß die hypertrophierenden Muskelzellen nicht nur dicker sondern (primär) auch länger werden.

In all diesen Fällen ist die Hypertrophie Folge erhöhter Tätigkeit, somit eine funktionelle. Ist vielleicht jede Hypertrophie eine funktionelle? Es scheinen Ausnahmen zu bestehen.

So hypertrophieren Gebärmutter und Brustdrüse während der Schwangerschaft, als von erhöhter Tätigkeit noch keine Rede ist. Die erhöhte Tätigkeit kommt erst bei bzw. nach der Entbindung. Es ist aber fraglich und genauer Forschung wert, ob die Muskelzellen in der Tat hypertrophisch sind und nicht etwa vergrößert nur durch Aufnahme von Glykogen oder anderen Vorratstoffen; so auch ob die Brustdrüse hypertrophiert oder einfach anschwillt durch Entwicklung ihrer sekretorischen Tätigkeit. Daß letzteres zutrifft, dürfen wir annehmen, weil ja schon im Anfang der Schwangerschaft sich ein Sekret ausdrücken läßt.

Von Hypertrophie drüsiger Organe kennen wir die vikariierende Hypertrophie der zurückgelassenen nach Entfernung der anderen Niere. Ferner Hypertrophie von Nebenschilddrüsen nach Entfernung der Schilddrüse, usw. So auch Hypertrophie (Hyperplasie) des zurückgelassenen Teils nach Entfernung eines Teils der Leber beim Kaninchen (S. 17). Hypertrophiert etwa auch eine manchmal vorhandene Nebenmilz nach Entfernung der Milz? Wir wissen es nicht.

Wodurch entsteht funktionelle oder Arbeitshypertrophie? Ein Vergleich mit dem physiologischen Wachstum ist in folgenden Punkten möglich. Einmal wird auch das physiologische Wachstum durch Tätigkeit günstig beeinflußt, ja es geht dabei ohne scharfe Grenzen in Hypertrophie über. Wir erfahren dies z. B. bei jungen Leuten, die durch Sport ihren Körper entwickeln. Allerdings findet Wachstum auch ohne Tätigkeit statt. Sodann, daß sowohl bei Hypertrophie wie bei physiologischem Wachstum sich eine gewisse Anlage bemerkbar macht; ferner werden beide begünstigt durch reichliche Nahrung, finden aber auch ohne solche statt, wenn nur nicht der Organismus oder die betreffenden Zellen (Organ) zu stark geschädigt sind: Im Weltkrieg blieben die Kinder in Deutschland und Österreich-Ungarn durch Unterernährung an Wachstum stark zurück. Es kann Hypertrophie des Herzens jedoch auch bei kärglich ernährten Menschen eintreten (vgl. MIESCHERS Beobachtung weiter unten). Nur dürfen die Muskelfasern nicht durch Myokarditis oder Fettherz oder sonstwie zu stark geschädigt und muß, auch bei genügender allgemeiner Ernährung, eine genügende Blutzufuhr möglich sein. Es dürfen somit die Kranzschlagader nicht durch Arteriosklerose zu stark verengert sein. Ein arbeitendes Organ ist blutreicher als ein ruhendes, indem es anderen Organen Blut entzieht. Wird das Herz dauernd zu größerer Arbeit gezwungen, so wird es dauernd anderen Organen mehr Blut entziehen und es bekommt erweiterte Schlagader, wovon man sich bei stärkerer Hypertrophie überzeugen kann, und wie auch aus den schönen Abbildungen von JAMIN und MERKEL hervorgeht. Aber damit ist die Frage noch nicht beantwortet, wodurch die Hypertrophie eintritt. Die Annahme einer funktionellen oder nutritiven Reizung oder Reizung der Assimilation genügt nicht. Wir müssen feststellen, ob es eine chemische, elektrische oder andere Reizung und welche es ist, und ihren Ursprung und Wirkung bestimmen. Das vermögen wir jetzt noch nicht. Ein solcher Reiz scheint jedenfalls unentbehrlich für Hypertrophie. Wir werden zu folgender Frage geführt: ungewöhnlich starke Dissimilation durch Tätigkeit führt zu ungewöhnlich starker Assimilation, und bei einer dazu günstigen Konstellation zu Hypertrophie. Entspringt der Reiz zu Hypertrophie der starken Dissimilation? Dauernde Spannung eines Muskels in einem Gipsverband bewirkt bei Katze und Kaninchen mit unversehrten Nerven bald Hypertrophie, die gleichzeitige Entspannung des Antagonisten hat Atrophie zur Folge (MEYER u. FROBOESE).

Nimmt die einem hypertrophischen Muskel gesetzte funktionelle Anforderung ab, so wird auch die Hypertrophie geringer, sie kann schließlich verschwinden, wie wir es bei Sportleuten beobachteten. Dieses Wiederverschwinden der Hypertrophie deutet darauf hin, daß die hypertrophische Muskelsubstanz nicht mit der normalen gleichzustellen, vielleicht minderwertig ist, wenn auch wir sonst keinen Unterschied nachzuweisen vermögen. Bedenken wir, daß Ruhe zu Atrophie führt (s. unten), so ergibt sich ein gewisser Parallelismus zwischen Ernährungszustand (Dimensionen) und Tätigkeit einer Zelle mit genügender Nahrungszufuhr: starke Hypertrophie durch Anstrengung und starke Ruheatrophie stellen die Äußersten dar. Die durch höhere funktionelle Anforderung während des Wachstums erworbene starke Muskelentwicklung hingegen scheint ganz oder zum großen Teil eine dauerhafte zu sein.

Bei Greisen kann die Hypertrophie der Harnblase auch bei erheblicher Vergrößerung der Vorsteherdrüse geringfügig sein oder gar ausbleiben.

Zu starke Inanspruchnahme führt zu Lähmung und Atrophie, wenigstens Schwäche ohne bekannte Unterlage. Überanstrengung („overstrain") ist den Ruderern usw. wohl bekannt. Wird hier der Dissimilationsreiz zu stark ?

Nun kommt es auch vor, daß man makroskopisch meint, es mit Hypertrophie eines Muskels zu tun zu haben, daß jedoch die mikroskopische Untersuchung etwas anderes ergibt, so daß man von einer **Pseudophyertrophie** redet, nämlich bei der erblichen, infantilen bzw. iuvenilen Dystrophia musculorum und bei der Myotonia congenita (THOMSENsche Krankheit).

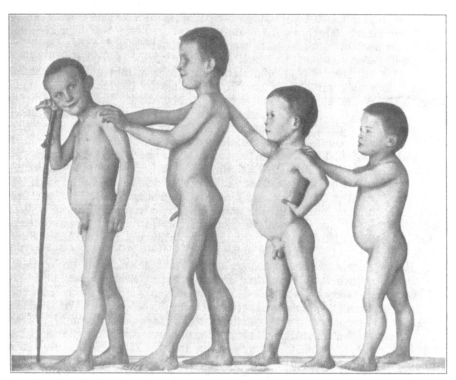

Abb. 72. Vier Geschwister mit infantil. Dystophia muscul. Die beiden älteren zeigen die atrophische, die beiden jüngeren Knaben die fast rein pseudohypertrophische Form (nach H. CURSCHMANN).

Die Dystrophia musculorum ist eine primäre Myopathie, bei der man mit anderen Worten keine Änderungen im Nervensystem festgestellt hat. Sie tritt in der Kindheit, Pubertät oder im Jünglingsalter auf, selten als Pseudohyper‧trophie (GRIESINGER, DUCHENNE). Meistens erkranken mehrere Geschwister oder wenigstens Mitglieder einer Familie. Die Muskeln der Waden und Oberschenkel, manchmal auch die der Schultern und Oberarme werden dick. Oft sind sie schwammig weich beschaffen, ausnahmsweise jedoch fest wie echt hypertrophische Muskeln. Fast immer sind sie aber schwach, so daß Störungen der Haltung und des Ganges eintreten, namentlich eine starke Lendenlordose und watschelnder, schaukelnder Gang. Das Kind kann sich nur mit Mühe, und sich in besonderer Weise mit den Händen, erst auf den Boden, dann auf den Knien stützend, vom Boden erheben (GOWERS). Andere Muskeln, z. B. des Rumpfes, erwiesen sich bei genauer Untersuchung als atrophisch. Bei mikroskopischer Untersuchung pseudohypertrophischer Muskeln hat man neben atrophischen auch (kompensatorisch?) hypertrophische Muskelfasern angetroffen. Die Dickenzunahme des Muskels ist jedoch einer Bindegewebswucherung und der Bildung zahlreicher Fettzellen im Bindegewebe zuzuschreiben; durch beides kann die Farbe des Muskels weißlichgraugelb statt rot werden. Die hypertrophischen Primitivfasern können (von etwa $2\,R = 40\text{---}60\,\mu$) bis zu $230\,\mu$ Durchschnitt dick werden. Die Muskelkerne können vermehrt sein, wie man das auch bei anderen Muskelatrophien beobachtet.

Die ebenfalls mehrere Mitglieder befallende Myotonia congenita wurde zuerst von Thomson an sich selbst und an 20 Mitgliedern seiner Familie genau studiert und beschrieben. Sie setzt ohne bekannte Ursache in der Jugend ein. Die Muskeln sind gut, meist sogar ungewöhnlich stark entwickelt, ihre Kraft jedoch eher geringer als normal. Eine besonders charakteristische funktionelle Störung ist das Auftreten eines tonischen Krampfes, wenn willkürliche Muskeln nach einiger Ruhe in Tätigkeit versetzt werden, besonders wenn sie plötzlich kräftig angestrengt werden, wie z. B. beim Aufstehen oder beim Schließen einer Faust. Sie verharren dann in einer unwillkürlichen fortwährenden Zusammenziehung, in einem tonischen Krampf, der sich erst nach 5—30 Sekunden löst. Wird dann die gleiche Bewegung wiederholt, so geht sie immer leichter, und schließlich ohne Schwierigkeit von statten. Gemütsbewegungen steigern den Krampf. Die mechanische Muskelerregbarkeit ist gesteigert, während schon schwache faradische oder galvanische Ströme eine tonische Zusammenziehung mit langer Nachdauer bewirken („myotonische Reaktion" Erbs).

An ausgeschnittenen Muskelstückchen sahen Erb u. a. beträchtliche Hypertrophie mit reichlicher Kernvermehrung des Sarkolemms, die jedoch zweifelhaft ist (Schiefferdecker). Die

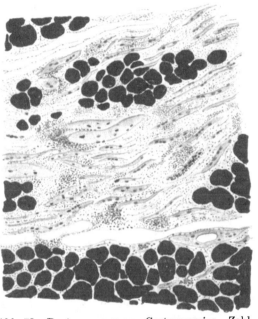

Abb. 73. Dystr. musc. progr. Gastrocnemius. Zahlreiche Fettzellen im vermehrten Bindegewebe zwischen den Muskelfasern; das Fett schwarz durch OsO_4 (nach R. Bing in Mohr und Staehelin, Handb. d. Inn. Med. Bd. V, 1912).

Muskelfasern können einen Durchschnitt von bis zu $150\,\mu$ bekommen, ihre Querstreifung ist jedoch stellenweise undeutlich. (Hat man aber der Schnittrichtung bei der Beurteilung der Querstreifung gebührend Rechnung getragen?).

Als Pseudohypertrophie könnte man auch die sog. angeborene Pylorushypertrophie bezeichnen: es ist eine Mißbildung, die Folge einer übermäßigen, regellosen Bildung von Muskelgewebe, mitunter auch von Schleimhaut.

Atrophie.

Atrophie der Zelle ist Verkleinerung durch Überwiegen der Dissimilation. Auch der Kern der atrophischen Zelle pflegt verkleinert zu sein, sein Chromatin dichter bis zur Pyknose. Der atrophische Zelleib färbt sich in der Regel dunkler mit sauren Farbstoffen, wie z. B. Eosin. An atrophischen Leberzellen und Epithelzellen der gewundenen Harnröhrchen kann man das schön zu Gesicht bekommen. In atrophierenden Muskeln kann Kernvermehrung auftreten, und zwar entweder relativ oder wirklich (absolut). Ersteres wie auch in anderen Geweben, wie z. B. im Endometrium bei seniler Atrophie, indem die Kerne sich nicht vermehren, sondern durch die Abnahme der Zelldimensionen einander näher rücken. Es können sogar Muskelriesenzellen dabei entstehen. Diese Verhältnisse erheischen weitere Forschung. Wir reden von Atrophie eines Organs, wenn es kleiner wird durch Atrophie seiner Parenchymzellen. Nimmt die Zahl seiner Parenchymzellen ab, so redet man von numerischer Atrophie (vgl. Hyperplasie, numerische Hypertrophie), wie sie z. B. in der Thymus und in Lymphfollikeln bei normaler Involution auftritt.

Das Wort wird aber leider auch wohl gebraucht für Verkleinerung durch andere Veränderungen. Ohne genau auf den Begriff zu achten, hat man wohl von Atrophie der Magen- oder Darmschleimhaut geredet, wo sich diese bei der Autopsie als abnorm dünn erwies, was aber nicht einer Atrophie sondern einem Abstreichen bei der Sektion der nach dem Tode erweichten oberflächlichen Schicht zuzuschreiben war. Mikroskopisch wird dies klar, weil die oberflächliche Schicht mit dem Deckepithel fehlt, was mitunter auch aus einer Abbildung klar hervorgeht. So redet man auch wohl von Knochenatrophie, wo Usur (Schwund durch Resorption) usw. vorliegt (s. unten).

Wir unterscheiden nach der Form eine einfache und eine degenerative Atrophie. Erstere bedeutet reine Atrophie, letztere Verringerung der Zelle durch oder mit Entartung. Zu den degenerativen Atrophien gehört die braune Atrophie. In der Zelle häufen sich dabei, besonders um den Kern herum, oder an den Polen desselben (wie z. B. im Herzmuskel) gelbbraune, eisenfreie Pigmentkörnchen (s. dort) an, die dem Organ oder wenigstens dem atrophischen Gewebe einen braunen Ton oder eine braune Farbe verleihen.

Nissl bezeichnet als „chronische Zellerkrankung" und Spielmeyer als „einfache Schrumpfung" akute oder chronische Veränderungen von Ganglienzellen, die meines Erachtens als einfache Atrophie aufzufassen sind: Zelle und Kern verkleinern sich und färben sich allmählich dunkler, die verkleinerten Nißlschollen verklumpen und backen schließlich zusammen.

Die Arbeitstüchtigkeit eines Muskels nimmt durch Atrophie ab, wie man wiederholt an willkürlichen Muskeln festgestellt hat. Wir müssen es auch für andere Organe annehmen. Exakt nachgewiesen ist es aber nicht.

Die Atrophien können verschiedenen Ursprunges und je nachdem heilbar sein oder nicht: Entweder die Nahrungszufuhr zur Zelle ist zu gering wie beim Hungern oder der Abbau der Zelle ist zu stark wie bei gewissen fieberhaften Zuständen oder durch zu starke Arbeit oder die Assimilationsfähigkeit der Zelle hat abgenommen, was möglicherweise bei neurogener und toxischer Atrophie und während des Alterns eintritt, oder endlich es findet ein Zusammentreffen dieser Störungen statt. Immer sollen wir diese Möglichkeiten berücksichtigen. Ob es noch andere Möglichkeiten gibt, muß weitere Forschung lehren.

Die senile Atrophie ist nicht heilbar. Warum nicht? Das Greisenalter ist das Alter der Rückbildung, der Involution. Wann beginnt es? Das ist schwer zu bestimmen an den einzelnen Rückbildungserscheinungen: diese setzen ja zum Teil, abgesehen von individuellen Unterschieden, die auch den verschiedenen Organen zukommen, schon sehr früh ein.

So nimmt die Elastizität der Augenlinse und damit die Akkommodationsbreite schon in der Jugend ab, auch die Hörschärfe nimmt schon in der Jugend ab (Zwaardemaker) (Presbyopie und Presbyakusie bis zur Taubheit). Die Rückbildung der Thymus setzt schon etwa im 10. Jahre ein. Das Gehirn, namentlich das Großhirn erreicht etwa im 3. Dezennium sein größtes Gewicht, um dann allmählich abzunehmen, die Windungen verschmälern sich, sie werden sogar kammförmig, wenigstens zum Teil durch (oft braune) Atrophie der Ganglienzellen, es häuft sich subarachnoideal seröse Flüssigkeit an, die Hirnkammern erweitern sich (Ödema s. Hydrops e vacuo). Nach HODGE enthält das Gehirn der eben aus dem Ei kriechenden Biene 2,9mal mehr Ganglienzellen als das senil atrophische Bienengehirn. Die Muskeln atrophieren allmählich, so daß durch geringere Muskelspannung die Körperlänge schon vom 50. Jahre an abnimmt, während doch die Knochen erst in höherem Alter kalkarmer, poröser durch Gewebsschwund, brüchiger und leichter werden. In den Rippenknorpeln wird Kalk abgelagert. Lungenemphysem ist schon vor dem 40. Jahre an Abnahme der Atmungskapazität erkennbar (HUTCHINSON), obwohl erst später die dauernde Verkleinerung des Brustkastens (durch geringere Muskelspannung und dann Knochenschwund) erfolgt. - Die Wirbel werden kürzer, mehr noch die Zwischenwirbelscheiben, so daß die Körperlänge abnimmt und sich der Rücken krümmt (arkuäre Alterskyphose oder Kyphoskoliose). Dabei werden die Rippen aufeinander gedrängt, und der Brustkasten kleiner. Der Unterkiefer wird niedriger, indem die Alveolarfortsätze größtenteils schwinden, besonders infolge des Ausfalls der Zähne. Platte Knochen wie die des Schädels, atrophieren sogar bis zum partiellen völligen Schwund, so daß Dura und Galea aponeurotica sich im Loch berühren. Arteriosklerose und braune Atrophie des Herzens finden sich zuerst in verschiedenem Alter, obwohl das Herz im allgemeinen bis ins hohe Alter tüchtig und sogar einer Hypertrophie fähig bleibt. Zur Annahme einer Hypertrophie des Herzens als Erscheinung des Alterns sind wir aber nicht berechtigt. Durch Atrophie ihres Inhalts werden die Kapseln der Leber, der Milz runzelig, die Ränder dieser Organe, besonders der Leber scharf, wie bei jeder diffusen Abnahme des Kapselinhalts. Die Nierenoberfläche wird gekörnt, das Organ kleiner. Das Fettgewebe bekommt eine dunklere Farbe (atrophisches Fettgewebe), es wird oft hier und da sulzig, ödematös (seröse Atrophie). Die Haut wird dünner und glänzend, trocken (Atrophie der Talgdrüsen) und weniger elastisch, so daß Falten lange stehen bleiben. Der ganze Mensch schrumpft zusammen und trocknet gleichsam ein (Marasmus senilis).

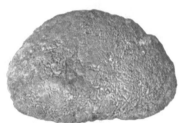

Abb. 74. Senil-atrophische Milz bei klinisch latenter interazinöser Leberzirrhose (natürl. Größe.)

Wen nennen wir einen Greis? Graue Haare, ein kahler Kopf kommen auch bei ziemlich jugendlichen Personen vor, die übrigens die Leistungsfähigkeit und anderen Eigenschaften ihres Alters haben. Es gibt Familien, wo solche Personen in größerer Zahl angetroffen werden. Auch andere Merkmale genügen an und für sich nicht. Wir sind erst dann berechtigt vom Greisenalter zu reden, wenn die körperliche oder (und) geistige Leistungsfähigkeit ein hinderliches Zuwenig zeigen, wenn das Gedächtnis für Ereignisse aus der letzten Zeit, das Urteil ungenügend werden, — schließlich kann Altersblödsinn eintreten — wenn körperliche Bewegungen schwer fallen, kurz wenn der ganze Mensch ohne besondere Schädigung oder Krankheit unverkennbar dem Leben nicht mehr gewachsen ist. Reserveenergie ist nicht mehr oder kaum vorhanden, Ermüdung tritt bald ein, das Widerstandsvermögen ist verringert, die Empfindlichkeit für gewisse Narkotika hat zugenommen. Im allgemeinen werden solche Veränderungen erst nach dem 65. Jahre unverkennbar. Es gibt aber ältere Menschen, die geistig frisch und körperlich ziemlich leistungsfähig sind. Der Geist beseelt den Körper!

Warum ist nun diese senile Atrophie nicht heilbar? Wir finden mikroskopisch nicht nur fortschreitende Atrophie der Parenchymzellen, sondern auch Vermehrung der Bindegewebsfasern und hyaline Entartung derselben. Dadurch können Parenchymzellen gedrückt und in ihrer Ernährung beeinträchtigt werden (Druckatrophie). GOODPASTURE hat die senile Atrophie bei Hunden untersucht: weil die Streifung und Körnung in manchen Zellen ganz oder zum Teil verschwinden und auch Metaplasie eintritt, so daß manche Zellen mehr „embryonale" Eigenschaften bekommen, redet er von „Dedifferentiation". Forner kommt arteriosklerotischer Verengerung von Schlagadern eine gewisse Bedeutung zu. Die gleiche Intimaverdickung, die eine große Schlagader kaum merkbar verengert, kann den Blutstrom durch ein kleineres Gefäß bedeutend erschweren, ja sogar aufheben. Es wird infolgedessen den Geweben weniger Blut zugeführt und diese in einen fortwährenden Hungerzustand versetzt. Diese arteriosklerotischen Veränderungen können aber fehlen oder nur geringfügig sein bei fortgeschrittener seniler Involution. Wir können dies z. B. am Gehirn beobachten. Außerdem ist Arteriosklerose nur ausnahmsweise allgemein im Körper verbreitet. Wir müssen außer diesen zwei Faktoren eine noch nicht näher anzudeutende Abnützung der alternden Zellen annehmen, ähnlich wie die Elastizität der Lungen und der Schlagader durch Abnützung allmählich abnimmt. Die Abnahme des Stoffwechsels und der Wärmebildung wäre der Abnützung zuzuschreiben.

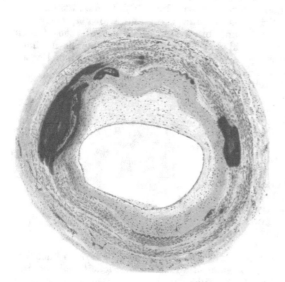

Abb. 75. Arteriosklerose der A. brachialis mit Kalkherden in der Media (nach Döhle und Külbs in Mohr-Staehelin, Handb. d. inn. Med., Bd. II).

Das Altern kann durch seelische Einflüsse gefördert oder gehemmt werden. Ersteres z. B. durch großen Kummer, letzteres durch Heiterkeit, durch regelmäßige, den Geist frisch erhaltende Arbeit. Schließlich beeinflussen gewisse innere Sekrete das Altern. Wir nennen hier den Einfluß der Geschlechtsdrüsen, zuerst von Brown-Séquard, dessen „suc testiculaire" jedoch die gehegte Hoffnung nicht erfüllt hat, neuerdings wieder von Steinach betont, jedoch von anderen bestritten. Frühes Altern (Senilitas praecox) hat man nach doppelseitiger Kastration bei Menschen und Tieren beobachtet. Wenn man aber das Altern einer senilen Involution der Geschlechtsdrüsen zuschreiben wollte — wozu man zur Zeit nicht berechtigt wäre — so bliebe doch die Frage zu beantworten übrig, was denn die senile Rückbildung der Geschlechtsorgane bedinge. Aus den Untersuchungen von Maupas (1888) und R. Hertwig (1889) geht hervor, zunächst, daß ein Infusorium durch fortgesetzte Teilung in sechs Tagen 7000—8000 Infusorien hervorzubringen vermag. Sodann, daß Infusorien nicht unsterblich sind und sich nicht immer fort teilen können. Maupas beobachtete nach einiger Zeit eine „senile Entartung", wenn sie sich nicht nach bestimmten Zeitabschnitten mit Individuen einer nicht nahe verwandten Kultur zu einem Geschlechtsakt (Konjugation) verbinden, die gleichsam die Bedeutung einer Verjüngungskur hat. Woodruff und Erdmann konnten jedoch bei sorgfältiger Beobachtung während 4500 Generationen von Paramäcium ohne Konjugation keine Atrophie oder Entartung feststellen, so daß sie eine Endomixis (Selbstregelung) im Paramäcium annehmen. Andere Forscher konnten dies jedoch nicht feststellen.

Bei den mehrzelligen männlichen Organismen kann von Beeinflussung durch die weibliche Eizelle die Rede nicht sein, nur von der Wirkung der eigenen Geschlechtsdrüsen auf den ganzen Organismus. Ob der weibliche Organismus einigen Einfluß vom männlichen Samen erfährt, ist fraglich.

Die senile Atrophie ist keine pathologische Erscheinung solange sie nicht gewisse Grenzen überschreitet oder vorzeitig auftritt. Als senile Involution bezeichnet man die normale Rückbildung der Zellen und Organe mit dauernder Abnahme ihrer Leistungsfähigkeit. Zeigt die Leistungsfähigkeit einen abnorm starken Mangel oder Fehler (wie z. B. bei senilen Psychosen), den man dem Altern zuschreiben zu müssen glaubt, so redet man von seniler Entartung.

Jetzt sollen wir einige **pathologische Atrophien** besprechen, nämlich die Hungeratrophie, die Inaktivitätsatrophie, die Dehnungs- und Druckatrophie, die neuro- und myogene Atrophie und die toxische Atrophie. Dabei kann es sich sowohl um einfache wie um degenerative Atrophie handeln.

Zunächst die Hungeratrophie. Hunger ist das allgemeine Bedürfnis an Nahrung, das sich örtlich als Bedürfnis nach Füllung des Magens kundgeben kann. Die Hungerempfindung wird jedoch durch Magenfüllung nicht gehoben. Durch Hungern (Unterernährung) nehmen die Kräfte allmählich, bis zur Erschöpfung ab. Das erklärt sich aus der Abnahme der Assimilation und der Dissimilation, welche nach Verbrauch von Glykogen und Fett die Energiequelle darstellt. Der Abbau übertrifft den Aufbau, wie uns die Abmagerung und Atrophie der meisten Organe zeigt (vgl. ferner Hungerzustände).

Die willkürlichen quergestreiften Muskeln können bis auf $2/3$ ihres anfänglichen Gewichts oder mehr abnehmen, auch das Herz atrophiert bedeutend, obwohl nach einigen Forschern weniger als die willkürlichen Muskeln. Schließlich kann schollige (albuminöse) Entartung in den Muskeln auftreten. Gehirn und Rückenmark scheinen nur einen geringen Bruchteil ihres Gewichts einzubüßen. Allerdings sollen wir bedenken, daß das zentrale Nervensystem zum weitaus größten Teil aus Fasern, und nur zu einem geringen Bruchteil aus Parenchym (Ganglienzellen) besteht. Dieses atrophiert aber durch Hungern, wobei Trübung, Körnchen, Pigment und Vakuolen mit unbekanntem Inhalt in ihnen auftreten. Die glatten Muskeln (des Magendarmkanals, der Blutgefäße) lassen eine geringere Atrophie erkennen (STATKEWITSCH). Gelbes Knochenmark (Fettgewebe) wird serös.

Die Milz nimmt stark ab, so daß ihre Kapsel runzlig wird, und zwar besonders durch Verminderung der lymphatischen Zellen in den Follikeln und in der Pulpa. Die Leber nimmt bald an Umfang ab, zunächst durch Schwund des Glykogens, später unter körniger Entartung und Kernveränderungen. Auch die Speicheldrüsen und Nieren atrophieren. Nach einigen Forschern sollte dabei fettige Entartung eintreten. Wahrscheinlich treten aber nur die normalen sehr kleinen Fettröpfchen in den atrophischen Zellen mehr in den Vordergrund (TRAINA). Bei der Bestimmung, welche Organe am meisten, welche weniger atrophieren, hüte man sich vor Fehlerquellen wie individuellen Abweichungen usw. Die zur Erhaltung der Art unentbehrlichen Organe leben einigermaßen auf Kosten der übrigen. Bis zum Tode hat man Kernteilungsfiguren in den DE GRAAFschen Follikeln, in der Membrana granulosa, beobachtet. Und MIESCHER hat beim Rheinlachs festgestellt, daß er mit kleinem Hoden bzw. Eierstock aus dem Meer in das Flußgebiet des Rheins hineinschwimmt. „Im Rhein bleibt er, je nach Umständen, 5—15 Monate und frißt während dieser Zeit absolut nicht. Er laicht im November bis Dezember mit einem reifen Eierstock von $1/4$ des Körpergewichts und $1/3$ der Fixa des Körpers." Der Eierstock vergrößert sich auf Kosten der Muskeln und des Fettgewebes, die ganz bedeutend abnehmen. Beim unterernährten Weibe können schwangere Gebärmutter und Frucht auch bedeutend wachsen. Die Neugeborenen in Deutschland während der letzten Kriegsjahre wiesen keine oder nur eine nur sehr geringe Unterentwicklung gegenüber den Neugeborenen der gleichen Bevölkerungsschichten vor dem Kriege auf (vgl. THIEMICH). Wir müssen aber hinzufügen, daß auch eine bösartige Geschwulst, ein Krebs, auf Kosten des übrigen Körpers zu wachsen vermag — Fr. MÜLLER hat erhöhten Eiweißzerfall dabei nachgewiesen. Bemerkenswert ist auch, daß eine Fettgeschwulst bei allgemeiner Abmagerung wenig oder gar nicht an Umfang abnimmt.

Nach LUKJANOW nehmen Kern und Zelleib durch Hungern ab, mitunter der Kern unabhängig vom Zelleib.

Beim Menschen treten Hungerzustände bis zur Inanition ein durch Armut und durch gewisse Krankheiten, wie Typhus abdominalis, Magenkrankheiten u. a., die starke Beschränkung der Nahrung gebieten; dabei tritt noch, wie bei Typhus, Giftwirkung hinzu (toxische Atrophie, s. unten), während auch gleichzeitiges Fieber durch vermehrten Abbau zu Abmagerung führt.

Hungeratrophie ist heilbar. Es kommt sogar vor, wie z. B. nach Typhus, daß der sich Erholende dick und kräftiger wird als vor der Krankheit, wenn er zuvor nicht stark war. Hypertrophie ist aber nicht nachgewiesen. Wir dürfen hier eine stärkere Assimilationsfähigkeit (Avidität für Eiweiß) annehmen. Während der Typhuskrankheit wird ungewöhnlich viel Harnstoff ausgeschieden als Folge der starken Dissimilation — während der Rekonvaleszenz ungewöhnlich wenig als Folge der erhöhten Assimilation, der N-Retention.

Die Erfahrung hat gelehrt, daß Nichtgebrauch willkürlicher Muskeln von Atrophie gefolgt wird, die man Inaktivitätsatrophie (Ruheatrophie) zu nennen pflegt. Wir haben schon von qualitativ und quantitativ geeigneter Tätigkeit und Ernährungszustand des Muskels geredet. Für einen richtigen Ernährungszustand ist richtige Abwechslung von Arbeit und Ruhe erforderlich. Wir können allerdings dieses „richtige" nicht scharf abgrenzen.

So atrophieren die Muskeln in einem Amputationsstumpf; die Muskeln, die infolge einer Gelenkversteifung nicht mehr, wenigstens nicht mehr richtig tätig sind; die Muskeln, die einige Zeit in einem nicht drückenden Gipsverband gesteckt haben; die willkürlichen Muskeln des Menschen, besonders der Beine, oder Versuchstieres, die einige Zeit zu Ruhe gezwungen werden, beim Menschen durch langdauernde Bettruhe sogar dann, wenn reichlich Fett angesetzt wird, wie bei Ruhe-Mastkuren. Ferner gibt es mehr oder weniger verwickelte Fälle, wo sich z. B. in einem Verband zur Ruhe Druck oder Dehnung oder Nerveneinflüsse (die sich vielleicht, z. B. bei Gelenkentzündung, auf bestimmte Muskeln geltend machen), oder Lähmung hinzugesellen (S. 45). Dauernde Erschlaffung eines Muskels hat Atrophie zur Folge (S. 279).

Von den Drüsen wissen wir: Bei gewissen Tieren atrophieren die Geschlechtsdrüsen zwischen den Brunstzeiten; nach dem Saugen nehmen die Brustdrüsen an Umfang ab, was vielleicht aber nur als ein Verschwinden ihrer „Hypertrophie" oder richtiger der mit der Sekretion einhergehenden Schwellung aufzufassen ist. Etwas verwickelter ist z. B. die Atrophie des hinzugehörigen Harnröhrchenepithels bei Obliteration eines Glomerulus. Hier ist nicht nur von Ruhe, sondern außerdem von verringerter Nahrungszufuhr zum Epithel die Rede, weil die ernährenden Blutgefäßchen dem Vas efferens entstammen und sie nur durch spärliche Kapillar-Anastomosen mit dem Vas afferens, nämlich durch die Arteriola recta vera, und mit benachbarten Kapillarsystemen verbunden sind. Außerdem schädigen vielleicht nicht ausgeschiedene giftige Stoffe das Epithel. Das atrophische Nierengewebe wird blaurotgräulich, durch vermehrten relativen Blutgehalt infolge der Verkleinerung des Nierenabschnittes. Schließlich tritt nach Unterbindung eines Pfortaderastes nie Nekrose, sondern eine allmählich zunehmende Atrophie, später mit brauner Pigmentierung des Leberabschnittes, dem der abgebundene Ast Blut zuführte (STEENHUIS in REDDINGIUS' Laboratorium u. a.) auf. Wahrscheinlich ist dies eine Ruheatrophie, weil doch die Pfortader das „funktionelle" Gefäß der Leber ist.

Knochen können an Umfang abnehmen unter Umständen, die uns an Ruheatrophie erinnern, wie z. B. der Alveolarfortsatz nach Verlust des Zahnes. Wir kennen aber die Histogenese nicht, es harrt somit die Frage der Beantwortung, ob hier Atrophie vorliegt oder nicht.

Wodurch führt Ruhe zu Atrophie? Durch Mangel an Assimilationsreizen? Durch Anhäufung von Dissimilationsprodukten, die, obwohl in geringer Menge gebildet, infolge der verringerten Blut- und Lymphabfuhr nicht genügend fortgeschafft werden?

Mechanische Atrophie tritt auf als Folge zu starken Druckes oder zu starker Dehnung, und ist je nachdem als Druck- bzw. Dehnungsatrophie zu bezeichnen. Wir haben schon auf den Unterschied zwischen Druck und Dehnung, auf ihr häufiges Zusammentreffen und auf die Bedeutung von Dauer

und Stärke hingewiesen. Wir wollen jetzt nur noch einige Beispiele von Druck-
und Dehnungsatrophie anführen.

Leberzellbalken, Muskelfasern, die zwischen Geschwulstknoten zusammengedrückt oder nur von einer Seite durch einen Knoten gedrückt und im letzteren
Fall zugleich gedehnt werden, atrophieren unverkennbar. Daß übrigens im allgemeinen nicht alle Gewebe gleich leicht durch mechanische Schädigung atrophieren,
geht aus folgenden Beispielen hervor: in einer Schnürleber atrophieren an der ein-
geschnürten Stelle die Leberzellen, während die Gallengänge nicht nur bestehen
bleiben, sondern vermehrt erscheinen. Dies gehört zur allgemeinen Erfahrung,
daß eine Zelle mechanischen und chemischen Schädigungen um so geringeren Widerstand bietet, je höher differenziert sie ist.

Eine physiologische mechanische Atrophie mit schließlichem Einreißen des
Gewebes treffen wir im Zahnfleisch des Säuglings an, unter Einwirkung des wachsenden Zahnes. Atrophie durch vorwiegende Dehnung neben Druck finden wir in
hohlen, röhrenförmigen oder mehr kugeligen, blasenförmigen Organen oder Organ-
abschnitten, z. B. durch Zunahme des Druckes ihres Inhalts: die Hydronephrose,
Hydrosalpinx, das Aneurysma, die Pharynx- und Darmdivertikel stellen Beispiele
dar, sobald sie einen gewissen Umfang erreichen. In all diesen Fällen kann die
Federkraft der Wand schon zuvor verringert sein oder erst durch die ungewöhnliche Dehnung abnehmen. Im Aneurysma nimmt der Blutdruck außerdem mit der
fortschreitenden Erweiterung zu (s. dort). Auch das chronische Lungenemphysem
stellt ein Beispiel einer Dehnungsatrophie dar mit Abnahme der Elastizität. Das
akute Emphysem zeigt klar den anämisierenden Einfluß von Druck bzw. Dehnung
gewissen Grades (s. Emphysem). Die Lungenbläschen werden beim exspiratorischen
Emphysem nicht nur gedehnt, sondern zugleich durch den intraalveolaren Luftdruck senkrecht auf ihre Wände zusammengedrückt.

Die mechanischen Atrophien können ausheilen, so lange sie nicht einen
gewissen Grad erreicht haben und sie nicht zu lange bestanden haben. Akutes
Lungenemphysem, sogar ein Hydrocephalus bei jungen Kindern kann allmählich
mehr oder weniger vollständig verschwinden. Nach einiger Zeit aber, auch bei
nicht sehr starkem Druck oder Dehnung treten Gewebsveränderungen ein,
die einer Wiederherstellung kaum oder nicht fähig sind. So nimmt die Elastizität emphysematösen Lungengewebes allmählich ab, es wird die elastische
Nachwirkung unvollständig. Außerdem verschwinden viele Blutkapillaren,
ohne daß wir wissen, was genau geschieht; vielleicht veröden sie, indem sich ihre
Endothelzellen in faseriges Bindegewebe umwandeln. Schließlich kann die
„Rarefaktion" des emphysematösen Lungengewebes, die zum Teil auf Einreißen von Septen beruht, nicht mehr rückgängig werden. Ferner können
in einem Aneurysma oder in hämorrhoidalen Varices dauernde Veränderungen
eintreten durch Thrombose und Organisation des Thrombus. Schließlich erwähnen wir die Atrophie nicht nur von Harnkanälchen, sondern auch von
Harnknäueln (zu unterscheiden von hyaliner Entartung), die in erweiterten
Kapselräumen liegen bei Hydronephrose gewissen Grades.

Die Funktionstüchtigkeit eines Organs wird im allgemeinen leiden. Jedoch
können leichtere Grade von Hydrocephalus mit außerordentlichen Geistes-
fähigkeiten bestehen, diesen vielleicht zugrunde liegen: wenigstens hatten
Männer wie HELMHOLTZ Hydrocephalus.

Eine besondere Stelle beansprucht die **Knochenusur.** Abb. 76 zeigt zwei
Wirbel, die durch ein Aortenaneurysma (mit Thrombus) wie ausgehöhlt sind,
während die knorpelige Zwischenwirbelscheibe dem Druck widerstanden hat.
Betrachten wir die Wirbel etwas näher, so zeigen sich die Knochenlamellen
nicht aufeinandergepreßt wie bei Druck- und Dehnungsatrophie zu erwarten
wäre. Es hat der Knochen seinen gewöhnlichen lamellösen Bau behalten,
nur ist ein Teil aus demselben wie zerfressen, d. h. resorbiert. Bei Verbiegung
der Wirbelsäule (Kyphoskoliose) werden ebenfalls gedrückte Wirbelteile resor-

biert. Von dünneren Knochenlamellen wie bei der senilen Atrophie und wie wir sie doch auch bei Druck- und Dehnungsatrophie erwarten müßten, keine Spur. Auch der Knochen in einem älteren Amputationsstumpf zeigt keine Atrophie oder Zusammenpackung der Knochenlamellen; er ist mehr oder weniger kegelförmig abgeschliffen; Periostläppchen haben mitunter dabei unregelmäßige Knochenauswüchse gebildet. JORES erzielte durch Auflegen von mit Wasser oder Quecksilber gefüllten Gummisäckchen auf Dornfortsätze der Wirbel bei Kaninchen und Meerschweinchen nur mikroskopisch erkennbare Usur: flache Einbuchtungen des Knochens ohne Osteoklasten, nur aus-

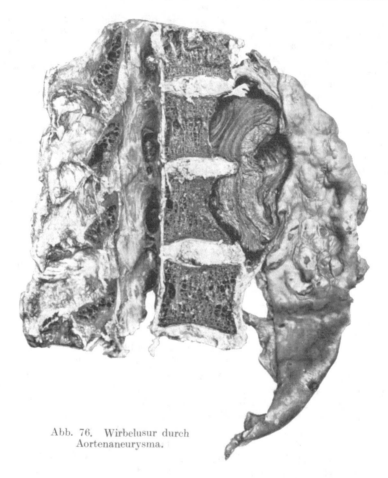

Abb. 76. Wirbelusur durch
Aortenaneurysma.

nahmsweise Riesenzellen und lakunäre Resorption. Nach Wegfall des Druckes trat Knochenneubildung auf.

Dieser Knochenschwund oder -Usur ist der geschwürigen ähnlich, nur fehlen ihr in der Regel entzündliche Erscheinungen. Ob wir die nichtentzündliche Usur einer vermehrten Osteoklastentätigkeit oder nur einem verringerten Aufbau bei gleichem oder vermehrtem Abbau des Knochens zuschreiben müssen, ist nicht klar. Vielleicht spielen sie überhaupt nur eine Rolle wie Fremdkörperriesenzellen bei der Aufräumung von Bruchstücken und kommt dem Druck die Bedeutung zu, den Abbau des Knochens zu fördern, seinen Aufbau aber zu hemmen. Der Umstand, daß der Knochen nicht ausweicht, dürfte für die Beschränkung der Druckwirkung entscheidend sein. Bemerkenswert ist, daß die knorpeligen Zwischenwirbelscheiben dem fortwährenden Druck vielmehr widerstehen und fast gar nicht geändert wurden. Wir wissen nicht, wem dies zuzuschreiben ist. Bei Hydrocephalus hat man allerdings auf der Außenfläche der Dura eine große Zahl von Osteoklasten beobachtet.

Die trophoneurotische oder neurogene Atrophie ist Gegenstand vieler Forschungen gewesen.

CHARLES BELL (1812) und MAGENDIE (1822) wiesen nach und JOHS. MÜLLER bestätigte es, daß die ventralen Nervenwurzeln nur zentrifugale, die dorsalen Rückenmarkswurzeln nur zentripetale Nervenfasern enthalten, WALLER (1852) durchschnitt dann bei Hunden und Katzen die dorsale Wurzel des zweiten Halsnerven zwischen Rückenmark und Intervertebralganglion. Als er nach einiger Zeit das Tier tötete, fand er das zentrale Ende der Wurzel, sogar bis in dessen Fortsetzung in das Rückenmark, verändert, das periphere aber ungeändert. Nach Durchschneidung der Wurzel peripher vom Ganglion blieb hingegen der zentrale Teil ungeändert, während

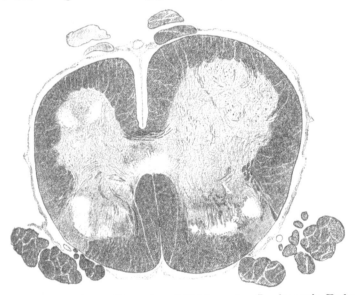

Abb. 77. Abgelaufene Poliomyelitis acuta. Schicht aus dem Lendenmark; Färbung nach WEIGERT. — Verschmälerung der linken Hälfte des Rückenmarkquerschnitts; Atrophie und Sklerose des Vorderhorns; Degeneration der vorderen Wurzeln linkerseits (nach SCHMAUS).

der periphere Nerv entartete. Durchschneidung einer ventralen (motorischen) Wurzel wurde von Veränderung des distalen Abschnittes gefolgt, während das proximale Stück ungeändert blieb. Dieses WALLERsche Gesetz gilt für Hund, Katze, Affen, wahrscheinlich auch für den Menschen, nicht aber für einige niederen Wirbeltiere (SHERRINGTON). VAN GEHUCHTEN zeigte später, daß Durchschneidung der dorsalen (sensiblen) Wurzel distal vom Spinalganglion Veränderung nicht nur der distalen, sondern auch der proximalen Nervenfasern zur Folge hat, während nach einiger Zeit auch die Ganglienzellen des Spinalganglions atrophieren. Es scheinen somit sowohl diese Ganglienzellen wie die proximalen Fasern peripherer Reize zu bedürfen ebenso wie die distalen Fasern einer Verbindung mit den Ganglienzellen.

Die „einfache" oder „graue" (sekundäre) Entartung der motorischen Nervenfasern nach Durchschneidung der ventralen Wurzel schreitet bis in die motorischen Nervenendplatten und sogar bis in den betreffenden Muskel fort. Nach BETHE tritt die sekundäre Entartung nicht nur im peripheren Nerven ein, sondern in jedem Fasergebiet, das von der Ganglienzelle abgetrennt wird. Auf die mikroskopischen Veränderungen kommen wir bei der grauen Entartung zurück. Beim Menschen hat die Erfahrung folgendes gelehrt:

Wird die kortikomuskuläre Leitungsbahn, also die Nervenbahn von bestimmten Ganglienzellen der Hirnrinde — welche als Sitz des Willensimpulses betrachtet

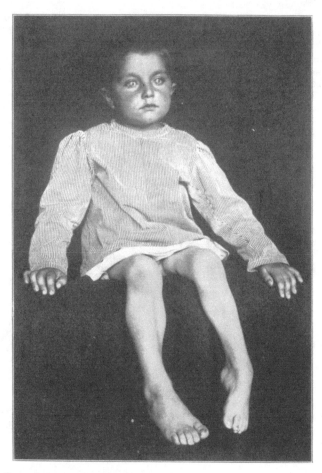

Abb. 78. Poliomyelitis anterior acuta. Schlaffe Lähmung des linken Peroneusgebietes; paralytischer Spitzfuß. — Atrophie der linken Unterschenkelmuskulatur (nach IBRAHIM, in CURSCHMANN, Lehrb. d. Nervenkrankheiten, Berlin 1909).

werden — zu einem willkürlichen Muskel an irgendeiner Stelle unterbrochen, so wird dieser Muskel gelähmt; es ist dann also seinem Besitzer unmöglich eine willkürliche Zusammenziehung in ihm zu erregen. Die Lähmung ist aber nicht immer die gleiche: Wird die Bahn im Rückenmark kranialwärts vom kaudalen Neuron unterbrochen, so tritt eine spastische Lähmung (mit erhöhten tiefen Reflexen) ein. Findet hingegen die Unterbrechung im kaudalen Neuron statt, so ist die Lähmung eine schlaffe (mit herabgesetzten oder aufgehobenen Reflexen). Dies ist z. B. der Fall bei der Poliomyelitis anterior acuta und bei der progressiven Muskelatrophie

(DUCHENNE-ARAN), die eine chronische Poliomyelitis anterior ist. In beiden Fällen werden motorische (ventrale) Ganglienzellen des Rückenmarks vernichtet. Bei der Bulbärparalyse trifft etwas Ähnliches die Hirnnervenkerne des verlängerten Marks. Die Lähmung ist auch eine schlaffe, wenn die Leitung im peripheren Nerven, z. B. durch Entzündung (Neuritis) oder durch Druck einer Geschwulst oder durch Vergiftung (man denke an die „dropping hands" der Engländer bei Bleivergiftung!) unterbrochen wird.

Nun tritt in allen hier erwähnten Fällen von Lähmung nach einiger Zeit Atrophie auf durch Inaktivität. Wenn aber die Leitung in den motorischen Ganglienzellen oder im peripheren Nerven unterbrochen ist, so atrophiert der Muskel viel stärker und rascher als bei der spastischen Lähmung, während sich das perimuskuläre Binde- und Fettgewebe vermehrt. Außerdem erlöscht dann seine Reizbarkeit für den faradischen Strom durch Entartung des Nerven, der allein faradisch erregbar ist — und treten die Zuckungen bei galvanischer Reizung nicht nach PFLÜGERS Zuckungsgesetz, sondern in anderer Gesetzmäßigkeit auf. Auch ist die Zusammenziehung träger und geht sie manchmal wurmartig von statten. Diese Veränderungen der elektrischen Erregbarkeit nennt man die (elektrische) Entartungsreaktion. Man hat gemeint, daß die Muskelatrophie in diesem Falle

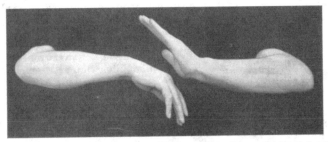

Abb. 79. Radialislähmung („dropping hand") des rechten Armes; die linke Hand beugt der Patient zum Vergleich in der Richtung der rechts verunmöglichten Bewegung (nach O. VERAGUTH, in MOHR und STAEHELIN, Handb. d. inn. Med., Bd. V).

immer eine degenerative ist, hat aber bis jetzt keinen Grund dafür angeführt. Obwohl der Muskel in allen obigen Fällen die gleichen, nur graduell verschiedenen mikroskopischen Veränderungen aufweist, deutet doch die Entartungsreaktion noch auf etwas anderes als bloße Inaktivitätsatrophie bei der peripheren Lähmung hin, nämlich auf einen „trophischen" Einfluß der ventralen, motorischen Ganglienzellen auf den hierzu gehörigen motorischen Nerven und Muskel. Hört dieser trophische Einfluß auf, so fallen Nerv und Muskel obiger regressiver Veränderung mit Entartungsreaktion anheim. Ob bei einer rein zerebralen Lähmung je Entartungsreaktion vorkommt, ist zweifelhaft. Nach Nervendurchschneidung fallen außerdem oft die Haare und Zähne aus und werden die Knochen brüchig, während das Wachstum dieser Gebilde, auch der Federn, gestört wird (BETHE, TRENDELENBURG). Nach Atrophie eines Halsganglions tritt Hautatrophie ein (GAULE). Wie sollen wir uns einen solchen trophischen Einfluß denken? Nach SAMUEL liegt der Grund der Ernährung in der Zelle, das Maß der Ernährung in den trophischen Nerven. Aber wie? Die bis jetzt zur Verfügung stehenden Daten nötigen nicht zunächst zur Annahme besonderer trophischer Nerven; von einer Wirkung von Vasomotoren bzw. Vasodilatatoren, deren Wichtigkeit für die Ernährung übrigens nicht zu bezweifeln ist, erhellt auch nichts. Wir müssen einen unmittelbaren, durch die motorische bzw. sensible Nervenfaser auf Muskel bzw. Ganglienzelle oder anderer Gebilde übertragenen Einfluß (Reizung zur Assimilation?) annehmen. Ob es ein funktioneller Reiz ist, gelegentlich reflektorischen Ursprungs, ist weiter zu erforschen. Wir sollen uns auch hier vor voreiliger Verallgemeinerung hüten und zunächst individualisierend genau forschen. Über die trophische Bedeutung des Sympathikus ist weitere Forschung erwünscht. Nach LEWASCHEW und LAPINSKI

wird Reizung bzw. Durchschneidung des Sympathikus von Verdickung der Schlagaderwand gefolgt, welche zu Kreislaufstörung führen könnte. KURÉ und SHIMBO
geben neuerdings an, einen trophischen Einfluß des Sympathikus auf das Zwerchfell festgestellt zu haben. Klar ist die Sache noch nicht.

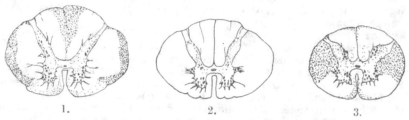

1.   2.   3.

Abb. 80. Sekundäre aufsteigende (1) Entartung im Halsmark, absteigende (3) im
Lendenmark und normales Brustmark (2) (nach HOCHE).

Die Entstehung der tabischen Osteoarthropathien ist noch ungeklärt. Sie entstehen angeblich gewöhnlich akut, aber schmerzlos, oft mit starker Anhäufung von
Flüssigkeit, besonders im Kniegelenk, das ein Schlottergelenk wird, dessen Knochen
und Knorpel abgeschliffen werden. Vgl. auch Dekubitus.

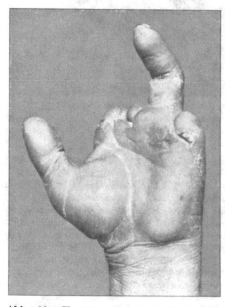

Abb. 81. Verstümmelung der Hand bei
Syringomyelie (nach E. MÜLLER, in MOHR
und STAEHELIN, Handb. d. inn. Med.,
Bd. V, 1912).

Etwas einfacher scheint die sog. sekundäre Entartung zu sein, welche
allmählich von der geschädigten Stelle
eines Neurons den ganzen Achsenzylinder-
fortsatz dieses Neurons entlang fortschreitet (vlg. graue Entartung). So z.
B. wird Zerstörung einer motorischen
Ganglienzelle der Hirnrinde von Entartung der von ihr ausgehenden Fasern
bis zum Vorderhorn in den Pyramiden-
seitenstrang — sowie in der Pyramiden-
vorderstrangbahn gefolgt. Hier handelt
es sich aber um einen trophischen Einfluß im gleichen Neuron. Und die Erscheinung, daß Querdurchtrennung des
Rückenmarks absteigende Entartung
sämtlicher motorischer Fasern kaudal
von der Durchtrennung zur Folge hat,
ist der Erscheinung zu vergleichen des
Zerfalls eines abgetrennten kernlosen
Stückes einer Zelle. Von diesem Gesichtspunkt aus verstehen wir auch die trophische Bedeutung der Nervenzellen des
Intervertebralganglions für die sensiblen
Nervenfasern, welche die Sinnesorgane
und Haut mit dem Zentralorgan verbinden; auch die Entartung der Hinterstränge, der Kleinhirnbahn und des
GOWERSschen Bündels. Vgl. graue Entartung.

Später werden wir noch andere trophische Erscheinungen besprechen. Hier
sei nur noch die Hemiatrophia facialis progressiva erwähnt, die vielleicht
einer funktionellen Störung des Sympathikus oder des Trigeminus zuzuschreiben
ist. Ob die Atrophie bestimmter Muskeln bei Gelenkerkrankung und bei Knochenbruch neurogenen oder sonstigen Ursprunges ist, läßt sich zur Zeit nicht entscheiden. Es kann aber Arthritis deformans ein Gelenk deutlich verunstalten ohne
nachweisbare Muskelatrophie und andererseits kann Muskelatrophie noch viele

Monate nach Ausheilung eines Knochenbruches bestehen (KORTEWEG). Ferner die hochgradige Atrophie der Unterkieferdrüse nach Durchschneidung der Chorda tympani. Schließlich wollen wir noch die „Knochenatrophie" bei Lepra mutilans (s. dort) kurz erwähnen: Die meist peripheren Teile der Phalangen, Metakarpen und Metatarsen werden bedeutend kürzer und spitzer oder sie werden umgewandelt in breite Platten mit scharfer Schneide. Die Knochen werden porös, löcherig, zerbrechlich. Die Köpfchen der Metakarpen und Metatarsen verschwinden regelmäßig. Phalangen können ganz resorbieit werden. HARBITZ betrachtet die Veränderungen als trophoneurotische infolge einer weit fortgeschrittenen leprösen Entzündung der gemischten Nerven (LIE), ebenso wie gewisse Veränderungen der Haut und der Nägel. Die Haut wird dünn, glatt, glänzend, Glanzhaut oder „glossy skin", die Nägel streifig, gesplittert, uneben oder knotig oder (und) fallen ab. Solche Veränderungen der Haut treten auch nach Verletzung peripherer Nerven ein. Auch Gelenkveränderungen werden dabei beobachtet, die in eine Reihe mit den nervösen Arthropathien (CHARCOT) bei Tabes, Syringomyelie usw. zu stellen seien. Mehr Daten sind erforderlich zur Beantwortung der Frage, ob diese Knochenveränderungen atrophischer oder anderer Natur sind. So sind vielleicht die Osteoporose bei Tabes der durch die Arthropathie bedingten Ruhestellung und Spontanfrakturen bei Syringomyelie Knochenschädigungen infolge der Analgesie zuzuschreiben (MÖNCKEBERG). Bei Syringomyelie entstehen schon bei geringfügigen Verletzungen schwere Panaritien und Phlegmonen an den Fingern mit Abstoßung und Verstümmelung der Phalangen („maladie de MORVAN" Abb. 81).

Die myogene oder myopathische Muskelatrophie hat einen unbekannten Ursprung. Ihre verschiedenen Formen werden als Dystrophia musculorum progressiva zusammengefaßt. Sie tritt im Jugendalter (juvenil) und familiär auf, und zwar in verschiedenen Muskeln, sei es auch mit Bevorzugung gewisser Rumpf-, Becken- und Oberschenkel-

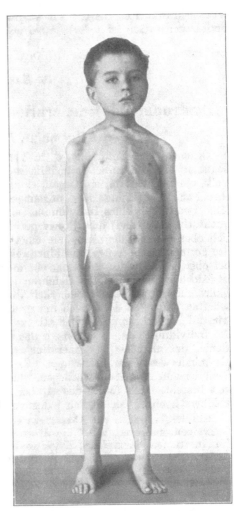

Abb. 82. Infantile atrophische Form der Dystrophie mit Gesichsbteteiligung (nach HEINR. CURSCHMANN).

muskeln, wobei man in den Beinen, besonders im M. gastrocnemius, Pseudohypertrophie neben Atrophie anzutreffen pflegt: Das interstitielle Bindegewebe wandelt sich zum Teil in Fettgewebe um.

Atrophische Muskelfasern können ihr Hämoglobin verlieren und fischähnlich werden, oder im Gegenteil eine bräunliche Farbe bekommen, durch Ablagerung von Pigmentkörnchen, besonders an den Kernpolen, wie bei der braunen Herzatrophie. Die Kerne sind mitunter vermehrt.

Schließlich erwähnen wir die durch RÖNTGENstrahlen und Radium (s. dort) eintretende Atrophie bzw. Schwund gewisser Gewebe und die toxische Atrophie: Lymphadenoides Gewebe kann durch Jod, z. B. innerlich als Jodkali dargereicht, atrophieren. Vielleicht — genauere Untersuchungen sind hier abzuwarten — können auch bakterielle Gifte Zellen zu Atrophie bringen (durch Lähmung der Assimilation ?). Bei Typhus abdominalis und bei anderen Infektionskrankheiten denken wir an diese Möglichkeit. Die Rolle der Nekrose und Degeneration ist jedoch dabei noch scharf abzugrenzen.

15. Kapitel.

Dystrophien, Degenerationen, Nekrose und Gangrän.

Allgemeine Bemerkungen.

Degeneration, Entartung, d. h. Verlust wenigstens einer ,,Art‘‘eigenschaft, bedeutet ein gewöhnlich allmähliches Minderwertigwerden. Eine Rasse, ein Volk, ein Individuum, ein Organ, eine Zelle kann durch Schädigung, wie z. B. chronische Vergiftung oder ungenügende Ernährung, minderwertig werden. Minderwertigkeit eines Individuums, eines Organs usw. erkennen wir an seiner qualitativ oder (und) quantitativ geringeren Leistungsfähigkeit. Man begnügt sich aber oft mit der Annahme einer Minderwertigkeit, wenn eine Änderung der Formeigenschaften darauf hinzuweisen scheint. Daher scheint Degeneration bei oberflächlicher Betrachtung ein morphologischer Begriff zu sein. Dies ist jedoch ein Verfahren mit Gefahren der Täuschung, weil wir nur in bestimmten Fällen mit hinreichender Sicherheit die Leistungsfähigkeit an den Formeigenschaften und auch dann noch nur grob abzuschätzen vermögen. Und nehmen wir auf Grund von ,,Degenerationszeichen‘‘ (S. 215) eine Minderwertigkeit des Individuums an, so setzen wir uns einer noch größeren Täuschung aus. Das Genie, das manche ,,Degenerationszeichen‘‘ besitzt, ist keineswegs deshalb als minderwertig zu bezeichnen. Es kann überhaupt eine Minderwertigkeit nach der einen Richtung vorliegen, während in anderen Hinsichten Mehrwertigkeit besteht. Man findet das oft bei einseitig Begabten. Napoleon war als Feldherr hochbegabt, sittlich jedoch minderwertig.

Mit RÖSSLE wollen wir **Abartungen** als Fehlbildungen von Zellen, Organen oder Individuen, andeuten, wobei die Abweichung die artlichen Merkmale betrifft, wie die Mutationen. Metaplasie, Hypertrophie und andere nach der Geburt erworbene Änderungen rechnen wir jedoch nicht dazu. Eine **Ausartung** ist eine Übertreibung einer Eigenschaft oder Erscheinung ins Unmaß, wie z. B. des Wachstumstriebes oder Geschlechtstriebes. Andere, wie BAUER, unterscheiden andere Begriffe (vgl. RÖSSLE).

Wir beschränken uns hier auf (pathologische) Entartungen von Organen, Geweben und Zellen, welche wir als Dystrophien andeuten können. Dystrophie bedeutet erschwerte Ernährung, Mißernährung. Wir wenden das Wort somit an zur Andeutung einer bestimmten Gruppe von Entartungen, nämlich eines Minderwertigwerdens eines Organs, Gewebes oder Zelle infolge einer physikalischen, phsyikochemischen oder chemischen Veränderung eines Bestandteils oder mehrerer Bestandteile von Zelle oder Kern, vielleicht auch des Zwischenzellenstoffes. Das sind also konstitutionelle Veränderungen, die Folgen einer Schädigung sind und sich in qualitativ oder quantitativ verringerter Tätigkeit äußern. Wir vermögen jedoch zur Zeit noch nicht alle solche Veränderungen mikroskopisch zu erkennen, so daß das mikroskopische ,,Fehlen‘‘

nicht dazu berechtigt, sie auszuschließen. Die Leberzelle, die Pankreaszelle, die Epithelzelle der gewundenen Harnröhrchen kann insuffizient sein, ohne daß wir dies mikroskopisch festzustellen vermögen. Sehr häufig jedoch erkennen wir die degenerative Veränderung. Wir sehen dann die veränderten Zellbestandteile bei albuminöser Entartung als Körnchen, Schollen oder in irgendeiner anderen Zerrüttungsform des Zellprotoplasmas, als nekrobiotische Kernveränderung oder als Verhornung, Verschleimung oder Verfettung des Protoplasmas oder als Pigmentbildung aus Zell- bzw. Kernbestandteilen. Die bei diesen Veränderungen entstehenden zellulo- oder zyto- bzw. karyogenen Stoffe (Eiweiß, Horn, Schleim, Fett, Pigment) treten an die Stelle der Zellen- oder Kernbestandteile, aus welchen sie entstanden. Entartung bedeutet somit Desorganisation der Zelle, durch Umwandlung von Zell- oder Kernbestandteile; sie kann sogar zu ihrem Tode führen. Eine zu Nekrose führende Entartung nennen wir eine Nekrobiose, wie z. B. Verhornung und manche albuminöse Entartung.

Finden wir Zerrüttung einer noch lebenden Zelle oder einen endogenen Stoff im Zelleib, den wir als durch Veränderung eines Zell- oder Kernbestandteils entstanden betrachten, so nennen wir diese Zelle entartet. Wir unterscheiden aber eine normale, physiologische und eine abnorme oder pathologische Entartung. Erstere ist z. B. die normale Verhornung der Oberhautzellen, die Talgbildung (fettige Entartung) in den Talgdrüsen und die normale Verschleimung bestimmter Epithelzellen. Die nekrobiotischen Formveränderungen bei der Verhornung kennen wir in großen Zügen ziemlich genau, obwohl wir die chemischen Vorgänge noch nicht verstehen. Die normale Talgbildung bedeutet Verfettung, also Umwandlung gewisser Zellbestandteile der Talgdrüsenepithelzellen in Fett, wobei die absondernden Epithelzellen, wenn auch vielleicht nicht immer, so doch häufig zugrunde gehen und mit dem Talg fortgeschafft werden. Obwohl Talgdrüsen auch gewisse Fette, wie z. B. eingenommenen Lebertran, ähnlich wie z. B. auch Jodetum kalicum, auszuscheiden vermögen, so weisen doch diese Veränderungen darauf hin, daß die normale Talgbildung eine Verfettung der Zelle, d. h. eine fettige Umwandlung bestimmter Zellbestandteile, ist. Es können sich im allgemeinen recht zahlreiche zugeführte Fetttröpfchen in einer Zelle, z. B. in einer Epithelzelle der gewundenen Harnröhrchen anhäufen, ohne daß diese Zelle dadurch abgestoßen wird wie die der Talgdrüse. Normale Schleim- und Kolloidbildung, auch Pigmentbildung fassen wir ebenfalls als physiologische Entartungen auf. Fortschreitende Zellentartung führt zu ihrem Untergang.

Die Zellveränderungen bei abnormen Entartungen sind denen bei gewissen Sekretionen mehr oder weniger ähnlich, indem beide Vorgänge z. B. mit Körnchenbildung einhergehen. Wir dürfen uns aber nicht zu einer Gleichstellung verführen lassen, weil mikroskopisch vollkommen gleich aussehende Körnchen chemisch grundverschieden sein können und wir von ihrer Entstehung auch fast nichts wissen. Auf Einzelheiten kommen wir bei den gesonderten Entartungen zurück.

Pathologisch wird eine sonst normale Entartung durch den Zeitpunkt ihres Auftretens, wie z. B. die präsenile braune Atrophie, oder durch ihre zu große Stärke (Dimensionen) wie z. B. die vermehrte Schleimbildung bei katarrhalischer Entzündung, oder durch einen abweichenden Verlauf, z. B. der Verhornung (Parakeratose), oder durch andere Zusammensetzung des Sekretes oder des bei der Entartung entstehenden zyto- oder karyogenen Stoffes überhaupt. Von der Zusammensetzung dieser Stoffe wissen wir jedoch fast nichts. Es kann aber z. B. Schleim zu zäh sein. Wir kennen aber keine scharfen Grenzen zwischen normaler und abnormer Entartung. Außerdem ist eine Entartung pathologisch, wenn sich dadurch ein Stoff wie Fett, Glykogen, Schleim,

Pigment, in einer Zelle anhäuft, in der er gar nicht oder nicht in so großer Menge gehört. Zerrüttung ohne sofortige Tötung (Nekrose) der Zelle bedeutet auch Entartung, z. B. albuminöse. Schließlich schreiben wir auch die Ablagerung von Stoffen wie Hyalin und Amyloid zwischen Zellen oder in Zwischenzellenstoff einer Entartung zu, jedoch ohne genügenden Grund für die Annahme, daß diese Stoffe aus Bestandteilen der Zelle, Kerne oder des Zwischenstoffes entstehen. Vielleicht entstehen sie allerdings an Ort und Stelle unter Einfluß einer Schädigung der Zellen oder des Zwischenzellstoffes (s. später). Wir müssen im allgemeinen die Möglichkeit berücksichtigen, daß eine geschädigte Zelle (oder Kern) aus ihr zugeführten Stoffen abnorme Stoffe bildet oder einen normalen Stoff in ungewöhnlicher Menge anhäuft (s. unten).

Ablagerung eines exogenen Stoffes wie Silber (Argyrose) oder Staubpigment, bedeutet selbstverständlich keine Entartung. Sie kann aber zu Entartung führen, indem z. B. in großer Menge abgelagerte Staubteilchen das Gewebe einer Lymphdrüse schädigen und sogar zu Erweichung bringen.

Atrophie bedeutet auch Minderwertigkeit. Atrophie und Entartung verhalten sich etwa folgendermaßen: Beide sind Vorgänge in der lebenden Zelle. Abbau, Dissimilation der Zelle bedeutet Schwächung, wobei die entstehenden einfacheren Stoffe unter normalen Umständen rasch abgeführt werden, und die geschädigten Zellbestandteile sofort durch Assimilation wiederhergestellt werden. Reicht die Assimilation jedoch während einiger Zeit, durch allgemeine oder örtliche ungenügende Ernährung oder durch zu starke Dissimilation infolge von zu starker körperlicher oder geistiger Arbeit, oder von Giftwirkung nicht aus, so tritt Atrophie ein. Bei Entartung ändert sich ein oder mehr als ein Zellbestandteil in einen Stoff, der in der Zelle liegen bleibt, wenigstens zum Teil. Inwiefern der Stoff bei physiologischer Entartung nicht bloß durch Spaltung, sondern auch wie Fett, Schleim, Harnstoff, Pigment durch Synthese von Spaltungsprodukten entsteht, ist eine Frage, die wir bei den einzelnen Entartungen besprechen wollen. Sollte ein solcher Stoff je bloß durch Spaltung entstehen, so wäre es doch wahrscheinlich eine Spaltung, die nicht so weit geht wie die gewöhnliche Dissimilation. Für die pathologische Entartung dürfte die gleiche Überlegung gelten. Dabei kann ein abnormer Stoff entstehen und sich anhäufen. Mitunter geht die entartete Zelle nicht sofort zugrunde, sondern sie entleert, wie z. B. eine Schleimzelle, das Erzeugnis ihrer Entartung ohne selbst zugrunde zu gehen. Sie kann sich dann vielleicht erholen, ist aber nach ihrem Aussehen stark atrophisch. Entartung geht überhaupt notwendig mit Atrophie (Abnahme der normalen Zellbestandteile) einher, indem die entarteten Zellbestandteile nicht oder nicht ganz ersetzt werden und außerdem der sich anhäufende Stoff durch Druck die Zelle zu Atrophie bringen kann. Ob diese Atrophie ungleichmäßiger ist als die einfache Atrophie, ist eine durch weitere Forschung zu beantwortende Frage. So verstehen wir jedenfalls die degenerative Atrophie, ein Nebeneinander von Atrophie und Entartung. Sie tritt auf bei schwacher Schädigung von einiger Dauer, während die pathologische Nekrobiose bei mancher albuminösen Entartung einer stärkeren, und sofortige Nekrose einer noch stärkeren Schädigung zuzuschreiben ist als eine Entartung ohne Nekrose. So verstehen wir auch die unscharfen Grenzen zwischen diesen Zuständen. Wie sich die toxische Atrophie zur Entartung verhält, vermögen wir nicht zu beurteilen, weil wir nicht über die dazu erforderlichen Daten verfügen.

Wir nehmen also an, daß pathologische Entartung (Dystrophie) auftritt infolge von einer Schädigung der Zelle oder des Gewebes, welche zu einer Stoffwechselstörung und Bildung mit Anhäufung oder Sekretion des beobachteten Stoffes führt, während albuminöse Entartung eine in den Vordergrund tretende

Zerrüttung einer Zelle mit oder ohne Nekrobiose bedeutet. Entartung gewisser Ausdehnung pflegt zu Volumenzunahme der Zelle bzw. des Organes zu führen, manchmal mit einer so starken und ausgedehnten Veränderung der physikalischen Eigenschaften (Farbe, Durchsichtigkeit,) daß wir sie schon mit dem unbewaffneten Auge zu erkennen vermögen, wie z. B. trübe Schwellung der Niere, amyloide Entartung der Leber oder Milz.

Nun bedeutet aber andererseits nicht jede Anhäufung eines abnormen Stoffes, wie die durch Verschleppung eines endogenen Pigmentes an eine abnorme Stelle, oder Anhäufung eines normalen Stoffes in abnormer Menge, Entartung. Es ist zunächst möglich, daß sich ein Stoff, wie Schleim, Speichel oder Hauttalg, durch behinderte Abfuhr in einem Drüsenabschnitt anhäuft (Retentionszyste). Sodann kann ein Stoff, wie Glykogen oder Fett, sich unter normalen oder besonderen Umständen als Brennstoff in Zellen anhäufen, ohne daß wir Schädigung oder Minderwertigwerden dieser Zellen anzunehmen berechtigt wären. VIRCHOW hat schon eine solche Ablagerung als Infiltratio von Entartung unterschieden, wie wir bei der Fettinfiltration näher besprechen werden. Es kann aber außerdem Anhäufung in Zellen erfolgen ohne reichliche Zufuhr und ohne reichliche Bildung in der Zelle, bloß als Folge einer Schädigung, indem die geschädigte Zelle den zugeführten normalen Stoff, wie Fett (s. dort) nicht in gebührendem Maße weiter zu verarbeiten vermag. In einem solchen Fall ist die Anhäufung einer ungenügenden Leistungsfähigkeit, also einer Minderwertigkeit der Zelle zuzuschreiben.

Wir müssen somit unterscheiden: einerseits Schädigung einer Zelle, so daß aus einem oder mehr als einem ihrer Bestandteile ein zyto- oder karyogener Stoff entsteht, der an Ort und Stelle, wenigstens zum Teil, liegen bleibt, wie die Verhornung und andere normale Entartungen es zeigen, und andererseits Anhäufung in einer geschädigten Zelle eines ihr zugeführten Stoffes, der in dieser Zelle mehr oder weniger oder gar nicht geändert wird, aber jedenfalls in irgendeiner Form in dieser Zelle wenigstens zum Teil liegen bleibt, nicht als Folge einer zu großen Zufuhr (Infiltration), sondern als Folge einer ungenügenden Verarbeitung durch die geschädigte Zelle. Dieser Stoff ist somit weder zytonoch karyogen. Eine große Schwierigkeit bei der Beurteilung ergibt sich mitunter aus dem Umstand, daß die Zellschädigung z. B. trübe Schwellung oder der zyto- bzw. karyogene Stoff zur Zeit noch nicht immer mikroskopisch erkennbar ist (vgl. fettige Entartung). Wir vermögen denn auch diese verschiedenen Fälle noch nicht genügend auseinander zu halten, weil wir außerdem viel zu wenig vom Stoffwechsel der Zelle wissen. Wir müssen uns vorläufig begnügen mit der Unterscheidung einer pathologischen Entartung, welche Anhäufung eines zyto- oder karyogenen Stoffes zur Folge hat, einer Anhäufung eines zugeführten Stoffes, der mehr oder weniger geändert liegen bleibt infolge von gestörter Zelltätigkeit und einer Infiltration, d. h. Anhäufung eines Stoffes in einer normalen Zelle durch zu große Zufuhr. In den beiden ersten Fällen ist die Zelle minderwertig; nur wenn der Stoff ein zyto- oder karyogener ist, liegt eine Entartung vor, die man nach ihm benennen darf; im zweiten Fall braucht es keine Entartung überhaupt zu sein, es kann auch Atrophie sein. Starke Infiltration kann aber eine Zelle minderwertig machen. Solange wir diese Fälle nicht immer zu unterscheiden vermögen, werden Fehler der Deutung vorkommen. Auch ungewöhnlich starke oder nach der Zusammensetzung des Sekrets abnorme Sekretion gehört hierher.

Die Forschung der oben besprochenen Ernährungszustände, der Hypertrophie, Atrophie, Entartung und Nekrobiose zwingt zu scharfer Unterscheidung der Bestandteile einer Zelle, ihres Kernes und des Zwischenzellstoffes einerseits und der nur locker oder nur locker damit zusammenhängenden zwischen den Zellbestandteilen abgelagerten Stoffe wie z. B. die Brennstoffe Fett und Glykogen andererseits; Lipoide gehören vielleicht, wenigstens zum Teil, zum Zellgerüst. Sowohl bei Hypertrophie wie bei Atrophie und Entartung handelt es sich um Änderungen der Bestandteile. Ob wir dementsprechend noch verschiedenartige Atrophien und Hypertrophien zu unterscheiden haben, ähnlich wie verschiedenartige Entartungen (albuminöse, fettige usw.) der gleichen Zelle möglich sind, wird fortgesetzte Forschung lehren müssen. Daß nicht alle Hypertrophien, und noch weniger alle Atrophien, besonders bestimmter Drüsenzellen, die gleiche Bedeutung haben, müssen wir nach den vorliegenden Beobachtungen annehmen. Es kommt darauf an, weiteren Einzelheiten nachzuspüren. Diese werden das Verständnis des Zellstoffwechsels erweitern und vertiefen.

Wir wollen hierzu nur noch bemerken, daß wir nicht ohne weiteres, von vornherein, zur Annahme berechtigt sind, daß ein abnormes Stoffwechselprodukt sich nur am Ort seiner Entstehung anhäuft. So wissen wir von der Entstehung des Amyloids nichts Sicheres. Ein abnormer Stoff oder ein in abnorm großer Menge angehäufter normaler Stoff kann im allgemeinen: am Ort seiner Bildung (durch Spaltung, Synthese oder beides) liegen bleiben oder irgend sonst woher stammen und dann als solcher bzw. in etwas anderer Form zugeführt sein.

Man mißbraucht manchmal die Worte Degeneration, degeneriert usw. auch, wo gar keine Entartung besteht. Nur indem wir diese Worte nicht ohne ein Adjektiv anwenden, das die Natur der Entartung andeutet, wie fettig, amyloid, usw., werden wir der Gefahr dieses Mißbrauches entgehen.

Die Zellen zeigen bei Entartung und Ablagerung verschiedenartige Veränderungen. Ist der sich in der Zelle ablagernde Stoff flüssig und die Zelle überall gleich dehnbar, so bildet sich in der Zelle eine kugelige Höhle, in der sich der Stoff anhäuft. Diese Höhle bezeichnet man wohl als „Vakuole", was man tun mag, wenn man nur nicht vergißt, daß es auf den Inhalt der Vakuole ankommt und wenn man nur nicht von „vakuolärer Entartung" redet. Wir finden Fett- oder Schleimtröpfchen, oder Tröpfchen seröser Flüssigkeit (bei der hydropischen Entartung) in einer solchen Vakuole. Mikrochemische Untersuchung hat die Natur ihres Inhalts — der auch Gas sein kann, wie bei Fäulnis oder bei Infektion durch eine gasbildende Bakterie — festzustellen. Allerdings kann der Inhalt durch Fixierungs- und Härtungsflüssigkeiten gelöst und fortgeschwemmt sein, wie Fett durch Alkohol und Äther, Glykogen durch wäßrige Formollösung.

Oft nimmt die Zelle durch Entartung ebenso wie durch Zufuhr eines Stoffes an Umfang zu. Wenn aber der Zelleib zugleich durch die Schädigung, welche die Entartung hervorrief, oder durch die Ablagerung des abnormen Stoffes atrophiert, und zwar mehr durch diese Atrophie an Umfang verliert als er durch Anhäufung des Stoffes an Umfang zunimmt, so wird die Zelle kleiner (degenerative Atrophie). Diese Atrophie kann eine toxische oder eine mechanische (durch Druck oder Dehnung) sein. Es kann auch eine Atrophie anderen Ursprunges, z. B. eine senile zu der Entartung hinzukommen oder ihr voraufgehen. Daß die Beurteilung der Funktionstüchtigkeit der Zelle in einem solchen Fall recht schwer ist, erhellt ohne weiteres. Wahrscheinlich wird jede entartete Zelle mehr oder weniger atrophisch infolge vom degenerativen Verlust von Zellbestandteilen. In leichteren Fällen ist jedoch fast gleichzeitiger Wiederersatz als möglich zu berücksichtigen.

Auch dann, wenn sich der Stoff außerhalb der Zellen ablagert, wie das Hyalin in den faserigen Zwischenzellenstoff des Bindegewebes, und das Amyloid in der Leber wahrscheinlich zwischen den Endothelzellen der Blutkapillaren und den Leberzellen, können doch die Zellen durch Druck bis zu hohem Grade atrophieren, wozu der schädigende Einfluß einer ungenügenden Nahrungszufuhr hinzukommt. Wir ersehen z. B. aus Abb. 83, daß die Leberzellen durch eine dicke Schicht amyloiden Stoffes vom intrakapillaren Blut getrennt sind.

Alles in allem leidet bei Entartung die Ernährung und damit auch die Tätigkeit der Parenchymzellen mehr oder weniger, und zwar nicht nur durch die ursächliche Schädigung, sondern manchmal außerdem durch die Anhäufung des abnormen Stoffes. Allerdings vermögen wir die Herabsetzung ihrer Funktionstüchtigkeit zur Zeit nur ausnahmsweise hinreichend genau festzustellen.

Wir dürfen im allgemeinen annehmen, daß eine Zelle um so eher durch eine schädigende Einwirkung leidet, entartet, je feiner differenziert und je höher organisiert sie ist. Es werden also im allgemeinen Parenchymzellen eher merkbar geschädigt werden als Zellen eines Stützgewebes oder eines Ausführungsganges, wenn alle Zellen gleichmäßig von einer allmählich anwachsenden Schädlichkeit getroffen werden. Wir dürfen jedoch nicht ohne weiteres annehmen, daß die am häufigsten entarteten Zellen die empfindlichsten sind, weil wir nur ausnahmsweise annehmen dürfen, daß die anderen Zellen gleich oft und gleich stark durch die nämliche Schädlichkeit getroffen werden. Nicht alle Bestandteile eines Organs, Gewebes oder einer Zelle sind gleich leicht erreichbar für eine Schädlichkeit. Lösungsverhältnisse, Durchdringbarkeit u. dgl. Faktoren machen sich dabei geltend. Die Annahme, es werden die phylo- und ontogenetisch jüngsten Bestandteile eines Organs am meisten geschädigt, weil sie die empfindlichsten seien, bedarf somit des Beweises. Die Erfahrung lehrt nur, daß die Leberzellen häufiger und stärker geschädigt, entartet sind durch Gifte usw. als die Gallengänge, das Epithel der gewundenen Harnröhrchen öfter und stärker als das der geraden und der Sammelröhrchen, usw. In zirrhotischen Lebern wuchert aber nicht nur das Bindegewebe, sondern auch die Gallengänge, während die benachbarten Leberzellen atrophieren, entarten und sogar absterben, obwohl sie sich ausnahmsweise ebenfalls vermehren. Nur bestimmte Versuche wie die LITTENschen vermöchten jedoch die Frage in zuverlässiger Weise zu lösen.

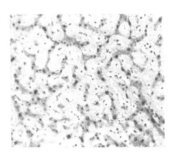

Abb. 83. Amyloide Entartung der Leber mit hochgradiger Atrophie der Leberzellen.

Die Frage wodurch und wie die Entartung eintritt, ist für jeden einzelnen Fall zu beantworten. Dabei müssen wir den Angriffspunkt der Schädigung in der Zelle genau feststellen ob in eiweißartigen oder lipoiden oder sonstigen Bestandteilen. Vor allem ist zunächst Infiltration auszuschließen und die Möglichkeit einer Anhäufung durch Ablagerung in einer geschädigten Zelle zu berücksichtigen.

Mitunter ist das Parenchym eines Organs diffus entartet, wie die Leber bei Phosphorvergiftung, die Nierenrinde bei albuminöser Entartung, in anderen Fällen tritt die Entartung herdförmig auf, wie Verfettung in der Leber, amyloide oder hyaline Entartung in verschiedenen Organen; außerdem kommt diffuse oder herdförmige Entartung als Teilerscheinung einer Entzündung vor.

Bevor wir die einzelnen Entartungen näher betrachten, wollen wir die bei regressiven Zellveränderungen auftretenden Kernveränderungen besprechen.

Kernveränderungen bei Dystrophien.

Schädigung der Zelle kann von Bedeutung sein für das Fortbestehen des Kernes, aber auch umgekehrt. Mehrere Beobachtungen weisen auf gewisse Wechselbeziehungen zwischen Zelle und Kern hin: Während der Kern nur durch das Zellprotoplasma hin Nahrung bekommen kann, erfährt der Zelleib, wie es scheint, einen „trophischen" Einfluß vom Kern; teilt man nämlich ein Protozoon in einen kernhaltigen Teil a und einen kernlosen Teil b, so stirbt b ab, während a am Leben bleibt und bald eine vollständige Zelle bildet. Jedoch geht auch der vollkommen von Zellprotoplasma befreite Kern von Radiolarien, z. B. von Thalassicolla nucleata, zugrunde. Allerdings ist eine mechanische Schädigung des Kerns beim Präparieren nicht ausgeschlossen. Nun sind diese Beobachtungen an Einzelligen selbstverständlich nicht ohne weiteres auf die Zellen und Kerne der Metazoen anwendbar. Deutet aber das Voraufgehen der Kern- vor der Zellteilung nicht auf eine gewisse führende Rolle des Kerns hin? Andererseits ist die Zelle als sicher tot zu betrachten, wenn der Kern es ist.

Kernveränderungen können Zellveränderungen voraufgehen oder folgen oder es sind beide gleichzeitig derselben Schädlichkeit in gleicher oder ungleicher Stärke zuzuschreiben. Es scheint mitunter der Zellkern, wie z. B. in einer tuberkulösen Riesenzelle, widerstandsfähiger gegen das tödliche Gift zu sein als der absterbende Zelleib. Wir dürfen aber die Empfindlichkeit von Zelleib und Zellkern gegen das Gift nicht vergleichen, weil wir die Giftstärke in beidem nicht kennen und die Kernmembran sehr wohl den Eintritt des Giftes erschweren kann.

Es kann im allgemeinen der Kern Formveränderungen oder weitergehende Zerrüttung erleiden durch Druck oder Dehnung, indem sich die Zelldimensionen ändern oder sich ein Stoff in der Zelle ablagert. Der Kern ist ein elastisches Gebilde: Solange diese mechanische Einwirkung nicht gewisse Grenzen von Stärke und Dauer überschreitet, sind seine Formveränderungen wohl nicht von großer Bedeutung und einer Wiederherstellung fähig. Ein Kern, der durch Anhäufung eines Stoffes in der Zelle gegen die Zellwand verdrängt und mehr oder weniger schüsselförmig ausgehöhlt wird, braucht keinen oder keinen eingreifenden Schaden erlitten zu haben. Bei der physiologischen Fettanhäufung in der Bindegewebszelle, wodurch diese zur Fettzelle wird, ereignet sich das; ebenso bei pathologischer Fettablagerung, bei fettiger Entartung, z. B. von Leberzellen. In beiden Fällen treffen wir zunächst ganz winzige, getrennte Fetttröpfchen in der Zelle an. Diese nehmen allmählich an Umfang zu, verschmelzen und nehmen dadurch an Zahl ab. Auch die Leberzelle kann so zur Fettzelle werden. Bei Kolloidanhäufung in der Zelle begegnen wir ähnlichen Bildern. Auch im Kern können „Vakuolen" auftreten, gefüllt mit einer eiweißhaltigen Flüssigkeit, z. B. bei der hydropischen Entartung (s. unten). Ihre Bedeutung für Kern und Zelle kennen wir nicht.

Die Kernveränderungen betreffen nicht nur seine Dimensionen sondern auch seinen Chromatingehalt und seine Chromatinverteilung. Zunächst nennen wir die Pyknose ($\pi v \varkappa v \acute{o} \varsigma =$ dicht): der Kern schrumpft mehr oder weniger zusammen und bekommt infolgedessen eine mehr oder weniger eckige unregelmäßige Form, sein Umriß kann sogar zackig werden. Das Chromatingerüst wird undeutlicher und kann schließlich einem homogenen, mit basischen Kernfarbstoffen dunkel gefärbten Klumpen Platz machen. Wir bekommen den Eindruck, daß der Kern infolge von Flüssigkeitsaustritt zusammengeschrumpft ist. Pyknotische Kerne können wir in toten, aber auch in lebenden Zellen antreffen. Sie haben nicht alle die gleiche Bedeutung. So kommen sie z. B. in den Epithelzellen eines scirrhösen Krebses oft vor, während doch diese Zellen sich als wucherungsfähig erweisen. Abb. 84 zeigt uns solche Zellen in einem Krebs von der Oberhaut ausgehend. Pyknose kann wie in diesem Fall, überhaupt durch Druck der in wenig dehnbarem, straffem Bindegewebe wachsenden Epithelzellen untereinander oder durch Dehnung auftreten. In faserreichem, sklerotischem Bindegewebe pflegen viele pyknotische Kerne vorzukommen. Wir treffen aber auch wohl Pyknose an in Zellen, die chemisch oder physikochemisch durch ein Gift oder thermisch geschädigt sind, wie z. B. bei albuminöser Entartung.

Ein pyknotischer Kern kann in Bruchstücke zerfallen (Kernzerklüftung, Karyorrhexis oder Kernfragmentation wie die Abb. 84 zeigt. Karyorrhexis kann aber auch ohne voraufgehende Pyknose eintreten. Sie bedeutet Tod von Kern und Zelle.

Wir reden von Chromatolyse, wenn sich das Chromatin im Kernsaft auflöst. Cer Kern behält gewöhnlich seine Form während er anschwillt und sich mit Kernfarbstoffen allmählich diffuser und schwächer, und schließlich gar nicht mehr färbt.

Mitunter verteilt sich das Chromatin dermaßen, daß der zentrale Teil des Kerns ärmer an Chromatin wird und sich dieser Stoff unregelmäßig, manchmal häufchenweise, an der Kernwand anhäuft. ALBRECHT und SCHMAUS haben

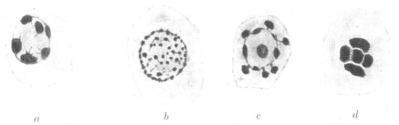

a   *b*   *c*   *d*

Abb. 84. Kernveränderungen (nach SCHMAUS und ALBRECHT).
a = grobkörnige Kernwandhyperchromatose, *b* = feinkörnige Kernwandhyperchromatose, *c* = Kernsprossung (Chromatoptyse) bei Kernwandhyperchromatose. *d* = Kernzerklüftung.

das Kernwandhyperchromatose genannt. Es kann sich das Chromatin auch in Körner im Kerngerüst anhäufen (Kerngerüsthyperchromatose), mitunter mit Austritt von Chromatinkörnchen aus dem Kern (Kernsprossung oder Chromatoptyse, vgl. c in der Abb. 84).

Chromatolyse und Kernwandhyperchromatose stellen tiefgehende Schädigungen dar. Bis zu welchem Grade Wiederherstellung wieder möglich ist, hat man noch nicht zu bestimmen gesucht. Fehlende Kernfärbungen in lege artis vorbehandeltem und gefärbtem Gewebe gilt als sicheres Zeichen des Zelltodes (Abb. 105, 115, 175).

Schließlich kann der ungefärbte Kern, dessen Schatten, Umrisse, noch erkennbar sind, völlig verschwinden: Karyolyse, was a fortiori Tod der Zelle bedeutet.

Der absterbende oder schon tote (?) Kern kann unter Umständen etwas eosino(azido)phil werden.

Wir vermögen überhaupt auch auf dem Gebiet der Kernveränderungen die Grenzen zwischen Leben und Tod nicht scharf zu ziehen.

Einteilung der Entartungen.

Eine Einteilung nach der Schädlichkeit, welche sie bewirkte, ist nicht so zweckmäßig wie die nach der Natur des abgelagerten Stoffes, weil eine

bestimmte Entartung durch verschiedenartige Schädlichkeiten und verschiedenartige Entartungen durch die gleiche Schädlichkeit, sei es auch in verschiedener
Stärke, hervorgerufen werden können. Eine Einteilung in Gruppen, je nachdem
die Zellveränderungen chemischer, physikalischer oder physikochemischer
Natur sind, ist nicht durchzuführen; einmal nicht, weil die Erkennung dieser
Natur zur Zeit nicht genügend sicher möglich ist, sodann nicht, weil oft Kombinationen vorkommen. Man könnte höchstens von einer vorwiegend chemischen, usw. Schädigung reden. Am richtigsten wäre wohl eine Einteilung
der Entartungen je nach der Natur der Zellveränderung und der aus dieser
Schädigung erfolgenden Tätigkeitsstörung. Wir können jedoch noch gar nicht
an eine solche Einteilung denken. Nur die Natur des abgelagerten Stoffes
bleibt als Einteilungsgrund möglich. Sie muß sich nicht mit der Natur der
Zellveränderung decken. So kann z. B. Fett aus verschiedenen Mutterstoffen
entstehen (s. später).

Nach der Natur des abgelagerten Stoffes können wir die Entartungen
folgendermaßen gruppieren:

1. Entartungen mit Anhäufung eines eiweißartigen Stoffes,
2.   ,,   ,,   ,,   von Fett oder Lipoiden,
3.   ,,   .,   ,,   ,, Kohlehydraten (Glykogen).

Zur ersten Gruppe bringen wir auch die Pigmententartung und die trübe
Schwellung. Von einer genauen weiteren Einteilung auf chemischer — hier
der einzig richtigen — Grundlage kann aber noch keine Rede sein, so lange
wir die verschiedenen Eiweißstoffe, wozu auch die Schleim-, Kolloid-, Amyloid-
und hyalinen Stoffe gehören, nicht sicher unterscheiden können, und bis jetzt
können wir nur sagen, daß die Entartungsstoffe der ersten Gruppe aus C, H, O,
N und S bestehen. Die Farbenreaktionen und einige Fällbarkeits- und Löslichkeitsverhältnisse genügen nicht zu einer weiteren Einteilung.

Eine andere Schwierigkeit, nämlich die der postmortalen Veränderungen,
macht sich außerdem geltend, besonders bei der trüben Schwellung, auch bei
der Bildung von ,,Myelin". Die postmortalen Veränderungen sind keineswegs
immer gleich stark, sondern abhängig von der seit dem Tode verflossenen Zeit,
von Temperatur, Feuchtigkeit und besonders von dem elektrischen Zustande
der Atmosphäre (drohendes Gewitter fördert sie), von der Natur der krankhaften bzw. tödlichen Schädlichkeit.

Schließlich ist bei der Beurteilung der Formänderungen des Zell- und Kern-
protoplasmas dem Einfluß der Fixierungs- und Härtungsflüssigkeiten (vgl.
A. FISCHER und SPALTEHOLTZ) Rechnung zu tragen. Wir haben diesen Fehler
möglichst klein und möglichst gleich für alle Fälle zu machen.

Man nennt die Entartungen mit Anhäufung von Eiweißkörpern auch wohl
,,albuminoide". Dieses Wort ist nicht empfehlenswert, weil das Wort Albuminoide in Gegensatz zu den nativen Eiweißkörpern gebraucht wird: letztere
werden in Zellen und Flüssigkeiten von Tieren und Pflanzen angetroffen, während
man mit Albuminoide Eiweißabkömmlinge andeutet.

Wir wollen uns nicht durch ein Wort mehr oder weniger binden, weil doch
unsere Kenntnis der verschiedenen Eiweißkörper nicht zur Grundlage einer
Einteilung genügt. Morphologische Ähnlichkeit oder Gleichheit bedeutet durchaus nicht chemische Identität. Auch die Farbenreaktionen reichen zur Differenzierung nicht aus, die Metachromasie ebensowenig.

Unter Metachromasie verstehen wir die Färbung eines bestimmten ,,chromo-
tropen" (farbändernden) Stoffes mit einer anderen Farbe als die eigene einer einfachen Farbstofflösung; so z. B. färbt Methylviolett normales Gewebe bläulichgrün,
Amyloid aber rötlich violett; blaues Thionin färbt einige Schleimstoffe rot. Metachromasie kann eine physikalische Erscheinung sein, ähnlich wie Jod sich braun

in Alkohol, violett in Chloroform löst. Vielleicht beruht sie in anderen Fällen auf Atomverschiebung, wodurch rotes aus blauem Thionin entstehen kann.

Albuminöse (eiweißartige) Entartungen.

a) Trübe Schwellung (körnige Trübung, albuminöse Entartung).

Sie wurde anfangs als „parenchymatöse" Entartung bezeichnet, was keine Empfehlung verdient, weil „parenchymatös" nicht die Natur der Entartung und nur ihren Sitz andeuten kann. Richtiger wäre dann aber „Parenchymentartung". Trübe Schwellung kommt aber auch in anderen Zellen als Parenchymzellen, z. B. in Bindegewebszellen, vor.

Wir können trübe Schwellung besonders an Leberzellen und am Epithel der gewundenen Harnröhrchen studieren. Das Organ schwillt infolge der Vergrößerung der Zellen an. Die Schnittfläche wird wohl durch Eiweißgerinnung (denken wir an die Trübung von Hühnereiweiß durch Kochen oder durch HNO₃ usw.) mehr oder weniger matt, trübe, wie gekocht, der feuchte Glanz des normalen Organs fehlt ihr. Außerdem ist das Gewebe weniger rot, ja es kann äußerst blutarm sein, indem die Venen und die Blutkapillaren durch die ver-

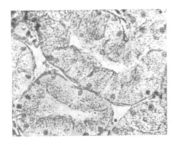

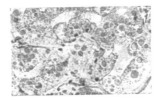

Abb. 85. Leichte trübe Schwellung (Körnung) des Epithels der gewundenen Harnröhrchen.   Abb. 86. Gröbere Körnchen bei trüber Schwellung der Niere.

größerten Zellen verengert bzw. dicht gedrückt sind. Die elastische Kapsel des Organs wird gedehnt. Durch ihre erhöhte Spannung ist die Schnittfläche nicht eben, sondern runderhaben und der Rand durch Schwellung der Rinde umgebogen. Die Gewebsschwellung führt zu diesen Erscheinungen, indem die elastische Nierenkapsel zu einem gleichen Wert wie das Nierengewebe gespannt wird. Die Erscheinungen nehmen nach einiger Zeit ab durch Verringerung der Kapselelastizität und des Umfanges der Zellen. Allerlei nekrobiotischen Schattierungen und Nekrose kommen vor.

Die Veränderungen der Zellen, die man als trübe Schwellung andeutet, sind sehr wahrscheinlich nicht einheitlicher Natur. So haben wir zunächst in den Nieren- und Leberepithelzellen drei Formen zu unterscheiden:

1. Der vergrößerte Zellleib zeigt, statt der gewöhnlichen zahlreichen sehr feinen Körnchen, wenigere aber etwas oder viel gröbere Körnchen, welche in einem durchsichtigen Stoff (wäßriger Flüssigkeit?) sich finden (körnige Entartung, „dégénérescence granuleuse"). Wir bekommen den Eindruck als ob die größeren Körnchen durch Zusammenschmelzung von kleineren — die ALT-MANNS fuchsinophilen Körnchen entsprechen — entstehen, wobei sich die gröberen Körnchen voneinander entfernen, indem sich klare Flüssigkeit zwischen ihnen anhäuft. Vielleicht löst sich ein Teil der feinsten Körnchen. Ein anderer Teil kann, von Epithelzellen der gewundenen Harnröhrchen, ausgestoßen werden und im Harnröhrchen miteinander zusammenschmelzen. Dieser Vorgang erinnert an die Ausstoßung kolloider Körnchen (s. unten). Die

Schaumbildung in gewundenen Harnröhrchen ist ein anderer, noch nicht geklärter vielleicht normaler Vorgang. Die Zellkerne sind bei trüber Schwellung das eine Mal wenig oder nicht, ein anderes Mal mehr, sogar sehr stark verändert.

Was sind das für Körnchen? Diese mehr oder weniger glänzenden Körnchen werden von Äther, OsO$_4$ (sog. Osmiumsäure) nicht beeinflußt, stellen somit kein Fett dar. Sie schwellen in Essigsäure und Pottasche (K$_2$CO$_3$) auf, bzw. lösen sich darin und zeigen die Xanthoproteinreaktion (Gelbfärbung durch starke Salpetersäure in der Siedehitze; die gelbe Farbe wird orangegelb durch Übersättigen mit NH$_3$ oder Alkalien). Sie bestehen somit aus Eiweiß. Manchmal färben sie sich schön durch Saffranin. Der Unterschied der ALTMANNschen Körnchen von ARNOLDS Granula und Plasmosomen und BENDAS Mitochondrien ist nicht genügend begründet und mit der erforderlichen Schärfe möglich (vgl. ERNST, BENDA). Auch die biologische Bedeutung der Körnchen ist unsicher, ob es Sekretkörnchen oder Bioblasten („Elementarorganismen") sind usw. Es ist aber damit noch nicht gesagt, daß solche Körnchen immer die gleiche chemische Zusammensetzung, Entstehung und Bedeutung für die Tätigkeit der Zelle haben. So hat man ähnliche eisenfreie und eisenhaltige Körnchen beobachtet (SALTYKOW). Die eisenhaltigen Körnchen, die man z. B. in Leukozyten antreffen kann, und die vielleicht Abkömmlinge von Chromozyten sind, bleiben hier außer Betracht. In den Körnchen bei trüber Schwellung hat man bis jetzt kein Eisen nachgewiesen. Ähnliche Körnchen kann man aber auch in senil atrophischen Zellen der gewundenen Harnröhrchen beobachten. Sind diese aber mit denen bei trüber Schwellung identisch? Wir sollen recht vorsichtig bei der Beurteilung der Natur und Bedeutung all dieser Körnchen sein, und mehr Forschungsergebnisse abwarten. Einerseits lassen sich die Körnchen bei trüber Schwellung schwer von der normalen Körnelung des Zelleibes, andererseits nicht scharf von der Körnelung einer Zelle, die im Begriff ist, sich zu teilen, abgrenzen. Vielleicht bedeutet die „trübe Schwellung" der einen Niere nach Ausschaltung der anderen keine Entartung, sondern vermehrte Tätigkeit. Fortgesetzte Forschung mittels vitaler Färbung, wie sie z. B. DIBBELT anwendete, vermag diese Verhältnisse vielleicht etwas aufzuklären. Obiges erschwert auch das Verständnis der Annahme EUGEN ALBRECHTS: die trübe Schwellung sei eine tropfige Entmischung, ähnlich wie bei der Trennung eines Kolloids von seinem Lösungsmittel oder von Phenol und Wasser. Diese tropfige Entmischung tritt aber nur in Flüssigkeiten auf, in denen überdies zuvor keine Körnchen nachweisbar sind. Weitere Forschung ist erforderlich, wobei auch verschiedene Formen von Zellhydrops durch Aufnahme oder Eindringen von wäßriger Flüssigkeit aus der Umgebung (Gewebespalten) in die Zelle zu berücksichtigen sind.

2. In anderen Fällen bekommen wir nur wenig oder gar keine scharf begrenzten Körnchen in den vergrößerten Zellen zu Gesicht, sondern ein unregelmäßig geändertes, manchmal wie zerrissenes oder wabiges Zellprotoplasma: unregelmäßige Protoplasmaflocken und Fetzen, durch Flüssigkeit getrennt, nur stellenweise zusammenhängend. Hier bekommen wir den Eindruck einer stattgehabten Zerreißung bzw. Lösung, wohl zu unterscheiden von einer Schaumbildung in der Drüsenlichtung, die vielleicht nicht einmal pathologisch ist. Während die Körnchen der ersten Form eine Zusammenballung der normalen feineren Körnchen bzw. eine Eiweißfällung vermuten lassen, führt das Bild der zweiten Form eher zur Annahme der Möglichkeit einer Lösung von Zellbestandteilen, mit Zerrüttung der Zelle. Wir können z. B. denken an Lösung lipoider Zellbestandteile, wie wir sie durch Chloroform, Äther und Alkohol annehmen. In der Tat kommt eine solche Zerrüttung von Leber- und Nierenzellen vor bei Menschen und Tieren, die durch wiederholte Einatmung einer zu großen Menge Chloroform gestorben sind. Es sind aber andere Möglichkeiten keineswegs ausgeschlossen. Das postmortale Auftreten ähnlicher Veränderungen ohne besondere Schädigung lenkt die Aufmerksamkeit auf die Möglichkeit einer Autolyse hin.

3. In wieder anderen Fällen scheint unregelmäßige, mehr oder weniger schollige Gerinnung in Zellen stattgefunden zu haben, die an wachsartige „Entartung", eine Nekrobiose (s. Nekrose) erinnert. Gesetzmäßige, genaue, vergleichende Forschung ist hier erforderlich, wobei die Eigenschaften der kolloiden Stoffe insbesondere zu berücksichtigen sind.

Außer diesen Typen der trüben Schwellung bekommen wir manchmal weniger typische Bilder, z. T. Übergänge oder Kombinationen, zu Gesicht. Autolyse erscheint besonders in solchen Fällen, wo die Zelle ganz oder teilweise abgestorben ist, sehr wohl möglich (vgl. Nekrose). Es kommen nämlich allmähliche Übergänge von der leichtesten trüben Schwellung zur Nekrobiose und Nekrose vor, was wir schon aus dem Zustand der Kerne ableiten dürfen: allen oben erwähnten regressiven Kernveränderungen begegnen wir bei der trüben Schwellung, obwohl sie bei leichten Graden zweifelhaft sein oder fehlen können.

Ob es sich bei jeder trüben Schwellung um einen unumkehrbaren Vorgang handelt, ist zur Zeit nicht entschieden. Aber auch dann, wenn der Vorgang unumkehrbar wäre, könnten wir Wiederherstellung der Zelle nicht ausschließen, solange ein genügender Teil derselben lebt und, nach Spaltung und Fortschaffung des getöteten Protoplasmas durch Assimilation einen Neubau zu vollführen vermag, sei es auch nur dann, wenn der Kern nicht zu sehr geschädigt ist.

In Nervenzellen kommen ähnliche Veränderungen vor. So hat Nissl auf folgende Veränderungen nach Unterbrechung der von der Nervenzelle ausgehenden Nervenfaser hingewiesen: Schwellung der Zelle, Zusammenballung der basisch färbbaren Bestandteile, die dann in der Umgebung des Kerns schwinden. Schließlich verschwinden alle färbbaren Bestandteile und nur feine blaue Krümel bleiben übrig. Wiederherstellung soll auch dann noch möglich sein. Die Schwellung der Nervenzelle kann nicht nur akut, sondern auch chronisch auftreten, sie kommt sowohl diffus wie herdförmig vor, ähnlich wie trübe Schwellung in anderen Organen und ist die Folge der gleichen oder ähnlicher Schädigungen wie diese. Eine schwerere Schädigung führt zu Verflüssigung der Ganglienzelle, die sich wahrscheinlich an trübe Schwellung anschließen kann. Bei stärkerer Schädigung werden die Zellen immer blasser. Omokorow fand bei im Wärmeofen überhitzten Kaninchen trübe Schwellung bei geringerer Verflüssigung der Ganglienzelle bei stärkerer Schädigung. Die Neigung zu Verflüssigung wohnt dem Gehirn offenbar mehr inne als anderen Organen, wie auch bei ischämischer Nekrose und postmortal, besonders bei Kindern zutage tritt. Außerdem finden sich im allgemeinen verschiedenartige Zellkernveränderungen und oft Mitosen in Gliazellen. Die Beziehung zu Entzündung fordert weitere Forschung. Denken wir an die Kernvermehrung an atrophischen Muskelfasern und bei der sekundären Nervenfaserentartung (S. 337).

Nach einigen Autoren kommt trübe Schwellung in Form von Körnelung auch in quergestreiften Muskeln, wie z. B. im Herzen vor. Ob es sich dabei nicht um etwas anderes (Myelin? postmortale Veränderungen?) handelt? Ich habe nie Körnelung wie bei trüber Schwellung einer Leber- oder Nierenzelle in einem Muskel gesehen, sondern nur kleinere oder größere Schollen. Es ist eine offene Frage, ob Körnelung auch auftritt in Zellen, die normaliter nicht gekört sind und um welche Körnchen es sich hier handelt.

Sehr verschiedenartige Gifte können trübe Schwellung bewirken: Chloroform, Äther (?), Arsen, Phosphor, Quecksilber (Sublimat), bakterielle Gifte verschiedener Natur (bei septischen Zuständen, bei „toxischer" Diphtherie) usw. bewirken trübe Schwellung bis zur Nekrose der Niere. Ferner treffen wir trübe Schwellung überhaupt bei vielen Entzündungen verschiedenen Ursprunges an. Auch durch thermische und mechanische Schädigung kann trübe Schwellung bestimmter Form (Körnelung bis zu diffuser Gerinnung, d. h. Nekrose) auftreten. Man muß noch durch fortgesetzte Forschung entscheiden, ob bestimmte Formen der trüben Schwellung besonders durch bestimmte Schädlichkeiten auftreten.

Die Tätigkeit einer trüb geschwollenen Zelle wird je nach der Ausdehnung der Entartung abnehmen. Die Tätigkeit des Organs leidet außerdem durch die auftretenden Kreislaufstörungen: Zunächst werden Gefäße mit dem niedrigsten Blutdruck (S. 58), also Venen, verengert, so daß Blutstauung erfolgt. Allmählich werden durch die zunehmende Gewebsspannung kleinere Venen, dann auch Kapillaren verengert, was zu Blutleere führt. Sowohl Stauung wie Anämie der Niere führt zu Oligurie. Von den Funktionsstörungen anderer Organe durch trübe Schwellung vermögen wir nichts Genaues anzugeben. Von einer Wiederherstellung kennen wir keine Einzelheiten.

b) „Hydropische Entartung", richtiger Zellhydrops.

Die hydropische Entartung ist Ödem der Zelle durch Aufnahme oder Eindringen von wässeriger Flüssigkeit aus den Gewebespalten in die Zelle. Sie kommt vor bei Blutstauung und bei Entzündung, vielleicht auch wohl e vacuo, wie Ödem überhaupt; auch in hypisotonischer Flüssigkeit können Zellen, z. B. Leukozyten hydropisch werden. Weil die in Vakuolen befindliche Flüssigkeit manchmal nicht leicht nachweisbar ist, hat man von „vakuolärer" Entartung geredet. Mitunter liegen die Vakuolen wabenartig im Zelleib, ja auch im Zellkern.

Wir dürfen Zellhydrops nur nach Ausschluß von Entartungen mit Vakuolenbildung annehmen. Inwiefern Zellhydrops infolge von „seröser" Entartung auftreten kann, erheischt Forschung. Bis jetzt haben wir keinen Grund diese anzunehmen.

Gewisse Parasiten, wie z. B. Leprabazillen, können wir antreffen in Zellvakuolen. Wir denken hier an die Möglichkeit, daß die Bazillen selbst diese Höhlen durch Enzymwirkung geschaffen haben.

Bei Molluscum contagiosum treten Vakuolen in Epithelzellen auf, die rundliche Körperchen enthalten. Dies sind wahrscheinlich Produkte einer noch näher zu erforschenden Entartung, nämlich Verhornung („Molluscumkörperchen") und keine Parasiten, wie einige Forscher annehmen (s. dort). Die Bedeutung dieser Veränderungen für die Tätigkeit läßt sich zur Zeit noch kaum vermuten.

c) Schleimige und kolloide Entartung (Verschleimung).

Schleim deutet nicht einen einheitlichen Stoff an, sondern das Wort umfaßt verschiedene Stoffe, die wir als Schleimstoffe, Mucine und Mukoide bezeichnen. Sie gehören mit den Nukleoproteiden zu den Proteiden (zusammengesetzten Eiweißkörpern), d. h. Verbindungen von Proteinen (einfachen Eiweißkörpern) mit nichteiweißartigen Gruppen, die man als prosthetische bezeichnet. So ist z. B. Hämatin eine prosthetische Gruppe des Hämoglobins. Und zwar gehören die Schleimstoffe zu den Glykoproteiden, d. h. Proteiden, die bei ihrer Zerlegung (durch Kochen mit verdünnten Säuren) zunächst Eiweiß und Kohlehydrate (Polysaccharid) liefern: bei hydrolytischer Spaltung entsteht Glukosamin (Chitosamin, Fr. Müller u. a.), das die reduzierende Substanz der Mucine sein soll. (Hiermit ist nicht gesagt, daß Kohlehydratgruppen den nicht-schleimigen Eiweißkörpern fehlen). Die Mucine und Mukoide enthalten 3—3,7% Kohlehydrate. Sie gerinnen nicht durch Erhitzen.

Die verschiedenen Schleimstoffe kennen wir chemisch so wenig, daß wir sie nur mit Verwendung einiger oberflächlicher Merkmale einigermaßen zu gruppieren vermögen, und zwar als echte Mucine und Mukoide (nämlich Para- oder Pseudomucine, Chondro- und Phosphormukoide). All diese Stoffe bestehen aus C, H, O, N und S; die Phosphormukoide enthalten außerdem Phosphor. All diese Stoffe sind zur Zeit untereinander ebensowenig scharf abgegrenzt wie viele Eiweißstoffe untereinander. Wir verfügen über nur wenige Merkmale. Die echten Mucine sind in einer „Lösung" fadenziehend und durch Essigsäure in Übermaß in Mucinkörnchen oder

Fäden fällbar — beides fehlt den Mukoiden. Nukleoproteide sind übrigens auch fällbar durch Säuren. Blaues Thionin färbt die echten Mucine metachromatisch rot, die Mukoide nicht. Das sogen. „Kolloid" (nicht im allgemeinen physiko-chemischen, sondern im Sinne eines mukoiden Stoffes) umfaßt verschiedenartige Pseudomucine, die sich meist dunkelrosa mit Eosin, und nicht, wie die echten Mucine, rot durch blaues Thionin und blau durch Hämatoxylin färben. (Die echten Mucine sind aber nicht immer chromotrop gegenüber Thionin.) Die echten, fadenziehen-den Mucine sind somit basophil, weil sie sich mit Hämatoxylin färben, das eosino-phile Kolloid hingegen ist azidophil. Mucine verhalten sich auch in dieser Hinsicht wie Säuren: sie lassen sich durch Alkalien (Soda, Baryt oder Kalkwasser) aus den Geweben ausziehen und dann durch Essigsäure fällen (s. oben). Zu den Pseudo-mucinen gehört das Paramucin das man in großer Menge in Ovarial- und Par-ovarialkystomen antrifft; ebenso das Paralbumin (in Ovarialkystomen), ein Gemenge von Pseudomucin mit wechselnden Mengen Eiweiß; wahrscheinlich auch der Stoff, der sich in den Zysten einer Zystenniere (s. dort) findet, das Schilddrüsen-kolloid (Abb. 87), das Kolloid im Fibroepithelioma mammae und in den Misch-geschwülsten der Speicheldrüsen, der Glaskörper, usw. Daß diese Stoffe bedeutende chemische Unterschiede aufweisen müssen, geht schon aus der Bedeutung des Schilddrüsenkolloids für den Organismus hervor. Dieses enthält jedenfalls Jod. Die echten Mucine werden von den Schleimdrüsen und Becherzellen abgesondert. Aber auch im Nabelstrang und in Schleimgeschwülsten (Myxomen usw.) findet sich echtes Mucin. Wir müssen annehmen, daß dieser Schleim durch das Bindegewebe selbst gebildet wird. Der Schleim im subepithelialen Bindegewebe der Nasenschleimhaut könnte von schleimbildenden anstoßenden Epithelzellen herrühren. Es kann in so geringer Menge vorhanden sein, daß die Unterscheidung von Ödem nicht sicher ist. Vielleicht trifft dies auch für das Myxödem zu, das bei Hypo- bzw. Athyreoidie auftritt, und über dessen Natur die Angaben nicht einslautend sind. Es ist noch frag-lich, ob dabei überhaupt Mucine abgelagert werden, oder ob es sich etwa um Fett-anhäufung mit oder ohne Ödem handelt.

　　Inwiefern sich die echten Mucine voneinander unterscheiden, wissen wir noch ebensowenig wie von den Paramucinen. Wir müssen uns mit diesen wenigen Angaben begnügen. (Vgl. übrigens HAMMARSTEN.) Unsere dürftige Kenntnis macht große Vorsicht bei der Beurteilung dieser Stoffe notwendig. Das Sehnenmucin muß mit dem Chondromukoid und Osteomukoid zu den Chondroproteiden gerechnet werden (HAMMARSTEN). Diese sind Glykoproteide, die bei Spaltung Eiweiß und eine kohle-hydrathaltige Schwefelsäure, Chondroitinschwefelsäure, liefern. Hiermit betreten wir ein unsicheres Gebiet. Es ist fraglich, ob die Chondroitinschwefelsäure einen einheitlichen chemischen Körper darstellt.

　　In der schleimbildenden Epithelzelle bildet sich Mucin aus mucinogenen Körnchen, die allmählich (unter Wasseraufnahme ?) anschwellen und, unter nicht näher gekannten Veränderungen, zum Schleim zusammenschmelzen. Die Zelle entartet dabei (physiologisch), sie kann sogar absterben und abgestoßen werden. Den Zerfall der Zelle verstehen wir aus der Verschleimung einiger ihrer Bestandteile, ähnlich wie die Zelle der Talgdrüse zerfällt durch Verfettung. Dem eine Schleimhaut bedeckenden Schleim, wie dem Magenschleim, kommt eine, wenigstens mechanisch, schützende Bedeutung zu.

　　Wie aus obigem erhellt, müssen wir sehr vorsichtig sein mit der Bezeichnung schleimartiger Stoffe, um so mehr, wenn sie unter pathologischen Umständen gebildet sind. Manchmal redet man da von Schleim, ohne daß wir genügend von den chemischen Eigenschaften unterrichtet sind. Pathologisch ist die vermehrte Schleimbildung bei katarrhalischer Entzündung, im Schleimkrebs, ferner in Myxomen. Von dem Stoffe, der sich beim Myxödem (s. oben) im Unter-hautzellgewebe anhäuft, wissen wir zu wenig, um ihn als Schleim zu bezeichnen. Häuft sich Schleim in irgendeinem Gewebe an, so können die Zellen demzufolge weit auseinander rücken, dabei manchmal eine eckige Gestalt mit Ausläufern annehmend, die mit anderen zusammenhängen.

Das Gewebe gewinnt durch schleimige, ebenso durch kolloide Entartung ein glasiges, durchscheinendes Ansehen, es kann eisähnlich sein oder, wie in der Schilddrüse, besonders bei Struma colloides, einen gelbbräunlichen Ton haben. Die als Kolloid (colla = Leim) zusammengefaßten verschiedenartigen Pseudomucine werden meist durch Alkohol und Formol, und zwar homogen, koaguliert. Sie werden nur von Epithelzellen, auch physiologisch, aus Körnchen gebildet — von RECKLINGHAUSEN redete von „epithelialem Hyalin" —, färben sich meist dunkelrosa mit Eosin und gelborangerötlich durch VAN GIESONS gemischte Färbung. Fötales Schilddrüsenkolloid färbt sich aber nicht, so auch manch anderes Kolloid. Das Kolloid tritt, ebenso wie Schleim, in Form von Körnchen in der Epithelzelle auf; diese vergrößern sich, schmelzen zu einem

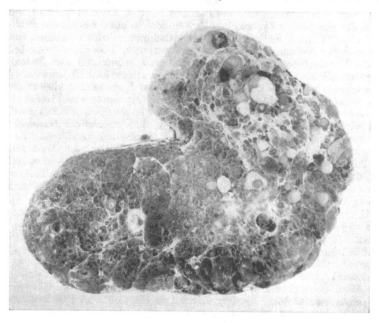

Abb. 87. Struma colloides (³/₄ natürl. Größe). Die mit Kolloid stark gefüllten Hohlräume sind makroskopisch erkennbar.

homogenen Stoff zusammen und werden dann ausgestoßen. Ganze Epithelzellen können dabei abgestoßen werden.

Das Kolloid kann sich unter pathologischen Bedingungen in großer Menge und verschiedener Dicke bis zur Dünnflüssigkeit anhäufen, und zwar entweder in Hohlräumen, oder im Gewebe. Ersteres z. B. in den Bläschen der Schilddrüse bei Struma colloides (s. Abb. 87), in der Zystenniere, in der Prostata als Corpora amylacea (s. unten), im Ovarialkystom, usw. Die Hohlräume erweitern sich infolgedessen zu Zysten. Kolloid häuft sich auch an im Kolloidkrebs, der aber oft ein Schleimkrebs ist oder kein reines echtes Mucin oder Kolloid enthält. In der Schilddrüse gelangt Kolloid nicht nur normaliter in die Lymphwege, woher es in das Blut aufgenommen wird, sondern auch unter pathologischen Umständen kann es sich im Gewebe anhäufen, sei es auch in nicht bedeutender Menge.

Das Kolloid, das sich bei Brustdrüsenkrebs mitunter anhäuft, ist wahrscheinlich dem Kolloid im Fibroadenoma mammae, wenigstens genetisch, verwandt. In der Prostata älterer Männer kann sich Kolloid anhäufen in Form von geschichteten

Körperchen, die sich, ebenso wie Amyloid, durch Jod braun färben und, wie Amyloid (s. dort), chromotrop gegenüber gewissen Anilinfarbstoffen sein können. Man betrachtet diese Corpora amylacea, die durch ihren schichtförmigen Bau den Amylumkörnern eines Kartoffels ähnlich aussehen, wohl als amyloide Konkretionen. Ihre Beziehungen zum Amyloid lassen sich noch nicht beurteilen. Das Ependym der Hirnkammern kann ähnliche Körperchen bilden. Oben erwähnten wir schon das Kolloid, das wir in Zystennieren antreffen können. Die hyalinen Zylinder, die wir im normalen sowie im pathologischen Harn antreffen, stehen wahrscheinlich zu jenem Kolloid in genetischer Beziehung: Beides wird wahrscheinlich von den Epithelzellen der gewundenen (und anderen?) Harnröhrchen gebildet und abgestoßen. Sind die Harnwege durchgängig, so schmelzen die Klümpchen zu zylindrischen Gebilden zusammen, die im Harn erscheinen. Sind (Gruppen von) Harnröhrchen nicht durchgängig, wie bei der Zystenniere, so häuft sich das Kolloid in denselben als homogener Stoff an (Abb. 243). Denn obwohl wir die Entstehung der Zystenniere noch keineswegs kennen, müssen wir doch Undurchgängigkeit von Harnröhrchen in einer gewissen Entwicklungsstufe annehmen.

Was der Zusammenhang ist zwischen den kolloiden Kügelchen, die abgestoßen werden und hyaline Zylinder bilden können, und den Körnchen der normalen Epithelzellen der gewundenen Harnröhrchen, vermögen wir noch nicht anzugeben. Auch hier berechtigt morphologische und färberische Übereinstimmung ohne weiteres nicht zur Gleichstellung. Ob übrigens hyaline Zylinder auch aus Eiweiß entstehen kann, das in den Harnknäueln vom Blut abgegeben wird, muß dahingestellt bleiben. Einen Grund für diese Annahme kenne ich nicht.

Wann und wodurch Verschleimung, d. h. schleimige bzw. kolloide (mukoide) Entartung auftritt, vermögen wir nur ausnahmsweise anzudeuten; so nimmt die schleimige Entartung (Schleimsekretion) durch Entzündungsreize bei katarrhalischer Entzündung zu, wobei die Hyperämie mitwirken dürfte, ähnlich wie sie es bei der Speichelbildung tut. Eine richtige Beurteilung der Funktionsstörungen ist noch nicht möglich.

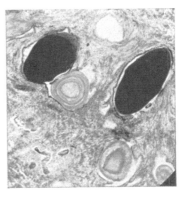

Abb. 88. Schichtförmig aufgebaute Corpora amylacea in der Vorsteherdrüse.

So hat Struma colloides wahrscheinlich nicht immer dieselbe Bedeutung für den Organismus: ob das Kolloid dabei nicht die erforderlichen Bestandteile enthält oder schwer resorbierbar ist, ob es sich um vermehrte Anhäufung ohne vermehrte Bildung oder um vermehrte Entartung handelt, sind noch unbeantwortete Fragen.

LANGHANS wies in gewissen Strumen ein derbelastisches „Kautschuk"-kolloid nach. Auf seine Veranlassung untersuchend, fand WIGET es nur in hämorrhagischen Strumen. Er meint, daß dieser Stoff, keinesfalls Kolloid, aus roten Blutkörperchen entstehe. Nach M. v. SINNER, die es auch in einer Pleuraschwarte nachwies, könne es auch aus Fibrin entstehen. Die vorgeschlagene Bezeichnung als „Kautschukhyalin" ist nicht empfehlenswert, weil dieser Stoff nichts mit Hyalin (s. unten), zu tun hat. Es gehört vielmehr zum Fibrinoid.

d) Hyaline und amyloide Entartung.

Die Andeutung sehr verschiedenartiger Stoffe, die homogen und mehr oder weniger durchsichtig, glasartig, sind, als „hyalin" ($\dot{\alpha}\lambda\dot{\alpha}\varsigma$ = glasartig) hat schon zu manchem Mißverständnis geführt. Das Fibrinoid (homogenes Fibrin), die Corpora oryzoidea (Reiskörperchen), die hyalinen Harnzylinder (s. oben), die Corpora amylacea, das Keratohyalin usw. rechnen wir nicht zu den hyalinen Stoffen, wie man es wohl tut. Wir bezeichnen als hyalin nur gewisse homogene, mehr oder weniger glasartige oder makroskopisch knorpelähnliche Stoffe, die wir interzellulär, und zwar an, in oder zwischen den Fasern faserreichen Bindegewebes oder glatten Muskelgewebes antreffen. Durch zwischengelagertes Hyalin können Bindegewebsfasern zusammenbacken zu einer homogenen Masse, in der schließlich nur noch vereinzelte Fäserchen sichtbar sind oder auch dies nicht einmal. Das Gewebe wird durch Einlagerung von Hyalin fest, ja sogar hart.

Den hyalinen Stoffen mehr oder weniger ähnlich sind die amyloiden (VIRCHOW). Auch diese finden sich nie in Zellen, sondern nur interzellular, aber nicht nur in Bindegewebe, nämlich in den Saftspalten (EBERT), sondern auch zwischen Endothelzellen oder zwischen Endo- und Epithel (z. B. zwischen Blutkapillarendothel und Leberzellen, wie Abb. 83 zeigt). Hyalin und Amyloid finden sich auch im glatten Muskelgewebe; Amyloid in der Media von Blutgefäßen, in Harnknäueln, Hyalin mitunter zwischen den Muskelzellen eines Leiomyoms, ohne daß sich Bindegewebe oder Bindegewebskerne nachweisen lassen. Beide Stoffe sind homogen, mehr oder weniger durchsichtig, glasartig; Hyalin manchmal makroskopisch bläulich, elastisch, knorpelähnlich, Amyloid speck- oder lachsfarbig. Hyalin und Amyloid bieten der Einwirkung von verdünnten Säuren, von Alkalien und von Fäulnis lange Zeit Widerstand. Es gibt mehrere Hyalin- und mehrere Amyloidstoffe, obwohl die Unterschiede vielleicht gering sind.

Man kann durch künstliche Verdauung (KÜHNE), d. h. durch Kochen eines hyalin oder amyloid entarteten Gewebes in verdünnten Säuren das Gewebe zur Auflösung und den hyalinen bzw. amyloiden Stoff rein gewinnen. Durch Kochen in einer starken Alkalilösung löst Hyalin auf. Beide Stoffe ergeben die Xanthoproteinreaktion. Beide bestehen aus den Elementen C, H, N, S. In „echtem"

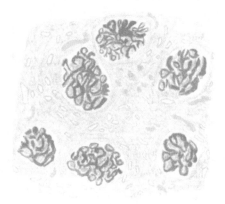

Abb. 89. Rötlich gefärbte amyloid entartete Harnknäuel. Metachromasie (nach JORES, Anat. Grundlagen).

Amyloid konnten HANSSEN, MAYEDA u. a. keine Chondroitinschwefelsäure (gepaarte Schwefelsäure) nachweisen, so daß wenigstens ein amyloider Stoff nicht den Chondroproteiden zuzurechnen ist. Dies gilt vielleicht für alle anderen amyloiden Stoffe. Hyalin färbt sich, ebenso Amyloid, durch Eosin meist dunkler rosa als gewöhnliches, nicht zu junges Zellprotoplasma; Hyalin wird meist rubinrot durch Säurefuchsin (in VAN GIESON Gemisch), Amyloid aber nicht. Elastin und Collastine färben sich durch VAN GIESONS Gemisch gelb. Amyloid färbt sich hingegen, wie Glykogen, mahagonibraun mit Jod (in LUGOLscher Lösung), während alles übrige strohgelb wird. Durch Hinzufügung von 10% Schwefelsäure wandelt sich die braune Farbe des Amyloids je nach der Oxydationsstufe (LEUPOLD) in blau, violett, grünlich um, während die Farbe des Glykogens sich nicht ändert. Die amyloiden Stoffe kennzeichnen sich schließlich durch eine gewisse chromotrope Wirkung gegenüber gewissen basischen Anilinfarbstoffen, besonders Methylviolett und Gentianaviolett, wodurch sie sich rötlich bzw. rötlich-violett färben (Metachromasie). Man schreibt diese chromotrope Wirkung der „Chondroitinschwefelsäure" s. oben) zu, die das Amyloid enthalte. Es gibt aber hyaline und amyloide Stoffe, welche diese Färbungsreaktionen nicht zeigen (Achrooamyloid). Ihre Abgrenzung gegeneinander und gegen andere Stoffe wird dann noch schwerer.

Gemeinsam ist den hyalinen und amyloiden Stoffen auch die dunkle Pathogenese. Entstehen sie durch Fällung aus pathologisch geänderter Gewebsflüssigkeit, etwa wie gewisse Salze, oder sind es Ausscheidungsprodukte bestimmter Zellen, d. h. Produkte einer (abnormen) Dissimilation? Was bedingt dann die pathologische Änderung der Gewebsflüssigkeit, und was die Fällung im ersteren, was bedingt die abnorme Ausscheidung im letzteren Fall? Wir vermögen diese Fragen zur Zeit nicht zu beantworten. Wir wissen somit noch nicht, ob Hyalin und Amyloid Erzeugnisse einer Entartung sind. LITTEN führte Amyloid in die Bauchhöhle eines Tieres ein und fand nach einiger Zeit keine chromotrope Wirkung mehr. Damit ist jedoch keineswegs nachgewiesen oder auch nur wahrscheinlich gemacht, daß Hyalin + Chondroitinschwefelsäure = Amyloid sei. Vergessen wir nicht, daß es sich hier um nur oberflächliche Ähnlichkeit handelt, und daß Chondroitinschwefelsäure in Amyloid vermißt wurde (s. oben). Auch die Erzeugung eines Stoffes mit der Amyloid-Jodreaktion aus Milzstücken (LEUPOLD) müssen wir zurückhaltend beurteilen. Jedenfalls spielen nach LEUPOLDs Versuchen gepaarte Schwefelsäuren eine große Rolle; in gewisser Menge erzeugen sie mit einem Eiweißkörper im Gewebe Amyloid. Dieser Eiweißkörper finde sich bei chronischer Eiterung im Blute. [Es ist die Frage, ob Gewebsschädigung der Amyloidbildung zugrunde liegt.

Gegen einen genetischen Zusammenhang, etwa daß Hyalin eine notwendige Vorstufe von Amyloid sei, oder umgekehrt, sprechen Verschiedenheiten des Sitzes und der Verteilung: Hyalin tritt nur in faserigem Gewebe (s. oben) auf, Amyloid auch sonstwo (s. oben). Hyalin tritt nie auf in Verteilung und Sitz wie das Amyloid in einer Speckmilz, Lachsleber (s. unten), usw. Hyalin tritt unter sehr verschiedenen Umständen in faserigem Bindegewebe auf: senil, oft in Narbengewebe; es führt dabei zu Sklerose (Verhärtung). CHANTEMESSE erzeugte bei Meerschweinchen durch wiederholte Einspritzung kleiner Mengen Typhusgiftes Hyalin des Herzmuskels und der Aortenintima. Ein toxisches Hyalin besteht somit. Man hat übrigens die verschiedenartigsten Krankheiten als Faktor von Hyalin angeführt wie Gicht, Syphilis, Rheuma usw. ohne jedoch den Zusammenhang nachzuweisen. Amyloid hingegen wird nur beobachtet in bestimmten, noch näher zu erforschenden Fällen lange dauernder chronischer Eiterung (bei chronischer Osteomyelitis, chronischer eitriger Lungenschwindsucht, bei eiterndem Beingeschwür usw.), bei chronischer Syphilis und Malaria, welche zu Kachexie führen. Die klinische Annahme amyloider Entartung ohne Nachweis einer dieser Erkrankungen ist äußerst gewagt. Daß Amyloid ausnahmsweise wie Hyalin auftritt, verringert die Bedeutung obiger Gegensätze nicht. KRAWKOW u. a. haben bei Tieren Amyloid erzeugt durch Einwirkung von Bakterien, auch ohne Eiterung. Pferde, welche zur Erzeugung von antitoxischem Serum längere Zeit mit Diphtheriegift behandelt worden sind, bekommen manchmal Amyloidose der Leber (ZENONI) usw. Sogar durch Terpentin und Argentum nitricum haben CZERNY, LUBARSCH und NOWACK Amyloidose hervorgerufen und SCHEPILEWSKY erzielte ebenfalls Amyloidose, indem er sterile Abszesse durch Einspritzung von Labenzym und Pankreatine erzeugte. DE GRAAG u. a. gelang es jedoch nicht. LUBARSCH fand Amyloid bei Mäusen mit Krebs oder Sarkom. Die Faktoren, welche die Bildung und Ablagerung von Amyloid bedingen, sind näher zu erforschen.

Wir haben schon gesagt, daß Hyalin knorpelähnlich sein kann. Die hyalinen Platten der arteriosklerotischen Aorta sind elastisch, knorpelhart. Hyalin kann auch milchweiß sein. Sekundär können Kalksalze im nekrotischen, hyalin entarteten Gewebe abgelagert werden. Hyalin kommt außerdem oft, mitunter in großer Menge vor im Endokard, im Bindegewebe einer Struma fibrosa, im Bindegewebe der Speicheldrüsen, im Bindegewebe durch proliferative Entzündung gebildet usw.

Die Organe schwellen manchmal bedeutend durch Amyloidentartung während sie fester werden. Die Leber kann sich infolge von Amyloidanhäufung beträchtlich vergrößern, einen stumpfen Rand und ein Gewicht von bis zu 5—6 kg bekommen. Das Amyloid ist gewöhnlich gleichmäßig in diesem Organ verbreitet (Speckleber, Lachsleber). In der Milz lagert sich das Amyloid häufig im Retikulum der MALPIGHIschen Follikeln und in den kleinen Schlagadern ab, so daß erstere anschwellen und als grauweiße, durchscheinende sagoähnliche Körnchen emporquellen (Sagomilz). In anderen Fällen treffen wir das Amyloid diffus in der Milzpulpa, zwischen den Trabekeln und Retikulumfasern an (Schinken-, Wachs- oder Speckmilz). Übergangsformen und Kombinationen sind außerdem nicht selten. In der Niere ist das Amyloid häufig, im Darm meist mit dem unbewaffneten Auge nicht erkennbar. In der Niere treffen wir es oft in den Glomerulis, aber auch in sonstigen Blutgefäßen und im Bindegewebe an, manchmal neben fettiger Entartung von Epithelzellen. Eine solche Amyloidfettniere ist nicht selten bei Lungenschwindsucht; sie kann einen bedeutenden Umfang erreichen und der entzündlichen großen, weißen Niere makroskopisch ähnlich werden.

Amyloid kann auch in Form einer kleinen Geschwulst, wenigstens eines umschriebenen Haufens, im Gewebe auftreten, z. B. in der Augenbindehaut, der Harnblase (SOLONIN, LUBARSCH), im Kehlkopf. Läßt die Metachromasie

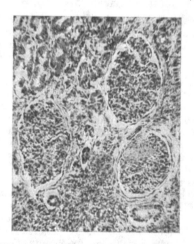

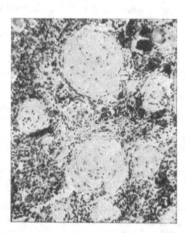

Abb. 90. Der Harnknäuel rechts unten ist zum Teil hyalin entartet.

Abb. 91. Einige ganz hyalin entartete Harnknäuel.

im Stich, so ist die Erkennung schwer. Nach RÄHLMANN soll es (in der Bindehaut) ohne äußere Einwirkung verschwinden können. Gesetzt, es liegt hier kein Beobachtungsfehler vor, so beweist dies nicht die Möglichkeit einer Resorption anderen Amyloids. Sicher festgestellt ist die Resorption von Amyloid ebensowenig wie von Hyalin.

Die Folgen der hyalinen und amyloiden Entartung können gleich sein, nämlich Verengerung von Blutgefäßchen und Druck auf Zellen. Außerdem wird die Diffusion durch die Blutgefäßwand beeinträchtigt, wenn sich außen gegen das Endothel (vgl. Abb. 83) Amyloid ablagert. Der Druck führt zu Atrophie der Zellen. Die Abb. zeigt nur hochgradig atrophische Leberbälkchen. Diese Atrophie ist zum Teil aber wohl der durch die Gefäßverengerung bedingten geringen Blutzufuhr zuzuschreiben. Anämie gewissen Grades bedeutet nicht nur verminderte Nahrungszufuhr, sondern auch verringerte Tätigkeit der Zelle, was zu Inaktivitätsatrophie führt. Durch amyloide Entartung der Leber kann die Gallenbildung aufhören. Dies ist daraus abzuleisten, daß die Fäzes acholich werden, ohne daß Ikterus auftritt, während bei der Autopsie keine Galle in der

Leber nachweisbar ist. Hyalin schadet die Ernährung und dadurch die Tätigkeit eines Organs besonders durch Verengerung kleiner Schlagader, Harnknäuel, seltener durch Ablagerung in das bindegewebige Gerüst.

Die Nierenglomeruli können durch Amyloidablagerung oder durch hyaline Entartung undurchgängig werden. Letztere tritt auf in Glomeruli, deren Endothelzellen sich zuvor in fibrilläres Bindegewebe ungewandelt haben. Je nachdem der Harnknäuel undurchgängiger wird, strömt durch das Vas efferens den Harnröhrchen weniger Blut zu, und es atrophiert das Epithel dieser Röhrchen infolgedessen immer mehr, die Röhrchen verengern sich und an der entsprechenden Nierenoberfläche entsteht eine makroskopische Einziehung, wenn eine Gruppe von Harnknäueln undurchgängig wird. Diese Folgen hyaliner Entartung der Glomeruli treten im höheren Alter als senile Erscheinung auf, ferner bei der Schrumpfniere die man auch wohl als Granularatrophie der Niere bezeichnet, weil sich die nicht eingesunkenen Stellen als an der Nierenoberfläche hervorheben.

Amyloide Entartung der Nierengefäße hat, wahrscheinlich je nach Sitz und Ausdehnung, verschiedene Folgen: Albuminurie durch Schädigung der Glomeruli; Oligurie durch Schwellung der Niere, Verengerung von Glomerulusschlingen und Herzinsuffizienz, die bei erschöpften Individuen eintreten kann; Polyurie vielleicht durch Wegfall einer allerdings noch nicht nachgewiesenen Rückresorption von Harnwasser in den Harnröhrchen als Folge von Amyloid der Gefäßende, welche diese Harnröhrchen umspinnen oder als Folge einer Verdickung (durch Amyloidablagerung) ihrer Membrana propria. Diese Polyurie wäre als dem Durchfall analog zu betrachten, der auftritt bei Amyloid des Dickdarms, wo bekanntlich Eindickung des Darminhalts durch Wasserresorption stattfindet. Das wechselnde klinische Bild wäre durch weitere Ausdehnung der amyloiden Entartung zu erklären: Durch Abschließung von geschädigten Glomeruli kann (zeitweise) die Albuminurie aufhören, durch Entartung anderer Harnknäueln zurückkehren usw.

Überschreiten die hier gestreiften Funktionsstörungen gewisse Grenzen, so hört das Leben auf. In anderen Fällen unterliegt der Patient seinem Grundleiden (Lungenschwindsucht z. B.), ohne welches kein Amyloid, oder einer Kombination von Störungen oder einer Komplikation.

e) Verhornung.

Während nur in den tiefsten mehr oder weniger zylindrischen, „basalen" Zellen der Oberhaut (Stratum germinativum) Kern- und Zellteilungen vorkommen, werden die dort gebildeten Zellen allmählich nach der Oberfläche hin verschoben. Dabei ändern sich bekanntlich ihre Form und Bestandteile: sie verhornen in der oberflächlichsten Hornschicht, wobei sie sich in kernlose Schuppen umwandeln. Es regt nicht nur Reibung sowohl die Verhornung wie die Zellbildung im Stratum germinativum an, sondern es verdickt sich auch die Oberhaut durch Einwirkung von Licht, Hitze und Kälte, geschweige von aktinischen und chemischen Reizen. Die Verhornung ist eine Nekrobiose, wobei noch nicht sicher zu deutende Veränderungen der Zelle auftreten. Im Stratum granulosum bekommen die Epidermiszellen Körnchen, die sich mit Karmin oder Hämatoxylin stark färben und nach RANVIER aus Eleidin, nach WALDEYER aus Keratohyalin bestehen. Wir kennen jedoch die chemischen Eigenschaften dieser Stoffe nicht. Woher sie stammen, wissen wir nicht. Bei der Verhornung zu Nägeln und Klauen fehlen sie. Die eigentlichen Hornstoffe — es gibt deren mehrere — nennt man Keratine. Es sind schwefelreiche Eiweißkörper. In dem Stratum corneum der Oberhaut bildet „Osmiumsäure" (OsO_4) zwei schwarze Bänder. Ist das Fett? Wir wissen nur, daß sie auch nach vorheriger Extraktion mit Äther auftreten. Hornstoff wird blau durch GRAMfärbung, gelb oder gelborange durch Färbung nach VAN GIESON.

Auch das feuchte mehrschichtige Deckepithel gewisser Schleimhäute, wie der Mundhöhle, des Kehlkopfes, der Speiseröhre verhornt einigermaßen, aber nicht vollkommen. Feuchtigkeit scheint den Vorgang zu hemmen: Vögel haben ein trockenes und verhornendes Lippen- und Mundepithel. Und beim Menschen tritt pathologisch Verhornung („Epidermisierung") der vorfallenden und an der Außenluft eintrocknenden Scheidenschleimhaut auf. Die Hornschicht der Haut wird beim Altern dicker.

Bei atypischen und pathologischen Verhornungen überhaupt haben wir den Einfluß dieses Flüssigkeitsgehalts zu berücksichtigen, so beim Molluscum contagiosum, bei „Kankroidperlen" und bei Verhornung in einer epithelialen Geschwulst überhaupt. Es genügt nicht, Verhornung einer ungenügenden Ernährung zuzuschreiben. Austrocknung an der Körperoberfläche oder im Innern eines Epithelstranges fordert gleichfalls Verhornung. Diese tritt aber nur ein bei Zellen mit bestimmten konstitutionellen, verhornenden Eigenschaften, unter bestimmten Bedingungen, wie ungenügende Ernährung und Eintrocknung. Wir nennen eine Verhornung dann atypisch, wenn nicht die oben erwähnten Veränderungen der Oberhaut in der gleichen Reihenfolge auftreten, indem z. B. einige fehlen oder indem die verhornten Zellen färbbare Kerne haben. Die Parakeratosen gehören dazu. Finden wir eine ungewöhnlich dicke Hornschicht, so reden wir von Hyperkeratose, die oft neben Parakeratose besteht. Ich-

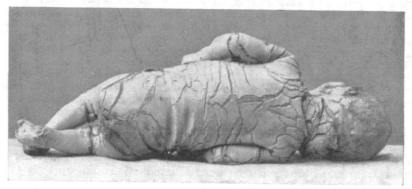

Abb. 92. Ichthyosis congenita (nach LESSER, Lehrb. d. Hautkrankheiten).

thyosis (Fischschuppenkrankheit) ist eine Hyperkeratose; diese findet man auch beim chronischen kallösen Ekzem (UNNA); bei Psoriasis findet sich Paraneben Hyperkeratose.

Die Ichthyosis ist eine erbliche, gewöhnlich angeborene oder doch im ersten Lebensjahre auftretende Abnormität, die man bei mehreren Familienmitgliedern anzutreffen pflegt. Dabei werden Schuppen von sehr verschiedener Form und Größe auf der Haut gebildet, so daß man verschiedene Formen der Ichthyosis unterscheidet, auf die wir hier nicht eingehen. Die Schuppenbildung tritt nur an umschriebenen Stellen oder auf der ganzen Körperoberfläche mit Ausnahme des Gesichts auf.

Bei Psoriasis bilden sich auf die Streckseiten der Extremitäten — besonders an den Knieen und Ellenbogen — und des Rumpfes trockene, weißliche, glänzende, mehr oder weniger perlmutterähnliche Schuppen. Entfernt man eine solche Schuppe vorsichtig, so kommt die blutende oder wenigstens blutreiche Lederhaut zu Gesicht. Immer entsteht zunächst ein braunrotes Hügelchen, auf dem sich dann die Schuppe bildet.

Je nach der Größe und Form der schuppigen Herde unterscheidet man Psoriasis punctata (gewöhnlich sehr zahlreiche Pünktchen), guttata (etwas größer) und nummularis. Durch Zusammenfließung entsteht Psoriasis figurata und diffusa. Durch Ausheilung im Zentrum, während der Umfang zunimmt, entsteht Psoriasis annularis, und durch Zusammenfließen solcher Ringe entsteht Psoriasis gyrata. Die luetische Psoriasis ist ein papulöses Syphilid, das besonders als Psoriasis palmaris und plantaris auftritt. Die Lederhaut weist bei Psoriasis gewöhnlich chronische Entzündung auf.

Das Molluscum s. Epithelioma contagiosum tritt, manchmal an mehreren Stellen des Körpers, in Form anfangs glatter, harter, mitunter perlmutterähnlicher Knötchen von Hirsekorn- bis Erbsengröße in der Haut auf, besonders an Gesicht, Hals und Geschlechtsteilen. In der Mitte des Knötchens entsteht bald eine Einsenkung wie ein Nadelstich, die sich später zu einer Delle gestaltet. Durch seitlichen Druck läßt sich ein rahmig-krümeliger Pfropf (abnorm verhorntes Epithel) ausdrücken. Mikroskopisch finden wir eine lappige Wucherung mit taschenförmiger Einstülpung der Oberhaut. Im abnorm verhornenden Epithel sehen wir zahlreiche kleine eiförmige „Molluscumkörperchen", Erzeugnisse der abnormen Verhornung, die man früher für Parasiten gehalten hat. Das Bindegewebe ist entzündet.

Die Leukoplakia buccalis ist ein Sammelwort für verschiedenartige weißliche und grauweiße Verdickungen der Mundschleimhaut, namentlich des Epithels, und insbesondere der Hornschicht. Im subepithelialen, manchmal sklerosierenden, Bindegewebe treffen wir Leukozyteninfiltrate an. Man redet hier auch wohl von Ichthyosis oder Psoriasis lingualis, angeblich infolge von Rauchen, Syphilis, und anderen Reizen. Klüfte und Geschwüre können sich im verdickten Epithel bilden und es kann sogar Krebs hervorwachsen.

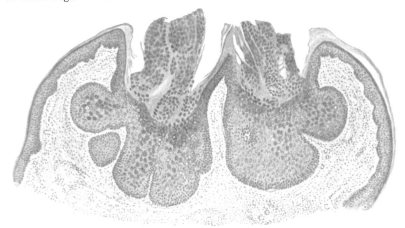

Abb. 93. Molluscum contagiosum (nach LESSER, Hautkrankheiten).

Die Haarzunge oder schwarze Zunge entsteht durch starke Verdickung und Verhornung des Epithels der Papillae filiformes, wodurch die Oberfläche mehr oder weniger borstig wird. Die dunkelgrünbraunen oder braunschwarzen „Haare" können länger als 1 cm werden.

Unter Kallus verstehen wir Verdickung der Hornschicht infolge von mechanischer Reizung meist der Handteller und der Fußsohlen. Der Klavus (Hühnerauge) ist eine besondere Form. Das Corpus papillare atrophiert dabei allmählich durch Druck.

Das Hauthorn (Cornu cutaneum) ist ein Papillom mit starker Hornbildung. Es hat ein spärliches gefäßhaltiges Bindegewebsgerüst, ähnlich wie das Horn eines Rindes. (Abb. 69.)

Als Onychogryphosis bezeichnet man eine krallenförmige, widderhornartige Zunahme an Umfang und Masse der Nägel.

f) Pigmentbildung und Pigmententartung.

Die Farbe eines Gewebes wird bedingt durch seine eigene Farbe, durch seinen Blutgehalt und durch hinzutretende Farbstoffe. Die blutlose Niere und Leber z. B. zeigen ihre eigene Farbe, welche der grauweißlichen Farbe jungen, getrockneten Eichenholzes ähnlich und eine ganz andere als die des normal bluthaltigen Organs ist. Abb. 3 zeigt uns solche anämische Flecke in der Leber. Die alternde Leber, der alternde Herzmuskel bekommen allmählich eine bräunliche Farbe durch Anhäufung eines braunen Pigments in den Zellen (braune Atrophie).

Als Pigment bezeichnen wir jedes farbige Körperchen (keine Formelemente des Organismus wie Erythrozyten), das im Gewebe oder in einer Zelle abgelagert ist. Solche Körperchen können (xeno- oder) exogen sein, wie eingeatmete Staubteilchen, oder durch Tätowieren eingeführte Farbstoffkörnchen, oder endogen, wie das Pigment des Stratum germinativum der Oberhaut, der Chorioidea, und andere weiter unten zu erwähnende Pigmente. Von Pigmententartung reden wir nur dann, wenn sich aus einem oder mehr als einem Bestandteil einer Zelle (zyto- oder karyogenes) Pigment bildet. Die Umwandlungen des Blutfarbstoffs im Gewebe nach einer Blutung (s. unten) gehören nicht zur Pigmententartung, obwohl die dabei entstehenden Körperchen Pigmente sind. Die „braune Atrophie" ist eine Pigmententartung neben Atrophie. Sowohl exo- wie endogenes Pigment kann andererseits eine noch nicht näher erforschte Erweichung von Zellen und des Gewebes herbeiführen, wenn es sich in großer Menge anhäuft, wie Staubpigment in einer Lymphdrüse. Beim Anfassen werden die Finger durch eine rußschwarze Flüssigkeit bedeckt. Das ist selbstverständlich keine Pigmententartung. Auch das Gewebe eines Melanoms (Pigmentgeschwulst) kann durch Anhäufung einer großen Menge des endogenen Pigments in ähnlicher Weise erweichen.

Im folgenden beschäftigen wir uns mit den endogenen Pigmenten. Obwohl die hämatogenen Pigmente aus Bestandteilen der roten Blutkörperchen entstehen, reden wir hier nicht von Entartung, weil sie durch Zerfall dieser Zellen entstehen. Wegen ihrer Ähnlichkeit mit den Pigmenten bei Pigmententartung behandeln wir sie hier. VIRCHOW

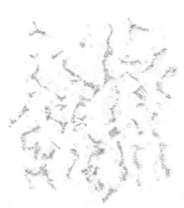

Abb. 94. Eisenhaltiges, durch Berlinerblau-Reaktion dargestelltes Pigment in den Leberzellen bei perniziöser Anämie; starke Vergrößerung (nach JORES, Anat. Grundlagen).

nahm an, daß alle im Körper gebildeten Farbstoffe vom Blutfarbstoff abstammen. Setzt man voraus, daß nur hämoglobinogene Pigmente eisenhaltig sind, so wäre der Nachweis von Eisen entscheidend. Leider vermögen wir Eisen mikrochemisch nur in bestimmten Fällen, und eben in vielen organischen Verbindungen nicht, nachzuweisen. Die bekannten Reaktionen mit $(NH_4)_2S$, mit Ferrozyankali und HCl haben eine nur beschränkte Bedeutung. Man nennt das mikrochemisch nicht nachweisbare Eisen „maskiert" oder auch wohl organisch gebunden. Mikrochemisch „eisenfreies" Pigment bedeutet somit nur Pigment, dem bestimmte einfache Eisenverbindungen fehlen. Verfügt man über eine große Pigmentmenge, so kann man dem Eisen nach Veraschung in der Asche oder im zuvor mit Aqua regia gekochten Gewebe nachspüren. Der Nachweis von Eisen hat aber nur dann Bedeutung, wenn es in so großer Menge gefunden wird, daß es sicher nicht vom Blut stammt, das sich selbst in ausgewaschenem Gewebe wohl findet. Obwohl zur Zeit die Eisenreaktionen nicht zur Entscheidung der Frage ausreichen, ob ein Pigment Eisen enthält oder nicht, können wir doch zwei Gruppen von Pigmenten unterscheiden, nämlich

1. die sicher hämoglobinogenen eisenhaltigen Pigmente oder Hämosiderine, (σιδηρός = Eisen),

2. die übrigen endogenen Pigmente, einige „eisenfreie" hämoglobinogene oder wenigstens hämatogene Farbstoffe, die Melanine und Lipofuszine.

Bei der Pigmentforschung müssen wir, wie HUECK mit vollem Recht betont, die morphologischen oder (histo)genetischen, histochemischen und chemisch-analytischen Fragen und Ergebnisse auseinanderhalten. Der histochemische Nachweis durch bestimmte Reaktionen bedeutet z. B. keineswegs eine genaue chemisch-analytische Bestimmung, sondern bloß eine Trennung in gewisse Gruppen nach histochemischen Reaktionen (s. unten). Oft enthält ein Pigment nicht nur einen chemisch bekannten Farbkörper, sondern außerdem einen organischen ungefärbten Stoff, an den es gebunden ist, oder es enthält ein Gemisch von Farbkörpern usw., was eine Reaktion nicht andeutet. Es ist die Frage sehr wichtig, aus welchem Mutterstoff, wo und bei welcher Konstellation ein Pigment entsteht.

Die **Hämosiderine,** deren es mehrere gibt, bestehen aus verschiedenartigen eisenhaltigen Eiweißkörpern. Nach einigen Forschern ist Hämosiderin Eisenoxydhydrat, aber an einen organischen Körper gebunden bzw. mit anderen Körpern gemischt. Sie können Mutterstoffe anderer Pigmente und löslicher Farbstoffe, in welchen Eisen nicht nachweisbar ist, wie Hämatoidin und die Gallenfarbstoffe, werden. Allerdings ist die Entstehung dieser Stoffe aus anderen Bestandteilen der roten Blutkörperchen nicht ausgeschlossen. Die sicher eisenhaltigen Pigmente können in Zellen abgelagert werden, die dann als „siderofere" Zellen (ARNOLD) bezeichnet werden. Von Pigmententartung ist dabei jedoch offenbar keine Rede, auch dann nicht, wenn die Zellen infolge der Pigmentablagerung entarten.

Obwohl wir die Einzelheiten der Pigmentbildung aus vielleicht verschiedenen Bestandteilen der roten Blutkörperchen nicht kennen, weisen doch die Beobachtungen darauf hin, daß ihr eine Zerrüttung dieser Körperchen voraufgeht. Und zwar eine Spaltung (Erythrocytoschisis, ARNOLD) oder eine Abschnürung von Seitensprossen (Erythrocytorhexis, ARNOLD) oder meist ein Austritt von Hb aus dem Stroma der Chromozyt (Erythrocytolysis oder Hbolyse). Das ausgetretene und gelöste Hb kann sich im Gewebe, in Zellen (Granula ARNOLDS) oder in stillstehendem Blut zu Körnchen verschiedener Größe verdichten. Was im strömenden Blut geschieht, wissen wir nicht. Auch durch sterile Selbstzersetzung (Autolyse) von Blut treten ähnliche Veränderungen ein (LEUPOLD). Histochemisch findet man vom 2. bis 3. Tag an allmählich drei Farbkörper: 1. Hämosiderin, 2. immer Hämatoidin und 3. gleichfalls „eisenfreies", alkali- und säurebeständiges Lipofuszin, vielleicht nach STRÄTER nicht identisch mit Hämofuszin. Hämatoidin entsteht nur aus diffundiertem Hb (QUINCKE, NEUMANN), und zwar nur in absterbendem Gewebe, Hämosiderin hingegen aus gelöstem oder ungelöstem Hb nur in lebendem Gewebe, vielleicht indem im absterbenden Gewebe Reduktionen, im lebenden Oxydationen überwiegen (NEUMANN), bzw. durch andere Unterschiede. Vielleicht ist ein eisenfreier Bestandteil des Hämoglobins Mutterstoff des Hämatoidins. All diese Pigmente können lange Zeit, viele Jahre unverändert liegen bleiben oder verschleppt bzw. durch Harn und Kot ausgeschieden werden (s. unten). Man kennt ferner noch verschiedenartige Formen von Hb und OHb (KOBERT), auch gelbe, bräunliche oder schwärzliche eisenhaltige Kristalle, die jedoch vielleicht erst durch Abkühlung nach dem Tode entstehen (MARCHAND). Vgl. THANNHAUSER.

In Gewebe, das mit Hb durchtränkt war, kann durch Einwirkung von Formol auf Hb ein Niederschlag von „Formolpigment" entstehen, eine Fehlerquelle. Auch ist von Bedeutung, daß verkalkte Gewebe mitunter Eisenreaktion geben. Obwohl Kalk „eisengierig" ist, verstehen wir das Auftreten bzw. Ausbleiben dieser Erscheinung noch nicht.

Die hämoglobinogenen Pigmente können sowohl innerhalb als außerhalb der Blutgefäße entstehen, letzteres aus ausgetretenem Blut. Intravaskuläre Hämosiderinbildung kommt vor bei Blutkrankheiten und Infektionen, die mit Blutzerfall, namentlich mit Hämolyse, einhergehen, also zu Hämoglobinämie führen: bei perniziöser Anämie, periodischer Hämoglobinurie, Malaria, bei Vergiftung durch bestimmte hämolytische Gifte wie Chloroform, Kaliumchlorat, usw., bei ,,Diabète bronzé" (einer schweren Form der Zuckerkrankheit mit Leberzirrhose und brauner ikterischer Hautverfärbung), bei Hautverbrennung, die zu Schädigung von Chromozyten führt. Jedoch ist nicht jedes bei solchen Krankheiten auftretendes Pigment eisenhaltig: so kann man bei Malaria neben einem (eisenhaltigen) Hämosiderin auch ein ,,eisenfreies" Pigment antreffen. ASKANAZY nennt es Hämomelanin. CARBONE, BROWN und SEYFARTH stellten jedoch durch abgeänderte Reaktionen zum Eisennachweis fest, daß Eisen durch Abspaltung aus dem ,,eisenfreien" Malariapigment frei werden kann; dieses Malariapigment sei dem Hämatin nahe verwandt. Es entsteht durch Verdauung des Hb in den Plasmodien. Bei akuter Malaria findet man mitunter viel mehr Pigment, besonders in Leber und Milz, als bei chronischer, wahrscheinlich indem es auf die Dauer ausgeschieden wird.

Immer wenn eine große Menge Hämoglobin frei im Plasma vorkommt, also bei Hämoglobinämie (Blutdissolution) gewissen Grades wird schwarzes oder schwarzbraunes Pigment in Knochenmark, Milz, Leber (periportal), Lymphdrüsen, gewundenen Harnröhrchen und anderen Geweben abgelagert. Es kann im allgemeinen frei im Gewebe, oder in Endothelzellen der Blutkapillaren oder in weißen Blutkörperchen angetroffen werden. Es tritt mit anderen Worten bei Hämoglobinämie gewissen Grades Hämochromatose oder Siderosis (Hämosiderosis) auf. Die Haut kann bei allgemeiner Hämochromatose braun, erd- oder bronzefarbig oder gar schiefergrau, besonders bei schwerer Anämie (Tuberkulose, perniziöse Anämie) oder Kachexie (Krebs) werden. VON RECKLINGHAUSEN schrieb diese Hämochromatose einer hämorrhagischen Diathese zu. Jedenfalls besteht Hbolyse. Hämochromatose umfaßt Pigmentierung nicht nur durch Hämosiderine, sondern auch durch ,,eisenfreie" Pigmente (Hämofuszin), die aber gleichfalls von Chromozyten abzustammen scheinen. Die Hämosiderine finden sich überwiegend neben den ,,eisenfreien" Pigmenten in Leber, Nieren, Pankreas, Herzmuskel und Lymphdrüsen, die ,,eisenfreien" Pigmente hingegen ohne Hämosiderine in der Oberhaut und den glatten Muskelzellen der Blut- und Lymphgefäße, des Darmes. Man hat wiederholt auf die zirrhotische Bindegewebsbildung in Leber und Pankreas bei allgemeiner Hämochromatose hingewiesen. Wir kennen auch eine örtliche hämatogene Pigmentierung nur einiger Organe. In Knochenmark, Leber und Milz kommt übrigens, infolge des normalen Zerfalles von roten Blutkörperchen, eine physiologische Siderosis vor (QUINCKE). Bei der Hämoglobinämie kommen wir auf einige Fragen zurück.

Hämoglobinhaltige sowie hämoglobinfreie Zelltrümmern schwinden, ebenso wie die Stromata (,,Schatten") der Chromozyten, rasch aus dem hämo- oder hbolytischen Blute. Sie werden in verschiedenen Organen und Zellen abgelagert. Ob an die KUPFFERschen Sternzellen (Endothelzellen der Blutkapillaren) der Leber und die gestreiften Endothelzellen der Milz durch ihre Form oder bloß durch den sehr langsamen Blutstrom, wie im Knochenmark, Körperchen besonders leicht haften, wissen wir nicht. Der sehr langsame Blutstrom reicht wohl dazu aus.

Findet Austritt von Blut aus einem Blutgefäß in die Umgebung, also eine Blutung statt, so kann ein Teil der Chromozyten unverändert in Lymphwege und von diesen aus wieder ins Blut hineingelangen. Besonders in einem serösen Hohlraum bleiben rote Blutkörperchen längere Zeit unversehrt. Andere Chromozyten zerfallen aber im Gewebe in gelbe und braune Körner und Schollen, die von Leukozyten, aber auch von fixen Gewebszellen aufgenommen werden können, oder mit Lymphe verschleppt, bis sie an einer anderen Stelle, oft in einer Lymphdrüse, liegen bleiben. Der Blutfarbstoff wandelt sich dann allmählich in gelbliche oder bräunliche Hämosiderine und häufig auch zum Teil in „eisenfreies" Hämatoidin um. Das Hämatoidin tritt in Form von Körnern oder von rhombischen fuchsgelben oder (seltener) rubinroten Kristallen auf. Es ist löslich in Chloroform, Schwefelkohlenstoff und Äther, unlöslich aber in Wasser und Alkohol. Die Bedingungen seiner Entstehung sind noch nicht genügend untersucht. Man kann es künstlich erhalten, indem man Blut in Glaskammern, die der Gewebsflüssigkeit zugänglich sind, unter die Haut oder in die Bauchhöhle eines Tieres bringt (ZIEGLER). Hämatoidin und Bilirubin unterscheiden sich (THANNHAUSER). Ihre empirische Formel ist $C_{16}H_{18}N_2O_3$ oder $C_{32}H_{36}N_4O_6$.

Man findet mitunter in sideroferen Zellen Hämatoidinkörner neben Hämosiderin. Die „Herzfehlerzellen" sind siderofere Zellen, die nach kleineren Blutungen im Lungengewebe bei gewissen Herz-, besonders Mitralisfehlern, auftreten. Leukozyten, die Bruchstücke des Blutfarbstoffes oder Körner usw. aufgenommen haben, können diese nach anderen Stellen verschleppen. Sie können eosinophilen Leukozyten einigermaßen ähnlich aussehen.

Es kann ferner der Blutfarbstoff aus ausgetretenen roten Blutkörperchen ausgelaugt werden und dann gelöst in Gewebsflüssigkeit — Hämoglobin ist leichter löslich in Wasser oder seröser Flüssigkeit als Oxyhämoglobin — in die Umgebung hinein diffun-

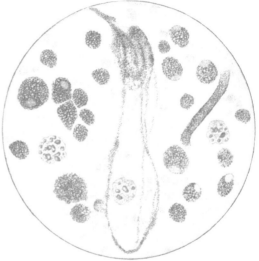

Abb. 95. Herzfehlersputum mit anthrakotischem Pigment (die Zellen mit braunem Pigment sind Herzfehlerzellen. Die anderen Zellen enthalten Kohlepigment. Dieses ist auch in Streifen und in zylindrischer Form angeordnet) (nach LENHARTZ und ERICH MEYER, Mikr. u. Chemie am Krankenbett).

dieren. Im Gewebe geht der Blutfarbstoff dann Veränderungen ein, welche die Verfärbungen des Gewebes in der Umgebung bedingen. Wir kennen ja alle die blaue, braune, grüne und gelbe Verfärbung der Haut in der Umgebung eines Hämatoms, d. h. einer umschriebenen Blutung gewissen Umfanges. Dabei entsteht auch Urobilin, das resorbiert und mit dem Harn ausgeschieden werden kann (Urobilinurie). Der ins Gewebe diffundierte Blutfarbstoff kann aber auch in Form von Körnchen und von Kristallen (Hämatoidin) ausfallen.

Die hier erwähnten Pigmentkörperchen können genau so verschleppt werden wie wir das für die exogenen Pigmente angegeben haben (S. 60 ff.). Ihr weiteres Los kennen wir nicht. In der Milz werden normaliter Trümmer von Chromozyten, und vielleicht auch alte Chromozyten verarbeitet. Bei gesteigertem Chromozytenzerfall schwillt die Milz an, während sie hyperämisch wird, was einer Anhäufung von Chromozytenschlacken zuzuschreiben ist (PONFICKS „spodogene" Milzschwellung; ἡ σποδός = Asche). Ist es eine funktionelle oder eine entzündliche Hyperämie? Diese Frage ist unbeantwortet. Vgl. Milz.

Als Pseudomelanose bezeichnet man eine schiefrige oder grünliche Färbung des Gewebes, die wir besonders in Leichen aber auch sonst bei Fäulnis (Gangrän) zu Gesicht bekommen können. Fäulnis, die zur Bildung von Schwefelwasserstoff führt, ist Vorbedingung. Jene Verfärbung ist nämlich höchstwahrscheinlich Sulfmethämoglobin — das durch Einwirkung von Schwefelwasserstoff auf gelöstes Oxyhämoglobin entsteht — bzw. Sulfhämoglobin — das durch Einwirkung von Schwefelwasserstoff auf gelöstes Hämoglobin entsteht — zuzuschreiben. Daß wir Pseudomelanose besonders oft im Bauchfellüberzug des Darms und der anliegenden Organe, namentlich auch im Schleimhautstroma und in den Zottenspitzen des Darms, antreffen, versteht sich aus ihrer Entstehung, aus der früh vom Darm ausgehenden postmortalen Fäulnis. Wir wissen, daß andererseits nach dem Tode Blutfarbstoff frei wird und gelöst ins perivaskuläre Gewebe diffundiert, was man als „blutige Suffusion" anzudeuten pflegt. Ähnliches findet wahrscheinlich bei Gangrän während des Lebens statt. Auch ist Bildung von Schwefeleisen aus Hämosiderin möglich.

Die **Melanine** — denn es gibt verschiedenartige Melanine — sind gelbbräunliche, dunkelbraune oder rein schwarze Körnchen, die ausnahmsweise gelöst im lebenden Organismus vorkommen. Pigmentierung durch ein Melanin nennen wir Melanose. Sie entstehen, wenigstens zum Teil, als Produkte des Stoffwechsels, autogen, am Orte ihrer primären Anhäufung, wahrscheinlich aus Zell- oder Kernbestandteilen (s. unten), so daß hier Pigmententartung besteht. Sie bestehen aus C, H, O, N und manchmal viel, bis zu 11% S, während man ausnahmsweise Eisen nachgewiesen hat. Sie sind aber schwer rein zu gewinnen, daher einer genauen chemischen Untersuchung schwer zugänglich. Schwefel fehlt dem Hämoglobin und seinen bekannten Derivaten, aber auch dem Haar-Chorioidea- und Geschwulstpigment (V. Fürth). Keine Eigenschaft ist bezeichnend für Melanine: Sie sind unlöslich in vielen Flüssigkeiten, wenig löslich in starken Alkalien und H_2SO_4. Sie werden von Pepsin mit HCl oder Trypsin mit kohlensaurem Natrium nicht beeinflußt und können somit durch künstliche Verdauung aus dem Gewebe, das verdaut wird, gewonnen werden. Sie widerstehen Säuren, Alkalien und Reduktionsmitteln überhaupt, sehr. Je dunkler seine Farbe ist, um so schwerer ist das Melanin anzugreifen: helles Melanin löst sich in kochendem Kaliumkarbonat, schwarzes Melanin wird nur durch rauchende Salpetersäure angegriffen. Abnutzungs-, Malaria- und Hautpigment werden „gebleicht" (oxydiert) durch Einwirkung von H_2O_2 oder Kaliumpermanganat usw. Das Hautmelanin schwärzt sich aber durch Einwirkung einer 1%igen wäßrigen Silbernitratlösung. Dann werden die Körnchen nach Entsilberung gebleicht und versagt sogar nach Bleichung während etwa 24 Stunden eine erneute Silbernitrateinwirkung; durch fortgesetzte Bleichung verschwinden die Körnchen sogar durch weiteren Abbau (Lignac). Die anderen Pigmente, auch das senile und Malariapigment, schwärzen sich nicht durch Silbernitrat.

Über die chemische Konstitution der Melanine sind wir noch nicht unterrichtet. Als Träger der Farbe organischer Körper hat Witt allerdings bestimmte Chromophore, d. h. ungesättigte Atomgruppen (mit mehrfacher Bindung) wie die Azogruppe $-N = N-$ oder die Nitrosogruppe $-N = O$ oder das Karbonyl $= C = O$ angedeutet, es gibt jedoch auch Chromophore ohne mehrfache Bindung, wie z. B. $= Se = Br_2$, das im schwefelgelben $(CH_3)_2$ $SeBr_2$, Methylselenidbromid, vorkommt (vgl. Kauffmann); eine Strukturformel eines Melanins hat man noch nicht entworfen. Entstehen Melanine durch Polymerisation bzw. Kondensation von Chinoiden? (Vgl. Lignac).

Wir unterscheiden, mit Kobert, physiologische, pathologische und künstliche Melanine. Pseudomelanine sind z. B. exogene Pigmente.

Die physiologischen Melanine können fix oder wandernd sein.

Die fixen Melanine bleiben unverändert an der Stelle, wo sie entstanden: in der Oberhaut (rete Malpighii), in Haaren, im Auge (letzteres nennt man wohl Fuszin). Das Hautmelanin findet man auch bei Blondinen, sei es auch weniger als bei Brünetten, am meisten beim Neger, sogar schon bei unreifen Negerföten (MORISON). Fuszin (KÜHNE und MAYS) ist eisenhaltig.

Das Hautpigment fehlt beim (angeborenen) Albinismus; ferner kann es verschwinden (Vitiligo oder Leukopathia, auch wohl Leukoderma, scil. syphilitica); auch in der unregelmäßig gebildeten Oberhaut des Narbengewebes pflegt es zu fehlen. Rothaarige Menschen haben eine sehr geringe Hautpigmentierung.

Nach SCHMIEDEBERG ist die Formel

des normalen Hautmelanins $C_{68}H_{66}N_{18}S_2O_{30}$

und die des Haarmelanins $C_{68}H_{51}N_{13}S_2O_{30} + 3^1/_2 HOH$.

Letzteres entsteht nach ihm aus ersteren unter Aufnahme von Wasser und Austritt von Ammoniak.

Wandernde Melanine kennen wir bei einigen Tieren: im Blut und in der Leber, bei Fröschen, besonders im Frühjahr (VON RECKLINGHAUSEN); Schimmel werden farbig geboren; beim ersten Haarwechsel wandert das Hippomelanin (NENCKI) aus der Haut, und häuft sich, wenigstens zum Teil, in den regionären Lymphdrüsen an; Tintenschnecken, z. B. Sepia officinalis, sondern durch eine Drüse, die in dem Enddarm mündet, ein melaninhaltiges Sekret ab: Dieses Melanin ist ein bekannter Farbstoff.

Die pathologischen Melanine sind nur noch wenig untersucht. Am besten bekannt ist das Pigment aus Pigmentgeschwülsten (Melanomen).

SCHMIEDEBERG hat ein „Sarkomelanin" bestimmt als

$$2 (C_{68}H_{72}N_{10}SO_{26}) + H_2O.$$

Außerdem fand er, wie andere Forscher, Eisen, ohne dessen Ursprung angeben zu können. Frau KERSCHBAUMER hat neben eisenhaltigem auch eisenfreies Pigment in Augengeschwülsten gefunden; das eisenhaltige soll von ausgetretenem Blut herstammen.

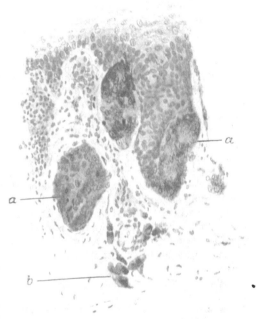

Abb. 96. Naevus pigmentosus (starke Vergr.). *a* Nävuszellennester. *b* Chromatophoren im Bindegewebe (nach JORES, Anat. Grundlagen.)

Jedenfalls kommen verschiedenartige Geschwulstpigmente, darunter hämoglobinogene, vor. Das Pigment eines Hautmelanoms steht oft wohl mit dem normalen Hautpigment in genetischer Beziehung. Das Hautmelanom entsteht ja häufig durch Wucherung der Epithelzellen eines Naevus pigmentosus oder von Chromatophoren (Melanozyten). Dies sind spindelförmige oder verzweigte, pigmentierte Zellen, die meist vereinzelt in der Lederhaut liegen. Ob es verirrte Epithelzellen des Rete Malpighi oder Bindegewebszellen sind, ist nicht entschieden; Wanderzellen sind es wohl nicht. Die pigmentierten Geschwulstzellen können ganz erweichen, so daß die anfassenden Finger geschwärzt werden.

Aus einem Melanom kann Pigment in das anstoßende Bindegewebe, ja ins Blut geraten und die verschiedenen Organe — außer dem zentralen Nervensystem — färben. Es kann auch als solches mit dem Harn ausgeschieden werden (Melanurie) oder nach vorheriger Reduktion zu einem farblosen „Melanogen", das beim Stehen in der Luft wieder zu Melanin oxydiert wird.

Das Hautpigment kann unter sehr verschiedenen Umständen — ohne Geschwulstbildung — zunehmen bis zur Nigrities (Melanosis), einer negerähnlichen Verfärbung. Physiologisch findet Zunahme statt während der Schwangerschaft in der Brustwarze, im Warzenhof, in der Linea alba; auch im Gesicht als gelbbräunliche oder braune Flecke (Chloasma uterinum, χλοάζειν grüngelb aussehen). Letzteres tritt auch ohne Schwangerschaft, pathologisch, bei Gebärmutterleiden auf.

Wir haben oben schon das **Malaria**- und das **Abnutzungspigment** (seniles Pigment und das Pigment bei gewissen Erschöpfungen) erwähnt, das in Leber, Herzmuskel, Skelettmuskeln, Ganglienzellen, Gliazellen usw., und zwar besonders in der Nähe des Kerns, im Herzmuskel an den Kernpolen, aufzutreten pflegt und sich bei brauner Atrophie in größerer Menge anhäuft. Das Malariapigment ist löslich in warmen alkoholischen Säuren und Alkalien, das Abnutzungspigment nicht, letzteres ist teilweise löslich in Fettlösungsmitteln und färbt sich mit Nilblau oder Neutralrot, ersteres gar nicht. Die fett- oder lipoidhaltigen Abnutzungspigmente — denn es gibt wahrscheinlich mehrere — sind **Lipofuszine**, womit wir keineswegs bestimmte einfache chemische Körper, sondern nur einen histochemischen Begriff andeuten, der vielleicht gemischte oder miteinander verbundene Farbkörper oder ein Farbkörper mit einem ungefärbten Stoff verbunden usw. umfaßt. Sie kommen bei Tieren weitverbreitet vor (vgl. WEIDENREICH). Eine scharfe Abgrenzung gegen die Melanine gelang bisher nicht. Abnutzungspigment sowie Melanine widerstehen Säuren und Alkalien und werden durch Oxydationsmittel gebleicht. Auch Melanin kann unter ähnlichen Umständen vermehrt auftreten. Melanin und Lipofuszin scheinen sehr nahe verwandt zu sein. In fast allen Organen kann Pigment vorkommen, das den Melaninen oder den Lipofuszinen gehört (s. HUECK). Die Lipofuszine sind nicht mit den Lipochromen (s. unten) zu verwechseln, welche letztere bei Pflanzen und Tieren vorkommen und sich durch Violett- oder Blaufärbung mit H_2SO_4 bzw. HNO_3 oder Jodkali auszeichnen. Diese Reaktion gelingt jedoch nicht immer im Gewebe; man extrahiere dann das Gewebe mit Fettlösungsmitteln, das Lipochrom löst sich darin und wird nachweisbar.

Weitere pathologische Pigmentierungen sind das Chloasma caloricum richtiger: solare, d. h. die Lentigines (Linsenflecke) oder Epheliden (Sommersprossen), im Sommer an der nackten Haut; ferner das Xeroderma pigmentosum (KAPOSI) oder Melanosis lenticularis progressiva, das kurz nach der Geburt auftritt; dann das Chloasma, das durch Bestrahlung mit einer Finsenlampe (S. 104), auch in der geschorenen Haut eines dunkelhaarigen Kaninchens, entsteht; das Chloasma traumaticum (Hautpigmentierung nach Kratzen einer ekzematösen Hautstelle), das vielleicht hämoglobinogenen Ursprungs ist; das Chloasma toxicum, das nach Anwendung von Senfpflastern, Kantharidenpflastern, Jodtinktur, usw. auftritt; die ausgedehnte Pigmentierung der Haut („bronced skin") und die Bildung von Pigmentflecken in der Mundschleimhaut beim Morbus ADDISONII: Es tritt dabei eine Melanodermie, d. h. braune, mitunter bis schmutzig-schwarze mehr oder weniger scharf begrenzte Flecke auf, besonders an den unbedeckten, an den von Kleidern gedrückten Stellen (Achsel, Gürtel, Schulterblatt), an schon zuvor stärker pigmentierten Hautstellen (Warzenhöfe, äußere Geschlechtsteile, Analfalte), schließlich auch an durch Ekzem mit Kratzen gereizten Hautstellen. An anderen Stellen kann sogar das normale Hautpigment verschwinden und Vitiligo eintreten. Eine solche Hautpigmentierung kommt nun auch wohl ohne ADDISONsche Krankheit vor, z. B. bei chronischer Malaria, Krebs und Tuberkulose als Chloasma cachecticorum, bei Vaganten durch Schmutz, Ungeziefer, usw., bei chronischer Gelbsucht, beim „diabète bronzé", bei Pellágra (s. dort), bei Arsenikmelanose. Für ADDISONsche Krankheit bezeichnend ist aber streifen- und fleckenförmige Pigmentierung an den Mundecken und der Mundschleimhaut, selten an Zunge und Pharynx.

Wenn auch wir oder eben weil wir die Pathogenese in all diesen Fällen näher anzugeben noch nicht vermögen, müssen wir die Verteilung des Pigments bei weiterer Forschung genau ins Auge fassen. Wir müssen noch die Hautpigmentierung beim doppelseitigem Ovarialkystom erwähnen; sie soll nach Entfernung beider Geschwülste verschwinden; und schließlich das Ochronosemelanin ($\check{o}\chi\varrho o\varsigma$ = rotgelb). Ochronose (VIRCHOW) besteht in einer braungelben oder rauchgrauen bis tiefschwarzen Verfärbung von Knorpel, Sehnenansätzen, Gelenkkapseln, usw. durch gelbliche oder bräunliche Körnchen. VIRCHOW faßte sie als Alterserscheinung auf. Mikroskopisch findet man braune Körper. Ochronose scheint nach lang dauernder Anwendung von Karbolumschlägen auftreten zu können. Man findet, jedoch nicht immer (LANGSTEIN), bei Ochronose „Alkaptonurie", bestehend in einer Ausscheidung von Homogentisinsäure, die der Gentisinsäure homolog ist. ORTH und HEILE sahen eine bräunliche Verfärbung der Knorpel durch Formol (Pseudoochronose).

Asbestartige Entartung tritt im alternden Knorpel mitunter auf, besonders an den Rippenknorpeln, aber auch wohl an Knorpeln von Gelenken und Synchrondrosen. Zunächst ist Zerfaserung des Knorpels merkbar mit scholligem und feinerem Zerfall. Allmählich kann eine schleimige Verflüssigung der Knorpelgrundsubstanz eintreten, während die Knorpelzellen sich häufchenweise vermehren, später aber fettig entarten und zum Teil zugrunde gehen. In der zerfasernden Grundsubstanz werden für das unbewaffnete Auge weißliche, glänzende, asbestähnliche Streifen sichtbar, die mikroskopisch aus feinen Körnchen aufgebaut sind. Ist schon „molekularer" Zerfall eingetreten, so wird die Farbe gelbbräunlich und der Knorpel durchscheinend und weich; stellenweise können Kalksalze abgelagert sein. Was für Pigment das ist, und was die asbestartige Entartung ist, wissen wir nicht. Spalten, Klüfte, sogar Zysten können durch Zerfaserung und Erweichung entstehen. Die Ochronose (s. oben) ist nach ALBRECHT nur ein stärkerer Grad der asbestartigen Entartung.

Hier seien noch die, wie es scheint gelösten Luteine oder Lipochrome (s. oben) erwähnt, welche z. B. Fettgewebe färben. Atrophisches Fettgewebe wird dunkler gelb durch Verdichtung derselben Pigmentmenge in einem kleineren Raum. Sie kommen auch in den Corpora lutea, im Eidotter, Blutserum und in den Nebennieren, ferner in Xanthomen (s. dort) neben Cholesterin, vor. Man hat sie noch nicht rein dargestellt, so daß ihre chemische Zusammensetzung unbekannt ist. Es sind amorphe Stoffe, die im Gewebe, auch mikroskopisch homogen verteilt sind, die löslich in Alkohol, Äther, Chloroform sind, sich aber durch Verseifung nicht ändern. Sie stammen vielleicht zum Teil aus der Nahrung. Ihre Farbe ändert sich durch Tageslicht, auch durch Erhitzung: Blaue Krebse werden rot durch Kochen. Starke minerale Säuren können die Farbe in blau oder grün umwandeln.

Den Farbstoff des Chloroms kennen wir nicht genau. Allerdings wies KOSSEL neuerdings Eisen nach als grünes Schwefeleisen (ERNST).

Bei der genetischen Frage: woher das Pigment in obigen Fällen stammt, ist zunächst die hämoglobinogene Pigmentierung bei Ikterus, beim diabète bronzé, z. T. bei Malaria, wahrscheinlich die beim Kratzen, auszuscheiden. Übrigens fehlen die zur Beantwortung erforderlichen Daten. Die Wirkung von Kleiderdruck, von Sonnenlicht weist durchaus nicht notwendig auf einen hämoglobinogenen Ursprung hin. Wir dürfen ihr zur Zeit keine andere Bedeutung als die einer Reizung ohne weiteres zuschreiben. Was aber gereizt wird, so daß Pigmentierung erfolgt, und wie diese erfolgt, wissen wir nicht. Es erheischt namentlich die Möglichkeit einer autogenen intrazellularen Pigmentbildung, wie wir sie bei der braunen Atrophie annehmen, oder gar einer intranukleären Entstehung genaueste Nachforschung.

KÖLLIKER, ÅBY u. a. haben den hämoglobinogenen Ursprung des normalen Hautpigments betont. Ein Versuch KARGS schien dies zu beweisen: ein Stückchen weiße Haut, beim Neger transplantiert, wurde schwarz, und ein Stückchen schwarze Haut, beim Weißen eingepflanzt, wurde weiß. Später stellte sich aber heraus, daß Regeneration eine Pigmentierung bzw. Entpigmentierung der eingepflanzten Haut vortäuschte. Demgegenüber hat MEIROWSKY in einem ausgeschnittenen, überlebenden Hautstück durch Bestrahlung mit einer FINSENlampe Pigmentbildung beobachtet. MEIROWSKY befestigte ein Stückchen Haut einer Leiche so in einem Reagenzglas, daß es gerade über der Oberfläche des Wassers hing, womit das mit einem Korkpfropfen verschlossene Glas zu $^2/_3$ gefüllt war. Er brachte das Glas in einem Paraffinschrank von 56° und bewahrte Kontrollstückchen auf Eis. Es stellte sich nach 1—3 Tagen Pigmentierung in der erwärmten Haut, und zwar (KÖNIGSTEIN u.a.) auch im Dunkeln ein, und zwar um so eher, je pigmentreicher die Haut schon war, wie z. B. die Haut der äußeren Geschlechtsteile, des Warzenhofs oder wie die durch Sonnenlicht, Röntgenstrahlen oder ADDISONsche Krankheit gebräunte Haut. Auch die Haut einer Leiche die einige Tage in Formol und Alkohol fixiert und dann noch gekocht (KÖNIGSTEIN, LIGNAC) war, pigmentierte sich. Wir müssen annehmen, daß in der Haut ein Mutterstoff des Pigments, ein Präpigment, vorhanden ist, das durch Bebrütung zu Pigment mit den Eigenschaften des Melanins wird. Diese Veränderung des Präpigments in Pigment müssen wir als Oxydation auffassen, weil sie ausbleibt, wenn man ein Wattepfröpfchen mit Pyrogallol, das O_2 bindet, in das Glas (NEUBÜRGER) oder wenn man die Haut in eine sauerstofffreie Umgebung, in N_2 oder CO_2 bringt (LIGNAC). Das farblose Präpigment findet sich wahrscheinlich nur in der Oberhaut, jedenfalls findet postmortale Pigmentierung der Lederhaut (Corium), nach vorsichtiger Abschabung der Oberhaut nicht statt. Die Präpigmentkörnchen schlagen Ag aus Silbernitrat nieder. Die sich aus dem Präpigment wahrscheinlich durch Kondensation oder Polymerisation bildenden Melaninkörnchen werden nur durch kräftige Oxydationsmittel, wie H_2O_2, oder durch die Quarzlampe, welche H_2O_2 (auch O_3?) bildet (VALDEMAR BIE), nicht aber durch O_2 bei 56°, weiter oxydiert zu einem hellgelben Pigment, das $AgNO_3$ nicht reduziert und nach LIGNAC durch fortgesetzte starke Oxydation in farblose Stoffe zerfällt, wie er auch in Leistenlymphdrüsen feststellte. Nach den Versuchsergebnissen von RONDONI und HEUDORFER vermag die Oberhaut Dopa (s. unten), Pyrokatechin, Pyrogallol, Pyrrol und Präpigment leicht zu oxydieren, so daß wir ohne weiteres keine spezifische Oxydase annehmen dürfen.

Geht die Oxydation des Präpigments in der Leichenhaut ohne weiteres vor sich, oder müssen wir ein Enzym, eine Oxydase annehmen? Bedenken wir, daß die Pigmentierung auch nach längerer Einwirkung von Formol, Alkohol und nach Kochen während 30 Minuten erfolgt, so wird die Wirkung eines organischen Enzyms höchst unwahrscheinlich, weil solche Enzyme durch Auskochen zerstört zu werden pflegen. Damit ist jedoch die Wirkung eines Enzyms in der lebenden Haut selbstverständlich nicht ausgeschlossen. Allein man muß ein Enzym, eine Oxydase, rein darstellen und diesen Nachweis hat man bis jetzt nicht erbracht. Es vermögen nach BLOCHS Versuchen an überlebender Haut die basalen Zellen der Oberhaut und die Matrixzellen des Haares in fermentativer Weise die Oxydation des Dioxyphenylamins (abgekürzt „Dopa") zu beschleunigen. Diese Zellen besitzen somit nach BLOCH ein Enzym, das er Dopaoxydase nennt und das identisch sei mit dem Ferment, das das Hautmelanin bilde. Die Dopaoxydase greife nur Dopa an, und deshalb betrachtet BLOCH das Dopa oder einen ihm verwandten Stoff, sogar als Mutterstoff des normalen Hautpigments, obwohl er weitere chemische Untersuchungen für erforderlich hält. Diese müssen wir abwarten. Es weisen aber obige Versuchsergebnisse auf die große Wahrscheinlichkeit hin, daß Hautpigment auch ohne Enzymwirkung, sogar rasch, gebildet wird. Ferner dürfen wir aus diesen Versuchsergebnissen folgern, daß das Präpigment im allgemeinen um so reichlicher vorhanden ist, je pigmentreicher die Haut ist. Wir wollen noch hinzufügen, daß BLOCH in Nävuszellen die Dopareaktion nachwies, während sie in Chromatophoren ausblieb, so daß er erstere als Abkömmlinge der Oberhaut, letztere als Bindegewebszellen, wenigstens als Zellen betrachtet, die kein Melanin bilden, sondern nur Melanin aus basalen Epithelzellen erhalten. LIGNAC hat dies bestätigt. Sie enthalten offenbar kein Präpigment. Wir haben somit Grund für die Vermutung, daß alle Pigmentgeschwülste oder Melanome ektodermaler Abstammung sind. Wir finden allerdings außer Lipofuszin (HUECK) und Melanin auch manchmal Hämosiderin, sogar neben Melanin an dasselbe Pigmentkörnchen gebunden, aber das Hämosiderin rührt wahrscheinlich von (kleinen) Blutaustritten her.

Daß Farbstoffe aus nicht-hämoglobinogenen Eiweißstoffen entstehen können, haben GERRIT JAN MULDER (1840) und dann SCHMIEDEBERG dargetan: erhitzt man einen Eiweißstoff z. B. Serumalbumin des Pferdeblutes oder WITTEsches Pepton, längere Zeit mit konzentrierter Salzsäure, so löst es zunächst auf; allmählich wird die Flüssigkeit rötlich oder violett, und schließlich scheidet sich eine schwarzbraune flockige Masse aus. SCHMIEDEBERG hat diese farbigen Körper als verschiedenartige Melanoidine bezeichnet, sie scheinen den Melaninen verwandt zu sein. Auch in der Pflanzenwelt kommen ähnliche Wirkungen vor. So bilden sich in einer wäßrigen Lösung von l-Tyrosin, zu der man ein wäßriges Extrakt des Pilzes Rusaula delica zugefügt hat, nach längerem Stehen durch Oxydation schwarze Flocken. Etwas Sicheres von diesen Farbstoffen anzugeben vermögen wir zur Zeit nicht.

Einige Forscher haben nun den karyogenen Ursprung der Melanine betont: Zunächst würde damit die intrazellulare Anhäufung der Pigmentkörnchen an den Kernpolen, wie im braun-atrophischen Herzmuskel, oder in der nächsten Umgebung der Kerne, wie in der braun-atrophischen Leberzelle und Ganglienzelle, in der Oberhaut, und in Melanomzellen (RÖSSLE) im Einklang sein. Weil Nukleoalbumine Eisen enthalten, könnte solches Pigment auch eisenhaltig sein. Nach MERTSCHING wäre sodann das Hautpigment nicht von Keratohyalin zu unterscheiden. Keratohyalin wäre Pigment in großer Menge. Ferner hat MEIROWSKY (nach JARISCH) menschliche Haut mit einer FINSENlampe und geschorene Kaninchenhaut mit Sonnenlicht bestrahlt und dann mikroskopisch untersucht, gefärbt mit Methylgrün — Pyronin nach PAPPENHEIM und UNNA: der Kern wird blaugrün, das Kernkörperchen rot durch Pyronin, das Protoplasma rosa. Er fand immer und überall da, wo sich Pigment bildet, Zunahme des pyroninroten Stoffes im Kern. Pyroninrote Körperchen nähern sich dabei der Kernmembran und man findet solche schließlich im Zelleib. Dieser pyroninrote Kernkörperchenstoff wandelt sich allmählich in Pigment um. VON SZILY bestätigte es.

Welche Bedeutung hat pathologisches Pigment für das Gewebe und den Organismus? Von der Rolle des physiologischen Pigmentes wissen wir nichts Sicheres, nur die Mimicry kennen wir als nützlich, von der Bedeutung des pathologischen recht wenig. Die Bedeutung der Hautpigmentierung für denjenigen, der sich regelmäßig den Sonnenstrahlen aussetzt, kennen wir nicht. Allerdings geht aus FINSENs Versuch (S. 104) hervor, daß Pigmentierung der Haut durch Strahlenwirkung die Haut weiterhin schützt. Daß Pigmentierung den Zellen schädlich sein kann, erhellt ohne weiteres aus der Erweichung (s. oben), die sie zur Folge hat.

Die Verteilung des Pigments gibt keinen Aufschluß über seine Bedeutung. Das Melanin findet sich nämlich nicht nur in den Epidermiszellen und den Chromatophoren, sondern auch in ähnlichen dendritischen Zellen (Melanophoren) der Chorioidea, der Bindegewebsschicht der Riechschleimhaut und des Gehörlabyrinths und in der Pia mater, die dadurch rauchgrau verfärbt sein kann, besonders erst im Alter und über dem verlängerten Rückenmark, mitunter aber bis zu den Bulbi olfactorii und ebenfalls über das Rückenmark, namentlich an Hals- und Lendenanschwellung. Die Sinnesepithelzellen sind immer pigmentfrei, neuroepitheliale Zellen im zentralen und sympathischen Nervensystem können jedoch Pigment enthalten. Bekanntlich ist das Hautpigment reichlicher vorhanden an den äußeren Geschlechtsteilen, am Warzenhof, am After. Zwischen den Zellen der Oberhaut liegen vielfach verzweigte, zuerst von LANGERHANS beschriebene unpigmentierte Zellen, welche unpigmentierte Pigmentzellen sein sollen (MERKEL u. a.). Wahrscheinlich sind diese dendritischen Zellen und die Chromatophoren mehr oder weniger veränderte Epithelzellen (s. oben). Melanin kann sowohl durch Chromatophoren wie durch weiße Blutkörperchen, vielleicht auch durch Gewebesaft und Lymphe verschleppt werden und in Lymphdrüsen gelangen, wo es vielleicht durch Oxydation zugrunde geht (s. oben).

Bei Fischen hat man Nervenendigungen in Pigmentzellen festgestellt (BALLOWITZ u. a.). Beim Menschen (s. NEHL) hat man auch nervöse Einflüsse angenommen aber nicht erwiesen, wie z. B. auf das plötzliche Ergrauen der Haare über Nacht, nach STIEDA sind sämtliche Beobachtungen nicht sicher. Daß ultraviolette Strahlen auch beim Menschen die Pigmentbildung anregen, sahen wir; andere Einflüsse, wie Wärme, Feuchtigkeit, Ernährung erheischen weitere Forschung. Vgl. VON SCHRÖTTER.

g) Lösung oder Zerfall des interzellularen Kittstoffes.

Unter noch nicht genau gekannten Umständen, bei gewissen Vergiftungen kann der Kittstoff, der die Zellen zusammenhält, gelöst oder gesprengt werden und die Zellen locker neben-, mitunter kreuz und quer durcheinander beobachtet werden (Dissoziation der Zellen). Das kann man in der Leber bei gewissen Vergiftungen (durch Arsen), ferner bei den Alveolarepithelzellen, letzteres oft, namentlich bei Lungenödem und bei Entzündung zu Gesicht bekommen. In beiden letzteren Fällen werden die Alveolarepithelien einzeln oder gruppenweise abgehoben, in reichlicher Zahl bei der ,,desquamativen'' Entzündung. Auch die ,,Herzfehlerzellen'' stellen Beispiele dar. Ferner werden Epithelzellen von Schleimhäuten sowie der Niere ebenso wie Endothelzellen von serösen Häuten bei entzündlichen Vorgängen manchmal einzeln oder gruppenweise gelockert und abgehoben. Man findet sie dann im Exsudat, bzw. im Auswurf, Harn, usw. Im Harn können auch gelockerte und abgehobene Epithelzellen der Harnröhrchen auftreten. Auch das Ependym der Hirnkammer kann der Lockerung und der Abhebung anheimfallen. Die Bedeutung dieser Erscheinung bei entzündlichen Vorgängen werden wir später kennen lernen.

Bei einer Lockerung oder Lösung des Kittstoffes im Herzmuskel, und zwar unter sehr verschiedenen Umständen (bei verschiedenartigen Infektionen und Vergiftungen, bei Ischämie des Herzmuskels, nach gewaltsamem Tode durch Erhängen, Ertrinken, Sturz usw.) beobachtet man die Herzmuskelzellen gelockert, so daß sie sich leicht voneinander trennen lassen oder gar frei nebeneinander liegen; Segmentatio myocardii. In anderen Fällen beobachten wir quere Risse und gelegentlich Auffaserung der Primitivfasern und Risse durch die Muskelkerne: Fragmentatio myocardii. Diese ist wohl nur als die Folge mechanischer Gewalt durch krampfhafte Zusammenziehungen des Herzmuskels aufzufassen. Allerdings kann ein abnormer Zustand des Herzmuskels die Entstehung der Risse erleichtern. Bei der Segmentatio denken wir aber an eine Veränderung des Kittstoffes, so daß auch nicht besonders kräftige Zusammenziehung des Herzmuskels Lockerung der Zellen zur Folge haben kann. Beide Erscheinungen können agonal sein.

Fettige Entartung (Verfettung) und Fettspeicherung (Fettinfiltration). Lipoide.

Neutralfette sind bekanntlich Glyzerinester der Öl-, Palmitin- oder Stearinsäure oder Gemische solcher Ester. In ganz geringer Menge lassen sie sich mikrochemisch nicht immer sicher von Fettsäure bzw. ihren Salzen und gewissen Lipoiden unterscheiden. Viele Forscher rechnen auch die Neutralfette zu den Lipoiden (fettähnlichen Stoffen, S. 123). Wir tuen das nicht, und deuten mit Fett die Neutralfette und Fettsäuren mit ihren Seifen an gegenüber den Lipoiden. Die Reduktion der ,,Osmiumsäure'' (OsO_4), die Rotorangefärbung mit Sudan III oder Fettponceau sind nicht beweisend für Fette. Auch bestimmte Fettsäuren (Ölsäure) und Lipoide färben sich ähnlich mit Sudan III, und nur die oleinsauren Glyzerinester reduzieren OsO_4. Andererseits wird OsO_4 auch von Gerbsäure und Lecithinen reduziert. THAYSEN betont mit Recht die Unzuverlässigkeit der mikrochemischen Unterscheidung all dieser Stoffe durch Nilblausulfat, schon weil die physikalische und chemische Zustand der Umgebung nicht immer gleich ist. Eine Fettreaktion gibt im günstigsten Falle nur an, daß ein Fett, nicht aber, daß bloß das Fett vorhanden ist: es kann im Gegenteil mit anderen Stoffen gemischt oder an solche gebunden sein. Andererseits beweist das Versagen einer Fettreaktion nicht das Fehlen des betreffenden Fettes, weil es durch andere Stoffe bedeckt oder geschützt sein kann. Nur der chemische Nachweis ist, wenigstens für einige Stoffe, ausreichend. So müssen doppeltbrechende Lipoide nicht Cholesterinester sein (PANZER, PRINGSHEIM), wie man annimmt. In pathologischer Menge lassen sich die Fette leichter, auch makroskopisch nachweisen.

Bekanntlich bestehen die tierischen Neutralfette („Depotfette") aus Gemengen von Triolein, Tripalmitin und Tristearin, also von dreifachen Estern von Glyzerin mit Öl-, Palmitin- bzw. Stearinsäure. Und zwar sind diese Ester bei verschiedenen Tierarten, ja sogar in verschiedenen Körperteilen desselben Tieres in verschiedenen Verhältnissen miteinander gemischt. Außerdem kommen im Hammel- und Rindstalg, ebenso wie in Olivenöl, gemischte Triglyceride, wie Dipalmitoolein, Distearopalmitin, Distearoolein usw. vor. Infolgedessen sind die verschiedenen Fettarten ungleich weich, indem Tristearin und Tripalmitin die größte Festheit geben. Auch der Schmelz- und Erstarrungspunkt und die Jodzahl weisen Ver-

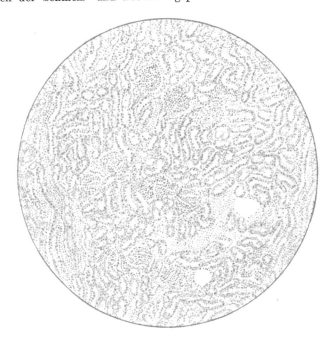

Abb. 97. Fettige Entartung bei akuter Glomerulonephritis bei Scharlach. Viele Fettkügelchen (rot durch Sudan III) in Epithelzellen. Lymphozytenanhäufungen im Bindegewebe (nach JOCHMANN, Infektionskrankheiten).

schiedenheiten auf. Letztere gibt die Menge Jod an, die von einer bestimmten Menge Fett aus einer alkoholischen Lösung bei gewöhnlicher Temperatur und Gegenwart von Quecksilberchlorid durch Addition aufgenommen wird. Sie ist hauptsächlich ein Maß für den Gehalt des Fettes an ungesättigten Fettsäuren, also vor allem an Ölsäure bzw. Olein. Aber auch andere Stoffe, wie Cholesterin, können durch Addition Jod aufnehmen.

Olein oder Triolein hat die Formel $C_3H_5(C_{18}H_{33}O_2)_3$
Palmitin oder Tripalmitin hat die Formel $C_3H_5(C_{16}H_{31}O_2)_3$
Stearin oder Tristearin hat die Formel $C_3H_5(C_{18}H_{35}O_2)_3$.

Folgende Strukturformeln folgen als Beispiel:

$$CH_2O\,H + HO\,C \diagup^O\!\!-C_{17}H_{33} \qquad CH_2-O-C\diagup^O\!\!-C_{17}H_{33}$$

$$CH\,O\,H + HO\,C\diagup^O\!\!-C_{15}H_{31} \quad = \quad CH-O-C\diagup^O\!\!-C_{15}H_{31} + 3\,HOH$$

$$CH_2O\,H + HO\,C\diagup^O\!\!-C_{15}H_{31} \qquad CH_2-O-C\diagup^O\!\!-C_{15}H_{31}$$

1 Mol. Glyzerin + 1 Mol. Ölsäure
und 2 Mol. Palmitinsäure

Dipalmitoolein + 3 Wasser

Woher und wie kommt nun das pathologische Fett in die Zellen?

Die Ansichten sind geteilt. Es liegen mehrere Möglichkeiten vor, die wir in drei Gruppen zusammenfassen können: 1. vermehrte Zufuhr von außen her oder 2. Anhäufung von Fett durch mangelhaften Stoffwechsel infolge gestörter Zelltätigkeit und 3. Fettphanerose bzw. Verfettung infolge von Zellschädigung. Die erstere stellt Fettspeicherung (Fettablagerung) oder Fettinfiltration (VIRCHOW), die dritte Gruppe fettige Entartung (Verfettung) im engeren Sinne bzw. ,,fettige Dekomposition der Zelle" dar. Die Fettinfiltration bezeichnet man wohl als ,,Steatosis", die fettige Dekomposition als ,,Myelinosis", beide wenig glückliche Bezeichnungen. Die Ausdrücke Fettmetamorphose und Verfettung können wir zur Andeutung der fettigen Entartung im engeren Sinne gebrauchen. Manche betrachten die Phanerose als Verfettung.

Jetzt wollen wir obige Möglichkeiten näher besprechen.

Das einer Zelle zugeführte Fett kann von verschiedenen Quellen herstammen, nämlich aus der Nahrung und aus anderen Zellen, nachdem es in diesen aufgelöst wurde. Im letzteren Fall spricht man von Fettwanderung.

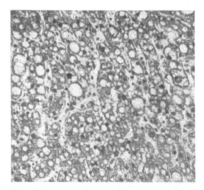

Abb. 98. ,,Vakuolen" verschiedener Größe in Leberzellen, vor der Einwirkung von Alkohol und Äther gefüllt mit Fett.

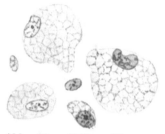

Abb. 99. Zellige Elemente aus frischen enzephalitischen Herden. Körnchenzellen (aus einem Fall von Bulbärmyelitis), Tod am 10. Tag: die Zellen erscheinen, da sie durch Alkohol ausgelaugt sind, gegittert (nach H. VOGT in Handb. d. Neurologie II). ,,Gitterzellen"(S. 413).

Es fehlt jeder Grund für die Annahme einer physiologischen Fettwanderung. Auch die pathologische ist unerwiesen (s. unten). Das in eine Zelle aufgenommene Fett, bzw. Fettbestandteile, aus denen die Zelle dann Fett herstellt, kann unter normalen Umständen in der Zelle liegen bleiben (Fettspeicherung) oder verbrannt oder ausgeschieden werden. Letzteres findet z. B. in Milch- und Talgdrüsen statt.

Lebertran, Butterfette usw., in großer Menge eingenommen, werden in leicht an den Kleidern erkennbarer Weise durch die Talgdrüsen, wenigstens zum Teil, ausgeschieden. Dies schließt aber Sekretion mit Verfettung der Zelle, die wir mikroskopisch genau verfolgen können, nicht aus. Es können aber auch andere Zellen (Epithelzellen, Leukozyten) das im Darm aufgenommene Nahrungsfett wieder abgeben, es sei an den Chylus oder an andere Zellen. Wir nennen das normale, in Leberzellen und Bindegewebszellen der Unterhaut und der serösen Häute der Brust und des Bauches angehäufte Fett Depotfett, gleichgültig, wie lange es liegen bleibt. In der Bindegewebszelle bzw. Leberzelle erscheinen zunächst allmählich mehr ganz kleine Fettkörnchen, wie Pünktchen, welche die Zelle mehr oder weniger durchsetzen, infiltrieren (junge Fettzelle). Diese vergrößern sich zu kleinen Fetttröpfchen, wie in der Epithelzelle einer Talgdrüse, sie fließen zu immer größeren, und schließlich zu einem einzigen Fetttropfen verschiedener Größe zusammen. Der Zelleib verwandelt sich dabei in ein Säckchen, das mitunter eine nur sehr dünne Wand hat und durch den Fetttropfen ausgefüllt wird. Der Zellkern wird schüsselförmig an die Wand gedrängt (Fettzelle). Dies gilt sowohl für physiologische wie für pathologische Fettspeicherung. In anderen, abnormen, Fällen fließen die Fetttröpfchen nicht zusammen, so daß eine große Menge derselben den Kern sogar verdecken und die Zelle als Fettkörnchenkugel bezeichnet wird. Als Fettkörnchenzellen pflegt man Leukozyten anzudeuten, die Fetttröpfchen in sich aufgenommen oder aus Zerfallstoffen von Geweben bereitet haben.

Pathologisch wird die Fettspeicherung, sobald sie ein gewisses Maß überschreitet, das für die verschiedenen Zellen und Gewebe ungleich ist und sich nicht genau angeben läßt. Je nachdem die Fettspeicherung bei einer mäßigen oder einer übermäßigen Zufuhr erfolgt, ist sie einer absoluten oder einer relativen Insuffizienz der Zelltätigkeit zuzuschreiben. Nicht nur die Zellen des Unterhaut- und subserösen Bindegewebes, sondern auch Leber-, Nebennieren- und andere Zellen können Fett speichern und sich sogar in Fettzellen umwandeln. Die Fettmast, die Fettsucht, stellen Beispiele einer pathologischen Fettspeicherung dar (s. später). Auch fremde Fette wie Kokosöl, Rüböl, Schaffett bei anderen anderen Tieren, können in den Niederlagen gespeichert und im Hunger verbraucht werden. STERNBERG sah eine Verdickung der Nebennierenrinde durch Anhäufung isotroper und anisotroper Fette (auch Lipoide?) nach Cholesterinverfütterung.

Eine Fettspeicherung kann durch relative Insuffizienz der Zelltätigkeit, wie z. B. wahrscheinlich der Leber die bei Lungenschwindsucht durch Gift geschädigt ist (phthisische Fettleber s. unten) erfolgen, indem eine Zelle nicht mehr Fett als unter gewöhnlichen Umständen von außen her erhält, aber die normale Fettmenge nicht im normalen Maße verarbeitet, d. h. spaltet, verbrennt oder in irgendeiner Weise fortschafft. Von ihr zu unterscheiden ist die fettige Entartung (Verfettung) im engeren Sinne, wobei sich das Fett aus Zellbestandteilen bildet, wie wir das in der Milch- und Talgdrüse bei der Sekretion sicher zu beobachten meinen.

Daß aber auch eine vorübergehende Fettspeicherung in den Talgdrüsen der Haut auftreten kann, erhellt aus der Ausscheidung fremder Fette durch diese Organe. So stellte PLATO (1901) fest, daß Sesamöl, dem Futter von Gänsen beigemischt, durch die Talgdrüsen (auch Schweißdrüsen?) ausgeschieden wird. Auch andere Stoffe z. B. Jodkali werden auch wohl durch Hautdrüsen ausgeschieden. Die Jodakne, d. h. Entzündung der Talgdrüsen, ist eine Folge davon.

In pathologischen Fällen ist der Unterschied zwischen fettiger Entartung und Fettspeicherung nur ausnahmsweise aus dem anatomischen, makro- und mikroskopischen Bilde möglich. Charakteristisch ist die Fettspeicherung im Bindegewebe zwischen den Muskelfasern des Herzens bei Fettsucht, so daß sogar die Muskelfasern allmählich atrophieren. Auch in Muskeln, die infolge einer Gelenkversteifung atrophisch geworden sind, kann man eine solche Fettspeicherung zu Gesicht bekommen. Hier ist sie aber als sekundär bei der Atrophie aufzufassen. Demgegenüber treffen wir bei einigen Giftwirkungen (Phosphor, bakterielle Gifte) Fetttröpfchen nur innerhalb der Muskelfasern, z. B. des Herzens. Und zwar findet sich das Fett, besonders in den Papillarmuskeln, häufig in eigenartiger Weise verteilt, so daß man von einer ,,Tigerung" redet. Diese andere Verteilung kann nun von vornherein wohl einer anderen Art der Fettspeicherung zuzuschreiben sein, der Unterschied fordert jedoch zur genauen Untersuchung der anderen Möglichkeit, nämlich der Fettentartung, auf (s. unten). Das Muskelprotoplasma wird in diesem Falle durch Fett ersetzt, was bei raschem Verlauf kaum einer anderen Deutung fähig ist. In anderen Organen, wie in der Leber und Niere fehlen ähnliche Unterschiede. In der Niere finden wir pathologisches Fett besonders in den Epithelzellen der gewundenen Harnkanälchen, die als hoch differenzierte Zellen leicht geschädigt werden. Eine gesetzmäßige Verteilung hat sich bis jetzt nicht feststellen lassen. Jedoch kann eine Fettzelle durch Speicherung, wie z. B. bei Mastfettsucht, eine gewaltige Größe erreichen ohne sicher erkennbare Schädigung, obwohl der Zelleib in ein Säckchen umgewandelt und der Kern schüsselförmig gedehnt und gedrückt wird. Demgegenüber kann eine nicht vergrößerte Zelle durch Verfettung ganz zerfallen, wie es sogar die normalen Talg- und Milchdrüsenzellen tun.

Vielfach untersucht, aber noch nicht endgültig festgestellt sind die pathologische Fettspeicherung und Verfettung in der Leber. Das Fett finden wir jedenfalls innerhalb der Leberzellen, aber nicht immer in denselben Zellengruppen. Wir unterscheiden:

1. Pathologische Fettanhäufung bei Blutstauung. Am ersten findet sich dabei pathologisches Fett in den zentralen oder perizentralen Leberzellen. Von hier aus schreitet die Fettanhäufung in peripherer Richtung nach den periportalen Leberzellen hin, während das Fett aus den zuerst entarteten Leberzellen verschwindet und wir dann stark atrophische Leberzellen zwischen den stark erweiterten zentralen Blutkapillaren antreffen.

2. Pathologische Fettanhäufung in den periportalen Leberzellen, bei Lungenschwindsucht: phthisische Fettleber.

3. Fettanhäufung bei exogenen Vergiftungen. So findet sich bei Phosphorvergiftung, wenn der Tod erst nach etwa mindestens drei Tagen eintritt, reichlich Fett in allen Leberzellen, die sämtlich in Fettzellen umgewandelt sein können. Auch in anderen Organen, wie Herz (in den Muskelfasern) und Nieren. Erfolgt der Tod erst nach 10 bis 14 Tagen, so hat sich die Leber verkleinert durch Schwund (Resorption? Spaltung und Fortschaffung?) des Fettes. Ähnliches ist auch in anderen Fällen und Organen möglich.

4. Bei perniziöser Anämie soll Fett in zentralen Leberzellen vorkommen.

Handelt es sich nun in diesen Fällen um Fettspeicherung oder um Verfettung?

Die Fettanhäufung in der Stauungsleber ließe sich durch mehrere Faktoren erklären. Zunächst kann die Verlangsamung des Blutstroms eine herabgesetzte Ernährung der Leberzellen, eine zu geringe Zufuhr von Sauerstoff usw. bedeuten. Dazu kommt dann eine Schädigung durch den erhöhten venösen und intrakapillaren Blutdruck, besonders in den zentralen und perizentralen Kapillaren. Vielleicht ist dann noch Vergiftung durch angehäufte Dissimilationsprodukte in Betracht zu ziehen, welche auf zentrale Leberzellen in größerer Stärke einwirken. Durch diese Faktoren werden zunächst die zentralen Leberzellen am meisten geschädigt. Ob diese Schädigung nun aber zu fettiger Entartung dieser Zellen oder zu einer (relativen) Insuffizienz ihrer lipolytischen oder sonstwie fettfortschaffenden Tätigkeit und dadurch zu Fettspeicherung führt — obwohl nicht mehr Fett als sonst zugeführt wird — ist eine Frage, die durch fortgesetzte Forschung zu beantworten ist. Nicht bei jeder Blutstauung tritt deutlich fettige Entartung ein: Grad und Dauer der Stauung sind dabei von Bedeutung: bei geringem Grade kann sie nicht oder kaum nachweisbar sein; nach einiger Zeit verschwindet das Fett wieder (s. oben). Für die Stauungsniere gilt im großen und ganzen dasselbe wie für die Stauungsleber. Das Fett pflegt man in den basalen Teilen der Zellen der gewundenen Harnkanälchen anzutreffen.

Bei Lungenschwindsucht kann sich Fett in der Leber anhäufen, wahrscheinlich durch giftige Schädigung der Leberzellen. Welches Gift oder welche Gifte es sind — nach LIEBIG spielt Anoxämie eine Rolle, aber nur bei Gegenwart einer gewissen Menge Kohlensäure (VON RECKLINGHAUSEN), weil die oxydative Fettspaltung ohne Sauerstoff nicht erfolgt —, und ob Fettspeicherung durch lipolytische Insuffizienz oder ob Verfettung vorliegt, läßt sich zur Zeit nicht entscheiden (Abb. 100). Der periportale Sitz des Fettes sollte nach einigen auf Fettspeicherung hinweisen, indem das zugeführte Fett zunächst die periportalen Leberzellen erreicht. Solange wir aber nichts Sicheres von dem schädigenden Gift und von seiner Konzentration in den verschiedenen Leberabschnitten wissen, ist diese Frage nicht zu entscheiden. Denn einerseits sind gewiß Verschiedenheiten der Fettzufuhr, andererseits ist aber nicht weniger der Schädigungsgrund. der verschiedenen Leberzellen, der durch das Verhältnis der Konzentration des Giftes zur Empfindlichkeit der Zellen bedingt wird, von Bedeutung. Diese Überlegungen gelten auch für Fettanhäufung bei anderen Vergiftungen, bei Infektionen usw. Was für Schädigung bei perniziöser Anämie einwirkt, entzieht sich zur Zeit unserem Urteil. Bemerkenswert ist die zentrale Fettanhäufung in der Leber. Beachtung erheischt auch die fettige Entartung von Zellen in Entzündungsherden: So treffen wir in der nächsten Umgebung von tuberkulösen, akut entstandenen Käseoder sonstigen Nekroseherdchen in Leber, Niere und sonstwo, manchmal fettig entartete Zellen an; so auch in anderen Entzündungsberden, wie wir später ersehen werden. Auch im Grenzgebiet eines ischämisch-nekrotischen Herdes mit gleichzeitiger Infektion oder ohne solche. Im letzteren Fall kommen Spaltungsprodukte des absterbenden oder abgestorbenen Gewebes, im ersteren Fall bakterielle Gifte als schädigender Stoff in Betracht.

Bei giftiger und sonstiger Schädigung von Zellen mit nachfolgender Fettanhäufung handelt es sich immer um die Frage: Verfettung bzw. Fettphanerose oder Fettspeicherung durch relative oder absolute Insuffizienz der fettspaltenden oder fettfortschaffenden Zelltätigkeit. Auch bei Vergiftung mit Arsen, Antimon, Chloroform und vor allem mit Phosphor. Besonders Leber und Niere werden dabei bevorzugt. Dabei kann das Fett sich in so großer Menge anhäufen, daß viele Forscher,

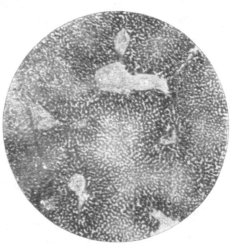

Abb. 100. Fettleber bei Phthise. Durch OsO_4 geschwärzte Fettkügelchen in periportalen Leberzellen.

namentlich für die akute Phosphorvergiftung, eine erhöhte Fettzufuhr, eine Fettwanderung aus anderen Geweben zur Leber annehmen zu müssen glauben.

Nach G. ROSENFELD häuft sich das Fett bei Phosphorvergiftung, ebenso wie bei Fettfütterung, zunächst in den periportalen Leberzellen an, welcher Befund auf eine Zufuhr des Fettes durch das Blut hinweise. Demgegenüber soll sich das Fett bei Arsen- und Phloridzinvergiftung eben zunächst in zentralen Leberzellen anhäufen. Vergessen wir aber nicht, daß auch der Phosphor der Leber durch das Blut zugeführt wird. Es kommt hier schon wieder auch an auf die Konzentration des Giftes. Die zunächst zentrale Anhäufung bei Arsen- und Phloridzinvergiftung beweist ohne weiteres ebensowenig, daß eine fettige Entartung vorliegt. Übrigens sind beim Menschen manchmal (immer?) sämtliche Leberzellen voll Fett bei Phosphorvergiftung, womit ich eine andere Verteilung in anderen Fällen nicht leugne. Fortgesetzte Forschung ist hier erforderlich.

Noch andere Daten werden angeführt zum Beweise, daß bei der Phosphorvergiftung eine Fettwanderung von der Unterhaut usw. nach der Leber stattfinde. Daß Fetttransport unter bestimmten Umständen möglich ist, scheinen die Beobachtungen MIESCHERS (S. 285) am Rheinlachs darzutun. Er fand das Ätherextrakt des Blutes während der von ihm angenommenen Fettwanderung von den Muskeln nach den Eierstöcken abnorm hoch (1,5—2%). Was macht aber eine Fettwanderung vom übrigen Körper zur Leber durch Phosphorvergiftung wahrscheinlich? Eine „Fettavidität" der Leber ist vollkommen hypothetisch. Aus den Versuchen von KRAUS und SOMMER erhellt allerdings, daß die Leber einer mit Phosphor vergifteten Maus einen von 5,1—11,8% bis auf 7,4—37,4% erhöhten

Fettgehalt aufweist, während das übrige Körperfett von 13,8—29,3% auf 4,13%
bis 7,9% gesunken ist. Diese sehr wertvollen Ergebnisse beweisen jedoch nicht eine
Fettwanderung vom übrigen Körper zur Leber. Es ist doch möglich, daß das
Depotfett außerhalb der Leber (durch ungenügende Ernährung des vergifteten
Tieres oder sonstwie) verbrannt wird, während sich in der Leber durch Schädigung
ihrer Zellen Fett bildet oder erkennbar wird (s. unten). Eine Überschwemmung
des Blutes (Lipämie) hat man bei Phosphorvergiftung nicht nachgewiesen. Ferner
hat man darauf hingewiesen, daß kein Fett in der Leber angehäuft wird, wenn der
Organismus nach längerem Hungern oder sonstiger starker Abmagerung einer
Phosphorvergiftung ausgesetzt wird. Dieser Befund würde aber erst dann Beweiskraft erlangen, wenn dargetan wäre, daß durch Hungern bzw. Abmagerung andere
mögliche Quellen des Leberfettes unangetastet blieben. Das hat man aber bis
jetzt nicht festgestellt. Wieviel Fett in der Leber nachweisbar werden kann durch
Phanerose und Verfettung (s. unten), wissen wir auch nicht annähernd. Jedenfalls
fanden LEO und BACHEM eine Vermehrung des Fettes einer ausgeschnittenen
Schildkröten- und Kaninchenleber, deren eine Hälfte durch phosphorhaltige Ringerlösung durchspült wurde, in 5 von 14 Fällen. Nach OKUNEFF soll die Lipoidmenge
in der Leber eines hungernden Kaninchens zunehmen (Phanerose ?).

Was für andere mögliche Quellen des Leberfettes bei der akuten Phosphorvergiftung gibt es denn ?

Zunächst haben schon RINDFLEISCH 1869 und neulich RUBOW und THAYSEN
betont, daß man in einem Muskel durch chemische Untersuchung bedeutend
mehr Fett bzw. Lipoide nachweisen kann als mikroskopisch. Deshalb ist die
mikroskopische (histiochemische) Untersuchung des Fett- bzw. Lipoidgehalts
von Organen und Geweben unzureichend. Nur chemische Untersuchung vermag
ihn zu bestimmen. Ob Fett und Lipoide, wenigstens zum Teil in so kleinen
Körnchen, sogar molekular, verteilt in der Zelle oder in einer amalgamartigen
Verbindung mit den Eiweißstoffen (RINDFLEISCH) sich findet, bleibe dahingestellt. Jedenfalls haben fortgesetzte Untersuchungen von TRAINA u. a. immer
mehr kleinste Fetteilchen in allerlei normalen Zellen aufgedeckt. Obige Beobachtungen weisen auf die Möglichkeit hin, daß in der normalen Zelle mikroskopisch unsichtbares Fett bzw. Lipoid nach bestimmter Änderung (Schädigung)
der Zelle sichtbar wird. Dieses Sichtbarwerden nennt KLEMPERER Phanerose
des Fettes bzw. Lipoids. Man deutet sie auch wohl als Verfettung an, was sich
verteidigen läßt, wenn die Phanerose durch Schädigung eines Zellbestandteils
erfolgt, wie bei Vergiftung.

Außerdem können sich gewisse Seifen der Ölsäuren und gewisse Lipoide
unter bestimmten Umständen in Neutralfett umwandeln. Dies wäre eine Verfettung im engeren Sinne, falls diese Mutterstoffe des Fettes Zellbestandteile
sind. Nach AZZO-AZZI entsteht bei P-Vergiftung Fett in der Zelle aus Mito-
chondrien- oder Chondriosomenlipoiden, während GROSS und VORPAHL Neu-
tralfettbildung in Stückchen Kaninchennierenrinde nachwiesen, die in Plasma
oder Ringerlösung überlebend gehalten waren; autolytische Vorgänge halten
sie für ausgeschlossen. Es kommen hier vor allem Lezithine und Cholesterine
bzw. Cholesterinester als Mutterstoffe von Fett in Betracht.

Die Lezithine gehören zu den Phosphatiden, d. h. zu den Lipoiden. Es gibt
mehrere Lezithine, ebenso wie es mehrere Fette gibt. Wir können nämlich ein
Lezithin betrachten als ein Fett, dessen einer Fettsäurerest durch ein mit Cholin
verbundenen Phosphorsäurerest ersetzt ist. Folgende Strukturformel eines Lezithins zeigt dies (S. 333).

Lezithine, die in allen tierischen und pflanzlichen Zellen vorkommen, stellen
somit mögliche Mutterstoffe echter Fette dar, indem sie einen großen Fettkern
enthalten.

Was geschieht mit den Lezithinen beim Hungern? Wir wissen es nicht. Vielleicht werden sie zum Teil verbrannt.

Glyzerin-
rest
$\left\{ \begin{array}{l} CH_2-O\diagdown C-C_{17}H_{33} \\ O \\ CH-O\diagdown C-C_{17}H_{33} \\ O \\ CH_2-O \end{array} \right.$ Ölsäurereste (bzw. Palmitin- oder Stearinsäure-reste)

$\left. \begin{array}{l} CH_2-O\diagdown \\ HO-\diagup P=O \\ C_2H_4O\diagup \\ N\equiv(CH_3)_3 \\ OH\cdot \end{array} \right\}$ Phosphorsäurerest

Cholinrest

Der molekulare Bau des Cholesterins (oder gibt es mehrere Cholesterine?) ist noch nicht sicher. Der Stoff ist schwer rein zu gewinnen. Einige Chemiker betrachten es (vgl. FLURY) als ein verwickeltes zusammengesetztes Terpen, das als Mutterstoff der Gallensäuren anzusehen ist. Terpene haben die Formel $C_{10}H_{16}$. In Pflanzen kommen verwandte Körper (Phytosterine) vor. WINDAUS gibt folgende Formel:

$$\begin{array}{c} CH_3\diagdown \\ CH-CH_2-CH_2-C_{17}H_{29}-CH=CH_2 \\ CH_3\diagup \\ H_2C\diagdown\diagup CH_2 \\ CHOH \end{array}$$

Das Cholesterin enthält jedenfalls eine Hydroxylgruppe, es ist ein einwertiger sekundärer, ungesättigter Alkohol, und kann somit mit Öl-, Palmitin- oder Stearinsäure Ester bilden, die allerdings keine Fette sind. Diese Cholesterinester gehören zu den Lipoiden. Sie sind doppeltbrechend — welche Eigenschaft durch Erwärmen verloren geht — und werden durch Sudan III gelblichrot gefärbt. Ähnlich wie sich an der Leiche an Stellen, wo sich größere Mengen Fett in zerfallenem Gewebe angehäuft hat, während der postmortalen Abkühlung Fettsäurekristalle bilden, entstehen auch die dünnen rhombischen Cholesterintafeln. Sie nehmen nach Zusatz einiger Tropfen LUGOLscher Lösung einen gelbroten bis braunroten Farbenton an, der durch Zusatz einiger Tropfen 30% Schwefelsäure ins Blaue, Blaugrüne, Violette oder Rote umschlägt (vgl. HAMMARSTEN u. a.).

Wir haben bei der Verfettung schon über Cholesterin geredet und wollen jetzt nur folgendes hinzufügen. Mit der Nahrung, z. B. mit Milch und Eigelb, nehmen wir Cholesterin ein. In der Darmwand scheint es schon mit Fettsäuren Cholesterinester zu bilden. Das normale Blut enthält ungefähr $0,1\%$, es findet sich auch in den Blutkörperchen. Es kommt in fast allen tierischen Flüssigkeiten — im Harn nur ausnahmsweise und nur spurweise —, ferner in allen Organen, besonders reichlich in Gehirn, Rückenmark und Nebennieren, namentlich in den Rindenzellen neben Neutralfett und Phosphatiden, in den Luteinzellen vor. Ferner findet man es im Eigelb, Sperma, Wollfett (neben Isocholesterin), neben Fetttropfen in Hauttalg und Darminhalt, und pathologisch besonders in Gallensteinen, Atherombälgen, Eiter, tuberkulösem Käse, alten Transsudaten, Zysteninhalt, Auswurf, im Greisenbogen oder Gerontoxon (KAWAMURA) usw. vor, und zwar frei oder als Fettsäureester; ferner im Gefäßatherom, in Xanthomen usw. Im Darminhalt findet sich Cholesterin nicht nur aus der Nahrung, sondern auch aus der Galle und aus Epithelzellen der Darmschleimhaut. Entfernt man Lipoid aus lipoidreichen Zellen durch Fettextraktion, so entstehen ,,Spongiozysten", die sich durch einen Wabenbau auszeichnen.

Der Cholesteringehalt des Blutes wird niedrig gehalten durch rasche Ablagerung in den Nebennieren und den Endothelzellen von Leber, Milz und Knochenmark, angeblich auch Lymphdrüsen. Die Leber scheidet Cholesterin mit der Galle aus, das im Darm wieder aufgenommen wird und somit einen Kreislauf hat. Durch Cholesterinfütterung kann man bei Pflanzenfressern, die gewöhnlich cholesterinarme Nahrung haben am leichtesten Hypercholesterinämie bewirken, welche dann zu Cholesterinspeicherung besonders in Nebennieren, Aortaintima usw. führt (ANITSCHKOW). Wir dürfen jedoch diese Versuchsergebnisse nicht ohne weiteres auf die Zustände beim Menschen, bei Omni- und Karnivoren anwenden und müssen weitere Forschungsergebnisse abwarten. Vgl. die Entstehung von Gallensteinen.

Sodann kommt Eiweiß als Mutterstoff der Fette in Betracht. Wir dürfen nämlich annehmen (s. später), daß sich das Eiweißmolekül unter Umständen in einen N-haltigen und einen N-freien Teil spaltet, und daß sich aus letzterem Glykogen oder sonstige Kohlehydrate, somit mögliche Mutterstoffe von Fett bilden. Es ist der Nachforschung wert, wie sich diese Möglichkeit beim hungernden und wie sie sich beim nichthungernden Tier verhält. Die VIRCHOWsche Ansicht, es bilde sich unter Umständen Fett aus Eiweiß, hat sich noch nicht als richtig aber auch noch nicht als unrichtig erwiesen. Es ist bei Zerfall von Eiweiß bzw. Protoplasma und gleichzeitigem Auftreten von Fett jedoch die Möglichkeit einer Phanerose zu berücksichtigen, wie z. B. mitunter bei trüber Schwellung (s. unten).

Die schon alte Annahme von Bildung von Leichenfett oder Fettwachs (Adipocire) aus Eiweiß ist noch nicht als richtig erwiesen. Fettbildung aus Kasein in Käse scheint kaum zu bezweifeln zu sein.

Schließlich erheischt auch die Möglichkeit einer Fettbildung aus Glykogen nähere Forschung. Bemerkenswert ist jedenfalls, daß nach SAJKOWSKI, LUCHSINGER u. a. das Leberglykogen bei Phosphorvergiftung schwindet. Was geschieht damit? Wurde es im Hungerzustand des Versuchstieres verbrannt oder in Fett umgewandelt? SCAFFIDI stellte ebenfalls Schwund des Glykogens fest in der überlebenden Fettleber von Rana esculenta, die mit P in wiederholten kleineren Gaben vergiftet worden war. Er schreibt den Schwund mehr Vergiftung als Verhungerung zu.

Die Kohlehydrate, Lipoide und vielleicht auch gewisse Eiweißkörper in der Leber stellen somit mögliche Mutterstoffe des Leberfettes dar, das sich bei Phosphorvergiftung durch fettige Entartung der Leberzellen bildet. Fortgesetzte Forschung muß entscheiden, ob Fettwanderung oder Fettentartung oder eine Kombination von beidem vorliegt bei der akuten Phosphorvergiftung. Durch Phanerose ohne weiteres können wir nicht die Anhäufung so großer Fettmengen verstehen. Zur Annahme einer Fettwanderung sind wir jedoch nicht berechtigt.

Wir müssen vorsichtig sein mit Vergleichen. So beruht die gelbe Erweichung des Gehirngewebes nach Verschluß einer Schlagader nicht auf einer örtlichen Fettbildung wie in der Milchdrüse (VIRCHOW). Nach G. ROSENFELD ist dabei nicht von Fettanhäufung, sondern im Gegenteil von Fettverarmung die Rede, wie er chemisch nachwies. Die Bedeutung der Fettkörnchenzellen ist dabei unsicher. Wahrscheinlich verschleppen sie Fett nach anderen Orten.

Auch bei anderen Zuständen, Vergiftungen usw., und in anderen Organen gelten obige Bemerkungen. Alkohol soll nur bei hungernden Hunden Fettleber ergeben, sonst ist das Ergebnis nicht immer gleich.

Die Behauptung, es sei trübe Schwellung eine Vorstufe der fettigen Entartung, ist nicht genügend begründet und wahrscheinlich unrichtig: Daß trübe Schwellung und fettige Entartung manchmal nebeneinander angetroffen werden, würde sich schon dadurch erklären können, daß sie Koeffekte einer Schädigung sind. Gegen obige Annahme sind anzuführen: Zunächst die andere Verteilung; während körnige trübe Schwellung vorzugsweise in den Zellspitzen der gewundenen Harnröhrchen auftritt, finden sich die Fetttröpfchen eben häufig in den basalen Zellabschnitten. Ferner fehlen fast immer die nekrobiotischen Kernveränderungen, die wir oft bei der trüben Schwellung antreffen, bei der fettigen Entartung. Hier finden wir gewöhnlich nur Druck- und Dehnungserscheinungen am Kern. Wir können jedoch die Möglichkeit nicht leugnen, daß sich ausnahmsweise aus dem zerfallenden Zellprotoplasma bei trüber Schwellung Fett bildet bzw. lockert (Phanerose) oder daß sich in der geschädigten Zelle zugeführtes Fett anhäuft. Weil aber die schweren Grade von trüber Schwellung in Nekrose übergehen, kämen nur die leichteren Grade als Vorstufen oder Vorbedingung der Fettanhäufung in Betracht. Eine postmortale Fettphanerose ist wohl von der vitalen fettigen

Entartung zu unterscheiden. Jedenfalls findet man oft fettige Entartung verschiedenen Grades ohne entsprechende trübe Schwellung.

KAISERLING bezeichnet Anhäufung in der Zelle eines Neutralfettes als Liposis,
eines Lipoids als Lipoidosis und eines Gemisches beider als Lipo-Lipoidosis.

In Zellen angehäuftes Fett kann wahrscheinlich verschwinden und Wiederherstellung folgen, so lange nicht eine zu starke Schädigung von Zelle oder
(und) Kern stattgefunden hat. Ein unausbleiblicher Untergang der Zelle läßt
sich nur ausnahmsweise voraussagen. Die Tätigkeit der Zelle kann sowohl
durch die primäre Schädigung wie durch die Anhäufung von Fett leiden. Es
fehlen aber genaue Daten. Es kann jedenfalls eine ziemlich ausgedehnte fettige
Entartung, z. B. der Leber, bestehen ohne deutlich erkennbare Funktionsstörungen.

Graue Entartung (Degeneratio grisea) ist einigermaßen mit der fettigen
Entartung verwandt. Sie tritt auf in weißen, markhaltigen Nervenfasern,
sowohl in peripheren Nerven wie in den weißen Rückenmarkssträngen. Es
handelt sich dabei um Veränderungen des Nervenmarks.

Der Achsenzylinder wird bei der markhaltigen Nervenfaser von einer Mark-
oder Myelinscheide umgeben, die ihre weißliche Farbe bedingt. Durch Kochen in
Alkohol oder Äther löst sich das Mark zum großen Teil auf; nur ein Teil bleibt als
ein feines Netzwerk zurück, das auch durch Trypsin nicht angegriffen wird. EWALD
und KÜHNE nannten es die Hornscheide, die aus einem hornartigen Stoff, Neuro-
keratin, bestehe. Der in Alkohol oder Äther gelöste Stoff besteht, wenigstens zum
Teil, aus Myelin.

Was ist Myelin? Ein oft mißbrauchtes Wort zur Andeutung chemisch nicht
definierter lipoider Stoffe, die sich durch ihren matten Glanz, durch die Bildung
von „Myelinfiguren" mit Wasser, indem sie in Wasser mikroskopisch quellen (was
auch andere lipoide Stoffe tun) und durch Anisotropie, Doppeltbrechung im polari-
sierten Licht kennzeichnen. Myelintropfen färben sich mit Sudan III rot, wobei
die Doppeltbrechung verloren geht, und sie vermögen OsO_4 zu reduzieren; das
sich schwärzende Myelin der Nebenniere löst sich in Chloroform, was Fette nicht
tun. Vielleicht gehört das Myelin zu den Phosphatiden. Nach THUDICHUM ist
seine Formel $C_{40}H_{75}NPO_{10}$. Es handelt sich also um einen sehr wenig gekannten
Stoff. Er kommt sehr oft neben Neutralfett bzw. Fettsäuren vor, und kann wahrscheinlich aus Zellbestandteilen („myelinogenen" Stoffen), unter noch näher festzustellenden Umständen, entstehen. Es wäre verfrüht, schon jetzt Myelinentartung
und Myelininfiltration unterscheiden zu wollen. Bevor wir einen Stoff sicher erkennen können, ist ja an die Nachforschung seiner Entstehung nicht zu denken.

Man hat Myelin unter vollkommen normalen Umständen in Zellen angetroffen: im Nebennierensystem als „Nebennierenfett" (lipoide Entartung, KAISER-
LING und ORGLER u. a.), im Corpus luteum, Thymus, im Lungenepithel (ALBRECHT),
usw. Als pathologische Erscheinung finden sich Myelintröpfchen sehr reichlich
bei der fibrinösen Pneumonie, in Amyloidnieren, in atheromatösen Aorten, in
Nebennieren-, auch in anderen Geschwülsten (das „Fett" der Xanthome soll
Myelin sein), in entzündlich veränderten Geweben. CHALATOW sah bei Kaninchen,
nach Fütterung mit reinem Cholesterin oder cholesterinreichen Stoffen (Hühner-
eigelb, Rinderhirn) flüssige, sphärische, zum Teil radialfaserige kristallartige Gebilde,
besonders in Leber, Milz, Knochenmark und Aortenwand. Solche Gebilde hat man
wohl als Myelin angedeutet.

Das Myelin kann schon mit dem unbewaffneten Auge erkennbar sein als weißliche, punkt- oder strichförmige Flecke, wie in der Lunge und Niere. In der Nebenniere sieht es hellgelb, in Xanthomen sogar rostfarben durch Eisenpigment. Verschiedene Schattierungen kommen vor. In frischen Zupfpräparaten sieht man
mikroskopisch lichtbrechende Tröpfchen und Schollen, die bei enger Blende glänzen.
Immer ist postmortale Myelinbildung, die von ALBRECHT u. a. in Lunge, Niere,
Leber, Herz und anderen Muskeln beobachtet wurde, auszuschließen. Weitere
Untersuchungen sind abzuwarten, bevor wir die Bedeutung der Myeline einigermaßen
beurteilen können. Einige Forscher wollen nur bestimmte nekrobiotisch oder post-

mortal entstehende lipoidartige Stoffe als Myeline bezeichnen. Das ist aber keine chemische Bestimmung.

Bei der einfachen oder grauen Degeneration markhaltiger Nervenfasern schwindet das Myelin der Markscheide allmählich und macht einer Flüssigkeit oder Fett Platz. Im letzteren Fall handelt es sich sehr wahrscheinlich um fettige Entartung durch fettige Umwandlung des Myelins. Fettkörnchen-

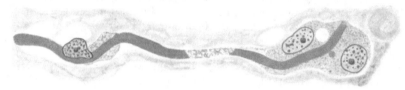

Abb. 101. Frischer Achsenzylinderzerfall bei sekundärer Degeneration (ALZHEIMERS Methylblau-Orangefärbung). Der Achsenzylinder ist in der Mitte körnig zerfallen und große, junge Gliazellen umgeben ihn. (Nach W. SPIELMEYER, Histopath. des Nervensystems I Abb. 169. Berlin 1922).

zellen treten dann auf und bewirken, wenigstens zum Teil, die Resorption. Diese Veränderungen treten bei der „neurogenen Atrophie" (s. dort) der Nervenfaser ein. Nicht nur das Nervenmark, sondern auch der Achsenzylinder, ja letzterer sogar noch früher (MÖNCKEBERG und BETHE) zerfällt unter Aufquellung und Zerbröckelung. Die Nervenfaser wird durch diese Vorgänge dünn, atrophisch.

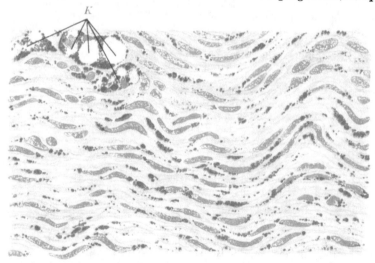

Abb. 102. Späte Stufe der sekundären grauen Entartung, 5 Monate nach einer Schußverletzung, Fettstoffe im Plasma der zu Bandfasern umgewandelten SCHWANNschen Zellen und in Elementen des Endoneuriums. K vereinzelte Körnchenzellen. (Nach SPIELMEYER a. a. O. Abb. 177).

Die Kerne der SCHWANNschen Scheide vermehren sich und es kann fibröse Induration des Nerven eintreten, mit einer mehr weißlichen Färbung. Ohne überwiegende Wucherung der SCHWANNschen Scheide wird der Nerv durch obige degenerative Vorgänge grau. Ähnliche Veränderungen treffen wir auch in den weißen Strängen des Rückenmarks an bei der sogenannten sekundären Degeneration nach Unterbrechung der Leitungsbahn, wie sie experimentell

durch quere Durchschneidung und pathologisch beim Menschen durch Zusammendrückung des Rückenmarks, wie bei Wirbelkaries („Kompressionsmyelitis"), auftritt. Eine solche sekundäre graue Degeneration kann auf- oder
absteigend sein. Sie betrifft immer das Gebiet einer ganzen Nervenfaser, eines
ganzen Achsenzylinderfortsatzes. Sie beginnt mit einem Zerfall der Neurofibrillen des Axons oder Neurits (BETHE), auf den Zerklüftung der Markscheide
in Tröpfchen folgt (NASSE, SCHIFF). Sekundäre Gliawucherung kann sich
anschließen, vielleicht infolge von Reizung durch Zerfallstoffe.

SPIELMEYER hat die Vorgänge an menschlichen Nerven untersucht. Die Bruch-
stückchen des Achsenzylinders oder Neurits werden eingerollt, so daß mitunter
knäuelartige Gewinde entstehen und sogar von Markballen (Marchifasern bzw.
-Schollen) aus der Markröhre umgeben. Schon zwei Tage nach der Nervenschädi-

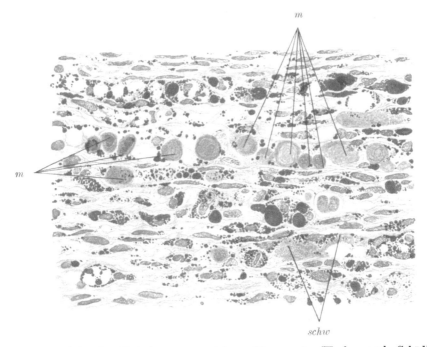

Abb. 103. Sekundäre Entartung am peripheren Nerven vier Wochen nach Schädigung
(HERXHEIMERS Hämatoxylin-Scharlachrotfärbung). Markballen *m* grau; *schw* die in
einer SCHWANNschen (ektodermalen) Zelle enthaltenen zusammengehaltenen Markmassen.
Schon viel Fettröpfchen (rot). (Nach SPIELMEYER a. a. O. Abb. 174).

gung treten sogen. gliöse Myeloklasten mit bald karyorrhektischen Kernen auf
(JAKOB). Später umgeben junge Gliazellen (Abb. 101) den Neurit als Phagozyten
innerhalb der Markscheide. Sie nehmen Körnchenzerfallstoffe, die aus dem Achsenzylinder und Markballen entstehen, in sich auf. Ob sie und ob die Myeloklasten
Eigenbewegungen haben, ist nicht erwiesen, man nimmt sie allerdings an. Gliagewebe
(an peripheren Nerven sind es ebenfalls ektodermale SCHWANNsche Zellen neben
Bindegewebszellen (DÜRCK)) tritt allmählich im Zentralnervensystem an die Stelle
des vernichteten Nervengewebes. So entstehen Glianarben, die im Zentralnervensystem groß sein können, wie z. B. nach Verletzung oder Hemiplegie. Von der Histogenese bei anderen chronischen Rückenmarkserkrankungen wissen wir fast nichts.
Diese Vorgänge pflegen erst nach ihrem Ablauf zur Untersuchung zu kommen.
Auch die graue Entartung des peripheren Nerven ist noch nicht genügend erklärt.

Die aufsteigende „Entartung" im Zentralnervensystem verläuft langsamer und scheint einfache Atrophie zu sein. SPIELMEYER bespricht die Veränderungen der Nervenzellen dabei. Vgl. auch S. 413 und 424.

Manche „Neuritis" erweist sich als heilbare fettige Entartung oder in schwereren Fällen als sekundäre Entartung wie oben.

Kohlehydrat-, Glykogenanhäufung (Speicherung bzw. Entartung).

Der Nachweis des Glykogens im menschlichen Körper wird erschwert durch den Umstand, daß sich das Glykogen nach dem Tode, wenigstens zum Teil, in Glukose umwandelt, und sogar nur eine Vakuole übrig bleibt mit unbekanntem Inhalt. Der Glykogennachweis wird ferner erschwert durch Bindung an Eiweißkörper. Bei der Fixierung und weiterer Behandlung der zu untersuchenden Gewebe müssen, wegen der Wasserlöslichkeit des Glykogens, wäßrige Flüssigkeiten vermieden werden.

Das Glykogen erscheint bei mikroskopischer Untersuchung als Körnchen oder homogene, ziemlich stark lichtbrechende Kügelchen oder Schollen, die sich durch Jod braun färben und diese Farbe auch nach Hinzufügung von H_2SO_4 beibehalten. Mit Karmin (BESTsches Verfahren) färbt es sich leuchtend rot. Wichtig ist auch die Umwandlung in Traubenzucker durch diastatische Enzyme.

In den meisten embryonalen Geweben findet sich Glykogen in verschiedener Menge. Cl. BERNARD wies es schon in der Plazenta nach. Nach der Geburt kommt es in größeren Mengen nur in der Leber und in Körpermuskeln vor, die als Glykogenbehalter zu betrachten sind; übrigens in kleiner Menge im Deckepithel, Uterusepithel, Knorpelzellen, und zwar im Zelleib, fast nie im Zellkern, obwohl oft in seiner Nähe. Sehr bemerkenswert ist die reichliche Anhäufung von Glykogen in der Gebärmutterschleimhaut, und zwar nicht nur in den ersten Monaten der Schwangerschaft,

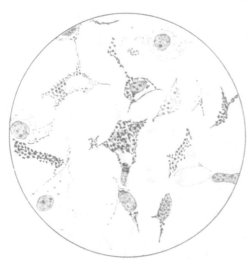

Abb. 104. Glykogen (rot, nach BEST) in Chorionzotten (nach einem Präparat von Dr. L. F. DRIESSEN).

sondern auch kurz vor jeder Menstruation, also prämenstruell, als die Epithelzellen der Uterusdrüsen sich vergrößern und die Drüsen selbst — wie HITSCHMANN und ADLER wahrscheinlich gemacht haben — infolgedessen sich schlängeln. DRIESSEN hat diese Glykogenanhäufung verfolgt: Die postmenstruell ruhende Drüse enthält nach ihm kein Glykogen. Während der prämenstruellen Anhäufung des Glykogens — das auch im Lumen der Drüsen nachweisbar sein kann — vergrößert sich die Epithelzelle: ihr Inhalt wird heller, auch der ovale Kern, der mehr nach dem Mittelpunkt der Zelle zieht, wird größer, heller und rund. In den letzten Tagen vor der Menstruation tritt auch in den Stromazellen Glykogen auf, während diese Zellen mehr und mehr Deziduazellen ähnlich werden. Tritt die menstruelle Blutung ein, so schwillt die Schleimhaut ab, indem sie glykogenfrei wird und viele Zellen zugrunde gehen. Tritt hingegen Schwangerschaft ein, so nimmt der Glykogenreichtum noch mehr zu, die Stromazellen werden zu glykogenreichen Deziduazellen. Schließlich häuft sich Glykogen im Trophoblast um den Embryo herum an, während es nach einigen Monaten aus den Drüsen und dem Stroma schwindet. Diese Befunde DRIESSENS fordern zu weiterer Nachforschung auf. BROERS hat auch in den Muskelzellen der schwangeren Gebärmutter Glykogen nachgewiesen, das im Kindbett schwindet.

Von der physiologischen Bedeutung des Glykogens wissen wir nur, daß es eine Speicherform der Kohlehydrate darstellt (s. später).

Pathologisch findet sich Glykogen in der Niere (in den HENLEschen Schleifen) und im Kleinhirn (ABELES); ferner in Geschwülsten, z. B. in Endotheliomen, nach BRAULT u. a. besonders in schnell wachsenden Zellen, nach GIERKE bei Anämie. Außer einer Glykogenmästung — die oben erwähnte Glykogenanhäufung in der Gebärmutter ist wohl als solche aufzufassen — kommt vielleicht eine Anhäufung, eine Glykogendegeneration vor unter ähnlichen Bedingungen wie eine solche von Fett, namentlich bei Anoxyhämie: Nach akutem Blutverlust, so z. B. bei Hunden 2 Tage nach einem Aderlaß (CZERNY), hat man Glykogen in Leukozyten nachgewiesen. Ebenso bei Kachexie und bei perniziöser Anämie, wo allerdings vielleicht Giftwirkung außerdem im Spiele ist. Auch hat man es $1^1/_2$ bis 2 Tage nach Einspritzung von Terpentinöl oder Silbernitrat in Leukozyten angetroffen. Ferner hat man Glykogen nachgewiesen in entzündetem Gewebe und in der Umgebung eines Nekroseherdes in der Lunge, Haut, im Gehirn, in Muskeln.

Die Pathogenese der Glykogenanhäufung läßt sich jedoch nicht beurteilen, so lange wir nicht über mehr Daten verfügen. Obwohl Ablagerung vorzuherrschen scheint, so erheischt doch die Möglichkeit, daß sich, unter besonderen Umständen, ein Eiweißkörper in einen N-haltigen und einen N-freien Teil spaltet, und daß sich aus letzterem Glykogen bildet, Nachforschung

Nekrose und Nekrobiose. Gangrän und Leichenfäulnis.

Das griechische Wort νεκρός bedeutet Leiche. Wir bezeichnen aber mit (einfacher) Nekrose den Tod eines umschriebenen Teils eines lebenden Individuums. Geht Entartung vorauf, so reden wir von Nekrobiose. Allerdings sind die Grenzen manchmal, so z. B. zwischen einfacher Nekrose und trüber Schwellung nicht zu ziehen. Wir können ja nicht immer sagen, ob die Zelle noch oder nicht mehr lebt bei starker trüber Schwellung.

Wie erkennen wir Nekrose?

Nekrotisches Gewebe sieht mehr oder weniger wie Lehm oder Stopffarbe, matt oder graugelblich aus. Eiweißkörper überhaupt werden durch Gerinnung matt und undurchscheinend, wie man an Hühnereiweiß durch Kochen oder Einwirkung von HNO_3 im Reagenzröhrchen sieht. Schattierungen kommen vor. Verkästes Gewebe ist Käse ähnlich. Mikroskopisch sind vor allem die Kernveränderungen von Bedeutung, die wir früher besprochen haben. In Abb. 105 und 115 sehen wir nekrotisches Gewebe mit Karyolyse. Der Zelleib zeigt allerdings manchmal deutliche Veränderungen wie Körnung, oder Lösung (Schmelzung) des Protoplasmas. Diese Veränderungen beweisen aber nicht den Zelltod.

Mit dem Tode hört die Assimilation auf. Zerfall und Spaltung der nekrotischen Gewebsbestandteile treten dann ein. Eine gewisse Ähnlichkeit mit der Dissimilation der lebenden Zellen besteht, aber auch ein Unterschied, der sich in anderen Endprodukten kundgibt. Diese sind sogar bei den verschiedenen Nekroseformen (s. unten) ungleich. Wir wissen aber so wenig von den Zwischenprodukten, daß wir die Vorgänge nicht mit Verdauung vergleichen dürfen. Der elektrische „Demarkationsstrom", der in einem zum Teil absterbenden Muskel entsteht, indem der absterbende Teil ein niedrigeres elektrisches Potential bekommt, weist auf chemische Änderungen hin. Auch die Anhäufung von Leukozyten, die eine positive chemotaktische Wirkung annehmen läßt, im Grenzgebiet zwischen lebendem und totem Gewebe, wie bei steriler ischämischer Nekrose, führt zur Vermutung, daß sich entweder abnorme chemische Stoffe (Spaltungsprodukte) oder normale, aber in abnorm hoher Konzentration, im Grenzgebiete angesammelt haben. Weitere Forschung ist hier erforderlich. Wir müssen — die Erfahrung, daß toter Stoff, totes Gewebe nicht wieder zu beleben ist, zwingt uns dazu — annehmen, daß in nekrotischem Gewebe verschiedene Veränderungen, je nach der Art der abtötenden Schädigung, eintreten, und daß darunter Vorgänge sind, die unter den bis jetzt beobachteten Umständen irreversibel, unumkehrbar sind oder wenigstens sich nicht rechtzeitig umkehren.

Im allgemeinen können wir sagen, daß Nekrobiose eintritt durch eine Schädigung, die in größerer Stärke sofortige Nekrose, in geringerer Stärke aber nur Entartung hervorruft. Es sind somit Schädigungen, die wir bei den Entartungen kennen gelernt haben und andere, die wir im folgenden besprechen werden. Im allgemeinen tritt einfache Nekrose nur auf durch eine sofort starke, Nekrobiose durch eine allmählich zunehmende Schädigung. Der Zustand des Gewebes oder richtiger die ganze Konstellation vor der Schädigung ist von Bedeutung, indem sie die Grenzen der Begriffe „starke" und „schwache" Schädigung bestimmt.

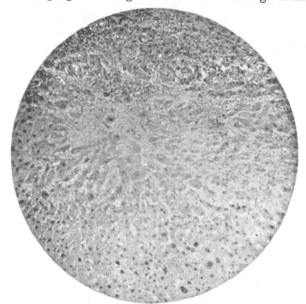

Abb. 105. Nekrotische Leberzellen mit Karyolyse
(nach Dr. C. DE LEEUW).

Folgende Faktoren können Nekrose bewirken:

1. Physikalische Schädigung wie mechanische, thermische, aktinische, elektrische, die wir im 3. und 4. Kap. behandelt haben.

2. Physikochemische und chemische Schädigung (toxische Nekrose). Als Beispiele nennen wir die kaustische Wirkung einer starken mineralen Säure und eines Alkali in einer bestimmten Konzentration. Fällung oder Lösung von Eiweiß oder Wasserentziehung ist dabei von Bedeutung (S. 125). Es können auch zwei Faktoren zusammenwirken oder Lösung nach Gerinnung erfolgen. Chromsäure fällt ebenfalls Eiweiß, oxydiert aber außerdem. Quecksilber, meist als Sublimat, hat nicht nur eine Ätzwirkung auf die Schleimhaut des Magendarmkanals, sondern es führt auch zum Absterben (gewöhnlich Nekrobiose) der Epithelzellen der gewundenen Harnröhrchen und zu Oligurie, ja Anurie. Auch Arsen und Phosphor wirken ähnlich. Ferner wird Chloroformvergiftung nicht nur von trüber Schwellung, sondern auch von Nekrose des Leber- und Nierenepithels gefolgt. Harnsäure, bei Gicht (s. dort) gebildet, vermag auch Gewebe zu töten. Die Nekrose durch Giftwirkung geht mitunter mit Entzündung einher. Diese kann große Ausdehnung gewinnen, wie z. B. die

fibrinös-nekrotisierende Entzündung der Darmschleimhaut durch Hg-Vergiftung.

Auch parasitäre Gifte seien hier erwähnt: Diphtheriegift kann ähnliche Veränderungen wie Chloroform in der Niere, ohne Bakterienanhäufung und ohne Entzündung hervorrufen. Ebensolche Veränderungen können wir bei verschiedenen Septikämien antreffen. Bei Typhus kommt es zu Nekrose der stark geschwollenen Darmfollikel, die übrigens nicht nur einer unmittelbaren Giftwirkung, sondern wenigstens zum Teil, der erhöhten Gewebspannung (durch die Schwellung) und der dadurch eintretenden Störung der Blutdurchströmung (s. unten) zuzuschreiben ist. Auch der Tuberkelbazillus vermag, und zwar nicht nur eine Koagulationsnekrose (Verkäsung), sondern auch ein unmittelbares einfaches Absterben zu bewirken. Die sog. akute Leberatrophie, die zu einer raschen Abnahme des Lebervolumens führt, ist wahrscheinlich einem parasitären Gift zuzuschreiben, das die Leberzellen zum Teil tötet, zum Teil zu fettiger Entartung führt. Tritt Fett oder ein anderer gelber Farbstoff in den Vordergrund, so redet man von „gelber Atrophie".

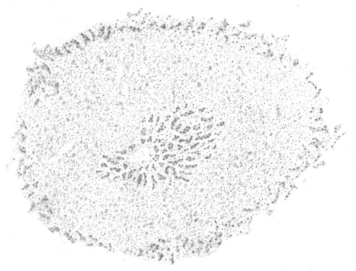

Abb. 106. Akute Leberatrophie (nach JORES).

Gasnekrose (Gasbrand, Gasgangrän, Gasphlegmone, Gärungsnekrose, gangrène gazeuse) ist Nekrose ohne Fäulnis, somit keine Gangrän, wobei Mikroben Gasbildung bewirken, so daß sich Gasbläschen (Gaszysten) in den Organen, besonders in Muskeln (HANSER und COENEN), bilden, wie in den Schaumorganen. Außer dem Bacillus phlegmones emphysematosae (E. FRÄNKEL), womit der Bac. aerogenes capsulatus (WELCH und NUTTALL) identisch zu sein scheint, kommen besonders der vibrion septique PASTEURS oder Bac. oedematis maligni, Koli- und Parakolibazillen und noch näher zu studierende anaerobe Bakterien (VON HIBLER) in Betracht. Das Verhältnis zum malignen Ödem (s. dort) ist noch nicht aufgeklärt.

Hier nennen wir auch die sogen. Fettgewebsnekrose im Pankreas und in der Umgebung dieser Drüse mit oder ohne Pankreasgewebsnekrose. Diese Nekrose scheint eine Wirkung des Pankreassaftes zu sein, die unter verschiedenen Umständen, welche zu Diffusion des Pankreassaftes durch Saft- und Lymphwege führen, auftritt. Schädigung von Pankreasgewebe durch Trauma oder etwas anderes ist notwenig. Zunächst im Fettgewebe des Pankreas, dann in seiner Umgebung, sogar subpleural und subperikardial, treten mattweiße oder weißgelbliche Herde verschiedener Gestalt, von 1 bis mehreren mm Durchschnitt oder kleiner, auf. Es sind weiche oder härtere, mitunter verkalkte Herde. Die Nekrose wird von Fettverseifung (durch das Pankreasenzym?) begleitet oder gefolgt. In den ältesten zentralen

Teilen der Herde wies R. LANGERHANS fettsauren Kalk nach. Über Einzelheiten streitet man noch. Wir dürfen aber, wie es scheint, annehmen, daß die experimentelle Fettgewebsnekrose am leichtesten bei fetten Tieren während der Digestion hervorgerufen wird, und zwar durch Einspritzung von Fett (HESS) oder Galle (OPIE, GULEKE) oder Duodenalinhalt (POLYA) in den Ductus Wirsungianus oder durch Unterbindung dieses Ganges während der Digestion (HESS). Fettgewebsnekrose erfolgt auch durch starke Gewalt, wie eine Verschüttung, welche Zerreißung mit Blutung von Pankreas- und Fettgewebe bewirkt.

LANGERHANS hat solche trübe weißliche oder weißgelbliche oder grauweiße Herdchen von etwa 1 bis mehreren mm Durchschnitt in 20% der Leichen nachgewiesen. Andere haben solche Herdchen auch in größerem Abstande, sogar im Knochenmark (PONFICK) und in Lipomen (FESSLER) gefunden. Es wird dann die Wirkung des Pankreassaftes fraglich. Vielleicht kommt hier sowie bei Fettgewebsnekrose in einer Brustdrüse nach Trauma und durch Quetschung des inguinalen Fettes bei einer Katze (BERNER) die Wirkung einer Lipase des Blutes in Betracht. Wahrscheinlich geht die Fettspaltung recht schnell vor sich: MARX sah bei der Laparotomie, 27 Stunden vor der Sektion, noch nichts von der bei letzterer nachgewiesenen Fettgewebsnekrose. Das Nekrotische färbt sich (durch Fettsäure oder fettsauren Kalk) nach Formalinhärtung mit WEIGERTS Neurogliabeize (Kupferazetat, Chromalaun und Essigsäure) bei Bruttemperatur stark grün, etwa wie Grünspan (BENDA), welches Verfahren von BERNER etwas verfeinert wurde. Nach THORELS Beobachtung kann die Fettsäure jedoch auch erst nach dem Tode entstanden sein.

Auch Pankreasnekrose kommt bei Fettgewebsnekrose vor. Außerdem kennen wir eine hämorrhagische Pankreatitis mit Nekrose, welche sich an eitrige Entzündung anschließt. Es liegen hier verschiedene Möglichkeiten vor, auf welche wir jedoch nicht eingehen.

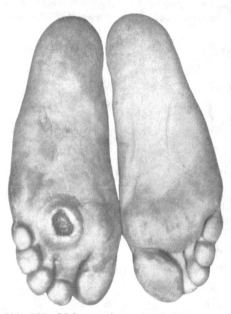

Abb. 107. Malum perforans (nach WERTHEIM-SALOMONSON in Handb. d. Neurologie, Bd. II)

Hier sei nur mit einigen Worten auf die Entstehung der Zahnkaries hingewiesen. Obwohl dieser Vorgang noch nicht ganz aufgeklärt ist, erheischt doch die Annahme MILLERS noch immer Beachtung: Mikroben bilden in dem Mundinhalt Milch-, Butter- oder Essigsäure, welche zunächst den Schmelz, dann das Zahnbein entkalken und vernichten, während sich Fäulnis des toten Gewebes anschließt.

3. Aufhören der für das Leben erforderlichen Durchblutung. Solche Kreislaufstörungen können durch Druck oder Dehnung des Gewebes (S. 35) eintreten.

So kann es bei bettlägerigen Kranken mit herabgesetztem Ernährungszustand und ungenügendem Kreislauf, z. B. bei Typhuskranken zu Druckbrand (Dekubitus) mit Entzündung des angrenzenden lebenden Gewebes kommen, namentlich da, wo die Haut zwischen der Unterlage und einem oberflächlichen Knochen wie einem Trochanter, dem Sakrum, durch das Körpergewicht gedrückt wird. Häufige Umlagerung, so daß nicht fortwährend dieselben Hautstellen gedrückt werden, außerdem ein Luft- oder Wasserkissen vermögen unter übrigens geeigneten Maßnahmen den Druckbrand zu verhüten. Bei akuter Myelitis kommt es mitunter so rasch zu Dekubitus, daß man ihn wohl besonderen neurotrophischen Einflüssen zuschreibt. Es mag sein, daß er sich durch peinlichste Reinlichkeit und übrige Fürsorge verhüten läßt — die Haut scheint aber gegenüber Druck weniger widerstandsfähig zu sein als vor der Myelitis. Allerdings ist ein entscheidender „trophischer" Einfluß (s. dort) nicht nachgewiesen. Dies ist ebensowenig der Fall für das sogen. „mal perforant du pied" (CHARCOT), ein Geschwür der Fußsohle, das, manchmal wenigstens, von einer Schwiele ausgeht. Der geschwürige Zerfall kann weitergreifen, so daß ein röhrenförmiges Geschwür Fußsohle und Fußrücken verbindet. Das Geschwür tritt auf bei Tabes dorsalis, ferner auch bei peripherer Nervenschädigung. Wahrscheinlich spielt Unterbrechung der sensiblen Bahn bei seiner Entstehung eine noch näher festzustellende Rolle. Wir denken dabei an die Keratitis neuroparalytica (s. dort). Auch bei Syringomyelie treten solche Ernährungsstörungen auf, wozu ebenfalls die hartnäckigen Panaritien mit Verstümmelungen der Finger („maladie de MORVAN") zu zählen sind (Abb. 81). In all diesen Fällen tritt Nekrose ein, die von Geschwürsbildung (z. B. Dekubitalgeschwür) gefolgt werden kann. Infektion tritt früher oder später ein und spielt eine Rolle bei der Entzündung und Nekrose. Das durch bakterielle Schädigung hervorgerufene Exsudat fördert durch Druck auf Blutgefäßchen und Gewebe die Nekrose. Aber auch Schwellung durch Entartung vermag das zu tun: so z. B. erhöht starke, rasche trübe Schwellung des Nierenparenchyms die Spannung des Gewebes innerhalb der bindegewebigen Nierenkapsel, und diese erhöhte Gewebsspannung schädigt an und für sich das Nierengewebe weiter.

Ferner kann Abschluß einer Schlagader, unter bestimmten, bei Ischämie zu behandelnden Umständen, von Nekrose gefolgt werden. Eine „spontane Gangrän" (spontan, weil ohne äußeren Faktor) kann z. B. durch abschließende Verdickung der Arterienintima eintreten (s. unten). Meist ist das eine senile Gefäßveränderung.

Verschiedene Gewebe sind ungleich empfindlich gegen zeitliche Aufhebung des Kreislaufs.

LITTEN stellte fest, daß die Epithelzellen der gewundenen Harnkanälchen beim Kaninchen absterben, wenn die Nierenschlagader während $1^1/_2$ bis 2 Stunden abgebunden wird, dann aber der Kreislauf sich wiederherstellt. Auch Ganglienzellen und Darmepithel sterben rasch ab. Demgegenüber sind Haut, Bindegewebe und Muskeln widerstandsfähiger. In physiologischer Kochsalzlösung — dies ist aber offenbar ein anderer Fall als bloße zeitliche Aufhebung des Kreislaufs — können abgeschabte Hautstückchen tagelang verbleiben und dann — wie bei sofortiger Transplantation — an einer exkoriierten Haut eines gleichartigen Individuums anwachsen. Im allgemeinen zeigen sich auch hier die funktionell am höchsten differenzierten Zellen am empfindlichsten, die weniger differenzierten, wie die Epithelzellen der Gallengänge und der geraden Harnkanälchen weniger empfindlich.

Es scheint manchmal der Zellkern widerstandsfähiger als der Zelleib zu sein, wie z. B. in der tuberkulösen Riesenzelle: diese kann einen zum Teil körnig toten Zelleib, aber gut gefärbte und gestaltete, anscheinend lebende Zellkerne haben. Wir können aber die Empfindlichkeit von Zelleib und Zellkern gegen das abtötende tuberkulöse Gift nicht miteinander vergleichen (S. 300).

Mehrere Faktoren können zusammenwirken.

Formen und Verlauf der Nekrose. Außer der einfachen Nekrose, bei der sich keine anderen Veränderungen als eben die der Nekrose finden (Abb. 105 und 175) unterscheiden wir die Koagulationsnekrose, die Kolliquationsnekrose, die Mumifikation und die Gangrän. Übergänge und Kombinationen kommen oft vor. Brand wird für verschiedene Formen gebraucht.

Unmittelbare einfache Nekrose tritt ein, wenn eine der oben genannten Schädigungen plötzlich stark einwirkt. Das Gewebe gerinnt dann gewöhnlich, ohne daß wir jedoch wissen, was eher eintritt: die Gerinnung oder der Tod oder ob, was wir für wahrscheinlich halten, beides zugleich stattfindet, indem die Gerinnung den Tod bedeutet. In Abb. 175 sehen wir eine unmittelbare

Nekrose der Lunge durch starkes tuberkulöses Gift (Durchbruch eines Käse-
herdes in eine Vena bronchialis) bei einer heruntergekommenen Frau: wir sehen
die fast ganz kernlosen Schatten der Lungenbläschen ohne Exsudat oder ausgetretenes Blut. Findet das Absterben langsamer statt, wie bei nekrobiotischer
trüber Schwellung, welche z. B. Ätzgifte und gewisse mikrobiellen Gifte bewirken, oder wie bei einfacher ischämischer Nekrose, so kann unter bestimmten
Bedingungen, nämlich indem plasmatische („seröse") Flüssigkeit sich zwischen
den Zellen schon findet oder sich daselbst anhäuft und ebenso wie die absterbenden Zellen gerinnt, Koagulationsnekrose rascher oder langsamer erfolgen.
Plasmatische Flüssigkeit kann nur dann in nennenswerter Menge aus den eigenen
Blutgefäßchen austreten, wenn das Gewebe nicht zu rasch abstirbt und gerinnt
womit sein Blutkreislauf aufhört. Nur plasmatische Flüssigkeit des dann vorhandenen, stillstehenden Blutes könnte dann austreten. Nun kann aber in
der Umgebung eines nekrotisierenden Herdes mehr oder weniger plasmatische
Flüssigkeit durch Kreislaufstörung oder kollaterale Entzündung (s. dort) infolge
der Nekrose aus den Blutgefäßchen treten und in die Gewebsspalten des absterbenden Gewebes gelangen, sich mischend mit der daselbst aus den eigenen
Blutgefäßchen ausgetretenen plasmatischen Flüssigkeit. In die Gewebespalten
toten, geronnenen Gewebes gelangt jedoch sehr schwer Flüssigkeit, weil diese
Spalten durch Schwellung der Zellen verengert sind. Je langsamer das Gewebe
abstirbt, um so vollkommenere Koagulationsnekrose ist, falls sich keine gerinnungswidrige Einflüsse geltend machen, somit möglich. So gibt es keine scharfe
Grenze zwischen sofortiger einfacher Nekrose mit Gerinnung des Gewebes
und Koagulationsnekrose. Aus dem Fibrinogen der interzellularen Flüssigkeit
bildet sich hierbei Fibrin in verschiedener, mitunter schwer nachweisbarer
Menge. Das Fibrinenzym stammt dabei höchstwahrscheinlich entweder von
zerfallenden Blutplättchen oder von Leukozyten, vielleicht gar von zerfallenden
Gewebszellen. Ist auch das Protoplasma der abgestorbenen Zellen geronnen,
so stellt der ganze nekrotische Abschnitt eine geronnene Masse dar. Daher die
Bezeichnung dieser Nekroseform als Koagulationsnekrose, wenn intrazellulare
Eiweißkörper und Fibrinogen außerhalb der Zellen zusammen gerinnen,
aus den Sol- in den Gelzustand übergehen. Die Kongulationsnekrose kann
mit einer feuchten Schwellung einhergehen, wie bei der ischämischen Nekrose
der Niere.

Die Pathogenese ist jedoch nicht immer gleich. Es kann nämlich auch
die interzellulare Fibrinbildung, wenigstens die interzellulare Anhäufung plasmatischer Flüssigkeit durch Entzündung der Nekrose voraufgehen. Dies
ereignet sich z. B. meist oder immer bei der fibrinös-nekrotisierenden („diphtheritischen") Entzündung der Rachenschleimhaut und gewisser anderer Schleimhäute, welche zur Bildung von Pseudomembranen führt. Ferner bei der tuberkulösen Verkäsung, die ebenfalls eine Koagulationsnekrose darstellt, die zu einer
käseartigen Veränderung des Gewebes führt. Auch bei syphilitischer Entzündung kommt Verkäsung vor. In diesen Fällen ist die Giftstärke anfangs relativ
schwach; sie nimmt erst allmählich, mehr oder weniger rasch, durch Wachstum
oder (und) Zerfall der infizierenden Mikroben zu bis zur abtötenden Stärke.
Kreislaufstörungen fördern die Nekrose. Wir kennen somit eine entzündliche
und eine nicht entzündliche Koagulationsnekrose. Im folgenden beschränken
wir uns auf Koagulationsnekrose ohne Bildung von Pseudomembranen oder
Käse. Bei der Besprechung der Entzündung kommen wir hierauf zurück.

Das koaguliert-nekrotische Gewebe ist trocken, mehr oder weniger lehmfarbig oder gelblich, fibrin- oder käseähnlich — man hat es früher als fibrinös oder
käsig bezeichnet — und verschieden fest. Mikroskopisch sehen wir anfangs die
Umrisse der Zellen. Die Zelle, die aber ganz — und nicht nur zum Teil wie z. B.

die tuberkulöse Riesenzelle — abstirbt und gerinnt, verliert, ebenso wie ihr Kern
ihren Umriß und Färbbarkeit; sie wandelt sich in ein feinkörniges Klümpchen
um. Zwischen den Zellen läßt sich fädiges, netzförmiges oder körniges, mitunter
dickbalkiges, hyalines Fibrin („Fibrinoid") mehr oder weniger leicht, in verschiedener
Menge, nachweisen. Allmählich wandelt sich das tote Gewebe in eine gleichmäßige,
feinkörnige Masse um, die käseähnlich sein kann (s. oben), und in der von Gebilden
nichts mehr zu sehen ist. Diese Masse kann fest oder weich sein in verschiedenen
Abstufungen. Die Körnchen sind zum Teil Albumin, zum Teil Fibrin, zum Teil
Fett oder ein lipoider Stoff. Auf Verkäsung kommen wir später zurück.

Den Begriff Koagulationsnekrose verdanken wir CARL WEIGERT. Wir folgen
allerdings nicht ganz seiner Darstellung. Sie tritt nur ein, wenn gerinnungswidrige
Enzyme oder sonstige Stoffe nicht vorhanden, wenigstens nicht wirksam sind, und
eine bestimmte Schädigung von bestimmter Stärke einwirkt, wie wir das oben
andeuteten. Es liegt, sofern ich sehe, kein Grund für die Annahme vor, daß auch
innerhalb der Zellen Fibrinbildung auftritt, etwa durch Gerinnung eingedrungenen
Fibrinogens (?). Wir dürften sogar von Koagulationsnekrose reden, wenn sich überhaupt kein Fibrin, auch nicht zwischen den Zellen, nachweisen läßt, sondern nur
Gerinnung von Zellen und Zelltod vorliegt. Wir müssen aber die Möglichkeit anerkennen, daß eine Zelle gerinnt ohne abzusterben. Nicht jede Gerinnung muß die
gleiche Bedeutung haben für das Leben der Zelle. Sie muß nicht unumkehrbar
sein.

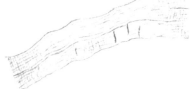

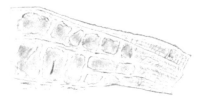

Abb. 108. Wachsartige Nekrose. Die
Querstreifung ist stellenweise nicht
sichtbar.

Abb. 109. Schollige Umwandlung der Muskelfaser. Kaninchenherz nach wiederholter
Chloroformvergiftung (nach HEINTZ).

Die wachsartige Nekrobiose oder Nekrose (wachsartige Entartung)
stellt ein Beispiel von Gerinnung mit Tod von Zellen ohne interzellulare Fibrinanhäufung dar. Es gibt leichtere Fälle, wo von Nekrose oder Nekrobiose keine
Rede zu sein scheint, die wir somit als wachsartige Entartung bezeichnen.
Sie tritt in quergestreiften Muskeln auf: die Streifung geht infolgedessen verloren, und die Muskelfaser wandelt sich in eine homogene, schollige Masse um,
die für das unbewaffnete Auge blaß rosa oder fischähnlich aussieht. Von einer
Wiederherstellung wissen wir keine Einzelheiten.

Ob dieser Vorgang einer trüben Schwellung gleich oder analog ist, läßt sich
zur Zeit nicht beurteilen. Manchmal treffen wir eine Anhäufung von Sarkolemma-
kernen an. Ob diese vermehrt sind durch Neubildung oder indem sie einander
näher gerückt sind, wie das bei Muskelatrophie vorkommt, ist oft schwer zu entscheiden. Mitunter scheinen sie sich geteilt zu haben. ZENKER hat sie zuerst beschrieben an den geraden Bauchmuskeln, wo sie bei Typhus abdominalis auftreten
kann. Ferner kommt die wachsartige Gerinnung auch besonders in den Adduk-
toren und im Zwerchfell (STEMMLER) vor, ohne daß wir den Grund der Bevorzugung
dieser Muskeln kennen. In den wachsartigen Teilen wird der Muskel leicht zerreißlich; die geraden Bauchmuskeln des Typhuskranken können zerreißen mit Bluterguß auch in ihrer Umgebung, so daß sogar ein ausgedehntes Hämaton der Bauchwand auftritt.

Wachsartige Nekrose tritt ferner auch in anderen Muskeln und durch andere
Schädigungen auf: bei Diphtherie, bei Scharlach, nach starker Ermüdung, in der
Umgebung von Geschwülsten, von Trichinen, nach aphylaktischem Schock (BENEKE
und STEINSCHNEIDER) hat man sie beobachtet. Im letzteren Fall, ebenso nach starker

Ermüdung, ist sie vielleicht einer Schädigung durch Milchsäure in gewisser Stärke zuzuschreiben (vgl. GIDEON WELLS). Die Milchsäure bilde sich bei starker Muskeltätigkeit, beonders bei ungenügender Sauerstoffzufuhr, in reichlicher Menge und führe dann Quellung von Muskelkolloiden herbei. Etwas Sicheres wissen wir von der Pathogenese nicht. Nach R. THOMA soll auch nach gewissen Rückenmarksverletzungen wachsartige Entartung erfolgen, nach K. KURÉ und M. SHIMBO auch im Zwerchfell nach Ausrottung des Bauchsympathikus. Ähnliche Veränderungen treten ein, wenn man Muskeln durch längeres Abbinden einer Extremität teilweise zum Absterben bringt und sie dann durch Wiederherstellung des Kreislaufs reichlich von Lymphe durchströmen läßt (HEIDELBERG). Inwiefern in all diesen Fällen Identität oder nur Ähnlichkeit besteht, muß weitere Forschung lehren.

Was geschieht nun mit dem geronnenen abgestorbenen Gewebe? Totes Gewebe kann lange Zeit unverändert liegen bleiben, wie z. B. Gummaknoten, tuberkulöse Käseherde und Knochensequester bei chronischer eitriger Osteomyelitis, jahrelang. Ferner ist möglich Verkalkung, drittens Erweichung bis zur Verflüssigung (Schmelzung) mit nachfolgender Resorption oder Zystenbildung (Bildung einer Höhle mit Flüssigkeit). Resorption des festen toten Gewebes, etwa durch Wanderzellen, die als Freßzellen auftreten, ist bis jetzt nicht festgestellt, so daß wir keine Resorption ohne voraufgehende Verflüssigung annehmen, außer am Knochen durch lebendes Granulationsgewebe oder Osteoklasten in unbekannter Weise und bei Organisation (siehe unten). Aber andererseits kann sich vielleicht erweichtes Gewebe wieder eindicken und dann verkalken. Die hier genannten Veränderungen können sowohl in ,,einfach" wie in koaguliert nekrotischem Gewebe eintreten.

Nekrose, die mit Verflüssigung einhergeht, nennen wir Kolliquationsnekrose. Koagulationsnekrose kann ihr voraufgehen. Die Kolliquation (Verflüssigung) schreiben wir der Wirkung eines proteolytischen Enzyms, einer Protease, zu, und weil es hier eine Gewebslösung ist, nennen wir das Enzym zugleich ein histolytisches.

Man nennt es auch wohl als ein peptonisierendes Enzym. Weil aber gar kein oder nur wenig Pepton dabei nachgewiesen ist, sondern Albumosen entstehen, ist diese Bezeichnung nicht zutreffend. Ein solches histolytisches Enzym kann aus den toten oder absterbenden Zellen selbst freikommen (autolytisches Enzym) oder aus fremden Zellen (heterolytisches Enzym). Ein autolytisches Enzym (SALKOWSKI) findet sich — wie müssen dies annehmen — in irgendeiner Form in der lebenden Zelle, auch in Chromozyten (J. C. SCHIPPERS). Ob es während des Lebens in Form eines Präenzyms in der Zelle vorhanden ist und nach ihrem Tod durch eine Kinase wirksam (,,aktiviert") wird, oder ob es als solches schon vorhanden ist, aber in irgendeiner Weise eingesperrt, wenigstens während des Lebens gehemmt wird, wissen wir nicht. Im letzteren Fall würde die Einsperrung durch die Desorganisation der Zelle aufgehoben werden. Nach BURGE und NEILL verwehrt sich die lebende Zelle durch ihre Oxydation gegen intra- und extrazellulare Enzyme. Wie dem auch sei, das autolytische Enzym tritt erst bei oder nach dem Tod der Zelle, unter übrigens geeigneten Umständen, in Wirkung, und zwar wahrscheinlich intrazellular. Ein heterolytisches Enzym muß wahrscheinlich erst in die Zelle eindringen. Ohne eine Gleichheit in dieser Hinsicht aller heterolytischen Enzyme voraauszusetzen, wollen wir bemerken, daß ausgedehnte Proteolyse toter Stoffe inmitten von lebenden Zellen stattfinden kann ohne daß diese Zellen sichtbar geschädigt werden, während wir doch annehmen dürfen, daß das proteolytische Enzym auch mit diesen lebenden Zellen in Berührung kommt. So wird bei der Schmelzung der fibrinösen Pneumonie eine große Menge Fibrin gelöst, das nach vielen Seiten hin die lebenden Alveolenwände berührt, ohne daß dieses Gewebe geschädigt wird. Dergleichen Beobachtungen machen es wahrscheinlich, daß auch heterolytische Enzyme — vielleicht aber nicht alle — nur tote oder wenigstens schwer geschädigte Zellen angreifen können. Es ist möglich, daß eine Mikrobe, auch z. B. die Dysenterieamöbe, eine Zelle tötet und dann durch ein Enzym zu Verflüssigung bringt.

Die verschiedenartigen Zellen haben verschiedene heterolytische Enzyme. Leukozyten, besonders die gelapptkernigen, beherbergen ein heterolytisches Enzym, das unter bestimmten, noch näher festzustellenden Umständen, wirksam wird, nachdem es bei ihrem Zerfall (oder auch aus lebenden Leukozyten?) freigekommen ist. Nach BLUMENTHAL soll „Krebsepithel" ein besonders wirksames heterolytisches Enzym abgeben können, usw.

Man kann diese Enzymwirkungen einigermaßen im Brutofen studieren: Überläßt man ein Stück Leber oder eines anderen Organs bei Bluttemperatur sich selbst, so schmilzt es allmählich. Man muß dabei bakterielle Zersetzung vollkommen ausschließen, denn es gibt Bakterien, die totes tierisches Gewebe zu lösen vermögen. Daß viele Bakterien, u. a. die sog. „Fäulnisbakterien" ein proteolytisches Enzym besitzen, ersehen wir z. B. aus der Verflüssigung der festen Gelatine, die im Nährboden gebraucht wird. Bei diesen lytischen Vorgängen treten Spaltungsprodukte der Eiweißkörper auf wie Aminosäuren (Leuzin, Tyrosin, Glykokoll usw.) und die Hexonbasen Lysin, Arginin, Histidin. Bindegewebe und elastische Fasern widerstehen lange Zeit der Zersetzung. Überläßt man frischen Eiter, unter Zusatz eines Antiseptikums, sich selbst im Brutschrank bei 37⁰ C, so wird er durch Autolyse dünnflüssig und klar. Bei Autolyse entstehen Säuren. Außerdem vermag aber frischer Eiter auch heterolytisch zu wirken: Fibrinflocken und verschiedenartige Gewebe werden bei Bluttemperatur im Brutofen in demselben gelöst, aber nur tote Gewebe. Bemerkenswerterweise wird Hirngewebe in frischem Eiter nicht gelöst, während doch eben dieses Gewebe besonders leicht autolytisch zu schmelzen scheint, auch wohl durch andere Enzyme. Ersteres können wir nach dem Tode besonders am Hirn kleiner Kinder und bei der Enzephalomalazie (Hirnerweichung) usw. beobachten, letzteres bei manchen Entzündungen. Dies weist auf bestimmte Wirksamkeitsverhältnisse zwischen den verschiedenen Enzymen und den verschiedenen Geweben. Die sterile Mazeration toter Früchte, die bis 5 oder 6 Monate in der (lebenden) Gebärmutter liegen bleiben und dann allmählich aufgelöst werden, erheischt Aufklärung.

Magensaft und Pankreassaft vermögen gelegentlich Gewebe des eigenen Körpers zu erweichen und zu verdauen, wahrscheinlich aber nur totes oder geschädigtes Gewebe.

Keratomalazie ist eine mit Verflüssigung einhergehende noch unklare Nekrose der Hornhaut bei angeborener Syphilis, Tuberkulose usw.

Durch welche Wirkung Kolliquationsnekrose eintritt, ist für die verschiedenen Fälle noch zu bestimmen. Auto- wie heterolytische Enzyme kommen dabei in Betracht. Häuft sich im Gewebe einer Lymphdrüse reichlich Staubpigment, oder in Bindegewebe Pigment aus einem Melanom an, so erweichen die stark pigmentierten Zellen, so daß beim Anfassen ein rußartiger Brei an den Fingern haftet. Handelt es sich hier um Autolyse, indem das autolytische Enzym in den durch reichliche Pigmentablagerung schwer geschädigten Zellen frei und wirksam wird? Wir müssen jedenfalls die sterile Kolliquation von der eitrigen und gangränösen Schmelzung und der Verflüssigung von Käse unterscheiden.

Eine dritte Form der Nekrose ist die Mumifikation, d. h. Eintrocknung mit Verhärtung, die man auch wohl als „trocknen Brand" oder Gangraena sicca bezeichnet im Gegensatz zum „feuchten Brand", den die Gangrän (Gangraena humida) darstellt. Mumifikation kennen wir in verschiedenen Graden. Immer aber wird durch Eintrocknung das Gewebe ein ungünstiger Nährboden für Bakterien. Mumifikation gewissen Grades schließt demzufolge Fäulnis (siehe unten) aus. In Mumien hat man noch nach vielen Jahrhunderten Muskeln, Knorpel und Kerne nachgewiesen. Man redet von Brand, weil das Aussehen und die Beschaffenheit des Gewebes an die Folgen von Verbrennung erinnern. Ist das Gewebe noch ziemlich blutreich, so bekommt es, durch Umwandlung des Blutfarbstoffs, eine dunkelbraune oder dunkelgrüne bis schwärzliche oder schwarze Farbe durch Pseudomelanose (schwarzer Brand). Fehlt blutige Durchtränkung, so entsteht „weißer" Brand. Eine physiologische Mumifikation finden wir in den Veränderungen des Nabelschnurrestes des Neugeborenen, der allmählich vertrocknet, eine bräunliche Farbe annehmend. Eine demarkierende Entzündung hat die Ablösung zur Folge (KOCKEL). Pathologischer Mumifikation begegnen wir manchmal in dem senilen trocknen Brand der Zehen oder Finger, infolge von sklerotischer Verengerung oder Thrombose von Schlagadern und von schwacher Herzwirkung. Dieser „spon-

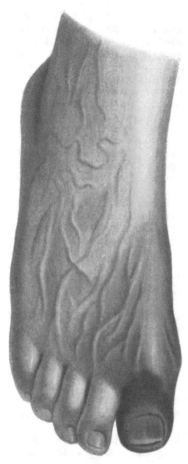

Abb. 110. Trockner Brand (Mumifikation) der großen Zehe durch Arteriosklerose bei einem 62jährigen Mann (nach KÜLBS, in MOHR und STAEHELIN, Handb. d. inn. Med., Bd. II).

tane" Brand tritt durch allmähliche Abnahme der Blutzufuhr ohne Infektion und Fäulnis ein. Er kann sich auf den Fluß und gar den Unterschenkel ausdehnen. Der Frostbrand (s. dort) zeigt ähnliche Veränderungen. Auch bei jugendlichen Individuen kann durch obliterierende, allmählich zu Ischämie führende Arteriitis Nekrose („spontaner" Brand) auftreten. Rascher Verschluß der ernährenden Schlagader führt eher zu Koagulationsnekrose mit Erweichung. Bemerkung erheischt, daß Mumifikation durchaus nicht in allen Geweben beobachtet worden ist. So hat man sie z. B. nie in Gehirn und Niere gesehen, obwohl doch alle möglichen Stufen von langsamer Schlagadersperre eben in diesen Organen vorkommen. Bei allmählicher Einschränkung der Blutzufuhr durch Arteriosklerose bzw. hyaline Entartung der Harnknäuel tritt Atrophie des Parenchyms auf. Die Empfindlichkeit des Gewebes und die Gelegenheit zu Eintrocknung sind hier zu berücksichtigen.

Kalter und heißer Brand kommen nur vor in oberflächlichen Körperteilen, deren Temperatur bedingt wird durch das Verhältnis der Wärmezufuhr aus den inneren Organen zur Wärmeabgabe an die Außenwelt. Ersterer ist die Folge einer Ischämie oder Anämie des absterbenden Gewebes, letzterer ist einer wohl immer entzündlichen arteriellen Hyperämie zuzuschreiben, wobei die Entzündung sekundär zur Nekrose oder umgekehrt die Nekrose als Folge der Entzündung oder beides durch die entzündungserregende Schädlichkeit entstanden sein kann. Bei der Ischämie werden wir weitere Einzelheiten besprechen.

Eine häufig vorkommende Mumifikation ist die Schorf- oder Krustenbildung, die an einer Haut- oder Schleimhautoberfläche auftritt, sobald nach Entfernung des Deckepithels fortwährend Verdunstung und Eintrocknung stattfinden. So z. B. nach Entfernung der Epidermis dort, wo sie eine Blase gebildet hat. Dann entsteht aus dem eingetrockneten flüssigen Exsudat („Wundsekret" bei Wunden) mit einer oberflächlichen vertrockneten, gelegentlich sogar erst durch Wasserverlust abgestorbenen Gewebsschicht eine Kruste, Borke oder Schorf.

Der Foetus papyraceus stellt auch ein Beispiel von Mumifikation eines Individuums bei eineiigen Zwillingen dar. Ein bei extrauteriner Schwangerschaft in der Bauchhöhle liegender Foetus kann absterben, mumifizieren und verkalken, sei es auch nur in seinen peripheren Teilen (Lithopädion).

Was geschieht mit nekrotischem Gewebe ferner, wenn es nicht resorbiert wird und nicht verkalkt? Dann wird es, wie z. B. bestimmte tuberkulöse oder syphilitische Käseherde, durch eine Bindegewebskapsel umgeben oder es bleibt ohne weiteres liegen oder es wird sequestriert: An der Grenze des toten Teils kommt es dabei zu einer sequestrierenden Erweichung, wodurch das tote Stück (Sequester) allmählich aus seinem Zusammenhang mit der lebenden Umgebung abgelöst und schließlich, wenn es an einer Körperoberfläche liegt, ausgestoßen wird. Der Erweichungsvorgang ist in der Regel ein entzündlicher (s. sequestrierende Entzündung).

Wird nekrotisches Gewebe nicht ausgestoßen oder ohne weiteres resorbiert, so kann es auch, ähnlich wie fibrinöses Exsudat oder wie ein Thrombus, organisiert werden, indem junges, entzündliches Bindegewebe mit Blutkapillaren (sog. Granulationsgewebe) gegen und in das tote Gewebe vordringt, es auflöst, jedenfalls es zum Schwund, zur Resorption, bringt und es zum Teil oder ganz ersetzt (S. 420).

Schließlich kann Fäulnis (Putrefactio) im nekrotischen Gewebe eintreten:

Gangrän (Sphacelus) ist Nekrose mit Fäulnis, welche ihr eine besondere Bedeutung erteilt. Leider gebraucht man „trockne" Gangrän noch immer zur Bezeichnung von Nekrose ohne Fäulnis. Wir deuten mit Gangrän nur Nekrose mit Fäulnis des toten Gewebes an. Für uns gibt es keine trockne Gangrän. Wassergehalt.

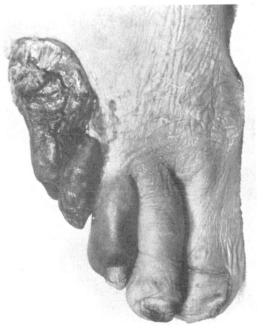

Abb. 111. Nekrose der 4. und 5. Zehe mit, und der 3. Zehe ohne Sequestrierung (Furche).

Auch Leichenfäulnis erfolgt nicht ohne gewissen

Woran erkennen wir Fäulnis in nekrotischem Gewebe, also Gangrän? An der schmutzig bräunlich — oder grünlichschwarzen Farbe, bedingt durch Schwefeleisenverbindungen, an Verflüssigung des Gewebes, gelegentlich an Gasblasenbildung in demselben (Gangraena emphysematosa), und an dem widerlichen charakteristischen fauligen durchdringenden Geruch (Gangraena foetida). Der Schwefel stammt aus zersetzten Eiweißkörpern, das Eisen aus zersetztem Blutfarbstoff. Faszien widerstehen der Verflüssigung lange Zeit, Knochen noch länger.

Was ist nun Fäulnis und wodurch tritt sie ein? Fäulnis ist hydrolytische Spaltung eines toten, organischen Stoffes, auch einer Leiche, welche zur Bildung stinkender Gase führt. Sie tritt ein durch Bakterien; PASTEUR und HELMHOLTZ wiesen nach, daß ohne Bakterien Fäulnis nicht hervorzurufen ist, ersterer, daß Eiweißfäulnis ein Zersetzungsvorgang ist wie Gärung. Fäulnis von Pflanzen nennt man Vermoderung. Ein Beispiel normaler tierischer Fäulnis stellt die Leichenfäulnis in nicht zu kalter und nicht zu trockner Umgebung dar: Gasblasenbildung unter der Haut, in verschiedenen Geweben, Gestank und Verflüssigung des Gewebes treten dabei auf. Das Gewebe löst sich gleichsam in den Gewebssäften, die zunehmen mit dem durch Spaltung entstandenen Wasser.

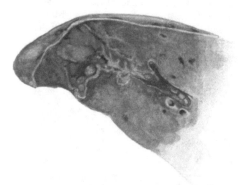

Abb. 112. Bronchogene Lungengangrän, durch Aspiration; starke Bronchitis (rote Schleimhaut). Vgl. weiter unten.

Bei der Kolliquationsnekrose tritt auch Verflüssigung, aber keine Fäulnis, kein Gestank auf. Bakterien können dabei ganz fehlen. Eine andere normale Fäulnis ist die des Darminhalts (s. dort).

Die Fäulnis ist chemisch noch nicht hinreichend untersucht; die verschiedenen Angaben stimmen nicht überein. Dies erklärt sich wohl dadurch, daß mehrere Bakterien Fäulnis zu bewirken vermögen, und zwar wahrscheinlich durch Enzyme, während die Konstellation auch im übrigen bedeutende Verschiedenheiten wichtiger Faktoren aufweist, wie die der Temperatur (Bluttemperatur ist günstig, die Temperaturgrenzen der Fäulnis sind etwa 0° und 60°), des Lichts, des Sauerstoffgehalts und des Wassergehalts. Witterungswechsel kann von Einfluß sein, während drohendes Gewitter Fäulnis fördert und Überschuß an Luft hingegen

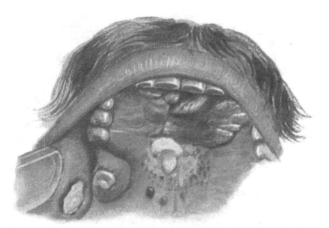

Abb. 113.   Gangräneszierende Schleimhautentzündung bei Leukämie (nach JOCHMANN, Lehrb. d. Infektionskrankheiten).

die Mumifikation begünstigen soll. Meist sind es Saprophyten, die nur in toten Stoffen zu leben pflegen und in der Luft gelegentlich auch vorkommen. Aber auch Koli-, Buttersäure- und Proteusbazillen, die als Saprophyten im Darm leben, vermögen Fäulnis zu bewirken, und die Koli- und Proteusbazillen treten gelegentlich auch als Infektoren auf. Die von verschiedenen Bakterien hervorgerufenen Eiweißspaltungen sind manchmal ungleich, wenn auch ge-

wisse Stoffe, wie Ammoniak und Schwefelwasserstoff, bei den meisten gebildet werden. Weil nun die Fäulnis in der Natur oft der Zusammenwirkung mehrerer Bakterien zu verdanken ist, versteht sich die Schwierigkeit einer einwandfreien Zerlegung des Vorganges. Vor allem, weil wir
die Zwischenprodukte der Fäulnis noch recht dürftig kennen, so daß sich der
Vorgang nur höchstens vermutungsweise darstellen ließe. Man muß mit der
Forschung der Fäulnis durch eine Reinkultur anfangen (vgl. KRUSE). Erst
nach fortgesetzter Forschung werden wir obige etwas dürftige Begrenzung
des Fäulnisbegriffes durch eine schärfere ersetzen können. Obwohl wir zwischen
Fäulnis mit üblem, ,,fauligem" Geruch und weitgehenden Spaltungen toter
organischer Stoffe ohne solche eine scharfe Grenze zu ziehen nicht vermögen,
erscheint es für den Pathologen geboten, nur putride Zersetzung mit üblem
Geruch als Fäulnis zu betrachten. Es können nämlich die verschiedenen
Konstellationen bei diesen verschiedenen Vorgängen ganz andere Bedeutungen
haben.

Man wird die Frage lösen müssen, ob jede Fäulnis auf enzymatischer Bakterienwirkung beruht, wie z. B. die essigsaure und milchsaure Gärung; und man wird die
wirksame Protease durch Auspressung aus den Bakterien zu gewinnen versuchen
müssen, wie ED. BUCHNER die Zymase darstellte. Es liegen hier mehrere Möglichkeiten vor: Ähnlich wie Pankreaszellen Trypsin bilden und während ihres Lebens
abgeben, könnten auch Fäulniserreger fäulnisbewirkende Protease abgeben, ohne
daß jedoch damit intrazellulare Tätigkeit ausgeschlossen wäre. Dann wären die
verschiedenen Enzyme auf ihre Wirkung zu prüfen. Wahrscheinlich bestehen
gewisse Unterschiede. Bei langsamer Fäulnis scheinen die Produkte am meisten
gleich zu sein. Daß wir bei dieser ungenauen Kenntnis der verschiedenen Fäulnisvorgänge zu einer Gleichstellung der Fäulnis bei Gangrän mit der Darmfäulnis
(durch Zusammenwirkung von Trypsin und Bakterien) nicht berechtigt sind, brauche
ich nicht zu betonen. Die entstehenden Stoffe und ihre Konstellationen, wozu auch
andere Faktoren gehören wie andere Stoffe, Wassergehalt usw., könnten andere
Vorgänge auslösen.

Die der Gangrän voraufgehende Nekrose mag durch verschiedene Schädigungen eintreten. Fäulnis kann sich ihr nur anschließen, wenn 1. das tote
Gewebe einen Feuchtigkeitsgrad hat, der für das Bakterienwachstum erforderlich ist; daher tritt in mumifiziertem Gewebe Fäulnis nicht ein und pflegt sie
auch in ausgetrockneten Choleraleichen und in Leichen in trockenem Sand
zu fehlen; und 2. fäulniswidrige, antiseptische Stoffe nicht in gewisser Stärke
vorhanden sind. Die Einbalsamierung einer Leiche, die Fäulnis verhütet, besteht
in Einführung in die Blutgefäße einer genügend starken antiseptischen Flüssigkeit, wie Sublimat- oder Formaldehydlösung, nach Fortspülung des Blutes.

Wir begegnen mitunter der Vorstellung, als ob eine Bakterie, wie z. B. der
Bacillus septicus, in lebendem Gewebe Fäulnis hervorruft. Es ist aber fraglich,
ob nicht dieser Bazillus des malignen Ödems (vibrion septique PASTEUR), beim
Meerschweinchen tief unter die Haut geimpft, zunächst Muskelnekrose bzw. Nekrobiose bewirkt, der sich dann Gangrän anschließt. Bekommt ein überfahrener Mensch
Gangrän im zerquetschten Gewebe, so ist die mechanische Schädigung ohne weiteres
schon als abtötende zu betrachten. Das Rind ist unempfänglich für den Bacillus
septicus, empfänglich aber für Rauschbrand (charbon symptomatique), der einer
gasbildenden Nekrose bzw. Gangrän beim Menschen ähnlich ist. Es ist jedenfalls
die Möglichkeit nicht zu leugnen, jedoch ebensowenig durch Beobachtung sichergestellt, daß lebendes Gewebe fault. Fast immer ist Gewebe vor der Fäulnis sicher
schwer geschädigt durch ein Gift, Trauma oder Ernährungsstörung usw.

Wir müssen die Wirkung anaerober und aerober Bakterien unterscheiden. Letztere bewirken oxydative Eiweißspaltungen ohne übelriechende
Stoffe, indem sie die Eiweißkörper bis in ihre Endprodukte: HOH, CO_2,
NH_0, H_2SO_4 zerlegen. Sie bewirken keine Fäulnis sondern Verwesung einer

Leiche. LIEBIG bezeichnte als Verwesung eine langsame Verbrennung organischer Stoffe durch den Sauerstoff der Luft. Eiweißstoffe können dadurch aber nicht zersetzt werden; sie müssen dazu erst einfach hydrolytisch oder durch Enzymwirkung gespalten werden. Nach RUBNER und HUNZIKER spielen Schimmelpilze dabei eine große Rolle.

Die eigentliche Fäulnis scheint durch die Wirkung anaerober Bakterien aufzutreten, mitunter gestützt durch aerobe Mikroben, die den Sauerstoff verbrauchen (vgl. Symbiose).

Man muß die obligat von den fakultativ anaeroben Bakterien unterscheiden: zu den ersteren gehört der Bacillus septicus. Zu den mehr oder weniger streng aeroben Bakterien, die Eiweiß spalten, aber keine Fäulnis bewirken, gehören die Choleraspirillen; sie bilden, ebenso wie Fäulniserreger, Indol, und reduzieren Nitrate zu Nitriten. Zu den streng aeroben Mikroben gehören die Heubazillen, die Eiweißkörper in Aminosäuren und diese in stickstofffreie Körper und Ammoniak spalten. Nach KÖNIG, SPIECKERMANN und OLIG bilden sie gelegentlich auch Schwefelwasserstoff, Merkaptane, Aminbasen, Indol, Skatol, usw.

Im Darm scheinen Anaerobier, besonders der unentbehrliche Bacillus putrificus, die Fäulnis zu bewirken, welche übelriechende Stoffe wie Fettsäuren, Indol, Skatol, H_2S, Merkaptan usw. ergibt. Sie werden dabei durch Bacillus coli und Bacillus lactis aerogenes unterstützt, indem diese den vorhandenen Sauerstoff verbrauchen, der die Tätigkeit der anaeroben Bakterien hemmt. Viel Sauerstoff oder Säure im Darm setzt die Fäulnis sehr herab. Nicht nur strenge Anaerobier, sondern auch fakultativ anaerobe Bakterien wie die der Proteus-vulgaris-Gruppe vermögen allein oder in Zusammenwirkung mit anderen Mikroben Fäulnis zu bewirken. Dabei können dann Reduktion, Oxydation und Spaltung miteinander abwechseln.

BUDAY fand bei Lungengangrän verschiedenen Ursprungs bei gleichen Gewebsveränderungen im gangränösen Gewebe Spirochäten, fusiforme und Kommabazillen außer Kokken usw. im lebenden Gewebe.

Obwohl wir die Einzelheiten der chemischen Vorgänge bei Fäulnis nicht genügend kennen, scheint das Eiweiß dabei im allgemeinen zunächst hydrolytisch gespalten zu werden. Albumosen, Peptone treten in verschiedenen Mengenverhältnissen auf, ferner Aminosäuren wie Glykokoll (Glyzin), Leuzin, Tyrosin, Tryptophan (Indolalanin). In faulendem Gewebe findet man Leuzinkugeln, Tyrosinnadeln, ferner Fettsäurenadeln, sargdeckelähnliche Kristalle von Tripelphosphat, Hämatoidinkristalle, usw. Obwohl das Eiweißmolekül noch keineswegs einen sichergestellten Bau hat, neigen ABDERHALDEN u. a. dazu, die Aminosäuren als Bausteine derselben zu betrachten. Wir lassen dies dahingestellt. Sicher hat man aber wiederholt Aminosäuren als Spaltungsprodukte von Eiweiß nachgewiesen. Daraus werden ferner Aminogruppen abgespalten, so daß einfache flüchtige Fettsäuren verbleiben wie Essigsäure aus Glykokoll, Milchsäure, Buttersäure, Propionsäure aus Alanin, Kohlensäure, usw. Außerdem entstehen aromatische Körper wie Indol, Skatol, Kresol, Phenol usw.; ferner Grubengas (CH_4), anorganische Verbindungen und Elemente: H_2S, NH_3, PH_3, HOH, H_2 und N_2. Diese Stoffe entstehen in wechselnden Mengenverhältnissen, je nach der Konstellation: Sauerstoffreichtum, Temperatur, Licht, Feuchtigkeitsgrad, usw.

Mit obigem haben wir jedoch noch nicht alle bei Fäulnis entstehende Stoffe angedeutet. Es müssen noch Ptomaine erwähnt werden, basische Stoffe, die von BRIEGER gesetzmäßig untersucht und auch ohne Fäulnis, z. B. in Cholerakulturen, nachgewiesen wurden. Vielleicht entstehen welche synthetisch aus Spaltungsprodukten. Sie treten in so geringer Menge auf, daß ihre Charakteristik hochgradig erschwert ist (VON FÜRTH). Im normalen Darminhalt hat man sie nicht gefunden. Es gibt giftige und ungiftige Ptomaine. Es sind meist Amine und Diamine, die man auch wohl als „Fäulnis-“ oder „Leichenalkaloide“ andeutet. So hat BRIEGER das Kadaverin und das Putreszin, beide sehr giftig, abgesondert. Das Kadaverin ist Pentamethylendiamin: $NH_2 . CH_2 — (CH_2)_3 — CH_2 . NH_2$.
Putreszin ist Tetramethylendiamin: $NH_2 . CH_2 — (CH_2)_2 — CH_2 . NH_2$.

Bei Fäulnis von Fleisch, Fisch, Leichen entsteht das sehr giftige Trimethyl-vinylammoniumhydroxyd oder Neurin: $(CH_3)_3—NOH$. $CH = CH_2$, offenbar ein ungesättigter Körper, der nach BRIEGER durch Bakterienwirkung aus Cholin ent-stehen soll, und das ebenfalls sehr giftige, auch in Pflanzen vorkommende Muskarin (das Aldehyde des Cholins) oder Trimethylammoniumacetaldehyd: $OCH . CH_2$. $N(CH_3)_3 . OH$. Durch solche Gifte entstehen die Fleisch-, Wurstvergiftungen, usw. (s. dort). Sehr wichtig ist das von FAUST dargestellte starke Bakteriumgift Sepsin: $C_8H_{14}N_2O_2$. Diese Gifte sind keine „Toxalbumine", weil sie sich nicht in gewissen Reaktionen wie Eiweißkörper verhalten.

Fäulnisbakterien können Selbstmord begehen, sobald gewisse, von ihnen gebildete antiseptische Stoffe wie z. B. Phenol, sich bis zu gewisser Stärke anhäufen. In ihrem Nährboden, bzw. im toten Gewebe, können sich dann aber Stoffe angehäuft haben, die den lebenden Geweben schädlich sind. Sie können in das anstoßende lebende Gewebe diffundieren und es abtöten, es so zur Gangrän vorbereitend.

Wann tritt nun Gangrän, also Fäulnis nekrotischen Ge-webes, ein?

Im allgemeinen fördern Diabetes mellitus, chronischer Alkoholismus und ungenügen-der Blutkreislauf gewissen Grades nicht nur Nekrose, sondern auch Gangrän. Schon schwache stumpfe Gewalt kann dann zu Nekrose bzw. Gangrän führen. Aus einem Geschwür mit in gewissem Grade herabgesetztem Kreis-lauf, wie aus einem Deku-bitalgeschwür, kann Gangrän entstehen. Welche Rolle da-bei die Sauerstoffarmut, die Kohlensäureanhäufung, ein anderer Alkaligehalt des Blutes

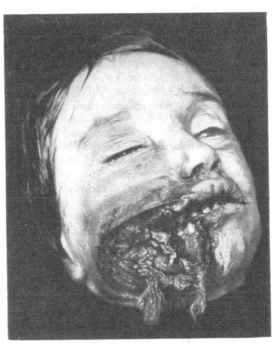

Abb. 114. Noma (Wasserkrebs).

und andere Konzentration verschiedener beim Stoffwechsel entstehenden Stoffe spielen, muß noch näher ermittelt werden. Früher, namentlich vor der anti- und aseptischen Wundbehandlung, war Gangraena nosocomialis in-folge von ungeeigneter Wundbehandlung nicht selten. Schließlich kann starke mechanische Gewalt, wie z. B. Überfahren, auch bei einem normalen Menschen zu Gangrän führen.

Eine besondere Form der Gangrän ist die Noma (Stomatitis gangraenosa), unrichtig: „Wasserkrebs", weil sie mit Krebs nichts zu tun hat. Sie kommt besonders bei schlecht genährten, heruntergekommenen Kindern vor, im Verlauf einer schweren Krankheit oder ohne solche, seltener bei Erwachsenen. An einer umschriebenen Stelle der Wangenschleimhaut, meist in der Nähe eines Mund-winkels entsteht eine etwa haselnußgroße Härte. Die Schleimhaut wird dunkel-bläulich, die Haut anfangs rot, dann bräunlich oder grünlich, später schwärzlich. Die Oberhaut erhebt sich zu einer Art Brandblase, die nach Berstung von Schorf-bildung gefolgt wird. Übler Geruch macht sich bemerkbar. Nach Abstoßung der

Schorfe bleibt ein Loch in der Wange zurück. Von hier aus schreitet Zerstörung der Wange rasch in großer Ausdehnung fort. Ohrmuschel und Kiefer können absterben, wobei die Zähne ausfallen. Noma kann auch von Karunkel und Tränensack ausgehen nach einem scheinbar harmlosen Beginn. Der Tod folgt meist. Verschiedene Bakterien, wie die fusiformen Bazillen von PLAUT-VINZENT, auch der Diphtheriebazillus (in Vereinigung mit anderen Bakterien?) können Noma hervorrufen; man hat sie wenigstens bei Noma nachgewiesen. Vielleicht hat BAUM-GARTEN, wenigstens oft, Recht mit der Annahme einer sekundären Gangrän auf dem Boden einer durch einen schlechten Ernährungszustand geschaffene Nekrose.

Auch in inneren Organen kann Gangrän auftreten. So kennen wir eine Gangrän der Darmschleimhaut bei Dysenterie, im Verlauf von chronischer Obstipation, Lungengangrän, usw. Gangraena pulmonis tritt nur in schwer geschädigtem Lungengewebe ein, z. B. im Anschluß an fibrinöse Lungenentzündung bei Potatoren; an putride Bronchitis (d. h. Gangrän der Bronchialschleimhaut), z. B. bei Bronchiektasie, wobei Lungengewebe durch angehäufte giftige Stoffe geschädigt wird, von einer tuberkulösen Kaverne mit gangränöser Wand aus in ähnlicher Weise; nach stumpfer Gewalt, durch Aspiration von Mageninhalt oder nach Durchbruch eines periösophagealen Abszesses oder einer gangränös erweichten Höhle bei Krebs der Speiseröhre; oder embolisch durch Einschleppung in ein Lungengefäß eines Stückes verjauchten Thrombus, z. B. von einer Gebärmuttergangrän aus. Schlechte Luft und ungenügende Ernährung fördern den Lungenbrand (TALMA). Der durchdringende üble Geruch kann den Kranken zu Selbstmord führen, wie ich beobachtete. Gangrän auf dem Boden eines Lungen- oder Gebärmutterkrebses ist nicht selten.

Die gangränöse Verflüssigung des Gewebes führt zur Bildung einer Höhle, gefüllt mit einer höchst übelriechenden, mißfarbigen Jauche, vermischt mit Gewebsfetzen. Von der Wand ragen gangränöse Fetzen in die Höhle hinein. In anderen Fällen wird das gangränöse Gewebe durch demarkierende Entzündung von der Umgebung abgelöst. Wir kommen hierauf bei der demarkierenden Entzündung zurück.

Gangrän kann ausheilen aber auch, sogar stürmisch („gangrène foudroyante") besonders unter Mitwirkung des Bac. septicus, zum Tode führen. Heilung erfolgt unter günstigen Umständen nach Ausstoßung des gangränösen Sequesters oder nach Resorption des verflüssigten Gewebes oder nach chirurgischem Eingriff. Junges Bindegewebe dringt in den beiden ersten Fällen in die entstandene Höhle ein, wie bei sekundärer Wundheilung. Nicht nur die Ausdehnung sondern wahrscheinlich auch die Bildung giftiger Stoffe in verschiedener Stärke, ferner die Empfänglichkeit des Kranken für das betreffende Gift und seine Widerstandsfähigkeit beeinflussen den Verlauf. Gangrän breitet sich in das anstoßende lebende Gewebe aus, indem Gift aus dem gangränösen Gewebe hinein gelangt und es zur Nekrose bringt, dadurch den Boden für Fäulnis bereitend.

Außerdem sind noch andere Faktoren, Verwicklungen, von Einfluß auf den Verlauf: In erster Reihe kommen Infektionen in Betracht, die schon vor der Gangrän bestanden, oder zugleich mit ihr oder nach ihr auftreten. Ferner kann allgemeine Vergiftung durch Fäulnisprodukte auftreten, die als Saprämie zu bezeichnen ist ($\sigma\alpha\pi\varrho\acute{o}\varsigma$ = faul). Diese Saprämie wird auch wohl als Sepsis oder Septikämie angedeutet. Sie ist jedoch von anderen Zuständen, die ebenfalls zu den septischen (s. dort) gehören, zu unterscheiden, wenn auch der klinische Unterschied nicht immer leicht oder gar möglich ist. Saprämie ist somit ein allgemeiner Vergiftungszustand, der eintritt, sobald giftige Fäulnisprodukte sich in so starker Konzentration im Blut angehäuft haben, daß sie lebenswichtige Organe in krankhaftem Maße schädigen. Ohne Gangrän somit keine Saprämie. Man nennt Saprämie auch wohl putride Intoxikation.

16. Kapitel.

Ausfall und Ablagerung von Salzen.

Nicht nur im Gewebe, sondern auch an einer Oberfläche oder in einem Hohlraum des Körpers können Salze ausfallen und abgelagert werden, und zwar in kristallinischer Form oder körnig-amorph. Solche Salze können das Gewebe infiltrieren, „inkrustieren". Wird es infolgedessen steinhart, so reden wir von Petrifikation, Versteinerung, und wenn es Kalksalze sind, von Verkalkung oder Verkreidung. Es können sich mehrere Salze derselben oder verschiedener Säuren nebeneinander finden. So treffen wir oft phosphor- und kohlensaures Kalzium neben Magnesiumsalzen an. Dies ist nicht Entartung, denn die Salze entstehen nicht aus Zellbestandteilen, sondern sie werden aus dem Gewebesaft bzw. Blut in gewöhnlich bereits geschädigtes Gewebe gefällt. Eine normale Zelle enthält die für Salzbildung erforderlichen Stoffe nur in geringer Menge. Lagern sich Salze frei an einer Körperoberfläche oder in einem Hohlraum ab, so entsteht ein Konkrement (kleinere Gebilde) oder ein Stein, calculus (größere Gebilde). Sandförmige Gebilde nennt man Sand oder Grieß. Allerdings findet auch hierbei wahrscheinlich immer zunächst Ablagerung in toten organischen Stoff als Kern oder Skelett (Schleim, Epithel, Gerinnsel, Thrombus usw.) statt und lagern sich dann um diesen Kern allmählich mehr Salze ab, wie wir weiter unten näher besprechen werden.

Man kann Kalziumsalze durch die Gipsreaktion nachweisen: durch Hinzufügung von H_2SO_4 entsteht $CaSO_4$ (Gips); oder man löst die Kalziumsalze durch HCl: aus $CaCO_3$ bilden sich CO_2-Blasen; fügt man dann oxalsaures NH_3 hinzu, so entstehen feine Oktaeder von oxalsaurem Kalk.

Phosphorsaurer und kohlensaurer Kalk binden Hämatoxylinalaun stark und färben sich blau, oxalsaurer Kalk jedoch nicht. Auch Karmin und andere Farbstoffe werden leicht von Kalksalzen gebunden, sogar in einem durch eine Säure (HNO_3) „entkalktem" Gewebe, das dann wohl noch Kalkreste enthält oder in bestimmter noch unbekannter Weise verändert ist. Silbernitrat bildet schließlich eine schwarze Silberverbindung aus farblosen Körnchen phosphorsauren Kalkes, der sich meist in abgelagerten Kalksalzen findet (VON KOSSA). Silberphosphat ist gelb. Man sagt oft Kalk (CaO) statt Kalziumsalze.

Ablagerung in Gewebe.

Physiologisch ist die **Kalkablagerung** im osteoiden Gewebe bei der Knochenbildung. Auch die in der Glandula pinealis, in den Plexus chorioidei, die zur Entstehung des Hirnsandes (acervulus cerebri) führt und die Kalkablagerung in den Otolithen, ist als physiologisch zu betrachten. Ebenso die senile Verkalkung von Kehlkopf- und Rippenknorpeln.

Pathologisch wird eine solche Verkalkung durch zu starke Dimensionen. So soll bei Magenkrebs besonders starke Verkalkung von Rippenknorpeln auftreten. Ferner kann pathologische Verkalkung überall stattfinden. Wir finden sie vorzugsweise in Bindegewebe, Knorpel, elastischen Fasern, aber auch in Muskelgewebe und Epithel, ferner in Hyalin und Kolloid (Abb. 75 u. 115). So kann sich eine Schlagader durch Inkrustierung ihrer Muskelschicht in eine starre Röhre umwandeln. Und im Epithel der Niere können sich bei Sublimatvergiftung rasch Kalksalze in erheblicher Menge anhäufen. Zunächst erscheinen feine, stark lichtbrechende Körnchen, die zusammenschmelzen können. Sie lösen sich nicht in Äther oder Alkohol, sondern zeigen die oben genannten Reaktionen. Mitunter begegnen wir, z. B. in einer Gehirnschlagader, einer Anhäufung kleiner Kügelchen. In der hyalin entarteten, verdickten Intima einer Schlagader kommt es oft zur Verkalkung.

23*

Wodurch, unter welchen Umständen, findet Kalkablagerung statt ? Von vornherein gibt es, wie bei jeder Ablagerung eines Salzes überhaupt, drei Möglichkeiten: Änderung der allgemeinen oder der örtlichen oder beider Löslichkeitsverhältnisse führt zur Ablagerung. Physikochemische Faktoren spielen also eine Rolle. Ersteres wäre z. B. möglich, indem der Gehalt des Blutes an Kalkverbindungen steigt, so daß an bestimmten Stellen im Körper der Sättigungsgrad durch örtliche Umstände überschritten und das Gewebe vielleicht durch den hohen Kalkgehalt geschädigt wird. Der Kalkgehalt des Blutes kann zunehmen durch Abnahme des Blutwassers, aber auch durch vermehrte Aufnahme von Kalk, und zwar vom Magendarmkanal oder von irgendeinem Gewebe aus. Schon VIRCHOW hat Überladung des Blutes

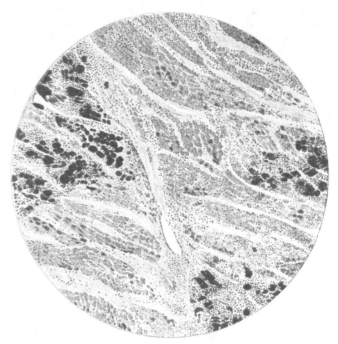

Abb. 115.   Postdiphtherische Herzveränderungen: Karyolyse und Myolyse (Nekrose), Lymphozytenanhäufungen. Verkalkung (blaue Schollen).   Die roten Flecke sind Fetttröpfchen, rot durch Sudan III (nach JOCHMANN, Infektionskrankheiten).

mit Kalksalzen und der zufolge „Kalkmetastase" angenommen, nämlich dann, wenn Knochen schwindet und damit Kalksalze zur Resorption gelangen. Eine solche Knochen- und Kalkresorption sollte z. B. durch Karies oder Druck einer Geschwulst eintreten. Bei Halisteresis ossium (wörtlich: Salzberaubung der Knochen) bei Osteomalazie oder im hohen Alter findet ebenfalls Lösung und Resorption von Knochenkalksalzen statt. Wir wissen aber nichts von den dabei wirksamen physikalischen und chemischen Faktoren. M. B. SCHMIDT nennt Abscheidung der Kalksalze in normalen Geweben als Folge einer Veränderung des Kalkstoffwechsels Kalkgicht (vgl. Gicht). Nun konnte aber VON KÓSSA bei Hunden und Kaninchen durch Überladung des Blutes mit Kalksalzen ohne weiteres keine .Verkalkung hervorrufen, während RÜDEL und REY nach subkutaner Einspritzung leicht löslicher Kalksalze nur vermehrte Kalkausscheidung durch Nieren und Dickdarm, aber keine Verkalkung feststellen konnten. Obwohl wir von vornherein einem hohen Kalkgehalt des Blutes eine gewisse Bedeutung für Verkalkung zuerkennen müssen, genügt derselbe ohne weiteres offenbar nicht oder nicht immer. Dazu muß noch eine gewisse örtliche Disposition des Gewebes hinzukommen. von Kóssa vermutet, daß eine gewisse Eiweißverbindung vorhanden sein muß, wie sie in „hyalinen" und „kolloiden" Stoffen vorkommt. Nach Hofmeister und Tanaka wird aber Übersättigung der Gewebe mit Kalksalzen ohne vorbereitende Veränderungen von Verkalkung gefolgt. Andererseits bewirken besonders die Salze der schweren Metalle (Blei, Wismut, Quecksilber), unter den Metalloiden nur Jod, vielleicht auch Arsen, unter den organischen Verbindungen das Aloin und das Jodoform, Verkalkungen. Viele andere Stoffe erwiesen sich ohne Wirkung. Vielleicht wurde das Gewebe in den gelungenen Versuchen hinreichend in bestimmter Richtung geschädigt. Übrigens kann Verkalkung unter den gleichen Umständen beim einen Tier (Kaninchen) eintreten wie beim anderen (Hund) ausbleiben. Askanazy hat auf das Vorkommen schwer veränderter Nieren bei Kalkmetastase hingewiesen, was um so mehr auffällt, weil annähernd 96 % der gesamten Kalkausscheidung durch den Dickdarm erfolgt (Froböse).

Im allgemeinen tritt Verkalkung vor allem ein in totem oder nahezu leblosem Stoff. M. B. Schmidt nennt eine Kalkablagerung in ein geschädigtes Gewebe dystrophische Verkalkung. Bilden denn gewisse tote Stoffe besonders leicht unlösliche Kalkverbindungen? Wir wissen es nicht. Dies geschieht offenbar oft auch dann, wenn kein Grund für die Annahme einer vermehrten Kalkzufuhr vorliegt; ja, wenn wir sogar eher eine Herabsetzung derselben, wie in totem Gewebe mit verringerter Blut- und Lymphzufuhr annehmen müssen. Da kommt es also auf eine Änderung der örtlichen Löslichkeitsverhältnisse ohne weiteres an. Vielleicht kommt hier in Betracht, daß Kohlensäure ein Lösungsmittel ist für kohlensauren und phosphorsauren Kalk, und in totem Gewebe keine freie Kohlensäure nachweisbar ist. Lichtwitz, in dessen Schrift man weitere Einzelheiten über die physikochemischen Faktoren findet, schreibt die Verkalkung nekrotischen Gewebes der Kolloidfällung zu. Die Kolloide der Körpersäfte erhöhen die Löslichkeit der Kalksalze über die in Wasser. Fallen sie aus, so sinkt die Löslichkeit und es fallen die schwerlöslichen Salze, die durch Diffusion in das Gewebe gelangen, aus. Dadurch nimmt die Konzentration im Saft verkalkenden Gewebes ab, und neue Diffusion mit neuem Ausfallen folgt. Dieser Vorgang wiederholt sich, solange Austausch von Wasser und Salzen zwischen dem verkalkenden Gewebe und den Körperflüssigkeiten besteht, bis zur völligen Versteinerung.

Die neueren Untersuchungen haben immer mehr die Rolle physikochemischer Faktoren bei der Verkalkung in den Vordergrund gerückt (vgl. Hofmeister, Wells), und zwar eine Adsorption von Kalksalzen an die Interzellularfasern oder den interzellularen Kittstoff oder an tote Stoffe überhaupt, an Hyalin und Kolloid, fast nie jedoch an Amyloid, an die elastischen Fasern der mittleren und kleineren Blutgefäße und des Lungengewebes (Kockel und Kischensky); sogar normale elastische Fasern sind als nahezu toter Stoff zu betrachten (S. 55). So kann es nicht wundernehmen, daß auch Verkalkung der Trichinellen (ein sicheres Zeichen ihres Todes) der Verkalkung ihrer Kapseln folgt (Leuckart). Aber auch in Zellen tritt Kalkablagerung ein, wie in Epithelzellen der Nieren, des Magenfundus, der Leber, in Ganglienzellen des Gehirns sowie des Rückenmarks, in Muskelfasern des Herzens und anderen Muskeln. Findet auch hier eine Adsorption von Kalksalzen an tote Teilchen, Granula oder andere, statt? Manchmal haben wir Grund, es anzunehmen, so z. B. für die Ablagerung von Kalksalzen in den durch Hg-Vergiftung schwer geschädigten, nekrobiotischen oder nekrotischen Epithelzellen der Niere. Aber wie versteht sich dann das Ausbleiben der Verkalkung in einer durch Chloroform, Sepsis oder Diphtherie gleichfalls schwer geschädigten Niere? In welcher Hinsicht unterscheiden sich die in diesen Fällen wirksamen Konstellationen? LITTEN sah nach zweistündiger, VON WERRA sogar nach einstündiger Abklemmung der Nierenschlagader Kalkablagerung im Nierenepithel, welche jedoch wieder schwinden kann. VON KÓSSA sah eine starke Versteinerung der Niere im Laufe von 3 Wochen nach der Unterbindung von Arterie, Vene und Harnleiter. Verkalkung tritt auch in manchen tuberkulösen und syphilitischen Käseherden auf. Es ist aber keineswegs klar, wodurch sie in anderen ausbleibt. Wir dürfen somit einerseits annehmen, daß Verkalkung häufig in ganz oder nahezu totem Stoff erfolgt; nicht aber daß sie immer erfolgt, auch nicht, daß Verkalkung lebenden Gewebes ausgeschlossen ist. In dieser Hinsicht müssen wir jedoch bedenken, daß die elastischen, vielleicht auch die kollagenen Fasern nahezu tot sind, obwohl wir sie im lebenden Gewebe als lebend zu betrachten pflegen. So ist die Möglichkeit näher zu untersuchen, ob bei Verknöcherung die Kalkablagerung in (nahezu) toten Stoffen des osteoiden Gewebes auftritt. Selbstverständlich schließt Adsorption nachträgliche, sekundäre chemische Wirkung nicht aus.

Man hat jedoch, wie wir oben sahen, durch künstliche Erhöhung des Kalkgehalts des Blutes einigemal Verkalkung auftreten sehen. KATASE machte bei Kaninchen, die kalkreiches Blut haben, die eine Niere hydronephrotisch durch Unterbindung ihres Harnleiters; als er dann eine Kalksalzlösung ins Blut einführte, erfolgte eine starke Kalkablagerung in die Gewebe, vor allem in Lungen, Magen, Schlagadern und Nieren. Dies sind gerade die Organe, die schon nach VIRCHOW beim Menschen Sitz der Kalkmetastase sind. Wir verstehen diese Erscheinung noch nicht. KÜTTNER betonte, daß gerade die kohlensäurearmen Gefäße, nämlich die Schlagadern des großen Kreislaufs und die Lungenvenen, verkalken, worauf ASKANAZY ergänzend auf den Umstand hinwies, daß nur der Magenfundus, der allein Salzsäure absondert, sowie die Niere verkalken, wahrscheinlich indem sie durch Zunahme der Alkaleszenz ihres Gewebes (infolge der Säureabgabe) die Ausfällung der Kalksalze fördern. Wie haben wir dann aber die Ausfällung in autolytischem Gewebe zu verstehen, wo oft (oder immer?) eben Säuren entstehen? Bloß aus einem niedrigeren Säuregehalt?

Ob die Kalkmetastase beim Menschen noch Knochenzerstörung (Calcinosis interstitialis KRAUSE, C. universalis VERSÉ) je in normale Gewebe erfolgt oder ob dieses zuvor schon geschädigt war, läßt sich noch nicht entscheiden. Es handelt sich in der Regel um schwere Krankheitsfälle. Aber auch die Versuchstiere sind wohl immer kräftig angegriffen. Außerdem ist Schädigung des Gewebes durch einen sehr hohen Kalkgehalt des Blutes nicht ausgeschlossen. Wir müssen mehr chemische und physikochemische Einzelheiten abwarten.

Für das Verständnis der pathologischen Verkalkung dürfte von Bedeutung sein, daß sich mit Ausnahme der Verkalkung des nekrotischen Fettgewebes bei bzw. in dem Pankreas — wobei sich etwa 30 Prozent Kalkseifen findet (neben ebensoviel Kalziumkarbonat und etwa 40 Prozent Kalziumphosphat) — sonst immer, genau so wie den physiologischen Verkalkungen (Knochenerde) eine Mischung von 15—10 Prozent Kalziumkarbonat und 85—90 Prozent Kalziumphosphat findet, wozu außerdem ungefähr 1 Prozent Magnesiumphosphat kommt.

Jedenfalls ist Verknöcherung, wobei sich Bindegewebe zunächst in osteoides Gewebe, und dieses dann durch Ablagerung von Kalksalzen in Knochengewebe umwandelt (vgl. Metaplasie) als Lebensvorgang scharf von Verkalkung zu unterscheiden.

Auch im kolloiden Inhalt einer Zyste kann Ablagerung von Kalksalzen auftreten, nach BAUM entstehen dadurch die Kalkkörperchen, die in der Niere auftreten können. Ferner im Herzmuskel. In Bauchmuskeln in der Nähe einer Laparotomiewunde tritt mitunter schon nach 13 Stunden Ablagerung von Kalksalzen auf, die zwischen dem 9. und 20. Tag nach der Laparotomie ihren Höhepunkt erreicht. Die Querstreifung der Muskelfasern kann trotz der Verkalkung bewahrt bleiben, wie bei Nekrose mit Kernverlust (MARCHAND u. a.). Skelettmuskeln zeigen nicht selten Knochenbildung (Myositis ossificans, vgl. Metaplasie). Auch sei hier das Psammom (Sandgeschwulst) erwähnt, das an den Plexus chorioidei der Hirnkammern, an deren Auskleidung, an den Hirn- und Rückenmarkshäuten, auf der Hodenkapsel, im Eierstock, Thymus und Lymphdrüsen gefunden wird. Es ist eine bindegewebige. Geschwulst (Fibrom, Fibrosarkom, Myxom, Endotheliom), in dem sich unter besonderen Umständen Kalksalze ablagern. Schließlich kommt ein „Kalkinfarkt" in Papillen der Nierenpyramiden vor, ähnlich wie der Harnsäureinfarkt: in den Röhrchen finden sich dabei Kalkzylinder, während das bindegewebige Gerüst mit Kalksalzen inkrustiert sein kann.

Um einen Kalkherd bildet sich oft eine bindegewebige Kapsel, die hyalin entarten und verkalken oder aber verknöchern kann. Es ist dann aber auch möglich, daß das verkäste Innere eines bindegewebigen Herdes verkalkt, so daß ebenfalls eine bindegewebige Kapsel um einen Kalkherd sich findet. Die Pathogenese solcher älterer Herde ist oft unsicher. In anderen Fällen kann das einen Kalkherd umgebende Gewebe eben erweichen und der Herd gelockert werden. So kann z. B. ein freier „Lungentsein" (s. unten) entstehen. Ob pathologischer Kalk im menschlichen Gewebe je zu Resorption gelangt wie ein ins Gewebe eingeführter Elfenbeinstift, wissen wir nicht.

Beachtenswert ist der von R. SCHNEIDER (bei niederen Tieren), GIERKE, SCHMORL u. a. nachgewiesene hohe Eisengehalt (wenigstens starke „Eisenreaktion") in fötalen Knochen, besonders an der Epiphysengrenze, am Periost, wo die Knochenbildung am stärksten ist. Auch in verkalktem Plazentargewebe, in verkalkten Ganglienzellen, in Epithelzylindern (der Niere) bei Sublimatvergiftung wurde starke Eisenreaktion festgestellt, außerdem Farbreaktionen verkalkten Gewebes, obwohl sie nicht verkalkt waren. Verkalkte Thromben und normale Knochen (nach der Geburt) erwiesen sich als eisenfrei. Die Bedeutung dieser Befunde ist unklar, schon deshalb, weil die Bedeutung der angewandten Reaktionen nicht sicher genug ist. Einige Forscher (HUECK, NÖSSKE, SUMITA) betonen, daß Kalk aus den Konservierungs- und Gewebsflüssigkeiten gelöstes Eisen in sich aufnimmt. Eine Eisenablagerung scheint bei der normalen sowie abnormen Knochenbildung und Verkalkung überhaupt Bedeutung haben zu können (vgl. auch ELIASCHEFF).

Besonders saures **harnsaures Natrium**, aber auch Harnsäure, werden bei Gicht manchmal in Gewebe abgelagert. Daneben finden sich gewöhnlich kohlensaure und phosphorsaure Salze. Solche Ablagerungen kommen besonders in Nieren, Haut, Sehnen, Sehnenscheiden, Gelenkbändern, Gelenkknorpeln, Schleimbeuteln vor, aber vor allem im ersten Metatarsophalangealgelenk. Die genuine Schrumpfniere, eine Form chronischer Nierenentzündung, soll in einem Teil der Fälle gichtischen Ursprunges sein, ohne daß wir jedoch etwas von der Pathogenese anzugeben vermögen. Dies gilt auch für vermeintlich gichtische Myokarditis.

Von der Ablagerung in und um Gelenke wissen wir, vor allem durch EBSTEIN, FREUDWEILER und HIS, etwas mehr; wahrscheinlich können abgelagerte Urate Entzündung mit oder ohne Nekrose bewirken (s. Gicht).

Konkrement- und Steinbildung.

Im Körper oder an einer Körperoberfläche frei liegende, vom Körper gebildete harte Gebilde, also Konkremente und Steine können aus verschiedenen Salzen bzw. anderen Stoffen bestehen, zum Teil abhängig von ihrem Entstehungsort, wie z. B. Gallensteine in den Gallenwegen, harnsaure und oxalsaure Steine in den Harnwegen. Die meisten Steine bilden sich in einem hohlen Organ oder in einer Röhre. Es gibt aber harte Körper, die durch Salzablagerung in Gewebe entstehen, zunächst fest im Gewebe liegen und später Steine werden, indem sie gelockert und frei werden. So z. B. die Lungensteine, die sog. Broncholithen, die losgestoßene verkalkte, meist tuberkulöse Knötchen sind. Phlebo- und Arteriolithen sind verkalkte und dann losgestoßene Stücke eines Thrombus usw. Andererseits können freie Konkremente durch wachsendes Gewebe mit der Umgebung verbunden werden.

Steine können eine sehr verschiedene Form und Größe, eine glatte oder rauhe, sogar stachelige Oberfläche haben. Finden sich mehrere Steine nebeneinander in einer Höhle — wie z. B. Gallensteine in der Gallenblase — so können sie durch gegenseitigen Druck und Reibung einander „facettieren", abflachen. Daß die Härte nicht immer gleich ist, wurde oben schon bemerkt; auch das spezifische Gewicht kann sehr verschieden sein. So sind Cholesterinsteine leicht, Uratsteine schwer. Phosphatsteine sind meist bröcklig.

Sehr wichtig ist der Bau eines Steines, obwohl er bis jetzt den Ursprung der Steinbildung noch nicht gelehrt hat. Ein Stein kann im allgemeinen gleichmäßig (selten) oder in mehr oder weniger konzentrischen Schichten, mit radiärer Streifung oder ohne solche, gebaut sein. Er kann auch z. B. im Innern radiär, im äußeren Abschnitt rein schichtweise gebaut sein. Es kann der ganze Stein aus nur einem oder (häufiger) aus mehreren inkrustierenden Stoffen bestehen, z. B. aus einem Innern von harnsauren Salzen mit einem Kalkmäntel oder aus einer mehr gleichmäßigen Mischung zweier oder mehrerer Stoffe. Physikochemische Faktoren spielen eine große Rolle bei der Steinbildung und bei ihrem Bau. Zunächst ist erforderlich ein Steinkern („Kristallisationszentrum"), der endo- oder exogen sein kann. In und an diesen lagert sich unter geeigneten Umständen Salz aus der Flüssigkeit ab, so daß der Stein entsteht und allmählich, durch fortgehende Ablagerung von Salz, größer wird. Im allgemeinen wird Steinbildung durch Stauung, d. h. Ruhe der salzhaltigen Flüssigkeit, durch erschwerten Abfluß, gefördert. Übrigens hat jeder Kristall, jedes Sediment in sonst normalem Harn ein Gerüst (E. PFEIFFER, MORITZ u. a.).

Die Inkrustation des organischen Steingerüstes zeigt Analogie oder gar Übereinstimmung mit den oben erwähnten Gewebsinkrustationen einerseits und mit Kristallisation andererseits. Diese wird ja durch Berührung des gelösten Salzes in der Flüssigkeit mit fremden Körpern oder Stoffen gefördert, so daß sich Kristalle an Fremdkörperchen ansetzen; und toter Stoff oder stark veränderter Stoff ist als fremd zu betrachten. Fortgesetzte Forschung ist hier abzuwarten.

Seitdem EBSTEIN (1884) ein organisches Gerüst als Kern in Urat- und Kalksteinen nachgewiesen hat, haben andere Forscher dasselbe in anderen Steinen festgestellt mit Ausnahme der Zystin- und Xanthinsteine. Durch Lösung der Salze bekommt man das Gerüst frei und kann man es, sogar nach Einbettung in Celloidin, mikroskopisch untersuchen. Das Gerüst besteht in den verschiedenen Fällen aus verschiedenartigen organischen Grundstoffen: So besteht Zahnstein (Weinstein oder Tartarus dentium) aus einem Gerüst von Epithelzellen, Schleim, Speiseresten, toten Pilzen, besonders Leptothrix usw., das mit phosphorsaurem und kohlensaurem Kalk inkrustiert ist zu einem gelblichen, braunen ja schwärzlichen steinartigen Stoff, der das Zahnfleisch durch Druck zu Atrophie bringt. Die im Darm vorkommenden Enterolithen haben ein Gerüst von pflanzlichen Speiseteilen oder eingedicktem Kot oder einem Fruchtkern oder von verschluckten Haaren — „Bezoare" oder Aegagropilae nennt man diese Haarsteine, die bei Pferd und Gemse kindkopfgroß werden können. Und in diesem verschiedenartigen Gerüst oder um dasselbe herum lagern sich phosphorsaure Ammoniakmagnesia, phosphorsaurer Kalk und Karbonate in wechselndem Verhältnis ab. Nabelsteine entstehen durch Inkrustation von Epithel, Haaren, Schmutz usw. Präputialsteine können entstehen durch Inkrustierung von verhärteten Smegmamassen (Smegmolithen), die Epithelzellen, Hauttalg, auch tote Bakterien enthalten mit wenig Kalk und Ammoniakphosphat; oder es sind Steine, die im Präputialsack aus Harnsalzen sich bilden (Balanolithen). Es gibt Steine, die nach Genuß von Arzneimitteln entstehen wie die Magnesia-, Schellack- und Salolsteine (H. LEO). Mitunter kommen im organischen Gerüst auch Exsudatreste vor, wie Fibrin, Leukozyten.

Größere klinische Bedeutung können besonders Gallen- und Harnsteine gewinnen. Sie sind am meisten untersucht.

Gallensteine können, sogar in größerer Zahl (bis über 100) ohne Störung während des Lebens sich in der Gallenblase, besonders bei Frauen anhäufen.

Der Gallenstein kann klinische Bedeutung gewinnen, indem er Gallenwege verengert oder abschließt, oder indem er Entzündung ihrer Schleimhaut und gar ihrer tieferen Wandschichten erregt. Diese Entzündung kann eitriger Natur sein, sekundäre Infektion, besonders vom Darm aus, kann hinzukommen. Es kann eine eitrige Entzündung, z. B. der Gallenblase, Cholezystitis, in die Umgebung fortschreiten und Pericholezystitis entstehen. Fernerhin kann sich eitrige Leberentzündung mit Abszeßbildung hinzufügen; oder es tritt eine chronische biliäre Hepatitis (Zirrhose) auf. Durch Druck kann ein Gallenstein zu Nekrose der Wand der Gallenblase oder eines sonstigen Gallenwegs, zu Geschwürsbildung und zum Durchbruch, besonders in die Bauchhöhle (mit nachfolgender, oft tödlicher Bauchfellentzündung) oder in einen Darm oder nach außen führen. Durchbruch kann ferner von Heilung oder von Fistelbildung gefolgt werden. Verschluß des Ductus cysticus hat Hydrops cystidis felleae zur Folge (Anhäufung von Schleim nach Resorption der Galle).

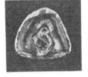

Abb. 116.
Facettierter
Gallenstein.

Ferner können Verschiebungen der Steine mit heftigen Schmerzanfällen (Kolik) einhergehen, die wahrscheinlich krampfhaften Zusammenziehungen der Muskelschicht der Gallenwege zu verdanken sind. Der Stein kann demzufolge, z. B. von der Gallenblase in den Darm wandern und in den Fäzes erscheinen und es kann Heilung erfolgen. Ein großer Stein, der durch Durchbruch in den Darm hineingelangt, kann diesen aber verlegen.

Gallensteine kommen vornehmlich im reiferen Alter, und zwar meist in der Gallenblase vor. Ihre Größe wechselt von der eines Sandkorns zu der eines Hühnereies und größer, ihre Zahl von einem einzigen bis zu Tausenden — so fand NAUNYN 5000 Gallensteine. Die Steine, die man in den Gallenwegen findet, können am Fundort entstanden sein oder von der Gallenblase oder einer anderen Stelle herrühren.

Gallensteine sind rund, eiförmig, maulbeerförmig oder polyedrisch (facettiert), die Oberfläche ist im allgemeinen meist glatt, gelblich weiß, gelb, braun, grau, grün- oder schwärzlich. Das Innere kann eine andere Farbe haben. Dunkle Farbe ist Bilirubin zu verdanken. Das organische Gerüst ist vornehmlich mit Cholesterin und Bilirubinkalk in sehr wechselndem Mengenverhältnis, seltener mit Biliverdinkalk inkrustiert; mitunter findet man außerdem kohlensauren Kalk, sehr häufig auch geringe Mengen Eisen und Kupfer. Die meisten Steine sind gemischter Natur; reine Cholesterin- oder Gallenfarbstoffsteine sind seltener, noch seltener sind Kalkkarbonatsteine. Häufig findet man einen weichen Kern, von einer härteren Schale umgeben. Der Stein kann dann weiter wachsen, indem sich auf seiner Oberfläche Cholesterin oder Bilirubinkalk niederschlägt.

NAUNYN unterscheidet: 1. Radiäre weiße oder gelbliche Cholesterinsteine, die rein sind oder (BACMEISTER) ein wenig Kalk enthalten. 2. Geschichtete, weiße oder anders gefärbte Cholesterinsteine; während die äußeren Schichten oft erdig oder glasig sind, nimmt die kristallinische Natur nach dem Kern zu. 3. Die gemeinen, gewöhnlichen, facettierten Gallensteine, die aus Cholesterin, Pigment und Kalk bestehen. 4. Die mit Cholesterin gemischten Bilirubinkalksteine. 5. Die reinen Bilirubinkalksteine. 6. Seltenere Vorkommnisse, meist Kalkkarbonate.

Bedenken wir, daß Galle ungefähr 14°/₀ gelöste feste Bestandteile enthält, so verstehen wir, daß Mutterstoffe für Gallensteine in demselben vorhanden sind. Es kommt vor allem an auf Bildung des Steinkernes.

Wann, wodurch, und wie entstehen aber Gallensteine? Schon MORGAGNI betrachtete chronischen Katarrh der Gallenwege als Ursprung der Gallensteinbildung. FRERICHS hatte außerdem eine übermäßige Bildung von kohlensaurem Kalk bei katarrhalischer Entzündung der Gallenwege angenommen. NAUNYN und seine Schüler haben dann in infektiöser Cholangitis den Ursprung der Gallensteine gesucht. Gallenstauung begünstigt nach ihnen die Entstehung des Katarrhs und außerdem unmittelbar die Gallensteinbildung. Wir verstehen das nicht nur aus der Ruhe des Inhalts, welche die Ausfällung fördert, sondern auch aus der entzündungsfördernden Wirkung der Stauung eines Inhalts (s. später). Daß Gallensteine bei Frauen 3—5mal so häufig wie bei Männern vorkommen, erkläre sich aus Schwangerschaft, aus ihrer einschnürenden Kleidung, usw. (man denke an die Schnürleber bei Frauen!) welche Gallenstauung begünstige. Abgestoßenes Epithel und Schleim finden sich immer in der Galle der Gallenblase. Ihr Vorhandensein genügt aber offenbar nicht zur Steinbildung: NAUNYN und LABES brachten sogar Konkremente, aus Bilirubinkalk, Cholesterin, usw. in die Gallenblase von Hunden nach Unterbindung des Ductus cysticus — nach einigen Monaten waren sie größtenteils oder ganz aufgelöst. Also: ein Steinkern ohne weiteres genügt nicht zur Steinbildung. Abgestoßene Epithelzellen, Schleim usw. werden offenbar nur unter besonderen Umständen mit Cholesterin oder (und) Bilirubinkalk inkrustiert, nämlich bei katarrhalischer Entzündung. Wie und wodurch aber diese Cholangitis zu Steinbildung führt — indem Bakterien gallensaure Salze zersetzen? — ist allerdings noch nicht festgestellt. Zur Stütze dieser Annahme ist anzuführen, daß Gallensteine häufig nach Typhus auftreten; daß HANOT und LÉTIENNE u. a. im Innern von Gallensteinen Typhusbazillen nachgewiesen haben; daß WM. CUSHING durch Einspritzung von Typhusbazillen in eine Ohrvene beim Kaninchen nicht nur Cholezystitis und Pericholezystitis, sondern auch die Bildung von Gallensteinen mit Typhusbazillen im Innern veranlaßt hat. Damit ist die Möglichkeit einer infektiös-entzündlichen Gallensteinbildung einigermaßen gestützt, ohne daß man jedoch von der Pathogenese weitere Einzelheiten gebracht hat.

Wie häufig käme aber eine solche infektiös-entzündliche Gallensteinbildung beim Menschen vor? Man hat in einem Teil der untersuchten Fälle im Innern der Gallensteine Bakterien, besonders Koli- und Typhusbazillen, nachgewiesen, während der übrige Teil des Steins steril zu sein schien. Nun haben jedoch GILBERT u. a. auf die Möglichkeit hingewiesen, daß Bakterien an schon gebildete kleine Konkremente haften, bei der Ablagerung neuer Schichten eingemauert und dann im Innern des Steines zurückgefunden werden. Andererseits dürfen wir jedoch die Möglichkeit nicht vernachlässigen, daß ein Stein sekundär steril wird, indem die Bakterien zugrunde gehen. Außerdem hat man nach anaeroben Bakterien in Konkrementen und Steinen nicht gesucht, was doch besonders im Darm, Gallenwegen usw. erforderlich ist.

Ferner haben u. a. BACMEISTER und ASCHOFF Fälle von Gallensteinbildung mit und solche ohne Cholangitis unterschieden. Wir dürfen dabei jedoch nicht vergessen, daß gewöhnlich wir weder das Alter der Gallensteine, noch das der Cholangitis zu bestimmen vermögen. Die Frage, was in bestimmten Fällen primär, was sekundär sei, die Entzündung oder die Gallensteinbildung, ist zur Zeit meist nicht zu beantworten. Ferner sollen wir andererseits die Möglichkeit im Auge behalten, daß Entzündung der Gallenwege (Gallenblase) vorhanden gewesen aber ausgeheilt ist. Es kann ja der Gallenstein schon sehr alt und die Entzündung nur geringfügig gewesen sein, letzteres wenn nur — dies wird allgemein als Grundbedingung anerkannt — Gallenstauung besteht. Gallenstauung kann offenbar unter verschiedenen Umständen, durch Verengerung oder Abschluß der Gallenwege (s. oben) eintreten.

FRERICHS und französische Forscher haben schon die Möglichkeit einer Gallensteinbildung durch allgemeine Stoffwechselstörung, nämlich durch Überladung des Blutes mit Cholesterin, durch Hypercholesterinämie ohne Cholangitis, durch vermehrte Cholesterinausscheidung in die Galle betont. In neuerer Zeit haben BACMEISTER, L. ASCHOFF, RIEDEL u. a. diese Annahme weiter zu begründen und auszubreiten versucht: es könnten als Folge einer dauernd oder vorübergehend vermehrten Cholesterinausscheidung Cholesterinsteine entstehen, ohne Entzündung. Beachtenswert sind jedenfalls die Angaben CHAUFFARDS, nach denen Hypercholesterinämie die Regel darstellt bei Gallensteinpatienten, während sie in der Rekonvaleszenz von Bauchtyphus und bei Schwangeren auftritt. Es sind weitere Untersuchungen abzuwarten. Nach CHAUFFARD und GRIGAUT ist aber der Cholesteringehalt der Galle unabhängig von dem Cholesteringehalt des Blutes, und ersterer, nicht letzterer wäre entscheidend für die Steinbildung. Ferner fand JANKAU bei Hunden und Kaninchen mit Gallenblasenfistel nach Fütterung mit und ebenso nach subkutaner Einverleibung von Cholesterin keine vermehrte Cholesterinausscheidung in die Galle. Und THOMAS fand den Cholesteringehalt der Galle unabhängig von der Nahrung. Auch der Kalkgehalt der Galle ist unabhängig von der Nahrung. Es fehlt bis jetzt jeder Grund zur Annahme einer Gallensteinbildung als Folge von Stoffwechselstörung ohne weiteres. Es ist aber die Bedeutung von Stoffwechselstörungen längerer Dauer besonders zu berücksichtigen. Diese hat man noch nicht untersucht. Dabei ist zu bedenken, daß die Galle Cholesterin nicht nur aus den Leberzellen, sondern wahrscheinlich auch aus der Gallenblasenwand bekommt.

Aus dem Bau und der chemischen Zusammensetzung der Steine vermögen wir vorläufig keine Schlußfolgerungen mit Hinsicht auf ihre Entstehung zu machen, weil wir noch zu wenig von den Bedingungen der Bildung, Ausscheidung, Niederschlagbildung und Kristallisation der verschiedenen Bestandteile wissen. Gesetzmäßige Versuche über Schichtbildung, radiären Aufbau usw. sind zunächst anzustellen. Außerdem ist die Nachforschung der Bedingung, unter denen Cholesterin überhaupt auch in Geweben niederfällt, von Bedeutung. Cholesterin kommt nämlich, gelöst oder gebunden mit Fetten und Seifen, weit verbreitet im Körper, in Zellen, vor. Unter äußerlich verschiedenen Bedingungen tritt es oft makroskopisch als glitzernde Schüppchen, mikroskopisch in Form von rhombischen, an den Ecken häufig ausgebrochenen Tafeln, also kristallinisch auf. Man trifft es in atheromatösen Herden, in Cholesteatomen, Dermoidzysten und bei fettigem Gewebszerfall häufig an. Die Kristalle bekommen durch konzentrierte Schwefelsäure eine zunächst rote, dann violette Farbe, und durch Jod mit nachfolgendem Schwefelsäurezusatz eine blaue Farbe.

Harnsteine und Harngrieß oder Harnsand (je nach der Größe der Gebilde) kommen in dem Nierenbecken, der Niere, den Harnleitern, der Harnblase und der Harnröhre vor.

Bei Neugeborenen tritt in den ersten Lebenstagen oder Lebenswochen eine Ablagerung („Harnsäureinfarkt") im Lumen der Sammelröhrchen bei den Pyramidenpapillen auf: makroskopisch als fast farblose oder gelbliche oder gelbrötliche Streifen. Mikroskopisch erweisen sich diese als aus Kügelchen bestehend, die von unbekannten mit Harnsäure oder Uraten inkrustierten Klümpchen oder noch erkennbaren Epithelzellen gebildet werden. Auch bei Tieren haben MEISSNER, MINKOWSKI u. a. solche Kügelchen mit Kolloidgerüst (Sphärolithen) nachgewiesen. Wiederholt hat man den Harnsäurereichtum neugeborener Kinder festgestellt, welcher der Infarktbildung zugrunde liegen dürfte. MINKOWSKI hat letztere bei

Tieren hervorgerufen durch Adeninfütterung (s. Gicht) oder Einführung von Harnsäure in die Blutbahn. Obwohl der Harnsäureinfarkt an und für sich harmlos zu sein scheint, kann doch der Rest eines Infarkts später den Kern eines Harnsteines werden.

Harnsteine können durch Einklemmung im Harnleiter heftige Schmerzanfälle (Nierenkolik), ferner durch Verengerung bzw. Verschluß des Harnleiters Harnstauung mit nachfolgender Hydronephrose hervorrufen. Verschluß des einen Harnleiters kann zu vollkommener „reflektorischer" Anurie führen. Schließlich können Steine eine Entzündung des Nierenbeckens bzw. der Harnblase erregen; diese Entzündung kann eitriger Natur sein. Eine eitrige Pyelitis kann auch von einer eitrigen Harnblasenentzündung aus entstehen. Sie kann auf diese Niere übergreifen, so daß eine aufsteigende eitrige Pyelonephritis („chirurgische Niere") entsteht. Auf weitere Folgezustände gehen wir hier nicht ein.

Die Harnsteine bestehen, im allgemeinen, ebenso wie Harnsand oder Harngrieß, aus einem organischen Gerüst (Epithel, Schleim usw. mit oder ohne Bakterien), inkrustiert mit Harnsäure, harnsauren oder phosphorsauren Salzen oder oxalsaurem Kalk. Es kann aber auch ein Stein entstehen durch Ablagerung von Harnsäure oder Salzen an einen Fremdkörper. Solche Fremdkörper können verschiedener Natur und in die Harnblase oder die Harnröhre eingeführt sein, wie z. B. eine Haarnadel. Übrigens muß ein Stein nicht an Ort und Stelle entstanden sein, sondern es kann z. B. ein Nierenbeckenstein in die Harnblase wandern und zum Blasenstein werden, wobei er an Umfang zunimmt. Die Entscheidung ist mitunter schwer.

Phosphatsteine sehen mehr oder weniger kreideartig aus, die Tripelphosphatsteine sind brüchig. Reine Harnsäuresteine sind hart, gelblich, rötlich oder braun, und meist klein. Steine aus harnsauren Salzen sind gewöhnlich weniger hart und von einer Kalkschale umgeben. Steine aus oxalsaurem Kalk (häufig mit phosphorsaurem Kalk) sind sehr hart und stachelig, maulbeerförmig oder korallenartig, nicht selten braunschwarz durch Blutfarbstoff (Blutung tritt eben leicht durch diese Steine ein). Zystensteine sind weich, wachsartig, braungelb oder weißlich, mehr oder weniger durchsichtig, es sind keine eigentlichen Steine, weil von Inkrustierung keine Rede ist und Zystin wahrscheinlich durch die Niere ausgeschieden wird bei gewissen Störungen der Darmdigestion. Xanthinsteine haben auch kein Gerüst; sie sind zinnoberrot und glatt. Man hat blaue Indigokristalle in Harnsteinen gefunden (PFISTER).

Wann, wodurch und wie entstehen Harnsteine?

Welche Salze oder Säuren sich in und an einen Steinkern lagern hängt von mehreren Umständen ab: Zunächst vom Gehalt, von der Übersättigung des Harns an verschiedenen Stoffen.

Wir sollen aber keine übereilte Schlußfolgerungen machen: Obwohl bei Gicht Urikämie besteht, ist damit noch nicht gesagt, daß sie die Entstehung von Harnsäuresteine fördert. Es kann ja der Harnsäuregehalt des Harns unabhängig von der Urikämie sein, ähnlich wie die Menge ausgeschiedenen Cholesterins nicht zunimmt durch Hypercholesterinämie (S. 363). In der Tat ist der Harnsäuregehalt des Harns bei Gicht nicht dauernd erhöht. Außerdem ist Gicht eine Erkrankung des späteren Lebensalters, während der Harnsäurestein oft bei Kindern vorkommt (BRUGSCH und SCHITTENHELM). Daß Steinbildung familiär sein kann und daß bei einem Individuum mehrere Steinarten (Polylithiasis) vorkommen können, sind unbestreitbare Tatsachen. Sie berechtigen aber an und für sich nicht zur Annahme einer Stoffwechselstörung oder „Steindiathese" als Faktor der Steinbildung. Wir dürfen allerdings die Möglichkeit nicht leugnen, daß Stoffwechselstörungen eine Rolle bei der Steinbildung spielen. Es kann aber die Häufigkeit der Steinbildung in einer Familie durch die Häufigkeit einer sie bewirkenden Schleimhautentzündung bedingt sein.

Sodann ist die Reaktion des Harns wichtig, indem bei saurer Reaktion besonders Harnsäure und harnsaures Natrium und Zystin niederfallen, bei neutraler Reaktion oxalsaurer Kalk, bei alkalischer Reaktion phosphorsaurer Kalk, phosphorsaures Ammoniak-Magnesia, harnsaures Ammoniak. Kalziumphosphat fällt mitunter (Phosphaturie) in saurem Harn aus. Nun ist die Reaktion des Harns einerseits vom Stoffwechsel, andererseits von örtlichen Einflüssen in den Harnwegen abhängig. Während Harnstauung im allgemeinen — ähnlich wie Gallenstauung — Steinbildung begünstigt, trifft dies in noch höherem Maße zu, wenn Harnstauung in der entzündeten Harnblase bei ammoniakalischer Harngärung eintritt. Dann entstehen leicht Phosphatsteine, die übrigens auch ohne Zersetzung des Harns auftreten können. Übrigens sind Harnsäure und Harnsalze viel löslicher im Harn als in Wasser, indem die Harnkolloide ihre Löslichkeit erhöhen (LICHTWITZ). Welche Änderung der Harnkolloide der Steinbildung voraufgeht, ist noch nicht hinreichend erforscht.

Auch für Harnsteine hat man außer einem entzündlichen einen nichtentzündlichen Ursprung angenommen. Daß Konkremente in den Harnwegen ohne Entzündung gebildet werden können, geht u. a. aus den Versuchen von EBSTEIN und NICOLAIER hervor: bei Hunden und Kaninchen traten durch Fütterung mit Oxamid grüngelbliche Konkremente in den Harnwegen auf, die aus einem Epithelgerüst — das Epithel wäre durch das ausgeschiedene Oxamid abgehoben — und vorwiegend Oxamid bestanden. Nun nehmen einige Forscher an, daß, ebenso wie Cholesterinsteine, so auch die meist sehr kleinen Harnsäure-, Oxalat-, Xanthinsteine usw. nur durch dauernd oder vorübergehend erhöhte Ausscheidung dieser Stoffe, ohne Entzündung, entstehen. Dies müssen wir von vornherein als möglich betrachten.

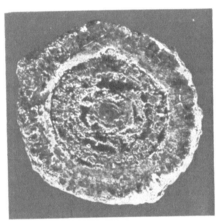

Abb. 117. Schichtförmig gebauter Uratphosphatstein.

Es kommt nur auf das Vorhandensein eines Steinkernes und die Löslichkeitsverhältnisse der Mutterstoffe der Steine an (s. oben). Der Harnsäureinfarkt des Neugeborenen stellt wahrscheinlich manchmal den Ausgangspunkt von Harnsäuresteinen dar, die eben in der Jugend nicht selten sind. Ferner kommen dafür Leukämie und Wochenbett in Betracht. Neue Schichte von Salzen lagern sich dann aus normalem Harn in und an den Kern ab. Die Schalen bestehen vorwiegend aus Harnsäure, häufig abwechselnd mit Oxalaten und Phosphaten. In anderen Steinen überwiegen Oxalate bzw. Phosphate. Vielleicht entstehen die gewöhnlichen Urat-, Oxalat- und Phosphatsteine in Form von „Schalensteinen" ohne Entzündung. Die „Kernsteine" selbst sind, im Gegensatz zu den Schalensteinen, nicht schichtweise gebaut.

Im Anschluß an Entzündung sollen Steine entstehen, die vorwiegend aus phosphorsaurer Ammoniak-Magnesia und harnsaurem Ammoniak bestehen. Ihr Kern ist ein Fremdkörper oder ein anderer, ohne Entzündung gebildeter Stein. Es gehe meist eine nicht-entzündliche Steinbildung der entzündlichen Steinvergrößerung voraus. Diese Ansichten sind noch zu beweisen. Während die bei den Gallensteinen gemachten Bemerkungen, mutatis mutandis, auch hier gelten, ist doch Entzündung der Harnblase leichter auszuschließen als Cholezystitis.

Schließlich sind von einigen Forschern sog. „Bakteriensteine" (auch wohl als Fibrin- oder Amyloidsteine bezeichnet) im Nierenbecken angetroffen. So hat neulich Bornemann kugelige, graurote, leicht zerbröckelnde, schichtförmig aufgebaute Gebilde, von Erbsengröße und größer, beschrieben, die er als ursprüngliche Fibrinkonkremente auffaßt, in denen Kaolibazillen wachsen, und das Fibrin „aufzehren", zum Schwund bringen. Wahrscheinlich nimmt durch Reizung durch Steine die Schleimbildung im Nierenbecken zu und können sich in Schleim, der sich in einem durch einen Stein versperrten Nierenbecken anhäuft, Kolibazillen reichlich vermehren. Es sind hier mehr Daten abzuwarten.

17. Kapitel.

Entzündung.

Vorbemerkung.

Der Begriff Entzündung umfaßt so verschiedenartige Erscheinungen, und über die Bedeutung dieser Erscheinungen hat man so viel gestritten, daß man mehrmals (Andral, Thoma) vorgeschlagen hat, den Begriff ganz aufzugeben. Mit Unrecht. Denn so ausgedehnt das Gebiet der Entzündungen, so verschieden die Erscheinungsformen auch sein mögen, sie gehören, wie im folgenden erhellen wird, pathogenetisch zusammen. Sämtliche Entzündungen sind nämlich von einem einheitlichen histogenetischen und ursächlichen Gesichtspunkt aus zu betrachten. Man darf selbstverständlich Entzündung nicht mit „Reaktion" ohne weiteres, oder mit anderen Begriffen wie Krankheit oder Infektion verquicken. Wir vermögen Entzündung von Störungen des Blutkreislaufs ohne weiteres und von Geschwülsten zu unterscheiden, obwohl es allerdings Fälle gibt, wo die Merkmale der Entzündung schwer nachweisbar sind; diese vermögen aber am Grundsatz nichts zu ändern. In den folgenden Blättern hoffen wir diese Behauptungen in Einzelheiten zu erhärten.

Wir werden zunächst die klinischen Entzündungserscheinungen, und dann die ihnen zugrunde liegenden Gewebsveränderungen besprechen.

Die klinischen Entzündungserscheinungen.

Wir gehen am besten von einigen Beispielen umschriebener Entzündung aus: Werden wir von einer Mücke oder Biene gestochen, so rötet sich die Haut in der Umgebung des Stiches; sie juckt oder schmerzt mehr oder weniger und schwillt bald an. Hat die gerötete Hautstelle einen gewissen Umfang erreicht, so erweist sie sich als heißer als die anstoßende nicht veränderte, blaße Haut. Wir beobachten bald ein rötliches Hügelchen, das später ein blasses Zentrum bekommt.

Taucht man das Ohr eines Kaninchens während 3—4 Minuten in Wasser von etwa 54°C, so schwillt der eingetauchte Teil unter rötlicher Färbung bald an, während er heißer wird. Schmerz ist meist nicht deutlich zu beobachten.

Bei Scharlach ist die Haut diffus gerötet mit eingesprengten roten Flecken von etwa 1 mm Durchschnitt. Eine Pockenpustel (Abb. 118), Furunkel, Karbunkel, Panaritium, Ekzem sind alle Beispiele von Entzündung.

In all diesen Fällen oberflächlicher Entzündung beobachten wir nacheinander oder auf dem Höhepunkt der Entzündung nebeneinander: Rötung, Schwellung, Hitze und Schmerz oder Jucken. Schon die Alten bezeichneten als Entzündung eine mehr oder weniger beschränkte, umschriebene anatomische Veränderung, wie schon aus der Bezeichnung „focus" (foyer, Herd) hervorgeht.

Aus dieser Bezeichnung sowie aus den Namen phlogosis ($\varphi\lambda\acute{o}\gamma\omega\sigma\iota\varsigma$), inflammatio (inflammation, Entzündung, niederl. ontsteking) und dergleichen erhellt außerdem, daß man an eine Art Entbrennung dachte, wohl durch die Röte und Hitze. Schon CELSUS (25 v. bis 40 n. Chr.) stellte rubor, tumor, calor und dolor als Entzündungserscheinungen zusammen, die noch immer als die vier kardinalen Erscheinungen bezeichnet werden. GALENUS ($\Gamma\alpha\lambda\eta\nu\acute{o}\varsigma$) von Pergamum (131—240 n. Chr.) fügte als fünfte die Functio laesa, die gestörte Tätigkeit, hinzu: Ein Karbunkel im Nacken macht einen Schiefhals, mit einem entzündeten Finger kann man nicht richtig arbeiten; wer eine entzündete Fußsohle oder ein entzündetes Hüftgelenk hat, hinkt; Nierenentzündung führt zu Störungen der Harnausscheidung (Oligurie, Albuminurie) usw.

Beobachten wir diese fünf, oder auch nur die vier ältesten Kardinalerscheinungen, so dürfen wir Entzündung annehmen. Sie stellen die Merkmale der Entzündung dar. Jede dieser Erscheinungen an und für sich berechtigt jedoch nicht zur Annahme einer Entzündung. Denn sie kommen einzeln auch ohne Entzündung vor.

So bedeutet Rötung ohne weiteres Hyperämie, die auch nicht-entzündlicher Natur sein kann. Schwellung kann durch verschiedene Änderungen auftreten: Tumor bedeutet nicht nur Schwellung, sondern auch Geschwulst, d. h. eine umschriebene Gewebsneubildung unbekannten Ursprunges; und eine nicht geschwulstartige Schwellung kann ohne jegliche Entzündung, z. B. durch Anhäufung von Flüssigkeit (Hydronephrose) oder Gas (Meteorismus) oder durch Bluterguß (Hämatoma), Schwellung des Bauches durch Schwangerschaft, eines Organs durch Hypertrophie, trübe Schwellung oder eine andere

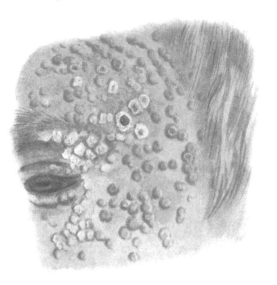

Abb. 118. Variola vera, Suppurationsperiode (zweijähriges Auswandererkind am 10. Krankheitstage) (nach JOCHMANN, Lehrb. d. Infektionskrankheiten).

Entartung entstehen. Schmerz tritt häufig auf ohne Entzündung: die Wehen (Zusammenziehungen der Gebärmutter), sind mehr oder weniger, Krampf der Wadenmuskeln, der Darmmuskeln (Kolik) sind sehr schmerzhaft. Kalor ist die Folge vermehrter Wärmezufuhr aus inneren Körperteilen bei jeder arteriellen Hyperämie der Haut oder einer Körperoberfläche überhaupt mit niedrigerer Temperatur als die der inneren Organe. Und die Tätigkeit eines Organs kann durch Atrophie, Hypertrophie, mechanische Verletzung oder Giftwirkung, ohne Entzündung, auch durch Schmerz nicht entzündlichen Ursprunges gestört werden. Durch Schwellung einer Niere infolge von trüber Schwellung kann die Harnausscheidung abnehmen.

Aber trotzdem nimmt der Arzt manchmal Entzündung an, auch dann, wenn er keine Röte, Hitze, Schwellung oder Schmerz beobachtet. An den inneren Organen oder in tieferen Geweben überhaupt können selbstverständlich Röte und Hitze nur ausnahmsweise beobachtet werden. Auch die Schwellung eines inneren Organs kann sich der Beobachtung entziehen. Schließlich fehlt Schmerz bei vielen Entzündungen. Aber auch abgesehen von den Grenzen der klinischen Beobachtung können Röte, Hitze und Schwellung in der Tat fehlen, namentlich bei chronischen Entzündungen, welche sogar durch Schrumpfung neugebildeten Bindegewebes und Gewebszerfall zu Verkleinerung eines Organs führen können: Beispiele davon finden wir in der Lunge, in der zirrhotischen Leber und der Schrumpfniere (s. später).

Wie erkennt denn der Kliniker in solchen Fällen Entzündung?

Manchmal an Entzündungsprodukten wie Exsudat (Sputa, Eiter, fibrinöses Exsudat bei Serositis) usw., auf die wir weiter unten zurückkommen. Wo diese fehlen, bleiben nur klinisch erkennbare anatomische Veränderungen und Funktionsstörungen übrig. Zu den ersteren gehört die perkutorisch nachweisbare Luftleerheit des Lungengewebes, pathologische Geräusche, usw. Nun beweisen solche Erscheinungen keineswegs das Vorhandensein einer Entzündung, sondern nur gewisse Veränderungen physikalischer Eigenschaften des Lungengewebes oder eines Körperteils überhaupt. Und diese Veränderungen weisen, besonders in Zusammenhang mit fieberhaften Erscheinungen, erfahrungsgemäß auf die große Wahrscheinlichkeit einer Lungenentzündung hin, ohne jedoch über ihren Ursprung etwas auszusagen. Albuminurie, auch wenn sie noch so stark ist, beweist ebensowenig Nierenentzündung wie das Vorkommen von Epithelzylindern im Harn. Beides kommt vor bei trüber Schwellung und anderen Entartungen ohne Entzündung, die klinisch nicht von Nierenentzündung (Nephritis) zu unterscheiden sind. Fr. Müller hat solche Fälle als „Nephrosen" bezeichnet. Neuritis und graue Nervenentartung können auch die gleichen Erscheinungen zur Folge haben (vgl. degenerative Entzündung). Es gibt ferner keine Funktionsstörung, die an und für sich auf Entzündung des betreffenden Organs bezogen werden müßte.

Wenn der Arzt trotzdem täglich die verschiedenartigsten Entzündungen annimmt ohne auch nur eine einzige der vier zuerst genannten Kardinalerscheinungen nachweisen zu können, so tut er das aus empirisch-statistischem Grunde, weil nämlich die Erfahrung gelehrt hat, daß gewissen Funktionsstörungen oder sonstigen Erscheinungen oder Kombinationen davon, in bestimmter Reihenfolge und Stärke aufgetreten, meist (auch wohl fast immer) eine bestimmte Entzündung eines bestimmten Körperteils zugrunde liegt. So nimmt er eine fibrinöse Pneumonie an, wenn plötzlich gewisse physikalische Veränderungen in der Lunge mit rasch und hoch ansteigendem Fieber auftreten; akute infektiöse Poliomyelitis, wenn eine fieberhafte Krankheit mit Lähmung einer oder beider gleichseitigen Gliedmaßen bei jugendlichen Individuen entsteht. In anderen Fällen tritt Schmerz hinzu, so z. B. bei der tuberkulösen Hirnhautentzündung, die sich in Kopfschmerzen und gewissen Erregungserscheinungen und Lähmungen im Gebiet der Hirnnerven und Bewußtseinsstörungen kundgibt; ferner bei Gelenkentzündungen, usw. Wo Fieber vorhanden ist, handelt es sich erfahrungsgemäß fast immer um eine Infektion. Sind dabei örtlich beschränkte anatomische Veränderungen nachweisbar, so liegt sehr wahrscheinlich eine infektiöse Entzündung vor. Die Kranken- und Krankheitsgeschichte vermag oft wertvolle Fingerzeige zu geben. Mitunter ist der Nachweis einer bestimmten Mikrobe von großer Wichtigkeit. Vergessen wir aber nie, daß wir durch all diese Erscheinungen keine Sicherheit, sondern nur eine statistische Wahrscheinlichkeit zu erreichen vermögen. Die Statistik stellt nur fest — das ist eben ihre Aufgabe — an großen Zahlen von Beobachtungen, in wieviel Prozent gewisser Fälle durchschnittlich das eine oder das andere zutrifft, sie individualisiert nicht, sondern generalisiert. Der Arzt aber muß eben jeden einzelnen Fall an und für sich beurteilen. Das ist das Gegenteil! Er bleibe sich dessen und der Fehler, denen er sich bei der Würdigung der Krankheitserscheinungen durch Anwendung der statistischen Regel fast fortwährend aussetzt, wohl bewußt!

Jetzt wollen wir die klinischen Kardinalerscheinungen näher betrachten.

Die Röte ist die Folge von Blutüberfüllung durch Erweiterung von kleinen Schlagadern, Kapillaren und kleinen Venen.

Kleine Gefäßchen können durch Erweiterung für das unbewaffnete Auge sichtbar werden, Kapillaren aber nie — man denke nur an ihre Dimensionen! Bei akuter Entzündung pflegt die Hyperämie eine arterielle zu sein, bei chronischer Entzündung ist sie manchmal eine venöse und die Farbe somit eine mehr oder weniger zyanotische. Im letzteren Fall leidet also der örtliche Gaswechsel, namentlich die Sauerstoffzufuhr mehr not als im ersteren. Die Blutfarbe wird ja durch den Sauerstoffgehalt des Blutes, durch die Menge Oxyhämoglobin bedingt. Die anatomischen Veränderungen des Gewebes können nämlich den Kreislauf beeinflussen, indem die durch Exsudat usw. zunehmende Gewebsspannung (s. unten) Verengerung von Venen bewirkt, und zwar zunächst nur größerer, dann kleinerer Venen usw. (S. 58). Nicht nur arterielle, sondern auch zyanotische Hyperämie kann übrigens auch ohne Entzündung auftreten: letzteres bei Blutstauung verschiedenen Ursprunges, ersteres z. B. funktionell, durch psychische Gefäßlähmung, durch mechanische (Reibung, Druck) oder thermische Reizung bzw. Lähmung von Gefäßen oder Gefäßnerven. Die entzündliche Hyperämie unterscheidet sich durch eine bestimmte Veränderung (Alteration) der Gefäßwand mit ihren Folgen, auf die wir zurückkommen.

Auf der anderen Seite kann Röte bei Entzündung fehlen, bzw. einer Anämie Platz machen, indem die Blutgefäße durch Exsudat oder neugebildetes Gewebe oder durch geschwollene, entartete Zellen zusammengedrückt werden. So z. B. wird die akut entzündete Niere manchmal blutarm besonders durch trübe Schwellung des Epithels und Exsudation, welche die intrakapsulare Gewebespannung (d. h. des Nierengewebes in der fibrösen Kapsel des Organs) erhöhen und dadurch Gefäße verengern.

Jede Hyperämie geht mit Schwellung des Körperteils einher. Auf die entzündliche Schwellung kommen wir bei den Gewebsveränderungen zurück. Hier sei nur bemerkt, daß nicht jedes Gewebe bzw. Organ gleich dehnbar, somit gleich schwellbar ist. Knochen ist es äußerst wenig, Sehne nur etwas mehr.

Ob die Hitze einer vermehrten Wärmebildung im Entzündungsherd zugeschrieben werden muß, ist eine vielfach untersuchte Frage (vgl. RECKLINGHAUSEN a. a. O. S. 201 ff.).

Daß ein an der Körperoberfläche liegender akuter Entzündungsherd heißer ist als die nicht entzündete Umgebung oder als die symmetrische Stelle des Körpers, unterliegt keinem Zweifel. Das beweist aber noch nicht vermehrte Wärmebildung im akut entzündeten Gewebe. Denn der Herd ist hyperämisch, erhält mehr Blut und damit mehr Wärme aus dem Körperinnern — dessen Temperatur höher ist als die der normalen, an Abkühlung ausgesetzten Haut, während doch die Außentemperatur gleich bleibt. Durchschneidet man einen Ohrsympathikus des Kaninchens, so wird das gleichzeitige Ohr durch arterielle Hyperämie heiß: da ist nur vermehrte Blutzufuhr und nicht vermehrte Wärmebildung im Ohr. Wer durch Ermüdung Lähmung der Ohrgefäße bekommt, bekommt damit auch heiße Ohren, die durch Ruhe wieder abkühlen. Nun hat man durch Temperaturmessungen mit thermoelektrischen Nadeln eine Temperatur in Entzündungsherden nachgewiesen, die vielleicht doch höher als die innere Temperatur und besonderen chemischen Vorgängen im entzündeten Gewebe zuzuschreiben ist. Erneute Bestimmungen während längerer Zeit sind zur Entscheidung dieser Frage erwünscht. Auch wäre die Temperatur im nicht-hyperämischen, entzündeten Gewebe zu bestimmen.

Schmerz erfolgt nach VON FREY nur auf Reizung bestimmter ,,spezifischer" Schmerznerven. Ob auch Reizung (meist Druck oder Dehnung) anderer zentripetaler, ja sogar zentrifugaler Nerven — denen vielleicht doch spärliche Schmerznervenfasern beigemischt. sind — wenn sie nur stark genug ist, Schmerzempfindung hervorzurufen vermag (GOLDSCHEIDER u. a.), ist eine noch nicht entschiedene Frage. Jedenfalls werden wir aber zur Annahme gezwungen, daß nicht überall im Körper Nerven sind, deren (sogar starke) Reizung von Schmerzempfindung gefolgt wird. So scheint Parenchym im allgemeinen unempfindlich zu sein.

Beschränkte und ausgedehnte akute und chronische entzündliche und andere Veränderungen, Zerstörungen durch Nekrose usw. können im Leber-, Nieren-, Lungen- Hirn- und Herzgewebe auftreten ohne Schmerzen zu veranlassen. Der Chirurg kann solches Gewebe schneiden oder brennen ohne Schmerz zu erregen. Geschwürsbildung ohne Schmerz ist aber auch in der Haut möglich. Der seröse Überzug dieser Organe ist hingegen sehr schmerzempfindlich. Druck, Zerrung, Anspannung oder sonstige Dehnung des Bauchfells, Lungenfells, der Hirnhäute pflegt starken Schmerz zu erregen. Vielleicht sind die heftigen Schmerzen bei Gallensteinkolik, wenigstens zum Teil, auf Zusammendrückung solcher Nervenfaser im Bauchfellüberzug zurückzuführen. Schwellung der Leber kann ein gewisses Gefühl von Schwere oder Spannung zur Folge haben. Der heftige Kopfschmerz bei Hirnhautentzündung ist Druck des Exsudates, das Seitenstechen bei akuter Lungenfell- oder Rippenfellentzündung, namentlich während der Einatmung, ist Dehnung des stark empfindlich gewordenen Pleuragewebes zuzuschreiben: der Kranke vermeidet bald tiefe Atmung und damit den Schmerz. In bestimmten Fällen entsteht Schmerz ohne nachweisbaren Druck oder Spannung. So können Geschwürsränder Sitz eines brennenden Schmerzes sein, der durch gelinde Berührung stark zunimmt. Vielleicht liegt hier bakterielle Giftwirkung vor.

Wir dürfen im allgemeinen den seelischen Faktor bei der Schmerzempfindung, welche ein seelisches Ereignis ist, ebenso wie das Sehen eines Baumes oder das Hören einer Pfeife, nicht vernachlässigen. Dieser seelische Faktor der Schmerzempfindung weist recht große individuelle Verschiedenheiten auf. Es haben im allgemeinen Menschen mit einem lebhaften oder stark bewegten Seelenleben eine große Schmerzempfindlichkeit, vielleicht nicht am wenigsten durch die von ihnen ihrem Schmerz geschenkte Aufmerksamkeit. Die Schmerzempfindlichkeit desselben Menschen ist sogar nicht immer gleich. Es gibt sogar Schmerzen seelischen Ursprunges, psychogene Neuralgien, die sich nur durch ihren Ursprung von den gleichnamigen peripheren unterscheiden. So kennen wir auch Herzschmerz und Magenschmerz (Hyperchlorhydrie ?) durch angestrengte geistige Arbeit oder quälende Sorgen bestimmter Dauer usw. Die peripheren Schmerzen, die meist durch Druck oder Dehnung, seltener durch chemische oder sonstige Reizung entstehen, sind nicht immer der Stärke der Schädigung proportional, weil nicht nur die individuelle, sondern auch die gewebliche Schmerzempfindlichkeit große Verschiedenheiten aufweist.

Schmerz hat nicht nur als Merkmal einer Abnormität diagnostische, sondern auch diese Bedeutung, daß er — wie es im Volksmund heißt — den Menschen schwäche. Dieser schwächende Einfluß ist noch nicht untersucht, soviel ich weiß. Es kommen in Betracht Beeinflussung des seelischen Zustandes, der Gefäßnerven und damit der Blutverteilung und des Kreislaufs, der Herzwirkung — der Puls zeigt Änderungen durch Schmerzerzeugung —; es kann sogar zu Schock (s. dort) kommen, besonders bei Erregung bestimmter Nerven, wie die des Hodens und des Bauchsympathikus; ferner Störungen des Schlafes, des Appetits, vielleicht auch der Digestion.

Im allgemeinen sind der vom Patienten angegebene („subjektive“) und der vom Arzt durch Abtastung nachgewiesene („objektive“) Schmerz zu unterscheiden. Sie stimmen nicht immer überein. Es kommt vor, daß der Patient den Entstehungsort des Schmerzes besonders nach längerem Bestehen, ganz richtig angibt. In anderen Fällen aber wird der Schmerz an andere Stellen verlegt. So klagt das Kind mit Hüftgelenksentzündung, wenigstens anfangs, über Schmerzen im gleichseitigen Kniegelenk und bei Zahnweh durch Pulpitis eines oberen Backenzahnes wird der Schmerz oft in einen unteren Backenzahn verlegt (Irradation). Der Arzt kann jedoch bei genauer Untersuchung, durch Druck, Dehnung usw., die schmerzhafte

Stelle genau fetsstellen. Nach Amputation eines Oberschenkels meint der Patient noch ab und zu, Schmerz in den gleichseitigen Zehen zu verspüren (exzentrische Projektion).

Wie erklären sich diese falschen Angaben des Patienten? Gelangt ein Reiz in das zu einem sensiblen Nerven gehörige Zentrum, so erregt er dort eine Empfindung, die wir exzentrisch projizieren. Die Erfahrung lehrt uns, wenn nicht zugleich Tastnerven gereizt sind, wo die gereizte Stelle in der Regel liegt bei Reizung einer bestimmten Faser. Wird eine Faser, die eine Zehe mit dem Zentralorgan verbindet, an einer anderen Stelle (als Ausnahme), z. B. in einer Amputationsnarbe, gereizt, so wird der Reizungsort doch in die betreffende Zehe verlegt. Im normalen Bein wird eine solche Faser im gewöhnlichen Leben eben nur an ihrem peripheren Ende, in der Zehe, gereizt. Die Parästhesien, die bei Tabes durch Reizung sensibler Fasern im Rückenmark entstehen, werden nach der Fußsohle (als Ameisenkriechen und dergleichen), die lanzinierenden Schmerzen der tabetischen Ischias ins Gebiet des N. ischiadicus verlegt, während auch diese Schmerzen durch Reizung sensibler Rückenmarksfasern entstehen. Exzentrische Projektion, sogar nach der Außenwelt, ist die Regel auch bei Gesichts- und Gehörsempfindungen. Sie findet auch bei den endotischen Geräuschen und endoptischen Erscheinungen (mouches volantes und dergl.) statt. Es kann schwer, ja unmöglich sein, ein endotisches Pfeifen bei Mittelohrkatarrh vom Pfeifen einer Lokomotive zu unterscheiden. Die „Funken", die man bei eintretender Hirnanämie sieht, und die wohl im Sehzentrum entstehen, werden ebenfalls exzentrisch projiziert. Dies geschieht auch mit den Gehörs- und Gesichtshalluzinationen die wir uns kaum anders als zentralen Ursprunges denken können. Eine Halluzination ist ja, ebenso wie eine Illusion, eine Trugwahrnehmung. Während aber der Illusion eine periphere Sinnesreizung zugrunde liegt, fehlt diese eben bei der Halluzination. Illusion ist eine falsch ausgelegte Wahrnehmung, wie die Verwechslung eines endotischen mit einem exotischen Geräusch oder irgendeines exotischen Geräusches mit dem des Schrittes einer erwarteten Person. Halluzination ist eine leibhafte Wahrnehmung ohne periphere Sinnesreizung und dies eben stempelt sie zur pathologischen Erscheinung, was eine Illusion sein kann, aber nicht sein muß. Der Geisteskranke versucht sich vor den nur in seinem Geist bestehenden, aber von ihm gesehenen wilden Tieren zu verstecken; ein anderer teilt plötzlich Ohrfeigen unter den Umstehenden aus, weil er ihnen die nur von ihm gehörte scheltende Stimme zuschreibt.

In allen diesen Beispielen wird nur der betreffenden Nervenbahn entlang exzentrisch projiziert, sogar bis in die Außenwelt. Der Zahnschmerz, der Schmerz bei Hüftgelenkentzündung (s. oben) werden jedoch in andere Nervenbahnen verlegt. Wir nennen das Irradiation, Ausstrahlung des Schmerzes. Wir müssen dabei verschiedene Fälle unterscheiden: Wird eine sensible Nervenfaser allmählich stärker gereizt, so kann das Gebiet der Schmerzempfindung allmählich größer werden, ähnlich wie nach PFLÜGERS Forschung eine Reflexbewegung durch um so mehr Muskeln ausgeführt wird, also um so ausgedehnter wird, ja nachdem der sensibele Reiz stärker wird. Hier handelt es sich um Ausstrahlung des Reizes in motorische, beim Schmerz um Ausstrahlung in sensible Nervenbahnen; in beiden Fällen wahrscheinlich durch Anastomosen im Zentralorgan, assoziative Verbindungen zwischen den Zentren oder den Fasern. Ein solcher diffus ausstrahlender Schmerz kann eigenartig dumpf sein. Beim Zahnschmerz kann z. B. die eine Gesichtshälfte schmerzen, obwohl nur ein einziger Zahn die Quelle darstellt.

Außer dieser mehr oder weniger diffusen Ausstrahlung, wobei der Patient keine umschriebene Stelle als (richtige oder unrichtige) Quelle anzudeuten vermag, gibt es Fälle, wo er dies eben tut, aber eine unrichtige Stelle andeutet. Die Verlegung des Zahnsehmerzes in einen unteren statt einen oberen Backenzahn, und des Schmerzes bei Hüftgelenkentzündung in das Knie stellen Beispiele dar. Hält der Schmerz lange an oder kehrt er oft wieder, so erlernt der Patient eine richtige Angabe. Dies beweist die Rolle der Erfahrung bzw. Übung bei der Ortsbestimmung. Gewöhnlich ist der Schmerz bei dieser beschränkten Irradiation nicht heftig. Noch einige Beispiele von dieser Irradiation seien hier erwähnt: Der Schmerz bei Gallensteinkolik strahlt in das Epigastrium aus, das tut auch der Schmerz bei einem Magengeschwür in einer anderen Magengegend; der Schmerz bei Leberabszeß (Perihepatitis) und ebenso der bei Appendizitis kann in die rechte Schulter oder den rechten Oberarm, der Schmerz bei Krebs des Kehlkopfes in ein Ohrläppchen ausstrahlen. Appendixschmerz kann in den rechten Hoden ausstrahlen und umgekehrt. Magenschmerz bei Hyperazidität kann vor der Wirbelsäule hin nach dem Kopf ausstrahlen. Auch kann Hyperalgesie (größere Schmerzempfindlichkeit) einer bestimmten Gegend der Bauchwand auftreten bei Magengeschwür, Appendizitis usw. Zur Beantwortung der Frage nach der Entstehung dieser Ausstrahlungen weisen wir auf Anastomosen zwischen den verschiedenen Nerven, wie z. B. zwischen dem N. phrenicus, welcher der Leberkapsel Nervenzweigchen abgibt, und dem Plexus cervicalis. Solche Anastomosen können auch im Gehirn oder Rückenmark bestehen. Wir erwähnen hier die HEADschen Zonen von Hyperalgesie (gesteigerte Schmerzempfindlichkeit) bestimmter Hautbezirke, die segmental angeordnet sind, bei den Erkrankungen der einzelnen Organe. Man schreibt diese Erscheinung einer Ausstrahlung einer Reizwirkung der Organfasern auf die Hautfasern, womit sie in den hinteren Wurzeln zum Rückenmark ziehen.

Hier sei auch die „défense musculaire" erwähnt, d. h. eine „abwehrende" reflektorische (?) Zusammenziehung von Muskeln in der Umgebung eines Entzündungsherdes; so z. B. des betreffenden Abschnittes der Bauchwand bei Appendizitis, bei Magengeschwür; von Muskeln, die ein entzündetes Gelenk ruhig stellen. Sie können sogar eine Ankylose (Gelenkversteifung) vortäuschen, die durch Narkose aufgehoben wird. Der Ursprung dieser Muskelwirkungen ist noch nicht geklärt. Sie gehören wahrscheinlich zu den Ausstrahlungserscheinungen.

Hält Schmerz lange Zeit an, so kann er nachlassen durch zentrale (?) Ermüdung. Der eingeschlafene Patient kann dann aber nach einiger Zeit mit erneutem heftigem Schmerz erwachen. Mitunter nimmt der Schmerz durch Eis oder sonstige Abkühlung, vielleicht vor allem durch Anämisierung, ab, mitunter jedoch gerade zu; letzteres z. B., wenn das Gewebe durch Leukozyten und Fibrin fest infiltriert ist, wie z. B. der Schmerz einer Phlegmone (s. dort).

Schmerz kann einen verschiedenen Charakter haben: stechend, brennend, bohrend, nagend, klopfend, oder es kann ein vages unangenehmes Gefühl bestehen. Das Klopfen findet gleichzeitig mit dem Puls statt. Den normalen Puls fühlen wir, wohl durch Gewöhnung, nicht. Wohl aber, wenn sensible Nerven bei einer Schlagader empfindlicher werden oder wenn der Puls größer wird und kräftiger: so fühlen wir z. B. Klopfen im Kopf und das Herzklopfen bei Muskelanstrengung wie beim Laufen usw. In entzündetem Gewebe können nun kleine Schlagadern erschlaffen und sich erweitern und der Puls dadurch größer werden, auch die Schmerzempfindlichkeit kann zunehmen. Durch jeden Puls nimmt die Gewebsspannung und damit der Schmerz klopfend zu. Kapillarpuls ist unter Umständen zu erwarten (s. dort).

Denn fragen wir, wodurch Schmerz erregt wird, so ist die Frage zur Zeit, allerdings nicht immer, sondern doch in vielen Fällen zu beantworten: durch Druck oder Dehnung, seltener durch Austrocknung oder chemischer oder sonstiger Reizung, wie z. B. in einem Geschwürsboden, sensibler Nervenfasern. Zunahme der Gewebsspannung gewissen Grades und bestimmter Geschwindigkeit, wie z. B. durch Blutanhäufung, erregt Schmerz. Die Schmerzempfindlichkeit eines Gewebes wird daher nicht nur durch seinen Reichtum an sensiblen Nervenfasern, sondern auch durch seine Dehnbarkeit bedingt. Daher verursacht ein Furunkel in der straffen Haut des äußeren Gehörganges größeren Schmerz als in der lockeren Haut des Halses; daher kann Entzündung der Beinhaut oder einer Sehne furchtbar schmerzhaft sein, oder die einer Zahnpulpa, welche in einer knöchernen, nicht dehnbaren Hülle eingeschlossen ist. Durch Dehnung während gewisser Zeit kann die Dehnbarkeit zunehmen. Je rascher die spannungserhöhende Wirkung gewisse Dimensionen erreicht, um so stärker wird der Schmerz sein. Ein Einschnitt, der die Spannung herabsetzt, verringert auch den Schmerz oder hebt ihn sogar auf.

Zu der gestörten Tätigkeit wollen wir nur folgendes bemerken: Sie entzieht sich unserer Beobachtung, solange sie unter der Schwelle unserer Beobachtungsfähigkeit liegt, oder indem kompensatorische Störungen eintreten. Wir vermögen z. B. die Tätigkeit der Leber, der Haut usw. noch nicht mit der erforderlichen Genauigkeit zu messen und jede Funktionsstörung nachzuweisen. Die Tätigkeit kann nicht nur durch Schmerz (s. oben), sondern auch durch Anämie, Entartung oder Nekrose, Druck oder Dehnung des Gewebes gestört werden. So scheidet die entzündete Niere, die durch trübe Schwellung und Exsudat (s. oben) anämisch geworden ist, so daß sie in der Zeiteinheit weniger Blut als normaliter durchströmt, weniger Harn ab, und es kommt zu Oligurie, ja sogar zu Anurie. Auch kann die Entzündung eines Organs zur Tätigkeitsstörung durch anatomische Veränderungen eines anderen Organs führen, wie z. B. gewisse Nierenentzündungen zu Retinitis albuminurica und die Poliomyelitis anterior zu Muskellähmung und Muskelatrophie.

Fragen wir, wie viele der klinischen Kardinalerscheinungen zur Annahme einer Entzündung erforderlich sind, so ist diese Frage nicht kategorisch zu beantworten. Wir müssen in jedem einzelnen Fall die wesentlichen Erscheinungen bestimmen. Dazu ist aber Verständnis der Gewebsveränderungen, die dem Wesen der Entzündung offenbar näher liegen als die klinischen Erscheinungen und welche diesen zugrunde liegen, erforderlich. Diese wollen wir jetzt studieren.

Die entzündlichen Gewebsveränderungen.

Die mikroskopische Untersuchung bestätigt zunächst, daß die Röte auf Erweiterung von Blutgefäßchen beruht. Die Hyperämie erklärt auch, wenigstens zum Teil, die Schwellung. Und zwar ergibt — SAMUEL hat zuerst darauf hingewiesen — die entzündliche Hyperämie eine stärkere Anschwellung des Kaninchenohres als die Hyperämie durch Sympathikusdurchschneidung, d. h. Vasomotorenlähmung. Zu einer entzündlichen Hyperämie kommen nämlich bald andere Veränderungen hinzu, die das Gewebe schwellen: Es treten bald serösplasmatische Flüssigkeit oder (und) Leukozyten aus den Blutgefäßchen in die Gewebsspalten und es folgen noch andere Veränderungen, die wir jetzt besprechen wollen. All diese Veränderungen unterscheiden die entzündliche von der nicht-entzündlichen Hyperämie.

Wählen wir z. B. einen Furunkel (Blutschwäre), der eine zu Nekrose führende Entzündung eines Haarbalges und dessen Umgebung ist, meist durch Staphylokokken hervorgerufen. Im Innern des hügelförmigen Entzündungsherdes tritt im Haarbalg Nekrose ein. Diesen Nekroseherd sehen wir abgegrenzt durch angehäufte Leukozyten, die zum Teil, nämlich im nekrotischen Gebiet, zerfallen sind. Wir sagen: das Grenzgebiet ist infiltriert, durchsetzt von gelapptkernigen Leukozyten. Entfernen wir uns vom nekrotischen Gebiet, so sehen wir allmählich weniger Leukozyten und um so mehr feinfaseriges, netzförmiges Fibrin, das sich manchmal in reichlicher Menge vorfindet. Dann begegnen wir in noch größerem Abstand, Ödem, d. h. einer serösen oder plasmatischen Flüssigkeit, angehäuft in den Gewebsspalten. Erweiterte Blutgefäßchen finden sich hier oder (und) etwas ferner. Durchmustern wir etwas genauer, bei starker Vergrößerung das entzündete Gewebe, so begegnen wir, besonders im meist peripheren Abschnitt des durch Leukozyten infiltrierten Gewebes und da, wo wir Fibrin antreffen, Kernteilungsfiguren in Bindegewebszellen und „epitheloiden" Bindegewebszellen, d. h. gereizten oder jungen Bindegewebszellen, die Epithelzellen mehr oder weniger ähnlich sind, mit mehr oder weniger bläschenförmigen, hell oder dunkler gefärbten Kernen. Diese Veränderungen treffen wir im voll entwickelten Furunkel an. Sowohl die Anhäufung von Leukozyten wie die von Fibrin und serösem Exsudat und die

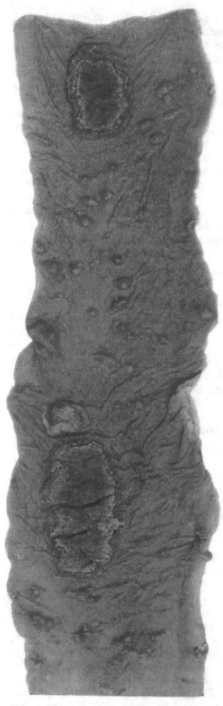

Abb. 119. Typhusdarm. Zwei vergrößerte
Platten mit Schorfen neben geschwollenen
Follikeln. (Nach JOCHMANN, Lehrb. d. In-
fektionskrankheiten.)

neugebildeten Zellen tragen zur Schwellung bei, während sie zugleich die Gewebsspannung erhöhen. Die Schwellung durch Ödem ist mehr oder weniger teigig für den tastenden Finger, die durch Leukozyten und neugebildete Bindegewebszellen fester, sogar bretthart. Im von Leukozyten, zum Teil auch von Fibrin durchsetzten lebenden Gewebe läßt sich der größte Schmerz nachweisen.

Bei verschiedenartigen Entzündungen finden sich solche Veränderungen in verschiedenen Stärkegraden. So z. B. beim Panaritium (Entzündung an der volaren Seite eines Fingers), das durch Verbrennung entstand. Das Ödem kann dabei den dorsalen Abschnitt des Fingers schwellen. In anderen Fällen, z. B. in Leber und Niere, treten trübe Schwellung und fettige Entartung oft in den Vordergrund; auch dadurch nehmen die Schwellung und Gewebsspannung, mitunter sogar bedeutend, zu. Die anfängliche entzündliche Hyperämie schwindet allmählich durch die zunehmende Gewebsspannung (s. unten) und macht schließlich einer Anämie oder sogar Ischämie (Blutleere) Platz, so daß die eigene Farbe des Gewebes, mehr oder weniger geändert durch die Entartung, durch die Anhäufung von Leukozyten, Fibrin usw. zutage tritt. Wie stark die Schwellung durch Leukozyten, Fibrin usw. sein kann, zeigen uns z. B. die PEYERschen Platten beim Abdominaltyphus. Sie können bedeutend vergrößert sein (Abb. 119).

Die Nekrose, die manchmal bei Entzündung auftritt, kann einen verschiedenen Ursprung haben: Zunächst kann sie primär, allein infolge der entzündungserregenden Schädigung eintreten. In anderen Fällen tritt sie erst nachträglich auf, und zwar durch Zusammenwirken der vermehrten Gewebsspannung mit der entzündlichen Schädigung, die an und für sich oft nicht zur Abtötung des Gewebes ausreicht. Die erhöhte Gewebsspannung schädigt nicht nur unmittelbar das Gewebe, sondern auch mittelbar durch

Verringerung bis zur Aufhebung des Blutkreislaufes (Ischämie) und der Lymphströmung. Zunächst werden die Gefäße mit dem niedrigsten Blutdruck, also
die Venen, dann die Kapillaren, schließlich aber auch Schlagadern zusammengedrückt. Außerdem kann Thrombose die Blutströmung beeinträchtigen. In
leichteren Entzündungsfällen mit geringer Zusammendrückung von weiteren
Venen beobachten wir venöse Stauung in den kleineren Gefäßen, eine mehr
oder weniger zyanotische Hyperämie. Wo diese Schädigungen zur Abtötung
nicht genügen, bekommen wir Entartungen, besonders trübe Schwellung,
fettige bzw. schleimige Entartung und bei proliferativer Entzündung später
auch hyaline Entartung, und in Übergangsfällen Nekrobiose zu Gesicht. Ist
Nekrose mit Eiterung eingetreten, so ist zur Heilung im klinischen Sinne
Entfernung des toten Gewebes notwendig (s. Verlauf der Entzündung).

Außer Nekrose und Entartung haben wir Zellbildung erwähnt. Aus
was entstehen die jungen, epithelioiden Bindegewebszellen? Nicht aus einem
Blastem, sondern es hat sich auch hier die Regel „omnis cellula e cellula
eiusdem generis" bewährt: die jungen entstehen durch Teilung aus den vorhandenen Bindegewebszellen, Epithelzellen aus Epithel, Gliazellen aus Gliazellen, usw. Abb. 138 zeigt einige epithelioide Zellen verschiedenen Alters. Die
ganz jungen Zellen können Lymphozyten mehr oder weniger ähnlich sein, dann
vergrößern sie sich, werden Epithelzellen ähnlich, ferner mehr länglich und
spindelförmig, und bekommen Fäserchen in rasch zunehmender Menge.

ERNST ZIEGLER hat 1876 behauptet, später aber diese Behauptung als unrichtig anerkannt, es entstünden Bindegewebezellen aus weißen Blutkörperchen,
die aus den Blutgefäßchen in das Gewebe eingewandert wären. Er stützte diese Ansicht auf folgenden Versuch: Er verschaffte sich eine kleine Kammer, deren Inhalt
der mikroskopischen Untersuchung leicht zugänglich war, indem er zwei dünne
Glasplättchen an einigen Punkten fest aufeinander klebte, so daß ein kapillarer
Zwischenraum entstand. Solche Doppelplättchen schob er Hunden unter die Haut
und ließ sie daselbst verschieden lange liegen. Der kapillare Raum füllte sich dann
allmählich mit Zellen, die entweder absterben und zerfallen oder sich weiter entwickeln. Diese Zellen zeigten die verschiedensten Zwischenformen zwischen weißen
Blutkörperchen („lymphatischen Rundzellen") und epithelioiden Bindegewebszellen. Spätere Forscher, wie SENFTLEBEN, TILLMANNS und in neuester Zeit RED-
DINGIUS und MAXIMOW (die hohle Zylinder von Holundermark benutzten) haben
ebenfalls das Hineinkriechen verschiedenartiger Zellen festgestellt. An der Richtigkeit des Befundes ist nicht zu zweifeln. Bei seiner Deutung übersah ZIEGLER aber
die Möglichkeit, daß zuerst nur weiße Blutkörperchen in die Glaskammern kriechen,
später aber junge Bindegewebszellen eindringen, welche letztere aus alten Bindegewebszellen entstanden und damit auch zusammenhängen. Später (1902) hat
MAXIMOW doch wiederum die Entstehung von jungen Bindegewebszellen aus
Lymphozyten angenommen, den Beweis ist er aber schuldig geblieben. Gewiß
begegnen wir verschiedenartigen weißen Blutkörperchen, Plasmazellen und jungen
Bindegewebszellen bei Entzündung, es ist aber willkürlich und daher mißlich, aus
dem neben- oder nacheinander zum auseinander zu schließen. Es muß dazu
mindestens das relative Alter der verschiedenen Gebilde gegeben sein. Handelt
es sich um Zellen, so muß ihre Form im Zusammenhang mit ihrem Alter in Reinkultur studiert werden.

Oben haben wir auch das Vorkommen von serös-plasmatischer Flüssigkeit, Fibrin und Leukozyten in entzündetem Gewebe erwähnt. Hat sich eine
gewisse Menge Flüssigkeit in den Gewebsspalten angehäuft, so nennen wir das
Ödem (οἴδημα), das Schwellung bedeutet. Wir nennen klinisch aber nur
eine solche Schwellung Ödem, wobei der Fingerdruck in das Gewebe eine
seichte Grube hinterläßt, welche aber mehr oder weniger rasch verschwindet.
Diese Erscheinung deutet nämlich auf das Vorhandensein einer Flüssigkeit
in den Gewebsspalten und Lymphkapillaren, die sich in anstoßende zusammen-

hängende Räume wegdrücken läßt, aber zurückfließt, nachdem der drückende Finger entfernt ist. Denn durch das Pressen der Flüssigkeit aus A in die anstoßenden Räume B nimmt die Gewebsspannung in B zu: nach Fortnahme des Fingers preßt der Druckunterschied $B-A$ die Flüssigkeit zurück. Je höher die Spannung des ödematösen Gewebes ist, um so mehr Kraft ist erforderlich zum Wegdrücken der Flüssigkeit und um so schwerer entsteht eine Grube; je vollkommener die Elastizität des Gewebes ist, um so rascher schwindet die Grube nach Fortnahme des Fingers.

Nun hängt die Spannung des ödematösen Gewebes ab von der Menge der angehäuften Flüssigkeit, von der Raschheit ihrer Anhäufung, von der ursprünglichen Elastizität des Gewebes und vom Alter des Ödems, weil durch längere Dehnung die Elastizität abnimmt (S. 54). Die Dehnbarkeit des Gewebes nimmt vielleicht auch durch die Anhäufung von Flüssigkeit zu, indem die elastischen Fasern in verschiedener Richtung auseinandergedrängt werden. Das Gewebe wird infolgedessen mürbe, zerreißlich, wie man beim Abschneiden des Darms von einem ödematösen Mesenterium verspürt. Die elastischen Fasern bedingen ja ganz vorwiegend die Elastizität und damit auch die Dehnbarkeit. Diese hängt übrigens ab von der Straffheit bzw. dem lockeren Bau des Gewebes. Lockeres Gewebe wird am leichtesten, und daher bei allgemeinem Hautödem (Anasarka) am ehesten ödematös. Daher beobachten wir bei gewissen akuten Nepritiden zuerst Ödem der Augenlider („puffy face'), des Skrotums bzw. der Labia majora des Weibes. Auch die Lippen können rasch und stark anschwellen durch Ödem (Abb. 325), z. B. nach einem Mückenstich. Auch im Lungengewebe kann sich eine große Menge Ödemflüssigkeit anhäufen, die sich aber zum größten Teil innerhalb der Alveolen nachweisen läßt. Sehnen-, Faszien-, Hornhaut- und Knochengewebe werden schwer ödematös.

Ödematöses Binde- und Fettgewebe sieht durchscheinend gelatinös aus, wie das künstlich ödematöse Gewebe nach Einspritzung einer wäßrigen Flüssigkeit, bei Hypodermatokyse oder Schleichscher Anästhesie, indem sich das Gewebe gleichsam mit der durchscheinenden Flüssigkeit mischt.

Ödem kann auch nicht-entzündlichen Ursprunges sein. Die bei Entzündung aus den geschädigten Blutgefäßchen tretende Flüssigkeit nennt man (flüssiges) Exsudat, die bei Blutstauung Transsudat, die Bildung Ex- bzw. Transsudation. Die ödematöse, akut entzündete Haut ist heiß (heißes Ödem), während das Hautödem bei Stauung ohne Fieber kalt ist. Kaltes Ödem kommt auch bei chronischer Entzündung vor. Das flüssige Exsudat wird aus den Blutgefäßchen „ausgeschwitzt" infolge einer vermehrten Durchlässigkeit ihrer Wand, welche durch die entzündungserregende Schädlichkeit geändert wurde. Über Transsudation s. das 26. Kap.

Das spezifische Gewicht der Ex- und Transsudate geht ihrem Eiweißgehalte ziemlich parallel. In vielen Fällen liegt es bei Transsudaten unter 1015 bis 1010, bei Exsudaten darüber. Nicht selten aber, namentlich bei schleichender, chronischer Serositis, wie z. B. Peritonitis, ist das spezifische Gewicht des serösen Exsudates ebenso niedrig wie das eines Transsudates. Und der Eiweißgehalt eines Transsudates, das durch stärkere, längere Stauung entstand, kann so steigen, daß die Unterscheidung von Exsudat schwierig ist. So kann die Entscheidung, ob Aszites durch Stauung oder durch chronische seröse Entzündung (mit geringer Gefäßwandschädigung) entstand, schwer sein. Im allgemeinen aber enthält ein flüssiges Exsudat mehr Eiweißkörper: außer Serumalbumin und Serumglobulin besonders Fibrinogen, nach Paykull häufig ein Nukleoproteid oder Nukleoalbumin und andere, noch nicht sicher erkannte Eiweißkörper. Dadurch ist es klebriger und bildet es rascher und mehr Fibrin als ein Transsudat, das nur Spuren von Fibrinogen enthält, und kaum gerinnungsfähig ist.

Nach Bestimmungen beim Menschen, Pferd und Rind von Reuss, Hoffmann, Hammarsten u. a. geht hervor, daß das Gesamteiweiß des Blutplasmas etwa

7—8%, das des Blutserums etwa 5% beträgt. Der Eiweißgehalt des flüssigen Exsudates liegt zwischen beiden. Je nachdem der Eiweißgehalt mehr dem des Blutserums oder des Blutplasmas entspricht, können wir das Exsudat als seröses oder plasmatisches bezeichnen. Wir dürfen übrigens nicht vergessen, daß die verschiedenen physiologischen Gewebsflüssigkeiten — eine noch nicht erklärte Erscheinung — einen verschieden hohen Eiweißgehalt haben: so ist der Eiweißgehalt der Pleura-, Herzbeutel- und Bauchfellflüssigkeit bedeutend höher als der des Liquor cerebrospinalis oder des Humor aqueus der vorderen Augenkammer oder des Unterhautgewebes.

Wenn wir den Eiweißgehalt von normaler und abnormer Gewebsflüssigkeit miteinander vergleichen wollen, so müssen wir das somit für gleiche Gewebe tun. Je mehr der Eiweißgehalt eines Exsudates sich über den des gleichen normalen Gewebes erhebt, um so stärkere Schädigung der Gefäßwand dürfen wir annehmen. COHNHEIM hat diese Schädigung der Gefäßwand, derzufolge sie mehr und anderes durchläßt, als Alteration bezeichnet. Die flüssige Exsudation ist somit die Folge dieser entzündlichen Alteration der Gefäßwand, besonders der Kapillarwand. Und der Eiweißgehalt des flüssigen Exsudates hält wohl im großen ganzen mit der Stärke der Gefäßwandschädigung gleichen Schritt, er ist meist höher bei heftiger, akuter als bei schleichender Entzündung.

Wodurch führt entzündliche Schädigung der Gefäßwand zum Austritt eines flüssigen Exsudats? Ohne hier auf die verschiedenen Ansichten über die Bildung von normaler Gewebsflüssigkeit einzugehen (s. dort), dürfen wir eine vermehrte Durchlässigkeit der Gefäßwand annehmen. Außerdem eine Zunahme der filtratorischen Kraft dann, wenn sich der intrakapillare Blutdruck (durch Erweiterung der Kapillaren) mehr über die Gewebsspannung erhebt als normaliter.

Woher kommen die Leukozyten, die wir in entzündetem Gewebe antreffen? Sie entstehen nicht, wie VIRCHOW annahm, aus festen Gewebszellen, sondern viele, wenn nicht alle, sind aus Blutgefäßchen getreten. Die Möglichkeit, daß sie sich an Ort und Stelle durch Teilung vermehren (KLEMENSIEWICZ) und die, daß einige wenige von Lymphspalten bzw. Lymphkapillaren herkommen bzw. sich schon im Gewebe fanden, sind außerdem zu berücksichtigen.

Schon HIPPOKRATES hat die Erweiterung der Blutgefäße bei Reizung erkannt: ubi stimulus, ibi affluxus. Auch war ihm schon das Auftreten von Blut aus den Gefäßen (διαπήδησις, diapedesis) bekannt. JOHN HUNTER (1794) erklärte Entzündungserscheinungen aus Veränderungen der Blutgefäße. Dann stellten ADDISON (1834) und WALLER (1846) den Austritt von Leuko- und Chromozyten bei Entzündung fest. JULIUS COHNHEIM jedoch war es, der diese Erscheinung experimentell untersuchte und eine molekulare Alteration der Gefäßwand annahm, derzufolge nicht nur flüssiges Exsudat sondern auch Blutkörperchen austreten. WINIWARTER wies nach, daß eine solche alterierte Gefäßwand schon bei niedrigerem Druck als eine normale eine Kolloidlösung, z. B. Leimlösung durchläßt. Daraus versteht sich der hohe Eiweißgehalt des flüssigen Exsudates. Wir müssen eine solche Alteration annehmen auch dann, wenn wir, wie häufig, keine Veränderungen der Gefäßwand mikroskopisch nachzuweisen vermögen.

COHNHEIM fußte seine Annahme auf einen klassischen Versuch:

Man kann den Blutstrom an der ausgespannten Schwimmhaut, Zunge oder Mesenterium eines Frosches mikroskopisch studieren. Bei einem kuraresierten Frosch wird aus einer seitlichen Bauchwunde der Darm herausgezogen und das sorgfältig auf einem geeigneten Objektträger ausgebreitete Mesenterium unter das Mikroskop gebracht. Durch Zerrung, Vertrocknung, andere Temperatur usw. tritt bald Erweiterung der bloßliegenden Gefäßchen ein: zuerst erweitern sich Schlagadern, demnächst Venen, am wenigsten Kapillaren. Ob letztere sich relativ, also mit Hinsicht auf die Weite, nicht mehr oder gleich viel erweitern, bleibe dahin-

gestellt. Mit der Erweiterung macht sich alsbald eine Beschleunigung des Blutstroms bemerkbar, am auffälligsten in den Arterien, jedoch erheblich genug auch
in den Venen und Kapillaren. Früher oder später, bei zunehmender Erweiterung,
macht diese Beschleunigung einer Verlangsamung Platz. Eine Menge Haargefäßchen ist dann durch Erweiterung (mikroskopisch) deutlicher sichtbar geworden,
die Pulsation bis in die kleinsten arteriellen Verzweigungen ist auffallend, und die
einzelnen Blutkörperchen sind, während der Gefäßdiastole, sogar in den Arterien
erkennbar. Außerdem tritt eine sehr bemerkenswerte Änderung in die Erscheinung:
es findet in den Venen — wo die Stromgeschwindigkeit geringer ist als in den
Arterien — eine Sonderung der roten und weißen Blutkörperchen statt, indem sich
die plasmatische Wandschicht (POISEUILLEscher Wandraum, S. 61) des strömenden
Blutzylinders mit zahlreichen weißen Blutkörperchen, ohne ein einziges rotes, füllt.
Diese Erscheinung erheischt eine kurze Erläuterung: Unter normalen Umständen

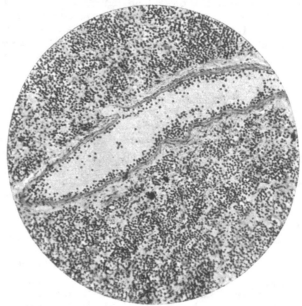

Abb. 120. Wandstellung und Diapedese von Leukozyten in einer erweiterten kleinen Vene.
Das umgebende Lungengewebe ist von zahlreichen ausgetretenen Leukozyten durchsetzt.

strömt durch die nicht erweiterten Adern ein axialer roter Blutzylinder durch einen
hohlen wandständigen, gelblichen Zylinder von Plasma. Dieser hohle Plasmazylinder
füllt den Wandraum POISEUILLES aus. Aus dem axialen Zylinder tritt dann und wann
ein vereinzelter Leukozyt in den Plasmazylinder. Das Blutkörperchen ist klebrig
und kann, mit der Gefäßwand in Berührung kommend, zeitweilig festsitzen; dann
rückt es wieder eine kleine Strecke vor, macht wieder einen Halt, usw. Dies geschieht unter normalen Verhältnissen. In der entzündlich erweiterten Ader
jedoch häuft sich eine Menge Leukozyten in der plasmatischen Wandschicht an
und bildet daselbst eine ruhende Wandschicht, indem sie an der Wand kleben (Wandstellung). In den Kapillaren kann eine solche Sonderung nicht eintreten, hier
bleiben weiße und rote Blutkörperchen gemischt, wobei letztere überwiegen. Wandstellung von weißen Blutkörperchen tritt hier aber auch ein. In den Arterien
treten allerdings während der Gefäßdiastole Leukozyten aus dem zentralen in den
Wandzylinder, sie werden aber während der nächsten Gefäßsystole (mit Strombeschleunigung) wieder in den axialen Zylinder hineingerissen. Folgendes bezieht
sich nur auf Venen und Haargefäßchen; Diapedese findet, wie aus dem Fehlen
der bleibenden Wandstellung folgt, in einer Schlagader nur ausnahmsweise statt,

wenn durch besondere Umstände der Blutstrom verlangsamt wird, wie in einem eingeklemmten Bruch.

Am äußeren Umriß der Venen- oder Kapillarwand tritt an einem gegebenen Augenblick eine Spitze hervor; sie verdickt sich und wächst bis zu einem farblosen runden Buckel an. Dieser treibt neue Spitzen nach außen und zieht sich allmählich von der Gefäßwand fort, mit der er schließlich nur noch durch einen dünnen langen Stiel zusammenhängt. Endlich löst auch dieser sich ab und draußen sitzt ein aus-gewandertes farbloses Blutkörperchen. Es hat im strömenden Blut eine kugelige Gestalt, die sich aber fortwährend während der Diapedese ändert.

Ob nicht nur gelapptkernige Leukozyten, sondern auch Lymphozyten Pseudo-podien (Scheinfüßchen) bilden, ist nicht durch Beobachtung ebenso sicher fest-gestellt. Weil sie aber Eigenbewegungen haben müssen (s. weiter unten), werden auch sie über Pseudopodien verfügen. Chromozyten haben keine Eigenbewegungen, sie können nicht durch die Gefäßwand hindurchkriechen, wohl aber durchgepreßt werden, nämlich durch die Kapillarwand. Ihre Härte macht sie dazu besser geeignet als die weißen Blutkörperchen. Während man den aktiven Durchtritt der letzteren als Diapedese oder Emigration bezeichnet, sollte zellige Exsudation oder Extravasation richtiger für die (passive) Durchpressung (es tritt dann Blut aus) passen. Man wendet aber diese Worte durcheinander an.

Wie erklären sich nun 1. die Änderungen der Stromgeschwindigkeit? 2. die Wandstellung der Leukozyten? 3. die Auswanderung der Blutkörperchen?

Mit Hinsicht auf die Änderungen der Stromgeschwindigkeit sei zu-nächst vorausgesetzt, daß das Blut die Gefäßwand benetzt, so daß sich Kapil-larität und damit, wenigstens für Gefäße von gewisser Lichtung, die von POISEUILLE festgestellte Formel mehr oder weniger geltend macht. Es dürfen die Kapillaren nicht so eng sein, daß sich die Blutkörperchen nur mit Mühe hindurchzwängen, denn dies bedeutet eine ungewöhnlich große innere Reibung mit anderen Folgen. POISEUILLE hat nämlich die Stromstärke („Volumengeschwindigkeit") I oder V_0 von Wasser bestimmt, das durch Glaskapillaren strömt, deren Durchschnitt $2r = 0,139$ bis $0,652$ mm ist. Er fand:

$$V_0 = \frac{(P_1 - P_2)\,\pi\,r^4}{8\,\eta\,l}$$

Dabei ist P_1 der Druck am Anfang, P_2 der Druck am Ende der Röhre, $P_1 - P_2$ somit die Triebkraft der Flüssigkeit, η der Reibungskoeffizient (Viskosität) der Flüssig-keit und l die Röhrenlänge, r der Durchschnittsradius. Nach dieser Formel müssen wir eine Beschleunigung, und nicht eine Verlangsamung des Blutstromes durch Erweiterung kapillarer Gefäße erwarten, vorausgesetzt, daß das erweiterte Kapillar-gebiet ausreichend Blut aus den Schlagadern erhält. Dies wird bedingt durch das Verhältnis des Durchschnitts der erweiterten Kapillaren zur Lichtung der zuführen-den Schlagadern bei gleichbleibendem allgemeinem Blutkreislauf, so daß $P_1 - P_2$ gleich bleibt. Wie erklärt sich denn die von COHNHEIM festgestellte Stromver-langsamung? Nicht ohne weiteres aus einem größeren Durchschnitt der Gefäße, denn DUNCAN und GAMGEE fanden für Röhrchen von ungefähr 1 und mehr Milli-meter Durchschnitt die gleiche Formel wie oben, nur r^2 statt r^4.

Wir dürfen COHNHEIMS Befunde aber nicht mit den in obiger Formel ausge-drückten vergleichen, denn COHNHEIM bestimmte nicht die Stromstärke, sondern die (Längen)geschwindigkeit v, und es ist $v = \dfrac{V_0}{\pi\,r^2}$, weil $V_0 = v \cdot \pi\,r^2$.

Nun wird V_0 durch Röhrenerweiterung offenbar zunehmen können auch dann, wenn v dabei gleich bleibt oder gar abnimmt. Außerdem müssen wir berücksichtigen, daß η des Blutes bei Körpertemperatur 5 mal größer ist als die Viskosität von Wasser. Ob η sich bei Entzündung, z. B. durch Hyperinose, Hypinose, Hyper-leukozytose und Hypoleukozytose ändert, harrt genauer Untersuchungen. Sodann ist es fraglich, ob l zunimmt, und schließlich wissen wir nicht, wie sich der Wert von $P_1 - P_2$ ändert. Durch Erweiterung der Kapillaren und Venen sinkt der Wider-stand, dem das strömende Blut begegnet, wodurch P_1 abnimmt. Durch Erweiterung von Schlagadern kann aber aus anastomosierenden Arterien mehr Blut in der Zeiteinheit zuströmen. Dies ist ein Faktor, der P_1 vergrößert. Aber auch der Blutdruck P_2 in den Venen erfährt durch die vermehrte Blutzufuhr eine Zunahme. KLEMENSIEWICZ stellte Erhöhung des venösen Blutdruckes sowohl im Entzündungsgebiet wie außerhalb desselben fest. Mehrere genaue Bestimmungen sind jedoch erforderlich. Alles in allem lassen sich die Änderungen von P_1 und P_2 nicht voraussagen und auch nicht, wie sich die Stromstärke ändern wird, wenn v stark abnimmt.

Zur Erklärung der Wandstellung der Leukozyten könnte man an die Möglichkeit denken, daß ein positiv chemotaktischer Stoff, der sich bei der Entzündung im Gewebe findet, z. B. das entzündungserregende Gift, und durch die Gefäßwand hin diffundiert, die Leukozyten heranlockt. Das mag vielleicht in gewissem Grade zutreffen; abgesehen davon ist aber die Wandstellung einer physikalischen Erklärung vollkommen fähig.

Die Wandstellung tritt nur ein bei niedrigem Wert der (linearen oder Längen-) Stromgeschwindigkeit, unabhängig von der Stromstärke. In den Venen genügt dazu eine geringe Stromverlangsamung, in den Schlagadern, wo das Blut viel rascher strömt, treten nur während der Arteriediastole Leukozyten aus dem axialen in die Wandschicht, wo die Strömungsgeschwindigkeit am geringsten, sogar gleich 0 ist. Nun hat SCHKLAREWSKY folgenden Versuch angestellt, und damit kommen wir auf einen zweiten Punkt, auf die Bedeutung des spezifischen Gewichtes der mit der Flüssigkeit mitbewegten Körperchen. Einer Kochsalzlösung, die durch eine vertikal gestellte Glaskapillare strömt, werden feinste Körperchen verschiedener Farbe und verschiedenen spezifischen Gewichtes, wie Karminkörper, Zinnober, Kolophonium, Schmirgel beigemischt. Es zeigt sich dann, daß bei gewisser Stromgeschwindigkeit die spezifisch schwersten in dem axialen Wasserzylinder mitbewegt werden, während wir die leichteren Körner in der Wandschicht antreffen. Es kommen nur Körperchen in Betracht, die spezifisch schwerer sind als Wasser, ebenso wie die weißen und roten Blutkörperchen und die Blutplättchen spezifisch schwerer sind als Blutplasma — wie schon aus ihrem Sinken in ruhendem Blut erhellt. Aus diesem Versuch erklärt sich der chromozytenfreie Wandraum POISEUILLES, während nur einzelne Leukozyten in diesem Raum dahinrollen, weil ja alle Blutkörperchen und die Blutplättchen spezifisch schwerer sind als das Blutplasma. Allerdings haben wir auch noch die Klebrigkeit (Viskosität) dieser Gebilde untereinander und dieser Gebilde mit dem Blutplasma in Rechnung zu ziehen, was zurzeit noch nicht genau möglich ist. Auch müßten wir noch damit rechnen, daß die Bewegungsenergie ($^1/_2 m \cdot v^2$) der einzelnen Körperchen von ihrer Masse, und diese wieder von ihrem r^3 (r = Radius), der von ihnen erfahrene Strömungswiderstand aber von r^2 abhängt. Wir lassen diese Einzelheiten außer Betracht, weil die erforderlichen genauen Daten fehlen.

So erklärt sich die Wandstellung der Leukozyten und auch der Blutplättchen aus der Stromverlangsamung oder jedenfalls aus einer gewissen Langsamkeit des Blutstroms. In erweiterten Stellen von Glaskapillaren, die SCHKLAREWSKY benutzte, häufen sich besonders reichlich Körperchen an.

Nun die Auswanderung der Leukozyten. Wahrscheinlich bleiben sie an der geschädigten Gefäßwand leichter hängen. Für ihre Auswanderung ist jedoch Schädigung der Gefäßwand nicht erforderlich, denn sie findet auch unter normalen Umständen statt. Und zwar dürfen wir diese Auswanderung nicht als eine Auspressung durch Gefäßwandlücken auffassen; denn gäbe es Gefäßwandlücken, so würden nicht Leukozyten, sondern es würde Blut austreten, was in der Tat bei mancher Entzündung, wie z. B. bei der fibrinösen Pneumonie, stattfindet. Die Chromozyten werden ja leichter ausgepreßt als die weicheren Leukozyten. Die von ARNOLD durch Silberfärbung nachgewiesenen schwarzen „Stomata" zwischen den Endothelzellen bestehen aus Kittstoff. Lücken (Stomata) würden nicht schwarz aussehen durch Silbersalzlösung. Nein, die Leukozyten kriechen durch die Gefäßwand, auch durch sämtliche Schichten kleiner Venen (Abb. 120), wo von Lücken oder Rissen gar keine Rede ist, hindurch. Die entzündliche Alteration der Gefäßwand, vielleicht auch die Blutdrucksteigerung, mag diese Auswanderung fördern. Leukozyten kriechen auch durch andere Gewebe und in andere Zellen. Allerdings ist der einwandfreie Nachweis, daß eine Leukozyte sich in einer Zelle findet, nicht leicht, falls sich nicht ein heller Hof um die Leukozyte herum gebildet hat.

Hört die Blutströmung durch irgendeinen Umstand auf, so hört damit auch die Zufuhr und folglich die Auswanderung von Leukozyten auf. Auch im extravaskulären Gewebe wandern sie manchmal weiter und können sie sich an bestimmten Stellen anhäufen. Ein solcher Haufen heißt Infiltrat. Daß die Leukozyten nicht durch den Blutdruck durch die Gefäßwand hindurchgepreßt werden, erhellt daraus, daß sie sich in so großer Zahl im Gewebe anhäufen können, daß die Blutgefäße zusammengedrückt werden, was beweist, daß der Gewebedruck durch ihre Anhäufung höher wird als der Blutdruck, so daß sogar Anämie erfolgt. Wir kommen später auf das weitere Los der Leukozyten zurück.

Wir haben jetzt im allgemeinen die entzündlichen Gewebsveränderungen als degenerative bzw. nekrotisierende, proliferative und vaskuläre (wozu nicht nur die Hyperämie, sondern auch die flüssige Exsudation und die gesamte Diapedese gehören) kennen gelernt. Jede dieser Veränderungen an und für sich, mit Ausnahme der Exsudation eiweißreichen Exsudates mit Austritt zahlreicher Leukozyten, kommt auch ohne Entzündung vor. Eine gewisse „Alteration"der Gefäßwand, ebenfalls eine regressive (degenerative) Veränderung, findet allerdings auch bei Blutstauung gewissen Grades und gewisser Dauer statt, einen so hohen Grad wie bei Entzündung möglich ist, erreicht sie jedoch sonst nicht. Auswanderung vereinzelter Leukozyten („Wanderzellen") aus Blutgefäßchen kommt auch ohne Entzündung vor, kaum aber vom Umfang eines Leukozyteninfiltrates. Obwohl nun eine einzelne der oben

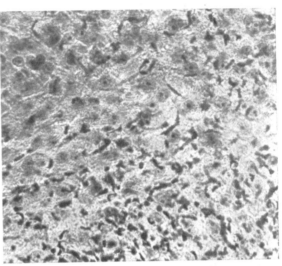

Abb. 121. Leukozyten (die schwarzen, unregelmäßigen Gebilde) zwischen und in Epithelzellen der Oberhaut bei Entzündung.

erwähnten Erscheinungen nur ausnahmsweise zur Annahme von Entzündung berechtigt, tun sie es zusammen immer. Finden wir degenerative bzw. nekrotisierende, proliferative und vaskuläre Veränderungen verschiedener Dimensionen nebeneinander, so liegt Entzündung vor. Allerdings können diese Dimensionen auch auf dem Höhepunkt einer Entzündung sehr gering sein. Die Zellvermehrung bzw. Neigung dazu ist mitunter nur an nicht-degenerativer Schwellung der Zelle und einer bläschenartigen Gestalt ihres Kernes zu erkennen; Entartungszeichen können in Bindegewebe ohne empfindliche Parenchymzellen schwer nachweisbar sein; das Exsudat und die regressive Veränderung können ebenfalls sehr geringfügig sein — wer aber fleißig sucht, wird nicht häufig in Verlegenheit geraten. Selbstverständlich treffen wir bei beginnender sowie bei fast abgelaufener Entzündung noch nicht bzw. nicht mehr diese drei Veränderungen an.

Wir können Entzündung somit, nach den Gewebeveränderungen, — wenigstens beim Menschen und den höheren Säugetieren — bestimmen als einen aus drei anderen, aus degenerativen bzw. nekrotisierenden, poliferativen oder produktiven und bestimmten vaskulären Veränderungen zusammengesetzten Vorgang. Die verschiedenartigsten Entzündungsformen lassen sich in diese drei Veränderungen zerlegen. Der Nachweis dieser Veränderungen ist für die Annahme einer Entzündung erforderlich.

Kommt nun Entzündung in gefäßlosen Geweben nicht vor ? Das müssen wir von vornherein erwarten, weil in einem gefäßlosen Gewebe vaskuläre Veränderungen unmöglich sind. Ätzt man die Hornhaut eines Kaninchens mit Argentum nitricum, so trübt sich bald die geätzte Stelle durch Eiweißgerinnung. Außerdem pflegen bald Hornhautzellen in der Nähe der Ätzstelle anzuschwellen und innerhalb 24 Stunden zahlreiche Mitosen aufzutreten. Nach einiger Zeit trübt sich aber auch ihre Umgebung, und zwar, wie die mikroskopische Untersuchung zeigt, durch Anhäufung von Leukozyten. Woher kommen diese ? Bald nach der Ätzung der Hornhaut erweitern sich Blutgefäße der Bindehaut und der Sklera in der nächsten Nähe der geätzten Stelle: perikorneale Rötung. Aus diesen Gefäßen gelangen nun flüssiges Exsudat und ausgetretene Leukozyten in die vielfach untereinander zusammenhängenden Gewebespalten der Hornhaut. Impft man eine geringe Menge einer Reinkultur von Staphylococcus aureus in die Hornhaut (JACOBS), so tritt ebenfalls Keratitis ein mit perikornealer Hyperämie. In beiden Fällen erscheinen somit neben regressiven und progressiven Veränderungen der Hornhautzellen perikorneale Rötung und Exsudation mit Anhäufung von Exsudat und Leukozyten in der Hornhaut. Die perikorneale Rötung mit Exsudation ist eine Schädigung der perikornealen Gefäßchen durch den Stoff zuzuschreiben, der in die Hornhaut eingeführt wurde und zum Teil, durch Diffusion in den

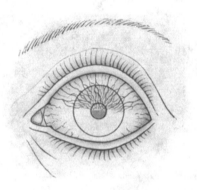

Abb. 122. Pannus. (Nach M. MEYERHOF).

Gewebespalten, in das perikorneale Gewebe gelangte. Es ist aber fraglich, ob nicht außerdem perikorneale Gefäßerweiterung eintreten kann durch Reizung von Hornhautnerven. Bald nach einer rein mechanischen Schädigung der Hornhaut durch Schnitt oder ein steriles Fremdkörperchen wie ein eben ausgeglühtes Metallsplitterchen, tritt ebenfalls perikorneale Hyperämie ein. Exsudation kann hierbei ausbleiben. Diese Hyperämie können wir kaum als die Wirkung eines etwa durch die mechanische Schädigung in der Hornhaut entstandenen und in das perikorneale Gewebe dlffundierten Stoffes auffassen. Nach MARCHAND tritt Hyperämie in der Umgebung eines ebenso gefäßlosen hyalinen Knorpels nach mechanischer Schädigung nicht ein, weil diesem sensible Nervenfaser fehlen. Auch Hyalitis kann in ähnlicher Weise auftreten, obwohl dem Glaskörper Blutgefäße fehlen. Von der Pathogenese der Entzündung der gefäßlosen Herzklappen wissen wir nicht so viel. Eine Ostitis ohne Peri-, Endostitis oder Osteomyelitis kennen wir nicht.

Nach METSCHNIKOFF sollten sich im gefäßlosen Schwanz gewisser niederer Tiere nach entzündungserregender Schädigung Leukozyten anhäufen, welche nicht aus benachbarten Blutgefäßen stammen, sondern sich schon vorher als Wanderzellen im Gewebe finden.

Bemerkenswert ist die Vaskularisation der Hornhaut (Pannus nennt man reichliche Gefäßbildung in derselben) und der Herzklappen, die bei länger dauernder Entzündung auftreten kann. Es dringen dabei von Gefäßchen des perikornealen Gewebes bzw. der Herzklappenbasis aus Gefäßsprossen in das gefäßlose Gewebe ein, die so dick werden können, daß man sie mit dem unbewaffneten Auge sieht. Pannus beobachtet man bei chronischen Hornhautgeschwüren, bei der Keratitis parenchymatosa, z. B. bei Kindern mit angeborener Syphilis usw. Die in die Hornhaut eingedrungenen Gefäßchen können, bei Ausheilung der Entzündung, wieder schwinden. Was mit ihnen geschieht, wissen wir nicht.

Pathogenese und Wesen der Entzündung. Nervöse Einflüsse, symmetrische Entzündungen. Faktoren.

Jetzt wollen wir die Frage zu beantworten suchen, wie und wodurch die entzündlichen Gewebsveränderungen entstehen. Zunächst erhebt sich die Frage nach dem relativen Alter dieser Gewebsveränderungen. Entstehen sie gleichzeitig oder nacheinander und ist im letzteren Fall eine später eintretende Veränderung von einer früher entstehenden abhängig?

Die Frage nach dem relativen Alter ist nicht für alle Fälle im gleichen Sinne zu beantworten. Nur ausnahmsweise ist es sicher festgestellt durch Beobachtung. So geht die extravaskuläre Gewebsveränderung bei der experimentellen Hornhautentzündung den vaskulären sicher vorauf, weil die Hornhaut gefäßlos ist und das Exsudat aus den sekundär geschädigten perikornealen Gefäßen stammt.

Wir müssen uns sonst aber meist mit Annahmen zufrieden geben. Wir nehmen nun an, daß, wenn das entzündungserregende Gift dem Gewebe durch das Blut zugeführt wird, zuerst Alteration der Gefäßwand eintreten wird, weil das Gift nur durch die Gefäßwand hin das perivaskuläre Gewebe erreichen kann. Das mag sich z. B. bei den metastatischen Herden bei Pyämie, bei hämatogener Tuberkulose ereignen, indem die Mikroben embolisch in den Haargefäßchen stecken bleiben. Die Möglichkeit ist jedoch nicht auszuschließen, daß ein im Blutplasma gelöstes Gift, das besondere Affinität zum perivaskulären Gewebe hat, zunächst (nach Austritt) dieses Gewebe und erst nachträglich, bei stärkerer Konzentration die Gefäßwand angreift.

Die Bestimmung des relativen Alters kann zu fehlerhaften Annahmen führen (S. 32). Es ergeben sich von vornherein bei Entzündung mehrere Möglichkeiten: Leukozyteninfiltrate sowie Exsudate, besonders fibrinöses, können durch Druck Entartung und Nekrobiose hervorrufen. Nekrose kann andererseits unmittelbar durch die Schädigung entstehen und von Entzündung gefolgt werden, indem sich Spaltungsprodukte des abgestorbenen Gewebes bis zur entzündungserregenden Stärke anhäufen wie bei der ischämischen Nekrose. Vielleicht entstehen auch bei Entartung gelegentlich entzündungserregende Stoffe. Thrombose von Blutgefäßen im entzündeten Gebiet kann zu Nekrose führen, auch stark vermehrte Gewebespannung durch degenerative Schwellung des Parenchyms vermag das wahrscheinlich. Entstehung der entzündlichen Gewebsveränderungen unabhängig voneinander, durch die gleiche Schädlichkeit, ist eine Möglichkeit, die wir jetzt näher zu betrachten haben, wobei immer Verschlimmerung durch nachträgliche Wechselwirkung hinzukommen kann. Hierbei ist das relative Alter der einzelnen Veränderungen für ihre Entstehung gleichgültig. Selbstverständlich können obige Faktoren zusammenwirken.

BROUSSAIS und ANDRAL, dann VIRCHOW nahmen an: Keine Entzündung ohne Entzündungsreiz, d. h. eine entzündungserregende Schädigung oder Faktor. Das tun auch wir jetzt. Wir kennen eine ganze Menge Entzündungsreize oder Faktoren

(s. unten). Nun können wir uns eine Schädigung von Zellen, auch die Gefäßwand-alteration, sehr wohl denken durch verschiedenartige physikalische (mechanische, thermische u. a.) Wirkungen. Die Anhäufung von ausgetretenen Leukozyten an bestimmten Stellen führen wir auf eine positiv chemotaktische Wirkung zurück, und wir müssen daher annehmen, daß die physikalische Schädigung eine Anhäufung eines solchen chemotaktischen Stoffes im Gewebe, wahrscheinlich als Produkt von Zellenschädigung, bewirkt. Sonnenstrahlen können Hautentzündung mit Blasenbildung bewirken: Anfangs ist der Blaseninhalt klar, später wird er trübe durch Leukozyten. Die Möglichkeit einer sekundären Infektion von der Oberhaut aus ist dabei zu berücksichtigen.

Wie wirken nun die Entzündungsreize? VIRCHOW hat funktionelle (die schwächsten), nutritive (stärkere) und formative Reize angenommen. Formative Reize bewirken Zell- und Kernteilung. Ob diese verschiedenen Reiz-wirkungen nur von der Stärke des gleichen Reizes bedingt werden, ist nicht nach-gewiesen und bleibe vorläufig dahingestellt. Wir vermögen in der Tat, ohne eine formative Reizung anzunehmen, die Zellenbildung bei mancher Entzündung nicht zu verstehen, wenn auch die Wirkungsweise dieser Reizung zur Zeit unbekannt ist. Es gibt aber Forscher, die mit CARL WEIGERT die Zellbildung auffassen als einen reparatorischen Vorgang, der nur auf Zellschädigung folgt. Wieder andere Forscher betrachten Zellneubildung als Folge einer Verringerung der normalen Gewebsspannung, welche die Zellen in einer Art formativen Gleichgewichtes hält. Diese Möglichkeit erheischt gewiß Beachtung in Fällen, wo durch Gewebsdurch-trennung oder Gewebeverlust die Spannung abnimmt. Wo aber, wie bei mancher Entzündung, die Gewebsspannung zunimmt, da fällt diese Möglichkeit fort, und müssen wir die beiden zuerst erwähnten Möglichkeiten prüfen.

Zunächst fragt sich: muß die von WEIGERT angenommene Zellschädigung mikroskopisch erkennbar sein? Wenn ja, so kommt oft Zellneubildung vor ohne damit gleichen Schritt haltende voraufgehende Zellschädigung; so z. B. können bei proliferativer Entzündung reichlich Zellen neugebildet werden. Wenn nicht, so ist die Zellschädigung, gleichgültig ob man die geschädigten oder nur nichtgeschädigten Zellen sich teilen läßt, häufig nichts weniger hypothetisch als Zellneubildung durch formative Reizung ohne Schädigung. Und die vorliegenden Daten weisen darauf hin, daß eben nicht-starke Reize Zellneubildung bewirken. Wir müssen uns eines endgültigen Urteils enthalten und mehreie genaue Daten abwarten, die vergleichende Untersuchungen, auch von einzelligen Wesen — man denke an J. LOEBS chemische Entwicklungserregung — ergeben müssen: Was für Reize und welche Reizstärke, gemessen als Entzündungsreiz, führen zu Zellneubildung? Vorläufig erkennen wir eine formative Reizung an. Ist nicht schließlich jede Reizung an und für sich als schwache oder starke Schädigung aufzufassen? Es kommt bei Zellneubildung darauf an, ob man annimmt, daß das „gereizte" Protoplasma selbst sich vermehrt oder daß eben dieses zugrunde geht und dafür neues „regeneriert" wird. POD-WYSSOZKI hat durch feinstes Kieselgurmehl, das nicht gelöst oder oxydiert wird und ungiftig ist, dessen Teilchen aber in die Zellen eindringen, große Riesenzellen-granulome bei Meerschweinchen erzeugt. Von „Zellschädigung" war nichts auf-zudecken. Dies gilt auch für manche andere Fälle.

Daß ein Entzündungsreiz in gewisser Stärke Entartung, Nekrobiose oder sofortige Nekrose zu bewirken vermag, geht aus den früheren und späteren Erörterungen hervor. Dabei müssen wir bedenken, daß die Reizstärke einen nur mit Hinsicht auf bestimmte Zellen relativen Wert hat und daß verschie-dene Zellen verschieden empfindlich für denselben Reiz sein können. Außer-dem, daß der Zellkern nur durch den Zelleib zu erreichen und durch eine Membran gewissermaßen geschützt ist. Ein chemisch schädigender Stoff wird somit den Zelleib in stärkerer Konzentration als den Zellkern treffen können. Schließ-lich ist der entzündungserregende Stoff nicht überall im Gewebe in gleicher Stärke vorhanden. Wir dürfen somit annehmen, daß in einem entzündeten Körperabschnitt das Verhältnis der Reizstärke zur Reizbarkeit nicht überall den gleichen Wert hat, und daß sich daraus das Vorkommen entarteter bzw.

abgestorbener Zellen neben neugebildeten oder sich teilenden Zellen erklärt; ebenso, daß vorzugsweise die empfindlicheren Parenchymzellen zu der ersten, Bindegewebszellen zu der zweiten Gruppe gehören.

Sind auch die vaskulären Veränderungen von diesem Gesichtspunkt aus verständlich?

Nervenreizung kann gewiß die Gefäßerweiterung fördern oder hemmen, aber nicht ohne weiteres die entzündliche Gefäßwandalteration mit Exsudation und Auswanderung von Leukozyten bewirken. Demgegenüber tritt entzündliche Hyperämie im Kaninchenohr mit durchschnittenen Nerven ein (SAMUEL). Die entzündliche Hyperämie und Alteration sind Folge der entzündlichen Schädigung, obwohl wir nur ausnahmsweise unverkennbare regressive Änderungen der Gefäßwand sehen. Nicht zu verwechseln damit ist eine formative Schwellung der Endothelzellen von Kapillaren bei Entzündung.

Wir haben angenommen, daß rote Blutkörperchen, die mitunter außerhalb der Gefäße angetroffen werden, passiv durch die Kapillarwände oder durch Risse hindurchgepreßt werden. Wie erklärt sich aber die aktive Auswanderung der Leukozyten, und zwar das eine Mal in geringer, ein anderes Mal in recht großer Zahl, wie z. B. bei Phlegmonen, bei der fibrinösen Lungenentzündung? Werden sie aus den Blutgefäßchen gejagt oder in das extravaskuläre Gewebe hineingelockt? Die eigentümliche Anhäufung der Leukozyten in Infiltraten weist auf letzteres hin: Das Infiltrat ist nicht regelmäßig gebaut und scharf begrenzt etwa wie ein Lymphknötchen, sondern es ist, nämlich in lockerem Gewebe, einem Sandhaufen ähnlich. Da sehen wir im Innern des Infiltrats die Leukozyten am meisten aufeinandergedrängt, während ihre Zahl pro Kubikeinheit nach der Peripherie des Haufens abnimmt. Mitunter zeigt das Infiltrat Ausläufer in die Umgebung. Diese Anordnung erklärt sich nicht aus einem Fortgejagtwerden aus den Blutgefäßchen, sondern weitere Untersuchung zeigt uns im Innern des Infiltrats einen Bakterienhaufen, eine nekrotische Stelle, oder dergl.

Abb. 123. Leukozytenanhäufungen (in einer entzündeten Darmwand) in Form von Sandhaufen.

Denken wir dann an die oben beschriebene experimentelle Hornhautentzündung. Da sahen wir Leukozyten aus den perikornealen Gefäßchen in die Hornhaut nach der geschädigten Stelle wandern. Spritzen wir einen sterilen Stoff, z. B. Perubalsam, in geringer Menge in eine Kaninchenlunge ein (S. 432), so entsteht eine nekrotische Stelle in diesem Organ und Leukozyten häufen sich um dieselbe an. All diese Befunde weisen darauf hin, daß die Leukozyten sich anhäufen an Stellen, wohin sie sehr wahrscheinlich durch irgendeinen positiv chemotaktischen Stoff gelockt werden. Das kann sein der entzündungserregende Stoff in gewisser Lösungsstärke oder irgendein Spaltungsprodukt entarteter oder abgetöteter Körpereiweißes oder irgendein endogenes Gift überhaupt. Das Gift diffundiert durch die Gewebeflüssigkeit und erreicht so die Leukozyten. Verschiedenartige Stoffe wirken nämlich in gewisser Konzentration positiv, in stärkerer Konzentration negativ chemotaktisch. Spritzen wir einen positiv chemotaktisch wirkenden Stoff ins Blut, so tritt Hyperleukozytose oder kurz Leukozytose ein, also eine Vermehrung der weißen Blutkörperchen im Blute. Physikalische Schädigung des Gewebes, wie Verbrühung des Kaninchenohres, Einwirkung von gewissen Strahlen usw. erregen Entzündung mit seröser oder plasmatischer Exsudation. Leukozytenanhäufungen sind dabei entweder einer sekundären Infektion oder einer Anhäufung eines endogenen Giftes bis zu gewisser Konzentration im geschädigten Gewebe zuzuschreiben. Bei Blutstauung und Stase kann es zu einer bedeutenden Wandstellung ohne abnorme Auswanderung von Leukozyten kommen, weil ein positiv chemotaktischer Stoff im extravaskulären Gewebe fehlt. Leukozyten können sogar Mikroben einmauern.

In straffem Gewebe oder zwischen Muskelfasern (Abb. 133) ordnen sich die Leukozyten manchmal reihenweise in Gewebsspalten an, so daß die Sandhaufenform des Infiltrates fehlt. Die Richtung der Gewebespalten beeinflußt ihre Anordnung. So wird ihre Anhäufung in Röhren (Bronchiolen usw.) überhaupt erleichtert. Sie kriechen auch zwischen und sogar in Epithelzellen (Abb. 121).

Auch Lymphozyten bilden Infiltrate der oben beschriebenen sandhaufenartigen Form. Wir können uns diese Form nicht erklären, ohne ihnen Eigenbewegungen zuzuschreiben. ARNOLD, ERNST und ASKANAZY haben sehr wahrscheinlich langsame Eigenbewegungen bei Lymphozyten nachgewiesen. Bei Leukämie können sich andererseits, ohne entzündliche Veränderungen, weiße Blutkörperchen in gewissen Geweben anhäufen, und zwar mit Ausläufern, aber nicht so ungleich verteilt, wie im entzündlichen Infiltrat.

Es können sich so reichlich Leukozyten in einem Organ, z. B. in der Lunge bei fibrinöser Pneumonie, anhäufen, daß sie kaum durch das Blut ohne weiteres geliefert sein können. Um so weniger, weil sich eine Hyperleukozytose außerdem ergeben kann! Vielleicht stammen sie zum Teil aus lymphadenoidem Gewebe. Wir wissen nur, daß in solchen Zuständen das rötliche Knochenmark röter und das gelbe Knochenmark der Röhrenknochen rot wird, beides durch Hyperämie. Diese Hyperämie ermöglicht und bedeutet wahrscheinlich auch eine stärkere Funktion, namentlich eine stärkere Leukozytenbildung. Ob die Hyperämie des Knochenmarkes aber eine rein funktionelle oder eine entfernte Giftwirkung der entzündungserregenden Schädlichkeit ist, wissen wir nicht. Ob Leukozyten sich im Blut vermehren, läßt sich jetzt nicht angeben. Es können zweifellos viele Zellteilungen unbeobachtet ablaufen, ebenso wie in wachsendem Gewebe überhaupt.

Wie sich aus obigem ergibt, wird also auch die Auswanderung und Anhäufung von Leukozyten durch das Verhältnis der Reizstärke zu ihrer Reizbarkeit bedingt. wobei die erforderliche Reizstärke (Konzentration) von der Natur des Stoffes abhängt. Genügt sie nicht, so findet nur flüssige Exsudation statt. Ist sie zu stark, so tritt negativ chemotaktische Wirkung ein, ebenso wie Chinin in gewisser Konzentration Leukozyten lähmt (BINZ). So können sehr virulente Bakterien, z. B. Streptokokken, sich so rasch im Gewebe vermehren, daß nur seröse Exsudation im bald absterbenden Gewebe und heftige Allgemeinerscheinungen (Sepsis) erfolgen. Hypoleukozytose (Leukopenie), d. h. eine herabgesetzte Leukozytenzahl im Blut kann dabei angetroffen werden, wohl infolge einer Anhäufung von Gift in negativ-chemotaktisch wirkender Stärke ins Blut. Wo die aus dem Blute fortgejagten Leukozyten bleiben? In lymphadenoidem Gewebe (Lymphdrüsen, Milz, usw.?). Wir wissen es nicht. Hyperleukozytose (Multinukleose) weist auf das Vorhandensein eines positiv chemotaktischen Stoffes im Blute, somit im allgemeinen auf eine leichtere Erkrankung hin als Leukopenie. Allerdings sind Ausnahmen nicht selten. Jene pflegt mit Hyperinose, diese mit Hypinose einherzugehen. Wir kommen hierauf an anderer Stelle zurück.

Alles in allem sind sämtliche entzündliche Gewebsveränderungen von einem einheitlichen Gesichtspunkt aus verständlich, nämlich als die Folgen einer Reizung, wobei das Verhältnis der Reizstärke zur Reizbarkeit über die Natur der auftretenden Veränderung entscheidet. Wir werden später noch auf weitere Einzelheiten eingehen. Ob gelegentlich noch andere Wirkungen sich geltend machen, erheischt weitere Forschung.

METSCHNIKOFF hat Phagozytose (s. dort) und Entzündung identifiziert, und in Phagozytose das Wesen der Entzündung erblickt, die er dann als Abwehrvorgang betrachtet. Nun mag es sehr wohl sein, daß bei gewissen Tieren eine sonst entzündungserregende Schädigung nur Freßtätigkeit von Zellen bewirkt. Das beweist aber nicht, daß Entzündung und Phagozytose gleich sind. Einerseits ist beim Menschen und bei den höheren Wirbeltieren Phagozytose sehr wohl möglich ohne Entzündung, die aus drei Vorgängen besteht. So nehmen z. B. Leukozyten unter vollkommen normalen Umständen in der Darmwand Fettkörnchen in sich auf — da ist von Entzündung keine Rede. Und sie können es auch tun in Erweichungsherden („Fettkörnchenzellen") auch wohl ohne Entzündung. Andererseits ist aber sogar ausgedehnte seröse oder hyperämische oder proliferative Entzündung möglich ohne eine Spur von Phagozytose. Es ist ferner überhaupt der Beweis nicht erbracht worden, daß Leukozyten gelöste entzündungserregende Stoffe in sich aufnehmen.

Die alten Ärzte meinen, es entstünde Entzündung, indem sich die angeborene Wärme, τὸ σύμφυτον θέρμον und die kardinalen Säfte an einer Stelle anhäuften. BOERHAAVE und JOHN HUNTER lenkten die Aufmerksamkeit auf den größeren Blutgehalt hin. Die späteren Neuropathologen nahmen an, nicht etwa, daß Nervenwirkung die entzündliche Gefäßerweiterung fördern oder verringern kann, sondern daß die Entzündung eine Art trophische Nervenwirkung sei. Die für diese Ansicht ins Feld gebrachten Erscheinungen waren: der Herpes zoster, die Keratitis neuroparalytica und gewisse symmetrische Entzündungen, wozu auch die sympathische Ophthalmie zu bringen ist.

Der Herpes zoster (Gürtelrose) ist eine mit oft heftigen Schmerzen einhergehende Bildung von Gruppen von Bläschen im Innervationsgebiet einer bestimmten Nervenwurzel oder auch eines einzelnen peripheren Astes. Am häufigsten ist es das Gebiet eines Interkostalnerven (Abb. 124), so daß die Bläschen halbgürtelförmig sich ausdehnen. Seltener tritt er in einem Trigeminusgebiet auf. Man hat periphere Nervenentzündung oder Veränderungen im Intervertebralganglion (VON BÄRENSPRUNG) oder in der hinteren Nervenwurzel nachgewiesen. Wie und wodurch aber die oft bald wieder eintrocknenden Bläschen dabei entstehen, ist ganz unklar; daß sie durch Entzündung entstehen, ist nicht nachgewiesen, ebensowenig wie und wodurch denn die primäre Neuritis entstand. Soviel ist nur sicher, daß der Herpes zoster keineswegs neurogene Entzündung beweist.

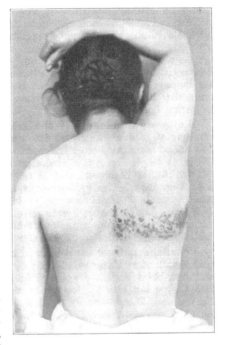

Abb. 124. Herpes zoster im Bereich eines mittleren Brustnerven (nach STEINERT, in CURSCHMANN, Nervenkrankheiten, Berlin 1909).

Die neuroparalytische Hornhautentzündung tritt nach Durchschneidung des gleichseitigen N. trigeminus ein. Wie und wodurch? MAGENDIE (1855) faßte sie als trophische Störung auf. SNELLEN wies nach, daß die unempfindlich gewordene Hornhaut fortwährend durch Stöße geschädigt wurde. Nähte er das Ohr — das vom N. auricularis vagi Gefühlsnerven erhält — an das empfindungslose Auge, so blieb die sonst eintretende Keratitis aus. Man kann ihr auch zuvorkommen, indem man die Hornhaut durch einen Pfeifendeckel schützt. SENFTLEBEN stellte fest, daß zunächst Nekrose der ungeschützten Hornhaut durch Verletzung eintritt, der sich Entzündung anschließt. Daß nicht immer Keratitis eintritt, erklärt sich wohl aus dem Ausbleiben gröberer Schädigungen.

Man hatte nach Vagusdurchschneidung bei Kaninchen Pneumonie auftreten sehen. Diese Lungenentzündung ist jedoch nicht einfach neurogenen Ursprunges, sondern sie ist, wie TRAUBE nachwies, der Einwirkung von Fremdkörpern, Futterresten, Mundschleim usw. zuzuschreiben, die durch die gelähmten unempfindlichen und offenstehenden Stimmbänder in die Lunge gleiten oder „verschluckt" werden. STEINER konnte eine solche „Schluckpneumonie" verhüten, indem er die vagotomierten Kaninchen fortwährend auf dem Rücken lagerte, so daß der Mundinhalt durch Mund und Nase abfloß.

Es gibt schließlich eine ganze Reihe symmetrischer Entzündungen, die vielleicht auf den ersten Anblick neurogen zu sein scheinen, sich aber als anderen Ursprunges erweisen. So können Chirurgen, Bäcker, Wäscherinnen ein nahezu symmetrisches Ekzem beider Hände und Vorderarme bekommen durch Karbol, Sublimat, durch die Ofenhitze, durch heißes Seifenwasser. Auch parasitäre Entzündungen können symmetrisch auftreten: so z. B. bevorzugt Sarcoptes scabiei die Beugeflächen von Extremitäten und Rumpf und erzeugt dabei oft symmetrische Entzündungen, manchmal der Seitenflächen von Finger und Zehen, d. h. zarte, zugleich warme Hautstellen. Bronchogene Entzündungsherde in der Lunge sind häufig nahezu symmetrisch in zentralen und paravertebralen Lungenteilen mit gleichen physiologischen Eigenschaften. Hämatogene Miliartuberkel bevorzugen stark die Rinde, zystidogene Entzündung das Mark beider Nieren. Die Symmetrie wird von einer symmetrischen Verteilung des Giftes bedingt. Obwohl es zweifellos symmetrische neurogene Erscheinungen gibt, wie z. B. Muskellähmungen durch Bleivergiftung („dropping hands" durch doppelseitige Radialislähmung), Lähmung der Peronei bei Polyneuritis usw., beweisen obige Beispiele ebenso zweifellos, daß symmetrische Doppelseitigkeit einer Entzündung keineswegs ihren neurogenen Ursprung bedeutet.

Die sympathische Ophthalmie (Iridozyklitis) schien eine neurogene Entzündung zu bedeuten. Es ist das eine Entzündung des zweiten Auges, die einige Zeit nach traumatischer Iridozyklitis, besonders nach durchbohrender Verletzung (KOSTER) des ersten Auges eintreten kann. Man meinte, daß die Entzündung des zweiten Auges besonders eintrat nach Verletzung der nervenreichen Ziliargegend des ersten Auges. Man entfernte anfangs bald das verletzte Auge, um eine sympathische Ophthalmie des anderen zu verhüten. In letzter Zeit tut man es nicht immer. Jedenfalls hat sich aber herausgestellt, daß die Entzündung sich durch den subduralen Lymphraum um den Sehnerven herum fortpflanzte (DEUTSCHMANN). Andere erkennen dies nicht für alle Fälle an.

COHNHEIM hat schon betont, daß auch Körperteile sich entzünden, die nur noch durch ihre Hauptgefäße mit dem übrigen Körper in Zusammenhang stehen, und daß beim Frosch die Zunge in Entzündung geraten kann, obwohl das Hirn und das verlängerte Mark gänzlich zerstört sind. Manche Gefäße besitzen jedoch Nerven mit Ganglienzellen. Diese Versuche schließen somit Nerveneinflüsse bei Entzündung nicht aus. Welche Bedeutung haben diese aber?

Neuerdings heben RICKER und REGENDANZ die weite Verbreitung von feinen Nervenelementen hervor und betonen sie den neurogenen Ursprung jeder Entzündung; sie entstehe und laufe bis zum Ende ab als die Folge einer in verschiedenen Formen verlaufenden Hyperämie durch Vasomotoren- oder Vasodilatatorenreizung. Dabei komme es insbesondere auf die Reizstärke an. Wir weisen in diesem Werk an vielen Stellen auf die große Bedeutung der Reizstärke, nämlich im Verhältnis zur örtlichen Reizbarkeit, ebenso auf die Bedeutung des Blutgehalts und der Durchblutung, welche zum Teil durch Vasomotoren bzw. Vasodilatatoren bedingt werden, für den Reizerfolg hin, namentlich in unserer Besprechung der kollateralen Entzündung. Und die von RICKER und REGENDANZ hervorgehobenen Veränderungen der Gefäßweite waren schon COHNHEIM bekannt. Wir leugnen keineswegs, daß arterielle Hyperämie Zellbildung eher fördern als hemmen wird, während Anämie eher die entgegengesetzte Wirkung hat und sogar Entartung und Nekrose fördert, daß aber sämtliche entzündliche Gewebsveränderungen bloß in Kreislaufstörung ihren Ursprung haben, können wir nicht zugeben: so ist kein gesetzmäßiger oder auch nur regelmäßiger Zusammenhang zwischen Art und Grad der (primären oder späteren) Kreislaufstörung und Natur und Grad der Gewebsveränderungen aufzudecken, es besteht im Gegenteil manchmal eine Inkongruenz. So findet man keineswegs Zellbildung vorwiegend in hyperämischem Gewebe, wie z. B. beim Erythem, und gleichen Schritt haltend mit dem Blutreichtum, Entartung ebensowenig nur in anämischem Gewebe und im bestimmten Verhältnis zum Grade der Anämie. Wir finden vielmehr allerlei Kombinationen von Gewebs-veränderungen in mancherlei Schattierungen, welche sich nicht durch die An-nahme von Kreislaufstörung ohne weiteres verstehen lassen. Wir finden sogar sich teilende Zellen neben toten oder Zellen, deren Kern sich teilt, während der Zelleib abstirbt und folglich sich nicht zu teilen vermag, wie z. B. die tuber-kulöse Riesenzelle. All diese Gegensätze und Kombinationen vermögen wir aber zu verstehen, indem wir eine Schädigung von Blutgefäßen mitsamt ihren Nerven, eine unmittelbare Schädigung anderer Zellen und eine Reizung von Zellen zur Vermehrung (formative Reizung) annehmen. Ein entzündungserregen-der Faktor übt diese drei Wirkungen aus, aber je nach seiner Natur und Stärke im Verhältnis zur Reizbarkeit der verschiedenen Gewebsbestandteile in ver-schiedenem Maße. Wir kennen Stoffe, die in bestimmter Stärke ausschließ-lich oder überwiegend Entartung, Nekrobiose oder Nekrose bewirken, wie z. B. Sublimat in der Niere; andere, die überwiegend Zellbildung hervorrufen, wie Kieselgur oder tuberkulöses Gift bestimmter Stärke; wieder andere, welche in bestimmter Stärke unmittelbare Nekrose, in geringerer Stärke aber Entzün-dungen verschiedener Form, auch hyperämische, bewirken, wie wir ausführlich bei der kollateralen Entzündung besprechen werden. Diese Wirkungen können nun, wie wir schon oben bemerkten, durch einen bestimmten Blutgehalt und Durchblutung verstärkt oder abgeschwächt werden — keine Beobachtung berechtigt jedoch zur Annahme, daß sie durch letztere ersetzt werden können. Auf weitere Einzelheiten brauchen wir nicht einzugehen. Wir wollen nur noch hin-zufügen, daß die vaskulären, degenerativen und proliferativen Veränderungen, welche zusammen die Entzündung darstellen, überhaupt sich gegenseitig ver-stärken oder abschwächen können durch Änderung der Gefäßweite, der Ge-websspannung usw., wie wir es besprochen haben.

RICKER und REGENDANZ meinen sogar, daß die entzündlichen und die nicht-entzündlichen Kreislaufstörungen so wenig abzugrenzen sind, daß wir den Entzündungsbegriff aufgeben sollen. Wiederholt begegnen wir überall in der lebenden Natur unscharfe Grenzen, weil unsere Maßstäbe nicht ausreichen. Das ist aber kein zureichender Grund, unsere Einteilungen aufzugeben.

Andere Forscher (ASCHOFF u. a.) wollen in Entzündung eine Schutz- oder Ab-wehrvorrichtung (Defensio) sehen. Das wäre also eine teleologische Anschauung, die wir vermeiden wollen, oder wenigstens eine Anschauung, die sich auf der Nützlichkeit fußt. Damit kommen wir aber meines Erachtens nicht weiter; schon deshalb nicht, weil die gleiche Erscheinung, z. B. ein Leukozyteninfiltrat, das eine Mal nützlich, das andere Mal schädlich sein kann (S. 19). Auch die Bezeichnung der Entzündung als Reaktion müssen wir vermeiden. Denn dieser Begriff schließt nur „aktives" in sich. Von den Entzündungserscheinungen kämen somit nur in Betracht die Diapedese, Phagozytose und Zellbildung. Nun gibt es aber oft Entzündungen, wie z. B. Serositis, mit Anhäufung einer großen Menge seröser Flüssigkeit, wobei Diapedese und Zellbildung nur schwer, und Phagozytose gar nicht nachweisbar sind. Mit welchem Recht würde man da die Entzündung als Reaktion bezeichnen? Seröse Exsudation ist doch bloß die Folge einer Gefäßwandschädigung. Und mit welchem Recht eine hyperämische oder fibrinöse Entzündung? In all diesen Auffassungen steckt zu viel Willkür. Außerdem ist die Bezeichnung „Reaktion" zu vage.

Wir müssen bei der Feststellung unserer Begriffe ausgehen vom sicher Gegebenen: Alle Pathologen dürften darüber einig sein, daß wir bei Entzündung auf ihrem Höhepunkt gewisse vaskuläre, degenerative und proliferative Gewebsveränderungen beobachten und daß umgekehrt Entzündung besteht, wo sich diese drei Veränderungen zusammenfinden. Wir müssen folgerichtig den Begriff Entzündung feststellen als den eines Vorganges, der sich aus jenen drei Veränderungen (Vorgängen) zusammensetzt. Diese Veränderungen können in verschiedener Reihenfolge und Stärke und es kann Exsudat verschiedener Form auftreten, so daß sich die mannigfachen Entzündungsformen ergeben. Sie können sich beeinflussen, sogar in hohem Maße, wie wir das an anderen Stellen in diesem Werke erläutert haben oder erläutern werden, wie z. B. starke Leukozytenanhäufung Nekrose fördert oder in nekrotischem Gewebe entzündungserregende Stoffe entstehen usw. Man mag im Einzelfall die Frage nach der Nützlichkeit einer Erscheinung zu beantworten suchen, aber unsere Begriffsbestimmung der Entzündung hat damit nichts zu tun.

Sehr verschiedenartige Schädigungen oder **Faktoren** können Entzündung bewirken: physikalische, chemische und physikalisch-chemische. Wir können sie auch als sterile und parasitäre (infektiöse) unterscheiden. Kombinationen sind übrigens nicht selten; es kann z. B. Hitze oder Sonnenlicht zu einer sterilen serösen Entzündung führen und dann im entzündeten Gewebe eine sekundäre, z. B. eine Auto-Infektion eintreten.

Es gibt eine ganze Reihe physikalischer Schädigungen, die Entzündung bewirken; wir sind schon manchen begegnet: Hitze, Abkühlung, Sonnenlicht, das Erythem und Blasenbildung, Röntgen- und Radiumstrahlen, die Ekzem usw. hervorrufen. Wir können nicht viel Näheres von der Pathogenese angeben. Physikalische Schädigung im allgemeinen kann nicht nur unmittelbar Entzündung erregen, wie z. B. die Sonnenstrahlen, sondern auch, indem sie Gewebe zum Absterben bringt und Zerfallstoffe Entzündung hervorrufen, oder indem sie das Gewebe für sekundäre Infektion vorbereitet. Letzteres, indem z. B. Deckepithel geschädigt und dadurch Tür und Tor geöffnet wird für Bakterien, die als Saprophyten an der Körperoberfläche leben, wie Staphylokokken, gewisse Diplokokken usw. Gleichzeitige Zerreißung und Quetschung des subepithelialen Gewebes fördert eine derartige Autoinfektion oder auch eine Heteroinfektion von Bakterien, die bei oder nach der Schädigung von außen her eingeführt werden, wie z. B. beim Überfahren. Scharflinige Wunden schaffen weniger Nischen und Gelegenheit zur Anhäufung von seröser oder blutiger Flüssigkeit, die vielen Bakterien ein guter Nährboden ist. Eine aseptische mechanische Schädigung des Gewebes, wie z. B. eine subkutane Osteoklasie (Kocher) kann ohne Entzündung ausheilen. Wahrscheinlich wird ein aseptischer, nicht reizender Fremdkörper, aseptisch in das Gewebe eingeführt, ebenfalls ohne Entzündung einheilen können. Ohne Mitwirkung chemisch wirkender Stoffe ist positive Chemotaxis und auch Anhäufung von Leukozyten (Infiltratbildung) unverständlich.

Ferner kennen wir eine große Menge Stoffe, die chemisch Entzündung erregen; und zwar sind es teils endogene Gifte — wie z. B. Harnsäure bzw. harnsaures Natrium und Zerfallsprodukte nekrotischen Gewebes — teils exogene Stoffe, wie Krotonöl, Terpentinöl, Ameisensäure, Argentum nitricum, Oxalsäure, Osmiumsäure (OsO_4), Karbolsäure, Sublimat, Formol, Jodpräparate, Phosgengas ($COCl_2$) in der Lunge, parasitäre Gifte (Endo-, Exotoxine, Stoffe entstanden aus Stoffen im Gewebe unter Einfluß von parasitärer Enzymwirkung); auch tote Bakterien, z. B. tote Tuberkelbazillen, vermögen unter gewissen Umständen Entzündung zu erregen, wohl durch ihnen anhaftendes oder aus ihrem Zerfall hervorgehendes Gift. Diese Wirkung bleibt gewöhnlich nur beschränkt, wenn nicht eine sehr große Menge eingeführt wird; dann ist auch Fernwirkung wie beim Krotonöl — s. oben — möglich. Lebende Bakterien erregen hingegen oft metastatische Entzündung. Reine „Fäulnisbakterien" vermögen keine Entzündung hervorzurufen; wohl vermögen es gewisse bei der Fäulnis entstehende Stoffe.

Im allgemeinen kann aus jeder sterilen Entzündung eine infektiöse entstehen, indem Bakterien aus dem Deckepithel oder sonst woher ins steril entzündete

Gewebe gelangen und dort wachsen. Gleichgültig, ob die sterile Entzündung thermischen Ursprungs (wie an den Händen bei Wäscherinnen usw.) ist oder durch antiseptische Stoffe (wie an den Händen von Chirurgen) oder durch atmosphärische Schädigung (z. B. Angina oder Luftröhrenentzündung durch einen Nordostwind) oder durch aktinische Wirkung entstand.

Man darf die infektiöse Entzündung nicht mit der Infektion zusammenwerfen. Entzündung bezieht sich nur auf die Gewebeveränderungen, Infektion auf das Wachstum eines Parasiten in lebendem Gewebe und die daraus erfolgende Schädigung. Diese bewirkt nicht immer Entzündung und Entzündung ist nicht immer infektiösen Ursprungs. So findet Infektion des Plasmodium malariae ohne Entzündung statt, abgesehen von mehr entfernten Folgezuständen, wie z. B. Entzündung, hervorgerufen durch Zerfallsprodukte der vernichteten Chromozyten.

Entzündungserregende Stoffe können Fieber hervorrufen, sie müssen aber nicht zugleich phlogogen und pyrogen sein. Umgekehrt braucht nicht jeder pyrogener Stoff Entzündung zu erregen. Wir wissen aber nicht sicher, ob gleichzeitige Entzündung und Fieber durch den gleichen Stoff hervorgerufen werden, oder ob dann mehrere Stoffe (manche aus zerfallenden Zellen entstehende Stoffe können wahrscheinlich Fieber erregen) wirksam sind. Selbstverständlich kann derselbe Stoff mehrere Wirkungen haben. Jedenfalls sind die örtliche phlogogene Wirkung auf das Gewebe und die pyrogene Wirkung auf den Wärmehaushalt grundverschieden. Es besteht auch kein Parallelismus zwischen beiden. So kann z. B. Bakteriämie mit sehr schweren Allgemeinerscheinungen von einem winzigen Infektionsherd ausgehen, während eine ausgedehnte Phlegmone oder Lungentuberkulose ohne nennenswertes Fieber vorkommt. So können auch einige Tropfen Krotonöl, in die Kaninchenlunge eingespritzt, nicht nur eine zellige Entzündung dieses Organes, sondern auch Durchfall bewirken.

Allgemeines über Entzündungsformen. Die anatomischen Entzündungsformen.

Wir können verschiedene Entzündungsformen je nach ihrem Verlauf, akute, subakute, perakute, chronische und subchronische Entzündungen, je nach der anatomischen, makroskopischen Form und den Dimensionen des entzündeten Gebietes und schließlich je nach der Natur der Gewebsveränderungen verschiedene Entzündungsarten unterscheiden. Selbstverständlich schließen sich diese Unterscheidungen nicht aus, sondern sie ergänzen sich. So können wir „die fibrinöse Pneumonie" umschreiben als eine akute, diffuse, fibrinöse Lungenentzündung. Über den Verlauf der Entzündung kommen wir später zu sprechen. Jetzt beschränken wir uns auf die anatomischen und histologischen Formen.

Wir müssen die anatomische, histologische und histogenetische Frage scharf auseinanderhalten. Sie können fest zusammenhängen, indem Gewebseigenschaften zum Teil durch anatomische bedingt sind, so daß man sie zusammenwirft. Dadurch ist schon manchmal Verwirrung vorgekommen. Zunächst ein Gleichnis: Bei der Wertbestimmung eines Hauses muß man unterscheiden: die Größe des Hauses, die Verteilung des Raumes, die Anzahl von Zimmern, die Einrichtung (anatomische Frage), sodann die Beschaffenheit der Steine, des Zements, des Holzes und der anderen Stoffe, aus denen es aufgeführt ist (histologische Frage) und schließlich, wie man die Bestandteile zusammengefügt hat (histogenetische Frage). Zwei Häuser können gleich groß und eingerichtet und aus den gleichen Stoffen gebaut aber in anderer Weise zusammengefügt sein. Dies gilt auch für die entzündlichen Gewebsveränderungen: Die anatomische Form, welche gewissermaßen die Ausdehnung der Entzündung einschließt, wird bedingt durch die Dimensionen des Gebietes, wo sich an einem bestimmten Zeitpunkt die entzündende Schädlichkeit geltend macht. Die Natur der Gewebsveränderungen ist abhängig vom örtlichen Verhältnis der Reizstärke (Schädlichkeit) zur Empfindlichkeit des Gewebes mit Berücksichtigung etwaiger älterer Veränderungen sonstigen Ursprunges. In einem entzündeten Gebiet können denn auch verschiedenartige Entzündungen bestehen. Eine ausgedehnte proliferative Lungentuberkulose kann viele Jahre ohne Gefahr, sogar ohne nennenswerte Belästigung bestehen, während ein erbsengroßer erweichter tuberkulöser Käseherd, der in eine Vene durchbricht,

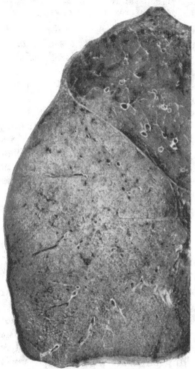 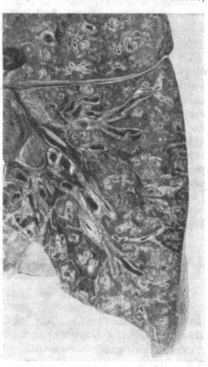

Abb. 125. Diffuse, fibrinöse Pneumonie: Graue Hepatisation des Unterlappens und eines Teils des Oberlappens.

Abb. 126. Herdförmige Entzündung: Vereiternde Bronchopneumonie mit Bildung von kleinen, eiterhaltigen Höhlen (Abszessen).

binnen wenigen Wochen tötet. Als Beispiel einer nach Vollendung anatomisch und histologisch gleichen, histogenetisch aber ungleichen Veränderung nennen wir die Atrophie von Nierengewebe bei Glomerulosklerose. Letztere kann entzündlichen oder nicht-entzündlichen (arteriosklerotischen) Ursprunges sein, wie wir bei der Niere besprechen werden. Ein anderes Beispiel stellen bronchopneumonische Herde dar, die anatomisch gleich, histologisch gleich oder ungleich, histogenetisch ungleich sind. Indem die örtliche Reizstärke (Konzentration) eines entzündungserregenden Giftes sowie die Gewebseigenschaften, auch die Reizbarkeit, zum Teil vom Blut- und Lymphstrom, somit auch von anatomischen Eigenschaften abhängig sind, müssen wir auch diesen Rechnung tragen. Einem Beispiel der Bedeutung anatomischer Eigenschaften für die Reizstärke und die Gewebseigenschaften werden wir bei der Besprechung der

Eigenschaften der verschiedenen Lungenteile begegnen. Wir wollen uns im folgenden auf die anatomische Frage, auf die Dimensionen und Form des entzündeten Gebietes beschränken.

Wir unterscheiden herdförmige und diffuse Entzündungen, je nachdem das entzündete Gebiet klein oder groß ist in bezug auf das ganze Organ oder den ganzen betrachteten Körperabschnitt. Selbstverständlich gibt es keine scharfe Grenzen zwischen „kleinen" und „großen" Teilen. Auch gibt es deshalb keine scharfe Grenze, weil aus vielfachen Entzündungsherden durch Vergrößerung und Zusammenschmelzung eine diffuse Entzündung entstehen kann. Eine herdförmige Entzündung zeichnet sich meist scharf gegen die Umgebung ab. Die Pustel (Abb. 118), der Furunkel, der Tuberkel, die Bronchopneumonie (Abb. 126) sind Beispiele einer herdförmigen Entzündung. Die fibrinöse Pneumonie, die Leberzirrhose, die „parenchymatöse", richtiger degenerative Nierenentzündung, viele Fälle von Erysipel, das Erythem sind Beispiele einer diffusen Entzündung (Abb. 125). Es hat jedoch keinen Sinn, einen Herd mit verschwommenen Grenzen deshalb diffus zu nennen.

Es scheint mitunter ein großer Abschnitt eines Organs wie mit einem Schlage in diffuse Entzündung zu geraten, wie die Lunge bei der fibrinösen Pneumonie, die Haut beim Scharlach. Genaue Untersuchung kann dann aber zutage bringen, daß die diffuse Entzündung aus einer herdförmigen entstand, indem sich rasch ein einziger Herd vergrößerte oder mehrere Herde es taten und dann zusammenschmolzen.

Bei genauerer Untersuchung des Scharlacherythems erkennt man, anfangs wenigstens, die roten Fleckchen, die erst durch ihre rasche Vergrößerung und Zusammenfließen das Erythem bilden. Und im Zentrum jedes Fleckchens ist eine dunkler rote Stelle nachweisbar, die manchmal durch Druck mit einem Glasspatel nicht verschwindet wie das auf Hyperämie beruhende Erythem, weil das dunkle Pünktchen von einem kleinen Blutaustritt herrührt. Bei der diffusen käsigen Pneumonie kann man oft an einigen Stellen die bronchopneumonischen Herde nachweisen, aus denen die diffuse verkäsende Entzündung hervorging (s. Tuberkulose). Auch bei der fibrinösen Pneumonie ist das mitunter möglich. Ein diffuses nässendes Ekzem setzt als bläschenförmige Entzündung ein. Die Variola confluens stellt ein anderes Beispiel dar. In mancher diffus entzündeten Niere lassen sich bei genauer Untersuchung die einzelnen Herde nachweisen, was in der bunten entzündeten Niere leicht gelingt. So ist die genuine Schrumpfniere, jedenfalls manchmal, das Erzeugnis einer herdförmigen Entzündung. Im allgemeinen können wir den herdförmigen Ursprung erkennen, wo die Herde noch nicht vollkommen zusammengeflossen sind. Wo dieses jedoch sehr rasch eintritt, wie wahrscheinlich häufig bei der fibrinösen Pneumonie, ist die Feststellung des herdförmigen Ursprunges schwer. Bei Kindern kommt eine langsam zusammenfließende Bronchopneumonie vor, welche die Franzosen als „pseudolobäre" bezeichnen. Finden sich in einem großen Abschnitt überall Herde, so kann man diese Veränderung diffus herdförmig nennen. Noch schwieriger als die anatomische Unterscheidung herdförmiger und diffuser Entzündung ist oft die klinische Sicherheit bei der Unterscheidung bronchopneumonischer und diffus pneumonischer, z. B. tuberkulöser Veränderungen zu erlangen. Es besteht, besonders für Herz, Leber und Niere eine Neigung beim Arzt, sich entzündliche Veränderungen als per se diffuse zu denken. Dies ist ein Fehler, der dem Patienten verhängnisvoll werden kann. Schneidet man in einem diagnostisch zweifelhaften Fall ein Stückchen aus der Niere heraus, und erweist sich dieses mikroskopisch als „normal", so ist damit keineswegs Entzündung in der übrigen Niere, z. B. eine Papillitis tuberculosa, ausgeschlossen.

Ein Entzündungsherd kann überall gleiche Veränderungen darbieten, wie z. B. mancher zelliger Herd (Lymphozyteninfiltrat), oder er kann aus Abschnitten mit verschiedenen entzündlichen Veränderungen bestehen. Und zwar können diese Abschnitte mehr oder weniger regelmäßig, schicht- oder mantelförmig angeordnet sein (s. kollaterale Entzündung). So besteht das embolische Herdchen bei Pyämie aus einem nekrotischen, später vereiternden graugelblichen Zentrum (Abszeß) mit einem roten, hyperämischen Hof (Abb. 134). Ein solches Herdchen von etwa 1 mm Durchschnitt oder größer in der Haut kann von sehr großer diagnostischer Bedeutung sein bei der Differentialdiagnose zwischen Pyämie und „septischen" Zuständen.

Sowohl Herde charakteristischer wie solche nichtcharakteristischer Form können annähernd gleichmäßig oder schichtförmig gebaut sein.

Ferner kann ein Entzündungsherd eine charakteristische Form haben, die von Bedeutung sein kann für die Erkennung der Pathogenese. Als Beispiel nennen wir hier die traubenförmigen bronchopneumonischen Herde, die z. B. im Anschluß an eine Bronchitis oder durch Ansaugung einer entzündenden Flüssigkeit entstehen (Abb. 27 links und rechts unten). Wir müssen aber anatomische Bezeichnungen, die nicht sicher zutreffen, vermeiden. So reden wir nicht von einem „lobulären" Herd, wenn die Entzündung nicht einen Lobulus einnimmt, auch nicht von einem „azinösen" Herd, wenn wir nicht durch genaue Untersuchung festgestellt haben, daß nur die Teile eines einzigen Azinus einen „azinös" aussehenden Herd aufbauen. Die Entzündung kann auch von einem Azinus auf andere übergreifen. Eine solche Untersuchung ist aber zu umständlich. Wir wenden daher andere Namen an wie z. B. traubenförmige Herde verschiedener Größe, bronchopneumonische Herde im Sinne von pneumonischen Herden bronchogenen Ursprungs oder Entzündungsherd mit einem anderen Eigenschaftswort. Die Bezeichnung azinös ist schon früher vorgeschlagen, aber mit Recht aufgegeben worden, bis einige Forscher in letzter Zeit sie wieder aufgenommen haben. Eine anatomische Bezeichnung ohne anatomische Genauigkeit und außerdem ohne Notwendigkeit ist aber nicht empfehlenswert. Sie kann zu leicht Verwirrung stiften.

Auch der Sitz eines Herdes kann mit Hinsicht auf die Erkennung seiner Entstehung sowie auf die Funktionsstörung (Gehirn, Niere) wichtig sein. Wir haben z. B. gesehen, wie sich hämato-, lymphogene Verteilung usw. unterscheidet.

Die histologischen Entzündungsformen oder Entzündungsarten.

Wir haben gesehen, daß Entzündung ein aus regressiven, progressiven und vaskulären Veränderungen zusammengesetzter Vorgang ist. Diese drei Veränderungen finden sich immer im entzündeten Gebiet, aber nicht immer in gleicher absoluter und relativer Stärke. Die Stufe der Entzündung kann dabei von Bedeutung sein. Wir können, je nachdem die eine oder die andere Gewebsveränderung in den Vordergrund tritt, folgende Formen unterscheiden:

a) Entzündungen mit vorwiegend vaskulären Veränderungen
b)   „   „   „   regressiven   „
c)   „   „   „   progressiven   „
d)   „   „   wobei zwei der soeben genannten   „

nebeneinander in den Vordergrund treten oder die drei Veränderungen annähernd gleich stark sind.

Als Beispiele von d) seien hier die exsudativ- (z. B. fibrinös) nekrotisierende und exsudativ-proliferative Entzündung erwähnt. Wir wollen diesen verschiedenen histologischen Entzündungsformen jetzt etwas näher treten.

Man hat die Entzündungen wohl eingeteilt in parenchymatöse und interstitielle. Man meinte mit ersterem nicht Entzündung mit Bildung von Parenchym, wie etwa fibrinöse Entzündung Bildung von Fibrin bedeutet, sondern Entzündung mit Vorwiegen von degenerativen Parenchymveränderungen im Gegensatz zu der interstitiellen Entzündung, wobei die (vaskulären und proliferativen) Veränderungen des interstitiellen Bindegewebes und der Blutgefäße im Vordergrund stehen. Das ist somit eine Einteilung nach anatomischem Maßstab, die sich manchmal mit der histologischen vereinigen läßt. Es ist sogar in der Regel eine Entzündung mit vorwiegend vaskulären oder proliferativen Veränderungen eine interstitielle, während eine Entzündung mit vorwiegend regressiven Veränderungen vor allem das Parenchym betrifft, obwohl die Bezeichnung „parenchymatös" wegen der unrichtigen Wortbildung wenig empfehlenswert ist.

Die anatomische Form und Ausdehnung einer Entzündung werden durch das Gebiet der einwirkenden Schädlichkeit, die histologische Form durch das Verhältnis von Natur und Stärke der Schädigung zur Empfindlichkeit des Gewebes bedingt (s. S. 431 ff).

a) Entzündungen mit vorwiegend vaskulären Veränderungen.

Die vaskulären Veränderungen bei Entzündungen bestehen in Hyperämie, Blutaustritt und Exsudation mit Einschluß der Auswanderung von Leukozyten, die man wohl als zellige Exsudation andeutet. Wir unterscheiden je nachdem somit Entzündungen mit vorwiegender 1. Hyperämie, 2. Hämorrhagie und 3. Exsudation.

Hyperämische Entzündungen treten oft in der Haut und gewissen Schleimhäuten auf: das Erythem, das Erysipel, die Exantheme bzw. Enantheme bei Masern, Röteln, Scharlach sind Beispiele davon. Blutungen können dabei, wie beim Scharlach auftreten. Ferner kann Hyperämie in einer frühen Entwicklungsstufe einer Entzündung im Vordergrund stehen wie bei der Anschoppung (s. unten) der fibrinösen Pneumonie, bei Cholera, bei Magen- und Darmkatarrh, auch bei Katarrh der Luftwege. Der Unterschied zwischen einfacher und entzündlicher Hyperämie, z. B. der Rachenschleimhaut, kann klinisch unmöglich sein (MORITZ SCHMIDT), wenn Exsudat nicht nachweisbar ist wie bei chronischem Katarrh. Auch für manche Serositis gilt dies. Die Franzosen reden von „méningisme, péritonisme" u. dgl. um einen „Reizungszustand" jener serösen Häute anzudeuten, für deren Auffassung als entzündlichen Ursprunges jedoch genügende klinische Daten nicht vorliegen. Anatomisch findet man dann, wenn der Tod erfolgt, eine stark hyperämische Entzündung, wobei Exsudation, pro- und regressive Gewebsveränderungen ganz geringfügig, auch mikroskopisch kaum nachweisbar sein können.

Die hyperämische Entzündung kann zurückgehen, wie z. B. das thermische Erythem. Die Oberhaupt schuppt bei der Heilung oft ab. Oder sie kann einer exsudativen oder anderen Entzündung Platz machen, wie bei der fibrinösen Pneumonie, die wir unten besprechen werden.

Die hämorrhagischen Entzündungen sind nicht einheitlicher Natur: es kann einmal in entzündetem Gewebe Blutung eintreten, indem stark erweiterte, somit gedehnte Gefäßchen einreißen, zumal weil die entzündliche Alteration wahrscheinlich ihre Zerreißlichkeit vergrößert. Die kapillaren Blutungen in der Nasenschleimhaut bei Schnupfen sowie in den Lungenbläschen bei der fibrinösen Pneumonie sind wohl dem zuzuschreiben. Sodann kann Entzündung auftreten bei oder bald gefolgt werden von Schädigungen des Blutes, der Gefäße und sonstiger Gewebe, welche zwar an und für sich zu Blutungen führen können, es aber besonders leicht im entzündeten Gewebe tun. Es treffen hier somit Entzündung und Blutschädigung usw. zusammen, so daß auch ohne starke entzündliche Hyperämie Blutungen im entzündeten Gewebe stattfinden. Dies ereignet sich bei den verschiedenartigsten „hämorrhagischen Diathesen" (s. dort) und Vergiftungen und septischen Infektionen, die zu „Blutdissolution",

Hämatolyse, führen. Ob die Gefäße dabei leichter einreißen oder ob Durchtritt der Chromozyten gefördert wird, beides durch Ernährungsstörung der Gefäßwand, wissen wir nicht. Wir halten beides für möglich. Es ist jedenfalls die Bedeutung der Blutung in diesen Fällen eine ernstere als in den zuerst genannten.

Es können eine infektiöse Entzündung und die Blutschädigung anscheinend Koeffekte derselben parasitären Wirkung sein, wie z. B. bei den „hämorrhagischen Exanthemen", bei den „schwarzen" oder „Pestpocken", bei hämorrhagischen Masern usw. Die Entscheidung, was in einem gegebenen Fall von hämorrhagischer Nephritis, nach Scharlach oder von hämorrhagischer Enteritis oder Enzephalitis usw. vorliegt, ist zur Zeit manchmal schwierig, ja unmöglich.

Eine Blutung bei Entzündung kann schließlich auftreten durch Arrosion von Gefäßen, z. B. bei Krebs oder Tuberkulose einer serösen Haut. Es reißen dabei Gefäße verschiedener Lichtung ein, die durch das tuberkulöse Gift oder durch unbekannte Schädigung nekrotisch geworden bzw. verkäst waren. Blutung per diapedesin ist dabei aber nicht ausgeschlossen.

Ebenso wie hyperämische treten **exsudative Entzündungen** besonders in lockeren, gefäßreichen Geweben auf. Exsudation pflegt im allgemeinen mit der Hyperämie gleichen Schritt zu halten, und letztere ist im straffen Gewebe (Sehnen, Faszien usw.) schwer oder kaum möglich (vgl. Entzündungsverlauf). Das Lungengewebe, die serösen Häute, manche Schleimhäute und die Unterhaut sind im allgemeinen einer starken Hyperämie, und damit einer Entzündung mit Bildung einer großen Menge Exsudates fähig. Im lockeren Unterhautgewebe kann sich ein faustgroßes und sogar noch größeres Leukozyteninfiltrat (Phlegmone) anhäufen.

Man kann eine flüssige und eine trockene exsudative Entzündung, je nach der Beschaffenheit des Exsudates, unterscheiden. So redet man von einer Serositis (Pleuritis, Peritonitis usw.) humida bzw. sicca. (Mit dem Ausgang itis wird meist Entzündung angedeutet.) Zur trocknen exsudativen Entzündung gehören die fibrinöse und zellige Entzündung.

Bei Serositis kann eine große Menge serösen oder plasmatischen Exsudates gebildet werden, so z. B. bei Pleuritis mehrere, bei Peritonitis bis zu 40 l (Eichhorst). Die Art des Exsudates wird durch das Verhältnis der Stärke des bestimmten Entzündungsreizes zur örtlichen Reizbarkeit (Empfindlichkeit) des Gewebes bedingt (s. später). Die Menge hängt ab vom Grad der entzündlichen Hyperämie — somit vom Gefäßreichtum und vom Verhältnis von Reizstärke zur Empfindlichkeit des Gewebes — und von der Größe der entzündeten Oberfläche oder allgemeiner: des entzündeten Gewebsgebietes. Die angehäufte Menge wird bedingt vom Verhältnis von Bildung zu Resorption. Über das spezifische Gewicht und den Eiweißgehalt haben wir schon S. 376 gesprochen. Fibrinflocken können in verschiedener Größe und Zahl vorhanden sein. Es besteht häufig zugleich eine fibrinöse Serositis verschiedenen Grades. Außerdem finden wir im Exsudat Leukozyten und abgehobene Endothelzellen in verschiedener Zahl. Es kommen Übergänge nach dem serös-eitrigen Exsudat vor, die wohl als „serös-zelliges" Exsudat angedeutet werden. Es ist eine seröse Flüssigkeit mit vielen Leukozyten.

Seröse Exsudation findet auch in Geweben, namentlich in lockeren, und zwar mitunter in makroskopisch erkennbarer Form, statt. Die charakteristische „gelatinöse Infiltration" um Eiterherdchen, z. B. bei Pyämie, oder um tuberkulöse Käseherdchen, besonders in der Lunge, ist ein Beispiel. Grancher hat sie als „dégénérescence vitreuse" bezeichnet wegen der eigentümlichen Durchsichtigkeit des Gewebes. Diese optische Eigenschaft kommt auch nicht entzündetem ödematösem Gewebe mehr oder weniger zu; Bedingung ist nur gleichmäßige Mischung der Gewebsbestandteile mit klarer oder nur wenig trüber Flüssigkeit.

Besondere Erwähnung erheischt das maligne Ödem, eine ausgedehnte seröse Entzündung des Unterhaut- bzw. Zwischenmuskelgewebes ohne Nekrose, die beim Menschen mitunter nach Verletzung, z. B. nach Überfahren, auftritt und tödlich zu sein pflegt. PASTEUR schrieb sie dem „vibrion septique" (Bacillus septicus) zu, den KOCH als den Bazillus des malignen Ödems andeutete. E. FRÄNKEL hat aber neuerdings die Wahrscheinlichkeit betont, daß verschiedene anaerobe Bakterien die Fähigkeit besitzen, malignes Ödem zu erzeugen. Auch Meerschweinchen und Kaninchen sind dafür empfänglich. An Schleimhautoberflächen kann sich auch eine große Menge seröses Exsudat bilden, dem sich dann mehr oder weniger Schleim beizumengen pflegt. Eine solche Flüssigkeit kann an der Schleimhautoberfläche frei abfließen (wie bei Katarrhen, z. B. beim Schnupfen, bei Cholera und anderen Darmentzündungen) oder sie kann sich in einer Höhle, z. B. einer Nebennasenhöhle ansammeln, wie beim „Hydrops" des Antrum Highmori.

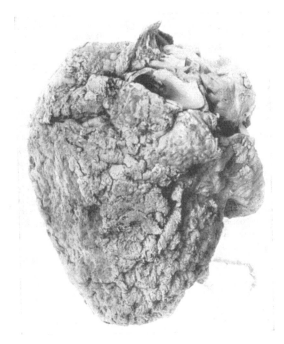

Abb. 127. Zottenherz, cor villosum, durch fibrinöse Perikarditis.

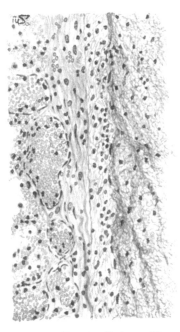

Abb. 128. Frische fibrinöse Pleuritis. Links: Lunge, rechts: feinfaseriges Fibrin mit Leukozyten (schwarzen Kernen).

Bei der fibrinösen Entzündung verliert die seröse Haut zunächst ihren Glanz und wird rauh, was Reibegeräusche zur Folge hat. Dieser Rauheit verdankt sie Schwellung, Trübung und Verlust ihres Endothels (Epithels). An solchen Stellen lagert sich dann Fibrin ab, es dehnt sich auch über die anstoßende Oberfläche aus, auch wenn die Endotheldecke hier erhalten ist, so daß ausgedehnte grauweißliche oder gelbliche Häute von Faserstoff („Pseudomembranen") die serösen Häute bedecken. Sie vermehren die Rauheit. Eine Faserstoffmembran kann eine verschiedene Dicke haben, sie kann aus mehreren Häuten bestehen, die stellenweise zusammenhängen. Sie kann eine zottige Oberfläche haben, wie beim Zottenherz (s. Abb. 127). Auf Durchschnitt zeigen sich die Faserstoffhäute als homogene oder feinkörnige, stellenweise zusammenhängende Balken oder Schollen, zwischen denen also Spalten oder Höhlen bestehen (Abb. 128 und 147).

Nicht immer sieht aber fibrinöses Exsudat so aus. Innerhalb eines Gewebes, in Lungenbläschen, aber auch manchmal an der Oberfläche einer serösen Haut, ist das Fibrin weniger fest und besteht mikroskopisch aus feinen, netzförmig zusammenhängenden Fäserchen, stellenweise abwechselnd mit feinen Körnchen, die, wenigstens zum Teil, Durchschnitte der Fäserchen sind. Zwischen den Fäserchen sehen wir Leukozyten, abgehobene Endo- oder Epithelzellen, gelegentlich rote Blutkörperchen, seröse Flüssigkeit. Solche Fäserchen können strahlenweise von einem bestimmten Punkt (HAUSERS „Gerinnungszentrum") ausstrahlen (s. unten). Vgl. Abb. 128 und 130.

Woher nun dieser Unterschied? Handelt es sich um Fibrin anderen Ursprunges? E. NEUMANN u. a. nehmen an, daß die Faserstoffhäute, die auf Durchschnitt als mehr oder weniger homogene Balken erscheinen, durch „fibrinoide" Entartung des Bindegewebes entstehen. Nach SCHUCHARDT gelte dies auch für das in Sehnenscheiden gebildete Fibrin und für die sog. Reiskörperchen (Corpora oryzoidea), oft mehr Melonenkernen ähnlich, die sich bei Tendovaginitis und bei Serositis bilden können. Sie bestehen aus festem Faserstoff („Fibrinoid"). Obwohl der Ursprung dieses homogenen Fibrins nicht immer klar ist, fehlen doch Belege für diese Anschauung. MARCHAND hat demgegenüber darauf hingewiesen, daß der erste Fibrinbelag oft auf dem Endothel (Epithel) liegt, was nicht ohne weiteres mit obiger Anschauung übereinzubringen ist. Auch nach vielen anderen Forschern stammt das Fibrin aus dem Fibrinogen des Blutes. Es gibt viele Fälle, wo wir dazu geführt werden, das homogene Fibrinoid zu betrachten als alten, verdichteten, ursprünglich feinnetzförmigen Faserstoff. Beim Altern, vielleicht durch Eintrocknung, legen sich die Fäserchen aneinander und schmelzen sie allmählich zum balkigen bzw. häutigen, festen, nahezu homogenen Fibrin zusammen. Zunächst weisen Übergangsbilder auf diese Möglichkeit hin, obwohl sie nicht diese Entstehung zu beweisen vermögen, ebensowenig wie überhaupt Übergangsbilder die Entstehung eines Zustandes oder einer Form je ohne weiteres beweisen können. Einem Beweis näher steht aber die Beobachtung von ähnlichem homogenem, balkigem Faserstoff in Lungenbläschen bei fibrinöser Pneumonie (s. unten) mit ausbleibender Schmelzung. Hier kennen wir das absolute und relative Alter oft. Dabei finden wir nach einiger Zeit nicht oder nur wenig feinfaseriges Fibrin, sondern an dessen Stelle homogenen, balkigen Faserstoff, der in ähnlicher Weise organisiert wird (s. später) wie das häutige Fibrin an der Oberfläche einer serösen Haut. Allerdings stellte LUBARSCH die Bildung festen, homogenen Fibrins in der Leberkapsel eines Kaninchens in 50 Stunden fest. Haben die Zusammenziehungen des Zwerchfells durch Druck rasche Homogenisierung des Fibrins bewirkt? Es liegt zur Zeit kein Grund vor, das balkige Fibrin aus etwas anderem als aus feinfaserigem Faserstoff entstehen zu lassen.

Fibrinogen ist, sofern wir wissen, der einzige Mutterstoff des Fibrins. Es geht vom Sol- in den Gelzustand über und es bildet Faserstoff, wenn es mit Thrombin (Fibrinenzym) in Berührung kommt und gerinnungswidrige Einflüsse (proteolytisches Enzym z. B.) fehlen; nach einigen Forschern sind außerdem Kalksalze unentbehrlich, welche jedoch nach ARTHUS, PEKELHARING u. a. nur für die Bildung von Thrombin aus Präthrombin (Prothrombin), nicht aber, bei Gegenwart von Thrombin, für die Entstehung von Fibrin aus Fibrinogen notwendig sind. Das Präthrombin wird zwar von Formelementen des Blutes geliefert, man hat es jedoch auch im Plasma nachgewiesen. Aber auch dann, wenn im Plasma Fibrinogen, Präthrombin und Kalksalze vorkommen, wird erst durch die Wirkung einer Thrombokinase (MORAWITZ) aus Präthrombin und Kalksalzen Thrombin gebildet. Diese Kinase bildet, nach MORAWITZ α-Präthrombin aus einem Mutterstoff, den er Thrombogen nennt; dann wird α-Präthrombin durch Kalksalze in α-Thrombin übergeführt. Das Fehlen von Thrombokinase im normalen Plasma erklärt die Flüssigkeit des Blutes. FULD und SPIRO haben die gleiche Ansicht wie MORAWITZ, die zwar mit vielen, ohne weiteres aber nicht mit allen Daten in Einklang ist. Die Bedeutung der zymoplastischen Stoffe ALEX SCHMIDTS bleibt dann unverständlich. Sie sind hitzebeständig und alkohollöslich im Gegensatz zur Thrombokinase und daher von dieser zu unterscheiden. Sie sollen durch Leukozyten, Blutplättchen und anderes Protoplasma gebildet werden. (Vgl. ferner HAMMARSTEN.) Nach BORDET und DE LANGE entsteht das Thrombin aus Zytozym und Serozym in Gegenwart von Kalzium. Das Zytozym ist ein Lipoid; Lezithin kann als solches dienen; das Serozym kommt als Präserozym im Plasma vor, dessen Umwandlung in Serozym besonders durch Zytozym begünstigt wird, das bei Säugetieren hauptsächlich aus Blutplättchen entstehe. Der belgische Physiologe NOLF nimmt an, daß sich im Plasma finden: Fibrinogen, Thrombogen (zwei in der Leber gebildete kolloide Stoffe) und Thrombozym (aus Leukozyten). Diese drei Stoffe bleiben durch Berührung einer normalen Gefäßwand im Gleichgewicht. Fremdkörper zerstören dieses Gleichgewicht, die drei Stoffe vereinigen sich und ein Teil scheidet als Fibrin aus.

Oben haben wir das Vorkommen von Gerinnungszentren erwähnt. Es sind das sehr kleine Körperchen, deren Natur und Ursprung nicht feststeht. Vielleicht sind es Bruchstücke von Blutkörperchen oder Blutplättchen, und wir müssen die Möglichkeit betonen, daß diese Körperchen Thrombokinase abgeben. Es ist

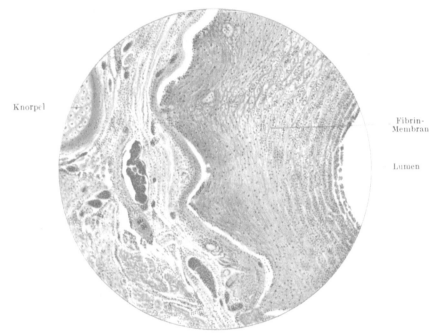

Abb. 129. Fibrinöse Bronchitis bei Diphtherie (nach JOCHMANN, Infektionskrankheiten). Die Basalmembran ist als ein rötlicher Saum unter der Fibrinschicht sichtbar.

aber noch eine andere Möglichkeit zu beachten: Diese Gerinnungszentren erinnern an Kristallisationszentren. Es kann sehr wohl sein, daß sie als Fremdkörper Fibringerinnung herbeiführen. Denn obwohl wir die Erscheinung zur Zeit noch nicht verstehen, steht doch nach den Untersuchungen von FREUND, HAYCRAFT und CARLIER fest, daß unter Öl in ein eingefettetes Gefäß aufgefangenes Blut nicht gerinnt. Schlagen mit einem nicht eingefetteten Glasstabe oder gar Verunreinigung mit Staubteilchen bewirkt jedoch Gerinnung. BORDET und GENGOU haben schließlich festgestellt, daß Plasma, das durch Zentrifugieren von Formelementen befreit ist, in einem paraffinierten Gefäß nicht gerinnt, wohl aber, wenn es in ein nicht paraffiniertes Gefäß übergeführt wird. Diese Gerinnung durch „Adhäsion an Fremdkörper" ist noch unerklärt. Vielleicht spielen doch Blutplättchen, die sich noch im Plasma fanden, auch nach dem Zentrifugieren dabei eine Rolle, indem sie durch die „Adhäsion" zerfallen?

Wahrscheinlich hängt damit die Erscheinung zusammen, daß fibrinöses Exsudat sich nur an solchen Stellen einer serösen Haut fest ablagert, an-

klebt, wo das Endothel abgehoben, wenigstens geschädigt ist. Allerdings kann
es sich dann über die anstoßende Oberfläche mit normalem (?) Endothel ausdehnen. Auch an einer Schleimhaut mit ein- oder mehrzeiligem zylindrischem
Epithel, wie in der Luftröhre, kann sich eine Fibrinhaut (Pseudomembran)
ablagern nach Abhebung des Epithels. Solch Epithel ist mittels ʾeines Kittstoffes einer glatten, festen, an elastischen Fasern reichen Lamina oder Membrana propria (Basalmembran, s. Abb. 129) aufgeklebt und ziemlich leicht,
z. B. durch Ausschwitzung eines flüssigen Exsudates, aus Gefäßchen unter
der Basalmembran sogar in großen Lappen abzuheben. Die sich dann aus plas-
matischem Exsudat bildende fibrinöse Pseudomembran liegt der Membrana
propria ziemlich locker auf. Sie wird sogar mitunter ausgehustet und läßt
sich bei einer Tracheotomie mittels einer Pinzette entfernen. Sie enthält nicht
nur nekrotische oder mehr oder weniger veränderte Epithelzellen, sondern auch
weiße Blutkörperchen, gelegentlich auch Chromozyten. Man hat solche
fibrinöse Entzündung des Kehlkopfes und der Luftröhre („häutige Bräune")
eine kruppöse genannt. Das schottische Wort „croup" bedeutet ein weißes
Häutchen auf der Zunge junger Hühner („Pips") und wird auch für „Einschnürung" gebraucht. Man hat das Wort kruppös ferner leider zur Bezeichnung
anderer fibrinöser Entzündungen, z. B. der fibrinösen Pneumonie, angewendet

Die fibrinöse Pneumonie wollen wir als Beispiel einer exsudativen Ent-
zündung etwas näher betrachten. Sie wird meist vom Diplococcus lanceolatus
(Pneumococcus) von FRÄNKEL-WEICHSELBAUM, ferner aber auch wohl vom FRIED-
LÄNDERschen Bazillus, von Kolibazillus, und, wenigstens in Tierversuchen, durch
Aspergillus fumigatus, schließlich auch in etwas abweichender Form vom Tuberkel-
bazillus hervorgerufen (s. vielfache herdförmige Nekrose). Die typische fibrinöse
Pneumonie setzt akut ein beim gesunden Menschen, der manchmal Schnupfen
hat oder eben gehabt hat; und zwar mit einem Schüttelfrost, Seitenstechen, Atemnot
und rasch ansteigendem Fieber. Die Körpertemperatur steigt innerhalb einiger
Stunden bis zu 39⁰ C und höher an. Das Fieber hält kontinuierlichen Typus inne
und schwindet nach einigen Tagen kritisch. Mit Abweichungen von diesem typischen
Bilde beschäftigen wir uns hier nicht.

Die Entzündung setzt meist im zentralen Abschnitt einer Lunge, nahe dem
Hilus, ein und dehnt sich von da aus rasch aus, meist besonders in kaudaler Richtung.
Starke Hyperämie des Lungengewebes, auch von Bronchiolen, mit plasmatischer
Exsudation — klinisch am Knisterrasseln (Crepitatio indux) erkennbar — ist die
erste Erscheinung, die man als Anschoppung („engouement") bezeichnet. Kapillare Blutungen hier und da folgen bald. Durch diese Blutbeimischung — wie sie
auch ohne fibrinöse Pneumonie vorkommt — wird infolgedessen der Auswurf
rostfarben („Sputum rufum"). Vereinzelte Leukozyten wandern aus in die Lungenbläschen. Epithelzellen der Lungenbläschen schwellen durch trübe Schwellung
oder fettige Entartung an und werden hier und da abgehoben. Indem nun das
Lungengewebe bald luftleer wird und das bluthaltige Exsudat gerinnt, bekommt
das Gewebe die Festigkeit einer Leber (rote Hepatisation). Allmählich nimmt
die Menge des Fibrins und der ausgewanderten Leukozyten zu, und treten letztere
in den Vordergrund, während die ausgetretenen roten Blutkörperchen zerfallen.
Die Blutgefäßchen werden mehr zusammengedrückt, und die rote Hepatisation
macht einer rotgrauen und diese wiederum einer grauen Hepatisation Platz.
Auf der grauen Schnittfläche ragen Fibrinkörnchen hervor, die sich in den Lungenbläschen und Bronchiolen finden und, selbst elastisch, durch die Zusammenziehung
der Lungenbläschen (nach Öffnung der Brusthöhle und Durchschneidung der Lunge)
zum Hervortreten gepreßt werden. Fibrin findet sich manchmal auch in Blut-
und Lymphgefäßen des entzündeten Lungengewebes, meist auch am Lungenfell
(Pleuritis). Die graue Farbe bekommt weiterhin einen gelblichen Ton, und allmählich macht die graue einer gelben Hepatisation Platz. Mit der zunehmenden
gelben Verfärbung pflegt die Festigkeit abzunehmen, indem zugleich das Exsudat

erweicht. Von einer gelben Hepatisation können wir somit kaum reden. Die Erweichung führt zur Lösung oder Schmelzung (Lysis oder Resolution) des geronnenen Exsudates, d. h. zur Entstehung einer Emulsion. Diese sieht gelblich, eiterähnlich aus; sie ist aber kein Eiter (s. unten), weil sie keine Eiterkörperchen, sondern Fett, Lipoide, „Myelin" usw. enthält. Gelegentlich kann allerdings Eiterung hinzukommen. Die gelbe Farbe ist zum Teil diesen Stoffen, wahrscheinlich aber zum Teil Umwandlungsprodukten des Blutfarbstoffes zu verdanken, die während der grauen Hepatisation in farbloser Form vorhanden waren (vgl. F. MÜLLER). Der Auswurf kann ebenfalls gelb sein (Sputum croceum, nicht zu verwechseln mit eitrigem Sputum coctum). Das gelöste Exsudat wird aber gewöhnlich ganz oder zum größten Teil in die Lymphwege aufgesogen. Sobald mit der Erweichung die Atembewegungen des Lungengewebes tiefer werden, bekommt die Lymphe, besonders

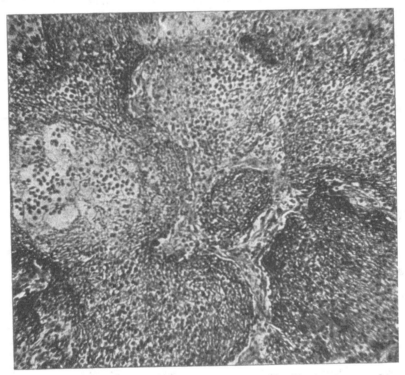

Abb. 130. Fibrinöse Pneumonie (graue Hepatisation). Netzförmig zusammenhängende Fibrinfäserchen, dazwischen Leukozyten, abgehobene Epithelzellen und vereinzelte Chromozyten.

im kaudalen Lungenabschnitt, ihre große kinetische Energie und kehrt damit die starke Resorptionsfähigkeit wieder. Knisterrasseln (Crepitatio redux) macht sich wieder hörbar. Mit der Schmelzung fällt die Krisis zusammen.

Inwiefern die Schmelzung des Exsudates als eine „molekulare Dissoziation" des Fibrins, inwiefern sie als die Wirkung einer von zerfallenden Leukozyten oder (und) Bakterien gelieferten Protease aufzufassen ist, muß weiterer Forschung überlassen bleiben. Ein proteolytisches Enzym kommt in Leukozyten vor: Fr. Müller verwahrte zerhacktes grau hepatisiertes Lungengewebe nach Zusatz von einer Kochsalzlösung und von Toluol oder Chloroform im Brutschranke: es entstand ein dünner Brei, in dem nur noch elastische und kollagene Fasern nachweisbar waren. Zerfallen aber Leukozyten vor der Lösung? Wir wissen es nicht.

Die verlorengegangenen Epithelzellen werden durch Vermehrung der übriggebliebenen ersetzt.

Tendeloo, Allgem. Pathologie. 2. Aufl. 26

Bei Entzündung kann auch Anhäufung von Leukozyten (zelliges Exsudat) in den Vordergrund treten. Man redet dann von **zelliger Entzündung.** Als solche ist nicht zu bezeichnen die „desquamative" oder abschuppende Entzündung, wobei Anhäufung abgehobener, geschwollener Epithelzellen überwiegt wie bei der desquamativen Pneumonie (mit glatter Schnittfläche). Auch Endothelzellen einer serösen Haut (Pleura, Hirnhaut) können schwellen und abgehoben werden; sie können großen Lymphozyten ähnlich und schwer von diesen zu unterscheiden sein. Diese ist offenbar nicht eine exsudative, sondern eine degenerative Entzündungsform.

Ein Infiltrat in lockerem Unterhautgewebe, in subserösem oder intermuskulärem lockerem Gewebe nennt man eine Phlegmone, und zwar unterscheidet man, je nach ihrem Verlauf und Ausdehnung, eine umschriebene, zirkumskripte, und eine fortschreitende diffuse oder progressive (septische) Phlegmone. Ein Leukozyteninfiltrat kann überhaupt eine große Ausdehnung gewinnen, bis zu Faustgröße und größer und dabei sehr hart werden. Allerdings finden wir in der Regel auch Fibrin, sogar in reichlicher Menge in einigem Abstand von der Mitte der Phlegmone, regelmäßig aber (wenigstens anscheinend) unregelmäßig verteilt. Der Faserstoff vermehrt die Härte. So kommt z. B. am Hals eine brettharte Phlegmone vor, die man als „Holzphlegmone" („phlegmon ligneux" chronique du cou, Reclus) bezeichnet. Phlegmone führt in der Regel zu Nekrose und eitriger Erweichung des Gewebes (Abszeß). Diese kann an mehreren Stellen eintreten, so daß mit Eiter gefüllte Hohlräume entstehen, die sich nach einer oder nach mehreren Richtungen vergrößern und miteinander in Zusammenhang treten können. Kollaterales Ödem um die Phlegmone ist eine häufige Erscheinung. Nach Einschnitt bis in den Eiterherd, wobei sich mitunter nur ein Tropfen Eiter entleert, kann auch eine große Phlegmone innerhalb 24 Stunden durch Resorption — es findet sich ja im Verband nur etwas seröses Exsudat („Wundsekret") — schwinden. Die Leukozyten rücken dann wahrscheinlich, nach Entfernung des positiv chemotaktischen Stoffes (Bakterien), rasch ein. Wohin? Zunächst wandern sie nach den regionären Lymphdrüsen — die Lymphbahnen dorthin können wie Heerbahnen mit Leukozyten überschwemmt sein. Was sie aber ferner machen, und ob andere vielleicht in Blutgefäße eintreten, wissen wir nicht.

Aber auch ohne Einschnitt oder Durchbruch kann ein Infiltrat durch Resorption schwinden, sei es auch langsamer. Wahrscheinlich ist dann aber Nekrose oder Eiterung in demselben nicht eingetreten. Es können aber sehr wohl Leukozyten dabei zugrunde gegangen sein. Mitunter häufen sich Gasblasen in einer Phlegmone an (Gasphlegmone), nämlich bei Infektion einer gasbildenden Bakterie — wie der Kolibazillus und einige noch nicht hinreichend untersuchte anaerobe Mikroben — oder bei Gangrän in oder neben dem phlegmonösen Gewebe (s. Gasnekrose).

Auch aus einer entzündeten Schleimhaut können Leukozyten, sogar in großer Zahl an der Oberfläche austreten. Wir kommen hierauf bei der katarrhalischen Entzündung unten zurück. Durch einmalige Einspritzung einer 1—2 mg Radiumbromid entsprechenden Menge Thorium X können beim Hund alle Leukozyten innerhalb weniger Tage aus dem Blut schwinden; das Tier kann dann 20—48 Stunden leben bleiben. Führt man bei einem solchen Hund Kupferdraht in die vordere Augenkammer ein, so häuft sich Fibrin mit Chromozyten, aber keine weißen Blutkörperchen in der Augenkammer an, während letztere beim normalen Hund nach Einbringen von Kupferdraht doch reichlich aus den Blutgefäßchen treten (Rosenow).

Die Leukozyten, die ein Infiltrat bilden, können Lymphozyten, gelapptkernige weiße Blutkörperchen und solche mit eosinophilen Körnchen sein. Diese kommen als solche wohl meist aus dem Blute; vielleicht entstehen sie zum Teil durch Vermehrung im Infiltrat, oder es sind Wanderzellen, die sich schon im Gewebe fanden. Die Lymphozyten sind nicht mit gewissen Gliazellen und mit gewissen jungen Bindegwebszellen, die denen des kleinzelligen Sarkoms ähnlich sind, zu verwechseln. Ausgetretene gelapptkernige weiße Blutkörperchen sind mitunter, besonders in einem Infiltrat, schwer von Lymphozyten zu unterscheiden, indem die Kernlappen dicht zusammengedrängt sind, so daß man sogar meint, Lymphozyten mit einem etwas eingebuchteten Kern zu sehen, oder es ist der Umriß des Kerns mehr oder weniger maulbeerähnlich. In anderen Fällen besteht das Infiltrat aus Plasmazellen, deren Kerne sich mitunter teilen. Auch treffen wir mitunter andere Zellen, Klasmatozyten und Mastzellen an.

Was sind Plasmazellen? Es sind große oder gar sehr große Zellen rundlicher oder eiförmiger Gestalt; oft wird diese kleiner und unregelmäßig durch gegenseitigen Druck, bei Anhäufung im Gewebe. In flüssigem Exsudat können Plasmazellen auch Veränderungen der Größe und Form an Leib und Kern erleiden. Im folgenden betrachten wir die typische Plasmazelle (s. Abb. 131). Der Zelleib ist basophil, besonders in seinen peripheren Teilen, nicht gekörnt (granuliert); in der Mitte haben einige Forscher eine Vakuole beobachtet. Der rundliche, etwas kleine Kern ist dem einer kleinen Lymphozyte ähnlich; sein Chromatingerüst ist jedoch schärfer entwickelt, es zeigt einige wenige, scharf begrenzte durch Fäden verbundene, grobe Chromatinkörner, die, zuweilen an dem Umriß des Kerns liegend, demselben eine gewisse Ähnlichkeit mit einem Rad verleihen („Radkern"). Der Kern liegt gewöhnlich exzentrisch. Wir finden Plasmazellen normaliter im allgemeinen da, wo Lymphozyten sind: in den blutbereitenden Organen, in der Schleimhaut des Magendarmkanals, im Netz, im Bindegewebsgerüst der Mund- und Zungendrüsen, in der Leber, der Gebärmutter usw. Während der Verdauung, der Schwangerschaft, in der involvierenden Thymus kann ihre Zahl zunehmen. Fast allgemein nimmt man an, daß Plasmazellen, wenigstens unter bestimmten Umständen, aus Lymphozyten entstehen. MAXIMOW nimmt außerdem einen hämatogenen Ursprung an. Sie gehören nach einigen Forschern den TÜRKschen Reizungsformen an, was jedoch nicht erwiesen ist. UNNA u. a. treten für Entstehung aus Bindegewebszellen

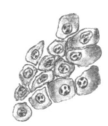

Abb. 131. Plasmazellen, zum Teil (durch Druck usw.) klein und von unregelmäßiger Form.

ein. Sicherheit haben wir jedoch noch nicht, es sind nur Vermutungen. Nach einigen Forschern sollten sie durch Gewebszerfall entstehende Stoffe aufräumen, was jedoch nicht beobachtet ist. Nach BORST, MALLORY, MARCHAND, G. HERZOG u. a. finden sich im Exsudat nicht nur aus den Blutgefäßchen getretene gelapptkernige Leukozyten und Lymphozyten, auch gelegentlich abgehobene Epithelzellen, sondern außerdem andere Zellen, die aus Endothel entstehen: große „mononukleäre" Zellen, die aus dem Endothel von Blutgefäßen, der Lymphgänge der Lymphdrüsen („endotheliale Leukozyten") zu entstehen scheinen, womit die „Histiozyten" von ASCHOFF und KIYONO vielleicht identisch sind; außerdem aber Makrophagen, die im entzündeten Bauchfell oder großen Netz der Warmblüter aus Adventitialzellen oder Endothelzellen der kleinen Gefäße entstehen. Aus diesen Zellen entstehen wahrscheinlich verschiedene Formen von granulierten und ungranulierten, „leuko"- oder „lymphozytoiden" und lymphoiden Zellen (G. HERZOG). Auch die Klasmatozyten (s. unten) gehören vielleicht hierzu. Die Makrophagen halten einige Forscher (u. a. VON FIEANDT) für Fortentwicklungsstufen von Lymphozyten. Die Unterscheidung von Zellen, die sich um Gefäßchen angehäuft haben, und den dort entstandenen ist schwer. Persönliche Eindrücke spielen hier nicht selten eine große Rolle.

Als pathologische Erscheinung treffen wir sie an bei subakuten und chronischen Entzündungen verschiedenen Ursprunges: ihre Anhäufungen im Gewebe sind nur durch Eigenbewegungen erklärlich, wenn sie nicht an Ort und Stelle, vielleicht aus Lymphozyten, entstehen. Wir können manchmal in Infiltraten Zellen beobachten, die Zwischenformen zwischen Lymphozyt und Plasmazelle sind. Zwischenform bedeutet aber nicht ohne weiteres entwicklungsgeschichtliche Zwischenstufe. Diese kann nur durch Reinkultur festgestellt werden. Dies gilt auch für andere unten zu erwähnenden Zellen. Die Plasmazellen, die ein entzündliches Infiltrat bilden, können stark verkleinert durch Zusammendrückung und infolgedessen schwer erkennbar sein.

Mitunter treten Anhäufungen von Plasmazellen geschwulstartig an vielfachen Stellen des Körpers ein. Man redet hier von Plasmom oder Plasmozytom. Eine Geschwulst ist es sicher nicht immer, wenn je (s. Geschwülste).

Im Gewebe kommen dann und wann Zellen vor, die RANVIER als Klasmatozyten beschrieben und als aus den Blutgefäßen getretene, aber sessil gewordene Leukozyten aufgefaßt hat. Es sind spindelförmige oder mehr oder weniger verzweigte Zellen verschiedener Form mit körnigem Leib, in dem Vakuolen manchmal nachweisbar sind. MAXIMOW rechnet sie zu den „Polyblasten", d. h. Abkömmlingen von Lymphozyten, denen wir in sogenannten Granulationsgeweben (s. dort) begegnen. Ihre Formverschiedenheiten stellen, wenigstens zum Teil, wohl verschiedene Stufen amöboider Bewegungen dar, die beim Hindurchschlüpfen zwischen anderen Zellen hindurch fixiert werden, ähnlich wie wir solche bei gelapptkernigen Leukozyten zwischen Epithelzellen beobachten können. Ferner können wir auch Mastzellen und schließlich auch eosinophile Leukozyten antreffen. All diese Zellen kommen auch gelegentlich, aber in kleinerer Zahl, ohne Entzündung vor, und, sogar in größerer Zahl, bei Leukämie. Als Mastzellen bezeichnete EHRLICH Zellen rundlicher oder anderer Gestalt, die im Leib zahlreiche grobe Körnchen haben, die sich mit basischen Anilinfarben sehr stark metachromatisch färben. Die eosinophilen Leukozyten sind oft größer als die neutrophilen, sie besitzen ebenfalls einen gelappten Kern und unterscheiden sich durch stark glänzende Körnchen mit grünlichem Ton, die sich mit Eosin stark rot färben. In diesen Körnchen hat man das eine Mal Eisen nachgewiesen, ein anderes Mal aber nicht. Es ist sehr wohl möglich, und wenigstens für einige Fälle, wahrscheinlich, daß die Körnchen aus Hämoglobin entstehen. Eosinophile Leukozyten können in großer Zahl bei Entzündung im Gewebe vorkommen, z. B. bei Entzündung der Nasenschleimhaut, im Exsudat beim Asthma bronchiale, bei Granuloma malignum,

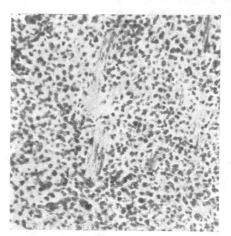

Abb. 132.   Sog. Plasmozytom (in der Magenwand).

bei Entzündung des Magendarmkanals, manchmal bei Appendizitis. Die Bedingungen, unter denen sie auftreten, sind noch nicht festgestellt (s. Blut). Wir müssen eine bestimmte chemotaktische Wirkung in bestimmter Stärke oder bei einer bestimmten Konstellation annehmen.

Man hat eine Zeitlang geglaubt bzw. glaubt noch, daß Plasmazellen im Exsudat dessen syphilitischen, Lymphozyten den tuberkulösen Ursprung beweisen, und darauf eine „Zytodiagnostik" gegründet. Aus vergleichenden Untersuchungen geht aber hervor, daß Plasmazellen auch bei Tuberkulose, Lepra, Sporotrichose usw., kurz bei allerlei subakuten und subchronischen, Lymphozyten bei allerlei chronischen, nichteitrigen Entzündungen vorkommen. Nun sind chronische nichteitrige Serositiden — die man eben berücksichtigte — oft, und chronische nichteitrige Pleuritis sogar meist tuberkulösen Ursprunges. Lymphozyten allein weisen somit nur auf eine chronische, nichteitrige Entzündung hin, und eine solche Entzündung der Pleura ist meist tuberkulösen Ursprunges (EICHHORST, GROBLER), weiter nichts. Übrigens kommen überwiegend polymorphkernige neutrophile auch wohl in tuberkulösem Exsudat, ebenso wie in tuberkulösem Gewebe mit akuten Veränderungen vor. Lymphozyten bestehen aber ebensowenig nur zum Nachweis des tuberkulösen, wie Plasmazellen zur Erkennung des syphilitischen Ursprunges einer Entzündung. Ich habe mehrmals (in der Nasen- und Magenschleimhaut z. B.) ausgedehnte Plasmazellenanhäufungen (bei Probeausschnitten) angetroffen und dann vernommen, daß Heilung eintrat durch Jodetum kalicum oder natricum. Das beweist höchstens nur, daß gewisse Entzündungen bzw. Plasmazelleninfiltrate durch jenes Salz zum Schwinden zu bringen, nicht aber, daß diese schwindenden Entzündungen syphilitischen Ursprunges sind, wie hoch man auch die Chance darauf anschlagen möge.

Bei akuten, bei eitrigen Entzündungen und bei akuten Aufflackerungen chronischer oder subakuter Entzündungen treffen wir gelapptkernige Leukozyten an. So treffen wir sie bei rein tuberkulöser und rein syphilitischer Entzündung mitunter an. Andererseits können Lymphozyten und Plasmazellen auch kurz nach dem Anfang schon angetroffen werden, wie z. B. in der bei Scharlach entzündeten Niere. Es kommt weniger auf die Dauer des Vorgangs als auf die Stärke des Entzündungsreizes (S. 431 ff.) an. Übrigens erschweren „Übergangsformen" mitunter die Unterscheidung von Lymphozyten, Plasmazellen und anderen Zellen.

Woher kommen diese Verschiedenheiten des zelligen Exsudates? Sind sie verschiedenartigen chemotaktischen Stoffen zuzuschreiben? Wir kommen hierauf bei der Besprechung der Reizstärke zurück.

Eitrige Entzündung. Wir sahen oben, daß ein Infiltrat an einer oder an mehreren Stellen in seinem Innern erweichen kann, indem nicht nur Leukozyten, sondern auch Gewebe unter Karyo- und Chromatolyse und Karyorhexis zerfallen und nach der Nekrose Verflüssigung eintritt. Meist sind es gelapptkernige Leukozyten, es können aber auch Lymphozyten zerfallen. Gewisse Formen weisen auf die Möglichkeit einer Umwandlung von Lympho- in gelapptkernige Leukozyten hin. Jedenfalls begegnen wir mitunter in einem Leukozyteninfiltrat Zellen, die Zwischenformen zwischen gelapptkernigen Leukozyten und Lymphozyten zu sein scheinen, z. B. Zellen wie etwas größere Lymphozyten mit eingekerbtem Kern aussehend. Allerdings gilt auch hier: Zwischenform bedeutet nicht ohne weiteres Zwischenstufe. Inwiefern Auto-, inwiefern Heterolyse hier im Spiele ist, wissen wir nicht. Leukozyten könnten z. B. zunächst durch Druck getötet werden. Wir haben aber auch bakterielle Gifte zu berücksichtigen. So z. B. haben VAN DE VELDE und DENYS aus Staphylokokken ein Leukozyten abtötendes Gift gewonnen, das sie Leukozidin nannten. Denken wir auch an die Phagolyse METSCHNIKOFFS, den Zerfall von Leukozyten nach Aufnahme gewisser Bakterien (s. dort). Die zerfallenen oder zerfallenden Leukozyten nennen wir Eiterkörperchen; nicht nennen wir so normale ausgetretene Leukozyten, denn diese können ausgedehnte Infiltrate bilden ohne Spur von Eiterung. Daß sie sich oft in großer Zahl mit Eiterkörperchen mischen, namentlich in Exsudaten, die frei an einer Oberfläche austreten, wie beim Katarrh (s. unten), ist kein Grund, sie damit gleichzustellen. Wir müssen an dieser Unterscheidung festhalten, denn das Charakteristische der Eiterung ist der Zerfall und die Verflüssigung von Leukozyten bzw. auch Gewebe. Eiterung ist eine zellig-regressive Entzündung; je mehr die Eiterung in den Vordergrund tritt, um so mehr berechtigt wären wir, die eitrige Entzündung bei den degenerativen zu behandeln; Verflüssigung des Infiltrates ist oft leichter festzustellen als Verflüssigung von einzelnen Leukozyten, die in ein flüssiges Exsudat an einer Körperoberfläche gelangen. Die eitrige Gewebeschmelzung unterscheidet sich von den anderen Lösungen (S. 346, 350, 401, 462, 481, 747) eben durch die Eiterbildung. Eiter (pus) ist eine mehr oder weniger rahmige Flüssigkeit von graugelblicher, mitunter grünlicher oder gar (durch den Bac. pyocyaneus) bläulicher Farbe [1]. Mikroskopisch sehen wir Eiterkörperchen im „Eiterserum", außerdem manchmal noch nicht deutlich geänderte Leukozyten und gelegentlich zerfallene Gewebsteile. Die

---

[1] Eiterung = suppuratio; eitrig = suppurativ oder purulent; eiternd = suppurierend; Pustula = Pustel oder Eiterbläschen, bedeutet ein (kleiner) an der Haut- oder Schleimhautoberfläche hervorragender Abszeß mit einem hyperämischen Hof. Sie pflegt kleiner als eine Haselnuß zu sein.

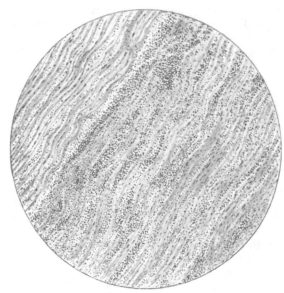

Abb. 133. Eitrige Myokarditis. Man sieht normale Muskelfasern links oben, Leukozyten-Infiltration zwischen Muskelfasern, besonders in der Mitte mit Kernschwund und Protoplasma-Veränderungen in den Muskelfasern (nach Külbs, in Mohr und Staehelin, Handb. d. inn. Med., Bd. II).

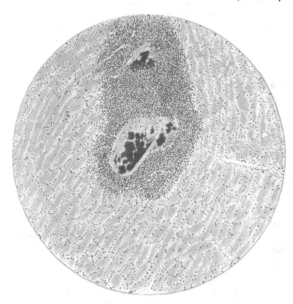

Abb. 134. Herzabszeß. Zirkumskripte zellige Infiltration inmitten des Herzmuskels, im Zentrum Nekrose und Bakterienhaufen (nach Külbs in Mohr und Staehelin, Handb. d. inn. Med., Bd. II).

Eiterkörperchen ermöglichen die Unterscheidung von der Emulsion, die durch Schmelzung fibrinösen Exsudates entsteht. Die Flüssigkeit ist zum Teil durch die Verflüssigung entstanden, zum Teil flüssiges Exsudat, dem sich jene Flüssigkeit beigemischt hat. Bei der katarrhalischen Entzündung und bei Serositis humida kann eine große Menge flüssigen Exsudates gebildet werden. Die Grenze zwischen leukozytenreichem flüssigem Exsudat und Eiter ist nicht scharf, weil wir einsetzende Eiterung schwer zu erkennen oder auszuschließen vermögen. Wo der Arzt schon von Eiter redet, kann es sich nur um ein seröszelliges Exsudat handeln. Eiter kann andrerseits eindicken zu einer festgallertigen oder zu einer mehr oder weniger trocknen, krümeligen Masse wie in einer Pyosalpinx oder in einem abgesackten Abszeß.

Frischer Eiter hat einen schwachen, nicht üblen Geruch und reagiert alkalisch. Durch Zersetzung können aber Fett- und andere Säuren die Reaktion neutral oder sauer machen. Das spezifische Gewicht von Eiter schwankt zwischen 1,020 und 1,040. Das Eiterserum besteht aus z. B. 913,7 Wasser, 78,57 organischen und 7,73 anorganischen Stoffen, es steht somit dem Blutserum sehr nahe. Eiter gerinnt nicht, auch nicht durch Schlagen. Es ist eben in Eiterkörperchen ein proteolytisches (auto-bzw. heterolytisches) Enzym (Fr. Müller) vorhanden. Trotzdem finden wir dann und wann in eitrigem Exsudat, z. B. bei Serositis, Fibringerinnsel. Handelt es sich nur um zellreiches, nichteitriges Exsudat, so erklärt sich das ohne weiteres. Wenn es Eiter ist, könnten dieser und das Fibrin an anderen Stellen entstanden und erst bei der Operation zusammengetreten sein. Im Gewebe, z. B. bei Phlegmone findet sich ja auch in der nächsten Umgebung von Eiter manchmal viel Fibrin. Möglich ist auch, daß das Fibrin erst in altem, enzymfrei gewordenem Eiter entstand.

Eiter enthält Albumosen und Peptone, die, abgesehen von etwaigen bakteriellen pyrogenen Stoffen, Fieber erregen könnten. In Eiterkörperchen hat man eine Proteidsubstanz („hyaline" Substanz Rovidas) nachgewiesen, welche die Eigenschaft des Eiters bedinge, durch eine Kochsalzlösung in eine schleimähnliche Masse umgewandelt zu werden. Dies geschieht auch im Harn bei Zystitis.

Die alten Ärzte begrüßten den dicken rahmigen Eiter als „plus bonum et laudabile", womit die Materia peccans entfernt werden sollte. Später suchte man diese durch „Fontanellen" dem Körper zu entziehen. Mitunter ist Eiter durch Fäulnis dünn, stinkend, rotbräunlich oder schmutziggelblich oder grünlich. Man nennt denselben Ichor, Jauche. Fließt solcher Eiter über normale Haut, so rötet

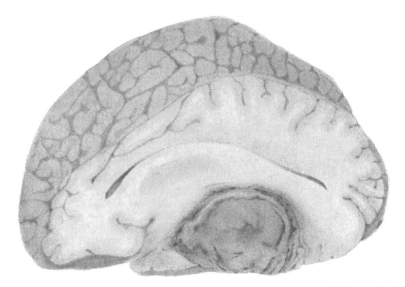

Abb. 135. Hirnabszeß. Um grüngelblich erweichte Wand liegt gräuliches nekrotisches Gewebe, umgeben von blutreichem (violettem) Gewebe.

diese sich nach einiger Zeit, die Oberhaut wird gelockert und abgehoben (Arrosion). In jauchendem Eiter fand Massini (s. Lit. Gangrän) immer anaerobe Bakterien, was mit Fäulnis übereinstimmt.

Bildet sich hier und da Eiter in einem Infiltrat, so nennt man dies ein eitriges Infiltrat. Erweicht außerdem ein Teil des infiltrierten Gewebes nach Nekrose, so daß eine Höhle ohne eigene Wand, gefüllt mit Eiter, entsteht, so nennt man diese eiterhaltige Höhle einen Abszeß oder Apostema. Ein Abszeß entsteht also durch eitrige Gewebeschmelzung oder Gewebsvereiterung. Eiterung im Innern eines infiltrierten Gewebes geht wohl immer mit Nekrose und Schmelzung von Gewebszellen einher, wobei entweder die Nekrose oder die Eiterung primär oder beides gleichzeitig eintreten kann. Auch koaguliertnekrotisches bzw. verkästes Gewebe kann sekundär vereitern, wodurch z. B. ein tuberkulöser Abszeß entsteht (s. unten). Wird Eiter an einer Körperoberfläche gebildet, wie bei katarrhalischer Entzündung, oder in einem serösen Spalt, so kann Nekrose der festen Gewebszellen fehlen.

Ein oberflächlicher Abszeß ist **heiß**, je nachdem die entzündliche Hyperämie gering oder stark ist, was mit der Heftigkeit der Entzündung zusammenhängt; er ist **kalt**, wenn keine arterielle Hyperämie besteht und gar die Blutzufuhr, z. B. durch erhöhte Gewebsspannung, abgenommen hat. Es kann ein
Abszeß zunächst heiß sein, dann kalt werden oder umgekehrt. Ein tuberkulöser
Abszeß ist oft zunächst kalt; er kann aber, z. B. durch hinzutretende andere
Infektion von Streptokokken usw., heiß werden.

Die Abszeßhöhle liegt in mit Leukozyten infiltriertem Gewebe. Fibrin kann
sich ebenfalls, sogar in großer Menge, in größerem oder geringerem Abstande,
sogar in der Wand der Höhle finden. Das Fibrin mit den Leukozyten kann wie eine
Art Membran aussehen, so daß man von „**pyogener Membran**" (Abszeßmembran)
redet. Diese besteht auch wohl aus nekrotischem, aber noch nicht verflüssigtem
Gewebe, mit Leukozyten und reichlichem Fibrin. Manche nennen eine bindegewebige Kapsel, die sich in gewissem Abstand von der Abszeßhöhle bildet, Abszeßmembran. Das ist nicht empfehlenswert, weil diese kaum je eine Membran und nie

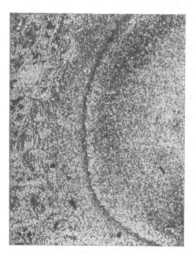

Abb. 136. Abszeß in der Lunge.
Rechts Abszeßhöhle, gefüllt mit Eiter. Von oben nach unten sichelför-
mige Abszeßmembran (Fibrin mit
Leukozyten). Nach links von Leukozyten durchsetztes Lungengewebe.

„pyogen" ist. Sie ist das Erzeugnis einer meist
stellenweise unterbrochenen proliferativen Entzündung, die im infiltrierten Gewebe mehr oder
weniger stark eintritt, wobei das neugebildete
Bindegewebe fest, nicht membranartig mit der
Umgebung zusammenhängt. Manchmal bekommen wir um den eitrigen Kern herum
einige, mehr oder weniger konzentrische Mäntel
von zellig, fibrinös, proliferativ, serös und hyperämisch entzündetem Gewebe zu Gesicht (s.
Reizstärke). Diese Mäntel können sehr ungleich
entwickelt sein. Die pyogene Membran kann
abgestoßen werden, sie kann zerfallen und
durch eine neue ersetzt werden. Bei tuberkulösen Abszessen haben wir es das eine Mal nicht
mit Eiter, sondern mit verflüssigtem Käse, ein
anderes Mal mit Eiter, wieder ein anderes Mal
mit einer Mischung beider Flüssigkeiten zu tun.
Im ersten und dritten Fall nennt man sie
„**tuberkulösen Eiter**", obwohl im ersten
Fall von Eiter keine Spur zu finden ist. Bei
Amöbendysenterie können in der Leber
metastatische Abszesse auftreten, die nicht
immer Abszesse sind, sondern Höhlen, entstanden durch Nekrose mit Erweichung und
gefüllt mit einem mehr oder weniger schoko-
ladefarbigen Brei, der aus erweichtem Gewebe
mit verändertem Blut besteht. Dies ist gar
kein Eiter. Die Wand ist kaum oder leicht entzündet. Es können demgegenüber
bei Amöbendysenterie eiterhaltige Hohlräume, Abszesse, vorkommen (durch Misch-
oder sekundäre Infektion?), welche denen bei Appendizitis (foie appendiculaire)
ähnlich sind.

Eiteranhäufung in einer normaliter schon vorhandenen Höhle nennen wir
Empyema. Es ist kein Abszeß, weil die Höhle nicht durch Erweichung entstand. So kennen wir ein Empyem des Sinus frontalis, des Antrum HIGHMORI,
der Gallenblase, der verschlossenen Appendix, ein interpleurales Empyem usw.
Die Wand kann, muß aber nicht mehr oder weniger nekrotisch (und erweicht) sein.

Man hat eine Zeitlang angenommen: „kein Eiter ohne Bakterien", und
zwar meinte man, daß nur ganz bestimmte, „pyogene" Bakterien (Staphylo-, Streptokokken) Eiterung hervorzurufen vermögen. Spätere Untersuchungen haben jedoch
festgestellt, nicht nur, daß auch andere Bakterien, wie der Typhus- und Tuberkelbazillus und der Syphiliserreger, sondern auch daß sterile bakterienfreie Stoffe
wie Kadaverin, Terpentinöl, Krotonöl Eiterung bewirken können, wenn auch

(dies gilt aber auch für infektiöse Eiterung) nicht gleich leicht bei verschiedenen Versuchstieren. Die nicht absichtlich hervorgerufenen Eiterungen sind jedoch fast immer infektiösen Ursprunges. Hieraus erklärt sich der schon alte und immer von neuem wiederholte Rat: „ubi pus, evacua". Eiter wird nämlich schwer, wenn überhaupt, resorbiert. Wenn nun auch Eiter in einem Abszeß oder Empyem nach einiger Zeit steril zu werden pflegt, droht doch immer vor dieser Zeit Metastase, Durchbruch in ein Blutgefäß mit Pyämie usw.

Wie erklärt sich die schwere Resorption von Eiter? Zunächst versteht sich, daß Resorption durch eine pyogene Membran hin kaum möglich ist. Ferner werden im von Leukozyten, Fibrin und jungen, neugebildeten Zellen durchsetzten Gewebe die Lymphwege zusammengedrückt und dadurch die Resorption verringert. Schließlich sind dickere Eiterarten wenig resorptionsfähig. Wir kommen auf die Resorption von Exsudaten überhaupt beim Verlauf zurück. Nur dies sei hier bemerkt, daß die bindegewebige Kapsel, besonders wenn das Bindegewebe faserreich wird, den Austausch von Stoffen im Eiter und in der Umgebung und dadurch die Erneuerung des Nährbodens der Bakterien erschwert. Das fördert die Sterilisation des Eiters, und damit hemmt sie das Fortschreiten der Eiterung in die Umgebung. Solange die Kapsel selbst nicht erweicht, setzt sie somit der Eiterung einen Schlagbaum. Durch Schrumpfung kann sie außerdem die Resorption der Flüssigkeit fördern und die Höhle verkleinern. Demgegenüber wirkt aber die Kapsel um so mehr der Resorption entgegen, je älter und faserreicher sie wird, was zugleich Verengerung und Verödung ihrer Gewebespalten und Blutkapillaren bedeutet.

Die Eiterung kann aber immer weiter auf die Umgebung übergreifen und schließlich an eine Oberfläche (Haut, Schleimhaut, Blutgefäß, seröse Haut) gelangen. Erweicht auch das oberflächliche Gewebe, so kann, sogar nach geringfügiger mechanischer Einwirkung oder ohne solche, Durchbruch erfolgen, wenn der Chirurg nicht zuvor eingreift. Vor dem Durchbruch rötet sich die Haut, wenn an einer Stelle derselben der Durchbruch droht, die rote Farbe kann mehr oder weniger zyanotisch sein. Dies kommt z. B. vor bei interpleuralem Empyem als Folge eitriger Pleuritis. Droht dieses an die Hautoberfläche durchzubrechen, so nennt man es wohl „Empyema necessitatis". Es kann dann ein Geschwür (s. später) entstehen, oder es kann nach Entleerung des Eiters Reinigung der Höhlenwand, Zerfall und Resorption des Exsudates mit Gewebsbildung und Ausheilung erfolgen.

Jetzt wollen wir noch eine besondere exsudative Entzündung, nämlich der Schleimhäute, besprechen, die man als **Katarrh** oder **katarrhalische Entzündung** bezeichnet. Wir stellen beide Ausdrücke gleich und halten es für verwirrend, Katarrh nur für seröse katarrhalische Entzündung anzuwenden. Eine Schleimhautentzündung ist eine katarrhalische, wenn Exsudat frei an die Schleimhautoberfläche austritt, gleichgültig, welcher Natur das Exsudat ist.

Es ist somit nicht empfehlenswert, als „trocknen" Katarrh eine Schleimhautentzündung zu bezeichnen, bei der kein Exsudat frei an die Schleimhautoberfläche tritt. Das ist einfach eine trockne, nicht-katarrhalische Schleimhautentzündung bzw. eine fast ausgeheilte katarrhalische Entzündung. Auch nicht empfehlenswert ist, gewisse Entzündungen der Haut oder einer serösen Haut als katarrhalisch anzudeuten. Denn das καταρρεῖν (wörtlich herabströmen, z. B. aus der Nase, hier allgemeiner: an die Oberfläche treten) des Exsudates findet, wenigstens bei der Haut, nicht ohne vorherige Abhebung der Oberhaut statt. Diese muß bei der katarrhalischen Schleimhautentzündung nicht voraufgehen, wenn auch meist vereinzelte abgestoßene Epithelzellen im Exsudat nachweisbar sind. Früher wurde das Wort „Katarrh" noch viel mehr mißbraucht.

Beim akuten Katarrh wird die Schleimhaut zunächst hyperämisch; dann tritt seröses Exsudat frei an die Oberfläche, dem sich bald mehr und mehr Schleim und dann Eiter beimischt. Natur und Menge des Exsudates bzw. Schleims bestimmen die Form des Katarrhs. Man bezeichnet den Katarrh, je nach dem Hervortreten der einen oder der anderen dieser Flüssigkeiten als einen serösen, schleimigen, schleimig-eitrigen bzw. eitrigen, obwohl es oft Stufen derselben Entzündung sind. Selbstverständlich ist die Schleimbildung keine Exsudation, sondern Sekretion. Werden besonders viele Epithelzellen abgehoben, so redet man wohl von einem „desquamativen" Katarrh (s. weiter unten). Außerdem kennen wir einen fibrinösen Katarrh, z. B. der Bronchien bei fibrinöser Pneumonie, aber auch ohne Lungenentzündung, selbständig. Die selbständige fibrinöse Bronchitis ist ein noch wenig gekannter Vorgang. Fibrin und dicker Schleim sind dabei nicht zu verwechseln! Auch kennen wir eine fibrinöse Rhinitis. Die kruppöse Tracheitis bei Diphtherie betrachten wir nicht als eine katarrhalische Entzündung ohne weiteres, weil das Epithel vor der Bildung des Fibrins abgehoben wird. Und bei der „diphtheritischen" Entzündung (s. weiter unten) tritt das Exsudat nicht oder kaum frei an die Oberfläche, sondern es häuft sich zwischen den absterbenden bzw. toten Epithelzellen und im subepithelialen Bindegewebe an. Der wässerige Ausfluß aus der Nase in kalter Luft ist einer nicht-entzündlichen Hyperämie mit vermehrter Transsudation oder Sekretion der Schleimdrüsen zuzuschreiben, wobei Transsudat frei an die Oberfläche tritt. Er hört in der Wärme sofort auf.

Die akute Coryza (Schnupfen) ist ein Beispiel einer typischen katarrhalischen Entzündung: Zunächst tritt Hyperämie der Nasenschleimhaut ein, die zu Verschluß der Nasengänge, bei Seitenlage des tiefsten Ganges, führen kann. Schwellung der Schleimhaut der Nebenhöhlen der Nase bewirkt ein dumpfes, schweres Gefühl, ja Schmerz im Kopf. Der hydrostatische Einfluß macht sich bei diesen Erscheinungen geltend, indem er sie bei Tieflagerung des Kopfes steigert. Übrigens ist es eine unbeantwortete Frage, inwiefern der Kopfschmerz beim Schnupfen einer kollateralen Hyperämie bzw. gar einer kollateralen serösen Entzündung der Hirnhäute zuzuschreiben ist. Es hängen nämlich die Lymphwege der Nasenschleimhaut, wie Schwalbe, Key, Retzius u. a. dargetan haben, durch perineurale Lymphgefäße (um den N. olfactorius) mit den intermeningealen Lymphräumen zusammen, ähnlich wie auch ein Zusammenhang zwischen Lymphwegen des Labyrinths und diesen Räumen besteht. Bald setzt in der hyperämischen Nasenschleimhaut eine seröse Exsudation ein, eine Analogie mit der Anschoppung bei der fibrinösen Pneumonie. Während wir von der normalen Schleimbildung in der Nasenschleimhaut nichts oder kaum etwas verspüren, nimmt diese beim Schnupfen dermaßen zu, daß das seröse Exsudat immer schleimiger wird. Wahrscheinlich wird die stärkere Schleimbildung durch den entzündlichen Herd ausgelöst, vielleicht reflektorisch wie die vermehrte Speichelbildung bei Stomatitis, während die Hyperämie sie ermöglicht. Hierbei ist zu bemerken, daß, je stärker die Hyperämie ist, um so dünner die serös-schleimige Flüssigkeit; nimmt die Hyperämie nach einiger Zeit ab, so wird der anfangs klare, glasige Schleim dicker, zäher und undurchsichtig. Diese Erscheinung erinnert einigermaßen an die Bildung eines dünnen, reichlichen Speichels durch die Unterkieferspeicheldrüse bei Reizung der Chorda tympani (wodurch starke Hyperämie der Drüse entsteht), während Reizung des Sympathikus (wodurch Anämie) einen spärlichen zähen Speichel zum Vorschein bringt.

Die Undurchsichtigkeit des Schleims rührt nicht nur von ihrer Dicke her, sondern auch von der Gegenwart abgehobener Epithelzellen und ausgetretener Leukozyten. Letztere werden Eiterkörperchen: die serös-schleimige Flüssigkeit wandelt sich allmählich in eine schleimig-eitrige um. Der Eitergehalt kann so in den Vordergrund treten, daß man von einem eitrigen Katarrh redet. Allmählich nehmen die Erscheinungen ab, bis schließlich kein Exsudat mehr zum Vorschein kommt. Dies bedeutet aber noch nicht eine vollkommene Heilung! Manchmal verrät der etwas nasale Klang der Stimme eine noch vorhandene Schwellung der Schleimhaut. Aber auch dann, wenn sich klinisch keine Entzündungsmerkmale mehr nachweisen lassen, können noch Änderungen der Schleimhaut bestehen, die eine gesteigerte Empfindlichkeit zu einer neuen Entzündung zu bedingen scheinen, während in der Tat eine Verschlimmerung der noch nicht ausgeheilten Entzündung auftritt. Hiermit leugnen wir keineswegs das Vorkommen außerdem einer nicht-entzündlichen, nachbleibenden Überempfindlichkeit für gewisse katarrhbewirkende Schädigungen. Man soll nur beide Möglichkeiten berücksichtigen. Dies gilt für allerlei Katarrhe: Bronchitis, Pyelitis, Gonorrhöe usw. Wird der Katarrh chronisch, so kann fortwährend eine, gewöhnlich nur geringe Menge schleimig-eitrigen Exsudates gebildet werden. Mancher scheinbar wiederholt von neuem auftretender Katarrh ist in der Tat ein chronischer klinisch latenter, jedesmal aufflackernder über die Schwelle unseres klinischen Beobachtungsvermögens.

Das hier skizzierte Bild kommt, sofern wir das beurteilen können, auch in den Verästelungen der Luftröhre und in anderen Schleimhäuten (Magendarmkanal, Harnwegen) vor. Auch in der Ohrtrompete und Bronchien, besonders den feineren, kann sich eine Verengerung, letzteres besonders bei Kindern und Greisen geltend machen: Schwerhörigkeit durch Verengerung der Ohrtrompete, Atemnot und Atelektase durch Verengerung bzw. Abschluß von Bronchiolen. Bronchopneumonie kann sich anschließen. Der Nasenkatarrh wandert oft in die Luftröhre und Bronchien hinab, auch in den Magendarmkanal. Appendizitis kann sich anschließen, vielleicht metastatisch. Dabei ist der Grad des Nasenkatarrhs durchaus kein Maßstab für den der dann befallenen Schleimhäute. Ein Katarrh kann auch vom Rachen in die Nase aufsteigen. Das eine Mal kann der Nasenkatarrh viel stärker sein als der sich an denselben anschließende, ein anderes Mal wird nur letzterer beobachtet, ersterer aber übersehen, ebenso wie der Schnupfen, welcher der fibrinösen Lungenentzündung voraufgeht. Auch kommt ein Abwechseln von Bronchitis und Otitis bei Kindern vor.

Wanderung einer Entzündung kommt somit nicht nur dem Erysipel als Monopol, sondern auch manchen Katarrhen, auch der Urethritis gonorrhoica, auch der unten zu besprechenden fibrinösnekrotisierenden Schleimhautentzündung diphtherischen Ursprunges zu.

Die Exsudatmenge beim Katarrh hängt, wie bei Serositis, ab von der Größe der entzündeten Oberfläche, vom Grad der Hyperämie und die Natur des Exsudates vom Verhältnis der Reizstärke zur Reizbarkeit des Gewebes. Wird Eiter in großer Menge gebildet — wie z. B. manchmal bei der Gonorrhöe — so nennt man es eine Blennorrhoea: βλέννος oder βλέννα bedeutet eigentlich Schleim, der aber im Volksmund gleichbedeutend ist mit Eiter. Man redet dann auch wohl von Pyorrhöe. Wird bei Bronchitis eine große Menge dünnflüssiger, hauptsächlich schleimiger Auswurf von geringem Eiweißgehalt aufgebracht, so nennt man das eine Bronchitis pituitosa. Bei Bronchiektasie häuft sich Exsudat in großer Menge im erweiterten Bronchialabschnitt an, und es erfolgt „maulvoller" Auswurf. Demgegenüber steht der von LAENNEC beschriebene „catarrhe sec", d. h. eine chronische Schleimhautentzündung mittlerer und feiner Bronchien, besonders bei alten Leuten, mit Bildung einer sehr geringen Menge sehr zähen schleimig-eitrigen Exsudates, das heftige Hustenanfälle veranlaßt, weil es schwer gelockert wird. Die als Auswurf erscheinende Mischung von vorwiegend Schleim mit Exsudat nannten die Alten Sputum crudum (rohen Auswurf), den schleimig-eitrigen Auswurf nannten sie Sputum coctum (gekochten, reifen Auswurf).

b) Entzündungen mit vorwiegend regressiven Veränderungen.

Im allgemeinen weisen die am höchsten differenzierten Zellen, besonders die Parenchymzellen der Leber, der Niere, des Hirnes, das Epithel der Lungenbläschen usw. am ehesten und am stärksten trübe Schwellung, fettige Entartung, Abhebung (stark bei der desquamativen Pneumonie), Zellhydrops, Nekrobiose und Nekrose auf. Es kann sogar Gangrän hinzukommen. Solche regressive Veränderungen des Parenchyms können bei Entzündung so sehr in den Vordergrund treten, daß man von „parenchymatöser" Entzündung (Nephritis usw.) geredet hat (s. früher).

Wir wollen die Entzündungen mit vorwiegend regressiven Veränderungen als degenerative bzw. nekrotisierende (auch nekrobiotische) bezeichnen (alterative Entzündung nach VIRCHOW und LUBARSCH). Darf man die Parenchymveränderung bei degenerativer Entzündung als die primäre betrachten? Möglich ist, daß durch Gewebszerfall entzündungserregende Stoffe entstehen. Bei mancher Nekrose ist es sogar wahrscheinlich. Aber demgegenüber kommen ausgedehnte Entartungen vor (trübe Schwellung, fettige Entartung) ohne eine Spur von Entzündung. Auch ist es möglich, daß Nekrose und Entzündung durch die gleiche Schädlichkeit, z. B. durch ein Gift in verschiedener Konzentration (vgl. S. 431—438) entstehen, oder daß Entzündung durch Druck des Exsudates zu Nekrose führt, oder daß sie den Gewebstod wenigstens fördert.

Bei der degenerativen Entzündung können die vaskulären und proliferativen Veränderungen makroskopisch gar nicht und mikroskopisch schwer nachweisbar sein, so daß man Gefahr läuft, reine Entartung, keine Entzündung anzunehmen. So sieht die akut entzündete Niere nicht immer rot aus, sondern ihr Blutgehalt kann im Gegenteil durch Zusammendrückung der Blutgefäßchen durch die degenerativ (z. B. trüb) geschwollenen Epithelzellen abgenommen haben. Je nachdem dies herdförmig oder diffus stattfindet, sieht die Niere herdförmig oder diffus graugelblich bzw. wie gekocht aus. Dabei können blutreiche Harnknäuel als rote Hügelchen emporragen.

Andererseits redet man klinisch mitunter von Entzündung, wo bloß Entartung vorliegt. So redet man von Neuritis, wo mikroskopisch nichts von vaskulären und proliferativen Veränderungen und nur graue Entartung zu finden ist, wie z. B. bei der „Neuritis" durch Alkoholvergiftung und bei bestimmten Avitaminosen. Demgegenüber kennen wir jedoch echte Neuritis mit degenerativen, vaskulären und proliferativen Veränderungen bei mancher Infektionskrankheit, wie z. B. Influenza, Typhus abdominalis, Pocken, Erysipel, auch eine echte Neuritis der Zwischenrippennerven bei tuberkulöser Rippenkaries. Ferner spricht man von Myelitis auch dann, wenn vaskuläre Veränderungen fehlen und nur regressive oder regressive und proliferative Veränderungen (Gliabildung) nachweisbar sind. Im letzteren Fall kann die Gliabildung eine entzündliche, doch die Entzündung schon abgelaufen sein. Weitere Forschung ist abzuwarten. Auch in anderen Fällen können die klinischen Erscheinungen einer akuten Entzündung und die einer akuten starken Entartung mit oder ohne Nekrobiose gleich sein, z. B. bei der akuten Nephritis und der starken Entartung durch Diphtherie oder Hg-Vergiftung. Mitunter kommt es dabei zu einer beschränkten Entzündung, in anderen Fällen fehlen aber entzündliche Gefäß- und proliferative Veränderungen. FR. MÜLLER hat mit vollem Recht die rein degenerative Nierenveränderung mit den klinischen Erscheinungen einer Entzündung mit einem besonderen Namen angedeutet. Es war allein die Wortbildung des jetzt schon ziemlich eingebürgerten Namen Nephrose nicht ganz richtig. Der lateinische Ausgang — osus hätte doch keinen Sinn, weil er „voll von Niere" bedeuten würde. Das griechische Wort νέφρωσις würde einen „nierenartigen Zustand" andeuten, was kaum richtiger wäre.

In welcher Beziehung stehen diese akuten Entartungen zu akuter Entzündung? Woher kommt es, daß wir in einer Sublimat- oder Diphtherieniere mit starker trüber Schwellung mitunter doch kleine Haufen ausgetretener Leukozyten neben proliferativen und degenerativen Zellveränderungen, somit vereinzelte kleine Entzündungsherde ohne sekundäre Infektion antreffen, in anderen Fällen jedoch gar nicht? Die Niere ist in all solchen Fällen anämisch, aber nicht immer im gleichen Maße blutarm; das bedeutet, daß die Gelegenheit zur Exsudation und zum Austritt von Leukozyten aus den durch Druck der geschwollenen

Nierenzellen stark verengerten kleinen Blutgefäßchen stark abgenommen hat, so daß wir in den schwersten Fällen nur die degenerativen und proliferativen Veränderungen finden. Für die soeben besprochene „Neuritis" und „Myelitis" gilt die gleiche Überlegung, wenn es sich um akute Schwellung von Nervenbestandteilen handelt. Dazu kommt noch der Umstand in Fällen von WALLERscher oder sekundärer grauer Entartung (s. dort), daß Achsenzylinder und Ganglienzellen gesondert geschädigt werden, so daß das umgebende Gewebe erst durch Stoffe gereizt oder geschädigt wird, die durch ihren körnigen Zerfall bzw. Verflüssigung entstehen. Diese Stoffe erreichen zunächst die SCHWANNschen Zellen bzw. benachbarten Gliazellen, während die Chance nicht gering ist, daß sie so abgeschwächt die nächsten Blutgefäßchen erreichen, daß von einer Schädigung, die zu Exsudation führt, ja sogar von Hyperämie keine Rede ist. Außerdem ist Verengerung von Blutgefäßchen durch Zellschwellung möglich. Die SCHWANNschen bzw. Gliazellen teilen sich übrigens nicht bloß, sondern sie entarten auch an Leib und Kern: es können gliöse sowie bindegewebige „Gitterzellen" entstehen, d. h. Zellen mit vielen Vakuolen (nach Entfernung von Fett oder Lipoide durch Alkohol oder Äther), während der Kern Kernwandhyperchromatose oder Karyorrhexis aufweist. Wir kommen bei der Gliose (S. 424) hierauf zurück. So verstehen wir, daß es in gewissen Organen keine scharfe Grenze zwischen akuter (albuminöser) Entartung bzw. Nekrobiose einerseits und Entzündung andererseits gibt, insofern die „gleiche" Schädlichkeit das eine Mal nur Entartung, ein anderes Mal degenerative Entzündung bewirkt, ja, in einem Organ wie der Niere vorwiegend trübe Schwellung mit sehr vereinzelten kleinen Entzündungsherden. Auch im Gehirn haben CREUTZFELD bei Encephalitis lethargica und SPIELMEYER beim Fleckfieber Entartung und Entzündung räumlich getrennt festgestellt. Inwiefern dabei Anämie oder sonstiger Mangel an Exsudationsgelegenheit im Spiele war, ist noch zu erforschen. Wir müssen nämlich noch die Möglichkeit berücksichtigen, daß ein Stoff Parenchymzellen angreift und nur bei einer bestimmten örtlichen Konstellation Blutgefäßchen schädigt und Exsudation hervorruft, z. B. durch örtliche Schattierungen der Affinität oder durch örtliche Änderung des Stoffes.

Einige Forscher (VOLHARD, FAHR) haben Nephrose als die Anfangsstufe einer Nephritis betrachtet. Es ist von vornherein die Möglichkeit nicht zu leugnen; es könnte auf dem Boden einer Nephrose, vielleicht sogar durch Stoffe, aus entarteten oder nekrobiotischen Zellen gebildet, Nephritis entstehen. Es liegen jedoch, sofern ich sehe, keine Beobachtungen vor, welche diese Ansicht zureichend begründen. Es kann ferner ein Gift wie Sublimat oder gewisse bakterielle Gifte rasch durch starke trübe Schwellung Anämie bewirken und die vaskularen Veränderungen hintanhalten oder verzögern, so daß sie erst später erfolgen (s. oben).

Nicht nur bei katarrhalischer, sondern auch bei Lungen- und Nierenentzündung kann es zu starker Abschuppung von Epithel kommen, so daß man z. B. von einer desquamativen Pneumonie redet. In der Regel häuft sich dabei so viel seröses Exsudat an, daß die Bezeichnung „serös-desquamativ" richtiger ist. Im allgemeinen können zwei Faktoren die Abschuppung bewirken: subepitheliale flüssige Exsudation oder Transsudation (wie beim nicht-entzündlichen Lungenödem) und besonders eine solche degenerative Schwellung der Epithelzelle, z. B. der sehr empfindlichen Zellen der Lungenbläschen, daß ihre Haftfläche größer wird als die entsprechende Haftfläche des Bindegewebes. So können sogar große Epithellappen gelockert werden. Auch das Epithel der Harnknäuel und Harnröhrchen kann, z. B. bei Scharlachnephritis, in großer Ausdehnung abgeschuppt werden. Dies geschieht auch oft mit dem Endothel der Lymphgänge einer entzündeten Lymphdrüse. Neben Abschuppung ist hier jedoch, ebenso wie beim Glomerulusoder Glomeruluskapselepithel, Zellvermehrung durch Teilung möglich (vgl. zellige Entzündung). Abschuppung des Endothels der serösen Blätter (Pleura, Perikard, Peritoneum) kommt bei Entzündung oft vor.

Nekrotisierende Entzündung kann mit ausgedehnter Entartung und Atrophie zusammengehen wie bei der akuten Leberatrophie. Die vaskulären und proliferativen Veränderungen dabei pflegen gering zu sein, abgesehen von nicht seltenen älteren der akuten Atrophie voraufgehenden Veränderungen chronisch-proliferativer Entzündung (Zirrhose) manchmal syphilitischen Ursprunges. Bei der akuten Atrophie als solcher kommen atrophische Leberzellbalken vor, die Gallengängen ähnlich sind, so daß diese beim ersten Anblick vermehrt zu sein scheinen. Diese Atrophie ist vielleicht zum Teil toxischen Ursprunges. Bei Tuberkulose und Syphilis kann es zu Verkäsung kommen.

Endometritis puerperalis kann mit putrider Zersetzung (Verjauchung) zunächst zurückgebliebener Reste der Plazenta und der Eihüllen, dann des Endometriums einhergehen oder daraus entstehen.

Bei den Mischformen (sub d) spielen regressive Veränderungen manchmal eine große Rolle.

c) Entzündungen mit vorwiegend proliferativen Veränderungen.

Bei den hier gemeinten proliferativen oder produktiven Entzündungen handelt es sich meist um Neubildung von Bindegewebe bzw. Gliagewebe. Es kommt aber auch entzündliche Epithelneubildung vor. So z. B. kann sich das Epithel der Glomeruluskapsel bei gewissen Nephritiden durch Teilung vermehren wie Kernteilungsfiguren beweisen, was wohl zu unterscheiden ist von Abschuppung eines Epithels und Anhäufung an einer Stelle des Kapsel. Ferner kann Epithel der Haut, der Magenschleimhaut bei chronischer, besonders bei geschwüriger, Entzündung in Wucherung geraten; auch Haut- und Schleimhautepithel bei Lupus, Leberepithel bei Tuberkulose dieses Organs (J. Arnold), auch bei Zirrhose. Diese mehr oder weniger atypischen Epithelwucherungen können Ausgangspunkt eines Krebses werden. Die Epithelbildung durch den entzündlichen Reiz ist wohl zu unterscheiden von der Epithelregeneration, die nach entzündlichem oder nicht-entzündlichem Epithelverlust eintritt.

Diese Bemerkung gilt auch, mutatis mutandis, für die Neubildung von Stützgewebe: Bindgewebe, Gliagewebe, Knochen, Periost. Zunächst besprechen wir das Bindegewebe. Schon bald, innerhalb einiger Stunden nach der Einwirkung eines entzündlichen Reizes — nicht immer gleich rasch — können Zeichen von Zellvermehrung auftreten: Schwellung von Zelleib und Kern, Kern- und Zellteilung. Nach bestimmter Reizung kann sich innerhalb 3—4 Tagen, wie ich in einer Kaninchenlunge nach Einspritzung von verkäster Kavernenwand sah — eine erhebliche·Menge Bindegewebszellen bilden. Gewöhnlich aber dauert es längere Zeit, und es ist daher bei subakuten und chronischen Entzündungen mitunter, daß wir neugebildetes Bindegewebe in größerer Menge antreffen. Umgekehrt finden wir es aber nicht bei jeder chronischen Entzündung. So ist neugebildetes Bindegewebe bei chronischem Katarrh, wobei Exsudat und bakterielles Gift frei nach der Oberfläche abfließen, gewöhnlich nicht oder nur spurweise nachweisbar.

Im allgemeinen können die jungen Bindegewebszellen sich entweder zwischen den alten Zellen oder ihren Fasern, jedenfalls im Gewebe ablagern oder den Mutterboden verlassen, indem sie in Fibrin hineinwachsen, das sich z. B. an einer Oberfläche, der Lungenbläschen oder einer serösen Haut, gebildet hat, und es organisieren (s. unten). Ersteres findet bei jeder proliferativen („interstitiellen") Entzündung im Stroma statt, z. B. bei der Schrumpfniere, der Leberzirrhose.

Bei der Autopsie kann man jedoch Stellen finden, wo die Entzündung schon abgelaufen und weder Exsudat noch Degeneration, nur faserreiches Bindegewebe zu sehen ist. In den Leberläppchen kann sich außerdem faseriges Bindegewebe aus den Kapillarendothelzellen (Siegenbeek van Heukelom), in den Harnknäueln aus Kapillarendothel bilden; durch sich anschließende hyaline Entartung entsteht dann der hyaline Glomerulus, der wie ein hyalines Klümpchen mit einigen Spalten aussehen kann. Wir begegnen diesen Erscheinungen nicht nur in der alternden Niere, sondern auch in der Schrumpfniere. Und bei chronischer proliferativer Hepatitis vermehren sich außerdem die Gitterfasern (s. weiter unten). Inwiefern sich außerhalb der Leber und Niere bei chronischer proliferativer Entzündung faseriges Bindegewebe aus Gefäßendothel bildet, ist noch nicht nachgeforscht. In der Brustdrüse kann sich bei chronischer proliferativer Entzündung im Laufe von Jahren eine große Menge schließlich grobfaserigen bzw. hyalinen Bindegewebes bilden. Verschwindet beim Aufhören der Entzündung das Exsudat immer mehr, so kann die Unterscheidung von einem faserreichen Fibrom mit etwas oder ohne Entzündung schwer sein. In der Lunge kann bei Entzündung verschiedenen Ursprunges, bei Tuberkulose, bei chronischer Peribronchitis bzw. Bronchopneumonie wie solche bei Masern und Keuchhusten vorkommen, bei Pneumonokoniosen, besonders bei der Steinhauerlunge usw. Bindegewebe herdförmig oder diffus gebildet werden. Sobald die Atembewegungen und damit die Bewegungsenergie der Lymphe (s. doit) demzufolge abnehmen, häuft sich örtlich Staubpigment immer mehr an. So entsteht, wenn das Bindegewebe faserreich und hart wird, die „schiefrige" Induration. Durch Schrumpfung (s. unten) des Bindegewebes, auch ohne Verwachsung der Pleurablätter, können Bronchialerweiterungen, Bronchiektasen, entstehen. Auch in Milz, Pankreas und Hoden kommt proliferative Entzündung vor. Nach den Versuchsergebnissen von MARCHAND u. a. vermögen die Deckzellen des Bauchfells, wenn sie mit in die Bauchhöhle eingeführten Lykopodiumkörnern in Berührung kommen, sich durch mi-

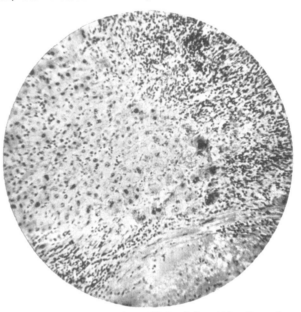

Abb. 137. Leberentzündung (Cirrhosis hepatis). Besonders oben Leukozyten im periportalen Bindegewebe. Manche Leberzellen zeigen als Folge von Reizung abnorm große und chromatinreiche (dunkle) Kerne (nach Dr. C. DE LEEUW).

totische Teilung zu vermehren, sehr verschiedenartige Zellen zu bilden, die Bindegewebszellen sehr ähnlich sind; sie legen sich an die Fremdkörper an und werden durch direkte Kernteilung mehrkernige Riesenzellen. Im Hirn und Rückenmark tritt neben oder an die Stelle von Bindegewebsbildung bei proliferativer Entzündung auch eine mehr oder weniger ausgedehnte Gliawucherung ein. Junge, aber auch ältere pathologische Gliazellen können jungen Bindegewebszellen so ähnlich sein, daß beide Gewebe nur durch besondere Färbung der Gliafasern oder durch Färbung nach VAN GIESON zu unterscheiden sind; bei letzterer Färbung werden Bindegewebsfasern mehr oder weniger rubinrot, Gliafasern entweder nicht (wenn sie ganz jung und sehr fein sind) oder etwas gelbbräunlich gefärbt. VON FIEANDT hat im Hundehirn reichliche Gliabildung durch tuberkulöses Gift hervorgerufen. Über Gliabildung vgl. weiter unten.

Das vermehrte, mehr oder weniger infiltrierte Stützgewebe beeinträchtigt nicht nur den Gehalt und die Bewegung von Blut und Lymphe und die

Bewegungen von Lungenbläschen und damit die Ernährung und Tätigkeit des Parenchyms, sondern es verdrängt geradezu mitunter das Parenchym, dessen Zellen es zu Entartung oder Atrophie und Schwund bringt. Das geschieht in der zirrhotischen Leber, in der Schrumpfniere, in der Lunge, im Hirn. Es findet auch in Lymphdrüsen statt. So kann bei Tuberkulose und beim malignen Lymphom (Granulom) eine große Menge Bindegewebe aus dem Retikulum des lymphadenoiden Gewebes in der Lymphdrüse gebildet werden, das allmählich das lymphadenoide Gewebe verdrängt und zum Schwund bringt, so daß wir nur faseriges Bindegewebe mit spärlichen Lymphozyten, Lymphspalten und Blutgefäßchen und Entzündungsmerkmalen zu Gesicht bekommen. Die Vergrößerung einer solchen Lymphdrüse beruht also keineswegs auf Hypertrophie oder Hyperplasie, womit sie nicht selten zusammengeworfen wird.

Jetzt müssen wir die Histogenese der entzündlichen Bindegewebsbildung überhaupt näher betrachten. In einem Gewebe mit proliferativer Entzündung in vollem Gange treffen wir Bindegewebszellen verschiedenen Alters und neugebildete Haargefäßchen an, Zellen verschiedener Form und Größe. Junge Bindegewebszellen können klein und Lymphozyten einigermaßen ähnlich sein (Abb. 138 und 141): ohne faserigen Zwischenzellenstoff

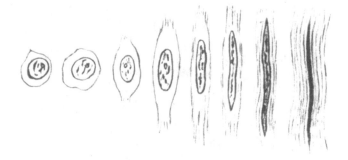

Abb. 138. Typen von Bindegewebszellen verschiedenen Alters: links die jüngsten, nach rechts ältere Typen.

sind sie aneinander gelagert, etwas größer und chromatinärmer als Lymphozyten, kleinzelligem Epithel ähnlich (epithelioid). Sie können aber auch epithelioid und größer sein mit hellgefärbtem Kern. Ferner gibt es junge Bindegewebszellen, die den Zellen des Schleimgewebes mehr oder weniger gleichen. Zellen und Kerne verschiedener Form (Polymorphie) können sich nebeneinander finden. Und unter diesen auch atypische Zellen und Kerne, ein- und mehrkernige Riesenzellen, besonders bei gewissen parasitären und durch Fremdkörper erregten Entzündungen. Die Eigenschaften dieser jungen, meist epithelioiden Bindegewebszellen, auch Fibroblasten genannt, sind die des faserigen Bindegewebes; je nachdem sie älter werden, wird die Form von Zelle und Kern mehr länglich, spindelförmig und spalten sich Fäserchen ab, zunächst besonders an den Zellpolen, dann an dem ganzen Zellumriß. Dieser wird dadurch allmählich undeutlicher, und schließlich liegen die Kerne in schmalen, nicht scharf begrenzten Zelleibern, die durch Fasern voneinander getrennt sind. Je nachdem der Zellkern länger wird und sein Querschnitt abnimmt, verdichtet sich sein Chromatin und färbt sich der Kern dunkler. Schließlich wird der Kern in faserreichem Bindegewebe mehr oder weniger pyknotisch. Und diese dunkel gefärbten Kerne entfernen sich durch den zunehmenden Faserreichtum immer mehr voneinander, das Gewebe wird relativ kernärmer. Vielleicht schwinden auch Kerne. Leukozyten und Plasmazellen schwinden allmählich im alternden, faserig werdenden Bindegewebe, so daß sein entzündlicher Ursprung schließlich nicht mehr erkennbar ist. Das entzündliche Bindegewebe wird rascher faserig und faserreicher als normales. Durch Schrumpfung der Bindegewebsfasern, die in entzündlichem Bindegewebe bald eintritt, nähern sich die Kerne wieder und werden die Fasern mehr oder weniger wellenförmig gekrümmt. Was die Schrumpfung bedingt — Eintrocknung? — wissen wir nicht. Sie hat Verengerung von Blut- und Lymphgefäßchen zur Folge: An Hautnarben kann man mit dem unbewaffneten Auge feststellen, wie das rötliche junge Bindegewebe später, durch großen Faserreichtum und die darauffolgende Faserschrumpfung blaß, weißlich (durch Blutarmut) wird. Während in jungem entzündlichem Bindegewebe viele Blutkapillaren leicht wahrnehmbar sind, bekommen wir im faserreichen Bindegewebe fast oder gar keine Haargefäßchen zu Gesicht.

Außerdem hat die Oberhaut über die Narbe weniger Pigment. Das trockne, faserreiche Bindegewebe knirscht beim Durchschneiden. Diese Verhärtung entzündlichen Bindegewebes, wozu auch Narbengewebe gehört, nennt man Sklerose ($\sigma\varkappa\lambda\eta\varrho\delta\varsigma$ = hart) oder Induration. Es entsteht manchmal durch nachfolgende hyaline Entartung Knorpelhärte, eine Schwiele. Junges Narbengewebe, das eine Wunde ausfüllt, nennt man Granulationsgewebe, weil im Boden einer ausheilenden Wunde dieses Gewebe als rötliche Körnchen (Granula) oder Knöspchen sichtbar ist. Ausgedehnte Hautnarben, besonders nach Verbren-

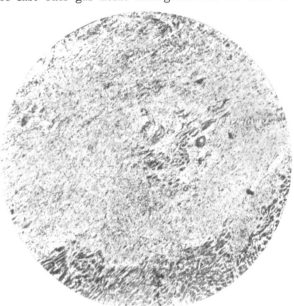

Abb. 139. Myocarditis proliferans. Verdrängung, Atrophie und Schwund von Muskelfasern durch neugebildetes, von Leukozyten durchsetztes faseriges Bindegewebe, das allmählich eine Schwiele bildet. Nur einige Reste von Muskelfasern inmitten des Bindegewebes; unten ein Saum von Muskelgewebe.

nung der Haut, können durch Schrumpfung das Gesicht entstellen und durch Biegung eines Armes oder Beines dessen Tätigkeit bedeutend beeinträchtigen, so daß der Chirurg eingreifen muß. Andererseits kann Schrumpfung des Bindegewebes in der Wand eines sich reinigenden Abszesses oder einer tuberkulösen Kaverne durch Verkleinerung der Höhle die Ausheilung fördern.

In entzündlichem Bindegewebe können sich unter den jungen Bindegewebszellen ein- oder mehrkernige Riesenzellen finden. Sie bilden sich häufig aus Zellen, die einen Fremdkörper berühren (s. oben), und werden dann als Fremdkörperriesenzellen bezeichnet. Fremdkörper sind z. B. Seiden- oder Katgutfäden, Wattefäden und allerlei andere, aber auch wohl Körperbestandteile wie Haare, Kalkkörnchen, tote Gewebsstücke überhaupt wie Hornstoff bei Hornkrebs, auch unverändertes (?) Kolloid der Schilddrüse oder Prostata (WILKE). Außerdem kennen wir auch Riesenzellen ohne Fremdkörper. Ob die bei parasitärer, z. B. tuberkulöser Entzündung vorkommenden Riesenzellen ihre Entstehung chemisch

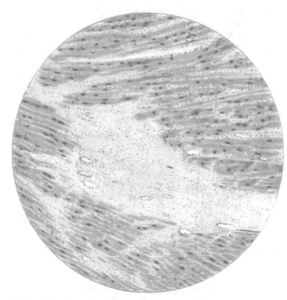

Abb. 140. Herzschwiele, als Ausgang von Sklerose bei proliferativer Myokarditis (nach KÖLBS in MOHR und STAEHELIN, Handb. d. inn. Med., Bd. II).

wirkenden Stoffen verdanken, ist eine unbeantwortete Frage. Wir kennen ein- und mehr-kernige Riesenzellen mit sehr wechselndem Chromatinge-rüst und Chromatinmenge.

Nach einigen Forschern entstehen die Riesenzellen aus Polyblasten (s. dort), die besonders als Phagozyten auf-treten sollen. Ohne diese Ent-stehung leugnen zu können, müssen wir die Möglichkeit betonen, daß die Fremdkör-perriesenzelle, ebenso wie Riesenzellen ohne Fremd-körper im jungen Bindege-webe, aus epitheloiden Zellen entstehen, indem sich diese vergrößern und der Kern, nicht aber der Zelleib, sich teilt. Ferner können sie auch aus Kapillarendothelzellen entstehen. Auch ich habe, sei es auch nur ausnahms-weise, wie andere Forscher, Riesenzellen gesehen, welche vielkernige Knospen an Blut-

kapillaren zu sein schienen. Wir kommen noch an anderen Stellen auf Riesen-zellen zurück.

Bei Entzündung, z. B. des Netzes, des Bauchfelles überhaupt, des Unterhaut-zellgewebes können auch Fettzellen sich vermehren: die jungen Fettzellen sind

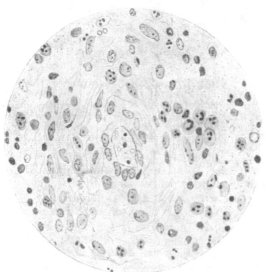

Abb. 141. Granulationsgewebe. In der Mitte ein erweitertes Blutkapillar mit geschwollenen Endothel-zellen. Zwischen den umgebenden jungen Bindegewebs-zellen gelapptkernige Leukozyten (in anderen Fällen auch Plasmazellen, Lymphozyten).

scharf begrenzt, sehr epithe-loid, mit hell gefärbtem Kerne. Im hellen Zelleib sehen wir zunächst ganz feine Fettkörnchen, die sich ver-größern usw. Auch die Fett-zellen können ein- und mehr-kernige Riesenzellen bilden. Als Lipoblasten bezeichne man nicht junge Fettzellen überhaupt, sondern nur em-bryonale junge Fettzellen. Auch Muskelfasern des Herzens können bei Entzün-dung Riesenzellen bilden (SCHILLING u. a.).

Aus dem Stroma des En-dometriums können schöne epithelioide Zellen entstehen, während der Schwangerschaft füllen sie sich zum Teil mit Glykogen und diese Dezidua-zellen sehen dann glasigen Epithelzellen sehr ähnlich. Bei Endometritis können die Stromazellen ebenfalls epitheloide Zellen, sogar in

großer Zahl, bilden, so daß die Unterscheidung von Sarkom schwer sein kann.
Diese Zellen sind jedoch mehr ei- oder spindelförmig und nicht so glasig wie
Dezidualzellen.

Besondere Erwähnung erheischt die entzündliche Papillombildung, die
bei Haut- und Larynxtuberkulose, bei Bilharziose auftritt, sowie die Condylomata
acuminata.

Die Körnchen (Granula) bei Trachom
bestehen aus Lymphfollikeln mit vergrößerten Keimzentren (stark vermehrten Lymphoblasten mit Kernteilungen).

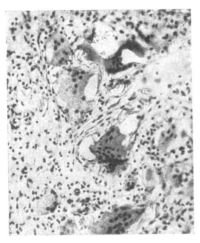

Abb. 142. Fremdkörperriesenzellen. Die
Fremdkörperchen sind an den hellen
Stellen ausgefallen.

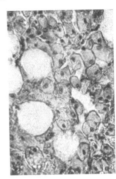

Abb. 143. Junge Fettzellen.

Wichtig sind auch die Gefäßveränderungen und die Gefäßbildung
bei Entzündung. Wir sind schon der Gefäßverengerung durch Druck mehrmals
begegnet, wir werden später die Throm-
bose in entzündetem Gewebe kennen
lernen. Oben haben wir schon die intra-
azinöse, wohl auch interazinöse Bildung
faserigen Bindegewebes aus Kapillaren-
endothel, auch den gleichen Vorgang
im Harnknäuel erwähnt, welch letzterer
gefolgt werden kann durch hyaline Entartung. Hyaline Platten können sich auch
bei Endarteriitis bilden. Die in entzündetem Gewebe liegenden Schlagadern
können eine gleichmäßige oder ungleichmäßige bindegewebige Verdickung der
Wand bekommen als Folge einer Entzündung und dadurch abgeschlossen
werden. Diese proliferative Entzündung
der Intima ist wohl von Arteriosklerose
zu unterscheiden, die ja nicht entzündlicher Natur ist. Besonders bei tuberkulöser Entzündung tritt eine Verdickung der Intima auf. Abb. 144 zeigt
uns eine solche in einer tuberkulösen

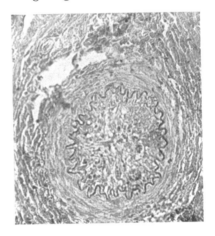

Abb. 144. Verschluß einer kleinen
Schlagader durch entzündliche Verdickung der Intima in einer tuberkulösen Lymphdrüse. Die geschlängelte
Elastika ist sichtbar.

Lymphdrüse. Übrigens kommen auch Mesarteriitis (s. Abb. 145) und Periarteriitis in entzündetem Gewebe vor. Erstere kann die Weite der Schlagader
beeinflussen, indem entweder durch Schwellung Verengerung oder durch

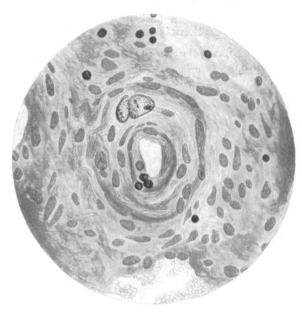

Abb. 145. Endo- und Mesarteriitis in einer entzündeten
Niere (Dr. Bär, I. D. Leiden 1919).

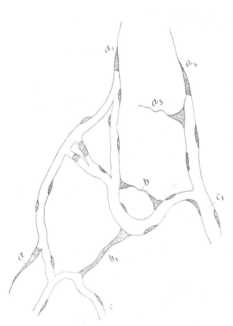

Abb. 146. Kapillargefäßbildung ($\frac{320}{1}$).
Nach Arnold, Virchows Archiv. Bd. 53 u. 54.
a, a_1, a_2, a_3 Sprossen, b, b_1 in Verbindung getretene
Sprossen, c c_1 ausgebildete junge Kapillaren.

Abschwächung Erweiterung erfolgt; letztere kann zu Verlegung periarterieller Lymphgefäße führen.

Nicht nur in Granulationsgewebe, sondern auch im jungen Bindegewebe bei mancher proliferativen Entzündung können wir neugebildete Blutkapillaren verschiedener Weite antreffen, namentlich wenn die Gewebsneubildung gewisse Ausdehnung hat. Die Vaskularisation neugebildeten entzündlichen Bindegewebes ist überhaupt eine unregelmäßige. Wenn je, so werden Schlagader und Venen doch nur selten neugebildet. Allerdings können sich Schlagader und Venen stark erweitern. Und Kapillaren entstehen in unregelmäßiger Verteilung, indem anfangs solide Sprossen aus alten Kapillaren hervorwachsen, die sich mit anderen vereinigen und später hohl werden (Abb. 146).

Über die Vaskularisation gefäßlosen Gewebes vgl. S. 382. Jetzt erübrigt uns noch die Besprechung der Organisation fibrinösen Exsudates.

Wir haben schon S. 398 betont, daß die Fibrinfasern beim Altern allmählich zusammenbacken und mehr oder weniger feste „Balken" bilden, zwischen denen Spalten bestehen. Diese Spaltbildung hat man als Kanalisation des Fibrins bezeichnet. Zwischen den einzelnen sich aufeinander lagernden Faserstoffhäuten können übrigens vom Anfang an Räume bestehen. Nun kann die ganze Fibrinmenge durch neugebildetes, gefäßhaltiges Bindegewebe abgehoben werden; es kommt aber auch vor — nämlich an Stellen, wo das Serosaendothel verloren gegangen ist — daß Blutgefäßsprossen mit Bindegewebszellen in die Fibrinspalten einwachsen. Sie bringen dabei in einer noch unbekannten Weise (durch einwandernde Leukozyten?) das Fibrin zur Resorption, wenigstens zum Schwund, und machen vielleicht auch neue Spalten. Es findet damit eine Vaskularisation und Organisation des Fibrins statt, indem immer mehr neue Gewebesprossen in das Fibrin- ein- und in demselben weiterwachsen, und das Fibrin allmählich verschwindet, vielleicht durch Druck der Gefäß- und Gewebesprossen. Abb. 147 zeigt eine Pleura mit fibrinösem Exsudat, in dessen Spalten gefäßhaltige Gewebesprossen sichtbar sind. Schließlich kann eine sogar dicke Fibrinschicht durch eine vielleicht noch dickere Bindegewebsschicht (Pleuraschwarte) ersetzt werden. Die Schwarte muß nicht in ihrer ganzen Dicke durch Organisation von Fibrin, nein, sie kann zum Teil durch proliferative Entzündung unter dem Fibrin entstanden sein.

Sind zwei einander gegenüberliegende Serosablätter durch fibrinöses Exsudat verklebt, so können sie durch Organisation dieses Exsudates von beiden Blättern aus in verschiedener Ausdehnung miteinander verwachsen (adhäsive Entzündung). Eine solche Verklebung mit nachfolgender Verwachsung

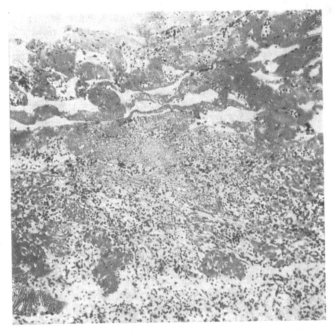

Abb. 147. Fibrinöse Pleuritis. Organisation. Aus dem pleuralen Bindegewebe dringen Sprossen in die Spalten zwischen den grauen Fibrinbalken ein.

oder ohne solche kommt nicht nur bei fibrinöser Pleuritis, sondern auch bei fibrinöser Perikarditis und Peritonitis, bei fibrinöser Serositis überhaupt vor. So entsteht die Concretio pericardii, so die Verwachsung von Darmschlingen oder anderen Bauchorganen mit Bauchfellüberzug miteinander. Es kann zu einer ausgedehnten Entzündung mit starker fibröser Verdickung und Verwachsung der Pleurablätter, der Perikardblätter, der Leberkapsel („Zuckergußleber") und des umgebenden Bauchfells kommen (Polyserositis). Auch die Milzkapsel, ja das ganze Bauchfell kann fibrös verdickt werden und verwachsen. Durch die Verklebung und nachfolgende Verwachsung von Darmschlingen um einen eitrig entzündeten Wurmfortsatz kann der entstehende Abszeß abgekapselt werden. Unter Umständen wartet der Chirurg eine solche Abkapselung ab. Auch ein interlobares Empyem (zwischen den sich berührenden Oberflächen zweier Lungenlappen) kann durch Verklebung und dann Verwachsung abgesackt werden. Ohne Verklebung erfolgt keine Verwachsung seröser Flächen. Durch Verwachsung der entsprechenden serösen Blätter kann die Tätigkeit des Darms, der Lunge oder des Herzens gestört, die Pfortader oder Gallengänge verengert werden.

Nach MARCHAND nehmen auch die Serosadeckzellen an der entzündlichen Bindegewebsbildung teil, indem sie sich in faserbildende Bindegewebszellen sehr ähnliche Zellen umwandeln. Die Deckzellen gehen aber oft vor oder nach der Verklebung zugrunde. SALTYKOW will sie nach vollendeter Verwachsung in teilungsfähigem Zustande nachgewiesen haben. Einfache Vernähung ohne chemische Schädigung zweier seröser Blätter vermag Verwachsung zu bewirken, einfache mechanische Entfernung des Endothels aber nicht.

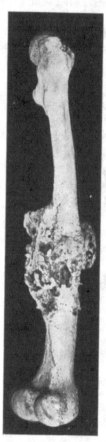

Verwachsung zweier Körperteile kann auch eintreten durch „infiltrierendes" Einwachsen eines Gewebes, wie z. B. Krebs (s. dort) in ein anderes, und bei der Genese.

Das intraalveolare Fibrin bei fibrinöser Lungenentzündung wird nicht immer rasch gelöst, sondern es kann unter nicht gekannten Umständen liegen bleiben, und mehr oder wenig homogen, klumpig werden. Dieses Fibrin kann auch organisiert werden. Die Lungenbläschen können durch Bindegewebe ersetzt werden. Ausgedehntes Bindegewebe kann dadurch entstehen, ebenso, vielleicht noch mehr als bei interalveolarer Bindegewebsbildung ohne Organisation fibrinösen Exsudates. Man nennt die Umwandlung des hepatisierten Lungengewebes in luftleeres junges Bindegewebe Karnifikation, weil das junge Bindegewebe manchmal fleischähnlich aussieht.

Bei Organisation fibrinösen Exsudates wird somit exsudative von proliferativer Entzündung gefolgt. Auch ein Thrombus kann von einer Stelle der Gefäßwand aus, wo das Endothel geschädigt und entfernt ist, organisiert werden (s. dort). Ferner kann auch ausgetretenes Blut, z. B. in der Bauchhöhle unter bestimmten Umständen (wahrscheinlich bei Schädigung des Bauchfellendothels) organisiert werden. Auch von anderen toten Massen, wenn sie nur genügend weich und porös sind, hat man Organisation beobachtet: von Weizengrießkörnchen (KOPÉC), von geronnenem Hühnereiweiß, das in Blutgefäße eingeführt war (H. MERKEL). Auch stellten mehrere Forscher Organisation fest von schleimigem Inhalt eines geborstenen Ovarialkystoms, der in Nischen und Taschen der Bauchhöhle gelangt und dort liegen bleibt. Es tritt dann eine Peritonitis mit Organisation der schleimigen Massen ein usw. Man hat diese Anhäufung von Schleim in die Bauchhöhle als „Pseudomyxoma peritonei" angedeutet. Allerdings ist Implantationsmetastase dabei möglich.

Abb. 148. Exostose bei Heilung eines Schenkelknochenbruchs.

Eine chronische, nichteitrige, nicht nekrotisierende Periostitis oder Endostitis ist meist eine knochenbildende, d. h. eine Peri- bzw. Endostitis ossificans. (Das Endost ist das Stützgewebe des Knochenmarks, das sich als dünne, aus feinen Bindegewebsbündeln bestehende Haut an den Wänden der großen Markhöhlen und ausgespannt im Markraum findet). Durch sie können Knochenladen (s. Verlauf der Entzündung) und Osteophyten entstehen. Letztere sind stachel- oder dornförmig (Exostosen) oder mehr flächenhaft ausgedehnt (Hyperostosen). Diese können syphilitischen oder anderen Ursprunges sein. Damit ist aber nicht gesagt, daß jeder Knochenauswuchs periostitischen Ursprunges ist. Es gibt ja auch ein Osteom.

Eine Ostitis ohne weiteres gibt es überhaupt nicht, weil das Knochengewebe gefäßlos ist, ebensowenig wie Keratitis ohne Veränderungen perikornealer Gefäße. Immer ist zugleich Mark in den Knochenkanälchen oder in den Markräumen der Spongiosa entzündet. Jede Ostitis ist somit eine Osteomyelitis.

Nun kommt eine Osteomyelitis fibrosa ossificans, eine proliferative Entzündung des gefäßführenden Markgewebes in den Knochenkanälchen bzw. Markräumen der Spongiosa vor. Das Knochenmark wandelt sich dabei in faseriges Bindegewebe (daher: fibrosa) um, das osteoides Gewebe und dann durch Aufnahme von Kalksalzen zu Knochengewebe wird. (Wir kennen aber auch eine fibröse Osteomyelitis ohne Ablagerung von Kalksalzen.) Die HAVERSschen und anderen Knochenkanälchen werden dadurch ausgefüllt und dichter, und durch Knochenbildung in den Markräumen der Spongiosa wird diese ebenso dicht und hart wie die kompakte Knochensubstanz. Man nennt diese Knochenverdichtung durch Osteomyelitis ossificans (kondensierende Ostitis) Osteosklerose, und wenn diese dem Knochen eine elfenbeinartige Härte verleiht, Eburnierung. Diese kommt z. B. bei Leontiasis ossea vor, welche wahrscheinlich einer ossifizierenden Osteomyelitis (PAGETS „Ostitis" deformans) zuzuschreiben ist. Der Schädel nimmt dabei an Umfang zu (s. Abb. 149). Bei mancher chronischer Osteomyelitis kommt es zu Osteosklerose und gar Eburnierung. Es ist sogar möglich, daß das im Knochenmark gebildete junge Bindegewebe („Granulationsgewebe") zunächst Knochen zum Schwund bringt (Osteoporose), dann aber durch Knochenbildung zu Osteosklerose führt. Das ereignet sich z. B. wohl bei tuberkulöser Osteomyelitis. Über Ostitis fibrosa vgl. S. 551.

Hierzu wollen wir noch bemerken, daß im allgemeinen nicht-eiterndes, lebendes entzündliches Bindegewebe, das mit Kno

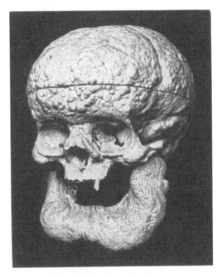

Abb. 149. Leontiasis ossea.

chen in Berührung ist, diesen zu lakunärer Resorption zu bringen vermag, so daß die Knochenkanälchen und Markräume sich erweitern. Außerdem kann es neue „perforierende" Kanälchen (VOLKMANNsche Kanäle) in verschiedenen Richtungen bilden (Kanalikulation). Durch beides wird der Knochen allmählich poröser (entzündliche Osteoporose). Diese Knochenresorption erinnert an den Fibrinschwund bei der Organisation durch das eindringende neugebildete, entzündliche Bindegewebe. Was die Verdrängung des Knochengewebes durch das junge Bindegewebe bewirkt und wie, wissen wir ebensowenig wie hinsichtlich des Schwundes des Fibrins bei der Organisation fibrinösen Exsudates. Wir wissen nur, daß allein lebendes Bindegewebe, das den Knochen berührt, es vermag; nicht, wenn es etwa durch eine Eiterschicht vom Knochen getrennt ist. Dann kann sogar totes Knochengewebe, wie ein Sequester (s. dort), jahrelang ungeändert bleiben. Eiter bringt Knochen offenbar nicht zum Schwund. Schwund von Knochen, bewirkt durch „Granulationsgewebe", nennt man Karies (Knochenfraß oder Knochenverschwärung), während wir mit Usur Knochenschwund durch Druck ohne Entzündung andeuten (s. Knochenusur). Vielleicht bringt das Granulationsgewebe ebenfalls den Knochen durch Druck zur Usur. Karies kommt nicht nur bei Knochentuberkulose, sondern auch bei Osteomyelitis anderen Ursprunges vor, z. B. im Kiefer bei chronischer Osteomyelitis, von einem „kariösen" Zahn ausgehend.

Wir kennen außer der abnormen Gliabildung beim Gliom und bei Syringo-

myelie eine Gliosis (wohl Gliomatosis genannt) entzündlichen Ursprunges
und eine solche bei Entartung. Mit Gliosis deuten wir eine nichtgeschwulst-
artige pathologische Gliabildung oder Gliawucherung an, gleichgültig ob und
wie rasch das gebildete Gliagewebe zerfällt. Die entzündliche Gliabildung
steht auf einer Linie mit der entzündlichen Bindegewebsbildung; Glia ist
Stützgewebe ekto-, Bindegewebe ist Stützgewebe mesodermalen Ursprunges.
Beide Neubildungen kommen bei Entzündung des Nervensystems nicht selten
nebeneinander vor. In langsam verlaufenden Fällen sucht man oft vergeblich
nach Mitosen in Glia- sowie Bindegewebszellen. Direkte Kernteilungen scheinen

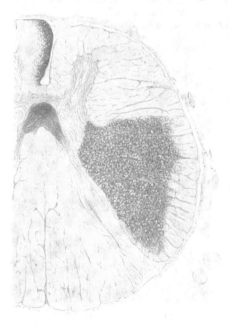

vorzukommen, direkte Teilungen von
Gliazellen sind jedoch nicht sicher
nachgewiesen. Riesenzellen, Polymorphie (junge Gliazellen haben ähnliche Formen wie junge Bindegewebszellen) und allmähliche, mitunter
starke Faserbildung mit Atrophie
der Zellen und Pyknose ihrer Kerne
finden wir im entzündlich gebildeten
Gliagewebe ähnlich wie im entzündlich entstandenen Bindegewebe. Ob
außer einer faserreichen eine faser-
arme, „protoplasmatische" Glia mit
Abbau- und Abräumtätigkeit als besondere Form anzunehmen ist, oder
ob letztere bloß eine jüngere Stufe
darstellt, ist eine noch zu beantwortende Frage. Junges entzündlich
gebildetes Bindegewebe, sog. Granulationsgewebe, baut auch ab und
räumt auch auf, wie z. B. bei der Organisation fibrinösen Exsudates und
bei Knochenkaries; in jungen Bindegewebszellen finden wir ebenfalls mitunter fremde Körperchen. Faserreich
werdendes Gliagewebe führt zu (gli-
öser) Sklerose ähnlich wie faserreich
werdendes Bindegewebe zu bindegewebiger.

Abb. 150. Vorderstrang- und Pyramidenbahn-
ausfall bei alter Hemiplegie. In dem WEIGERT-
schen Gliapräparat ist ein bläulich gefärbtes
Gebiet von verschwundenen Markscheiden von
einer dichtfaserigen Gliawucherung ausgefüllt
(nach SPIELMEYER, a. a. O. Abb. 163b, S. 236).

Wir haben schon gesehen, daß
SCHWANNsche bzw. Gliazellen (Tra-
bantenzellen NISSLS) an die Stelle
von entarteten bzw. nekrobiotischen Achsenzylindern oder Ganglienzellen
treten (Abb. 101), was man wohl als Organisation andeutet; allerdings geht
hier der Zerfall dem Ersatz vorauf, was bei der bindegewebigen Organisation
nicht der Fall zu sein scheint. MARINESCO u. a. nennen das Treten von Gliazellen an die Stelle einer Ganglienzelle „Neuronophagie" (keine Phagozytose!).
Wodurch geraten die Gliazellen dabei in Wucherung? Bei Poliomyelitis in-
fectiosa und anderen Infektionskrankheiten höchstwahrscheinlich durch ein
mikrobielles Gift. Bei der WALLERschen und sekundären Entartung nach
einer sterilen, nicht chemischen Schädigung, wie z. B. nach einer Hirnblutung (Hemiplegie) nehmen wir die Bildung eines Stoffes aus dem körnig zerfallenden Achsenzylinder oder der verflüssigenden Ganglienzelle an, der die
SCHWANNschen bzw. Gliazellen zu Teilung reizt. Wahrscheinlich vermag dieser

Stoff (oder diese Stoffe) auch entzündliche Hyperämie mit Exsudation und Diapedese hervorzurufen, ähnlich wie im Grenzgebiet eines sterilen ischämisch-nekrotischen Herdes, es erfolgen jedoch die vaskulären Veränderungen nicht durch die S. 412 f. besprochenen Umstände. Daher bleibt es bei Nekrobiose und Gliabildung. Dies ist auch bei langsamem Verlauf möglich; wir müssen dann aber außerdem die Möglichkeit berücksichtigen, daß Exsudat zwar vorhanden gewesen aber verschwunden ist, ähnlich wie wir das bei bindegewebigen Sklerosen beobachten. Dies trifft nicht nur bei Poliomyelitis, sondern auch höchstwahrscheinlich in den sklerotischen Herden bei der multiplen Sklerose zu, deren entzündlicher Ursprung immer mehr angenommen wird. Bei Poliomyelitis ist die Sklerose eine diffuse, so daß der Aufbau trotz der Glia- und Bindegewebswucherung in groben Umrissen behalten bleibt; bei der multiplen Sklerose schwindet der Aufbau durch die umschriebenen Herde. Die Gliazellen weisen, ebenso wie die Bindegewebszellen, im übrigen auch Entartungserscheinungen auf (S. 412 f.). „Sklerotische Defekte" (umschriebene Sklerosen) treten auch auf bei sekundärer Degeneration, wie z. B. die Glianarbe in Abb. 150. Der Name „Ersatzwucherung" hat nur Sinn mit Hinsicht auf die Ausfüllung von einem allerdings ungleichwertigen Gewebe. Das ist aber kein funktioneller Ersatz.

Manche Forscher betrachten die Bindegewebsbildung bei Entzündung als einen Ausheilungsvorgang. Sie stellen offenbar diese Gewebsbildung mit Gewebsregeneration nach Gewebsverlust gleich, was auch daraus erhellt, daß sie jedes junge entzündliche Bindegewebe „Granulationsgewebe" nennen. Diese Bezeichnung könnte dahingestellt bleiben, wenn man nicht die rein entzündliche Gewebsbildung überhaupt mit dem Granulationsgewebe gleichstellte, das einen Gewebsverlust nach Verwundung, Nekrose, Geschwürsbildung usw. ausfüllt.

Obwohl diese Gewebsregeneration mit Entzündung einherzugehen pflegt, so daß das Granulationsgewebe und junges entzündliches, aber nicht regeneratorisches Bindegewebe gleich aussehen können, dürfen wir beides doch weder wegen ihrer Entstehung, noch in ihren Folgen gleichstellen. Was die Entstehung betrifft: Einerseits gibt es eine ganze Reihe von proliferativen Entzündungen, wo kein Grund für die Annahme vorliegt, daß Zellverlust der Neubildung voraufgeht. Da ist von Zellersatz keine Rede. Andererseits muß Regeneration keineswegs mit Entzündung einhergehen, wie z. B. die Versuche von PONFICK u. a. über „Rekreation" der Leber beweisen. Beispiele des ersteren: Der Tuberkelbazillus vermag bald nach seiner Ablagerung im Gewebe Zellen zu Neubildung zu bringen, ohne daß erkennbare Schädigung, geschweige denn Verlust von Zellen oder Zellteilen voraufging. Was nötigt uns zur Annahme, daß die Bindegewebsbildung in der Niere bei Scharlach sich einem Gewebsverlust anschließt? Wir müssen hier vielmehr annehmen, daß die Zellneubildung und der Zellschädigung und den vaskulären Veränderungen Koeffekte sind der entzündlichen Reizung, wobei das Verhältnis von Reizstärke zur Reizbarkeit die Natur der Veränderung bedingt (flg. S.). So erklärt sich auch ohne weiteres das oft grobe Mißverhältnis zwischen Ausdehnung der proliferativen und Ausdehnung der degenerativen Veränderungen. Es wäre doch sonderbar, eine über Jahre sich ausdehnende Bindegewebsbildung bei der Schrumpfniere zu betrachten als einen Heilungsvorgang, während die Schädigung viel kürzer dauert. Das sieht man doch nicht bei Regeneration. Streptokokken lassen sich bald nicht mehr nachweisen, auch keine anderen Bakterien. Wahrscheinlich schleicht die Entzündung fort durch abnorme Stoffwechselprodukte oder normale Stoffwechselprodukte in abnorm hoher Konzentration — das Abnorme durch die Gewebsveränderungen. Dabei mögen ungeeignete, reizende Nahrungsstoffe, Abkühlung der Körperoberfläche ohne zeitige reaktive Hyperämie der Haut und andere Schädlichkeiten mitwirken. Was die Folgen anlangt: Regeneration mag das eine Mal ungenügend, ein anderes Mal zu stark sein und über das Ziel hinausschießen, meist hat sie aber eine nützliche Wirkung, nämlich die des Ersatzes. Diese Wirkung fehlt aber dem entzündlichen Bindegewebe. Denn bei Entzündung werden besonders

Parenchymzellen geschädigt, und diese vermag Bindegewebe nicht zu ersetzen. Ersatz kann nur durch gleiches oder wenigstens verwandtes Gewebe stattfinden. Außerdem schädigt schrumpfendes Bindegewebe Parenchym noch mehr. Damit wird die Betrachtung der entzündlichen Bindegewebsbildung als nützlicher oder gar „Ausheilungsvorgang" schwer annehmbar. Über die Regeneration des tätigen Parenchyms sprechen wir bei der Regeneration.

d) Entzündungen, wobei zwei Gewebsveränderungen überwiegen oder alle drei Veränderungen annähernd gleich stark sind.

Wir müssen die hier gemeinten Entzündungen wegen ihrer anderen klinischen, histologischen und histogenetischen Bedeutung gesondert betrachten. So dürfen wir z. B. die fibrinös-nekrotisierende Entzündung nicht, wie üblich, der fibrinösen gleichstellen. Obwohl wir uns vor einer weitgehenden, notwendigerweise schematisierenden Einteilung zu hüten haben, müssen wir somit die verschiedenen Entzündungsformen in ihrem grundsätzlichen Wert auseinanderhalten. Wir beschränken uns zunächst auf allgemeine Bemerkungen und wollen dann einige Formen gesondert besprechen.

Es gibt Entzündungen, wobei ungefähr gleichzeitig oder doch bald nacheinander zwei der drei elementaren, vaskulären, regressiven und proliferativen Gewebsveränderungen in den Vordergrund treten, wie z. B. bei der serösdesquamativen Lungenentzündung oder bei mancher fibrinösnekrotisierenden Rachenentzündung. Bei anderen Entzündungen hingegen beherrscht zunächst eine Gewebsveränderung das Bild, während erst nachträglich eine zweite oder die beiden anderen Veränderungen eine ungefähr gleiche Ausdehnung gewinnen, ja sogar in den Vordergrund treten. So folgt einer fibrinösen Serositis erst später, wenn keine Resorption des Exsudates stattfindet, Organisation mit allmählichem Schwund des Exsudates; so geht mitunter ein Leukozyteninfiltrat erst nach längerem Bestande in Vereiterung und Abszeßbildung über, die wir wegen des Zusammenhangs schon bei der zelligen Entzündung besprochen haben; so kann durch proliferative tuberkulöse Entzündung gebildetes Bindegewebe erst allmählich verkäsen, oder es bildet sich um einen tuberkulösen oder syphilitischen Käseherd allmählich eine dicke bindegewebige Kapsel, oder es verkäst allmählich ein desquamativ-exsudativ entzündetes Gebiet; oder es macht beim malignen Granulom eine anfangs überwiegend zellige Entzündung allmählich einer proliferativen Platz, so daß das Bindegewebe sogar die angehäuften Blutkörperchen und die normalen Gewebszellen verdrängt. Wir kennen ferner auch eine proliferativ-zellige Glomerulonephritis und Myokarditis, welche allmählich zu Entartung und Atrophie des Parenchyms führt. In diesen Fällen erheischt die Entzündung einen anderen Namen, je nach ihrem Ablauf, ihrem Höhepunkt oder ihrer Stufe und Erscheinungsform, die man beobachtet. Schließlich gibt es auch Entzündungen, z. B. tuberkulöse, bei denen von Anfang an die drei elementaren Gewebsveränderungen in irgendeiner Form nahezu gleich stark auftreten. Das Verhältnis der Reizstärke zur Reizbarkeit des Gewebes entscheidet immer bei gleicher Natur des Reizes, wie wir es im folgenden Absatz besprechen wollen, und dieses Verhältnis kann im Verlauf einer Entzündung örtlich stark wechseln.

Jetzt wollen wir folgende Formen gesondert besprechen.

An Schleimhäuten kann eine fibrinös-nekrotisierende, sog. diphtheritische Entzündung zur Bildung einer Pseudomembran (Scheinhaut) gräulicher oder graugelblicher Farbe führen; daher wird sie auch wohl mit dem anatomischen Namen pseudomembranöse Entzündung bezeichnet. In der Rachen-, der Kehlkopf-, der Harnblasen-, der Darmschleimhaut kommt das vor. In der Darmschleimhaut pflegt das Deckepithel zu fehlen, in der Kehlkopf- und Rachenschleimhaut bleibt es einige Zeit erhalten.

Bei beiden Typen hängt die Pseudomembran fest mit dem Gewebe zusammen, so daß sie nicht ohne Gewebszerreißung, nicht ohne Blutung zu entfernen ist. im Gegensatz zur fibrinösen (kruppösen) Schleimhautentzündung, bei der die Pseudomembran der Membrana propria locker aufliegt (S. 400). Die beiden Typen der fibrinös-nekrotisierenden Schleimhautentzündung haben den festen Zusammenhang der Pseudomembran mit der Schleimhaut gemeinsam, indem die Scheinhaut in beiden Fällen aus mehr oder weniger nekrotischem Schleimhautgewebe und in demselben angehäuftem Exsudat besteht. Die beiden Typen unterscheiden sich aber darin, daß das Deckepithel in der Rachen- und Kehlkopfschleimhaut oft erhalten, in der Darmschleimhaut aber ganz oder zum größten Teil abgestoßen oder gar verschwunden ist.

Wie erklärt sich der Unterschied der beiden Typen? Wir finden den ersten Typus nur an Stellen mit mehrschichtigem Epithel. BRETONNEAU hat in klassischen Zügen das Bild der „diphtherischen Angina" ($\delta\iota\varphi\vartheta\acute{\epsilon}\varrho\alpha$ = Membran) gezeichnet: auf dem geröteten weichen Gaumen und den Gaumenbögen erscheint ein grauweißer oder graugelblicher Belag, der sich nicht ohne Blutung entfernen läßt. Der feste Zusammenhang erklärt sich aus den Epithelfasern, die

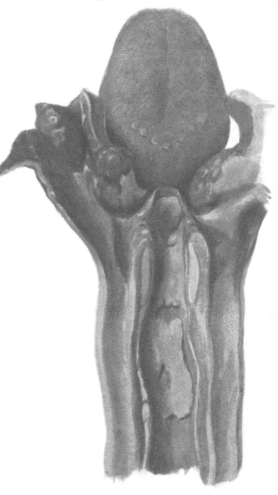

Abb. 151. Schwere Diphtherie des Rachens und Kehlkopfes, auf den Tonsillen fibrinös-nekrotisierende Entzündung. In der Trachea locker aufliegende Pseudomembranen (nach JOCHMANN).

nicht nur die Epithelzellen miteinander („Stacheln"), sondern auch, ausstrahlend in das subepitheliale Bindegewebe, das Epithel mit diesem Gewebe fest verbinden (Abb. 153). Die Epithelfasern sind mit den Bindegewebsfasern verbunden, aber wie sie damit verbunden sind, muß weitere Forschung lehren. Jedenfalls ist das mehrschichtige Epithel durch diese Faser fester mit dem subepithelialen Bindegewebe verbunden als das mehrzeilige Epithel mit der glatten Membrana propria wie in der Luftröhre. Häuft sich nun Exsudat zwischen den Epithelzellen (des mehrschichtigen Epithels) und im subepithelialen Bindegewebe an, und erstarrt dieses

Exsudat durch Fibrinbildung, so entsteht eine Pseudomembran, die fest mit dem Gewebe zusammenhängt. Die Epithelzellen in der Membran sind tot oder sie sterben bald ab, zum Teil durch Vergiftung, zum Teil durch ungenügende Er-

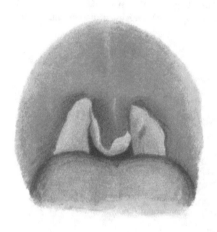

nährung infolge ihrer Absonderung durch das Exsudat, und gerinnen ebenfalls. Daß sich außerdem Leukozyten und gar Chromozyten im Exsudat finden, sei hier nur kurz erwähnt. Wir können hier von einer entzündlichen Koagulationsnekrose reden. Die Fibrinmenge kann übrigens wechseln.

Der pathogenetische Unterschied zwischen der fibrinösen Entzündung der Luftröhre und der fibrinös-nekrotisierenden Entzündung der Schleimhaut mit mehrschichtigem Epithel ist nicht nur der lockeren Verbindung des mehrzeiligen Epithels mit der Tunica propria, sondern auch der Straffheit dieser Membran zuzuschreiben, welche eine Anhäufung von Exsudat in ihr kaum zuläßt. Tritt nun Exsudat ins Gewebe unter der Tunica aus, so nimmt ihre Spannung so zu, daß das Exsudat durch ihre Bindegewebs- und elastischen Fasern hindurch nach der Schleimhautoberfläche gepreßt wird.

Abb. 152. Rachendiphtherie (nach Jochmann).

War das Deckepithel noch nicht abgehoben, so geschieht das oft jetzt, und es bildet sich aus dem plasmatischen Exsudat eine Fibrinmembran mit Blutkörperchen und lockeren Epithelzellen auf der Tunica (Abb. 129).

In der Darmschleimhaut pflegt der fibrinös-nekrotisierenden Entzündung Abstoßung einer oberflächlichen Schleimhautschicht, jedenfalls von Deckepithel, voraufzugehen. Die Pseudomembran bildet sich dann nicht nur zwischen den

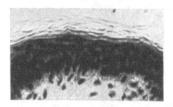

Abb. 153. Mehrschichtiges Pflasterepithel.

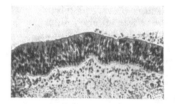

Abb. 154. Mehrzeiliges Luftröhrenepithel mit heller Membrana propria.

Drüsenschläuchen, sie kann sich auch bis in die Submukosa ausdehnen. Diese Entzündung tritt z. B. auf durch Quecksilber- (meist Sublimat-)Vergiftung, durch Wismut, durch den Dysenteriebazillus, auch durch längere Anhäufung von Fäzes im Dickdarm („Sterkoraldiphtherie"), besonders im Blinddarm, in den Flexuren und im Enddarm. Gangrän kann hinzukommen. Das Sublimat ätzt zunächst die oberflächliche Schicht; von der Pathogenese dieser Darmentzündungen sind wir übrigens schlecht unterrichtet. Daß die Pseudomembran ebenfalls fest verbunden ist mit der Darmwand, obwohl sie nach Abhebung des Epithels entsteht, verstehen wir, weil sich das Fibrin nicht auf einer glatten Tunica propria, sondern im subepithelialen Bindegewebe anhäuft. Auch das Deckepithel des Darms hängt übrigens durch feine Fäserchen mit dem subepithelialen Bindegewebe zusammen.

Wir müssen zu all diesen leicht erkennbaren Entzündungen überhaupt bemerken, daß sie keineswegs „spezifisch" sind für eine bestimmte Bakterie oder ein bestimmtes Gift. So wird eine pseudomembranöse Angina nicht nur vom Diphtherie-

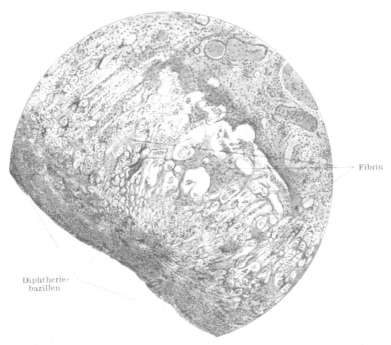

Abb. 155. Pseudomembran, bis tief ins Gewebe (nach JOCHMANN).

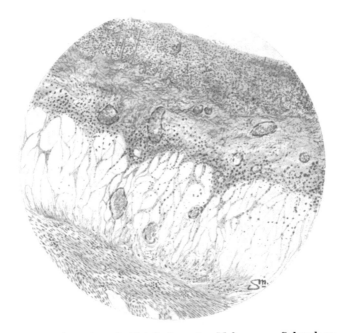

Abb. 156. Fibrinös-nekrotisierende Entzündung der Mukosa zur Submukosa des Darms bei Sublimatvergiftung. Oben Pseudomembran dann serös-fibrinöszellige Entzündung und schließlich starkes entzündliches Ödem (sehr weite Maschen) der Submukosa.

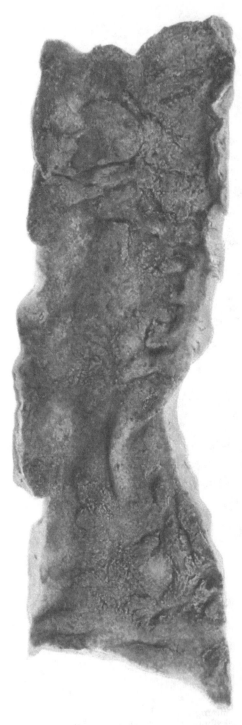

Abb. 157. Fibrinös-nekrotisierende Dickdarm-entzündung bei Bazillenruhr (nach JOCHMANN).

bazillus, von KLEBS-LÖFFLER, sondern auch durch Streptokokken mit bestimmten Eigenschaften, durch Lauge, Salpetersäure, Schwefelsäure, NH_3 und anderen ätzenden Stoffen in bestimmter Konzentration (bei Unglücksfällen oder Selbstmordversuchen) hervorgerufen. Allerdings unterscheidet sich die diphtherische, d. h. vom Diphtheriebazillus hervorgerufene Rachenentzündung durch Neigung zur Ausdehnung über die anstoßende Schleimhaut, zum Absteigen vom Rachen in den Kehlkopf, von da in die Luftröhre und Bronchien, was sich aus dem Wachstum des Erregers erklärt. Es wohnt diese Neigung katarrhalischer Entzündung der Luftwege überhaupt inne. Bronchiolitis und Bronchopneumonie (auch durch hinzutretende Infektoren wie Diplokokken) mit reichlichem fibrinösem Exsudat können sich anschließen; und zwar auch dann, wenn der Diphtheriebazillus im Rachen nur eine hyperämische oder leichte exsudative Entzündung erregt hat. Diese kann sogar unterschätzt oder übersehen sein, so daß die Kehlkopfdiphtherie primär zu sein scheint. Zu Schlund- und Kehlkopfdiphtherie kann übrigens Infektion von anderen Bakterien, wie Diplokokken, Pneumokokken, hinzukommen, welche eine absteigende katarrhalische Entzündung bewirken helfen.

Wir müssen noch bemerken, daß Diphtherie Infektion von Diphtheriebazillus, diphtherisch durch den Diphtheriebazillus hervorgerufen, beides ohne Berücksichtigung der Entzündungsform, bedeutet. Eine diphtherische Entzündung kann diphtheritisch (fibrinös - nekrotisierend), sie kann aber auch hyperämisch oder fibrinös in der Luftröhrenschleimhaut sein. Umgekehrt muß eine diphtheritische Entzündung — das Wort diphtheritisch vermeiden wir am besten — nicht diphtherischen, sie kann auch aus dysenterischen und anderen Ursprunges sein, wie wir oben sahen. Der Larynxkrupp ist fast immer diphtherischen Ursprunges.

Wir erwähnen hier noch die verschorfende Entzündung beim Typhus abdominalis: Sowohl die kleineren Lymphknötchen wie die

PEYERschen Platten schwellen an, über die gewöhnlich katarrhalisch entzündete Schleimhaut hervorragend. Auch die mesenterialen und paraaortalen, ja entferntere, sogar intrathorakale Lymphdrüsen und nicht am wenigsten die Milz schwellen mehr oder weniger an, und zwar anfangs durch Hyperämie, allmählich mehr durch degenerative Schwellung sowie Teilung von Endothel- und Retikulumzellen, durch Anhäufung von Leukozyten, auch Lymphozyten und noch nicht sicher erkannten Zellen und durch Bildung von Fibrin. Es entsteht in den Darmknötchen eine zellig-fibrinöse Entzündung, welche sich auf die Schleimhaut ausdehnen kann. Durch die Schwellung und Anhäufung von Zellen sowie durch die Fibrinbildung wird das Gewebe anämisch (markige Schwellung). In den PEYERschen Platten und kleineren Knötchen kommt es zu Koagulationsnekrose, wobei die tote Masse einen miß-farbigen Schorf (Abb. 119) zu bilden pflegt und jedenfalls sequestriert, gelockert und abgelöst wird, so daß ein Geschwür in der dritten Krankheitswoche entsteht. Diese kann sich weiter reinigen und ausheilen.

Reizstärke und Natur der Gewebeveränderungen. Kollaterale Entzündung.

Man hat lange Zeit die Verschiedenheiten der Entzündungsformen und ihrer Kombinationen als spezifische Wirkungen bestimmter Schädlichkeiten betrachtet. Wir haben aber ge-sehen, daß eine Bakterie ver-schiedenartige Entzündungsfor-men hervorzurufen vermag und dieselbe Entzündung manchmal verschiedenartigen Bakterien zu-zuschreiben ist usw. Wie erklärt sich das? Bildet denn die gleiche Bakterie unter anderen Um-ständen verschiedene Gifte oder müssen wir eine andere Reiz-barkeit verschiedener Gewebe annehmen? Das eine ist von vornherein ebensogut möglich wie das andere. So bildet z. B. der Kolibazillus Indol nur in einer peptonhaltigen, Milchsäure nur in einer Milchzucker ent-haltenden Flüssigkeit. So wäre es auch denkbar, daß der Di-phtheriebazillus in einem Rachen ein anderes Gift bilde als in einem anderen. Die zur Beurtei-lung erforderlichen chemischen Daten fehlen. Wir müssen aber auch andere Möglichkeiten unter-suchen.

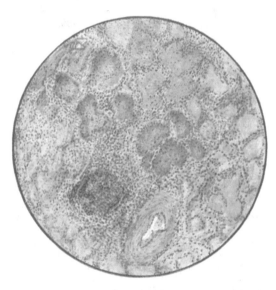

Abb. 158. Bronchopneumonie bei einem Kind mit Masern. Links unten eitrige Bronchiolitis und Peri-bronchitis. Die dunkelrosa Flecken sind mit Fibrin, die hellrosa Flecken mit serösem Exsudat ausgefüllten Lungenbläschen.

Liegen vielleicht Verschiedenheiten der Reizbarkeit vor? Auch für diese Möglichkeit lassen sich Daten anführen: So entsteht in serösen Häuten besonders oft und leicht fibrinöse Entzündung, was sich als eine Art gewebliche Spezi-fizität deuten ließe. Wir kommen unten hierauf zurück. Individuelle und gewebliche, bzw. örtliche Unterschiede des gleichen Gewebes kommen also auch in Betracht. Die im folgenden zu behandelnden Daten führen zur Auf-fassung, daß örtliche Verschiedenheiten des Verhältnisses von

Reizstärke zur Reizbarkeit die Verschiedenheiten der Entzündung ohne weiteres zu erklären vermögen.

Vergleichen wir mehrere Entzündungsherde makroskopisch, mit Lupenvergrößerung und mikroskopisch miteinander, so kommen wir zur Schlußfolgerung, daß manche in allen Teilen ziemlich gleich sind (z. B. seröse Entzündung, auch Lymphozyteninfiltrate), während andere aus einem Kern und einer oder mehreren verschiedenen Schichten oder Mänteln aufgebaut sind. Besteht der Kern aus nekrotischem oder eitrig-entzündetem Gewebe bzw. aus einem Abszeß oder aus einem eitrig-entzündeten Bronchiolus, wie bei manchen Bronchopneumonien (s. Abb. 158), so begegnen wir oft von diesem Kern aus peripherwärts hintereinander einem zellig, einem fibrinös, einem serös entzündeten und einem hyperämischen Gewebsmantel. Mitunter können wir die Mäntel schlechthin ziemlich konzentrisch nennen. Diese Reihenfolge der Mäntel ist jedoch demgegenüber manchmal erst bei genauer, fortgesetzter mikroskopischer Untersuchung nachweisbar, wenn nämlich die Mäntel in größeren Strecken fehlen oder kaum vorhanden sind. Im Panaritium, in der Phlegmone haben wir andere Beispiele. Das entzündliche Ödem um einen, sei es auch noch so winzigen Eiterherd, z. B. das Oedema laryngis, auch die seröse Pleuritis bei einem hypophrenischen Empyem sind Beispiele einer serösen Entzündung bei einem eitrigen Kern. In vielen Fällen finden wir in der oben erwähnten Reihenfolge die oben genannten verschiedenen Mäntel, in anderen kommen Unregelmäßigkeiten vor. Die gesetzmäßige Reihenfolge der Mäntel fordert eine Erklärung. Läßt sich etwa in jedem Mantel eine andere Bakterie nachweisen?

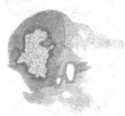

Abb. 159. Entzündungsherd in Kaninchenlunge. Nekrotisches Zentrum mit den Mänteln, s. folgende Abb. 160.

Keineswegs. Manchmal sind die Mäntel sogar steril, oder man findet nur einen Bakterietypus im ganzen Herd. Es genügt nicht, nur die Entstehung eines einzigen Mantels, z. B. der serösen Entzündung (des Ödems) oder sämtlicher Mäntel ohne weiteres zu erklären, nein, wir müssen auch ihre gesetzmäßige Reihenfolge verständlich machen. Folgender Versuch gibt uns einen Fingerzeig:

Wir wählen dazu die Kaninchenlunge, weil vielleicht kein anderes Gewebe die verschiedenartigsten Entzündungsformen so klar zeigt, wie das der Lunge. Besonders was die exsudativen Entzündungen betrifft. Die Lockerheit des Gewebes, sein Reichtum an Blutkapillaren, die Gegenwart sehr empfindlicher Epithelzellen der Lungenbläschen, auch Verschiedenheiten der Blut- und Lymphbewegung, das alles wirkt zusammen. Spritzen wir 150 cmm einer sterilen 60%igen wäßrigen Lösung von Ameisensäure durch die Brustwand hin an einer bestimmten, immer an derselben Stelle der Lunge eines jungen Kaninchens ein, so entsteht bei gewissen Maßnahmen ein steriler Herd. Im Innern dieses Herdes, wo die Flüssigkeit aus der Kanüle trat — wir bestimmen diesen Punkt — finden wir nach 3—4 Tagen das Gewebe nekrotisch. Um diesen Kern finden sich (s. die zwei Abbildungen) zunächst ein Mantel zerfallener oder zerfallender, dann ein Mantel lebender Leukozyten, dann ein Mantel mit fibrinöser, ferner ein Mantel mit seröser Entzündung, erweiterten Blutkapillaren und abgehobenen Alveolenepithelzellen. Spritzen wir nun bei einigen anderen gleich jungen Kaninchen, wenn möglich desselben Wurfes, Ameisensäure je in anderer Konzentration ein, so stellt sich heraus, daß Hyperämie und seröse Entzündung durch die schwächst wirksame entsteht, während zur Erregung fibrinöser Entzündung eine stärkere, für zellige Entzündung im Kern eine noch stärkere und für Nekrose eine noch stärkere Lösung erforderlich ist. Die zerfallenen Leukozyten liegen im nekrotischen Gewebe oder im Grenzgebiet — sie haben sich zu weit gewagt. Der nekrotische Kern ist wenigstens größtenteils frei von Leukozyten (durch negative Chemotaxis oder indem sie schon im Grenzgebiet sterben?). Auch durch Einspritzung anderer einfacher Lösungen oder flüssiger Stoffe wie Argentum nitricum, Perubalsam bekommen wir ähnliche Ergebnisse. Die zwei Abbildungen zeigen uns einen solchen nekrotischen Kern mit kollateralen Entzündungsmänteln.

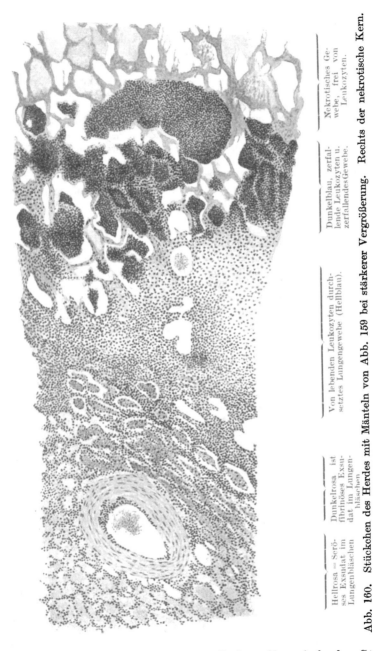

Abb. 160. Stückchen des Herdes mit Mänteln von Abb. 159 bei stärkerer Vergrößerung. Rechts der nekrotische Kern.

Hellrosa = seröses Exsudat im Lungenbläschen

Dunkelrosa ist fibrinöses Exsudat im Lungenbläschen

Von lebenden Leukozyten durchsetztes Lungengewebe (Hellblau).

Dunkelblau, zerfallende Leukozyten u. zerfallendes Gewebe.

Nekrotisches Gewebe, frei von Leukozyten.

Diese Versuche beweisen, daß ein und derselbe einfache Stoff in verschiedener Stärke in möglichst gleichem Gewebe verschiedenartige Entzündungen hervorzurufen vermag.

Wie verstehen wir aber den Aufbau des Entzündungherdes aus mehreren Mänteln in gesetzmäßiger Reihenfolge? Durch die Annahme, daß das Gift im Kern (wo es aus der Nadel fließt) in größter Stärke auf das Gewebe einwirkt, es wird daselbst zum Teil gebunden oder geändert. Zum anderen Teil diffundiert es durch kollaterale anastomosierende Gewebespalten bzw. Lymphgefäßchen in die Umgebung, wo es durch Mischung mit Gewebsaft bzw. Lymphe immer mehr verdünnt wird und sich in ein immer zunehmendes Gebiet verteilt. Verteilung durch Blutgefäßchen kommt nicht einmal in Betracht, wenn der Kern nekrotisch ist, weil durch nekrotisches Gewebe kein Blut strömt. So werden „konzentrische" mantelförmige Gebiete um den Kern durch das Gift in allmählich abnehmender Konzentration geschädigt. Und aus dieser abnehmenden Konzentration versteht sich die gesetzmäßige Reihenfolge der Mäntel. Wir können in der Tat durch Einspritzung des entzündungserregenden Stoffes je nach seiner Stärke die entsprechenden Entzündungsformen im Kern hervorrufen. Nun ist es sehr wohl möglich, daß sich dem eingespritzten Gift entzündungserregende Zerfallstoffe (Säuren z. B.) aus dem nekrotischen Kern beimischen oder daß sogar der schädigende Stoff ganz im Kern festgehalten und weiter unwirksam gemacht wird, während nur entzündungserregende Zerfallsstoffe in die Umgebung diffundieren. Aber auch diese Stoffe werden dann bei ihrer Verbreitung durch kollaterale Gewebespalten, vielleicht auch Lymphgefäßchen, an Konzentration abnehmen, so daß auch für sie die Erklärung im Prinzip zutreffen würde. Wir nennen daher die Entzündung um den Kern eine kollaterale Entzündung. Dies ist eine pathogenetische Bezeichnung, welche ich der anatomischen „perifokalen", welche später von Schmiesky vorgeschlagen ist, vorziehe, weil die kollaterale Entzündung nicht immer den Kern umgibt, sondern sich mitunter nur in einer Richtung ausdehnt, wie die kollaterale seröse Pleuritis bei einem hypophrenischen Abszeß.

In Fällen, wo der Kern nicht nekrotisch, sondern zellig oder fibrinös entzündet ist, finden sich doch die übrigen Mäntel, die einer geringeren Giftstärke entsprechen. Nicht immer findet Diffusion gleich leicht, und in gleich großer Ausdehnung statt. Das hängt von Bindung oder Neutralisation des Giftes, von Gewebseigenschaften, die zum Teil durch Lymph- und Blutbewegung bedingt werden, ab.

Die alte Bezeichnung „kollaterales Ödem" bedeutet etwas anderes. Von Recklinghausen nahm als Grundbedingung derselben an das Zusammentreffen einer von dem Entzündungsherd fortgeleiteten aktiven Kongestion mit einer durch Druck seitens des Herdes veranlaßten Kompression der abführenden Venen. Was bedeutet aber „Fortleitung" der aktiven Kongestion? Und obwohl ein Stauungsödem (durch Druck auf die Venen) gelegentlich zu einer Entzündung hinzukommen kann, vermag es doch nie ein Ödem proximal vom Entzündungsherd verständlich zu machen. Auch ist der (eitrige) Kern manchmal sehr klein, etwa wie eine Erbse, und die teigige Schwellung um denselben sehr ausgedehnt, etwa wie eine Faust so groß, wobei eine Blutstauung nicht nachweisbar ist. So kann man ferner eine kollaterale seröse Pleuritis bei einem hypophrenischen Empyem schwer auf Stauung zurückführen usw. (s. unten).

Obige Versuchsergebnisse beweisen wiederum die Bedeutung der Konzentration eines Giftes für die Natur der durch dasselbe hervorgerufenen Gewebsveränderungen. Wir haben bis jetzt aber die „Reizbarkeit" des Gewebes möglichst gleich genommen. Sie ist es jedoch nicht immer. Und wir verstehen diese Unterschiede, sofern sie auf Verschiedenheiten von Faktoren beruhen, welche die Anhäufung eines gelösten Stoffes, den Saft- bzw. Lymphgehalt des Gewebes usw. beeinflussen, oder sofern sie auf Verschiedenheiten der Fähigkeit arterieller Hyperämie beruhen. Diese ist nämlich von Bedeutung für Fibrinbildung usw. (s. Verlauf der Entzündung). So ist die Bewegungsenergie von

Gewebesaft und Lymphe im peribronchialen Lungengewebe kleiner als an anderen Stellen. Verschiedenheiten der Reizbarkeit müssen wir bei etwas anderen Ergebnissen berücksichtigen, auch dann, wenn wir ihre einzelnen Faktoren nicht kennen. Auch für infektiöse Entzündungen gelten die gleichen Betrachtungen. In typischen Fällen wächst das Mikrobion im Kern des Entzündungsherdes. Von diesem aus diffundiert das bakterielle Gift durch die Lymphwege in das umgebende Gewebe: „konzentrische" Mäntel in der gesetzmäßigen Reihenfolge treten auf. Diese Mäntel können vollkommen steril sein; mitunter sind mehr oder weniger Bakterien darin nachweisbar. Im ersten Fall ist die kollaterale Entzündung nicht selbständig wie die Kernentzündung, sondern von der Giftabgabe in diesem ausschließlich abhängig. Sind auch Bakterien in die Mäntel eingeschleppt, so können diese die dort erreichte Giftstärke selbständig erhöhen. Daß in der Tat auch bakterielle Gifte ähnliche kollaterale Entzündungsmäntel um einen nekrotischen oder sonstigen Kern erzeugen können, vermögen wir ebenfalls durch Tierversuche zu zeigen: Spritzen wir in derselben Weise wie oben etwas erweichtes verkästes Gewebe aus einem tuberkulösen Herd oder etwas Sputum eines Phthisikers in die Lunge eines Kaninchens ein, so bekommen wir innerhalb 3—4 Tage einen Entzündungsherd mit verkästem Kern und kollateralen Entzündungsmänteln wie oben zu Gesicht. Es können dabei reichlich neugebildete Bindegewebszellen binnen 4 Tage im Abschnitt des mit Leukozyten und Fibrin infiltrierten Mantels nachweisbar sein. Obwohl die zur Bindegewebsbildung erforderliche Reizstärke (gemessen als Entzündungsreiz) noch nicht gesondert bestimmt ist, weist doch die Beobachtung, in Übereinstimmung mit anderen Daten, auf eine nur mäßige Stärke hin.

Diese Daten machen es verständlich, daß eine Bakterie verschiedenartige Entzündungen hervorzurufen vermag, und die gleiche Entzündung von verschiedenen Bakterien herrühren kann, je nach dem Verhältnis von Reizstärke zur Reizbarkeit. Dabei wird die Reizstärke durch die Konzentration des Giftes, die Reizbarkeit durch zum Teil noch unbekannte Faktoren bedingt. Die Reizstärke bezieht sich hier nur auf die entzündungserregende Wirkung. Ob das entzündungserregende Gift z. B. zugleich Fieber bewirkt, und ob die Fieberhöhe mit dem Entzündungsgrad gleichen Schritt hält — was nicht immer zutrifft — ist vollkommen gleichgültig. Wir dürfen schon jetzt annehmen, daß es Stoffe gibt, die in einer bestimmten Konzentration bestimmte vaskuläre, degenerative und proliferative Veränderungen in bestimmten Geweben bewirken. Fortgesetzte Forschung muß weiteren Einzelheiten, insbesondere über die degenerativen und proliferativen Veränderungen nachgehen.

Viele Beobachtungen beim Menschen verstehen wir aus obigem: Auch die Wand eines Abszesses, einer tuberkulösen Kaverne besteht, bei nicht zu langsamem Verlauf, aus konzentrischen Entzündungsmänteln wie oben. Das „kollaterale Ödem", das einen sonst schwer erkennbaren Eiterherd verrät, ist kollateraler seröser Entzündung zuzuschreiben. Die kollaterale Entzündung um den entzündeten Wurmfortsatz, die manchmal ausgedehnte kollaterale Entzündung um einen kleinen tuberkulösen Kern in der Lunge, mitunter eine gelatinöse Infiltration, sie ermöglichen oft eine sonst kaum zu stellende Diagnose. Der Kliniker nennt in solchen Fällen den ganzen Entzündungsherd „Infiltrat", damit durchaus nicht immer eine Leukozytenanhäufung meinend. Er stellt nur gewisse anatomische Gewebsveränderungen, nicht ihre Natur fest. Die kollaterale seröse Pleuritis, die durch Giftdiffusion durch Gewebespalten oder Lymphwege des Zwerchfells hindurch, bei hypophrenischem Empyem entsteht, führt manchmal den Kranken zum Arzt. Kollaterale Entzündung kann nur auftreten bei genügender Giftbildung und Diffusion des Giftes in die Umgebung. Daher kann kollaterale seröse Entzündung um ein festes Leukozyteninfiltrat zunächst ausbleiben, aber dann auftreten, sobald Eiterung, also Auflösung und Freikommen diffundierenden Giftes erfolgt. Ähnliches beobachten wir bei einem tuberkulösen Herd, der lange Zeit ohne Erscheinungen bestehen kann. Wenn aber Schmelzung eintritt, kann sich sogar ausgedehnte kollaterale Entzündung klinisch bemerkbar machen als ,,Infiltrat'', nämlich um einen angefachten Kern. Auch regionäre Lymphdrüsen können entzünden, sobald Eiterung in einem Infiltrat erfolgt.

Die Funktionsstörungen sind oft eben von der kollateralen Entzündung abhängig, wie die tuberkulöse Hirnhautentzündung zeigt: die winzigen Tuberkel in den Hirnhäuten verursachen kaum eine Störung, sondern das kollaterale fibrinöse und seröse Exsudat um dieselben; letzteres kann sich in großer Menge in den Hirnkammern (Hydrocephalus internus) und an der Hirnbasis subarachnoideal anhäufen und zu Erhöhung des Hirndrucks (Kopfschmerz, Bewußtseinsstörungen usw.) führen. Diese Erscheinungen können schwinden durch Entleerung eines Teils des serösen Exsudates mittelst einer Lumbalpunktion. Sofern die Störungen von anatomischen Veränderungen des Hirns oder von fibrinöser oder zelliger Exsudation im Hirngewebe herrühren, werden die wahrscheinlich durch die Lumbalpunktion nicht beeinflußt, was nähere Nachforschung erheischt. Noch ein Beispiel: Gewisse Sehstörungen bis zur völligen Erblindung können sich einer Schleimhautentzündung der Nase oder einer Nebenhöhle der Nase anschließen und verschwinden nach Ausheilung dieser Entzündung. Man hat sowohl eine Neuritis wie eine Perineuritis optica festgestellt. Das Schwinden der Sehstörungen weist auf den kollateralen Ursprung dieser Entzündung hin, und zwar von jener Schleimhautentzündung aus erregt, wenn nämlich nicht weitere Forschung lehrt, daß auch die Neuritis oder Perineuritis optica selbständig waren, obwohl von der Schleimhautentzündung aus entstanden, daß sie aber bei bestimmter Behandlung der Schleimhautentzündung gleichfalls behandelt werden, z. B. durch Verbesserung der Resorption.

Wir haben früher gesehen, daß Entzündungsherde sich vergrößern und zusammenfließen können. Dabei müssen wir unterscheiden, ob nur die äußeren Umrisse der Herde, also der kollateralen Entzündungsmäntel oder die Kerne zusammenfließen. Es kann zunächst nur ersteres und dann, durch nachträgliche Vergrößerung der Kerne (infolge von zunehmender kollateraler Giftanhäufung) letzteres stattfinden. Der Kern vergrößert sich, indem mehr Gift als zuvor in das anstoßende, schon kollateral entzündete Gewebe eindringt, so daß die Entzündungsform in diesem Gewebe, durch Zunahme der Giftkonzentration der Kerns gleich wird. Dies geschieht z. B. bei der Vergrößerung eines Abszesses oder des käsigen Kerns eines tuberkulösen Herdes.

Die Unterscheidung von Kern und Mänteln ist von prognostischem und therapeutischem Gesichtspunkt aus wichtig. Der Kern stellt einen selbständigen Entzündungsherd dar, welcher die kollaterale Entzündung bedingt. Die kollaterale Entzündung kann schwinden, während der eitrige, nekrotische oder sonstige Kern bestehen bleibt, sobald die Giftabgabe durch den Kern aufgehört hat. Rückfälle bleiben dann möglich, sobald Giftbildung im Kern wieder auftritt. Dies ist möglich durch eine primäre Veränderung des Kernes (indem Blut z. B. neues Gift anführt oder durch Trauma) oder indem die Umgebung verändert und die Giftbildung im Kern dadurch angeregt wird. Wir werden einem Beispiel hiervon bei der Tuberkulose begegnen. Erst wenn auch der Kern entfernt oder unschädlich geworden ist, kann man von Heilung reden. Ob man das seröse Exsudat aus einem tuberkulösen Gelenk oder aus der Pleurahöhle entfernt, hilft nichts, wenn nicht der in bestimmten Fällen vorhandene Kern in irgendeiner Weise unschädlich wird. Demgegenüber kann eine sogar ausgedehnte kollaterale Entzündung, z. B. ein ausgedehntes Leukozyteninfiltrat um einen winzigen, z. B. stecknadelkopfgroßen eitrigen oder nekrotischen Kern wie mit einem Schlage innerhalb 24 Stunden nach Entfernung des Kerns schwinden. Die mehrmals wiederkehrenden Anfälle von periappendikulärer Entzündung hören auf nach Entfernung des Wurmfortsatzes. Bei der Behandlung der Lungentuberkulose darf man nicht vergessen, daß nach dem Schwinden des „Infiltrats" ein Kern fortbestehen kann, der lange Zeit für Ausheilung braucht und sich der klinischen Beobachtung entziehen kann. Es kann sich um einen eitrigen oder käsigen Kern eine bindegewebige, Kapsel bilden, welche zunächst einen Stillstand und Beschränkung, dann aber allmählich sogar eine Sterilisierung des Kerns und damit Heilung bewirkt.

Schließlich noch einiges über die Bedeutung der Konzentration als Reizstärke. Bei mancher Entzündung beobachten wir deutlich nacheinander Hyperämie, seröse, fibrinöse, zellige Entzündung, wie z. B. bei der fibrinösen Pneumonie. Das erklärt sich aus einer allmählichen Änderung des Verhältnisses von der Reizstärke zur Reizbarkeit, wovon wir nur Zunahme der Giftstärke durch Infektion als sicher betrachten dürfen. Der Pneumokokkus, der eine überwiegend fibrinöse Entzündung hervorruft, erreicht somit keine hohe Giftstärke. Damit stimmt die Hyperinose (s. dort) und der meist günstige Verlauf der fibrinösen Pneumonie, trotz ihrer Ausdehnung. Wie erklären sich denn aber das hohe Fieber und die übrigen oft ernsten Krankheitserscheinungen? Zunächst müssen wir pyro- und phlogogene Giftwirkung unterscheiden. Sie müssen nicht gleichen Schritt halten. Sodann dürfen wir nicht vergessen, daß die fibrinöse Pneumonie eine große Ausdehnung hat, daß sämtliche recht zahlreiche Pneumokokken in der Zeiteinheit eine große Gesamtmenge Gift abgeben, so daß dieses im Blut wahrscheinlich eine hohe Konzentration erreichen wird. Eine noch näher zu beantwortende Frage! Bei der akuten katarrhalischen Entzündung, z. B. beim akuten Schnupfen, beobachten wir in ähnlicher Weise nacheinander: Hyperämie, seröse Exsudation, allmählich mit mehr Schleim (statt Fibrin), Abhebung von Epithel, zunehmende Auswanderung von Leukozyten, Eiterung. Die fibrinöse Pneumonie und die katarrhalische Entzündung sind oberflächliche Entzündungen, wobei das Exsudat größtenteils frei an die Oberfläche tritt. Es bilden sich dabei in der Regel keine so deutliche Kerne mit kollateralen Mänteln wie bei Entzündung tieferen Gewebes; dazu kommt, daß die Schädigung bei der fibrinösen Pneumonie diffus einwirkt bzw. sich rasch diffus ausdehnt. Bei typischen bronchopneumonischen Herden lassen sich oft deutlich Kern und Mäntel unterscheiden, wie wir oben sahen.

Die Bedeutung der Reizbarkeit erhellt z. B. aus der großen Häufigkeit von fibrinöser Entzündung seröser Häute. Man könnte hier an eine Art spezifischer Energie denken. Wahrscheinlich sind die große Fähigkeit arterieller Hyperämie (s. folgenden Absatz) und vielleicht große Empfindlichkeit sensibler Nerven, deren Reizung zu starker Hyperämie führt, welche eine fibrinogenreiche Exsudation ermöglicht, dabei bedeutende Gewebseigenschaften. Die früher erwähnte Erscheinung, daß Lymphozyten bei chronischen nichteitrigen Entzündungen, Plasmazellen vorwiegend bei bestimmten anderen Entzündungen usw. vorkommen, erheischt eine genaue Forschung vom Gesichtspunkt der quantitativen Reizbarkeitsunterschiede aus. Die scheinbaren Ausnahmen dieser Regel, wie z. B. das Vorkommen von Lymphozyten und Plasmazellen in der entzündeten Niere bald nach dem Ausbruch eines Scharlachs, erheischen Berücksichtigung der Möglichkeit, daß ein mit Hinsicht auf seine chemotaktische Wirkung schwacher Entzündungsreiz an vielen Stellen ausgedehnte Lymphozyteninfiltrate und dadurch akute Funktionsstörungen bewirkt. Nach BERGEL üben Fette und Lipoide eine elektive chemotaktische Anziehung auf Lymphozyten aus, so daß diese sogar aus den Blutgefäßen wandern.

Außerdem müssen wir die Möglichkeit berücksichtigen, daß ein Stoff eine starke chemotaktische aber nur eine schwache gefäßschädigende Wirkung hat, so daß allmählich ein bedeutendes Leukozyteninfiltrat ohne nennenswerte seröse oder fibrinöse Entzündung auftritt, obwohl es sogar vielleicht zu Nekrose kommen kann. Die Gewebseigenschaften sind somit ebenfalls von Bedeutung.

Verlauf der Entzündung. Demarkierende und sequestrierende Entzündung.

Der Verlauf einer Entzündung wird bedingt durch eine Konstellation allgemeiner und örtlicher Faktoren, die einerseits die Natur und Stärke der einwirkenden Schädlichkeit (Reizstärke), andererseits die Empfindlichkeit des Gewebes und die Wiederherstellung geschädigter Gewebs- und Zellbestandteile beherrschen. Zu diesen Faktoren gehören die Bindung, Veränderung, Verteilung und Abfuhr eines schädigenden Giftes, die Fortschaffung von Zerfallstoffen usw. Die verschiedenen Faktoren können sich jeden Augenblick verändern und nicht nur dadurch, sondern außerdem durch gegenseitige Beeinflussung die Konstellation verändern, so daß sehr verwickelte Zustände entstehen können, um so unklarer, weil wir in der Regel schon die anfängliche Konstellation nur sehr unvollständig kennen und nur einige ihrer Faktoren anzudeuten vermögen. Wir müssen uns denn auch darauf beschränken, einige allgemeine und örtliche Faktoren zu erwähnen, die bei einer übrigens als gleichbleibend vorauszusetzenden Konstellation in bestimmter Weise den Verlauf beeinflussen:

Zu den allgemeinen Faktoren gehören Diabetes, chronischer Alkoholismus, die Phthise, Nekrose und Gangrän fördern, gewisse Dispositionen, die als exsudative Diathese oder sonstwie angedeutet werden. Kinder mit exsudativer Diathese oder Rachitis zeigen besonders oft katarrhalische Entzündung namentlich der Luftwege. Ferner kann Abnahme des allgemeinen Widerstandsvermögens von Bedeutung sein für die Folgen einer Entzündung, während Ermüdung und noch mehr Erschöpfung gewisse Entzündungen wie z. B. Lungentuberkulose, Katarrhe, Akne, Furunkel, und zwar Lungentuberkulose mitunter entscheidend verschlimmern. Körperliche und seelische Ruhe ist somit in solchen Fällen erforderlich.

Zu den örtlichen Faktoren, welche den Verlauf einer Entzündung beeinflussen, gehören vor allem örtliche Ruhe im ausgedehntesten Sinne des Wortes bzw. mechanische oder chemische Schädigung durch Tätigkeit: akute Entzündung erheischt zur Heilung im allgemeinen Ruhe im anatomischen und funktionellen Sinne des Wortes; bei Laryngitis gebrauche man die Stimme gar nicht oder nur äußerst schonend; Massage akut entzündeter Körperteile pflegt die Entzündung, wenigstens die Gewebsschädigung, zu vermehren. Ruhe ist auch zur Heilung von chronischer Entzündung tuberkulösen Ursprunges der Lunge, der Gelenke usw. (s. Tuberkulose) unbedingt erforderlich. Dies gilt auch für andere chronische Entzündungen. Damit ist jedoch die Möglichkeit nicht ausgeschlossen, daß in bestimmten Fällen chronischer Entzündung Bewegung, Tätigkeit, Massage, gewisse Übungen von Nutzen sind, indem sie den Blut- und Lymphkreislauf und damit Ernährung, Stoffwechsel und Resorption von Zerfallstoffe vermehren. Ferner übt örtliche Blutstauung je nach ihrem Grad und der Konstellation einen verschlimmernden oder einen heilenden Einfluß auf gewisse Entzündungen aus (s. unten). Verschiedenartige physikalische, chemische oder physikochemische Faktoren vermögen Entzündung anzufachen. So übt z. B. im allgemeinen trockene, heiße Luft einen schädlichen Einfluß auf die Heilung von Ekzem, von hyperämischer trockner Entzündung oder von Katarrh der Luftwege und Ohren. Ein rauher Ostwind oder rauhes Wetter überhaupt tut es auch, wie man z. B. klar beim Ekzem der unbedeckten Haut (Gesicht, Hände) sieht. Ferner kann hinzutretende sekundäre Infektion eine Entzündung bakteriellen oder nicht-bakteriellen Ursprunges beeinflussen, wie z. B. Influenza oder Masern eine Lungentuberkulose anfachen kann. Andererseits scheint es auch möglich — genaue Daten

fehlen — daß z. B. eine subakute Nephritis durch Streptokokken bei Scharlach entsteht, daß die Streptokokken nach einiger Zeit schwinden und trotzdem
eine manchmal unbemerkte, schleichende Entzündung (durch Stoffwechselprodukte?) zur Schrumpfniere führt.

Fragen wir, wodurch und wie diese örtlichen Faktoren Entzündung verschlimmern, so müssen wir antworten, daß sie es tun durch Schädigung des
entzündeten Gewebes, durch Vermehrung des Blutgehalts oder durch beides.
Einen Einfluß des Blutgehalts müssen wir nach folgenden Beobachtungen
annehmen. Die Erfahrung lehrt zunächst, daß arterielle Hyperämie exsudative Entzündung fördert. Örtliche Blutentziehung durch Schröpfköpfe
oder sonstwie, Anämisierung durch örtliche Anwendung von Eis, z. B. bei hyperämischer Rachenentzündung manchmal von zauberhafter Wirkung, vielleicht
auch von Alkoholverbänden und von „Revulsivis", vermag nicht nur den
Schmerz zu lindern oder gar zu beseitigen, sondern die Entzündung erheblich
herabzumindern. Aber selbstverständlich nur, wo arterielle Hyperämie besteht,
nicht wo fibrinöses Exsudat oder Leukozyteninfiltrat oder Blutung im Vordergrund steht. Es ist oft Aderlaß bei fibrinöser Pneumonie als heilkräftig gelobt,
andererseits aber bestritten. Die Möglichkeit erheischt Beachtung, daß Blutentziehung in der hyperämischen Stufe (Anschoppung) wirksam ist, nicht aber
wenn Hepatisation schon eingetreten ist. Denn während der Hepatisation
wird das Gewebe anämisch. Nicht nur akute, auch chronische Entzündung,
z. B. der Bronchial- oder Ohrtrompetenschleimhaut können durch Blutentziehung
durch aero- oder hydrotherapeutische „Reaktion" der Haut (s. dort) günstig
beeinflußt werden. Chronische Appendizitis oder Periodontitis wird durch
Seitenlage auf die andere Seite gebessert.

Hat sich reichlich Exsudat in einem Gewebe angehäuft, so fördert Anämisierung die Resorption nicht, möglicherweise fördert sie Nekrose. SAMUEL sah
jedenfalls im anämisch gemachten Kaninchenohr manchmal Nekrose statt Entzündung nach Einwirkung von Krotonöl eintreten. Infektion von Kolibazillen
und anderen Bakterien im Darm wird jedoch durch vorherige Unterbindung der
zuführenden Schlagader hintangehalten, ihr Verlauf verzögert (GÄRTNER, DE
KLECKI).

Die Beeinflussung von Entzündung durch arterielle Hyperämie geht aus anderen
Versuchen hervor: So wies SAMUEL nach, daß Verbrühung des Kaninchenohres
(in Wasser von 54° C während 3 Minuten) nach vorheriger Sympathikusdurchschneidung eine Entzündung hervorruft, die heftiger verläuft (stärkere Hyperämie
und Exsudation) als Verbrühung eines normalen Kaninchenohres. DE PAOLI, ROGER
u. a. stellten dasselbe für eine durch Streptokokken verursachte Entzündung fest.
Andere Forscher bestätigten den Befund für Staphylokokkenentzündung in einer
durch Durchschneidung des N. cruralis blutreich gemachten Kaninchenpfote
(CHARRIN und RUFFER, FRENKEL, DACHE und MALVOZ).

Wie und wodurch beeinflußt arterielle Hyperämie den Grad und Verlauf einer
Entzündung? Es kommen hier mehrere Wirkungen in Betracht: Zunächst ermöglicht mehr Blut auch die Bildung einer größeren Menge Exsudat, vielleicht
auch einen regeren Stoffwechsel. Und wo es sich um infektiöse Entzündung handelt,
kommt außerdem der höhere Flüssigkeitsgehalt des Gewebes als Faktor in Betracht,
der das Wachstum gewisser Bakterien fördert. Man denke in diesem Zusammenhang an die Triumphe, welche die trockne Asepsis gefeiert hat! Auch an die Versuche GÄRTNERS, der feststellte, daß Hydrämie nach akutem Blutverlust beim
Kaninchen eine örtliche subkutane Staphylokokkeninfektion begünstigt; diese
droht hingegen auszubleiben, wenn das Kaninchen nach der Blutentziehung nur
trockenes Futter, somit keine Hydrämie bekam. Beim Menschen scheint Plethora
gewisse infektiöse Entzündungen zu verstärken, wie der heftige Verlauf der Lungenentzündung des „vollsäftigen Pneumonikers" zeigt. Daß im allgemeinen Tätigkeit
des Gewebes eine Entzündung verschlimmert (s. oben), erklärt sich vielleicht, wenigstens zum Teil, aus der funktionellen Hyperämie.

Aus all diesen Daten geht hervor, daß arterielle Hyperämie nicht nur eine Erscheinung, sondern geradezu ein Faktor heftiger akuter exsudativer Entzündung ist, mag diese sterilen oder infektiösen Ursprunges sein. Das bedeutet aber, daß die Fähigkeit heftiger exsudativer Entzündung bedingt wird durch den maximal-erreichbaren Blutreichtum eines Gewebes, durch seine Fähigkeit arterieller Hyperämie. So kann altes Narbengewebe inmitten eines akuten entzündeten Gewebes freibleiben von akuter Entzündung, so erklärt sich der heftigere Verlauf einer gleichen exsudativen Entzündung, auch die festere Hepatisation im kaudalen als im kranialen Lungenabschnitt, indem der kaudale Abschnitt einen höheren mittleren Blutgehalt hat und durch größere Dehnbarkeit auch einer stärkeren arteriellen Hyperämie fähig ist.

Venöse Hyperämie beeinflußt Entzündung nicht immer in gleicher Weise. Nicht nur der Stauungsgrad und ihre Dauer, sondern auch die Art (Rasse) und Eigenschaften der infizierenden Bakterie sind dabei von Bedeutung.

Zunächst einige Erfahrungen am Menschen: Das variköse Geschwür (Ulcus varicosum) des Unterschenkels heilt nur sehr langsam oder gar nicht. Hochlagerung des Schenkels oder eine geeignete elastische Binde vermag die Heilung zu fördern. Ungenügende Abfuhr von Dissimilationsprodukten aus dem varikösen Unterschenkel, verringerter Stoffwechsel und Beeinflussung etwaiger Infektion sind für die Verzögerung der Heilung verantwortlich zu machen. Ein anderes Beispiel: Ein alter Mensch, der wegen eines Oberschenkelbruches einige Zeit ohne genügende Umlagerung ruhig zu liegen genötigt ist, läuft große Gefahr einer hypostatischen Pneumonie. Die schwache Herzwirkung bei alten Leuten hat unter solchen Umständen leicht eine Blut- und Lymphstauung in den abhängigen Lungenteilen, d. h. eine Hypostase zur Folge, die gewisse Infektionen, meist Autoinfektionen begünstigt. Man ändert daher ab und zu die Körperlage. Fieber kann bei einer hypostatischen Lungenentzündung sehr gering sein. Wegen der schwachen Herzwirkung redet man von einer asthenischen oder adynamischen Pneumonie, von „fièvre adynamique des vieillards" (PINARD). Sie kommt auch bei Gefangenen, Potatoren und heruntergekommenen Individuen überhaupt vor. Nekrose und sogar Gangrän des entzündeten Lungengewebes treten manchmal dabei ein, letztere besonders bei Potatoren. Welche Wechselwirkungen zwischen Gewebe und Bakterien dabei eintreten, hat man noch nicht gesetzmäßig festgestellt.

Gegenüber diesen Erfahrungen haben WINTERNITZ und vor allem später AUG. BIER die heilende Wirkung von venöser Stauung auf gewisse infektiöse Entzündungen wie Tuberkulose, Furunkel usw. betont. Ist das im Widerspruch mit obigem? Nein. Zunächst ist der Stauungsgrad von Bedeutung: BIER ruft durch Abschnürung u. dgl. eine mäßige Stauung hervor, so daß ein „feuriges", warmes Ödem ohne blaue Verfärbung des Gewebes eintritt. Das ist ein Übergang von venöser zu arterieller Hyperämie. Die Stromgeschwindigkeit des Blutes, die innere Atmung des Gewebes, wozu auch die Anhäufung von Kohlensäure und anderen Stoffwechselprodukten und bakteriellen Giften gehört, sind hierbei weniger verringert als bei starker venöser Stauung. Der Einfluß auf verschiedenen Mikroben ist ungleich.

Daß venöse Hyperämie die Virulenz und das Wachstum von Kolibazillen vermehren kann, zeigte DE KLECKI (s. früher). Demgegenüber beeinträchtigt, nach C. FRÄNKEL und HAMBURGER, Kohlensäure das Wachstum von Staphylo- und Streptokokken in vitro. Aus diesen Beobachtungen ergibt sich die Notwendigkeit, den Stauungsgrad und die Eigenschaften der Bakterien, auch andere Faktoren immer genau zu berücksichtigen. Vgl. auch BESTELMEYER (s. früher).

Stauung eines Sekretes wie Galle und Harn, ebenso Stauung von Magen- und Darminhalt vermag diese Entzündungen zu fördern, und zwar ausschließlich oder besonders durch Umsetzung, Gärung des Inhalts, wodurch entzündungserregende oder das Gewebe schädigende Stoffe entstehen. So kann sich im gärenden Harn in der Harnblase Ammoniak bilden. Außerdem kommt Druck und Dehnung der Wand mit folglichen Störungen des Blut-

und Lymphkreislaufs in Betracht. Ferner begünstigt Stauung des Inhalts die Anhäufung infizierender Bakterien und ihrer Gifte.

Im allgemeinen kann eine akute Entzündung, die nicht mit Vernichtung oder starker Schädigung des entzündeten Gewebes einhergeht, spurlos verschwinden. Handelt es sich um einen oberflächlichen Gewebsverlust, so kann vollkommener Wiederersatz durch Neubildung von den übrig gebliebenen Zellen aus erfolgen. Das findet z. B. in der Haut, in Schleimhäuten, in der Lunge (z. B. des Alveolenepithels bei fibrinöser Pneumonie), in der Hornhaut, letzteres sehr rasch nach Abschabung von etwas Epithel statt. Selbstverständlich ist vollkommene Wiederherstellung nur möglich nach Wegschaffung nekrotischer Gewebsteile, nach Schwund jeder Entartung, nach Resorption oder sonstiger Entfernung des Exsudates. Wir haben schon über die Resorption von weißen Blutkörperchen, von Eiter geredet. Chromozyten, die ins Gewebe geraten, zerfallen nach einiger Zeit (s. Pigmente), am längsten bleiben sie in serösen Höhlen erhalten. Aus dem Hämoglobin der zerfallenden roten Blutkörperchen entsteht Pigment, welches das Gewebe bzw. flüssige Exsudat färbt, sofern es nicht durch Leukozyten oder Flüssigkeit (Lymphe) entfernt wird.

Dauert tiefe Entzündung einige Zeit, so pflegt Zellbildung allmählich größere Ausdehnung zu gewinnen. Überschüssige Zellbildung, manchmal als Narbenbildung, schließt vollkommene Wiederherstellung aus, obwohl sie keineswegs die Tätigkeit merkbar zu stören braucht. Mitunter kommt es durch Verletzung, Nekrose oder Durchbruch eines erweichten Entzündungsherdes an einer Körperoberfläche, z. B. an einer Schleimhaut- oder Hautoberfläche zu einem Gewebsverlust, der nur träge oder nicht ausheilt oder gar sich allmählich vergrößert. Einen solchen oberflächlichen Gewebsverlust mit träger oder gar ausbleibender Ausheilung nennen wir ein Geschwür, das wir im nächsten Absatz besprechen.

Im vorigen Absatz haben wir schon die Entstehung und den Verlauf der kollateralen Entzündung und ihre Abhängigkeit vom Zustand ihres Kerns besprochen.

Exsudat, Zerfallstoffe, Gifte, Mikroben werden aus dem Gewebe durch Wanderzellen oder durch Resorption durch Blut oder Lymphe entfernt. Die Resorption ist eine Funktion der Lymph- und der Blutbewegung. Sowohl das emulgierte erweichte Exsudat bei fibrinöser Lungenentzündung wie flüssiges Exsudat überhaupt wird wahrscheinlich hauptsächlich, wenn nicht ausschließlich, durch die Lymphbewegung fortgeführt. Ohne hier auf weitere Einzelheiten einzugehen, die noch strittig sind (vgl. dafür HAMBURGER, Osm. Druck usw., HAMMARSTEN, Physiol. Chemie u. a.), beschränken wir uns auf folgendes: Die Erfahrung hat gelehrt, daß Faktoren, welche die Blut- und Lymphabfuhr fördern, auch die Resorption von Exsudat verstärken. So nimmt sie im Arm oder Bein zu durch Hochlagerung des Gliedes. Daß die Lunge ein Organ ist, das rasch große Mengen Flüssigkeit zu resorbieren vermag (S. 68), ist ihrer kräftigen, respiratorischen Saug- und Preßpumpwirkung zuzuschreiben. So kann es nicht wundernehmen, daß eine große Menge geschmolzenen fibrinösen Exsudates innerhalb 24 Stunden resorbiert wird. Resorption trägt jedoch nicht nur zur Heilung bei durch Entfernung gewisser Stoffe und Körperchen aus einem Entzündungsherd; sofern das schädliche Stoffe sind, bewirkt sie dadurch deren weitere Verbreitung im Organismus, d. h. kollaterale oder metastatische Entzündung, Fieber und andere Allgemeinerscheinungen (s. Sepsis usw.).

Rasche Resorption von Exsudat kann von Fieber begleitet sein. Ob dieses Resorptionsfieber bakteriellen Giften oder Zerfallsprodukten des Gewebes (Peptone? Albumosen?) zuzuschreiben ist, hat man noch nicht festgestellt.

Nicht nur die Resorption von Eiter, sondern auch die Aufnahme serösen Exsudates kann schwer vonstatten gehen. Das ereignet sich z. B. bei seröser

Peritonitis oder Pleuritis. Das Exsudat kann dabei lange Zeit, liegen bleiben. Von Bedeutung für die Resorption sind eine große Exsudatmenge, welche Blut- und Lymphgefäße durch Druck verengert, und sonstige davon unabhängige Verengerung bzw. Verlegung der Blut- und Lymphgefäße, z. B. durch Thrombose.

Eine große Menge Exsudat kann die Lymphwege in Pleura und Lunge zusammendrücken; fibrinöses Exsudat auf der Pleura kann die Öffnungen der Lymphwege oder Gewebespalten abschließen, ebenso Exsudat im pleuralen und subpleuralen Gewebe, sowohl in der Lunge wie in der Brustwand. Das können auch perivaskuläre und peribronchiale Leukozyteninfiltrate und gelegentlich perivaskulär und peribronchial neugebildetes Bindegewebe. Auch fibröse Verdickung der Pleurablätter. So versteht sich, daß die Resorption eines pleuritischen Exsudates um so langsamer vor sich geht, je älter die Entzündung ist. Thrombose der Blutgefäße kommt hier auch in Betracht. Mitunter geht die Resorption einer großen Menge Exsudates ziemlich rasch vonstatten nach Ansaugung (Punktion) eines gewissen Volumens. Ob sich diese Erscheinung nur daraus erklärt, daß durch die Entfernung dieses Volumens die Zusammendrückung der Lymphgefäße abnimmt, ist unentschieden. Die Menge des Exsudates kann übrigens im allgemeinen gleich bleiben, indem sich Bildung und Resorption im Gleichgewicht halten. Sobald dann aber z. B. durch Entfernung einer (geringen) Exsudatmenge die Verengerung der Lymph- und Blutwege abnimmt, kann dadurch die Resorption immer mehr über die Exsudatbildung überwiegen und das Exsudat rasch schwinden.

Eine Entzündung kann sich per continuitatem (in demselben oder in zusammenhängenden Geweben), per contiguitatem (in sich berührenden Körperteilen) oder durch Metastase ausdehnen. Viele Katarrhe haben, wie wir sahen, große Neigung zu Ausdehnung per continuitatem. Entzündung der Nasenschleimhaut oder des Mittelohres kann sich den perineuralen Lymphwegen des ersten bzw. achten Hirnnerven entlang bis in die Schädelhöhle ausdehnen und Hirnhautentzündung zur Folge haben. Als Beispiele von Ausdehnung per contiguitatem nennen wir das Übergreifen vom einen auf das andere Rippenfell, oder von einem Bauchorgan auf ein anderes, das es berührt. Lymph- und Blutbewegungen sind, indem Lymphe oder Blut Gift verschleppt, von Bedeutung für die Ausbreitung per continuitatem sowie für Metastase. Aber auch Wachstum von Mikroben in bestimmten Richtungen hat Ausdehnung zur Folge.

Bei der metastatischen Entzündung (s. Metastase) findet sich ein entzündungsfreies Gebiet zwischen primärem und metastatischem Herd. Auch metastatisch sind die Veränderungen der Milz („Infektionsmilz") und des Knochenmarks bei gewissen Infektionskrankheiten. Ein sog. Senkungsabszeß ist keine richtige Metastase, sondern eine Pseudometastase.

Denn dabei findet keine Verschleppung von Bakterien statt, die dann einen neuen abszeßbildenden Entzündungsherd erzeugen, sondern es wird Eiter oder eine eiterähnliche Flüssigkeit versetzt, die dann an irgendeiner anderen Stelle sich anhäuft. Dort kann sich allerdings eine nebensächliche Entzündung im anstoßenden Gewebe hinzugesellen. Ein solcher Senkungsabszeß kann z. B. von einem tuberkulösen Wirbel ausgehen; durch kariöse Zerstörung eines Wirbels oder mehrerer Wirbel kann die Wirbelsäule geknickt werden (Pottscher Buckel oder Gibbus). In der durch die Knochenzerstörung entstehenden Höhle kann sich subperiostal „tuberkulöser Eiter" (s. dort) anhäufen, mit oder ohne Gewebsbröckelchen. Hat sich eine gewisse Menge „Eiter" angesammelt, so kann er der Schwerkraft oder der Spannung der Faszien und anderer Teile nachgeben, nach einer anderen Stelle wandern (Senkungs- oder Kongestionsabszeß). So kann z. B. der Eiter in die Scheide des M. ileopsoas geraten und mit dem Psoas unter dem Poupartschen Bande und weiter in der Kniekehle als „Abszeß" zum Vorschein kommen und nach einiger Zeit durchbrechen. Ein Senkungsabszeß der oberen Halswirbel kann als retropharyngealer oder retroösophagealer Abszeß auftreten. Er kann aber auch längs der Armnerven wandern und in der Achselhöhle erscheinen. Ein retropharyngealer Abszeß kann auch von kariösen Brustwirbeln aufgestiegen sein.

Die Verteilung der eigentlichen Metastasen haben wir schon früher erörtert. Im allgemeinen treten metastatische Entzündungsherde nur ein, wo die Giftstärke dazu genügt. Der metastatische Entzündungsherd kann größer sein als der primäre; so können die regionären Lymphdrüsen bedeutend anschwellen, während der primäre Herd (am Arm oder Bein z. B.) nur winzig, etwa ein Krätzchen, ist.

Wir müssen hier die demarkierende bzw. sequestrierende Entzündung, ihres besonderen Verlaufes wegen, gesondert behandeln. Demarkierend nennen wir die Entzündung, die ein nekrotisches Gewebe- oder Organstück abgrenzt. Beim Panaritium, in der Kaninchenlunge, in PEYERschen Platten bei Abdominaltyphus, auch bei der ischämischen Nekrose begegnen wir demarkierender Entzündung. Die proliferative Entzündung um einen Abszeß oder Käseherd herum ist ebenfalls eine solche. Eine demarkierende Entzündung kann somit verschiedener Natur sein. Sie kann auch eitrig sein, und zwar wenn gewisse Bakterien im Spiele sind, die z. B. in einem abschließenden Embolus sich fanden.

Jede eitrige demarkierende Entzündung lockert den Zusammenhang des toten Gewebsstückes mit der Umgebung, sie „sequestriert" es. Das aus seinem Zusammenhang gelöste Stück nennt man Sequester. Die demarkierende Entzündung ist in diesem Fall eine sequestrierende, d. h. eine ablösende. Beim Panaritium kann es eine Phalanx, es kann aber auch infiltriertes Bindegewebe. wie beim Furunkel, sein. In der Lunge kann auch eine sequestrierende Entzündung z. B. um einen hämatogen-embolischen nekrotischen Herd auftreten. Eitrige Perichondritis arytaenoidea, welche das Perichondrium vom Knorpel abhebt, führt zur Lockerung und Abtötung, also Sequestrierung des gefäßlosen Aryknorpels, der sogar Ausstoßung unter starker Atemnot folgen kann. Aber auch durch nicht-eitrige Erweichung des Grenzgebietes kann ein totes Gewebestück gelockert und sequestriert werden. Das kann mit dem koagulatisch-nekrotischen Schorf im PEYERschen Haufen beim Abdominaltyphus stattfinden; durch nachträgliche Erweichung wird der Schorf bis auf Fetzen gelöst und ganz oder stückweise abgestoßen. Dies ist auch für eine Pseudomembran im Rachen möglich. Ein totes Knochenstück kann durch lebendes Granulationsgewebe sequestriert werden (S. 444).

Wodurch entsteht die demarkierende Entzündung? Wir schreiben sie bei der sterilen ischämischen Nekrose diffundierenden Dissimilationsprodukten, bei der experimentellen kollateralen Entzündung dem eingespritzten Gift zu, das in schwächerer Konzentration auf das umgebende Gewebe einwirkt. Die Pathogenese der demarkierenden Entzündung ist noch nicht ganz klar bei der primären akuten infektiösen Osteomyelitis. Sie wird meist bei jugendlichen Personen durch Staphylokokken — in etwas anderer Form durch Typhusbazillen oder andere Bakterien — hervorgerufen.

Wo sich Osteomyelitis im Verlauf einer Pyämie entwickelt, ist sie deutlich sekundär. Wir betrachten jetzt die scheinbar primäre Osteomyelitis. Das Kind erkrankt plötzlich, mitunter nach einer Kontusion (Schlag, Fall) des betreffenden Knochens mit Kopfschmerz, hohem Fieber. Allmählich bekommt es Schmerz im entzündeten Knochen. Es werden vorwiegend lange Röhrenknochen, namentlich Femur und Tibia, befallen; und zwar setzt die experimentelle Entzündung durch Einführung von Staphylokokken ins Blut junger Tiere vorzugsweise in der Metaphyse ein, d. h. im spongiösen Abschnitt in der Nähe der Knorpelfugen zwischen Dia- und Epiphyse, wo das Wachstum stark ist (RODET, LEXER). Das hängt vielleicht mit der Verteilung der Schlagader zusammen, eine noch näher zu erforschende Frage.

Akute Osteomyelitis kommt vielleicht gelegentlich zu Resolution und Ausheilung.

Wenn aber Knochennekrose eintritt, wird sie in der Regel chronisch und gestaltet sich ihr Verlauf etwa wie wir im folgenden, an der Hand von Versuchsergebnissen und anatomischen Befunden beim Menschen skizzieren: Das infizierte Knochenmark wird zunächst hyperämisch, Blutungen können auftreten. Bald schließt sich seröse, fibrinöse bzw. eitrige oder eitrigjauchige Entzündung an, so daß trübgelbe Kerne im roten Knochenmark sichtbar werden. Die Entzündung schreitet bald von der Metaphyse auf die Epiphyse fort, sie kann sogar auf das Gelenk übergreifen („rétentissement articulaire", Flüssigkeitsansammlung im Gelenk). In seltenen Fällen tritt diffuse akute Entzündung auf. Die Entzündung kann sich durch die Gefäßkanäle im Knochen (Endostitis), bis auf das Periost fortpflanzen,

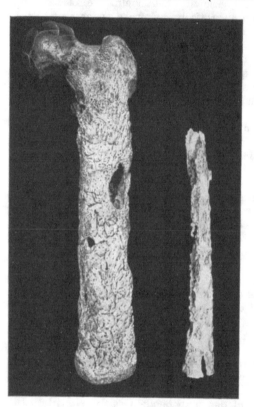

so daß eitrige Periostitis und zugleich Panostitis erfolgt. Ebenso wie bei der primären eitrigen Periostitis wird das Periost dann an einzelnen Stellen oder in großer Ausdehnung abgehoben (subperiostaler Abszeß, Periostitis purulenta dissecans). Diese Abhebung der Knochenhaut führt durch Ablösung der Gefäße zu Aufhören der Ernährung, zu Knochennekrose. Außerdem kann durch Thrombose von Mark- und Knochenschlagader in der Meta- und Epiphyse — die nach LANGER Endarterien sind — tiefe, sogar ausgedehnte Knochennekrose auftreten. Auch wird Nekrose gefördert durch Zusammendrückung von Blutgefäßchen durch das sich in den Knochenräumen anhäufende Exsudat, dem der Knochen nicht ausweicht. Die einzelnen Knochenzellen erleiden demgegenüber nicht leicht Schädigung durch Zusammendrückung. Nekrose erfolgt eher, wenn der Knochen schon zuvor durch heftige Gewalt, wie z. B. einen Pferdetritt, geschädigt wurde.

Ein totes Knochenstück kann nun ganz oder zum Teil durch proliferative demarkierende Entzündung (also nicht durch Erweichung) gelockert und gelöst, sequestriert werden, und zwar indem gefäßreiches Granulationsgewebe, das von der Knochenmarkshöhle und Kanälchen aus an die Stelle des Knochenmarks

Abb. 161. Links Totenlade des Schenkelknochens mit Kloaken. Rechts der aus dem Laden genommene Sequester.

tritt, den lebenden und toten Knochen zu lakunärer Einschmelzung (Resorption) bringt. Dadurch entstehen einerseits kleinere oder größere grubige Vertiefungen an der Knochenoberfläche, die infolgedessen rauh, kariös wird, während andererseits die Knochenkanäle und -räume erweitert werden und der kompakte Knochen porös wird (S. 423); sogar neue Gänge entstehen: entzündliche Osteoporose oder rarefizierende Ostitis. Wir haben schon früher bemerkt, daß Eiter keinen Knochen resorbiert; daher bleibt die von Eiter bedeckte Oberfläche des Sequesters glatt, sogar viele Jahre lang, besonders gegenüber einer Kloake (Öffnung s. unten), indem dort kein wucherndes Periost ist. Der Sequester selbst wird übrigens trocken, weiß, leicht, fettarm, wie mazerierter Knochen und kann fernerhin lange Zeit unverändert im Eiter liegen bleiben.

Solange der Sequester nicht ausgestoßen oder durch chirurgischen Eingriff

(Sequestrotomie) entfernt ist, bleibt die eitrige Entzündung bestehen und ist Heilung ausgeschlossen, wie wir das im allgemeinen bei eitriger demarkierender Entzündung sehen, solange das tote Gewebestück sitzen bleibt. Was dabei die Eiterung unterhält? Von Bedeutung ist sicher die mechanische Schädigung des Gewebes durch den Sequester als Fremdkörper, welche das fortwährende Wachstum der eitererregenden Bakterien ermöglicht. So wird die eitrige, sequestrierende, anfangs akute Osteomyelitis allmählich chronisch.

Die Eiterung kann durch die Weichteile fortschreiten, an der Haut durchbrechen und einen Fistelgang (röhrenförmiges Geschwür) oder mehrere Fistelgänge bilden, die, wenn der Knochenherd tief liegt, stark gewunden sein können. Außerdem tritt eine osteoplastische oder ossifizierende Periostitis (S. 422) in der anstoßenden, nicht durch Eiterung zerstörten Knochenhaut ein. Diese Entzündung führt zur Bildung einer knöchernen Lade (Knochen- oder Totenlade oder Capsula sequestralis) um den von Eiter umspülten Sequester herum. Diese Totenlade können wir mit der Bindegewebskapsel um einen Abszeß vergleichen. Die Fistelöffnungen (Kloaken) in der Totenlade bleiben erhalten (s. Abb. 161), solange die Eiterung dauert. Hört diese auf, z. B. nach Sequestrotomie, so schließen sich in der Regel die Kloaken durch ossifizierende Periostitis. Eine Kloake ist somit ein fistulöses Knochengeschwür. Die Totenlade kann so dick und stark sein, daß sie das Körpergewicht trägt ohne zu brechen, so daß die anfängliche Functio laesa aufhört.

Wird ein Sequester — dies gilt sowohl für tote Knochenstücke wie für andere Gewebe — nicht durch Eiter umgeben, sondern durch lebendes Gewebe, das es berührt, so kann er resorbiert werden, wenn nicht Verkalkung erfolgt. Über chronische Osteomyelitis anderer Form und anderen Ursprungs sprechen wir an anderen Stellen.

Nach Zerstörung beider sich berührenden Gelenkknorpel durch Karies oder durch Arthritis ulcerosa sicca (im höheren Alter) kann Bindegewebe von der Synovialis einwuchern und die Knorpel ersetzen. Es verbindet die Gelenkflächen fest, das Gelenk wird steif (Ankylosis fibrosa). Verknöchert dieses Bindegewebe,

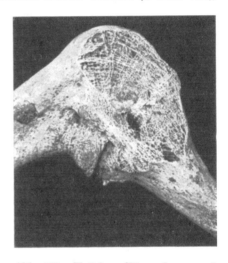

Abb. 162. Knöcherne Verwachsung und Bildung von Knochenbälkchen zwischen Femur und Tibia (knöcherne Ankylose).

so entsteht eine knöcherne Gelenksteifheit (A. ossea). In diesem Knochen bilden sich Bälkchen, wie man annimmt den statischen Verhältnissen entsprechend (s. Abb. 161).

Das Geschwür.

Wir nennen jeden Gewebsverlust an einer Körperoberfläche mit verzögerter oder ausbleibender Heilung ein Geschwür oder Ulkus Diese Oberfläche kann die Haut, eine Schleimhaut oder seröse Haut sein; aber auch eine durch Erweichung in einem Organ, wie z. B. die Lunge, entstandene Höhle, welche mit den Luftwegen in offener Verbindung steht, nennen wir ein Geschwür. Wir haben im vorigen Absatz schon über die Entstehung eines Geschwürs gesprochen. Heilung eines Geschwürs bedeutet die vollständige Wiederherstellung der Epitheldecke.

Nicht jeder Oberflächendefekt stellt somit ein Geschwür dar: entfernen wir ein Hautstück, so ist damit ein Defekt, aber noch nicht ein Geschwür entstanden. Letzteres nennen wir es erst, wenn die Ausfüllung durch Gewebsneubildung ausbleibt oder verzögert wird. Dies kann unter verschiedenen Umständen stattfinden: es kann allerdings Gewebe neugebildet werden, aber abnorm langsam. Oder es zerfällt das neugebildete Gewebe immer wieder zum Teil oder ganz, eitrig oder nichteitrig, z. B. käsig; es kann sogar der Gewebszerfall immer weiter auf die Umgebung übergreifen, so daß sich das Geschwür rasch oder langsam vergrößert — ein rasch an Umfang zunehmendes Geschwür nennen wir ein fressendes oder phagedänisches. Oder es kann sich ein zu üppiges, schwammiges oder fungöses, d. h. an weiten, leicht blutenden Kapillaren reiches Granulationsgewebe im Geschwürsboden bilden; es kann die Umgebung des Geschwürs weit überragen; die Heilung bleibt hier aus, weil Überhäutung nicht oder fehlerhaft stattfindet. In wieder anderen Fällen bleibt das Geschwür nahezu unverändert: sein Rand ist schlaff oder eben hart, kallös und er zeigt wie der glatte Geschwürsboden nur wenige oder fast gar kein Lebenszeichen, als ob es gar lebloses Gewebe wäre (atonisches bzw. torpides Geschwür). Diese Form ist örtlichen oder allgemeinen Faktoren (z. B. einer chronischen Sepsis oder Syphilis oder Erschöpfung usw.) zuzuschreiben.

An jedem Geschwür unterscheiden wir einen Rand, Boden und Umgebung. Die Flächenform des Geschwürs wird durch die vom Rand gebildete Figur bestimmt. Sie kann rund, länglich, zackig, sinuös ausgebuchtet usw. sein. Ein oberflächliches Geschwür, dessen Rand allmählich in den Boden übergeht, nennen wir lentikulär, weil der senkrecht auf der Oberfläche geführte Durchschnitt eine linsenartige Figur ergibt. Der Rand kann schlaff oder fest, hart sein; er kann in derselben Höhe wie die Umgebung liegen oder aufgeworfen sein; er kann allmählich oder steil (kraterförmig) in den Boden übergehen, er kann auch durch fortschreitenden Gewebszerfall unterminiert sein, wie oft bei tuberkulösen und syphilitischen Geschwüren. Der Boden kann sehr verschieden sein: speckig (durch nekrotisches Gewebe mit Fibrin), rötlich bis dunkelrot, zyanotisch usw. Im Boden können sich Epithelinseln finden, oder Haut- bzw. Schleimhautbrücken, besonders bei tuberkulösen und syphilitischen Geschwüren. Solche Epithelinseln und Brücken sind Reste der Haut oder Schleimhaut, welche beim Fortschreiten des Geschwürs bzw. bei der Zusammenschmelzung mehrerer Geschwüre stehen blieben. Ähnliche Gebilde können auch durch partielle Überhäutung (serpiginöses Geschwür), während die Verschwärung an anderer Stelle weitergreift, entstehen. Der Boden kann zum Teil oder ganz bedeckt sein mit fungösen oder sonstigen, zum Teil zerfallenden Granulationen. Einige runde Geschwüre können zusammenschmelzen zu einem Geschwür mit sinuös ausgebuchteten Rändern, nämlich bei Tuberkulose, Syphilis, Malleus, Amöbendysenterie.

Bricht ein tiefer Abszeß nach einer Oberfläche durch, so geschieht das durch Fortschreiten der vereiternden Entzündung gangförmig durch das Gewebe, wie wir das bei der eitrigen Osteomyelitis erwähnten. Einen solchen, mitunter stark gewundenen Gang oder Kanal, der den ursprünglichen Eiterherd mit der Oberfläche verbindet, nennen wir eine Fistel. Diese stellt ein röhrenförmiges Geschwür dar. Die mit der Atmungsoberfläche verbundene tuberkulöse Lungenkaverne ist ebenfalls ein Geschwür besonderer Form.

Die Umgebung des Geschwürs kann kollateral entzündet sein; sie kann auch selbständige Entzündungsherde, wie Tuberkel, Gummata, kleine Abszesse, Geschwulstknötchen usw. aufweisen, was mitunter von großer diagnostischer Bedeutung ist, ähnlich wie die im Boden eines krebsigen Hautgeschwürs hervorragenden Epithelknöspchen. Boden und Rand eines krebsigen Geschwüres können aus zerfallendem Geschwulstgewebe bestehen.

Im Boden und im Rand finden wir Entzündung in verschiedener Ausdehnung, und, was ihre Natur betrifft, nicht immer gleich: eitriger oder käsiger Zerfall und proliferative Entzündung in wechselndem Mischverhältnis, Hyperämie und zellige Infiltrate in verschiedenen Dimensionen. Der Aufbau ist dem der Abszeßwand bzw. der Wand einer tuberkulösen Höhle mehr oder weniger ähnlich, was sich ohne weiteres aus der Pathogenese erklärt. Abweichungen können eintreten, indem die Verschwärung (Ulzeration) weiter fortschreitet, so daß andere Gewebe, ja sogar ein anderes Organ den Geschwürsboden bildet. So z. B. kann ein Magengeschwür immer tiefer greifen, so daß der Boden von einem Muskellager, ja schließlich von Lebergewebe dargestellt wird — letzteres nach vorheriger Verwachsung von Magen und Leber.

Geschwüre können verschiedenen Ursprunges sein. Für alle Geschwüre gilt jedoch, daß Heilung nur erfolgt nach Entfernung der Zerfallsprodukte, nach „Reinigung" des Bodens; schwammige Granulationen müssen gänzlich, z. B. durch Auskratzung, entfernt werden' wenn möglich, soll Heilung eintreten. Weiter kommt es an auf genügende Neubildung geeigneten Gewebes. Dazu ist ein lebenskräftiger Mutterboden mit ausreichendem Blut- und Lymphkreislauf erforderlich. Stark entzündetes Gewebe oder faserreiches, straffes Bindegewebe stellt einen ungeeigneten Mutterboden dar. Abb. 164 zeigt die Wand einer tuberkulösen Kaverne in Ausheilung

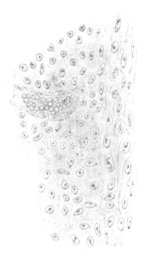

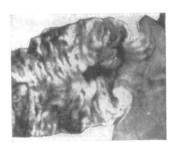

Abb. 163. Duodenalgeschwür bei einem Kind.

Abb. 164. Kavernenwand, in Ausheilung begriffen. Rechts Epithel (?).

begriffen: Reinigung hat stattgefunden, junges gefäßhaltiges Bindegewebe sehen wir hier, überhäutet durch Epithel oder epithelartige Bindegewebszellen (rechts). Bei der Wundheilung kommen wir auf die Heilungsvorgänge zurück.

Sepsis und Pyämie, Septikämie, Bakteriämie, Toxinämie.

Jetzt wollen wir einige Zustände besprechen, die bei gewissen infektiösen Entzündungen auftreten und die man nicht selten mit Unrecht gleichstellt. Ihre klinische Unterscheidung ist zur Zeit zwar nicht immer möglich; es gibt jedoch typische Fälle neben klinisch dunklen und neben Kombinationen. Und es ist nicht nur vom theoretischen, sondern auch vom praktischen Standpunkt aus notwendig, auch hier möglichst scharf zu unterscheiden, so z. B. bei der Beurteilung der Wirksamkeit des durch Terpentin hervorgerufenen Fixationsabszesses. Dieser scheint mir in bestimmten Fällen von Bakteriämie (z. B. bei kleiner oberflächlicher Verletzung), nicht aber bei Pyämie, vielleicht auch nicht bei Toxinämie rasche Heilung herbeizuführen. Wir unterscheiden zunächst folgende typische Zustände, die wohl als Sepsis zusammengefaßt werden und die sich durch fieberhafte Allgemeinerscheinungen auszeichnen:

Wir kennen nicht nur Saprämie durch Fäulnisprodukte (s. Gangrän), sondern auch Toxinämie oder Toxämie durch parasitäre Gifte (s. dort). Toxinämie kann ohne Saprämie, an und für sich, bei einer örtlich beschränkten Infektion, ohne Bakteriämie vorkommen. Sie kann zu diffuser Entartung von Leber und Nieren führen, ähnlich wie Chloroform es tut. Bei Diphtherie kommt sie rein vor. Sie kann sich übrigens zu den übrigen hier genannten Zuständen hinzugesellen.

An zweiter Stelle nennen wir die Bakteriämie, einen Zustand, wobei wir bei jeder Untersuchung einer genügenden Blutmenge während einiger Zeit

die betreffenden pathogenen Bakterien im Blut finden. Wir nehmen dann
an, daß sie im strömenden Blut wachsen. Handelt es sich nur um eine Versetzung
von Bakterien mit dem Blute, so würden wir sie nur während der Versetzung
im Blute antreffen können, nicht einmal müssen, weil sie dann nicht so gleichmäßig verteilt im Blute vorkommen wie bei der Bakteriämie. (Andere nennen
eben diesen Fall Bakteriämie.) Bakteriämie kann, ebenso wie Toxinämie, von
Infektionsherden verschiedener Ausdehnung ausgehen. Man kann sie experimentell erzeugen durch Einspritzung bestimmter Bakterien in bestimmter
Menge ins Blut eines bestimmten Tieres. Beim Menschen kommt sie vor bei
fibrinöser Pneumonie, beim Abdominaltyphus, ferner im Anschluß an Verletzungen oder Geschwüre verschiedener Größe: von einer kleinen Kratze
oder Schrunde von einer Analfissur, gelegentlich von einem Eiterherde kann
sie ausgehen.

Es kommt nur darauf an, daß eine pathogene Bakterie (Strepto-, Staphylo-,
Pneumokokkus, Koli-, Typhusbazillus, usw.) im strömenden Blute einen geeigneten
Nährboden findet und in genügender Giftstärke in das Blut aufgenommen wird.
Die Leukozytenanhäufung und das fibrinöse Exsudat, welche die Blut- und Lymphdurchströmung durch einen Entzündungsherd herabsetzen, verringern damit diese
Gefahr. So erklärt sich die Bakteriämie eben bei kleinen Entzündungsherden ohne
starke exsudative Veränderungen. Der primäre Herd kann sich der Beobachtung
entziehen (kryptogenetische Septikämie bzw. Septikopyämie LEUBES). Aber
auch trotz starker Bildung fibrinösen Exsudates und Anhäufung reichlicher Leukozyten kann Bakteriämie folgen, wie wir z. B. bei Milzbrand sehen, welche doch
starke Leukozyten- und Fibrinanhäufung hervorzurufen pflegt. Wahrscheinlich
ist ein solcher Entzündungsherd bei Milzbrand der Mitwirkung von Staphylokokken
zuzuschreiben, während dem Milzbrandbazillus eine solche Wirkung nicht zukommt.
Im allgemeinen wird hohe Virulenz des Mikroorganismus negative Chemotaxis
und Hypinose zur Folge haben, so daß nur ein winziger primärer Herd entsteht,
und sie um so leichter zu Bakteriämie führt. In Versuchen, die eine hämatogene
fibrinöse Pneumonie bei Tieren zu verursachen beabsichtigten, hat man oft statt
ihrer eine primäre Bakteriämie auftreten sehen.

Häufig treten bei Bakteriämie allgemeine Vergiftungserscheinungen in den
Vordergrund, was sich aus der Abgabe großer Mengen Gift an das Blut (Toxinämie)
erklärt. Dies muß nicht bei jeder Bakteriämie in annähernd gleichem Maße der Fall
sein, auch dann nicht, wenn die Bakterien sich gleich rasch vermehren, weil ja nicht
alle gleich starke Gifte in gleicher Menge in der Zeiteinheit abgeben und nicht jedes
Gift dem gleichen Los (Resorption, Vernichtung, Ausscheidung) anheimfällt. Bakteriämie kann sich auch mit Saprämie verbinden: nicht, indem reine Fäulniserreger
im strömenden Blute wachsen — dies hat man bis jetzt nicht festgestellt — sondern
indem es sich um eine Kombination von Infektions- und Fäulniserregern in demselben Mikroorganismus (wie Kolibazillus, Proteus) oder um eine Kombination
verschiedener Bakterien handelt. Es kann z. B. eine fibrinöse Pneumonie zu Lungengangrän führen.

Bakteriämie bezeichnet man wohl als Septikämie oder Sepsis („Blut-
vergiftung"), wozu man auch Saprämie und Septikopyämie rechnet. Wir
wollen die Termini Sepsis und Septikämie nur für dunkle, nicht weiter zu
entwirrende sowie verwickelte Fälle bewahren und außer Bakteriämie, Toxinämie und Saprämie noch unterscheiden: Pyämie und Septikopyämie.

Pyämie bedeutet „Eiter (im) Blut". Wir meinen damit einen Zustand,
wobei wenigstens ein Eiterherd sich im Körper findet, von dem aus dann und
wann Mikroben mit Eiterteilchen oder ohne solche ins Blut geraten, damit anderen
Organen und Geweben zugeführt werden und dort, wo sie embolisch in Haargefäßchen stecken bleiben, bei genügender Giftstärke metastatische Eiterherde
erzeugen. Diese können auch bei der Autopsie fehlen und trotzdem die klinischen Erscheinungen zur Annahme einer Pyämie führen. Vergessen wir aber

nicht, daß die Autopsie nicht vollständig zu sein pflegt, so daß z. B. nur ein kleiner Bruchteil des Knochenmarks untersucht wird. Bei reiner Pyämie tritt ,,Eiterfieber", ein intermittierendes Fieber (s. dort) ein. Die Zunge braucht nicht belegt zu sein; zwischen den Fieberanfällen hat der Patient ein klares Bewußtsein; der Puls ist während des Fieberanstiegs beschleunigt usw.

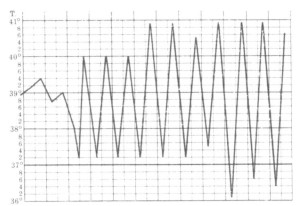

Charakteristisch und diagnostisch von großer Bedeutung sind die embolischen Herde in der Haut, die von Flohstichen und punktförmigen ,,septischen" Blutungen durch Blutdissolution (Hämatolyse) von 1 mm Durchschnitt und größer (oft auch auf serösen Häuten und Schleimhäuten bei Bakteriämie und Toxinämie) zu unterscheiden sind. Bei Pyämie treten Herdchen auf von 1 bis mehreren Millimetern Durchschnitt: ein anfangs nekrotisches, später vereiterndes Zentrum,

Abb. 165. Kolisepsis. Pylephlebitis nach Perityphlitis. 40 jährige Frau mit Perityphlitis erkrankt. Danach steil intermittierendes Fieber mit Schüttelfrösten. Lebervergrößerung mit multiplen Abszessen (nach JOCHMANN).

manchmal nur mit Lupenvergrößerung erkennbar, wird von einem hyperämischen Hof umgeben. Das nekrotische, später vereiternde Zentrum ist der Wirkung des Embolus — der aus zerfallenem Gewebe oder Fibrin mit Bakterien oder vielleicht aus nur Bakterien besteht — zuzuschreiben.

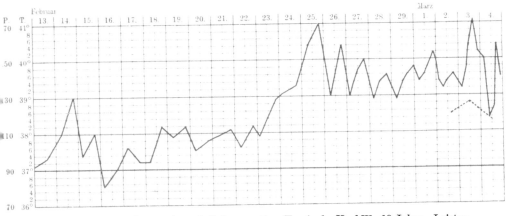

Abb. 166. Streptokokkensepsis nach Bubooperation, Erysipel. Karl W., 19 Jahre. Leistendrüsenvereiterung. Operative Entfernung der vereiterten Drüsen. Danach Erysipel. Seit dem 25. Februar täglich Schüttelfrost. Im Blut massenhaft Streptoc. vulgar. haemolytic. Gestorben (nach JOCHMANN).

Ein grauweißes Zentrum in einer Hautblutung kann aber auch ein nichtnekrotischer Haarfollikel oder eine Hautdrüse sein.

Bakteriämie kann von einem Eiterherd ausgehen, sie setzt jedoch keineswegs Eiterung voraus, wie aus obigem erhellt. Es tritt ein hohes, kontinuierliches Fieber ein mit trockner, stark dick graulich belegter Zunge (bei chronischer ,,Sepsis" kann die Zunge rot, rein, feucht und auffallend glatt werden), benommenem oder stark gestörtem Bewußtsein und sehr häufigem, kleinem Puls; in einigen Fällen, namentlich wenn Durchfall besteht, kann das Sensorium scheinbar klar sein — die auffallende und trügerische Euphorie (Gefühl des Wohlbefindens) des Kranken bei den ernsten Krankheitserscheinungen weist aber auf Trübung der Seele hin. Zeichen der Blutdissolution können sich hinzugesellen: Ikterus, Haut- und Schleimhautblutungen usw. Wo keine Gangrän besteht, ist Saprämie ausgeschlossen, die übrigens ein ähnliches Krankheitsbild ergibt. Embolische Herde, Nekrosen usw. können auch ohne Pyämie vorkommen, durch Verschleppung von Stückchen eines Thrombus (s. B. bei Endocarditis verrucosa, die mit Bakteriämie besteht, Streptokokkenembolie in den Harnknäueln bei Scharlach), Eiterung in denselben tritt dann aber nicht auf. Bei andern septischen Zuständen kann das Fieber ungleichmäßig sein (Abb. 166).

Diese Bemerkungen mögen genügen zum Beweis, daß diese Zustände in ihren reinen Formen wohl zu unterscheiden sind. Nun kommen, wie schon gesagt, Übergänge, unklare Fälle und Kombinationen vor. Treffen wir das aber nicht überall in der Natur an?! Das ist aber nie ein Grund dafür einen Unterschied aufzugeben.

Pyämie schließt sich oft an Thrombose mit Eiterung an, so z. B. an die eitrige Hirnsinusthrombose bei eitriger Mittelohrentzündung, an die eitrige Thrombophlebitis bei puerperaler Infektion, an gewisse Formen von, besonders der geschwürigen Endokarditis — die andererseits eben Folge einer Pyämie sein kann — an Pylephlebitis durch Kolibazillen, an Gonokokkeninfektion, usw. Die Metastasen können in Lunge, Haut, Niere, Gelenken, Auge, Knochenmark usw. auftreten. Diffuse Entartung der Niere und Leber oder Entartung des Herzens, welche auf eine diffuse Giftwirkung hinweisen, fehlen bei der reinen Pyämie.

Bei chronischen septischen Zuständen, wie z. B. bei gewissen Tuberkuloseformen oder bei septischer Kolitis, kann eine solche Erschöpfung erfolgen, daß das Bauchfell und andere Gewebe fast keine Veränderung nach Einwirkung eines Entzündungsreizes aufweisen, daß die Bluttemperatur trotz eintretender Bronchopneumonie nicht oder kaum ansteigt, auch bei Menschen im kräftigen Lebensalter.

18. Kapitel.

Entzündung (Folge), „Spezifische" Entzündungen, die sogenannten infektiösen Granulationsgeschwülste.

Vorbemerkung.

Man hat eine Gruppe von infektiösen Granulationsgeschwülsten („nodules inflammatoires ou infectieux, inflammations nodulaires, granulomes") unterschieden, womit man „spezifische" knötchenförmige Gewebsneubildungen entzündlicher Natur und bestimmten Ursprunges andeutet. Der Name Granulationsgeschwulst ist nicht empfehlenswert, weil es sich nur ausnahmsweise um Granulation und nie um eine Geschwulst handelt. Die Neigung ist dabei unverkennbar, das gebildete Knötchen ausschließlich einem bestimmten Mikrobion, und diesem Mikrobion ausschließlich das Vermögen solcher Knötchenbildung zuzuschreiben. Von einer solchen Spezifizität kann jedoch keine Rede sein: so werden wir z. B. sehen, daß ein an und für sich charakteristisches Knötchen ebensogut vom Tuberkelbazillus wie von einem Erreger einer Pseudotuberkulose gebildet werden kann; während andererseits der Tuberkelbazillus ganz andere Entzündungsformen als eine knötchenförmige hervorzurufen vermag. In hohem

Maße wahrscheinlich wird der Ursprung einer Entzündung nur durch den Nachweis bloß eines einzigen Infektors im Gewebe. Wir fassen in dieser Gruppe eine ganze Reihe von infektiösen Entzündungen verschiedener Natur zusammen, deren Erreger unter bestimmten Umständen auch die Bildung bindegewebiger Knötchen veranlassen können. Wir werden nacheinander besprechen: die Tuberkulose, Pseudotuberkulosen, Lymphogranulom und Mycosis fungoides, Lepra, Syphilis, Aktinomykose, Botryomykose, Rhinosklerom und Malleus.

Es wird wohl immer die anatomische Form durch die Verteilung des Giftes an einem bestimmten Zeitpunkt, die Natur der Gewebsveränderungen durch das örtliche Verhältnis der Giftstärke zur Empfänglichkeit des Gewebes, mit Berücksichtigung von Veränderungen anderen Ursprunges, bedingt. Auch kollaterale Entzündung tritt manchmal auf.

Die Gewebsveränderungen sind so wenig beweisend für das eine oder das andere Mikrobion, daß nur der Nachweis des Mikrobions die erreichbare Wahrscheinlichkeit eines bestimmten Ursprunges zu bringen vermag, und daß wir sonst Tuberkulose manchmal nicht von Pseudotuberkulose, Sporotrichose, Syphilis und Aktinomykose zu unterscheiden vermögen.

Tuberkulose.

Tuberculum bedeutet Knoten, Tuberkulose war ursprünglich ein anatomischer Begriff. Sie deutet Infektion des Tuberkelbazillus an, seitdem ROBERT KOCH dieses Mikrobion (1882) nachgewiesen hat. Tuberkulose vermag nicht nur Knötchen, sondern alle möglichen Entzündungsformen hervorzurufen, abhängig vom Verhältnis der Reizstärke (Giftstärke) zur Reizbarkeit. Mit Phthise (Schwindsucht) deuten wir jene Formen von Tuberkulose (namentlich von Lunge, Knochen, Darm und Niere) an, die mit Schwund, d. h. meist käsigem Zerfall und Höhlenbildung einhergehen. Es führt zu sehr bedauerlichen Mißverständnissen, wenn man diesen alten Unterschied nicht berücksichtigt. Es gibt wenig Namen in der Medizin, die zugleich klinisch wie morphologisch so richtig sind, weil Schwindsucht zugleich die Abzehrung des Kranken und den Gewebeschwund andeutet. Dem Vorschlag ASCHOFFS, die Bezeichnungen Tuberkulose und Schwindsucht gewissermaßen umzutauschen, können wir denn auch nicht beipflichten. Obwohl wir zugeben müssen, daß Tuberkulose ursprünglich Knoten- oder Knötchenkrankheit bedeutete und Tuberkel, Knötchen, oft fehlen, so daß man in vielen Fällen nicht von Knoten- oder Knötchenkrankheit reden könnte, so steht demgegenüber, daß man seit der Entdeckung des Tuberkelbazillus unter Tuberkulose versteht: Infektion des Tuberkelbazillus, also Wachstum dieser Mikrobe in lebendem Gewebe mit Schädigung des Gewebes. Und verba valent usu. Der Ausgang — osis (-ωσις, nicht Lat. — osus) deutet einen Zustand an. Man kann ihn auch anwenden zur Bezeichnung eines Infektionszustandes, wie z. B. in Aktinomykose, Sporotrichose, Trichinellose, Spirochätose. In all diesen Fällen bedeutet der Name keine morphologische Bezeichnung. Man kann, je nach Bedarf, ein Eigenschaftswort hinzufügen wie z. B. in exsudativ-käsige Lungentuberkulose, wobei kein Forscher an Knötchen denken wird. Könnte man „Tuberkulose" durch einen Namen ersetzen, der aus einem wichtigen Grund vorzuziehen wäre, obwohl das Bedürfnis wohl nicht allgemein sein dürfte, so wäre vielleicht der Vorschlag zu begrüßen. Der jetzt gemachte Vorschlag entnimmt jedoch dem schon von HERODOT gebrauchten richtigen Wort Phthise seine Bedeutung. Er würde etwas mindestens gleich Schlimmes bedeuten wie der jetzt schon eingebürgerte Gebrauch des Wortes Tuberkulose für Infektion des Tuberkelbazillus.

Die von THEOBALD SMITH, KOCH und SCHÜTZ festgestellten verschiedenen Typen des Tuberkelbazillus (der humane, bovine Typus u. a.) rufen im wesentlichen die gleichen Gewebsveränderungen hervor, so daß wir hier die Schattierungen derselben nicht berücksichtigen. Auch die Eigenschaften, welche die Empfänglichkeit des Gewebes darstellen, können gewisse angeborene, vielleicht sogar ererbte oder erworbene Unterschiede aufweisen, welche für die Entstehung, Ausdehnung und histologische Form der Gewebsveränderungen von Bedeutung sind.

Es gibt sehr verschiedenartige anatomische, histologische sowie klinische Formen der Tuberkulose, die sich nicht in eine schematische Einteilung hineinzwingen lassen. Man kann nur einige Typen feststellen, um welche sich manche Formen gruppieren. Dann bleiben noch Zwischenformen und Kombinationen übrig. Immer haben wir dabei die anatomische, histologische und histogenetische Frage auseinanderzuhalten, wie wir das S. 391 im allgemeinen betont haben.

Einige Autoren nehmen auch bei Tuberkulose, ähnlich wie bei Syphilis einen Primär-, Sekundär- und Tertiäraffekt an. Es hat sich diese Annahme jedoch bei Syphilis nicht aufrecht halten lassen; bei Tuberkulose, die oft nur in einem Herd oder in zwei Herden auftritt, wird sie sich schon deshalb noch viel weniger bewähren, abgesehen von anderen Bedenken. So ist klinisch fast nie zu entscheiden, was der Primäraffekt bei Tuberkulose wäre, somit auch nicht, ob ein Herd sekundär sei, während diese Entscheidung bei Syphilis meist mit genügender Wahrscheinlichkeit möglich ist. Welche Bedeutung will man aber den Worten primär, sekundär und tertiär beimessen? Wäre es bloß die einer zeitlichen Aufeinanderfolge, so braucht man gar nicht diese Bezeichnungen bei der Syphilis zum Vorbild zu nehmen, sondern es käme diesen Worten dann eine bloß allgemeine Bedeutung wie bei allen Krankheiten zu. Demgegenüber haben die Bezeichnungen primäre, sekundäre und tertiäre Erscheinungen bei Syphilis einmal eine nicht bloß zeitliche, sondern eine ziemlich scharf umschriebene anatomisch-histologische Bedeutung bekommen, welche sogar so sehr überwiegt, daß man sagt: die sekundären und tertiären Erscheinungen der Syphilis wechseln zeitlich nicht selten miteinander ab. Wir kommen bei der Syphilis hierauf zurück. Diese anatomisch-histologischen Erscheinungen der Syphilis der Haut und sichtbaren Schleimhäute kann man klinisch meist mit genügender Wahrscheinlichkeit angeben. Dies ist bei der Tuberkulose der inneren Organe nur ausnahmsweise möglich. Es wäre selbstverständlich ein Fehler und unmöglich, die Bezeichnungen bei der Tuberkulose mit Hinsicht nur auf die zeitliche Reihenfolge, bei der Syphilis hingegen in anderem Sinne zu vergleichen. Man kann zwei ungleichartige Dinge nicht vergleichen. Wir vermögen aber auch nach morphologischer Untersuchung zur Zeit noch keine kennzeichnende primären, sekundären und tertiären tuberkulösen Herde anzudeuten, so daß die Worte bei Tuberkulose nur in rein zeitlicher Bedeutung anzuwenden sind.

Die Formen der tuberkulösen Entzündung.

Die tuberkulösen Gewebsveränderungen sind herdförmige oder diffuse; letztere können aus ersteren entstehen. Immer aber lassen sie sich vom histologischen Gesichtspunkt aus auf Exsudation, Entartung bzw. Nekrose und Gewebsneubildung, somit auf Entzündung zurückführen; jede tuberkulöse Gewebsveränderung ist Entzündung. Andererseits lehrt die Erfahrung, wie wir unten sehen werden, daß jede Entzündungsform rein tuberkulösen Ursprunges sein kann. Das sind zwei wichtige Ergebnisse fortgesetzter Forschung. Damit ist selbstverständlich nicht ausgeschlossen, daß mitunter ein Teil der beim Menschen oder beim Versuchstier in einem tuberkulösen Herd nachgewiesenen Veränderungen durch andere Mikroben (Mischinfektion) hervorgerufen wurde. Das Auftreten verschiedener Entzündungsformen nebeneinander weist jedoch nicht ohne weiteres auf die Mitwirkung anderer

Mikroben hin, weil der Tuberkelbazillus an und für sich sie alle hervorzurufen vermag, was aus unseren Versuchen über kollaterale Entzündung und der Bedeutung verschiedener Reizstärke verständlich wird. Manchmal erkennen wir denn auch an den tuberkulösen Herden in unverkennbarer Weise einen Kern und schichtförmig um denselben gelegene Mäntel verschiedenartig entzündeten Gewebes, wie wir sie bei der kollateralen Entzündung kennen gelernt haben, und zwar sowohl bei hämato- wie bei broncho- und lymphogenen und wahrscheinlich auch bei aerogenen Herden, obwohl der Ansteckungsweg von Bedeutung ist für die Verteilung des Giftes. Das örtliche Verhältnis von Giftstärke zur Empfindlichkeit des Gewebes entscheidet auch hier über die histologische Entzündungsform und örtliche Verschiedenheiten dieses Verhältnisses können örtliche Verschiedenheiten der Entzündungsform nebeneinander bringen ohne Mithilfe anderer Mikroben. Ohne zwingenden Grund, d. h. ohne den Nachweis der Mikroben schon vom Anfang an im Gewebe bzw. Exsudat, dürfen wir diese Mithilfe nicht annehmen.

Wir unterscheiden eine 1. proliferative (produktive), 2. exsudative und 3. degenerative bzw. nekrotisierende oder käsige Tuberkulose, 4. Formen, wobei zwei dieser Veränderungen im Vordergrund stehen, oder alle drei ungefähr gleich stark vorhanden sind, ebenso wie bei nichttuberkulöser Entzündung (S. 394). Mit der Unterscheidung einiger Forscher bloß von proliferativer und exsudativer Tuberkulose

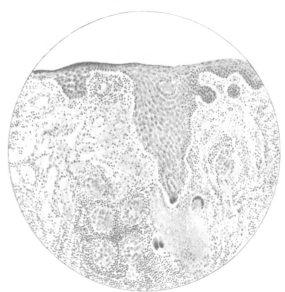

Abb. 167. Atypische Epithelbildung bei Lupus in der Oberhaut (nach LESSER).

kommen wir nicht aus, weil sie die käsigen und Mischformen nicht berücksichtigt.

Die am ersten und am gründlichsten erforschte Veränderung ist die knötchenförmige **Gewebsneubildung** Es ist jedoch ein Fehler, sich jede Tuberkulose als Knötchenbildung oder wenigstens mit Knötchenbildung einhergehend zu denken. Sehr oft vermißt man bei Tuberkulose verschiedener Form Knötchenbildung (s. unten). Es gibt Knötchen (Tuberkel) von der Größe eines Hirsekorns (Miliartuberkel, milium = Hirsekorn), kleinere und größere. Häufig erweist sich ein Knoten als aus mehreren Knötchen aufgebaut. Man nennt solche zusammengesetzte Knoten wohl „Konglomerattuberkel", ein Wort, das jedoch auch für Käseknoten (s. weiter unten) gebraucht wird. Das Knötchen wird fast immer aus Bindegewebszellen, nur ausnahmsweise, z. B. in der Leber (ARNOLD), in der Haut, aus Epithel gebildet, oder es tritt eine unregelmäßige, atypische Epithelbildung ein wie bei Hauttuberkulose (s. Abb. 167). Ohne weitere Andeutung meinen wir mit Knötchen ein bindegewebiges.

Das eine Knötchen besteht aus faserigem, derbem, zum Teil hyalinem, kernarmem Bindegewebe ohne weiteres. Ein anderes ist in seinem Innern verkäst, sogar in großer Ausdehnung, oder verkalkt. Wieder ein anderes Knötchen ist aus kernreichem, faserarmem, mehr oder weniger epithelioidem und von Leukozyten durchsetztem Bindegewebe aufgebaut; sein Inneres kann verkäst sein. Wir dürfen dieses Knötchen als jünger als das zuerst genannte betrachten. Aber wo der Unterschied geringer ist, wird die Entscheidung unsicherer: Nicht immer treten nämlich Verkäsung, Faserbildung usw. gleich rasch auf. Nur Tierversuche können den histogenetischen Weg einigermaßen sicher zeigen. Mit ihren Ergebnissen können wir dann die Befunde beim Menschen vergleichen. Indem man bei demselben Versuchstier oder bei mehreren möglichst gleichen Versuchstieren eine klinische und anatomisch-histologische Untersuchung zu verschiedenen Zeitpunkten nach der Impfung vornimmt, bekommt man die verschiedenen Entwicklungsstufen zur Beobachtung. Viele Forscher haben

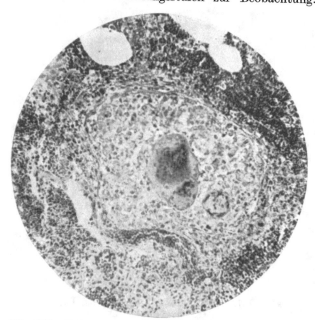

das bei vielen Hunderten von Kaninchen, Meerschweinchen, Hunden und anderen Tieren getan, indem sie Tuberkelbazillen (in Reinkultur) in die vordere Augenkammer, die Hornhaut, das Netz, die Niere, die Lunge, in eine Ader einführten (R. KOCH, BAUMGARTEN u. a.). Knötchen bilden sich um Tuberkelbazillen, welche Zellen zur Teilung bringen, mit denen sie in Berührung kommen. Die Verteilung der Bazillen ist denn auch bei einem gewissen Verhältnis von Giftstärke zur Reizbarkeit von einschneidender Bedeutung für das Auftreten oder Ausbleiben von Knötchen.

Abb. 168. Epithelioidzellentuberkel mit zwei Riesenzellen; das umgebende Lungengewebe ist dicht von Lymphozyten durchsetzt.

Durch Verschiedenheiten der Giftstärke und des Versuchstieres ergaben sich gewisse Verschiedenheiten des Erfolges. Häufig hat man folgendes festgestellt:

Sofort nach der Impfung vermehren sich die Tuberkelbazillen im Gewebe, und es häuft sich bald etwas flüssiges, mitunter auch fibrinöses Exsudat an, während gelapptkernige Leukozyten erscheinen, die wir jedoch bei geringerer Giftstärke vermissen. Sie nehmen Bazillen in sich auf (Phagozytose) und verschwinden allmählich wieder, oder sie zerfallen an Ort und Stelle unter Kernfragmentierung und Chromatolyse. Nach einigen Tagen finden wir nur Bazillen in oder zwischen Bindegewebszellen. Hier sei zugleich bemerkt, daß gelapptkernige Leukozyten wiederum erscheinen können, sobald Verkäsung genügend rasch eintritt, auch in älteren Herden. Ob da Zerfallsprodukte aus Bazillen oder aus Körpereiweiß positiv chemotaktisch wirken, ist eine offene Frage.

Schon etwa 48 Stunden nach der Impfung oder gar früher schwellen vom Gift gereizte Bindegewebszellen an, während sich auch ihr Kern vergrößert und manchmal deutlich chromatinreicher wird. Durch mitotische oder amitotische Zellteilung entstehen epitheloide Zellen, die allmählich ein Knötchen bilden, den großzelligen oder Epitheloidzellentuberkel. Zwischen diesen Zellen können sich alte Bindegewebsfasern finden, die ein Netzwerk bilden. (Retikulum, nicht zu verwechseln mit Fibrin!) Die jungen Zellen können durch Ausläufer zusammenhängen, die ebenfalls eine Art Netzwerk bilden. Hämatogene Tuberkel (nach Einspritzung in ein Blutgefäß) entstehen in ähnlicher Weise durch Teilung des Gefäßendothels, an welche sich Tuberkelbazillen embolisch ablagern.

Im Knötchen treten oft Riesenzellen (Abb. 168) auf, die besonders von LANGHANS studiert wurden (LANGHANSscher Typus). Ihr Zelleib ist verschieden groß; er kann zum Teil körnig zerfallen oder fettig entartet sein und mehrere, bis zu 100 und mehr Kerne enthalten. Diese Kerne sind in Form eines Kranzes, eines Hufeisens, eines Kreuzes oder an einem oder beiden Zellpolen oder unregel-

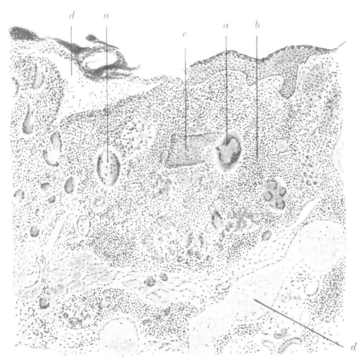

Abb. 169. Lupus mit sehr großen Riesenzellen (a); b dichtes Lymphozyteninfiltrat; c Reste von Talgdrüsenepithel; d erweiterte Gefäße (nach LEWANDOWSKY).

mäßig gelagert. Die beobachtete Anordnung kann offenbar von dem optischen Durchschnitt abhängen. Nach WEIGERT entsteht die Riesenzelle durch fortgesetzte Kernteilung in einer Zelle, dessen geschädigter Leib sich aber nicht teilt, vielmehr teilweise zugrunde geht. Die meist ei- oder spindelförmigen Kerne sind in der Tat denen junger Bindegewebszellen ähnlich. Ich glaube aber, daß ausnahmsweise eine scheinbare Riesenzelle entstehen mag durch Zusammenfließen mehrerer Zellen (Lymphozyten), wie das METSCHNIKOFF annimmt. Die Größe und Form von Zellen und Kernen weisen darauf hin. Die Riesenzellen liegen oft auf der Grenze des verkästen und nichtverkästen Abschnitts des Knötchens. Die tuberkulösen Riesenzellen scheinen manchen den bei anderen nicht-tuberkulösen Entzündungen anzutreffenden Riesenzellen und manchen Fremdkörperriesenzellen gleich zu sein. HERXHEIMER und ROTH haben die Histogenese der tuberkulösen Riesenzelle genau an chirurgisch entfernten tuberkulösen menschlichen Lymphdrüsen verfolgt: Die mehrkernige Riesenzelle bildet sich z. B. aus einer epitheloid gewordenen Retikulumzelle, deren Kern sich wiederholt amitotisch teilt, ohne daß Zellteilung folgt. Dieser Befund stimmt somit mit WEIGERTS Annahme überein, jedoch mit dem Unterschied, daß die Zellteilung nicht ausbleibt, indem der Zelleib im Innern schon nekrotisch sei, denn HERXHEIMER und ROTH konnten das nicht feststellen. Während die sich mehrenden Zentralkörperchen nach dem Rande der Zelle rücken, nehmen degenerative Änderungen die Mitte der Zelle ein. Allerdings ist es unmöglich, wie wir schon mehrmals bemerkt haben, eine einsetzende Nekrobiose der Zelle auszuschließen. Die Entstehung der Riesenzelle aus einer bindegewebigen Zelle müssen wir jetzt als sicher annehmen, auch die Zunahme der Zahl ihrer Kerne durch amitotische Teilung.

Von großer Bedeutung ist die Gefäßlosigkeit des Tuberkels, auch des hämatogenen, wenn das Knötchen nicht ausnahmsweise ein präexistierendes Gefäß um-

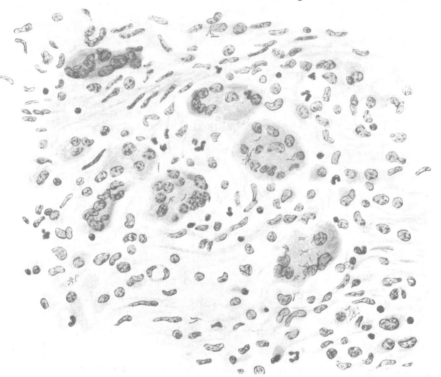

Abb. 170. Impfstelle eines normalen Tieres 7 Tage nach Infektion mit abgetöteten Bazillen (nach LEWANDOWSKY).

wächst. Die Gefäßlosigkeit bedeutet eine nur dürftige Ernährung durch den in das Knötchen eindringenden Gewebesaft und wahrscheinlich eine geringere Widerstandsfähigkeit gegen gewisse Schädlichkeiten. Wir kommen unten hierauf zurück.

Um das wachsende Knötchen tritt bald kollaterale Hyperämie und seröses oder auch fibrinöses Exsudat auf; allmählich sammeln sich Lymphozyten an, sie dringen in das Knötchen ein, durchsetzen es, und zwar mitunter in so großer Zahl, daß der großzellige Bau, wenigstens vorübergehend, verschleiert wird und ein kleinzelliger Tuberkel zu bestehen scheint. Dieser ist, wohl seiner Ähnlichkeit mit einem Lymphfollikel wegen, von den Franzosen als „follicule tuberculeux" bezeichnet worden. Später verschwinden die Lymphozyten allmählich. Hieraus ergibt sich jedoch kein Grund für die Annahme, es sei der Tuberkel nicht aus Bindegewebszellen, sondern aus Lymphozyten entstanden, auch dann nicht, wenn Zeichen von Zell- und Kernteilung (bei langsamem Wachstum oder ungenügender

Beobachtung) nicht nachgewiesen wurden. Sie pflegen in langsam wachsenden Geschwülsten ebenfalls zu fehlen.

Allmählich tritt fibröse Umwandlung des epitheloiden Gewebes des peripheren und Verkäsung des inneren Abschnitts des Tuberkels ein. Die fibröse Umwandlung führt zu einer Art Abkapselung des Inneren, indem die peripheren, durch Anhäufung sich vermehrenden Zellen bis zu mehr oder weniger konzentrischen Mänteln gedehnt werden, manchmal wie die Schalen einer Zwiebel. Dabei werden auch ihre Kerne mehr länglich und bilden sich immer mehr Fasern, wie beim entzündlichen Bindegewebe überhaupt. Hyaline Entartung kann sich anschließen. Fehlt Verkäsung, so kann das ganze Knötchen hyalin werden.

Beim Faserigwerden des Bindegewebes verschwinden die Bazillen allmählich: ein ganz fibröses Knötchen kann steril sein. Koagulationsnekrose im Innern ergibt Käse verschiedener Härte; von sehr fest bis zur Weichheit von Rahmkäse und noch weicher; zwischen diesen äußersten sind mannigfache Übergänge möglich. Der verkäsende Abschnitt ist verschieden groß. Übrigens kann fester Käse nachträglich erweichen. Die Gefäßlosigkeit des Knötchens erleichtert die Verkäsung durch das tuberkulöse Gift.

In den oben erwähnten Versuchen wurden Tuberkelbazillen an bestimmten umschriebenen Stellen angehäuft; auch wenn sie in ein Blutgefäß eingeführt werden, indem sie dann embolisch entweder an Kapillarendothel sich anlagern oder in intrakapillaren Fibrinpfröpfchen hängen bleiben und das Endothel reizen. Abgesehen von nebensächlichen Abweichungen können wir sagen: Tuberkelbazillen, die in gewisser Giftstärke an einer umschriebenen Stelle in empfänglichem Gewebe sich anhäufen, erzeugen daselbst eine knötchenförmige entzündliche Gewebsbildung.

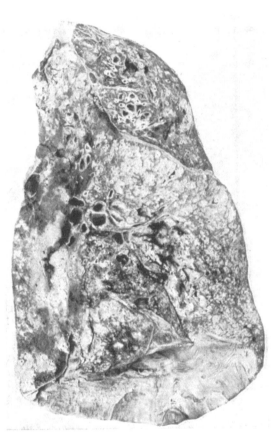

Abb. 171. Rechts oben stark geschrumpfter Oberlappen (schiefrige Induration) mit erweiterten Bronchien. Im Unterlappen bronchopneumonische Käseherde.

Auch durch tote Bazillen hat man solche Knötchen, sogar mit Verkäsung gebildet (STRAUSS und GAMALEIA u. a.). Weil aber tote Bazillen nicht wachsen, überschreitet auch das Knötchen eine bestimmte Größe nicht.

Es liegt kein Grund vor, eine andere Entstehungsweise für die Tuberkel beim Menschen anzunehmen. Im Gegenteil weisen die verschiedenen mikroskopischen Bilder auf dieselbe Histogenese hin. Der bovine Bazillus ruft beim Menschen (selten) ebenso wie beim Rind „Perlsucht" hervor: es finden sich Knötchen oder Knoten, wie Perlen auf der Schnur, durch Bindegewebsfädchen an der Pleura oder am Bauchfell und untereinander befestigt.

Wird tuberkulöses Gift in gewisser Stärke im Gewebe verstreut, so erfolgt eine diffuse entzündliche Bindegewebsbildung („tuberkulöses Gewebe"). Zunächst ist es diffuses junges „Granulationsgewebe" mit neugebildeten Blutkapillaren, in dem typische Tuberkel vorkommen oder fehlen und vereinzelt eingestreute oder gar keine Riesenzellen sichtbar sind. Zunächst finden sich Lymphozyten, später auch Plasmazellen in verschiedener Zahl, mitunter auch gelapptkernige Leukozyten im jungen Bindegewebe; Bazillen sind nur in geringer Zahl, häufig erst nach längerem Suchen, nachweisbar. Je älter, d. h. je faserreicher und kernarmer das Gewebe wird, um so schwerer wird auch hier der Nachweis von Bazillen. Ist es sklerotisch geworden, so kann man es als nahezu oder vollkommen steril betrachten — mit Ausnahme etwaiger

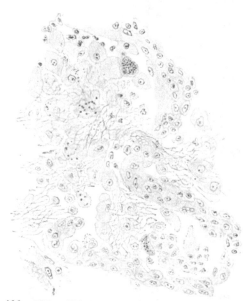

verkäster Stellen, die wir oft früher oder später antreffen. Erhebliche Schrumpfung eines Lungenabschnitts, z. B. des ganzen Oberlappens (s. Abb. 171) mit dauernder Bronchialerweiterung (Bronchiektasie) ist möglich. Ausnahmsweise kann die Verkäsung des Bindegewebes eine größere Ausdehnung gewinnen.

Eine solche diffuse tuberkulöse Bindegewebsbildung können wir z. B. durch Einspritzung einer gewissen Menge tuberkulösen Giftes in die Lunge eines Kaninchens hervorrufen. Beim Menschen tritt sie in verschiedenen Organen auf: in der Lunge, in dem Lungenfell (als Pleuraschwarte), in Lymphdrüsen, in der Haut und gewissen Schleimhäuten (bei Lupus), in Gelenken. Eine Schwarte kann durch Organisation fibrinösen Exsudates entstehen. Tuberkulöse Karnifikation der Lunge kann ebenfalls durch Organisation intraalveolaren fibrinösen Exsudates, außerdem durch interalveolare Bindegewebs-

Abb. 172.   Fibrinös-zellig-desquamative Entzündung.   Rechts girlandenförmige Alveolenwand, sich unten nach links fortsetzend. In Lungenbläschen gelapptkernige Leukozyten, abgestoßene, vergrößerte Alveolenepithelzellen und Fibrin.

bildung auftreten (vgl. S. 422).   Auch können peribronchiale, perivaskuläre und interlobulare Bindegewebszüge sich bilden.   Übrigens müssen wir immer die Möglichkeit berücksichtigen, daß Tuberkulose in einem durch proliferative Entzündung gebildeten Bindegewebe eintritt, wie z. B. bei pneumonokoniotischer Lungeninduration oder in einem durch den Gonokokkus fibrös veränderten Nebenhoden oder wie eine frische hämatogene Miliartuberkulose in einer Leber mit alter Zirrhose (eigene Beobachtung). Ferner wuchert mitunter im Boden eines tuberkulösen Geschwürs, einer Kaverne oder einer Fistel, reichlich fungöses Gewebe (s. Geschwüre).   Daß der Tuberkelbazillus auch Gliabildung zu erregen vermag, haben wir gesehen.   Vgl. auch VON FIEANDT.

Bei jeder Tuberkulose tritt Exsudation ein, und zwar kann sie sowohl bei kollateraler wie bei selbständiger tuberkulöser Entzündung in den Vordergrund treten, so daß wir von **exsudativer Tuberkulose** reden. Jedes Exsudat kann rein tuberkulösen Ursprunges sein.   Auch beim Menschen sind kurz dauernde

Fälle verschiedenartiger exsudativer Tuberkulose bekannt geworden, wo weder während des Lebens noch nach dem Tode andere Bakterien als der Tuberkelbazillus nachweisbar waren. Dazu gehören z. B. Entzündung eines Gelenkes mit Anhäufung einer großen Menge serösen Exsudates (Hydrops tuberculosus genu), ausgedehnte fibrinöse Serositis und Lungenentzündung, eitrige Pleuritis und Knochentuberkulose usw. Seröse tuberkulöse Serositis überhaupt ist häufig kollateral, so daß man im serösen Exsudat gar keine oder nur wenig Tuberkelbazillen findet, sofern sie sich nicht in weißen Blutkörperchen finden. Dies gilt für seröse tuberkulöse Pleuritis, Peritonitis, Meningitis, auch für Polyserositis, die allerdings nicht oft zur Untersuchung kommt. Mitunter treten Knötchen als Kerne einer kollateralen exsudativen Serositis auf. Schon hierum ist der Gegensatz „tuberkulöse Serositis" und „Tuberkulose" dieser Serosa nicht erwünscht. Er ist aber außerdem unrichtig, weil auch die tuberkulöse Serositis auf Tuberkulose und andererseits die Knötchenbildung ebenfalls auf Entzündung beruht. Junge Reinkulturen vom Tuberkelbazillus pflegen weniger ausgedehnte Exsudation hervorzurufen als alte, was wohl dem größeren Reichtum der letzteren an lockerem, leicht in die Umgebung des Bazillus diffundierendem Gift zuzuschreiben ist. Für die Natur des Exsudates ist ceteris paribus die Konzentration entscheidend. Auch abschuppende (desquamative), meist desquamativ-seröse Entzündung, z. B. der Lunge kann tuberkulösen Ursprunges sein; die „glatte" oder desquamative Pneumonie ist es sogar oft (glatt ist nämlich die Schnittfläche, der hervorragende Fibrinkörnchen fehlen). Dabei treten zunächst Abschuppung von Alveolenepithel und seröse Entzündung („gelatinöse Infiltration") in den Vordergrund. Später kann die anfangs nur spurweise vorhandene Verkäsung allmählich zunehmen und sogar große Ausdehnung gewinnen, so daß man von käsiger Pneumonie redet.

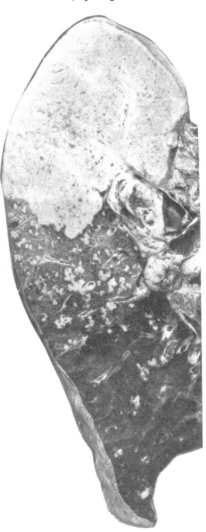

Abb. 173. Verkäsung eines größeren kranialen Lungenabschnittes. Traubenförmige, bronchogene Käseherde auch in kaudalen Teilen.

Es handelt sich dabei um eine allmähliche Zunahme des Umfanges käsiger Kerne; die desquamativ-seröse und sonstige Entzündung ist oft eine kollaterale um diese Kerne, obwohl sie auch wohl selbständig, also ohne Kerne, auftreten kann. Auch das tuberkulös kollateral entzündete Gebiet kann übrigens an Umfang zunehmen, es können Herde zusammenfließen usw.

Das Exsudat kann im allgemeinen resorbiert oder (aus der Lunge) ausgehustet oder künstlich (durch Punktion usw.) gewonnen werden. Dauernde Heilung wird jedoch nicht eintreten, bevor etwaige käsige oder proliferative Herde, die als Kerne zu kollateraler Entzündung führen, entweder verschwinden oder wenigstens bazillenfrei werden, oder wenn die Bazillen durch Verkalkung eingemauert werden. Wir haben keinen Grund anzunehmen, daß solcher Kalk je wieder resorbiert wird oder Bazillen aus demselben verschleppt werden. Ist die Entzündung keine kollaterale, sondern eine selbständige, so entscheiden die verschiedenen Gewebsveränderungen.

Jedes exsudativ entzündete tuberkulöse Gewebe kann früher oder später verkäsen, d. h. sich durch (entzündliche) Koagulationsnekrose in einen käseähnlichen Stoff umwandeln. Auch in menschlichen Organen begegnen wir Bildern, die darauf hinweisen: Wenn nämlich die Verkäsung noch nicht zu einer gleichmäßigen körnigen Masse geführt hat, können wir die Umrisse, die Schatten des Gewebes — wie z. B. die Alveolen — erkennen neben einer Masse, die verändertes Exsudat darstellt. In jüngeren Stufen läßt sich das Exsudat noch einigermaßen von den schattenförmigen Zellen unterscheiden. Der alte Käse stellt eine feinkörnige Masse dar. Im erweiterten Nierenbecken oder Eileiter kann sich eine große Menge Käse anhäufen.

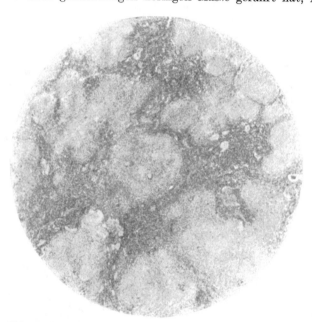

Abb. 174. Lymphdrüsentuberkulose. In der Mitte Tuberkel mit Riesenzellen. Nach unten ausgedehnte exsudativverkäsende Entzündung. Die kernreichen dunklen Teile stellen von Leukozyten durchsetztes Lymphdrüsengewebe dar.

Aber es ist auch eine mehr oder weniger vollständige bindegewebige Organisation des Exsudates möglich (s. dort). Dies geschieht von der Alveolenwand oder vom peribronchialen Gewebe aus, selten intrabronchial (CEELEN), wo das Bindegewebe mit Fibrin in Berührung kommt. In anderen Fällen gewinnt die Entzündung in der Peripherie eines exsudativ-verkäsenden Herdes einen proliferativen Charakter, der zu einer Art Abkapselung des Herdes führt. So kann ein Knoten entstehen, aus einem käsigen Inneren und einer bindegewebigen Kapsel bestehend, einem verkästen bindegewebigen Knoten ähnlich. Mikroskopisch vermögen wir sie dann zu unterscheiden, wenn noch Reste, Schatten oder das alveolar angeordnete elastische Fasergerüst der Lungenbläschen im exsudativ-käsigen Innern nachweisbar sind. Der bindegewebige Tuberkel vergrößert sich von einem Punkt aus, das umgebende Gewebe verdrängend, und beherbergt höchstens wenige regellose Bindegewebsfasern oder elastische Fasern des zuvor bestehenden Gewebes. In anderen Organen, wie im Hirn, in einer Lymphdrüse, in Leber oder Milz, können wir manchmal noch Schatten des Organgewebes oder von Organzellen im exsudativ-käsigen Inneren nachweisen, die im verkästen Bindegewebsknoten fehlen. Größere Käseknoten mit oder ohne bindegewebige Kapsel sind nicht immer „Konglomerattuberkel", sondern häufig verkäste exsudative Entzündungsherde. Die Verkäsung kann in Form von kleineren oder größeren Käseherden anfangen, die sich allmählich vergrößern und zusammenfließen können, so daß die exsudative sich in eine käsige Tuberkulose umwandelt. Wir finden sie z. B. im Hirn, in der Leber, in Lymphdrüsen, auch in der Nierenbecken- und Eileiterschleimhaut. **Entartung, Nekrose** bzw. **Verkäsung** stellen die dritte elementare tuberkulöse Gewebsveränderung dar. Besonders in hoch differenzierten Zellen, wie im Epithel der gewundenen Harnröhrchen, der Leber, vermag das tuberkulöse Gift in schwacher Konzentration — z. B. in der Umgebung eines tuberkulösen Nekroseherdes (s. unten) — trübe Schwellung und fettige Entartung hervorzurufen. Auch im Lungenepithel sehen wir das häufig. Mitunter, besonders bei der (serös-) desquamativen Pneumonie, tritt die Abschuppung mehr oder weniger vergrößerter Alveolenepithelzellen in den Vordergrund. Bei gewissem Verhältnis von Giftstärke zur Empfänglichkeit des Gewebes kann aber sofortige einfache Nekrose eintreten. Abb. 175 zeigt uns eine Gruppe solcher nekrotischer Lungenbläschen aus einem hirsekorngroßen

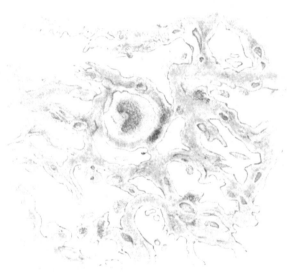

Abb. 175. Sofortige einfache Nekrose von Lungenbläschen. Nur vereinzelte Schatten von Kernen sind sichtbar.

Nekroseherdchen. Solche Herdchen mit starker kollateraler exsudativer Entzündung fanden sich in großer Zahl in den Lungen und in viel geringerer Zahl in Leber und Nieren einer stark heruntergekommenen 40jährigen Frau. Ein erweichter Käseherd war in eine Lungenvene durchgebrochen, und mit dem erweichten Käse hatten sich unzählige Tuberkelbazillen dem Blute beigemischt, wie aus der Untersuchung noch in der Vene befindlichen Käses äußerst wahrscheinlich wurde. Sie bewirkten **primäre einfache herdförmige Nekrose.** Durch Einspritzung einer alten pasteuritischen Reinkultur von Tuberkelbazillen in die Kaninchenlunge gelingt es auch wohl, sofortige Nekrose zu bewirken.

In anderen Fällen tritt **Verkäsung** proliferativ oder exsudativ, mitunter zugleich desquamativ entzündeten Gewebes ein, wie wir oben sahen.

Wir können uns verschiedenartige miliare tuberkulöse Herde in einer Reihe denken, wobei der typische bindegewebige Tuberkel (Miliartuberkel) am einen Ende (links), ein sofortiger **einfacher Nekroseherd** am anderen Ende (rechts) sich findet. Zwischen diesen zwei äußersten nimmt dann von links

nach rechts, je nach der relativen Giftstärke, die Gewebsbildung ab, Exsudation und Verkäsung hingegen zu. Allerlei Zwischenformen, auch Mischformen, kommen auch bei größeren Herden vor. Dabei nimmt die Stärke der
kollateralen Entzündung und der klinischen Erscheinungen, wenn solche Herde
in größerer Zahl auftreten, in der Regel von links nach rechts zu.. Junge
Bazillen aus einer Kultur mit wenig freiem Gift erregen keine oder nur eine
sehr beschränkte kollaterale Entzündung, alte hingegen, sowie erweichter Käse,
bewirken in der Regel ausgedehnte starke, zum Teil kollaterale Entzündung.
	Was geschieht nun mit dem verkästen bzw. sofort nekrotischen Gewebe ?
Von letzterem wissen wir nichts Sicheres; wahrscheinlich kann es, ebenso wie
verkästes Gewebe, verkalken oder erweichen. Fest verkästes Gewebe
kann außerdem längere Zeit unverändert bleiben, wenigstens soweit wir wissen.
Resorption von Käse ist im allgemeinen schwer, jedoch unter bestimmten Einflüssen möglich. So soll sie in verkästen Lymphdrüsen durch Einwirkung von
Röntgenstrahlen erfolgen (VAN REE), ohne daß wir jedoch Einzelheiten kennen.
Wahrscheinlich kann erweichter Käse resorbiert werden durch wenig fibröses
Gewebe. Verkalkung kann die Bazillen dauernd einmauern und unschädlich
machen. Erweichung verkästen Gewebes hingegen ist die Gefahr, die vor allem
den Besitzer einer tuberkulösen Herdes bedroht; eine zweite Gefahr ist die
Ausdehnung der Verkäsung. Durch Erweichung entsteht eine mehr oder weniger
eiterähnliche Flüssigkeit, die meist Käsebröckelchen, aber keine Eiterkörperchen enthält, wenn nicht außer der Erweichung eine Eiterung besteht oder
hinzukommt und dieser Eiter sich mit jener Flüssigkeit mischt, wie das mitunter vorkommt. Aber durch die ,,puriforme Schmelzung" verkästen Gewebes
ohne weiteres entsteht sog. ,,tuberkulöser Eiter", der kein Eiter ist (s. früher).
Inwiefern diese Flüssigkeit resorbiert werden kann, wissen wir nicht genau
— nur müssen wir annehmen, daß die Resorption schwer vonstatten geht.
Wodurch Erweichung eintritt, wissen wir nicht. Der Einfluß anderer Mikroben
ist, wenigstens in bestimmten Fällen, wie z. B. bei der Erweichung im Verlauf
von Masern, Influenza oder einer sekundären Infektion in einer tuberkulösen
Lymphdrüse, nicht unwahrscheinlich. Vielleicht tritt Erweichung auch auf
durch Erschöpfung, Hungerzustände u. dgl., und zwar durch erneute Tätigkeit der Tuberkelbazillen im Käse oder im umgebenden lebenden Gewebe. Auch
örtliche Faktoren, Schädigungen, starke Kreislaufstörungen bestimmter Art
und Stärke, vermögen dies vielleicht.
	Durch Erweichung verkästen Gewebes und Durchbruch an eine Oberfläche, wie in der Bronchial- oder Nierenbeckenschleimhaut, entsteht ein Geschwür. Tritt sie irgendwo im Gewebe ein, so entsteht eine Höhle, gefüllt mit
,,tuberkulösem Eiter", die wir einen tuberkulösen Abszeß nennen. Und
zwar kann es, je nach dem arteriellen Blutgehalt der Abszeßwand und seiner
Umgebung, ein heißer oder ein kalter Abszeß sein (s. dort). Durch Verschlimmerung kann ein kalter Abszeß heiß werden. Andere Bakterien als der
Tuberkelbazillus können dabei mit im Spiele sein. Solche tuberkulöse Abszesse
können auch echten Eiter (s. oben) enthalten, wenn nämlich eitrige Entzündung
zur Erweichung hinzukommt. Solche tuberkulöse Abszesse treffen wir in verschiedenen Körperteilen an: in Lymphdrüsen, Knochen und Gelenken, in Lunge
und Niere — in letzterer handelt es sich jedoch in der Regel um eine käsige
bzw. käsig-erweichende Entzündung (der Schleimhaut) des Nierenbeckens
oder der Nierenkelche mit Anhäufung von erweichtem Käse oder Eiter im
Nierenbecken und in den Nierenkelchen. Fistelgänge können sich von einem
solchen Abszeß aus nach einer Körperoberfläche bilden und daselbst durchbrechen. Tritt eine solche Höhle in der Lunge mit den Luftwegen in Zusammenhang, so nennen wir sie eine Kaverne (Vomika). Eine Kaverne kann auch

entstehen durch allmähliche Aushöhlung eines Bronchusabschnitts durch in die Tiefe fortschreitende käsig-erweichende Bronchitis (bronchiektatische Kaverne). Eine Höhle kann auch aus einem Käseherd in proliferativ entzündetem Gewebe entstanden sein. Mitunter bezeichnet man aber auch einen geschlossenen tuberkulösen Abszeß als Kaverne. Eine Kaverne stellt eine besondere Geschwürsform dar, wenn sie mit den Luftwegen in Verbindung steht. Die Kavernenwand ist nicht immer gleich. Wir könnten uns die Kaverne denken — wenn sie eine regelmäßige Gestalt hätte — als einen Körper, entstanden durch Rotation eines tuberkulösen Geschwürs um eine Achse in der Geschwürsfläche. Die buchtige, sinuöse Gestalt entspricht der buchtigen, sinuösen Form des tuberkulösen Geschwürs. Ohne auf weitere Einzelheiten einzugehen, wollen wir nur bemerken: Ist die Höhle entstanden durch rasche Erweichung rasch verkästen etwa bronchopneumonischen Gewebes, so besteht ihre Wand aus zum Teil verkästem, tuberkulösem, zuvor exsudativ entzündetem Gewebe: Exsudat verschiedener Form und in verschiedener Menge kann vorhanden sein,

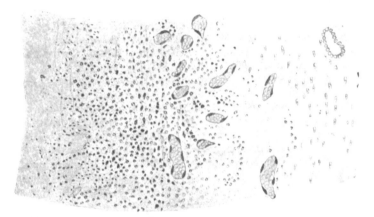

Abb. 176. Kavernenwand. Von links nach rechts: feinkörniges, verkästes Gewebe, in dem Bruchstücke von Kernen; mehr nach rechts Lymphozyten und gelapptkernige Leukozyten in faserigem, neugebildetem Bindegewebe, das weite Kapillaren enthält. Ganz rechts faseriges Bindegewebe. Vorgang älteren Ursprungs.

neugebildetes Bindegewebe pflegen wir dann spärlich anzutreffen. In anderen Fällen, wo der Käse erst nach längerer Zeit erweicht, besteht die Wand der Höhle aus denselben Bestandteilen wie die eines Käseknotens, aus dem sie entstand; von der Höhle aus begegnen wir dann hintereinander: noch nicht erweichtem Käse mit Bruchstücken von Kernen, dann entzündetem jungem Bindegewebe mit oft weiten Blutkapillaren und erhaltenen Kernen, ferner älterem, faserigem, kernärmerem Bindegewebe in verschiedener Menge. Riesenzellen können vorkommen, Tuberkel pflegen zu fehlen. Schreiten Verkäsung und Erweichung fort, so bleibt schließlich diese letztere Schicht übrig. Hört die Verkäsung dann auf, so kann der vorhandene Käse erweichen, aufgeräumt werden und glattes Bindegewebe die Wand darstellen. Dieses Bindegewebe kann mit Epithel von anstoßenden Lungenbläschen oder Bronchien aus bedeckt werden und damit die Höhle zur Ausheilung, jedenfalls zum Stillstand gelangen. Von diesem Verlauf kommen manche Schattierungen und Abweichungen vor, auf die wir nicht eingehen. Nur eine einzige sei hier als Beispiel genannt, nämlich die bronchiektatische Kaverne in der Lunge, die durch fortschreitenden Zerfall der Bronchialwand und ihrer Umgebung entsteht. Wie aus dieser

Schilderung erhellt, zeigen Kavernenwand und Abszeßwand eine gewisse Analogie (vgl. S. 408), welche noch größer wird, wenn wir hinzufügen, daß auch in der Wand der fertigen tuberkulösen Höhle, ebenso wie in der des nichttuberkulösen Abszesses, die Bindegewebsbildung zunehmen oder — bei sehr rascher Entstehung der Höhle — zuerst auftreten kann.

Es kann somit nicht nur sofortige tuberkulöse Nekrose, sondern auch nachträgliche Verkäsung, und zwar letztere in bindegewebigen Knötchen (Tuberkeln), in diffus entstandenem Bindegewebe wie in exsudativ entzündetem Gewebe eintreten. Durch Erweichung des Käses entstehen Höhlen mit flüssigem Inhalt („tuberkulösem Eiter"), die mit einer Oberfläche in Verbindung treten können. Sowohl Verkäsung wie Erweichung können fortschreiten oder zum Stillstand kommen. In einer Lunge mit ausgedehnter Bildung festen Bindegewebes schreitet Kavernenbildung am langsamsten oder gar nicht fort (fibröse Phthise).

Ausbreitung und Heilung der Tuberkulose.

Jetzt wollen wir das Los einer tuberkulösen Entzündung besprechen. Die Gewebseigenschaften und Gewebsveränderungen einerseits, die Eigenschaften des tuberkulösen Virus andererseits entscheiden zusammen, ob Stillstand bzw. Heilung oder Ausbreitung der Tuberkulose eintritt. Auf der einen Seite Resorption und Schwund der Veränderungen oder Bindegewebsbildung, welche zur Abkapselung des Herdes oder wenigstens Beschränkung des tuberkulösen Vorgangs führt, auf der anderen Seite Verkäsung und Erweichung, welcher Ausbreitung per continuitatem, per contiguitatem oder per metastasin folgt, letztere besonders nach Erweichung der Wand eines Blutgefäßes oder Bronchus oder serösen Fläche bzw. Durchbruch eines erweichten Herdes an eine solche Oberfläche. Ferner hat Erweichung höchstwahrscheinlich (vermehrte) Aufnahme von gelöstem Gift in Lymphe und Blut und dadurch Abmagerung mit oder ohne Fieber, trübe Schwellung, fettige und amyloide Entartung und Atrophie entfernter Organe, kurz auch klinisch Phthise zur Folge. Ob umgekehrt Abmagerung und Fieber das Auftreten von Erweichung beweisen, wenn bloß Lungentuberkulose klinisch nachgewiesen ist, ist eine offene Frage. Rasch fortschreitende Verkäsung mit Erweichung kann sogar altes, faseriges Bindegewebe und damit die Schranke vernichten. Im allgemeinen vermögen nicht nur die örtlichen Veränderungen den Allgemeinzustand des Tuberkulösen, sondern umgekehrt auch allgemeine Faktoren die örtlichen Gewebseigenschaften und folglich auch die örtlichen Vorgänge und Gewebsveränderungen zu beeinflussen. So zwingen zahlreiche Beobachtungen zur Annahme eines schädlichen Einflusses, den Erschöpfung, sogar wiederholte Ermüdung, ungenügende oder ungeeignete Ernährung, also Hungerzustände, fortwährende Sorgen und Qualen usw. nicht nur auf den Allgemeinzustand, sondern auch auf den örtlichen Heilungsvorgang ausüben, während Fernhaltung solcher schädlichen Faktoren, geeignete Ernährung bei frischer Luft, geeignetem Wechsel von Übung und Schonung (Ruhe) von Körper und Geist auch bei Vermeidung örtlich schädigender Faktoren wie bestimmte Infektionen zur Heilung, wenigstens zum Stillstand zu führen vermögen, sogar in ernsten Fällen. Jetzt wollen wir die örtlichen Vorgänge etwas näher betrachten.

Wie wir das bei der kollateralen Entzündung im allgemeinen besprochen haben, so kann auch ein tuberkulöser Herd in seinem Ganzen an Umfang zunehmen, oder es vergrößert sich nur der Kern, wenn es einen solchen gibt. Allerdings wird Vergrößerung des Kernes meist von Vergrößerung des ganzen Herdes gefolgt werden, indem die Giftabgabe durch die Bazillen, die zur Vergrößerung des Kernes führte, auch von vermehrter Giftdiffusion gefolgt wird.

So kann z. B. in der Lunge ein diffus verkäsendes bzw. verkästes Gebiet (käsige Pneumonie) entstehen, indem zahlreiche bronchopneumonische oder hämato- oder lymphogene käsige Kerne sich allmählich vergrößern und schließlich zusammenfließen, nachdem zuvor die kollateralen Entzündungsherde sich vergrößert hatten und zusammengeschmolzen waren. So zeigt Abb. 177 im kaudalen hyperämischen Lungengewebe einige traubenartige Käseherde; ebenso im kranialen Abschnitt, wo sie durch Vergrößerung zum Teil zu einem mehr diffus verkästen Gebiet zusammengeschmolzen sind. Das hellgraue, durchsichtige Gewebe, in dem einige Käseherdchen eingesprengt sind, ist kollaterale serös-desquamative Entzündung um diese Herdchen (links oben). Was der Arzt ein (tuberkulöses) ,,Infiltrat`` nennt, ist oft eine kollaterale Entzündung, die unter geeigneter Behandlung schwindet, in anderen Fällen ist es eine selbständige, mitunter sehr hartnäckige, ja sogar fortschreitende Entzündung.

Ein bindegewebiges Knötchen kann sich vergrößern durch Zellteilung in seinem Innern, aber auch durch Bindegewebsbildung in der Umgebung (Apposition), wodurch die ,,Kapsel`` verstärkt wird. Dies ist von Bedeutung für den weiteren Verlauf, wie aus folgendem erhellt. Die Gefäßlosigkeit des Knötchens ist wichtig, weil nicht nur seine Ernährung, und zwar durch Saftbewegung und Diffusion, sondern auch Verschleppung von Tuberkelbazillen aus seinem Innern nur durch Gewebespalten stattfinden kann. Je mehr Binde-

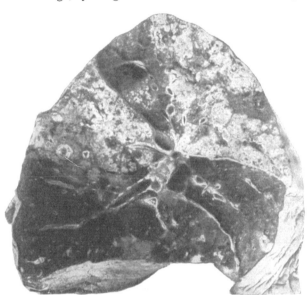

Abb. 177. Bronchogene verkäsende Tuberkulose.

gewebe sich bildet und je mehr Bindegewebe sich in derbes Narbengewebe umwandelt, um so mehr werden die Gewebespalten zusammengedrückt und verschwinden sie. Damit nimmt allerdings die Ernährung des Knötchens, aber auch die Gefahr der Verschleppung von Bazillen aus dem Knötchen ab, während die Bazillen selbst immer schlechter ernährt werden. Solange nämlich noch Bazillen vorhanden sind, liefert schließlich fast nur fortschreitende Verkäsung mit Erweichung Gefahr der Ausbreitung. Ein vollkommen fibröses, allmählich mehr bazillenfrei werdendes Knötchen ist als meist gefahrlos zu betrachten.

Durch Vergrößerung von Tuberkeln oder durch Zusammenschmelzung ihrer kollateralen, zum Teil proliferativen Entzündungshöfe kann ein geschwulstartiges Gebilde entstehen, z. B. im Kehlkopf, in der Nasenschleimhaut, in serösen Häuten.

Bei der Ausbreitung der Tuberkulose im Körper kommt es, wie immer, an auf das örtliche Verhältnis von der Giftstärke zur Empfänglichkeit (Reizbarkeit) des Gewebes. Ohne Zahlen oder den physikalischen und chemischen Zusammenhang in Einzelheiten angeben oder örtliche immunisatorische

Vorgänge andeuten zu können, müssen wir annehmen, daß die Bewegungsenergie des Saftes, womit wir sowohl den Gewebesaft wie die Lymphe meinen, eine große Rolle spielt, indem sie sowohl die Ernährung des Gewebes und der Bazillen wie die Verteilung, die Verschleppung und das Haftenbleiben der Bazillen bedingt. Wahrscheinlich wird das Gewebe leichter durch den Tuberkelbazillus geschädigt, je nachdem es innerhalb gewisser Grenzen schlechter ernährt ist. Ist dann zugleich die Konstellation für das Wachstum des Bazillus günstig — was allerdings nicht immer zutreffen wird (s. unten) — so nimmt ihre Zahl und Giftstärke zugleich zu. Nun können Bazillen in die Umgebung gelangen entweder durch fortschreitendes Wachstum in einer bestimmten Richtung, was bei Tuberkulose eine hohe Ausnahme sein dürfte, wenn es je vorkommt, oder durch Verschleppung, und zwar weniger durch Leukozyten als durch Saftbewegung. Verschleppung durch den Blutstrom kommt nur in Betracht, wenn die tuberkulöse Entzündung auf die Wand eines Blutgefäßes übergreift. Bindegewebige Tuberkel sind, wie wir sahen, gefäßlos; durch verkästes Gewebe strömt auch kein Blut mehr. Ist ein verkäster tuberkulöser Herd abgekapselt, so fehlt in der Kapsel der Blutstrom ganz, oder er ist sehr dürftig und nimmt allmählich mehr ab, je nachdem das Kapselgewebe faserreicher und hyalin wird. Finden sich Bazillen nur im verkästen Inneren, so können diese jedenfalls nur durch Saft in die Umgebung verschleppt werden. Verschleppung von Bazillen aus nicht-verkästen Herden wird meist, wenn nicht immer, ebenfalls durch den hin- und herfließenden Saft stattfinden. Wir haben somit Grund, der Bewegungsenergie des Saftes für die Verschleppung von Bazillen große Bedeutung beizumessen. Es muß der Saft dazu in ausreichender Berührung mit verschleppbaren Bazillen kommen und eine gewisse Bewegungsenergie haben. Diese Bewegungsenergie ($1/_2 m . v^2$) wird offenbar vom Saftgehalt des Gewebes und von der Geschwindigkeit des strömenden Saftes bedingt (m bedeutet die bewegte Saftmasse, v die Strömungsgeschwindigkeit). Ist ein tuberkulöser Herd gefäßlos, so wird sein Saftgehalt von dem des umgebenden Gewebes bestimmt. Die Bewegung seines Saftes wird zum Teil von den Kapazitätsveränderungen seiner eigenen, zum Teil von denen der umgebenden Saftwege beeinflußt, und zwar, indem der Saftdruck bei Erweiterung derselben abnimmt, bei Verengerung ansteigt. So entstehen Druckunterschiede, auch bei ungleichmäßiger Erweiterung bzw. Verengerung, in zusammenhängenden Saftwegen und denen zufolge Beschleunigung oder Verlangsamung eines an und für sich langsamen Saftstromes. Liegt z. B. der Herd in Lungengewebe, so wird während der Einatmung Saft aus demselben in das umgebende Lungengewebe angesogen, während der Ausatmung Saft in dasselbe eingepreßt. Vermehrung der Bewegungsenergie des Saftes ist nun nicht allein möglich durch Zunahme der Bewegung, sondern auch durch Erhöhung des Saftgehalts, der Größe m. Alle Faktoren, welche Hyperämie und Zunahme des unmittelbar den Herd umgebenden Gewebes bewirken (s. unten), sind als schädliche zu betrachten. Eigenartig ist der Gegensatz: Je geringer die Bewegungsenergie ist, um so größer ist die physikalische Gelegenheit zur Entstehung lymphogener Tuberkulose, um so kleiner aber die Gefahr der Verschleppung von Bazillen. Vermehrung der Saftdurchströmung fördert Verschleppung von Gift in die Umgebung und kann auch die Wachstumsbedingungen der Bazillen im Herde verbessern durch Erneuerung der Nährstoffe. Steht der Saft still, so ist eine solche Erneuerung bloß durch Diffusion, d. h. kaum möglich. Verschleppung gelösten Giftes kann (kollateral) Vergrößerung des Herdes oder Metastase zur Folge haben. Durch die vermehrte Giftabfuhr nimmt aber seine Konzentration im Herde ab, während gesteigertes Wachstum der Bazillen die Konzentration erhöht. Für den Verlauf kommt es nun offenbar darauf an, was überwiegt: die stärkere Abfuhr oder die

stärkere Bildung (Zufuhr) des Giftes, und wieviel die eine über die andere
Größe überwiegt; außerdem welche die Eigenschaften des Gewebes sind bzw.
werden. Alle Faktoren, welche die Giftabgabe aus dem Herde vermehren oder
das Gewebe schädigen, eine Hyperämie bzw. seröse oder sonstige Entzündung
in dem anstoßenden Gewebe erregen, können die Verschleppung von Gift und
dadurch kollaterale Vergrößerung des Herdes oder (und) Metastase bewirken.
Ausschließliche Anfachung des Wachstums der Bazillen im Herde vermag es
auch. Von diesen Gesichtspunkten aus müssen wir auch die schon von VIRCHOW
beobachtete Hyperämie um ältere Herde nach Einspritzung von Tuberkulin
beurteilen und mit Recht hat WOLFF-EISNER auf die Möglichkeit einer dann
erfolgenden Ausbreitung der Tuberkulose hingewiesen. Erfolgende kollaterale
Entzündung kann dann einen Circulus vitiosus schaffen, indem sie die Giftabgabe
aus dem Herd fördert und die physikalische Gelegenheit, vielleicht auch die
biochemische Empfänglichkeit des Gewebes erhöht. Von letzterer wissen wir
aber nichts. Von diesen Gesichtspunkten aus ist die schädliche Beeinflussung
einer Tuberkulose durch Trauma, Erkältung, Bronchitis, Grippe, sekundäre
Infektionen, Erschöpfung auch durch geistige Überanstrengung usw. zu beurteilen.

Ein Herd, aus dem die Abfuhr relativ größer ist als die aus einem anderen
Herd, wird, ceteris paribus, langsamer oder gar nicht wachsen. So erklärt sich
das langsamere Wachstum der kaudalen Miliartuberkel bei allgemeiner hämatogener Miliartuberkulose, sobald sie etwa 1 mm Durchschnitt $(2r)$ haben,
aus der größeren Bewegungsenergie des kaudalen Lungensaftes. Wir müssen
es sogar für möglich halten, daß durch kräftige Ausspülung eine allmähliche
Resorption des Giftes aus einem Herde und sogar ein wenigstens partieller
Schwund des Herdes eintritt. Vielleicht schwinden die Miliartuberkel des Bauchfells nach Laparotomie (vornehmlich) durch kräftige Ausspülung: nach der
Laparotomie tritt nämlich, wie HILDEBRANDT durch Tierversuche feststellte,
starke arterielle Hyperämie mit seröser Ausschwitzung auf, welche letztere
wohl zu kräftiger Ausspülung führen dürfte. Aus dieser Überlegung folgt nun
jedoch keineswegs, daß man die Saftbewegung in tuberkulösem Gewebe fördern
soll, etwa durch Massage oder Bewegungen eines tuberkulösen Gelenks oder
durch tiefere Atembewegungen einer tuberkulösen Lunge! Im Gegenteil: tuberkulöses Gewebe bedarf Ruhe. Solche mechanische Einwirkungen können es
schädigen, wahrscheinlich sowohl unmittelbar wie durch die erfolgende Hyperämie, und fördern die Tuberkulose, wenn auch wir noch nicht sagen können
wie und wodurch. Außerdem dürften wir die andere Gefahr, die der vermehrten
Verschleppung von Tuberkelbazillen und damit von lymphogener Metastase,
nicht aus dem Auge verlieren! Die Notwendigkeit einer möglichst vollkommenen
Ruhe für tuberkulöses Gewebe verbietet auch tiefe Einatmungen während
der Auskultation, ähnlich wie sie kräftige Bewegungen mit einem tuberkulösen
Gelenk untersagt. Man bedenke, daß Schädigung durch tiefe Atmung nicht
sofort klinisch erkennbar sein muß! Wer sich nur die verschiedenartigen Veränderungen vergegenwärtigt, die man so oft nebeneinander in einer tuberkulösen Lunge antrifft, wird einsehen, daß die Gefahr einer Schädigung durch
die (tiefere) Atmung keineswegs eingebildet ist. Durch Ruhe nimmt die Saftdurchströmung und damit die Zufuhr von Nährstoffen bis auf 0 oder fast auf
0 ab, während tuberkulöses Gift und Dissimilationsprodukte sich im Herde
anhäufen, bis schließlich das Wachstum der Bazillen und die Giftabgabe aufhören, ähnlich wie das in alten Nährböden allmählich geschieht.
Das ist die heilende Wirkung der Ruhe. Man fördert die Ausheilung einer
Gelenktuberkulose, einer Lungentuberkulose usw. durch Ruhigstellung des entzündeten Gewebes, letzteres durch vielfache ausgiebige Rippenresektion oder

interpleurale Einblasung sterilisierten Stickstoffes in bestimmten Fällen. Dauernde Heilung ist im allgemeinen nur dann sicher, wenn nicht nur das umgebende Gewebe, sondern auch der Kern eines tuberkulösen Herdes unschädlich geworden ist durch Schwund der Bazillen oder durch Verkalkung des Gewebes; weniger sicher durch fibröse Einkapselung. Wir meinen hier also nur Heilung im klinischen Sinne. Anatomische Veränderungen bleiben auch in den „ausgeheilten" Fällen meist nachweisbar. In vielen Fällen kommt es klinisch zu einem Stillstand mit zeitweise auftretenden Verschlimmerungen oder zu einem dauernden Stillstand der Tuberkulose.

Wir sahen schon, daß Erweichung tuberkulös verkästen Gewebes eine große Gefahr darstellt. Mit ihr pflegt nicht nur Vergrößerung des Herdes einherzugehen, sondern sie kann außerdem zum Durchbruch der erweichten Masse in ein Blutgefäß, einen Bronchus, einen Lymphraum oder Lymphgefäß (z. B. Brustgang) führen mit nachfolgender hämatogener, bronchogener bzw. lymphogener Metastase. Überall, wo Tuberkelbazillen in genügender Zahl — abhängig von ihrer Virulenz und der örtlichen Empfänglichkeit — hängen bleiben, entsteht ein metastatischer Herd. Gelangen mit dem erweichten Käse zahlreiche Tuberkelbazillen ins Blut, so entstehen zahlreiche Knötchen, in einer Schnittfläche der Lunge z. B. 4000 und mehr, und zwar indem Bazillen embolisch an das Kapillarendothel oder in Fibrinpfröpfchen in den Blutkapillaren hängen bleiben. Allgemeine hämatogene Miliartuberkulose bzw. herdförmige Nekrose wie im obigen Fall erfolgt. Auch ohne Durchbruch erweichten verkästen Gewebes ist hämatogene Metastase möglich, indem aus einem frischen tuberkulösen Herd in einer Gefäßwand einige Bazillen ins Blut geraten. Die Verteilung der hämatogenen, bronchogenen und lymphogenen Metastasen haben wir schon früher besprochen. Gelangt erweichter Käse mit oder ohne Eiter in den Bronchialbaum, so kann er durch Husten, Fließen entlang der Bronchialwand oder Ansaugung weiter verschleppt werden. Lymphogen ist auch die Aussaat von Tuberkelbazillen über eine seröse Haut wie das Bauchfell, wo dann eine verschiedene Zahl von Tuberkeln entstehen kann. Im allgemeinen können die metastatischen Herde derselben Natur sein wie der primäre Herd, sie müssen es aber nicht. Die Natur der Gewebsveränderungen hängt von dem Verhältnis der Giftstärke des Virus zur örtlichen Empfänglichkeit des Gewebes ab, und dieses Verhältnis kann sehr wechseln. Bazillen, die ins Blut geraten, werden häufiger und mehr zerstreut als die, die in ein Lymphgefäß aufgenommen werden (S. 68). Dieser Unterschied bedingt, wenigstens zum Teil, daß lymphogene Herde öfter und stärker verkäsen als hämatogene: die lymphogene Lymphdrüsentuberkulose zeigt es im Gegensatz zur hämatogenen miliaren Form, obwohl miliare bindegewebige Tuberkel in einer Lymphdrüse mitunter auch lymphogen sind. Die wahrscheinlich lymphogene zentrale (pyelogene) Nieren- und Nebennierentuberkulose ist eine käsige mehr diffuse im Gegensatz zu den hämatogenen Miliartuberkeln, welche außerdem die Nierenrinde bevorzugen.

Im allgemeinen ist die Ausbreitung der Tuberkulose in der Umgebung vorwiegend eine lymphogene. Bei der Lungenschwindsucht aber, wobei aus einer Kaverne oder mehreren Kavernen bzw. sonstigem „offenem" Herd Tuberkelbazillen mit Exsudat frei in die Bronchien gelangen, entstehen Veränderungen der Lunge, welche außer durch den Gewebszerfall durch bronchogene Metastase, durch traubenartige bronchopneumonische Herde ein charakteristisches Gepräge erhalten. Diese Herde können aus verschiedenartig, auch proliferativ entzündetem Gewebe bestehen.

Der Verlauf der Tuberkulose wird durch die Natur und die Ausdehnung der Gewebsveränderungen, und zwar durch ihren Einfluß auf den Allgemein-

zustand bedingt. Dieser Einfluß umfaßt nicht nur die durch infektiöse Gewebs-
und anatomische Veränderungen entstehenden Funktionsstörungen, sondern
auch die durch gelöstes Gift bewirkten Entartungen und Störungen des Stoffwechsels und des Wärmehaushalts mit ihren Folgen. Es entstehen verwickelte
Zustände, die wir noch nicht zu entwirren vermögen, wobei auch große Geduld
des Patienten von Bedeutung ist, so daß von einer Feststellung der individuellen
Konstellation und von einer einigermaßen zuverlässigen Prognose noch kaum
die Rede ist. Auch dann, wenn keine klinischen Erscheinungen mehr aufzudecken
sind, bleibe man viele Jahre vorsichtig. Veränderungen geringeren Umfanges
können sich der Beobachtung entziehen und doch das Leben mehr oder weniger
gefährden oder sogar Ansteckungsgefahr bedeuten, wenn es sich um einen
„offenen" Herd handelt, d. h. um eine Tuberkulose mit bazillenhaltigem Auswurf, den man sogar bei „ausgeheilter" proliferativer Tuberkulose findet, wenn
der Patient durch Erkältung oder im Anschluß an einen Schnupfen Bronchitis
bekommt. Manche Kinder sind höchstwahrscheinlich durch solche klinisch
latenten Tuberkulöse angesteckt. Solche Patienten können auch ganz unerwartet eine Hämoptoe bekommen, aber nach einigen Wochen „geheilt" sein.
Man bedenke jedoch, daß jede Hämoptoe eine sehr ernste Bedeutung haben,
z. B. durch fortschreitende Erweichung eines größeren Gefäßes entstanden sein
kann, die wir klinisch nie auszuschließen vermögen. Auch hier ist längere
Ruhe am Platze. Bedenken wir, daß überhaupt die Tuberkulose zur Ausheilung lange Zeit braucht; sowohl die Resorption wie die Bildung festen faserigen, wenn möglich hyalinen Bindegewebs fordern eine nicht genau zu bestimmende Zeit, aber viele Jahre. Die Natur der Gewebsveränderungen macht
dies verständlich. Es gibt allerdings Fälle, die ganz unbemerkt verlaufen,
bis vielleicht eine oder mehrere Hämoptoen auftreten und man bei der Autopsie
eine alte proliferative beschränkte, seltener ausgedehnte Lungentuberkulose
oder während des Lebens „Lungenschrumpfung" findet.

Schließlich einige Bemerkungen über Knochentuberkulose, die wir nur
verstehen können, indem wir die Eigenart des Knochens berücksichtigen, obwohl
die tuberkulösen Veränderungen an und für sich keine anderen sind als in anderen
Geweben. Wir erinnern uns der tuberkulösen Karies (S. 423), die langsam zu entstehen pflegt infolge von Knochenresorption durch lebendes Granulationsgewebe.
Sie kann ohne Eiterung (Caries sicca) oder mit Eiterung einhergehen. Im letzteren
Fall können wir im tuberkulösen Eiter „Knochensand" antreffen, der aus kleinen
Stücken von Knochenbälkchen besteht. Diese Stückchen sind abgestorben, indem
sie von Granulationsgewebe umwachsen wurden. Weil dieses Granulationsgewebe
aber bald eitrig infiltriert wurde, vermochte es das Knochenstückchen nicht zum
Schwund (Resorption) zu bringen, obwohl Entkalkung desselben möglich ist. Es
können auch größere Knochensequester von totem Granulationsgewebe umgeben
sein: Caries necrotica. Das „knochenfressende" Granulationsgewebe kann vom
Periost oder vom Knochenmark (Endost) gebildet werden.

Wir kennen ferner eine einfache ischämische Knochennekrose durch
Abschluß der ernährenden Endarterien und eine Knochenverkäsung. Der
Schlagaderverschluß kann die Folge von Thrombose oder Endarteriitis tuberculosa
oder von Druck des sich in den Knochenkanälchen anhäufenden Exsudates und
Granulationsgewebes sein. Ob eine Knochenverkäsung nur nach Entkalkung des
Knochens eintritt, ist eine unbeantwortete Frage. Die Senkungsabszeße sind fast
immer tuberkulösen Ursprunges.

Jede Knochentuberkulose ist eine Osteomyelitis (S. 423). Die Knochenzerstörung ist vor allem der resorbierenden Wirkung des Granulationsgewebes zuzuschreiben. Es kann eine rarefizierende Osteomyelitis sein, die zu Sequestrierung
führt, ähnlich wie später vereiterndes Granulationsgewebe es vermag. Käseherde
im Knochen können erweichen, so daß ein Knochenabszeß oder eine Knochenkaverne entsteht. Knochensequester können viele Jahre in Eiter liegen bleiben.

Kapselbildung ist möglich. Tuberkulose kann zu Periostitis fibrosa, zu Periostitis ossificans und zu Periostitis albuminosa (Anhäufung einer fadenziehenden, eiweißhaltigen Flüssigkeit unter dem Periost) führen. Während durch tuberkulöse Osteomyelitis der Knochen eines Fingergliedes schwindet, vermag Periostitis ossificans eine spindelig gestaltete Knochenschale zu bilden (Spina ventosa, Winddorn).

An den platten Schädelknochen, ebenso wie am harten Gaumen kann Tuberkulose zur Perforation führen, indem Granulationsgewebe zunächst Knochen zum Schwund bringt und dann selbst (verkäst und) zerfällt.

Die Tuberkulose kann durch die Weichteile bis an die Hautoberfläche fortschreiten und durch Erweichung zu Durchbruch und Fistelgängen führen.

Pseudotuberkulosen.

Als Pseudotuberkulose deutet man eine ganze Reihe von knötchenförmigen Bildungen an, die den tuberkulösen mehr oder weniger ähnlich oder sogar gleich sind. Sie sind verschiedenen, nur zum Teil infektiösen Ursprunges. Nicht infektiösen Ursprunges sind die Fremdkörpertuberkeln. Im allgemeinen zeigen auch die infektiösen Pseudotuberkulosen keine starke Ausbreitung.

Schon vor mehreren Jahren und dann viele Male haben Forscher sowohl bei Menschen wie bei Versuchstieren die Bildung von bindegewebigen Knötchen mit oder ohne Riesenzellen oder von Riesenzellen ohne weiteres um bzw. gegen Fremdkörperchen verschiedener Art, wie Pfefferkörnchen, Lycopodium (Bärlappsamen), Seiden- und Katgutfäden (die z. B. beim Menschen von einer voraufgegangenen Operation herrührten), Kalkplatten, Cholesterinkristalle, Klümpchen verhornten Epithels, Haare usw. festgestellt. Man nennt solche Gebilde Fremdkörpertuberkel bzw. Fremdkörperriesenzelle. Bei Schafen, Ziegen und anderen Tieren hat man solche Gebilde um Embryonen von Strongyliden oder des Pseudomitus capillaris beobachtet, z. B. bei der verminösen Pneumonie dieser Tiere. Verkäsung fehlt in all diesen Fremdkörpertuberkeln.

Bei gewissen Tieren vermögen die säurefesten Pseudotuberkelbazillen (Möllers Timotheebazillus, Korns Butterbazillus u. a.), welche den Tuberkelbazillen sehr ähnlich sind, Knötchen mit Verkäsung zu bilden, die von den „echten" Tuberkeln nicht zu unterscheiden sind. Nur der bakterielle Unterschied entscheidet. Beim Menschen hat man sie bis jetzt nicht beobachtet, nur bei Versuchstieren (vgl. Pertik und neuerdings Jaffé). Ferner hat man bei Kaninchen, Meerschweinchen, Vögeln und selten auch bei Rindvieh und beim neugeborenen Menschen vom plumpen nicht säurefesten Pseudotuberkulosebazillus gebildete Knötchen beobachtet. Diese bestehen aber vorwiegend aus gelapptkernigen Leukozyten und Lymphozyten, während epitheloide Zellen nur in geringer Zahl, Riesenzellen gar nicht vorhanden sind. Verkäsung tritt nicht ein, wohl aber eine Art eitriger Zerfall, ähnlich wie bei Rotz (s. dort).

Gewisse Schimmelpilze und Streptotricheen vermögen Knötchen zu bilden, die fast ganz aus weißen Blutkörperchen bestehen.

Französische Dermatologen bezeichnen Lichen scrofulosorum, Erythema induratum, Lupus erythematodes, einige Erythrodermien, Erytheme usw. als Tuberkulide, die sie abgeschwächtem bzw. abgetötetem tuberkulösem Virus zuschreiben. Auch die sog. Sarkoide sind hier zu erwähnen. Inwiefern es sich um Pseudotuberkulose bei diesen Abweichungen mit Knötchenbildung handelt, ist noch nicht entschieden. Die Leichentuberkel bzw. Leichenwarzen, die meist an der Rückenseite von Hand oder Arm als bläulicher, gewöhnlich derber Knoten von einigen Millimetern Durchschnitt erscheinen, sind nicht alle tuberkulösen Ursprunges.

Ferner sei hier die Sporotrichose erwähnt, bewirkt durch das Sporotrichon (Beurmann) — schon 1898 hatte Schenck subkutane Abszeßbildung beim Menschen durch ein Sporotrichon, nach ihm Schenckii genannt, nachgewiesen. Das spindelförmige Sporotrichon ist 2—6 μ lang. Die besonders von Gougerot und Beurmann studierten Veränderungen sind knötchenförmige, diffuse oder beides zugleich. Die

Knötchen bestehen aus epitheloiden Zellen mit Lymphozyten und Plasmazellen, zum Teil perivaskulär angehäuft, besonders in der Peripherie und Umgebung des Knötchens. Eine bindegewebige Kapsel bildet sich, wie beim Gumma und beim Tuberkel, während das Innere, nach Anhäufung von gelapptkernigen Leukozyten, eitrig zerfällt, nachdem das Knötchen eine gewisse Größe erreicht hat. Es entsteht dann also ein zentrales Abszeßchen. Subkutane Knötchen können nach außen durchbrechen, so daß Fistel oder sonstige Geschwüre entstehen. Zwischen Abszeßchen und Kapsel finden sich somit epitheloide Zellen, auch wohl Riesenzellen.

Bei der diffusen Sporotrichose finden sich die gleichen Gewebsveränderungen wie bei der knötchenförmigen, nur diffus und regellos. Bei beiden Formen werden die Verteilung und Giftstärke des Parasiten entscheidend sein für die Anordnung und Ausdehnung der verschiedenen Gewebsveränderungen. Es erheischt aber die Frage, ob die Eiterbildung von anderen, hinzutretenden Parasiten bedingt wird, noch besondere Forschung.

Man hat sie nicht nur in der Haut, sondern auch in inneren Organen und Knochen bei Ratten und Menschen beobachtet.

Bemerkenswert ist die Wirksamkeit von Jodetum kalicum gegen Sporotrichose, ähnlich wie gegen Syphilis, Aktinomykose und bei gewissen Formen von Tuberkulose.

Ähnliche Knötchen wie bei Sporotrichose hat man übrigens auch bei anderen Mykosen beobachtet: bei Hemisporose, Oidomykose (Oidium cutaneum), Parendomykose (Parendomyces BALZERI), bei einer Dermatomykose durch Mycoderma pulmoneum. Auch bestimmte Hefe- oder Sproßpilze, nämlich pathogene Saccharomyzesarten, vermögen sogar geschwulstähnliche Knoten beim Menschen und bei Mäusen hervorzubringen, die bei akutem Verlauf ebenfalls in Eiterung übergehen können (vgl. BUSSE-BUSCHKE). Hautgeschwüre können dadurch entstehen. Bei langsamem Verlauf tritt Bildung von Bindegewebe und Riesenzellen in den Vordergrund. Letztere können Sproßpilze in großer Zahl einschließen. Diffuse Gewebsneubildung kann die Knötchen umgeben. Lupusähnliche Veränderungen der Haut mit sehr langsamer Geschwürsbildung können durch Blastomykose entstehen. DARIER und HALLÉ fanden ähnliche Veränderungen wie die obigen bei Favus.

Schließlich sei noch bemerkt, daß Discomyces Carougei beim Menschen, ebenso wie der KOCHsche Bazillus, bindegewebige Knötchen mit verkäsendem Innern zu bilden vermögen soll.

Lymphogranuloma, Granuloma s. Lymphoma malignum.

HODGKIN beschrieb zuerst ein Krankheitsbild (HODGKINs disease, 1832), das aber auch Pseudoleukämie umfaßt, die nichts mit malignem Lymphom zu tun hat. Das maligne Granulom ist vielmehr der Tuberkulose und den Pseudotuberkulosen anzureihen. PALTAUF und STERNBERG bezeichneten es als eine eigenartige Lymphdrüsentuberkulose. Es kann klinisch der Pseudoleukämie täuschend ähnlich sein, histologisch erweist es sich aber als eine meist chronische anfangs zellige, allmählich mehr und mehr proliferative Entzündung, die wir als Lymphadenitis proliferans granulomatosa bezeichnen können, wenn sie, wie gewöhnlich, in einer Lymphdrüse einsetzt, während Pseudoleukämie den Geschwulstbildungen angehört oder nahesteht, indem sie sich durch Anhäufungen von Lymphozyten ohne entzündliche Erscheinungen kennzeichnet. Die pseudoleukämischen Lymphdrüsen werden nie hart, nie schmerzhaft, das Blutbild ist ein anderes (s. dort). Daß das Lymphogranulom infektiösen Ursprunges ist, nimmt man wohl allgemein an (s. unten).

Zunächst tritt Schwellung einer oder mehrerer Lymphdrüsen ein, oft der Hals-, mitunter der Achsel-, Leisten- oder Schenkellymphdrüsen, wohl abhängig von der Eintrittsstelle des Virus. In seltenen Fällen hat man die Veränderungen nur in mesenterialen paraaortalen Lymphdrüsen beobachtet. Zunächst bleiben sie weich, was sich mikroskopisch daraus erklärt, daß fast ausschließlich Anhäufung von Lymphozyten bzw. Plasmazellen, mitunter mit

vielen eosinophilen Leukozyten und nur geringe Bindegewebsneubildung eintritt (s. Abb. 178). Diese kommt ganz allmählich zustande, ausgehend besonders
vom retikulären Gewebe. Je mehr das Bindegewebe sich vermehrt und faserreich wird, um so härter wird die Lymphdrüse. Sie pflegt sich dabei durch
Schrumpfung des entzündlichen faserreichen Bindegewebes zu verkleinern.
Das neugebildete Bindegewebe verdrängt allmählich das lymphadenoide Gewebe,
bringt es zur Atrophie und Schwund, und auch die angehäuften Lymphozyten
schwinden allmählich (Abb. 179), während Hyalin sich zwischen den Bindegewebsfasern ablagert (Induration). Nekrose bzw. Verkäsung ist häufig, trübe
Schwellung von Zellen ebenfalls. Anfangs bleiben die einzelnen Drüsen locker,
durch eine allmählich fortschreitende proliferative Perilymphadenitis verwachsen sie aber später miteinander und bilden zusammenhängende Pakete.
In den jüngeren Stufen sieht das Gewebe grau- oder weißrötlich, fischfleisch-
ähnlich aus, später grauweißlich, wie derbes Bindegewebe. Die relativen Zahlen

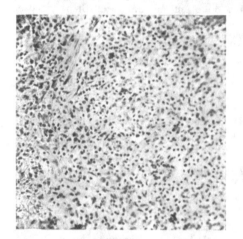
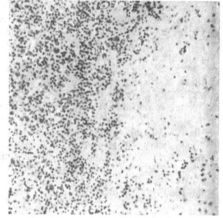

Abb. 178. Lymphogranuloma. Junge Stufe:
Leukozyten, Plasmazellen, junge Binde-
gewebszellen und Riesenzellen.
Stärkere Vergrößerung als Abb. 179.

Abb. 179. Lymphogranuloma. Links zellig
infiltriertes, ziemlich frisch entzündetes
Gewebe. Rechts faseriges und hyalines
Bindegewebe (ältere Stufe).

der Lymphozyten, Plasmazellen und eosinophilen Leukozyten sind zum Teil
abhängig von der Entzündungsstufe, sehr verschieden in den einzelnen Fällen und
sogar in den einzelnen Drüsen desselben Falles. Schließlich müssen wir eigentümliche Riesenzellen erwähnen, zum Teil von mehr oder weniger osteo-
klastartigem Aussehen (große Zellen mit 4 oder mehr eiförmigen oder unregelmäßig gestalteten Kernen im Innern) oder große Zellen mit einem großen meist
unregelmäßig gelappten oder mit einem mehr oder weniger hufeisen- oder
ringförmigen chromatinreichen Kern. Auch unregelmäßigen sehr chromatinreichen Kernen begegnen wir und unregelmäßigen, mißlingenden Kernteilungen;
Riesenzellen vom LANGHANSschen Typus pflegen zu fehlen. Diese Riesenzellen stammen, wenigstens zum Teil, von Bindegewebszellen. Die osteoklast-
ähnlichen Zellen kommen, wenn je, wohl nur sehr selten bei sonstigen Entzündungen vor. Riesenzellen können beim malignen Lymphom aber fehlen.
    Die zunächst zellige, später proliferative Entzündung greift weiter fort
auf umgebende Muskeln, auf Gefäße, Knochenhaut, von den Hals- auf intrathorakale (intrapulmonale, mediastinale) und intraabdominale Lymphdrüsen,
auf Milz, Leber und Nieren. Anfangs bemerkt man eine nur örtliche Erkrankung

(1. Stufe), die sich meist später allmählich oder im Gegenteil rasch verall-
gemeinert (2. Stufe) unter Kachexie, Anämie und Fieber, das nur selten ganz
fehlt (KURT ZIEGLER).

Die vergrößerte Milz zeigt eine eigentümliche marmorierte Schnittfläche (Por-
phyrmilz oder Bauernwurstmilz), indem kleinere und größere grauweißgelbliche
Knötchen verschiedener, zum Teil unregelmäßiger, Form mit dem dunkelroten
Pulpagewebe abwechseln. Eine solche Porphyrmilz (STRANZ) hat man bis jetzt nur
bei malignem Lymphom angetroffen. Mitunter findet sich nur ein walnußgroßer
oder größerer, geschwulstähnlicher Porphyrknoten in einer sonst unveränderten
Milz. Ein solcher Knoten besteht aus vielen Knötchen. Auch in Leber, Nieren,
Lungen und (seltener) in anderen Organen können sich Knötchen und Streifen
entzündeten Gewebes wie in der Milz finden. In all diesen metastatischen Herden
bekommen wir zellige bzw. proliferative Entzündung mit oder ohne Riesenzellen
wie im ersten Herd zu Gesicht. In der Leber sah ich haselnußgroße und etwas größere
Knoten. Das lymphadenoide Gewebe der Schleimhaut ist im allgemeinen nicht

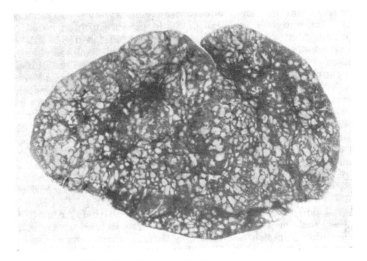

Abb. 180. Porphyrmilz (Bauernwurstmilz).

mitbeteiligt. Das Knochenmark ist meist diffus blaßrötlich oder etwas dunkler
mit graugelblichen Einlagerungen wie in den anderen Organen.

Das Lymphogranulom kann akut, in einigen Wochen tödlich verlaufen,
ist meist aber chronisch und dauert bis zu mehreren Jahren. Wir kennen eine auf
eine Drüsengruppe, wie des Halses, beschränkte Form oder die als eine Mediastinalgeschwulst auftritt und eine allgemeine ausgebreitete, besonders bei jungen
Individuen. Das maligne Granulom paraaortaler intraabdominaler Lymphdrüsen
kann typhoide Erscheinungen bewirken (larvierte Form). In anderen Fällen tritt
Milzvergrößerung (Megalosplenie) in den Vordergrund. Das Blut weist meist keine
besondere Veränderungen außer einer mäßigen Hyperleukozytose bzw. Eosinophilie
wie bei anderen Entzündungen auf. Fieber von verschiedenem Typus ist meist
vorhanden, aber nicht hoch. Fieberfreie Zeiten kommen jedoch vor. Das sog.
chronische Rückfallfieber (EBSTEIN, PEL) ist vielleicht auf Lymphogranuloma,
nach ASKANAZY auf verallgemeinerte Lymphdrüsentuberkulose zurückzuführen.

Was bewirkt nun das Lymphogranulom? Man hat es wiederholt mit
Tuberkulose in Zusammenhang gebracht. Wir müssen unterscheiden das Lymphogranulom ohne weiteres und das Lymphogranulom mit histologisch und bakteriologisch nachweisbarer Tuberkulose. Wir sehen ab von sekundären Infektionen
von Kolibazillen, Staphylo-, Strepto- und Pneumokokken. Die Tuberkulose
wurde in gewisser, sogar großer Entfernung oder in der Umgebung von

Lymphogranulom nachgewiesen. Einen histologischen Übergang vom Granulom in die Tuberkulose oder umgekehrt hat man aber nicht festgestellt. In einigen Fällen war die Tuberkulose nur durch Impfung bei Meerschweinchen aufzudecken. Ob das Zusammentreffen von Tuberkulose mit Granulom bestimmter Lymphdrüsen häufiger ist als der Häufigkeit von Tuberkulose allein dieser Lymphdrüsen entsprechen würde, hat man nicht festgestellt und dürfte auch schwer einwandfrei festzustellen sein. Wir schweigen hier von der verallgemeinerten Lymphdrüsentuberkulose unter dem klinischen und gar anatomischen Bilde der Pseudoleukämie oder des Lymphogranuloms (ASKANAZY, BAUMGARTEN).

In vielen Fällen hat man im granulomatösen Gewebe, auch wenn außerdem Tuberkulose bestand, die von E. FRÄNKEL und MUCH zuerst beschriebenen Stäbchen nachgewiesen. Es sind das gekörnte, granuläre Stäbchen, die zwar antiforminfest, nicht aber säurefest sind, nach ihren Formeigenschaften nicht von den säurefesten granulären Tuberkelbazillen zu unterscheiden. Sie sind durch verschärfte GRAM-färbung darstellbar. Nach FRÄNKEL und MUCH kommen ausschließlich diese Stäbchen als Érreger der Lymphogranulomatose in Betracht. Ob es abgeschwächte Tuberkelbazillen des humanen oder des bovinen Typus — der Tuberkelbazillus kann seine Säurefestigkeit verlieren, z. B. in alten Kulturen — oder mit diesen verwandte Paratuberkelbazillen sind, sind noch zu beantwortende Fragen. Impfung anscheinend reinen Lymphogranulomgewebes beim Meerschweinchen wurde aber, nach einigen Forschern, von Tuberkulose mit säurefesten Stäbchen gefolgt. WEINBERG verimpfte wiederholt lymphogranulomatöses Gewebe von Meerschweinchen auf Meerschweinchen (Tierpassage): Zunächst waren keine MUCHsche Körnchen vorhanden; diese wurden aber beim ersten Meerschweinchen nachweisbar, bei ferneren Meerschweinchen traten allmählich an Zahl zunehmende Tuberkelbazillen und tuberkulöse Gewebsveränderungen auf. Obwohl nicht alle Versuche gelangen, fordern diese Ergebnisse doch zu fortgesetzter Forschung in dieser Richtung auf. Daß man die Stäbchen nicht immer oder nur in geringer Zahl bei Lymphogranulom nachweisen konnte, schließt ihre ursächliche Bedeutung nicht aus. Dasselbe gilt auch für den Tuberkelbazillus bei Tuberkulose. Es kommt vor allem darauf an, was für Gewebe (Stufe) und wieviel man untersucht. Der Verlauf wäre mit dem einer wenig virulenten Tuberkulose in Übereinstimmung. Die Erkrankung wird tödlich durch ihre Ausdehnung und Aufnahme von Gift ins Blut (Fieber).

Man hat auch das Vorkommen eines syphilitischen Lymphogranuloms betont, aber ohne hinreichenden Grund, ohne Nachweis der Spirochaete pallida. Vielleicht war es Syphilis ohne Granulom oder umgekehrt oder eine Kombination von beiden.

Mykosis oder Granuloma fungoides

betrachten K. ZIEGLER u. a. als eine besondere Form der Lymphogranulomatose, was andere (ARNDT) bestreiten. In der Haut treten Knoten oder flache „Infiltrate" auf. Die Knoten sowie die Infiltrate bestehen aus Granulationsgewebe, manchmal mit Mitosen, Lymphozyten, Plasmazellen, sogar Mastzellen und verschiedenartigen Riesenzellen. Die Haut weist auch wohl erythematöse Stellen auf, wo man mikroskopisch diffuse Papillitis mit erweiterten Blutkapillaren und ähnliche Zellen wie in den Knoten findet.

Ferner trifft man geschwollene Lymphdrüsen und Knoten in Milz, Leber und anderen Organen an, die histologisch den Hautknoten mehr oder weniger ähnlich sind. Wir müssen mehr ursächliche Daten sammeln. Sekundäre Infektion von Staphylokokken oder anderen Bakterien kann zu tödlicher Sepsis führen.

Der Aussatz (Lepra, Elephantiasis Graecorum)[1].

Lepra zeigt in mancher · bakteriologischen, klinischen und anatomischen Hinsicht Berührungspunkte mit Tuberkulose. Die Histogenese kennen wir aber nicht,

---

[1] Als Elephantiasis Arabum bezeichnet man eine chronische Entzündung der Haut und des Unterhautgewebes mit beträchtlicher Anhäufung von Gewebesaft und Lymphe. durch Filaria. Vgl. auch S. 541.

weil man bis jetzt den Leprabazillus noch nicht hat rein züchten können und die
Gewebsveränderungen noch nicht durch Tierversuche studiert hat. Der Leprabazillus (HANSEN) kommt aber, meist in sehr großer Zahl, ausnahmslos, und zwar
ohne andere Mikroorganismen, in leprösen Geweben vor, so daß wir eine ursächliche
Bedeutung kaum bezweifeln können. Wir müssen Ansteckung von Mensch zu Mensch
annehmen, sie findet aber erfahrungsgemäß nicht leicht statt, was wir daraus verstehen, daß die meisten Lepraherde geschlossen sind — die Hautknoten sind selten
geschwürig, und wir haben keinen Grund, ein Durchwandern der Bazillen durch
die unversehrte Epitheldecke nach außen anzunehmen. Nur Nasen- und Rachen-
lepra ist oft offen: das Nasenexsudat enthält häufig Leprabazillen.

Lepra kommt nicht überall, sondern nur in China, auf Java und den Sunda-
Inseln, in einzelnen Gegenden von Nord- und Süd-Afrika, in Süd-Amerika und in
Europa nur in den russischen Ostseeprovinzen, in Finnland, Skandinavien, bei
Memel (in Litauen), in einigen Gegenden Österreichs und der Mittelmeerküste
vor. Außerdem finden sich in anderen Ländern ganz vereinzelt Patienten.

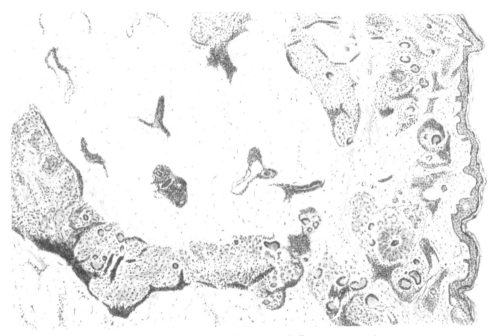

Abb. 181. Tuberkuloide Lepra (nach LEWANDOWSKY).

Der Leprabazillus vermag, ähnlich wie der Tuberkelbazillus, eine knötchen-
förmige — den Knoten nennt man Leprom — und eine diffuse proliferative
Entzündung zu erregen, andere Entzündungsformen hat man nicht beobachtet.
Wir begegnen epitheloiden Zellen, ausnahmsweise Riesenzellen, auch vom
LANGHANSschen Typus. Viele größere Zellen haben eine oder mehrere Vakuolen
mit unbekanntem Inhalt („Leprazellen" VIRCHOWS), in dem sich manchmal
Leprabazillen, sogar in kleinen Häufchen finden. Solche Zellen können zu großen
klumpigen „Leprascholler" (NEISSER) zusammenschmelzen. Bazillen finden
sich auch außerhalb jener Zellen. Im Gewebe sehen wir übrigens Lymphozyten
und Plasmazellen.

In der Haut findet man diffuse lepröse Veränderungen oder vereinzelte Knoten
(L. tuberosa = knotige L.) oder zusammengeschmolzene Knoten oder Knötchen

in zellig entzündetem Gewebe, ähnlich wie im tuberkulösen „Infiltrat". Die Hautlepra kommt besonders im Gesicht und an den Streckseiten der Extremitäten
(Knien, Ellbogen, Dorsalflächen von Händen und Füßen) vor. Die Entzündung
ist eine besonders perivaskuläre, vorwiegend in der Umgebung der Haarfollikel
und Hautdrüsen(Eingangspforten?).

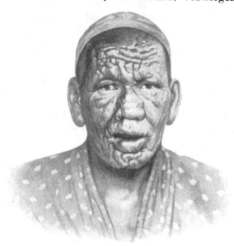

Die Gesichtsfalten können sich
durch lepröse Infiltration in derbe,
dicke Wülste umwandeln (Facies
leonina s. Leontiasis leprosa).
Auch Lippen, Nase und Augenlider können beträchtlich anschwellen, so daß die Verunstaltung des
Gesichts scheußlich wird. Manchmal wird, wie beim (tuberkulösen)
Lupus, die Nase und ihre Umgebung bevorzugt. In den regionären
Lymphdrüsen tritt proliferative
Entzündung ein.

Mitunter findet man nur bei
mikroskopischer Untersuchung eine
geringfügige lepröse Veränderung
mit Bazillen in der Lederhaut, während die Haut makroskopisch an
solchen Stellen rotbräunliche oder
weißliche (Vitiligo) Flecken zeigt.
Je nachdem solche Stellen außerdem empfindlich oder unempfind-

Abb. 182. Lepra tuberosa (Facies leonina)
(nach LESSER).

lich gegen Schmerz sind, redet man von Lepra maculosa bzw. Lepra maculo-
anaesthetica.

Ferner kommt Lepra auch in der Nasen-, Rachen- und Kehlkopfschleimhaut und in inneren Organen vor. So kennen wir periportale Leprome der Leber.

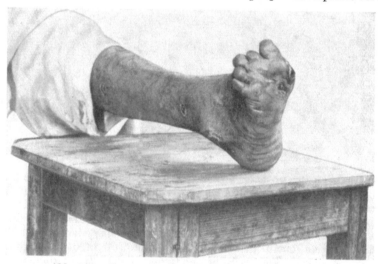

Abb. 183. Lepra anaesthetica mutilans (nach LESSER).

Lepröse Knoten in Haut oder Schleimhaut können zerfallen und Geschwürsbildung erfolgen, was oft in der Nasenschleimhaut geschieht.

Wir können im allgemeinen, namentlich vom klinischen Gesichtspunkt aus,
eine Haut-, Schleimhaut- und Nervenlepra (L. cutaneum, L. nervorum)

unterscheiden. Der Leprabazillus erregt besonders eine Entzündung des Peri- und Endoneuriums peripherer Nerven (Peri- und Endoneuritis peripherica). Sie führt zu mehr oder weniger erheblicher Verdickung des (ganzen) Nerven mit grauer Entartung bzw. Atrophie der Nervenfasern, Abnahme und Schwund der Schmerz- und Temperaturempfindlichkeit. Thermische, chemische und mechanische Schädigungen bleiben nicht aus, sie führen zu Nekrose, Zerfall der Haut mit Geschwürsbildung, die tief fortschreiten kann, so daß Knochen der Fingerglieder usw. ausgestoßen werden (Lepra mutilans). Ob dazu noch „trophische" Einflüsse (neuroparalytische Entzündung, L. maculo-anaesthetica) kommen, ist fraglich (S. 291, 387).

Es ist bemerkenswert, weil ja Entzündung motorischer oder gemischter Nerven rasch zu Lähmung der betreffenden Muskeln zu führen pflegt, daß sie ebenso wie Muskelatrophie angeblich wenig vorkommt. Man hat hier aber vielleicht noch nicht gesetzmäßig genau untersucht.

Syphilis (Lues, Lustseuche).

Die Syphilis wird vor allem durch geschlechtlichen Verkehr von Mensch zu Mensch übertragen, sodann aber auch durch Kuß, Biß, durch Aussaugen der Wunde (nach ritueller Beschneidung) mit syphilitisch infiziertem Mund, während der Geburt, indem das Kind gegen eine syphilitisch infizierte Stelle der mütterlichen Geschlechtsteile gerieben wird — Syphilis kann auch intrauterin, während der Schwangerschaft erworben, aber nie ererbt werden — durch Betastung eines offenen syphilitischen Infektionsherdes mit wunden Fingern, schließlich durch Berührung einer wunden Körperstelle mit bzw. Verletzung durch einen Gegenstand, dem syphilitisches Gift anhaftet (Eß- und Trinkgeschirr usw.) Ob eine, sei es noch so geringe Verletzung des Deckepithels Vorbedingung ist oder das Virus auch wohl durch unversehrtes Deckepithel („perkutan") aufgenommen werden kann,

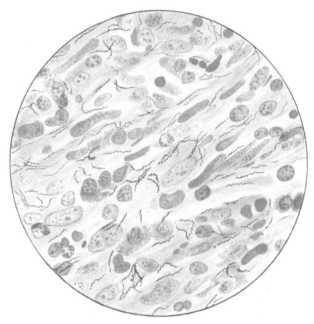

Abb. 184. Treponema pallidum (Spirochaete pallida) im Primäraffekt, zwischen und in, zum Teil jungen, Bindegewebszellen. Silberimprägnation nach LEVADITI (nach LESSER).

ist unentschieden. Beim Menschen, bei dem Versuche ausgeschlossen sind, ist eine geringe Verletzung wohl nie auszuschließen. Am Ende des 15. und im Anfang des 16. Jahrhunderts herrschte pandemische Syphilis in Europa. Erst in diesem Jahrhundert hat man, nach vereinzelten gelungenen Tierversuchen im vorigen Jahrhundert, gesetzmäßig die Syphilis bei Affen und Kaninchen verimpft und studiert. Man betrachtet jetzt wohl allgemein das zuerst von SCHAUDINN 1905 im Leben gesehene und von ihm und HOFFMANN beschriebene Treponema pallidum als Erreger der Syphilis, seitdem NOGUCHI es aus menschlichem Material in einem toten Nährboden rein züchtete und mit der Reinkultur bei Affen typische Syphilis erregte.

Als erste Folge der Ansteckung tritt der fast immer einzige Primäraffekt (Initialaffekt), also meist an den Geschlechtsteilen ein. Ausnahmsweise sind es mehrere zugleich, wohl zu unterscheiden von einem einzigen Primäraffekt mit nachfolgender Hetero- oder Autosuperinfektion. Der Primäraffekt kann bei einem bisher nicht-syphilitischen Menschen erscheinen: 1. als harter Schanker (Ulcus durum, Sklerose oder Induration), 2. als Pergamentinduration (chancre parcheminé, RICORD), 3. als induratives oder sklerotisches Ödem, wahrscheinlich durch Mischinfektion mit Kokken (FINGER) — nur am Präputium, Skrotum, kleinen Labien — und 4. als Impfpapel (Initialpapel). Man hat außerdem auch kryptogenetische (MÜLLER) Syphilis ohne bekannten Primäraffekt (syphilis d'emblée) beobachtet. Die Frage, ob dabei ein Primäraffekt fehlt oder nur übersehen wurde — was z. B. bei einem Sitz in den weiblichen Geschlechtsteilen leicht wäre — wird verschieden beantwortet. Der Primäraffekt erscheint am frühesten 10 Tage (BÄUMLER), am spätesten einige Monate nach der Ansteckung. Seine Form hängt, wenigstens zum Teil, von der Impfstelle

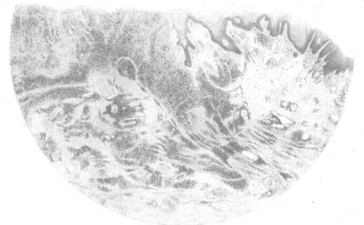

Abb. 185.   Syphilitischer Primäraffekt.   Die Lederhaut ist stark von Leukozyten und Plasmazellen durchsetzt (nach LESSER).

ab, indem der Bau des Gewebes die Ausdehnung und Ausbreitung der Entzündung beeinflußt (s. unten). Denn jeder Primäraffekt stellt eine Entzündung dar, die langsam auftritt, indem die Spirochaete pallida langsam wächst.

Die eigentümliche Knorpelhärte verdankt das Gewebe, namentlich beim harten Schanker, der Ablagerung eines homogenen, hyalinen Stoffes, den man auch Kollagen nennt, zwischen den Bindegewebsfasern. Je nachdem dieser Stoff auch im tieferen oder nur im oberflächlichen Gewebe abgelagert wird, tritt eine Sklerose oder eine Pergamentinduration ein. Weil nun die Hyalinablagerung besonders um kleinere Schlagadern erfolgt, und solche sich an der Eichel nur ganz oberflächlich (im Stratum papillare) finden, tritt der Primäraffekt dort als Pergamentinduration auf (E. FINGER), an anderen Stellen aber als typischer harter Schanker. Die spärlichen jungen Bindegewebszellen beeinflussen die Härte des Affektes kaum. Das sklerotische Ödem hingegen kommt nur in den soeben genannten Teilen mit lockerem Gewebe vor.

Dem Primäraffekt schließt sich eine entzündliche, aber gewöhnlich nicht schmerzhafte Schwellung der regionären, dann allmählich mehrerer, schließlich sogar ungefähr aller Lymphdrüsen, auch die im Sulc. bicipitalis med. an. Dadurch entstehen kleine, feste, „indolente Bubonen". Diese bizipitale Lymphdrüsenschwellung tritt, im Gegensatz zu einer indolenten Schwellung der Leisten-, Achsel-, Nacken- und anderer Drüsen, selten ohne Syphilis ein, so daß ihr eine besondere diagnostische Bedeutung zukommt. Ob diese Lymphadenitis lympho- oder hämatogen, letzteres wenigstens zum Teil, entsteht, ist noch nicht entschieden.

Das Virus gelangt zunächst in die Gewebespalten, im weiteren Verlauf in die Lymphgefäße (EHRMANN). Es bewirkt zunächst in und um die Lymphgefäße feste, harte Anhäufungen von Lymphozyten und Plasmazellen, zu denen gelapptkernige Leukozyten hinzukommen können. Letztere treten besonders im Anfang auf, schwinden aber im weiteren Verlauf (PIRILÜ). Schon bald nach der Ansteckung wiesen EHRMANN und HOFFMANN zahlreiche Spirochäten in Lymphgefäßen, auch in deren Wand, später auch in Blutgefäßen, in Nerven (zwischen den Fasern) und im perineuralen Bindegewebe bis im subkutanen Gewebe nach. Das Gift scheint sich zunächst besonders durch die Lymphwege (man denke auch an die fast überall auftretende Lymphadenitis) und erst später durch das Blut zu verbreiten. Nicht selten schwellen auch regionäre Lymphgefäße rosenkranzartig durch Entzündung an. Das Auftreten von perivaskulären Infiltraten, sogar das einer Meso- und Endarteriitis bzw. -phlebitis beweist keineswegs den hämatogenen Ursprung. Eine Blutgefäßentzündung kann doch auch lymphogen, z. B. von perivaskulären Lymphwegen aus hervorgerufen sein. Blutgefäße können durch eine solche Entzündung verengert, ja abgeschlossen werden.

Man hat die klinischen Erscheinungen der Syphilis nach der Zeit ihres Auftretens in primäre (Primäraffekt mit Lymphdrüsenschwellung), sekundäre (Exantheme) und tertiäre (gummöse Erscheinungen) unterschieden, zu denen dann noch die parasyphilitische (FOURNIER) Tabes dorsalis und Dementia paralytica hinzukamen. Diese Unterscheidung läßt sich jedoch nicht aufrecht erhalten, seitdem man sekundäre und tertiäre Erscheinungen hat abwechseln sehen. Wir kommen unten hierauf zurück. Jedenfalls ist es aber eine bemerkenswerte und nachforschungsbedürftige Erfahrung, daß gummöse bzw. verkäsende Veränderungen doch meist erst längere Zeit nach der Ansteckung erfolgen. Auch hat man, entgegen der früheren Annahme, frühzeitiges Auftreten von Tabes und Dementia paralytica festgestellt. Schließlich liegt jetzt kein Grund mehr vor, Tabes und Dementia paralytica als parasyphilitischen Ursprunges zu betrachten (d. h. als Veränderungen, die nicht durch das Syphilisvirus hervorgerufen würden, sondern durch konstitutionelle Veränderungen des Zentralnervensystems infolge der Syphilis), seitdem NOGUCHI u. a. im Zentralnervensystem bei jenen Erkrankungen die Spirochaete pallida nachgewiesen haben. Die zellig-proliferative Meningoenzephalitis, die der Dementia paralytica zugrunde liegt, ebenso wie die Gewebeveränderungen bei Tabes (graue Entartung der Hinterstränge des Rückenmarks mit Gliavermehrung usw.) sind wahrscheinlich, wenigstens zum Teil der unmittelbaren Einwirkung des Syphilisgiftes zuzuschreiben. Jedenfalls hat man bei Dementia paralytica im Gehirn (neulich GEBER und BENEDEK 8 Stunden nach dem Tode) lebende Spirochäten nachgewiesen. Allerdings vermögen wir die Möglichkeit zur Zeit nicht auszuschließen, daß die Spirochaete pallida im Zentralnervensystem ein anderes Gift bildet als in anderen Geweben, so daß in diesem Sinne vielleicht von parasyphilitischen Veränderungen die Rede sein könnte. Wir wissen aber nichts von den chemischen oder biologischen Eigenschaften des wirksamen syphilitischen Stoffes überhaupt. Daß noch andere individuelle Faktoren mit dem Virus zusammenwirken müssen (geistige Überanstrengung usw.), soll Dementia oder Tabes auftreten, kann nicht wundernehmen. Nach LEVADITI und MARIE gibt es Spirochäten, die für den Menschen und das Versuchstier wenig ,,dermotrop'' sind, d. h. keine heftige oder gar keine Haut- und Schleimhautveränderungen erregen, aber in Gehirn und Rückenmark reichlich wachsen. Diese Spirochäten rufen beim Menschen Tabes dorsalis und Dementia paralytica hervor; sie sind ,,neurotrop''. Sie sollen neurotrop werden und zugleich ihre dermotrope Eigenschaften mehr oder weniger einbüßen durch längeren Aufenthalt in einem bestimmten Organismus. Auch PLAUT und MULZER, z. T. mit NEUBÜRGER stellten ähnliche Unterschiede fest (vgl. auch HAUPTMANN, NEUBÜRGER und TERPLAN).

Konstitutionell dürfen wir nur die Syphilis nennen, welche die Widerstandsfähigkeit oder irgend eine konstitutionelle Eigenschaft geändert hat.

Die Effloreszenzen (Exantheme, Hautblüte) der Haut und Schleimhäute deutet man als makulöses, papulöses bzw. pustulöses Syphilid an, vorwiegend exsudative Entzündungen. Besonders Kombinationen (Polymorphie des Exanthems) sollen für Syphilis bezeichnend sein, sie kommen aber auch bei parasitären Dermatosen vor. Als Makula (Flecke) deutet man eine scharfe umschriebene, nicht erhabene Änderung der Haut- bzw. Schleimhautfarbe an. Eine Papel (Papula) ist ein bis linsengroßes oder etwas größeres, festes, über die Oberfläche hervorragendes Knötchen. Eine Pustel ist ein an der Oberfläche hervorragendes Abszeßchen. Mikroskopisch finden sich bei Makula und Papula Mischungen von Hyperämie, zelligem, fibrinösem, serösem Exsudat und neugebildeten Zellen, nur in verschiedenen Mengenverhältnissen. Die Papel entsteht ja aus der Makula, die Pusteln aus Papeln und umgekehrt. Nicht immer sind sämtliche Exsudate vorhanden. Entartung pflegt in den Hintergrund zu treten. Blutungen und hämoglobinogene Pigmentierung können hinzukommen.

Als „plaque muqueuse" bezeichnet man eine breite Schleimhautpapel, besonders der Mund- und Rachenschleimhaut, als Condyloma latum eine breite nässende Hautpapel an feuchten Stellen, wie am After. Diese Papeln sind in hohem Maße ansteckend, was für die trocknen Hautblüten nicht gilt.

Im allgemeinen sind die späteren syphilitischen Veränderungen gummöser bzw. diffus-proliferativ-entzündlicher Natur, obwohl auch

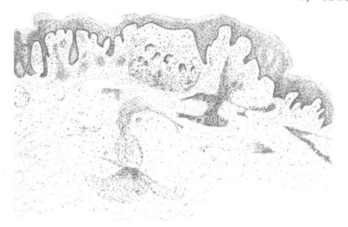

Abb. 186.   Tuberkuloide Syphilis: Lentikuläre Papel (nach LEWANDOWSKY).

exsudative, nämlich zellige Entzündungen vorkommen und nachträgliche Verkäsung nicht selten ist. So treten mitunter starke Anhäufungen von Lymphozyten bzw. Plasmazellen in einer Schleimhaut, z. B. der Nase, auf mit Erscheinungen der Nasenverengerung. Durch IK können sie rasch schwinden. Auch gelapptkernige Leukozyten trifft man an z. B. bei angeborener Syphilis.

Wir wollen jetzt das Gumma, die gummöse Entzündung und die proliferative syphilitische Entzündung ohne Gumma(ta) etwas näher betrachten.

Wegen der gummiartigen Elastizität des Knotens hat man das Syphilom Gumma genannt. Eine solche Elastizität findet man übrigens auch an nichtsyphilitischem nekrotischem Gewebe. Wir wissen nicht, was die Elastizität des toten Gummagewebes bedingt im Gegensatz zur Bröcklichkeit anderer nekrotischen Gewebes; auch nicht, ob ein festes Gumma so hinfällig und empfindlich für Jodetum kalicum u. dgl. ist, wie man wohl annimmt. Der Knoten kann mehr oder weniger rundlich oder sehr unregelmäßiger, mitunter sogar wunderlicher Gestalt und verschieden groß sein. Nicht alle Gummata sind einheitlicher Zusammensetzung und Entstehung. Alle können ein verkästes, elastisches Innere, umgeben von einer bindegewebigen Kapsel, haben. Ähnlich wie beim tuberkulösen Käseknoten müssen wir aber auch hier nach Bestandteilen und Genese zweierlei unterscheiden:

1. Kleinere Knötchen, etwa wie Miliartuberkel, bestehend aus neugebildetem Bindegewebe (proliferative Entzündung) mit oder ohne neugebildete Blutkapillaren, mit oder ohne Riesenzellen. Sie können im Inneren verkäsen und eine starke bindegewebige Kapsel bekommen. Die Unterscheidung vom Tuberkel kann schwer und nur bakteriologisch möglich sein. Dies gilt in noch höherem Maße für 2. die größeren Gummaknoten. Diese sind sicher nicht alle, wenn je, verkäste bindegewebige Knoten, sondern zum Teil ähnlich wie viele tuberkulöse Käseknoten (s. dort) entstanden. So läßt z. B. das erbsengroße oder größere Lebergumma mitunter schattenförmiges Lebergewebe im nekrotischen Inneren, besonders an den Rändern, erkennen. Wir haben es hier mit Verkäsung vorwiegend exsudativ entzündeten Gewebes, ähnlich wie bei gewissen Tuberkuloseformen, oder mit einer langsamen (an- bzw. ischämischen) Nekrose durch verengernde Arteriitis (s. unten) mit Schädigung durch das Syphilisgift zu tun, mit bindegewebiger Abkapselung.

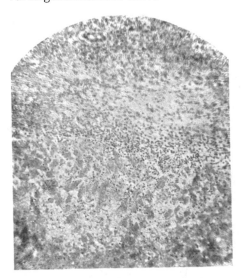

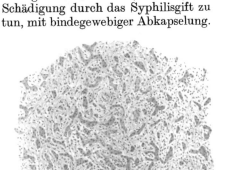

Abb. 187. Aus einem großen Lebergumma. Oben von Lymphozyten und Plasmazellen durchsetzte bindegewebige Kapsel. Unten Schatten von Leberzellen.

Abb. 188. Hepatitis durch angeborene Syphilis (nach JORES, Anatomische Grundlagen).

Die Unterscheidung von Tuberkulose kann schwer sein, namentlich im Hirn, im Hoden. Klinisch kann ein Gumma den Eindruck einer Geschwulst machen (in Zunge, Hoden), so daß nur eine von einigen sehr berufenen Ärzten immer empfohlene antiluetische Behandlung mitunter einigermaßen zu entscheiden vermag. Ob die Spirochaete pallida ohne weiteres je Zellen unmittelbar abzutöten oder Verkäsung zu bewirken vermag, ist eine offene Frage.

Ein Gumma kann erweichen, so daß eine Höhle und sogar eine syphilitische Lungenphthise entstehen sollte. Man hüte sich aber vor Verwechslung mit Tuberkulose. Ich kenne keinen unzweideutigen Fall. Tuberkulose kann ja neben Syphilis bestehen oder auftreten oder umgekehrt.

Wir kennen außerdem eine weniger umschriebene, sogar ausgedehnte proliferative syphilitische Entzündung, und zwar mit Gummabildung bzw. stellenweise auftretender nicht scharf abgegrenzter Verkäsung (gummöse bzw. verkäsende Entzündung) oder ohne solche. Eine solche Entzündung finden wir z. B. in Leber und (seltener) Lunge bei angeborener Syphilis: Ein

stellenweise von Lymphozyten durchsetztes sehr feinfaseriges Bindegewebe
drängt die Leberzellbälkchen auseinander und bringt sie zu weitgehender Atrophie. Mitunter treffen wir auch Anhäufungen von gelapptkernigen Leukozyten
an, vielleicht infolge einer sekundären enterogenen Infektion (Kolibazillen?)
der Leber nach der Geburt. Die Leber kann infolge dieser Veränderungen
bedeutend größer werden, ein klinisches Zeichen angeborener Syphilis. In der
Lunge kommt eine ähnliche proliferative Entzündung vor, zu der sich eine
Bronchiolitis mit herdförmiger Pneumonie (mit gelapptkernigen Leukozyten
durch sekundäre Infektion?) hinzugesellen kann. Das Lungengewebe wird
grauweißlich. Bei starker Abhebung von Epithel und starken Leukozytenanhäufungen redete VIRCHOW von Hepatisatio s. Pneumonia alba. Bei
größerem Blutgehalt ist das Gewebe mehr blaurötlich. Auch in Pankreas,

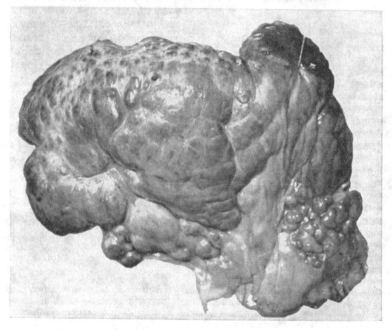

Abb. 189. Hepar lobatum, wahrscheinlich syphilitischen Ursprungs.

Milz und Niere kommt bei angeborener Syphilis eine ähnliche Entzündung
vor. Die Spirochaete pallida scheint übrigens ohne Mithilfe von anderen
Bakterien gelapptkernige Leukozyten in großer Zahl anlocken zu können.
Ja, man hat sogar (vgl. HAERLE) in inneren Organen von Neugeborenen, die
10 Minuten nach der Geburt starben und bei denen nur Spirochäten, und
zwar stellenweise in reichlicher Zahl, jedoch keine anderen Bakterien nachweisbar waren, Abszesse angetroffen. Die Zellen und Gewebe des Fötus bzw.
Neugeborenen sind wahrscheinlich besonders empfindlich. In solchen Fällen
liegt eine zellige oder proliferativ-zellige bzw. eitrige Entzündung vor.
    Nun kommt aber auch bei angeborener, ebenso wie bei nach der Geburt
erworbener Syphilis eine stellenweise verkäsende proliferative Entzündung („gummöse" Entzündung) vor, die histologisch einer tuberkulösen
sehr ähnlich sein kann, insbesondere im Gehirn und Hoden. Sie kann zu
Schwielenbildung und durch Schrumpfung zu Verunstaltung führen. So ent-

stehen die gelappte Leber und Lunge (Hepar lobatum, Pulmo lobatus), wobei besonders die unregelmäßige Verteilung der Einziehungen auffällt. Erweichung von verkästen Stellen und Resorption des Erweichten sind es wohl immer allein, welche tiefere Einziehungen bewirken neben den weniger tiefen, die durch Schrumpfung des gebildeten faserigen Bindegewebes entstehen.

In Schleimhäuten, namentlich der oberen Luftwege, kommen syphilitische Geschwüre vor, ähnlich wie in der Haut. Sie entstehen durch Erweichung und Durchbruch von Gummata bzw. nekrotischen Herden — ihre Genese kennen wir nicht genau. Solche Geschwüre können zu Perforation des weichen Gaumens führen. Sie können ausheilen, indem sie eine schwielige, oft strahlige Narbe bildet, welche, bei gewisser Ausdehnung, durch Schrumpfung den Rachen und den Aditus ad laryngem erheblich verunstalten und verengern kann. Schließlich kann eine Art Diaphragma mit einem Loch von nur einigen Millimetern Durchmesser entstehen. Durch dieses Loch müssen dann Atmung und Ernährung stattfinden. Man neigt dazu, „strahlige" Narben nicht nur in Haut und Schleimhäuten, sondern auch in Gefäßen (bei „Arteriosklerose", wahrscheinlich aber Endarteriitis) als bezeichnend für Syphilis zu betrachten. Man vergesse aber nicht, daß auch andere Narben, z. B. nach Verbrennung und solche tuberkulösen Ursprunges, so aussehen können. Nicht selten nimmt man überhaupt ohne ausreichenden Grund Syphilis an.

Von großer Bedeutung sind die syphilitischen Gefäßveränderungen. Wir haben

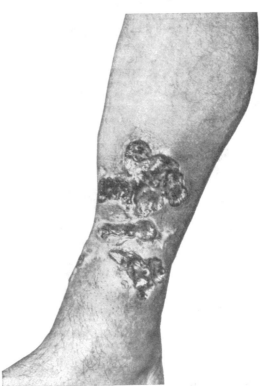

Abb. 190. Zerfallene Hautgummata (nach LESSER).

oben schon auf die perivaskulären Anhäufungen von Lymphozyten und Plasmazellen hingewiesen. Sie sind nicht beweisend für Syphilis, weil sie auch bei länger dauernden Entzündungen anderen Ursprunges vorkommen. Dabei ist zu unterscheiden, ob die Entzündung von den Vasa vasorum oder von den perivaskulären Lymphgefäßen ausgeht. Etwas mehr auf Lues hinzuweisen scheint die chronische Meso- und Endovaskulitis (Panvaskulitis). Man sei aber immer auf die Möglichkeit eines anderen Ursprunges bedacht. Klinisch größere Bedeutung hat die zu erheblicher Verengerung bzw. Abschluß einer Schlagader führende proliferative Entarteriitis obliterans. Sie tritt als Teilerscheinung einer mehr oder weniger diffusen proliferativen Entzündung oder ohne solche selbständig auf. Wir haben oben auf die mögliche Bedeutung einer solchen verengernden Endarteritis für die Entstehung eines großen „Gummas" hingewiesen. Die manchmal unregelmäßige bizarre Form eines Hirngummas ließe sich damit übereinbringen. Sie erinnert an die Form mancher ischämischer

Nekrose, z. B. der Milz oder Lunge (s. dort). Genaue Untersuchungen sind hier erforderlich, ob eine nur verengernde Arteriitis vorliegt, die nicht, wie Abschluß einer Endarterie, zu Nekrose mit Erweichung und Resorption führt (vgl. S. 730).

Besonders die von HEUBNER und RUMPF zuerst eingehend studierte syphilitische Endarteriitis der Hirnarterien — nicht zu verwechseln mit starker Arteriosklerose! — beansprucht große Bedeutung. Gesetzmäßige Untersuchungen zur Unterscheidung von nicht-syphilitischen Vorgängen fehlen jedoch. Und vergessen dürfen wir nicht, daß nicht jede pathologische Veränderung bei einem Syphilitischen luetischen Ursprunges sein muß. Anatomische und histologische Kennzeichen können täuschen. Der Nachweis der Sprochaeta pallida wird die Wahrscheinlichkeit des syphilitischen Ursprunges am größten machen. Dies gilt übrigens auch für die Veränderungen der Aorta und der Kranzschlagader, die auch bei einer schwieligen syphilitischen Myokarditis vorkommen können. Mit gewisser Zurückhaltung dürfen wir aber eine syphilitische, manchmal gummöse bzw. verkäsende proliferative Meso- und Endarteriitis der basalen Hirnschlagader annehmen, welche durch Bindegewebsbildung in jenen Wandschichten zu Verengerung bzw. Abschluß der Schlagader führt. Lymphozyten und Plasmazellen trifft man dabei auch im perivaskulären Gewebe an. Diese Schlagadersyphilis kann mit einer proliferativen, gummösen bzw. verkäsenden, besonders basalen Hirnhautentzündung einhergehen, die ihrerseits ohne jene Arteriitis auftreten kann. Je nachdem ist die Form der Hirnsyphilis eine arterielle, arterio-meningeale oder meningeale. Durch Verengerung von Hirnschlagadern sind Hemiplegie, Aphasie, apoplektiforme Anfälle möglich. Manchmal wechseln die klinischen Erscheinungen, vielleicht indem die Durchgängigkeit der Schlagader durch Nekrose, Erweichung und Resorption der Zerfallsstoffe zeitweise zunimmt. Berstung eines Aneurysmas führt zu manchmal tödlicher Hirnblutung oder zu vorübergehenden Funktionsstörungen. Die Aortenwand kann durch proliferativ-gummöse Entzündung abgeschwächt werden, so daß ein Aneurysma entsteht.

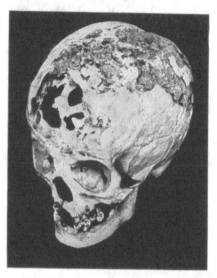

Abb. 191.   Gummöse Osteomyelitis. Sattelnase.

Schließlich müssen wir noch einiges über Knochensyphilis bemerken. Zunächst lenkt eine „gummöse" Periostitis oft die Aufmerksamkeit von Patienten und Arzt auf das Schienbein oder andere Knochen durch die heftigen nächtlichen Schmerzen (dolores osteocopi). Solche frische Entzündungen sind wohl vorwiegend exsudativer Natur, sie sind nicht genügend mikroskopisch untersucht. Wir kennen aber außerdem eine proliferative ossifizierende und eine gummöse (verkäsende) Periostitis und Osteomyelitis (Ostitis), welche Hyperostosen und sogar Osteophyten bildet. Auch Winddorn (Spina ventosa) ist möglich. Dabei kommt eine Caries sicca und eine Caries necrotica vor, ganz wie bei Tuberkulose: Das Granulationsgewebe bei der gummösen Osteomyelitis kann Knochen in großer Ausdehnung zum Schwund bringen, wie z. B. am Schädel (Abb. 191), wo die Schädelwand demzufolge sogar durchlöchert wird. Löcher und Kanäle entstehen durch Erweichung und Aufräumung des Käses. An manchen Stellen bekommt der Knochen durch kariöse Erweiterung von Gefäßkanälen ein wurmstichiges Aussehen. Kleinere oder größere Sequester können entstehen. Durchbruch nach außen kann von Eiterung bzw. Jauchung, dann von tödlicher Sinusthrombose oder (und) Meningitis gefolgt werden. Gummöse Osteomyelitis oder eine zu eitriger Osteomyelitis führende Schleimhautverschwärung kann. durch Zerstörung des Septum narium, eine Sattelnase und, beim Sitz im Gaumen, Durchlöcherung des Gaumens (ähnlich wie durch Tuberkulose) hervorrufen. Karies kann lange Röhrenknochen brüchiger machen (Osteopsathyrosis), so daß es zu Spontanfraktur, d. h. Bruch ohne besondere Gewalt, z. B. nur durch Gehen, kommt. Syphilitische Kachexie scheint zu allgemeiner Knochenbrüchigkeit führen zu können. Die Osteochrondritis syphilitica bei angeborener Lues ist noch nicht genügend geklärt.

Übersehen wir jetzt die primären, sekundären und tertiären Erscheinungen der Syphilis und vergleichen wir sie miteinander, so kommen wir zum Urteil, daß sie sich keineswegs nur zeitlich, sondern auch durch anatomische und histologische Eigenschaften unterscheiden. Die „tertiären" gummösen Hautveränderungen unterscheiden sich entscheidend von den „sekundären" Hautblüten, ebenso wie die gummösen Geschwüre einer Schleimhaut von einer „plaque muqueuse" usw. Man hat denn auch stillschweigend die anatomischen und histologischen Merkmale mit den zeitlichen Andeutungen primär, sekundär, tertiär verknüpft. Wir haben oben schon bemerkt, daß aber die sekundären und tertiären Erscheinungen abwechseln können. Fügen wir noch hinzu, daß eine Papel, d. h. eine sekundäre Erscheinung, als Primäraffekt („Initialpapel") auftreten kann, so erscheint es erwünscht, die syphilitischen Erscheinungen in anderer Weise anzudeuten, wenn sie die typische Reihenfolge nicht innehalten oder sogar überhaupt verlassen. Den Namen Primäraffekt können wir jedenfalls beibehalten, wobei wir dann die vorliegende Form näher andeuten können als Ulcus durum oder Impfpapel usw. Die ex- bzw. enanthematösen Erscheinungen exsudativ-entzündlicher Natur können wir nach ihrer Form benennen als makulös, papulös, polymorph usw. und die „tertiären" Veränderungen als Gumma, gummös, zellig, proliferativ-zellig, zellig-käsig, proliferativ-käsig (gummös), exsudativ-käsig, endarteriitisch, degenerativ(-entzündlich?) (Tabes) usw. andeuten. Die sich verallgemeinernde Lymphadenitis ist als solche anzugeben.

Zum Schluß will ich noch einmal auf die große Ähnlichkeit vieler syphilitischer und tuberkulöser Gewebeveränderungen hinweisen: Beide Infektionen können zu Knötchenbildung mit oder ohne Verkäsung, zu diffuser proliferativer Entzündung mit oder ohne Verkäsung, zu geschwulstartigen Bildungen, zu verengernden Gefäßentzündungen, zu Nekrose oder Verkäsung mit bindegewebiger Abkapselung oder ohne solche, zu Eiterung, zu ähnlichen Knochenveränderungen und Geschwüren von Haut und Schleimhäuten führen. Bemerkenswert ist, daß die syphilitische Verkäsung in der Regel erst später eintritt, was für die tuberkulöse nicht zutrifft. Vielleicht vermag die Spirochaete pallida sie nicht so leicht wie der Tuberkelbazillus zu bewirken, sondern nur unter Mitwirkung bestimmter Faktoren, welche die Disposition zu Nekrose erhöhen, wie verringerte Blutzufuhr durch verengernde Arteriitis. Oder müssen wir eine Änderung des Virus neben einer „Umstimmung" der Gewebe, d. h. einer geänderten Empfindlichkeit (Disposition) annehmen?

Auf letztere Möglichkeit scheinen die Versuchsergebnisse von FINGER und LANDSTEINER hinzuweisen, nach welchen Impfung (Superinfektion durch Superinokulation) mit frischem Material von „primärer" und „sekundärer" Syphilis bei „tertiär" Syphilitischen tertiäre Veränderungen erzielt. Demgegenüber soll Impfung tertiären Materials bei Affen primäre und sekundäre Erscheinungen hervorrufen.

Diese Versuche von FINGER und LANDSTEINER weisen zugleich auf die Möglichkeit von Superinfektion eines Syphilitischen hin, die man längere Zeit geleugnet hat. Ob Syphilis ausgeheilt war und in einem gegebenen Fall Reinfektion oder Superinfektion bei latenter Syphilis vorliegt, wäre annähernd durch die Wassermannreaktion (in vielen Beobachtungen zwischen den beiden Infektionen mit Ausschluß anderer Faktoren, welche die Reaktion veranlassen) zu beantworten. Von der erworbenen Immunität des Menschen gegen Syphilis wissen wir nichts. Nachdem schon EDWIN KLEBS (1879) u. a. Syphilis vom Menschen auf niedere Affen übertragen hatten, gelang dies Metschnikoff und Roux 1903 bei Schimpanse, Orang-Utan und Gorilla, Neisser bei verschiedenartigen Affen und mehreren Forschern bei Kaninchen. Der Primäraffekt kann beim Tier, ähnlich wie beim Menschen, verschiedene Formen aufweisen. Uhlenhuth und Mulzer haben übrigens bei jungen Kaninchen durch wiederholte intravenöse Einspritzung syphilitischen Virus eine allgemeine Syphilis hervorgerufen. Nach Neisser tritt bei sämtlichen echten Affen Syphilis, nach 3—4 wöchentlicher Inkubation, wie beim Menschen auf: Primäraffekt, Ausschlag, Entwicklung, Verlauf und parasitärer Befund entsprechen durchaus den Befunden beim Menschen.

Fast sämtliche früheren Versuche sind mit syphilitischem Gewebsbrei vorgenommen. Seitdem Noguchi die Spirochaete pallida (Treponema pallidum) rein gezüchtet hat, hat man mit Reinkulturen bei Affen Syphilis hervorgerufen. Wird aber in den Hautschnitt Kalomel oder Sublimat eingerieben, so hat die Impfung keinen Erfolg. Man hat sie in sämtlichen syphilitischen Geweben nachgewiesen, sowohl beim Menschen wie beim Versuchstier, während sie ohne Syphilis nicht in lebenden Geweben vorzukommen scheint. Allerdings hat man sie bei älteren und auch bei schweren syphilitischen Gewebsveränderungen vermißt. Vergessen wir aber nicht, daß auch der Tuberkelbazillus und der Strahlenpilz unter bestimmten Umständen nach einiger Zeit schwinden können. Und ob bei schweren Gewebsveränderungen die Spriochäte vielleicht zugrunde geht, ist näher zu erforschen. Im Primäraffekt findet sie sich jedenfalls eben weniger im oberflächlichen geschwürigen Gewebe als in der Tiefe in und um Gefäße und Nerven (s. oben).

Während der sekundären Erscheinungen kommt Spirochaete pallida im peripheren Blut vor — durch Verimpfung solchen Blutes hat man Affen syphilitisch gemacht. Auch innerhalb der Blutgefäßchen bei Roseolen hat man sie nachgewiesen (vgl. Typhusbazillen). Ob sie vom Primäraffekt oder erst von infizierten Lymphwegen aus ins Blut gelangen, ist unentschieden. Ihre reichliche Anhäufung in nässenden Papeln macht die große Ansteckungsfähigkeit dieser Gebilde begreiflich. Bemerkenswert ist auch die große Zahl der Spirochäten, die sich in Leber und Lunge bei angeborener Syphilis, sogar häufchenweise, nachweisen lassen. Auch im Nabelstrang und Mutterkuchen hat man sie gefunden, ohne aber zu entscheiden, ob sie von der Frucht oder von der Mutter oder von beiden herrühren.

Aktinomykose (Strahlenpilzkrankheit) und Mycetoma (Madurafuß) usw.

Der Aktinomyzes (Strahlenpilz) ruft Gewebsveränderungen hervor, welche tuberkulösen und syphilitischen ähnlich sein können, so daß Nachweis des Parasiten zur Unterscheidung erforderlich sein kann. Er bewirkt nämlich eine proliferative Entzündung, und zwar entweder in diffuser Weise, weit ausgedehnt, oder es entsteht entzündliches Bindegewebe (Granulationsgewebe) in Knotenform, manchmal geschwulstartig, wie im Oberkiefer des Rindes und in der Umgebung des Blinddarms beim Menschen. Ein faustgroßer Knoten, der durch Stränge mit den Leistenlymphdrüsen zusammenhängt, kann hier entstehen. Oder endlich es bilden sich bindegewebige Stränge.

Im allgemeinen kann Aktinomykose durch verschiedene Gewebe hindurch fortschreiten, mitunter wie eine infiltrierende Geschwulst. Sie unterscheidet sich aber von dieser dadurch, daß nicht Körperzellen immer weiter wachsen, sondern der Strahlenpilz, der dann jedesmal andere Zellen zur Teilung anregt. Während dieses Fortschrittes der proliferativen Entzündung kann die Entzündung in den zuerst veränderten Geweben zu Stillstand und Heilung gelangen, die Exsudation hört auf, das vorhandene Exsudat schwindet, das neugebildete Bindegewebe wird, wie entzündliches Bindegewebe überhaupt, bald faserreich und hart, während es schrumpft. In anderen Fällen entstehen aber kleine oder große Abszesse im Granulationsgewebe. Ob diese dem Strahlenpilz oder einer sekundären Infektion zuzuschreiben sind, ist unentschieden. Es zeigt dann das feste bzw. harte entzündliche Bindegewebe weiche, sogar fluktuierende Stellen, was besondes auf die Möglichkeit von Aktinomykose hinweist. Durchbruch eines Abszesses oder mehrerer Abszesse nach der Hautoberfläche von Backen, Hals, Brust, Bauch und Fistelbildung (s. Abb. 192) können dann erfolgen. Bei genügend oberflächlicher Lage und Zusammenhang mit der Haut kann diese bläulichrot verfärbt werden durch Kreislaufstörungen, wie sie auch bei sonstiger chronischer Entündung auftreten. Mikroskopisch finden wir im neugebildeten Bindegewebe nur ausnahmsweise Riesenzellen, ferner in der Regel Lymphozyten, mitunter auch Plasmazellen, bei eitriger Entzündung gelapptkernige Leukozyten und schließlich Aktinomyzesdrusen. Die Histogenese hat man noch nicht durch Tierversuche studiert, weil diese kaum gelingen. Verallgemeinerte Aktinomykose ist sehr selten (Pätzold).

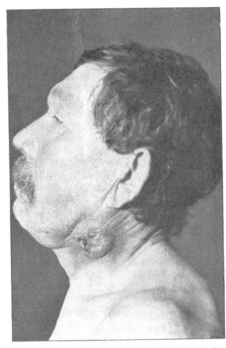

Abb. 192. Mundhöhlenerkrankung durch Aktinomykose; Durchbruch der Fistelgänge durch die Haut (nach Partsch).

Im Eiter kommen manchmal weißgelbliche Aktinomyzeskörnchen vor von etwa 1—2 mm Durchschnitt. Sie bestehen aus dem Strahlenpilz in der Form von Drusen. Zerdrückt man ein Körnchen leicht unter dem Deckglase, so sieht man zahlreiche gerade oder gewundene Fädchen (Myzelium), die sich mit Karbolfuchsin und nach Gram färben. Ein Fädchen besteht aus kurzen Stückchen in Streptobazillen-Anordnung. An ihrem Ende zeigen die Fäden oft eine kolben- oder keulenartige Scheide oder Anschwellung, die sich durch andere Farbstoffe färbt. Man betrachtet sie als Involutionszeichen, weil sie besonders in alten Kulturen und Kolonien auftreten. In Aktinomyzeskörnchen sieht man sie häufig am Rande strahlenartig angeordnet. Sie sind nicht mit Fettsäurenadeln (z. B. bei Fettgewebsnekrose) zu verwechseln, diese lösen sich in Äther und Alkohol. Solche keulenförmige Gebilde sah J. Siegenbeek van Heukelom nach Einführung toter Tuberkelbazillen und Magrou nach Verimpfung lebender Staphylokokken entstehen, so daß wir eine noch nicht näher anzudeutende Wirkung, nicht notwendig abhängig vom Leben der Mikroben, annehmen müssen.

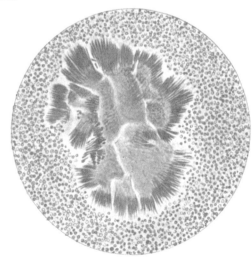

Abb. 193. Aktinomyzesdrüse in zellig infiltriertem Gewebe (nach Jochmann).

Der Aktinomyzes wächst vor allem auf Kornähren und Getreidegrannen, auf Stroh, Halm, Gras usw. und gelangt damit lebend, falls nicht durch Hitze getötet, in den Körper des Menschen, des Rindes, des Schweines. Daher die starke Bevorzugung des Verdauungskanals. Aktinomykose kann z. B. von einem kariösen Zahn ausgehen, in den Backen eindringen, Kiefersperre bewirken, in Schädelspalten und -höhlen einwachsen usw. In Kiefer, Zunge, Rachen, Speiseröhre, Magen, Darm und Leber, auch metastatisch in anderen Organen begegnen wir ihr. Außerdem kennen wir primäre Lungenaktinomykose (durch Einatmung oder Verschlucken?), wobei die Veränderungen sehr geringfügig sein können, obwohl der Pilz im Auswurf nachweisbar ist. Es können aber ausgedehntere verschiedenartige entzündliche Veränderungen, auch der Pleurablätter, Abszeßbildung in der Brustwand erfolgen. Primäre Hautaktinomykose ist selten. Bemerkenswert ist die heilende Wirkung von IK bei offener Aktinomykose.

Der Aktinomyzes wird von einigen Forschern zu den Streptotricheen gerechnet, von anderen davon abgetrennt. Als der Aktinomykose nahe verwandt betrachtet man das **Myzetoma** oder **Madurafuß** in Indien, Afrika und Ameiika. Es bildet sich eine langsam zunehmende derbe Schwellung eines Fußes oder Beines mit knötchen- oder knotenförmigen Herden, welche eitrig einschmelzen, so daß Abszesse und Fisteln entstehen. Im Eiter lassen sich Pilzkörner von weißgelblicher, grauer, brauner oder schwarzer Farbe nachweisen. Vielleicht ist nach ASKANAZY die schwarze Farbe reichlichem Hämosiderin zuzuschreiben, das dieser Forscher in einem Fall aus Afrika nachwies. Es ist eine offene Frage, ob es mehrere verwandte Pilze gibt. Die Gewebsveränderungen sind den aktinomykotischen sehr ähnlich, wenn nichtgleich.

Auch die **Hautdiskomykose** (RAVAUT und PINOY), erregt durch den Discomyces THIBIERGI, und die bei Tieren vorkommenden Erkrankungen durch den **Streptothrix asteroides** EPPINGER scheinen mit der Aktinomykose mehr oder weniger verwandt zu sein.

Botryomykose (Traubenpilzkrankheit).

Sie kommt besonders bei Pferd, Rind und Schwein, ausnahmsweise auch beim Menschen vor. Bei jenen Tieren als geschwulstartige Knoten (Mykodesmoid, Mykofibrom, Askokokkengeschwulst, Granuloma pediculatum benignum). Beim Menschen tritt Botryomykose der Haut in Form von eigentümlichen, meist gestielten, erdbeer- oder himbeerähnlichen Gebilden bis zu Kirschengröße auf. Mikroskopisch findet man Granulationsgewebe mit weiten Kapillaren und den Botryomyzes (BOLLINGER) oder andere Kokken, die dem Stayphylococcus aureus ähnlich (oder gleich?) sind.

PFEIFFER unterscheidet beim Tier 3 Formen: 1. Erbsen- bis haselnußgroße, blumenkohlähnliche Wucherungen von Granulationsgewebe mit typischen, bis sandkorngroßen Botryomyzesrasen im Innern. 2. Das Botryomykom oder Mykofibrom, am häufigsten am Samenstrang („Kastrationstumor"), Euter, Vorderbrust und Hals, bis Kürbisgröße. Histologisch ist diese Form der ersten gleich. 3. Den botryomykotischen Abszeß, meist am M. sternocleidomastoideus, in der Gegend der Bugdrüsen (Brustbeule der Pferde). Nach PFEIFFER ist Botryomyzes der Erreger. Die Kokken ballen sich zu Kugelhaufen zusammen, so den typischen Kugelrasen bildend.

Rhinosklerom.

Das Rhinosklerom wird einem Bazillus (VON FRISCH) zugeschrieben, der sich vom Friedländerschen Pneumobazillus kaum unterscheiden läßt. Bemerkenswerterweise ist das Leiden bis jetzt nur im östlichen Österreich und südwestlichen Rußland bekannt geworden. Es tritt eine knotenförmige, entzündliche Bindegewebsbildung in der Nasen-, Rachenschleimhaut auf, von wo aus sie auf die Kehlkopf- bzw. Luftröhrenschleimhaut fortschreiten kann. Die Knoten sind anfangs weich und blaurot, später graurötlich, grau oder speckig. Sie wachsen langsam, werden auffallend rasch faserreich, hart und derb, wobei sich ihre Farbe ändert. Metastasen treten nicht, Geschwürsbildung nur oberflächlich oder gar nicht ein.

Im Gewebe trifft man zahlreiche Plasmazellen und außerdem manchmal „MIKULICZsche Zellen" an, große, helle und (nach Abbildungen) wie junge Fettzellen aussehende Gebilde. Auch hydropische, bazillenhaltige Zellen hat man beschrieben. Die proliferative Entzündung greift auch auf tiefere Gewebe über. Sie führt zu bedeutender, durch Schrumpfung noch zunehmender, schließlich tödlicher Verengerung der Luftwege.

Malleus oder Maliasmus (Rotz).

LÖFFLER und SCHÜTZ wiesen den Bac. mallei nach, der Einhufer meist tödlich infiziert: Der Esel scheint das empfindlichste Tier zu sein, dann der Maulesel und das Pferd. Die Katze und das Meerschweinchen sind auch sehr empfindlich. Aber auch der Mensch, der mit Pferden umgeht oder mit Rotzvirus arbeitet, wird mitunter infiziert, sogar tödlich.

Wir kennen einen akuten und einen chronischen Rotz (französisch morve). Ersterer tötet gewöhnlich in einigen Tagen oder Wochen und beginnt beim Pferd fast immer als Schnupfen mit Bildung eines stinkenden, oft bluthaltigen Exsudates. Beim Menschen ist Hautrotz häufiger, indem Rotzgift durch eine Hautwunde aufgenommen wird.

Sowohl der akute wie der chronische Rotz erscheint beim Pferde in Form von Knötchen verschiedener Größe. Beim akuten Rotz bestehen sie zunächst aus gelapptkernigen, später auch aus rundkernigen Leukozyten. Je chronischer die Infektion verläuft, um so mehr epitheloide Zellen kommen hinzu, sogar Riesenzellen vom LANGHANSschen Typus. Die akut entstehenden Knötchen der Nasen- und Luftröhrenschleimhaut pflegen eitrig zu zerfallen, so daß Geschwüre entstehen. Liegen sie gruppenweise — dies geschieht oft — so kann ein Geschwür mit ausgebuchteten manchmal unterminierten Rändern entstehen. Der Hautrotz beim Menschen sieht erysipelähnlich aus oder es entstehen aus Knötchen, im großen und ganzen ähnlich wie beim Pferde, Abszesse und Geschwüre. Lymphangioitis und Sepsis schließen sich meist in der Form einer Pyämie an: es treten in anderen Organen Abszesse oder eitrige Hirnhautentzündung und schließlich der Tod ein.

Die subkutane Lymphangioitis und Perilymphangioitis ist besonders bei chronischem Hautrotz ausgeprägt. Die strangförmigen Infiltrationen fühlen sich wie Würmer an, daher die Bezeichnung „Wurmkrankheit" (franz. „farcin"; Malleus farciminosus). Auch Lymphdrüsen schwellen dabei an. Die mehr oder weniger rotbläuliche Haut kann Geschwüre bekommen, die livide und sehr hartnäckige zu sein pflegen. Auch beim chronischen Rotz können sich Abszesse bilden, die meist blutigen Eiter enthalten. Die Knoten können aber auch ohne weiteres resorbiert werden. Sie sind gewöhnlich, manchmal sehr schmerzhaft.

19. Kapitel.

Heilungsvorgänge, Verpflanzung, Metaplasie.

Wundheilung, Regeneration.

Heilungsvorgang nennen wir jeden Prozeß im Organismus, der eine Wiederherstellung gestörter oder gar zerstörter anatomischer Verhältnisse durch Bildung gleichartigen Gewebes zur Folge hat. Die Wiederherstellung kann eine vollkommene Restitutio ad integrum oder eine unvollkommene sein. Im ersten Fall ist der geheilte Körperteil wieder zur alten Tätigkeit vollkommen befähigt. Im letzteren Fall kann er es auch sein, die Tätigkeit und Funktionstüchtigkeit kann dann aber dauernd gestört sein, so daß nicht nur ein anatomischer, sondern auch ein funktioneller dauernder Schaden vorliegt. Für den Grad der Wiederherstellung der Funktion sind die Ausdehnung des Schadens, die Regenerations- und Anpassungsfähigkeit von Bedeutung. Diese beiden Fähigkeiten werden vom Zustand des getroffenen Körperteils, die Anpassungsfähigkeit außerdem von der Funktionstüchtigkeit anderer Organe (s. S. 16 ff.) bedingt.

Heilung kann bei jedem pathologischen Vorgang eintreten: bei Atrophie, Entartung, Entzündung, wie wir sahen bei seelischen Störungen usw. Von der Ausheilung seelischer Störungen, sofern diese nicht von deutlichen anatomischen Abweichungen und deren Ausheilung abhängig sind, wissen wir recht wenig, und dieses Wenige wollen wir dem Psychiater überlassen. Jetzt wollen wir die Heilungsvorgänge in den Geweben etwas näher vom allgemeinen Standpunkt aus betrachten, sofern wir sie noch nicht besprochen haben.

Geht ein Körperteil eines Tieres durch irgendeine Schädigung verloren, so ist der Wiederersatz nicht immer vollkommen. Die Konstellation örtlicher und allgemeiner Faktoren entscheidet. Dazu gehören der Ernährungszustand der Zellen, welchen die Wiedererzeugung obliegt, Art- und individuelle Unterschiede. Während z. B. unter gewöhnlichen Ernährungsverhältnissen eine oberflächliche sterile Abkratzung eines Teils des Hornhautepithels bei sehr verschiedenartigen Tieren von einem raschen, vollkommenen Ersatz gefolgt zu werden pflegt, bleibt Regeneration nach Verlust eines Arms oder auch nur Fingers (Zehe) bei den höheren Tieren (Säugetieren, Vögeln, Reptilien) aus. Anders bei niederen Tieren. Im allgemeinen — es gibt also Ausnahmen — können wir sagen, daß in stammesgeschichtlicher Hinsicht tieferstehende Tiere vollkommener regenerieren als höherstehende. Und außerdem, daß die Regenerationsfähigkeit um so größer ist, je jünger das Individuum ist. Bei der Beurteilung der Folgen einer Schädigung müssen wir bedenken, daß allerdings die Gewebe jugendlicher Individuen zarter, also empfindlicher gegen verschiedene Schädigungen sind, aber trotzdem durch ihre größere Regenerationsfähigkeit der dauerhafte Schaden ein geringerer sein kann.

Schon TREMBLEY beobachtete am Süßwasserpolypen, der Hydra, eine sehr weitgehende Regenerationsfähigkeit nach Zerstörung oder Abtrennung sogar großer Körperabschnitte. Man kann eine Hydra in mehrere Stücke zerlegen, von denen jedes zu einem vollständigen Individuum auszuwachsen vermag. Ähnliches geschieht bei manchen Pflanzen, wie Begonie. Auch Regenwürmer haben eine große Regenerationsfähigkeit (RÉAUMUR u. a.). SPALLANZANI (1768) wies die Regeneration des Schwanzes bei Froschlarven und beim Salamander nach, beim letzteren auch die Wiedererzeugung der Gliedmaßen. Es ist schließlich bekannt, daß die Eidechse nach Abtrennung ihres Schwanzes einen anderen Schwanz bekommt.

Auch die Regenerationsfähigkeit der Protozoen ist im allgemeinen groß, solange genügend Kernsubstanz erhalten bleibt und das Stück nicht zu klein ist (MORGAN). Kernlose Stücke gehen zugrunde. Über die Regenerationsfähigkeit der befruchteten Eizelle sind die Ansichten noch geteilt. W. ROUX, BARFURTH u. a. nehmen sie an.

Die Regeneration kann in verschiedener Weise stattfinden: Sie ist möglich durch Sprossung vom erhalten gebliebenen Stück aus. Dies z. B. nach Abschneidung eines Schwanzstückes bei Froschlarven; auch nach „Autotomie" (Selbstverstümmelung), d. h. ein freiwilliges oder „reflektorisches" (?!) Abwerfen eines Gliedes bei Krustazeen und Insekten, auch des Eidechsenschwanzes. Ferner scheint die Regeneration bei Hydra, Plattwürmern usw. ohne Neubildung, nur durch „Umordnung und Umdifferenzierung" (W. ROUX) von Zellen, also durch Gestaltsänderung (T. H. MORGAN) stattzufinden. Auf andere Möglichkeiten gehen wir nicht ein, weil sie uns zu fern liegen und außerdem nicht einmal oder nicht sicher zur Regeneration gehören. Findet überschüssige Bildung, z. B. von Gliedern und Zehen bei Amphibien statt, so ist das als Supraregeneratoin, eine unterschüssige, oder defektive Regeneration ist als Hypo- (BARFURTH), besser als Infra-regeneration zu bezeichnen.

Die Regeneration kann von äußeren Faktoren beeinflußt werden; so geht sie bei Froschlarven rasch vonstatten bei 28 °C, fast gar nicht bei 10 °C (BARFURTH).

Rätselhaft sind einige Regenerationen, wie z. B. die Neubildung einer Linse bei Urodelenlarven, indem sie nicht, wie bei sonstigen Regenerationen, aus einem Rest der alten, — diese war zuvor ganz entfernt — sondern vom Irisrande aus stattfindet, der bei der normalen Linsenbildung gar nicht beteiligt ist (G. WOLFF). Das beweist eine gewisse, für gewöhnlich latente Beziehung zwischen Linse und Irisrand, die wir allerdings näher anzudeuten noch nicht vermögen.

Pflanzen haben eine große Regenerationsfähigkeit. Sie ersetzen aber verloren gegangene Teile nicht, wie das Tier, von der Wunde aus, sondern indem sie Neben-sprosse und Adventivknospen zur Ausbildung bringen. So wird der abgeschnittene Hauptsproß am Koniferenstamm durch allmähliches Auftreten und andere Ver-änderungen eines der annähernd horizontalen Seitenzweige ersetzt (vgl. KORSCHELT). Dies erinnert an die kompensatorische Hyperplasie in der Kaninchenleber (S. 17).

Im folgenden beschränken wir uns auf die Regeneration beim Menschen und bei den Säugern. Eine physiologische Regeneration von Zellen kommt bei ihnen vor, nämlich der immer wieder von neuem abschuppenden Epidermis-und von gewissen Drüsenepithelien, die bei der Sekretion verloren gehen, ferner der Haare, die eine beschränkte Lebensdauer haben und dann ausfallen, der Gebärmutterschleimhaut nach Menstruation oder Geburt. Durch Sproßbildung im alten Haarbalg entsteht dann ein neues Haar auf der alten Papille (SCHWALBE) oder auf einer neuen (STIEDA). In Narben, die keine Haarbälge haben, fehlt Neubildung von Haaren. Auch ein Nagel kann sich vollkommen neubilden, wenn nur der Mutterboden, das Nagelbett, nicht geschädigt ist. Höchst bemerkenswert ist die Bildung eines rudimentären Nagelbettes mit einem neuen Nagel am zweiten Fingerglied nach Verlust des ganzen Endgliedes (MARCHAND). Oben bemerkten wir schon, daß auch das Hornhautepithel einer raschen und, bei nicht zu schwerer Schädigung, vollkommenen Wiedererzeugung fähig ist.

Im allgemeinen können wir beim Menschen und beim Tier zwei Arten von Regeneration nach pathologischer Schädigung unterscheiden: Wieder-ersatz am Ort der Schädigung, von den unmittelbar an den geschädigten Zellen anstoßenden Zellen ausgehend, und Wiederersatz in einigem Abstande von diesen, wie in den Versuchen von PONFICK u. a. (S. 17). Die zuerst genannte Regene-ration stellt die Regel dar. Selbstverständlich ist von Ersatz nur dann die Rede, wenn die neugebildeten Zellen den verloren gegangenen mindestens gleichwertig sind, wenn sie also vollkommen gleich oder wenigstens verwandt sind. Die neugebildeten Zellen zeigen im allgemeinen die Eigenschaften ihrer Mutter-zellen, obwohl Metaplasie (s. später) möglich ist. Es entstehen also Epithel-zellen nur aus Epithelzellen usw. Ist ein Stück der Haut ausgeschnitten, so wird die Wundhöhle von neugebildetem Bindegewebe mit Blutgefäßchen, also mit Granulationsgewebe ausgefüllt, und es wird dieses Gewebe durch neugebildetes Epithel bedeckt (Überhäutung), das von der Oberhaut und zum Teil auch von Hautdrüsen herstammt.

BIER betont, daß die Regenerate auch beim höheren Säugetiere keineswegs immer minderwertiges Flickwerk darstellen. So bildet sich z. B. nach Weg-nahme unter gewissen Bedingungen der vorderen Hälfte des Schienbeins beim Versuchstiere diese Hälfte so vollständig wieder, daß auch ein Anatom wenige Monate nach dem Eingriff keine Abnormität anzudeuten vermag. Genau das-selbe gilt für Faszien und Zwischengewebe, Sehnen, Schleimbeutel und Gelenke. Bei anderen Geweben erreichte BIER nur Zufallserfolge. Ob Hormone dabei die Hauptrolle spielen, ist eine Frage. Mechanische Faktoren (Spannung durch Druck oder Dehnung, Bewegung) dürften sicher nicht zu vernachlässigen sein.

Als Wunde bezeichnen wir eine Gewebstrennung an der Körperoberfläche. Je nach ihrer Form und Entstehung unterscheidet man Schnitt-, Stich-, Quetsch- und Rißwunden. Die Heilung einer Wunde beruht auf Zellneubildung. Sie geht meist, wenn nicht immer mit Entzündung einher. Sind die Ränder einer Schnittwunde durch Naht vereinigt und erfolgt die Heilung ohne starke Entzündungserscheinungen, so nennt man sie eine Heilung per primam intentionem. Erfolgt die Heilung nicht unmittelbar, sondern mit Eiterung oder mit einer sonstigen starken Entzündung, so nennt man sie per secundam intentionem. Die Wunde füllt sich dann mit Granulationsgewebe aus. Stärkere Entzündung pflegt infektiösen Ursprunges zu sein. Bei aseptischer Wundheilung tritt die Entzündung gewöhnlich ganz in den Hintergrund. Jede Wundheilung ist dauernde Wiedervereinigung der Wundränder und -flächen (Reunio). Verletzte Epithelzellen schrumpfen, sterben ab und zerfallen. Verletztes Bindegewebe, glatte Muskelzellen sterben ab, letztere wandeln sich in eine homogene gerinnende Masse um. Quergestreifte Muskelfasern zeigen wachsartige Nekrose an den angeschwollenen verletzten Enden. Achsenzylinder schwellen unregelmäßig an und zerfallen dann in Bruchstücke, in den Markscheiden treten Tropfen „Myelin" auf. Nerven- und Gliazellen sterben rasch ab (vgl. ferner MARCHAND). Neubildung von Bindegewebe und Blutgefäßchen ist schon am 2. Tage deutlich erkennbar. Findet sich fibrinöses Exsudat in der Wunde, so wird dieses allmählich durch das Bindegewebe verdrängt (S. 420). Unter einer Kruste oder Borke (S. 348) kann der Wiederersatz von Bindegewebe und Epithel auch erfolgen.

Wird ein Blutgefäß eröffnet, so wird die Gefäßwunde anfangs durch Blutgerinnsel und Blutplättchen abgedeckt, dann allmählich von neugebildetem Endothel und Bindegewebe ausgefüllt (BORST, MARCHAND u. a.). Elastische Fasern bilden sich auch, aber nicht in geschichteten Lamellen.

Die Neubildung von Blutgefäßchen erfolgt durch Sprossenbildung: Als erste Anlage eines neuen Gefäßchens erscheint an der Außenfläche eines Blutkapillars eine zeltförmige Erhebung, die in einem feinen Faden ausläuft. Dieser solide Faden nimmt allmählich an Umfang zu und kann sich mit einem anderen Faden bogenförmig vereinigen. Der anfangs solide Bogen wird später hohl, und die Höhlung tritt bald mit der Lichtung des Kapillars in Verbindung. In anderen Fällen entsteht sie als eine fortschreitende Ausbuchtung vom Kapillar aus (Abb. 146).

Anfangs ist die Wand des neugebildeten Haargefäßchens homogen. Allmählich treten sich vermehrende und sich verteilende Kerne und Zellgrenzen auf, die ARNOLD zuerst durch eine Silberlösung nachwies. Angeschwollene Endothelzellen, mit oder ohne Kernteilung, treffen wir oft im entzündeten Gewebe an. Allerdings ist die Entscheidung manchmal schwer, ob sie im Begriff einer Zellteilung oder einer Entartung sind. Neugebildete Kapillaren können zu Arterien und Venen werden, indem an der Außenwand neugebildete zunächst feinverzweigte (MAYER) Muskelzellen auftreten, von der Media herstammend. Nach etwa 14 Tagen kommen dann elastische Fasern hinzu.

Auch Lymphgefäße werden neugebildet.

Während bzw. nach der Wundheilung verschwinden allmählich die Leukozyten, Plasmazellen usw. Das neugebildete Bindegewebe ist anfangs feinfaseriger als das alte. Es bekommt aber relativ rasch reichliche Faser, die bald schrumpfen. Es unterscheidet sich jedenfalls vom Muttergewebe und wird als Narbengewebe angedeutet. Junges Narbengewebe ist rötlichgrau durch reichliches Blut in den weiten Kapillaren. Je älter die Narbe wird und je mehr das Gewebe schrumpft, um so mehr werden die Kapillaren verengert und um so mehr grauweiß wird ihr Gewebe. Narbige Schrumpfung, z. B. nach Verbrennung, kann zu erheblicher Verunstaltung des Gesichtes (Ektropion usw.) und anderer Körperteile führen. Es kann auch in einer Wunde, die geschwürig wurde, zu reichliches, blutreiches, schwammiges Granulationsgewebe, Caro luxurians („wildes Fleisch"), auftreten. Die Wunde wird dann ein fungöses Geschwür.

Neugebildetes Epithel kann in unregelmäßiger Weise ins Bindegewebe eindringen in Form von Strängen oder Röhrchen. Wir begegnen einer solchen atypischen Epithelwucherung besonders bei verzögerter Heilung eines Gewebsverlustes an einer Körperoberfläche, das heißt bei der Ausheilung eines Geschwürs (FRIEDLÄNDER). Sie kann, obwohl anfangs beschränkt, später durch fortschreitende Wucherung Krebs ergeben. Atypische Epithelwucherung kann ebenso von Drüsen- wie von Deckepithel ausgehen.

Im allgemeinen wird nicht oder kaum mehr Gewebe neugebildet als zum Ersatz erforderlich ist. Ausnahmsweise aber mehr, z. B. als Caro bzw. Callus luxurians, beides durch besondere Reizung oder Blutstauung oder sonstige Stoffwechselstörung, letzteres bei ungenauer oder fehlender Anpassung der Bruchstücke eines gebrochenen Knochens, wobei sich Muskelzug und Schwerkraft geltend machen (s. unten).

Die Regenerationsfähigkeit des Bindegewebes, auch des Fettgewebes, Knochens, Deckepithels, der Blutgefäße ist groß, die des Parenchyms hingegen klein. So überwiegt bei der Heilung eines Organdefektes (Muskel, Nerv, Niere usw.) die Neubildung des Stützgewebes, das man wohl als „Flickgewebe" andeutet. Wir müssen auch bei der Regeneration der Organe scharf auseinanderhalten: Bildung von Zellen nach voraufgehendem Verlust und als Folge dieses Verlustes, also Wiederersatz, und Bildung von Zellen, bei Entzündung, vielleicht mitunter einen Wiederersatz bedeutend, in anderen Fällen jedoch ohne sicheren voraufgehenden Verlust, wahrscheinlich durch formative Reizung, wie wir bei der Pathogenese der Entzündung besprochen haben. Wir haben gesehen, daß entzündliche Bildung von Parenchymzellen nur ausnahmsweise vorkommt, während Wiederersatz z. B. des durch fibrinöse Pneumonie verloren gegangenen Epithels der Lungenbläschen in großem Maßstabe auftritt. Wir wollen jetzt die Regeneration (also nach Verlust) der einzelnen Gewebe kurz behandeln.

Hornhaut- und sonstiges Deckepithel vermögen einen Verlust rasch zu ersetzen, auch Hautdrüsenepithel kann einen Anteil daran nehmen. Man hat dies nämlich für Talgdrüsen und die Mamilla (RIBBERT) festgestellt. Auch das Zylinder- und Flimmerepithel von Schleimhäuten ist sowohl eines normalen, wie eines pathologischen (nach Verletzung) Ersatzes fähig. Man hat dies für Magen und Darm, Harnblase und Uterus (nach jeder Menstruation und Schwangerschaft) festgestellt (vgl. BARFURTH). Im allgemeinen finden die Kernteilungen dabei auf mitotischem Wege statt. Im Magen tritt Ersatz vom Fundusepithel aus ein, im Darm von den tiefliegenden Zellen der LIEBERKÜHNschen Krypten. Ferner hat man nicht nur in der Unterkieferspeicheldrüse Wiederersatz von Epithel, sogar von den Ausführungsgängen aus, sondern auch im Pankreas festgestellt. Nach HELLY und KYRLE ist das Epithel der Pankreasläppchen dem der LANGERHANSschen Inseln nicht artgleich und nicht funktionell gleichwertig.

Wir haben schon S. 17 die Regeneration der Kaninchenleber nach Entfernung eines Teils des Organs besprochen und gesehen, daß der Ersatz nicht von der verletzten, sondern von einer entfernten Stelle ausgeht. Bei Leberechinokokkus hat PONFICK etwas Ähnliches beim Menschen beobachtet. Die Angaben über die Niere und andere Organe sind nicht gleichlautend. Neubildung von Harnknäueln ist nicht sicher festgestellt. Wiederersatz von Epithel scheint nur von den Ausführungsgängen und nur bei herdförmiger Schädigung der Niere stattzufinden (TILP u. a.). Wo Entzündung besteht, soll man mit der Annahme eines Wiederersatzes zurückhalten: der entzündliche Reiz kann ja zu Zellteilung führen, die also eine ganz andere Bedeutung hat als eine Neubildung „funktionellen Ursprunges", den wir allerdings näher anzugeben nicht vermögen.

STILLING sah nach Entfernung einer Nebenniere bei jungen Kaninchen Hypertrophie der anderen, während zurückgebliebene Reste bedeutend an Umfang zunahmen.

Nach KYRLE und SCHOPPER wohnt dem Epithel des Canalis epididymidis des Hundes eine große Regenerationsfähigkeit inne, ebenso dem Epithel des Samenleiters.

In all diesen und anderen ähnlichen Beobachtungen vermögen wir die Funktionstüchtigkeit der neugebildeten Zellen zur Zeit nicht mit hinreichender Genauigkeit zu bestimmen. Ob sie mit normalen Zellen gleichwertig sind, ist somit eine unbeantwortete Frage.

Verletzung der Milz oder einer Lymphdrüse führt zur Bildung von Narbengewebe ohne weiteres.

Über den Wiederersatz von Blut werden wir später handeln.

Ganglienzellen werden nicht durch neue ersetzt. Es kommt allerdings Teilung einer Ganglienzelle vor, sie führt jedoch nicht zur Bildung typischer Ganglienzellen. Neuroglia, das Stützgewebe des Zentralnervensystems, ist hingegen

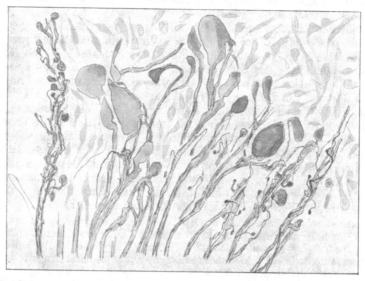

Abb. 194. Das zentrale Stumpfende eines durchschnittenen Nerven. Aus den Fasern quellen kleine und große Tropfen. Überall feine, nach den verschiedenen Seiten — auch rückwärts in den Nerven verlaufende — neue Fäserchen. Vergr. ca. 600/1 (nach EDINGER, Die Naturwissenschaften 196, H. 17).

ziemlich ersatzfähig: Junge Gliazellen sind groß, reich an Ausläufern und sie können Ganglienzellen ähnlich sein. Man nennt sie Astrozyten oder Spinnenzellen. Ähnlich wie Bindegewebszellen bilden sie beim Altern Fasern, die anfangs intra- später auch extrazellular liegen. Verdichtung des Gliagewebes durch Wucherung bezeichnet man als Sklerose oder Gliose, obwohl manche letzteres Wort nur für Gliabildung mit nachfolgendem Zerfall des neugebildeten Gliagewebes gebrauchen. Wucherung von Glia wird oft durch Bindegewebsbildung begleitet.

Von einer Regeneration von Nervenfasern im Zentralnervensystem ist kaum die Rede: es bleibt beim ersten Anlauf (SPIELMEYER).

Die Neubildung peripherischer Nervenfaser haben viele Forscher untersucht. Wird eine Nervenfaser durchschnitten oder teilweise zerstört, so tritt Neubildung ein, aber nur dann, wenn die Faser mit ihrer normalen Ganglienzelle in Verbindung steht. Denn alle Nervenfasern wachsen aus Ganglienzellen aus. Herstellung erfolgt nur, wenn das zentrale Nervenende auswachsen kann und nicht einem zu hohen Widerstand begegnet. Das peripherische Stück der Nervenfaser geht nach vorübergehender Quellung zugrunde (S. 335), während die unter der SCHWANN- schen Scheide dieses Faserstückes liegenden Kerne sich mitotisch vermehren und protoplasmareiche Zellen entstehen. Das zentrale Faserstück geht nur bis zum nächsten oder zweitnächsten RANVIERschen Schnürring zugrunde. Bei der Regene- ration schwellen zunächst einzelne Achsenzylinder des zentralen Stumpfes an. Schon in den ersten Stunden quellen aus ihren durchschnittenen Enden zahlreiche Tropfen hervor, es sind vorn angeschwollene Fädchen, welche Widerständen ausweichen (CAJAL), sogar umwenden und zurücklaufen. Viele teilen sich, einige umspinnen alte Fasern. Überall irren die feinen auswachsenden Tropfen umher nach allen Seiten (s. Abb. 195), aber nur die Fasern kommen zum ordentlichen Auswachsen, welche den alten peripheren Nervenstumpf erreichen, indem sie schnell durch die Zellen des alten Stumpfes hindurchwachsen; die anderen Fasern gehen allmählich zugrunde (EDINGER u. a.). Nach BERBLINGER u. a. treten am schußverletzten Nerven

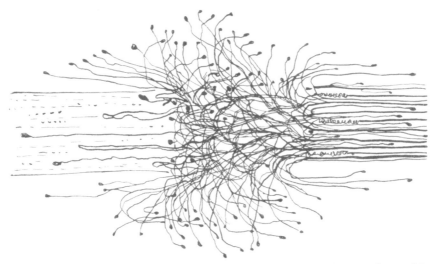

Abb. 195. Halbschema. Heilungsvorgang im durchschnittenen Nerven. Am rechten unteren Ende des zentralen Stückes führen die Fasern in die Narbe und ihrer Um- gebung nach allen Seiten. Viele kehren vor dem Widerstand wieder um in das leichter passierbare Bindegewebe des normalen zentralen Stückes; auch von denen, welche das periphere Stück — zufällig — erreichen, kehren wieder welche um, eine Zahl anderer aber vermehrt sich da und schafft den neuen Nerven. (Nach EDINGER.)

beim Menschen ähnliche Erscheinungen auf. Dabei geht von den SCHWANNschen Zellen des zentralen und ausnahmsweise auch des peripheren Stumpfes die Bildung kernreicher Plasmabänder (Bandfasern) aus, welche die Wachstumsbahn für die neugebildeten Nervenfasern darstellen; letztere gehen durch körnigen Zerfall zu- grunde, wenn sie frei ins Bindegewebe gelangen. Die neugebildeten Achsenzylinder verlängern sich und bilden in den SCHWANNschen Scheiden Bündel, welche nur selten noch Reste der alten Nervenfaser einschließen. Es können sogar neue Nervenfasern die SCHWANNsche Scheide durchbrechen und im Endoneurium weiterziehen oder durch das Perineurium der Nervenbündel hindurch in das Epineurium eindringen. Die neugebildeten Achsenzylinder umgeben sich bald mit einer Markscheide und die Fasern bekommen eine (bindegewebige) Neurilemmscheide. SPIELMEYER hat schon lange die Regenerationsfähigkeit peripherer (im Gegensatz zu den zentralen Nerven- fasern) ihrer Ausstattung mit den verhältnismäßig primitiven SCHWANNschen Zellen zugeschrieben: ihre geringe Differenzierungshöhe befähigt sie, im Gegensatz zur Neuroglia, als ektodermale Elemente axoblastische Eigenschaften zu entwickeln. Sie sollen unter der Suprematie der Ganglienzelle (HELD) neue Nervenfasern bilden, was mit den Ergebnissen von BETHE, BORST und DÜRCK übereinstimmt (vgl. SPIELMEYER). Auch bei Schädigung eines peripheren Nerven durch „Neuritis" treten früh Regenerationserscheinungen auf besonders von SCHWANNschen „Neuroblasten" (DÜRCK, RACHMANOW, DOINIKOW, KIMURA) so daß Heilung sogar einer schweren „Neuritis" (S. 412) möglich ist.

Sind zwei Stücke eines durchtrennten Nerven durch Naht vereinigt, so können proximale Nervenfasern in das periphere Stück einwachsen, nachdem dessen Fasern

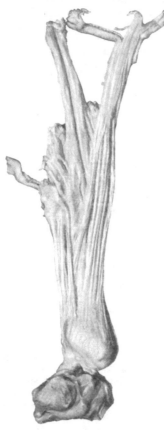

zugrunde gegangen sind. FORSSMANN schreibt beim Zerfall entstehenden Stoffen eine chemotaktische Wirkung (Neurotropismus) zu. Wahrscheinlicher aber wachsen die neuen Fasern eben in der Richtung des geringeren Widerstandes, so daß es für die künstliche Herstellung darauf ankommt, den Widerstand wegzuräumen (EDINGER). Es kann auch das zentrale Stück des N. lingualis in das peripherische des durchtrennten N. hypoglossus, wenn man diese Stücke vereinigt, hineinwachsen (vgl. BOEKE). Wiederersatz von Nerven fordert lange Zeit, sogar viele Monate. Wiederherstellung der Funktion erfolgt auch nach Nervennaht oft erst nach 3—6 Monaten, eine vollkommene Wiederherstellung erst nach Jahren (LEWANDOWSKY).

Bleibt das zentrale Stück eines durchtrennten Nerven, wie in einem Amputationsstumpf, frei, so umgibt neugebildetes Bindegewebe dieses Nervenende. Nervenfasern wachsen dann in dasselbe hinein, und zwar mitunter in so großer Zahl und so an ihren Enden anschwellend, daß das Nervenende keulenförmig anschwillt (Amputationsneurom, s. Abb. 196). Im Gehirn können Nervenfaserstümpfe, die mit ihren Ganglienzellen verbunden sind, in Poren von eingekeilten Fremdkörpern oder in Gliagewebe einwachsen.

Glatte Muskeln zeigen eine geringe Ersatzfähigkeit nach Verletzung oder sonstiger Schädigung. Dann tritt nur Bindegewebsbildung auf.

Auch im quergestreiften Muskel ist letztere (nach beschränkter Schädigung) zu beobachten, außerdem kann es dann aber zur Bildung neuer Muskelfasern kommen. Nach Verletzung oder sonstiger Schädigung eines quergestreiften Muskels tritt zunächst eine amitotische, dann eine mitotische Teilung von Muskelkernen ein. Der kontraktile Stoff kann nach einer Schädigung in Bruchstücke verschiedener Größe zerfallen. Während der Vermehrung der Muskelkerne nimmt das Sarkoplasma zu. Auch die freien Muskelzellen,

Abb. 196. Amputationsneurom des N. ischiadicus. Präp. des Path. Institutes in Amsterdam (nach WERTHEIM-SALOMONSENO im Handb. d. Neurologie, Bd. II).

welche nicht mit dem kontraktilen Stoff in Zusammenhang stehen, vergrößern sich, während sich ihre Kerne vermehren zu vielkernigen Riesenzellen. Die neuen Muskelfasern entstehen durch Knospenbildung (NEUMANN) aus dem kernreichen Sarkoplasma. Diese Knospen sind Anschwellungen kolbiger, keulenartiger oder sonstiger Form der Muskelfasern, die sich manchmal zuvor spalten. Geht der kontraktile Stoff zugrunde, während das Sarkolemma erhalten bleibt — wie bei Typhus ab ominalis oder sonstiger Giftwirkung — so können sich Muskelfasern diskontinuierlich bilden: es verlängern sich Myo- oder Sarkoblasten, d. h. Zellen, die nicht mit lebenden Muskelfasern zusammen hängen, sie legen sich aneinander, bilden Synzytien (kernreiche Protoplasmaklumpen), die sich in Muskelfasern umwandeln, wobei ebenso wie in den Knospen, zunächst Längs- dann

Querstreifung auftritt. Solche Sarkoblasten können Trümmer zerstörter Muskelfasern in sich aufnehmen.

Knorpel hat im allgemeinen eine sehr beschränkte Regenerationsfähigkeit. Nach Verletzung erfolgt Wucherung des Perichondriums. Kleinere Verletzungen können knorpelig ausheilen. Verletzung eines Epiphysenknorpels pflegt Wucherung von Knorpelzellen anzuregen, welche sich in Säulen anordnen und von Knochenbildung gefolgt werden.

Schließlich sollen wir die Heilung eines Knochenbruchs kurz skizzieren. Nach einem Knochenbruch sind Blutaustritte verschiedener Ausdehnung und bald auch Zeichen von Entzündung (flüssiges und zelliges Exsudat) im hyperämischen Knochenmark nachweisbar. Diese „traumatische" Entzündung ist wahrscheinlich Stoffen zuzuschreiben, welche aus zerfallendem, gequetschtem Gewebe entstehen. Bei einfachem Knochenbruch, d. h. bei unversehrter Haut, schwindet das Exsudat bald, etwa innerhalb einer Woche. Dann erfolgt Heilung, die wir per primam intentionem nennen können. Vereinzelte Beobachtungen am Menschen lehren, zusammen mit den Ergebnissen von Tierversuchen (vgl. ZONDEK), folgendes: Das Periost sowie das Endost stellen den Mutterboden des neuzubildenden Knochens dar. Ersteres liefert den äußeren, letzteres den inneren (myelogenen) Kallus, während man den zwischen den Bruchenden befindlichen, ebenfalls peri- bzw. endostalen Kallus als intermediären bezeichnet. Das Endost in den HAVERSschen Kanälchen liefert auch Kallus. Dieser Kallus ist zellreiches osteoides Gewebe, d. h. Knochengewebe, dem noch Kalksalze fehlen. Es verbindet die Bruchenden, gleichgültig ob diese sich in derselben Stellung wie vor dem Bruch berühren, oder ob Dislokation besteht. Allmählich findet Ablagerung von Kalksalzen im osteoiden Gewebe statt, während es an Umfang abnimmt. Dadurch entsteht allmählich eine Knochennarbe. Nach Verlauf vieler Monate kann durch allmähliche Abnahme des Umfanges dieser Narbe eine Restitutio ad integrum eintreten. Aber nur dann, wenn keine Dislokation und falsche Verwachsung stattfindet wie in Abb. 197.

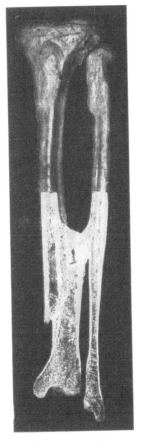

Abb. 197. Verwachsung auch von Tibia und Fibula nach Knochenbruch. Die untere Hälfte zeigt einen Durchschnitt.

Das eine Mal tritt periostale, ein anderes Mal endostale Kallusbildung in den Vordergrund. Es kommt sogar Knochenbildung im Bindegewebe zwischen anstoßenden Muskelfasern vor (parostaler Kallus aus Periostausläufern oder aus gewöhnlichem Bindegewebe). Brüche von Röhrenknochen scheinen rascher zu heilen als solche von Schädelknochen.

Sowohl im periostalen wie im endostalen Kallus hat man, beim Menschen (ORTH, E. MEYER u. a.) sowie bei Versuchstieren (VOLKMANN u. a.) Knorpelbildung nachgewiesen. Auch dieses Knorpelgewebe wandelt sich allmählich in osteoides Gewebe um, und zwar langsamer bei Druck als bei Zug (ZONDEK). Dann bilden sich allmählich Knochenbälkchen in mehr oder weniger gesetzmäßiger Anordnung aus.

Ist die Haut bei einem Knochenbruch verwundet, so daß sogar ein Bruchende nach außen steckt, so nennt man den Bruch einen komplizierten. Eiterung und sogar Sepsis in irgendeiner Form können folgen.

Es kann äußerer Kallus in zu großer Menge gebildet werden, so daß eine Verunstaltung entsteht (Callus luxurians bzw. Osteoma fracturae).

Transplantation, Verpflanzung.

Transplantation ist die Verpflanzung eines lebenden Körperteils auf eine andere Stelle desselben Körpers oder auf einen anderen lebenden Körper. Wird das Stück tief verpflanzt, so redet man wohl von Einpflanzung (Implantation). Replantation ist die Wiedereinpflanzung eines vollkommen gelösten Stückes an dieselbe Stelle. Pfropfung oder freie Transplantation nennt man die Einpflanzung eines vollkommen gelösten Stückes.

Transplantat (Pfropfreis) heißt das verpflanzte Stück. Eine Verpflanzung ist nur dann gelungen, wenn das Stück in organische Verbindung mit der Umgebung tritt und ungestört weiter lebt, sich ganz als lebender Teil des Organismus verhält. Man hat kleinere und größere Stücke von Geweben, Organen und ganze Organe verpflanzt.

Autotransplantation (autoplastische Tr.) heißt die Verpflanzung bei demselben Individuum, Homoiotransplantation ist die Verpflanzung bei einem Individuum derselben und Heterotransplantation die bei einem Individuum einer anderen Tierart oder Rasse. Alloplastik nennen wir mit Marchand die

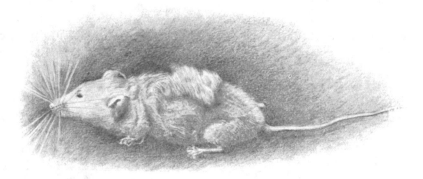

Abb. 198. Maus. Rückenhautlappen reimplantiert. Kopf- und Schwanzende vertauscht. Die Haare auf dem Hautlappen zeigen (nach etwa 6 Monat) nach kopfwärts (nach Schöne, Transplantation, Berlin 1912).

Einführung eines leblosen Stoffes in einen lebenden Körper zum Ersatz eines mangelnden Teils. Explantation nennt man wohl die Gewebskultur in vitro (L. Loeb, Carrel u. a.), besonders in geronnenem Blutplasma.

Im allgemeinen hat sich ergeben, daß der Erfolg um so vollkommener ist, je jünger der Spender oder Donator (dem das Stück entnommen wird) und der Empfänger (bei dem es eingepflanzt wird) sind. Ferner, ähnlich wie bei Regeneration (S. 490) je tiefer das Tier stammesgeschichtlich steht, je weniger differenziert das Gewebe ist, und je mehr verwandt Spender und Empfänger sind. Hier machen sich ganz unbekannte Faktoren geltend, wie sich z. B. bei den Verpflanzungsversuchen mit Geschwülsten herausgestellt hat (S. 521). Schließlich sind die örtlichen Ernährungsverhältnisse wichtig. Am sichersten ist der Erfolg, wenn man (ceteris paribus) das Stück durch einen Stiel mit seinen Ernährungsgefäßen in Zusammenhang läßt, während es schon mit dem Verpflanzungsboden verwächst. Man verfährt so bei der Nasenplastik und bei anderen plastischen Operationen, sogar wenn Spender und Empfänger zwei Individuen sind. Erst nach ausreichender Verwachsung und Ernährung vom neuen Mutterboden aus durchtrennt man den Stiel. (Gärtner nennen dieses Verfahren bei Pflanzen „Ablaktieren".) So hat man ein Darmstück in die Blase (Enderlen), in den Magen (Reerink) usw. eingepflanzt. In neuerer Zeit hat man Organe transplantiert, wobei man die ernährende Schlagader durch Naht mit einer Schlagader des Mutterbodens verband. So hat ZAAIJER mit gutem Erfolg beim Hund eine Niere in den Oberschenkel eingepflanzt, wobei die Nierenschlagader mit der Art. femoralis verbunden wurde. Der Harnleiter wurde in die Harnblase eingepflanzt. Die andere Niere wurde 83 Tage später entfernt, der Hund überlebte diesen Eingriff länger als sechs Jahre.

Findet Pfropfung ohne weiteres statt, so eignet sich besonders gefäßreiches Gewebe (Milz, Knochenmark usw.) als Mutterboden.

Bei Pflanzen pflegt Vertauschung von Sproß- und Wurzelpol bei Reimplantation das Anheilen zu stören (Polarität). Bei niederen Tieren hat man ähnliches beobachtet, bei höheren Tieren und beim Menschen jedoch nicht (SCHÖNE). Bei Pflanzen und niederen Tieren gelingt heteroplastische Pfropfung manchmal, bei höheren Tieren gelingt aber artfremde Hautverpflanzung nicht oder nur ausnahmsweise. Frühere Beobachtungen sind nicht einwandfrei. PFEIFFER hat allerdings mit Erfolg Stücke einer menschlichen Basedowstruma in die Milz einer Ziege und eines Hundes eingepflanzt anheilen sehen, andere Versuche mißlangen aber. Es kommt immer darauf an, daß das Transplantat im Wirtsorganismus genügend ernährt wird und organisch verwächst, was nur möglich ist, wenn Transplantat und Wirt einander nicht schädigen. Hierauf beruht wohl zum Teil der Mißerfolg von Heterotransplantationen. SCHÖNE hat bei der Übertragung der Gewebe von Kaltblütern (Fröschen, Fischen) auf Säugetieren oft tödlichen Ausgang beobachtet. Hingegen kann man zwei blutsverwandte Tiere in Parabiose am Leben erhalten, indem man die Bauchhöhlen in Zusammenhang bringt und, nach eingetretener Verwachsung, die beiden Nieren des einen Individuums entfernt (s. Abb. 200).

Im allgemeinen geht auch bei Homoiotransplantation ein Teil des verpflanzten Gewebes früher oder später zugrunde, während im übrigen Teil, wenigstens zunächst, Zellbildung mitunter mit Metaplasie, Zystenbildung usw. erfolgt.

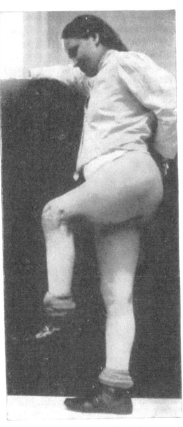

Abb. 199. 18 jähriges Mädchen. Implantation des ganzen, einem frisch amputierten Bein entnommenen Kniegelenks. Heilung mit Beweglichkeit nach 2 Jahren 5 Monaten konstatiert (nach LEXER, Arch. f. klin. Chir. 1909).

Die Größe dieser Teile ist in den einzelnen Fällen eine verschiedene. Die Ernährung geschieht anfangs durch Gewebsflüssigkeit, dann dringen allmählich gefäßhaltige Bindegewebssprossen in das aufgepfropfte Gewebe ein und durchsetzen es. Später kann das neue Gewebe Nerven erhalten, und zwar erhält aufgepfropfte Haut zunächst Nerven der Tast-, dann solche der Schmerz- und Temperaturempfindung (STRANSKY). Aber auch das anfangs wuchernde, verpflanzte Gewebe kann später durch das eindringende Gewebe des Wirtes verdrängt werden und schwinden, ähnlich wie ein lebloser Stoff bei der Organisation (S. 421). Allerdings zeigen sich hier bedeutende Unterschiede, je nach dem verpflanzten Gewebe. Schilddrüsen-, Brustdrüsenepithel erhalten sich lange, Deckepithel sogar dauernd, mitunter Epidermoidzysten bildend. Andere Gewebe gehen rascher zugrunde. Eingepflanzte

Schilddrüse (PAYR, KOCHER) oder Epithelkörperchen (DANIELSEN) vermag lange Zeit von Nutzen zu sein. Besonders gefäßreiches Gewebe eignet sich als Mutterboden (s. oben). Ein in Knochen eingepflanztes lebendes oder totes Knochen- oder Knorpelstück kann Neubildung von Knochen durch Periost oder (und) Endost anregen. Der neugebildete Knochen bringt das Implantat zum Schwund, füllt aber damit zugleich einen Defekt aus.

Abgeschabte Oberhaut kann man mehrere Tage verpflanzungsfähig in 0,8% NaCl aufbewahren, andere Gewebe kürzer, aseptische herausgeschnittene Gefäßstücke bleiben in RINGERscher bzw. LOCKERscher Flüssigkeit im Eisschrank, bei einer Temperatur zwischen 0° und 1°, während 35 und mehr Tage einpflanzungsfähig.

Die Anheftung der abgeschabten Oberhaut (mit den Spitzen der Hautpapillen bzw. einer dünnen Lederhautschicht) an die Wundfläche erfolgt durch gerinnendes Blut bzw. Plasma oder Lymphe. Allmählich kann dann Verwachsung erfolgen. Aufgepflanzte Negerhaut kann allmählich durch weiße Haut verdrängt werden und umgekehrt (S. 323). Dies erheischt jedoch genauere Forschung.

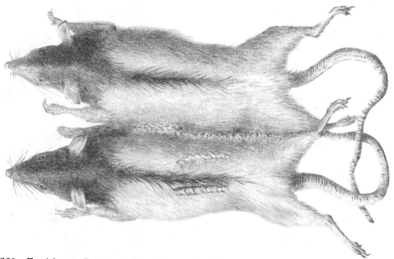

Abb. 200. Zwei bunte Ratten in Parabiose. Bauchhöhlen in Kommunikation. Der linken Ratte sind die Nieren exstirpiert worden (nach SCHÖNE, Transplantation, Berlin 1912).

Das Parenchym der meisten Drüsen (Leber, Niere, Hoden, Eierstock) und das Gehirn gehen bald nach Verpflanzung zugrunde. Nur das Stützgewebe und das Epithel der Ausführungsgänge obiger Drüsen (Gallengänge usw.) zeigen oft Wucherung. Allerdings vermag sich das Keimepithel mitsamt Follikeln und Eiern des Eierstockes eines sechs Wochen alten Meerschweinchens an die Bauchwand eines Männchens aus dem gleichen Wurf 158 Tage zu erhalten (SCHUTZ). Durch Autotransplantation haben KNAUER, RIBBERT u. a. vollkommenere Erfolge gehabt. Verpflanzung eines Nervenstückes blieb bisher erfolglos. SCHWANNsche Zellen scheinen anheilen zu können (SPIELMEYER).

Autotransplantation hat, ceteris paribus, die besten Erfolge gehabt. Transplantation auf Blutsverwandten mißlingt schon öfter, noch unsicherer ist Homoiotransplantation unter nicht blutsverwandten Individuen derselben Rasse und am unsichersten oder aussichtslos die Heterotransplantation. Embryonales Gewebe läßt sich, ceteris paribus, vielleicht am besten übertragen. Dann kommen allerlei Gewebe zur Entwicklung (s. Entstehung der Geschwülste).

Wichtig ist der Einfluß der Tätigkeit auf das Transplantat (REHN). CARREL u. a. haben Venenstücke des gleichen Individuums an die Stelle eines resezierten Arterienstückes eingeschaltet. Das Venenstück erweiterte sich nicht, sondern es verdickte sich seine Wand durch Hypertrophie der Muskelzellen und Bindegewebswucherung der Intima (STICH und ZÖPPERITZ, FISCHER und SCHMIEDEN, BORST und ENDERLEN).

Metaplasie.

Der VIRCHOWsche Satz „Omnis cellula e cellula" wurde von BARD eingeschränkt durch die Hinzufügung: „eiusdem generis". Welches sind aber die Grenzen der Zellgenera?

Die Eigenschaften einer Zelle sind zum Teil von ihrer Anlage, zum Teil von äußeren Faktoren bedingt. Die Bedeutung der äußeren Faktoren, wie Druck, Ernährung usw., erhellt z. B. aus der Polymorphie wuchernder Zellen in vielen Fällen; ferner aus der starken Verhornung, die in der Mundschleimhaut, der Portio vaginalis uteri und der Vagina eintritt, wenn das Deckepithel durch Vorfall eintrocknet. Wie weit geht aber der Einfluß äußerer Faktoren? Diese Frage ist noch nicht mit der erforderlichen Schärfe zu beantworten. Umwandlung eines wohl gekennzeichneten, ausgereiften (differenzierten) Gewebes in ein differenziertes Gewebe mit anderen Eigenschaften nennen wir Metaplasie. Zu Metaplasie gehört nicht die Erscheinung, daß eine bestimmte Stammzelle verschiedenartiger Zellen, wie etwa der Myeloblast zu sein scheint, oder wie vielleicht eine Keimblattzelle, also ein nicht differenziertes Gebilde sich unter abnormen Umständen zu einer Zelle mit anderen Eigenschaften entwickelt, differenziert, als unter normalen.

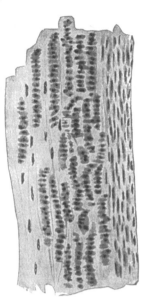

Abb. 201. Transplantation der Vena jugularis in die Carotis beim Hund. Transplantierte Venenwand im Längsschnitt. Versuchsdauer 86 Tage. Hypertrophie der Mediamuskulatur, vermehrte Bindegewebeentwicklung in der Media und ziemlich starke spindelzellige Intimaverdickung (nach FISCHER und SCHMIEDEN, Frankf. Z. f. Pathol. 1909, Bd. 3).

Die Gewebe stammen von drei Keimblättern ab. Die Abkömmlinge verschiedener Keimblätter lassen sich nicht ineinander umwandeln. Ist das aber möglich für die Abkömmlinge desselben Keimblattes? Wandelt sich z. B. je Oberhaut in Gliagewebe oder umgekehrt um? Nein. Es vermag sich aber Periost in osteoides Gewebe und dann in Knochen umzubilden. Sowohl das mehrschichtige verhornende Plattenepithel der Speiseröhre wie das mehrzeilige Flimmerepithel der Luftwege und das einzeilige Zylinderepithel des Magens und Darms stammen vom Hypoblast (Entoderm). Bilden sich diese Epithelformen, nach vollendeter Differentiation, ineinander um? Wo liegt die Grenze der gegenseitigen Umwandelbarkeit der verschiedenen Abkömmlinge desselben Keimblattes? Wir müssen dies für die einzelnen Fälle gesondert bestimmen.

In letzter Zeit haben einige Forscher eine Umbildung von Epithel in Bindegewebe und umgekehrt angenommen. Wir müssen hier Ähnlichkeit bzw. Gleichheit der Form und solche der Lebenseigenschaften unterscheiden. Ohne Zweifel können allerdings Bindegewebszellen Epithelzellen ähnlich oder gleich aussehen; denken wir nur an die jungen, epitheloiden Zellen und die Dezidualzellen. Umgekehrt können die basalen Zellen der Oberhaut spindeligen Bindegewebszellen gleich werden und fest mit Bindegewebsfasern zusammenhängen (s. Spindelzellenkrebs). Formgleichheit bedeutet aber nicht ohne weiteres Wesensgleichheit. Leberzellen und Pankreaszellen können gleich aussehen, während doch ihre Tätigkeit eine ganz andere ist. Durch Färbung nach VAN GIESON lassen sich spindelige Epithelzellen von Bindegewebszellen manchmal unterscheiden. Ihre epitheliale Natur gibt sich mitunter in Verhornung kund. Eine Metaplasie von Epithel in Bindegewebe oder umgekehrt ist nicht einwandfrei festgestellt.

Umbildung einer **Epithelform** in eine **andere**, z. B. von Zylinderepithel einer Schleimhaut in verhornendes mehrschichtiges Epithel in Geschwülsten oder bei Geschwürsheilung ist auch nicht sicher. Ein verhornender Krebs der Gallenblase kann durch Wucherung einer dystopischen oder dysplastischen Epithelinsel mit den Eigenschaften verhornenden mehrschichtigen Epithels entstanden sein. Eine solche Insel ist eine Mißbildung des Gewebes (Orths embryonale Allo- oder Dysplasie, Schriddes Heteroplasie). Sie kann mehrere Zellformen enthalten, aus denen eine gemischte Geschwulst erwachsen kann. In der Augenbindehaut und in der Nasenschleimhaut kommen Inseln von mehrschichtigem Epithel vor, das bei Entzündung das mehrzeilige Zylinderepithel verdrängen kann. Das harte Papillom der Nasenschleimhaut, das Cholesteatom der Nebenhöhlen können daraus entstehen ohne irgendwelche Metaplasie. So auch ist die Möglichkeit zu berücksichtigen, daß ein verhornender Krebs durch Wucherung einer solchen Insel in der Bronchialschleimhaut oder im Lungengewebe entsteht. In der Magen-, Mastdarm-, Nierenbecken- und Gebärmutterschleimhaut kommen gleichfalls solche Inseln vor. Wenn somit eine Geschwulst aus anderem Epithel aufgebaut wird als das des Mutterbodens, ist immer die Frage zu stellen, ob Metaplasie (Umwandlung) oder Verdrängung (Wucherung einer Insel) vorliegt.

Lubarsch und Fütterer haben sehr wahrscheinlich Metaplasie bewirkt: Ersterer entfernte Stücke der Harnblasenschleimhaut bei Kaninchen, reizte die Wunde chemisch und brachte dann Gallensteine oder Kirschkerne in die Harnblase. Fütterer entfernte bei Kaninchen und belgischen Hasen viereckige Stücke (2 × 2 cm) aus der Magenschleimhaut. Während der 3—4 ersten Tage wurde nur flüssige, dann gewöhnliche Kaninchennahrung gegeben. Durch subkutane Einspritzung von Pyrogallussäure wurde der Hb-Gehalt des Blutes etwas unter 70% gehalten. Es entstanden langsam ausheilende Magengeschwüre, und zwar fand er unter 25 Versuchstieren 2 mal Plattenepithelzapfen in der neugebildeten Schleimhaut. Sollten diese von abnormen Epithelzellen in der Umgebung herrühren? Die Möglichkeit wäre weit geringer, wenn sie in allen Fällen nachgewiesen wären.

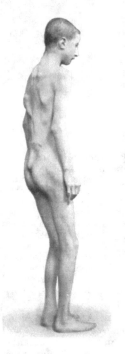

Abb. 202. Myositis ossificans (nach Wertheim Salomonson im Handb. d. Neurologie, Bd. II).

Allgemein oder fast allgemein erkennt man Metaplasie von **Bindegewebe in Knorpel** oder **Knochen** an. Verknöcherung hat man in der Lunge, im parostalen Kallus, bei Myositis ossificans (Verknöcherung des Muskelbindegewebes), beim Exerzierknochen, in atrophischen Augen, Verknöcherung peri- und paravenösen Bindegewebes im Parametrium binnen $6^1/_2$ Wochen nach einem Abort (Busse) usw. festgestellt, ohne daß etwas auf das Vorhandensein von Osteoblasten vor der Verknöcherung hinweist. Busse stellte bei Myositis ossificans Verknöcherung von Muskelgewebe ohne irgendwelche Beteiligung von Periost fest. Diese Verknöcherung kann allmählich in mehr Muskeln auftreten, so daß schließlich lebenswichtige Tätigkeiten wie Essen und Atmen dermaßen erschwert werden, daß das Leben erlöscht. Umgekehrt kann sich Knorpel in faseriges Bindegewebe umbilden, nämlich wenn seine freie Fläche mit Bindegewebe überzogen wird. Ob alle, oder nur jugendliche Bindegewebszellen einer solchen Metaplasie fähig sind, ist eine offene Frage.

20. Kapitel.

Die Geschwülste.

Begriffsbestimmung und Erkennung.

Eine zutreffende Definition einer Geschwulst (Tumor, Neoplasma, Blastom) war VIRCHOW, sie ist auch uns noch unmöglich. Denn zutreffend ist nur eine solche Begriffsbestimmung, die umkehrbar ist (S. 1). Wir haben schon wiederholt gesehen, daß Definitionen in der lebenden Natur sehr schwer, wenn nicht unmöglich sind, weil die von uns gezogenen Grenzen als willkürliche sich erweisen. Trotzdem können wir einer möglichst zutreffenden Begriffsbestimmung einer Geschwulst nicht entbehren. Versuchen wir sie deshalb, wenngleich wir selbst auf ihre Fehler hinweisen müssen. Wir ziehen den Namen Blastom vor, weil Tumor auch für andere Knoten und für Schwellung gebraucht wird.

Zunächst bewirkt eine Geschwulst im allgemeinen eine umschriebene Umfangszunahme eines Körperteils. Kehren wir diese Bestimmung um, so erhellt sofort, daß nicht jede umschriebene Umfangszunahme auf Geschwulstbildung beruht. Eine Blutbeule, ein Hygroma praepatellare, eine Zyste stellen eine umschriebene Anschwellung, aber keine Geschwulst dar.

Aber auch die Definition einer Geschwulst als eine umschriebene Gewebsbildung wäre noch nicht umkehrbar, weil umschriebene Hyperplasien, Hypertrophien oder manche entzündliche Gewebsbildungen (wie Tuberkel, pneumokoniotische oder andere Bindegewebsbildungen) keine Geschwülste sind. Und zwar deshalb nicht, weil wir nur selbständige umschriebene Gewebsneubildungen mit „gesetzwidrigem, autonomem" Wachstum, wachsend unabhängig vom Wachstum anderer Körperteile und nicht unmittelbar bedingt durch einen äußeren „Reiz" wie die infektiösen Granulationsgeschwülste, als Geschwülste oder Blastome bezeichnen. Wir kommen unten auf die Reizwirkung ausführlich zurück. Eine Geschwulst kann metastasieren. Zwischen der Metastase einer Geschwulst und der eines entzündlichen Gebildes besteht aber ein einschneidender Unterschied: eine Tochtergeschwulst an einer anderen Stelle entsteht durch Verschleppung von Geschwulstzellen von der primären Geschwulst nach jener Stelle und nachfolgendes Auswachsen dieser Zellen durch fortgesetzte Teilung zu einer Geschwulst, welche der primären mehr oder weniger ähnlich ist.

Daß in der Tat Geschwulstzellen verschleppt werden, dürfen wir dann annehmen, wenn die metastatische Geschwulst in einer Umgebung auswächst, wo solche Zellen nie ohne Geschwulst vorkommen, oder vielleicht nur als so hohe Ausnahme, daß wir ihr Vorkommen nicht einmal wissen. So findet sich (verhornendes) Epithel nie ohne Geschwulstbildung in Lymphdrüsen, aber metastatisch von einem (verhornenden) Haut- oder Schleimhautkrebs recht häufig. Metastasen einer bindegewebigen Geschwulst könnten allerdings an den allermeisten Stellen des Körpers aus dort schon normaliter vorhandenen Bindegewebszellen auswachsen, auch Knorpel- und Knochengeschwülste könnten durch Metaplasie aus solchem Bindegewebe entstehen. Wir haben aber keinen Grund, Metastase einer bindegewebigen oder sonstigen Geschwulst überhaupt anders denn als Verschleppung und Wachstum von Geschwulstzellen aufzufassen.

Demgegenüber ist die metastatische Entstehung eines infektiösen entzündlichen Knotens der Verschleppung, nicht von eigenen Zellen, sondern des betreffenden Mikrobions zuzuschreiben. Dieses regt dann Gewebszellen an der Stelle der Metastase zu fortschreitender Wucherung an. Auch dann, wenn je sich echte, metastasierende Geschwülste als parasitären Ursprunges erweisen sollten, würde ihre Art der Zellmetastase von der parasitären, wie wir sie bis jetzt kennen, grundverschieden sein. Solche „echte" Geschwülste oder Blastome zeichnen sich somit durch selbständiges Wachstum inneren Ursprunges, auch unabhängig vom Wachstum des Organismus aus. Ihr Wachstum kann allerdings mehr oder weniger beschränkt, langsamer oder rascher stattfinden, so z. B. im früheren Lebensalter häufig rascher als im höheren Alter. Infiltrierende Geschwülste sind weniger scharf begrenzt. Krebse, manche Sarkome und sogar gewisse Fibrome pflegen infiltrativ zu wachsen. Nicht selten scheint eine Geschwulst bei klinischer Untersuchung oder makroskopisch scharf abgegrenzt zu sein, während wir jedoch mikroskopisch mehrere Ausläufer in der Umgebung nachweisen können. Es gibt sogar eine „linite plastique", d. h. eine Form szirrhösen Magenkrebses, wobei der Magen zusammenschrumpft und man in ihrer harten, dicken Wand außer Entzündung einen diffus verbreiteten Krebs findet, der keine umschriebene Umfangszunahme darstellt. Der Umfang, z. B. einer Brustdrüse, kann sogar durch Schrumpfung neugebildeten Bindegewebes beim Szirrhus oder durch Geschwürsbildung abnehmen. Die Definition einer Geschwulst als eine selbständige umschriebene Gewebsbildung inneren Ursprungs gilt somit nicht für alle Geschwülste in gleichem Maße. Jedoch erscheint sie als die zweckmäßigste. Über die Natur dieses inneren Ursprungs sprechen wir im folgenden Absatz.

Nun könnte man aber der inneren, „spontanen" Entstehung entgegenführen, daß doch mitunter eine Geschwulst nach einem Trauma oder auf dem Boden einer Entzündung zu wachsen anfängt. Gewiß, es kann eine Geschwulst scheinbar traumatischen Ursprunges sein. So habe ich ein Fibrom beobachtet, das nach einem Stoß einer Kuh in der Bauchwand eines Weibes auftrat. Wir dürfen aber nicht vergessen, daß hier mehrere Möglichkeiten vorliegen: Ein Trauma kann 1. wie überhaupt die Aufmerksamkeit zuerst auf eine schon vorhandene Abnormität hinlenken, 2. das Wachstum einer schon bestehenden Geschwulst fördern, oder 3. ein gewisses unbekanntes Etwas entfesseln oder anregen, das zur Geschwulstbildung führt. Auch Entzündung vermag jenes unbekannte Etwas zu entfesseln oder anzuregen. Es gibt jedenfalls viele Geschwülste ohne voraufgehendes Trauma bzw. Entzündung, und oft Trauma bzw. Entzündung ohne nachfolgende Geschwulstbildung.

Diese Erfahrung beweist aber nicht ohne weiteres, daß ein Entzündungsreiz nicht eine Geschwulst hervorrufen könnte, etwa wie der Tuberkelbazillus einen Tuberkel oder eine sonstige proliferative Entzündung. Warum nehmen wir jedoch an, daß Entzündung, die zu Geschwulstbildung führt, etwas entfesselt, das dann selbständig, d. h. unabhängig vom Entzündungserreger und von den entzündlichen Vorgängen, die Geschwulstbildung bewirkt? Weil diese manchmal erst beim Abklingen, ja nach Ablauf der Entzündung, wie z. B. Epulis nach Periostitis alveolaris, Krebs in einer Narbe, einsetzt und dann weiter vor sich geht, unabhängig von der abgelaufenen Entzündung und ihrem Erreger. So kann Krebs in einer Lupusnarbe ohne Tuberkelbazillen entstehen. Und in den metastatischen Geschwülsten pflegt der Entzündungserreger überhaupt zu fehlen. Und besteht Entzündung in der primären Geschwulst, so ist Metastase und weiteres Wachstum der Tochtergeschwülste auch ohne voraufgehende Entzündung möglich. Allerdings kommt es vor, daß die bei Krebs vorhandene Entzündung metastatisch ohne Krebs in regionären Lymphdrüsen auftritt. Dies ändert jedoch offenbar nichts an der Bedeutung des soeben Bemerkten.

Wie erkennen wir eine Geschwulst? Was sind ihre Merkmale gegenüber entzündlichen und anderen Gebilden? Nach ihrer äußeren Form, ihrer Gestalt, kann manche Geschwulst als solche erkennbar sein, namentlich wenn sie einen gewissen Umfang erreicht hat. Dies gilt z. B. für papillomatöse, blumenkohlartige Geschwülste — obwohl infektiöse Papillome bekannt sind — und einige Krebse, wie für manchen Hornkrebs, Leberkrebs, usw. Demgegenüber sind jedoch manche Fibrome, Sarkome, Osteome nicht ohne weitere Untersuchung von einem Tuberkel, von einer proliferativen Entzündung, Hypertrophie bzw. Hyperplasie und von Hamartomen bzw. Choristomen zu unterscheiden. Diese Schwierigkeit wird um so weniger wundern, wenn wir bedenken, daß aus einer proliferativen Entzündung mit Bindegewebsneubildung ein Sarkom oder Fibrom wie bei der Epulis und aus atypisch gewuchertem Epithel bei chronischer Entzündung Krebs auswachsen kann; daß aus einer Hyperplasie von Drüsen ein Adenom bzw. Adenokarzinom und aus Hamartomen und Choristomen Geschwülste entstehen können, welche letztere man Hamarto- bzw. Choristoblastome nennt. Die Hamartome und Choristome sind örtlich umschriebene Mißbildungen, Fehlbildungen, die geschwulstähnlich aussehen können. SCHRIDDE bezeichnet solche örtliche umschriebene Gewebsmißbildungen als Heteroplasie, ORTH als embryonale Alloo- oder Dysplasie, wie wir schon bemerkt haben. Hamartien bzw. Hamartome sind örtliche Fehlbildungen, die in einem Zuviel oder Zuwenig eines Bestandteils bestehen, z. B. die beschränkten Angiome, Kavernome der Leber, die einer fehlerhaften Gefäßbildung zuzuschreiben sind. Als Choristome hat E. ALBRECHT abgetrennte bzw. verlagerte Gewebestücke, versprengte Keime, bezeichnet, die Organome genannt werden, wenn sie den Bau eines Organs zeigen wie eine Nebenmilz oder ein versprengter Pankreaskeim. Als Beispiel eines Choristoms seien die ausgeschalteten Epithelzellengruppen genannt, die man in einem Nävus in der Lederhaut antreffen kann, ferner Gruppen von mehrschichtigem Plattenepithel in der Nasen- oder Gallenblasenschleimhaut und Insel von Zylinderepithel in der Speiseröhrenschleimhaut. Diese Hamartome und Choristome wachsen häufig nicht weiter. Sie können aber zu Geschwülsten auswachsen, wie ein Angiom zu einem Angiosarkom bzw. Sarkom und wie nävogene Epithelzellen zu einem Krebs, der oft pigmentiert ist (Melanom, Pigmentkrebs), und wie Dermoidzysten. Auch aus Teratomen können teradoide Geschwülste (Teratoblastome) entstehen, indem ein Bestandteil, eine oder mehr als eine Zelle der Mißbildung selbständig zu wachsen anfängt, also während die übrigen Bestandteile nicht oder im Wachstumsalter nicht so rasch wachsen. Selbständiges Wachstum einer Mißbildung oder eines ihrer Bestandteile entscheidet, ob eine Geschwulst entsteht. Woran erkennen wir es? An Vermehrung von Zellen, die sich ohne Geschwulstbildung und ohne äußere Reizung nicht vermehren, also an Zell- und Kernteilung, die nicht aus normalem Wachstum oder äußeren Reizen erklärlich sind, also auch nicht aus einer etwaigen Wiederherstellung nach Zellverlust. Wenn wir aber solche Teilungen nicht finden, kann trotzdem selbständige Zellteilung, somit Geschwulstbildung, bestehen, uns jedoch entgehen, indem sie langsam verläuft. Dann können wir manchmal klinisch eine Umfangszunahme des Gebildes feststellen, die nicht einer Blutung oder der Anhäufung eines Stoffes überhaupt, auch nicht einer Entzündung, sondern nach dem mikroskopischen Befund bloß einer Bildung abnormer Zellen durch Teilung zugeschrieben werden kann. Auch dann müssen wir Geschwulstbildung annehmen, wenn wir allerdings keine Zell- bzw. Kernteilungen feststellen können, jedoch infiltrierendes Wachstum in die Umgebung oder Verschleppung von Zellen und selbständiges Wachstum an anderen Orten annehmen müssen. So kommt z. B. ein Appendixkrebs vor, der sich höchstwahrscheinlich aus einer Fehlbildung von Epithel in der Appendixwand entwickelt. Mitunter finden wir in der Dünndarm- oder Appendixwand, besonders bei jugendlichen Menschen ein gelbliches Knötchen von etwa 5 oder mehr Millimeter Durchschnitt, von einer Art bindegewebiger Kapsel umgeben. Dabei können auch Muskelfasern vermehrt zu sein scheinen. Mikroskopisch erweist sich das Knötchen als aus Epithel bestehend, in Alveolen mit bindegewebiger Wand oder in Strängen, sogar zwischen den Muskelzellbündeln angeordnet. Einige Forscher nennen solche Knötchen keine Karzinome, sondern „Karzinoide" (vgl. SIMON), also krebsähnliche Choristome. Es ist in der Tat die Entscheidung nicht immer möglich, ob selbständiges Wachstum, also Geschwulstbildung vorliegt oder nicht, besonders wo eine Art Abkapselung besteht. Wenn aber das Gebilde in die bindegewebige Kapsel, falls es eine solche gibt, eindringt oder wenn es ungewöhnlich große Ausdehnung gewinnt, mit Ausläufern weit in die Umgebung eindringt (nach dem mikroskopischen Bilde), und noch mehr wenn Epithelzellen in einer regionären Lymphdrüse in Häufchen oder Strängen nachweisbar sind, müssen wir, unserer bisherigen Erfahrung gemäß, das Gebilde als einen sogar metastasierenden Krebs betrachten, der höchstwahrscheinlich aus einem in anderen Fällen ruhig bleibenden Choristom herausgewachsen ist. Solche

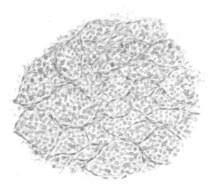

Abb. 203. Appendixkarzinoid. Unreife Epithelzellen in bindegewebigen „Alveolen" liegend (nach W. V. SIMON, in Ergebn. d. Chir. 1916. Bd. 9).

Beobachtungen liegen, wenn auch nur in kleiner Zahl vor, neuerdings wiederum eine von LIGNAC aus Leiden (1921). Diese und ähnliche andere Fehlbildungen haben für die Entstehung gewisser Geschwülste große Bedeutung, worauf wir im nächsten Absatz zurückkommen. Daß solche Gebilde in anderen Fällen viele Jahre bis zum Tode ohne merkbares krebsiges Wachstum bestehen können, beweist nichts gegen diese Bedeutung. Ein stecknadelkopfgroßes Knötchen der Haut oder Wangenschleimhaut kann viele Jahre lang sichtbar ungeändert bestehen und dann zu einem Krebs herauswachsen. Aber abgesehen von metastatischer Geschwulstbildung und sonstigem merkbarem selbständigem Wachstum, gibt es keine Grenzdimensionen zwischen Fehlbildung und Geschwulstbildung. MATHIAS unterscheidet im Anschluß an die Begriffe Hamarto- und Choristoblastome eine besondere Gruppe von Progonoblastomen, die sich aus „Progonomen" entwickeln, d. h. aus sporadisch atavistisch auftretenden Gewebsresten im alten Ausbreitungsgebiet eines Organs, die im normalen Fötalleben nicht vorkommen. Es handelt sich also um besondere Fälle von sog. „Keimversprengung", wie z. B. die Pankreaskeime in der Darmwand.

Wo liegt nun aber die Grenze zwischen proliferativer Entzündung und Geschwulst? Krebs und Sarkom sind manchmal schwer von bestimmten chronischen Entzündungen zu unterscheiden. Klinisch kann die Entscheidung, ob geschwüriger Zungenkrebs bzw. Hodenblastom oder Syphilis, so schwer sein, daß berufene Ärzte jedenfalls eine antiluetische Behandlung vornehmen; chronische Osteomyelitis und eine langsam wachsende, den Knochen zerstörende Bindegewebsgeschwulst, chronische Mastitis und Milchdrüsenkrebs können täuschend ähnlich sein, so auch chronische Periostitis alveolaris und Fibrosarkom des Kiefers (Epulis). Die Geschwulst (Blastom) kennzeichnet sich durch fortschreitendes Wachstum unabhängig vom Körperwachstum, von Entzündungsreiz und Entzündung. Sie kann nicht nur in einem entzündeten Gewebe entstehen, aber auch sonst mit Entzündung einhergehen. Umfangszunahme durch Blutung, Entzündung usw. ist natürlich auszuschließen. Ein solches Wachstum müssen wir nachweisen oder ausschließen, was klinisch zur Zeit unmöglich sein kann. Nun können wir aber einerseits mikroskopisch Wachstum nicht feststellen, wenn wir keine Mitosen oder sonstige Zeichen von Kern- bzw. Zellteilung oder wenigstens ganz junge Zellen nachzuweisen vermögen. Andererseits schließt aber auch hier das Fehlen dieser Merkmale keineswegs Wachstum, besonders langsames, aus. In solchen Fällen, wo sichere Zeichen weiteren Wachstums fehlen, können die von der Neubildung erreichten Dimensionen einen Hinweis geben. Je größer diese sind, um so größer wird die Chance einer Geschwulstbildung. Kleine Dimensionen schließen sie jedoch keineswegs aus. Im allgemeinen deutet der Nachweis von Zellen oder Zellgruppen in einem Gewebe, wo sie nicht hineingehören, auf die Möglichkeit eines Hineinwachsens hin. Weitere Untersuchung muß da zwischen Mißbildung oder Wachstum (Geschwulst) oder Hineinkriechen (von Leukozyten) entscheiden. Bei Hauttuberkulose, bei der Ausheilung eines chronischen Haut- oder Magengeschwürs können Epithelzellen sich vermehren und dabei, ihren Mutterboden verlassend, ins Bindegewebe vordringen. Wir nennen das eine atypische Epithelwucherung, weil, dem Typus nach, Epithel und Bindegewebe einer Körperoberfläche (wie der Lederhaut oder der Membrana propria einer Drüse) sich im Gleichgewicht halten und nicht durcheinander wachsen. Eine solche atypische Epithelwucherung kann bald aufhören und für immer beschränkt bleiben. Sie stellt dann keine Geschwulstbildung dar. Sobald sie aber unabhängig von der Wirkung des Infektors, von dem ursprünglichen entzündlichen Vorgang, unaufhaltsam, autonom, weiterwächst, führt sie zu einer Geschwulst, einem Krebs. Die Grenzen, wo die Wucherung eine krebsartige wird, lassen sich jedoch nicht angeben. Das vollkommene Fehlen eines Infektors im Gewebe kann man nicht immer sicher feststellen. Persönliche Erfahrung, d. h. eine aus einer genügenden Zahl von unzweideutigen Beobachtungen gemachte richtige Schlußfolgerung kann bei der Bestimmung dieser Grenze von Bedeutung sein. Man sei aber vorsichtig und verwechsle nicht einen wiederholt gewonnenen subjektiven Eindruck mit objektiver Erfahrung, d. h. mit objektiver Nachprüfung.

Gibt es denn keine unverkennbare „Krebs-“, „Sarkom-“ und andere „Geschwulstzellen“? Nein. Bis jetzt hat man wenigstens keine Zellen nachgewiesen, die nur einer Geschwulst entstammen können und nie ohne Geschwulstbildung auftreten. Die Bezeichnung „Krebszellen“ usw. hat also nur dann Sinn, wenn man damit die einen Krebs aufbauenden Zellen andeuten will. Nicht die einzelnen Zellen einer Geschwulst sind charakteristische Gebilde, sondern das von ihnen mit oder ohne Stromagerüst gebildete Gewebe kann, muß aber nicht bezeichnend sein für Geschwulstbildung. Und zwar ist dies um so mehr der Fall, je atypischer, je autonomer sich das Gewebe verhält. Dadurch sind wir eben zu unserer Geschwulstdefinition gelangt. Bei den einzelnen Geschwülsten werden wir Beispielen begegnen.

Wir müssen uns bei einigen Merkmalen der Geschwulstzellen etwas aufhalten, weil sie von Bedeutung sind und vielleicht in der Zukunft noch mehr werden können. Im allgemeinen zeigen Geschwulstzellen Formeigenschaften, die von denen ihrer „Mutterzellen“ mehr oder weniger, manchmal bedeutend abweichen. Sowohl Zelleib wie Zellkern können abnorm groß und der Kern kann abnorm chromatinreich sein. In anderen Fällen aber sind die Dimensionen eben kleiner als die normalen, wobei die Kerne pyknotisch sein können. Eine Abnahme aller oder der meisten Zell- und Kerndimensionen tritt im allgemeinen ein, wo die Zellen sich vermehren in einer straffen Umgebung, in altem, faserreichem, hyalinem Bindegewebe. In einer solchen Umgebung drücken sie sich und erfahren sie auch vom wenig ausweichenden Gewebe einen hohen Widerstand. Nicht immer aber sind kleine Dimensionen einem hohen Druck zuzuschreiben: die Zellen und chromatinreichen Kerne kleinrundzelliger Sarkome sind z. B. relativ klein und lymphozytenähnlich, ohne daß die Gewebespannung ungewöhnlich hoch ist. Es können die einzelnen Geschwulstzellen sogar bedeutende Verschiedenheiten der Größe und der Gestalt zeigen. Diese **Polymorphie** hat man wohl als bezeichnend für Geschwulstzellen gehalten. Aber mit Unrecht. Sämtliche soeben genannten abnormen Zell- und Kerneigenschaften finden wir mitunter auch bei entzündlicher und regenerativer Gewebsneubildung. Auch die Polymorphie. Sie kommt sogar physiologisch vor in der Oberhaut, deren tiefste zylindrische Zellen allmählich nach der Oberfläche geschoben werden und dabei, schon bevor sie verhornen, große Formänderungen erleiden. Diese sind zum Teil durch das Alter, zum Teil durch eine sich ändernde Ernährung, durch Austrocknung usw. bedingt. In der Schleimhaut der Harnwege findet sich ebenso polymorphes, mehrschichtiges Epithel. Polymorphie überhaupt kann von verschiedenen Faktoren abhängen: zunächst vom Alter der Zelle — wir brauchen uns nur an die

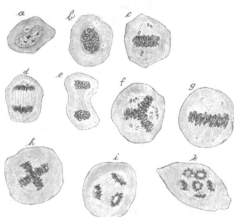

verschiedenen Formen und Dimensionen der Bindegewebszelle, je nach ihrem Alter (S. 416) zu erinnern. Sodann kann Polymorphie die Folge sein von verschiedenen wachstumsfördernden bzw. -hemmenden Faktoren. Zu den letzteren gehören die Dehnbarkeit der Umgebung, der Druck, den die Zellen gegenseitig aufeinander, besonders bei raschem Wachstum, ausüben. Die drückenden Kräfte können ungleich sein. Zu den wachstumsfördernden Faktoren gehören großer Blut- und Saftgehalt und große Dehnbarkeit des Gewebes, in dem die Geschwulst wächst. Dies alles macht sich aber auch bei entzündlicher Gewebsneubildung geltend. Polymorphie beweist somit nicht einmal Geschwulstbildung, geschweige denn Bösartigkeit einer Geschwulst. Schließlich kommt auch den besonders von HANSE-MANN und BOVERI studierten atypischen, richtiger meta- oder heterotypischen (asymmetrischen und multipolaren) Mitosen keine entscheidende Bedeutung zu. Sie kommen doch nicht nur bei Geschwülsten, sondern auch bei entzündlicher Gewebsneubildung vor, wie man jetzt wohl allgemein anerkennt. Dies gilt auch für abor-

Abb. 204. Mitotische Kernteilungen von Epithelzellen in Krebs: *a* ruhender Kern; *b* Knäuel mit 2 Zentrosomen; *c* Äquatorialplatte; *d* Diaster; *e* beginnende Zellteilung; *f* tripolare Mitose; *g* und *h* tetrapolare Mitose; *i* Triaster; *k* multipolare Mitose (nach AMANN).

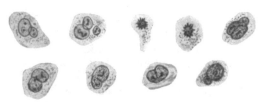

Abb. 205. Atypische Kernteilungen.

tive, hypo- und hyperchromatische Mitosen. Vielkernige Riesenzellen — durch direkte oder indirekte Kernteilung ohne Zellteilung oder durch Verschmelzung mehrerer Zellen (?) — finden sich, wie wir früher schon sahen, auch ohne Geschwulstbildung. Allerdings haben all diese Abweichungen vielleicht doch einige Bedeutung bei der Geschwulstdiagnose, indem mit ihrer Zahl und ihren Dimensionen auch die Chance zunimmt, daß Geschwulstbildung vorliegt.

Wiederholt haben Forscher auf die mehr oder weniger „embryonalen", d. h. ungereiften Formeigenschaften von Geschwulstzellen hingewiesen. In Abb. 203 und 206 sehen wir solche ungereifte Zellformen. Wir begegnen aber auch anderen Formen, wie aus obigen Bemerkungen über Polymorphie hervorgeht. Unreife Zellformen treffen wir andererseits bei nicht-geschwulstartiger Zellbildung, bei Wiederersatz und Entzündung an. Ob dabei je so große

Epithelzellen entstehen wie in Abb. 206, weiß ich nicht. Aber jedenfalls stehen die embryonalen Zellformen vielleicht in Zusammenhang mit der Entstehung von Geschwulstzellen, aus abnormen embryonalen Keimen verschiedener Art an Ort und Stelle, wie wir im folgenden Absatz sehen werden. Solange diese Möglichkeit nicht ausgeschlossen oder wenigstens sehr klein geworden ist, sind wir nicht berechtigt, die normalen, ausgereiften, scheinbar am meisten verwandten Zellen, wie z. B. das normale Epithel einer Drüse, worin ein Drüsen-

krebs auftritt, als „Mutterzellen" oder „Mutterboden" zu bezeichnen. Es könnte gerade vielmehr das Umgekehrte zutreffen, daß nämlich die in einer ausgebildeten Drüse liegenden abnormen, ungereiften Epithelzellen, die später eine Geschwulst bilden, zu den Mutterzellen der ausgereiften Drüsenzellen gehörten. Auch dann, wenn eine Geschwulst nach längerer äußerer Reizung entsteht, ist diese Möglichkeit bei unserer jetzigen Kenntnis noch nicht von der Hand zu weisen.

Jedenfalls kommt es für die Feststellung einer Geschwulst auf den Nachweis eines fortschreitenden selbständigen Wachstums im obigen Sinne an. Geschwülste können aus allen einzelnen Geweben bzw. Kombinationen derselben aufgebaut werden. Ebenso wie die Geschwulstzellen weicht auch das Geschwulstgewebe mehr oder weniger vom „Mutter-

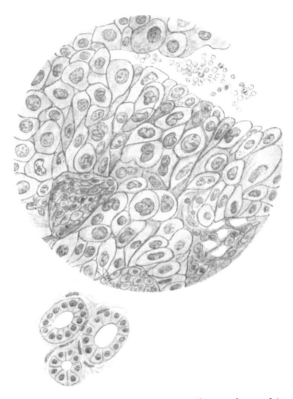

Abb. 206. Heterotypische (ungereifte, embryonale) Epithelzellen eines Milchdrüsenkrebses. Links unten normale Röhrchen derselben Brustdrüse.

gewebe", d. h. vom entsprechenden normalen Gewebe ab. Allerdings kann der Unterschied so gering sein, daß man von Geschwülsten aus normalem und solchen aus abnormem Gewebe (LAËNNEC, LOBSTEIN) und von homoio- und heterologen, homoio- und heteroplastischen, homoio- und heteromorphen Geschwülsten geredet hat. Zu den Heterogeschwülsten gehörten auch Geschwülste, die aus einem an der betreffenden Stelle vollkommen fremden Gewebe bestehen, wie ein Rhabdomyom in der Niere (Heterotopie). Die Abweichungen betreffen auch die Differentiation, die Ausreifung der Zellen, die Verhornung (bei Hornkrebs), die Menge des Zwischenzellenstoffes und die Geschwindigkeit seiner Bildung (wie z. B. in Fibrosarkomen und Fibromen aber auch in Bindegewebe, das durch proliferative Entzündung entsteht) und schließlich die funktionellen Eigenschaften.

Über die Funktion des Geschwulstgewebes sind wir nur recht dürftig unterrichtet. Unsere mikrochemische Forschungstüchtigkeit läßt zu oft im Stich! So kennen wir Talgdrüsengeschwülste, die Talg, und Schweißdrüsengeschwülste, die Schweiß, Ovarialzystome und Schilddrüsengeschwülste, die Kolloid absondern, Metastase eines Leberkrebses im Hirn, die einen gallenähnlichen Stoff abgibt (PERLS), usw. Ob aber die abgesonderten Stoffe den entsprechenden normalen Sekreten gleich sind, wissen wir nicht. Man hat ein Myxödem verschwinden sehen als metastatische Geschwülste einer Schilddrüsengeschwulst, deren Entfernung zu Myxödem geführt hatte, auftraten. Auch kann eine Hypophysengeschwulst (Adenom) zu Hyperpituitarismus führen. Qualitative und quantitative Einzelheiten kennen wir jedoch nicht. Auf die „Anaplasie" kommen wir später zurück. BLUMENTHAL stellte eine gewisse Affinität fest von Arsen zu Hunde- und Rattensarkom, TAKAMURA von Jod zu Mäusekrebs und Rattensarkom, die es speichern.

Beachtung verdient, daß Lipome an allgemeiner Abmagerung keinen Teil zu nehmen pflegen. Auch daß Geschwulstepithel gelegentlich allerdings eine wunde Bindegewebsoberfläche bekleiden kann — diese Bekleidung weicht jedoch durch Unregelmäßigkeit erheblich vom normalen Deckepithel ab.

„Krebsige Entartung" ist ein völlig verfehlter Ausdruck.

Ätiologie und Pathogenese, Geschwulstfaktoren.

Das eine Mal tritt Geschwulstbildung ohne bekannten äußeren Anlaß (Reizung), wie Trauma oder Entzündung, ein; ein anderes Mal nach einem solchen. Wir nehmen im letzteren Fall an, daß der Anlaß ein Etwas entfesselt oder anregt. Was ist das für ein Etwas? Eine selbständige „Wachstumskraft", auf welche wir unten zurückkommen. Man hat schon lange nach einem Parasiten gesucht, der ohne weiteres die Geschwulstbildung bewirken sollte, bis jetzt aber vergeblich. Es müßte ein Parasit sein, der ganz enge, etwa symbiotisch mit den Geschwulstzellen verbunden ist, weil Metastase der Geschwulst ohne Metastase von Geschwulstzellen nicht bekannt ist. Nun hat man allerdings nicht nur verschiedene extrazellulare Bakterien, wie Mikrokokken und andere, sondern auch die verschiedenartigsten intrazellularen und intranuklearen Gebilde als Geschwulst-, nämlich als Krebserreger angedeutet. All solche Annahmen haben sich aber als ebenso viele Irrtümer herausgestellt oder sie sind nicht bestätigt; bei ihnen werden wir uns nicht aufhalten. Die angedeuteten oder gar nur vermeintlichen Mikroben waren oft sekundäre Infektoren, jedenfalls keine Geschwulsterreger. Und die bis jetzt beschriebenen intrazellularen Gebilde sind gar keine Parasiten, sondern durch den Organismus selbst erzeugt, zum Teil durch Entartung entstanden und den Patholog-Anatomen immer besser bekannt geworden (vgl. die Übersicht mit schönen Abbildungen PIANESES). In anderen Fällen hatte man durch Parasiten bei Tieren mehr oder weniger geschwulstartige Gewebsbildungen hervorgerufen, die aber von Patholog-Anatomen als nicht-blastomatöser Natur, sondern als „Granulationsgewebe" u. dgl. gedeutet wurden.

Eine andere Frage ist es, ob Parasiten überhaupt keine Bedeutung haben für die Entstehung von Geschwülsten. Wir werden den Krebs als Beispiel betrachten, weil wir von dieser Geschwulst am meisten wissen. Diese Frage muß dahin beantwortet werden, daß sie mitunter eine gewisse Bedeutung haben. Denn wir kennen Parasiten, die Entzündung bewirken und durch diese, wenigstens nachdem entzündliche präblastomatöse, z. B. präkarzinomatöse Veränderungen einige Zeit bestanden haben, zu Krebs führen. Abgesehen von der Möglichkeit, daß eine Geschwulst das eine Mal parasitären, ein anderes Mal nicht-parasitären Ursprungs ist, wäre ein Parasit als Geschwulsterzeuger erst dann zu betrachten, wenn er wenigstens in der primären sowie in den metastatischen Geschwülsten vorhanden wäre und in Reinkultur die gleiche oder wenigstens eine verwandte Geschwulst ohne länger voraufgehende Entzündung zu erzeugen vermöchte. Ein solcher Parasit müßte symbiotisch mit Geschwulstzellen verbunden sein, so daß Wachstum, auch metastatisches, nur durch beides, letzteres nur nach Verschleppung von Geschwulstzellen und Parasiten erfolgt. Wir kennen bisher nur Fälle, in denen ein Parasit präblastomatöse Veränderungen hervorruft, denen Geschwulstbildung nach einiger Zeit folgt, wenigstens folgen kann, und keine Fälle von Geschwulstbildung, die unmittelbar von einem Parasiten abhängt, die nur auftritt, wo der Parasit ist und Zellen reizt, und aufhört, sobald der Parasit schwindet.

So kennen wir, außer den weiter unten zu erwähnenden Beobachtungen von MORAU, den „Bilharziakrebs": Das Schizostomum oder Distomum haematobium (Bilharzia) kommt in Ägypten und in einigen Gegenden Afrikas, Asiens und Amerikas vor. Man findet diesen Parasiten besonders in der Pfortader und in den Venen der Beckenorgane bei Männern und Knaben. Er kann zu Blasenentzündung mit Harnröhrenfisteln und Blasensteinbildung führen. Ureteritis und Pyelonephritis können sich anschließen. Papilläre, zum Teil blumenkohlartige, oft blutende Geschwülste (Hämaturie) wachsen aus der inneren Blasenoberfläche empor. In ihrer entzündeten Wand und in den Geschwülsten finden sich Eier des Parasiten, manchmal in großer Zahl. Auch in der Mastdarmschleimhaut kommen ähnliche Geschwülste vor. Die Eier scheinen die Entzündung zu bewirken. Und neuerdings konnte FIBIGER bei Ratten Magenpapillome und Magenkrebs, sogar mit Metastase, erzielen mit Spiroptera, einer Nematode, welche die Schabe (Periplaneta americana et orientalis) als Zwischenwirt hat. In den Metastasen waren Parasiten nicht nachweisbar, weshalb FIBIGER sie einer Toxinwirkung zuschreibt. Auch in den primären Geschwülsten hielt die Zahl der Parasiten keinen gleichen Schritt mit den Dimensionen der Geschwulst. Sind diese Würmer keine Krebserreger? Nein. Es ist von vornherein sehr wohl möglich, daß derselbe Parasit das eine Mal Geschwulstbildung, ein anderes Mal nur Entzündung bewirkt. Die Faktoren, welche seine Wirkung beeinflussen, sind ja nicht immer gleich. Der Tuberkelbazillus bewirkt z. B. nicht immer die gleichen Gewebsveränderungen. Es müßte somit weder immer derselbe Krebserreger noch dieser Erreger nur bei Krebs gefunden werden. Denken wir nur an Tuberkulose und die Pseudotuberkulosen usw. Daß verschiedenartige Parasiten Krebs zu erzeugen vermöchten, würde keineswegs den parasitären Ursprung ausschließen, ebensowenig wie die Erfahrung, daß Krebs in anderen Fällen ohne Mitwirkung irgendeines Parasiten entstünde: Es könnte Krebse verschiedenen Ursprunges geben. Aber wenn wir auch zugeben müssen, daß in obigen Fällen ein Parasit eine gewisse Rolle spielt, so tut er dies jedoch offenbar nicht durch unmittelbare Beeinflussung des Wachstums der Epithelzellen, die den Krebs aufbauen, ohne weiteres, wie etwa der Tuberkelbazillus Bindegewebszellen anregt zu Knötchenbildung. Denn in den Metastasen konnte FIBIGER keinen Parasiten nachweisen. Wir müssen hier an eine Änderung der Eigenschaften der Epithelzellen denken, welche sie zu selbständigem Wachstum bringt, ähnlich wie chronische Reizung durch Röntgenstrahlen und anderer Natur es zu tun vermag. „Präkarzinomatöse" Veränderungen der Zellen bzw. des Gewebes nimmt man dabei an, die eingehender Forschung harren. Die Annahme einer Fernwirkung durch ein vom Parasiten abgegebenes Gift erscheint nicht hinreichend begründet. Ist ja ein Gift bisher nicht nachgewiesen. FIBIGER selbst betont den entzündlichen Ursprung der durch Spiroptera erzeugten Geschwülste. BULLOCK und CURTIS sahen bei Ratten, die sie mit Eiern von Taenia crassicollis aus den Fäzes von Katzen fütterten, zunächst Zystenbildung in der Leber. In der Zystenwand entstanden nach wenigstens 8 Monat reichlich metastasierende und überimpfbare Sarkome aus Spindelzellen oder aus großen polymorphen Zellen. Der Versuch gelingt leicht besonders bei bestimmten jungen Ratten.

Andere Forscher wie HENKE, geben an, mit wahrscheinlich zellfreiem Krebssaft Impfgeschwülste bei Mäusen erzeugt zu haben.

In anderen Fällen, z. B. wo sich aus einer angeborenen Mißbildung eine Geschwulst, wie ein Sarkom ohne bekannte sonstige präsarkomatöse Veränderung aus einem Angiom, ein Krebs aus Zellgruppen bei Nävus entwickelt, mag Entzündung fehlen. Es wäre aber willkürlich, hier eine parasitäre Wirkung ohne weiteres anzunehmen. Und es wäre doch recht gezwungen, den Mischgeschwülsten oder teratoiden Geschwülsten und den Choristo- und Hamartoblastomen überhaupt einen parasitären Ursprung zuzuschreiben. Sollte da ein einziger Parasit die heterotope Neubildung mehrerer Gewebe bewirken, oder sollten da mehrere Parasiten zusammenwirken?! Ferner gibt es Blastome, welche nach präblastomatösen Veränderungen entstehen, denen, sofern wir wissen, keine parasitäre Wirkung zugrunde liegt, wie z. B. die Röntgendermatitis (s. unten).

Von Bedeutung ist, daß von BRUNN unter 368 Fällen von primärem Krebs einer Extremität nur in 48 präkarzinomatöse Veränderungen nachzuweisen nicht vermochte. ROGER WILLIAMS konnte hingegen unter 40 primären Hautkrebsen

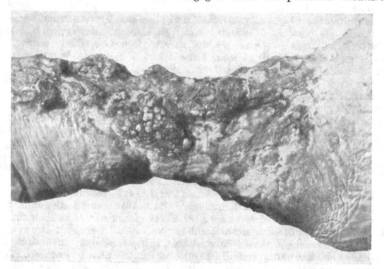

Abb. 207.   Geschwüriger Hautkrebs des Unterschenkels mit papillomähnlichen Wucherungen, 17 Jahr nach Verbrennung. Vgl. S. 575.

(allerdings eine weit geringere Zahl) nur 11 mal voraufgehende Veränderungen der Haut feststellen. Für Krebse der inneren Organe ist die klinische Feststellung solcher Veränderungen nur in beschränkterem Maße möglich. Häufig müssen wir uns mit den makro- und mikroskopischen Befunden nach dem Tode begnügen. Wir dürfen nicht vergessen, daß Entzündung sekundär im Geschwulstgewebe und in der Umgebung einer Geschwulst auftreten kann, z. B. im Gefolge einer Nekrose oder durch sekundäre Infektion; so finden wir z. B. im Krebsgewebe nicht selten Mikrokokken, die man sogar als die Krebserreger betrachtet hat. In Geschwülsten, auch Mißbildungen, die in den Darm oder den Magen hervorragen, tritt leicht infolge von mechanischen und chemischen Schädigungen Entzündung auf, die das Geschwulstwachstum fördern kann.

Zu diesen präkarzinomatösen Veränderungen gehören zunächst verschiedenartige Narbenbildungen nach parasitärer oder nicht-parasitärer Entzündung, durch Lupus, Syphilis, nach Verbrennung und in sonstigen Haut- und Schleimhautgeschwüren, wie im chronischen Magengeschwür (G. HAUSER), Brustdrüsenkrebs nach chronischer Mastitis. Krebs tritt dann erst nach mehreren Jahren ein. Daß Magenkrebs häufiger bei Männern vorkommt als bei Frauen, Magengeschwür umgekehrt, würde an und für sich nicht die Möglichkeit ausschließen, daß jeder

Magenkrebs aus einem (geheilten) Magengeschwür emporwachse. Nur der Nachweis, daß bei Männern bzw. Frauen Magenkrebs häufiger sei als Magengeschwür, könnte das. Dieser Nachweis ist jedoch nicht erbracht worden. HENKE u. a. konnten allerdings nur in einem geringen Teil der von ihnen auch mikroskopisch untersuchten Magenkrebse die Entstehung aus einem Ulkus bzw. aus einer Geschwürsnarbe wahrscheinlich machen. (Vgl. ANSCHÜTZ und KONJETZNY.) Sodann seien hier chronische Entzündungen genannt, wie chronische proliferative Hepatitis (Zirrhose), die zu Leberkrebs führen kann. Im allgemeinen kann langdauernde mechanische, chemische, thermische, aktinische Reizung zu chronischer Entzündung führen, die von Krebsbildung gefolgt wird. Beispiele: Krebs nach oft, während längerer Zeit wiederholter mechanischer, chemischer (Arg. nitricum), thermischer (mit glühendem Paquelinbrenner), Behandlung eines Klavus, Hühnerauges; Krebs der Wangenschleimhaut bei Indern, die Sirih und Betel kauen; Krebs der Bauchwand bei Bewohnern von Cashmere, die ein heißes Körbchen (Kangri basket) auf dem Bauch tragen; ferner Hautkrebs bei Leuten, die eine chronische Hautentzündung durch Röntgenstrahlen bekamen; Skrotalkrebs, bei jenen Schornsteinfegern, die in den Schornstein kriechen (in England), Hautkrebs bei Paraffinarbeitern, der Naphtholkrebs der Harnblase, der Anilinkrebs, der Arsenkrebs. In den letzten Jahren hat man versucht, durch obige und verwandte Stoffe Krebs bei Tieren zu erzeugen. Es gelang YAMAGIWA und ISCHIKAWA 1915 bei Kaninchen Teerkrebs hervorzurufen, indem sie wochen- oder monatelang die Ohren dieser Versuchstiere mit gewöhnlichem Steinkohlenteer bestrichen. Nach einiger Zeit traten Papillome an Ort und Stelle auf, denen später immer größer werdende krebsige Geschwüre mit Tiefenwachstum des Epithels und sogar metastatischer Krebsbildung in regionären Lymphdrüsen folgten. Andere Forscher bestätigten diese Ergebnisse, wobei sich weiße Mäuse als geeignete Versuchstiere erwiesen (TSUTSUI, FIBIGER und BANG, BLOCH und DREIFUSS, DEELMAN). BLOCH und DREIFUSS stellten oft metastatische Geschwülste in den Lungen fest. Es kann auch ohne Papillombildung ein Ulcus carcinomatosum entstehen, ja sogar ein Sarkom mit metastatischen Geschwülsten, die nicht in den regionären Lymphdrüsen, wie der Teerkrebs, sondern in Lungen und Pleurae auftraten. Überimpfung des Teersarkoms bei geschwulstfreien Mäusen gelang, die des Teerkrebses bisher jedoch nicht. Ferner Krebs in der „Seemannshaut" (UNNA), PAGETS „disease of the nipple", Krebs nach Leukoplakia und Kraurosis der Mund- und der weiblichen Genitalschleimhaut usw. Vielleicht auch die zuerst von B. FISCHER durch Einspritzung von Scharlachrot bzw. Sudan III bei Tieren hervorgerufene atypische Epithelwucherung.

Was für ein Etwas wird durch diese längerdauernde „Reizung" in den Epithelzellen in Gang gesetzt, was sie zu schrankenlosem Wachstum führt? Wir müssen annehmen, daß Epithelzellen mit anderen Lebenseigenschaften entstehen, oder daß sich die Eigenschaften der schon vorhandenen Epithelzellen ändern, oder daß einige Epithelzellen mit anderen Eigenschaften schon vorhanden waren (s. weiter unten embryonale Keime). HAUSER redet von „neuen Zellrassen". Diese Änderung der Lebenseigenschaften, die mit Änderung der Formeigenschaften einherzugehen pflegt, können wir mit HANSEMANN Anaplasie nennen. Sie stellt somit einen vor allem physiologischen Begriff dar und gibt sich in gesteigerter und selbständiger, sogar schrankenloser Wachstumsfähigkeit auch nach Aufhören der äußeren Einwirkung und vielleicht in abnormen Stoffwechselprodukten (Enzymen) kund. Wie und wodurch ändern sich nun diese Epitheleigenschaften? Das wissen wir eben nicht. Einige Forscher (s. oben) haben durch scheinbar, aber nicht unumstößlich sicher zellfreien Krebssaft bei Mäusen Geschwülste erzeugt. Die Änderung der Zelleigenschaften nehmen wir nur als die wahrscheinlichste Möglichkeit an. Und diese Annahme ist nicht mehr als ein theoretischer Ausdruck unserer Erfahrung, daß gewisse Zellen mitunter nach chronischer Reizung ein zügelloses, selbständiges Wachstum zeigen. Wahrscheinlich werden sie durch die immer wiederkehrende Reizung geändert, oder es werden vom Hause aus abnorme Zellen zum Wachstum gereizt. Ob dabei außerdem entzündliche Gewebsveränderungen, welche die Ernährung sämtlicher Zellen beeinflussen, eine Rolle spielen, müssen wir dahingestellt lassen (s. unten).

RIBBERT schreibt eben diesen Gewebsveränderungen große Bedeutung zu.

Er nimmt an, daß „auf irgendeine Weise ein Gewebskeim aus dem organischen Zusammenhange gelöst wird und dann selbständig weiterwächst". Allein es ist eine solche Keimausschaltung durch Entzündung oder nach der Geburt überhaupt keineswegs nachgewiesen, im Gegenteil sind mehrere Versuche in dieser Richtung gescheitert (vgl. LEWIN). Die von RIBBERT vorausgesetzte postnatale Keimausschaltung erinnert an COHNHEIMS angeborene Keimversprengung (s. unten).

Die vermehrte Blutdurchströmung während der Reizung erleichtert allerdings die Assimilation, sie bewirkt aber ohne weiteres höchstwahrscheinlich kein vermehrtes Wachstum, und noch viel weniger Grund hätten wir für die Annahme, es entnähmen ihr Zellen auch in Metastasen eine gesteigerte Wachstumsenergie. Außerdem tritt der Krebs vorzugsweise eben in geschrumpftem, oft blutärmerem Narbengewebe und in höherem Alter auf. Die Frage lautet: Wodurch bekommt die Assimilation in gewissen Zellen an einem gegebenen Augenblick oder allmählich das Übergewicht über die Dissimilation und folgt Zellteilung, und wodurch geht diese schrankenlos weiter, wie durch eine neue Zelleigenschaft, auch in metastatischen Geschwülsten? Wachstum tritt doch nicht ein, wenn nicht die Assimilation über die Dissimilation überwiegt. Überwiegende Assimilation ohne weiteres bedeutet aber noch keine Zellteilung, sondern Hypertrophie.

Es wirft sich weiter die Frage auf, wie das große Mißverhältnis der viel größeren Häufigkeit von chronischen Entzündungen als von Geschwülsten nach chronischer Reizung begreiflich sei. Zunächst ist nicht jeder „Reiz", der chronische Entzündung hervorruft, qualitativ und quantitativ gleich, also in gleichem Maße geeignet zur Auslösung einer Geschwulstbildung. Andererseits haben wir die Reizbarkeit, anders gesagt die Disposition zu selbständiger Wucherung der verschiedenen Gewebe und der verschiedenen Zellen desselben Gewebes zu berücksichtigen, die wohl viele Unterschiede darbieten dürfte.

Diese geschwulstbildende Disposition einer Zelle bzw. eines Gewebes ist als eine konstitutionelle Eigenschaft der Zelle bzw. des Gewebes zu betrachten; eine Eigenschaft, die wir uns sehr wohl als individuell verschieden und als ererbt und erblich denken können. Und zwar können wir uns eine solche Eigenschaft als sämtlichen oder nur als einigen (abnormen) Zellen eines Gewebes zukommend denken. Damit kommen wir auf die Bedeutung der Erblichkeit der Geschwulstbildung. Ob eine Geschwulst erblich ist oder nicht, wissen wir nicht sicher. Sicher sind nur manche Fälle von familiärer Geschwulstbildung bekannt geworden: es gibt Familien, in denen Krebs oder Bindegewebsgeschwülste auffallend häufig auftreten. Sogar Krebs eines bestimmten Körperteils wie Brustdrüsenkrebs, Magenkrebs und in einem von mir untersuchten Fall Krebs der Nasenschleimhaut bei drei Schwestern. In anderen Fällen hat eine gleichartige Geschwulst jedesmal einen anderen Sitz, wie z. B. in einer Beobachtung BROCAS unter 3 Generationen einer Familie von 22 Mitgliedern 8mal Brustdrüsenkrebs, 4mal Leberkrebs, 1mal Magen- und 1mal Gebärmutterkrebs. Wir müssen bei den dürftigen bis jetzt vorliegenden Zusammenstellungen solcher Fälle mit Schlußfolgerungen zurückhalten. Wer aber Familiarität anerkennt und einen unmittelbar parasitären oder sonstigen exogenen Ursprung verwirft, wird kaum Erblichkeit leugnen können.

Was wäre denn erblich? Außer einer besonderen, oben angedeuteten großen Disposition zu selbständiger Wucherung, die bei gewisser, auslösender Reizung in Wirkung tritt, kommt noch eine andere Möglichkeit in Betracht, nämlich die der erblichen Geschwulstanlagen oder Geschwulstkeime. Was sind Geschwulstkeime? Wir müssen sie uns von vornherein denken als Zellen oder Zellgruppen, die sich in bestimmten Eigenschaften von anderen, übrigens gleichartigen Zellen unterscheiden, so daß sie an einem gegebenen Augenblick ein abnorm großes Wachstumsvermögen zeigen, das wir einem äußeren auslösenden Einfluß zuzuschreiben nicht berechtigt sind. Als Beispiele nenne ich den durch Wucherung von Epithelzellen in einem Muttermal entstehenden Pigmentkrebs, den verhornenden primären Krebs der Lunge, der Gallenblase, den wir sehr wahrscheinlich der Wucherung einer Gruppe hornbildender Epithelzellen zuschreiben müssen, welche durch Mißbildung sich in der Lunge bzw. der Gallenblase fanden usw. Hier greifen wir zurück auf die Annahme COHNHEIMs, daß es nicht nur Dermoide als angeborene Bildungsfehler, sondern auch andere Fehler, Unregelmäßigkeiten der embryonalen Anlage gibt, „in denen die eigentliche Ursache der späteren Geschwulst gesucht werden muß". Solchen Geschwulstkeimen, die durch Fehler entstehen, wohne „die Fähigkeit der reichlichen Zellenproduktion von vornherein inne", und es bedürfe zur Geschwulstbildung keiner Erregung, „sondern einzig und allein einer ausreichenden Blutzufuhr." Voraufgehende Reizung ist in der Tat manchmal nicht nachweisbar.

Einige Versuchsergebnisse stützen die Annahme einer besonderen Wachstumsfähigkeit embryonalen Gewebes. Nach Versuchen ZAHNS und LEOPOLDS wurden alle Gewebsstücke, welche schon geborenen, älteren oder ganz jungen Kaninchen entnommen und in die vordere Augenkammer oder in die Bauchhöhle von lebenden Kaninchen eingebracht wurden, vollständig resorbiert oder sie schrumpften, wuchsen aber nie, behielten höchstens ihre Größe; „was aber von einem noch ungeborenen Fötus genommen war, lebte nicht bloß in dem neuen, fremden Organismus fort, sondern wuchs daselbst in der überraschendsten Weise." So können Stückchen fötalen Knorpels auf das Vielfache, selbst Zwei- bis Dreihundertfache der ursprünglichen Größe zu förmlichen Chondromen auswachsen. Spätere Transplantationsversuche haben diesen Unterschied zwischen Überimpfungen embryonalen und nicht embryonalen Gewebes bestätigt. Andererseits ist auch das Alter des Tieres, bei dem geimpft wird, von Bedeutung: junge Tiere eignen sich zu Verpflanzungsversuchen besser als alte. Verpflanzung embryonaler Gewebe oder ganzer Embryone (in Breiform) subkutan oder in die Bauchhöhle von Ratten und Mäusen führte zur Bildung verschiedenartiger Gewebe (Zysten, Muskeln, Knochen usw.) von mehr oder weniger teratoider Form. Ihr Wachstum pflegt aber beschränkt zu sein und von Rückbildung gefolgt zu werden. WILMS erhielt beträchtliche Gewebsbildung bei Hühnern und Hähnen, ASKANAZY stellte aber zweimal, nach $1^3/_4$ bzw. $2^1/_4$ Jahren Latenz, Sarkom und Krebs in solchen teratoiden Bildungen fest.

COHNHEIM stützt nicht nur seine Annahme, daß Geschwülste aus überschüssigen embryonalen Zellen entstehen, aus gewissen embryonalen Zellen jedenfalls, denen eine bestimmte starke Wachstumsneigung („Potenz") innewohne, auf obige ältere Versuche, sondern er führt aus, daß folgende Daten ebenfalls für sie sprechen: Zunächst die Erfahrung, daß aus einer kleinen angeborenen Gewebsmißbildung an einem gegebenen Augenblick ohne weiteres eine Geschwulst auswächst wie ein Melanom aus einem Nävus, ein Angiom aus einer Teleangiektasie usw. Solche Choristome und Hamartome stellen, wenigstens zum Teil — eben indem ihnen eine abnorme Wachstumsneigung innewohnt, die nur eine gute Gelegenheit abwartet — Geschwulstanlagen, Geschwulstkeime dar. Übrigens sind kleine, angeborene Geschwülste (Fibrom, Lipom, Schädelenchondrom) gar nicht selten. Und in letzter Zeit hat sich die Vermutung COHNHEIMS als richtig erwiesen, daß ganz kleine, sogar nur mikroskopische Mißbildungen weit häufiger sind als man früher glaubte. (Vgl. HERXHEIMER, SCHRIDDE). Ferner betont COHNHEIM, daß auch der Sitz mancher Geschwülste, namentlich Krebse, Stellen entspricht, wo im embryonalen Leben zwei Keimblätter oder verschiedene Epithelarten zusammenstoßen, oder wo anfangs Spalten bestehen, die später schwinden, oder wo Einstülpungen stattfinden, kurz Stellen, wo besondere Gelegenheit zu epithelialen Mißbildungen, zur Bildung eines überschüssigen Epithelzellenhaufens gegeben ist. So tritt Krebs mit Vorliebe an Lippen und Zunge, Nasenflügeln und Augenlidern, an Präputium und Eichel auf; im Rektum, wo das Enddarmepithel sich mit dem eingestülpten

Epiblastepithel vereinigt; in der Speisenröhre, wo diese die Luftwege kreuzt, d. h. wo sie beim Embryo mit der Luftröhre zusammenhing; Magenkrebs bevorzugt Kardia und Pylorus; letzteres in 66,3% unter 1524 Fällen von Magenkrebs (BRINTON und WELCH); im Uterus, namentlich im Orificium externum, wo das mehrschichtige Pflasterepithel mit dem Zylinderepithel der MÜLLERschen Gänge zusammenstößt. ROGER WILLIAMS betont, daß Brustdrüsenkrebs oft außerhalb der Brustdrüse einsetzt, von einem ausgeschalteten Stückchen der Brustdrüse ausgehend usw. Ferner weist die Heterotopie (auch wohl Heterologie genannt) oder Dystopie mancher Geschwülste auf einen embryonalen Fehler hin, der einen Keim schaffte: So läßt sich ein Enchondrom mitten im fertigen Knochen mit gleichem Recht einer Wucherung eines Knorpelrestes im Knochen wie einer Metaplasie zuschreiben, ebenso das Enchondrom der Parotisgegend einem knorpeligen, unverwendeten Kiemenbogenrest, das Osteom bzw. Chondrom der Lunge einem Bronchialknorpelrest. Das Rhabdomyom der Urogenitalorgane ist aber kaum auf etwas anderes als einen „verirrten" Keim zurückzuführen. Und das papilläre Zystadenom der Halslymphdrüse, das in histologischer und anatomischer Beziehung zu den Speicheldrüsen steht, ist nur als Gewebsverirrung zu deuten (H. ALBRECHT und ARZT). Auch der Atypie der Geschwulstgewebe kann gewisse Bedeutung nicht abgesprochen werden. Wenn auch manche Atypie ebenso wie Polymorphie (s. oben) entzündlichem Ursprunge oder äußeren Umständen wie Druck usw. zu verdanken ist, so werden die kleinen runden Zellen gewisser Sarkome, Myxomzellen, gewisse Muskelzellen embryonalen Typus, Knorpelzellen ohne Kapsel, sofern wir wissen, nicht nach dem embryonalen Leben außerhalb von Geschwülsten gebildet. Wir müssen allerdings mit der Bezeichnung „embryonale" Zelle zurückhalten und sie nur beschränkt anwenden. Denn durch Entzündung oder bei Wiederersatz treten mitunter seltsame unreife Zellformen auf, die man als embryonal zu bezeichnen geneigt sein würde, falls man solchen in einer Geschwulst begegnete. Die Mischgeschwülste, die Übergänge zu den teratoiden Geschwülsten darstellen, sind schwer verständlich, wenn sie sich nicht aus embryonalen Keimen entwickeln sollten. Schließlich sei hier die Multiplizität gewisser Geschwülste derselben Art erwähnt, wie das Neurofibrom (VON RECKLINGHAUSEN), Angiom, Teleangiektasie, Enchondrom, das Vorkommen mehrerer aus verschiedenem Epithel aufgebauter Krebse (Carcinoma duplex, triplex) an verschiedenen Stellen bzw. in verschiedenen Organen. In all diesen Fällen ist Metastase der übrigen Geschwülste von einer aus wenig wahrscheinlich, aber jedenfalls auszuschließen, bevor man ein Carc. duplex oder multiplex annimmt. Wir müssen besonders die Kombination mit anderen angeborenen Mißbildungen hervorheben, wie z. B. das Vorkommen von Pigmentflecken, von psychischer Minderwertigkeit bis zur Idiotie beim multiplen Neurofibrom. Solche Kombinationen sind verständlich, wenn wir sämtliche Abweichungen auf embryonale Entwicklungsfehler zurückführen. Entstehung mehrfacher Krebse der Haut ohne nachweisbaren Zusammenhang mit irgendeiner Mißbildung ist andererseits sichergestellt, so z. B. mehrfacher Krebs der Haut nach oft wiederholter Einwirkung von Röntgenstrahlen.

Alles in allem können wir unter Hinweis auf S. 234 ff. sagen: Von den asymmetrischen Doppelbildungen, auch den durch Spaltung in Versuchen erzeugten, zu den Teratomen gibt es Zwischenformen, ebenso von den Teratomen zu den kleinsten Mißbildungen. Und sowohl aus einem Teratom wie aus einer kleinen Gewebsmißbildung kann eine Geschwulst herauswachsen. Es liegt auf der Hand, den Geschwulstkeim in diesen Fällen in abnormen, vielleicht mehr oder weniger embryonalen Zellen zu suchen, die sich durch größere Wachstumsfähigkeit auszeichnen, wie obige Tierversuche gelehrt haben.

Neuerdings hat ROTTER den Versuch gemacht, die bösartigen Geschwülste von extragenitalen Urgeschlechtszellen abzuleiten. Er geht dabei von der ununterbrochenen Keimbahn (Keimplasma) aus, welche wir nach den Untersuchungen von BOVERI, ALLEN, RUBASCHKIN u. a. bei gewissen Tieren annehmen. Nun sollen nach diesen Forschern die Geschlechtszellen, richtiger Keimbahnzellen, lange vor der Erscheinung der Keimfalten, kurz nach der 2. Gastrulationsphase bei Katzen, Kaninchen, Meerschweinchen und Maulwürfen (RUBASCHKIN) im kaudalen Entoderm auffindbar sein. Sie rücken allmählich kranialwärts vor und kommen im Darmepithel zu liegen, wie die Darmfalten sich zum Darm schließen. Nachher wandern sie aktiv ins Mesenterium und in die Keimregion und treten später als „Ureier" bzw. „Ursamenzellen" auf. Nicht alle erreichen jedoch die Keimregion, einige bleiben „extraregionär" zerstreut liegen. ROTTER meint nun auch in menschlichen Föten solche extraregionäre Keimbahnzellen im Mesorektum, Mesenterium, Pylorus, in der nächsten Nähe der Leber, der Nebenniere, des Pankreas, der Speiseröhre aufgefunden zu haben. Diese Zellen zeichnen sich durch die Größe von Zelleib und Kern, der bis drei eosinophile Nukleolen enthält, sowie durch auffallende Helligkeit usw. aus. Wahrscheinlich ließen sich nach ROTTER durch eine vollständigere Untersuchung viel mehr Keimbahnzellen nachweisen. Diese Keimbahnzellen können nach ihm durch Wachstum Krebs bilden.

Zu dieser Annahme ist folgendes zu bemerken. Läßt man nur Krebs aus Keimbahnzellen hervorgehen, so fragt sich: Was bedingt die ausschließlich epitheliale Natur der Keimbahnzellen? Und nehmen wir an, daß auch Sarkome aus solchen Zellen herauswachsen können, so wäre die Frage zu beantworten: Was bedingt in diesen Fällen die bindegewebige Natur der Geschwulstzellen? Diese Fragen berechtigen jedoch keineswegs zur Ablehnung des Grundgedankens ROTTERS. Schwerer wiegt unsere Erfahrung, daß Hautkrebs zu verhornen pflegt, was Krebs einer Schleimhaut mit Zylinderepithel nur als hohe Ausnahme tut, während Schleimhautkrebse oft schleimig oder kolloid entarten, Leberzellkrebs auch in einer metastatischen Geschwulst aus Zellen aufgebaut wird, die den Leberzellen sehr ähnlich sind und sogar eine gallenartige Flüssigkeit zu bilden vermögen usw., kurz, daß die Zellen, welche einen Krebs bilden, denen des Gewebes, aus dem der Krebs hervorzugehen scheint, oft mehr oder weniger, ja sehr ähnlich sind. Wären es ursprünglich Keimbahnzellen, so hätten diese sich nach der Natur der Zellen des sie umgebenden Gewebes, d. h. ihrer scheinbaren Mutterzellen, mehr oder weniger, manchmal sehr stark umwandeln müssen. Weitere Forschung muß lehren, ob eine solche Umwandlung je stattfindet. Vielleicht entstehen bestimmte Geschwülste, wie z. B. die chorionepitheliomartigen des Mannes, und Teratome aus Keimbahnzellen. Wir werden uns jedenfalls Geschwulstkeime als aus mehr oder weniger embryonalen, abnormen Zellen bestehend denken, ähnlich wie die Zellen des Nävus, aus denen noch weiteres zusehends ein Melanom herauswächst. Wie sollten wir ferner die Myxochondroepitheliome und andere Mischgeschwülste ohne Entstehung aus irgendeiner Fehlbildung verstehen?

COHNHEIM definiert eine Geschwulst als „eine atypische Gewebsneubildung von embryonaler Anlage". Es ist aber fraglich, ob diese Bestimmung nicht zu eng ist, weil sie nur eine Gruppe von Geschwülsten umfaßt. Denn wir können, wie sich aus obigem ergibt, unsere Erfahrung über die Entstehung von Geschwülsten folgendermaßen zusammenfassen: 1. Die Geschwulstbildung tritt auf im Anschluß an längere Reizung mit chronischer Entzündung bzw. Narbenbildung mit präblastomatösen Veränderungen („Reizungstheorie" VIRCHOWS), 2. die Geschwulst bildet sich aus einer embryonalen, wenigstens angeborenen Anlage ohne nachweisbare abnorme Reizung. Beide Möglichkeiten werden beim Menschen sowie beim Versuchstier verwirklicht, nämlich einerseits in dem fast ausnahmslos bei Mäusen auftretenden Hautkrebs nach Teerpinselungen bestimmter Stärke und Dauer (S. 513), andererseits bei den Versuchstieren MAUD SLYES (S. 520). Nur über die Häufigkeit beider Entstehungsweisen beim Menschen kann man streiten.

Wir haben oben betont, daß im ersten Fall wahrscheinlich eine Disposition besteht, die bei bestimmten Individuen und sogar bei bestimmten Zellgruppen besonders groß sein kann. Je größer diese Disposition, um so geringer werden die zur Geschwulstbildung erforderliche Stärke und Dauer eines geeigneten Reizes sein. Eine solche Disposition kann nun allerdings, sie muß aber nicht durch eine örtliche Mißbildung gegeben sein; sie kann auch auf bestimmten biochemischen oder anderen Eigenschaften fußen, die dann nur mit einer örtlichen Mißbildung etwas zu tun haben, wenn sie abnorm sind. Gibt es eine normale Disposition, so ist sie als erblich zu betrachten; die abnorme kann, muß aber nicht erblich (familiär) sein. Letztere unterscheidet sich von einer Geschwulstanlage (Geschwulstkeim), wie Disposition und Anlage sich überhaupt unterscheiden (s. dort). Nicht immer wird der Unterschied durchführbar sein, z. B. dann nicht, wenn eine mißbildete Zellengruppe nach chronischer Reizung zu einer Geschwulst auswächst, wie ein Nävus durch oft wiederholtes Kratzen usw. Aber auch eine Geschwulstanlage kann, wie andere Mißbildungen, erblich sein. Ist einer Zelle die embryonale Natur nicht immer anzusehen, so ist morphologische Forschung zur weiteren Entscheidung ausgeschlossen und bleibt nur physiologische Entscheidung möglich. Ob alle Hamartome und Choristome immer als Geschwulstkeime zu betrachten sind, ist eine offene Frage. Ihre Beantwortung wird erschwert durch den Umstand, daß aus solchen Miß-bildungen entstehende Geschwülste in sehr verschiedenem Alter auftreten, so daß vielleicht ausbleibende Geschwulstbildung nur einem zu frühen Tode zuzuschreiben sind. Geschwulstzellen unterscheiden sich von ihrem ,,Mutter-gewebe'' oft durch Unreifheit und ,,embryonale Merkmale'', auch wenn die Neubildung nach chronischer Reizung z. B. in der Haut, auftrat. Es ist aber nur eine Formähnlichkeit, die wir feststellen; ihre Bedeutung ist noch näher zu erforschen.

Bei der Beurteilung der Häufigkeit von Krebs in den verschiedenen Teilen des Darms müssen wir zwei Fälle unterscheiden: die Häufigkeit an verschiedenen Punkten von etwa 1 qcm Oberfläche und die Häufigkeit in den verschiedenen größeren Abschnitten des Darms. Zur Prüfung der COHNHEIMschen Theorie brauchen wir ersteres, zur Prüfung der Chance einer Schädigung (Reizung) der Darmwand, z. B. durch Stagnation des Inhalts, letzteres. Was ersteres betrifft, kommen z. B. Rektumkrebse am häufigsten (nach R. WILLIAMS in 54,5%) einige Zentimeter innerhalb des Anus vor, übereinstimmend mit COHNHEIMS Angabe. Wollen wir aber die Häufigkeit des Krebses der verschiedenen ·Abschnitte bestimmen zur Prüfung der Bedeutung der Bewegungsgeschwindigkeit (Stagnation) des Darminhalts für das Auftreten von Krebs, so genügt es nicht, die Häufigkeitszahlen des Krebses der verschiedenen Abschnitte untereinander zu vergleichen. Wir müssen dann aber — was bis jetzt nie geschah, sofern ich weiß — die Zahlen für Darmabschnitte von gleicher Oberfläche berechnen. Man kann, je nach Bedarf, die Oberfläche eines Abschnittes, z. B. des Dünndarms, in Einzelheiten unter-suchen. Nach einer Angabe NOTHNAGELS fanden sich unter 243 Darmkrebsen 5 des Duodenums, 6 des Dünndarms, 14 des Blinddarms, 1 der Appendix, 63 des Dickdarms, 40 der Flexur und 114 des Enddarms. Die Oberflächen dieser Darmabschnitte sind bzw. (berechnet nach Angaben in VIERORDTS Anatomische und Physiologische Daten und Tabellen) 360, 6615, 126, 10,8, 1530, 540 und 240 qcm. Die Häufigkeits-zahlen wären nun, wenn jeder Darmabschnitt 1000 qcm Oberfläche hätte:

$$\text{für das Duodenum} \qquad 5 \times \frac{1000}{360} = 14 \text{ statt} \quad 5.$$

$$\text{,, den Dünndarm} \qquad 6 \times \frac{1000}{6615} = 1 \quad \text{,,} \quad 6.$$

$$\text{,, den Blinddarm} \qquad 14 \times \frac{1000}{126} = 112 \quad \text{,,} \quad 14.$$

$$\text{,, die Appendix} \qquad 1 \times \frac{1000}{10,8} = 99 \quad \text{,,} \quad 1.$$

$$\text{,, den Dickdarm} \qquad 63 \times \frac{1000}{1530} = 42 \quad \text{.,} \quad 63.$$

$$\text{,, die Flexur} \qquad 40 \times \frac{1000}{540} = 74 \quad \text{,,} \quad 40.$$

$$\text{,, den Enddarm} \qquad 114 \times \frac{1000}{240} = 456 \quad \text{,,} \quad 114.$$

Während die Gesamtzahl der jetzt berechneten Krebse 798 statt der beobachteten Zahl 243 wird, also etwa 3,2 mal größer, ist die Häufigkeit des Appendixkrebses 99 mal, die des Enddarmkrebses 4 mal größer geworden usw. Bei der Würdigung der Bedeutung dieser Zahlen müssen wir außerdem doch die Häufigkeit an verschiedenen Punkten berücksichtigen. Allerdings kommt obigen Zahlen keine statistische Bedeutung zu, weil sie zu klein sind. Sollte sich ein so starkes Mißverhältnis auch bei größeren Zahlen herausstellen, so wäre keine Reizung allein, d. h. ohne besondere Disposition als Krebsfaktor anzunehmen. Auch der Sitz des Milchdrüsenkrebses ist genau zu bestimmen, nämlich in welchem Sektor der Drüse oder ob neben ihr, außerhalb der Brustdrüse.

Was für andere Daten stehen zur Verfügung zur Entscheidung der Frage, ob Erblichkeit oder Erwerb vorliegt? Wir haben S. 514 angenommen, daß sich Erblichkeit sowohl auf Anlage wie auf besonders große Disposition zu Geschwulstbildung beziehen kann, gleichgültig ob der zu letzterer kommende Reiz ein parasitärer ist oder nicht. Erwerb umfaßt verschiedene Möglichkeiten, auch parasitäre Faktoren.

Man hat das gehäufte Vorkommen von Geschwulstbildung bei Tieren und beim Menschen zugunsten einer parasitären Entstehung angeführt. So sah MORAU fast alle bis jetzt krebsfreien Mäuse (in einem Käfige) nach einiger Zeit Krebs bekommen, als er Wanzen aus einem Käfige mit krebskranken Mäusen in ihren Käfig einführte oder verimpfte. Auch andere Forscher machten ähnliche Beobachtungen. PICK stellte Endemien eines bösartigen Schilddrüsenkropfes bei Salmoniden in Fischzuchtanstalten fest. Man kann in diesen Fällen ohne weitere genaue Daten nicht entscheiden, ob Erblichkeit eines Keimes oder Ansteckung wie in den Versuchen MORAUS vorlag. Und wo Ansteckung anzunehmen ist, bleibt noch die Frage zu beantworten übrig, ob Geschwulstzellen verpflanzt oder Parasiten übertragen werden, und im letzteren Fall, wie diese Geschwulstbildung hervorrufen: ob die Zellen unabhängig oder nur abhängig vom Parasiten wuchern (S. 510). Die zur Beantwortung erforderlichen Daten fehlen.

Auch beim Menschen treten örtliche Anhäufungen bösartiger Geschwülste auf in Ländern, Gemeinden, Straßen bzw. Häusern (PARK, MASON, BOSE, KOLB u. a.). Auch hier kommen Erblichkeit und Ansteckung, ferner aber auch örtliche Einflüsse wie Bodenbeschaffenheit (moorige und sumpfige Gegenden sollen mehr Fälle aufweisen) in Betracht; für die Annahme einer Ansteckung fehlt jeder Grund. Man muß aber die Möglichkeit einer örtlichen Anhäufung gewisser Arbeiter, deren Beruf zu chronischer Reizung und Geschwulstbildung führen kann, berücksichtigen. Alles in allem hat die Forschung hier noch nicht Entscheidendes ergeben. Der sog. „Cancer à deux" (bei Eheleuten und zusammenwohnenden Leuten überhaupt) kommt selten vor, so daß Zufall nicht auszuschließen ist. Fälle, wo mit genügender Wahrscheinlichkeit Übertragung von Krebs oder einer sonstigen Geschwulst von Mensch auf Mensch anzunehmen war, sind nicht beobachtet. HAHN, CORNIL u. a. haben Verimpfung von Krebs und Sarkom mit nachfolgender Geschwulstbildung (Impfmetastase) bei Menschen beobachtet, wenig empfehlenswerte Versuche übrigens. Schon wiederholt hat man die Seltenheit von Geschwülsten der Milz betont. Mit Hinsicht auf metastatische Geschwülste fragt sich, ob die Seltenheit einer seltenen Zufuhr von Geschwulstzellen oder einem ungeeigneten Nährboden in diesem Organ zuzuschreiben ist. Diese Frage ist noch nicht beantwortet.

Die Erblichkeitsforschung stößt hier auf eine eigenartige Schwierigkeit: Muß man nur Krebsfälle bzw. Fälle einer bestimmten Geschwulstbildung in einer Familie, oder mit Hinsicht auf Krebs auch sonstige epitheliale Geschwülste oder sogar epitheliale Mißbildungen, die nicht weiter wachsen, oder gar noch andere Geschwülste und Mißbildungen berücksichtigen? Wir dürfen nicht vergessen, daß wir gar nicht wissen, in wieviel sonstigen verschiedenen Formen die gleiche Keimesvariation, die zur Entstehung eines Krebskeimes oder zu Krebs führen kann, sich, abhängig von verschiedenen Faktoren, zu äußern vermag, und dies ist doch eine fundamentale Frage, die bei der Aufstellung von ,,Erblichkeitsstatistiken'' bis jetzt vernachlässigt zu sein scheint (s. dort). Alles in allem verfügen wir noch nicht über eine zur Entscheidung genügende Zahl Beobachtungen am Menschen, ob eine Geschwulst erblich ist oder nicht. Auch fehlt es fast ganz an Versuchsergebnissen. Um so beachtenswerter sind die Befunde MAUD SLYES. Diese amerikanische Forscherin untersuchte die Generationen von weit mehr als 10 000 Mäusen, die sehr sorgfältig auseinander gehalten und bloß zur Paarung (Inzucht) zu bestimmten Zeiten zusammengebracht wurden. Die Abstammung sämtlicher Mäuse war genau bekannt; es gab zahlreiche Abkömmlinge eines Mäusepaares, welche alle krebsfrei waren, während bei anderen Mäusestämmen Geschwülste regelmäßig auftraten. Inzucht krebsfreier Mäuse ergab nie ein Individuum mit Krebs. Kreuzte MAUD SLYE einen Abkömmling eines ,,krebsfreien'' Mäusestammes DD mit einer Maus aus einem krebsreichen Stamm RR, so erwiesen sich die ohne Ausnahme heterozygoten Individuen der ersten Filialgeneration alle als krebsfrei. Die von diesen Individuen durch Inzucht abstammenden Individuen waren entweder homoiozygot, d. h. homoiozygot krebsfrei DD bzw. homoiozygot RR (100%) geschwulstbildend oder heterozygot, Dr bzw. rD, d. h. sich bei weiterer Inzucht (nur untereinander) spaltend in rein geschwulstfreie, rein geschwulstbildende und heterozygote Individuen usw., nach den MENDELschen Regeln (s. dort). Die Inzucht spielte hier die Rolle der Selbstbefruchtung bei MENDELS Erbsen, ebenso wie bei LANGS Gartenschnecken usw. Weil kein einziges Individuum der 1. filialen Generation eine Geschwulst bekam, war somit der krebsbildende Faktor rezessiv gegenüber dem krebsfreien. Es wäre verfrüht, aus diesen Ergebnissen weitere Folgerungen zu ziehen, etwa hinsichtlich des Schwindens des Krebses bei immer erneuten Kreuzungen; wir müßten im übrigen nach Analogie anderer Fälle allerdings eine allmähliche Abnahme der heterozygoten (Dr + rD) Individuen erwarten, aber zugleich auch eine gleiche Zahl krebsbildender (RR) wie krebsfreier (DD) Individuen und nicht eine allmählich kleinere Zahl der RR-Individuen. Warten wir aber zunächst weitere Versuchsergebnisse ab. Es handelt sich hier nicht um physiologische Merkmale wie in MENDELS und anderer Forscher Versuchen. Das könnte einen einschneidenden Unterschied bedeuten. Jedenfalls ist Inzucht ein geschwulstbildender Faktor in einer geschwulstbildenden Familie, sobald sich zwei R-Keimzellen vereinigen.

Alle Forschungsergebnisse zusammen zwingen somit nicht nur präblastomatösen Veränderungen und Faktoren nachzuspüren, sondern auch die Familiarität bzw. Erblichkeit von Geschwülsten ohne solche zu bestimmen. Es ist dann aber auch die Frage zu beantworten, ob es auch eine familiäre bzw. erblich besondere Disposition zu Krebs- oder sonstiger Geschwulstbildung nach abnormer Reizung gibt.

Daß eine Geschwulst erst im höheren Alter zum Vorschein kommt, beweist nicht, daß sie nicht durch Wachstum eines embryonalen Keimes entstand. Die Weisheitszähne kommen manchmal erst nach vollendetem Wachstum, sogar erst im 35. Lebensjahr oder gar nicht zum Vorschein, und sie entstehen doch sogar aus normalen Keimen. Das hängt von der Wachstumsgelegenheit ab, deren Erforschung eine unserer zukünftigen Aufgaben darstellt. Daß es für Geschwulstbildung aber ,,einzig und allein ausreichender Blutzufuhr'' bedürfen sollte (s. oben), ist keineswegs erwiesen oder auch nur wahrscheinlich gemacht. Ebenso wie der Keim eines Weisheitszahns, so kann wahrscheinlich auch ein Geschwulstkeim dauernd latent bleiben, was besonders bei jung Sterbenden zu beachten ist. Dies müssen wir auch für andere Anlagen, deren Erblichkeit kaum zu leugnen ist, annehmen. Jedenfalls bleiben viele Hamartome und Choriostome was sie sind. Die Erblichkeitsforschung wird auch dadurch erschwert, was zu größerer Anstrengung nötigt.

Andererseits kommen hier Versuche der Übertragung. Verimpfung von Geschwülsten bei Tieren, sogar in mehreren Generationen, die von zahlreichen Forschern vorgenommen worden sind, in Betracht. (Vgl. die Übersichten von LEWIN, WOGLOM und EWING.) Dabei handelt es sich um Verimpfung menschlicher Geschwülste, vorwiegend Krebse, auf Tiere und um Verpflanzung tierischer Geschwülste auf Tiere. Diese Forschungen haben zunächst ans Licht gebracht, daß bei Tieren, auch Kaltblütern (PICK, MARIANNE PLEHN) viel öfter verschiedenartige Geschwülste vorkommen als bis jetzt bekannt war. Übrigens haben wir im allgemeinen bei der Beurteilung der Ergebnisse folgende Punkte[1] zu berücksichtigen: 1. daß nur solche Befunde zur Beurteilung in Betracht kommen, die genaue mikroskopische, von berufener pathologisch-anatomischer Seite geprüfte Forschung einschließen; 2. daß Verimpfung von Geschwulstzellen mit oder ohne Übertragung von Virus geschieht, während Verimpfung zellfreien Filtrates Übertragung eines chemischen toten Stoffes oder eines lebenden Virus bedeuten kann. Im letzteren Fall ist dann noch zu entscheiden, welche Rolle der tote Stoff bzw. das lebende Virus in der primären Geschwulst spielte, ob es ein durch Geschwulst-zellen gebildeter Stoff, vielleicht ein Enzym ist; und, wenn es ein Virus ist, ob dieses die primäre Geschwulstbildung hervorrief; wenn ja, wie und wodurch; wenn nein, ob es ein sekundärer, mit Hinsicht auf die Geschwulstbildung nebensächlicher Infektor ist.

Fragen wir nun, was sämtliche bis jetzt bekannt gewordene Versuchsergebnisse lehren, so lautet die Antwort kurz: Es ist bis jetzt nicht oder nur als hohe Ausnahme gelungen, eine menschliche Geschwulst bei Tieren zu verimpfen. Es gibt allerdings mehrere Angaben (DAGONET, LEWIN u. a.) von gelungener Über-

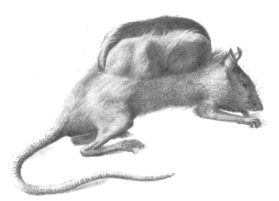

Abb. 208. Deutsche Ratte, bei der ein Spindelzellensarkom einer dänischen Ratte von Prof. JENSEN verimpft wurde und üppig wuchs (nach SCHÖNE, Transplantation, Berlin 1912).

tragung von menschlichem Krebs bei Tieren (Ratten, Hunden, Kaninchen usw.), Patholog-Anatomen, die die Präparate sahen, hielten die Bildungen aber für infektiöse Granulationsgeschwülste, durch näher nachzuweisende Infektoren hervorgerufen. Jedenfalls sollten nach den betreffenden Forschern die Infektoren der primären Geschwulst entstammen und konnten auch durch fortgesetzte Impfung von Tier zu Tier wiederum die gleichen Infektionsgeschwülste erzeugt werden. Ob Beimischung eines Infektors zum ersten Impfstoff ausgeschlossen ist, wäre durch weitere Versuche zu prüfen. Nur in einem vereinzelten Fall (GAYLORD) wurde beim Versuchstier ein Adenom nachgewiesen, das jedoch höchst wahrscheinlich eine Geschwulst war, wie sie häufig bei Hunden vorkommen (VON HANSEMANN). O. LANZ, JÜRGENS u. a. haben angeblich bei Meerschweinchen Stückchen einer menschlichen Pigmentgeschwulst mit nachfolgendem Wachstum verimpft. Bei den Verimpfungen von Tier zu Tier machen sich Einflüsse der Rasse und des Alters geltend: So konnte ein Krebs (JENSEN) von Kopenhagener auf Berliner weiße Mäuse nicht verimpft werden, ebensowenig ein Krebs von Berliner auf Kopenhagener Mäuse (L. MICHAELIS u. a.); in anderen Fällen war die Ausbeute bei verschiedenen Rassen ungleich (HAALAND). Verschiedene Tierrassen und sogar viele Individuen einer übrigens empfindlichen Rasse zeigen sich somit unempfänglich (erblich oder

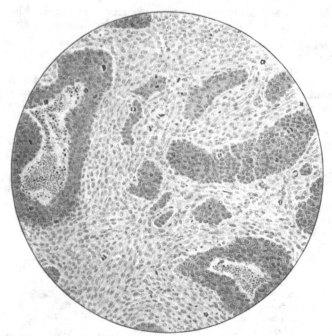

Abb. 209. Mischtumor: Karzinom und Sarkom. (Karzinomsarkom.)

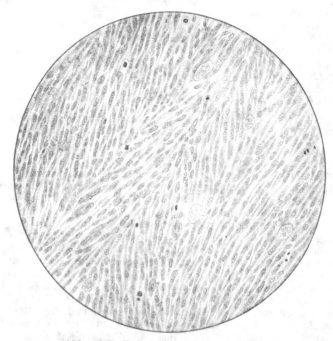

Abb. 210. Reines Spindelzellensarkom.
Abb. 209 und 210. Entwicklung eines „Sarkoms" aus dem Stroma eines epithelialen
Mäusetumors im Verlauf fortgesetzter Transplantationen. (Nach Apolant, Arb. a. d.
Königl. Inst. f. exper. Ther. zu Frankfurt a. M. 1906. Heft 1.)

erworben), immun. Ferner hatten BASHFORD und LEWIN eine viel größere Impfausbeute bei 5—6 Wochen alten als bei erwachsenen und älteren Tieren, und OUDENDAL sah ein kräftiges Aufleben eines erlöschenden Mäusesarkoms durch Überimpfung bei einer jungen Maus, also ähnlich wie bei Transplantation normaler Gewebe. Es ergibt sich also ein gewisser Gegensatz, insofern der spontane Krebs beim Menschen und (BASHFORD) bei einigen Tieren vorzugsweise im höheren Alter auftritt. Das beweist, daß entweder die Chance (Reizung) mit dem Alter zunimmt oder die Bedingungen für die Entstehung von Krebs mit fortschreitendem Alter günstiger werden, vielleicht durch Änderungen gewisser Gewebseigenschaften. Nicht aber, daß das Wachstum eines einmal entstandenen Krebses mit zunehmendem Alter leichter wird. Es pflegt im Gegenteil Krebs bei jüngeren Individuen rascher zu wachsen als bei älteren: das Geschlecht scheint die Disposition nicht zu beeinflussen. RIBBERT konnte ein Fibrom eines Hundes bei anderen Hunden nicht mit Erfolg übertragen; bei dem gleichen Hund aber gelang die Verimpfung, ebenso gelang die Verpflanzung eines Adenomyxochondroms auf den gleichen Hund (LEO LOEB und LEOPOLD). Ferner haben zahlreiche Forscher, besonders LEO LOEB, FLEXNER, LEWIN, Sarkom von weißen Ratten aufeinander verpflanzt, LOEB sogar (subkutan sowie intraperitoneal) durch 40 Generationen, bis Verunreinigung mit Fäulnisbakterien eintrat; dieses Rattensarkom ging nur bei weißen Ratten bzw. Bastarden derselben an. Ferner gelang HANAU die Übertragung eines verhornenden Plattenepithelkrebses in die Tunica vaginalis zweier Ratten, die nach 7—8 Wochen einen ausgedehnten Bauchfellkrebs desselben Baues darboten. Vor allem hat man aber in letzter Zeit, nach JENSENS Versuchen, die Übertragung des Mäusekrebses studiert, außerdem auch Chondrome, Sarkome und Mischgeschwülste unter diesen Tieren verimpft. Im allgemeinen sind diese Geschwülste nur zum geringsten Teil übertragbar. Nach LEWIN kann man die Übertragbarkeit (Virulenz?) bei Ratten erhöhen durch zweimaliges Impfen im Verlauf weniger Tage; andere Forscher sahen jedoch keinen Einfluß von wiederholter Impfung.

Die verimpften Geschwülste wiesen manchmal andere Zellformen bei ihrem weiteren Wachstum auf, was nicht wundernehmen kann, weil sogar in einem und demselben Blastom sehr verschiedene Zellformen und sogar Wachstumsformen (z. B. Epithelzellen, die in papillärer oder alveolärer oder anderer Form wachsen, wie nicht selten im Ovarialzystom) vorkommen können. Auch das Abwechseln eines adenomatösen Baues und eines Aufbaues aus soliden Zellsträngen ist beim menschlichen Krebs nicht selten, ebensowenig der Befund verhornenden Plattenepithels in einem Zylinderzellenkrebs. Etwas Neues war aber die Beobachtung von EHRLICH und APOLANT: in einem schon zehnmal verimpften Mäusekrebs trat sarkomatöse Umwandlung des Stromas auf. Allmählich war der krebsige Bau und auch wohl der krebsige Anteil bei den voraufgehenden Verimpfungen verdrängt durch ein sarkomähnliches Gewebe, bis schließlich ein Spindelzellensarkom rein aufwuchs. Andere Forscher (LOEB, L. MICHAELIS, LEWIN usw.) haben ähnliche Umwandlungen beobachtet, und zugleich die Übertragbarkeit der „reinen Sarkome" festgestellt. COENEN hat diese Tumoren als Mutationsgeschwülste bezeichnet.

Um was handelt es sich hier? Um Metaplasie von Krebsepithel in Bindegewebszellen, die dann sarkomatös wuchern? Um Granulationsgeschwülste, die ein sarkomatöses Aussehen bekamen oder aus denen Sarkom wuchs? Um eine Kombination schon in der primären Geschwulst von Sarkom und Krebs, wobei der Krebs allmählich von dem in den Vordergrund tretenden Sarkomgewebe verdrängt wurde? Oder um Entstehung eines Sarkoms im Stroma des verimpften Krebses?

Die Eigenschaften des verimpften Geschwulstgewebes — man redet von „Geschwulststämmen" — aber auch die der Versuchstiere sind zu berücksichtigen. Metaplasie von Zylinder- in verhornendes Plattenepithel oder umgekehrt (s. oben) ist möglich, vielleicht stammen aber beide Zellformen von anderen Mutterzellen in der primären Geschwulst ab, diese Mutterzellen mögen dann normaliter oder als Mißbildung nebeneinander vorkommen. Metaplasie von Epithel in Bindegewebe (Sarkom) ist jedoch gänzlich unerwiesen. Auch eine sarkomähnliche Umwandlung des Krebses (Carcinoma sarcomatodes) ist auf Grund der Abbildungen und Beschreibungen wenigstens in einigen Fällen auszuschließen. In einigen Fällen mag es sich um „Granulationsgeschwülste" handeln, in anderen müssen wir doch wegen des histologischen Bildes, des starken Wachstums, der Metastasenbildung und der Übertragbarkeit durch mehrere Generationen die Geschwulst als Sarkom bezeichnen. Es entstanden die „Sarkomzellen" aus Stromazellen nach den Angaben und Abbildungen der Forscher. Allerdings wurde bis jetzt nicht entschieden, ob Stromazellen des primären Tumors oder Bindegewebszellen der Impflinge geschwulstartig wuchsen. Das Stroma der primären Geschwulst pflegt freilich nach Verimpfung zugrunde zu gehen, die Möglichkeit, daß einige Zellen bei bestimmten — nicht bei allen — Versuchstieren am Leben bleiben und sogar wuchern, ist jedoch keineswegs ausgeschlossen. Nun ist die Möglichkeit zu berücksichtigen, daß im primären Geschwulstkeim nicht nur Epithelzellen, sondern auch Bindegewebszellen mit abnormen Eigenschaften vorkommen, welche letztere unter bestimmten Umständen, in einem geeigneten Nährboden, langsam oder rasch wachsen und Sarkom bilden. Vielleicht genügen dazu nur einige wenige überlebende Zellen des verimpften Stromas. Schließlich müssen wir die Möglichkeit berücksichtigen, daß Sarkom aus länger gereiztem, entzündetem Bindegewebe des Impflings oder der primären Geschwulst auswächst. Ein zellreiches Fibrom oder Fibrosarkom kann doch aus chronisch entzündetem Kieferperiost (Epulis) hervorgehen. Nun findet sich beim Krebs in der Regel chronische Entzündung des Stromas, vielleicht durch einen von Krebszellen abgegebenen Stoff hervorgerufen (s. unten). Damit ist also ein möglicher, wenn auch seltener Ausgangspunkt für Sarkom gegeben. Eine besondere Disposition zu dieser Sarkombildung könnte bei gewissen Tierrassen bzw. Individuen vorhanden sein, bei anderen fehlen. Daß auch andere Eigenschaften des Stromas bei wiederholter Übertragung eine Änderung erfahren, geht z. B. aus der Beobachtung hervor, daß ein anfangs hämorrhagischer Krebs allmählich Abnahme bzw. Schwund dieser Eigenschaft zeigte.

Welche der oben besprochenen Möglichkeiten der Wirklichkeit entspricht, muß fortgesetzte Forschung entscheiden. Sie wird der Übertragbarkeit mit erfolgender Wachstumsenergie („Virulenz") der verschiedenen Geschwulstbestandteile, auch der Disposition in ihren Abstufungen bis zur Immunität nachzugehen haben.

Wachstum und Ausbreitung der Geschwülste.

Wachstum durch fortgehende Zellteilung führt zu Umfangszunahme einer Geschwulst, wenn nicht zugleich in gleichem oder gar stärkerem Maße der Umfang durch Schrumpfung oder Zerfall und Fortschaffung von Gewebe abnimmt. Umgekehrt bedeutet aber nicht jede Umfangszunahme Wachstum. Sie kann ebenfalls durch Blutung, wie in einem Gliom, Chorionepitheliom, Krebs oder Sarkom, Blut- und Lymphstauung oder Entzündung auftreten. Wachstum ist nicht nur möglich der Geschwulstzellen, sondern auch des Geschwulstgerüstes, des Stromas, und zwar letzteres durch proliferative Entzündung. Umfangszunahme durch Blutung oder Leukozytenanhäufung ist beim Krebs nicht selten; letztere auch in den regionären Lymphdrüsen.

Außerdem werden Blutgefäße neugebildet. In Geschwülsten finden wir nicht nur gelegentlich umwucherte präexistierende Schlagader, Venen und Kapillaren, sondern auch neugebildete Kapillaren in verschiedener Zahl.

An Tiergeschwülsten mit durch Pelikantinte beim lebenden Tier gefärbten Gefäßen hat GOLDMANN die Neubildung von anfangs soliden, spitz zulaufenden Gefäßsprossen mit ihrer allmählich fortschreitenden Aushöhlung und die eintretende Anastomosierung mit benachbarten Kapillarsprossen, wie sie zuerst ARNOLD beschrieben hat, dargestellt. Niemals war Neubildung größerer Gefäßstämme, nur eine solche von Kapillaren nachweisbar, in die sich die Gefäßstämme unvermittelt auflösen. Schlanke neugebildete Kapillaren treffen wir vorzugsweise in den peripheren, jüngsten Abschnitten einer Geschwulst an. In älteren Abschnitten können stark erweiterte Bluträume aus solchen hervorgegangen sein, Bluträume, deren stark gedehnte Wand leicht einreißt, so daß Blutung erfolgt, wie beim hämorrhagischen Krebs. Ganze Geflechte von Kapillarschlingen sind mitunter anzutreffen. Über die Richtung der Kapillaren läßt sich nur im allgemeinen sagen, daß sie sehr

unregelmäßig sein kann und keineswegs etwa mit der Richtung länglicher Geschwulstzellen übereinstimmen oder in anderer Weise zusammenhängen muß. Die Darstellung GOLDMANNS stimmt im allgemeinen mit den Beobachtungen an menschlichen Geschwülsten. Bei Sarkomen kann die Gefäßentwicklung ebenfalls verschieden
stark sein; die Endothelzellen der Blutkapillaren liegen den Geschwulstzellen
unmittelbar, ohne Stroma an. EVANS und GOLDMANN konnten eine Neubildung
von Lymphbahnen bei Krebs nicht nachweisen. Nervenneubildung hat man bis
jetzt ebensowenig in Geschwülsten feststellen können. Welche Bedeutung das
Fehlen von Lymphbahnen und Nerven für das Geschwulstgewebe hat, läßt sich
noch nicht angeben. Sicher ist nur, daß wir manchmal in gefäßreichen Krebsen
und Sarkomen Nekrose, sogar in beträchtlicher Ausdehnung antreffen. Inwiefern
diese Nekrose einem ungenügend geregelten Stoffwechsel, wobei eben jene Fehler
von Bedeutung sein könnten, inwiefern sie einer chemischen Schädigung des Gewebes
durch einen von den Geschwulstzellen selbst abgegebenen Stoff (S. 530) oder einer
ungenügenden Durchblutung zuzuschreiben ist (letzteres indem die Triebkraft
des Blutes für das ausgedehnte Kapillargebiet der Geschwulst nicht ausreicht),
muß durch weitere Forschung entschieden werden. Hervorgehoben sei nur in Zusammenhang mit dieser Möglichkeit, daß sich im Krebsstroma meist deutlich subakute bzw. chronische Entzündung nachweisen läßt, auch dann, wenn keine Nekrose
besteht; Infiltrate von Lymphozyten, Plasmazellen oder gelapptkernigen Leukozyten, Zeichen von degenerativen und proliferativen Veränderungen der Stromazellen. Diese Entzündung kann große Ausdehnung gewinnen. Sie mag manchmal präblastomatös oder auf sekundäre Infektion zurückzuführen sein, die Möglichkeit ist aber keinswegs von der Hand zu weisen, daß sie durch einen (oder
mehreren) von den Krebszellen abgegebenen Stoff entsteht, der in stärkerer Konzentration Nekrose zu bewirken vermag, ähnlich wie wir dies bestimmt von vielen
anderen Stoffen wissen. Daß eine solche Entzündung nicht einfach als präkarzinomatöse Veränderung abzufertigen ist, geht aus ihrem Auftreten bei den durch Verimpfung bei Versuchstieren erzeugten Geschwülsten hervor. Entzündung durch
einen durch Stoffwechsel des Geschwulstgewebes gebildeten Stoff vermögen wir
nur ausnahmsweise auszuschließen. Bei anderen Geschwülsten tritt Entzündung
nur ausnahmsweise auf.

Für das Wachstum einer Geschwulst kann eine begleitende Entzündung
eine verschiedene Bedeutung haben, die wir Änderungen des Blutgehalts und des
Widerstandes, dem die wachsenden Geschwulstzellen begegnen, zuzuschreiben
haben. Entzündung kann nämlich mit Zunahme, sie kann aber auch mit Abnahme des Blutgehaltes des Gewebes einhergehen, und zwar letzteres von
dem Augenblick an, in dem Blutgefäße durch Exsudat oder neugebildetes
oder schrumpfendes Gewebe zusammengedrückt werden. So kann es nicht
wundernehmen, daß Krebs in festem, faserreichem, blutarmem, schrumpfendem
Bindegewebe nur sehr langsam wächst, ja gelegentlich, besonders bei alten
Leuten, zum Stillstand oder gar Rückgang kommt. Durch voraufgehende
chronische proliferative Entzündung wie bei Lupus oder im Boden und in der
Umgebung eines alten Geschwürs findet sich solches straffes Bindegewebe.
Am szirrhösen Brustkrebs alter Frauen kann man das mitunter auch verfolgen.
Auch Fibrome und andere Geschwülste können aufhören weiter zu wachsen.
Es soll sogar Krebs durch Nekrose, Zerfall und Resorption verschwinden, „ausheilen" können (vgl. ORTH, LOMER). Gewisse kleinrundzellige
Sarkome hat man nach Einschneidung oder nach Probeausschneidung verschwinden sehen. Allerdings sei hierzu bemerkt, daß an einem durch Probe-
ausschnitt gewonnenen Geschwulststückchen eine histologisch vollkommen
sichere Abgrenzung gegenüber entzündlicher Gewebsneubildung sehr schwer
und trügerisch sein kann. Übrigens kann ein subkutanes Lipom nekrotisieren,
erweichen, durchbrechen und damit „ausheilen". Bei Impfgeschwülsten hat
man allerdings (STICHER in 15%, LEWIN in 10%) zunächst Wachstum bis
zur Pflaumengröße und dann restloses Verschwinden ohne Eiterung beobachtet;

ein Verhalten, das dem mancher nicht geschwulstartiger transplantierter Gewebestücke gleicht. Das beweist jedoch nichts mit Hinsicht auf eine spontane Geschwulst. Ich sah allerdings mehrmals kümmerliche Reste eines wohl in Rückgang befindlichen Krebses in straffem schrumpfendem Narbengewebe, z. B. in einer verengerten Stelle des Dickdarms. Solche Befunde sind aber Ausnahmen.

Sicher ist demgegenüber, daß eine Geschwulst mit äußerst langsamem Wachstum plötzlich rasch zu wachsen anfangen kann, wenn sie z. B. aus straffem in lockeres saftreiches Gewebe kommt. Wir können das z. B. bei einem szirrhösen Wangenkrebs (einem sog. Ulcus rodens) beobachten. Viele Jahre kann eine Geschwulst von einigen Millimetern Durchschnitt in straffem Gewebe bestehen, kaum an Umfang gewinnend, um dann, manchmal ohne bekannten Anlaß, mitunter im Anschluß an eine Operation, rasch weiter zu wachsen in Form eines Krebses mit größeren Epithelzellen und lockerem Stroma. Es trat das raschere Wachstum ein, sobald lockeres blutreiches Stroma mit serösem Exsudat erreicht wurde. Denn hyperämisches Gewebe mit einer mäßigen Menge serösen Exsudates, das es lockert, fördert wahrscheinlich das Wachstum eines Krebses. Eine zur Entfernung ungenügende Operation vermag die Gewebespannung zu verringern, so daß der Wachstumswiderstand abnimmt.

Mit obigem sind aber keineswegs andere Faktoren ausgeschlossen, die das Wachstum einer Geschwulst hemmen oder fördern. Das können im allgemeinen Faktoren sein, welche die allgemeine oder die örtliche Disposition im weitesten Sinne beeinflussen. Wir wissen aber nichts davon und wollen uns nicht in Vermutungen vertiefen. Ob Verlangsamung, Beschleunigung oder Ungleichheiten des Wachstums in den verschiedenen Abschnitten einer Geschwulst sich immer vollkommen aus den oben erwähnten örtlichen Faktoren erklären, läßt sich zur Zeit nicht sagen.

Im allgemeinen besteht ein gewisser Zusammenhang zwischen Zellform und Wachstumsgeschwindigkeit; jugendliche Zellformen in einer Geschwulst weisen auf rasches Wachstum hin, und zwar nicht einfach, weil man in einer rasch wachsenden Geschwulst selbstverständlich relativ mehr junge Zellen als in einem langsam wachsenden Tumor antreffen wird, sondern offenbar weil eben abnorm jugendlichen, mehr embryonalen Zellformen eine größere Wachstumsenergie innewohnt. Das Fehlen älterer Zellformen weist darauf hin, daß die Zellen ihr jugendliches, sogar embryonales Vorkommen (Typus) lange Zeit, vielleicht für immer bewahren, oder darauf hin, daß sie sich fortwährend weiter teilen, so daß keine Zelle alt wird, oder auf beides hin. Wahrscheinlich treffen diese Möglichkeiten gelegentlich abwechselnd zu. Ein schönes Beispiel liefern uns die verschiedenen Sarkomformen. Die aus kleinen, rundlichen Zellen aufgebauten Sarkome wachsen am raschesten, die großzelligen langsamer, die spindelzelligen noch langsamer. Vergleichen wir diese Zelltypen mit denen der Bindegewebszellen in Abb. 138. Auch bei anderen Geschwülsten begegnen wir ähnlichem. Wir können im allgemeinen sagen: je atypischer und jugendlicher die Zellform, um so größer ist die Wachstumsgeschwindigkeit der Geschwulst. Es gibt aber Hamartome und Choristome, also Fehlbildungen, die aus jugendlichen Zellen, aber ohne Wachstum bestehen. Es beweist denn auch der jugendliche Zelltypus einer Geschwulst an und für sich kein rasches Wachstum. Eine Geschwulst besteht mitunter aus verschiedenen Zelltypen.

Man nennt das Wachstum ein zentrales oder expansives, wenn die kugel- oder knotenförmige, scharfumschriebene Geschwulst wie ein gutartiges Leiomyom (Abb. 213) beim Wachstum allerdings das umgebende Gewebe verdrängt, nicht aber in dasselbe eindringt. Letzteres geschieht beim peripheren oder infiltrierenden Wachstum. Dabei dringen wuchernde Zellen in Form von Strängen — deren Quer- und Schrägdurchschnitte den Eindruck von Zellnestern erwecken — in die Spalten des anstoßenden Gewebes ein. Ein infiltrierender Krebs oder Sarkom kann das Gewebe, das es durchsetzt, in Fasern bzw. Zellen zersplittern. Eine anfangs scharf umschriebene Geschwulst verliert durch solche Ausläufer ihre scharfen Grenzen. Diese kann man nur durch ausgedehnte vollständige mikroskopische Untersuchung bestimmen. Ein infiltrierendes Wachstum kann unaufhaltsam vor sich gehen, kein Gewebe schonend. Wir treffen es in hohem Maße bei gewissen bösartigen Geschwülsten wie beim Krebs und kleinzelligen Sarkom an. Es kommt aber auch, sei es auch in beschränktem Maße, beim langsam wachsenden, subkutanen Fibrom vor. Infiltrierendes Wachstum kann per continuitatem — in demselben anatomisch abgegrenzten Körperteil — oder per contiguitatem — über-

greifend auf einen an-deren räumlich getrenn-ten Körperteil, wie vom Magen auf die Leber — stattfinden. Im letzteren Falle pflegen die Körper-teile (wohl meist vorher entzündlich) zu ver-wachsen.

Schließlich kann eine Geschwulst, gleichgültig ob expansiv oder infil-trierend wachsend, sich durch Metastase aus-breiten. Dazu ist somit erforderlich: Lockerung lebensfähiger Geschwulst-zellen, Verschleppung, Haften an einer Stelle mit geeignetem Nähr-boden. Daß metasta-tische Geschwülste in der Tat entstehen durch Verschleppung von Ge-schwulstzellen ist näm-lich dann am klarsten,

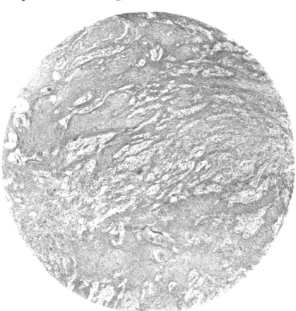

Abb. 211. Infiltrierendes Wachstum eines Hautkrebses. Verzweigte Epithelstränge im subepithelialen Bindegewebe.

wenn sie wachsen an Stellen, wo solche Zellen ohne Geschwulst nie vor-kommen, wie z. B. der metastatische verhornende Krebs in einer Lymph-drüse. Noch nie hat man in einer Lymphdrüse verhornende Epithelzellen an-getroffen, die nicht von einem primären verhornenden Krebs, in der Regel im Wurzelgebiet der zuführenden Lymphgefäße abzuleiten wären. Bei ungenügen-der Lebensfähigkeit oder ungenügendem Nährboden gehen die verschleppten Zellen zugrunde. In den gefäßlosen Knorpel ist hämatogene Einschleppung ausgeschlossen. Ebenso in die Hornhaut. Welche Geschwülste metastasieren werden wir später sehen.

Wir kennen hämato- und lymphogene, auch rückläufige und Impfmetastasen. Als letztere deutet man eine Verschleppung eines Geschwulstteilchens durch die Außenwelt, z. B. von einer Körperoberfläche auf eine andere, vom Mund in die Speiseröhre usw. Zu den lymphogenen Metastasen gehört auch die Aussaat von Geschwulstteilchen mit nachfolgendem Wachstum auf einer serösen Haut, wie z. B. ein knotenförmiger Krebs des Bauchfells oder der Pleurablätter (bei gewisser

Größe der Knötchen Miliarkarzinome), weil ja diese serösen Räume zu den Lymphräumen zu rechnen sind. Man hat eine solche Aussaat bei Mäusen nach Verimpfung
von Krebs in die Bauchhöhle beobachtet. Über den Sitz lympho- und hämatogener Metastasen vgl. S. 64. Nicht immer wachsen aber haftende Geschwulstzellen weiter. M. B. SCHMIDT hat im Gegenteil durch genaue Untersuchungen
dargetan, daß hämatogene Metastase von Krebszellen öfter vorkommt als man
bisher dachte, daß aber die Zellen, in einem Pfropf in Lungengefäßen nachweisbar,
meist zugrunde gehen, so daß sekundäre Geschwulstbildung ausbleibt.

Wir können nun freilich wohl sagen: metastatische Sarkomgeschwülste sind
meist hämatogen, nicht aber im allgemeinen sagen: metastatische Krebsgeschwülste
sind meist lymphogen. Denn einige Krebse, namentlich die des Magens und des
Darms, scheinen vorzugsweise hämatogen, und zwar durch die Pfortader in die
Leber zu metastasieren. Andere freilich, wie Krebs der Brustdrüse, Haut, Lippen
und Geschlechtsteile, werden meist von lymphogenen Metastasen gefolgt. Auch
Magenkrebs kann übrigens von metastatischem Krebs in intrathorakalen, sogar
in supraklavikularen Lymphdrüsen (letzteres ist ein altes diagnostisches Merkmal
von Magenkrebs) gefolgt werden. Brustdrüsenkrebs kann in verschiedenen Lymphdrüsengruppen metastasieren (S. 72). Fragen wir nach dem Grund des Überwiegens
von hämato- bzw. lymphogenen Metastasen, so können wir folgendes anführen:
Der Krebs wächst, in die Gewebespalten und dann oft in die Lymphkapillaren
eindringend. Warum damit die größere Chance auf lymphogene Metastase gegeben
ist, die wir bei den meisten Krebsen antreffen, ist nicht klar. Ein Krebs kann aber
in ein Blutgefäß einwachsen. Das Sarkom wächst oft expansiv. Außerdem aber
hat es eigene weite Blutkapillaren, deren dünnes Endothel den Geschwulstzellen
unmittelbar, ohne Stroma, aufgeklebt ist, während eigene Lymphgefäße dem
Sarkom zu fehlen scheinen. Blutaustritt findet leicht statt, umgekehrt aber auch
wohl Eintritt von Geschwulstzellen in die Blutbahn. Bemerkenswert sind die weiten
Blutkapillaren und Blutungen, die wir im Chorionepitheliom antreffen, einer Geschwulst, die hämatogen metastasiert.

Finden sich nun auch im hämatogen metastasierenden Krebs weite, dünn-
wandige Blutkapillaren und Blutungen? Nun, Magen- und Darmkrebse bluten in
der Regel, sogar wiederholt und stark. Sind diese Blutungen besonderen Eigenschaften der Gefäße oder besonderen Schädigungen durch Darmtätigkeit bzw. durch
den Inhalt oder beiden zuzuschreiben? Sicher ist, daß wir oft weite, dünnwändige
Kapillaren in diesen Krebsen finden; ob aber eben diese Krebse hämatogen, andere
lymphogen metastasieren, ist nur durch ausgedehnte vergleichende Forschung zu
entscheiden. Dabei erheischen die Verhältnisse der Blutgefäße zum Geschwulstgewebe im allgemeinen genaue Berücksichtigung. Injektion derselben wird dabei
gute Dienste leisten können. Selbstverständlich wird eine Tochtergeschwulst nur
da entstehen, wo die Bedingungen für ihr Wachstum günstige sind; es ist die Frage
zu berücksichtigen, ob die hämatogene und lymphogene Verschleppung und inwiefern verschiedenartige Gewebe in dieser Hinsicht Unterschied machen. Dabei muß
die Lebensfähigkeit der verschleppten Zellen in den untereinander zu vergleichenden
Fällen gleich sein, was wir aber bei den Beobachtungen am Menschen und bei
einer spontanen Tiergeschwulst überhaupt nie wissen.

Wir sahen, daß die wuchernden Krebszellen in Gewebespalten und Lymphbahnen eindringen. Sie können diese ausfüllen, welchen Vorgang man in alten Zeiten
als Lymphangioitis carcinomatosa bezeichnet hat, obwohl sie mit Entzündung nichts zu tun hat. Ein Brustdrüsenkrebs kann, den Lymphwegen folgend,
die Brustwand durchbohren und in die Lymphwege der Pleurablätter, ferner in die
der Lunge (peribronchiale und perivaskuläre Krebsstränge und -mäntel) sich weiter
ausbreiten, auf Lymphwege des Zwerchfells übergreifen und in paraaortale intraabdominale Lymphwege und Lymphdrüsen hineingelangen. In den genannten
serösen Häuten können dabei schöne wurmähnliche Krebsstränge (in Lymphgefäßen)
auftreten. Es ist möglich, daß an einer von der primären Geschwulst entfernten
Stelle eine sekundäre große Geschwulst auftritt, scheinbar metastatisch, in der
Tat aber durch einen sehr feinen Krebsstrang mit ihr verbunden. Die sekundäre
Geschwulst entstand in diesem Fall also durch fortschreitendes Wachstum des
Krebses per continuitatem et contiguitatem. Nach HANDLEY soll der Brust-

drüsenkrebs sich nicht sprungweise, metastatisch, sondern durch fortschreitendes Wachstum ausdehnen. Dabei soll aber der Zusammenhang (der Krebsstrang) durch eine proliferative Perilymphangioitis mit nachfolgender Schrumpfung des neugebildeten Bindegewebes aufgehoben werden. Das mag vielleicht dann und wann zutreffen, damit wird die Ausbreitung durch Metastase keineswegs ausgeschlossen.

Daß der Krebs mitunter an einer von der primären Geschwulst entfernten Stelle einen größeren Umfang erreicht, ist wohl örtlichen Verschiedenheiten der Wachstumsgelegenheit zuzuschreiben. Auch die Form und Dimensionen der Zellen und ihrer Kerne können dementsprechend andere sein. Ebenso sind Verschiedenheiten im Auftreten von Nekrose und Entartungen möglich. So lenkt mitunter die Metastase die Aufmerksamkeit auf die primäre Geschwulst hin. Ein Leberkrebs kann während des Lebens die Quelle einer Krankheit werden, während die primäre kleine Magen- oder Darmgeschwulst, von der aus jener entstand, erst bei der Autopsie nachzuweisen ist. Ein beim Gehen ohne weiteres unerwartet eintretender Bruch des Oberschenkelbeins bei einer alten Frau vermag zur Entdeckung eines kleinen schrumpfenden Milchdrüsenszirrhus zu führen, von dem aus eine metastatische Geschwulst im Oberschenkelknochen entstand, welche diesen Knochen usurierte, wie uns die Röntgenstrahlen schon während des Lebens zu enthüllen vermögen.

Nicht jede regionäre Lymphdrüsenschwellung bei Krebs bedeutet metastatische Geschwulstbildung; es kann nur die den Krebs begleitende Entzündung metastasieren, während von Krebs in der Lymphdrüse nichts nachweisbar ist.

Übrigens bedeutet das Vorhandensein oder gar das Nacheinanderauftreten mehrerer gleichartiger Geschwülste nicht ohne weiteres, daß eine dieser Geschwülste primär und die übrigen metastatisch aus ihr entstanden sind. Wir haben noch nie einen sicheren primären, weil alleinigen Krebs einer Lymphdrüse festgestellt; immer war ein anderer Krebs nachweisbar, der als primär zu betrachten ist, weil er früher zur Beobachtung gelangte, während Epithelzellen in normalen Lymphdrüsen fehlen. Darum dürfen wir im allgemeinen Lymphdrüsenkrebs als metastatisch auffassen. In anderen Fällen gelten ähnliche Überlegungen. Finden wir aber zwei Krebse an Stellen, wo primärer Krebs bekannt oder wenigstens als möglich zu betrachten ist, weil sich daselbst normaliter Epithel findet, so muß durch genaue Untersuchung entschieden werden, ob beide Geschwülste primär, also unabhängig voneinander, oder aber ob die eine primär, die andere metastatisch entstand. Es gibt multiple, voneinander unabhängige Krebse, ähnlich wie die multiplen Neurofibrome.

In Milz, Hoden, Eierstock, Nebennieren sind metastatische Geschwülste sehr selten. Ob hämato- bzw. lymphogene Ablagerung von Zellen in diesen Organen selten stattfindet, oder ob die biochemische Wachstumsgelegenheit für metastatische Geschwulstzellen eine geringe ist, oder ob beides zutrifft, vermögen wir zur Zeit nicht zu beurteilen. Wir wissen aber, daß hämatogene Embolie nicht in allen Organen gleich oft auftritt.

Nicht alle Geschwülste metastasieren gleich oft. Chondrome, Leiomyome, Fibrosarkome, Hirngliome metastasieren nur ausnahmsweise, Lipome vielleicht nie, das kleinzellige Sarkom, Krebs und Chorionepitheliom hingegen oft.

Nach Entfernung einer Geschwulst kann Rezidiv (Rückfall) auftreten. Und zwar unterscheidet man ein örtliches bzw. regionäres und ein entferntes Rezidiv. Das örtliche oder kontinuierliche Rezidiv ist dem Wachstum eines zurückgelassenen, manchmal wahrscheinlich nur mikroskopisch erkennbaren Geschwulstteils zuzuschreiben. Tritt nach einiger Zeit in der Nähe der Narbe eine neue, gleichartige Geschwulst auf, so nennt man das ein regionäres Rezidiv. Woraus diese Geschwulst entsteht, ob von einer Metastase oder von einem neuen Keim, also unabhängig von der weggenommenen Geschwulst aus, ist nicht sicher; es ist übrigens zwischen diesen beiden Rezidiven eine scharfe räumliche Grenze nicht zu ziehen. Sicher metastatische Geschwülste in Lymphdrüsen usw. gehören zu den entfernteren Rezidiven, die man früher als „Infektionsrezidive" bezeichnete.

Gut- und Bösartigkeit der Geschwülste.

Wir nennen eine Geschwulst gut- oder bösartig, je nachdem sie für die Gesundheit und das Leben gleichgültig ist oder schädlich. Die Gut- und Bösartigkeit sind somit klinische Begriffe.

Woran erkennen wir die Bösartigkeit einer Geschwulst? Als Merkmale nennt man die Kachexie, infiltrierendes und rasches Wachstum, Metastase, Nekrose mit oder ohne Erweichung — die durchaus nicht Eiterung bedeutet — und das Rezidiv nach Entfernung.

Kachexie bedeutet schlechte Körperbeschaffenheit ($\varkappa\alpha\varkappa\delta\varsigma$ schlecht, $\xi\xi\iota\varsigma$ Zustand), die mit Kräfteverfall, Abmagerung und typischer gelbbräunlicher Hautverfärbung eintritt, in bestimmten Fällen von chronischem Siechtum, chronischer Syphilis, Malaria und bei Krebs. Kachexie bedeutet somit mehr als Anämie und Abmagerung, die auch ohne Kachexie wohl bei Geschwülsten (z. B. des Magendarmkanals, die zu Blutungen führen) vorkommen. Bei anderen Geschwülsten wurde bis jetzt keine Kachexie beobachtet. Sie kommt auch nicht einmal bei jedem Krebs vor (s. unten), so daß das Fehlen von Kachexie keineswegs die Abwesenheit von Krebs beweist. Nach Fr. Müller findet bei mancher Krebskachexie Eiweißzerfall unabhängig von der Nahrungsaufnahme statt: es wird mehr Stickstoff ausgeschieden als in der Nahrung aufgenommen. Weitere Einzelheiten stehen uns nicht zur Verfügung

Was bedingt die Kachexie?

Als mögliche Quelle der Kachexie kommt Giftbildung in Betracht. Ferner soll, nach Untersuchungen von Blumenthal u. a., die Krebszelle mehr Albumin und weniger Globulin enthalten als normale Zellen; auch mehr Aminosäuren, aber weniger Leuzin; ferner werden Krebszellen bzw. Eiweiß aus denselben sehr leicht von tryptischem Ferment (normale Zellen nicht), schwer von septischen Fermenten (normale Zellen eben leicht) angegriffen; sodann enthält die Krebszelle nicht nur, wie jede Zelle im allgemeinen, ein autolytisches Enzym, sondern außerdem ein Enzym, das — ähnlich wie Enzyme normaler Verdauungsdrüsen — Eiweiß anderer Gewebe abzubauen vermag. Die Möglichkeit ist zu berücksichtigen, daß dieses Enzym andere Organe und damit den Stoffwechsel schädigt und so die Krebskachexie herbeiführt. Dazu muß es aber aus Krebszellen freikommen, und dies erfolgt nun nach Blumenthal, bei Zerfall von Krebszellen. Das Enzym sollte auch das infiltrierende Wachstum fördern können, indem es das umgebende Gewebe schädigt und damit eine Hemmung für die Wucherung der Krebszellen beseitigt, vielleicht durch Erregung einer serösen Entzündung.

Diese Möglichkeiten haben wir gewiß zu berücksichtigen. Bemerkenswert ist, daß vor allem (oder gar ausschließlich?) Krebs mit deutlichem Zerfall, nämlich mit Geschwürsbildung zu Kachexie führt. Denn daß Kachexie außerdem bei Krebsen auftritt, die durch Verengerung einer Stelle des Magendarmkanals oder der Speiseröhre die Einnahme bzw. Verdauung von Speisen erschweren und bei Krebs, der durch viele metatatische Geschwülste die Tätigkeit mancher Organe beeinträchtigt (von Hansemann), beweist nicht, daß in diesen Fällen kein Zerfall von Krebszellen stattfand. Verengernde Krebse des Magendarmkanals pflegen eben geschwürige zu sein. Fortgesetzte Forschung ist erforderlich auch zur Beantwortung der Frage, ob gewisse Funktionsstörungen durch Krebsmetastasen ohne weiteres zu Krebskachexie zu führen vermögen. Bemerkenswerterweise hat man bis jetzt bei Mäusen keine Kachexie festgestellt, selbst dann nicht, wenn der Krebs riesenhafte Dimensionen erreichte. Von der Kachexie ist wohl zu unterscheiden Verhungerung und Erschöpfung (Inanition) bei Patienten, die z. B. heftige Neuralgien bekommen durch Druck von krebsig vergrößerten Lymphdrüsen auf Nervenstämmen. Diese Schmerzen werden durch Narkotika in steigender Menge bekämpft, welche dem Kranken seine Eßlust nehmen. Ferner können wiederholte Blutungen, namentlich bei Magen- und Darmkrebs, hochgradige Anämie und sogar Verblutung zur Folge haben.

Infiltrierendes Wachstum kommt zwar in mikroskopischen Dimensionen auch bei gutartigen Geschwülsten vor, in klinisch erkennbarem Maße jedoch vielleicht nur bei bösartigen, namentlich beim Krebs. Die klinischen Zeichen infiltrierenden Wachstums sind „Verwachsungen", z. B. einer anfangs subkutanen Geschwulst wie Krebs der Brustdrüse mit der Haut, Verwachsung desselben mit dem tiefer liegenden großen Brustmuskel, auf dem er anfangs verschiebbar war; ferner „Fixierung" eines Stimmbandes und demzufolge Störungen der Stimmbildung bei Krebs des Kehlkopfes; auch sei hier die Einziehung der Brustwarze bei Milchdrüsenkrebs durch Schrumpfung von Bindegewebe, die aber auch durch chronische proliferative Entzündung ohne Krebs möglich ist, wie ich mikroskopisch festgestellt habe, erwähnt. Auch kann Verwachsung durch Entzündung oder durch Übergreifen der Geschwulst, wie z. B. vom Magen auf die Leber, eintreten.

Rasches Wachstum legt den Verdacht auf Bösartigkeit nahe. Wir finden denn auch in rasch wachsenden Geschwülsten zahlreiche junge Zellen, und im allgemeinen deutet ein solcher Nachweis ebenso wie der Nachweis vieler Zell- und Kernteilungen auf Bösartigkeit hin. Es gibt aber bindegewebige Geschwülste, aus epitheloiden Zellen, somit aus Zellen von jungem Typus bestehend, die nicht besonders bösartig sind, wie z. B. manche Endotheliome. Sie können sogar Riesenzellen enthalten, die keineswegs immer große Bösartigkeit andeuten.

Metastase einer Geschwulst weist im allgemeinen auf Bösartigkeit hin. Denn je mehr Geschwülste, um so größer wird die Gefahr der Schädigung lebenswichtiger Funktionen durch Druck usw. (s. unten) und die Gefahr der Kachexie. Außerdem wächst eine metastatische Geschwulst mitunter rascher als die Muttergeschwulst.

Man schreibt oft der Nekrose die Bedeutung eines Merkmals von Bösartigkeit zu; besonders wenn sie zu Erweichung führt. Sie kommt aber nicht selten in gutartigen Geschwülsten wie Lipomen, Myomen vor. Nekrose kann ja durch verschiedene Faktoren in einer Geschwulst eintreten: durch mangelhafte Gefäßentwicklung und Blutzufuhr, durch Verdickung der Intima der Schlagadern, wie nicht selten in Uterusmyomen, mit nachfolgender Verengerung und Verringerung der Blutzufuhr — in beiden Fällen braucht von Bösartigkeit keine Rede zu sein. Nekrose, welche die Folge von Druck der Geschwulstzellen aufeinander ist, deutet, wenn die Geschwulstzellen nicht besonders empfindlich gegen Druck sind — wie Knorpelzellen z. B. — auf eine Wachstumsenergie hin, welche einen solchen Widerstand zu überwinden vermag, daß die Zellen einander tot drücken. So etwas tritt besonders ein bei Wachstum in starrer Umgebung, wie z. B. in straffem Bindegewebe, in Knochen. In straffem Bindegewebe kommt gewöhnlich Blutarmut, also ungenügende Ernährung der Geschwulstzellen hinzu. Mechanische oder chemische Schädigung kann außerdem die Nekrose fördern, wie z. B. beim Krebs der Schleimhäute des Magendarmkanals, der Lippen, aber auch wohl bei anderen Geschwülsten. Eine nekrotische Geschwulst kann verkalken oder erweichen usw. Verschiedene Entartungen sind auch möglich.

Rezidive nach Entfernung beweist an und für sich nicht Bösartigkeit. Gutartige Fibrome können ja wiederkommen, wenn z. B. bei der Operation ein mikroskopischer Ausläufer zurückgelassen wurde, oder wenn die Geschwulst von vornherein vielfach war. Im letzteren Fall ist es kein Rezidiv.

Schließlich kann eine Geschwulst, die, nach allen obigen Merkmalen beurteilt, gutartig heißen müßte, doch bösartig sein, indem sie dem Leben bloß durch ihren Sitz ein Ziel steckt, wie das Nasenrachenfibrom, das in den Schädel hineinwächst und die Hirntätigkeit stört, wie intrakraniale Fibrome überhaupt es vermögen. Viele Hirngeschwülste (Gliome, Endotheliome, Fibrome) gehören hierzu. Sie wachsen, ohne Metastase, nicht infiltrierend, ohne Kachexie, allerdings manchmal mit Nekrose, sie wachsen aber so langsam und Erweichung des nekrotischen Geschwulstgewebes bedeutet eine solche Abnahme des Druckes der Geschwulst auf ihre Umgebung, daß die Grenzen der Anpassung sich als sehr weit erweisen, obwohl die knöcherne Schädelwandung nicht nachgibt; treten schließlich klinische Erscheinungen ein, so ist oft die Hirngeschwulst durch ihre Ausdehnung inoperabel geworden. Die gutartigen Eigenschaften ihres Gewebes werden dann die Quelle ihrer Bösartigkeit für den Patienten, der seiner Hirngeschwulst schließlich erliegt, besonders durch den allmählich zunehmenden Druck, den sie auf immer mehr Hirnteile, auf Blut- und Lymphgefäße ausübt, durch letzteres Kreislaufstörungen und erhöhten hydrostatischen Hirndruck durch Hydrocephalus internus bewirkend. Hätte die Geschwulst sich rascher vergrößert, so wäre sie vielleicht in noch operablem Zustand entdeckt.

Was bedingt die Gut- oder Bösartigkeit einer Geschwulst, sofern diese von ihrem Wachstum und Metastase abhängt ? Sowohl die Natur der Geschwulstzellen wie die Ernährungs- und Wachstumsbedingungen. Im allgemeinen zeigen Geschwülste um so rascheres und unaufhaltsameres Wachstum, je embryonaler, unreifer, atypischer, je weniger differenziert die sie aufbauenden Zellen sind (s. früher). Kann aber auch die eine Geschwulst aufbauende Zelle, z. B. die Epithelzelle eines Papilloms, anfangs gutartig sein, später aber bösartig werden ? Dies ist eine offene Frage: wir kennen ebenso wenig die zellulare wie die extrazellulare Konstellation der das Wachstum bedingenden Faktoren. Wir vermögen sie somit nicht zu messen und miteinander zu vergleichen.

Eine Geschwulst kann somit, wie wir im obigen sahen, durch Kachexie Erschöpfung, Inanition, Verblutung, Funktionsstörungen eines oder bei mehrfachen Geschwülsten mehr als eines lebenswichtigen Organs, wie z. B. des Gehirns, Magen- oder Darmverengerung, heftige Neuralgie usw. tödlich werden.

Einteilung der Geschwülste.

VIRCHOW unterschied histoide Geschwülste aus einem Gewebe, organoide aus zwei Geweben (wie aus Parenchym und Gerüst oder Stroma) und organismoide oder teratoide Geschwülste, die aus mehr als zwei Geweben bzw. Organteilen bestehen. In der Regel sind der atypische oder metatypische Bau und die Anordnung der Zellen bzw. Zellgruppen leicht, nur ausnahmsweise sind sie schwer erkennbar. Auch die Form und Größe der Zellen und Kerne, die Mitosen sind von der Norm abweichend, atypisch, wie wir in Einzelheiten bei den einzelnen Geschwulstformen ersehen werden.

Eine Gruppierung der Geschwülste auf histogenetischer Grundlage erweist sich als die zweckmäßigste, obwohl zur Zeit noch nicht immer durchzuführen. Wenn auch die histogenetisch zusammengehörigen Geschwülste, wie die verschiedenen Krebse oder Sarkome, bedeutende Unterschiede zeigen können, wenn auch ein Endotheliom ganz wie ein Krebs aussehen kann, so daß einige Forscher von Endothelkrebs reden, so findet Metaplasie nur statt innerhalb der S. 501 festgestellten Grenzen. Nur Gewebe, die histogenetisch eng verwandt sind, vermögen sich ineinander umzuwandeln, wie z. B. die verschiedenen Bindegewebsformen untereinander. Allerdings sind einerseits epitheloide bindegewebige Zellen mitunter — wenn ihre Abstammung oder die bindegewebige Natur ihrer Fasern nicht sicher erkennbar ist — nicht von Epithelzellen zu unterscheiden, während andererseits histogenetisch zusammengehörige

Zellen oder Gewebe wie bindegewebige untereinander oder epitheliale untereinander weitgehende Formverschiedenheiten aufweisen können.

Wir werden also nacheinander besprechen: Geschwülste aus Muskelgewebe
(Myome), aus Nervengewebe (Neurome), aus Gefäßen (Angiome), aus Bindegewebe (Sarkome, Fibrome), aus Endothel (Endotheliome), aus Epithel (Epitheliome) mit oder ohne Bindegewebe, die Mischgeschwülste, den Krebs und die
teratoiden Geschwülste, nach histologischem Maßstab.

Nach der Gestalt unterscheidet man polypöse (gestielte) Geschwülste,
die übrigens verschiedener Natur sein können, fungöse (blumenkohlartige),
tuberöse (knotenförmige oder höckerige), papilläre (mit warzenartigen
Erhebungen), verruköse (ebenfalls warzenartige), dendritische (baumförmig verzweigte) Geschwülste.

Das Myoma, die Muskelgewebegeschwulst.

Eine Muskelgeschwulst kann verschiedener Natur sein, muß nicht eine aus
Muskelgewebe bestehende Neubildung sein. Das Myoma hingegen wird aus
Muskelgewebe, und zwar aus glatten Muskelzellen (Leiomyoma oder Myoma
levicellulare) oder aus querge-
streiften Zellen (Rhabdomyom

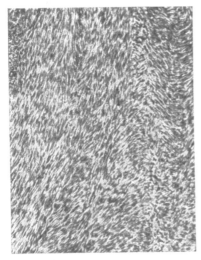

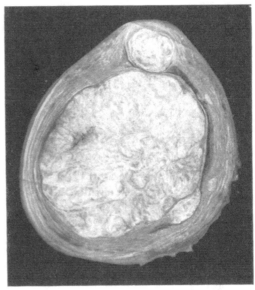

Abb. 212. Leiomyoma uteri, zum
Teil Fibromyoma. Sich durcheinander
verflechtende Zellbündel.

Abb. 213. Leiomyoma in Uteruswand (als Kapsel
erscheinend); oben kleines Myom. Wirbelförmiger
Aufbau aus Muskelzellbündeln und Bindegewebe.
Die durchscheinenden Teile bestehen aus Faser-
armen, die weißlichen Teile aus faserreichen
Muskelbündeln.

oder M. striocellulare) aufgebaut. In beiden Fällen färbt sich der Zelleib
dunkelrosa, etwas metallartig leuchtend durch Eosin und bräunlichgelb durch
VAN GIESONS Mischung, und zwar durch das Muskelhämoglobin, das allerdings nicht vollkommen dem Bluthämoglobin gleich zu sein scheint und von
einigen Forschern Myohämatin genannt wird.

Das **Leiomyom** (M. levicellulare) ist oft faserreich, namentlich wenn die Geschwulst älter ist, und wird dann Fibromyom genannt. Andere nennen es

Fibromyom wegen der Mischung mit reichlichem faserigem Bindegewebe. Wir müssen hier zwei Faserarten unterscheiden: Das Myoma besteht aus Bündeln etwas durchscheinender, gelbrötlicher Muskelzellen, die sich in verschiedenen Richtungen durcheinander verflechten. Hier und da sieht man grauweißliche, weniger oder fast gar nicht durchsichtige Bindegewebsbündel, die das gefäßhaltige Stroma darstellen, zwischen den Muskelzellbündeln (Abb. 213). Dieses bindegewebige Gerüst ist verschieden stark entwickelt. Außerdem treten aber in den alternden Myomzellen allmählich nur mikroskopisch erkennbare längsverlaufende Fäserchen auf, ähnlich wie in alternden Bindegewebszellen. Die anfangs sowohl in Längs- wie in Quer- und Schrägdurchschnitten scharf begrenzten Muskelzellen verlieren durch diese Faserbildung allmählich ihre scharfe Grenzen. Diese Muskelfasern färben sich nicht durch VAN GIESONS Mischung rubinrot wie die kollagenen Bindegewebsfasern. Dies ist neben dem Nachweis des Muskelhämoglobins differential-diagnostisch gegenüber Fibrosarkom, dessen Unterscheidung sonst unmöglich sein kann, von Bedeutung. Diese Muskelfäserchen sind noch nicht genau untersucht. Sowohl diese wie die bindegewebigen Fasern machen die Geschwulst fest, hart (M. fibrosum s. durum), sind aber auseinanderzuhalten. Die Muskelzellfäserchen verringern die Durchsichtigkeit. Die Muskelzellbündel pflegen wenigstens ein Blutkapillar, häufig mehrere Blutkapillaren zu enthalten. Das Blutkapillarendothel ist dem Myomgewebe ohne Bindegewebe aufgeklebt. Die Muskelzellen kann man durch 33% Kalilösung lockern und dann einzeln studieren.

Das Leiomyom ist eine scharf abgegrenzte, wie abgekapselte, kugelige oder knollige Geschwulst, welche das anstoßende Gewebe zusammendrücken kann und

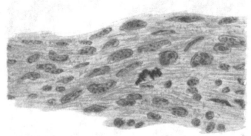

auf der Schnittfläche über die Umgebung emporzuragen pflegt. Die knollige Gestalt entsteht durch das Zusammenstoßen einiger Knoten oder weiter wachsende Geschwulstkeime. Auch in der Uteruswand — wo die meisten Myome gefunden werden — hebt sich das Myom von dem glattzelligen Muskelgewebe der Gebärmutter ab. Und mikroskopisch erweisen sich die Geschwulstzellen gewöhnlich größer als die Zellen des Uterusmuskels; auch scheinen sie rascher faserreich

Abb. 214. Heterotypisches, metastasierendes Leiomyoma uteri.

zu werden. Die Geschwulstzellen bilden durcheinander verflochtene Bündel. Mitunter sehen wir im Innern eines Muskelzellenbündels einige plumpere, dunkler gefärbte Myomzellkerne um ein Blutkapillar, dessen Endothel den Myomzellen aufgeklebt ist. Das sind jüngere Zellformen: das Bündel bekommt somit perikapillar junge Zellen.

Das Leiomyom wächst fast immer zentral und es bleibt demzufolge die Geschwulst scharf abgegrenzt und leicht auszuschälen, auch dann, wenn sie einen großen Umfang und ein Gewicht von mehreren kg erreicht hat. Es ist dann eine gutartige Neubildung, die allerdings durch ihre Schwere oder durch Druck oder durch Stieldrehung (bei subserösem Sitz) oder durch Blutungen (bei submukösem Sitz im Uterus) Beschwerden machen kann. Manchmal kommen vielfache Myome verschiedener Größe, besonders im Uterus, nebeneinander vor. Ausnahmsweise aber kann das Myom infiltrierend wachsen, in Lymph- und Blutgefäße eindringen und metastatische Geschwülste in Bauchorganen und Lungen erzeugen, kurz, sich als bösartige Geschwulst verhalten und gar tödlich werden. In einem solchen Fall fand ich viele Muskelzellen, in höherem Maße atypisch als gewöhnlich der Fall zu sein pflegt, sogar mehrkernige Muskelriesenzellen (Abb. 214).

Die atypischen Zellformen können Sarkomzellen von embryonalen Eigenschaften so ähnlich sein, daß man von einem myoblastischen Sarkom redet. Daß aber in der Tat Umwandlung von (embryonalen) Muskelzellen in Sarkom-, d. h. in Bindegewebszellen je stattfindet, ist bisher nicht erwiesen und unwahrscheinlich. Es muß aber jedenfalls die Möglichkeit berücksichtigt werden, daß neben der Muskelzellengeschwulst ein Sarkom aus Bindegewebszellen des Stromas wächst. Es könnten sowohl das Myom wie das Sarkom nebeneinander aus gesonderten aber zusammenhängenden embryonalen abnormen Keimen (Mutterzellen) hervorgegangen sein. Dies ist von vornherein auch möglich für die Adenomyome der Gebärmutter und des Magendarmkanals, sofern das nämlich nicht bloß Choristome, also Fehlbildungen sind. Ob jedoch in solchen Geschwülsten die Drüsen immer oder auch nur in der Regel geschwulstartig wuchern, ist zu bezweifeln. Wir bekommen manchmal den Eindruck, daß es nur vom Myom umwucherte Drüsenschläuche sind. Daß aber wirkliche Adenomyome, sogar Myom mit Adenokarzinom vorkommen, dürfen wir demgegenüber als sicher betrachten.

Wir kennen ein M. lymphangiectaticum, d. h. mit weiten, mit Endothel ausgekleideten Lymphräumen, zwischen welchen wir Muskelbündel von verschiedener Dicke und in verschiedener Zahl sehen; die Lymphe verleiht dem Gewebe ein makroskopisch sulziges, gelatinöses Aussehen.

Schließlich kennen wir noch ein M. teleangiectaticum oder gar cavernosum, d. h. mit zahlreichen weiten Blutgefäßchen bzw. Bluträumen. Wir haben diese Leiomyome als Kombinationsgeschwülste von Myom mit Lymph- bzw. Hämangiom (s. unten), höchstwahrscheinlich aus embryonalen abnormen Keimen ausgewachsen, zu betrachten. Auch gilt dies für Fettgewebe, das mitunter in einem Uterusmyom (Lipomyom), sonst aber nie in der Gebärmutter vorkommt.

Das Leiomyom kommt überall vor, wo sich normaliter glattes Muskelgewebe findet: in Uterus, Magendarmkanal, Harnleiter, Harnblase, Vorsteherdrüse, Hoden, Tunica dartos, Haut (von Arrectores pili ausgehend), ferner auch an muskelfreien Stellen, wahrscheinlich von einem versprengten Keim ausgehend. Im Uterus unterscheiden wir, je nach ihrem Sitz, subseröse, manchmal gestielte, interstitielle oder intramurale (ganz in dem Uterusmuskel) und oft gestielte submuköse Myome.

Wir haben schon die Verhärtung durch zunehmenden Faserreichtum als mögliche Veränderung erwähnt. Sie kann noch zunehmen durch hinzutretende hyaline Entartung, wobei der Eiweißstoff nicht nur zwischen den Bindegewebsfasern, und zwar zwischen den Muskelzellbündeln, sondern auch zwischen den Muskelzellfasern abgelagert werden kann. Das mikroskopische Bild ist je nachdem verschieden. Im hyalin entarteten Gewebe kann dann noch Verkalkung auftreten, und zwar an einzelnen Stellen oder so diffus, daß die ganze Geschwulst mehr oder weniger versteinert. Kalkablagerung kann übrigens auch nach Nekrose erfolgen, die ihrerseits die Folge ist von starker Intimaverdickung (mit oder ohne Verkalkung) von Schlagadern, oder von Zusammendrückung von Blut- und Lymphgefäßen in der Geschwulst oder (und) ihrer Umgebung, oder (bei subserösem Sitz) von Stieldrehung, d. h. Achsendrehung eines Stieles mit erfolgender Blutstauung und Blutungen oder, bei stärkerer Drehung, Ischämie und Nekrose. Nekrose eines Myoms kann übrigens auch von Erweichung oder gar, bei submukösem Sitz, von Gangrän gefolgt werden.

In einem Myom kann auch Blutstauung mit Blutungen und Ödem eintreten. Ob es Myome mit myxomatöser Entartung des Bindegewebes gibt, wobei Verwechslung mit Ödem ausgeschlossen ist, weiß ich nicht.

Rhabdomyome kommen nur äußerst selten rein, und dann als scharf abgegrenzte Geschwülste von blaßrötlicher Farbe vor. Sie sind aus Muskelfaserbündeln aufgebaut, die, ähnlich wie im Leiomyom, miteinander verflochten sind. Fast immer bauen aber solche Muskelfasern mit anderen Geweben Mischgeschwülste (s. dort) auf, und zwar mit bindegewebigen Geschwulstanteilen (Myxom, Sarkom) und vor allem in der Niere und in den übrigen Urogenitalorganen, sodann im Herzen. Man hat Rhabdomyosarkome beobachtet, bei denen jedoch Entstehung des Sarkomgewebes aus Muskelelementen wiederum (s. oben) höchst unwahrscheinlich ist. Wenn man hier von einem „Myoma sarcomatodes" redet, so kann das nur diesen Sinn haben, daß — wie das Wort besagt — das Geschwulstgewebe sarkomähnlich ist. Nun, die Muskelzellen des Rhabdomyoms können Zellen gewisser Sarkomformen ähnlich aussehen. Fast immer sind sie in hohem Maße atypisch: kolbenförmig endend, mit einem oder mehr Kernen im Kolben, spindelig aufgetrieben oder spindelförmig, als ob sie aus glatten Muskelzellen entstanden seien, meist röhrenförmig wie die embryonalen Muskelzellen, wobei der Kanal durch kernhaltiges

Sarkoplasma ausgefüllt wird usw. Die Querstreifung kann sehr unregelmäßig und sogar nur stellenweise vorhanden sein. Diese mehr oder weniger embryonalen, jedenfalls atypischen Zellformen, in Zusammenhang mit dem Sitz oft in der Niere, die ja normaliter keine quergestreiften Muskelfasern enthält, wozu noch das Auftreten in Mischgeschwülsten kommt, weist auf Entstehung aus einem abnormen embryonalen Keim, aus einer Mißbildung hin.

Geschwülste aus Nerven- und Gliagewebe.

Wir müssen unterscheiden Nervengeschwülste, Geschwülste aus Nervengewebe, d. h. aus Nervenzellen mit oder ohne Nervenfasern und Geschwülste aus Stützgewebe des zentralen Nervensystems, d. h. Gliome. Verschiedenartige Geschwülste, primäre bzw. sekundäre Sarkome, Krebse usw. können

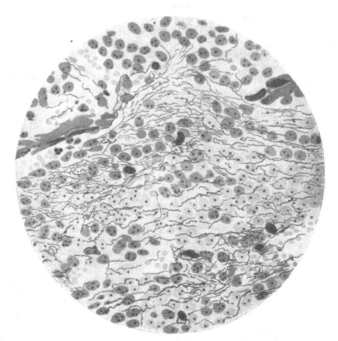

Abb. 215. Malignes Neuroblastom des sympathischen Nebennierenmarkes. Die Zellen sind Neuroblasten, die Fasern Neurofibrillen (nach HERXHEIMER, Beitr. z. pathol. Anat. u. z. allg. Pathol. Bd. 57. 1913).

als Nervengeschwülste auftreten, indem sie in oder an einem Nerven oder im zentralen Nervensystem wachsen. Zu den Nervengeschwülsten gehört auch das multiple Neurofibrom, das daran verwandte Rankenneurom, das Nervenmyxom. Das multiple Nervenfibrom gehört zu den bindegewebigen Geschwülsten, die vom Peri- oder Endoneurium auszugehen scheinen, und nicht nur an dickeren Nervenstämmen (am Armgeflecht, am Hörnerven usw.), sondern auch an dünneren, subkutanen Nerven auftreten (s. Fibrom).

Ein **Neurom**, d. h. eine Geschwulst aus Nervengewebe, kann nur durch Wachstum von Nervenzellen entstehen, also aus Nervenzellen mit oder ohne Nervenfasern bestehen. Eine Neubildung von Nervenfasern — die doch nur Fortsätze von Nervenzellen sind und ein von diesen vollkommen abhängiges Leben führen — ohne Beteiligung der Nervenzelle ist unbekannt. Die sich in Neuromen findenden

und vermehrenden Nervenzellen sind ausgereifte Ganglienzellen — wir reden dann
von Ganglioneuromen (s. unten) — oder es sind unreife, mehr oder weniger
embryonale Stammzellen der Nervenzellen, die man als Neurozyten oder Neuroblasten bezeichnet — MARCHAND nennt die Geschwülste dementsprechend Neurozytome, PETER Neuroblastome. Diese Geschwülste kommen fast ausschließlich
im sympathischen Nervensystem und seinen Ganglien, nur sehr selten im Hirn oder
im übrigen Nervensystem vor. Man nennt die Zellen denn auch im ersten Fall
„Sympathikusbildungszellen" und die Geschwulst wohl Sympathogoniom oder
gar Sympathom (!), auch wohl Ganglioma bzw. Paraganglioma sympath. Die
Bezeichnungen Ganglioma, Sympathoma und ähnliche sind verwerflich, weil sie
nicht das Gewebe andeuten, aus dem die Geschwulst besteht, sondern das Organ,
in dem sie entsteht, ebenso verwerflich wie die Bezeichnung einer Lebergeschwulst
als „Hepatom" wäre.

Die Neurozytome oder Neuroblastome kommen fast ausschließlich bei Kindern
vor. Sie werden aus kleinen Zellen mit chromatinreichen Kernen, die bisweilen in
Rosetten angeordnet sind, aufgebaut. Diese Zellen sind Gliazellen und Zellen
mancher kleinzelliger Sarkome ähnlich. Ihre Ähnlichkeit mit Gliomen (s. unten)
nimmt noch zu durch die Rosetten und durch die Bildung feiner Fäserchen, welche
den Gliafasern ähnlich sind. HERXHEIMER wies jedoch durch BIELSCHOWSKY-
Färbung nach, daß es Neurofibrillen sind. Dies schließt zugleich die Auffassung
jener Geschwülste als Sarkome aus. Sie haben mit den kleinzelligen Sarkomen
auch das infiltrierende Wachstum und die Metastasenbildung gemein. Man darf
sie allerdings als Neuroma oder Neuroblastoma sarcomatodes, also sarkomähnlich, nicht aber als neuroblastische Sarkome bezeichnen. Sarkome sind Bindegewebsgeschwülste, also aufgebaut aus Abkömmlingen des Mesoblasts, die Neurozytome jedoch werden aus Abkömmlingen des Epiblasts aufgebaut, und die Abkömmlinge eines Keimblattes wandeln sich nie in die eines anderen um. Vielleicht
ist schon manches Neuroblastom bei Kindern als Sarkom ohne weiteres betrachtet
(MERKEL).

Aus etwas mehr differenzierten chromaffinen Zellen ist die chromaffine
suprarenale Struma (HEDINGER) oder das Phäochromazytom (PICK) oder
Phäochromatom (ORTH) aufgebaut, Zellen, die in Haufen und Strängen in gefäß-
haltigem Stroma angeordnet sind (s. Nebenniere). Auch Sympathikusbildungszellen mit Übergangsformen nach chromaffinen Zellen finden sich, unter denen noch
nicht chromophile Jugendformen der chromaffinen Zellen. Die reiferen Zellen
können auch chromaffine Tropfen enthalten (HEDINGER). ORTH wies in einem
Phäochromatom freies, wirksames Adrenalin nach.

Auch Geschwülste der Karotisdrüse und des ZUCKERKANDLschen Organs
(bei der Bifurkation der Aorta) gehören zu den Neurozytomen. BEITZKE redet
von Struma intercarotica, SIMMONDS von Paraganglioma intercaroticum.
Der Bau kommt mit dem der oben erwähnten Geschwülste überein, auch chromaffine
Zellen können sie enthalten, ebenso mehrkernige Riesenzellen. Bei diesen Geschwülsten sehen wir, ähnlich wie beim Bindegewebe: je faserreicher das Gewebe,
um so undeutlicher wird der Zelleib und umgekehrt. Diese Geschwülste sind nicht
selten für Peritheliome gehalten worden, die vom Endothel perivaskulärer Lymphgefäße ausgehen sollten.

Außer diesen Geschwülsten kennen wir Neurome, die aus Nervenzellen und
markhaltigen (N. myelinicum) oder marklosen Nervenfasern (N. amyelinicum)
bestehen. Enthalten sie ausgereifte Ganglienzellen, so nennt man sie Ganglio-
neurome (Neuroma ganglionare). Sie sind selten und kommen im Zentralnervensystem sowie an Nerven vor. Mitunter findet man verschiedenartige Ganglienzellen
und Neuroblastentypen nebeneinander (SCHMINCKE, ROBERTSON u. a.). ROBERTSON
beschrieb ein Ganglioneuroblastom, das reife Ganglienzellen verschiedener Typen,
gliöse und nervöse Fasern, Bindegewebe und Blutgefäße enthielt. Vgl. S. 548.

Das **Gliom** besteht aus gewucherter Neuroglia (Nervenkitt), d. h. Stützgewebe
des Zentralnervensystems, das ektodermalen Ursprunges ist. Bekanntlich entstehen
die Gliazellen embryonal aus dem Epithel des embryonalen Medullar- oder Nerven-
rohres, von dem aus sie als „Spongioblasten" (HIS) in das Gehirn bzw. Rückenmark

eingeschoben werden. Wir unterscheiden im vollentwickelten Zentralnervensystem zwei Gliaarten: das zylindrische Epithel (Ependym) der Hirnkammern und des Zentralkanals — jede Zelle mit einem langen Fortsatz — und die sternförmigen Zellen (Astrozyten oder Deiterssche Zellen) im grauen und weißen Hirnstoff. Sie haben verschiedene Form und Größe: manche sehen einer kleinen Lymphozyt ähnlich (kleiner rundlicher Zelleib, fast ganz von einem rundlichen chromatinreichen Kern ausgefüllt), andere sind größer, von unregelmäßiger Gestalt; alle haben sie jedoch eine geringere oder größere Zahl Fäserchen, welche, wenigstens zum Teil, durch die Zellen hindurchgehen und zusammen ein Wirrwarr darstellen können. Größere Gliazellen mit wenigeren aber gröberen Fasern nennt man wohl „Spinnenzellen" wegen der Ähnlichkeit mit den Tierchen. In der Stützsubstanz finden sich übrigens auch vereinzelte Bindegewebszellen mit Fasern, nicht nur in den Pialfortsätzen, sondern auch die Blutgefäße begleitend. Während sich die Gliafasern nach Weigerts Verfahren mit Methylviolett färben, nicht aber rubinrot durch van Gieson-Färbung werden, trifft das Umgekehrte für die Bindegewebsfasern zu.

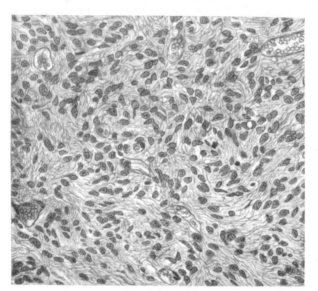

Dieser Unterschied ist wichtig für die Erkennung mancher Gliome und bei pathologischen Veränderungen der nervösen Zentralorgane überhaupt.

Gliome zeigen große Verschiedenheiten der Zell- und Kernformen und des Faserreichtums. Nicht nur Zellformen, die den verschiedenen normalen Formen mehr oder weniger ähnlich sind, sondern auch epitheloide und spindelförmige Zellen verschiedener Größe können wir in einem Gliom antreffen. Dabei kann der Fasergehalt gering sein, so daß die Unterscheidung von Sarkom nur durch obige Färbungen möglich ist. Auch die kleinen rundzelligen Gliome können

Abb. 216.   Gliom (Hämalaun-Eosin-Färbung).
(Nach E. Redlich.)

gleichnamigen Sarkomen täuschend ähnlich sein. Man redet in solchen Fällen wohl von Gliosarkom oder glioblastischem Sarkom. Das ist nicht empfehlenswert. Ein Gliom, das kein Sarkom, sondern nur sarkomähnlich ist, nennen wir richtiger Glioma sarcomatodes. Daß ein Sarkom nur aus Zellen mesodermalen Ursprunges entstehen kann, und nicht aus Glia, brauchen wir nicht zu betonen. Wollte man eine etwaige Kombination von Gliom und Sarkom — das aus Bindegewebszellen (s. oben) der Pia usw. entstehen kann — also eine Mischgeschwulst, als Gliosarkom bezeichnen, so wäre dagegen nichts einzuwenden. Ob sie aber vorkommt, weiß ich nicht. In Gliomen ordnen sich mitunter Geschwulstzellen — die Zylinderepithelzellen ähnlich und mit den Spongioblasten (den Epithelzellen des embryonalen Medullarrohres) gleichzustellen sind — rosettenförmig an, wie das auch in Neuroblastomen vorkommt. Auch in bestimmten Krebsen können wir ausnahmsweise rosettenförmig angeordnete Epithelzellen antreffen. Nach Ribbert kann man Gliome oder Neuroblastome (Gliazellen und Neuroblasten sind genetisch identisch), deren Zellen epithelähnliche Röhrchen, Rosetten u. dgl. bilden, als Spongioblastome bezeichnen; sie stammen wahrscheinlich aus einer früheren Embryonalstufe.

Gliome sehen meist grau, durchsichtig oder, je nach ihrem Gefäßreichtum bzw.

durch Blutungen, graurötlich bis dunkelgraurot aus. Blutungen sind nicht selten; ob aber im Anschluß an eine ebensowenig seltene Nekrose oder durch eine große Zerreißlichkeit der Gliomgefäße oder durch Stauung, bleibe dahingestellt. Auch Ödem ist häufig, vielleicht durch Stauung, indem die Geschwulst selbst abführende Venen zusammendrückt. Auch das Gehirn kann durch ein Gliom in größerer Ausdehnung ödematös werden. Ob dies Stauung oder seröser Entzündung zuzuschreiben ist, bedarf Nachforschung. Die Nekrose ergibt eine mattgraugelbliche Farbe. Das nekrotische Gewebe kann erweichen, der Brei resorbiert werden, und eine Zyste mit lymphartigem Inhalt und allmählich glatt werdender Wand sich bilden. Nicht jede Zyste mit glatter, mit mehr oder weniger deutlich erkennbaren platten Zellen bekleideter Wand, bei Gliom ist aber auf diese Weise oder nach Nekrose durch Blutung entstanden. Es kann auch ein aus einem embryonalen Keim ausgewachsenes Zystoma sein, dessen Zellen durch Erweiterung nachträglich abgeplattet wurden. Durch Wachstum und Blutung nimmt der Druck des Glioms auf die Umgebung zu, durch Nekrose, Erweichung und Resorption ab, so daß die klinischen Erscheinungen wechseln können. (Vgl. für Nekrose und Erweichung Abb. 367.)

Gliome sind oft nicht scharf abgegrenzt. Mikroskopische Untersuchung zeigt dann entweder feine Gliazellstränge, die in das umgebende Gewebe eingedrungen sind, oder im anstoßenden Gewebe eine chronische proliferative Entzündung mit Gliose (entzündlicher Gliabildung) aus der Stützsubstanz. Dabei kann auch Bindegewebe neugebildet sein.

Im Rückenmark kann Gliom auftreten mit zentraler Höhlenbildung, was zu einer Form der Syringomyelie führen kann. Syringomyelie kann ja verschiedenen Ursprunges sein (vgl. KAUFMANN). Es kommt sodann Gliom vor, das das Rückenmark wie eine ungleichmäßig ausgebildete, zum Teil knotenförmig angeschwollene Scheide umgibt. In dem abgebildeten Fall (Abb. 216) sieht das Gliom, wenigstens stellenweise, sarkom- oder fibro-sarkomähnlich aus, und zwar besteht es daselbst aus mehr oder weniger spindelförmigen Zellen, jedoch mit einem faserigen Zwischenzellenstoff, der sich durch oben genannte Färbungen als gliösen erkennen läßt. RIBBERT beschreibt eben ein Gliom im Innern des Rückenmarks, das das Rückenmark stark auftreibt. Auch in der Zirbeldrüse kommt Gliom vor.

Gesondert zu erwähnen ist das Gliom der Netzhaut, das ebenso wie das Gliom des Zentralorgans, nur ausnahmsweise metastasiert, aber stark und rasch infiltrierend zu wachsen pflegt. Und zwar nicht nur in den Glaskörper, sondern auch durch die Sklera hindurch in das Gewebe der Augenhöhle. Sobald dies geschehen ist, wird Operation oft von Rezidiv gefolgt.

Das Netzhautgliom besteht vorzugsweise aus kleinen rundlichen oder eiförmigen Zellen; es kann aber auch epithelartige Zellen enthalten ("Neuroepitheliom"), die rosettenförmig geordnet sein können.

Das Gliom im allgemeinen wächst wahrscheinlich, wenigstens in einem Teil der Fälle, aus einem embryonalen Keim heraus. Das Vorkommen von Mischgeschwülsten, wie das Neuroglioma ganglionare, und von Kombinationen deutet darauf hin. Es gibt aber Hirngliome mit starken alten entzündlichen Veränderungen, welche auf die Möglichkeit eines entzündlichen Ursprunges auch der Geschwulst hinweisen. Die Unterscheidung von einem Gliom mit (sekundärer) Entzündung und einer geschwulstähnlichen, entzündlichen Glianeubildung ist mitunter schwer. Eine genaue, auch anamnestische Forschung mit besonderer Berücksichtigung von möglichen Quellen einer proliferativen Hirnentzündung (Mittelohr usw.) ist hier angezeigt.

Gefäßgeschwülste.

Gefäßgeschwülste sind manchmal schwer von örtlichen Gefäßmißbildungen zu unterscheiden. Eine Geschwulst unterscheidet sich ja von einer Mißbildung ohne weiteres durch ihr fortschreitendes, selbständiges Wachstum, unabhängig vom Wachstum des übrigen Organismus. Bei manchen Gefäßgeschwülsten, die sichtbar an einer Körperoberfläche liegen, läßt sich allerdings rasches oder langsames Wachstum feststellen, bei anderen aber, wie z. B. beim Leberkavernom, bleibt oft unentschieden, ob selbständiges Wachstum stattfand oder nicht. Jedenfalls läßt sich an mißbildeten bzw. geschwulstartig wuchernden Gefäßen ein mehr oder weniger atypischer Bau feststellen, wenigstens eine atypische Lichtung oder ein Mißverhältnis zwischen Lichtung und Wanddicke. Auch die einzelnen Gefäßwandzellen können abnorme Dimensionen aufweisen. Ein Angiom kann durch Druck Knochenusur bewirken. Metastase ist bei den Gefäßgeschwülsten nicht festgestellt. Wir unterscheiden Blut- und Lymphgefäßgeschwülste.

Hämangioma s. **Angioma.** Das Angioma simplex oder Teleangiektasie („Endgefäßerweiterung") ist eine aus weiten Blutkapillaren aufgebaute Mißbildung bzw. Geschwulst, besonders in der Lederhaut. Ihr Umfang kann zunehmen durch Neubildung von Gefäßchen oder durch Oberflächenvergrößerung der einmal bestehenden weiten Kapillaren durch Schlängelung und Erweiterung.

Nach RIBBERT kann die Teleangiektasie von den umgebenden Gefäßen fast ganz abgeschlossen sein — selbstverständlich besteht einiger Zusammenhang.

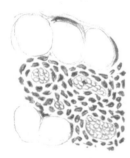

Abb. 217. Angioma hypertrophicum. Oben 3, unten 2 Fettzellen.

Zwischen den Kapillaren können sich Hautdrüsen finden. Kleinere Angiome sind mitunter mit Fibrom oder Lipom kombiniert. Man hüte sich allerdings vor Verwechslung normalen faserigen Binde- oder Fettgewebes mit Geschwulstbildung.

Das Haemangioma simplex kann größere Ausdehnung gewinnen, so daß größere hellrote, mehr arterielle, oder bläulichrote, mehr venöse Flecke in der Haut entstehen. Sie können mehr oder weniger, mitunter beetartig über die Haut hervorragen. Man rechnet das Hautangiom zu den Nävis (Nävus bedeutet Muttermal) und zwar nennt man es Naevus vasculosus. Ist das Blut mehr arteriell, so nennt man es Naevus flammeus, ist es mehr venös, N. vinosus.

Werden die Kapillaren sehr weit, so redet man von kavernösem Angiom (Kavernom), das aus einer Art Schwellgewebe bestehen kann. Solche Kavernome kommen in der Haut, in den Lippen, der Zunge (Makroglossie), Leber, Milz, Nieren, Gehirn und Rückenmark, Herzen und anderen Körperteilen vor. Die Wände bestehen aus Bindegewebe, mitunter mit Muskelzellen, mit dünnem Endothel ausgekleidet; in der Leber kommen vereinzelte, meist kleine Leberzellen in denselben (an der Angiomagrenze) vor.

Mitunter ist das Endothel des Haemangioma simplex kubisch und ein- oder mehrschichtig. Man nennt das ein Angioma hypertrophicum. Das Angiosarkoma ist zu unterscheiden durch sein plattes Kapillarendothel, das dem Sarkomgewebe aufgeklebt ist.

Während Hämorrhoiden und sonstige Varizes (an umschriebenen Stellen durch starke Blutstauung erweiterte Venen) nicht hierher gehören, gibt es durch Mißbildung bzw. Geschwulstbildung erweiterte, geschlängelte Schlagader mit mehr oder weniger verdickter Wand: Angioma arteriale racemosum s. plexiforme. Das Aneurysma cirsoides (Rankenaneurysma) hingegen besteht aus einer meist nach Trauma stark geschlängelten und erweiterten Schlagader. VAN REE beschrieb ein Phlebosarkoma (oder -myoma?) racemosum, klinisch nicht von thrombosierten Varizes zu unterscheiden, am Unterschenkel einer 42jährigen Frau.

Das **Lymphangiom** (Angioma lymphaticum) ist meist nicht scharf abgegrenzt und kommt manchmal mit Fibrom oder Lipom vor. Wir kennen ein Lymphang. simplex (s. teleangiectaticum), ein L. cavernosum und ein L. cysticum. Von letzterem redet man, wenn die mit Endothel ausgekleideten Lymphräume eine rundliche Gestalt und größere Dimensionen annehmen. Ein solches L. cysticum kann faustgroß und größer werden. Es kommt in verschiedener Größe an verschiedenen Körperstellen vor: Am Hals als Hygroma colli cysticum congenitum meist doppelseitig. Auf angeborenes kavernöses Lymphangiom sind manche Fälle von Makrocheilie (Rüssellippe), Makroglossie (große Zunge) und sonstige

Elephantiasis zurückzuführen. Im Mesenterium kennen wir auch ein angeborenes kavernöses Chylangiom. In den Gefäßen eines Lymphangioms kommen mitunter glatte Muskelzellenbündel vor, die man wohl, aber ohne genügende Begründung, als hypertrophisch bezeichnet. Es ist wahrscheinlich Miß- bzw. Geschwulstbildung im Spiele.

Nicht mit diesen Lymphangiomen zu verwechseln sind die erworbenen Lymphangiektasien, die durch Lymphstauung bei Verschluß der abführenden Lymphgefäße entstehen, und zwar meist (oder immer?) in Zusammenhang mit chronischer Entzündung und Pachydermie, ohne daß wir jedoch zur Zeit das Wie und Wodurch anzugeben vermögen. Durch solche Vorgänge können z. B. die Beine elephantiastisch anschwellen. Man nennt dies Elephantiasis arabum, die verschiedenen Ursprunges sein kann, wie es scheint.

Was man als „Lymphangioma hypertrophicum" bezeichnet, ist, wenigstens manchmal, wenn nicht immer, gar kein Lymphangiom, sondern eine Mißbildung bzw. Geschwulst aus zylindrischen oder spindelförmigen, „basalen" (S. 518) Epithelzellen.

Bindegewebsgeschwülste.

Zu diesen Geschwülsten gehören nicht nur solche aus verschieden zell- bzw. faserreichem Bindegewebe, sondern auch solche aus Fettgewebe (Lipom), Schleimgewebe (Myxom), Knorpel (Chondrom), Knochen (Osteom). Die Geschwülste aus Bindegewebe sind die zellreichen Sarkome, die faserreichen Fibrome und die Zwischenformen. Im allgemeinen kommen Mischgeschwülste aus diesen Geweben, wozu sich mitunter andere, wie Epithel, Muskelgewebe, hinzugesellen können, nicht selten vor.

Das **Lipom** besteht aus Fettgewebe, in dem sich verschieden dicke bindegewebige Septen und Balken finden können. Mitunter wächst auch das Bindegewebe geschwulstartig (Fibrolipom). Gewöhnlich (oder immer?) ist das Lipom gegen die Umgebung abgegrenzt, manchmal durch eine Art bindegewebige Kapsel, die allerdings sehr dünn sein kann. Die Geschwulst besteht, wenn sie eine gewisse Größe erreicht hat, aus Lappen oder Läppchen, die ebenfalls mehr oder weniger scharf abgegrenzt und verschieden groß sein können. Das Lipom kann weich (molle) oder hart (durum) sein, vornehmlich

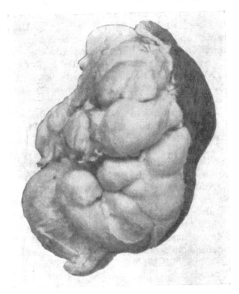

Abb. 218. Gelapptes Lipom bei einem Neger. Rechts schwarze Haut.

je nachdem sein Gehalt an faserigem Bindegewebe gering oder groß ist. Normale Fettzellen im Unterhautgewebe usw. können schon groß sein, die Fettzellen des Lipoms können aber die großen normalen Fettzellen noch an Umfang übertreffen. Allerdings treffen wir oft auch kleinere, sogar junge Fettzellen (S. 418) im Lipom an. Mitunter nehmen letztere die Form mehrkerniger Riesenzellen an. Das Lipom pflegt bei allgemeiner Abmagerung wenig oder nichts an Umfang einzubüßen.

Das Lipom kann gestielt sein (L. pendulum). Demgegenüber kommen mehr diffuse Lipome vor, wie z. B. das Lipom am Nacken, das MADELUNG als „Fetthals" angedeutet hat. Es ist aber fraglich, ob dieser nicht einfach einer Vergrößerung von Fettzellen zuzuschreiben ist. Man findet mitunter in einem Lipom oder was den Eindruck eines Lipoms macht riesenhafte Fettzellen. Im Kniegelenk und in Sehnenscheiden wächst mitunter das Lipoma arborescens: Durch Wucherung des Fettgewebes und Bindegewebes nehmen die Synovialzotten an Umfang zu, so daß baumförmige, papillomähnliche Gebilde entstehen. Man hat dieses Lipom auf Tuberkulose zurückgeführt. Denn obwohl zunächst auch mikroskopisch keine tuberkulösen Gewebsveränderungen nachweisbar sind, gesellt sich manchmal Hydrarthros hinzu, es kommt zum Durchbruch und es entsteht dann eine typische tuberkulöse Fistel. Damit wird aber selbstverständlich das Vorkommen eines nicht-tuberkulösen Lipoma arborescens nicht geleugnet. Das tuberkulöse Lipoma arborescens ist vielleicht mit den papillären Wucherungen in der Nähe eines tuberkulösen Geschwüres zu vergleichen (s. dort).

Lipome können übrigens an verschiedenen Körperstellen auftreten. Ziemlich oft finden wir sie im Unterhautfettgewebe am Rücken, an den Schultern und am Hals, mitunter multipel und symmetrisch. Ferner auch mitunter in inneren Organen wie im Herzen, im Verdauungskanal usw. Man hüte sich dabei vor Verwechslung mit nicht geschwulstartiger Fettgewebsbildung, wozu die örtlich beschränkte Fettsucht gehört (vgl. dort).

Ihre klinische Bedeutung hängt von ihrem Sitz, Umfang und Verlauf ab. An der Körperoberfläche pflegen sie geringe Beschwerde zu geben außer mitunter einer Nekrose mit Erweichung und Durchbruch; der Darm kann aber durch ein Lipom verengt werden mit gestörter Fortbewegung seines Inhalts.

Durch Verflüssigung des Fettes kann aus einem Lipom eine sog. Ölzyste entstehen. Es kann aber auch Nekrose mit nachfolgender Erweichung des Gewebes eintreten und Durchbruch erfolgen. Damit kann das Lipom ganz entfernt werden. Bleibt aber ein Stück zurück, so kann von diesem aus eine neue Geschwulst hervorwachsen. Verkalkung eines Lipoms (petrifizierendes L.) findet zuweilen statt.

Wahrscheinlich entsteht das Lipom, wenigstens in der Regel, aus einem embryonalen Geschwulstkeim. Das Vorkommen eines Myxolipoms (nicht zu verwechseln mit ödematösem Fettgewebe!), eines Myolipoms u. dgl. weist besonders darauf hin, auch die Abkapselung.

Als **Xanthoma** bezeichnet man schwefelgelbe oder bräunlichgelbe Flecke in der Haut. Sie können flach (X. planum, Xanthelasma) sein oder sich als Höcker oder Knoten über die Haut erheben (X. tuberosum), erstere besonders bei älteren, letztere bei jüngeren Leuten, und zwar vorzugsweise an den Augenlidern. Sie sind nicht alle einheitlicher Natur, obwohl sich bei allen in der Lederhaut Bindegewebszellen finden, welche sehr feine Körnchen, Fett oder Lipoide, mitunter auch Pigment enthalten. In geschwulstartigen Xanthomen kommen mitunter Riesenzellen vor. Es gibt Xanthome, welche dem Nävus nahe stehen, indem sie auf eine Mißbildung fettbildender Zellen zurückzuführen sind, während andere entzündlichen Ursprunges sind. Zu letzteren gehört auch das sog. Pseudoxanthom. Die „echten" Xanthome sind die auf Mißbildungen zurückzuführenden. Es sind ebensowenig Geschwülste wie die Nävi. Allerdings kann eine Geschwulst, z. B. ein Riesenzellenfibrosarkom, aus einem Xanthom wachsen. Neuerdings hat KIRCH besonders die blastomatöse Natur einiger bis faustgroße Xanthome oder vielmehr die xanthomatöse Natur echter Blastome verschiedener Art und verschiedenen Sitzes betont. ROSENTHAL und BRAUNISCH beschrieben eine fortschreitende xanthomatöse Infiltration der Haut mit dauernd normalem Blutcholesteringehalt. Die in höherem Alter auftretenden Xanthome sind unbekannten Ursprunges. Xanthome finden sich mitunter vielfach, symmetrisch, und zwar in der Gegend von Hautnerven bzw. in einem bestimmten Hautnervengebiet. Nach allem werden wir die Xanthomatose als eine Eigenschaft aufzufassen haben, die verschiedenen Geweben, auch Geschwülsten, zukommt, und auf der Ablagerung oben genannter Körnchen beruht. Wir reden richtiger nicht von „Ausscheidung" solcher Körnchen, weil keine Abgabe an die Außenwelt stattfindet. In welchen Fällen Hypercholesterinämie besteht (SCHMIDT und WEIL, CHAUFFARD), muß weitere Forschung lehren. ANITSCHKOW und CHALATOW riefen bei Tieren entzündliches Xanthelasma hervor durch Einführung eines Fremdkörpers bei Cholesterinverfütterung.

Das **Myxom** besteht aus Schleimgewebe, dessen normales Beispiel wir in der WHARTONschen Sulze des Nabelstranges antreffen. Zum Nachweis pathologischen Schleimgewebes muß Schleim mikrochemisch festgestellt werden. Bei niedrigem

Muzingehalt ist jedoch eine sichere Unterscheidung vom morphologisch ähnlichen ödematösen Gewebe schwer. Wir müssen ferner unterscheiden Schleim, der vom Epithel gebildet und im benachbarten Bindegewebe angehäuft wird, wie beim Schleimkrebs, und Schleim, den wir im Bindegewebe antreffen, ohne daß wir Grund haben, denselben als von Epithel gebildet zu betrachten. Hier müssen wir Metaplasie von Binde- in Schleimgewebe annehmen ohne etwas Näheres von der Schleimbildung angeben zu können, wenn nicht die Geschwulst aus einem embryonalen Schleimgewebe entstanden ist. Geschwülste aus solchem Schleimgewebe kommen vor, sei es auch nicht oft, und zwar gänzlich von Epithel getrennt durch Binde- oder Fettgewebe. So z. B. kann ein Myxom im Unterhautgewebe des Arms oder im intermuskulären Bindegewebe der Nates vorkommen. Häufiger findet man Schleimgewebe in Mischgeschwülsten, in denen gewöhnlich auch Epithel anzutreffen ist, das den Schleim gebildet haben könnte (S. 584 f.).

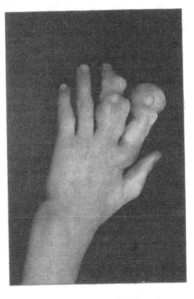

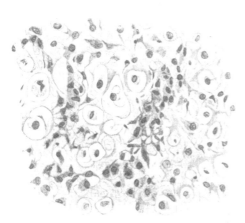

Abb. 219. Chondrosarkom (nach Jores). 　　Abb. 220.　Multiple Enchondrome
(nach Julius Bauer).

Das Myxom sieht grauweiß und durchscheinend, sulzig aus. Das Gewebe besteht aus spindel- oder sternförmigen oder anders gestalteten Zellen mit Ausläufern, die miteinander zusammenhängen; in den Maschen zwischen diesen Ausläufern findet sich der Schleim. Nekrose und Erweichung kommen mitunter zur Beobachtung, was sich aus den wenigen Blutgefäßen versteht. Auf Entstehung aus einem embryonalen Keim scheint das relativ häufige Vorkommen im Herzen hinzuweisen, weil das Endokard beim Embryo aus Schleimgewebe besteht (Ribbert), auch das Auftreten in Mischgeschwülsten.

Das **Chondrom** besteht aus heterotypischem Knorpel, und zwar weil die Zellen oft ungleich groß und gewöhnlich größer sind als normale Knorpelzellen, ihre Kerne mehr oder weniger Chromatin enthalten, weil sie oft keine „Kapsel" haben und nicht in einer Höhle liegen, mehr oder weniger spindelig oder sternförmig sind usw. Das Chondrom ist eine knollige, lappige Geschwulst; zwischen den Knollen findet sich gefäßhaltiges Bindegewebe. Sie kann einen großen Umfang, z. B. den eines Manneskopfes, erreichen. Je nach der Art der Grundsubstanz ist das Chondrom hart, wenn es aus hyalinem, faserigem oder Netzknorpel, und weich, wenn es aus Schleimknorpel besteht (Chondroma myxomatodes), der dem Schleimgewebe nahe steht. Meist ist die Geschwulst derb elastisch. Oft zeigt die Grundsubstanz eine Faserung und elastische Fasern, die an embryonalen Knorpel erinnern. Sehr hart wird die Geschwulst durch Verkalkung oder Verknöcherung. Im letzteren Fall wandelt sich das Chondrom nach Vaskularisation in ein Osteom um.

Das Chondrom entsteht entweder von normalem Knorpel aus, in Zusammenhang mit diesem (Ekchondrom bzw. Enchondrom) oder heterotop, wie z. B. die branchiogenen Chondrome des Halses, der Mandeln oder Speicheldrüsen, und das Chondrom in der Brustdrüse bei Hunden. Einen kleineren hyperplastischen Auswuchs am Knorpel, den man nicht als Geschwulst betrachtet, nennt man Ekchondrose. Die im Innern eines Knochens sitzenden Chondrome bezeichnet man als Enchondrome, die an der Außenseite als Ekchondrome. Ein Enchondrom kann aus einem faserigen bindegewebigen Stroma mit Knorpelzellen wie Epithelzellen in einem Szirrhus bestehen.

Mitunter entsteht im Periost eines langen Röhrenknochens ein Osteoidchondrom (VIRCHOW): die Knorpelzellen sehen Knochenkörperchen mehr oder weniger ähnlich aus, sie haben oft keine Kapsel und sind in einem faserigen oder scheinbar homogenen Zwischenzellenstoff gelagert. Es zeigt manchmal Übergänge zu bzw. Mischung mit Osteo(id)sarkom.

Im Chondrom kann Nekrose auftreten. Wird sie von Erweichung gefolgt, so entsteht eine Höhle mit breiigem Inhalt.

Das Chondrom ist meist gutartig, weil es keine Metastasen macht und leicht ganz zu entfernen ist. Es kommen jedoch Ausnahmen vor. Besonders die Schleimknorpelgeschwülste haben einen gewissen üblen Ruf. Ferner versäume man nicht auf Mischung mit anderen Geschwülsten wie Sarkom zu achten. Wir kennen ein Chondroma sarcomatodes (chondroblastisches Sarkom) oder Chondrosarkom, das aus mehr oder weniger embryonalen, wenig oder nicht differenzierten Chondroblasten (Stammzellen der Knorpelzellen) entsteht, die zum Teil ein sarkomatöses, zum Teil ein knorpeliges Gewebe bilden. Mehrere Zellformen kommen dabei vor.

VIRCHOW hat in der Mittellinie des Clivus BLUMENBACHII eine „Ekchondrosis physalifera spheno-occipitalis" angetroffen. Diese kleine Geschwulst oder Hamartom sitzt unter der Dura oder dehnt sich durch ein Loch in der Dura bis in die Arachnoidea und Pia aus. Sie sitzt dann mit einem Stiel am Knochen fest. Es ist aber fraglich, ob es sich hier um ein Chondrom mit eigenartigen Zellen oder um ein Chordom (H. MÜLLER, RIBBERT) handelt, das durch Wachstum eines Chordarestes entstehen soll. Die Geschwulst besteht aus glasigem, durchscheinendem Gewebe, das sich in den Markräumen des Knochens ausdehnt und hier gleichsam wurzelt (RIBBERT). Schon KLEBS hat eine ähnliche Geschwulst an der Vorderfläche der Halswirbelsäule auf einen Chordarest zurückgeführt („chordales Chondrom"). Das Gewebe besteht aus großen blasigen Zellen (Physaliden) und einem gallertigen, weichen Zwischenzellenstoff. WEGELIN beschrieb ein malignes Chordom, das aus Physaliden und kleinen, glykogenreichen Zellen in Strängen und Haufen in einem schleimigen Stroma bestand. PEYRON untersuchte ein schönes Chordoma coccygis, das nicht so selten sei als das Chordoma occipitis, sondern leicht verkannt wird.

Das Osteom ist nicht immer scharf von den Osteophyten (Ex-, End- und Hyperostose) abzugrenzen (S. 422).

Ein Osteophyt kann schwammiger oder blätteriger Form sein. Es kann nicht nur durch ossifizierende Peri- bzw. Endostitis, sondern auch durch Verknöcherung eines embryonalen knorpeligen Keimes entstanden und in diesem Fall meist mit Knorpel überzogen (Exostosis cartilaginea) sein. Außerdem gibt es Exostosen unbekannten Ursprunges. Verknöcherung eines Sehnenansatzes kommt hier auch in Betracht. Es gibt auch Exostosen, die nicht mit dem Knochen zusammenhängen, sondern durch Bindegewebe (Periost) davon getrennt sind: parostale Exostose. In der harten Hirnhaut findet man mitunter Knochenplatten. All diese Knochenneubildungen sind vom Osteom, von der Knochengeschwulst, zu unterscheiden, wenn auch nicht scharf davon abzugrenzen, um so weniger weil das Osteom meist ebenfalls ein nur beschränktes Wachstum hat.

Das Osteom kann, ebenso wie das Chondrom, mit normalem Knochen zusammenhängen oder heterotop entstehen. Letzteres z. B. in der Dura, in der Pleura, im Herzbeutel, sogar im Gehirn. In der Lunge gehen Osteome vielleicht von verknöchernden embryonalen Knorpelkeimen aus, die genetisch mit Bronchialknorpeln zusammenhängen. Auch im männlichen Gliede hat man Kochenstücke beobachtet (LENHOSSÉK). Ferner kommt das Osteom nicht selten in Mischgeschwülsten vor. Das Osteom entsteht also durch Knochenneubildung durch Peri- oder

Endost. durch Verknöcherung von Knorpel und vielleicht auch durch Metaplasie aus gebildetem Bindegewebe. Wir müssen aber manchmal recht zurückhalten mit unserem Urteil, weil die Entscheidung nicht möglich ist, ob eine Geschwulst oder eine sonstige Knochenneubildung vorliegt, indem die zur Beurteilung der Pathogenese erforderlichen Daten fehlen. Auch Knochenbildungen wie die bei der Myositis ossificans, den Reit- und Exerzierknochen, Verknöcherungen in Sklera und Chorioidea, kommen hier zur Unterscheidung in Betracht.

Osteome sind meist glatt. Sie sind verschieden hart: Das Osteoma durum besteht fast nur aus kompaktem Knochen mit ernährenden Gefäßen. Es kann eine elfenbeinerne Härte haben (O. eburneum). Demgegenüber kennen wir auch spongiöse Knochengeschwülste (O. spongiosum), welche aus Knochen mit weiten Markräumen und mehr oder weniger Markgewebe bestehen. Will man besonderen Reichtum an Markgewebe hervorheben, so nennt man das Osteoma medullare s. medullosum. Auch die nicht geschwulstartigen Knochenneubildungen weisen übrigens ähnliche Verschiedenheiten des Gewebes auf. Osteome treten nicht selten vielfach auf, ebenso wie die multiplen, mit Knorpel überzogenen Exostosen. Diese sitzen meist an den Enden der Röhrenknochen. Sie sind oft angeboren und wohl als Mißbildungen aufzufassen.

Das Osteom ist im allgemeinen eine gutartige Geschwulst. Allerdings müssen wir auch hier Mischungen mit bösartiger Neubildung, wie Sarkom, das osteoblastische Sarkom (Osteoma sarcomatodes oder Osteoidsarkom) berücksichtigen. Letzteres besteht aus osteoblastischen Zellen, die sarkomähnlich gewuchert sind und stellenweise, sei es auch unvollständiges, einigermaßen rudimentäres Knochengewebe bilden. Außerdem kann das osteoblastische Keimgewebe sogar stellenweise, herdförmig Schleim- und Knochenmarkgewebe einschließen (Osteosarkome). Dies gilt für myelogene oder endostale (zentrale) Osteosarkome.

Das „myelogene" endostale Osteosarkom entsteht im Innern des Knochens und pflegt sehr zell- und gefäßreich zu sein. Auch Riesenzellen mit vielen Kernen, wie große Osteoklasten aussehend, kann es enthalten (s. unten). Durch die wachsende Geschwulst wird der Knochen usuriert (durch Osteoklasten?). Indem das Periost aber immer wieder neuen Knochen bildet, wird die Geschwulst immer ganz oder zum Teil von einer Knochenschale umgeben. Man gewinnt den Eindruck, daß der Knochen blasig aufgetrieben wird

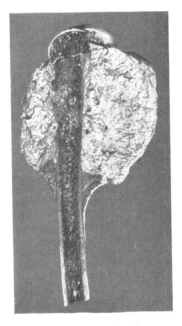

Abb. 221. Periostales Osteosarkom des Oberarms.

(Pergamentknittern). Entsteht eine solche Geschwulst in einem langen Röhrenknochen des Beins, so kann sie weite Gefäße mit vielfacher (traumatischer) Aneurysmenbildung beherbergen. Auch Zysten treten manchmal auf, deren Entstehung (Erweichung nach Blutung? Vgl. KONJETZNY) wir nicht sicher kennen (Zystosarkom).

Abb. 221 zeigt ein periostales Osteosarkom. Dieses hat oft einen eigentümlichen strahligen Bau durch strahlig angeordnete Knochenbälkchen. Nicht jedes Periostsarkom ist aber ein Osteosarkom. Das Periost kann auch der Mutterboden eines kleinzelligen oder sonstigen, gar keinen Knochen bildenden Sarkoms bzw. Fibrosarkoms sein, wie der Epulis (S. 551), des Nasenrachenfibroms usw.

Es gibt periostale Sarkome, die Übergänge zum Osteoidchondrom (S. 544) zeigen. Über die weichen „Myelome" kommen wir später zu reden. Sie haben nichts mit Osteosarkom zu tun.

Zementneubildungen, die von den Zähnen oder Alveolarfortsätzen des Kiefers ausgehen, deutet man als Dentalosteome, Geschwülste oder Hamartome aus Dentin und Schmelz als Odontome (Dentinoide) an (S. 586).

Die **Bindegewebsgeschwülste** im engeren Sinne umfassen eine große Gruppe von Neubildungen, die sich durch verschiedene Gewebstypen unterscheiden. Wir haben gesehen, daß das Bindegewebe je nach seinem Alter nicht nur andere Dimensionen von Zell und Kern, sondern auch Verschiedenheiten der Form und einen verschiedenen Fasergehalt aufweist (Abb. 138). Solche Typen und davon mehr oder weniger abweichende, mitunter mehr embryonale Zellformen vermögen nun Geschwülste zu bilden. Sämtliche bindegewebige Ge-

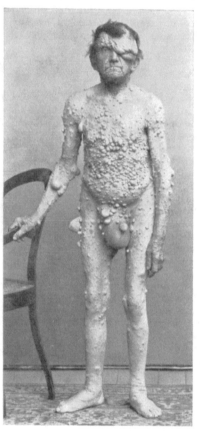
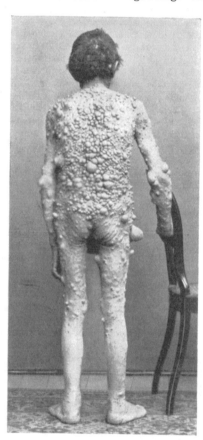

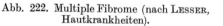

Abb. 222. Multiple Fibrome (nach LESSER, Hautkrankheiten).   Abb. 223. Multiple Fibrome (nach LESSER, Hautkrankheiten).

schwülste sind gefäßhaltig. Das Geschwulstgewebe ist fast immer deutlich vom Mutterboden verschieden, und zwar nicht nur durch die Form und Größe der Zellen, sondern oft auch durch den größeren Zellreichtum (Kernreichtum), mitunter aber, nämlich bei gewissen Fibromen, eben durch einen größeren Fasergehalt. Wir ordnen diese bindegewebigen Geschwülste in drei Gruppen: 1. die Fibrome mit reichlichem Fasergehalt, 2. die Sarkome ohne faserigen Zwischenzellstoff oder mit nur spärlichen Faserchen und 3. die Fibrosarkome, die einen Übergang zwischen den beiden ersten Gruppen darstellen. Die Abgrenzung der letzteren Gruppe gegenüber den beiden anderen ist nicht scharf.

Es gibt Geschwülste, die man mit gleichem Recht als Fibrosarkom wie als Fibrom, andere, die man als zellreiches Fibrosarkom oder als Sarkom bezeichnen könnte. Es kommt hier weniger auf eine haarscharfe Abgrenzung als auf den Begriff an. Es erscheint nicht empfehlenswert, das Fibrosarkom als fibroblastisches Sarkom zu bezeichnen, weil es nicht ein faserbildendes Sarkom, sondern eine Geschwulst darstellt, die histologisch zwischen Fibrom und Sarkom steht, während wir von ihrer Histogenese nicht genug wissen, um sie histogenetisch mit Sarkom in Zusammenhang zu bringen. Im Gegenteil müssen wir nicht bloß eine Altersverschiedenheit, sondern auch eine Verschiedenheit der Fibrom- und Sarkomzellen annehmen: die Fibromzellen bilden rasch, die Sarkomzellen wenig oder keine Fasern, so daß junge Fibrome faserreicher sind als ältere Sarkome. Fibrosarkom ist bloß ein histologischer Begriff, kein histogenetischer, wenigstens zur Zeit wären wir nicht zu einer solchen Annahme berechtigt.

Im allgemeinen können wir sagen, daß die Geschwülste dieser drei Gruppen um so gutartiger sind, je zellärmer und faserreicher, und um so bösartiger, je zellreicher sie sind und besonders je jünger, unreifer, embryonaler der Typus der aufbauenden Zellen ist. Die von kleinen, lymphozytenähnlichen Zellen gebildeten Sarkome sind die bösartigsten, die faserreichen, derben Fibrome gehören zu den gutartigsten Geschwülsten. Allerdings gibt es auch zellreiche Fibrome, z. B. der Haut, die nicht bösartig sind.

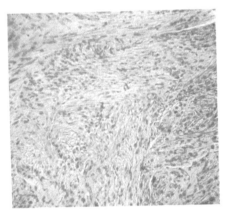

Abb. 224. Neurofibrom.

Das **Fibrom** kann sehr verschieden faserreich, und die Fasern können verschieden grob bzw. fein sein. Mitunter ist ein grobfaseriges, faserreiches Fibrom, z. B. der Brustdrüse, nicht sicher von dem Erzeugnis einer (abgelaufenen) proliferativen sklerosierenden Entzündung zu unterscheiden (vgl. Ostitis fibrosa, S. 423, 551). Fibrome können gemischt mit Sarkom, Osteom usw. (s. Mischgeschwülste), auch mit Epithelneubildung (s. Fibroepitheliome) vorkommen. Auch Angiofibrome — Fibrome mit zahlreichen weiten Blutgefäßchen — kennen wir. Lymphgefäße kommen auch in Fibromen vor — sie können sogar so weit sein, daß sie Zysten ähnlich sind. Das an einer Oberfläche sitzende Fibrom ist mitunter gestielt (Fibroma pendulum).

Je nach dem Reichtum und Grobheit der Fasern ist das Fibrom hart (Fibroma durum) oder weich (F. molles. molluscum). Das harte Fibrom ist mehr weißlich als grau, sehnenartig, glänzend, es knirscht unter dem Messer. Die einzelnen Fasern sind leicht gebogen oder mehr oder weniger wellenförmig. Nekrose und Verkalkung, mitunter aber auch Verknöcherung, wenigstens Knochenbildung, können im Fibrom auftreten. Man nennt ein sehr hartes Fibrom wohl Desmoid (sehnenartige Geschwulst).

Die beiden Abb. 222 und 223 zeigen einen Mann mit zahlreichen Nervenfibromen verschiedener Größe an der Körperoberfläche, sogar unter der Schädelhaut, außerdem Pigmentflecke (die manchmal dabei vorkommen), während er psychische Störungen zeigte (S. 516 f.). Es sind knotige oder mehr kugelige Geschwülste oder sie sehen wie knotige oder spindelförmige Auftreibungen der Nerven aus. Diese multiplen Nervenfibrome werden zusammen mit den übrigen klinischen Erscheinungen als „VON RECKLINGHAUSENsche Krankheit" oder Elephantiasis neuromatodes bezeichnet. Manchmal findet man dabei auch Fibrome der Hirnbasis, besonders des Hörnerven.

VON RECKLINGHAUSEN und VEROCAY haben Ganglienzellen, letzterer sogar Nervenfasern in denselben nachgewiesen, so daß er die Geschwülste als „Neurinome" bezeichnet. R. SCHNITZLER fand jedoch nur Bindegewebsfasern in einem Fall, so daß es, wenn kein Fehler vorliegt, zwei Typen gibt: der eine aus ekto-, der andere aus mesodermalen Bestandteilen des Nervensystems. Wir betrachten diese Geschwülste am ungezwungensten als gewachsen aus abnormen embryonalen Keimen. Obwohl Metastase — z. B. perineurale lymphogene — dabei nicht auszuschließen ist, sind doch vielfache Keime wahrscheinlicher. Größere Pigmentflecke in der Haut und seelische Abweichungen bei solchen Patienten weisen eben auf mehrfache Fehler der Anlage hin. Mit dieser Fibromatose bringt man wohl die „tuberöse Hirnsklerose" und Hautsklerose neben Mißbildungen anderer Organe in Zusammenhang. Die Hautabweichungen sind nach älteren Forschern ein Adenoma sebaceum, nach neueren nervöser Natur. In einem von BROERS dermato- und histologisch untersuchten Fall bestanden die Hautknötchen aber aus hartem, grobfaserigem Bindegewebe, fast immer mit Infiltraten von Leukozyten und Plasmazellen, mit vereinzelten Riesenzellen, ein anderes Bild als das der multiplen Fibrome, eher keloidartiger Natur. Vielleicht besteht in einem solchen Fall eine besondere Disposition zu sklerosierender Entzündung, auch in der Netzhaut.

Befallen Fibrome ein bestimmtes Nervengeflecht, und zwar in größerer Zahl dicht zusammen, oft mit Schlängelung (Verlängerung der Nervenstämme), so kann ein anatomisches Bild entstehen, das an das Aneurysma cirsoides erinnert. Man nennt das plexiforme Nervenfibrome oder Rankenneurome. Man hat bis jetzt nie mit Sicherheit Neubildung von Nervenzellen oder Nervenfasern nachgewiesen. Diese faserigen Geschwülste sind, wie das Nervenfibrom, Fibrome. Ihr Muttergewebe ist wahrscheinlich die bindegewebige SCHWANNsche Scheide, das Neurilemm. Sie bestehen aus mäßig zellreichem, faserigem Bindegewebe (vgl. Fibrom).

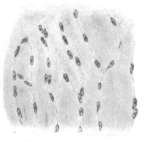

Abb. 225. Keloid.

Zum Fibroma durum pflegt man auch das Keloid oder Narbengeschwulst ($\varkappa\eta\lambda\iota\varsigma$ = Narbe) zu rechnen. Es besteht aus sehr derbem, schwieligem, glänzendem Gewebe von rötlicher Farbe und tritt in kugeliger oder plattenartiger Gestalt oder in Form von Wülsten oder Strängen auf. Es entsteht manchmal im Anschluß an eine Verletzung, andere Male aber (nur scheinbar?) ohne solche, also „spontan". Man unterscheidet je nachdem ein traumatisches oder Narben- und ein spontanes Keloid. Weil aber die Verletzung manchmal nur ganz geringfügig ist, z. B. Durchstechen des Ohrläppchens (zur Aufhängung von Ohrringen), erhebt sich die Frage, ob das spontane Keloid nicht ebenfalls auf eine Verletzung zurückzuführen ist, die aber unbeobachtet blieb. Das spontane Keloid unterscheidet sich jedenfalls histologisch nicht vom traumatischen. Das spontane Keloid besteht angeblich manchmal aus platten Knoten, während das Narbenkeloid eine kugelige oder andere Gestalt haben kann. Letzteres, vielleicht beides ist wahrscheinlich auf einen entzündlichen Ursprung zurückzuführen. Es bildet sich viel (hyperplastisches) Narbengewebe, und — was wohl die Hauptsache ist — es häuft sich zwischen den Bindegewebsfasern ein homogener Stoff an. Hyalin dürfen wir es nennen, wenn wir uns nur bewußt bleiben, mit diesem Wort nichts anders als einen homogenen, mehr oder weniger glasartigen Stoff anzudeuten, der zwischen Bindegewebsfasern abgelagert ist (S. 309). Diese verschmelzen dadurch zu dicken homogenen Balken (s. Abb. 225), welche das Keloid auszeichnen. Das Keloid entsteht größtenteils eben durch Anhäufung dieses Stoffes. Es ist die „Geschwulst" vielmehr einer hyalinen Entartung pathologischen, manchmal oder immer narbigen Bindegewebes als einer Gewebsneubildung, geschweige denn einer Geschwulstbildung zuzuschreiben. Sie erinnert an die „Amyloidgeschwulst". Das Keloid zeigt allerdings Rezidive, es metastasiert aber nie. Das Rezidiv kann aber verschiedenen Ursprunges sein, es beweist keineswegs, daß das Keloid eine Geschwulst sei. Es wäre ja möglich, daß die Hyalinablagerung fortschreitet in etwas zurückgelassenem pathologischem Bindegewebe, oder daß all das pathologische Gewebe entfernt wird, aber eben die Operation eine neue, entzündliche Veränderung mit nachfolgender Hyalinablagerung bewirkt. Jedenfalls erscheint die Annahme einer besonderen, mitunter familiären, Disposition des Bindegewebes zu ausgedehnter Hyalinablagerung unumgänglich.

Die weichen Fibrome sind zum Teil junge Fibrome, die allmählich härter werden, zum Teil bleiben sie weich. Letzteres gilt z. B. für die Fibrome mit zahlreichen aber feinen Fasern, deren Gewebe außerdem ödematös ist oder in seinen Maschen eine Flüssigkeit beherbergt, die eine kaum nachweisbare Menge Schleim enthält. Das Gewebe sieht mehr oder weniger durchscheinend, graurötlich aus. Feinfaserige, mehr oder weniger ödematöse Fibrome kommen in der Haut vor. Ödematöse oder schleimhaltige Fibrome finden wir nicht selten in der Nasenschleimhaut, und zwar manchmal gestielt. In ihrem Gewebe begegnen wir außerdem oft rund- oder gelapptkernigen weißen Blutkörperchen. Schleimhaltiges oder ödematöses Bindegewebe treffen wir ferner in der Regel im Fibroepithelioma mammae, und zwar unmittelbar perikanalikulär an, während das übrige Fibromgewebe fester oder gar sehr festfaserig ist. Einer besonderen Erwähnung bedarf das Nasenrachenfibrom. Es besteht aus faserigem, im allgemeinen ziemlich festem Bindegewebe, dessen Zellen zum Teil epitheloiden Zellen mäßigen Alters am ähnlichsten sind, zum Teil älteren Typen näher kommen. Die Fasern sind meist fein; stellenweise kann das Gewebe ödematös sein; manchmal ist es entzündet. Es ist dem Gewebe der periostalen bzw. periodontalen Fibrome (Epulis s. unten) ähnlich. Es fehlen aber Riesenzellen oder sie kommen nur spärlich vor. Diese Nasenrachenpolypen gehen wahrscheinlich von der Knochenhaut der Rachendecke, der Basis des Keil- und Hinterhauptknochens aus. Und ähnlich wie die Epulis haben sie große klinische Bedeutung deshalb, weil sie, obwohl nicht metastasierend und histologisch den gutartigen Geschwülsten gehörend, doch unaufhaltsam, sei es auch langsam, weiterwachsen, durch Druck Knochen usurierend, durch Spalten weiter vordringend, Ausläufer in die benachbarten Höhlen schickend, schließlich in die Schädelhöhle eindringen und durch Druck auf das Gehirn tödlich werden. Sie kommen besonders bei Kindern und jugendlichen Personen vor. Nach operativer Entfernung rezidivieren sie oft.

Solche Fibrome können weite Blut- oder Lymphgefäße enthalten.

Das Rezidivieren eines Fibroms nach operativer Entfernung ist wahrscheinlich dem Zurückbleiben mikroskopischer Ausläufer zuzuschreiben. Denn obwohl manche Fibrome, besonders die harten, kugelige, scharf abgegrenzte Gewächse sind, zeigen andere ein infiltratives Wachstum. Wir können dies z. B. bei den zellreicheren Hautfibromen manchmal feststellen. Die Hautfibrome gehören zum Teil zu den Nervenfibromen; sie sind verschieden zell- und faserreich.

RIBBERT hat ungefähr linsengroße Stückchen aus einem knolligen, sehr harten Fibrom bei einem großen Hunde ausgeschnitten und bei demselben Hunde in das Unterhautgewebe verimpft. Diese verimpften Stücke wuchsen rasch bis sie nach ungefähr 4 Monaten die Größe einer Walnuß erreichten. Von diesen Geschwülsten wurden wiederum Stückchen mit dem gleichen Erfolg verimpft. Sämtliche Geschwülste waren scharf abgegrenzt und in den peripheren Teilen kernreicher. Die in der Geschwulst ausgeschnittenen Löcher wurden durch Granulationsgewebe (vom Fibromgewebe ausgehend) ausgefüllt, das sich aber schon nach 14 Tagen nicht mehr vom Fibromgewebe unterscheiden ließ, also wohl von vornherein Fibromgewebe war (Ref.). Diese Versuche beweisen nicht die Möglichkeit einer Metastase, weil sie nicht die Möglichkeit einer Lockerung von Fibromteilchen ohne mechanische Kunsthilfe dartun.

In den Hirnhäuten kommen Fibrome bzw. Fibrosarkome vor, die zum Teil als Endotheliome bezeichnet und nicht immer davon zu unterscheiden sind (s. nächsten Absatz). Wir begegnen aber auch wohl in den Hirnhäuten und in der Epiphyse kleinen Knötchen Bindegewebes, deren Gefäßchen manchmal dicke hyaline Wände zeigen. Solche, ganz kleine Knötchen können in größerer Zahl zusammenliegen in faserreichem Bindegewebe; selbst sind sie dann manchmal faserreiche bindegewebige Tumoren, die aber keine, oder wenigstens nicht immer Blastome, und zwar zum Teil oder sogar ganz hyalin entartet sind. Verkalkung der Knötchen tritt oft ein, sie werden dadurch zu Hirnsand (Azervulus). Man nennt diese verkalkenden bzw. verkalkten Knötchen Psammome oder Azervulome.

Je zellreicher und faserärmer das Fibrom ist, um so mehr nähert es sich histologisch dem Sarkom. Die histologischen Übergänge nennen wir **Fibrosarkome** (s. oben). Manche Epulis oder Hautfibrome können wir nach Belieben als zellreiches Fibrom oder als Fibrosarkom bezeichnen. Es kann eine Geschwulst in einem älteren (?) Abschnitt fibromatös, in einem anderen, jüngeren (?) fibrosarkomatös oder gar sarkomatös aussehen. Es kommt vor, daß aus einem anfangs langsam wachsenden Fibrom ein bedeutend rascher wachsendes Fibrosarkom oder gar Sarkom hervorgeht, z. B. nach einer Verletzung. Das Fibrosarkom zeigt nicht nur größeren Zellreichtum als das Fibrom, sondern auch mehr und weitere neugebildete Blutkapillaren, deren Endothel dem Geschwulstgewebe unmittelbar aufgeklebt ist. Dies finden wir noch deutlicher beim **Sarkom.** Die Schnittfläche eines Sarkoms ist gewöhnlich glatt, seine Konsistenz sehr verschieden, es ist um so weicher, je zellreicher, um so härter, je faserreicher die Geschwulst ist. Osteosarkome sind die härtesten. Es gibt, wie sich aus obiger Bemerkung erwarten läßt, mancherlei Sarkomformen. Es gibt Sarkome aus kleinen und großen rundlichen Zellen (klein- und groß-rundzellige Sarkome), aus kleinen und großen Spindelzellen (kleine und große Spindelzellensarkome). Das sind 4 Typen, von denen mannigfache Abweichungen und Schattierungen vorkommen. So gibt es Sarkome aus epithelioiden Zellen (Epithelioidzellensarkom) und Sarkome aus recht großen Zellen, abgesehen von den typischen Riesenzellensarkomen bzw. -fibrosarkomen. Die Zellen dieser Sarkome, mit Ausnahme der kleinrundzelligen Sarkome, können Fäserchen bilden, deren Menge allerdings beschränkt bleibt — sonst tritt die Geschwulst in die Gruppe der Fibrosarkome ein. Die Fäserchen liegen außerhalb der Zellkörper, wie RIBBERT nach MALLORYS Verfahren nachgewiesen hat. Sie sind selbstverständlich wohl zu unterscheiden von etwaigem faserigem Bindegewebe, in das ein Sarkom infiltrativ hineingewachsen ist. Übrigens ist Polymorphie sehr häufig bei Sarkomen. Sie kann sehr stark sein. Die Kerne sind im allgemeinen chromatinreicher als die der entsprechenden Bindegewebszelltypen.

Die Zellen sind manchmal in Bündeln geordnet, die in ihrem Innern eine oder mehrere, meist weite Blutkapillaren haben. Sind diese neugebildet, so zeigt ihr Endothel das oben angedeutete Verhalten. Außerdem kommen mitunter (wohl alte) Blutkapillaren mit bindegewebiger Hülle vor, die durch Sarkom umwuchert sind. Besteht eine Geschwulst aus solchen nicht dicken Zellbündeln, voneinander getrennt durch Bindegewebe oder sonstiges Stroma, so bezeichnen manche sie als Angiosarkom, besonders wenn das Endothel etwas hoch ist, während andere mit diesem Namen eine Kombination von Angiom und Sarkom andeuten. Jene erachten es auch für möglich, daß solche Angiosarkome durch Wucherung von Kapillarendothel entstehen. (Vgl. Endotheliom und Peritheliom.) Quer- und Schräg- durchschnitte solcher Bündel sehen aus wie Alveolen, so daß man von Alveolar- sarkom redet. Daß es aber nicht noch andere, wirkliche Alveolarsarkome gibt, ist damit nicht gesagt. Übrigens gibt es auch alveolargebaute Basalzellenkrebse, z. B. in einem Augenlid, Peritheliome und Neurozytome (S. 537).

Ein Sarkom kann überhaupt strangförmig wachsen, ähnlich wie Krebs, und manchmal schwer von diesem zu unterscheiden sein. Und dies gilt nicht nur für die aus epithelioiden, sondern auch für die aus Spindel- und anderen Zellen aufgebauten Sarkome. Denn die Epithelzellen eines Krebses können solche Formen annehmen, wie wir später sehen werden.

Spindelzellensarkome (Abb. 210) und Fibrosarkome können, auch im bündel- förmigen Bau, Leiomyomen so ähnlich sein, daß eine Unterscheidung nur durch färberischen Nachweis des Muskelhämoglobins (durch Färbung nach VAN GIESON) möglich wird. Das Säurefuchsin im VAN GIESONschen Gemisch färbt zugleich nicht zu junge Bindegewebsfasern rubinrot.

Eine besondere Form des Sarkoms ist das Melanosarkom, das oft schwer vom Pigmentkrebs zu unterscheiden ist. Wo dies nicht möglich erscheint, bezeichnen wir die Geschwulst mit dem VIRCHOWschen Sammelnamen Melanom (vgl. Pigment- krebs). Die meisten, wenn nicht alle Melanome sind Pigmentkrebse. Im Pigment ist im allgemeinen Eisen nicht nachweisbar. M. B. SCHMIDT fand aber in den An-fangsstufen Hämosiderin. Vgl. ferner Pigmentkrebs, S. 578 ff.

Eine andere besondere Form ist das Riesenzellensarkom bzw. -fibro-sarkom (Sarcoma gigantocellulare), das keineswegs immer so bösartig ist, wie man das wohl angenommen hat. Wir müssen hier einige Typen unterscheiden, je nach dem Faserreichtum und wahrscheinlich auch je nach dem entzündlichen oder nicht-entzündlichen Ursprung. Im allgemeinen metastasieren diese Geschwülste nicht. Sie können aber, wie die periostalen Fibrome (s. dort) unaufhaltsam, sei es auch manchmal langsam, fortwuchern. Die Riesenzellen können einen großen Um-fang erreichen und viele, gewöhnlich rundliche oder eiförmige Kerne enthalten, hypertrophischen Osteoklasten ähnlich. Sie gehen meist vom Periost bzw. Endost aus. Manchmal sind sie entzündlichen Ursprunges. Dies gilt namentlich für die Epulis. Diese Kiefergeschwulst geht vom Kiefer-periost bzw. vom Periodontium aus. Im Anschluß an eine Periodontitis alveo-laris mit entzündlich-infiltrativer Schwel-lung der Kieferschleimhaut entwickelt sich die Geschwulst. Anfangs wird sie nur als eine hartnäckige entzündliche Schwellung betrachtet. Sie kann den

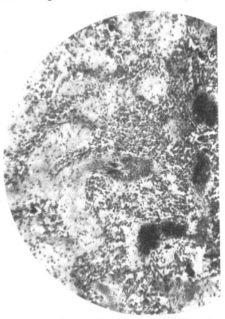

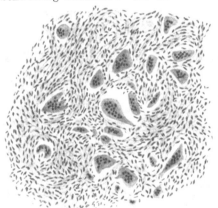

Abb. 226. Riesenzellenfibrosarkom (nach JORES).

Abb. 227. Osteoidfibrosarkom mit Kalkab-lagerung (schwarz) an einigen Stellen. Das osteoide Gewebe ist hell, das fibrosarkomatöse ist kernreicher.

Knochen usurieren und weiterwachsen, ohne zu metastasieren. So gibt es auch eine Ostitis fibrosa nach Trauma (vgl. KONJETZNY), die allerdings nicht scharf vom Sarkoma abzugrenzen ist. Außerdem kommen peri- bzw. endostale Riesennzellen (Fibro-) Sarkome ohne entzündliche Erscheinungen vor. Diese sind regelmäßiger gebaut als die entzündlichen. Schließlich gibt es auch Riesenzellen (Fibro-)Sarkome ohne nachweisbaren Zusammenhang mit Periost, z. B. in der Brustdrüse. Die Riesenzellen in diesen letzteren Geschwülsten sind ungleich von Größe und Form und haben nur einen einzigen oder nur einige mehr oder weniger gelappte große, ja riesenhafte sehr chromatinreiche Kerne. Die von mir beobachteten Geschwülste wuchsen langsam und metastasierten nicht.

Wir kennen auch Kombinationsformen der Bindegewebsgeschwülste oder richtiger Mischgeschwülste, wie z. B. das Chondrofibromyxosarkom, das Osteoid-fibrosarkom (s. Abb. 227) (s. Mischgeschwülste).

Die Unterscheidung eines Sarkoms von proliferativer Entzündung ohne Ge-schwulst kann schwer sein — wir können hier nicht auf Einzelheiten eingehen. Auf das Lymphosarkom kommen wir später zurück.

Sarkome können sowohl zentral (expansiv) wie peripher (infiltrativ) wachsen. Letzteres tun besonders die kleinzelligen Sarkome, aber auch wohl andere Formen. Eben durch infiltratives Wachstum entsteht ein krebsähnlicher Aufbau, tritt auch Vernichtung von Geweben wie durch Krebs ein. Knochen können dadurch zerstört (usuriert) werden, so daß in der Geschwulstmasse nur noch Knochensplitterchen und Knochensand als nekrotische Reste nachweisbar sind. Entartungen (fettige, schleimige) treffen wir mitunter in Sarkomen an, auch wohl Nekrose. Entzündung tritt — wenn sie nicht eben der Geschwulstbildung voraufging — in und um Sarkome herum nicht so oft auf wie bei Krebs. Metastase findet ausnahmsweise lymphogen, in der Regel hämatogen statt.

Sarkome können ohne nachweisbare äußere Schädigung oder nach einer solchen, wie Trauma, oder auf entzündlichem Boden usw. auftreten.

Endotheliom, Mesotheliom und Peritheliom.

Als Endotheliome bezeichnet man nicht nur Geschwülste, die nachweisbar durch gewucherte Endothelzellen aufgebaut werden, sondern auch einige Geschwülste anderen oder unbekannten Ursprunges. Letzteres läßt sich nicht verteidigen. Zu letzterer Gruppe gehören einige Hirnhautgeschwülste, einige basale Epithelgeschwülste der Haut und einiger Schleimhäute (s. später) und einige Gebilde in Mischgeschwülsten.

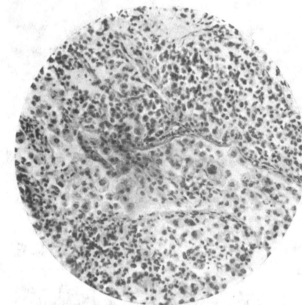

Abb. 228. Metastatische Geschwulst in einer Mesenterial-lymphdrüse bei Endothelioma peritonei. Quer durch das Gesichtsfeld läuft ein Lymphsinus mit vielen, zum Teil großen Geschwulstzellen mit großen dunklen Kernen. Auch oben und unten ist das Gewebe von Geschwulstzellen verschiedener Größe durchsetzt.

Wir können die Endotheliome in zwei Gruppen ordnen: 1. Geschwülste, die aus soliden Endothelbündeln und -nestern, 2. Geschwülste, die aus hohlen, bluthaltigen Zellsträngen bestehen (Hämangioendotheliomen).

Die soliden Endotheliome werden auch wohl „Endothelkrebs" genannt, was keine Empfehlung verdient (S. 532). Sie treten in serösen Häuten (Hirnhäuten, Pleura, Bauchfell) auf. Die normalen Histologen nennen die Schicht platter Zellen, welche die serösen Körperhöhlen auskleiden, Epithel (abstammend vom Zölumepithel). Wir nennen sie Endothel und die durch Wucherung dieser Zellen entstehenden Geschwülste Endo- oder Mesotheliome. Das Mesothel ist eigentlich die Epi- oder Endothelschicht mesodermalen Ursprungs, welche das Zölom auskleidet. Das wuchernde Endothel dringt in Form von Strängen und Bündeln in die seröse Haut, in Gewebespalten und Lymphgefäße, ähnlich wie Krebs. Es kann so in das von der serösen Haut umgebene Organ eindringen, so z. B. von der Pleura in die Lunge, vom Bauchfell in die Leber. Es zeigt aber flächenhafte Ausbreitung in die seröse Haut selbst. Zellige und fibrinöse Entzündung (mit Organisation) pflegen außerdem zur Verdickung der serösen Haut beizutragen. Die Pleura, die Leberkapsel kann bedeutend dicker werden. Bei Bauchfellendotheliom kann Verdickung der Leberkapsel eintreten, so daß dieses Organ der „Zuckergußleber" (CURSCHMANN) ähnlich aussieht. Ich fand folgendes bei der Autopsie einer 52jährigen Frau mit diffusem Endothelioma peritonei. Die atrophische Leber wird durch eine an Zuckerguß erinnernde dicke Kapsel umgeben. Fast überall sind die serösen Flächen der Eingeweide miteinander verwachsen. Endothelioma führt nämlich leicht durch fibrinöse Entzündung zu Verklebung mit nachfolgender Verwachsung der serösen Flächen. An einzelnen Stellen fanden sich abgekapselte mit seröser Flüssigkeit gefüllte Höhlen zwischen Darmschlingen. Abb. 228 zeigt erweiterte Lymphräume mit gewucherten großen Endothelzellen. Auch in paraaortalen retroperitonealen Lymphdrüsen war (wohl metastatisches) Endotheliom

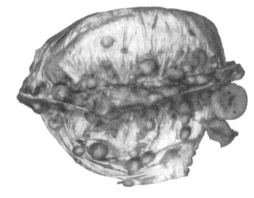

Abb. 229. Multiple Endotheliome der Dura mater (nach REDLICH, in LEWANDOWSKY, Neurologie II).

nachweisbar. Ein ähnlicher Fall ist meines Wissens noch nicht beschrieben.

Das Pleuraendotheliom vermag durch die Lymphgefäße des Zwerchfells hin in die Bauchhöhle einzudringen. Es gewinnt aber nie oder nur als hohe Ausnahme größeren Umfang. Die begleitende Entzündung (Pleuritis exsudativa) ist meist klinisch am wichtigsten. Vielleicht leitet sie das Endotheliom mitunter ein.

Als Endotheliom der Hirnhäute, besonders der Dura, sind verschiedenartige Geschwülste bezeichnet: Zunächst Geschwülste, die Endotheliome zu sein scheinen, indem die durch Wucherung entstandenen Zellstränge an die Endotheliome der Pleura erinnern und mit dem Duraendothel zusammenhängen. Sodann mehr oder weniger aus konzentrischen Schichten platter oder spindelförmiger Zellen aufgebaute kugelige Geschwülste (S. 550), die sich zur Zeit nicht sicher gegen gewisse Sarkome abgrenzen lassen. Es kann eine

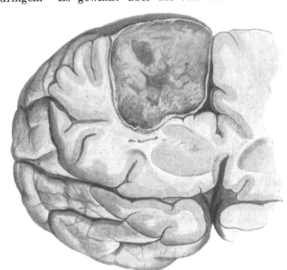

Abb. 230. Endotheliom, von der Pia ausgehend (nach LEWANDOWSKY).

größere Geschwulst aufgebaut werden aus mehreren kleineren Knötchen, die durch gefäßhaltiges Bindegewebe zusammengehalten werden. Schließlich Geschwülste, die aus wahrscheinlich epithelialen Strängen aufgebaut werden. Und zwar sind diese Epithelzellen als von einem Choristom oder Hamartom abstammend zu betrachten, einem Choristom, das während des Schlusses des Medullarrohres durch

Verlagerung von Epidermiskeimen (Epiblast oder Ektoderm) entstand. Das Vorkommen solcher Choristome in den Hirnhäuten und gar in der oberflächlichen Gehirnschicht ist keineswegs unwahrscheinlich. Wir müssen es annehmen zur Erklärung des dort vorkommenden Cholesteatoms (s. später), wenn wir nämlich die Schuppen als verhorntes Epithel betrachten. Ohne Verhornung wäre ein endotheliales Cholesteatom nicht ohne weiteres abzulehnen.

Die Geschwülste der Hirnhäute können verschieden groß werden. Man hat Dimensionen von 6 bis 10 cm beobachtet, was das Auftreten von Erscheinungen erhöhten Hirndruckes begreiflich macht. Sie wachsen gewöhnlich expansiv.

Als Alveolarendotheliome, z. B. der Haut, werden zum Teil epitheliale Mißbildungen bzw. Geschwülste, zum Teil Alveolarsarkome, zum Teil Peritheliome (Endothelioma perivasculare) bezeichnet. Letztere sind Geschwülste, die durch Wucherung des Perithels zu entstehen scheinen, d. h. des Endothels der perivaskulären Lymphkapillaren. Ein solches Peritheliom besteht aus mehr oder weniger

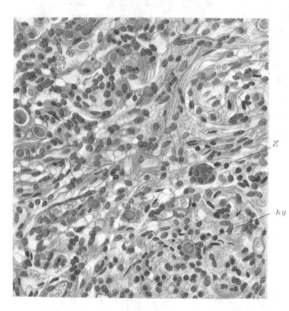

kubischen, zylindrischen oder vieleckigen Zellen, die bündelförmig um Blutkapillaren angeordnet und durch sehr wenig faseriges Bindegewebe von der Endothelwand dieser Gefäßchen getrennt sind. Manchmal steht die längste Dimension der Geschwulstzelle senkrecht auf dem Blutgefäß. Es kann ein alveolarer Bau in einer solchen Geschwulst erkennbar sein, indem Räume zwischen den Blutgefäßchen durch Geschwulstgewebe ausgefüllt werden. Eine Abgrenzung gegen das Alveolarsarkom ist nur möglich durch das Kennzeichen, das bei letzterem das Endothel der Blutkapillaren unmittelbar auf das Geschwulstgewebe geklebt ist. Die Deutung der soeben beschriebenen· Geschwulst als Peritheliom ist nun aber keineswegs über allen Zweifel erhaben. Es ist nämlich einerseits Geschwulstbildung durch Wucherung von „Perithel"

Abb. 231. Endotheliom mit hyalinen (kolloiden) Kugeln (*hy*) und Zellhaufen (*Z*) (nach REDLICH).

nicht histogenetisch nachgewiesen oder wahrscheinlich gemacht, andererseits die epitheliale Natur der „Peritheliom"zellen nicht ausgeschlossen. Welchen Ursprunges wären diese Epithelzellen denn? Das hängt vom Sitz der Geschwulst ab. Die Geschwulst ist schließlich auch möglicherweise ein perivaskuläres Sarkom, wie einige Forscher (BORST, RIBBERT, HART) es auffassen.

Ob Endotheliomzellen je, wie Bindegewebszellen, Fasern bilden, die sich auch färberisch wie Bindegewebsfasern verhalten und somit diagnostische Bedeutung hätten, ist nicht festgestellt. Es muß von vornherein als möglich betrachtet werden: Endothelzellen haben ja die gleiche Abstammung wie Bindegewebe vom Mesoblast. Und die Endothelzellen der Leberkapillaren bilden doch — z. B. bei gewissen Entzündungen — faseriges Bindegewebe (SIEGENBEEK VAN HEUKELOM).

Man hat in der Haut usw. ein Lymphangiendotheliom beschrieben. Das sind aber, wenigstens zum Teil, „basale" epitheliale Geschwülste, die höchstwahrscheinlich entweder aus Oberhautepithel oder aus embryonal abgesonderten Epithelzellnestern — wie wir sie z. B. in Nävis antreffen — hervorwachsen. Unbestreitbare Lymphangiendotheliome hat man bis jetzt nicht nachgewiesen, wenn

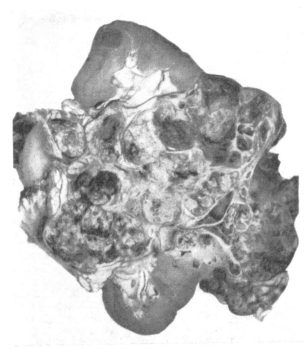

Abb. 232. Sog. Hypernephrom, das die Niere quer durchwuchert hat. Die Geschwulst besteht aus helleren (gelblichen) und dunkleren (blutreichen) Abschnitten.

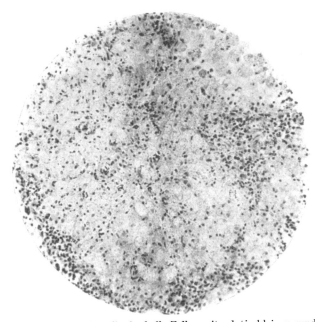

Abb. 233. Endotheliom der Milz. Große, helle Zellen mit relativ kleinen rundlichen Kernen haben das Milzgewebe zum Teil verdrängt. Die diffuse Verbreitung schließt die blastomartige Natur nicht aus.

man nämlich die oben besprochenen Geschwülste der serösen Häute nicht als solche bezeichnen will.

Hohle Endotheliome oder **Hämangiendotheliome** kommen an verschiedenen Stellen des Körpers vor: in der Niere, welche Geschwulst von mehreren Forschern als GRAWITZsches Nebennierenadenom (aus einem versprengten Nebennierenkeim entstanden) betrachtet wird und einer solchen Geschwulst jedenfalls sehr ähnlich sein kann; eben eine solche Geschwulst aber sah ich auch an der Elle, welche sie örtlich ganz zerstört hatte, also in recht großer Ferne von Niere und Nebenniere. Diese Geschwülste haben einen lappigen Bau und eine wechselnde Farbe: zum Teil kann diese gelblich sein wie die Farbe der Nebennierenrinde, zum Teil rötlichgrau, rotbraun und gräulich. Die Geschwulst besteht (mikroskopisch) aus soliden Abschnitten und aus **bluthaltigen** Röhren, deren Wand aus hohen, zylindrischen, scharf abgegrenzten Zellen besteht. Der Zelleib sieht oft hell glasig (durch Glykogen) aus, der Zellkern liegt manchmal nicht im basalen Teil der Zelle, sondern in ihrer Spitze, an der Röhrenlichtung. Ein bindegewebiges Gerüst ist im allgemeinen nur spärlich, stellenweise reichlicher vorhanden. Sind das nun Epithelzellen? Wie käme dann aber das Blut in jene Epithelröhren? Blutaustritte aus den Gefäßen in Röhren außerhalb der Gefäße sind es nicht. Die Annahme drängt sich auf, daß es nicht Epithel, sondern atypisches Endothel, die Geschwulst somit ein Hämangiendotheliom ist; nicht ein Angiom, weil nicht überall das Endothel Röhren bildet bzw. auskleidet, sondern auch solide Zellnester, wie sich aus Serienschnitten nachweisen läßt. Die Knochengeschwulst (s. oben) pulsierte sogar, so daß die klinische Diagnose Sarcoma ulnae teleangiectaticum lautete. Mit allem dem ist durchaus nicht das Vorkommen eines Nierenadenoms, das aus einem Nebennierenkeim gewachsen ist, ausgeschlossen. Auch ich habe Geschwülste gesehen, die einer solchen Deutung fähig waren. Andere rechnen auch solide und papilläre Adenokarzinome der Niere usw. zu den GRAWITZschen Geschwülsten (vgl. Adenom).

Die sog. idiopathische, familiäre **Megalosplenie** oder **Splenomegalie** (GAUCHER) beruht auf einer Hyperplasie oder Endotheliom des Pulpaendothels, wenigstens in einigen Fällen; aber auch in anderen lymphatischen Organen kommen diese Zellen vor. RIESEL und MARCHAND haben bei Megalosplenie Wucherung von Retikulumzellen mit Aufnahme eines unbekannten Stoffes angenommen (s. auch Milz). Vgl. Abb. 233.

Geschwülste oder geschwulstartige Anhäufung von Blutzellen und verwandten Zellen.

Die hier in Betracht kommenden Gebilde treten in blutbereitenden Geweben auf. Zum Teil sind es Geschwülste, wie das kleinrundzellige Sarkom und das Lymphosarkom (Lymphoblastom), zum Teil Anhäufungen von Zellen, von denen sich noch nicht sicher die Natur und Entstehung an Ort und Stelle angeben lassen. Nicht jede Anhäufung von Zellen ist ja eine Geschwulst: nur Zellen, die sich an einer bestimmten Stelle, primär oder metastatisch, immer weiter teilen und ein zusammenhängendes Gewebe aufbauen, kommen als Geschwulstzellen in Betracht. Das Sarkom, das aus kleinen runden Zellen aufgebaut wird, die sich an Ort und Stellen teilen — wie die karyokinetischen Figuren bezeugen — und ein zusammenhängendes Gewebe mit eigenen Blutkapillaren bilden, ist eine Geschwulst. Die kleinen rundlichen Zellen sind allerdings kleinen Lymphozyten sehr ähnlich, wenn auch meist größer. Es gibt noch andere ähnliche Zellen wie die Gliazellen und Neuroblasten, die auch Geschwülste aufbauen (s. früher). Ein solches Sarkom kann in einem blutbereitenden Gewebe entstehen, z. B. als Myelom (s. unten), ebenso wie an anderen Stellen des Körpers. Leider hat man auf diesem Gebiet zuviel verschiedene Namen eingeführt.

Als **Lymphosarkom** bezeichnen wir eine Geschwulst, die aus Zellen aufgebaut wird, die den mehr oder weniger polymorphen, rundlichen, oder mehr eckigen Zellen in den Keimzentren der Lymphfollikeln, die man als Lymphoblasten (unreife Lymphozyten) bezeichnen kann, sehr ähnlich sind. Nehmen wir an, daß sie von solchen Zellen abstammen, so dürfen wir die von ihnen gebildete Geschwulst, das Lymphosarkom, folglich auch als Lympho(zyto)blastom bezeichnen. Die lymphoblastähnlichen Zellen vermehren sich nämlich an Ort und Stelle, bilden ein Gewebe mit eigenen Kapillaren, deren Endothel unmittelbar an das Gewebe geklebt ist. Wir sollen eine solche oder eine andere Geschwulst überhaupt nicht als Lymphoma bezeichnen. Es erscheint angezeigt um Verwirrung zu verhüten, mit Lymphom nur eine vergrößerte Lymphdrüse anzudeuten, gleichgültig, was die Vergrößerung bewirkte, Entzündung, Geschwulstbildung usw., wie das bisher üblich war. Wir nennen es ein Lymphosarkom, weil es ein Blastom ist, das, wie es scheint, nur bestimmte Bestandteile lymphadenoiden Gewebes (Lymphoblasten) zum Mutterboden (Matrix) hat: sie wurde nur in Tonsillen oder in der Schleimhaut (des Magendarmkanals) mit Lymphfollikeln beobachtet. Das Kapillarendothel ist dem Blastomgewebe ohne Fäserchen aufgeklebt. Das Lymphosarkom der Rachenmandel kann einen großen Umfang erreichen und dadurch die Atmung und das Essen und Trinken bedeutend erschweren. Tracheotomie kann schließlich erforder-

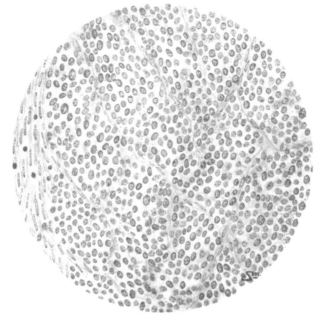

Abb. 234. Lymphoblastisches Sarkom der Leber. Atrophische Leberzellbalken als ganz dünne Stränge sichtbar.

lich werden. Metastasen werden von einigen Forschern angegeben; es ist aber fraglich, ob es sich um ein Lymphosarkom in unserem Sinne handelt. Manche bezeichnen nämlich andere Sarkome wegen ihres Sitzes in Lymphdrüsen als Lymphosarkome. Richtiger ist es, diese als Lymphdrüsensarkome anzudeuten, womit man nur den anatomischen Sitz, nicht die Natur des aufbauenden Gewebes — wie in Lymphosarkom, ebenso wie in Geschwulstnamen überhaupt — andeutet. Die übrigen Sarkome der Lymphdrüse können von ihrem Stützgewebe ausgehen, ebenso wie Muskel-, Lungensarkome usw. Sie weisen kein besonderes Gewebe auf.

Sehen wir fernerhin aber von sämtlichen soeben erwähnten Sarkomen ab, so bleibt eine Reihe geschwulstartiger Zellanhäufungen übrig, von denen die Frage zur Zeit nicht sicher zu beantworten ist, ob sie zusammenhängende Gewebe, die durch fortgesetzte Zellteilung an Ort und Stelle entstehen oder Anhäufungen (Infiltrate) von Zellen darstellen, die einer bestimmten Stelle zugeführt werden, während sie irgendwo sonst, in der Nähe oder in der Ferne entstehen. Vereinzelte Zell- und

Kernteilungen an Ort und Stelle schließen selbstverständlich letztere Möglichkeit nicht aus. Ein geweblicher Zusammenhang läßt sich nicht sicher nachweisen, er ist aber auch nicht selten für metastatischen Krebs schwer nachweisbar, dessen Zellen ebenfalls locker (gelockert ?) nebeneinander liegen können. Werden die Zellen an anderer Stelle, in einem blutbereitenden Gewebe gebildet, so erhebt sich die Frage, ob dies nicht eine geschwulstartige Neubildung besonderer Form ist. Zu den hier gemeinten Zellanhäufungen gehören das Lymphozytom (Lymphadenom), das Chlorom, das Plasmozytom, das Myeloblastom und das Myelozytom. Wir haben hier mit Zell- und Gewebsbildungen zu tun, welche mehr oder weniger der Leukämie verwandt zu sein scheinen (s. dort).

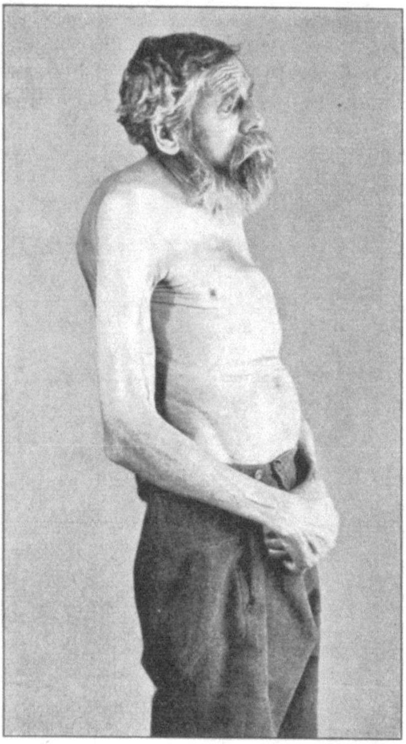

Man nennt eine geschwulstartige Anhäufung von Lymphozyten Lymphozytom, und wenn wir eine Neubildung lymphadenoiden Gewebes annehmen, reden wir von Lymphadenom, das Borst als lymphoplastisches Sarkom, Ghon und Roman als lymphadenoides Sarkom bezeichnen. Allerdings ist der Nachweis einer Neubildung retikularen Bindegewebes — in dessen Maschen sich Lymphozyten finden — nicht leicht einwandfrei zu erbringen, weil Lymphozyten, die schon vorhandenes sonstiges Bindegewebe infiltrieren, unter bestimmten Umständen dieses Bindegewebe in retikulare Form auseinander drängen. Ob es ein Lymphadenom gibt, ist nicht sicher. Verwechslung mit klein-rundzelligem Sarkom ist nicht ausgeschlossen. Die als Lymphozytome bezeichneten Zellanhäufungen (Blastome?) stehen in noch nicht scharf festgestellter Beziehung zur Pseudoleukämie. Vielleicht sind es besondere Fälle oder frühere Stufen von Pseudoleukämie oder Leukämie (s. dort). Die von Kundrat und Paltauf beschriebene „Lymphosarkomatose" (atypische Wucherung lymphatischen Gewebes, die lymphogen weitergreift) stellt vielleicht ein Lymphadenom oder Lymphozytom dar.

Das Chlorom scheint in einer ebenfalls noch näher zu ermittelnden Beziehung

Abb. 235. Wirbelsäule, Brustbein und Rippen durch multiples Myelom verunstaltet (nach F. Lommel, in Mohr und Staehelin, Hdb. d. inn. Med. Bd. IV).

zur Leukämie zu stehen. Es treten grünlich (durch Lipochrom oder einen unbekannten Farbstoff) gefärbte Knoten, besonders subperiostal auf. Die aufbauenden Zellen sind Lymphozyten bzw. Myeloblasten mehr oder weniger ähnlich (s. Leukämie). Ribbert sah auch Chlorom der Brustdrüse. Auch normales Knochenmark gibt mit Schwefelammonium oder H_2S eine grüne Färbung (Brahn).

Das Plasmozytom ist bisher nicht sicher von einem entzündlichen Plasmazelleninfiltrat bzw. einer nicht-entzündlichen Anhäufung zu unterscheiden. Der große Umfang einer Anhäufung kennzeichnet diese noch nicht als Geschwulst. Wir kennen auch multiple Plasmozytome im Knochen, als „Myelom" auftretend.

Schließlich hat man nämlich eine Gruppe von Geschwülsten als „Myelome" (Kahlersche Krankheit) bezeichnet, ein anatomischer, nicht histologischer Sammelname nach ihrem Sitz im Knochenmark für kleinrundzelliges Sarkom, Myeloblastom, Myelozytom und Plasmozytom, vielleicht auch noch Lymphozytom. Diese graurötlichen, weichen Markgeschwülste können das Mark und sogar den Knochen, den sie blasig auftreiben ohne aber in das umliegende Gewebe einzudringen, wie andere zentrale Markgeschwülste, zerstören (S. 545), so daß Spontanfrakturen der Rippen, Verunstaltungen der Wirbelsäule und des Brustkorbs eintreten; heftige Knochenschmerzen und Anämie gehören auch zu den Erscheinungen. Sie können also aus verschiedenen Zellen bzw. Geweben bestehen. Es gibt aber typische Fälle von multiplem Myelom mit Albumosurie (Bence Jones), vielfachen knotenförmigen Auftreibungen von Rippen, Usur von Wirbeln, Verunstaltungen des Brustkastens, „Spontanfrakturen" usw. Anämie tritt dabei auf. Die Geschwulst kann in solchen Fällen angeblich aus myeloblast- oder myelozytähnlichen Zellen aufgebaut sein (Myeloblastom bzw. Myelozytom), ein kleinrundzelliges Sarkom kann es aber auch sein, wie ich in einem Fall von Hymans v. d. Bergh sah. Zwischen den Zellen eines Myeloblastoms bzw. Myelozytoms hat man mehr oder weniger Erythroblasten nachgewiesen. Ja, diese können so in den Vordergrund treten, daß man von Erythroblastom redet. Megakaryozyten finden sich außerdem manchmal. Ob es Geschwülste sind?! Infektiöser Ursprung oder nicht-geschwulstartige Hyperplasie ist nicht ausgeschlossen. Man hat allerdings ein Erythroblastom in der Leber als Hamartom beschrieben. Wir wiederholen übrigens, daß das „systematische" Auftreten Geschwulstbildung ebensowenig wie einen infektiösen oder giftigen Ursprung ausschließt (vgl. multiples Neurofibrom, Leukämie usw.).

Das „maligne Lymphom" ist keine Geschwulst (s. dort).

Fibroepithel- und Epithelgeschwülste außer Krebs.

Eine Geschwulst, die aus wachsendem Epithel und wachsendem Bindegewebe aufgebaut wird, nennen wir eine fibroepitheliale Geschwulst. Epithelgeschwülste entstehen durch Wucherung von Epithel allein, wenn auch mitunter das Bindegewebe z. B. entzündlich sich vermehrt. Letzteres verwischt die Grenze zwischen Epithel- und Fibroepithelgeschwülsten einigermaßen. Zu ersteren gehören Adenome, manche Zystome, zu letzteren die Papillome (Warzen), Fibroadenome und einige Mischgeschwülste. Sämtliche Geschwülste heißen im allgemeinen gutartig. Es wächst aber manchmal Krebs aus einer zunächst gutartig scheinenden Epithel- bzw. Fibroepithelgeschwulst hervor, ohne daß wir anzugeben vermögen, ob die Eigenschaften der Epithelzellen vom Hause aus „bösartig" waren oder ob sie es erst allmählich wurden; im ersteren Fall wäre noch ein die Bösartigkeit bewirkender Faktor, im letzteren ein „Reiz" nachzuweisen.

a) Geschwülste aus Bindegewebe und Deckepithel.

Das Papillom, die Warze, ist eine baumförmig gebaute, mitunter zottige Geschwulst. Die Bezeichnung ist eine anatomische nach der äußeren Form, keine histologische, und daher unrichtig, aber fest eingebürgert. Es ist — sofern es Hautwarzen betrifft — als ob gefäßhaltige Papillen der Lederhaut, indem sie sich vergrößern und sich baumförmig verzweigen, eine Geschwulst bilden. Die Epitheldecke wächst dabei mitunter sogar stärker als die Papillen und man bekommt den Eindruck, als ob das reichliche Epithel die bindegewebigen Papillen ausgezogen hätte; oder es überwiegt im Gegenteil das Bindegewebe, und wir sehen eine nicht ungewöhnlich dicke Epitheldecke, welche den Eindruck macht, nur von den Papillen mitgenommen zu sein, ohne selbst zu wachsen. Je nachdem hat man unterschieden Warzen, die durch Epithel-, solche die durch Bindegewebswucherung, und Warzen, die durch beides entstanden. Die Entscheidung ist manchmal schwer und willkürlich getroffen. Jedenfalls ist aber das Verhältnis vom Epithel zum Bindegewebe (mit den ernährenden Blutgefäßchen) wichtig.

Überwiegt das Bindegewebe in einer Hautwarze, so ist sie weich (P. molle), überwiegt das verhornende Epithel, so wird sie hart (P. durum), und zwar um so härter, je nachdem die Hornmasse überwiegt. Andere Geschwülste, die aus nichtverhornendem Epithel und Bindegewebe bestehen, werden eben um so härter, je mehr die Menge faserreichen Bindegewebes überwiegt, wie z. B. szirrhöse Krebse. Denken wir nur an die Härte von Sehnengewebe. Verhornendes

Hautepithel ist aber noch härter. Es kann sogar ein Hauthorn, Cornu cutaneum (Abb. 69), durch Anhäufung reichlicher Mengen verhornten Epithels beim Menschen entstehen. Im basalen Teil findet sich ein baumförmig verzweigtes Bindegewebegerüst mit Blutgefäßchen, das gleichsam in das Horn ausstrahlt. An feuchten Oberflächen wird verhorntes Epithel gewöhnlich mazeriert und entfernt. Daraus versteht sich, daß Warzen an schweißenden Hautstellen weich, an trocknen hart sind. Bei Ichthyosis (S. 314) kommen harte Warzen vor.

Wie und wodurch entstehen Warzen?

Wir müssen zunächst zwei Gruppen unterscheiden, die beide, auch histogenetisch, weiterer Forschung bedürfen: 1. Warzen, die angeborene Nävi (Muttermäler) sind oder aus solchen hervorwachsen, und 2. entzündliche, meist (oder immer?) infektiöse Papillome, also keine Geschwülste.

Das Muttermal ist eine Mißbildung der Haut. Je nachdem es platt und glatt oder haarreich ist, unterscheidet man einen Naevus spilus und N. pilosus. Ferner kennen wir ein pigmentreiches (N. pigmentosus), ein gefäßreiches (N. vasculosus bzw. lymphaticus), ein zellreiches (N. cellulosus) und ein warzartiges (N. papillomatosus s. verrucosus) Muttermal. Beim zellreichen Nävus finden sich in der Lederhaut Gruppen von Zellen, von denen einige oder viele pigmentiert und den Chromatophoren ähnlich sein können. Meist scheinen sie nicht mit der Oberhaut zusammenzuhängen, ein Zusammenhang wurde aber dann und wann (z. B. von J. H. ZAAYER)

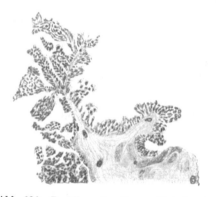

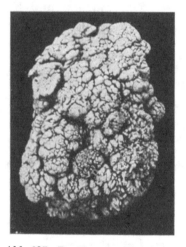

Abb. 236. Papillom der Darmschleimhaut.   Abb. 237. Papillom der Harnblase.

nachgewiesen. Wir finden ihn oft nach fleißigem Suchen. Wir müssen diese Nävuszellen als verirrte Zellen der Keimschicht (Rete MALPIGHII) der Oberhaut oder als Zellen gemeinsamer Abstammung betrachten. Sie können der Mutterboden eines Pigmentkrebses werden, weil sie Pigment bilden (Abb. 96). Es hängen allerdings auch Bindegewebszellen der Lederhaut mit den basalen Zellen der Oberhaut durch Fäserchen zusammen (Abb. 153).

Bemerkenswert ist, daß ein Nävus manchmal bei einem Kind in einer scheinbar normalen Haut entsteht und sich allmählich bis zu einem gewissen Umfang vergrößert. Sehr wahrscheinlich handelt es sich dabei um die Vergrößerung einer winzigen, vielleicht nur mikroskopisch sichtbaren Fehlbildung, ebenso wie in anderen Fällen, wo schon bei der Geburt ein ganz winziger bräunlicher Flecken erkannt wurde, der sich dann allmählich vergrößerte. Solange ein solches Wachstum in der Jugend noch nicht ein selbständiges ist, liegt noch keine Geschwulstbildung vor. Auch dann nicht, wenn nacheinander mehrere Flecken emporwachsen; dabei braucht ebensowenig Metastase zu bestehen wie bei der Neurofibromatose, sondern es kann sich einfach um mehrfache (angeborene) Fehlbildungen handeln, die zur Entwicklung gelangen. Schwer kann die Entscheidung werden, wenn Nävi oder nävus-ähnliche Gebilde nach vollendetem Körperwachstum sich vergrößern. Man sei dann besonders vorsichtig und unterschätze die Gefahr einer Melanombildung nicht! Die entzündlichen Hautwarzen sind manchmal infektiös. Die gewöhnlichen Warzen der Hand haben sich, wenigstens dann und wann, als ansteckend erwiesen, indem z. B. das Blut derselben an anderen Stellen Warzenbildung veranlaßt (O. Lanz u. a.). Ob sie aber alle infektiösen Ursprunges sind, ist noch nicht genügend untersucht. Ferner sind auch die Condylomata acuminata ansteckend. Das sind aus spitzen Zweigen aufgebaute, meist an den Geschlechtsteilen auftretende, „spezifische" entzündliche Warzen, die man früher als gonorrhoischen Ursprunges betrachtet hat. Wahrscheinlich werden sie aber durch ein anderes Virus als durch den Gonokokkus hervorgerufen, obwohl sie manchmal neben Gonorrhöe auftreten. Diese spitzen Warzen können einen großen Umfang erreichen. Die Condylomata lata sind ebenfalls entzündliche, aber niedrige Papillome syphilitischen Ursprunges (S. 237). Schließlich kennen wir auch tuberkulöse Papillome, und zwar nicht nur der Haut (Lupus verrucosus s. papillaris), sondern auch gewisser Schleimhäute, besonders der oberen Luftwege: so können in der Umgebung eines tuberkulösen Geschwürs der Kehlkopfschleimhaut entzündliche Papillome aufwachsen, die laryngoskopisch entdeckt werden, während das tuberkulöse Geschwür sich dem Nachweis entzieht.

Man hat auch den Klavus (Hühnerauge) wohl als Papillom angedeutet, aber mit Unrecht. Es ist eine durch mechanische Reizung hervorgerufene örtlich umschriebene Verdickung der Oberhaut, ebenso wie Kallus der Handfläche. Der mehr oder weniger entzündete Papillarkörper der Lederhaut pflegt dabei sogar infolge des Druckes zu atrophieren.

Die einzelnen mit Epithel bekleideten papilliformen Bindegewebszweige können ohne Zusammenhang miteinander weiterwachsen, oder das bedeckende Epithel kann gleichsam einen gemeinsamen Mantel bilden mit Einsenkungen an der Oberfläche. Im ersteren Fall sieht die Geschwulst zottig oder blumenkohlartig aus (Abb. 237). Aber auch wo die einzelnen Fibroepithelzweige bis an der Oberfläche zusammenhängen, wie miteinander verwachsen sind, kann die Oberfläche blumenkohlartig aussehen. Diese Papillome sind epithelreich und immer als besonders verdächtig auf Krebs zu betrachten. Sie kommen z. B. im Kehlkopf vor, wo sie große diagnostische Schwierigkeiten bereiten können. Histologisch finden wir in solchen Fällen manchmal Unregelmäßigkeiten (Atypie) der Form und Anordnung der Epithelzellen. Damit ist aber nicht gesagt, daß die andere Form des Papilloms jede Möglichkeit einer krebsigen Natur oder eines späteren krebsigen Wachstums ausschließt. Man sei im Gegenteil auch anderen Papillomen gegenüber auf seiner Hut, wenn diese nicht sicher rein entzündlichen Ursprunges sind. Aber auch die Papillome entzündlichen Ursprunges können als Krebs weiter wachsen. In der Harnblase kommt eine manchmal vielfache Zottengeschwulst vor, die als typisches Papillom mit über eine große Strecke nicht zusammenhängenden Fibroepithelzweigen aussieht. Das Epithel ist mehrschichtig, dem der Harnblase ähnlich. Die Geschwulst führt zu wiederholten, schließlich gar tödlichen Blasenblutungen, — im Bindegewebe finden sich weite Blutkapillaren — sie rezidiviert manchmal nach operativer Entfernung, kurz, sie verläuft nicht selten bösartig. In einer späteren Wachstumsstufe treffen wir bei mikroskopischer Untersuchung — ich sage nicht immer — atypisch in die Blasenwand hineinwuchernde Epithelzellstränge an wie bei Krebs. Mitunter haben diese eindringenden Epithelzellen eine papilliforme Anordnung um gefäßhaltige Bindegewebsstiele. Solche Blasenpapillome entstehen, wie es scheint, das eine Mal ohne, ein anderes Mal nach vorausgehender Entzündung, z. B. durch Bilharzia (S. 511). In der Schleimhaut des Nierenbeckens kann ausgedehntes Papillom mit immer fortschreitendem Wachstum auftreten, das ebenfalls krebsartig verläuft. Auch in der Mundschleimhaut können Papillome wachsen, die unmerklich in Krebs übergehen. Sie kommen selbständig oder bei anderen anatomischen Veränderungen, wie Psoriasis buccalis, vor. Auch im Darm (Abb. 236) und in den Plexus chorioidei treffen wir mitunter baumförmige Gewächse an.

An Stellen der Haut, welche einer Reibung und Zug ausgesetzt sind, wie denen des Halskragens, entstehen mitunter polypöse, gestielte, nicht baumförmig gestielte

Gebilde. Es sind keine Geschwülste. Sie entstehen mitunter im Verlauf einer geschwürigen Entzündung, wobei vielleicht Unebenheiten der Reibung und dem Zug einen besonderen Angriffspunkt bieten.

b) Geschwülste aus Bindegewebe und Drüsen.

Diese fibroepithelialen Geschwülste sind nicht baumförmig gebaut, obwohl papillomatöse Wucherungen hinzukommen können.

Zunächst seien die Fibroadenome des Magens und des Darms erwähnt. Diese sitzen gewöhnlich mit einem Stiel (polypös) selten breiter der Magen- bzw. Darmschleimhaut auf. Der Stiel kann ziemlich lang und dünn sein. Die Geschwulst selbst besteht aus feinfaserigem, gefäßhaltigem Bindegewebe mit einer geringeren oder größeren Zahl Drüsenschläuche. Diese Schläuche können ebenso regelmäßig wie die der normalen Magen- bzw. Darmschleimhaut aussehen (Abb. 255), das Zylinderepithel kann in Größe und Form übereinstimmen. Solche Polypen sind als gutartig zu betrachten. In anderen Fällen jedoch sehen wir außer normalen, ganz regelmäßigen Drüsenschläuchen solche mit mehrschichtigem Zylinderepithel. Außerdem unterscheiden sich die einzelnen Zellen von den normalen nicht nur durch Polymorphie, durch verschiedene Größe und Form des Zelleibs, sondern außerdem durch ihre größeren und dunkler gefärbten Kerne. Diese Polypen sind als verdächtig auf Krebs zu betrachten. Sind die atypischen Veränderungen ausgedehnt, so müssen wir die Geschwulst als Drüsenkrebs (Adenokarzinom) bezeichnen. Sie sind im Dickdarm nicht selten. Es dauert einige Zeit, bevor der Krebs durch den Stiel hin die Darmwand erreicht. Gewöhnlich haben Beschwerden der Darmverengerung bzw. Darmblutung schon zuvor den Patienten zum Chirurgen geführt. Nach Entfernung pflegen Rezidiv oder Metastasen nicht zu kommen.

In der Darm- und Nasenschleimhaut kommen Polypen vor mit Schleimdrüsen. Mitunter ist eine Schleimdrüse bzw. ihr Ausführungsgang durch angehäuften Schleim stark, blasenartig erweitert (Blasenpolyp). Das Bindegewebe der Nasenpolypen ist feinfaserig und mehr oder weniger schleimhaltig oder ödematös. Beiläufig sei hier bemerkt, daß nicht nur polypöse (Nasenrachen-)fibrome (S. 549), sondern auch polypöse Angiome, Myxome vorkommen. Mitunter hat der Nasenpolyp einen papillären Bau. Das Deckepithel eines Polypen kann sehr verdickt und atypisch, krebsartig sein. Nach MEULENGRACHT entstehen die Polypen bei Gastritis polyposa durch Wucherung der Grubendrüsen, während die Haupt- und Belegzellen atrophieren. Auch in der Gebärmutter kennen wir Polypen, die zum Teil als umschriebene „Hypertrophie" oder Hyperplasie aufgefaßt werden. Wir kennen Übergänge zu Adenokarzinom. Mehr oder weniger polypös ist mitunter auch das sog. Nabeladenom, das aus Drüsenschläuchen und Bindegewebe besteht. SIEGENBEEK VAN HEUKELOM stellte in einem Fall saure Reaktion des Sekretes fest, er suchte den Ursprung in der Anlage der Magenschleimhaut. Andere Forscher leiten die Drüsenschläuche von dem Duct. omphaloentericus ab. In polypösen Gewächsen treffen wir manchmal Entzündung an.

Die fibroepithelialen drüsigen Geschwülste werden auch als Fibroadenome bezeichnet. Ein Adenom ist nämlich eine beschränkte, aus Drüsenschläuchen oder -bläschen aufgebaute Geschwulst. Sie metastasiert nicht. Hier sei die S. 559 gemachte Bemerkung wiederholt, daß manchmal nicht sicher zu entscheiden ist, ob nur Drüsen oder nur Bindegewebe oder ob beides geschwulstartig gewuchert ist. Papilläre Auswüchse kommen dann und wann in den Drüsenschläuchen vor. Im allgemeinen heben sich die Fibroadenome mehr oder weniger deutlich vom Mutterboden ab, nicht nur makroskopisch durch ihre Farbe — wie z. B. die weißlichgrauen Fibroadenome der Niere, die gewöhnlich nicht mehr als einige Millimeter Durchschnitt haben — sondern auch durch den Typus und die relativ große Zahl der Drüsenschläuche. Manchmal ist das Fibroadenom sogar abgekapselt oder es hat wenigstens das anstoßende Bindegewebe zu einer Art Kapsel gedehnt und zusammengedrückt, aus der die Geschwulst auf der Schnittfläche sich emporwölbt. Dies sehen wir gewöhnlich am jüngeren Fibroadenoma mammae, das eine knollige grauweißliche, etwas durchscheinende Geschwulst darstellt. Mit

dem bloßen Auge kann man auf der Schnittfläche die spaltförmigen Drüsengänge
erkennen.

Das Fibroadenom der Brustdrüse ist oft multipel, und zwar nicht selten in
beiden Brustdrüsen. Es können mehrere stielartig verbundene Knollen eine Geschwulst bilden, die sich ziemlich leicht ausschälen läßt. Oft sieht das Bindegewebe
in der unmittelbaren Nähe der Drüsengänge (perikanalikulär) jung aus. Es ist
gewöhnlich myxomatös oder wenigstens ödematös, im letzteren Fall ist vielleicht
allerdings Schleim vorhanden, aber nicht nachweisbar (S. 549). Daß das Epithel
neugebildet ist, müssen wir annehmen, weil seine gesamte Oberfläche in der Geschwulst bedeutend vergrößert erscheint und keine Zeichen von Dehnung an den
Zellen nachweisbar sind. Die Zellen sind nämlich nicht breiter und niedriger auf dem
Durchschnitt als normale Drüsenzellen, somit müssen sie sich vermehrt haben.
Die Drüsenschläuche bestehen aus einer meist scharf begrenzten Tunica propria,

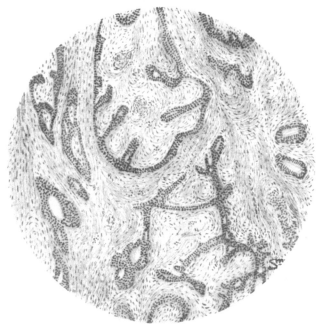

Abb. 238. Fibroadenoma intracanaliculare mammae, an anderen Stellen krebsig
ausgewachsen.

der ein- oder meist zweischichtiges Epithel aufsitzt, und zwar eine tiefere, mehr
platte, und eine innere kubische Epithelschicht. In den Drüsenschläuchen finden
wir oft einen homogenen, sich mit Eosin färbenden, kolloiden Stoff, den wir als vom
Epithel gebildet betrachten ohne Näheres angeben zu können. Das Fibrom macht
mitunter den Eindruck intrakanalikulär zu wachsen (Abb. 328).

Es können sich Drüsenräume erheblich, zystös erweitern: Cystadenoma
mammae. In diesen Räumen kann Bindegewebe blattartig einwachsen: Cystadenoma phyllodes, oder papilläre Gebilde: Cystadenoma papillare. Mitunter begegnen wir einem zystischen, mit blumenkohlartigen Gewächsen ausgefüllten Raum.

Bemerkung verdient, daß nicht selten aus einem Fibroadenom der Milchdrüse Krebs hervorwächst. Als Vorstufe sind wahrscheinlich atypische Epithel-
vermehrungen und solide Epithelstränge und -nester (die auch in Serien- und
Querschnitten solide und nicht einem schrägen Durchschnitt eines Wandteils zuzuschreiben sind) zu betrachten, die wir dann und wann im Fibroadenom antreffen.

Mitunter begegnen wir verhornendem mehrschichtigem Epithel, das mit Hinsicht auf die Abstammung der Milchdrüse vom Epiblast (Ektoderm), und zwar von der Haut, ebenso wie die Schweiß- und Talgdrüsen, nicht wundernehmen kann. Wir brauchen dann nur die Entstehung des Fibroadenoms aus einer Mißbildung anzunehmen. Selbstverständlich ist ein verhornender Hautkrebs in der unmittelbaren Nähe der Milchdrüse auszuschließen.

Mitunter treffen wir in der Milchdrüse einen faserreichen, harten, bindegewebigen Knoten an, der kein Adenofibrom ist, weil von vermehrten Drüsenschläuchen nichts erhellt. Es ist die Entscheidung schwer oder gar unmöglich, ob ein solcher Knoten als Fibrom oder als das Erzeugnis einer umschriebenen proliferativen, abgelaufenen Entzündung zu betrachten ist.

Mitunter ist die ganze Milchdrüse vergrößert, und finden wir ein Zuviel an Bindegewebe und an Drüsenschläuchen. Geschwulstbildung ist das nicht. Die Kliniker nennen es „Hypertrophie" der Milchdrüse. Die Bezeichnung Riesenwuchs wäre passender.

Mitunter findet sich ein scheinbar reines **Adenom** (s. oben) in der Milchdrüse, der Niere, der Nebenniere, der Schilddrüse, der Hypophyse, dem Hoden, dem Pankreas, der Prostata. Wir kennen außerdem ein Adenom der Leber bzw. der Gallengänge — in den Drüsenschläuchen kommt eine gallenähnliche Flüssigkeit vor — ein Adenom der Schweißdrüsen, der Talgdrüsen. Dann kommen in der Haut Epithelgeschwülste bzw. Mißbildungen vor, die aus „basalen" Epithelsträngen (s. unten) bestehen. Diese Epithelstränge können schlauchförmig sein, sich zu Hohlräumen erweitern (vgl. KROMPECHER). BROOKE hat ein solches Gebilde als Epithelioma adenoides cysticum, E. HOFFMANN als adenoides Nävoepithelioma (der Haut) bezeichnet. Wir nennen es eine Zylinder- oder Spindel-Epithelzellengeschwulst (s. Basalzellenkrebs, später).

In den meisten Adenomen unterscheidet sich das Epithel mehr oder weniger vom Epithel des Mutterbodens bzw. vom homologen Epithel, mitunter ist der Unterschied ein ähnlicher wie im adenokarzinomatösen Darmpolypen (s. später). Wir müssen dann auf eine krebsige Natur gefaßt sein, und zwar um so mehr, je atypischer das Epithel oder die Schläuche sind, auch dann, wenn das betreffende Adenom noch kein schrankenloses Wachstum zeigt und nicht metastasiert. In der Tat kommt Metastase eines solchen Adenoms vor. So z. B. hat man vom Adenom der Schilddrüse Metastasen (Strumae aberratae) in den Lungen, der Wirbelsäule und in Lymphdrüsen nachgewiesen; auch das Nebennierenadenom metastasiert mitunter in anderen Organen (Lunge, Leber usw.). Hiervon sind zu unterscheiden die wirklichen bzw. scheinbaren Hypernephrome der Niere. Erstere wachsen aus einem versprengten Nebennierenkeim in der Niere hervor, letztere sind Endotheliome (S. 556). Erstere nannte GRAWITZ „Strumae aberratae suprarenales"; sie sind oft abgekapselt, der Nebenniere sehr ähnlich und gutartig. In der Niere kommen ferner kleine weißlichgraue Fibroadenome oder richtiger Choristome, vor (s. oben). Außerdem kennen wir aber auch ein Adenom aus Nierenepithel. Es besteht aus Schläuchen und Räumen, in denen manchmal papilläre Wucherungen vorkommen. Die Schläuche und das Epithel dieser Adenome überhaupt unterscheiden sich in der Regel so stark vom normalen Nierengewebe, daß die Geschwulst schon mit dem bloßen Auge oder mit der Lupe im mikroskopischen Präparat abzugrenzen ist. Diese, meist papilliferen Nierenadenome können abgekapselt sein, sie können aber auch schrankenlos, krebsartig wachsen und einen bedeutenden Umfang erreichen. Über das Adenom der Hypophyse kommen wir bei der inneren Sekretion zu sprechen. Ob es nicht eher ein Riesenwachstum als ein Adenom ist, fordert weitere Forschung.

Schließlich noch eine Bemerkung über Prostataadenome. Diese sind zum Teil Fibroadenome und sowohl diese wie die reinen Adenome sind Geschwülste, ebenso wie die Myome und die Adenome der Vorsteherdrüse. Wir müssen aber gewisse Vergrößerungen dieser Drüse, welche als „Hypertrophie" zusammengefaßt werden, von der Geschwulstbildung trennen. Manchmal bekommen wir eine Vorsteherdrüse zur Untersuchung, in der sich zystische Erweiterung bis zu hohem Grade, Retentionszysten (s. weiter unten), außerdem manchmal Entzündung, aber nicht sicher Neubildung, also auch keine Geschwulstbildung nachweisen läßt.

Auch in diesen Fällen kann der sogenannte Lobus medius s. pathologicus am meisten vergrößert sein.

c) Zystome.

Wir müssen die Zyste vom Zystom unterscheiden. Beide sind abgeschlossene hohle Gebilde mit einem gewöhnlich flüssigen Inhalt. Die Zyste ist aber keine Geschwulst wie das Zystom, sondern höchstens eine Scheingeschwulst. Sie entsteht ja nicht durch Wachstum, sondern durch Anhäufung des Inhalts eines hohlen Gebildes, wodurch seine Wand gedehnt wird (Retentionszyste). Das Gebilde ist ein Drüsenschlauch (Mikrozyste), der Ausführungsgang einer Drüse oder die ganze Drüse (wie bei der Hydronephrose). Sein Inhalt ist das Se- bzw. Exkret dieser Drüse, das sich durch Sperre der Abfuhr anhäufte. Wir

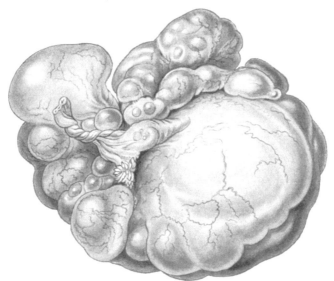

Abb. 239. Multilokuläres Zystadenom mit Stieldrehung. Cystoma pseudomucinosum
(nach Howard Kelly).

reden aber in noch anderen, ähnlichen Fällen von Zysten (vgl. d.). Das Zystom hingegen entsteht durch Wachstum der Wand, wenigstens des Epithels eines hohlen Gebildes: während die Epithelzellen der Zystenwand bei fortgehender Dehnung allmählich niedriger und platter werden, kann das Epithel der Zystenwand, eben weil es wächst, hoch zylindrisch bleiben, gleichgültig, welchen Umfang das Zystom erreicht. Wir sehen gewöhnlich in der Wand eines Ovarialzystoms hohe zylindrische Epithelzellen mit körnigem (kolloid bzw. muzinös entartendem, „sezernierendem") Zelleib. Zell- oder Kernteilungen treffen wir sehr selten an, was bei dem langsamen Wachstum nicht wundern kann. Allerdings kommt auch wohl Dehnung mit etwas Epithelabplattung durch Anhäufung des Inhalts des Ovarialzystoms vor.

Das Zystom pflegt aus einem hohlen epithelialen Gebilde ohne Ausführungsgang zu entstehen. Aber nicht in allen Organen mit solchen Gebilden treffen wir sie häufig an. So sind sie in der Schilddrüse und Hypophyse unbekannt. Wir kennen nur ein einziges Zystom, und zwar das des Ovariums bzw. Parovariums. Es ist eine mit Bauchfell überzogene Geschwulst verschiedener Größe, die bis 20, 30 und mehr kg flüssigen, mitunter „serösen" oder sulzigen, kolloiden Inhalt haben kann. Ihre Gestalt ist annähernd kugelig oder eiförmig, wenn es ein einfaches (unilokuläres) und knollig oder buckelig, wenn es ein mehrfaches (multilokuläres) Zystom ist. Letzteres besteht aus mehreren Zystomen verschiedener Größe, die miteinander zusammenhängen und eine größere bindegewebige Kapsel gemeinsam haben (Abb. 239). Es kann außerdem ein kleineres Zystom wieder mehrere kleinere beherbergen. Auf der äußeren peritonealen Oberfläche eines Zystoms sind mitunter blumenkohlartige, papilläre Auswüchse sichtbar (Abb. 240). Verwachsungen des Zystoms mit der Umgebung sind nicht selten. Durch Blutaustritt, z. B. infolge von Stieldrehung und Blutstauung (s. unten), kann der Inhalt rotoder gelbbräunlich oder gelblich verfärbt werden.

Mikroskopisch können wir am hohen zylindrischen Epithel mitunter Flimmerhaar nachweisen. Das Epithel ist oft regelmäßig geordnet, ziemlich gleich von Größe, der rundliche Kern in der Nähe der bindegewebigen Wand gelagert. Ein solches Zystom mit glatter Wand nennt man ein Cystoma simplex. Mitunter sind schlauchartige Einstülpungen des Epithels, wie Drüsenschläuche, sichtbar: Zyst-

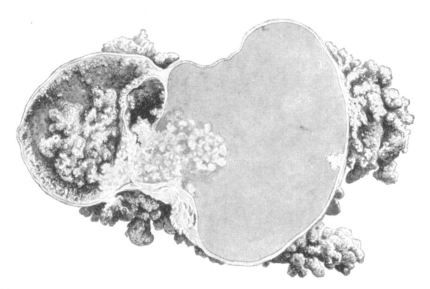

Abb. 240. Cystoma serosum papillare auf dem Durchschnitt (nach v. JASCHKE und PANKOW, Gynäkologie, 7. und 8. Aufl.). Papilläre Wucherungen auf Innen- und Außenfläche.

adenoma. Einige Forscher erachten die Entstehung eines neuen Zystoms aus solch einem Schlauch für möglich — es ist ebensowenig erwiesen wie zu leugnen; nur wäre die Abschnürung ohne weiteres unverständlich. In anderen Fällen erheben sich papilläre Wucherungen auf der Innenwand: Cyst(aden)oma papillare s. papilliferum. Diese Papillome stehen in üblem Ruf, indem man sie als einer „krebsigen Entartung" fähig betrachtet. In der Tat wachsen sie nicht selten durch die Wand hin und erscheinen auf der peritonealen Oberfläche (s. oben). Dann erfolgen oft Impfmetastasen über das Bauchfell, während eine krebsig gebaute Geschwulst entsteht. Es kann aber Krebs in einem Ovarialzystom auch ohne papilläre Wucherungen auswachsen: unregelmäßig gebaute, atypische Epithelzellstränge und -nester treten dann in der Wand des Zystoms, in ihrer Umgebung bzw. in den regionären, parailiakalen und paraaortalen Lymphdrüsen auf. Aszites pflegt solche krebsige Zystome zu begleiten. Und umgekehrt hat man schon seit langem der Aszites beim Ovarialzystom eine üble prognostische Bedeutung zugeschrieben. Wahrscheinlich handelt es sich um Anhäufung von serösem Exsudat infolge von Entzündung, die bei Krebs nicht zu fehlen pflegt. Wir denken hier auch an die seröse Pleuritis bei Endotheliom des Lungenfells (S. 553). Manchmal findet man Psammomkörper oder wenigstens Körnchen von kohlensaurem Kalzium mit einem organischen Gerüst in papillären Zystomen.

Die Zystome des Parovariums, richtiger Epoophorons, haben einen Inhalt, der gewöhnlich eiweiß- und pseudomuzinfrei ist, und einen ähnlichen Bau wie das Ovarialzystom. Übrigens sind in Zystomen Verfettung des Epithels, Blutung, Entzündung, Verwachsung mit der Umgebung durch Entzündung oder krebsige Wucherung, Verkalkung, Durchbruch möglich. Das Zystom kann in der Richtung des Hilus des Eierstockes, intraligamentär, oder frei in die Bauchhöhle, im letzteren Fall gestielt, weiterwachsen. Das gestielte Zystom kann um den Stiel gedreht

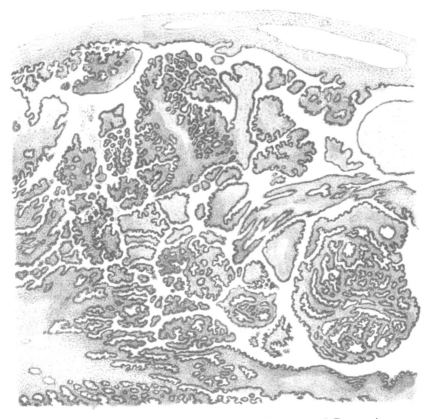

Abb. 241. Cystoma papillare (nach v. JASCHKE und PANKOW).

werden, was zu mehr oder weniger starker Blutstauung oder sogar zu Ischämie führen kann, je nach der Größe des Drehungswinkels.

Aus was entsteht das Zystom des Eierstocks? Man hat das Keimepithel, die PFLÜGERschen Schläuche, DE GRAAFsche Follikel, Reste der Urniere, Zellmißbildungen im Eierstock als mögliche Ausgangspunkte von Ovarialzystomen angedeutet (vgl. KAUFMANN, Lehrb. d. spez. path. Anatomie). Während ein unilokuläres Zystom aus einem wachsenden Follikel entstehen könnte, wäre es möglich, daß ein multiklokuläres Zystom durch Wachstum mehrerer benachbarter Follikel entstünde, wobei das zwischenliegende Eierstocksgewebe gedehnt und atrophisch wird, ja sogar zum Teil schwindet. Zilienbesatz hat man am Keimepithel, am Granulosaepithel nachgewiesen. Das Vorkommen von Flimmerepithel im Zystom schließt somit die Entstehung aus diesen Zellen nicht aus. RIBBERT deutet obige

Zystome als einseitig ausgebildete Teratome. Die nicht seltene Kombination von Zystom mit Teratom sei nicht als ein zufälliges Zusammentreffen zu betrachten. Als Pseudomyxoma peritonei hat man einen Austritt in die Bauchhöhle des Inhalts eines Zystoms nach traumatischer oder spontaner Zerreißung seiner Wand bezeichnet. Der kolloide Stoff wird dann durch die Darmbewegungen verteilt, bleibt in Nischen und Taschen liegen und erregt mechanisch oder (und) chemisch eine eigentümliche Bauchfellentzündung (WERTHS Fremdkörperperitonitis). Es kann immer von neuem Kolloid aus dem Riß in die Bauchhöhle treten und Entzündung erregen. Wohl zu unterscheiden ist Kolloidbildung durch metastatische Geschwülste eines Zystoms mit Gallertkrebs.

d) Anhang: Zysten und zystenartige Scheingeschwülste.

Wir haben S. 565 schon die Zyste definiert. Nicht nur durch Anhäufung von Sekret erweiterte Drüsenabschnitte bzw. deren Ausführungsgänge deutet man als Zysten an, sondern auch andere Gebilde: Urachuszysten nennt man die Hohlräume, die entstehen, wenn der Urachus stellenweise offenbleibt, einen beschränkten Hydromyelus bezeichnet man als Myelozyste, erweiterte Lymphräume als Lymphzysten. Es ist dabei manchmal fraglich, zunächst ob es abgeschlossene hohle Gebilde oder örtliche Erweiterungen von Lymphwegen, Lymphangiektasien, Lymphangiome u. dgl. sind. Sodann, wenn es abgeschlossene hohle Gebilde sind, ob sie pathogenetisch mit den Retentionszysten auf eine Linie zu setzen sind. Lymphzysten hat man in verschiedenen Organen und Geweben beschrieben, ohne obige zwei Fragen gebührend zu beantworten.

Man redet aber auch wohl von Zyste (Pseudozyste), wenn es eine Höhle ist, durch Erweichung von Gewebe entstanden, mit einer Art eigener Wand aus nicht erweichtem Gewebe, z. B. aus Bindegewebe in mehr oder weniger konzentrischen Schichten. Sogar die sich mit seröser Flüssigkeit füllende Höhle, durch ischämische Hirnerweichung entstanden, bezeichnet man wohl als Zyste. Der Inhalt solcher Zysten entspricht ihrer Entstehung: durch Erweichung gebildete Stoffe mit oder ohne Blut, später seröse Flüssigkeit. Blut kann sich übrigens auch dem Inhalt anderer Zysten beimengen. Zysten die durch Erweichung entstehen, nennt man Pseudozysten oder Zystoide, wie z. B. die Ölzyste (S. 524).

Als Beispiele von Retentionszysten nennen wir zunächst den Blasenpolypen der Nasenschleimhaut, des Gebärmutterhalses, ferner die Ranula („Fröschleingeschwulst"), wohl gebraucht als Sammelnamen für Retentionszysten am Boden der Mundhöhle oder unter der Zunge nahe dem Frenulum linguae. Die typische Ranula ist aber eine Retentionszyste der BLANDIN-NUHNschen Schleimdrüse in der Zungenspitze durch Verlegung eines großen Drüsengangs (VON RECKLINGHAUSEN). Durch Eindickung des Talgs im Ausführungsgang einer Talgdrüse häuft sich proximal Talg an. Durch seitlichen Druck läßt sich ein wurmähnlicher Pfropf, Comedo (Mitesser), mit einem äußeren durch Staub schwärzlichen Ende entfernen. Dieser steht der Retentionszyste nahe. Ebenso das Milium (Grutum, Hautgrieß), das besonders in der Haut der Wange, Augenlider, Schläfe, aber bei Säuglingen auch im Gaumengewölbe vorkommt. Es ist einem Gerstenkorn ähnlich, weißlichgelb, liegt unter dem Epithel und besteht aus mehr oder weniger verhornten Epithelzellen, angehäuft in einem oder mehreren Läppchen einer oberflächlichen Talgdrüse. Eine größere Retentionszyste, aus Haarbälgen bzw. Talgdrüsen bestehend, wird als Atherom oder Atheromzyste, auch als Follikelzyste (CHIARI), „Grützbeutel", oder mit Unrecht als „Balggeschwulst" bezeichnet. Ganz etwas anderes sind die Dermoid- und Epidermoidzysten (nicht zu verwechseln mit dem Teratom „Dermoid"!), die unrichtigerweise auch wohl als Atherom angedeutet werden. GARRÉ hat zuerst „traumatische Epithelzysten" an der Hand beschrieben. Sie entstehen, wie SCHWENINGER, E. KAUFMANN und RIBBERT in Tierversuchen ebenfalls nachwiesen, durch Verletzung der Haut, wobei lebende Oberhautzellen in der Lederhaut oder tiefer einheilen, während die Oberhaut darüber heilt. Diese Zellen wachsen fort, verhornen, und das gebildete Horn häuft sich in einer nicht vollständig mit Epithel ausgekleideten Höhle an. Diese steht mitunter mit der Hautoberfläche in Zusammenhang, wenn die Oberhaut nicht verheilt und ein Stückchen davon nur in die Lederhaut eingestülpt ist. Wir kennen außer diesen traumatischen auch angeborene Epidermoidzysten, die infolge von Mißbildung, in der Nähe von Kopfspalten, aus Gängen wie der Ductus thyreoglossus, oder aus Ausführungsgängen von Anhangsdrüsen des Ductus (M. B. Schmidt), aus Keimengängen (branchiogene Epithelzysten) entstehen. Die Dermoidzysten (nicht zu verwechseln mit den Teratomen, die man ebenfalls als Dermoidzysten bezeichnet) sind ebenfalls Mißbildungen zuzuschreiben. Ihre Wand besteht aus vollständiger Haut mit Haaren, Talg-, mitunter auch Schweißdrüsen, ihr Inhalt aus dem Sekret dieser Drüsen und abgestoßenen Epithelzellen. Sie können sich zu einem erheblichen Umfang vergrößern. Sie kommen am Kopf besonders in der Nähe von embryonalen Spalten, ferner aber auch im Mundboden und an anderen Stellen vor. Hier sei auch das Cholesteatom, die „Perlmuttergeschwulst", erwähnt. Das hohle zystenähnliche Gebilde besteht aus einer bindegewebigen Wand, die von Epidermis ausgekleidet ist, und einem Inhalt von reichlichen verhornten Epithelschuppen mit Cholesterin. Sie sind in mehr oder weniger blätterigen Schichten angeordnet,

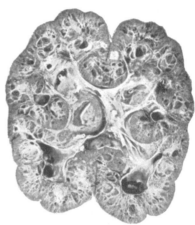

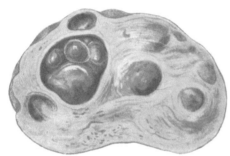

Abb. 242. Kleinzystische Degeneration des Ovariums auf dem Durchschnitt (nach v. Jaschke und Pankow).

Abb. 243. Angeborene Zystenniere eines Kindes.

perlmutterähnlich glänzend. Die Epithelzellen wachsen offenbar wie die einer normalen Oberhaut, indem die verhornten, abgeschuppten immer wieder durch neue ersetzt werden. Schon dadurch nimmt das Cholesteatom langsam an Umfang zu. Ein geschwulstartiges Wachstum ist bis jetzt nicht nachgewiesen. Das Cholesteatom kommt besonders in der Pia, und zwar an der Hirnbasis, aber auch an anderen Stellen, auch im Wirbelkanal vor. Wir müssen es aus verlagerten Oberhautkeimen entstehen lassen (Boström), obwohl Einzelheiten noch fehlen. Ferner trifft man nicht selten Cholesteatom der Paukenhöhlen und der anstoßenden Höhlen an. Durch allmählich zunehmende Anhäufung der Epidermisschuppen erweitert sich die Höhle allmählich, so daß sogar Durchbruch in die Schädelhöhle erfolgen kann. Ob hier Metaplasie der Schleimhaut oder Mißbildung vorliegt, läßt sich noch nicht entscheiden. Das Cholesteatom des Nierenbeckens und Harnleiters beruht vielleicht auf entzündlicher Metaplasie. Zu den Zystenbildungen rechnen wir auch den Hydrops follicularis des Eierstockes: Platzt ein reifer de Graafscher Follikel nicht, so kann sein seröser Inhalt allmählich zunehmen. Die Wand besteht aus der Theca folliculi mit einschichtigem zylindrischem Epithel ausgekleidet. Näheres ist nicht sicher festgestellt. Bei chronischer Oophoritis kann es ferner zum Untergang des Eies und des Epithels im de Graafschen Follikel kommen. Die epithellosen Follikel wandeln sich dann in stecknadelkopf- bis erbsengroße Bläschen mit wäßrigem Inhalt um („kleinzystische Degeneration" Hegars). Die Granulosazellen entarten fettig, werden abgehoben, das Ei kann aufgelöst werden (von Kahlden), bis die Follikel schließlich untergehen und durch Bindegewebe ersetzt werden. Rokitansky hat ferner schon epithellose „Corpus-luteum-Zysten" beschrieben.

Ferner seien die Zysten erwähnt, die in Adenomen auftreten können (Cystadenoma mammae z. B.), wobei nicht sicher anzugeben ist, ob es sich um Zystom mit hinzutretender Dehnung handelt oder um Adenom mit Retention des Sekretes und Dehnung, schließlich die angeborene Zystenleber, Zystenniere u. dgl., deren Entstehung noch nicht sichergestellt ist. Wahrscheinlich sind es Retentionszysten durch Atresie der Gallengänge mit Zystenbildung und nachträglichem Hydrops, bzw. Atresie oder Undurchgängigkeit durch proliferative Entzündung der Harnröhrchen oder Nierenpapillen. Die angeborenen Zystenorgane sind Mißbildungen. Eine Zystenniere kann einen sehr großen Umfang erreichen, indem sich die Zysten zu Hohlräumen von 10 mm Durchschnitt und mehr erweitern, welche einen kolloiden Inhalt haben. Auch kennen wir branchiogene Zysten, Zysten des Ductus thyreoglossus („mediane" Halszyste), Zysten des Pankreas (Zystenpankreas), alle dysontogenetische Erzeugnisse. Im Pankreas kommen übrigens auch Retentionszysten, Zystoide und Zystadenom vor. Mikrozyten kommen mitunter in Geschwülsten vor (vgl. PEYRON u. a.).

Wir finden mitunter in der Darmschleimhaut oder in der Submukosa erweiterte Abschnitte von Chylusgefäßchen bei chronischer Bauchfellentzündung z. B. (HARBITZ), die auf Durchschnitt eine Höhle zu sein scheinen. Man bezeichnet sie wohl als Chyluszystchen. Höhlen in einem Organ, die abgeschlossen und mit einer serösen Flüssigkeit gefüllt sind, bezeichnet man mitunter ohne genügenden Grund als Lymphzysten, Höhlen mit Blut, aber ohne Zusammenhang mit Blutgefäßchen als Blutzysten.

Sobald die Zyste sich vergrößert durch Wachstum ihrer Wandbestandteile, wird sie Zystom, früher Proliferationszyste genannt.

Der Krebs. (Carcinoma.)

Schon die Alten vor. GALEN nahmen Geschwülste an (Tumores humorales s. praeter naturam), die nicht wie die Tumores secundum naturam, z. B. die schwangere Gebärmutter, physiologische Erscheinungen, auch nicht wie die Kallusbildung nach Knochenbruch (Tumores supra naturam), als Wiederherstellung zu betrachten, sondern die Neubildungen sind, hervorgerufen durch die Humores. GALEN betrachtete den Krebs ($\varkappa\alpha\varrho\varkappa\acute{\iota}\nu\omega\mu\alpha$, von $\varkappa\alpha\varrho\varkappa\acute{\iota}\nuo\varsigma$, Krebs, cancer) als eine bösartige Geschwulst, die sich ausbreite wie Krebsfüße, inde nomen. GALEN kannte auch schon die Metastase, womit er ein Aufflackern der Krankheit an einem neuen Herde verstand. Die Krebsmilch, die man aus der Geschwulst (wie von der Schnittfläche) gewinnen konnte, kam dann hinzu. Weiter kam man aber nicht, bis VIRCHOW die Geschwülste in histoide und organoide einteilte und den Krebs als organoide Geschwulst bezeichnete. Nach ihm bestehen alle Krebse aus einem bindegewebigen Stroma, das in allseitig abgeschlossenen Hohlräumen, „Alveolen", das Parenchym, das aus Krebszellen besteht, enthält. Die Alveolen liegen in einem Organ oder tief unter der Haut. Der Bau der Krebszellen stimmt, nach VIRCHOW, mit dem der Epithelial- oder Epidermoidealzellen, insbesondere der Zellen des sog. Übergangsepithels überein. Er schrieb nämlich den Zellen des (verhornenden) „Kankroids" einen epidermoidalen Charakter zu und betonte ihre Verwandtschaft mit den Cholesteatomen. Die epitheloiden Krebszellen hängen aber, weil sie ja, nach VIRCHOW, in allseitig abgeschlossenen Alveolen liegen, nirgends mit Epithel zusammen. Sie entstehen durch „Heteroplasie" aus Bindegewebszellen. CARL KÖSTER nahm eine Abstammung der Krebszellen von den Endothelzellen der Lymphgefäße an. ROBERT REMAK, der die Lehre der drei Keimblätter aufstellte, bestritt die VIRCHOWsche Annahme, weil ja aus Bindegewebe, das aus dem mittleren Keimblatt entsteht, nie Epithel herauswachsen könne. Epithelzellen können nur aus Epithelzellen entstehen, was auch ROBIN und CORNIL betonten.

Die Untersuchungen von CARL THIERSCH (1861, 1865), ergänzt von WALDEYER und G. HAUSER, haben aber den epithelialen Ursprung der Krebszellen über allen Zweifel erhoben.

Zunächst wies THIERSCH für den Hautkrebs durch Serienschnitte nach, daß die Krebszellen nicht in allseitig abgeschlossenen Alveolen liegen, sondern daß die von ihnen gebildeten Zellnester Quer- und Schrägdurchschnitte von Epithelsträngen sind, die in verschiedenen Richtungen verlaufen und miteinander und mit der Oberhaut zusammenhängen. Damit war eine Grundlage für weitere Forschung geschaffen. WALDEYER (1867—72) bestätigte nicht nur diese Befunde für den Hautkrebs, sondern auch für den aus Drüsenepithel und sonstigem Zylinderepithel wachsenden Krebs. Er kam zu Schlußfolgerung: Krebs ist eine epitheliale Geschwulst, die nur aus Epithel entstehen kann. Dies gilt sowohl für den primären wie für den metastatischen Krebs. In epithelfreiem Gewebe kann somit kein Krebs entstehen.

Diesen Standpunkt nehmen wir auch jetzt uneingeschränkt ein. Allerdings gibt es französische und englische Autoren, die mit „Cancer" allerlei andere Geschwülste, wie Sarkome, Lymphozytome, ja nahezu alle bösartigen Geschwülste andeuten, was wenig empfehlenswert erscheint, weil Gefahr des Mißverständnisses daraus erwächst.

HAUSER hat die Befunde WALDEYERS für Drüsenkrebse des Magens und des Darms durch gesetzmäßige Serienschnitte und eine Art Rekonstruktion erweitert. Er wies außerdem zuerst Kern- und Zellteilungen im Drüsen- und Krebsepithel und damit die Entstehung des letzteren aus dem Drüsenepithel nach. Spätere Forscher haben die Richtigkeit dieser Befunde sichergestellt.

Der Krebs gehört somit zu den Epitheliomen (Epithelgeschwülsten). Er unterscheidet sich von den übrigen Epitheliomen durch starke Atypie der Epithelzellen und ihrer Anordnung und durch schrankenloses infiltrierendes Wachstum und Metastase, durch Bösartigkeit. Alle bösartigen Epitheliome sind umgekehrt Krebse.

Man ist dabei allerdings auf scheinbare Ausnahmen gestoßen. Nicht alle Krebse hängen nämlich mit normalem Epithel zusammen. So kennen wir Hautkrebse, die ganz von Bindegewebe umgeben sind und keinen Zusammenhang mit der Oberhaut oder ihren Drüsen zeigen. Sind solche primäre Krebse denn aus Bindegewebe oder Endothel gewachsen? Nein, in manchen Fällen ist ihre Abstammung von epithelialen Nävuszellen, in anderen von Kiemen-

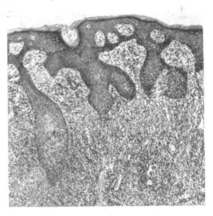

Abb. 244. Beginnender Lippenkrebs. Die gewucherten Epithelkegel durch Leukozyteninfiltrate abgegrenzt.

gangresten (branchiogenes Karzinom) oder sonstigen epithelialen Mißbildungen, Choristomen, nachgewiesen oder doch wahrscheinlich. So sah ich einen allseitig von Fettgewebe umgebenen verhornenden Krebs etwa 8 cm seitwärts von der Milchdrüse. RIBBERT vertritt die Ansicht, daß nicht nur während des embryonalen Lebens, durch Mißbildung, Epithelkeime verlagert werden können, sondern daß auch nach der Geburt durch entzündliche Veränderungen des Bindegewebes Epithel ausgeschaltet werden kann, und daß eben diese Ausschaltung einer Epithelzellgruppe aus dem organischen Verband mit dem normalen Epithel die Krebsbildung einleitet. Diese Möglichkeit ist von vornherein nicht abzulehnen, weil wir nichts davon wissen, histogenetische Belege fehlen aber. Demgegenüber verfügen wir über viele Beobachtungen in der Haut usw. von Epithel, das im organischen Zusammenhang bleibend, bei Entzündung, wahrscheinlich durch den Entzündungsreiz, in atypische bzw. krebsige Wucherung gerät. Wir haben keinen Grund, hier eine nachträgliche Verwachsung mit dem Mutterboden anzunehmen von Epithel, das zunächst ausgeschaltet wäre.

WALTHER PETERSEN hat nach dem bei Embryologen üblichen „Plattenmodellierverfahren" BORNS Modelle von kleineren Hautkrebsen aufgebaut und auch damit nachgewiesen, daß abgeschlossene Alveolen (Metastasen?) sehr selten sind. Bedenken wir, daß dünne, einzellige Epithelstränge übersehen oder als Bindegewebe gedeutet werden können, so dürfte der organische Verband noch viel seltener gelöst sein.

Wir müssen jetzt annehmen, daß das Epithel bei krebsiger Wucherung in Gewebsspalten und Lymphkapillaren eindringt, Stränge bildend, die miteinander stellenweise zusammenhängen, und daß Durchschnitte dieser Stränge als „Alveolen" mit Epithel ausgefüllt erscheinen. Die Untersuchung von Serienschnitten gewährt ein richtiges Urteil.

Das Gewebe, in das das Epithel hineinwuchert, stellt das Stroma, gleichsam das Gerüst des Krebses dar. Es ist meist faseriges Bindegewebe, in dem sich auch die den Krebs ernährenden Blutgefäße und Lymphwege finden. In diesem Bindegewebe tritt in der Regel Entzündung ein, die proliferativer Natur sein und zur Neubildung einer erheblichen Menge faserigen, manchmal hyalin entartenden Bindegewebes führen kann. Mitunter ist die chronische Entzündung dem Krebs sicher oder wahrscheinlich vorausgegangen, wie z. B. dem Krebs, der in einem kallösen Hautgeschwür oder in einer Narbe, oder wahrscheinlich auch dem in einer zirrhotischen Leber entstehenden Krebs usw. Es ist oft jedoch unbestimmt, was älter ist, die Entzündung oder der Krebs. Leukozyteninfiltrate verschiedener Ausdehnung treffen wir gewöhnlich an. Mitunter, so z. B. bei beginnendem Lippenkrebs (Abb. 244), wird die Geschwulst durch starke Leukozyteninfiltrate von dem tieferen Gewebe abgegrenzt. Es sind manchmal Lymphozyten, in anderen Fällen, besonders wo Geschwüre bestehen, begegnen wir zahlreichen gelapptkernigen weißen Blutkörperchen; in wieder anderen Fällen Plasmazelleninfiltraten verschiedenen Umfanges. Seröse Entzündung scheint, vielleicht durch Lockerung des außerdem blutreichen Gewebes, das Wachstum von Krebs fördern zu können. Ich gewann diesen Eindruck bei durch RÖNTGEN-Strahlen behandeltem Krebs der Wange, der in den oberflächlichen Schichten abstarb, im tieferen, in seröse Entzündung geratenen Gewebe aber rasch weiterwuchs. Allerdings mögen auch die abgeschwächten Strahlen die tieferen Epithelzellen dazu gereizt haben.

Das Stroma besteht in Lymphdrüsen (für metastatischen Krebs) aus lymphadenoidem oder an anderen Orten aus Fett- oder Schleimgewebe, ja aus Muskelgewebe (wie z. B. bei Zungenkrebs oder Milchdrüsenkrebs, der in die Brustmuskeln einwächst), Knochenmark bzw. Knochen oder Knorpel — der zuvor zerfasert wird — je nach dem Ort, wo der Krebs wächst. Es kann auch neugebildetes Bindegewebe sein (s. oben). Jedenfalls sind die Dehnbarkeit und der Reichtum an Blutgefäßen zwei Eigenschaften des Stromas, wichtig für die Form und Wachstumsgeschwindigkeit des Krebses. Wo das Stroma am wenigsten dehnbar und am gefäßärmsten ist, pflegt das Wachstum am langsamsten, der Krebs am wenigsten bösartig zu sein. Wächst Krebs in faserreichem, wenig dehnbarem, gefäßarmem Bindegewebe oder in sonstigem hartem Stroma, so kriecht er in Form von dünnen Epithelsträngen zwischen den Bindegewebsfasern, Muskelfasern und anderen Gebilden fort. Es entsteht eine harte Geschwulst, die wir als Szirrhus bezeichnen. (Schon GALEN gebrauchte das Wort σκιϱϱος für harte Geschwulst.) Die dünnen Epithelstränge sind nicht charakteristisch für Szirrhus, denn sie finden sich ebenfalls beim rasch in lockerem Bindegewebe wachsenden Krebs, der das Bindegewebe durch dünne Epithelstränge gleichsam zersplittert. Während aber bei diesem rasch wachsenden Krebs die Menge Epithel nicht geringer ist als die des Bindegewebes, werden die Epithelstränge im Szirrhus durch große Mengen straffen Bindegewebes getrennt. Je straffer und trockner das bindegewebige Stroma ist, um so spärlicher ist das Epithelwachstum, während es im lockeren, saftreichen Bindegewebe üppig ist. Je nach dem Mengenverhältnis vom Epithel zum Bindegewebe unterscheidet man den Szirrhus, den Medullärkrebs (Markschwamm) und das Carcinoma simplex. Der Brustdrüsenkrebs zeigt nicht selten die verschiedenen Formen nebeneinander (Abb. 245). Das Carc. medullare ist durch reichliches Epithel ausgezeichnet, das die Geschwulst markähnlich aussehen läßt. Dem Epithel gegenüber tritt das Bindegewebe in den Hintergrund. Zeigt das mikroskopische Präparat einen alveolaren Bau, indem die Epithelzellen in großen Haufen liegen, die durch dünne Bindegewebssepten getrennt sind, so nennt man die Geschwulst Carc. alveolare. Szirrhöse Krebse sind hart, epithelreiche Krebse hingegen weich, wenn nämlich das Epithel nicht verhornt, was die Geschwulst sehr hart macht. Zwischen Szirrhus und Carc. medullare kommen Formen vor, bei denen Epithel und Bindegewebe in nahezu gleicher Menge sichtbar sind und die man als Carc. simplex bezeichnet. Im allgemeinen sind diese Formen nicht scharf getrennt, sondern

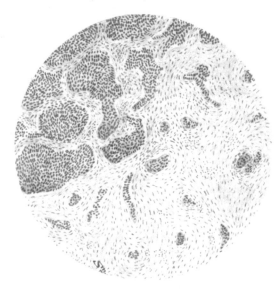

Abb. 245. Milchdrüsenkrebs (Carc. mammae). Rechts unten Szirrhus, nach links oben in ,Carc. simplex und am Rande des Gesichtsfeldes in Markschwamm (Carc. medullare) übergehend.

es kommen vielfach Übergänge in derselben Geschwulst vor, sobald der Krebs aus hartem, festem in lockeres Bindegewebe hineinwächst oder umgekehrt. Abb. 246 zeigt ein Zylinder- bzw. Spindelzellenkrebs der Haut, wo ein Epithelstrang in verschieden festes Bindegewebe wächst: Links sehen wir den Durchschnitt eines dünnen, rechts den eines dickeren Teils des Epithelstranges. Je mehr die Zellen aufeinander gedrängt sind, um so dunkler und kleiner sind ihre Kerne bis zur völligen Pyknose. Solche Zellen sind weniger lebenskräftig, wachsen langsamer

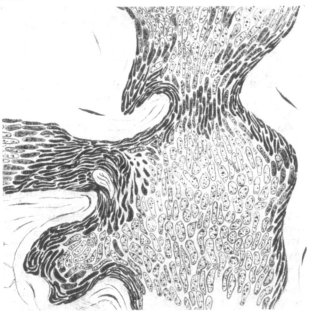

Abb. 246. Zylinder- bzw. Spindelzellenkrebs der Haut, von einer Zeichnerin genau nach einem mikroskopischen Präparat gezeichnet.

als die übrigen. Sobald sie aber in ein mehr lockeres und blutreiches Bindegewebe gelangen, können sie rasch weiter wachsen. Wir beobachten dies nicht
nur in der primären, sondern manchmal auch in der metastatischen Geschwulst,
die ja rasch einen erheblichen Umfang erreichen kann, während die primäre
Geschwulst klein, ja sogar klinisch verborgen blieb! So können umfangreiche
metastatische Krebsknoten in der Leber deutlich während des Lebens erkennbar werden, das kleine primäre szirrhöse Magenkarzinom sich aber der klinischen Beobachtung entziehen. Jene Abhängigkeit der Form und Wachstumsgeschwindigkeit eines Krebses von der Umgebung mahnt zur Vorsicht
bei der Prognose! Ein kleines Ulcus rodens (s. unten) der Nasenhaut kann
mehrere Jahre ungefähr gleich klein bleiben, dann aber, sobald einige Krebszellen lockeres, saftreiches Bindegewebe erreicht haben, innerhalb einiger
Monate bis in den Rachen fortgewachsen sein, Schleimhäute und Knochen
zerstörend.

Der Krebs ist mitunter schwer vom Sarkom zu unterscheiden. Einerseits gibt
es nämlich Zylinder- bzw. Spindelzellenkrebse (Basalzellenkrebse), andererseits
Epitheloidzellensarkome. Soll man krebsähnliche Sarkome einfach als Krebs
bezeichnen? Keineswegs. Krebse entstehen nur durch Wucherung von Epithel.

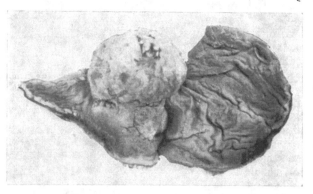

Abb. 247. Polypöser Drüsenkrebs (Adenokarzinom) des Magens. Nur ein Teil der
Magenwand ist abgebildet. (²/₄ nat. Gr.)

Nein, wir müssen die Unterscheidung versuchen: 1. Sarkome bilden oft Fasern,
die sich als Bindegewebs- und nicht als Epithelfasern färben lassen (z. B. durch
Färbung nach VAN GIESON). Es können aber die Epithelfasern eines Zylinder-
oder Spindelzellenkrebses (s. weiter unten) so fest mit dem bindegewebigen Stroma
zusammenhängen wie die Fasern eines faserigen Sarkoms. 2. Das Endothel der
neugebildeten Blutkapillaren ist unmittelbar auf das Sarkomgewebe geklebt. Dies
kommt nur bei einigen Epithelgruppen (Hypophysis, LANGERHANSsche Insel, Leber
usw.) vor. Sonst finden sich Bindegewebsfasern zwischen Kapillarendothel und
Geschwulstepithel. Allerdings können diese Fasern recht spärlich vorhanden und
schwer nachweisbar sein, besonders wenn das Krebsepithel in perikapillare Lymphwege wächst, einem Peritheliom mehr oder wenig ähnlich. Andererseits kann auch
Sarkom normale Blutkapillaren umwachsen, so daß die Geschwulstzellen durch
Bindegewebe vom Endothel getrennt sind. Wenn aber bei ausführlicher Untersuchung nirgends Endothel nachweisbar ist, das den Geschwulstzellen anhaftet,
müssen wir mit der Annahme eines Sarkoms zurückhalten. 3. Der Ausgangspunkt,
das Muttergewebe ist mitunter nachweisbar. Die makroskopische Unterscheidung
ist manchmal unmöglich. Die Schnittfläche eines Krebses kann ebenso glatt sein
wie die eines Sarkoms; andererseits kann letztere körnig sein. „Krebsmilch", d. h.
Gewebflüssigkeit mit Zerfallsstoffen nekro(bio)tischen Gewebes, ist manchmal auch

von der Schnittfläche eines nekrotisierenden Sarkoms zu streichen, während sie bei Krebs fehlen kann. Gelingt die Unterscheidung nicht, so müssen wir den betreffenden Fall einfach als einen unklaren bezeichnen. Eine krebsähnliche, als Sarkom erkannte Geschwulst mag man als Sarcoma carcinomatodes bezeichnen, ebenso einen sarkomähnlichen Krebs als Carcinoma sarcomatodes, eine Kombination von Sarkom und Krebs aber als Sarcocarcinoma oder Carcinosarcoma. Eine besondere Form sind die experimentellen Mutationsgeschwülste, die wir schon besprochen haben. Es bedeutete aber einen Rückschritt, ein krebsartig gebautes Blastom, das vielleicht ein Sarkom ist, trotzdem als Krebs zu bezeichnen.

Das bindegewebige Stroma eines Krebses kann schleimig entarten, wenigstens Schleim enthalten, z. B. beim Gallertkrebs (s. später). Nekrose macht das Gewebe matt, lehmfarben. Verkalkung kommt auch vor, z. B. in verhornenden Krebsen.

Wir können die Krebse nach ihrem Mutterboden, also histogenetisch, unterscheiden in: a) Krebse, ausgehend von Deckepithel, b) Krebse, ausgehend von Drüsenepithel, Drüsenkrebse, c) Krebse, ausgehend von Epithel einer Mißbildung nicht sicher erkannter Natur, wie mancher Ovarialkrebs.

ORTH unterscheidet histologisch drei Karzinomarten: 1. das Kankroid (verhornenden oder epidermoiden Krebs), 2. den Drüsenkrebs (Adenokarzinom) und 3. den Cancer, der sich durch atypische, regellose Lagerung des Krebsepithels auszeichnet. Diese histologische Einteilung deckt sich aber nicht vollkommen mit der histogenetischen. So gehört meist der Basalzellenkrebs (Deckepithel) und ausnahmsweise ein Drüsenkrebs zum Cancer. Es kann aber der Bau des Krebses und seine übrigen Zelleigenschaften einen deutlichen Hinweis auf den Mutterboden geben. So ist in der Regel der Krebs, vom Deckepithel der Portio vaginalis uteri ausgehend, ein Kankroid, der Zervixkrebs aber ein oft solider Drüsenkrebs von eigentümlich alveolarem Bau und der Krebs des Gebärmutterkörpers ein schönes Adenokarzinom. Im Gebärmutterhals entsteht aber nicht selten eine „Übergangsform".

In der Regel besteht der Drüsenkrebs aus mehr oder weniger atypischen, drüsenähnlichen Epithelröhrchen, ausnahmsweise aus soliden, und nicht selten zum Teil aus drüsenähnlichen, zum Teil aus soliden Epithelsträngen. Andererseits kann ein Deckepithelkrebs drüsenähnliche Gebilde besitzen, wie z. B. mancher Basalzellenkrebs.

All diese Krebse können nach ihrer Gestalt sein: 1. warzenartig (papillär, verrukös), blumenkohl- oder hutpilzartig, 2. flach erhaben, 3. geschwürig, sofern es sich um oberflächliche Geschwülste handelt. Abb. 207 zeigt einen Krebs des Unterschenkels, gewachsen in einem hartnäckigen Hautgeschwür nach Verbrennung. Wir sehen hier nicht nur Geschwürsbildung, sondern auch einen papillären, blumenkohlartigen Krebs. Abb. 247 zeigt einen polypösen, pilzartigen Krebs der Magenschleimhaut, wie er auch im Darm, namentlich im Dickdarm nicht selten ist und in der Haut ausnahmsweise vorkommt. Wir bemerken, daß manchmal nicht zu unterscheiden ist, ob ein Papillom anfangs gutartig, später krebsig „entartete", oder von vornherein, zunächst aber latenter, krebsiger Natur war. Flach erhabene Krebse kommen in der Haut sowie in Schleimhäuten (Lippen z. B.) vor. Das Ulcus rodens nasi kann so beginnen, es kann aber auch warzenartig beginnen. Manche Scirrhi ventriculi sind auch Beispiele. Geschwürige Krebse sind genetisch zu unterscheiden in Krebse, die in einem Geschwür entstehen, wie im obigen Beispiel und wie mancher Magenkrebs, und Krebse, die erst sekundär Geschwürsbildung zeigen, nach oberflächlicher Nekrose, wie mancher Lippenkrebs und das Ulcus rodens.

Das krebsige Geschwür kennzeichnet sich oft durch aufgeworfene Ränder (Abb. 248) und einen ungleichen Boden: Die der Geschwürbildung voraufgehende Nekrose pflegt im Innern der Geschwulst, nicht gerade in den Rändern aufzutreten. Nach Entfernung des erweichten nekrotischen Gewebes entsteht dann dieses Bild. Die Ränder des Geschwüres eines verhornenden Krebses zeichnen sich durch große Festheit und Härte aus. Außerdem können wir manchmal im Geschwürsboden hervorragende Hügelchen oder Körnchen sehen, welche die freien Enden von Epithelsträngen sind. Mitunter, namentlich wenn das Epithel verhornt ist, lassen sich diese „Hornperlen" ausdrücken: sie kommen dann wurmartig zutage, ähnlich wie eine Komedo (s. dort). Nicht jeder geschwürige Krebs hat diese Eigenschaften der Ränder. Es kann sich z. B. ein Darm- oder Magengeschwür mit weichen, kaum oder nicht aufgeworfenen Rändern bei mikroskopischer Untersuchung als krebsiger Natur herausstellen.

Unter der Oberfläche liegende Krebse können harte oder weiche Knoten bilden, wie z. B. in der Brustdrüse, der Leber. Szirrhöse Krebse sind hart, mitunter wie hartes Narbengewebe ohne weiteres, medulläre weich. Im Inneren eines Knotens kann Nekrose eintreten, nekrotisches Gewebe kann erweichen und resorbiert werden. Dadurch kann in einem an der Leberoberfläche liegenden Knoten eine Delle (Krebsnabel) entstehen.

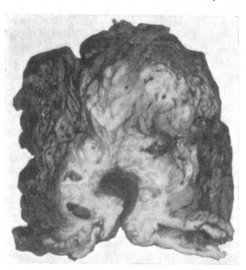

Abb. 248. Querdurchschnittener geschwüriger Enddarmkrebs (weißlich) aus sehr hartem Gewebe, das durch Schrumpfung Verengerung des Enddarms bewirkte. (Das gelappte grauweißliche Gebilde oben stellt Fettgewebe dar.) (⁴/₅ nat. Gr.)

a) Deckepithelkrebs.

Sie können ausgehen vom zuvor scheinbar normalen Deckepithel, von atypisch gewuchertem Epithel in einem Geschwür, oder von einem scheinbar gutartigen Papillom, oder von verlagerten Deckepithelzellen, wie sie in Nävi vorkommen, oder von branchiogenen Zellhaufen (branchiogener Krebs), die als Reste der Keimbogen liegen bleiben, oder von Deckepithel in gröberen Mißbildungen, in Teratomen usw. Ein von einer Drüse ausgehender Krebs, der aus soliden Zellsträngen aufgebaut wird, wie z. B. ein Talgdrüsenkrebs es sein kann, ist mitunter schwer von einem Deckepithelkrebs zu unterscheiden.

Krebs, von einschichtigem Deckepithel ausgehend, kennen wir nicht genau. Vielfach untersucht sind hingegen die Krebse der Haut und der Schleimhäute mit mehrschichtigem Epithel, das normaliter verhornt (Mund, Kehlkopf, Speiseröhre) oder nicht verhornt (Harnwege). Besonders beim Hautkrebs haben RIBBERT, PETERSEN u. a. den uni- und multizentrischen Ursprung festgestellt, d. h. einen einfachen oder vielfachen Ursprung aus dem Deckepithel.

Wir können die vom verhornenden mehrschichtigen Epithel ausgehenden Krebse unterscheiden in Kankroide und nicht-verhornende Krebse, welche letztere aus zylindrischen oder spindelförmigen Epithelzellen aufgebaut werden (Basalzellenkrebse KROMPECHERS). Von einer Basalzellengeschwulst überhaupt kann nur die Rede sein, wenn die Geschwulst entsteht durch Wucherung nur der tiefsten Schicht eines mehr-, mindestens zweischichtigen Epithels. Bei einschichtigem Epithel hat der Name keinen Sinn. Für diese bleiben Bezeichnungen als spindel- oder zylinderförmige Epithelzellen übrig, welche überhaupt empfehlenswert sind. In verhornenden sowie nicht-verhornenden Hautkrebsen, ebenfalls in nicht-krebsigen Basalzellengebilden (Basalzellen-choristomen) können zystöse Gebilde vorkommen, beim Kankroid ausgefüllt mit Hornstoff, bei den nicht-verhornenden Krebsen mit einem unbekannten, mitunter kolloiden Stoff.

In den Kankroiden tritt zwar Verhornung ein, aber in atypischer Weise, indem nicht alle Schichten wie im normalen verhornenden Deckepithel nachzuweisen sind. Es fehlt hingegen eine oder mehrere Schichten, während die vorhandenen unregelmäßig oder dürftig gebildet sein können. Die Behauptung, daß eben die „basale" Schicht zylindrischer Epithelzellen in den krebsigen Zellsträngen fehlen soll, ist aber unrichtig. Man kann diese Schicht oft nachweisen, obwohl die Zellen in Gestalt und Größe von den typischen normalen basalen Zellen etwas abweichen. Selbstverständlich sind die mit dem Bindegewebe zusammenhängenden Epithel-

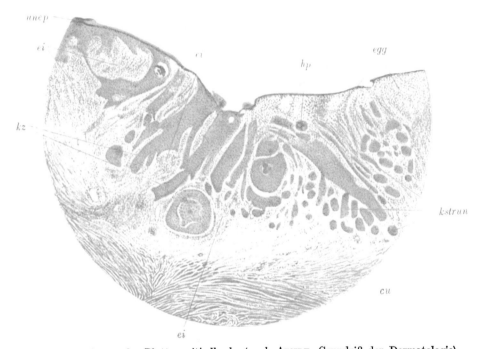

Abb. 249. Verhornender Plattenepithelkrebs (nach ARNDT, Grundriß der Dermatologie).
kz = Krebszapfen; *ei* = entzündliches Infiltrat; *unep* = unverhorntes Epithel; *hp* = Hornperlen; *egg* = Leukozytenanhäufungen; *kstrun* = Krebsstränge und -nester; *cu* = Cutis.

zellen die jüngsten, sie entsprechen der Keimschicht der Haut. Der gebildete Horn-stoff findet sich im Innern der Krebsstränge. Die verhornten Epithelzellen können zu weißlich glänzenden perlenähnlichen Gebilden zusammenballen (Kankroid-perlen). Es gibt verhornte Epithelzellen mit gefärbten Kernen (Parakeratose S. 314). Leukozyten liegen nicht selten zwischen und sogar in Epithelzellen. Mit den Epithel-strängen können sich die Hornperlen verzweigen. Das verhornte Epithel färbt sich oft dunkelrosa durch Eosin und blau nach GRAM. Der verhornende Krebs der Schleimhaut der Gallenblase, des Nierenbeckens, des Endometriums kann nur durch Metaplasie (s. dort) oder durch Wucherung von „verirrten" Inseln verhornenden Epithels entstehen.

Es ist manchmal schwer, ein krebsiges von einem nicht-krebsigen Papillom, z. B. der Harnblase, des Kehlkopfes, sowie krebsige und nicht-krebsige Epithel-wucherungen im Boden oder in der Umgebung eines Geschwürs mikroskopisch abzugrenzen. Mehr oder weniger starke Atypie des Epithels, infiltrierendes Wachstum weisen auf die krebsige Natur hin. Mitunter entscheidet nur der Verlauf. Der durch vielfache Blutungen in der Harnblase erfolgende Tod beweist jedoch nicht die krebsige Natur.

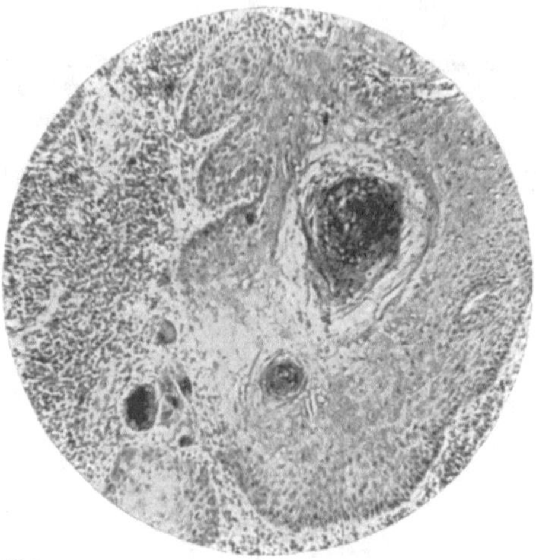

Der Spindel- oder Basalzellenkrebs zeichnet sich dadurch aus, daß die Epithelzellen gar keine oder nur ausnahmsweise Spuren von Verhornung aufweisen und im allgemeinen eine zylindrische oder spindelförmige Gestalt besitzen. Sie pflegen ein Gewebe zu bilden, das bindegewebeähnlich aussieht, wobei die Epithelfasern, ähnlich wie die der basalen Zellen der Oberhaut mit der Lederhaut (S. 427), fest mit den Bindegewebsfasern zusammenhängen können, so daß nur der Nachweis ihres Mutterbodens oder die Färbung nach VAN GIESON entscheiden kann (S. 574), wenn nicht Verhornung, sei es auch nur in einem kleinen Zellhaufen, die Entscheidung bringt. Mitunter kommen wir nicht weiter als zur Annahme eines Sarcoma carcinomatodes oder Carcinoma sarcomatodes. Kein Wunder, daß diese Krebse oft mit Sarkom, Endotheliom verwechselt worden sind. Der Nachweis von Verhornung oder Zusammenhang mit der Keimschicht der Oberhaut entscheidet — Verwachsung des Krebsepithels mit der Keimschicht, sobald es, aus der Tiefe wachsend, diese erreicht, ist nicht nachgewiesen oder auch nur wahrscheinlich gemacht worden. Die Spindelepithelzellengeschwulst umfaßt offenbar mehr als den Basalzellenkrebs — sie umfaßt alle aus spindelförmigen Epithelzellen aufgebauten Geschwülste, auch die der Brustdrüse, des Eierstocks, der Gebärmutter usw.

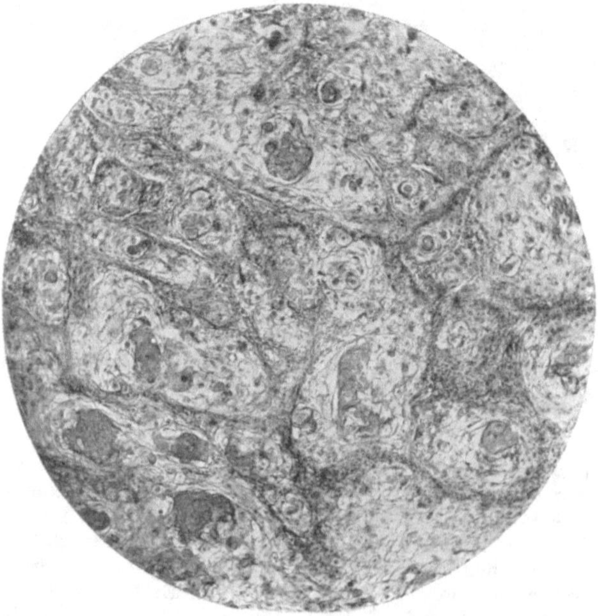

Abb. 250. Sog. Hornperle (schwärzlich) in einem Epithelzapfen eines Kankroid. Links unten „Fremdkörperriesenzellen" im Bindegewebe, das links von Leukozyten durchsetzt ist.

Abb. 251. Atypisch verhornende Epithelzellgruppen in einem Kankroid. Ungewöhnliches Bild.

Was das Ausbleiben der Verhornung und der Bildung von Stachelzellen im Basalzellenkrebs bedingt, wissen wir nicht. Mitunter finden sich mikrozystische Hohlräume mit schleimigen (kolloidem?) Inhalt in den Epithelsträngen (S. 586).

Der Basalzellenkrebs und der Pigmentkrebs der Haut haben, wenigstens manchmal, den gleichen Mutterboden: sind doch eben die basalen Zellen der Oberhaut pigmentiert. So kann es nicht wundernehmen, daß der Basalzellenkrebs mitunter ganz oder zum Teil ein Pigmentkrebs ist, ja wir müssen vielleicht eher die Pigmentlosigkeit als die Pigmenthaltigkeit der aufbauenden Zellen als abnorm betrachten. Sowohl der pigmentierte wie der pigmentfreie Basalzellenkrebs der Haut kann aus kleinen Mißbildungen wie Nävi oder aus chronisch gereizten Hautstellen erwachsen: letzteres z. B. bei der Seemannshaut; ferner sah ich z. B. einen teilweise pigmentierten Basalzellenkrebs der Fußsohle mit Metastasen in den gleichseitigen Leistendrüsen und in inneren Organen, der sich aus einem jahrelang mit Ätzmittel gereizten Kallus entwickelte. In den metastatischen Geschwülsten der Leistendrüsen hingen die spindelförmigen Epithelzellen stellenweise scheinbar genau wie die Zellen eines Fasersarkoms mit dem zum Teil hyalinen Bindegewebe zusammen (Abb. 254). Das pigmentierte Gewebe eines Melanoms kann erweichen. Melanurie (s. dort, vgl. HAMMARSTEN u. a.) kann bei Melanom auftreten.

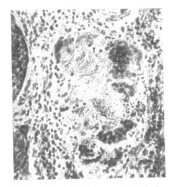

Abb. 252. Verhornte Epithelzellen mit mehrkernigen Riesenzellen.

Sind alle Chromatophoren oder Melanozyten der Lederhaut Epithelzellen (der Keimschicht), so sind die von ihnen gebildeten Geschwülste Epitheliome bzw. Pigmentkrebse; sind sie Bindegewebszellen, so sind die Geschwülste Pigmentsarkome. Die Unterscheidung kann schwer sein. RIBBERT nennt alle durch Wucherung von Pigmentzellen, Chromatophoren, entstandenen Geschwülste Chromatophorome, in wenig empfehlenswerter Weise, weil der Ursprung nicht oder nicht sicher in den Chromatophoren gefunden wird. Wir

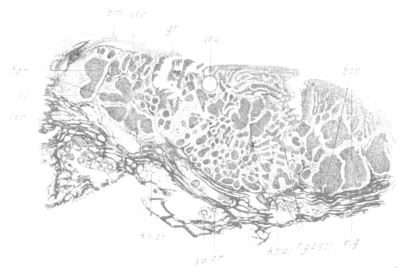

Abb. 253. Basalzellenkrebs der Haut (nach ARNDT, Grundriß der Dermatologie).
rm = Rete Malpighii; *stc* = Stratum corneum; *gr* = Geschwürsrand; *lhc* = leere Hornzyste; *bzn* = Basalzellennester; *sp* = Spalt; *tdr* = Talgdrüsen; *kndr* = Knäueldrüsen; *ve* = Vene; *ar* = Arterie; *hgzstr* = hirschgeweihartig verzweigte Zellstränge; *elg* = elastisches Gewebe.

haben ferner keinen Grund, den Chromatophoren Pigmentbildung zuzuschreiben. BLOCH und LIGNAC sprechen ihnen dieses Vermögen ab. Bekommen sie es nicht unter bestimmten Umständen, so könnten sie somit keine Pigmentgeschwülste bilden. Ob die Chromatophoren (Melanozyten) Epithel-, Endothel- oder Bindegewebszellen sind, ist noch nicht entschieden. Sofern wir wissen, bilden nur

Abkömmlinge des Ekto- und Entoderms Pigment. Die Melanome wären demnach alle Epithelgeschwülste. Wir kennen nicht nur Melanome der Haut, sondern auch der Speiseröhre, der Leber, des Ductus choledochus und der Gallenblase, des Nebennierenmarks, des Eierstocks, der Pars prostatica urethrae. BERBLINGER beobachtete vielfache Pigmentflecken und melanotische Geschwülste der Haut und des Gehirns mit multiplen Hautnervenfibromen, einem Gliom der Brücke und diffuser Sarkomatose der Hirnhäute. Nach ihrem Bau, nach dem Verhalten ihrer Blutkapillaren, deren Endothel nur ausnahmsweise an das Geschwulstgewebe ohne Fäserchen befestigt ist, sind es ebenfalls Epithelgeschwülste, obwohl zweifelhafte Fälle vorzukommen scheinen. Aus Pigmentflecken, die selbst kein Wachstum erkennen lassen, scheinen metastatische Melanome hervorgehen zu können. Im allgemeinen metastasieren Melanome bald und oft reichlich, obwohl Metastase ausnahmsweise erst nach 9 und 13 Jahren (LUBARSCH) bekannt sind. Man forsche vor der Annahme

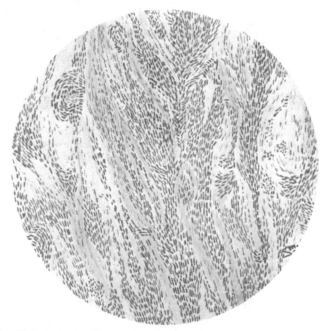

Abb. 254. Metastatischer Basalzellenkrebs in einer Leistenlymphdrüse. S. Text. Vgl. auch Abb. 246.

einer Melanombildung aus einem inneren Organ eingehend nach einer primären Hautgeschwulst, auch nach Narben von entfernten „Warzen" (LUBARSCH), welche das primäre Melanom sein können. Bei Pferden kommen Melanome häufiger vor als beim Menschen und beim Hund. KROMPECHER betrachtet auch das Melanom und Gliom der Netzhaut als Pigmentkrebse. Die Entstehung des Melanoms der Nebenniere erheischt genauere Forschung. Wir möchten nicht ohne weiteres einen Zusammenhang zwischen Adrenin und Nebennierenpigment ablehnen.

Das Ulcus rodens ist ein sehr langsam wachsender geschwüriger Basalzellenkrebs der Haut, der aus einer kleinen „Warze" hervorgeht oder in einer alten Hautschrunde einsetzt. Dieser Krebs bevorzugt die Haut der Nase und ihrer Umgebung besonders bei Leuten, die sich viel der Einwirkung der Außenluft ausgesetzt haben. Das ganz langsame Wachstum und das Ausbleiben von Metastasen machen den Eindruck eines gutartigen Gewächses. Aber mit Unrecht. Zeitige Entfernung vermag allerdings das Übel für immer zu beseitigen, sobald jedoch das wuchernde Epithel aus der straffen Lederhaut in lockeres, blutreicheres Gewebe eingewachsen ist, kann rasches Wachstum, mitunter mit Verhornung an einzelnen Stellen erfolgen, während man dann auch auf Metastase gefaßt sein muß.

b) Drüsenkrebs (Adenokarzinom).

Jeder aus drüsenähnlichen Gebilden aufgebaute Krebs ist ein Adenokarzinom oder malignes Adenom. Die aufbauenden Epithelröhrchen oder Hohlräume unterscheiden sich mehr oder weniger von denen des Mutterbodens durch Atypie der einzelnen Epithelzellen oder ihrer Schichtung, indem z. B. unregelmäßig mehrschichtiges Epithel an die Stelle eines einschichtigen tritt. Es verdient aber keine Empfehlung, den Drüsenkrebs mit geringer Atypie als

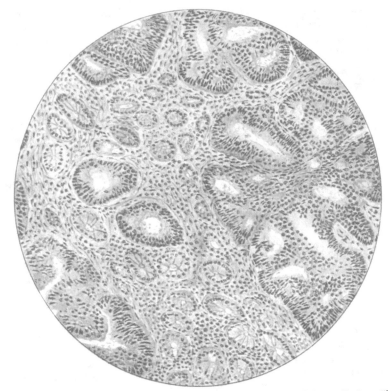

Abb. 255. Adenokarzinom des Dickdarms. Außer typischen (kleinen) Drüsenröhrchen mehrere atypische (besonders rechts): unregelmäßig mehrschichtiges Epithel mit größeren und chromatinreicheren Kernen.

malignes Adenom, den mit stärkerer Atypie als Adenokarzinom zu bezeichnen. Beide sind infiltrierende, metastasierende, somit krebsige Epitheliome. Werden ziemlich regelmäßige Röhrchen gebildet, so nennt man den Drüsenkrebs wohl ein Carcinoma tubulare, das dem „malignen Adenom" entspricht.

Das wuchernde Epithel vermag nicht nur die Hohlräume der drüsigen Gebilde auszufüllen, sondern auch durch die Membr. propria hindurchzuwachsen. Letzteres darf man nur schließen aus der Untersuchung von Serienschnitten oder von Schnitten, welche senkrecht auf der Fläche der Membr. propria stehen.

Drüsenkrebse können vom sezernierenden Drüsenepithel oder vom Epithel eines Ausführungsganges, also z. B. von Leberzellen oder von Gallengängen

ausgehen. Letzterer kann in verschiedener Tiefe in das Deckepithel der Körperoberfläche, wohin er führt, übergehen, wie z. B. in der Milchdrüse. Drüsenkrebse,
welche aus sezernierendem Epithel entstehen, können ein Sekret bilden, das
dem des Mutterepithels ähnlich oder vielleicht gar gleich ist, wie z. B. Krebs
der Leber, der Schilddrüse (S. 510). Schleimbildendes Epithel, das durch
Wucherung Krebs bildet, kann in der Geschwulst ebenfalls einen Schleimstoff
bilden. Ob dieser dem physiologisch gebildeten gleich ist, läßt sich nicht im
allgemeinen, und vorläufig noch nie sicher beantworten. Wir kennen einen
Schleim- oder Gallertkrebs (Carcinoma gelatinosum, s. mucosum), einen
Kolloidkrebs (Carcinoma colloides s. cylindromatosum), ein Carc. psammosum (mit verkalkten Schichtungskugeln, besonders in Brustdrüse, Gebärmutter, Eierstock). Der Schleim- und der Kolloidkrebs unterscheiden sich
darin, daß das Krebsepithel im ersten Fall Schleim, im zweiten Kolloid bildet.
Es kommt aber vor, daß ein Kolloidkrebs Kolloid (rosa durch Eosin) zwischen
den Epithelzellen in den „Alveolen", jedoch Schleim (blau durch Hämatoxylin)

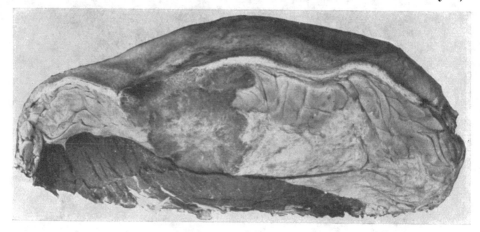

Abb. 256.   Gallertkrebs (der glasige Knoten) der Brustdrüse.

zwischen den Fasern des bindegewebigen Stromas enthält. Dieser Schleim
entstammt höchstwahrscheinlich in bestimmten Fällen ebenfalls dem Krebsepithel, er ist wahrscheinlich basophil gewordenes Kolloid. Wie und wodurch
das vor sich geht, wissen wir nicht. In gewissen Mischgeschwülsten (Myxo-
karzinomen) entsteht er wohl im Bindegewebe.

Beim Kolloidkrebs bildet sich das Kolloid in den Epithelzellen, in deren Zellleib es zuerst als Körnchen erscheint, die sich allmählich vergrößern, zusammenfließen und den Kern gegen die Zellwand drängen, wobei dieser eine Schüsselform
annimmt. Die Zellwand wird allmählich dünner, besonders an der dem Kern
gegenüberliegenden Seite. Schließlich reißt sie dort ein, und es tritt das Kolloid
aus. Ein sichelförmiger, kernhaltiger Zellrest bleibt dann übrig. Das Kolloid häuft
sich vor allem oder ausschließlich zwischen den Zellen an, es kann auch in die Gewebespalten zwischen den Bindegewebsfasern der Umgebung eintreten. Der Kolloidkrebs kann aber schon für das unbewaffnete Auge erkennbar sein: seine Schnittfläche sieht glasig, durchscheinend, mehr oder weniger eisartig aus (s. Abb. 256).

In einem Drüsenkrebs sind zystöse Erweiterungen durch Anhäufung von Sekret
nicht selten: Zystokarzinom.

Entsteht Krebs in der Wand eines hohlen Organs, so kann sich das Muskellager dieser Wand verdicken, und zwar entweder durch Hypertrophie, indem die
Geschwulst zu Verengerung geführt hat, oder durch krebsige Durchwachsung der-

selben. Im letzteren Fall können die Epithelstränge die Muskelzellen zu Atrophie bringen wie bei der Linitis plastica (s. dort).

Zu den Drüsenkrebsen sind auch gewisse maligne Nierenadenome und Strumae suprarenales aberratae zu rechnen: Es kommen versprengte Nebennierenkeime in der Niere vor, die nicht weiter zu wachsen scheinen, es sind also Choristome. Andere wachsen aber krebsartig weiter (GRAWITZsche Geschwulst), nicht zu verwechseln mit Nierenendotheliom, das wir besprochen haben.

c) Krebse von unsicherem Ursprung.

Solche können sich an verschiedenen Stellen finden. Sie lassen sich kaum von einem allgemeinen Standpunkt aus behandeln. Zellen und Kerne können so von denen des Mutterbodens abweichen, daß ihre Formeigenschaften keinen Hinweis auf ihre Abstammung geben. Da bleibt nur übrig, den Zusammenhang mit dem Mutterboden, nötigenfalls durch Serienschnitte, nachzuprüfen. Geschwulstbildung von einem verirrten Keim aus läßt sich dadurch manchmal mit größerer Sicherheit erkennen.

Zu den Krebsen gehört auch das Synzytioma oder Chorionepithelioma malignum, weil es eine bösartige, metastasierende, tödliche Epithelgeschwulst ist. Früher nannte man sie Deziduom, MARCHAND wies aber ihre Entstehung aus dem Epithel von Chorionzotten nach. Bekanntlich werden die Chorionzotten von einem zweischichtigen Epithel, das vom fötalen Epiblast (Ektoderm) abstammt, bedeckt. Die innere Schicht

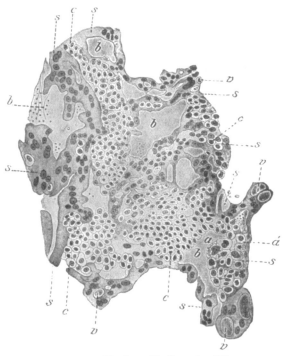

Abb. 257. Chorionepitheliom des Uterus.
s Syncytium; *c* LANGHANSsche Zellen; *b* Bluträume; *a* große Zellen mit großen Kernen; *d* größere helle Zellen, z. T. mit Mitosen. (Nach MARCHAND, aus VEIT, Hdb. d. Gynäkologie.)

besteht aus scharf abgegrenzten, durchscheinenden, glykogenreichen, vieleckigen (vielflächigen) LANGHANSschen Zellen, die äußere Schicht aus großen, kernreichen Protoplasmaplatten (Synzytium). Beide Epithelarten können, und zwar in verschiedener Menge, in Wucherung geraten und ein Chorionepitheliom, auch wohl Chorioma genannt, bilden.

Dabei kann Synzytium als Riesenzellen auftreten, welche Sarkomriesenzellen ähnlich sind. In der primären sowie in den metastatischen Geschwülsten finden sich oft große, mit Blut gefüllte Räume, Hämatome, welche durch Arrosion von Gefäßchen durch die Geschwulstzellen (?) entstehen. Manchmal glaubt man auf dem ersten Anblick nur ein rundliches Hämatom vor sich zu haben. Bei mikroskopischer Untersuchung läßt sich dann Chorionepithel nachweisen. Hämatogene metastatische

Geschwülste treten häufig in Lungen und anderen Organen auf. Bemerkenswert sind Metastasen in der Vaginalwand, die eine harmlose Varix vortäuschen können. Dem Chorionepitheliom geht in vielen Fällen eine Blasenmole mit hydropischen (schleimhaltigen?) Zotten, ein „Myxoma" chorii vorauf, wobei man oft schon Wucherung des Chorionepithels antrifft. Es können jedoch die Zotten einer Blasenmole sogar in die Gebärmutterwand und Gefäße hineinwuchern („destruierende" Blasenmole). In anderen Fällen entsteht das Chorionepitheliom durch Wucherung des Chorionepithels allein. Es kann aber auch ohne Blasenmole ein Chorionepitheliom entstehen, indem es aus einem zurückgebliebenen Plazentarrest (Plazentarpolyp), der selbst keine Geschwulst ist, auswächst. Schon ohne Geschwulstbildung können Chorionzotten ziemlich tief in die Gebärmutterwand eindringen, so daß die Unter-

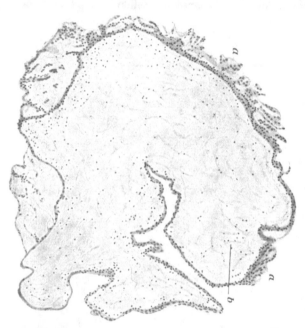

scheidung eines solchen harmlosen Vordringens und eines bösartigen Chorionepithelioms schwer, ja an ausgekratzten Stückchen unmöglich sein kann. Und dasChorionepitheliom kann schnell weiterwachsen und (besonders hämatogen) metastasieren!

In der Vaginalwand, in Lunge, Leber, Niere, im Herzen (BUSSE) hat man primäres Chorionepitheliom nach Blasenmole oder sonstigem Abortus beobachtet. Wir müssen da eine Verschleppung von Chorionepithel in jene Organe als wahrscheinlich annehmen, das dann ausnahmsweise — Chorionepithel wird oft durch das Blut verschleppt, ohne daß Geschwulstbildung erfolgt — zu einer Geschwulstauswächst. Jedoch ist zu bedenken, daß auch ohne Schwanger-

Abb. 258. Blasenmole (schwache Vergr.). *a* Gewuchertes Chorionepithel. *b* Ödematöses Stroma der Zotte (nach JORES).

schaft, ja sogar beim Mann (meist im Hoden), im Magen, Schilddrüse, Brustdrüse und an anderen Stellen eine ähnliche Geschwulst (Pseudochorionepitheliom) auftreten kann. Sie sind wahrscheinlich nur der Wucherung von Abkömmlingen des fötalen Ektoderms zuzuschreiben (vgl. FRITZE). Die Franzosen haben ähnliche Geschwülste als „sarcome angioplastique" oder „cancer hématode" bezeichnet. Ihr Ursprung ist dunkel, auch wenn man einen embryonalen Keim annimmt oder die Geschwulst als eine teratoide (s. unten) betrachtet. Vielleicht entstehen sie durch Wucherung extraregionärer Keimbahnzellen (S. 516). Bei Meerschweinchen kommen ähnliche Geschwülste vor, die vielleicht aus parthenogenetisch sich entwickelnden Eiern entstehen (L. LOEB).

Mischgeschwülste, Teratome (Embryome) und teratoide Mischgeschwülste.

Wir nennen eine Mischgeschwulst ein Blastom, das aus zwei oder mehr blastomatös wachsenden Gewebsarten oder Gewebstypen aufgebaut wird. Es können Bindesubstanzgewebe sein, wie z. B. ein Chondrofibromyxosarkom, oder es kann eine Mischgeschwulst außerdem aus Epithel bestehen, wie die

Fibroepithelgeschwülste, das Chondrofibromyxoepitheliom der Parotis usw. Das Karzinosarkom ist ebenfalls eine Mischgeschwulst. Diese Mischgeschwülste entwickeln sich meist, wenn nicht immer, sofern es nicht in Versuchen erzeugte Gebilde sind, aus Mißbildungen. Schon die Entstehung einer Geschwulst aus einem Gewebe, das an Ort und Stelle normaliter nicht vorkommt, weist darauf hin, wie z. B. eine aus Parotisgewebe hervorgewachsene nicht metastatische Geschwulst des Gaumens oder Oberlippe (MATHIAS). Von diesen Geschwülsten zu den teratoiden, d. h. den aus einem Teratom (s. weiter unten) empor-wachsenden Geschwülsten gibt es sog. Übergänge, richtiger Zwischenformen. Auch kennen wir sehr verschiedenartige Mischungen von Geweben, die sich an der Bildung einer Geschwulst beteiligen, ohne jedoch den Ursprung dieser Verschiedenheiten zu verstehen. Die Grenze zwischen ruhender Mißbildung und Geschwulst vermögen wir auch hier nicht scharf zu ziehen.

Bestimmte Mischgeschwülste werden aufgebaut aus faserigem oder schleimigem Bindegewebe und aus Zellhaufen und Zellsträngen, die mitunter hohl sind und einen homogenen, durch Eosin sich dunkelrosa färbenden Inhalt haben. Die Zellen sind nahezu kubisch, zylindrisch oder spindelförmig, ihre Kerne sind ei-förmig oder rund, oder sie haben eine etwas unregelmäßige Gestalt. Sie werden von einigen Pathologen als Endothelzellen und die Geschwulst als Endotheliom oder Angiosarkom betrachtet. Warum sollten das aber Endothelzellen sein? Noch nie hat man Endothel als ihren Mutterboden nachgewiesen und der homogene Inhalt der schlauchförmigen Stränge ist nicht als Lymphe oder Blut (etwa als „hyaliner" Thrombus?) zu betrachten. Was sind es denn für Zellen? Diese Geschwülste treffen wir in den Speicheldrüsen, in der Haut und in Schleimhäuten mit mehrschich-tigem Epithel (Mundhöhle usw.) an, be-sonders an Stellen, wo während des Em-bryonallebens Spalten waren. Mitunter ist in den Zellsträngen oder -haufen Verhor-

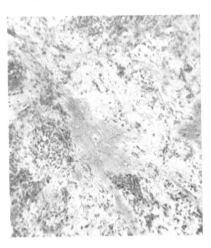

Abb. 259. Chondromyxoepitheliom. Ungefähr in der Mitte Knorpel. Die kernreichen Teile sind Epithel.

nung, sei es auch in unregelmäßiger Weise, nachweisbar. Wir müssen die Zellen als Epithelzellen betrachten, die morphologisch und oft auch genetisch den zylindrischen basalen Zellen der Oberhaut bzw. der Mundschleimhaut am nächsten stehen. Der homogene Inhalt der Schläuche ist als von diesen Epithelzellen gebildet und als „Kolloid" zu betrachten, analog dem Kolloid in den Drüsenschläuchen des Fibroadenoma mammae. Die Geschwülste sind somit Fibroepitheliome, Myxoepitheliome oder, wenn außerdem noch Knorpel, Knochen- und Fettgewebe in ihnen vorkommen, als Fibromyxochon-droosteolipoepitheliome zu bezeichnen. So zusammengesetzte Geschwülste er-innern an Teratome bzw. teratoide Blastome.

KROMPECHER, der ein ausgedehntes Studium über diese Gewächse gab, deutet die Epithelzellen als basale an und redet von basaler Epithelzellengeschwulst, Basaliom. Es scheint empfehlenswerter, sie als zylindrische oder spindelför-mige Epithelzellen zu bezeichnen, weil diese rein morphologische Bezeichnung auch da gilt, wo der Mutterboden aus einschichtigem Epithel wie im Eierstock besteht. Die Epithelzellen zeigen manchmal Fasern, die sich färberisch nicht als bindegewebige, sondern als Epithelfasern, durch van Giesons Gemisch bräunlich-gelb färben.

Häufig finden sich Hohlräume mit unbekanntem Inhalt in den Zellsträngen Epithelioma adenoides cysticum, Nävoepitheliom. Die Zellstränge sind genetisch denn auch mit den Nävuszellgruppen gleichzustellen. Ein Zusammenhang mit der Oberhaut läßt sich mitunter nachweisen. Oft ist im Gegenteil eine Art bindegewebiger Abkapselung der Geschwulst nicht zu verkennen. Eine Ähnlichkeit bzw. Verwandtschaft mit Schweißdrüsenadenomen drängt sich mitunter auf. Die Hohlräume erinnern ein anderes Mal an mißbildete Talgdrüsen.

Die drüsenschlauchähnlichen Zellstränge enthalten in solchen Geschwülsten der Speicheldrüsen mitunter einen Schleimstoff. Wir nennen dann die Geschwulst mit Billroth ein Zylindrom. Es kommt auch an anderen Stellen vor.

Schließlich gehört auch hierzu das Adamantinom (Epithelioma adamantinum), eine Geschwulst, die ähnlich wie das Schmelzorgan gebaut ist. Sie kommt im Innern der Kieferknochen, besonders bei Erwachsenen, aber auch an anderen Stellen, so an der Tibia (B. Fischer) vor. Sie kann die Größe eines Kindskopfes — sei es auch ausnahmweise — erreichen. Man bezeichnet es auch wohl als weiches

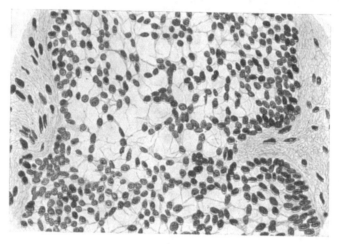

Abb. 260. Adamantinom. In der Mitte Epithelstrang, rechts und links Bindegewebe (nach B. Fischer, Frankf. Zeitschr. f. Pathol.).

Odontom. Es besteht aus innig zusammenhängendem Epithel und Bindegewebe. Das Epithel ist dem des Schmelzorgans, das Bindegewebe dem der Zahnpapille ähnlich. Es kann Schleim enthalten. Das Epithel bildet netzförmig geordnete Stränge. Das dem Bindegewebe aufsitzende Epithel ist zylindrisch, während die Zellen im Innern der Stränge eine sternförmige Gestalt haben. Mitunter tritt Verhornung ein, in anderen Fällen Bildung zystischer Hohlräume, wie in den oben besprochenen fibroepithelialen Geschwülsten (A. cysticum). Es gibt Odontome, die harte Teile (Schmelz und Dentin) enthalten, oder größtenteils daraus bestehen (Odontoma durum). Es kann das Dentin strahlenförmig angeordnet sein, während sich der Schmelz zwischen diesen Strahlen findet. Odontome entstehen aus Zahnkeimen, wahrscheinlich aus abgesprengten Teilen eines Schmelzorgans (débris épithéliaux paradentaires, Malassez).

Obwohl wir den Mutterboden obiger Geschwülste manchmal nicht genügend sicher andeuten können, müssen wir doch im allgemeinen eine umschriebene Mißbildung als Anlage voraussetzen. Manchmal finden wir solche. Sie wird aber, wie immer, erst zur Geschwulst, sobald sie selbständig zu wachsen anfängt. Dann entsteht ein Geschwulst, die durch eine ziemlich starke Kapsel, wie z. B. die der Parotis, lange Zeit beschränkt bleibt. Es kommt aber auch nicht nur ein krebsähnlicher Bau, sondern außerdem ein krebsartiges Wachstum bei solchen Geschwülsten vor, so daß wir sie als Krebs betrachten müssen.

Wir haben S. 224 schon bemerkt, daß manches Teratom als der Parasit bei einer asymmetrischen Doppelbildung zu betrachten ist. Solche Teratome sind also Mißbildungen, aus welchen oder in welchen allerdings eine Geschwulst, z. B. Krebs, entstehen kann, wie bei anderen Mißbildungen. Ein Teratoma nennt man T. simplex, wenn es nur eine Mißbildung, T. blastomastosum oder teratoide (embryoide) Geschwulst, wenn es eine Geschwulst darstellt oder enthält. Ersteres ist als Störung der Entwicklung, letzteres als solche des Wachstums aufzufassen. Die Grenzen sind aber nicht immer, ebensowenig wie die zwischen Mißbildung und Geschwulstbildung überhaupt, scharf zu ziehen.

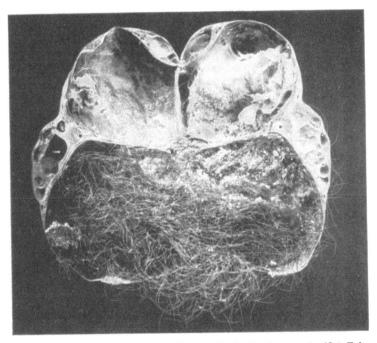

Abb. 261. Dermoid des Eierstocks. Im oberen Abschnitt ein paar (weiße) Zähne, unten Haare mit Talg. Die einzelnen Gewebe übrigens nur mikroskopisch erkennbar.

Unscharf sind ebenfalls die Grenzen zwischen den soeben besprochenen einfacheren und den teratoiden Mischgeschwülsten.

Ein Teratom besteht gewöhnlich aus Erzeugnissen der drei Keimblätter (T. triphyllum), es kann aber nur aus solchen zweier Keimblätter (T. diphyllum, ASKANAZY) aufgebaut werden. Das Teratom zeichnet sich im allgemeinen aus dadurch, daß es Organe (wie Haut mit Drüsen, Zähne, Muskel, Auge) oder Ansätze zu Organbildungen enthält, sei es auch nur in mikroskopischen Dimensionen wie die Sakralparasiten und der Epignathus. Mitunter enthält es sogar ein eigenes Nervensystem. Während die Mischgeschwülste, auch in ihrer Zusammensetzung, an bestimmte Stellen gebunden sind, kann ein Teratom, z. B. ein Dermoid des Eierstocks einem Mediastinalteratom gleich sein. Die das Teratom aufbauenden Gewebe können ungereift, embryonal (T. embryonale) oder gereift sein. Das Teratom macht den Eindruck, ein mißbildeter Fötus zu sein (Embryom, WILMS). Auch das zweikeimblätterige Teratom, das sich eben dadurch von der Mischgeschwulst bzw. der ihr zugrunde liegenden örtlichen Mißbildung unterscheidet. Sowohl diese wie die Mischgeschwulst weisen Eigenschaften auf, welche den Geweben des Entstehungsortes eigen sind.

In Teratomen findet sich meist Haut mit anderen Erzeugnissen des Epiblastes (Zähne, Haare, Talg) oder ohne solche, ferner Knochen, Knorpel, Muskel usw. Solche Teratome nennt man Dermoidzysten (Dermazysten, ASKANAZY). LANDAU sah in einem Ovarialteratom sogar Hirnteile, Pyramidenzellen und Kleinhirnwindungen. ASKANAZY u. a. haben bei Versuchstieren Teratoide erzeugt (s. früher), die sich vom spontanen Teratom bei Mensch und Tier dadurch unterscheiden, daß sie sich oft zurückbilden, letztere nicht. Es läßt sich ein experimentelles Teratoid mit Erfolg auf ein zweites und drittes Tier verimpfen. Das Wachstum eines experimentellen Teratoids wird mitunter durch Schwangerschaft oder Brutzeit (bei Vögeln) des Versuchstiers gesteigert. Ein außerhalb des Körpers aufbewahrter Embryo vermag noch längere Zeit ein dreikeimblätteriges Teratoid zu erzeugen.

Der Ursprung der Teratome muß nicht immer derselbe sein. Die hochorganisierten Teratome verstehen wir am besten als Gebilde bigerminalen Ursprunges, nämlich als Foetus in foetu, d. h. als abortive Doppelmißbildungen. Über weitere Einzelheiten vermögen wir nichts anzugeben, ebensowenig wie über die Entstehung der Doppelmißbildungen überhaupt (s. dort). Nehmen wir Entstehung des Teratoms aus einem einzigen Keim an, so muß dieser Keim um so mehr einer befruchteten Eizelle bzw. Teil derselben gleichwertig sein, je mehr verschiedenartige Abkömmlinge der drei Keimblätter das Teratom enthält.

Allgemeine Störungen der Ernährung, des Stoffwechsels und der Tätigkeit.

21. Kapitel.

Allgemeine Stoffwechselstörungen.

Einleitung.

Bei dem ersten Anblick scheinen die jetzt zu behandelnden Störungen der Ernährung, des Stoffwechsels und der Tätigkeit allgemein, d. h. nicht durch bestimmte Zellen oder Zellgruppen bedingt zu sein, sondern auf primär pathologischen Eigenschaften aller oder vieler Gewebe zu beruhen, eben jener Gewebe, welche die Stoffwechselstörung usw. zeigen. So hat man Fettsucht zunächst einem Zuwenig des oxydativen Fettspaltungsvermögens jener Gewebe zugeschrieben, die eben das zu reichliche Fettgewebe bilden. Es hat sich jedoch allmählich mehr und mehr herausgestellt, daß die verschiedenen Stoffwechselvorgänge verwickelter Natur und von der Tätigkeit bestimmter Organe, die Enzyme oder innere Sekrete bilden, abhängig sind. Störungen dieser Funktionen können zu allgemeinen Stoffwechselstörungen führen, das heißt zu Störungen, an denen der ganze Organismus teilzunehmen scheint und aus denen Krankheit erfolgen kann. Es können dabei gewisse Stoffe, wie z. B. Fett, Harnsäure, in zu großer Menge im Organismus angehäuft und abgelagert oder eben wie z. B. Zucker in zu großer Menge ausgeschieden werden, oder es können Stoffe erscheinen, die wir im normalen Organismus bisher nicht angetroffen haben, wie z. B. Homogentisinsäure (Hydrochinonessigsäure) bei der sog. Alkaptonurie. Wir kennen ferner auch „allgemeine" Störungen des Wachstums, des Wärmehaushalts (der Wärmeregelung), des Kreislaufs und der Tätigkeit des Blutes, des Zentralnervensystems, der Leber und Nieren usw., Störungen, die sich bei fortgesetzter Forschung als bedingt durch eine Störung der Tätigkeit eines bestimmten Organs oder bestimmter Organe erweisen. Nur in einer Hinsicht machen wir eine Ausnahme, indem wir in diesem Abschnitt auch die örtlichen Störungen des Blut- und Lymphkreislaufs ausführlich besprechen, und zwar wegen ihres Zusammenhanges mit den allgemeinen Störungen.

Es genügt im allgemeinen nicht, die Richtung einer Störung, wie z. B. Fettsucht und Gicht, als Verlangsamung des Stoffwechsels („ralentissement de la nutrition") anzudeuten, wir müssen ihre Natur und ihren Ursprung, also auch die ihr zugrundeliegenden Organ- und Gewebsveränderungen und deren Entstehung aufdecken. Wir wollen uns zunächst mit den Störungen des Stoffwechsels, d. h. des Aufbaues und des Abbaues, der Assimilation und der

Dissimilation (S. 274) mit den daraus erfolgenden Störungen des Wachstums, ferner mit den Störungen der inneren Sekretion und des Wärmehaushalts, und mit den allgemeinen Funktionsstörungen der Organe befassen.

Wir müssen, ohne in Einzelheiten zu treten, folgende allgemeine Bemerkungen über die Untersuchung des Stoffwechsels vorausschicken: Man kann den Stoffwechsel zunächst stofflich, chemisch, untersuchen, indem man die Nährstoffe genau qualitativ und quantitativ bestimmt, ebenso die Endprodukte des Stoffwechsels und die Veränderungen, welche die Nährstoffe erleiden, bevor sie als Endprodukte ausgeschieden werden. Die Veränderungen der Nährstoffe im Magendarmkanal bei der Digestion rechnet man nicht zum Stoffwechsel. Dieser setzt erst an den resorbierten Stoffen ein. Die Veränderungen, die dann auftreten bis zur Bildung der Endprodukte, fassen wir als intermediären Stoffwechsel zusammen. Von den dabei auseinander hervorgehenden Zwischenprodukten wissen wir recht wenig; aber eben ihre Kenntnis ist für unsere Einsicht in den Stoffwechselvorgängen unentbehrlich. Die gleichen Endprodukte wie HOH, CO_2, NH_3, ja auch Harnstoff, Harnsäure und andere Stoffe können doch aus verschiedenen Stoffen auf verschiedenem Wege entstehen, ohne daß wir davon ohne weiteres eine Ahnung hätten. Wir nehmen an, daß Enzyme und innere Sekrete dabei eine Rolle spielen. Aber diese Enzyme und inneren Sekrete sind meist noch hypothetischer Natur und noch nicht stofflich rein, etwa wie NaCl, ja meist noch nicht einmal in ihrer Tätigkeit rein dargestellt (S. 129). Wir kennen nicht einmal die chemische Zusammensetzung weder der Nährstoffe, noch aller Endprodukte und wir wissen, wie soeben bemerkt wurde, fast nichts von den zwischenliegenden chemischen Vorgängen, so daß unsere Kenntnis uns keineswegs zur Annahme von Enzymen zwingt. Sogar über die Eiweißstoffe sind wir nur sehr unvollständig unterrichtet, und von der chemischen Zusammensetzung und der Wirkungsweise der Vitamine wissen wir noch nichts Sicheres.

Nun kann man den Stoffwechsel aber auch ,,dynamisch", energetisch, untersuchen. Stoffwechsel bedeutet Wechsel von Form und Verteilung der in den Nährstoffen vorhandenen Energie im lebenden Organismus. Es ist die Quelle, die einzige Quelle, sofern wir wissen, aller tierischer Wärme, aller Wirkungen, aller ,,Kräfte" überhaupt im tierischen Organismus. Rubner hat festgestellt, daß bei Verbrennung der Nährstoffe zu den gleichen Endprodukten, im lebenden Organismus und im Kalorimeter, die gleiche Wärmemenge entsteht. Das Gesetz der Erhaltung der Energie (Robert Mayer, Helmholtz) gilt auch hier. Und es ist das Verdienst von Rubner, Fr. Müller, von Noorden u. a., die energetische, das heißt kalorimetrische Untersuchung des Stoffwechsels eingeführt zu haben. Diese bestimmt den energetischen Wert der Nährstoffe. Nach Rubner rechnet der Organismus der Tiere mit den Energiewerten der Nährwerte und der Körperstoffe, und es ist, trotz des verschiedenen Chemismus der Zerlegung, der Energieumsatz die bestimmende Einheit. Nach seinem Isodynamie-Gesetz können sich die verschiedenen Nährstoffe, ihrem Wärmewerte entsprechend, vertreten. So sind 100,0 Fett, 232,0 Stärke, 234,0 Rohrzucker und 243,0 g trocknes Fleisch isodynam. So hat man den Kalorienbedarf des ruhenden und verschieden stark arbeitenden Menschen (von Noorden) und das Kaloriengleichgewicht bei richtiger stofflicher Mischung der Nährstoffe bestimmt. Übertrifft die Kalorienzufuhr den Bedarf, so tritt Ansatz, namentlich von Fett, ein. Ist sie kleiner als der Bedarf, so werden Körperstoffe, und zwar an erster Stelle Glykogen und Fett, verbrannt. Grundumsatz (basal metabolism) eines Organismus nennt man den morgens (nüchtern) etwa 14 Stunden nach der letzten Mahlzeit bei völliger Ruhe während 30 Minuten verbrauchten Sauerstoff, berechnet für 24 Stunden. Er wird durch Temperatur, Ernährung und körperliche, wahrscheinlich auch geistige Arbeit geändert.

Aus obigem geht hervor, daß sich die stoffliche (chemische) und energetische Untersuchung ergänzen. Die stoffliche Untersuchung lehrt nichts über den energetischen Wert, die energetische Untersuchung nichts über die Natur der chemischen Vorgänge und die qualitativen Bedürfnisse des Organismus. Und wir brauchen sowohl die Kenntnis des einen wie die des anderen. Nicht jede

Mischung energetisch gleichwertiger Nährstoffe ist nämlich für alle, auch normale Individuen unter allen Umständen in gleichem Maße geeignet, die Leistungsfähigkeit zu fördern (BÄLTZ). Die Erfahrung am Menschen und an Versuchstieren hat im Gegenteil gelehrt, daß das Isodynamiegesetz keine unbedingte Gültigkeit hat. Der Mensch und höhere Tiere bleiben ohne Eiweißstoffe oder wenigstens ohne bestimmte Stickstoffverbindungen nicht lange am Leben. Und wie unentbehrlich für die Gesundheit auch Kohlehydrate, Fette und Vitamine (s. unten) sind, haben zahlreiche Beobachtungen am Menschen, nicht am wenigsten im Weltkrieg, und an Versuchstieren über allen Zweifel erhoben. Der tierische Organismus bedarf auf die Dauer einer gemischten Nahrung und gewisser Vitamine und Salze. Die von VOIT vor etwa 40 Jahren ausgesprochene Meinung, es wäre eine Mischung von chemisch reinem Eiweiß, Fett, Kohlehydrate und Salzen die beste Nahrung, hat sich als unrichtig herausgestellt, schon wegen des Mangels an Vitaminen. Weil wir aber die einzelnen erforderlichen Stoffe chemisch noch nicht alle kennen, kommen wir vorderhand mit einer chemischen und energetischen Forschung des Stoffwechsels nicht aus. Wir müssen vielmehr durch Tierversuche und fortgesetzte Beobachtung am Menschen genau festzustellen suchen, welche Stoffe unentbehrlich sind, und dabei nicht nur die Tierart- und Rassenverschiedenheiten, sondern die Unterschiede der individuellen Konstellation überhaupt genau berücksichtigen. Denn daß diese Unterschiede, sogar klimatische Faktoren, von großer Bedeutung sein können, müssen wir schon jetzt annehmen. Weiter unten werden wir Beispielen begegnen.

Die Nährstoffe des tierischen Organismus sind bekanntlich nach ihrer chemischen Zusammensetzung zum Teil organische (Eiweißstoffe, Fette, Kohlehydrate, einige Salze organischer Säuren), zum Teil anorganische (Wasser, Salze) und Vitamine. Welche Salze und andere anorganische Stoffe unentbehrlich sind, wissen wir nicht. Man hat aber außer Eisen K, Na, Mg, P, Mn, J, auch Fl, Si, Bo, As, Zn u. a. im Gewebe nachgewiesen. Außerdem wird in den Lungen Sauerstoff ins Blut aufgenommen. Man bestimmt bei den Stoffwechseluntersuchungen genau die Einnahmen und die Ausgaben. Als Maß des Eiweißzerfalls betrachtet man die N-Menge, die mit dem Harn als Harnstoff, Harnsäure und Ammoniak ausgeschieden wird. Vollkommen genau ist dieses Maß aber nicht; denn einerseits wird ein Teil der Zerfallsstoffe des Eiweißes mit dem Kot und mit dem Schweiß ausgeschieden, andererseits ist wiederholt die Möglichkeit betont worden (VOIT, UMBER), daß Eiweißkörper im Organismus in einen N-haltigen und N-freien Teil zerfallen, und daß unter gewissen Umständen nur der N-freie Teil weiter zerfällt und als CO_2 ausgeschieden wird, während der N-haltige Teil im Körper zurückbleibt. Die in der Atmungsluft ausgeschiedene Kohlensäure kann nach dieser Annahme somit von Eiweißkörpern herrühren; für gewöhnlich ist sie jedoch ein Endprodukt der Oxydation besonders von Kohlehydraten, weniger von Fetten. Bekanntlich nennt man $\frac{CO_2}{O_2}$ den respiratorischen Quotient. Er ist < 1, weil der O_2 noch zu anderen Oxydationen als zur Bildung von CO_2 gebraucht wird.

Im allgemeinen wird nur eine ganz unerhebliche Menge N mit dem Schweiß ausgeschieden. Nach KRAMER stieg sie aber bei einem Marsch im Sommer auf 711 mg in 8 Stunden, bei angestrengter Arbeit gar auf 1881 mg in 8 Stunden, d. h. bis auf 12 % des Stickstoffes im Harn und Kot.

Wer von Stoffwechselkrankheiten redet, bedient sich eines unrichtigen Ausdruckes, weil der Stoffwechsel wohl gestört aber nicht krank sein kann. Krank kann nur ein bestimmtes Organ oder der Organismus sein, und diese Krankheit, z. B. Hypo- oder Athyreoidie, kann sich in Stoffwechselstörungen äußern oder eben, wie Selbstvergiftungen, daraus entstehen. Wir können zur Zeit aber noch nicht immer die Funktionsstörung, die einer Stoffwechselstörung zugrunde liegt, anweisen und müssen uns daher vorläufig auf die Stoffwechselstörungen selbst als Grund einer Einteilung beschränken. Wir dürfen also nicht vergessen, daß sie nur

Erscheinungen einer Krankheit bzw. Symptomenkomplexe darstellen, die, wie z. B.
Diabetes mellitus, bei verschiedenen Erkrankungen auftreten können. Aber selbst
diese Einteilung ist eine dürftige. So pflegt man den Diabetes melitus zu den Störungen des Kohlehydratstoffwechsels zu rechnen, obwohl manchmal bedeutende
Störungen des Eiweißstoffwechsels dabei auftreten, ja eben die größte Bedeutung
haben. Wir wollen keine solche Einteilung vornehmen, und nacheinander besprechen: Hungerzustände, Magerkeit und Fettsucht, Diabetes, Störungen des
Harnsäurestoffwechsels, einige andere wenig gekannte Stoffwechselstörungen.

Im allgemeinen haben wir, wo Stoffe sich im Körper anhäufen, entweder
mit zu großer Zufuhr oder Bildung, oder mit zu geringer Ausscheidung oder
Spaltung (Verbrennung) oder mit beidem zu tun. Wo ein Stoff im Körper ab-
nimmt, hat entweder die Zufuhr bzw. der Aufbau ab- oder der Abbau bzw. die
Ausscheidung zugenommen, oder beides zugleich stattgefunden. Nur wenn
Zufuhr und Bildung einerseits und Spaltung und Ausscheidung andererseits
gleich sind, herrscht Gleichgewicht. Dies gilt auch, wenn man Erblichkeit
annimmt. Dann kommt es aber auf die Frage an, was erblich ist, welche Anlage,
Konstellation oder Eigenschaft, die durch irgendeine Hyper-, Hypo- oder
Dysfunktion zur Stoffwechselstörung, zu Fettsucht, Gicht oder Diabetes usw.
führt.

Hungerzustände, Unterernährung, Inanition, Avitaminosen.

Ein Hungerzustand (Unterernährung) tritt ein, sobald die Menge resor-
bierter Nährstoffe geringer ist als die im Stoffwechsel zerfallende, so daß ein
allgemeines Bedürfnis an Nahrung entsteht. Dieser Mangel kann sämtliche
oder nur bestimmte Nährstoffe betreffen. Die Bedeutung eines Hunger-
zustandes für den Organismus hängt ab von seinem Grad und seiner Dauer.
Völlige Enthaltsamkeit von Nahrung oder Unterernährung gewissen Grades
führt nach einiger Zeit zu Atrophie (s. dort) sämtlicher Gewebe, auch des Blutes
(Anämie) mit Erschöpfung. Diesen Zustand bezeichnen wir als Inanition.
Sie führt schließlich zum Tode.

Ist die Haut welk, auffallend trocken und spröde, so bezeichnet man den Zustand als Marasmus, hat sie eine gelbbräunliche Farbe angenommen, wenn nicht
irgendeiner äußeren Schädigung zuzuschreiben wäre, als Kachexie.

Wir beschränken uns zunächst auf die Folgen des Fehlens sämtlicher
Nährstoffe. Man hat den Stoffwechsel in Hungerzuständen an Versuchstieren
und Hungerkünstlern studiert. Bouchard sah Hunde an Inanition zugrunde
gehen, sobald ihr Körpergewicht etwa 40 % abgenommen hatte, andere Forscher
erst nach größerem Gewichtsverlust. Bei jüngeren Individuen erfolgt der Tod
früher. Von dem Gesamtverlust an Gewicht kommt ein bedeutender Teil,
etwa $^2/_3$, auf das Wasser; durch Trinken wird der Gewichtsverlust geringer.
Hunger mit Durst tötet denn auch weit eher als Hunger mit Darreichung von
Wasser. So erlagen Tauben dem Hunger mit Durst nach 4—5 Tagen, Hunger
ohne Durst bis nach 12 Tagen (Rubner), Hunde starben nach 20 bzw. 30 Tagen
(Bouchard). Die Hungerkünstler pflegen Wasser zu trinken. Kälte beschleunigt
das Ende, weil sie, wenigstens unter gewissen Umständen (S. 659), den Stoffwechsel erhöht.

Beim Hungern nimmt zunächst das im Körper vorrätige Brennmaterial (Glykogen und Fett) ab. Bei hungernden Hunden behalten die Muskeln das Glykogen
länger als die Leber. Je mehr Glykogen und Fett (Voit) vorrätig sind, um so später
wird das Körpereiweiß, namentlich in den willkürlichen Muskeln und Drüsen, angegriffen, um so später nimmt wenigstens der N-Gehalt des Harns zu (Prausnitz,
Benedict). Das Glykogen wird beim Hungern eher verbraucht als das Fett, es
bedingt nur in den ersten Tagen Eiweißersparnis. Es scheint aber nach einigen

Angaben mit zunehmender Inanition der Glykogenvorrat im Körper wiederum zunehmen zu können, wahrscheinlich aus dem N-freien Teil des zerfallenden Eiweißes. Die Glykogen-, Fett- und Eiweißmenge im Körper am Anfang des Hungerns bestimmen an erster Stelle die Widerstandsfähigkeit gegen Hungern. Man hat beobachtet (s. Diabetes), daß bei abnormem Zerfall von Körperfett, wenn Kohlehydrate fehlen, Azetonkörper im Harn auftreten. Nun hat FR. MÜLLER beim Hungerkünstler CETTI in der Tat Azetonkörper im Harn nachgewiesen, sogar 0,784 g am 4. Hungertage. Sie können aber auch fehlen (WALDVOGEL u. a.).

Sind Glykogen und Fett verbrannt, so verbrennt weiterhin nur Eiweiß. Was für Eiweiß? VOIT hat „zirkulierendes Eiweiß" (RUBNERS Vorratseiweiß), das nach der Resorption den Geweben zugeführt und verbrannt wird, und das „lebendige Organeiweiß" unterschieden. Inwiefern unter normalen Verhältnissen dieser Unterschied zutrifft, bleibe dahingestellt. Das hungernde Tier zehrt aber am eigenen Fleisch (Muskeln). So sah CL. BERNARD bei Kaninchen und Pferden, die als Pflanzenfresser einen alkalischen trüben Harn haben, diesen Harn nach einer Zeitlang Hungern sauer und klar werden, ebenso bei Kaninchen, die mit Fleisch gefüttert werden. Durch Pflanzenfütterung werde der Harn dann wiederum alkalisch und trübe. Der hungernde Mensch bekommt ebenfalls atrophische Muskel, wie sich besonders leicht an den Oberschenkeln, und zwar nicht nur bei Säuglingen, sondern auch bei Erwachsenen erkennen läßt, wenn nämlich diese Muskeln nicht in besonderem Maße tätig bleiben. Im hungernden Organismus wird außerdem offenbar nicht nur Organeiweiß zerlegt, sondern auch von bestimmten Organen und Geweben anderen zugeführt. Wie könnten sonst die Geschlechtsorgane des hungernden Rheinlachses (S. 285) auf Kosten seiner Muskeln hypertrophieren? Wahrscheinlich wird das Organeiweiß der Muskeln usw. zunächst in einfachere Körper, die dem leblosen Nahrungseiweiß und seinen Spaltungsprodukten nahe kommen, oder in Aminosäuren usw. gespalten und dann aus diesen einfacheren Stoffen das Gewebe der Geschlechtsorgane aufgebaut. Ähnliches mag auch mit anderen Geweben stattfinden. Wir sahen schon früher, daß nicht alle Gewebe in gleichem Maße beim Hungern zerfallen. Das eine Eiweiß kann das andere ersetzen, ähnlich wie die Gelatine, obwohl sie sich nicht in Gewebseiweiß verwandeln kann, doch die Verbrennung des lebendigen Eiweißes einschränkt, wie VOIT festgestellt hat.

Das Körpergewicht nimmt in den ersten Hungertagen am meisten, dann eine Zeitlang ziemlich gleichmäßig und schließlich allmählich weniger ab. Bemerkenswert ist, wie MUNK, E. und O. FREUND bei den Hungerern CETTI und SUCCI, und BENEDICT bei anderen Menschen fanden, daß die Kalorien und die Stickstoffausscheidung im Hunger allmählich abnehmen, um sich auf einen niedrigeren Wert einzustellen. Der Organismus vermag sich dann mit wenigerem an Eiweiß zu behelfen. Beim ungenügend ernährten Menschen stellt sich wohl ein Gleichgewichtszustand auf einem niedrigeren Niveau von Lebens- und Arbeitskraft ein, allerdings mit einem geringeren Widerstandsvermögen verschiedenen Schädigungen gegenüber. Jedoch scheint in der Regel dieses Niveau nicht viel tiefer zu liegen. Nach den Versuchen von BENEDICT und ROTH, MILES und MONMOUTH bekamen 12 Studenten zunächst 1400 Kalorien täglich, bis ihr Körpergewicht auf 88% gesunken war; dann bekamen sie 2300 Kalorien (gegen 3200 bis 3600 Kalorien vor dem Versuch), wobei während 4 Monat das Gleichgewicht erhalten blieb. Im Schlaf gaben sie nur $\frac{3}{4}$ der früheren (normalen) Wärmemenge ab, im Laufrad gaben sie 0,522 Grammkalorie pro kg Körpergewicht gegen 0,610 Gk vor dem Versuch. Wenn auch beim Hungern der Umsatz mit dem Körpergewicht fällt, so ist doch der Energieumsatz beim hungernden Tier, auf das Kilo Körpergewicht berechnet, kaum niedriger (RUBNER); auch für den Menschen trifft das zu (ZUNTZ u. a.). Werden nach einiger Zeit von Unterernährung dem Körper größere Mengen Nahrungsstoffe zugeführt, so wird Stickstoff im Körper zurückgehalten, und die atrophierten Zellen erholen sich auch dann, wenn die zugeführte N-Menge zur Deckung einer normalen Dissimilation nicht genügen würde.   Die Zellen scheinen dann eine Avidität für Eiweiß zu haben. Der Typhusrekonvaleszent z. B. kann sogar besonders kräftig werden. Vielleicht nimmt das Körperfett noch ab, wenn schon Eiweiß abgesetzt, wenigstens zurückgehalten wird (FR. MÜLLER, KLEMPERER).

Während des Hungers nimmt die Ausscheidung der Chloride bald ab (MUNK), an den ersten Nahrungstagen wird Kochsalz im Körper zurückgehalten, was darauf hinweist, daß im Hunger den Geweben Chlor entzogen wurde. Dies trifft auch zu für Phosphate und Kalksalze, welche namentlich den Knochen entnommen werden. Bei genügender Nahrung werden, der Nahrung entsprechend, mehr Natron- als Kalisalze im Harn ausgeschieden, im Hunger aber umgekehrt, weil Kalisalze in den Geweben überwiegen.   Die Knochen, bes. die Rippen, aber auch Becken und Wirbelsäule, erleiden eine Art osteoporotische, atrophische, noch näher zu untersuchende Veränderung: das Knochenmark wird schließlich ersetzt durch reines, zum Teil an Spindelzellen sehr reiches Bindegewebe, wenigstens in bestimmten Fällen (LUBARSCH): Hungerosteopathie.

Fehlen nur bestimmte Nahrungstoffe, handelt es sich somit um unvollständigen Hunger, so erfolgen Zustände, welche dem vollständigen Hungerzustand mehr oder weniger ähnlich sind, oder mehr oder weniger davon abweichen. Wir fangen erst an, diese Zustände, wozu auch die Avitaminosen gehören, einigermaßen kennen zu lernen. Die bedeutenden individuellen Unterschiede (s. oben), die man jetzt besonders bei den Avitaminosen festgestellt hat, erschweren die Forschung erheblich und zwingen mit einem auch nur annähernd endgültigen Urteil zurückzuhalten, bis wir die verschiedenen Konstellationen wenigstens einigermaßen übersehen. So bleibt das Wachstum unterernährter Kinder zurück, ohne daß wir jedoch berechtigt sind, diese Erscheinung ohne weiteres einem Zuwenig an Baustoffen zuzuschreiben, denn es gibt auch Vitamine, welche für das Wachstum, auch bei sonst ausreichender Ernährung, unentbehrlich sind. Als „deficiency" deutet man das Fehlen von vollwertigen Eiweißkörpern oder von Bausteinen wie Tryptophan, Lysin und Zystin, ohne welche kein Wachstum (MENDEL, OSBORNE, ABDERHALDEN), an.

Zunächst kennen wir Hungerzustände, wobei es nicht immer sicher ist, ob es sich um einen Mangel an bestimmten Nahrungsstoffen oder um irgendeine Avitaminose handelt, d. h. um Mangel an bestimmten Stoffen, die nicht zum Aufbau eines Körperbestandteils beitragen, sondern in irgendeiner bestimmten Weise (s. weiter unten) den Stoffwechsel beeinflussen und dazu schon in sehr geringer Menge ausreichen. Es ist eine große Schwierigkeit für die Forschung, daß wir diese Vitamine, welche CASIMIR FUNK anfänglich als für das Leben unentbehrliche Amine betrachtete, chemisch noch nicht kennen, und jetzt nur annehmen, daß es keine Amine sind. Noch andere Schwierigkeiten können hinzukommen, wie wir z. B. bei der Forschung der Ernährungsstörungen der Säuglinge sehen. Diese führen zum Teil zur „Pädatrophie", welche einem chronischen Hungerzustand gleicht. Erfolgt Pädatrophie nach hartnäckigem Durchfall, so verstehen wir ohne weiteres einen daraus erfolgenden Hungerzustand. Aber auch ohne solchen fragt es sich, ob der Magen und Darm des betreffenden Kindes die dargereichten künstlichen Nährmittel zu verdauen und aufzusaugen vermochten, oder ob dies vielleicht nur zum Teil gelang. Wir müssen auf erhebliche individuelle Unterschiede gefaßt sein. Dann können noch konstitutionelle Unterschiede (Rachitis, „exsudative Diathese", Spasmophilie), abnorme Gärungsvorgänge und Giftbildung im Darm hinzukommen, während die Kinderärzte außerdem noch nicht näher anzudeutende „Milchnährschäden" und „Mehlnährschäden" annehmen. Wir schweigen dann noch von hinzutretender Darmentzündung, Bronchiolitis, Bronchopneumonie usw. (Vgl. FINKELSTEIN u. a.) Im Weltkrieg haben ferner die Verbreitung und der Ernst der einzelnen Fälle von Rachitis z. B. in Deutschland stark zugenommen. Müssen wir diese Erscheinung einer ungenügenden Ernährung und Pflege der Kinder überhaupt oder dem Fehlen ganz bestimmter Stoffe in der kindlichen Nahrung zuschreiben ? Wir werden auf diese Frage, welche noch nicht zu beantworten ist, bei der Rachitis zurückkommen. Wie stark die Sterblichkeit an Tuberkulose in Deutschland während des Weltkrieges zugenommen hat, zeigt die Darstellung GOTTSTEINS (Abb. 262). Diese Erscheinung dürfte größtenteils einer ungenügenden Ernährung zuzuschreiben sein (S. 157).

Aber auch bei unterernährten Erwachsenen treten Störungen auf, deren Ursprung noch keineswegs klar ist. Aus den Beobachtungen während des Weltkrieges (vgl. LUBARSCH) geht hervor, daß mehr oder weniger starke Unterernährung bei Erwachsenen und Kindern nach dem Säuglingsalter zu allerlei Veränderungen führen kann, die man auf drei Gruppen zurückführen kann, welche mehr oder weniger miteinander verbunden sind: auf die Ödemkrankheit (Kriegs- oder Hungerödem), den Skorbut und die (epidemischen) Knochenerweichungen oder Hungerosteopathie (s. oben). Im übrigen finden sich starke Hämosiderinablagerungen in den verschiedenen Organen, ähnlich wie bei Pädatrophie (M. B. SCHMIDT), ganz besonders aber in Leber und Milz. Während sonst das Fett zum Teil geschwunden ist, hat der Fett- bzw. Lipoidgehalt der Thymus, Hoden und Nebennieren (Umbauschicht)

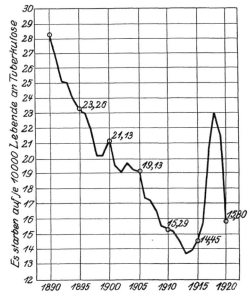

Abb. 262. Tuberkulosesterblichkeit während des Weltkrieges. (Nach A. GOTTSTEIN.)

zugenommen. Während wir auf einige Einzelheiten des Ödems und des Skorbuts später zurückkommen, beschränken wir uns hier auf folgendes: Der Skorbut wird jetzt wohl (fast) allgemein als eine Avitaminose betrachtet, also als eine Erkrankung infolge des Fehlens eines bestimmten Vitamins, wie wir unten ausführlicher besprechen werden. Die Beobachtung von MAASE und ZONDEK vom Schwinden des Kriegsödems bei einigen Kranken nach täglicher Darreichung von 100 g Speck ohne weiteres führt zur Frage, ob der Speck durch seinen Fettgehalt oder durch ein bestimmtes Vitamin diese Heilwirkung hatte. Schon von vornherein müssen wir bei einer Unterernährung mit dazu manchmal minderwertigen und außerdem wechselnden Nährstoffen allerlei Verschiedenheiten erwarten, zumal die individuellen „Empfindlichkeiten" oder objektiver: Konstellationen auch Unterschiede aufweisen. Vitamine fehlen dabei ganz oder nur zum Teil, fortwährend oder zeitweilig.

Wir wollen jetzt die Avitaminosen besprechen. Sie sind die Folge einseitiger Ernährung, nämlich des Fehlens bestimmter Stoffe, die nicht zum Aufbau von Körperbestandteilen oder als Brennstoffe, wie Eiweißkörper,

38*

Fette, Kohlehydrate, Salze, dienen, sondern in irgendeiner Weise den Stoffwechsel zu beeinflussen scheinen, indem sie bestimmte Vorgänge fördern oder hemmen oder Bestandteile bestimmter innerer Sekrete werden. Sie beanspruchen eine besondere Stelle, wie aus den Versuchsergebnissen erhellt, nicht am wenigsten aus der ganz geringen Menge solcher Stoffe, die schon zur Erhaltung der Gesundheit ausreicht.

Zu den Avitaminosen oder alimentaren Dystrophien, wie ABDERHALDEN und SCHAUMANN sie bezeichnen, gehören die Beriberi (japan. Kakke) und einige Erscheinungen oder Symptomenkomplexe, die beim Menschen und zum Teil bei bestimmten Versuchstieren beobachtet und oben schon zum Teil erwähnt worden sind, nämlich: 1. Polyneuritis, wie bei Beriberi, mit Lähmungen und Muskelatrophie. 2. Herzinsuffizienz wie bei Beriberi. 3. Ödem (Anasarka), das auch bei Beriberi auftritt, infolge von Herzinsuffizienz oder bei Polyneuritis oder ohne solche. 4. Skorbut, bei Zahnfleischschwellung mit Blutungen, auch mit Blutungen in anderen Schleimhäuten, Haut, unter der Knochenhaut usw.; hierher gehört die MÖLLER-BARLOWsche Krankheit. 5. Pellagra (vielleicht): nach vagen Prodromalerscheinungen, besonders im Winter, treten vor allem bei Feldarbeitern, die sich mit Mais ernähren, verschiedenartige Magen- und Darmstörungen ein, zu denen Kopf-, Nacken-, Rückenschmerzen, erhöhte seelische Reizbarkeit, niedergeschlagene Gemütsstimmung und Unfähigkeit zu geistiger und körperlicher Tätigkeit hinzukommen. Später treten Lähmungen und Störungen der Sensibilität auf. Außerdem gerät die Haut in Ekzem: sie wird rot, Bläschen oder Pusteln treten auf, die zur Bildung von Knoten führen. Nach einiger Zeit findet Abschuppung der Oberhaut statt; die Haut bleibt aber längere Zeit trocken und rauh (pelle agra). 6. Xerophthalmie. 7. Rachitis und gewisse andere Wachstumsstörungen erheischen weitere Forschung.

Im Laufe der Zeiten haben einige Forscher einige dieser Störungen oder alle einer Vergiftung zugeschrieben durch Gifte, die sich in verdorbenem Reis, Mais, Mehl, Gemüsen oder anderen Nahrungsmitteln gebildet haben sollten, während sich demgegenüber allmählich mehr die Betrachtung dieser Krankheiten und Erscheinungen als Folgen einseitiger Nahrung, der bestimmte Vitamine fehlen, als Avitaminosen oder als „deficiency diseases" in den Vordergrund gedrängt hat. Die Entscheidung ist nicht immer so leicht, wie sie auf den ersten Anblick erscheinen könnte, und ein Zusammentreffen beider Möglichkeiten ist in bestimmten Fällen nicht ausgeschlossen. Unsere ungenügende chemische Kenntnis der hier in Betracht kommenden Stoffe erschwert die Forschung und die entscheidende Beantwortung der Fragen erheblich. Denn einerseits müssen wir für die Annahme einer Vergiftung den Nachweis des chemisch rein dargestellten Giftes fordern, andererseits aber gleichfalls die Reindarstellung der Vitamine und den Nachweis des Fehlens bestimmter Vitamine bei bestimmten Krankheitserscheinungen sowie den Schwund dieser Krankheitserscheinungen nach Darreichung des betreffenden Vitamins verlangen. Nun hat man einerseits das angenommene Gift bisher nicht nachgewiesen. Demgegenüber hat man allerdings die Vitamine auch noch nicht chemisch erkannt und sicher rein dargestellt, es liegen jedoch zahlreiche Versuchsergebnisse und Beobachtungen am Menschen vor, welche mit ungefähr gleicher Notwendigkeit zur Annahme von Vitaminen wie andere Ergebnisse zur Annahme innerer Sekrete führen. Wir müssen sogar nicht nur die Möglichkeit beachten, daß Vitamine bestimmte Vorgänge, wie z. B. Zelltätigkeit oder Oxydationen fördern oder hemmen oder giftige Stoffwechselerzeugnisse unwirksam machen, sondern auch die, daß sie, ohne als Bausteine der Körperbestandteile oder als Brennstoffe aufzutreten, in ganz geringer Menge als Bausteine oder durch irgendeine Wirkung zur Bildung innerer Sekrete beitragen. Die Rolle, welche die Vitamine, und die, welche innere Sekrete nach den vorliegenden Forschungsergebnissen zu spielen scheinen, die Bedeutung, welche wir diesen Stoffen zuerkennen müssen, weisen so große Übereinstimmung auf, daß wir alle durch Fehlen eines inneren Sekrets auftretenden Krankheiten als Autoavitaminosen betrachten dürfen, wie z. B. das Myxödem, das nach Darreichung kleiner Mengen Schafschilddrüse schwindet. Die neueren Untersuchungen stützen diese Auffassung immer mehr. Wir müssen die Avitaminosen auch von diesem Gesichtspunkt aus betrachten.

Noch ein anderer Umstand erschwert jedoch die Deutung der Erscheinungen, nämlich die noch nicht aufgeklärte Bedeutung gewisser klimatischen und anderer individuellen Einflüsse (s. unten), so auch der Umstand, daß Polyneuritis gallinarum nur durch den Gebrauch großer Mengen alten, geschliffenen Reis oder Mehl auftritt, was eher auf eine Giftwirkung hinweist, vielleicht jedoch nur einer gewissen Insuffizienz des Organismus zuzuschreiben ist: Wir denken z. B. an die Möglichkeit, daß durch den Stoffwechsel bei ungeeigneter Reisfütterung, d. h. bei Fütterung mit geschliffenem Reis allein, giftige Stoffe entstehen, welche der Organismus nur in geringer Menge ohne weiteres unschädlich zu machen vermag, während dies gegenüber größeren Mengen nur möglich ist unter Mitwirkung des in der Reiskleie befindlichen Vitamins. Denn daß ein solches Vitamin besteht, dürfen wir kaum bezweifeln, wie wir sogleich sehen werden. Wir wollen hier nur noch bemerken, daß die verschiedenen Vitamine ("Nutramine" nach ABDERHALDEN und SCHAUMANN) in verschiedenen pflanzlichen und tierischen Nährstoffen vorkommen, so daß eine geeignete gemischte Nahrung ohne weiteres nicht nur verhütend, sondern sogar heilend wirkt. Gemischte Nahrung an die Stelle einseitiger Nahrung würde aber zugleich, falls die einseitige Nahrung Gift enthalten sollte, weniger Gift bedeuten, indem nichtgiftige Nährstoffe wenigstens einen Teil der giftigen ersetzen würden. Gemischte Nahrung wirkt wahrscheinlich auch stärker fördernd auf die Verdauung, Aufsaugung usw. als einseitige. Wir müssen auf mehrere Verschiedenheiten der Konstellation gefaßt sein.

Jetzt wollen wir einige Einzelheiten besprechen.

Es ist schon eine alte Erfahrung, daß Seeleute, die längere Zeit keine frische Gemüse oder Obst bekommen, von Skorbut heimgesucht werden, der durch Gebrauch von frischen Gemüsen und Obst wie Apfelsinen oder Zitronen ausheilt. Auch die Heilwirkung junger, frischer Gemüse und von Apfelsinensaft bei der MÖLLER-BARLOWschen Krankheit (Skorbut) der Säuglinge steht fest. Beriberi, eine Krankheit, welche in den Tropen in Gefängnissen, beim Heer usw. dann und wann zahlreiche Opfer gemacht hat, kann ebenfalls durch geeignete Änderung der Nahrung schwinden. Nachdem WERNICH (1878) sie zuerst einer längeren einseitigen Reisnahrung zugeschrieben hatte, verschwand sie rasch aus der japanischen Marine, als TAKAKI (1882) die einseitige Reisnahrung durch eine gemischte mit Fleisch, Brot, Obst und Gemüsen ersetzte. Weitere Forschung hat folgendes festgestellt: Die indonesischen Völker, die den Reis mit seiner Spelze, als Paddi, aufzubewahren und erst ganz kurz vor dem Essen zuzubereiten pflegen, bekommen nie oder fast nie Beriberi. Diese Krankheit erfolgt jedoch durch den Gebrauch von altem, geschliffenem, weißem Reis, während sie ausheilt durch zeitigen Ersatz durch gemischte Nahrung mit oder ohne Katjang idjo, einer indischen Erbse. Diese Erfahrung und ein Zufall brachten C. EYKMAN dazu, im Silberhäutchen (Pericarpium und Aleuronschicht), das durch das Polieren verloren geht, einen Stoff oder Stoffe anzunehmen, die Beriberi verhüten bzw. heilen, nachdem der holländische Marinearzt PRAEGER (1864) schon der Reiskleie eine ähnliche Rolle zugeschrieben hatte. EYKMAN hat dann diese Ansicht begründet, indem er bei Hühnern durch einseitige reichliche Fütterung mit poliertem Reis Polyneuritis hervorrief, welche durch gleichzeitige Darreichung von Silberhäutchen (GRYNS) oder Trockenhefe (ABDERHALDEN u. a.) ausblieb bzw. durch nachherige Darreichung ausheilte. Wenn auch spätere Untersuchungen gewisse Abweichungen, Ausnahmen oder scheinbare Widersprüche, klimatische Einflüsse usw. festgestellt haben, wenn auch die Polyneuritis gallinarum der menschlichen Beriberi nicht gleich ist (vgl. auch NAGAYO), so sind doch obige Tatsachen von grundlegender Bedeutung. Es gilt hier sowie im folgenden und überhaupt: solange wir die eine Wirkung hervorrufende Konstellation nicht ausreichend quantitativ in ihre konstellierenden Faktoren zerlegt haben, ist es ein Wagnis, nur einen einzigen Faktor anzudeuten, dabei die übrige Konstellation als gleich oder vielleicht sogar als gleichgültig (!) voraussetzend. Dies geht aus den weiteren Versuchsergebnissen noch klarer hervor. Wir müssen nicht nur Verschiedenheiten des lebenden tierischen Organismus, sondern auch solche der Nahrungsmittel berücksichtigen. Die Eiweißstoffe der verschiedenen Nahrungsmittel können bedeutende Unterschiede aufweisen. Es können ferner z. B. Vitamine in einem Nahrurgsmittel durch längeres Aufbewahren, durch Eintrocknung oder längere Erhitzung (für bestimmte Vitamine eher als durch kurzes Kochen) zerstört, wenigstens unwirksam werden, so daß ein scheinbar „vollwertiges" Nahrungsmittel in der Tat minderwertig ist. In keimenden Erbsen, Linsen, Weizen hat man eine starke Zunahme bestimmter Vitamine festgestellt (CHICK, DELF u. a.), vielleicht ist dies eine allgemeine Erscheinung wie auch der größere Vitamingehalt bestimmter junger Gemüse. Die Nahrungsmittel müssen auch bestimmte Salze enthalten. Vielleicht ist Polyneuritis bei Hühnern nach längerem Gebrauch von „vollwertigem" Reis durch einen ungewöhnlich niedrigen Vitamingehalt bedingt, oder es enthält Reis ohne weiteres auf die Dauer vielleicht nicht genügend Vitamin um Polyneuritis beim Huhn zu verhüten. Giftbildung in altem Reis ist außerdem nicht ausgeschlossen (VAN DIEREN u. a.).

„Auf die Dauer". Denn es können Mensch und Tier eine individuell verschieden lange Zeit ohne ein bestimmtes Vitamin ohne merkbare Störung leben, ohne daß wir wissen, ob der Organismus über einen gewissen Vitaminvorrat verfügte oder ob zeitweilig andere Stoffe das Vitamin genügend ersetzen; früher oder später pflegt aber irgendeine Störung (Avitaminose) zu erfolgen, die dann durch zeitige Darreichung des entsprechenden Vitamins schwindet. Die individuellen Unterschiede sind mitunter erhebliche, sowohl beim Menschen wie bei Tieren. So bekommt nicht jeder Gefangene oder Soldat bei der gleichen fehlerhaften Nahrung Beriberi. Die verschiedenen Tierrassen haben, wie es scheint, auch nicht das gleiche Vitaminbedürfnis. So bleiben Raubtiere in einem Käfig viele Jahre gesund bei ausschließlicher Fleischnahrung, während andere Tiere eine solche einseitige Nahrung nicht vertragen und nach kürzerer oder längerer Zeit erkranken. Mäuse, Ratten und Hunde bleiben ohne Lipoide nicht leben, während Tauben deren entbehren können (STEPP). Nach MAC COLLUM und PITZ bekommen Meerschweinchen bald Skorbut durch eine Fütterung, welche Ratten gesund leben läßt. Sehr beachtenswert ist die Erfahrung, daß Fehlen desselben Stoffes bei verschiedenen Tieren verschiedene Störungen zur Folge hat: so bekommen Tauben durch ausschließliche Fütterung mit geschälten Getreidearten (Weizen, Hafer, Roggen oder Gerste) Polyneuritis, Meerschweinchen jedoch bekommen bei der gleichen Nahrung eine skorbutartige Erkrankung, d. h. eine hämorrhagische Diathese mit Haut- und Schleimhautblutungen (AXEL HOLST und FRÖHLICH); und nach AXEL HOLST bekommen Schweine, die ausschließlich mit geschliffenem Reis gefüttert werden, nicht nur

Polyneuritis, sondern außerdem Skorbut. Und nach Fürst befinden sich Kaninchen und Tauben sehr wohl nach alleiniger Ernährung mit getrockneten Erbsen, welche bei Meerschweinchen zu Skorbut führt. Diese Beobachtungen führen zur Frage, welche Erscheinungen vollständiges Hungern zur Folge hat. Aug. Lumière sah durch ungenügende Ernährung (täglich 4,0 g Reis, 2,0 g Glykose und 1 g Bierhefe) bei Tauben innerhalb 12 bis 15 Tage Polyneuritis auftreten, obwohl doch diese Bierhefe so viel Vitamin enthält, daß sie eine bei Tauben durch ausschließliche Ernährung mit geschliffenem Reis entstandene Polyneuritis zur Heilung bringt. Dann trat durch ausreichende Fütterung mit geschliffenem Reis Heilung der Polyneuritis ein. Bestätigt sich dieses Ergebnis, so würde das zusammen mit den übrigen Erfahrungen auf eine weitgehende Relativität der Bedeutung der einzelnen Faktoren (Vitamine u. a.) hinweisen und vor allem die Aufmerksamkeit auf die Konstellation und die in ihr erfolgenden Gleichgewichtsstörungen lenken (s. unten); es käme also weniger auf das Fehlen des einzelnen Stoffes an als auf die vorhandene und die durch den Mangel eines solchen Stoffes entstehende Konstellation. Wo solche Stoffe in nicht ausreichender Menge genommen werden, können Oligovitaminosen oder Hypovitaminosen entstehen.

Zahlreiche Versuche von Hopkins, Osborne, Mendel, Mac Collum, Abderhalden und Schaumann u. a. haben zur Schlußfolgerung geführt, daß wir wenigstens drei Vitamine annehmen müssen, die man als A-, B- und C-Stoffe bezeichnet hat und die sich durch folgende Eigenschaften unterscheiden:

1. A-Stoff(e), löslich in Fett und gewissen Lipoiden (fat soluble), auszuziehen durch Äther; mehr oder weniger reichlich vorhanden in Butterfett, Eidotter, Rinderfett, Lebertran, Schweineleber, Blumenkohl und Spinat, in keimenden Kornfrüchten, Möhren usw., im übrigen fehlend in pflanzlichen Ölen, Kakao, Erdnüssen, süßen Mandeln usw. Diese Stoffe bezeichnen mehrere Forscher als antirachitische. In letzter Zeit hat man jedoch ihre Bedeutung als solche stark bezweifelt, auch Mellanby, der sie zuerst als antirachitische betrachtete.

2. B-Stoffe, die man wohl als antineuritische oder Antiberiberistoffe bezeichnet, löslich in Wasser (water soluble), nach Myers und Voegtlin auch in Olivenöl und Ölsäure; sie finden sich in Milch, Eiern, in nur geringer Menge in Fleisch, reichlich jedoch in Leber und Pankreas, ferner in Hefe, vielen Pflanzensamen, Erbsen, Bohnen und Linsen, in denen sie, sowie in Weizen, während des Keimens an Menge zunehmen. Auch Nüsse und Kartoffel, Apfelsinen, Tomaten, Äpfel und andere Früchte, Möhren, Rüben, Getreidekorn in der Nähe der Schale, ebenso Reis enthalten sie; geschliffener Reis ist frei von B-Stoffen, ebenso feines Weizenmehl (Weißmehl). Kochen, wenn nur nicht über 100° C und nicht bei alkalischer Reaktion, hat nur geringen Einfluß.

3. C-Stoffe mit antiskorbutischer Wirkung, löslich in Wasser, kommen vor in verschiedenen frischen Früchten und Gemüsen: in reifen Apfelsinen, Zitronen, Himbeeren, Multebeeren, Rüben, Salat, Wasserkresse, Tomaten, Kartoffeln, nur wenig in Fleisch und Milch. Die C-Stoffe werden durch Hitze, und zwar durch längere Erhitzung auf etwas geringerer Temperatur, z. B. durch Pasteurisieren eher als durch stärkere, aber kürzer dauernde Erhitzung (Kochen), ferner durch Eintrocknung oder feuchte Aufbewahren (Holst und Fröhlich) oder Alkali leicht zerstört, wenigstens unwirksam gemacht. Zitronensaft ist dauerhafter. Harden und Zilva machten aus Zitronensaft ein sehr wirksames antiskorbutisches Präparat, während Hess und Unger durch intravenöse Einführung von Apfelsinensaft Skorbut bei Meerschweinchen heilten. Durch Keimen von Erbsen und Linsen nimmt ihr Gehalt an C-Stoffen zu (s. oben), wie auch der Gehalt von Weizen an A-Stoffen.

Ob es noch andere Vitamine gibt, muß weitere Forschung lehren. Sie wird, wie schon bemerkt, erheblich durch den Umstand erschwert, daß der scheinbar gleiche Stoff eine andere Wirkung haben kann, während wir eben die Vitamine noch nicht chemisch kennen und nur nach ihrer Wirkung zu erkennen vermögen. FUNK betrachtet Pellagra, ELDERS u. a. Aphthae tropicae („indische spruw", sprue) als Avitaminose, die durch bestimmte Früchte (Apfelsinen), Milch usw. heilen kann. Ferner sah man nicht nur Kinderskorbut, sondern auch Rachitis (s. dort) u. a. in Deutschland und Österreich nach dem Weltkrieg, ausheilen nach Darreichung von Butter oder Lebertran entweder an das Kind oder an die es säugende Mutter. Wir müssen noch erwähnen, daß der Japaner MORI (nach ARON) schon vor Jahren hervorgehoben hat, daß japanische Kinder, die eine rein vegetabilische Nahrung ohne Fett hatten, häufig Xerophthalmie (Xerosis corneae) oder Keratomalazie bekommen. Auch junge Ratten, die nur Hafer, ein Protein und Salze bekommen, bleiben zwar am Leben, wachsen aber nicht weiter und bekommen ebenfalls Xerophthalmie (MAC COLLUM). Nach EMMETT trat Xerophthalmie bei 120 seiner 122 Ratten auf, die nur einen Mangel an A-Stoff und genügend B- und C-Stoffe in ihrer Nahrung hatten. MAC COLLUM sah in der Tat bei Ratten Wachstum eintreten nach Hinzufügung einer geringen Menge Butter zu obiger Nahrung, während Pflanzenfett ohne Wirkung war. Dann stellt sich auch die Fortpflanzungsfähigkeit, die fehlte, ein. ABDERHALDEN sah diese ebenfalls erlöschen bei Ratten, die längere Zeit nur Bohnen oder Erbsen oder Lupinen oder Reis erhielten; außerdem bekamen sie andere Ernährungsstörungen, alle die Räude und manche außerdem Hornhautgeschwüre.

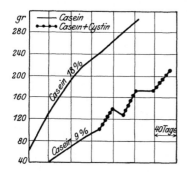

Abb. 263. Unzureichende Ernährung von Ratten mit Kasein allein, Beschleunigung des Wachstums durch Hinzufügung von Zystin (nach OSBORNE und MENDEL).

Es sei hier noch bemerkt, daß vielleicht die einzige vollständige Übereinstimmung der menschlichen und tierischen Avitaminose der Skorbut ist, den AXEL HOLST bei einigen Tieren, wie z. B. Meerschweinchen, durch einseitige Ernährung mit Erbsen hervorrief und durch die gleichen Mittel wie den menschlichen Skorbut (s. oben) heilte.

Wie aus den Versuchsergebnissen von HOPKINS, STEPP, OSBORNE, ARON u. a. hervorgeht, beeinflussen bestimmte Vitamine das Wachstum; es sind namentlich die A- und B-Stoffe als unentbehrlich für das normale Wachstum zu betrachten. Wenn das Wachstum junger Ratten, die möglichst reine Eiweißstoffe, Kohlehydrate und Fette bekommen, stillsteht, so genügt die Hinzufügung einiger Tropfen Milch oder einer geringen Menge Butter, um es anzuregen, sodaß das im Wachstum Versäumte rasch nachgeholt wird, ähnlich wie nach zeitweiliger Unterernährung überhaupt (Abb. 263). Es kann dann das Wachstum sogar bis über die normale Wachstumszeit fortdauern, obwohl dann die normalen Körpermaße nicht immer erreicht werden; jedenfalls ein Zeichen, daß der Wachstumstrieb dann noch bestand (ARON, L. B. MENDEL). Auch die Fortpflanzungsfähigkeit wird durch Butter usw. beeinflußt (MAC COLLUM u. a., s. oben). Vgl. LIGNAC über Zystin beim Menschen.

Die Vermutung MAC COLLUMS, es entstehen Skorbut und Pellagra durch sekundäre Infektion infolge von Anhäufung von Fäzes oder von Unterernährung, hat sich nicht bewährt. Mit Hinsicht auf die übrigen Avitaminosen sei noch folgendes bemerkt: Beriberi umfaßt etwas mehr und anderes als die experimentelle Polyneuritis, nämlich nicht nur Lähmungen und Muskelatrophie, sondern auch Herzinsuffizienz, Anasarka (Kriegsödem ist wahrscheinlich gleichen oder ähnlichen Ursprunges). HUTINEL, SCHITTENHELM, SCHLECHT u. a. haben im übrigen schon früher bei Säuglingen, älteren Kindern und sogar Erwachsenen mit „Unterernährung" oder wenigstens ungeeigneter Ernährung, ohne Herzinsuffzienz oder ungenügende Nierentätigkeit ein solches alimentares Ödem unter Zurückhaltung von Wasser und Kochsalz festgestellt.

Auch Pflanzen können ohne bestimmte Stoffe, welche BOTTOMLEY und MOCKERIDGE als Auximone bezeichnen, nicht gedeihen.

Wie wirken die Vitamine?

Wir haben oben schon bemerkt, daß die Auffassung der Avitaminosen als Folgen von Vergiftung durch verdorbene Nahrungsmittel nicht hinreichend begründet ist. Handelte es sich um ein Gift, so müßte die heilende Wirkung als eine antagonistische Wirkung oder als die eines Gegengiftes betrachtet werden. Die Erfahrung, daß ganz kleine Mengen des Vitamins genügen (s. oben), die auch aus der Beobachtung SCHAUMANNS erhellt (es erweist sich schon 0,01 g eines wässerigen Vitaminauszuges aus Silberhäutchen des Reises als wirksam gegen die Polyneuritis der Tauben), diese Erfahrung schließt aus, daß die Vitamine als aufbauende Bestandteile des Körpers auftreten. Wir müssen vielmehr die Möglichkeit beachten, daß sie, wenn nicht als Enzyme, so doch als Reizstoffe bestimmter Zellen oder als Bestandteile innerer Sekrete wirken (S. 623). Sind es Reizstoffe, welche Zelltätigkeiten beeinflussen sie denn? LUMIÈRE (s. oben) nimmt an, daß Avitaminose und Unterernährung dasselbe bedeuten: während die Bierhefe in seinen Versuchen die Verdauung anregt, erkrankt die Taube dennoch infolge von Unterernährung; reicht man ihr dann noch geschliffenen Reis, so wird sie gesund. Bekommt sie aber genügend ungeschliffenen Reis, ohne Bierhefe, so bekommt sie dennoch eine Avitaminose, d. h. (nach LUMIÈRE) eine Unterernährung, indem die Bewegungen und Absonderungen des Verdauungsschlauches ohne die erforderlichen Reizstoffe für die Verdauung und Resorption nicht ausreichen. Obwohl bei diesen Tauben nach LUMIÈRE die gleichen Erscheinungen (Abmagerung, Asthenie, Lähmungen, Kleinhirnerscheinungen, krampfartige Seitenbewegungen des Kopfes) auftraten bei Unterernährung mit Darreichung von reichlicher Bierhefe wie bei reichlicher Fütterung mit geschliffenem Reis ohne weiteres, dürfen wir doch nicht vergessen, daß es mehrere Avitaminosen gibt, deren Erscheinungen bestimmte im obigen erwähnte klinische Bilder darstellen (Polyneuritis, Skorbut usw.) und die anscheinend durch Darreichung des entsprechenden Vitamins ausheilen. Solange wir die Vitamine nicht chemisch zu erkennen vermögen, müssen wir aber mit unseren Schlußfolgerungen zurückhalten. Treten Vitamine in der Tat als Reizstoffe auf, so ist die Möglichkeit gegeben, daß die verschiedenen Vitamine verschiedene Zellen bzw. verschiedene Tätigkeiten der gleichen Zellen beeinflussen. So stellte z. B. ABDERHALDEN eine starke Herabsetzung der inneren Atmung bei alimentarer Dystrophie fest. Fügt man zu den Zellen bzw. Geweben Hefe- oder Kleiestoffe unmittelbar hinzu, so schnellt der Gaswechsel sofort sehr stark in die Höhe; ferner hebt MAC CARRISON (nach ROGER) hervor, daß Tauben, Meerschweinchen sowie Affen (Macacus sinensis), ernährt mit gestampftem und sterilisiertem Reis, eine unvollkommene Verdauung der Kohlehydrate mit Säurebildung, Säurevergiftung, Hyperämie und kleinen Blutungen in der Darmwand bekommen, namentlich Meerschweinchen im Magen und Duodenum, und zwar sollen diese Erscheinungen besonders dem Mangel an C-Stoffen zuzuschreiben sein. Die Erscheinung ferner, daß eine sehr kleine Menge Trockenhefe Krämpfe sofort zu beseitigen vermag, erinnert an die Tätigkeit der Epithelkörperchen (s. später). Wir wollen zu obigem noch hinzufügen, daß die Nebennieren in mehreren Fällen von Avitaminose (RONDONI bei Pellagra, Maidismus und Skorbut bei Meerschweinchen, der Japaner OHNO bei 12 menschlichen Beriberileichen und MAC CARRISON aber auch bei Tauben, die nur Wasser bekamen und nach 12 Tagen starben) nicht atrophierten im Gegensatz zu den übrigen Organen.

Bedenken wir, daß nach FUNK Tauben, die nur mit geschliffenem Reis ernährt werden, um so eher erliegen, je nachdem sie zu reichlich damit ernährt werden, so müssen wir uns vorderhand auf die Feststellung gewisser Gleichgewichtsstörungen des Stoffwechsels, zum Teil infolge von Verdauungsstörungen, beschränken und der Konstellation in den einzelnen Fällen nachspüren.

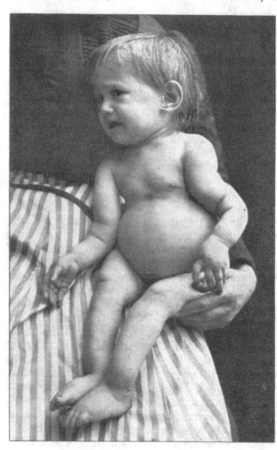

Abb. 264. Schwere rachitische Deformität des Brustkorbes und der Extremitäten (nach H. VOGT, in MOHR und STAEHELIN, Hdb. d. inn. Med. IV). Einziehung des kaudalen Brustkorbabschnitts.

Rachitis und Osteomalazie.

Es gibt noch andere pathologische Zustände, Veränderungen und Stoffwechselstörungen, von deren Entstehung wir aber recht wenig wissen. Dazu gehören die von GLISSON beschriebene Rachitis (Englische Krankheit) und die Osteomalazie (Knochenerweichung).

Rachitis ist ein Allgemeinleiden, das in den ersten Lebensjahren, aber wahrscheinlich nicht vor der Geburt auftritt. Es äußert sich vor allem in Störungen des Knochenwachstums, in Entwicklungshemmung sämtlicher oder mehrerer Skeletteile: Rachitische Kinder bleiben an Körperlänge zurück durch mangelhaftes Wachstum der Wirbelsäule und der Röhrenknochen; sogar Zwergwuchs durch Rachitis kommt vor. Ferner sind die Muskeln schwach, schlaff, atonisch, während oft Bronchial-, Bronchiolenkatarrh und Bronchopneumonie, schwere Spasmophilie mit Laryngospasmus, hartnäckige Enteritis usw. hinzukommen.

Die Gesichtsknochen entwickeln sich weniger als der Schädel; manchmal entsteht die „Frons quadrata". Die Epiphysen schwellen an, zunächst die sternalen Enden der Rippen („rachitischer Rosenkranz"). Die Seiten des Brustkastens flachen sich ab, ja sie werden sogar eingezogen, so daß das Brustbein hervorspringt und man von einer „Hühnerbrust" (pectus carinatum oder gallinaceum) redet oder der kaudale Brustkorbabschnitt eingezogen ist (s. Abb. 264), was Folge einer fortwährenden entzündlichen Bronchiolenverengerung sein kann (s. später). Auch an anderen Röhrenknochen treten durch Einwirkung der Schwerkraft oder durch Muskelwirkung Verbiegungen, Knickungen und sogar Frakturen auf. Die Genua valga (X-Beine) und Crura vara rachitica (O-Beine) sind häufige Vorkommnisse. Das Hinterhauptsbein bleibt oder wird stellenweise, namentlich gegenüber den Hirnwindungen, eindrückbar wie ein Kartenblatt (Kraniotabes). Die große Fontanelle vergrößert sich zunächst und bleibt viel länger membranös als normaliter. Die erste Dentition ist mehr oder weniger, oft um $1^1/_2$ Jahre verzögert. Die Muskeln des Rumpfes und der Extremitäten sind schlaff, mangelhaft entwickelt, schwach. Außerdem treffen wir Anämie und andere Blutveränderungen, Schwellung von Leber, Milz und Lymphdrüsen an, Verdauungsstörungen und manchmal einen wohl sekundären Katarrh der Atmungswege.

Wie und wodurch entstehen nun diese pathologischen Erscheinungen? Man hat vor allem die Knochenveränderungen berücksichtigt. Wir gehen hier nicht ausführlich auf dieselben ein, sondern beschränken uns auf folgendes: Die rachitischen Knochen enthalten zu wenig CaO und P_2O_5; sie sind durch Weichheit gekennzeichnet, welche die Kraniotabes, die Verkrümmungen, Infraktionen und Brüche begreiflich macht. Die Weichheit ist einer ungenügenden Ablagerung von Kalksalzen am Ort der Knochenbildung zuzuschreiben, während die physiologische Resorption im wachsenden Knochen unvermindert (POMMER, SCHMORL) vor sich geht. Es wird nämlich bei Rachitis allerdings ein zu Verknöcherung bestimmtes Gewebe gebildet, es bleibt aber kalklos, osteoid (VIRCHOW), oder verkalkt unvollständig; es wird somit nicht zu Knochen, so daß die schon vor der Rachitis fertigen und allmählich resorbierten Knochen durch kalkärmeren und weicheren Knochen ersetzt werden (Halisteresis). Von diesem osteoiden Gewebe ist richtiges oder später entkalktes Knochengewebe wohl zu unterscheiden auch dann, wenn der mikroskopische Unterschied unmöglich ist. Der endochondralen Verknöcherung fehlt die vorbereitende Knorpelverkalkung, und es entsteht ein breites und unregelmäßiges Gebiet der Knorpelbildung (Verdickung der Epidiaphysenknorpel), welche mit dem Längenwachstum zusammenhängt. Von der periostalen Ossifikation, den weiten Blutgefäßchen und der mangelhaften Vaskularisation und anderen Einzelheiten schweigen wir. Es sei hier nur bemerkt, daß der Vorgang kein entzündlicher ist, und daß auch kein Grund für die Annahme einer Infektion vorliegt. Von Hypertrophie oder Hyperplasie ist ebensowenig die Rede, eher von einem zu geringen Wachstum und unregelmäßige Bildung des Knorpels. Nach ERDHEIM ist die Knorpelbildung und damit auch das Längenwachstum bei Rachitis denn auch gering.

Was bewirkt diese Veränderungen? Man hat eine Lösung der Kalksalze durch im Blut angehäufte Milchsäure angenommen, die im Darm infolge von Verdauungsstörungen gebildet werden. Man hat jedoch bei rachitischen Kindern ebensowenig eine Übersäuerung des Blutes wie einen ungewöhnlich starken Abbau der Knochen oder einen hohen Kalkgehalt des Harns nachgewiesen. Nach SEEMANN wäre dieser Kalkgehalt sogar abnorm niedrig. Und wären alle übrigen Erscheinungen durch die hypothetische Übersäuerung des Blutes verständlich?

Andere Forscher heben eine mangelhafte Kalkaufnahme aus der Nahrung hervor: Nach PETERSEN und BAGINSKY enthalten die Fäzes rachitischer Kinder mehr Kalk als die nicht-rachitischer Kinder. Durch Hypazidität (zu niedrigen Säuregehalt) des Magensaftes sollten weniger Kalksalze zur Lösung und Resorption gelangen. Die Hypazidität ist aber nicht nachgewiesen. Nach RIEDEL sind jedoch bei gleicher Ernährung, Kalkaufnahme und Kalkabscheidung bei rachitischen und nichtrachitischen Kindern gleich. Man hat allerdings bei jungen Hunden durch kalkarme Nahrung rachitis-ähnliche Veränderungen hervorgerufen; sie sind aber den rachitischen nicht gleich und daher von STÖLTZNER als pseudo-rachitische Osteoporose bezeichnet. In Japan, wo der kalkarme Reis häufig als ausschließliches

Nahrungsmittel dient, sollte sie bei Kindern vorkommen; Rachitis gibt es in Japan aber nicht (Bälz). Stöltzner nimmt an, daß neugebildetes osteoides Gewebe überhaupt eine bestimmte chemische Umwandlung durchmachen muß, um die Fähigkeit der Aufnahme von Erdsalzen zu erlangen. Diese chemische Umwandlung tritt durch eine bestimmte Einwirkung ein, die von einem Körpersaft ausgeht. Bleibt diese Einwirkung und folglich die chemische Umwandlung des osteoiden Gewebes aus, so entsteht Rachitis. Tritt sie später ein, so heilt die Rachitis. Die Störung des Kalkstoffwechsels ist somit eine sekundäre Erscheinung, und Kalkstoffwechselversuche an nichtrachitischen Menschen und Tieren beweisen für das Verhalten bei vorhandener Rachitis nichts. Ein inneres Sekret könnte das osteoide Gewebe umwandeln, so daß es durch Aufnahme von Kalksalzen zu Knochengewebe wird. Stöltzner betrachtet ungenügende Tätigkeit der Nebennieren als die der Rachitis zugrunde liegende Störung. Nach Lehnert und Weinberg wurde Rachitis durch subkutane Darreichung von Adrenin in 21 von 30 Fällen in kurzer Zeit gebessert oder geheilt. Funk hat gestörte Tätigkeit der Thymus und Epithelkörperchen, Hopkins die der Schilddrüse und Hypophyse angenommen. Ohne eine mögliche Bedeutung dieser Organtätigkeiten zu leugnen, sollen wir andere Daten berücksichtigen. So hat Pawlow nach Anlegung einer Pankreas- und Gallengangsfistel Veränderungen am Skelett seiner Versuchstiere beobachtet, die auch von von Recklinghausen als typisch rachitische gedeutet worden sind. Von Recklinghausen nimmt an, daß es sich in den Fällen von Rachitis nach Entfernung eines Organs (Schilddrüse, Epithelkörperchen, Thymus, Kap. 22) nicht um den Ausfall einer „spezifischen" Wirkung, sondern um die Folge einer allgemeinen Ernährungsstörung handelt. Damit wären aber das Wie und Wodurch noch nicht beantwortet. Vgl. auch die A-Stoffe, S. 599.

Daß wir nach mehreren Seiten hin zu suchen haben, darauf weisen folgende Beobachtungen hin: Rachitis kommt nicht überall vor, sondern sie ist in den Tropen, den Polargegenden und den Hochalpen angeblich unbekannt. Negerkinder sollen nicht in den Tropen, wohl aber in Europa rachitisch werden (W. His). Übrigens betrachtet man vor allem Mangel an frischer Luft und Licht, unzweckmäßige, besonders einseitige Mehl- oder Kartoffelnahrung, ferner sowohl Über- wie Unterernährung überhaupt als von ursächlicher Bedeutung. Nach Henoch sieht man aber „oft genug Kinder aus den höheren Ständen unter den günstigsten Lebensverhältnissen bei anscheinend vortrefflicher Brustnahrung rachitisch werden". Es kann überhaupt eine bestimmte Frauenmilch ein Kind gut, ein anderes aber nicht gut gedeihen lassen. Im Weltkrieg hat die Rachitis an Schwere und Verbreitung bedeutend zugenommen unter den unterernährten Kindern. Die angeblich heilende Wirkung von Butter und Lebertran führt zur Betrachtung dieser Erkrankung als eine Avitaminose bzw. Hypovitaminose. Ob nun Mangel der A-Stoffe zur Störung gewisser innerer Sekretion führt, wird weitere Forschung entscheiden müssen. Jedenfalls sind auch andere Einflüsse zu berücksichtigen, d. h. die ganze Konstellation: Nach von Hansemann vermögen Domestikation und Gefangenschaft Tiere rachitisch zu machen. Findlay hat bewiesen, daß junge Hunde bloß durch Einsperren in enge Käfige, bei gleicher Nahrung, Luft und Licht wie die normal bleibenden Kontrolltiere Rachitis bekommen können, die rasch ausheilt, wenn den Tieren ein genügender Auslauf gegeben wird. Ferner übt auch Licht eine heilende Wirkung aus (Lasch, auch Hutchinson in Engl.-Indien). Hess sah sogar Heilung von Rachitis bei jungen Ratten durch Licht bei einer Nahrung, welche die Rachitis bewirkte. Die wirksamen Sonnenstrahlen sollen nicht durch Fensterscheiben hindurchgehen. Nach Schmorl u. a. kommt Rachitis mehr im Winter als im Sommer vor. H. Vogt betont Erblichkeit, wenigstens Familiarität der Rachitis.

Aus obigem geht die Dürftigkeit unserer Kenntnis genügend hervor. Über das Vorkommen einer „Spätrachitis" (nach dem 4. Lebensjahre) ist man nicht einig.

Die osteomalazischen Knochenveränderungen sind nach von Recklinghausen, in Übereinstimmung mit den früheren Untersuchungen von Pommer und Stöltzner, von den rachitischen nicht zu unterscheiden. Bei beiden kommt nicht nur mangelhafte Verkalkung des neugebildeten Knochens, sondern auch richtige Erweichung des ursprünglich kalkhaltigen, ausgebildeten Knochens durch Abfuhr seiner Kalksalze vor. Diese Erweichung, Malazie, ist nach VON RECKLINGHAUSEN das Wesentliche der rachitisch-malazischen Vorgänge. Bei der Rachitis kommen aber Unregelmäßigkeiten der Ossifikation hinzu.

Aber auch dann, wenn wir diese Unregelmäßigkeiten als vom Wachstumsalter bedingt und wenn wir Rachitis und Osteomalazie sonst, ihrer Erscheinungsform nach, als gleich betrachteten, würde diese Formgleichheit noch nicht ihre ursächliche Gleichheit bedeuten, wie wir früher (s. Spezifizität) im allgemeinen betont und an vielen Entartungen, Entzündungen, Tuberkulose und Pseudotuberkulosen usw. verwirklicht gesehen haben. Es kann somit Rachitis einen anderen Ursprung haben als die Osteomalazie der Schwangeren, welche sogar durch etwas anderes bewirkt sein kann als Osteomalazie bei nicht-schwangeren Frauen.

Klinisch unterscheiden sich Rachitis und Osteomalazie in manchen Hinsichten: Rachitis ist ein Leiden der ersten Lebensjahre, Osteomalazie kommt am häufigsten bei schwangeren oder säugenden Frauen (puerperale Osteomalazie) vor, sehr viel seltener bei Männern und Kindern. Jede neue Schwangerschaft kann einen Rückfall oder eine Zunahme des Leidens bewirken. FEHLING hat eine zu starke innere Sekretion der Eierstöcke angenommen, und man hat nach doppelseitiger Kastration Heilung oder wenigstens Besserung beobachtet — aber nicht immer. Die Eierstöcke an und für sich entscheiden also nicht. Müssen wir sodann die Osteomalazie der Männer einer Funktionsstörung der Hoden zuschreiben? Und wie wird denn die ,,rheumatische'' Osteomalazie verständlich? STÖLTZNER nimmt auch hier ungenügende Tätigkeit der Nebennieren an — der Beweis steht aber aus. HOENNICKE weist auf das schon von anderen betonte Zusammentreffen von Osteomalazie und Morbus BASEDOWI und schreibt die Osteomalazie einer Schilddrüsenerkrankung zu. Vgl. auch S. 641.

Vielleicht ist Rachitis eine Avitaminose, Osteomalazie eine Autoavitaminose (Folge der Störung einer inneren Sekretion) oder ist auch Rachitis mitunter eine Autoavitaminose. Dabei müssen wir die Möglichkeit beachten, daß ein Vitamin einen unentbehrlichen Bestandteil eines inneren Sekretes darstellt, so daß eine Avitaminose gestörte Bildung des betreffenden Sekrets im Gefolge hat. Wir werden die Konstellationen in vielen Fällen genau zu bestimmen haben, bevor wir ein vorläufig abschließendes Urteil bilden.

Durch ihre Weichheit geben die osteomalazischen Knochen· der Schwerkraft und der Muskelwirkung mehr oder weniger nach. Starke Verbiegungen, eine eigentümliche Schnabelform des Beckens usw. können eintreten. Das Körpergewicht nimmt bedeutend ab, auch durch Abmagerung. Man hat die Frage gestellt aber noch nicht beantwortet, ob gewisse Coxa vara, Genua valga usw. nicht Folgen einer leichten kindlichen Osteomalazie seien. Auch hier stehen wir eben im Anfang der Forschung. Über Osteogenesis imperfecta s. S. 647.

Magerkeit, Abmagerung, Überernährung und Fettsucht.

Das subkutane, subseröse und anderweitige Fettgewebe kann sehr verschieden stark, gleichmäßig oder ungleichmäßig entwickelt sein, von der hochgradigsten Magerkeit an bis zur stärksten Fettsucht. Die Kenntnis dieser verschiedenen Zustände ist von Bedeutung für unsere Einsicht in das individuelle Widerstandsvermögen und die Erkrankungsgefahr. Während das Körperfett einerseits wertvolles Brennmaterial darstellt, kann es, in individuell zu großer Menge angehäuft, die Tätigkeit verschiedener Organe bedeutend erschweren. Allgemeine Fettsucht (Obesitas, Lipomatosis, Adipositas oder Polysarkie) erschwert die Körperbewegungen und starke Anhäufung von Fett im subepikardialen und myokardialen Bindegewebe (Fettherz, Cor adiposum, Adipositas oder Pimelosis cordis) kann zu hochgradiger Atrophie der

Herzmuskelfasern und zu tödlicher Herzinsuffizienz führen. Im allgemeinen häuft sich das Fett bei verschiedenen Fettsüchtigen nicht immer an denselben Stellen am stärksten an. Es kommt eine partielle, örtliche Fettsucht vor, mitunter schwer vom diffusen Lipom zu unterscheiden; wir können sogar nur Fettherz bei der Autopsie antreffen, dessen Entstehung noch nicht geklärt ist. Vielleicht ging allgemeine Fettsucht, gefolgt von Abmagerung, vorauf. Die Bedeutung starker mesenterialer, mediastinaler Fettanhäufung für die Tätigkeit der Brust- und Bauchorgane ist nicht genügend festgestellt. Nur dürfen wir annehmen, daß sie die Atmung erschwert. Fette Menschen vertragen hohe Außentemperaturen viel schlechter als nichtfette unter im übrigen gleichen Umständen.

Der individuelle Fettgehalt des „normalen" Menschen schwankt von 9 bis 23% des Gesamtkörpergewichts (BISCHOFF, C. v. VOIT). Bei Weibern ist er im allgemeinen höher. Es findet sich ungefähr 40% des Körperfettes im Unterhautgewebe (was von Bedeutung ist für die Wärmespeicherung im Körperinnern) und 30% in der Bauchhöhle (PFEIFFER). Menschliches Fett besteht zu etwa 75% aus flüssigem Triolein, im übrigen aus Tristearin und Tripalmitin (s. Verfettung usw.). Diese Zusammensetzung läßt sich durch Verfütterung körperfremder Fettsäureester usw. bedeutend ändern (ROSENFELD).

Die neutralen tierischen Fette bestehen hauptsächlich aus Gemengen von Tripalmitin, Tristearin und Triolein, die für die verschiedenen Tierarten verschieden sind. Sie werden aus Fetten, auch aus Seifen und freien Fettsäuren (J. MUNK hat dies bei einem Hund nachgewiesen, der nach 33 Tagen Hungern nur Fleisch und Rüböl bekam), aber auch aus Kohlehydraten der Nahrung aufgebaut, letztere außerhalb der Leber. In der Leber selbst häuft sich, bei Mästung eines Schweines mit Kohlehydraten, Glykogen an. Gänse bekommen aber durch Mästung mit Kohlehydraten eine Fettleber (ROSENFELD) und Seefische, die sich fast ausschließlich mit Fetten und Eiweiß ernähren, bekommen Fettleber, aus der man z. B. beim Kabeljau den Lebertran gewinnt. Fett kann sich auch aus Glykogen, und dieses kann sich aus Eiweiß bilden; ob aber Fett geradewegs aus Eiweiß entstehen kann, ist zweifelhaft.

Die Anhäufung von Fett geschieht derart, daß die bestehenden Fettzellen, wenigstens zum Teil, sich vergrößern, während außerdem neue Fettzellen aus Bindegewebszellen entstehen, wie wir S. 328 angaben. Die Entwicklung des Fettgewebes ist von mehreren Faktoren abhängig: von der Menge und Natur der Speisen und Getränke, von Körperbewegung, von seelischen Einflüssen (selbstverständlich ceteris paribus) wie Sorgen, Gehirnarbeit bald nach dem Essen und von noch anderen, weiter unten zu erörternden individuellen inneren Faktoren. Von vornherein können die Einflüsse auf die Anhäufung von Körperfett ihren Angriffspunkt haben in der Digestion, der Resorption und dem Stoffwechsel (Fettaufbau und -Zerfall in den Zellen). Man beachtet die beiden ersten Angriffspunkte vielleicht zu wenig. Was im einzelnen Fall zutrifft, ist nicht immer so leicht zu entscheiden, wie man auf den ersten Anblick denken könnte. Bei Menschen mit chronischem Durchfall liegt jedenfalls zu geringe Resorption des Chylus vor: Daß ein Kind mit Tabes mesaraica, d. h. mit einer beträchtlichen käsigen Vergrößerung von vielen tuberkulösen mesenterialen Lymphdrüsen, allmählich auszehrt, daß es verhungert trotz reichlicher Nahrungszufuhr, schreiben wir dem Durchfall und der ungenügenden Resorption des Chylus zu. Ebenso bei mancher Pädatrophie mit Durchfall. Wie versteht es sich aber, daß ein Schläfchen nach dem Mittagstisch Fettsucht fördert, während Körperbewegung sie hintanhält? Durch Beeinflussung der Digestion, der Resorption oder des Stoffwechsels oder all dieser drei Faktoren? Was bedingt die individuellen Unterschiede? Die zur Entscheidung erforderlichen Daten fehlen. Insbesondere wissen wir wenig von den individuellen

Verschiedenheiten der Digestion und Resorption, wenn nicht grobe Funktionsstörungen, wie Durchfall, bestehen. Es sind hier eingehend individualisierende
Untersuchungen notwendig.

Jetzt wollen wir die Fettsucht etwas näher betrachten. Es ist sicher, daß
Menschen, ebenso wie Schlachttiere, durch reichliche Ernährung (mit Fetten
und Kohlehydraten) und körperliche Ruhe fett werden können, besonders wenn
sie viel Flüssigkeit, namentlich alkoholische Getränke, zu den Malzeiten nehmen.
Die Wirkung der Flüssigkeit ist noch nicht aufgeklärt. Fördert sie die Resorption? Selbstverständlich ist Flüssigkeitsanhäufung (latentes Ödem), die das
Körpergewicht vermehrt, ganz etwas anderes. Tiere mästet man in engschließen-
den Käfigen, welche nur wenige Bewegung gestatten, durch reichliche Ernährung. Aber nicht alle Menschen werden unter den gleichen äußeren Umständen
gleich rasch fett. IMMERMANN hat plethorische (vollblütige, s. Plethora)
und anämische Fettsucht unterschieden, zwischen denen allerdings mannigfache Übergänge vorkommen.

Von den individuellen Verschiedenheiten der Fettablagerung wissen wir
einiges: Wie wir schon S. 275 sahen, haben Aufbau und Abbau in verschiedenem
Alter verschiedene Werte. In gewissem Lebensalter nimmt das Fettgewebe zu,
beim Altern atrophiert es, ähnlich wie bei manchen Frauen in und nahe dem
Klimakterium. Sehen wir aber von diesen Alterseinflüssen ab, so können wir
eine exogene (Mastfettsucht, Faulheitsfettsucht) und eine endogene Fettsucht unterscheiden. Die Mastfettsucht verstehen wir vollkommen aus zu
reichlicher Ernährung und die Faulheitsfettsucht aus zu großer körperlicher
und seelischer Ruhe bei nicht kärglicher Ernährung. Im allgemeinen erfolgt
eine Fettmast, wenn die Zufuhr N-freier Stoffe den Bedarf des Körpers während
einiger Zeit übertrifft. Dies gilt nicht für die endogene, konstitutionelle Fettsucht. Es kommen ohne Zweifel Menschen vor, die mäßig essen und trinken
und nicht faul sind, trotzdem aber fett werden. Bevor wir hierauf weiter eingehen, will ich darauf hinweisen, daß es andererseits auch Menschen gibt, sogar
kräftige Individuen, die viel essen und nicht wenig dazu trinken, nicht außerordentlich viel Körperbewegung nehmen und sich einer gewissen seelischen
Ruhe freuen, trotzdem aber mager sind und bleiben, wenigstens nicht fett
werden. Diese Erscheinung hat man noch nicht untersucht, sofern ich weiß.
Sie ist vielleicht einer Störung einer inneren Sekretion (einer zu starken inneren
Sekretion der Schilddrüse oder Keimdrüse?) oder vielleicht eben zu viel Essen
und dadurch Insuffizienz der Verdauung und Aufsaugung bei bestimmten
Individuen zuzuschreiben. Diese konstitutionelle „endogene Magerkeit"
sollen wir wohl unterscheiden von Abmagerung infolge einer Krankheit
oder eines verborgenen Leidens wie eines Krebses, einer Lungentuberkulose,
usw. Hierbei nehmen Fettgewebe und Körpereiweiß (Muskelmasse) ab und
findet nicht etwa nur Wasserentziehung durch Durchfall statt.

LIEBIG und VIRCHOW haben die konstitutionelle endogene Fettsucht durch
Anoxämie (zu schwache Oxydation) erklärt, und in der Tat hat BERGMANN (1909)
in einigen Fällen eine abnorm niedrige Oxydation festgestellt. Nach anderen
Untersuchungen erweist sich jedoch der respiratorische Quotient als normal. Weitere
Forschung muß die Frage beantworten, ob die Anlage zu Fettsucht in einem zu
schwachen fettoxydierenden oder verseifenden Vermögen des Organismus zu suchen
ist. COHNSTEIN und MICHAELIS haben eine (verseifende) Lipase in roten Blutkörperchen nachgewiesen, die Fett zu CO_2 und HOH oxydieren sollte. Es wäre möglich,
daß die Keimdrüsen und andere Organe solche Lipasen bilden oder in Wirkung
versetzen. Aber auch Beeinflussung des Aufbaues ist nicht ausgeschlossen. Folgende
Beobachtungen weisen aber jedenfalls auf die Fettsucht als primäre endogene Stoff-
wechselanomalie hin: 1. das Auftreten von Fettleibigkeit ohne Überernährung
und ohne besondere Ruhe; 2. ihr Auftreten in bestimmten Familien (Heredität);

die Möglichkeit einer nicht-erblichen Familiarität durch gleiche Mästungsverhältnisse in einer Familie ist selbstverständlich auszuschließen; 3. der Einfluß bestimmter innerer Sekrete auf die Entwicklung des Fettgewebes; 4. das Nebeneinandervorkommen von Fettsucht und Gicht bei einem Individuum. Harnsäure entsteht doch auch in überflüssiger Menge durch einen Stoffwechselfehler.

Solche konstitutionelle Fehler, welche Stoffwechselstörungen bedingen, können den Zellen selbst innewohnen, welche die konstitutionelle Stoffwechselstörung, wie z. B. Fettsucht oder konstitutionelle Magerkeit aufweisen, oder es kann eine abnorme Tätigkeit einer Drüse mit innerer Sekretion sein.

Welche innere Sekrete beeinflussen den Fettstoffwechsel, und wie tun sie es ?

Es ist schon eine alte Erfahrung, daß Eunuchen und Eunuchoide (s. später) sehr leicht fett werden, besonders in bestimmten Körperteilen. Man hat übereinstimmend bei Knaben sowie bei jungen Tieren nach doppelseitiger Kastration Abnahme des Sauerstoffverbrauches, bei den Versuchstieren um 20 % pro Kilogramm Körpergewicht (RICHTER und LÖWY), festgestellt. L. ZUNTZ fand ähnliches bei drei kastrierten Frauen. Andere Forscher bezweifeln es. Wir dürfen aber nicht vergessen, daß, wenn sich bei Eunuchoiden kein Unterschied gegen die Norm ergab, doch ein geringer Unterschied vorhanden sein könnte, der aber für allmähliche Entstehung von Fettsucht ausreichte. Innere Darreichung von Eierstock — von Hoden viel weniger — erhöht den Sauerstoffverbrauch bei kastrierten (auch männlichen) Tieren, nicht bei normalen. Im Klimakterium nimmt die Fettablagerung oft zu, was mit obigem im Einklang wäre, wenn die innere Sekretion der Eierstöcke dann nämlich abnimmt. Dies wissen wir aber nicht. Werden die beiden Eierstöcke durch Geschwulstbildung, Entzündung oder sonstige pathologische Schädigung geweblich geändert, so tritt nicht immer Fettsucht ein. Ob das Ausbleiben der Fettsucht irgend einer Anpassung des Organismus der langsamen Schädigung der Eierstöcke oder aber einem Zurückbleiben tätigen Eierstocksgewebes zuzuschreiben ist, wissen wir auch nicht.

Wir haben Grund für die Annahme, daß noch andere innere Sekrete die Fettablagerung bzw. Fettspaltung zu beeinflussen vermögen. Während wir später hierauf zurückkommen, sei hier nur erwähnt, daß leichte Hypothyreoidie eine ziemlich rasch entstehende Fettsucht, wobei eine Schilddrüsenkur rasche Abmagerung bewirkt (VON NOORDEN). Außer dieser thyreogenen vermutet man nicht eine pankreatogene Fettsucht. Ferner haben DERCUM, VITAUT u. a. eine Adipositas dolorosa beschrieben, eine Anhäufung schmerzhafter Fettmassen, wozu Asthenie und (nicht immer) psychische Veränderungen hinzutreten. Dabei handelt es sich nicht um eine gewöhnliche Fettsucht, sondern um das Auftreten geschwulstartiger, scharf beschränkter oder ausgedehnter, mitunter höckeriger, knotiger Fettmassen, manchmal wie ein Bündel von Würmern (DERCUM); wo Kleider, Strumpfbänder und dergl. einen Druck ausüben, sind die Fettmassen durch tiefe Furchen voneinander getrennt. Arme und Beine können frei, mager bleiben. Man hat dabei so verschiedenartige Veränderungen der Blutdrüsen gefunden, daß FALTA wohl mit Recht ihre ursächliche Bedeutung für die Adipositas dolorosa bezweifelt und wir ihren Ursprung vorderhand als unbekannt betrachten müssen. Als Quelle der Schmerzen kommt Entzündung peripherer Nerven und des pathologischen Fettgewebes in Betracht.

Wie innere Sekrete das Fettgewebe beeinflussen, wissen wir nicht.

Aus obigem erhellt, daß Fettsucht einen sehr verschiedenen Ursprung haben kann. In gewissen Fällen ist sie der Gicht oder der Zuckerkrankheit oder beiden verwandt. Alle drei sind erblich in bestimmten Familien (S. 260 f.).

Störungen des Purinstoffwechsels. Gicht. Gestörter Abbau von Aminosäuren usw.

GARROD hat (1848) im Blute von Gichtischen immer mittels seiner „Fadenprobe" Harnsäure aus Natriumurat gewonnen: Dazu wird ein rauher Leinwand- oder Baumwollfaden im zu untersuchenden und mit ein paar Tropfen Essigsäure angesäuerten Blutserum in ein Urschälchen gelegt und, mit einem anderen Urschälchen bedeckt, während 24 Stunden bei 16^0 bis 20^0 C stehen gelassen. Am Faden findet man dann Harnsäurekristalle. Auch spätere Forscher haben, mit anderen Methoden, bei Gicht Urikämie (Harnsäure im Blut) nachgewiesen. BRUGSCH und SCHITTENHELM fanden sie bei 7 Gichtischen immer, trotz monatelang fortgesetzter purinfreier Diät. Bei übrigens normalen Menschen tritt Urikämie nur nach Genuß von Purinbasen auf, die den Mutterstoff der Harnsäure darstellen (s. unten). Endogene Urikämie (Hyperurikämie), also bei nicht nukleinreicher Nahrung, kommt nicht nur bei Gicht, sondern auch bei Leukämie, Pneumonie, gewissen Infektionskrankheiten und nach GUDZENT auch bei Tabes, Paralyse und Tuberkulose vor, sei es auch sehr schwankend. Vorübergehend tritt Urikämie auch auf durch radioaktive Wirkung und bestimmte chemische Stoffe. Der Gehalt an Blutharnsäure schwankt im allgemeinen, abhängig von endo- und exogenen Einflüssen. Urikämie kann andererseits auch bei schwerer Gicht fehlen, obwohl dann Uratohistechie (Festhalten von Uraten durch das Gewebe) besteht, eine Erscheinung, die auch ohne Gicht vorkommt (s. unten) (GUDZENT).

Wie entsteht die Urikämie des Gichtischen? Durch zu starke Bildung bzw. Zufuhr oder durch geringe Zersetzung bzw. Abfuhr der Harnsäure? GARROD schrieb sie einer ungenügenden Harnsäureausscheidung durch die Nieren zu. GARROD gab später seine Ansicht auf. Es ist von vornherein denkbar, daß gewisse anatomische Veränderungen der Nieren, wie z. B. die der Bleischrumpfniere, von ungenügender Harnsäureausscheidung und „Retentionsurikämie" gefolgt wird; auch daß Schrumpfniere infolge von Gicht die Urikämie verschlimmert. Man hat aber die Harnsäureausscheidung bei Gicht nicht immer und HIS nur kurz vor dem Gichtanfall verringert gefunden (vgl. unten). Ärzte haben immer wieder die Bedeutung eines reichlichen Genusses von Fleisch und Wein für die Entstehung von Gicht betont, obwohl andererseits eine „Proletariergicht" (Arthritis pauperum) vorkommt. Ferner kann chronische Bleivergiftung bei Bleiarbeitern zu Gicht (Bleigicht, Arthritis s. Gutta saturnina) führen.

Was wissen wir nun von der Bildung und Zersetzung der Harnsäure überhaupt? Die Harnsäure ist ein Produkt des intermediären Stoffwechsels, das im Organismus, wahrscheinlich nicht oder nur zu einem geringen Teil zerstört wird; wie, wissen wir nicht. Bis jetzt hat man eine synthetische Bildung von Harnsäure, wie bei Hühnern aus Harnstoff oder Ammonsalzen in der Leber (MINKOWSKI), bei Säugern nicht nachgewiesen. Die Harnsäure stammt nicht von Eiweißkörpern überhaupt, sondern nur von Nukleoproteiden, die einen wichtigen Bestandteil von Zellkernen, nämlich des Chromatins, darstellen (MIESCHER, KOSSEL, SCHMIEDEBERG). Die Nukleoproteide spalten sich durch Kochen mit 1% HCl in verschiedene Eiweißkörper und verschiedene Nukleine (Polynukleotide). Aus den Nukleinen kann man wieder verschiedene Nukleinsäuren (Mononukleotide) gewinnen, und aus tierischen Nukleinsäuren haben KOSSEL u. a. die sog. Nuklein- oder Purinbasen, die Pyrimidinbasen, eine unbekannte Hexose und Phosphorsäure abgesondert. Im Darm entstehen die wasserlöslichen Mononukleotide (THANNHAUSER), die dann aufgesaugt und (in Leber und Milz?) weiter abgebaut werden. Die Purinbasen oder Purinkörper sind: Guanin, Adenin, Hypoxanthin und Xanthin. Sie enthalten alle den Purinkern C_5N_4. Das Purin ist der Mutterstoff der Xanthin- und

Harnsäuregruppe (E. Fischer). Guanin und Adenin sind als Aminopurine zu betrachten, die beiden anderen Körper als Oxypurine. Durch fortschreitende Oxydation entstehen aus Purin: Hypoxanthin (Oxypurin), Xanthin (Dioxypurin) und Harnsäure (Trioxypurin):

```
   N=CH              HN—C=O            HN—C=O            HN—C=O
   |   |             |   |             |   |             |   |
H—C   C—NH        HC   C—NH         O=C   C—NH        O=C   C—NH
   ‖   ‖ \CH          ‖   ‖ \CH          |   ‖ \CH          |   ‖ \C=O
   N—C—N             N—C—N             HN—C—N            HN—C—NH
   Purin          Hypoxanthin (Oxypurin)   Xanthin (Dioxypurin)   Harnsäure (Trioxypurin)
```

Fischer nimmt außer dieser Laktamformel der unbeständigen Harnsäure noch eine Laktimformel (tautomere beständige Form) an. Wir geben sie neben den Formeln von Adenin (Aminopurin) und Guanin (Aminooxypurin):

```
   N=CNH₂            HN—C=O            N=C—OH
   |   |             |   |             |   |
  HC   C—NH        H₂NC   C—NH       HO—C   C—NH
   ‖   ‖ \CH          ‖   ‖ \CH          ‖   ‖ \C—OH
   N—C—N             N—C—N             N—C—N
Adenin (Aminopurin)   Guanin (Aminooxypurin)   Harnsäure (Laktimformel)
```

In gewissen Pflanzen kommen das Theobromin und Theophyllin, zwie isomere Dimethylxanthine, und das Koffein oder Trimethylxanthin vor. Diese Methylpurine können im normalen Organismus in Harnsäure übergehen, aber nur in geringer Menge.

Wahrscheinlich können die Purinbasen im Organismus synthetisch entstehen (Miescher u. a.) ebenso wie Nukleoproteide. Übrigens werden im Darm Nukleinsäuren aus der Nahrung resorbiert. Inwiefern sie zur Harnsäure abgebaut werden, inwiefern Nukleine aus der Nahrung zum Aufbau der Zellkerne gelangen, wissen wir nicht. Wir nehmen aber mit Horbaczewski an, daß, wo im Organismus Nukleine zersetzt werden, Purinkörper, und wo genügend Sauerstoff sind findet, Harnsäure entstehen können. Weitere Untersuchungen haben gelehrt, daß nicht nur Leukozytenkerne, sondern auch sonstige Nukleine den Mutterstoff für die Harnsäure liefern können. So hat Weintraud eine Zunahme der Harnsäureausscheidung beim Menschen nach Genuß der nukleinreichen Kalbsthymus, Minkowski beim Menschen und beim Hund nach Verfütterung freien Hypoxanthins festgestellt.

Die im Körper gebildete Harnsäure wird zum Teil als K- und Na-Salz mit dem Harn ausgeschieden, zum anderen Teil aber wahrscheinlich abgebaut. Wir wissen allerdings nicht wie und wo, obwohl Zerstörung in der Leber sehr wahrscheinlich stattfindet. Man hat verschiedenartige Fermente aus Leber, Milz und Muskeln verschiedener Säugetiere nachgewiesen: Nuklease, welches freie Nukleinsäure in Purinbasen, Pyrimidinbasen, Hexose und Phosphorsäure zerlegt; Purin(des)-amidase, das Xanthin und Ammoniak aus Guanin mit Wasser, und Hypoxanthin und Ammoniak aus Adenin mit Wasser bildet; Xanthinoxydase, das, bei vorhandenem Sauerstoff, Hypoxanthin zu Xanthin und Xanthin zu Harnsäure oxydiert; Urikase (urikolytisches Enzym), das die Harnsäure weiter zerlegt. Stokvis hat schon 1860 festgestellt, was Brunton und Bokenham bestätigten, daß durch Erwärmung von harnsauren Salzen mit Brei von frischer Verdauungsleber Harnsäure zerlegt und Harnstoff gebildet wird, durch Leberbrei eines hungernden Tieres aber nicht. Die Angaben über die Verhältnisse bei den verschiedenen Tierarten stimmen jedoch nicht überein, so daß wir bei unserer Auffassung des menschlichen Nukleinstoffwechsels recht vorsichtig sein müssen.

Wir unterscheiden endo- und exogene Purinkörper bzw. Harnsäure. je nachdem sie bei purinfreier Diät im Körper vorkommen, also den eigenen Körperzellen oder aber der Nahrung entstammen; so auch einen endo- und exogenen Harnpurinwert usw. Besonders kernreiche Organe (Thymus, Leber, Niere) haben einen hohen Purinwert. Endogene Urikämie kann bei Gicht fehlen (s. oben).

Bei Gicht haben wir gewisse Anfälle von akuter Gelenkentzündung und die anfallsfreie Zeit zu unterscheiden. In der anfallsfreien Zeit scheint die Harnsäureausscheidung mitunter geringer als beim normalen Menschen zu sein. Unmittelbar nach dem Anfang des Anfalls steigt sie und mit den Erscheinungen der akuten Gelenkentzündung nimmt sie grosso modo ab. Nach BRUGSCH und SCHITTENHELM ist die Ausscheidung exogener Harnsäure und Purinbasen nach Fütterung von Nukleinsäuren bei chronischen Gichtischen mit normalen Nieren meist etwas verringert; außerdem ist auch die Harnstoffausscheidung, somit möglich auch die Harnstoffbildung aus den verfütterten Purinkörpern geringer. Sie nehmen an — es sind hier weitere Untersuchungen abzuwarten —, daß sowohl die Bildung wie die Zerstörung der Harnsäure (Urikolyse) bei Gicht gestört und außerdem die Harnsäureausscheidung verlangsamt ist. Nehmen wir an, daß sowohl Bildung wie Zerstörung der Harnsäure auch beim Menschen auf fermentative Wirkung beruht, so würde es sich bei Gicht um Störungen gewisser Enzymwirkungen handeln. Nach THANN-HAUSER vollzieht sich im Gegensatz zu dieser Annahme der intermediäre Abbau der Nukleine bei Gicht genau so wie beim normalen Menschen und ist die Urikylose bei Gicht nicht gehemmt; Gicht wird somit nach diesem Forscher, GUDZENT u. a. nicht durch eine Störung des intermediären Purinstoffwechsels bedingt. Es fehle der Enzymtheorie von BRUGSCH und SCHITTENHELM somit die erforderliche Stütze. Nach FR. MÜLLER und IGNATOWSKI kommen im Harn des Gichtischen solche Mengen Aminosäuren, z. B. Glykokoll, vor, daß die Bildung von Harnstoff aus denselben wohl abgenommen hat.

Fragen wir, was die Vergiftungserscheinungen (entzündliche Veränderungen in den Gelenken, in der Niere, mehr oder weniger vage Funktionsstörungen anderer Organe) bei Gicht hervorruft, so läßt sich zur Zeit eine bestimmte Antwort nicht geben. Ist es nur die Harnsäure oder ein harnsaures Salz, oder kommen Aminosäuren und vielleicht noch andere Stoffe in Betracht ?

Wir beschränken uns auf die Harnsäure. Sie kreist als Mononatriumurat im Blut (GUDZENT), und zwar findet man bei Gesunden zwischen 1 und 3,5 mg, bei Gicht ohne nachweisbare Niereninsuffizienz jedoch bis zu 8 oder 10 mg Mononatriumurat für 100 ccm Blutserum. Während des Anfalls nimmt diese Menge zu (BRUGSCH). Bei Niereninsuffizienz kann sie größer sein und bei leukämischer Urikämie bis zu 20 oder gar 30 mg ansteigen. Die leukämische Urikämie ist endogenen Ursprunges, und zwar entstammt die Harnsäure dabei wohl den Nukleinen der in großer Zahl zugrunde gehenden Leukozyten. (Nach GUDZENT ist die unbeständigere Laktamform des Mononatriumurats löslicher als die Laktimform, in welche sie sich umsetzen kann.)

GUDZENT stellte folgenden Versuch an: Einspritzung von 1 g Mononatriumurat ins Blut bei Gesunden hat zunächst eine bedeutende Urikämie, dann raschen Abfall bis zur Norm und dann wieder allmähliches Ansteigen zur Folge, während Urikurie vom Anfang an ansteigt. Der rasche Abfall weist auf Abwanderung des Mononatriumurats in das Gewebe zu etwa 70% hin. Beim Gichtischen tritt ein solcher Abfall nach dem ersten Anstieg auch ein, er wird jedoch kaum von einem zweiten Anstieg der Urikämie gefolgt: wir müssen hieraus folgern, daß das Mononatriumurat im Gewebe festgehalten wird. Dieses Festhalten des Urats oder Uratohistechie schreibt GUDZENT besonderen Gewebseigenschaften zu. Schon viele andere hatten zuvor eine Uratohistechie angenommen, aber ohne obigen Versuch. Kommt es im Gewebe zu einer dauernden Erhöhung der Uratkonzentration, so muß auch ein Anstieg im Blut erfolgen, bis der Harnsäurespiegel des Blutes eine gewisse Höhe erreicht und dann durch Abfuhr durch die Nieren sinkt. Die von HIS festgestellte Abnahme der Harnsäureabfuhr kurz vor dem akuten Gichtanfall (s. unten) geht gewiß mit einer Anhäufung von Mononatriumurat im Gewebe einher. Nach HEILNER gibt es einen (hypothetischen) örtlichen Gewebeschutz, der die Harnsäure vom Eindringen in die Gewebe abhält, auch bei Hyperurikämie, während dieser Stoff auch bei unternormalen Werten im Blute in die Gewebe eindringt, sobald der Schutz versagt.

Bei chronischer Gicht kann Harnsäure in verschiedener Menge in entzündetem Gewebe, z. B. eines Gelenks, einer Sehnenscheide, abgelagert gefunden werden. An der Gelenkkapsel können Verdickungen und am Knochen und Gelenkknorpel Veränderungen auftreten, indem sich z. B. Harnsäure auf den Gelenkknorpel ablagert; dieser wird infolgedessen rauh, und es kann zu Knorpelusur kommen. Es entstehen Veränderungen, die denen der Arthritis deformans ähnlich sind. Außerdem kann sich Harnsäure in der Haut, in Sehnen und Schleimbeuteln ablagern. GARROD fand in einem abgelagerten Salz 66% Mononatriumurat und 34% harnsaures und phosphorsaures Kalzium, kohlensaures Ammoniak und Kochsalz. Durch solche Ablagerungen treten Knoten mit einem kreideartigen Inhalt auf, die man Tophi nennt und die zur Erkennung der Gicht führen können. Ihre diagnostische Bedeutung ist um so höher, weil die Erscheinungen der chronischen Gicht sehr vage sein können. Steinbildung in den Harnwegen (s. Steinbildung) ist ein anderer Vorgang als Ablagerung von Salzen in den Geweben aus Blut oder Säften.

Die chronische gichtische Gelenkentzündung (Arthritis urica oder uratica chronica) kann sich schleichend oder durch mehrfache Wiederholung einer akuten, anfallsweise auftretenden Gelenkentzündung entwickeln. Diese akute Arthritis stellt den akuten Gichtanfall dar: Ganz unerwartet oder nach einigen Vorboten (Dyspepsie, Störung der Stimmung usw.) tritt in der Nacht ein heftiger Schmerz in dem befallenen Gelenk auf, gewöhnlich in dem Metatarsophalangealgelenk einer großen Zehe, mitunter an beiden großen Zehen, was an und für sich keineswegs auf einen nervösen Ursprung hinweist. Die Gelenkgegend schwillt stark an, die Haut wird daselbst rot,

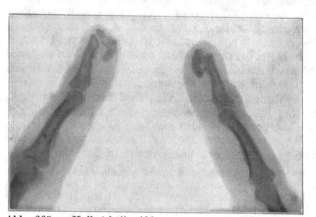

Abb. 265. „Kalkgicht"; Ablagerung von phosphorsaurem Kalk unter der Haut, auch in den Muskeln und Sehnen (nach WICHMANN, in MOHR und STAEHELIN, Hdb. d. inn. Med. Bd. IV).

heiß und sehr empfindlich, selbst gegen die leiseste Berührung. Das eine Mal schon nach einigen Stunden, ein anderes Mal später, sogar erst nach mehreren Tagen, nehmen diese Erscheinungen ab. Mitunter werden mehrere Gelenke nacheinander befallen (polyartikuläre Gicht). Je nach dem Sitz in einem Fuß-, einem Hand-, Schulter-, Kniegelenk usw. spricht man von Podagra, Chiragra, Omagra, Gonagra usw.

Im Gichtanfall treten bald Frostschauer und Fieber auf.

Der Gichtanfall geht manchmal mit nervösen, mitunter sogar mit schweren Seelenstörungen einher, ohne daß man entscheiden kann, was der Zusammenhang, was primär, was sekundär ist. Mitunter geht Schwermut infolge eines Ereignisses oder äußerer Umstände dem Anfall vorauf, so daß die Schwermut vielleicht den Anfall bewirkte oder förderte; sie kann doch überhaupt den Stoffwechsel beeinflussen. Es gibt aber auch immer frohsinnige, muntere Gichtischen, die Anfälle bekommen.

Manche Gichtische haben eine mehr oder weniger ziegel- oder weinrote Backenfarbe.

Wie und wodurch entstehen nun Tophus und Gichtanfall? WILHELM EBSTEIN hat darauf hingewiesen, daß sich die kristallinischen Uratablagerungen in nekrotischem Gewebe finden. Spätere Untersuchungen haben das bestätigt. Was ist aber primär, was sekundär? FREUDWEILER hat bei Kaninchen, Meerschweinchen und Hunden durch Aufschwemmungen von Mononatriumurat im subkutanen Gewebe und sein Lehrer W. HIS auch nach intraperitonealer und intraartikulärer

Einspritzung Entzündungsherde mit nekrotischem Zentrum erzeugt. Aufschwemmung von Kalk vermag solche nicht hervorzurufen. Diese Entzündungsherde sind den gichtischen ähnlich. Wenn nun auch aus diesen Versuchen die Möglichkeit einer Nekrose mit Entzündung durch Mononatriumurat hervorgeht, so ist doch die Entstehung des akuten Gichtanfalls, nämlich eben wodurch und wie die Ablagerung des Urats beim Gichtischen erfolgt, damit noch nicht erklärt. Die Annahme etwa einer zeitlichen Niereninsuffizienz gegenüber Harnsäure genügt nicht; ein hoher Harnsäuregehalt des Blutes ohne weiteres genügt auch nicht, wie z. B. das Ausbleiben des Anfalls bei der leukämischen Urikämie beweist. Ein Diätfehler (Genuß von Thymus oder Pankreas) vermag aber einen akuten Anfall beim Gichtleider zu bewirken. Auch das Auftreten eines Anfalls durch gewisse Änderungen der Witterung, durch Gemütserregung (s. oben) usw. bliebe dann noch unklar.

Die Versuche VAN LOGHEMS machen es wahrscheinlich, daß jedenfalls oder sogar nur dem Mononatriumurat starke entzündungserregende Eigenschaften zukommen. Nachdem er Kaninchen in Wasser aufgeschwemmte Harnsäure unter die Haut eingespritzt hatte, wurde die Harnsäure allmählich in kristallinisches Mononatriumurat umgewandelt. (Harnsäure ist viel löslicher in Serumalbuminlösung als in Wasser, vgl. LICHTWITZ). Dann erfolgt sofort die typische Entzündung. Diese Entzündung konnte durch Salzsäure in gewisser Menge (per os) verhindert, durch Alkalien beschleunigt werden, indem im ersten Fall die Bildung des Mononatriumurats unmöglich, im zweiten Fall erleichtert wurde. Wodurch die Entzündung um das nekrotische Zentrum und wodurch die Nekrose eintritt, ist noch unbeantwortet. Ist jene eine kollaterale Entzündung, so bleibt noch zu entscheiden, was für Gift aus dem Nekroseherdchen in die anstoßenden Saftwege hinein diffundiert. Ob die Nekrose einer mechanischen Wirkung der Kristalle zuzuschreiben ist, wissen wir nicht. Daß Gicht erblich, wenigstens familiär ist, verdient Beachtung; diese Erscheinung kann vielleicht zu neuen Fragen führen.

Hier wollen wir noch den Einfluß der Muskelwirkung erwähnen (vgl. BURIAN): Durchblutungsversuche an überlebenden Hundemuskeln haben gezeigt, daß sie fortwährend Hypoxanthin ausscheiden. In der Ruhe wird das Hypoxanthin (durch Xanthinoxydase) zu Harnsäure oxydiert; bei starker Muskelarbeit bleibt aber diese Oxydation (durch Sauerstoffmangel?) aus und es gelangt reichliches Hypoxanthin in Blut und Harn — wie man auch beim Menschen nachgewiesen hat. So könnten wir den nützlichen Einfluß von Muskelwirkung auf Gicht aus der Abnahme der Harnsäurebildung aus Hypoxanthin verstehen. —

Es kommen noch andere Störungen des intermediären Stoffwechsels vor, wobei Aminosäuren nicht weiter abgebaut werden. Es erscheinen dann Monaminosäuren und Diaminosäuren im Harn: Leuzin, Tyrosin, Zystin, usw.; und bei der sogenannten Alkaptonurie Homogentisinsäure. Von der Bedeutung dieser Stoffe für den Organismus und der Erkennung seiner Funktionsstörungen wissen wir nichts, so daß wir uns hier nicht weiter mit denselben beschäftigen.

Diabetes mellitus, Diabetes insipidus, usw.

Mit Diabetes meinen wir, nach dem Sprachgebrauch, D. mellitus, Zuckerharnruhr oder Zuckerkrankheit. Mit Zucker ohne weitere Andeutung meinen wir Dextrose (rechtsdrehende d-Glykose). Der normale Harn enthält eine Spur Glykose, die sich durch größere Reagenzien ohne weiteres nicht nachweisen läßt. Unter besonderen Umständen kann der Zuckergehalt des Harns zunehmen, so daß der Zucker durch die gewöhnlichen Reagenzien festzustellen ist. Wir reden dann von Glykosurie oder Mellturie. Es findet sich dann zum mindesten 0,5% Zucker im Harn. Bei Zuckerharnruhr hat man bis zu 10, ja 15%, d. h. bis zu 1 kg und mehr Zucker in 24 Stunden nachgewiesen. Glykosurie kommt aber auch ohne Diabetes vor, z. B. nach Einnahme gewisser Medikamente wie Morphium oder Kurare, oder nach dem Genuß von etwa 200 g Dextrose, nüchtern genommen (Glykosuria e saccharo), auch wohl nach sehr reichlichem Genuß von Kohlehydraten (alimentäre Glykosurie). Bei Kindern und Greisen tritt sie eher ein als bei anderen; ebenso bei Leberkrankheiten, Fettsucht usw.; auch sonstige individuelle Unterschiede kommen vor. Alimentäre Glykosurie geht bald vorüber. Sie ist einer vorübergehenden Hyperglykämie (kurz: Glykämie, abnorm hoher Zuckergehalt des Blutes) zuzuschreiben. Im allgemeinen können wir annehmen, daß, wenn der Zuckergehalt des Blutes, obwohl schwer einwandfrei festzustellen (vgl. HAMMARSTEN), über 0,2 oder 0,3 % ansteigt (der normale Zuckergehalt ist 0,09 (BANG) bis 0,1 %), Glykosurie in der Regel bald erfolgt.

Nun kommt auch ohne reichliche Kohlehydratnahrung oder sonstige außergewöhnliche äußere Einflüsse eine Glykosurie vor, die dauernd oder wenigstens längere Zeit besteht. Dazu können sich Polydipsic (gesteigerter Durst), Polyphagie (Gefräßigkeit), Polyurie (vermehrte Harnausscheidung), Abmagerung und noch andere Erscheinungen wie Diazeturie, Azetonurie, erhöhte Empfänglichkeit für Furunkulose, Gangrän, frühzeitiger (präseniler) grauer Star usw. hinzugesellen. Diesen Symptomenkomplex — der allerdings nicht vollständig zu sein braucht — bezeichnen wir als Diabetes mellitus oder melitus.

Große Zuckermengen können im Harn den Körper verlassen (s. oben). Der Diabetische kann bis zu 10 und sogar noch mehr Liter Harn (statt 1,5) innerhalb 24 Stunden entleeren. Der Zuckergehalt des Blutes kann bis zu 0,7 % ansteigen. Was ist nun der Zusammenhang dieser Erscheinungen? Ist die Hyperglykämie primär und sind die übrigen Erscheinungen von ihr abhängig, indem der ausgeschiedene Zucker viel Wasser bindet? Polyurie führt zu Polydipsie, weil durch primäre Steigerung der Harnausscheidung die Gewebe wasserärmer werden. Aber umgekehrt kann Polydipsie von Polyurie gefolgt werden, wenn das genossene Zuviel an Wasser nicht durch den Darm (Durchfall) oder als Schweiß den Körper verläßt. Ferner kann aber die Hyperglykämie auch den gesteigerten Durst, indem der Blutzucker den Geweben Wasser entzieht — eine trockene Kehle ist mitunter die erste Angabe des Kranken — und die Glykosurie die Polyurie erklären, letzteres weil der Harnzucker Wasser „bindet". So wären die Polydipsie und Polyurie, die sich gegenseitig verstärken können, auf die Hyperglykämie zurückzuführen. Es besteht aber nicht ein notwendiger Zusammenhang zwischen diesen Erscheinungen, mit Ausschluß anderer Möglichkeiten. Im allgemeinen halten allerdings Harnmenge und Harnzuckermenge gleichen Schritt. Dies erhellt z. B. aus den von VON NOORDEN angegebenen Zahlen. So findet man

bei einer täglichen Harn-menge	von 1500— 2500 ccm 2—3 % Zucker, (spez. Gew. des Harns 1025—1030)
	„ 2500— 4000 ccm 3—5 % „ , („ „ „ „ 1030—1036)
	„ 4000— 6000 ccm 4—7 % „ , („ „ „ „ 1032—1040)
	„ 6000—10000 ccm 6—9 % „ , („ „ „ „ 1036—1046)

Es bestehen aber Ausnahmen. Es kommen sogar Fälle vor, in denen die Harnmenge nicht ungewöhnlich groß ist, trotz der Glykosurie (Diabetes decipiens). In anderen Fällen kommt anfangs starke Polyurie ohne Glykosurie vor; Harnruhr ohne Harnzucker nennt man Diabetes iusipidus. In wieder anderen Fällen verschwindet die anfängliche Glykosurie, während jedoch die Polyurie zurückbleibt. Wir dürfen also dem Harnzucker zwar eine gewisse, aber keineswegs eine entscheidende Bedeutung für das Auftreten der Polyurie zuschreiben. Vgl. S. 888 f.

Die Polyphagie wäre ebenfalls aus der Glykosurie verständlich. Diese bedeutet ja Verlust von Brennstoff. Das daraus entstehende Bedürfnis des Organismus an Brennstoff gibt sich als Hunger kund, ein Allgemeingefühl, das sich örtlich im Magen kenntlich macht. Der Diabetische empfindet manchmal eben das Verlangen nach Kohlehydraten.

Alles in allem sind die Hyperglykämie und Glykosurie die bedeutendsten Erscheinungen des Diabetes, ähnlich wie es die Urikämie der Gicht ist. Daher sollen wir zunächst die Frage zu beantworten suchen: Woher kommt die Hyperglykämie?

CLAUDE BERNARD war der erste (1847), der den Zuckergehalt des Blutes, und zwar bei Hunden, gesetzmäßig untersuchte. Er stellte fest, daß der Zuckergehalt des Blutes der Lebervenen, die von der unteren Hohlader abgeschlossen waren, und ebenso der Zuckergehalt des Karotidenblutes ziemlich konstant und unabhängig von der Verdauung und Aufsaugung ist. Auch nach vier Tagen ausschließlicher Fleischkost oder sogar Hungern kommt Zucker im Lebervenenblut vor. Das führte zur Vermutung, daß die Leber beim hungernden Tier und bei Fleischkost Zucker bildet. Woraus? CLAUDE BERNARD hackte frische Leber fein, kochte sie, und fand dann wenig Zucker, aber einen amylumartigen Stoff, den er Glykogen nannte. Das Glykogen läßt sich aus dem Filtrat durch Alkohol fällen. Während Amylum blau wird durch Jod, wird Glykogen („tierisches Amylum") weinrot. Durch Einwirkung eines diastatischen Fermentes konnte er das Glykogen in Dextrose zerlegen, wie auch umgekehrt Glykogen aus Dextrose entstehen kann. Es ist das Glykogen den Stärkearten nahe verwandt. CL. BERNARD nahm an, daß aller Blutzucker aus dem Leberglykogen entsteht durch Einwirkung eines Enzyms; ein solches Enzym könnte aus den zerfallenden roten Blutkörperchen frei kommen. Sobald der Gehalt an Blutzucker unter etwa $0,1\,{}^0/_0$ oder $0,2\,{}^0/_0$ sinkt, gibt die Leber dem Blut Zucker ab. Dadurch schwindet das Leberglykogen bei Inanition und nimmt es ab durch starke Muskelarbeit, ferner auch durch Schmerz, den Zuckerstich (s. unten) und gewisse Gifte. Der Blutzucker wird den übrigen Geweben zugeführt und daselbst, besonders in den Muskeln, verbrannt, wie man später nachgewiesen hat. Andere Forscher haben Glykogen auch in anderen Organen (S. 338), sogar in größerer Menge, aber nie im Blute nachgewiesen. Jedoch ist es nicht ausgeschlossen, daß, sei es vielleicht ausnahmsweise, nicht Zucker, sondern Glykogen aus der Leber jenen Geweben zugeführt wird. Jedenfalls wohnt Muskelgewebe das Vermögen inne, aus Zucker Glykogen zu bilden. KÜLZ fand nämlich in Muskeln, die mit zuckerreichem Blut durchströmt waren, mehr Glykogen als in mit normalem Blut durchströmten. Sodann kommt auch nach Ausschaltung der Leber bei Tieren, denen Zuckerlösungen verabfolgt werden, viel Glykogen in den Muskeln vor.

Woher stammt aber das Leberglykogen? Von der Nahrung. Darauf weist zunächst die Erfahrung hin, daß die Leber durch Hungern glykogenfrei wird, und zwar bei Pflanzenfressern rascher als bei Fleischfressern. Führt man aber bei einem Tier, dessen Leber nach einigen Tagen Hunger, wie die eines Kontrolltieres, als glykogenfrei vorausgesetzt werden darf, Zucker in den Magen ein, so tritt Glykogen in der Leber auf. Glykogen bildet sich somit in der Leber aus Zucker, und — wie Untersuchungen von PAVY u. a. gezeigt haben — aus vielen anderen Kohlehydraten.

Wie gelangt der Zucker aus dem Darm in die Leber? VON MERING (1877) stellte zuerst fest, daß das Pfortaderblut bei einem hungernden Hunde $0,2\,{}^0/_0$ Dextrose, d. h. genau so viel wie das Lebervenenblut, nach kohlehydratreicher Fütterung aber bis zu $0,4\,{}^0/_0$ enthielt. Der im Darm resorbierte Zucker kommt nur zu einem verschwindend kleinen, etwa als $^1/_{100}$ Teil, in den Chylus, wie MUNK und ROSENSTEIN auch bei einem Menschen mit Chylusfistel nachwiesen. Nur dann, wenn sehr große Mengen Kohlehydrate im Darm zu Resorption gelangen, tritt ein bedeutender Teil in die Darmlymphe und mit dieser in den allgemeinen Kreislauf über. Daraus vermögen wir die alimentäre Glykosurie zu verstehen. Man hat aber, soviel ich weiß, den Zuckergehalt des Lebervenenblutes bei alimentärer Glykosurie noch nicht bestimmt. Es erheischt nämlich die Möglichkeit Beachtung, daß die Leber nicht allen Zucker als Glykogen festzuhalten vermag, wenn der Zuckergehalt des Blutes einen bestimmten Wert übersteigt, so daß der Zuckergehalt des Lebervenenblutes ansteigt und sogar alimentare Glykosurie erfolgt.

Der Zucker, der mit dem Pfortaderblut in die Leber gelangt, wird ganz oder zum Teil in Glykogen umgewandelt und als solches in der Leber festgehalten. Die Leber vermag aus verschiedenen Zuckerarten Glykogen zu bilden: aus Dextrose und Lävulose, in die sich auch die beiden Disachariden Rohrzucker und Maltose im Darm umwandeln; ferner aus Milchzucker und Galaktose, auch aus Pentosen und Heptosen. Die Monosacchariden werden als solche resorbiert, die übrigen nach Inversion im Darm. Das Glykogen treffen wir als kleine, glänzende, doppelbrechende Kügelchen oder Klümpchen in den Leberzellen an. Die synthetische

Glykogenbildung ist eine Eigenschaft der lebenden Leberzelle. So vermögen die Muskeln wahrscheinlich ebenfalls Glykogen aus Zucker zu bilden. Glykogen ist eine kolloidale Form, in der Zucker in Geweben gespeichert wird.

Der Glykogengehalt der Leber und der Muskeln nimmt durch starke Muskel-tätigkeit rasch ab, besonders der der Leber (KÜLZ). Durch Hungern nimmt er auch ab. Sinkt der Zuckergehalt des Lebervenenblutes (also des Gesamtblutes) unterhalb der Norm (s. oben), so bildet die Leber Zucker aus ihrem Glykogen, bis der Zucker-gehalt des Blutes wiederum etwa $0,09\%$ oder $0,1\%$ beträgt. Die Leber ist also ein Organ, das ein Zuwenig an Blutzucker ausfüllt. Sie ist aber nicht das einzige Organ, das den Zuckergehalt des Blutes beeinflußt. Denn andererseits wird Blutzucker durch die Nieren ausgeschieden und an die verschiedenen Gewebe, besonders aber an Muskeln und andere Drüsen abgegeben und daselbst zu CO_2 und HOH verbrannt. Verbrennung von 1 g Glykogen liefert 4,19 Kalorien; die Muskeln und Drüsen sind die größten Wärmebildner. In den Muskeln entsteht dabei zunächst Fleischmilchsäure. Was die Muskeln und übrigen Drüsen tun, wenn Hyperglyk-ämie besteht, wissen wir nicht; sicher ist nur, daß dann Glykosurie eintritt, welche die Hyperglykämie beschränkt oder gar aufhebt.

Die Leber vermag nun aber nicht nur aus Kohlehydraten, sondern auch aus Eiweiß Glykogen zu bilden, sei es auch nicht aus allen Eiweißkörpern in gleichem Maße. Schon CL. BERNARD nahm die Glykogenbildung aus Eiweiß an, als er bei einem Hund, dem er, nachdem durch Hungern das Leberglykogen wohl verschwunden war, reines Fibrin verabreichte, Glykogen in der Leber nachwies. Pathologische Beobach-tungen weisen auch auf diese Möglichkeit hin: schwere Diabetische, die nur Eiweiß und Fett bekommen, können während längerer Zeit große Mengen Zucker im Harn ausscheiden, also auch nachdem das anfangs vorrätige, aus Kohlehydraten gebildete Glykogen gewiß verbraucht war. Da muß der Zucker wohl, wenigstens zum Teil, aus Eiweiß gebildet sein. Um so mehr werden wir zu dieser Annahme gezwungen, weil wir keinen Grund haben, im Körper eine reichliche Zuckerbildung aus Fetten vorauszusetzen. Allerdings hat E. FISCHER in vitro Glyzerose aus Glyzerin gebildet, aus der den Dextrosen analoge Zuckerarten entstehen können; auch hat LÜTHJE Zucker aus Glyzerin gewonnen; aber wie wenig Zucker könnte ein Fett im günstigsten Fall liefern, weil sich in Fett nur 9% Glyzerin findet! Und die im Darm resorbierten Fette gelangen eben nicht mit dem Pfortaderblut in die Leber, sondern sie gehen durch die Chylusgefäße und die Schlagadern auch anderen Organen und Geweben zu. Mit UMBER, FR. MÜLLER u. a. nehmen wir an, daß unter bestimmten Umständen, die allerdings noch nicht genau anzugeben sind, aber bei schwerem Diabetes offenbar zusammentreffen können, ein „partieller Eiweißabbau" eintritt: ein kohlehydrathaltiger Teil spaltet sich ab und aus diesem entsteht Zucker. Der übrige N-haltige Körper bleibt im Körper zurück und kann wieder zum Eiweiß-aufbau dienen. Ob daraus aber normal oder abnorm gebaute Eiweißkörper ent-stehen, ist eine sich erhebende, jedoch noch nicht beantwortete Frage.

Fragen wir nun: Welche Funktionsstörung zum Diabetes führt? so ergeben sich bei der Beantwortung mehrere Möglichkeiten. Zunächst könnte die Zuckerausscheidung, sodann die Zuckerverbrennung, ferner die Zucker-zufuhr bzw. die Zuckerbildung gestört sein.

Hat die Zuckerausscheidung primär zugenommen? Das wäre denk-bar durch eine funktionelle Schädigung etwa des Glomerulusepithel, wodurch die Niere durchlässiger für den Blutzucker wird. MINKOWSKI hat auf die Wahrscheinlichkeit hingewiesen, daß die nephrogene Glykosurie, wie sie VON MERING durch Verfütterung mit dem Glykosid Phlorizin bei Tieren her-vorrief, einer Schädigung des Nierenepithels zuzuschreiben ist. Und durch oft wiederholte Darreichung von Phlorizin kann man das Krankheitsbild eines schweren Diabetes hervorrufen. Nun findet man allerdings manchmal ana-tomische Veränderungen der Nieren des Diabetischen. Eine primär erhöhte Durchlässigkeit der Nieren für den Blutzucker müßte jedoch eher zu Hypo- als zu Hyperglykämie führen. Letztere fehlt denn auch der Phlorizin-Glyko-surie (MINKOWSKI). Immerhin ist es möglich, daß Funktionsstörungen der

Nieren die Zuckerausscheidung beim Diabetischen vermehren. Diabetes innocuus nennen einige Forscher (Lépine, Klemperer, G. Rosenfeld) eine unschädliche, leichte Zuckerharnruhr ohne Hyperglykämie und ziemlich unabhängig von Kohlehydratnahrung. Porges wies ihn bei Schwangeren nach. Müssen wir eine primäre Abnahme der Zuckerverbrennung annehmen? Zur Beantwortung dieser Frage müssen wir die Werte des respiratorischen Quotienten (S. 591) bei Diabetes kennen. Nach den Bestimmungen von Zuntz und Geppert beträgt der Quotient $\frac{CO_2}{O_2}$ beim Gesunden durch Zersetzung von Fett 0,707, also 0,7, durch Zersetzung von Muskelsubstanz 0,793, also 0,8, und durch Zersetzung von Stärke 1. Bei Diabetes hat man nun Werte gefunden zwischen 0,78 und 0,6 je nach der Schwere des Falls. Obwohl nun Fehler nicht vollkommen ausgeschlossen sind, so dürfen wir aus diesen Angaben doch folgern, daß in solchen Fällen mit niedrigem respiratorischem Quotienten sehr wenig, fast gar kein Kohlehydrat verbrannt wird. Dazu kommt noch ein einschneidender Unterschied zwischen dem schweren Diabetischen und dem normalen Menschen: Durch Vermehrung der Kohlehydrate in der Nahrung nimmt der respiratorische Quotient des schweren Diabetischen nicht oder sehr wenig zu! Daraus folgt, daß die Zuckerverbrennung bis zu HOH und CO_2, die ,,Glykolyse'' (Bouchard) in den Geweben abgenommen hat. Bemerkenswert ist, daß dies nicht für alle Zuckerarten in gleichem Maße gilt: so wird Lävulose von vielen Diabetischen gut, Milchzucker, Galaktose und Rohrzucker, auch Inulin, das sich in Lävulose umwandelt, weniger verbrannt. In schweren Fällen werden auch andere Stoffe, wie die β-Oxybuttersäure (s. unten) nicht oxydiert.

Aus dieser herabgesetzten Zuckerverbrennung versteht sich die Erfahrung, daß Muskeltätigkeit die Zuckerausscheidung bei Diabetes herabmindern kann, weil sie die Glykolyse fördert. Erinnern wir uns ihrer günstigen Wirkung bei Fettsucht und Gicht! Französische und englische Forscher heben das häufige Zusammentreffen von Gicht bzw. Fettsucht und Diabetes in bestimmten Familien und sogar bei einem Individuum hervor. Die Franzosen unterscheiden einen ,,diabète gras'', d. h. ein Zusammentreffen von Fettsucht (mitunter auch Gicht) mit Diabetes und einen ,,diabète maigre''. Von Noorden beobachtete dieses Zusammentreffen nicht oft. Während die erstere Form im allgemeinen gutartig verläuft, zehrt der meist jugendliche, magere Diabetische allmählich aus (Autophagie).

Nun wäre allerdings ein leichter Diabetes durch die Annahme einer ungenügenden Zuckerverbrennung vielleicht ohne weiteres verständlich, für die schweren Fälle kämen wir jedoch damit kaum aus. Da müssen wir eine zu starke Zuckerzufuhr bzw. Zuckerbildung annehmen. Eine zu große Zuckerzufuhr fällt als Quelle fort in all jenen schwereren Fällen, wo selbst bei geringer oder gar keiner Zufuhr von Kohlehydraten mit der Nahrung die Hyperglykämie und Glykosurie fortbestehen. Man hat eben, je nachdem diese pathologischen Erscheinungen bei kohlehydratarmer bzw. -freier Diät verschwinden oder fortbestehen, den Diabetes leicht oder schwer genannt. Diese Unterscheidung ist jedoch nicht streng durchzuführen. Aber auch in den ,,leichten'' Fällen ist die Glykosurie bei gewöhnlicher Kost nur insofern als eine alimentäre zu betrachten als der betreffende Patient wahrscheinlich seinen Harnzucker der Nahrung verdankt: die Glykosurie hört ja bei Fleisch-Fettdiät auf. Damit ist jedoch nicht gesagt, daß er seine Glykosurie einem Übertritt des Zuckers in den Darmchylus verdankt. Es ist von vornherein sehr wohl möglich, daß seine Glykosurie einer ungenügenden Glykolyse in den Geweben oder einer ungenügenden Umwandlung in der Leber des mit dem Pfortaderblut zugeführten Zuckers in Glykogen zuzuschreiben ist. Im letzteren Fall wäre der Diabetes somit ein hepatogener. Gestörte Lebertätigkeit ist auch bei schwerem Diabetes sehr wahrscheinlich, und zwar in diesem Sinne, daß die Leber Zucker aus Eiweiß und Fett bildet, diesen Zucker aber nicht oder nur unvollkommen als Glykogen festzulegen vermag. Wir nehmen dann also, außer einer ungenügenden Glykolyse in den Geweben, eine vermehrte Zuckerbildung (aus Eiweiß und Fett) und eine verringerte Bildung von Glykogen aus diesem Zucker in der Leber an.

Lehrt nun die quantitative Bestimmung des ausgeschiedenen Stickstoffs etwas mit Hinsicht auf die oben besprochenen Möglichkeiten? Anfangs hat man für schwere Fälle angenommen, daß es ein ziemlich konstantes Verhältnis $\left(\dfrac{D}{N} = \dfrac{1}{2,8}\right)$ zwischen ausgeschiedenem Zucker (Dextrose) und Stickstoff gäbe. Eine gesteigerte N-Ausfuhr, die auf vermehrten Eiweißzerfall hinweist, hat man allerdings festgestellt; später hat man aber viel niedrigere Zahlen für die N-Werte gefunden. Dies schließt nun aber keineswegs aus, daß in den schweren Fällen der Zucker aus Eiweiß, nämlich aus einem N-freien Teil des Eiweißes entsteht (s. oben).

Alles in allem nahmen wir also jetzt an: ungenügende Glykolyse und gestörte Lebertätigkeit in den schweren Fällen. Wie und wodurch entstehen diese zwei Störungen? Lépine hat vor einiger Zeit ein zuckerzerstörendes Enzym im Blut (besonders an Leukozyten gebunden) angenommen. Dieses Enzym führt jedoch, nach anderen Forschern, ein sehr zweifelhaftes Dasein.

Zur Beurteilung der gestörten Lebertätigkeit liegen einige Daten vor. Zunächst die „Piqûre" von Claude Bernard, der Zuckerstich; sodann die Untersuchungen über die Bedeutung des Pankreas.

Der Zuckerstich, d. h. ein Stich in den Boden der vierten Hirnkammer, etwa in der Mitte zwischen Akustikus- und Vagusursprung, ruft beim gut genährten Kaninchen gewöhnlich nach 30—40 Minuten Hyperglykämie mit spätestens nach $3^{1}/_{2}$ Stunden Glykosurie hervor. Diese Erscheinungen hören innerhalb 6, höchstens (beim Hund) 24 Stunden auf. Je nachdem der Stich mehr kaudal oder kranial angebracht wird, tritt nur Zuckerharn oder Zuckerharn mit Polyurie oder nur Polyurie (Diabetes insipidus) auf. Der Zuckerharn bleibt aber aus nach längerem Hungern, also wenn die Leber glykogenfrei oder wenigstens glykogenarm ist. Ferner tritt die Glykosurie nach dem Zuckerstich bei einem Frosch, dem die Leber entnommen war, nicht ein; und wenn man bei einem Frosch durch den Zuckerstich Glykosurie hervorruft und dann die Leber entfernt, hört jene sofort auf; Ligatur des D. choledochus macht den Zuckerstich ebenfalls unwirksam. Außerdem bedeutet der Zuckerstich wahrscheinlich eine partielle Verletzung des Gefäßzentrums, das beim Kaninchen etwa 3 mm kranial vom Calamus scriptorius in der Rautengrube liegt. Man hat nun angenommen, daß der Zuckerstich eine Lähmung der Gefäßnerven der Leber und dadurch eine Beschleunigung des Blutstromes in diesem Organ zur Folge habe, so daß der Leber mehr Zucker entzogen werde. Werde an einer mehr kranialen Stelle gestochen, so trete Gefäßerweiterung und reichlichere Blutdurchströmung der Niere und dadurch Polyurie ein. Nun ist es allerdings recht fraglich, ob Lähmung eines so großen Schlagadergebietes wie das der Leber zu (linearer) Strombeschleunigung und nicht eben zu Stromverlangsamung führt. Es ist aber bei der Wirkung des Zuckerstiches nicht nur die Rede davon, daß durch zu große Stromgeschwindigkeit des Blutes die Leber keine Gelegenheit hat soviel Zucker wie sonst als Glykogen festzulegen, sondern auch davon, daß die Leber durch größere Stromstärke dem Blut mehr Zucker entnimmt und davon, daß sie aus ihrem vorrätigen Glykogen mehr Zucker macht als sonst. Es muß weiteren Untersuchungen überlassen sein, ob der Zuckerstich außerdem noch in anderer Weise tätig ist.

Der Zuckerstich ist unwirksam nach Fortnahme der beiden Nebennieren; auch nach Durchschneidung des Grenzstranges des Sympathikus. Durchschneidung aller Lebernerven hebt hingegen ebensowenig die Wirksamkeit des Stiches auf wie Durchschneidung des rechtsseitigen N. splanchnicus, der die Leber versorgt. Beeinflußt der Zuckerstich die Tätigkeit der Nebennieren (diabète suprarénale) oder des Pankreas? Oder beides? Andere Untersuchungen deuten auf einen gewissen Unterschied zwischen der durch Adrenalin (s. dort) hervorgerufenen Hyperglykämie mit Glykosurie und der Wirkung des Zuckerstichs hin. QUINQUAUD stellte fest, daß der Zuckerstich auch wirksam ist bei Kaninchen, bei denen die rechten Nervi splanchnici durchschnitten und die linke Nebennierenvene abgebunden waren, so daß die rechte Nebenniere der (nervösen) Wirkung des Stiches entzogen war und die linke Nebenniere dem Blut kein Adrenin abzugeben vermochte (vielleicht aber doch der Lymphe?). STEWART und ROGOFF fanden ebenfalls den Zuckerstich wirksam bei Katzen, bei welchen eine Nebenniere entfernt, die andere entnervt war, STEWART beobachtete verschiedene experimentelle Hyperglykämien auch nach Entfernung beider Nebennieren. Jedenfalls können wir aus der Wirkung des Zuckerstiches einigermaßen das Auftreten eines nervösen Diabetes leichteren oder schwereren Grades verstehen, letzteres nach Zerstörung bestimmter Teile des Nervensystems. Auch die Zunahme des Zuckergehalts des Harns durch Gemütserregungen, Sorgen und andere seelische Faktoren wird daraus einigermaßen begreiflich. Auch die Glykosurie nach Apoplexie (Hirnblutung) u. dgl. gehört vielleicht hierzu.

Auch gewisse Gifte (Metallgifte, Kantharidin, Sublimat, chromsaures Kali, Urannitrat bewirken schwere Veränderungen in Leber und Nieren und bei gut genährten Tieren (die Glykogen in der Leber haben) Glykosurie, wobei die Angaben über den Zuckergehalt wechseln. Bemerkenswert ist, daß unterernährte Hunde nach verhältnismäßig geringen Kohlehydratmengen Zucker ausscheiden (vgl. BAER).

Daß das Pankreas eine sehr wichtige, ja, eine lebenswichtige Rolle im Zuckerhaushalt spielt, kann als sicher gelten. Schon 1845 hat BOUCHARDAT diese Ansicht ausgesprochen, obwohl seine Versuche der Pankreasexstirpation nicht gelangen. LANCEREAUX lenkte dann (1879) die Aufmerksamkeit auf Veränderungen des Pankreas hin, die er bei Sektionen bei schwerem Diabetes (diabète maigre) nachgewiesen hatte. Da gelang es VON MERING und MINKOWSKI (1889) durch Entfernung des Pankreas beim Hunde Diabetes hervorzurufen, und zwar einen schweren, wenn die ganze Drüse entfernt wurde. Wird auch nur ein geringer Teil der Drüse zurückgelassen, so bleibt der Diabetes aus. Erfährt jedoch dieses Stück nachträglich Veränderungen durch Entzündung usw., so können diese zu Diabetes führen. Wird nur ein sehr kleiner Teil des Pankreas zurückgelassen, so erfolgt ein leichter Diabetes. Viele spätere Versuche haben dies bestätigt. In ungefähr 48 Stunden nach der Entfernung des ganzen Pankreas entwickelt sich der Diabetes zu voller Höhe. Das Tier überlebt den Eingriff höchstens vierzehn Tage. Schon wenige Tage nach dem Eingriff ist das Leber- und Muskelglykogen fast ganz geschwunden. Trotzdem bestehen im Hunger oder bei reiner Eiweißnahrung Hyperglykämie und starke Glykosurie.

Zufuhr von Traubenzucker erhöht die Glykosurie um den zugeführten Betrag an Zucker; der Quotient $\frac{D}{N}$ ist ziemlich unveränderlich $\frac{1}{2,8}$, gleichgültig ob der Hund hungert oder mit Eiweißkörpern gefüttert wird (MINKOWSKI). Alles Glykogen verschwindet. Man hat zunächst Einwände erhoben: es werde bei dem Eingriff der Bauchsympathikus geschädigt usw. Eine Schädigung des Bauchsympathikus ohne weiteres hat aber nicht einen schweren Diabetes zur Folge. Demgegenüber führt Unterbindung des Ausführungsganges des Pankreas beim Kaninchen zu Atrophie dieses Organs und nach ungefähr 30 Tagen zu Diabetes (E. SAUERBECK). Außerdem haben mehrere Forscher (WEICHSELBAUM, VON HANSEMANN u. a.) beim diabetischen Menschen post mortem eingreifende Veränderungen der LANGERHANSschen Inseln, Sklerose mit hochgradiger Atrophie, Atrophie ohne Sklerose, hyaline Entartung von den intrainsulären Gefäßchen ausgehend usw. beobachtet. Es können Inseln durch hochgradige Atrophie schwer erkennbar werden, so daß man Abnahme ihrer Zahl angenommen hat. Es ist wahrscheinlich, daß die schwere Diabetes, der zu starker Abmagerung und oft baldigem Tode führt, solchen weitgehenden Pankreasveränderungen (Atrophie, Sklerose usw.), namentlich der

LANGERHANSschen Inseln, zuzuschreiben ist. Die leichteren Fällen können anderen z. B. neurogenen Ursprunges sein, sie fußen aber vielleicht auch in Funktionsstörungen des Pankreas. Daß bis jetzt nicht immer mikroskopische Veränderungen nachgewiesen sind, beweist nicht ihr Fehlen. Außerdem ist die Möglichkeit durchaus nicht ausgeschlossen, daß Diabetes eintritt durch Funktionsstörung der Leber ohne Funktionsstörung des Pankreas. Hier bedarf noch manches weiterer experimenteller und histologischer Untersuchung.

Was für Bedeutung käme dem Pankreas, namentlich den LANGERHANSschen Inseln für den Zuckerhaushalt zu? Wir nehmen an, daß sie ein inneres Sekret bilden, das durch die Pfortader der Leber zugeführt wird. Dieses Sekret sollte die Zuckerbildung aus Glykogen und die Glykogenie in Leber und Muskeln (?) und vielleicht auch die Glykolyse in den Geweben und den Eiweißstoffwechsel beeinflussen. Der Bau der LANGERHANSschen Insel, in der das Blutkapillarendothel dem Epithel unmittelbar aufgeklebt ist, während sie vom Ductus pancreaticus aus nicht aufzuspritzen ist, wäre mit einer inner-sekretorischen Tätigkeit in Einklang. Ferner ist wichtig, daß Ableitung des Pankreassaftes durch eine Fistel nach außen ebensowenig wie Verpflanzung der Drüse mit Erhaltung ihrer Gefäßverbindungen nach einer anderen Stelle Diabetes zur Folge hat. BANTING und MACLEOD u. a. gewannen das bei Diabetes mitunter wirksame „Insulin" aus Rinderpankreas. Nach CARLSON und DRUMAN tritt keine Glykosurie auf nach Entfernung des Pankreas in der letzten Hälfte der Schwangerschaft, wohl nach Entleerung der Gebärmutter. Avitaminotische Tauben werden durch Glykose rasch getötet (BICKEL u. a.). Wir sollen die Konstellation von Pankreas, Leber, Muskeln, Nieren, Nebennieren, Nervensystem, Seele usw., und nicht etwa bloß das Pankreas berücksichtigen.

Die Frage, ob Diabetes je einer Hyperfunktion der Nebennieren oder der Schilddrüse zuzuschreiben ist, hat man bis jetzt noch nicht beantwortet. Besonders BORCHARDT hat die Häufigkeit von Glykosurie bzw. leichtem Diabetes bei Akromegalie (vgl. Hypophyse) betont.

Außer den im obigen schon genannten Folgen des Diabetes für den Organismus (Autophagie usw.) erwähne ich die rasche Ermüdbarkeit, die Empfänglichkeit für Erkältung und gewisse Infektionen — wobei der Zuckergehalt der Gewebe von Bedeutung sein dürfte — und die Selbstvergiftung, und zwar durch β-Oxybuttersäure (s. Azidosis).

Man faßt diese Säure gewöhnlich mit Azeton und Azetessigsäure als „Azetonkörper" zusammen. Diese sind Produkte des intermediären Stoffwechsels. Man hat sie bei Hungerzuständen, bei verschiedenen Infektionen und Vergiftungen im Harn nachgewiesen — VON NOORDEN redet von „Ketonurie" — aber nicht in so großer Menge, besonders was die β-Oxybuttersäure betrifft, wie im diabetischen Koma. Die β-Oxybuttersäure ist der wichtigste Azetonkörper. Der normale Organismus vermag z. B. in der Leber ziemlich große Mengen der beiden Säuren zu zerstören. Das dünnflüssige, wasserhelle Azeton kann beim Diabetischen in der ausgeatmeten Luft und im Harn erscheinen, denen es einen obstartigen Duft erteilt.

Wir erklärt sich nun ihre Anhäufung im diabetischen Organismus unter bestimmten Umständen? Aus ungenügender Zerstörung oder aus vermehrter Bildung oder aus beiden? Wir vermögen diese Frage zur Zeit noch nicht zu beantworten. Wir wissen noch nicht sicher, wo und wie jene Körper gebildet und zerstört werden. Wahrscheinlich entstehen sie in mehreren Organen. Was sind ihre Mutterstoffe? Hat sich einmal β-Oxybuttersäure gebildet, so kann man sich leicht die Entstehung der Azetessigsäure aus ihr denken und aus der Azetyl- oder Azetessigsäure das Azeton, wie sich aus den Strukturformeln ergibt. Denn aus

$$CH_3\text{—}CHOH\text{—}CH_2\text{—}COOH, \ \beta\text{-Oxybuttersäure},$$

entsteht
$$CH_3\text{—}\overset{O}{\overset{\diagup\diagup}{C}}\text{—}CH_2\text{—}COOH \ \text{Azetessigsäure, die in}$$

$$CH_3\text{—}\overset{O}{\overset{\diagup\diagup}{C}}\text{—}CH_3, \ \text{Azeton, und } CO_2, \ \text{Kohlensäure, zerfällt.}$$

Während Azeton sich wohl immer aus Azetessigsäure bildet, vielleicht erst in der Harnblase, ist es sehr wohl möglich, daß die β-Oxybuttersäure aus der Azetessigsäure oder beide Säuren, unabhängig voneinander, von einem gemeinsamen Mutterstoff, namentlich von Fettsäuren und Aminosäuren abstammen. Diese Aminosäuren entstehen durch Zerfall von Eiweißkörpern, die Fettsäuren aus Fetten. MINKOWSKI hat bei Hunden mit experimentellem Pankreasdiabetes durch Fütterung mit β-Oxybuttersäure und beim diabetischen Menschen durch Darreichung von Azetessigsäure Azetonurie hervorgerufen. Ob die Azetonkörper auch aus N-freien Bestandteilen (UMBER) der Eiweißkörper entstehen können, steht nicht fest. Wir wissen, daß die Ketonurie nur dann auftritt, wenn Kohlehydrate in der Nahrung und im Körper fehlen. Und die Ketonurie bei Hungerzuständen, Phosphorvergiftung, im allgemeinen bei Zuständen, in denen Körperfett verbraucht wird, weist auf ihre Entstehung aus Fetten hin. Die β-Oxybuttersäure wird sogar vom sonst normalen Menschen bei reiner Fleisch-Fettdiät ausgeschieden; der Zuckerkranke aber bildet die Säure bei derselben Diät viel eher und viel reichlicher. Kohlehydrate in der Nahrung verringern die Ketonurie, sogar bis zu Null. Nach SHAFFER entstehen die Azetonkörper aus Fett und Eiweiß und werden sie beim Gesunden nur in Gegenwart einer genügenden Menge Glykose verbrennt, indem sich z. B. Azetessigsäure damit zu verbinden scheint. So verbrennt H_2O_2 Azetessigsäure nur sehr langsam, aber bedeutend rascher nach Hinzufügung von Glykose, Glyzerin oder Fruktose. Beim Diabetischen genügt die Zuckerverbrennung nicht.

Beim Diabetischen kommt auch wohl Glykuronsäure $C\diagdown_H^{\diagup O}\!-\!(CHOH)_4\!-\!C\diagup^O\!-\!OH$,

sogar in nicht unbeträchtlicher Menge im Harn vor. Auch diese Säure ist ein metabolisches Zwischenprodukt noch strittiger Abstammung, das bei ungenügender Oxydation als solches ausgeschieden wird.

Ob die Bildung aller dieser Zwischenprodukte bei Diabetes vermehrt ist, wissen wir nicht. Daß die Oxydation eine abnorm geringe ist, darauf weist der niedrige respiratorische Quotient hin, auch bei reichlichem Gebrauch von Kohlehydraten.

Man hat weiter noch unterschieden: Diabetes phosphaturica (Polyurie mit viel Phosphaten im Harn), D. azoturica (Polyurie mit viel N-haltigen Stoffen im Harn), D. peptonurica (id. mit viel Peptonen), D. inositus (Inosine, Muskelzucker im Harn). TEISSIER sah abwechselnd Glykosurie und Phosphaturie bei Diabetes.

22. Kapitel.

Allgemeine Störungen des Wachstums und des Stoffwechsels, insbesondere in Zusammenhang mit Störungen innerer Sekretionen.

Einleitende Bemerkungen.

Das Wachstum junger Zellen, ihr Stoffwechsel und mit letzterem auch ihre Tätigkeit werden durch verschiedenartige Faktoren und durcheinander gegenseitig beeinflußt. Abgesehen von einer ererbten Anlage, von der wir zur Zeit nur einiges zu vermuten vermögen, und von dem Einfluß der Ernährung auf das Wachstum des Organismus (s. voriges Kapitel), haben wir folgendes zu berücksichtigen: Das Wachstum eines Organs wird von seiner Tätigkeit beeinflußt, wie wir das schon bei der Arbeitshypertrophie und der Ruheatrophie besprochen haben. Die Tätigkeit eines Organs vermag aber auch das Wachstum anderer Körperteile zu fördern, wie z. B. Muskeltätigkeit das Wachstum der

Knochen, mit denen der tätige Muskel zusammenhängt. Ferner ist die Tätigkeit nicht nur vom Stoffwechsel abhängig, der die Energiequelle darstellt, sondern sie erhöht umgekehrt den Stoffwechsel. So wissen wir, daß Muskeltätigkeit die Kohlensäurebildung steigert; wir haben ferner im vorigen Kapitel den Einfluß der Muskeltätigkeit auf die Verbrennung der Fette, des Zuckers und auf die Harnsäurebildung kennen gelernt. Der Stoffwechsel wird ferner von der Bluttemperatur und wahrscheinlich auch durch giftige Stoffe, wie Alkohol, Chinin, und durch innere Sekrete beeinflußt. Fragen wir, wie und wodurch Tätigkeit das Wachstum fördert, so kann diese Frage zur Zeit nicht sicher beantwortet werden. Es kommen mehrere Faktoren in Betracht. Zunächst nehmen der Blutgehalt, die Blutdurchströmung und die Lymphabfuhr eines Organs im allgemeinen mit seiner normalen Tätigkeit zu, wie bei den Rumpf- und Extremitätenmuskeln. Dadurch werden nicht nur mehr Nahrungsstoffe zugeführt, sondern außerdem giftige Dissimilationsprodukte vollständiger abgeführt. Es ist aber nicht bewiesen und nicht einmal wahrscheinlich gemacht worden, daß arterielle Hyperämie ohne weiteres das Wachstum vermehrt. Dazu ist wahrscheinlich ein „Wachstumsreiz" erforderlich (S. 279). Wir wissen andererseits, daß Wachstum auch ohne reichlichen Blutgehalt erfolgen kann, wie z. B. bei bettlägerigen anämischen Kindern. Ferner kommt als wachstumsfördernder Faktor die höhere Temperatur des tätigen Organs in Betracht. Wir wissen davon nichts Sicheres. Daß die Temperatur eines Organs durch Tätigkeit steigen kann, dürfen wir annehmen; es entsteht aber nur ein geringer Temperaturunterschied, wenn nicht außerordentliche Umstände vorliegen. Sodann erheischt der Aktionsstrom eines tätigen Organs Beachtung. Bekanntlich ist er nicht nur in Muskeln, sondern auch in Drüsen, im Auge nachgewiesen. Seine Bedeutung für das Wachstum junger Zellen ist aber bis jetzt noch nicht untersucht worden. Allerdings haben Versuche von MÜLLER-HETTLINGEN u. a. dargetan, daß das Wachstum von Pflanzen und Embryonen durch Elektrizität beeinflußt wird. Schließlich erheischt die Möglichkeit Nachforschung, daß gewisse Stoffwechselprodukte des tätigen Organs in gewisser Konzentration sein Wachstum anregen. Zu diesen Stoffwechselprodukten gehören auch die sogenannten Hormone oder inneren Sekrete oder Inkrete. Es ist von vornherein als möglich zu betrachten, daß ein inneres Sekret eines Organs das Wachstum dieses Organs oder das Wachstum anderer oder sämtlicher Organe beeinflußt. Nur solche Stoffe sind innere Sekrete oder Hormone (ὁρμάω = ich errege), welche das sekretorische Organ selbst oder andere Organe oder Gewebe, denen sie durch das Blut oder die Lymphe zugeführt werden, in ihrem Wachtum, Stoffwechsel oder Tätigkeit beeinflussen. Man muß ein inneres Sekret nicht nur im Venenblut bzw. der Lymphe des sezernierenden Organs, sondern auch im Schlagaderblut des beeinflußten Organs oder Gewebes nachweisen. Die Selbstbeeinflussung des sezernierenden Organs ist auf andere Weise zu prüfen. Außerdem hat man die Folgen der Reizung und des Wegfalls des Organs zu bestimmen (s. unten).

Man nennt die Drüsen ohne Ausführungsgang (Schilddrüsen, Epithelkörperchen, Nebennieren, Thymus, Hypophysis, G. pinealis, Paraganglien) daher Blut- oder Gefäßdrüsen. Aber auch Drüsen mit Ausführungsgang können innere Sekrete bilden, Wir nehmen dies z. B. an für das Pankreas (LANGERHANSsche Inseln, welche nicht mit dem Ausführungsgang des Pankreas zusammenzuhängen scheinen, S. 620); die Pankreaszellen selbst werden zur Bildung des Pankreassaftes (also ihres äußeren Sekretes) erregt durch ein Sekretin, das die Epithelzellen des oberen Darmabschnitts abgeben, nach Einwirkung von Salzsäure (BAYLISS und STARLING). Einen Stoff, der die äußere Form und das Wachstum „ektropistisch" beeinflußt, nennt GLEY ein Harmozon (ἁρμόζω, ich ordne). Den Einfluß auf die Tätigkeit anderer Organe nennt man wohl „entropistisch".

Man betrachtet die Blutdrüsen zusammen wohl gleichsam als einen Staat in einem Staat, als ein „autonomes System", als ob sie untereinander besonders korrelativ verbunden seien, mehr als andere lebenswichtige Organe. Diese Betrachtung ist jedoch nicht genügend gerechtfertigt und sehr geeignet durch Einseitigkeitsfehler Mißverständnisse zu schaffen. Zunächst bilden, wie wir soeben bemerkten, auch Drüsen mit äußerer Sekretion außerdem innere Sekrete, wovon wir allerdings noch wenig wissen und nur einiges vermuten. Sodann hängen auch andere Organe funktionell fest zusammen, wie z. B. Herz und Nieren, Darm und Leber, wie auch das oben erwähnte Beispiel der Salzsäurewirkung auf das Darmepithel zeigt. Ferner dürfen wir nicht vergessen, daß wir die einzelnen Wirkungen vieler Organe zu messen noch nicht vermögen, daß wir die inneren Sekrete der Blutdrüsen noch nicht einmal in reinem Zustande gewonnen haben, sie chemisch nicht kennen, kurz, daß uns die erforderliche Grundlage fehlt zur Beantwortung der Frage, ob die Blutdrüsen funktionell fester miteinander zusammenhängen als die übrigen Organe untereinander oder als Blutdrüsen mit anderen Organen. Auch vermeide man von „uni-, pauci-, pluriglandulären" Störungen zu reden, so lange wir nicht wissen, ob die Funktionsstörungen mehrerer Drüsen abhängig oder unabhängig voneinander auftreten. Allerdings gibt es Fälle von Tätigkeitsstörung mehrerer Organe, ohne daß wir berechtigt wären, eine Störung als Quelle der übrigen zu betrachten.

Wie kann ein inneres Sekret auf ein Organ bzw. den Organismus einwirken? Diese Frage kann zu neuen Fragestellungen führen und ist deshalb wichtig. Zunächst ist möglich, daß ein inneres Sekret die Tätigkeit des sezernierenden Organs selbst — etwa wie die per os eingenommene Galle die Gallenbildung anregt — oder die eines anderen Organs oder anderer Organe ändert. Im ersteren Fall kann Automatie die Folge sein. Bei zu starker Konzentration wird das innere Sekret bestimmte Zellen schädigen, also zu Vergiftung führen können. Sodann könnte ein inneres Sekret sich mit einem Zwischen- oder Endprodukt des Stoffwechsels binden und dadurch die Assimilationsfähigkeit oder weitere Zerlegbarkeit dieses Stoffes erhöhen oder giftige Verbindungen in ungiftige umwandeln. Wird ein solches inneres Sekret in ungenügender Menge oder gar nicht gebildet, so wird Darreichung desselben in geeigneter Form und Menge — ein inneres Sekret in zu starker Konzentration kann giftig sein — die sonst eintretende Vergiftung verhüten, bzw. eine schon eingetretene Vergiftung heben können. (Selbstverständlich kann ein fehlendes Sekret selbst eine Vergiftung nicht bewirken.) Es ist aber von vornherein auch als möglich zu betrachten, daß eine Drüse nicht durch ein inneres Sekret, sondern dadurch entgiftend wirkt, daß sie bei ihrer Tätigkeit bestimmte giftige Stoffe in ungiftige umwandelt. In diesem Fall wird Darreichung des von dieser Drüse gelieferten Sekretes keine entgiftende Wirkung haben bei einer Vergiftung infolge von ungenügender Tätigkeit (Hypofunktion) der Drüse. Hier wird nur Erhöhung der Tätigkeit in genügendem Maße oder Einpflanzung einer tätigen gleichartigen Drüse entgiftend wirken. Schließlich kann ein inneres Sekret eine gewisse Wirkung hemmen, entweder durch chemische Bindung oder durch sonstige Änderung eines anderen inneren Sekretes oder durch antagonistische Wirkung, antagonistisch eben mit Hinsicht auf die zu hemmende Wirkung. Solange wir von den chemischen Eigenschaften der inneren Sekrete nicht mehr wissen als jetzt — nur vom Adrenalin und Schilddrüsensekret wissen wir etwas —, müssen wir uns auf gewisse klinische Erscheinungen und anatomische Veränderungen beim Menschen und die Ergebnisse der Tierversuche beschränken. Die Beurteilung wird bedeutend erschwert durch den Umstand (vgl. GLEY), daß viele Organextrakte den Blutdruck erniedrigen, das Blut gerinnungsunfähig machen und Erbrechen erregen, ohne innere Sekrete zu sein (s. oben). Ein anderer Umstand ist die Möglichkeit, daß ein inneres Sekret in statu nascendi anders wirkt als später. Außerdem kann ein solcher Stoff sehr unbeständig sein, wie

z. B. das Adrenin (s. dort). Versuche mit inneren Sekreten sind somit mit größter Vorsicht anzustellen und ihre Ergebnisse sehr nüchtern zu beurteilen. Bindet man die Vene einer Blutdrüse ab, so muß man die Möglichkeit berücksichtigen, daß die Lymphe inneres Sekret, sei es auch vielleicht in geringerer Menge, abführt, wie in der Schilddrüse normaliter stattzufinden scheint. Man nehme alles in allem nicht zu rasch eine Hyper-, Hypo- oder Dysfunktion einer bestimmten Drüse an. Die Erscheinungen einer leichten Störung einer inneren Sekretion deutet man wohl als ,,Abortivformen'' (wenig empfehlenswert) oder ,,formes frustes'' an.

Selbstverständlich ist bei Tierversuchen peinlichst darauf zu achten, daß **nichts anderes als der bezweckte Eingriff**, z. B. Wegnahme oder Einpflanzung eines bestimmten Organs, namentlich keine Schädigung bestimmter Nerven stattfindet. Die Fragen, die durch Tierversuche zu beantworten sind, lauten: Was für Folge(n) hat die Entfernung (Ausfall) eines bestimmten Organs? Was für Folge(n) hat eine stärkere, eine schwächere bzw. eine qualitativ geänderte Tätigkeit dieses Organs? Eine qualitative Änderung der Tätigkeit ist sicher schwer zu erreichen (s. oben). Die Tätigkeit sucht man abzuschwächen durch Wegnahme eines verschieden großen Teils des Organs, oder durch Schädigung desselben durch Giftwirkung oder sonstwie. Gänzliche Entfernung eines Organs bedeutet Ausfall ihrer Tätigkeit. Eine stärkere Tätigkeit hat man nachzuahmen versucht durch Einverleibung des reinen (?) inneren Sekretes oder eines Extraktes des Organs oder eines frischen Organs eines anderen Tiers, usw. Das ist ein Wagnis. Es ist zwar m ö g l i c h, daß eine solche Einverleibung mit einer stärkeren Tätigkeit übereinstimmt, es m u ß aber nicht. So sind Änderungen durch Digestion eines per os eingenommenen Stoffes nicht ausgeschlossen; ferner ist die Frage zu berücksichtigen, ob der Status nascens der im Körper selbst entstehenden Sekrete Bedeutung hat und wenn ja, welche. Einnahme per os der Schilddrüse vermag die Ausfallserscheinungen allerdings zu beseitigen, sogar beim Menschen, der Schafschilddrüse einnimmt. Damit ist jedoch nicht ohne weiteres dasselbe für die anderen Organe erwiesen oder anzunehmen. Man hat die Wirkung der oben erwähnten Eingriffe schon für verschiedenartige innere Sekrete, bei verschiedenartigen Tieren zu bestimmen gesucht, dabei auf das Alter, das Geschlecht und sonstige individuelle Eigenschaften des Versuchstieres achtend. Insbesondere wo die Beeinflussung des Wachstums beabsichtigt wird, muß die Wirkung bei jungen und alten Tieren verglichen werden. Wir werden jetzt die Störungen des Wachstums und des Stoffwechsels und der damit zusammenhängenden Eigenschaften und Tätigkeiten etwas näher betrachten.

Es ist ohne ausführliche Betonung klar, daß der Unterschied zwischen Dys- und Hyperfunktion und der zwischen Dys- und Hypofunktion aus den klinischen und anatomischen Erscheinungen allein nicht sicher möglich ist. Denn einerseits könnte eine Störung eben nur einem Zuwenig einer einzigen bestimmten Wirkung wie einem Zuwenig sämtlicher Funktionen einer Drüse oder eine andere Störung ebensogut einem partiellen wie einem gänzlichen Zuviel einer Drüsentätigkeit zuzuschreiben sein. Wir wollen hier gleich vorweg bemerken, daß bis jetzt keine einzige innere Sekretion vollständig mit so befriedigendem Ergebnis untersucht ist, daß sämtliche soeben behandelte Fragen mit Hinsicht auf ihre Bedeutung für den Organismus beantwortet werden können.

Wenn wir den Einfluß der inneren Sekrete auf Wachstum und Stoffwechsel bestimmen wollen, so dürfen die Beobachtungen am Menschen nur, ebenso wie sonst immer, mit Vorsicht und Zurückhaltung beurteilt werden. Auch hier ist die Frage manchmal nicht mit der erforderlichen Sicherheit zu beantworten, welche Störung primär, welche sekundär war und welche Störungen unabhängig voneinander auftraten. Ausgedehnte experimentelle Ergebnisse sollen hier den Weg weisen. Wir verzichten hier auf eine Darlegung der einzelnen Möglichkeiten der Beziehungen zwischen Blutdrüsen und Nervensystem und beschränken uns auf folgendes.

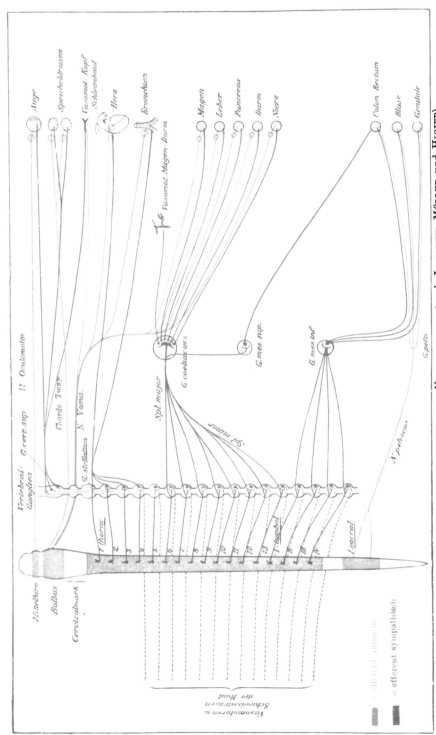

Abb. 266. Schema des efferenten autonomen Nervensystems (nach LANGLEY, MÜLLER und HIGIER).
Die Fasern, welche das Rückenmark mit den 3 prävertebralen Ganglien (coel. und mes.) verbinden, durchziehen ohne Einschaltung von Ganglienzellen die vertebralen Ganglien.

Man nennt das zerebrospinale Nervensystem das animale, den Sympathikus das vegetative Nervensystem. Durch die Rami communicantes hängen Hirn und Rückenmark mit dem Sympathikus zusammen. Man kann das animale Nervensystem nicht als ausschließlich willkürlichen Bewegungen und bewußter Empfindung dienend auffassen. So werden auch glatte, unwillkürliche Muskeln wie der M. ciliaris vom Okulomotorius, von „animalen" Nerven innerviert. Ein Unterschied zwischen beiden Systemen ist, daß die efferenten „animalen" Nerven ununterbrochen zu ihren Erfolgsorganen ziehen; jeder Muskel wird somit durch nur ein einziges Neuron mit seinem Zentrum verbunden, und dieses Neuron besteht aus Ganglienzelle und peripherer Nervenfaser mit Endausbreitung. In den „vegetativen" Nerven sind hingegen Ganglienzellen eingeschaltet, und zwar in den vertebralen bzw. drei prävertebralen Ganglien (Abb. 266). Im Ganglion wird das Neuron unterbrochen, und es beginnt mit einer Ganglienzelle und ihrer Nervenfaser ein anderes Neuron. Man redet daher von prä- und postganglionären Fasern oder Neuronen.

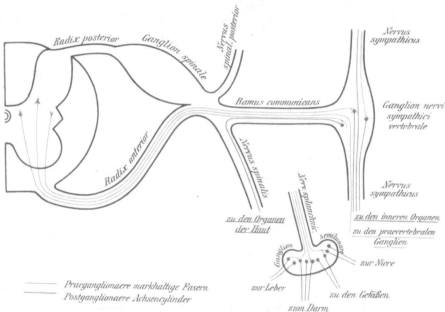

Abb. 267. Schema der efferenten Fasern des sympathischen Nervensystems (nach L. R. MÜLLER, in CURSCHMANN, Nervenkrankheiten).

Nun bezeichnen LANGLEY u. a. das ganze vegetative System als autonom und unterscheiden einen kraniozervikalen, thorazikolumbalen und sakralen Teil desselben. Der thorazikolumbale Teil (Brust- und Bauchgrenzstrang mit seinen Geflechten und Verzweigungen) stellt das sympathische System im engeren Sinne dar, dem dann noch die Plexus von AUERBACH und MEISSNER als enterales oder Darmnervensystem beizuzählen sind. Andere, namentlich deutsche Autoren stellen diesen thorazikolumbalen Teil als sympathisches dem autonomen System gegenüber. Dieses autonome System besteht nach ihnen aus den kraniobulbären (dem Mittelhirn und verlängerten Mark entstammenden Nervenfasern, welche in den Bahnen des N. oculomotorius, facialis, IX und X verlaufen) und aus den sakralen (dem untersten Lumbal- und Sakralmarke entstammenden) Nervenfasern, welche im N. pelvicus enthalten sind.

Fast alle vegetativen Organe werden nun durch sympathische sowie autonome Nervenfasern innerviert, wobei diese Fasern oft physiologische Antagonisten sind; nur die Schweißdrüsen, Haarmuskeln und ein Teil der Gefäßmuskeln der Eingeweide besitzen ausschließlich sympathische Nervenfasern. Mehrere Beispiele der antagonistischen Tätigkeit stehen zu Verfügung: so wird der Herzschlag beschleunigt durch den sympathischen N. accelerans, verlangsamt durch den autonomen N. vagus; dieser fördert hingegen die Darmperistaltik, die durch den sympathischen N. splanchnicus gehemmt wird. Auch für die Wirkungen gewisser Gifte hat der Unterschied in sympathische und autonome Nervenfaser Bedeutung: so wirkt Adrenalin elektiv auf sympathische Nervenfasern, gleichgültig, ob diese eine bestimmte Funktion fördern oder hemmen. Man hüte sich jedoch vor scharfen Trennungen oder Gegensätzen, denn schon jetzt sind manche Ausnahmen bekannt geworden. So z. B. wirken Gifte der Atropin- und Muskaringruppe auf die autonomen Fasern von Auge, Speicheldrüsen, Herz; Bronchialmuskeln, Magendarmkanal, aber auch auf die nur vom Sympathikus innervierten Schweißdrüsen.

Wir werden jetzt die Störungen des Wachstums, dann die des Stoffwechsels gesondert besprechen.

Störungen des Wachstums durch Störungen innerer Sekretionen.

Gewisse Störungen des Wachstums des Körpers oder bestimmter Körperteile dürfen wir einer zu schwachen bzw. mangelnden oder einer zu starken oder einer qualitativ geänderten Tätigkeit eines Organs mit innerer Sekretion zuschreiben. Und zwar weil sich beim Menschen Aplasie oder Hypoplasie dieses Organs, also ein angeborener Fehler oder der Verlust dieses Organs oder eines Abschnitts desselben in früher Jugend hat feststellen lassen und weil Versuchsergebnisse bei Tieren dieser Auffassung eine Stütze geben. Meist handelt es sich um den Ausfall eines Organs, dem man eine bestimmte Tätigkeit zuschreibt. Für die Annahme einer zu starken bzw. einer qualitativ geänderten Tätigkeit sind die Gründe viel unzureichender, wie wir weiter unten sehen werden.

Allmählich hat sich herausgestellt, daß viele Drüsen mit innerer Sekretion das Wachstum zu beeinflussen vermögen. Das älteste Beispiel stellen die **Keimdrüsen** dar, namentlich ihre Beeinflussung der sekundären Geschlechtscharaktere (Kennzeichen, die zu der Fortpflanzung nicht in unmittelbarer Beziehung stehen wie z. B. der Bartwuchs). Einige Forscher betrachten nämlich nur die Keimdrüsen als primäre und die übrigen Geschlechtsteile sowie einige andere Merkmale (Stimme, Haarwuchs, Körperbau, Mähne eines Löwen, Hahnenkamm, Hörner der grasfressenden Tiere, Federschmuck der Vögel usw.) als sekundäre Geschlechtscharaktere, auch bestimmte Seeleneigenschaften, welche geschlechtliche Unterschiede aufweisen.

Außer der mangelhaften Entwicklung des Kehlkopfes bei Knaben nach doppelseitiger Kastration haben wir mehrere sekundäre Geschlechtscharaktere kennen gelernt, die aber nicht alle von den Keimdrüsen abhängig sein müssen. So machen sich schon in frühester Jugend seelische und körperliche Unterschiede zwischen Knaben und Mädchen, des Charakters und Körperbaues erkennbar, die nicht notwendig durch den Unterschied der Keimdrüsen bedingt sind. Es ist noch unentschieden, welche Eigenschaften als von den Keimdrüsen abhängig, welche als von diesen unabhängig schon in der befruchteten Eizelle als Anlage vorhanden sind. Daß die sekundären Geschlechtscharaktere in der Pubertät ihre volle Ausbildung erreichen, zugleich mit den Geschlechtsdrüsen, beweist selbstverständlich nichts, weil dies für viele andere körperliche und seelische Eigenschaften in gleichem Maße gilt, für die wir doch eine Abhängigkeit von den Geschlechtsdrüsen anzunehmen nicht gezwungen werden. Die Erscheinung, daß sich manchmal die sekundären Geschlechtscharaktere nicht in gleichem Maße entwickeln, sondern das eine Mal die Behaarung mehr als die Stimmbildung oder ein anderes Mal die Behaarung an einer Stelle mehr in den Vordergrund tritt, weist auf andere Einflüsse als den eines doch wohl gleichmäßig verteilten inneren Sekrets hin. Jedenfalls üben aber die Keimdrüsen, und zwar sehr wahrscheinlich durch ein inneres Sekret oder durch innere Sekrete, einen unverkennbaren Einfluß aus auf das Wachstum und die Eigenschaften gewisser Körperteile. Hochgradige Hypoplasie oder Verlust der Keimdrüsen in der Jugend (präpuberal) durch doppelseitige Kastration (zur Erziehung schöner Knabenstimmen, von Haremswächtern und aus religiösem Grunde bei den Skopzen, einer russischen Sekte) führt nämlich zu folgenden Veränderungen, die man an Eunuchen studiert hat (TANDLER und GROSZ). Später wollen wir einige Versuchsergebnisse erwähnen.

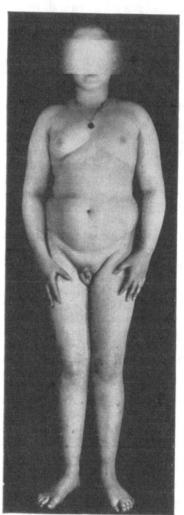

Ein Umschlagen der übrigen körperlichen und seelischen Eigenschaften in die des anderen Geschlechts tritt bei präpuberaler Kastration nie ein. Es kommen nur die sekundären Geschlechtsmerkmale zu mangelhafter Entwicklung: Penis, Prostata und Samenbläschen bleiben klein, der Kehlkopf, das Becken bleiben klein, mehr oder weniger kindlich; die Stimme folglich auch; Bart-, Scham- und Achselhaare fehlen oder entwickeln sich nur spärlich, Behaarung um die Analöffnung fehlt. Ferner heben mehrere Beobachter Hochwuchs, Hochbeinigkeit hervor, oft bis zu 200 cm, wobei aber das Skelett zart gebaut ist. Bemerkenswert sind ferner der kleine Kopf, die relativ kurze Wirbelsäule, hingegen eine relativ große Länge der Extremitäten, besonders in ihren distalen Teilen. Verzögerter Schluß der Epiphysenfugen, verzögerte Verknöcherung der Epiphysenknorpel, hat daran schuld. Auch die Verknöcherung der Schädelnähte ist verzögert. Die Ansatzstellen der Muskeln an den Knochen sind wenig ausgebildet, die Muskeln schlaff und mit Fett durchwachsen; die Bewegungen sind träge. Schließlich tritt oft eine Fettsucht auf, wobei die Fettverteilung der bei der Dystrophia adip. genitalis (S. 634) entspricht. Es treten Fettwülste auf in der Unterbauchdecke und besonders am Mons Veneris, an den Nates, Hüften und Oberschenkeln, den Brustdrüsen und oberen Augenlidern. Es kommen aber auch sehr magere männliche Kastraten vor, ohne daß wir wissen wodurch. Mut und männliche Leidenschaft sollen bei antepuberaler Kastration des Knaben später fehlen ebenso wie bei Ochsen und Kapaunen (kastrierten jungen Hähnen). Bei postpuberaler Kastration hat man ebenfalls häufig Fettsucht beobachtet, die Wachstumsstörungen fehlen dann selbstverständlich. Die Vorsteherdrüse erfährt eine Rückbildung.

Abb. 268. Eunuchoid (nach FALTA.)

WALTHER KOCH hat die Russisch-Rumänische Kastratensekte der Skopzen untersucht, die sich früh kastrieren und von denen noch manche außerdem sich das Glied abschneiden lassen. Er unterscheidet 3 Typen: 1. mittelgroße Individuen mit langen Gliedmaßen; 2. Individuen mit Riesenwuchs; 3. einen hypophysären Typus, der immer Abweichungen in der Sella turcica aufweist und außerdem entweder akromegal (s. unten) oder fettsüchtig ist, dies sind somit zwei Untergruppen des 3. Typus. Die Körperlänge wechselt.

Von antepuberaler Kastration bei Mädchen liegen nur wenige Angaben einer mangelhaften Entwicklung der sekundären Geschlechtscharaktere, wie z. B. der Brustdrüsen vor. Diese werden sonst durch die Keimdrüsen beeinflußt: sie schwellen während der Brunst bzw. Menstruation an. Die Veränderungen während der Schwangerschaft werden wahrscheinlich, wenigstens zum Teil, von der Frucht hervorgerufen, wie STARLING und Miss CLAYPON zeigten, indem sie die nämlichen Veränderungen in den Brustdrüsen virginaler, nicht schwangerer Kaninchen hervorriefen durch wochenlang fortgeführte Einspritzung von Extrakten aus Kaninchenföten — Foà bestätigte dies sogar durch Einspritzung von Rinderfötenextrakt bei Kaninchen: es bildeten sich milchabsondernde Alveolen aus. Viele Mädchen und besonders Frauen sind aus Heilzwecken nach der Pubertät kastriert. Es folgt dann Atrophie von Gebärmutter und Scheide. Die Menstruation hört auf, wenn sie zuvor noch bestand. Bleibt aber ein kleiner funktionstüchtiger Teil eines Eierstocks zurück, so bleiben die pathologischen Folgen aus.

Bei hypoplastischer Minderwertigkeit der männlichen Geschlechtsteile entstehen Individuen, die den echten Eunuchen vollkommen oder fast völlig gleichen. Die geschlechtliche Tätigkeit und Libido solcher Eunuchoide fehlen oder sind nur in geringem Grade vorhanden. Hochbeinigkeit und übermäßiger Fettansatz sind bei solchem „Hypogenitalismus" beobachtet. Diese Typen sind von denen des Infantilismus und der hypophysären Dystrophie (s. weiter unten) zu unterscheiden. Auch weibliche Eunuchoide kommen vor.

Bemerkenswert ist, daß die Eunuchoide nach TANDLER und GROSZ und auch FALTA vorübergehen kann, indem sich die Geschlechtsteile nachträglich entwickeln. Ob die Tätigkeit der Keimdrüsen früh wieder erlischt, ist noch nicht festgestellt. FALTA bezeichnet als Späteunuchoidie eine von ihm in einem bereits ausgereiften Organismus beobachtete „Atrophie des genitellen Hilfsapparates" (beim Mann Rückbildung des Penis, des Skrotums, der Prostata usw., beim Weib der großen Schamlippen und des Uterus), ferner Rückbildung der Behaarung, schließlich übermäßiger Fettansatz. Diesen Erscheinungen ging eine hochgradige Atrophie der Hoden nach einer schweren Verletzung, eine schwere beiderseitige luetische, gonorrhoische oder Mumpsorchitis, Atrophie der Hoden nach Typhus usw. voraus.

Die Insuffizienz der Keimdrüsen beim Manne hat man bis jetzt nicht, nur die eunuchoide Fettsucht hat man durch Darreichung von Schilddrüsenpräparaten mit Erfolg bekämpft. Bei weiblichen Tieren hat man Einpflanzung von Eierstöcken schon mit einigem Erfolg (HALBAN) vorgenommen.

Im Hoden stellen vielleicht die Leydigschen Zwischenzellen („interstitielle" Drüse) die Zellen der inneren Sekretion dar, aber wahrscheinlich nicht allein (BERBLINGER, SIMMONDS, LEUPOLD, STIEVE, SCHMINCKE, ROMEIS u. a., GLEY u. a.), nach STERNBERG haben sie mit der Ausbildung der sekundären Geschlechtscharaktere nichts zu tun, kurz, man ist über ihre Bedeutung nichts weniger als einig. Nach LEUPOLD werde die Entwicklung des Hodens beim Kinde und in der Pubertät durch die Thymus und die Nebennieren beeinflußt. Den Fund von hypoplastischen Hoden und hypoplastischen Nebennieren kann man jedoch ohne weiteres mit gleichem Recht im umgekehrten Sinne deuten, nämlich im Sinne einer Abhängigkeit der Entwicklung der Nebennieren von der Hodentätigkeit. Entscheidende Versuchsergebnisse liegen hierüber nicht vor (s. unten). Die Zwischenzellen enthalten azido- und basophile Granula, sind den Zellen der Nebennierenrinde ähnlich und entwickeln sich besonders in der Pubertät. Dies tun auch die sogenannten Thekaluteinzellen beim Weibe, die sich aus der Theca interna atretischer Follikel bilden. Die Annahme, daß diese Zellen das innere Keimdrüsensekret beim weiblichen Menschen und Affen liefern, ist von zweifelhafter Bedeutung.

Es kommt nun auch ein „Hypergenitalismus" vor, der zu einer „Pubertas praecox", d. h. einer vorzeitigen Entwicklung der Geschlechtsteile und des übrigen Organismus führt. Mitunter scheint die Epiphyse (Gland. pinealis) oder die Nebennierenrinde die Quelle dieser Erscheinungen zu sein (s. unten), in anderen Fällen hat man jedoch nichts anderes als eine bösartige Hoden- oder Eierstocksgeschwulst gefunden. Ein von BERNHARDT-ZIEHEN untersuchter Knabe entwickelte sich sehr vorzeitig: Mit 2 Jahren waren die Scham-, Achsel- und Barthaare vorhanden, mit 8 Jahren war er 138 cm lang, während 116 cm diesem Alter entsprechen, und sah er aus wie ein 25—30jähriger Mann. NEURATH hat solche Fälle auch bei Mädchen (sogen. Menstruatio praecox) zusammengestellt. In solchen Fällen scheint ein primärer Hypergenitalismus vorzuliegen. Ob die geschwulstbildenden Zellen einfach die Menge normalen inneren Sekretes vergrößern oder anderes Sekret liefern, entzieht sich zur Zeit gänzlich der Beobachtung.

Für den Menschen und etliche Wirbeltiere dürfen wir folgendes annehmen: Bei doppelseitiger präpuberaler Kastration (vor der Geschlechtsreife) behalten die sekundären Geschlechtskennzeichen die schon erreichte Ausbildung. Doppelseitige postpuberale Kastration (nach der Geschlechtsreife) wird von gewisser Rückbildung sekundärer Geschlechtscharaktere gefolgt.

BROWN-SÉQUARD, der zuerst den Begriff der inneren Sekretion, wie es scheint (vgl. GLEY), erfaßt hat, und zwar mit Hinsicht auf die Nebennieren, deren Entfernung sich als tödlich erwies, hat den Gedanken weiter ausgearbeitet durch seine bekannten Versuche über die Heilwirkung des „extrait testiculaire". Solche lösliche Stoffe gelangen nach ihm ins Blut und beeinflussen die übrigen Körperzellen. Später hat man die Abhängigkeit der sekundären Geschlechts-

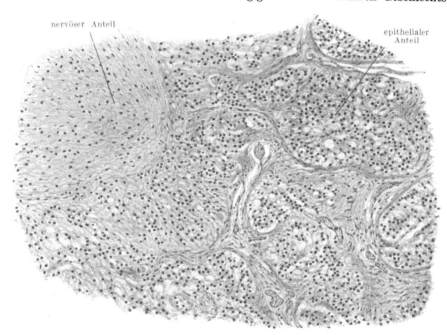

Abb. 269. Epiphyse des Menschen (nach FALTA).

kennzeichen von der Entwicklung der Keimdrüsen kennen gelernt. Dabei hat sich herausgestellt, daß sich die Federn und Sporen des Hahnes nach den Versuchsergebnissen von PÉZARD u. a. nach doppelseitiger präpuberaler Kastration unvermindert entwickeln. Bemerkenswerterweise bilden sie sich sogar beim Huhn nach doppelseitiger Ovariektomie genau wie beim Hahn aus. Es hemmt also offenbar der Eierstock ihre Bildung durch einen hemmenden Stoff; „Chalone" nannte SCHAFER solche Stoffe. GOODALE, der ebenfalls obige Erscheinung bei jungen Hennen feststellte, meint, daß das männliche Kennzeichen der ungeschlechtlichen Form zugehört. STEINACH betont jedoch, daß der Körper anfängt nicht asexuell, sondern geschlechtlich indifferent, „potentiell zwittrig oder hermaphroditisch" (KAMMERER) zu sein. Die dann erfolgende Entwicklung der Keimdrüsen entscheidet weiter. Die Versuchsergebnisse sind bisher damit im Einklang. STEINACH u. a. pflanzten bei sehr jungen doppelt

kastrierten männlichen Ratten und Meerschweinchen Eierstöcke in die Bauchhöhle und bei in gleicher Weise behandelten Weibchen Hoden. Bei ersteren
kamen weibliche, bei letzteren männliche sekundäre Geschlechtskennzeichen
zur Entwicklung („Umstimmung"). Nach Resorption der Eierstöcke kamen
die männlichen Kennzeichen mehr zum Vorschein. PÉZARD und GOODALE
bestätigen es für Hähne und Hühner, auch HALBAN. Daß aber die LEYDIGschen
Zwischenzellen dabei das entscheidende Inkret bilden, ist noch nicht einmal
wahrscheinlich gemacht und wird von vielen Forschern sogar bestritten
(s. oben).

An zweiter Stelle nennen wir als eine Drüse, die durch ein inneres Sekret
das Wachstum beeinflußt, die **Epiphyse**, die Zirbeldrüse. Erst in den letzten
Jahren hat man der aus Nervenelementen und Drüsengewebe bestehenden
Glandula pinealis Aufmerksamkeit geschenkt. Schon im siebenten Lebensjahr
setzt ihre Involution ein. Von ihrer funktionellen Bedeutung wissen wir aber
noch recht wenig. Aus der frühzeitigen Involution folgt schon, daß Abnahme
ihrer Tätigkeit (Hypopinealismus) nur in frühester Jugend sich geltend machen
wird. Was wir wissen von dieser Tätigkeit, verdanken wir einigen Beobachtungen
von Epiphysengeschwulst bei Kindern. Es handelte sich dabei um Teratom,
Sarkom, Gliom, Krebs, Psammom oder Zyste, auch einmal um Gumma. Was
dürfen wir aus diesen Beobachtungen ableiten? Das ist nicht sicher. Denn die
Epiphysengeschwulst übt, ebenso wie eine Vierhügelgeschwulst überhaupt,
Druck auf die Umgebung, und, wenn sie zu Hydrocephalus internus führt
(s. dort), auch in größerem Abstande aus. So kann die Hypophysis durch Ausdehnung des Bodens der dritten Hirnkammer platt gedrückt werden. Die vielfachen Erscheinungen der Epiphysengeschwulst sind sicher zum Teil von diesem
Druck bedingt, so z. B. die Fern- und allgemeinen „Druckerscheinungen".
Fragen wir nun, welche Erscheinungen dem durch Schwund der Epiphyse
entstehenden Hypopinealismus zuzuschreiben sind, so können wir zur Zeit
nur mit gewisser Wahrscheinlichkeit annehmen, daß Hypopinealismus in frühester
Jugend zu vorzeitiger außergewöhnlicher Entwicklung der Hoden und mancher
sekundärer Geschlechtscharaktere führt. C. FOÀ hat das nach Entfernung
der Epiphyse bei jungen Hähnen ebenfalls beobachtet. Umgekehrt hat Kastration in der Jugend bei männlichen und weiblichen Tieren Atrophie der Zirbeldrüse zur Folge (BIACH und HULLES). Die dann und wann beobachtete Fettsucht und die rasche Körperentwicklung sind vielleicht anderen Wirkungen
der Zirbelgeschwulst oder des Hypopinealismus zu verdanken.

Vom Hyperpinealismus ist nichts bekannt.

Etwas mehr wissen wir von der pathologischen Bedeutung der abnormen
Hypophyse, dank den Versuchen der neueren Zeit.

Die Hypophyse besteht bekanntlich aus einem drüsigen Vorderlappen und
nervösen Hinterlappen (Neurohypophyse), der durch das Infundibulum (Gliagewebe)
mit dem Gehirn zusammenhängt. Der Hinterlappen besteht aus Gliagewebe, noch
nicht näher bestimmten Zellen und Nervenfasern. Der Vorderlappen ist ektodermalen Ursprunges und besteht größtenteils aus Epithelschläuchen. Er ist die
eigentliche Gl. pituitaria. Seine Zellen enthalten zum Teil feinere oder gröbere
azidophile Körnchen, die sich besonders mit Säurefuchsin färben (chromatophile
Granula). Alle Versuche sind mit Auszügen der ganzen Hypophyse vorgenommen,
so daß sie eine Folgerung mit Hinsicht auf die Tätigkeit des hinteren Lappens nicht
gestatten (GLEY). Nach SMITH und CHENEY sollte ein höherer Jodgehalt von Hypo-
physentabletten den Gestaltwechsel von Froschlarven beschleunigen.

In der Schwangerschaft nimmt der Vorderlappen durch Zellbildung bedeutend
an Gewicht zu. Bei Multiparen wird es mehr als 50% höher (ERDHEIM und STUMME).
In und unter der Schleimhaut des Rachendaches fanden ERDHEIM und HABERFELD
beim Menschen einen aus Hypophysisgewebe bestehenden Strang, den sie als

Nebenhypophyse oder Hypophysis pharyngea bezeichneten. Ihre Bedeutung ist noch nicht klar. BIEDL hat eine andere Auffassung der Hypophyse.

Von der chemischen Natur des Vorderlappensekretes wissen wir nichts. Das Kolloid enthält, ebenso wie das der Schilddrüse, Jod.

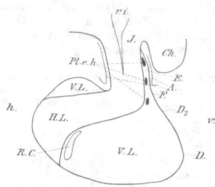

Abb. 270.   Schema des Baues der Hypophyse (nach ERDHEIM).

Ch. = Chiasma; V. L. = Vorderlappen; H. L. = Hinterlappen; Pl. e. h. = Plattenepithelhauten; R. C. = RATHKEsche Cyste; F. = Fortsatz; E = Endanschwellung des Fortsatzes; R. i. = Recessus infundibuli; J. = Infundibulum; D. = Dura; D_2 = Diaphragma sellae: A. = Arachnoidea.

PIERRE MARIE trennte die Akromegalie oder Pachyakrie (Riesenwuchs der akralen Körperteile) vom Riesenwuchs im allgemeinen und schrieb sie einer Zerstörung der Hypophyse durch Geschwulstbildung in derselben, also einem Hypopituitarismus zu. Spätere Forscher (TAMBURINI u. a.) haben demgegenüber eine Hyperfunktion der Hypophyse angenommen. Hierzu werden wir durch folgende Daten auch jetzt geführt. Zunächst tritt Akromegalie nur auf bei Adenom oder Adenokarzinom, nicht bei anderen Geschwülsten der Hypophyse (HANAU u. a.); die Geschwulst wird dabei aus Epithelzellen aufgebaut, in denen sich die chromatophilen Körnchen, sogar in reichlicher Zahl, nachweisen lassen;

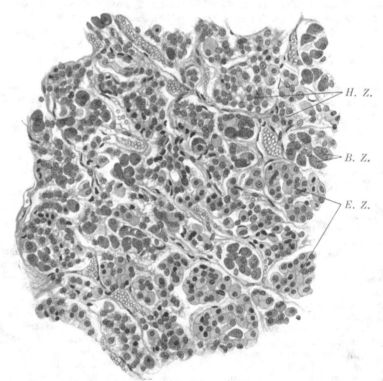

Abb. 271.   Vorderlappen der Hypophyse. E. Z. = eosinophile Zellen.   B. Z. = basophile Zellen.   H. Z. = Hauptzellen (nach FALTA).

dies weist auf die Wahrscheinlichkeit einer sekretorischen Tätigkeit auch der Geschwulstzellen hin. Sodann ist wichtig die Beobachtung (ERDHEIM und HABERFELD) eines Falles von Akromegalie bei normaler Hypophyse aber bei Adenom, das aus versprengten (dystopischen) Hypophysenkeimen entstanden sein dürfte. Ferner hat man nach Entfernung der Hypophysengeschwulst beim Menschen in einigen Fällen (HOCHENEGG, CUSHING, EISELSBERG u. a.), die Akromegalie verschwinden sehen. Eine Hypofunktion der Hypophyse ist außerdem ausgeschlossen, weil diese ganz andere Folgen hat (s. unten). Es bleibt also nur die Wahl zwischen Hyper- und Dysfunktion, wovon die letztere zur Zeit nicht auszuschließen ist.

Welches sind die Erscheinungen der Akromegalie? Bei der Beantwortung dieser Frage müssen wir zunächst die meist nach dem 20. Lebensjahr und die in der Jugend auftretende Akromegalie unterscheiden. Beide gehen mit Störungen der Tätigkeit anderer Organe, Drüsen mit innerer Sekretion, einher, was die Abgrenzung der eigentlichen Akromegalie erschwert, und zwar um so mehr, weil jene Störungen das eine Mal in einer Hyper- ein anderes Mal in einer Hypofunktion desselben Organs bestehen. So pflegt die Tätigkeit der Fortpflanzungszellen abzunehmen

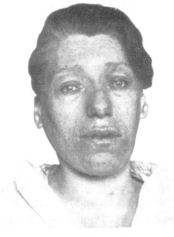

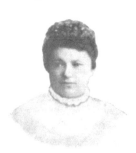

Abb. 272.   Fall von Akromegalie.   Abb. 273.
(vor der Erkrankung)   (auf der Höhe der Erkrankung)
                            (nach FALTA).

bzw. zu erlöschen unter Atrophie der Keimdrüsen, so daß Amenorrhöe bzw. Impotenz eintreten; sie kann aber auch zunehmen. Die sekundären Geschlechtscharaktere, nämlich die Behaarung, kann besonders stark sein in einigen (immer denselben?) Körpergegenden. Ferner kommt Hyperthyreoidie, in anderen Fällen aber Hypothyreoidie vor. Es kann dabei zugleich oder voraufgehend zur Bildung eines Kropfes, ähnlich wie bei der GRAVES-BASEDOWschen Krankheit, kommen. Die Thymusdrüse verkleinert sich nach vielen Angaben nicht, dem Lebensalter entsprechend, sondern sie nimmt sogar an Umfang zu. Das Pankreas ist manchmal „sklerosiert", in anderen Fällen normal, usw. Bei Akromegalie findet man oft Glykosurie bzw. leichten Diabetes (BORCHARDT u. a.). Man hat sogar die Veränderungen der Keimdrüsen als primär betrachtet oder die Akromegalie als eine „pluriglanduläre" Krankheit aufgefaßt. Wir gehen auf die jetzt noch nicht genügend zu entwirrenden Verhältnisse nicht ein, sondern beschränken uns auf die Bemerkung, daß die unzweifelbare Vergrößerung der Hypophyse während der Schwangerschaft (nach einigen Forschern auch nach Kastration!) allerdings auf die Möglichkeit einer Beeinflussung ihrer Größe von den Geschlechtsorganen aus hinweist; daß Thyreoidektomie ebenfalls zu Vergrößerung der Hypophyse führen kann (ROGOWITSCH u. a.), daß aber ein wirkliches Adenom oder Adenokarzinom der Hypophyse, also eine Geschwulst, wie auch ich sie beobachtet habe, doch höchstwahrscheinlich unabhängig von den soeben erwähnten Einflüssen entsteht. Es kommen auch Hypophysengeschwülste ohne Akromegalie, weil ohne Hyperpituitarismus, vor.

Als Erscheinungen der eigentlichen postpuberalen Akromegalie betrachten wir das Größerwerden der gipfelnden Teile: Nicht nur die Weichteile, sondern auch die Knochen des Gesichts wachsen; die Nase nimmt an Umfang zu, die Arcus superciliares, Jochbogen und Unterkiefer springen stark vor; der Gehirnschädel kann an Umfang so zunehmen, daß die Hüte nicht mehr passen (FALTA). Die Augenlider Lippen und Zunge schwellen. Durch die Vergrößerung des Ober- und besonders des Unterkiefers rücken die Zähne auseinander. Der Kehlkopf kann größer und die Stimme tiefer werden. Sämtliche Knochen können sich übrigens verdicken; besonders aber die Endphalangen der Finger und Zehen, während die Hände und Füße überhaupt plump (tatzenartig), länger und breiter werden, auch durch Verdickung von Haut und Unterhautzellgewebe. Die Muskelkraft ist anfangs nicht geringer, sie kann sogar groß sein. Später nimmt sie aber durch Atrophie der Muskeln ab. Die Zeichen einer Hirngeschwulst werden allmählich deutlicher (Kopfschmerzen, Schwindel, Sehstörungen, Erbrechen) und nach mehreren Jahren erfolgt der Tod.

Tritt Hyperpituitarismus vor Abschluß des Körperwachstums, präpuberal, ein, so erfolgt (LAUNOIS und ROY) Riesenwuchs (Gigantismus oder Makrosomie). Diese Forscher haben nämlich bei Autopsie in zehn Fällen von Riesenwuchs ein mehr oder weniger abnorm große Hypophyse, meist durch ein Zuviel an Drüsengewebe gefunden. Es sind Riesen beschrieben mit außerordentlich großen Händen und Füßen, Fälle, in denen Akromegalie sehr wahrscheinlich ist. Es kann die Vergrößerung der Gesichtsknochen z. B. viel später erfolgen als die der Hände und Füße. Nicht jeder Riesenwuchs ist aber als Folge von Hyperpituitarismus zu betrachten (S. 644). Die zurückbleibende Entwicklung der Geschlechtsteile bei großer Unterlänge (Hochbeinigkeit) kommt eben bei Eunuchoiden vor.

Etwas besser begründet, besonders durch Tierversuche, ist unsere Kenntnis der Bedeutung des A- bzw. Hypopituitarismus. Nach zahlreichen mißlungenen Versuchen hat PAULESCO durch intrakranielle Operation bei 22 Hunden und 2 Katzen festgestellt, daß Trennung der Hypophyse vom Hirn ebenso rasch zum Tode führt wie ihre gänzliche oder nahezu gänzliche Entfernung; Eröffnung des 3. Ventrikels an und für sich tötet nicht. CUSHING und BIEDL bestätigten dies.

Gänzliche Entfernung der Hypophyse wird unter den Erscheinungen einer charakteristischen „Cachexia hypophyseopriva" nach einigen Tagen bis einigen Wochen vom Tode gefolgt. PAULESCO und CUSHING betrachten den Vorderlappen als den lebenswichtigen Teil; der Hinterlappen kann ohne Schaden weggenommen werden. Partielle Entfernung des Vorderlappens hat Fettsucht und Atrophie der Geschlechtsorgane zur Folge. Junge Hunde überleben die gänzliche Entfernung einige Zeit. Bei ihnen hat Apituitarismus erhebliches Zurückbleiben im Wachstum und Körpergewicht, Verkürzung des Schädels, insbesondere der Schnauze, sehr dürftige Entwicklung der Geschlechtsteile, Aufhören der Spermatogenese bzw. Rückbildung der Ovarialfollikel, reichlichen Fettansatz, Apathie und infantilen Habitus zur Folge. CUSHING transplantierte Hypophyse mit Erfolg.

Inwiefern der Fettansatz vom Apituitarismus oder von der herabgesetzten Funktion der Keimdrüsen abhängig ist, wissen wir nicht. Beim Menschen sind nun eine Reihe von Fällen bekannt geworden, die als hypophysäre Dystrophie oder hypophysäre Fettsucht oder Dystrophia adiposogenitalis bezeichnet werden. A. FRÖHLICH schrieb zuerst (1901) einen solchen Fall einer Hypophysengeschwulst zu, die durch Druck den Hirnanhang zu Atrophie und dadurch zu Hypopituitarismus führte. Auch im Fall R. v. MILLERS war die Hypophyse bis auf wenige, schwer auffindbare Zellreihen vollständig geschwunden durch Bildung einer großen Zyste, und GOTTLIEB beschrieb ähnliche Fälle mit Abbildungen. Es handelt sich hier also nicht um sezernierende Hypophysegeschwülste wie die der Akromegalie zugrunde liegenden. In einigen Fällen hat man denn auch durch intrakraniale Entfernung eine mehr oder weniger erhebliche Besserung, eine Abnahme der Fettsucht und eine Zunahme der Tätigkeit der Keimdrüsen erzielt. In anderen Fällen trat angeblich Besserung ein durch Darreichung von Hypophysensubstanz. Nach

GRELLER sind die histologischen Veränderungen selbst der stark mit Röntgenstrahlen bestrahlten Hypophyse junger weiblicher Kaninchen ziemlich geringfügig, das Tier bleibt aber im Wachstum, in der Gewichtszunahme und in der Geschlechtsentwicklung zurück.

Die hypophysäre Dystrophie (s. weiter unten) ist gekennzeichnet durch eine Fettsucht, wie sie bei Eunuchen und Eunuchoiden auftritt (Fettwülste in Unterbauchgegend, Nates, an Hüften, Oberschenkeln, Brustdrüsen und Augenlidern), und durch Entwicklungshemmung bzw. nachträgliche Atrophie der Keimdrüsen und Ausbleiben bzw. Rückbildung der sekundären Geschlechtscharaktere. In der Jugend auftretender Hypopituitarismus hat ein mehr oder weniger deutliches Zurückbleiben des Wachstums zur Folge. Die Fettsucht kann fehlen. Außerdem kommen noch andere Erscheinungen vor. Auch die Genitalatrophie kann fehlen, während doch die Fettsucht auftritt, was auf eine Unabhängigkeit der letzteren von der ersteren hinweist.

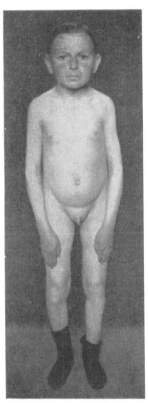

Sitzt die Geschwulst außerhalb der Sella turcica, so kann doch Fettsucht eintreten (ERDHEIM a. u.). ASCHNER hat daher auf die Möglichkeit hingewiesen, daß sich in der Regio subthalamica ein trophisches Zentrum finde, das den Fettstoffwechsel beherrsche. Es wird aber auch die Möglichkeit näher zu untersuchen sein, inwiefern eine extraselläre Geschwulst durch Druck auf den Hypophysestiel, d. h. auf das Infundibulum, den Hirnanhang ausschaltet. Jedenfalls scheint Zerstörung einer über der Hypophyse liegenden Stelle der Regio subthalamica ebenso wie Entfernung des Hirnanhanges zu Genitalatrophie zu führen. Inwiefern liegt hier eine Analogie mit den Versuchsergebnissen PAULESCOS (Trennung des Hirnanhanges, s. oben) vor?

Die **Schilddrüse** gehört zu den bestgekannten Drüsen mit innerer Sekretion. ORD hat 1877 von „Myxödem", CHARCOT 1879 von „cachexie pachydermique" geredet; TH. KOCHER war es aber, der 1883 betonte, daß der Mensch nach Entfernung der ganzen Schilddrüse ohne Ausnahme erhebliche Störungen des Stoffwechsels und der seelischen Tätigkeit aufweist. Dies war die Bestätigung eines alten, vergessenen Versuches MORITZ SCHIFFS. Diese Erscheinungen, die ohne Behandlung tödlich verlaufen, bezeichnet er als Kachexia strumipriva, weil er sich nach Entfernung von Kropfgeschwülsten (Kropf = Struma) auftreten sah. REVERDIN nannte es myxoedème postopératoire. Später, nachdem VICTOR HORSLEY an Affen und OTTO LANZ und FUHR an anderen Tieren feststellten, daß jene Erscheinungen der Entfernung der Schilddrüse, also der Athyreoidie zuzuschreiben sind, fing man von Kachexia thyreopriva zu reden an. Ebenso sind auch das „spontane" Myxödem und der sporadische Kretinismus durch A- bzw. Hypothyreoidie zu deuten. Wir dürfen das annehmen, weil all diese pathologischen Zustände durch Darreichung von Preßsaft der Schilddrüse (MURRAY und HOWITZ) oder von Schilddrüse ausheilen können. Auch gelungene Transplantation der Schilddrüse bei thyreopriven Tieren und Menschen bringen die thyreopriven Erscheinungen zum Schwinden, (SCHIFF, VON EISELSBERG u. a.).

Abb. 274. Hypophysärer Zwergwuchs. 22 jähriger Zwerg, 119 cm hoch, 27 kg schwer (nach BAUER).

Die Schilddrüse besteht bekanntlich aus zahlreichen geschlossenen Blasen, „Follikeln", die „Kolloid" enthalten, das von dem kubischen Epithel ihrer Wand sezerniert wird. Wir haben S. 308 schon bemerkt, daß Kolloid ein Sammelname chemisch verschiedenartiger Stoffe ist, die durch Epithelzellen gebildet werden. Das Schilddrüsenkolloid gelangt in die Lymphwege, wo es manchmal nachweisbar ist, und von da aus, vielleicht auch wohl unmittelbar, in die Blutbahn. BAUMANN, Roos u. a. haben nun im Schilddrüsenkolloid einen jodhaltigen Eiweißkörper, den sie Jodothyrin nannten, nachgewiesen. Nach TH. KOCHER ist es nicht identisch mit dem Thyreoidin, dem Extrakt der ganzen Schilddrüse, weil ihre Wirkung bei Patienten ungleich ist: Es kann ein Patient von Jodothyrin günstig beeinflußt werden, nicht aber von Thyreoidin und umgekehrt. OSWALD hält das Schilddrüsenkolloid für ein Gemenge von einem jodhaltigen Thyreoglobulin und einem jodfreien Nukleoproteid. Unsere chemische Kenntnis dieser Stoffe ist eine recht dürftige.

Nach den pathologischen Erscheinungen unterscheiden wir Zustände, die aus A- bzw. Hypothyreoidie, und Zustände, die aus Hyper- (oder Dys- ?)

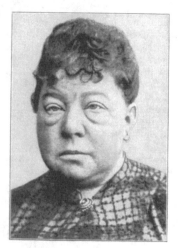 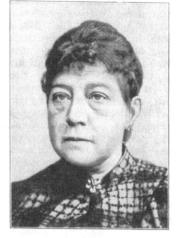

Abb. 275.   Myxödem.   Abb. 276.
(vor der Behandlung)   (nach der Behandlung)
(nach MAGNUS LEVY).

thyreoidie entstehen. Die Krankheitsbilder können sehr wechseln. Hypo- und mehr noch Athyreoidie hat eine Abnahme aller vitalen, vegetativen sowie seelischen Vorgänge, eine Abnahme des Stoffwechsels und der Erregbarkeit des Nervensystems, eine Verlangsamung der seelischen Funktionen (trägen Gedankengang, langsame Sprache, usw.) und gewisse Ernährungsstörungen zur Folge. Hier beschränken wir uns auf die letzteren: sie betreffen besonders die Haut (Myxödem), ferner andere epiblastische Gebilde wie Haare, Nägel und Zähne. Die myxödematöse Haut ist gedunsen, der ödematösen einigermaßen ähnlich, Fingerdruck erzeugt aber keine Delle; sie ist trocken, kalt, rauh, häufig schuppend, die Schuppen sind kleienartig; die Haare werden trocken, brüchig, sie können ausfallen, die Nägel werden rissig. Auch Schleimhäute schwellen an und werden trocken. Man hat in den Gewebespalten der Haut, am meisten um die Talgdrüsen einen muzinartigen Stoff nachgewiesen, der chemisch noch nicht genau definiert ist (STEVENSON, HALLIBURTON u. a.).

Die schwersten Formen entstehen durch A- bzw. Hypothyreoidie, die in der Jugend auftritt. Dabei kommt es zu Myxödem und Wachstumsstörungen, die um so stärker sind, je früher die Sekretion versiegt. So entsteht der sporadische Kretinismus. Selbstverständlich ist der Grad der Hypothyreoidie von Bedeutung. Die schlimmsten Störungen trifft man an beim völligen Fehlen der Schilddrüse, bei der Thyreoplasie, die schon im jugendlichen Alter zum Tode zu führen scheint (PINELES). In anderen Fällen fand man Mißbildung der Schilddrüse. Bei der Geburt waren die Kinder gut entwickelt. Allmählich tritt aber, je nach dem Grade der Sekretionsstörung, eine Entwicklungshemmung der Knochen, des Zentralnervensystems und anderer Organe zutage. Zunächst trifft ein erhebliches Zurückbleiben des Längenwachstums; die Knochenkerne und der Epiphysenschluß treten verspätet auf. Bei Thyreoaplasie bleibt Verknöcherung der Epiphysenfugen ganz aus. Die große Fontanelle hat man noch im 20. Lebensjahr „offen" gefunden.

Nach KOCHER kennzeichnet sich der Kretintypus durch relativ kurze, dicke Extremitäten, dicke Hände mit kurzen Fingern, großen Kopf mit vorstehenden Tubera, niedrige Stirne, aufgeworfene Nase mit eingesunkenem Nasenrücken (durch zurückbleibendes Wachstum des Keilbeins), kurzen Brustkasten, der im Verein mit dem relativ kleinen Becken zu starkem Vorragen des Bauches führt, alles durch Stillstand des Epiphysenwachstums begreiflich. KASSOWITZ fand bei 22 Fällen 16mal einen Nabelbruch. Ferner bleibt auch die Ausbildung des Zentralnervensystems mehr oder weniger zurück, was sich in den mangelhaften seelischen Fähigkeiten, in apathischer Idiotie, sogar in Unfähigkeit zu feineren koordinatorischen Bewegungen kundgibt. Die Kinder lernen erst spät den Kopf balancieren, sitzen und gehen (KASSOWITZ). Auch das Sprechen ist mangelhaft, mitunter werden nur unartikulierte Laute geäußert. Die Geschlechtsteile und weiblichen Brustdrüsen entwickeln sich kümmerlich. Die Behaarung der

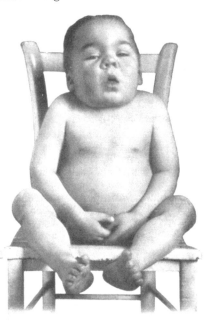

Abb. 277.   Sporadischer Kretinismus
(nach FALTA).

Schamgegend und der Achseln und der Stimmwechsel bleiben aus. Übrigens finden sich Erscheinungen des Myxödems beim Erwachsenen.

Daß dem sporadischen Kretinismus A- oder Hypothyreoidie zugrunde liegt, wird äußerst wahrscheinlich durch die prompte heilende Wirkung dargereichter Schilddrüse. Das Wachstum kann sich dadurch sogar noch im 20. Jahre einstellen. Auch Einpflanzungen frischen menschlichen Schilddrüsengewebes in die Milz (PAYR) hatte eine wesentliche, aber nicht dauerhafte Besserung zur Folge. Auch Tierversuche stützen obige Auffassung des sporadischen Kretinismus.

HOFMEISTER hat nach Thyreoidektomie bei jungen Kaninchen, VON EISELSBERG bei Lämmern eine bedeutende Wachstumshemmung durch verzögerte Verknöcherung, Auftreibung des Leibes, sogar eine apathische Idiotie, kurz, analoge Erscheinungen wie beim idiotischen Zwergwuchs festgestellt. Die Hypophyse war vergrößert. Starke Abmagerung und Kachexie folgen in der Regel. BIEDL rief bei jungen Hunden durch Entfernung der Schilddrüse die gleichen Erscheinungen hervor, nur trat keine Apathie auf. Bei solchen Zwerghunden fand er eine große Hypophyse (mit Kolloid), eine breite Nebennierenrinde, aber hypoplastische Keimdrüsen neben einem Fortbestehen der Thymus.

Außer dem sporadischen kennen wir einen endemischen Kretinismus, der nicht, wie der sporadische, überall, sondern nur in bestimmten Gegenden (Schweiz, Tirol, Steiermark, Unterfranken, der Lombardei, Schlesien, Kärnten, Oberitalien) vorkommt. Das sind „Kropfgegenden". Dies weist auf eine andere Entstehung als des sporadischen Kropfes hin, und zwar auf die Einwirkung einer an bestimmten Gegenden gebundenen Schädlichkeit. BIRCHER und KOCHER haben auf Familien hingewiesen, die in kropffreier Gegend normale Kinder, in einer Kropfgegend aber Kretins zur Welt brachten. Auch bei Tieren hat man das beobachtet. Man hat schon lange ein Gift im Trinkwasser vermutet, das den Kropf erzeugen soll, und besonders H. BIRCHER hat diese Annahme in den Vordergrund der ursächlichen Forschung gebracht, und, wie es scheint, mit Grund und Erfolg. So sollen Gemeinden wie Rapperswil kropffrei geworden sein, nachdem sie ihr Trinkwasser aus anderen Quellen (im Jura) bezogen. Und E. BIRCHER konnte bei Affen, Hunden und namentlich Ratten durch Tränkung mit „Kropfbrunnenwasser" einen Kropf erzeugen. Andere Forscher (DAVIDSON, vgl. ferner JULIUS BAUER) weisen auf die Möglichkeit hin, daß mehrere Gifte endemischen Kropf und Kretinismus hervorrufen können (s. unten).

Nach LANGHANS und WEGELIN tritt bei Ratten in Kropfgegenden der Schweiz Kropf auf, der große histologische Übereinstimmung mit der menschlichen Struma der Gegend aufweist. Jodkali in sehr geringer Menge vermag bei Ratten die Kropfbildung zu verhüten, ebenso geringe Mengen Hg oder As beim Lachs. Wahrscheinlich ist es nicht ein einheitliches Gift, sondern muß man auch noch andere Faktoren (Ernährung? Darmflora?) beachten. Bei vielen Ratten, getränkt mit einem bestimmten Wasser, vergrößerte sich die Schilddrüse. WEGELIN fand meist eine Struma diffusa parenchymatosa: Drüsenschlauchbildungen, „Papillen"bildung, kleinfollikularen Bau. Mitunter war die Epithelwucherung an Kernteilungen nachweisbar. Daneben kam auch Epithelentartung vor: Abhebung, Pyknose, Karyorrhexis, Schwellung des Protoplasmas und Vakuolenbildung. Abnorm große Kerne und mehrkernige Riesenzellen fanden sich ausschließlich in Kröpfen aus Kropfgegenden. Der relative Kolloidgehalt ist bei Epithelvermehrung sowie Epithelentartung stets vermindert. Mitunter bestand Hyperämie, in anderen Fällen Arteriosklerose. Aus der Struma parenchymatosa beim Menschen entwickle sich allmählich die Struma nodosa.

Was hat nun aber Kropf mit Kretinismus zu tun? Unter S t r u m a , Kropf, versteht man vergrößerte Schilddrüse, ebenso wie unter Lymphom vergrößerte Lymphdrüse, und zwar ohne Rücksicht auf die Natur der Gewebsveränderungen, welche die Vergrößerung bewirkten, und auf die Funktionstüchtigkeit. So kennen wir einen Kropf durch Geschwulstbildung (Krebs, Sarkom, beides zugleich), einen durch Entzündung (Struma inflammatoria); beides kann zu Abnahme der ganzen Funktionstüchtigkeit führen durch Atrophie und sonstige regressive Veränderungen des gedrückten Drüsengewebes, wenn nicht kompensatorische Hypertrophie eintritt; ferner Kropf durch Hyperämie, durch Hyperplasie und Hypertrophie des Drüsenepithels (mit möglicher aber nicht notwendiger Hyperthyreoidie, vielleicht auch Dysthyreoidie); schließlich die Struma colloides, den Gallertkropf, der durch Anhäufung von Kolloid in den sich infolgedessen erweiternden Drüsenbläschen entsteht. Letztere können sich zu Zysten vergrößern. In der Struma können wir manchmal mit gewisser Wahrscheinlichkeit die Neubildung von Drüsenbläschen, wenigstens Drüsenepithel nachweisen. Ich wiederhole hier, daß wir die Funktionstüchtigkeit einer Zelle nur innerhalb gewisser Grenzen mikroskopisch beurteilen können. Was die Schilddrüse betrifft, haben wir bis jetzt kein Recht aus einer Anhäufung von Kolloid auf Hyperfunktion, ebensowenig aus dem Fund einer geringen Menge Kolloids auf eine Hypofunktion zu schließen. Die Anhäufung ist doch nicht nur von der Bildung (Zufuhr), sondern auch von der Abfuhr (Resorption), und diese wiederum von gewissen anatomischen und physiologischen Eigenschaften des Gewebes und von den physikalischen Eigenschaften des Kolloids abhängig. Außerdem kann die Zusammensetzung des Kolloids eine andere sein. Aus diesen Bemerkungen erhellt, daß wir die Bedeutung eines Kropfes für den Organismus seines Besitzers nur nach genauester Untersuchung annähernd zu schätzen vermögen. Die funktionelle Untersuchung der Kropfträger läßt ebenfalls manchmal im Stich: nach verschiedenen Angaben können sogar Erscheinungen einer Hyper- neben solchen einer Hypothyreoidie vorkommen, was sich in unkomplizierten Fällen kaum anders verstehen ließe als durch qualitative Änderungen des Sekrets, nämlich eine zu starke Konzentration eines bestimmten Bestandteils neben dem Mangel oder einer zu schwachen Konzentration eines anderen Bestandteils des Schilddrüsensekrets. FALTA weist auf eine andere Möglichkeit, nämlich darauf hin, daß neben einer Hypo- oder Hyperfunktion der Schilddrüse Funktionsstörungen der oft kropfigen Hypophyse auftreten.

Dies gilt für den endemischen, mitunter epidemisch auftretenden Kropf: man kann nicht im allgemeinen sagen, daß er mit Hyper- oder Hypofunktion einhergeht, es kommen vielmehr verschiedene Fälle und Übergänge, sogar Mischformen vor. Aber auch für die endemischen Kretinen gilt dies. Zwischentypen hat man als Kretinoid bezeichnet. Es ist also nicht möglich, ein einheitliches Bild des endemischen Kretins zu unterwerfen. Es gibt welche, die dem sporadischen Kretin mehr oder weniger ähnlich sind. Vor allem betrifft die Wachstumsstörung die Knochen des Kopfes, dem sie eine ganz eigene Physiognomie gibt (H. BIRCHER), und in zweiter Linie Knochen des Rumpfes und der Extremitäten. Die 2. Dentition ist verzögert. Übrigens kommen leichtere und schwerere Funktionsstörungen bis zur Idiotie vor. Endemische Taubstummheit ist dabei auch beobachtet. Myxödematöse Erscheinungen fehlen manchmal.

KOCHER und andere Forscher haben den Kretinismus der Kinder dem Kropf der Eltern und einer gänzlichen Aufhebung oder schweren Beeinträchtigung der Schilddrüsentätigkeit auch bei den Kindern zugeschrieben. H. BIRCHER weist jedoch darauf hin, daß allerdings ausnahmsweise bei Kretins die Schilddrüse fehlen mag — was jedenfalls nur durch genaueste anatomische Untersuchung und nicht klinisch festzustellen ist — daß sie in anderen Fällen hochgradig atrophisch, in wieder anderen eben „kropfig" war, daß aber der Beweis nicht erbracht ist, daß in diesen Fällen eine Hypo- oder gar Athyreoidie vorlag. Es kommt im Gegenteil vor, daß die Entfernung einer Struma bei Kretins von Myxödem gefolgt wird, was auf das Vorhandensein tätigen Schilddrüsengewebes im Kropf hinweist. Bei anderen Kretins findet man eine anscheinend normale Schilddrüse. Daß es Kretins mit „spontanem" Myxödem gibt, beweist somit keineswegs, daß der Kretinismus überhaupt einer Hypo- oder Athyreoidie zuzuschreiben ist. Dann vielleicht einer Dysfunktion der Schilddrüse? Die Möglichkeit ist im allgemeinen zwar nicht ohne weiteres zu verneinen, für die schilddrüsenlosen Kretins muß sie aber abgelehnt werden, es sei denn, daß dystopische dysfunktionierende Nebenschilddrüsen (nicht Epithelkörperchen!) übersehen wurden. E. BIRCHER führt den Kretinismus auf eine Schädigung durch das kropfbildende Gift zurück, das nicht nur die Wachstumsstörungen, sondern auch die Erscheinungen des „Kropfherzens" (Tachykardie, Vergrößerung und Schwäche des Herzens durch „Degeneration") bewirke; ob neuro- oder myogen, bleibe dahingestellt. Zu den Folgen dieser Giftwirkung gehöre auch Hypo- bzw. Dysthyreoidie, welche dann ihrerseits neue Störungen, Myxödem usw. verursache. Wir sind hier zur Zeit zu einer Entscheidung nicht berechtigt, sondern müssen eine fortgesetzte klinische und anatomische Entwirrung der verschiedenen Möglichkeiten und weitere konstellatorische Forschung abwarten. Vgl. auch SCHWENKENBECHER.

Die Beeinflussung des Wachstums durch Hyperthyreoidie hat man, sofern ich weiß, noch nicht genau untersucht.

Es sind nur einige Beobachtungen bekannt geworden von jugendlichen Personen mit GRAVES-BASEDOWscher Krankheit, die ein starkes Längenwachstum und frühen Epiphysenschluß zeigten. Nun kommt bei dieser Krankheit höchstwahrscheinlich Hyperthyreoidie vor, wir kennen aber noch nicht genügend die anderen Störungen dabei. Und obwohl es nicht wunderzunehmen braucht, daß Hyperthyreoidie das Wachstum beschleunigt, seitdem wir wissen, daß Hypothyreoidie es verlangsamt, dürfen wir ersteres ohne weiteres doch durchaus nicht als notwendig erwarten. Ferner hat man in einigen Fällen von verlangsamtem Wachstum (bei Eunuchoidie?) Beschleunigung durch Darreichung von Schilddrüse beobachtet. Diese Beobachtungen beweisen jedoch nicht die unmittelbar wachstumsfördernde Wirkung der Schilddrüse. Denn abgesehen von der Erfahrung, daß bei Eunuchoidie ohne besondere Behandlung Besserung eintreten kann — die Zahl obiger Beobachtungen ist sehr klein — könnte eine Wirkung der Schilddrüse dabei eine mittelbare sein, indem sie z. B. die Stoffwechselstörung aufhebt oder irgendein noch unbekanntes Gift entgiftet.

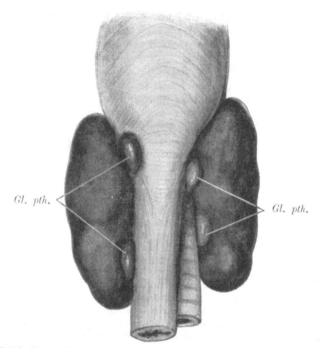

Abb. 278. Epithelkörperchen beim Menschen (nach ZUCKERKANDL). Halsorgane von rückwärts gesehen. *Gl. pth.* = Glandulae parathyreoideae.

An der dorsalen Fläche der Seitenlappen der Schilddrüse liegen 2 oder 3, ja ausnahmsweise 4 Paar mehr oder weniger bohnenförmige Körperchen, die 3—15 mm lang, 2—4 mm dick und ebenso breit sind. Man halte sich beim Aufsuchen an die Art. thyr. inf. Sie werden als Glandulae parathyreoideae bezeichnet; weil dieser Namen aber leicht zu Mißverständnis führt, indem man sie als akzessorische Schilddrüsen oder Nebenschilddrüsen auffassen könnte, hat man sie **Epithelkörperchen** genannt.

Sie können teilweise in Schilddrüsengewebe eingeschlossen sein, sind aber durch Bindegewebe von ihr getrennt. Die vergleichende Anatomie hat große Verschiedenheiten in ihrer Zahl und Lage bei verschiedenen Tierarten zutage gebracht, auf die wir hier jedoch nicht eingehen. Sie unterscheiden sich im Bau von der Schilddrüse, weil sie nicht wie diese und wie die akzessorischen Schilddrüsen aus kolloidhaltigen Bläschen, sondern aus soliden Strängen von ziemlich großen Hauptzellen und kleineren azidophilen (eosinophilen) Epithelzellen besteht, die in Bindegewebe gelagert sind, das an Blutkapillaren reich ist. Von Kolloid findet man keine Spur. GLEY u. a. haben aber Jod in Epithelkörperchen nachgewiesen, sei es auch weniger als in der Schilddrüse. Übrigens kommen Verschiedenheiten im Bau vor. Während die Nebenschilddrüsen höchstwahrscheinlich vikariierend für die Schilddrüse einzutreten vermögen, können die Epithelkörperchen es nicht. SANDSTRÖM hat sie 1880 entdeckt. Die Erkennung ihrer funktionellen Bedeutung und Trennung von der Schilddrüse folgte aber erst später durch KOHN, MONSSY u. a.

Von dem Einfluß der Epithelkörperchen auf das Wachstum ist noch wenig bekannt. SCHÜLLER meint, daß Ausfall ihrer Tätigkeit vor Abschluß des Knochenwachstums zu rachitischen Veränderungen und Verzögerung des Knochenwachstums führt (Rachitis tarda), und ERDHEIM nimmt Ähnliches an

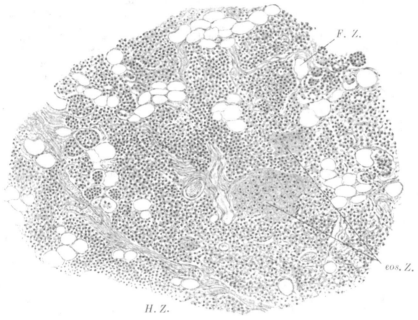

Abb. 279. Epithelkörperchen. *F. Z.* = Fettzellen. *eos. Z.* = eosinophile Zellen. *H. Z.* = Hauptzellen (nach FALTA).

für Ratten nach Entfernung der Epithelkörperchen. FALTA und KORENCHEVSKY trennen jedoch Rachitis von den Veränderungen nach Entfernung der Epithelkörperchen.

Die **Thymus** (Briesel oder Brieschen) ist in den letzten Jahren Gegenstand der experimentellen Forschung gewesen. Dabei ist zunächst, u. a. von BASCH, KLOSE und VOGT festgestellt, daß sie unentbehrlich ist für das Leben. Man muß sie aber ganz entfernen, und dies gelingt nur bei sehr jungen Individuen, z. B. bei Hunden, die nicht älter als 2 oder 3 Wochen sind. Vgl. aber HART.

Nach der 2. extrauterinen Lebenswoche tritt die Involution der Thymus beim Hunde ein; sie ist nach dem 2. bis 3. Lebensmonat nahezu vollendet. Man muß die thymektomierten Hunde an der Mutterbrust säugen lassen, um sie möglichst lange am Leben zu erhalten. WALDEYER hat darauf aufmerksam gemacht, daß das Thymusgewebe nie gänzlich verschwindet, daß sich im Gegenteil bis zum höchsten Alter im retrosternalen oder thymischen Fettkörper Reste des „lymphadenoiden" Thymusgewebes beim Menschen nachweisen lassen. Ob dieses Gewebe wirklich lymphadenoid ist, oder ob es aus retikulärem Bindegewebe besteht, in dem stark veränderte Epithelzellen eingelagert sind, ist unentschieden. Die Bedeutung der im Mark befindlichen HASSALschen Körper ist rätselhaft. Atrophie der Thymus tritt u. a. bei Pädatrophie ein. Nach HART fördert sie bloß das Wachstum.

Nach HENDERSON wird die Involution der Thymus bei Hunden und Rindern erheblich beschleunigt durch Tätigkeit der Geschlechtsdrüsen, während demgegenüber doppelseitige Kastration von Vergrößerung der Thymus gefolgt wird; letzteres hat man auch bei Männern beobachtet. Ferner nimmt die Schilddrüse an Umfang zu nach Entfernung der Thymus und umgekehrt.

BASCH und dann KLOSE und VOGT stellten übereinstimmend fest, daß bei Hunden, die in der ersten bis dritten Lebenswoche thymuslos gemacht wurden, die langen Röhrenknochen im Wachstum zurückblieben (nichtoperierte Hunde desselben Wurfes dienten zum Vergleich); die Knochen wurden weicher und biegsamer, der Gang breitspuriger und ungeschickter, die Bewegungen langsamer, Ermüdung trat rasch ein. Regeneration von Knochen nach Knochenbruch oder Entfernung eines Knochenstückes trat langsamer ein. Die Muskeln wurden weniger fest, schwammiger als die der nichtoperierten Hunde. Eine außerordentliche Freßsucht und Fettsucht (Stadium adipositatis) treten ein mit einer Art pastösen Habitus mit Apathie. Etwa im 3. bis 4. Lebensmonat fällt dann aber allmählich das Körpergewicht trotz der Freßgier ab, während Muskel- und Knochenschwäche zunehmen. Muskelzittern und Staupe treten ein, die Haare fallen aus, die Tiere liegen wie sinnlos da, wütend um sich beißend, bis sie im Koma thymicum sterben. In dieser Kachexia thymipriva (Stadium kachecticum mit Idiotia thymica) können Pneumonie, Pleuritis, Darmkatarrh usw. auftreten. Das Gehirn erscheint feucht und geschwollen. Wahrscheinlich kommt die Idiotia thymica auch beim Menschen vor.

GUDERNATSCH, ROMEIS, ABDERHALDEN, HART u. a. haben Kaulquappen mit endokrinen Drüsen gefüttert: Thymusfütterung regt Wachstum und Regeneration an, hemmt aber die Metamorphose; Schilddrüsenfütterung hingegen beschleunigt die Metamorphose, hemmt jedoch das Wachstum und führt zur Bildung von Zwergfröschen. Außerdem beobachtete HART einigemal nach Fütterung von Thymus Atrophie der Schilddrüse und starkes Ödem (Myxödem ?).

Die Ergebnisse der Thymuseinpflanzung sind nicht eindeutig. KÖNIG hat nach Thymusresektion bei einem neunmonatlichen Kind eine schwere Rachitis gesehen, so daß das Kind erst mit 4½ Jahren gehen lernte.

Die Bedeutung der Thymusvergrößerung ist unklar. Wir wissen, daß eine eine große Thymus durch Druck auf die Luftröhre zu Atemnot (Asthma thymicum) und zum Tode durch Erstickung führen kann. Auch kann eine große Thymus durch Druck auf die großen Gefäßstämme, wohl besonders die Venen, einen „Herztod" herbeiführen. Schließlich muß man die Möglichkeit einer „Hyperthymisation" berücksichtigen (vgl. CHRISTELLER).

Die **Nebenniere** ist von einer bindegewebigen Kapsel umgeben, die glatte Muskelfasern enthalten soll (FUSARI).

Die Nebenniere besteht aus Rinde und Mark, erstere aus einer Zona glomerulosa, einer Zona fasciculata und einer Zona reticularis. Die Vena suprarenalis ist der Ausführungsgang des Marks. Rinde und Mark sind entwicklungsgeschichtlich und funktionell zu trennen. Die vergleichende Anatomie hat gelehrt, daß sie bei höheren Wirbeltieren zu einem Organ vereinigt werden, bei niederen aber getrennt bleiben. So trennt man bei den Selachiern das **Interrenalorgan** oder -system oder -körper (BALFOUR), das vom ventralen Mesoblastabschnitt im Bereiche der Zwischennierenzone stammt — die Rinde der Nebenniere ist mit ihm gleichwertig — und ein Supra- oder **Adrenalorgan** (oder -Körper), das auch wohl als chromaffines oder phäochromes System bezeichnet wird; das Nebennierenmark ist mit diesem Organ gleichwertig. Es wird aus den charakteristischen chromaffinen Zellen aufgebaut, d. h. aus Zellen, die eine besondere Affinität zu Chromsalzen besitzen, indem sie eine hellgelbe bis dunkelbraune Färbung durch dieselben annehmen und durch jene Salze oder Chromsäure gut fixiert werden können (HENLE, 1865). Ihr feinkörniges Protoplasma färbt sich mit Eisenchlorid schwarzgrün und zeigt eine große Verwandtschaft zu Kernfarbstoffen. Diese chromaffinen Zellen entstammen einer mit den sympathischen Ganglien gemeinsamen Anlage aus dem Epiblast (Ektoderm). Obwohl bei den Säugern die Inter- und Adrenalkörper sich zu Rinde und Mark der Nebenniere vereinigt haben, finden sich auch bei diesen Tieren längs des ganzen sympathischen Nervensystems kleinere oder größere Ansammlungen von chromaffinen Zellen verstreut. Kohn bezeichnet sie als „Paraganglien" und betrachtet auch das Nebennierenmark als ein großes Paraganglion suprarenale. Die Karotisdrüse an der Gabelung der Karotis und die Zuckerkandlschen Nebenorgane des Sympathikus an der Teilungsstelle der Bauchaorta stellen ebenfalls solche Paraganglien dar. Wahrscheinlich haben alle diese Paraganglien dieselbe funktionelle und vielleicht

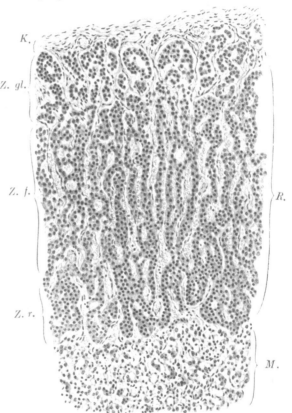

quantitativ gar eine größere innersekretorische Tätigkeit als das Nebennierenmark, das man auch als intrakapsulären Abschnitt des Adrenalsystems bezeichnet (nämlich innerhalb der Nebennierenkapsel).

Die sogenannten akzessorischen Nebennieren sind zum Teil marklos und als freie Anteile des Interrenalsystems (akzessorische Interrenalkörper oder Beizwischennieren) zu betrachten. Sie finden sich bei der Nebenniere, in der Niere, ferner retroperitoneal, im Lig. latum, am Hoden.

Obwohl das Nebennierenextrakt Adrenalin oder Adrenin aus dem Mark zu stammen scheint, ist die Rinde doch lebensnotwendig. Kaninchen und Hunde bleiben am Leben, wenn der zurückgelassene mindestens $^1/_4$ Teil der Nebennieren aus Rinde besteht. Einer vollständigen Entfernung der Nebennieren erliegen sie nach 2—3 tägigem Wohlbefinden. Damit ist jedoch nicht gesagt, daß das Mark nicht lebensnotwendig ist, denn die verstreuten Paraganglien könn-

Abb. 280. Nebenniere des Menschen. K = Kapsel. R = Rinde. M = Mark. Z. gl. = Zona glomerul. Z. f. = Zona fascicul. Z. r. = Zona reticul. (Nach Falta).

ten eine für das Leben genügende Menge Sekret bilden. Jedenfalls wird weder Entfernung beider Nebennieren noch Unterbindung der beiden Nebennierenvenen von einer nennenswerten Blutdrucksenkung gefolgt — das Adrenalin erhöht nämlich den Blutdruck. Bis jetzt hat man sämtliches Adrenalgewebe noch nicht entfernt. Wahrscheinlich aber bildet das Mark ein für die Tätigkeit des ganzen Sympathikus unentbehrliches inneres Sekret. Von der Bedeutung des Inter- und Adrenalsystems für das Wachstum wissen wir recht wenig.

Es sind Fälle von Adenom der Nebennierenrinde bei Kindern beobachtet mit sehr beschleunigtem Wachstum und prämaturer Entwicklung der Geschlechtscharaktere. Die Oberlänge übertraf einmal die Unterlänge. Sogar bei Mädchen von 7 bzw. 5 Jahren fanden sich Backen- und Schnurrbarthaare (RICHARDS, GLYNN). Außerdem wurde Adipositas beobachtet. Seele und Geschlechtstrieb entwickelten sich langsamer. Die Hypophyse war normal. In diesen Fällen nahm man eine Hyperfunktion durch die Geschwulst mit oder ohne Metastasen an. Auch bei erwachsenen Frauen, bei denen Schnurr- und Backenbart und überhaupt stärkere Behaarung auftraten, wurde eine Geschwulst der Nebennierenrinde gefunden. Ob Fälle von Pseudohermaphroditismus ebenfalls einer Hyperfunktion der Nebennierenrinde zuzuschreiben sind, erscheint zweifelhaft. Es ist die Möglichkeit nicht ausgeschlossen, daß beides voneinander unabhängige Mißbildung ist (FALTA gibt eine Kasuistik).

Obwohl in den letzten Jahren sich ein allmählich stärker werdender Zweifel an die Bedeutung des in den Nebennieren gebildeten Adrenins erhoben hat, soll subkutane Einspritzung von Adrenin bei Rachitis (S. 604) sehr wirksam sein.

Wir haben jetzt einige mehr oder weniger wahrscheinliche oder nur mögliche innersekretorische Wirkungen erwähnt. Meist gehen die Angaben nicht über Vermutung hinaus. Wir haben gleichgerichtete und entgegengesetzte Wirkungen erwähnt. Ob eine bestimmte Wirkung unmittelbar das Wachstum beeinflußt oder mittelbar, indem sie eine andere Wirkung ändert, ist durch weitere Forschung zu entscheiden.

Selbstverständlich sind auch hier, ebenso wie sonst, Kombinationen möglich, indem mehrere Wirkungen unabhängig voneinander gestört werden durch dieselbe Schädigung, die mehrere Organe trifft. Vielleicht stellt die ,,multiple Blutdrüsensklerose'' (FALTA) eine solche Möglichkeit dar, die noch weiterer Prüfung bedarf. —

Außer den schon erwähnten kommen noch Wachstumsstörungen beim Menschen vor, die mit gewissem Recht, und solche, die ohne genügenden Grund Störungen innerer Sekretion zugeschrieben werden. Zu der ersten Gruppe gehören gewisse Formen von **Riesenwuchs,** zu der zweiten **Zwergwuchs, Infantilismus** usw. Ein Zwerg ist ein kleines, ein Riese ein großes Individuum, klein bzw. groß mit Hinsicht auf die ,,normale'' Größe seiner Rasse. Es gibt ja kleine Rassen wie die japanische und große wie die der Kongoneger.

Die echten Riesen ebenso wie die echten Zwerge unterscheiden sich durch im allgemeinen normale Proportionen der Körperdimensionen. Es sind aber die absoluten Maße bei ihnen abnorm groß bzw. abnorm klein. Es kommen aber auch unrichtig proportionierte Riesen und Zwerge vor. Wir kennen einen partiellen, sogar einen halbseitigen Riesenwuchs bzw. Zwergwuchs. Die Akromegalie stellt ein Beispiel eines partiellen Riesenwuchses dar. Selbstverständlich gibt es keine scharfe Grenzen des Längenmaßes von Riesen und Zwergen. Das neugeborene Kind kann schon auffallend groß oder klein sein oder es kann ,,normale'' Dimensionen haben.

C. VON LANGER hat ,,normale'' (richtig proportionierte) und ,,pathologische'' (unrichtig proportionierte) Riesen unterschieden. Ein hochbeiniger Riese und ein Riese mit Akromegalie (S. 633) stellen unrichtig proportionierte Riesen dar. Einige Forscher haben jeden Riesenwuchs als pathologische Erscheinung und von einer Funktionsstörung der Hypophyse abhängig, betrachtet. Nach STERNBERG sind 40% der Riesen akromegal und etwa 20% aller Akromegale Riesen. Obwohl ,,hypophysäre'' Riesen ohne nachweisbare Störungen der Keimdrüsen vorkommen, so gibt es aber auch Riesenwuchs bei Eunuchen und Eunuchoiden (S. 629), bei denen sich die Hypophyse nicht als pathologisch erkennen läßt. Kombinationen von akromegalem und eunuchoidem Riesenwuchs kommen vor. Schließlich kommen normal proportionierte Riesen, die bis in höherem Alter nicht akromegal werden, vor. Weitere Forschung ist auf diesem jungen Wissengebiet allerdings dringend erforderlich.

Man faßt alle Zwergformen unter dem Namen Mikrosomie oder Nanosomie (Nanismus) zusammen. Wir haben schon einige Zwergformen kennen gelernt, die durch Störung einer inneren Sekretion oder vielleicht durch eine exogene Giftbildung, wie der endemische Kretinismus, zu erklären wären. Jetzt bleiben noch die „echten", die infantilen, die rachitischen, chondrodystrophischen Zwerge und die mongoloiden Idiote zu erwähnen übrig. HANSEMANN nennt den „echten" Zwergwuchs Nanosomia primordialis, d. h. Zwergwuchs auf embryonaler Grundlage z. B. durch ein Zuwenig an Anlagematerial oder durch irgendeine intrauterine Hemmung. Der pimordiale Zwerg hat und behält immer richtig proportionierte, aber kleinere Dimensionen als normale Individuen desselben Alters, die Epiphysenknorpel verknöchern und sie erreichen einen Abschluß ihrer körperlichen und geistigen Entwicklung, wobei auch die geschlechtlichen Leistungen ihrem Alter entsprechen können. Mitunter sind mehrere Geschwister primordiale Zwerge. So z. B.

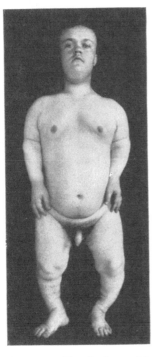
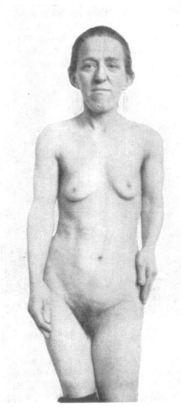

Abb. 281. Chondrodystrophie (nach FALTA).

Abb. 282. Hemiachondroplasie (nach BAUER).

waren 3 der 8 Kinder des vollkommen normal entwickelten Ehepaares MARGI Zwerge. Übergänge zu dem Infantilismus kommen aber vor. Der Infantilismus (Nanosomia infantilis) ist Zwergwuchs, der durch Stillstand des Wachstums in frühem Alter entsteht infolge von einer postnatalen Schädigung, wie ein Trauma (Blitzschlag, Schädelfraktur), eine schwere Infektionskrankheit (Typhus, Syphilis usw.), schwere Schädigung der allgemeinen Ernährung oder von einem antenatalen oder im frühen Kindesalter entstandenen Herzfehler („nanisme cardiaque"). Die infantilen Zwerge kennzeichnen sich durch im ganzen kindliche körperliche und seelische Eigenschaften, somit auch Proportionen. Die Epiphysenknorpel bleiben lange erhalten, die Knochenkerne treten spät auf, die Involution des lymphadenoiden Gewebes ist mangelhaft. Die Geschlechtsorgane, Libido sexualis und sekundären Geschlechtscharaktere bleiben denen eines Kindes von gewissem Alter gleich. Die

Keimdrüsen sind also tätig und nicht denen der Eunuchoide gleichzustellen, aber nicht stärker als die eines Kindes. Auch die seelischen Eigenschaften, die Unselbständigkeit und Logik, ferner auch Mimik und Betonung der Worte bleiben mehr oder weniger kindlich. Es liegt kein Grund für die Annahme einer primären Störung einer inneren Sekretion vor. Wahrscheinlich wird aber auch die Entwicklung der Organe mit innerer Sekretion und damit diese Tätigkeit verzögert und wird diese Verzögerung von Einfluß sein. Tritt die ursächliche Schädigung spät im Wachstumsalter ein, so redet man von Juvenilismus; die Störungen sind dann entsprechend leichter. Infantile Individuen sterben meist früh.

Hochgradige Rachitis kann das Wachstum hemmen. Außerdem treten dann die früher besprochenen Knochenveränderungen usw. ein, aber ohne Veränderungen der Geschlechtsorgane, sekundären Geschlechtscharaktere und seelischen Eigenschaften.

Als fötale Rachitis hat man früher die Chondrodystrophie (Achondroplasie) betrachtet, aber mit Unrecht. Sie setzt schon im frühen Fötalleben ein und beruht auf einer mangelhaften Knorpelbildung und frühzeitigem Aufhören der endochondralen Ossifikation (E. Kaufmann). Die Diaphysen bleiben kurz, können aber durch periostale Knochenbildung sklerotisch werden: Osteosclerosis

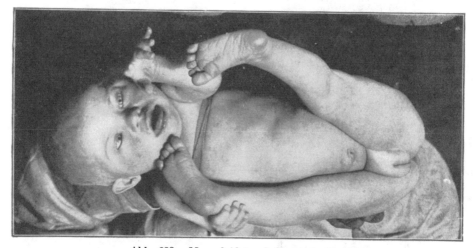

Abb. 283. Mongoloid (nach Pfaundler).

congenita (Kundrat). Es wird nach Kaufmann entweder zu wenig Knorpel gebildet (Ch. hypoplastica) oder er erweicht (Ch. malacica) oder er wuchert regellos (Ch. hyperplastica). Durch Stillstand des Knorpelwachstums an den sphenobasilaren und intersphenoidalen Fugen allein oder durch gleichzeitige prämature Synostose der Fugen kommt es zu einer tiefen Einziehung der Nasenwurzel. Der dadurch entstehende kretinenhafte Ausdruck kann aber auch ohne Synostose des Os tribasilare, und zwar durch Verkürzung der vor demselben gelegenen Nasen-Oberkieferteile, entstehen. Die Einziehung kann aber trotz prämaturer Synostose des Os tribasilare ausbleiben durch starke Entwicklung jener Nasen-Oberkieferteile. Aus obigem versteht sich, daß die Parostose (Knochenbildung im Bindegewebe, wie die Schädelknochen) nicht gestört ist. Durch die Störung des Wachstums der Röhrenknochen überwiegt die Oberlänge bedeutend, so daß Oberlänge zu Unterlänge sich wie 2 : 1 verhalten können. Indem die Fibula länger wird als die Tibia, werden die Unterbeine gekrümmt und entstehen Pedes vari. Der Gang ist watschelnd. Keimdrüsen, sekundäre Geschlechtscharaktere und Intellekt entwickeln sich ohne Störung. Die Muskeln entwickeln sich gut, sogar kräftig.

Die Chondrodystrophie kann familiär bzw. erblich sein. Aus obigem erhellt genügend, daß es keine Rachitis ist. Man hat sie, aber ohne genügenden Grund, einer Störung einer innersekretorischen Tätigkeit, z. B. der Schilddrüse zugeschrieben.

Die Annahme KLEBS erheischt unsere Aufmerksamkeit, nämlich die eines auf die Frucht ausgeübten, zu starken Druckes, z. B. durch ein zu enges Amnion oder vielleicht durch die Gebärmutter selbst. Hemiachondroplasie wäre dann auch begreiflich. Der Befund eines Hydramnions beweist nicht einen abnorm hohen Druck (S. 238). Osteogenesis imperfecta ist die Folge von mangelhafter peri- und endostaler Knochenbildung (BUDAY, HARBITZ) und von vermehrter Resorption, auch der Schädelknochen (DIETRICH).

Schließlich erwähnen wir den Mongolismus (mongoloide Idiotie), den man auch ohne Beweis als Folge einer innersekretorischen Störung aufgefaßt hat. Die mongoloiden Kinder sind einander und Mongolen sehr ähnlich; Der Kopf ist klein und rund, die Stirne niedrig und flach, die Nase klein, die Nasenwurzel etwas eingesunken, die Lidspalten sind schmal, schief gestellt, schlitzförmig. Das Knochenwachstum ist anfangs etwas gehemmt, später mitunter stark, so daß sogar mongoloider Zwergwuchs beobachtet ist (BOURNEVILLE). Auch die Dentition ist verzögert. KASSOWITZ fand 44 mal unter 53 Fällen einen Nabelbruch. Das Gehirn ist dem eines Idioten mehr oder weniger ähnlich (SCHOLZ). Es kann geringe Hypothyreoidie bestehen, übrigens besteht kein Anhaltspunkt für die Annahme einer ursächlichen innersekretorischen Störung. Das Bild unterscheidet sich scharf von den durch solche Störungen hervorgerufenen Wachstumshemmungen.

Wir haben jetzt einige Typen von Wachstumsstörungen besprochen. Zwischen ihnen kommen Formen vor, die sich zurzeit nur schwer oder gar noch nicht deuten lassen. Man sei nicht voreilig mit der Annahme einer „Übergangsform" oder „Kombinationsform". Wir verfügen über so wenig Daten, daß immer weiter zu forschen ist.

Beeinflussung des Stoffwechsels durch Störungen innerer Sekretionen.

BROWN-SÉQUARD hat, wie es scheint zuerst, betont, daß der „suc testiculaire" ein altes Individuum zu verjüngen vermag. Man hat dieser Behauptung nicht die erforderliche Beachtung geschenkt, bis in letzter Zeit STEINACH bei Meerschweinchen und Ratten und PÉZARD bei Hähnen feststellten, nicht nur, daß doppelseitige postpuberale Kastration von Abnahme bzw. Schwund der sekundären Geschlechtsmerkmale und des Geschlechtstriebes, sondern außerdem daß gelungene Einpflanzung der Keimdrüsen dann von Wiederkehr jener Erscheinungen gefolgt wird. Daß die interstitiellen Zellen dabei die entscheidende Rolle spielen sollten, wird immer mehr bestritten, wie wir schon S. 630 f. bemerkt haben. Dann meinte STEINACH aus anderen Versuchen ableiten zu müssen, daß Abbindung eines Samenleiters bei alten Ratten allerdings Atrophie des gleichseitigen Hodens, aber außerdem erneute Tätigkeit des anderen mit Wiederaufleben des Geschlechtstriebes und der sekundären Geschlechtsmerkmale zur Folge hat. Auch Röntgenbestrahlung gewisser Dauer und Stärke oder Einpflanzung einer „Pubertätsdrüse" unter die Bauchhaut (besonders geeignet bei alten Weibchen) habe den gleichen Erfolg. Durch diese Eingriffe konnte STEINACH die Lebensdauer der in Gefangenschaft lebenden Ratten bedeutend verlängern. LICHTENSTEIN konnte bei alten Männern einen guten Erfolg obigen Eingriffes zeitigen, andere jedoch nicht. Nach FIBIGER hätten die alten Ratten STEINACHS vielleicht Räude, welche nach dem Eingriff ausheilte. Nach STEINACH sollten bestimmte Gewebe eine unbeschränkte Lebensdauer haben, ähnlich wie das von CARREL während 8 Jahren außerhalb des tierischen Körpers fortgezüchtete Hühnerbindegewebes. Wir dürfen aber zwei so ungleiche, sich auch in der Tätigkeit unterscheidende Konstellationen nicht einander gleichstellen. Alles in allem ist die Frage nach der Wirkung der einseitigen Abbindung eines Samenleiters noch nicht geklärt.

Wir haben gesehen, daß doppelseitige **Kastration** so oft von Fettsucht gefolgt wird, daß ein ursächlicher Zusammenhang sehr wahrscheinlich ist.

Nach LOEWY und RICHTER nimmt der Sauerstoffverbrauch bei Hündinnen nach Entfernung beider Eierstöcke um $12\,^0/_0$ ab, während er nach Fütterung mit Eierstock sogar über die Norm ansteigt. An nicht kastrierten männlichen und weiblichen Tieren hat diese Fütterung keinen, an kastrierten männlichen Tieren hingegen einen großen Einfluß.

Im allgemeinen müssen wir die Möglichkeit berücksichtigen, daß eine pathologische Funktionsstörung so geringe Abweichungen des Stoffwechsels zur Folge hat, daß sie durch chemische Untersuchung nicht sicher erkennbar wird, während sie doch zu Störungen des allgemeinen Ernährungszustandes führen.

Diese Bemerkung gilt auch für die Stoffwechseluntersuchungen bei der hypophysären Dystrophie. Bei hypophysenlos gemachten Hunden haben einige Forscher eine bedeutende Abnahme des respiratorischen Gaswechsels festgestellt. Hier war die Tätigkeit der **Hypophyse** plötzlich ganz ausgefallen, während sie pathologisch, durch eine Geschwulst usw., allmählich abnimmt. Bemerkenswert ist, daß man bei Akromegalie manchmal eine erniedrigte Toleranz gegen Kohlehydrate, bei der hypophysären Dystrophie im Gegenteil keine Neigung zu Glykosurie festgestellt hat. Hingegen hat man häufig Diabetes insipidus (Polyurie und Polydipsie) bei hypophysärer Dystrophie beobachtet. VON FRANKL-HOCHWART hat ferner auf die niedrige Bluttemperatur dabei (zwischen 35^0 und 36^0) hingewiesen. MONAKOWSKI und HALTER verringerten durch subkutane Einspritzung von 1 mg Pituitrin die Diurese beim Menschen, sogar wenn er viel trank. Es konnte das Körpergewicht demzufolge nach zwei Einspritzungen in 10 Stunden um 5 kg zunehmen.

Man hat oft nach Thyreoidektomie Hypertrophie des Vorderlappens der Hypophyse gefunden. Versuche LARSONS weisen auf die Möglichkeit hin, daß Fütterung mit Rinderhypophyse die Entfernung von Schilddrüse und Epithelkörperchen weniger schädlich macht.

Man hat mit wäßrigen und alkoholischen Extrakten der Hypophyse den Blutdruck und die Diurese beeinflußt, ohne daß wir jedoch berechtigt sind, der Hypophyse selbst die Bildung der dabei wirksamen Stoffe zuzuschreiben. HOUSSAY und LESCHKE führen die Beeinflussung des Kohlehydratstoffwechsels durch die Hypophyse nicht auf eine innere Sekretion dieses Organs, sondern auf das Zwischenhirn zurück, von dem auch die Dystrophia adiposogenitalis abhängig sein sollte.

Wir haben schon etwas von der Bedeutung der **Schilddrüse** für den Stoffwechsel erwähnt. Als Folge schon einer leichten Schilddrüseninsuffizienz scheint (thyreogene) Fettsucht auftreten zu können, auch bei geringer Nahrung. Ob wir aber umgekehrt berechtigt sind, aus dem Schwinden einer Fettsucht durch Darreichung von Schilddrüse oder Schilddrüsenpräparaten diese Fettsucht als eine thyreogene zu betrachten, ist eine andere Frage, die wir zur Zeit noch nicht zu beantworten vermögen. Hierzu sei nur bemerkt, daß es von vornherein denkbar ist, daß eine an und für sich genügende Tätigkeit der Schilddrüse übertroffen wird durch einen anderen, Fettsucht hervorrufenden Einfluß. Die Mastfettsucht wird angeblich fast gar nicht durch Schilddrüse beeinflußt.

Im allgemeinen können wir sagen, daß der Stoffwechsel bei Myxödematösen stark verringert und die Bluttemperatur erniedrigt ($+ 36^0$) ist: MAGNUS-LEVY stellte eine Abnahme des Grundumsatzes bis auf $58\,^0/_0$ fest. Durch Darreichung von Thyreoidin nimmt er zu, durch mehr (zuviel) Thyreoidin steigt er über die Norm. Das nach Wegnahme eines krebsigen Kropfes auftretende Myxödem schwindet mitunter nach der Entwicklung einer metastatischen Geschwulst, was die Tätigkeit des Geschwulstgewebes beweist.

FALTA fand den Eiweißumsatz an hungernden schilddrüsenlosen Hunden herabgesetzt. Wird einem myxomatösen Individuum Thyreoidin einverleibt, so steigt die Stickstoffausscheidung zunächst, wahrscheinlich durch Verbrauch des schleimigen Stoffes, bedeutend an, um nach einiger Zeit herabzusinken. Alimentäre Glykosurie tritt viel schwerer bei schilddrüsenlosen Hunden und Menschen ein als bei normalen (durch stärkere innersekretorische Tätigkeit des Pankreas?) Es kommen aber Fälle von Myxödem und Diabetes vor (durch eine gleichzeitige Pankreasinsuffizienz?). Bei myxödematösen Frauen treten Störungen der Menstruation, frühzeitiges Klimakterium auf, bei myxödematösen Männern erlischen die Libido und Potenz; durch Schilddrüsenbehandlung kann Heilung eintreten. Die Chromozytenzahl und besonders der Hämoglobingehalt des Blutes haben abgenommen, hingegen hat man Mononukleose und Hypereosinophilie beobachtet (BENCE, ENGEL, FALTA). Bei Kretinen hat man eine sehr geringe Wirkung des Pilokarpins festgestellt. (Man denke an die trockene Haut bei Mxyödem!) Bei sporadischem Kretinismus ist der Stoffwechsel ebenfalls stark herabgesetzt; HAUGARDY und LANGSTEIN stellten außerdem in einem Fall von infantilem Myxödem fest, daß die Kalkassimilation nur den dritten Teil der eines Kindes gleichen Alters betrug, was für das Knochenwachstum von Bedeutung sein dürfte. Die Beziehungen zu den anderen Drüsen mit innerer Sekretion sind unklar und unsicher.

Bei der BASEDOWschen Krankheit (Glotzaugenkrankheit, „goître exophthalmique") treten ganz andere Erscheinungen als beim Myxödem auf. Diese Erscheinungen sind einander zum Teil entgegengesetzt (MÖBIUS), wie aus folgendem erhellt. Dies hat zur Annahme einer Hyperthyreoidie geführt, die der Glotzaugenkrankheit

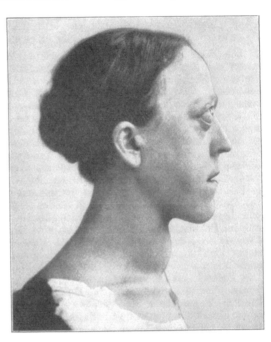

Abb. 284. Mädchen mit schwerem Morbus Basedowi (Exophthalmus, Struma, Abmagerung) (nach CURSCHMANN).

zugrunde liegen soll. Das Myxödem schwindet hingegen durch Einnahme von Schafschilddrüse, auch durch die Entwicklung metastatischer Geschwülste nach Wegnahme einer krebsigen Struma (KOCHER). Allerdings ist die Möglichkeit einer Dysthyreoidie keineswegs ausgeschlossen; und zwar indem nur ein gewisser Bestandteil des Schilddrüsensekrets, nicht das ganze Sekret, in zu starker Konzentration oder indem ein fremder Bestandteil durch die Schilddrüse dem Blut abgegeben wird. Auf die letztere Möglichkeit weist die Beobachtung von KLOSE und LAMPÉ-LIESEGANG hin: Intravenöse Einspritzung von Saft der Basedowschilddrüse eines Menschen rief bei einem Hund eine typische BASEDOWkrankheit hervor. Oder sollte es bloß ein Zuviel eines normalen Sekrets sein? Man hat im übrigen bei Tieren noch keinen typischen Morbus BASEDOWI hervorgerufen, man hat aber wiederholt bei Menschen, denen aus irgendeinem Grund Schilddrüse verabreicht wurde, Erscheinungen der Glotzaugenkrankheit auftreten sehen, sobald mehr eingenommen wurde als offenbar zweckmäßig war. Diese Erscheinungen scheinen aber nicht ohne gewisse „Disposition" einzutreten. Diese Erfahrung beweist jedoch offenbar (S. 623 f.) ebensowenig gegen eine Dys- und für eine reine, harmonische Hyperfunktion wie die Tatsache, daß nach REHN, KOCHER u. a. in reinen typischen Fällen eine.rasche Besserung nach der Entfernung eines großen Abschnittes der Drüse eintritt. Dies ist auch bei Dysfunktion denkbar. Auf Dysfunktion weisen die „Mischformen" von Myxödem und BASEDOWerscheinungen bei derselben Kranke hin. Von der Zusammensetzung des Schilddrüsensekrets unter normalen Umständen sowie bei Basedowkrankheit wissen wir nur sehr wenig. Nach ALB. KOCHER enthalten die Bläschen eines BASEDOW-Kropfes ein dünnflüssigeres, somit resorptionsfähigeres und jodärmeres Kolloid als die Bläschen einer normalen Schilddrüse, während der gespeicherte Bläscheninhalt abnorm stark jodhaltig ist. Mitunter folgt Glotzaugenkrankheit („Jod-BASEDOW") nach Jodgebrauch (TH. KOCHER).

Die Erscheinungen der Glotzaugenkrankheit sind zunächst: Exophthalmus, Kropf und Tachykardie. An den Augen fällt auf eine Protrusio und eine große Weite der Lidspalten. Die Protrusio ist wohl einem ungewöhnlich starken Tonus des vom Sympathikus innervierten MÜLLER-LANDSTRÖMschen Musculus palpebralis [1]) zuzuschreiben. CL. BERNARD erzeugte sie schon durch elektrische Reizung des Halssympathikus. Außerdem kann Zunahme des retrobulbären Fettgewebes Protrusio hervorrufen oder unterhalten. Das Klaffen der Lidspalten ist wahrscheinlich einem stärkeren Tonus des M. levator palpebrarum (N. oculomotorius) zuzuschreiben. Der Kropf (Struma) beruht auf einer Erweiterung von Blutgefäßchen (auch Neubildung?) und gleichmäßiger Hyperplasie (Vermehrung) bzw. Hypertrophie (Vergrößerung) der sezernierenden Epithelzellen. Diese können sich papillomatös oder in Falten anordnen und in die Drüsenbläschen hineinragen, ähnlich wie wir dem bei Zystomen und Adenomen, auch bei der „Hypertrophie" der Gebärmutterschleimhaut begegnen. Die ganze Schilddrüse oder ein Abschnitt ist gleichmäßig grobkörnig auf der Schnittfläche. Man denke an eine Brustdrüse im Zustande der Laktation (KOCHER). Nach RAUTMANN habe die Basedowstruma einen infantilen Bau, was sicher nicht immer zutrifft. Die Schilddrüse kann ganz oder zum Teil das Bild einer Struma colloides darbieten (durch Retention von Kolloid erweiterte Bläschen). Das Epithel erscheint dann mehr oder weniger niedrig. Dies schließt jedoch eine voraufgehende Hypertrophie des Epithels nicht aus, indem es erst durch die nachträgliche Erweiterung der Bläschen abgeplattet sein könnte. — Während bei Myxödem der Puls langsam und klein, aber regelmäßig ist, findet man bei Glotzaugenkrankheit Tachykardie: einen häufigen, ab und zu unregelmäßigen Puls. Die Versuche von CANNON und SMITH deuten auch auf die Notwendigkeit weiterer Forschung hin: Nicht starke Massage der Schilddrüse einer Katze nach Durchschneidung sämtlicher Herznerven hat Pulsbeschleunigung zur Folge, auch Reizung des Sympathikus, wo er das Ganglion stellatum verläßt, nicht aber nach Entfernung der Schilddrüse. Dann scheint Pulsbeschleunigung allein durch Vermittlung der Nebennieren einzutreten, z. B. durch Reizung eines afferenten Nerven, wie des N. ischiadicus. Auch die übrigen Erscheinungen sind entgegengesetzt. Wir beschränken uns auf folgendes: statt der kalten, trocknen, spröden Haut bei Myxödem finden wir hier eine zarte, feuchte Haut mit leicht wechselnder Blutfülle und einen abnorm niedrigen Leitungswiderstand gegen den elektrischen Strom (S. 112). Im Gegensatz zum Myxödem ist hier der Grundumsatz bedeutend, bis zu 70% gesteigert, von MAGNUS LEVY auch in der ruhenden Zelle angenommen. Auch der Eiweißumsatz ist gesteigert, sogar bei N-freier Kost (RUDINGER). Alimentäre Glykosurie tritt leichter, sogar bei gemischter Kost ein. Die Bluttemperatur kann ohne sonstigen nachweisbaren Grund ansteigen, es scheint in leichteren Fällen jedenfalls

---

[1]) Dieser Muskel strahlt von Frontaläquator des Augapfels als ein mehr oder weniger vollständiger Zylindermuskel nach vorne und nach dem Septum orbitale und dem fornix conirnctivae aus. Er zieht den Augapfel nach vorne und ruft somit Exophthalmus hervor, während er die Lider rückwärts bewegt.

eine besondere Fieberbereitschaft zu bestehen. FR. MÜLLER fand sogar prämortal in perakuten Fällen 40⁰—41⁰. Menstruation, Libido und Potenz können die gleichen Störungen wie beim Myxödem aufweisen. Ferner wollen wir noch den Gegensatz der seelischen Tätigkeiten erwähnen: beim Myxödem Schläfrigkeit, Schlafsucht, Verlangsamung der Empfindung, Apperzeption und Aktion, erschwerten Gedankenablauf, Gedankenmangel, Trägheit usw.; bei der GRAVES-BASEDOWschen Krankheit Schlaflosigkeit, aufgeregter Schlaf, Steigerung der Empfindung, Apperzeption und Aktion, erleichterten Gedankenablauf, Gedankenjagd, leichte Erregbarkeit, Erregungen, stete Unruhe und Hast. Über den gegensätzlichen Einfluß auf das Wachstum haben wir schon im vorigen Absatz geredet. Schließlich sei hier noch auf die vermehrte Speichel- und Schweißbildung im Gegensatz zu Myxödem und den häufigen Durchfall (bei Myxödem Stuhlverstopfung) und auf die verringerte Fettresorption (mitunter bei Glotzaugenkrankheit, FALTA) hingewiesen.

Wir müssen aber noch andere Möglichkeiten ins Auge fassen, namentlich diese, daß die Reizerscheinungen des Sympathikus (s. oben) nicht durch die Dys- oder Hyperthyreoidie bedingt, wenn auch vielleicht durch sie verstärkt werden. Man hat sogar Funktionsstörungen des Sympathikus als das Primäre betrachtet und zugleich auch andere Schilddrüsennerven berücksichtigt (E. VON CYON): dadurch sollte Erweiterung der Schilddrüsengefäße mit Struma und Hyperfunktion usw. eintreten. Wir müssen mehrere Daten abwarten und wollen nur noch kurz die Frage streifen: wodurch die Hyperthyreoidie oder Dysthyreoidie bzw. die nervösen Funktionsstörungen primär eintreten. Zunächst seien akute Infektionskrankheiten, vor allem Influenza und Gelenkrheumatismus, erwähnt. Ferner sind körperliche oder seelische Traumen voraufgegangen. Von Bedeutung ist, daß die Erscheinungen sehr günstig beeinflußt werden können durch größte körperliche und seelische Ruhe. Vielleicht ist die Glotzaugenkrankheit auf primäre Störungen des zentralen Nervensystems zurückzuführen, die zugleich andere Erscheinungen als Koeffekte hervorrufen können. Auch die weitere Untersuchung der leichten und klinisch unvollständigen Formen („formes frustes") und der Anfangsstufen wird viel zur Klärung beitragen können.

Nach Entfernung der **Epithelkörperchen** tritt beim Menschen sowie bei Hund und Katze Tetanie auf (früher nicht von der Kachexia thyreopriva getrennt). Bei Hund und Katze tritt etwa 3 Tage nach der Wegnahme allmählich mechanische Übererregbarkeit peripherer Nervenstämme, dann fibrilläre Zuckungen in einzelnen Muskeln, ferner Muskelkrämpfe ein. Schließlich folgt ein **tetanischer Anfall.**

Während die Atem- und Herztätigkeit zunimmt, steigt die Körpertemperatur bis zu 41⁰ und 42,5⁰ an, und das Tier geht unter heftiger Atemnot mit Opisthotonus und tonischem Zwerchfellkrampf zugrunde. Bei anderen Tieren kommen andere Erscheinungen, aber jedenfalls tödliche Störungen des Nervensystems nach der Entfernung sämtlicher Epithelkörperchen vor, während die Erhaltung einer winzigen Menge tätigen Epithelkörpergewebes die Tetanie verhütet. Außerdem sind Haarausfall, Ekzeme, Brüchigwerden der Nägel, zunehmende Abmagerung zu beobachten. Beim Menschen tritt fast immer direkte mechanische und erhöhte galvanische Erregbarkeit der motorischen Nerven ein: Leichtes Klopfen, selbst bloßes Anstreifen auf den N. facialis, den N. ulnaris und peronaeus vermögen Zukkungen hervorzurufen (CHVOSTEKsches Phänomen). Indem man mit den Fingern die Nerven im Sulcus bicipitalis zusammendrückt, ruft man meist einen typischen Krampfanfall im Arme und in der Hand hervor (TROUSSEAUsches Zeichen). Ferner treten ab und zu tonische („intermittierende") Krämpfe verschiedener Extremitätenmuskeln ein. So z. B. die „Geburtshelferstellung" (s. Abb. 285), Schreibestellung der Finger usw. Es kann auch zu schwereren Krampfanfällen kommen, und zwar auch der Rumpf- und Atemmuskeln. Dabei kann die Bluttemperatur bedeutend (bis 40⁰ und höher) ansteigen auch dann, wenn wir keinen anderen Grund dafür anzugeben vermögen als eben die Muskelkrämpfe. Seelenstörungen verschiedener Art sind mitunter zu beobachten. Es gibt leichtere, vorübergehende, wenn auch manchmal rezidivierende Tetanie, wie die sogenannte idiopathische Arbeitertetanie (s. unten) und die in Schwangerschaft auftretende. Tödlich ist hingegen die Tetanie nach Entfernung sämtlicher Epithelkörperchen. Pathologische Zerstörung der Epithelkörperchen wird wahrscheinlich auch tödlich sein: ERDHEIM u. a. fanden Blutungen in den Epithelkörperchen tetanischer Kinder.

Der Stoffwechsel ist im akuten Anfall gesteigert, sowohl Eiweißkörper wie Kohlehydrate werden in abnorm großer Menge abgebaut, was der erhöhten Wärmebildung (s. oben) zugrunde liegt. Andere Einzelheiten und Störungen des intermediären Stoffwechsels sind noch nicht hinreichend sichergestellt. Nur sei noch bemerkt, daß der Kalziumstoffwechsel besondere Aufmerksamkeit beansprucht, nachdem HALSTED und CRILE gefunden haben, daß sich der Ausfall der Epithelkörperchentätigkeit durch Kalziumchlorat oder -laktat decken läßt. Vielleicht setzen aber Kalziumsalze nur die Nerven- und Muskelerregbarkeit herab gegenüber ein krampferregendes Gift (Dimethylguanidin?).

Tetanie hat man im Anschluß an Magendarmstörungen verschiedenster Art auftreten sehen, ferner die „idiopathische Arbeitertetanie" bei Schustern und

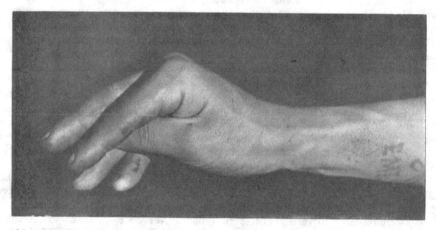

Abb. 285.   Typische Stellung der Hand im tetanoiden Krampfanfall (nach PHLEPS).

Schneidern in bestimmten Städten (Wien) zu bestimmten Zeiten (v. FRANKL-HOCHWART nimmt einen infektiösen Ursprung an), bei Schwangeren, Stillenden (beides als „Maternitätstetanie" bekannt), Säuglingen, bei Glotzaugenkrankheit (!), bei gewissen Infektionskrankheiten (Typhus, Influenza usw.), bei gewissen Vergiftungen wie Ergotismus, Alkoholismus, Bleivergiftung usw. Fragt man aber, wie und wodurch die Tetanie dabei auftritt, so vermögen wir eine bestimmte Antwort nicht zu geben. Was führt zur Übererregbarkeit des Nervensystems, besonders der zentralen Organe? Kalziumsalze wirken auch bei anderen Krämpfen hemmend ein (BIEDL), so daß eine Störung des Kalziumstoffwechsels nicht vorliegen muß; sie kann aber vorhanden sein. Auch ist die Möglichkeit zu berücksichtigen, daß die Epithelkörperchen in irgendeiner Weise (s. oben) entgiftend wirken. Nach HART-WICH lassen sich bei der Tetanie und Spasmophilie der Kinder in den meisten Fällen keine mit den Krämpfen in Zusammenhang zu bringende Gewebsveränderungen in den Epithelkörperchen nachweisen.

Es scheinen gewisse Beziehungen zwischen Schilddrüse und Epithelkörperchen zu bestehen: Nach TH. KOCHER u. a. sollen Schilddrüsenpräparate die Tetanie bei Menschen und Versuchstieren jedesmal prompt bessern (BIEDL) und die Lebensdauer der Versuchstiere erheblich verlängern. Nach anderen

Angaben soll nach Entfernung der Epithelkörperchen die Schilddrüse hypertrophieren. Ob nach Thyreoidektomie schilddrüsenähnliche Follikeln in den Epithelkörperchen gebildet werden, ist unsicher.

Einpflanzung von Epithelkörperchen hat bei Tetanie von Versuchstieren und Menschen (von Eiselsberg) gute Erfolge gehabt.

Von Hyperfunktion der Epithelkörperchen wissen wir nichts.

Die Bedeutung der **Thymus** für den Stoffwechsel ist noch fast gar nicht untersucht. Nach Klose und Vogt ist die Menge des angesetzten Kalkes im gesamten Knochenskelett der thymektomierten jungen Hunde nur halb so groß wie bei den Kontrolltieren (aus demselben Wurf). Nach Liesegang sollte nach Thymektomie eine Säurevergiftung auftreten, indem die Thymus die aus dem Zerfall organischer Phosphorverbindungen entstehenden Phosphorsäuren durch Nukleinsynthese fortschafft, was nach der Thymektomie nicht mehr stattfinde. Oder vielleicht durch die Milz? Wir sind hier auf dem Gebiet der Vermutungen.

Im Jahre 1855 hat Thomas Addison die Aufmerksamkeit auf die nach ihm genannte Addisonsche Krankheit hingelenkt: sie gibt sich durch hochgradige körperliche und geistige Adynamie und Apathie, Verdauungsstörungen, meist Anämie, und eine charakteristische bronzefarbige Pigmentierung der Haut („bronced skin") und gewisser Schleimhäute bei zunehmender Abmagerung und Kachexie kund. Einige Forscher stellten Hypoglykämie fest. Durchfall, Konvulsionen und Koma können dem Tode voraufgehen. Addison machte Wegfall der **Nebennieren**tätigkeit, besonders durch Tuberkulose, dafür verantwortlich. Auch hochgradige Atrophie oder Zirrhose der Nebennieren vermag die Krankheit zu verursachen.

Experimentell hat man sie bis jetzt nicht bei Tieren hervorrufen können; entweder das Tier erliegt rasch der Wegnahme beider Nebennieren — bei der Addisonschen Krankheit erlischt demgegenüber ihre Tätigkeit ganz allmählich — oder es tritt genügende vikariierende Tätigkeit zurückbleibender akzessorischer Organe (S. 643) ein. Es kommen auch perakute, innerhalb einiger Tage tödlich endende Fälle von Nebenniereninsuffizienz — keine typische Addisonsche Krankheit — beim Menschen vor, durch rasche Zerstörung der Nebennieren durch Blutung, Thrombose usw. Bei der typischen Addisonschen Krankheit tritt Abmagerung auch ohne Durchfall ein. Genaue Stoffwechselbestimmungen liegen aber nicht vor. Nach Porges soll ebenso wie schon von Bierry und Malloisel und ihm selbst bei nebennierenlosen Hunden gefunden war — auch beim Addison-Kranken Hypoglykämie bestehen.

Wie und wodurch schädigt nun Nebenniereninsuffizienz den Organismus? Nicht immer sind Mark und Rinde in gleichem Maße betroffen. Die käsige Tuberkulose — die durch Verkalkung des verkästen Gewebes gefolgt werden kann — pflegt im Mark anzufangen und von da aus fortzuschreiten. Übrigens ist es oft, bei der unregelmäßigen Form der Nebennieren und den starken individuellen Variationen derselben, nur durch ausgedehnte mikroskopische Untersuchung möglich, sich ein richtiges Urteil über die Ausdehnung der anatomischen Veränderungen zu bilden. Vielleicht erklären sich daraus die wenn auch seltenen Befunde „normaler" Nebennieren bei Addisonscher Krankheit, oder aus unserem Unvermögen überhaupt sogar schwere Funktionsstörungen an den Zellen abzulesen. Es fehlen zur Zeit die erforderlichen genauen, vollständigen anatomischen Untersuchungen der ganzen Ad- und Interrenalsysteme bei Addisonscher Krankheit, erforderlich zur Entscheidung der Frage, ob diese Krankheit eine Insuffizienz nur eines dieser Systeme oder von beiden ist. Und dann fehlt uns noch die erforderliche Kenntnis der Tätigkeit der beiden Systeme. Wir wissen nur, daß das Adrenalin vom Adrenalsystem herrührt. Wir gehen jetzt denn auch nicht ein auf die von einigen Forschern ausgesprochene Vermutung, daß die Nebennieren gewisse giftige Abfallsprodukte des Stoffwechsels unschädlich machen, und daß diese Gifte bei Nebenniereninsuffizienz zur Wirkung gelangen (vgl. ABELOUS und LANGLOIS). Nach einigen Angaben sollten Ratten die Entfernung beider Nebennieren vertragen. Nach ASHER und MAUERHOFER überstehen sie dann aber keine größere Muskeltätigkeit, indem das Herz durch Vagusreizung stillsteht, wahrscheinlich durch Schädigung durch ein muskarinartiges Herzgift, das sonst durch die Nebennieren unwirksam gemacht wird.

Aber auch dann, wenn diese Wirkung des Nebennierensystems festgestellt wäre, blieben wahrscheinlich noch einige Folgeerscheinungen seiner Insuffizienz, wie z. B. die Adynamie, in anderer Weise zu erklären übrig. Man hat dem Adrenin bis vor kurzem eine wichtige Rolle zugeschrieben. Das Adrenin ist ein Bestandteil des Nebennierenextraktes, dessen andere Bestandteile wir nicht kennen. BRUNNER hielt das von VULPIAN (1856) nachgewiesene Chromogen der Nebenniere für identisch mit dem Brenzkatechin; MOORE stellte aber ihren Unterschied und die Identität des Chromogens mit dem von OLIVER und SCHÄFER im wäßrigen Nebennierenextrakt gewonnenen Stoffe nach. Dieser Stoff steigert den Blutdruck. Er wurde dann in 1901 von JOKISHI, TAKAMINE und ALDRICH (unabhängig voneinander) in kristallinischer Form rein dargestellt. TAKAMINE nannte ihn Adrenalin. Mehrere Forscher haben seine Formel festgestellt als $C_9H_{13}NO_3$, und zwar von nebenstehender Konstitution. Durch Untersuchungen von STOLZ u. a. stellte sich dann heraus, daß das aus der Nebenniere gewonnene Adrenalin mit dem Methylamino-Äthanolbrenzkatechin oder Orthodioxyphenyläthanolmethylamin chemisch identisch ist. Das synthetisch bereitete razemische Suprarenin besteht aus gleichen Teilen links und rechtsdrehendem Suprarenin (FLÄCHER); das l-Suprarenin ist vollkommen, auch physiologisch, mit dem Adrenalin identisch; das d-Suprarenin wirkt viel schwächer. Die zwei freien Hydroxylgruppen in Orthostellung im Benzolkern scheinen die Wirkung des Moleküls zu verstärken.

Die wichtigste, bis jetzt festgestellte Wirkung des Adrenins ist die Erregung der sympathischen Nervenendigungen. Auch in sehr kleinen Gaben ($^1/_{20}$ mg und weniger) ruft es rasch eine hohe Blutdrucksteigerung hervor, die 30 Sekunden bis einige Minuten dauert, aber bald durch hochgradige Pulsverlangsamung zum Teil verdeckt wird. Diese Blutdrucksteigerung beruht auf Verengerung peripherer Gefäße: das Volumen der vom Splanchnikus innervierten Baucheingeweide nimmt ab. BIEDL konnte bei Tieren mit völlig zerstörtem Zentralnervensystem den arteriellen Blutdruck durch kontinuierliches Einströmen einer verdünnten Lösung von Nebennierenextrakt stundenlang auf 140—160 mm Hg erhalten. Größere Gaben Adrenalin haben Flimmern des Herzens mit oder ohne Lungenödem oder plötzlichen Herzstillstand zur Folge. Adrenalin wirkt nicht nur auf Nerven des Gefäßsystems, sondern auch auf andere sympathische, fördernde sowie hemmende Nerven. Atropin ist ein Antagonist. Die Koronargefäße des Herzens erweitern sich. Auf die Bewegungen der Speiseröhre, des Magens und Darms wirkt Adrenin hemmend, ebenso auf die der Harnblase. Es bringt die Gebärmutter zu starker Zusammenziehung; A. FRÄNKEL benützt sogar den überlebenden Kaninchenuterus zum quantitativen Nachweis des Adrenalins. Die Musculi arrectores pilorum bringt es zur Wirkung, wenigstens bei Katze und Seeigel (LEWANDOWSKY) und einigen anderen Tieren, nach LANGLEY am Katzenkopf auch nach Entfernung des Ganglion cervicale supremum und Zerstörung der postganglionären Fasern, so daß er eine Einwirkung des Nebennierenextraktes auf die glatten Haarmuskelzellen annimmt. Auch hat man eine Einwirkung von Adrenalin auf verschiedene Drüsen festgestellt, auf die wir nicht eingehen.

Der Stoffwechsel wird von Adrenalin beeinflußt: es steigert den Eiweißumsatz bei Hungertieren (EPPINGER, FALTA, RUDINGER). Die Harnsäureausscheidung nimmt bedeutend zu (FALTA). Bemerkenswert ist die Adrenalin-

glykosurie, die $1^1/_2$—2 Stunden nach intravenöser, besonders aber nach subkutaner oder intraperitonealer Einspritzung von Nebennierenextrakt oder 0,01 mg
bis 0,1 mg Adrenalin auftritt, zuerst von BLUM (1901) festgestellt. Diese Glykosurie
dauert ungefähr 3 Stunden. Das Tier bekommt dabei Hyperglykämie, während
sein Leber- und Muskelglykogen zum geringeren oder größeren Teil schwindet. Nach
L. POLLAK tritt bei hungernden Kaninchen durch wiederholte Einspritzung von
Adrenalin nicht nur Glykosurie, sondern auch Glykogenaufstapelung in der Leber
ein. Ob diese Glykogenbildung nur dem erhöhten Eiweißumsatz (s. oben) oder
anderen Faktoren zuzuschreiben ist, harrt einer weiteren Lösung. (Man hat die
Hyperglykämie wohl als „erhöhten Zuckertonus" bezeichnet.) Vgl. S. 618f.

Man führt die Adreninhyperglykämie und Glykosurie auf eine periphere Sympathikusreizung zurück, was sie von der Glykosurie durch (zentralen) Zuckerstich
(s. dort) unterscheidet. Denn Durchschneidung des Sympathikus macht den
Zuckerstich erfolglos (CL. BERNARD u. a.), indem sie die Verbindung der Leber mit
dem verlängerten Mark verbricht. Die Adrenalinglykosurie tritt jedoch auch nach
Sympathikotomie auf. Übrigens scheint das Adrenalin auch die innere Sekretion
des Pankreas zu hemmen, während umgekehrt das Pankreas die Adrenalinwirkung
abschwächt. Bepinselung des Pankreas mit Adrenalin hat Hyperglykämie (Vos-
BOURGH und RICHARDS) und Glykosurie (HERTER und WAKEMAN) zur Folge. Bemerkenswert ist, daß sowohl die blutdrucksteigernde wie die glykosurische Wirkung
des Adrenalins durch Entfernung der Schilddrüse erheblich abgeschwächt werden.
Die Entfernung der Epithelkörperchen steigert sie hingegen (EPPINGER, FALTA,
RUDINGER).

Subkutane oder intraperitoneale Einspritzung von Adrenalin kann eine bedeutende Steigerung der Körpertemperatur hervorrufen.

Wir kennen somit eine ganze Reihe von Wirkungen des Adrenins. Ob aber
die Nebennieren im Körper durch Adrenin je solche Erfolge haben, müssen wir
nach den Bestimmungen von GLEY und QUINQUAUD bezweifeln. Diese Forscher
konnten nämlich allerdings Adrenin im Nebennierenvenenblut, nicht aber im
Blut der rechten Herzhälfte nachweisen, so daß wir zur Annahme, es führe
das arterielle Blut Adrenin den verschiedenen Organen zu und es sei Adrenin
ein inneres Sekret, nicht berechtigt sind. Fortgesetzte genaue Forschung wird
hier entscheiden müssen, ob vielleicht das Adrenin nur durch starke Verdünnung nicht nachweisbar war. Vielleicht beeinflussen die Nebennieren dennoch
den Blutdruck in irgendeiner Weise.

Nach einigen Forschern kommt im wäßrigen Nebennierenextrakt auch Cholin
(früher Neurin genannt) vor. Es ist Trimethyloxäthylammoniumhydroxyd:

$$(CH_3)_3 \cdot N {\displaystyle < \frac{OH}{CO_2 \cdot CH_2OH}}$$ Die Bedeutung des Cholins, das übrigens, sei es auch

an Lezithin gebunden, in vielen Geweben und Körpersäften vorkommt, ist noch unklar. Dies gilt auch für die in den Nebennieren nachgewiesenen Lipoide.

Zu dem oben Bemerkten können wir noch hinzufügen, daß das Adrenalin vielleicht, wenn es wenigstens je in das arterielle Blut gelangt (s. oben), eine Rolle spielt
in der Entstehung gewisser, als Arteriosklerose bezeichneten Gefäßveränderungen.
JOSUÉ hat nämlich zuerst (1902) und dann haben andere Forscher im großen und
ganzen dieselben Befunde von Arteriosklerose (Atheromatose) bei Kaninchen nach
Einspritzung von Adrenalin hervorgehoben. Daß es sich dabei, wenigstens zum Teil,
in der Tat um eine Wirkung des Adrenins und nicht um zufällige Arteriosklerose
anderen Ursprunges handelt, wird wahrscheinlich aus dem verschiedenen Alter
der Veränderungen, je nachdem das Tier seit dem Anfang des Versuches kürzer
oder länger lebte. Ohne hier auf Einzelheiten einzugehen, sei nur erwähnt, daß
zunächst stippchenförmige, weißliche Stellen an der Aorteninnenfläche entstehen,
die sich allmählich vergrößern, zusammenfließen und nach Nekrose bald verkalken.

WIESEL meint, in allen Fällen von Nephritis mit bestehender Herzhypertrophie eine ausgesprochene Hyperplasie des chromaffinen Gewebes im Nebennierenmark, im Plexus solaris und in der Gegend der linken Koronararterie gefunden zu haben, welche zur Herzhypertrophie geführt habe. BITTORF konnte

hingegen eine solche Hyperplasie nicht nachweisen. Die „normalen" Dimensionen der Nebennierenabschnitte sind recht schwer zu bestimmen!

Bei der GRAVES-BASEDOWschen Krankheit scheint der Adrenalingehalt — oder handelt es sich um einen anderen die Schlagader verengernden Stoff? (O'CONNOR, GLEY u. a.) — des Blutes immer erhöht zu sein. Vielleicht wäre der erhöhte Erregungs-zustand des Sympathikus dadurch erklärlich. Von einer Hyperfunktion des von GRAWITZ zuerst beschriebenen Hypernephroms liegt eine Beobachtung ORTHS vor.

23. Kapitel.

Störungen des Wärmehaushalts.

Vorbemerkungen. Hyper- und Hypothermie.

Die Körperwärme ist von großer Bedeutung für die Lebensvorgänge. Umgekehrt findet fast keine Wärmebildung ohne Stoffwechsel im lebenden Organismus statt, so daß die Lebensvorgänge selbst eine Bedingung des Lebens erfüllen.

Man kann die im Körper in gewisser Zeit gebildete Wärmemenge messen (Kalorimetrie) und man kann den Wärmegrad, die Temperatur, bestimmen (Thermo-metrie). Eine kurz dauernde kalorimetrische Untersuchung vermag nur die abgegebene Wärmemenge zu bestimmen. Zur Feststellung der gebildeten Wärme-menge ist eine lang dauernde kalorimetrische Bestimmung erforderlich. Als Einheit der Wärmemenge gebraucht man gewöhnlich die K (große Kalorie, d. h. die Wärme-menge, welche erforderlich ist, um 1 kg destilliertes Wasser von 0^0 auf 1^0 C zu er-wärmen), seltener die k (kleine oder Grammkalorie). Nach HELMHOLTZ bildet ein gesunder Mensch von 82 kg Körpergewicht durchschnittlich 114 K pro Stunde, also ungefähr 1,5 K pro Kilogramm Körpergewicht.

Als thermometrische Einheit dient der Wärmegrad nach CELSIUS (in Eng-land nach FAHRENHEIT). Wir können die periphere oder Hauttemperatur und wir können die zentrale oder Bluttemperatur messen, die letztere am genauesten im Mastdarm. Die Temperatur eines Gewebes können wir durch eine thermoelek-trische Nadel bestimmen. Wir können die an verschiedenen Tageszeiten be-stimmten Temperaturen in einem rechtwinkligen Ordinatensystem einschreiben und daraus den Gang der Temperatur ersehen (Thermographie). WUNDER-LICH, LIEBERMEISTER und JÜRGENSEN haben besonders die große Bedeutung dieses Verfahrens erwiesen. Zahlreiche Bestimmungen bei Menschen haben zunächst Tagesschwankungen der Bluttemperatur aufgedeckt: Vormittags früh (4 bis 7 Uhr) ist die Temperatur am niedrigsten. Sie steigt allmählich, etwas un-regelmäßig an und erreicht nachmittags etwa von 4—6 Uhr den höchsten Grad. Dann sinkt sie allmählich, nach 9 oder 10 Uhr abends rascher, ab bis zu ihrem Minimum. Solche Schwankungen kommen auch bei warmblütigen Tieren vor (PEMBREY). Die Angaben über die normalen Grenzwerte stimmen nicht genau überein. Wir berücksichtigen nur die Aufnahmen im Mastdarm. Dabei ist von Ein-fluß, wie tief und wie lange das Thermometer eingesteckt, wie es festgehalten wird, ob es taugt usw. Als obere Grenze gibt man 37,3—37,6⁰ an, während SAUGMAN 37,7⁰ als zweifelhaft betrachtet, die untere Grenze liegt 0,8—1⁰ tiefer als die obere. Bei Affen (Macacus rhoesus) fand man 37,8—39,7⁰, Pferd 37,7—37,9⁰, Rind 38,6 bis 38,9⁰, Schaf 40—40,6⁰, Hund 37,9—38,8⁰, Katze 38,7⁰, Kaninchen 38,7—39,2⁰, Meerschweinchen 37,4—39,2⁰, Schwein 38,7—39,6⁰, Vögel 41—44⁰.

Außer den allgemeinen kommen individuelle Schwankungen der Körper-temperatur vor, welche von großer Bedeutung sind bei der Beantwortung der Frage, ob Fieber (s. weiter unten) besteht.

Was bewirkt die normalen Tagesschwankungen? Die Nahrungsaufnahme und Muskelbewegungen beeinflussen ohne Zweifel die Bluttemperatur. Nicht nur bei Rennpferden, sondern auch bei normalen Ski- und Schnelläufern, Ringkämpfern und nach sonstiger Muskelanstrengung hat man Temperaturen bis 39⁰ und höher festgestellt (GRUNDT, FLACK). Auch Geistesarbeit vermag die Bluttemperatur zu erhöhen. Die Tagesschwankungen bestehen aber bei vollkommener Bettruhe und im Hunger. GALBRAITH und SIMPSON riefen bei Affen, die sie am Tage im Dunkeln und während der Nacht im Licht hielten, eine Umkehr der Temperaturkurve hervor. Beim Menschen ist das aber bis jetzt nicht gelungen. Nur während einer langen Reise, wie z. B. von Connecticut nach Manilla (GIBSON) mit einem Meridianunterschied von 11 Stunden fand die Umkehr statt.

Trotz der Tagesschwankungen bezeichnen wir die Bluttemperatur des Menschen und der homoiothermen (warmblütigen) Tiere als konstant, weil sie sehr wenig durch äußere Faktoren beeinflußt wird. Die Bluttemperatur des poikilothermen (kaltblütigen) Tieres ist hingegen in hohem Maße von dem Wärmegrad der Umgebung abhängig. So ist die Bluttemperatur des grünen Frosches (Rana esculenta) 3—1⁰ höher als die Temperatur der Umgebung, wenn diese 2—11⁰, und 0,5—3⁰ niedriger als die Außentemperatur, wenn diese 23—41⁰ beträgt.

Die Empfindung von Wärme oder Kälte wird bedingt durch die Reizung bestimmter Nervenendigungen in der Haut, d. h. durch ihre Empfindlichkeit, die auch bei demselben Menschen sehr schwanken kann, abhängig von Einflüssen der Umgebung, von Fieber, Verdauung usw. und durch die Temperatur der betreffenden Hautstelle. Diese hängt ab von der Zufuhr von Wärme durch das Blut aus den inneren Organen an die Haut, von der geringen Wärmebildung in der Haut und andererseits von der Wärmeabgabe der Haut.

Die Bluttemperatur ist immer eine Funktion des Unterschiedes $W_b—W_a$, wenn W_b die vom Körper innerhalb einer gewissen Zeit gebildete, W_a die in derselben Zeit abgegebene Wärmemenge darstellt. Es ist somit die Differenz $W_b—W_a$ beim homoiothermen Tier unabhängig, beim poikilothermen Organismus ist sie aber eine Funktion der Außentemperatur. Dies gilt aber nur innerhalb gewisser Grenzen. Es können nämlich außergewöhnliche Einflüsse die Bluttemperatur des homoiothermen Organismus erhöhen (Hyperthermie oder Überwärmung) oder herabsetzen (Hypothermie oder Unterwärmung), und zwar durch ungewöhnliche Werte von W_a, von W_b (wie bei starker Muskelanstrengung, s. oben) oder von beiden.

Ein Vollbad von 20⁰ und 15—20 Minuten Dauer erhöht anfangs die Bluttemperatur des homoiothermen Organismus, dann sinkt sie etwas (primäre Nachwirkung (JÜRGENSEN). Nach stärkerer Wärmeentziehung kann sie nach dem Bade sogar über die Norm ansteigen (sekundäre, entfernte Nachwirkung). Anfangs nimmt nämlich die Wärmeabgabe durch Verengerung der Hautgefäße ab, dann erweitern sich diese („Reaktion", S. 94) und es tritt durch größere Wärmeabgabe die primäre Nachwirkung ein. Die sekundäre Nachwirkung beruht auf vermehrter Wärmebildung. Erst durch eine niedrigere Temperatur des Wassers oder (und) längere Dauer des Bades sinkt die Bluttemperatur 1⁰ oder mehr, bei kleinen, mageren Individuen eher als bei großen, fettreichen. Der Tod erfolgt, sobald sie auf etwa 22⁰ herabsinkt. Hypothermie kann auch durch ungenügende W_b (s. später) erfolgen.

Durch Erhöhung der Außentemperatur steigt die Bluttemperatur nur an, sobald die Wärmeabgabe nicht mehr zureicht, wie in einem Dampfbad von gewisser Dauer. Wir kommen hierauf zurück.

Diese und andere Beobachtungen führen zur Annahme: Der homoiotherme Organismus verfügt über eine Regelung des Unterschiedes $W_b—W_a$, und damit der Bluttemperatur, welche dem poikilothermen Tier fehlt. Nur durch außergewöhnliche Faktoren versagt diese Regelung. Beim Studium des Wärmehaushalts müssen wir somit homoio- und poikilotherme Organismen trennen. Im folgenden berücksichtigen wir nur den homoiothermen Organismus, wenn das Gegenteil nicht erwähnt wird.

Bevor wir die Regelung der Körperwärme besprechen, sei einiges über Wärmebildung und Wärmeabgabe bemerkt. LAVOISIER (1777) betrachtete Oxydationen im Körper wie Oxydation von Kohlen, wir betrachten alle Dissimilationsvorgänge als Wärmequelle. Die Bedeutung der Assimilation als solche kennen wir nicht. Es wird vor allem durch die Muskeln und großen Drüsen, sodann durch das Zentralnervensystem Wärme gebildet. Auch der ruhende, ja sogar der Muskel mit abgebundener Schlagader (MEADE SMITH) hat Stoffwechsel und bildet Wärme. Die Herzwirkung soll ungefähr 6 % der Körperwärme liefern. Die größere Festheit (Tonus) der Muskeln bei niedriger Außentemperatur, z. B. bei 15°, geht wahrscheinlich mit vermehrter Wärmebildung einher. Sinkt die Temperatur der Luft, welche die Körperhaut berührt, z. B. im Schwimmbad, so tritt Zittern mit Gänsehaut (durch Zusammenziehung der Haarmuskeln) ein und man macht sogar willkürliche Bewegungen. Werden diese Bewegungen vermieden, so bleibt stärkere Wärmebildung aus (LÖWY und JOHANSSON, SPECK). Daß Drüsen Wärme bilden, erhellt aus folgenden Untersuchungen: CL. BERNARD fand das Lebervenenblut beim Hund immer 0.2—0,4° wärmer als das Pfortaderblut; auch bestätigte er die Angabe von LUDWIG und SPIESS, daß der Submaxillarisspeichel bis zu 1,5° wärmer sei als das Blut. Ferner ist nach GRIJNS der Harn sehr oft wärmer als das arterielle Blut. MOSSO, und später BERGER, stellten schließlich Erhöhung der intrakranialen Temperatur durch Geistesarbeit fest. Der Organismus besteht zu $^4/_5$ aus Wasser, einer Flüssigkeit mit sehr hoher spezifischer Wärme. Verbrennung von 1 g Glykogen liefert 4,19 Kalorien.

Wärme wird nur in geringer Menge an die eingeatmete Luft und die eingenommenen Speisen und Tränke abgegeben, ferner bei einem ruhenden Mann, bei mittlerer Außentemperatur und mittlerer Luftfeuchtigkeit, zu 97,28 % durch die Haut, und zwar durch Wasserverdunstung 20,66 %, durch Leitung 30,85 %, durch Strahlung 43,74 % (RUBNER). In bewegter Luft kann noch Wärme durch Konvektion abgegeben werden, zunehmend mit der Stärke der Luftbewegung, bzw. mit der Fortbewegung des Menschen in ruhender Luft. Bei hoher Außentemperatur kann die Abgabe durch Schweißverdunstung erheblich zunehmen, bis zu 95 % der gesamten Wärmeabgabe (s. unten). Beim Hund tritt Wasserverdunstung aus dem geöffneten Munde, besonders aus der Zunge, in den Vordergrund.

Nach RUBNER u. a. ist die Wärmeabgabe eine Funktion nicht des Körpergewichts P, sondern der Körperoberfläche und somit der Größe $P^{2/3}$ proportional. Empirisch hat man $P^{0,68}$ festgestellt. Diese Erscheinung hängt wohl mit der großen Bedeutung der Haut für die Wärmeabgabe zusammen. Weil nun $W_b—W_a$ konstant ist, so muß auch W_b von der Körperoberfläche abhängig sein, was in der Tat zutrifft: Hunde von verschiedenem Körpergewicht bilden eine verschiedene Wärmemenge pro Kilogramm, jedoch alle annähernd 1143 K auf den Quadratmeter Oberfläche. Weil nun die Haut sowie die Schleimhäute die von ihnen abgegebene Wärme dem Blut entnehmen, ist die in der Zeiteinheit aus den inneren Organen diesen Teilen der Körperoberfläche zugeführte Blutmenge von großem Gewicht für die W_a Und weil die Blutverteilung auch von Bedeutung ist für die W_b in Muskeln, Drüsen und Zentralnervensystem, müssen wir ihr im allgemeinen einen bedeutenden Einfluß auf W_a sowie W_b zuschreiben. Die Temperatur und die Feuchtigkeit der umgebenden Luft beeinflussen die Wärmeabgabe durch Leitung, Strahlung und Schweißverdunstung (s. unten). Je trockner und je wärmer die umgebende Luft ist, um so mehr Wasserdampf wird vom Menschen und vom Hund bei gleichem körperlichem Zustand abgegeben (RUBNER, z. T. mit LEWASCHEW). Bei 80 % Feuchtigkeit wird eine Lufttemperatur von 24° von einem nicht daran gewöhnten Menschen nur bei vollkommener Muskelruhe vertragen. Heizer der transatlantischen Dampfer vertragen durch Gewöhnung Temperaturen von 50° und die dabei auftretende Hyperthermie. Ihre Bluttemperatur wurde von HIRSCHFELD bis auf 39,8° bestimmt.

Wie und wodurch wird nun $W_b—W_a$ konstant erhalten? Nach hoher Durchtrennung des Rückenmarks (auf der Grenze von Brücke und Kopfmark) hat man bald Abfall, bald Anstieg der Körpertemperatur beobachtet. Außerdem verliert das Tier die Fähigkeit, seine Körperwärme gleich zu erhalten. Ist dies nun der zugleich auftretenden Lähmung vieler Muskeln oder Störung der Vasomotorentätigkeit und damit der Blutverteilung und auch der Tätigkeit der Schweißdrüsen zuzuschreiben? Oder wird die Wirkung eines die Körperwärme regelnden, kranialwärts von der Durchtrennung liegenden Zentrums ausgeschaltet? Besonders

ARONSOHN und SACHS, nach RICHET, OTT, TANGL, haben das Vorhandensein eines Wärmezentrums im oberen Drittel des medialen Abschnitts des Nucleus caudatus (im Corpus striatum) betont. Nach Versuchen von L. M. MOORE bleiben Kaninchen und Tauben nach der Entfernung der Corpora striata homoiotherm. Sticht man beim Hund oder Kaninchen an dieser Stelle eine Nadel bis zur Basis cranii und zieht man die Nadel sofort wieder heraus (Wärmestich), so werden ohne sonstige Störungen Puls und Atmung allmählich häufiger, und es tritt eine Hyperthermie ein, die einige Tage fortdauern kann. Das Tier nimmt bis zu 16 % mehr O_2 auf und gibt bis zu 21 % mehr CO_2 und mindestens 25 % mehr N im Harn ab. Viele Forscher haben diese Befunde bestätigt. Elektrische Reizung bewirkt ebenfalls einen Anstieg der Temperatur. Außerdem nehmen ARONSOHN u. a. an, daß viele Stoffe, wie Terpentinöl, Senföl usw., mehrere im Körper gebildete und bakterielle Stoffe pyro- oder thermogen wirken, d. h. die Körpertemperatur erhöhen durch Reizung des Wärmezentrums. Allerdings sind die Grenzen dieses Zentrums nicht genau bekannt. Es könnte zum Teil, wie das Atemzentrum, vom Willen beeinflußbar sein. Bemerkenswert ist das kleine Corpus striatum bei Fischen und Amphibien, das größere bei Reptilien und das sehr große bei Vögeln, welche eine hohe Bluttemperatur haben.

Wie soll nun das Wärmezentrum wirken? Es gibt mehrere Teile des Hirns, deren Reizung Muskelkrämpfe oder vasomotorische Störungen und dadurch Anstieg oder Abfall der Körpertemperatur bewirkt, diesen Teilen wohnt jedoch nicht das Vermögen inne, die W_b und W_a so zu regeln, daß die Körpertemperatur gleich bleibt. Das hypothetische Wärmezentrum verfügt wahrscheinlich nicht über andere Wirkungen als die oben genannte W_b und W_a; es regelt, koordiniert diese aber. Wir können uns eine Regelung der W_b und W_a unter verschiedenen Umständen kaum anders als durch ein Zentrum denken. Einfache Änderungen der Vasomotorenwirkung genügen wohl nicht, weil sie den Stoffwechsel (W_b) nicht ausreichend beeinflussen. Das Wärmezentrum muß sowohl die Vasomotoren wie die Muskel- und Drüsennervenwirkung beeinflussen. Demgegenüber wird jedoch nicht jede Änderung der W_b oder W_a durch das Wärmezentrum bewirkt. Es gibt im Gegenteil Störungen des Wärmehaushalts, wie z. B. durch starke Muskelanstrengung oder durch Abkühlung, denen eben das Wärmezentrum entgegentritt und die es ausgleicht. Der Wärmestich beweist nur, daß es eine Stelle gibt, deren Reizung vorübergehende Hyperthermie usw. zur Folge hat, nicht aber, daß dieses durch vorübergehende Schädigung eines Wärmezentrums geschieht. Es könnten auch Fasern gereizt werden, die zu entfernten Ganglienzellen führen. Entfernung eines umschriebenen Hirnteils mit nachfolgender dauernder Störung der Wärmeregelung würde das viel wahrscheinlicher machen.

Wie beeinflussen Abkühlung und Erwärmung den Wärmehaushalt? Sowohl Abkühlung wie Erwärmung kann innerhalb ziemlich weiter Grenzen stattfinden ohne Änderung der Bluttemperatur. Nach VOIT und besonders RUBNER (unter Ausschluß von Fehlerquellen durch Nahrung, Bewegung, Kleidung usw.) wird von Männern bei 2° bis 20° Außentemperatur mehr O_2 aufgenommen und mehr CO_2, bei 30 bis 40° weniger CO_2 abgegeben. Nach RUBNER nimmt die von einem Meerschweinchen gebildete CO_2-Menge pro Kilogramm Körpergewicht pro Stunde von 2,905 g bei 0° Außentemperatur allmählich ab bis 1,454 g bei 40° Außentemperatur. Solange die Bluttemperatur gleich bleibt, ändert sich die N-Ausscheidung im Harn nicht. Dies schließt jedoch erhöhten Eiweißzerfall mit Zurückhaltung des N-haltigen Teils (S. 590) durch Abkühlung nicht aus. Abkühlung bewirkt reichliche Entleerung eines hellen Harns (durch Nierenhyperämie?). Sobald die Bluttemperatur aber sinkt durch Abkühlung von gewissem Grad und Dauer, kann beim Mensch und beim Hunde die Ausscheidung von N zunehmen, der Gaswechsel kann dann aber abnehmen. Der Stoffwechsel des poikilothermen Tieres nimmt aber durch jede Abkühlung ab (H. SCHULZ), ebenso der des kurarisierten Warmblüters (ZUNTZ und RÖHRIG, PFLÜGER). Sowohl der homoio- wie der poikilotherme

Organismus zeigt hingegen einen vermehrten Stoffwechsel, sobald die Blut-temperatur ansteigt, weil die höhere Bluttemperatur die chemischen Vorgänge fördert (Pflüger).

Abkühlung hat zunächst Abnahme des Blutgehalts der Haut und der Wärmeabgabe zur Folge: physikalische Regulation (Rubner). Hierzu gehören auch die vermehrte Schweißverdunstung und die vermehrte Atmung (Polypnoe) durch Erwärmung, letztere besonders bei Tieren, die wenig oder nicht schwitzen und ihre überschüssige Wärme zu einem großen Teil durch Verdunstung aus dem offenen Maul und von der Zunge abgeben, wie z. B. der Hund. Hemmt man diese thermische Polypnoe, so steigt die Bluttemperatur an. Die Zunahme des Stoffwechsels durch Abkühlung bzw. Abnahme durch Erwärmung nennen wir mit Rubner chemische Regulation, gleichgültig ob sie unwillkürlich oder willkürlich (durch Muskelbewegung) stattfindet. Macht die Verengerung der Hautgefäße durch Abkühlung einer Erweiterung Platz, so nimmt W_a zu und ist die Erhaltung der gleichen Bluttemperatur gänzlich von vermehrter W_b bedingt. Die chemische Regelung tritt auch ohne sichtbare Muskelbewegungen ein (S. 658). Der Einfluß von Kurare (s. oben) weist auf die Bedeutung zentrifugaler Reize hin, weil das Gift die Reizleitung in den motori-schen Endplatten aufhebt.

Winternitz hat die Bluttemperatur bei Kaninchen rasch auf 34⁰—31⁰ erniedrigt: Störungen der Wärmeregelung machten sich dann bemerkbar, bei weiterer Abkühlung auf 29—26—22⁰ traten Schläfrigkeit, eine Art Kata-lepsie, Sopor, Sinken des Blutdruckes, mitunter Krämpfe und schließlich der Tod ein. Bei allmählicher Abkühlung blieben Kaninchen mit einer Blut-temperatur von 18⁰ einige Zeit am Leben.

Igel, Fledermaus, Murmeltier, Hamster, Monotremen zeigen während ihres Winterschlafes physiologische Hypothermie, sie sind dann poikilo-, im Sommer aber homoiotherm. Während des Winterschlafes zeigen die zusammengerollten Tiere eine sehr niedrige Bluttemperatur (mitunter 2⁰) und fast keinen Stoffwechsel. Angeblich setzt der Winterschlaf ein, sobald die Außentemperatur unter 15—10⁰ sinkt. Sinkt sie unter 0⁰, so soll das Tier homoiotherm werden. — Beim neugeborenen Kind, Hund, Katze, Kaninchen, sinkt die Bluttemperatur in den ersten Tagen 0,3—0,6⁰.

Hunger, Ermüdung, ungenügende Kleidung in kalter Luft (bei Schild-wachen), Trunkenheit, welche zu Schläfrigkeit und Hauthyperämie führt (Hauthyperämie vermehrt die W_a), Vagabundieren führen beim Menschen, besonders wenn er auf dem Boden in der freien Luft einschläft, pathologische Hypothermie herbei. Diese kann in Tod durch Erfrieren übergehen. Ferner tritt vorübergehende Hypothermie ein bei Genesenden nach einer fieberhaften Infektionskrankheit wie Bauchtyphus, fibrinöser Lungenentzündung, nach Blut-verlust und bei heruntergekommenen hungernden Individuen mit verringertem Stoffwechsel, somit geringerer Wärmebildung.

Was geschieht bei Anstieg der Außentemperatur? Dabei sind Grad und Dauer der Wärmeeinwirkung und die Luftfeuchtigkeit von Bedeutung, letztere besonders für die Schweißverdunstung. Weil die Wärmebildung nicht abnimmt, kann die Bluttemperatur nur gleich bleiben durch Zunahme der Wärmeabgabe, und zwar durch Schweißverdunstung, weil die W_a durch Leitung und Strahlung abnehmen. Die W_a durch Konvektion kann man durch Wind, Fächer usw. vermehren. Je mehr aber die Luft mit Wasserdampf gesättigt wird, um so geringer wird, ceteris paribus, die Schweißverdunstung, so daß Hyperthermie durch Wärmestauung eintreten kann. Im Dampfbad oder heißen Vollbad steigt denn auch die Bluttemperatur rasch an bis zu 39,7⁰ (Liebermeister u. a.). Wick fand seine Bluttemperatur in einem Vollbad von 38⁰ höher, in einem Wasserbad von 40⁰ während 30 Minuten aber niedriger als die Wassertemperatur. Je höher die Außentemperatur, innerhalb gewisser Grenzen, ansteigt, um so mehr wird die Hauttemperatur der Blutwärme gleich.

Hyperthermie von gewisser Höhe und Dauer wird tödlich, für den Menschen etwa bei 42—45⁰. Angaben von höheren Bluttemperaturen ohne tödlichen Ablauf beruhen vielleicht auf Fehler. Für Kaninchen und Hund wird eine Bluttemperatur von ungefähr 42⁰, für Vögel eine von 51—52⁰ tödlich.

Aber auch in der freien Luft kann Hyperthermie, nämlich in Form von Hitzschlag (coup de chaleur) auftreten. Diese beruht auf Wärmestauung und ist wohl zu unterscheiden vom Sonnenstich (coup de soleil) oder Insolation, der eine Schädigung des Gehirns durch Sonnenlicht (S. 104) bedeutet. Man unterscheidet noch als Wärmeschlag oder Ignisation die durch künstliche Wärmequellen hervorgerufene Hyperthermie. Allerdings ist die Möglichkeit, ob Sonnenstich zu Hitzschlag führen kann, noch nicht hinreichend untersucht. In den Tropen steigt jedenfalls bei Hunden, Affen und Kaninchen, die einige Stunden der Einwirkung der tropischen Sonne überlassen werden, die Bluttemperatur bald an, besonders aber die subkutane Temperatur, thermoelektrisch bestimmt. Nach H. Aron (Philippinen) sterben Affen in der Sonne nach 70—80 Minuten. Sie bleiben aber gesund, wenn zugleich ein Ventilator einen starken Wind über ihren Körper bläst. Ihre Bluttemperatur steigt dann nicht oder kaum an. Dies gilt auch für Affen, deren Körper in einer doppelten Holzkiste vor den Sonnenstrahlen geschützt, während ihr Kopf denselben ausgesetzt war. Sogar nach 12 Tagen (54 Stunden) trat dann weder Hitzschlag noch Sonnenstich ein. Affen bekommen demnach leichter Hitzschlag als Sonnenstich, und wahrscheinlich leichter — genaue Messungen fehlen — Hitzschlag als der Mensch, zunächst weil sie weniger Schweißdrüsen haben, sodann weil ihre Behaarung die Verdunstung erschwert, und durch Schweißverdunstung überhaupt die größte Wärmeabgabe möglich ist.

Beim Menschen erfolgt Hitzschlag, wenn bei einer gewissen hohen Lufttemperatur und Feuchtigkeit der die Haut bedeckenden Luftschicht die Schweißverdunstung nicht ausreicht für die erforderliche Wärmeabgabe. Am ehesten, wenn diese Luftschicht mit Wasserdampf gesättigt ist, also bei gewisser Dampfspannung dieser Luftschicht. Nach Haldane fängt dann die Bluttemperatur des ruhenden Bergwerkarbeiters an zu steigen, sobald die Temperatur etwa 32,5⁰ bei ruhender, 36⁰ bei bewegter Luft übersteigt. Durch Muskelarbeit tritt die Erhöhung der Bluttemperatur eher ein. Jedem Grad Erhöhung der Bluttemperatur entspricht eine Pulsvermehrung von 36 Schlägen in der Minute. Bei Heizern der Dampfer im roten Meer beobachtet man ähnliches. Mitunter — wahrscheinlich bei Herzschwäche — tritt Kollaps vor dem Temperaturanstieg ein (Collapsus s. Prostratio thermica). Auch andere individuelle Faktoren machen sich geltend: So erschwert ein dickes Fettpolster die Entwärmung in feuchter Luft, so daß fettreiche Menschen stärker schwitzen und besonders feuchte Wärme schlecht vertragen, insbesondere wenn sie ein Fettherz haben. Außer Muskelarbeit fördern Alkoholismus, ungenügende Wassereinnahme, dicke und dichte, wenig durchlässige Kleidung den Hitzschlag, letztere, indem sie die Abfuhr des verdunsteten Schweißes erschwert und dadurch die Feuchtigkeit der die Haut bedeckenden Luftschicht (zwischen Haut und Kleidung) erhöht. Schwer bepackte, nebeneinander marschierende Soldaten werden im Sommer, ceteris paribus, eher vom Hitzschlag bedroht als der luftig gekleidete Mensch im freien Feld. Auch wenn der Himmel mit Wolken bedeckt ist, sogar in einem Zelt kann Hitzschlag eintreten, und zwar um so eher, je ruhiger die Luft ist. Die Haut wird dann trocken und heiß, Atmung und Puls werden häufiger, Erbrechen und Krämpfe, Bewußtlosigkeit und Tod können erfolgen. Die Bluttemperatur steigt bis 41°, 45°, in tödlichen Fällen sogar höher, obwohl sie vor dem Tod wieder etwas sinken kann. Bei der Autopsie findet man meist Hyperämie des Hirns, angeblich besonders des verlängerten Marks, und der Hirnhäute, Ekchymosen in Pleura- und Perikardblättern, manchmal auch im Gehirn. Totenstarre sowie Fäulnis treten rasch ein, was, wenigstens zum Teil, der hohen Außentemperatur zuzuschreiben ist. Ob die Hyperthermie als solche tödlich ist, wissen wir nicht. Wahrscheinlich schädigt sie lebenswichtige Gehirnzentren. Das Gehirn scheint gegen Hitze sehr empfindlich zu sein. Vielleicht erfolgt Gerinnung gewisser Eiweißstoffe.

Bemerkenswert ist die Trockenheit der heißen Haut (calor mordax); in anderen Fällen ist sie mit klebrigem Schweiß bedeckt. Bewirkt vielleicht Lähmung der Schweißdrüsen nach angestrengter Tätigkeit Wärmestauung und dadurch Hitzschlag, wenigstens in einigen Fällen? Oder ist die Trockenheit Folge einer zu geringen Wassereinnahme?

Bleibt der Kranke am Leben und erholt er sich, so können Störungen von seiten des Herzens oder des Nervensystems als Nachkrankheiten bestehen bleiben.

Das Fieber.

Das Wesen des Fiebers kennen wir nicht, so daß wir uns auf die Namendefinition beschränken müssen. Wir nennen Fieber oder febrile Hyperthermie einen Symptomenkomplex (Hyperthermie, beschleunigten Puls und Atmung, Stoffwechselstörung), der sich manchmal nur durch seinen Ursprung, mitunter durch starkes Gefühl des Krankseins von sonstiger Hyperthermie unterscheidet. Wir nennen nämlich nur solche Hyperthermie, die nicht durch äußere physikalische oder willkürliche Änderung (durch Muskelarbeit) des Wärmegleichgewichts entsteht, eine fieberhafte. Fieber erfolgt gewöhnlich durch Giftwirkung. Ob das Krankheitsgefühl bei manchem Fieber zum Fieber gehört oder mit diesem durch irgendeine Schädigung entsteht, läßt sich oft nicht entscheiden. Wir müssen im allgemeinen die fiebererregende (pyrogene) Wirkung eines Giftes von anderen Wirkungen, wie die entzündungserregende (phlogogene), trennen, so z. B. bei Infektionen, die zu Entzündung, Fieber und sonstigen Vergiftungserscheinungen (Schädigung des Bewußtseins, der Herzwirkung, der Nierentätigkeit durch trübe Schwellung usw.) führen. Die experimentelle Untersuchung des Fiebers wird erschwert durch den Umstand, daß die fieberhaften Erscheinungen bei verschiedenen hmoiothermen Tierarten untereinander und von denen beim Menschen verschieden sein können (F. KRAUS). Wir müssen uns daher ganz vorwiegend auf die beim Menschen beschränken. Die fieberhafte Hyperthermie beim Menschen geht auch nicht immer mit denselben Erscheinungen (vgl. S. 150) einher, indem z. B. beim Typhus (durch Giftwirkung auf das Herz) und bei Hirnhautentzündung (durch Druck auf den Vagus) die Pulszahl relativ oder absolut abnimmt, während sie bei Scharlach eben abnorm hoch ist. Die Atmung ist mehr als der Temperaturerhöhung entsprechend beschleunigt bei Verringerung der Atmungsoberfläche, wie bei Lungenentzündung, bei ausgedehnter seröser Pleuritis. Vgl. auch weiter unten.

Was bewirkt Fieber beim Menschen? Zunächst viele Bakterien und viele Protozoen (wie Malaria, Spirochäte OBERMEIER und die Spirochäte der Sodoku oder Rattenbißfieber). Die mitunter hypothetischen fiebererregenden Gifte nennt man „Pyrotoxine". Außerdem vermögen durch Abbau von parasitären oder von eigenen Eiweißkörpern entstandene Stoffe Fieber zu erregen. Das „aseptische" Fieber (VOLKMANN) schreibt man der Resorption solcher Stoffe (Pepsin? Trypsin? Fibrinenzym?) zu. Die Annahme, es sei Fieber immer der Resorption solcher Stoffe zuzuschreiben, ist jedoch nicht hinreichend begründet. Außerdem hat man nach Infusion einer physiologischen Kochsalzlösung Fieber beobachtet. Ferner bei Erkrankungen des Nervensystems ohne Infektion. Fieber nach Hirnblutung oder Hirnzertrümmerung ist wahrscheinlich der Einwirkung eiweißartiger Zerfallsstoffe (oder vielleicht Druck auf das „Wärmezentrum" durch das ausgetretene Blut ?) zuzuschreiben. Ob Hyperthermie durch Krämpfe nur durch die starke Muskelwirkung oder außerdem durch Reizung des Wärmezentrums entsteht, ist eine offene Frage. Man hat ferner einen „reflektorischen" Ursprung von Fieber angenommen, wie beim „Urethralfieber" nach Katheterismus. Verletzung der Harnröhre mit Resorption fiebererregender Stoffe, vielleicht mit Eindringen von Staphylokokken, ist jedoch nicht ausgeschlossen. Schließlich treten nach Verletzung des Halsmarks bei Halswirbelbruch usw. Temperaturanstiege bis zu 42°, 44° auf. Ob sie einer Resorption von Stoffen aus zertrümmertem Gewebe oder einer Wirkung wie bei hoher Durchtrennung des Kopfmarks zuzuschreiben sind, ist noch nicht untersucht. Auch nach Hirnerschütterung (s. dort) kann die Bluttemperatur ansteigen.

Immer sollen wir nicht nur den fiebererregenden Faktor, sondern auch die Fieberbereitschaft, also die Konstellation, berücksichtigen. Schon von vornherein müssen wir individuelle Unterschiede annehmen. Kleine Kinder bekommen besonders oft hohe Temperaturanstiege, die bald wieder verschwinden, mitunter als Ephemera, ohne bekannten Faktor. Wir denken hier an die Überempfindlichkeit mancher gesunder Säuglinge gegen Kuhmilch (FINKELSTEIN) oder Buttermilch (TUGENDREICH) oder betäubende Mittel usw. Ähnlich wäre eine große Empfindlichkeit gegen gewisse pyrogene Stoffe möglich. Manche tuberkulöse Erwachsene, die sonst fieberfrei sind, bekommen, besonders nach längerer Bettruhe, leicht Temperaturanstiege nach Muskelbewegung, seelischer Aufregung usw. Aber auch manche nichttuberkulöse Erwachsene, chirurgische Patienten, zeigen einen geringen Temperaturanstieg, andere jedoch eine geringe Temperaturerniedrigung nach dem ersten Gehversuch, wenn längere Bettruhe voraufging. Prof. ZAAYER war so freundlich, auf meine Bitte, einige Krankengeschichten chirurgischer Patienten ohne irgendeine Infektion hierauf nachzusehen. Vielleicht regen seelische Einflüsse die Schilddrüse an, welche dann pyrogene Stoffe abgibt oder handelt es sich um eine Entwöhnung an Körperbewegung. Wir müssen diese Erscheinungen jedenfalls als ungewöhnliche Störungen des Wärmehaushalts betrachten.

Beim Fieber können wir, besonders bei rascherem Anstieg und Abfall der Bluttemperatur, drei Stufen unterscheiden: 1. Die initiale Periode (pyrogenetisches Stadium, Stadium incrementi), Anstieg der Bluttemperatur. Bei raschem, hohem Anstieg ist es ein kaltes Stadium, „kaltes Fieber". 2. Periode der Fieberhöhe (Akme oder Fastigium oder Status, scil. febrilis). Es ist das heiße Stadium, der Gipfel der höchsten Bluttemperatur. Dieser Gipfel ist spitz, wenn die Temperatur rasch wieder fällt, um so breiter, je länger sie hoch bleibt. Eine Bluttemperatur über 42° nennt man eine hyperpyretische. 3. Deferveszenz (Stadium decrementi), Abfall der Temperatur, mitunter plötzlich, steil, mit Schweißausbruch (kritischem Schweiß, Schweißstadium). Mitunter geht dem kritischen Abfall eine Temperaturerhöhung mit Zunahme der Bewußtseinsstörung voraus: Perturbatio critica oder amphiboles Stadium (Abb. 290).

Fällt die Temperatur innerhalb weniger Stunden dauernd oder vorübergehend zur Norm oder tiefer herab, so redet man von Krise, geht sie langsam, oft staffelförmig herab, so daß erst nach einigen Tagen die Norm erreicht wird, von Lyse (Abb. 289). Eine Zwischenform bezeichnet man als protrahierte Krise. Fällt die Temperatur scheinbar kritisch ab, um sich dann aber wieder zu erheben, so redet man von Pseudokrise.

Vergleichen wir den Gang der Bluttemperatur mit dem der peripheren Temperatur im pyrogenetischen Stadium in verschiedenen Fällen, so ergibt sich ein bedeutender Unterschied, je nachdem die Bluttemperatur rasch, mit Schüttelfrost oder ohne solchen, langsam ihren Höhepunkt erreicht. Im letzteren Fall (Abb. 286 rechts) bewegen sich Blut- und Hauttemperatur ziemlich gleichzeitig zu ihrem Höhepunkt. Im ersten Fall (Abb. 286 links) sinkt die Hauttemperatur nach einem kurzen Anstieg während des Schüttelfrosts. Gegen Ende des Schüttelfrostes steigt sie rasch an.

Der Schüttelfrost besteht, ganz wie bei rascher starker Abkühlung der Haut ohne „Reaktion", in unwillkürlichen mitunter heftigen Zusammenziehungen der Hautgefäße, der Arrectores pili (Gänsehaut), vieler sonstiger Muskeln (Zittern, Zähneklappern) mit subjektivem Kältegefühl. Im Gegensatz zur Abkühlung können diese Erscheinungen auch trotz Erwärmung durch Decken längere Zeit bestehen bleiben. Der Puls ist klein (P. contractus) durch Zusammenziehung der Schlagader.

Eine plötzliche starke Zusammenziehung sämtlicher Hautgefäße vermag wahrscheinlich durch Verringerung der Wärmezufuhr zur Haut den Abfall der Hauttemperatur sowie die übrigen Erscheinungen, auch das Ausbleiben der Hauterwärmung trotz dicker Bedeckung, während des Schüttelfrostes zu bewirken. Wird die Haut später blutreicher, röter und wärmer, so endet der Schüttelfrost. Schweißbildung kann dann, wie im Fastigium, eintreten. Bei der asiatischen Cholera kann die Hauttemperatur lange Zeit abnorm niedrig, die Bluttemperatur hingegen hoch sein. Wahrscheinlich ist diese Erscheinung einer verringerten Blut- und Wärmezufuhr zur Haut zuzuschreiben, indem das eingedickte Blut träger strömt und außerdem die Blutgefäße verengert sind durch Abnahme des Blutvolumens (infolge von Wasserverlust).

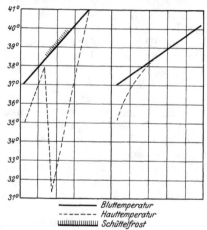

Abb. 286. (Etwas geändert nach Ughetti).

——— Bluttemperatur
------- Hauttemperatur
⊔⊔⊔⊔⊔⊔ Schüttelfrost

Was wissen wir vom Stoffwechsel im Fieber? Die Angaben sind nicht gleichlautend. So gibt F. Kraus den respiratorischen Quotient als 0,85, Regnard u. a. aber, besonders beim Typhus, als 0,6 und darunter an. Regnard weist auf die Möglichkeit einer qualitativen Veränderung des Stoffwechsels beim Typhus. Individuelle Abweichungen können Verschiedenheiten der Natur und Stärke des Fiebergiftes, des Fiebergrades, der Fieberdauer und vielleicht auch des Fiebertypus zuzuschreiben sein, abgesehen von individuellen Verschiedenheiten der untersuchten Organismen. Außerdem schädigt das Gift mitunter bestimmte Gewebe.

Im allgemeinen nehmen aber O_2-Aufnahme sowie CO_2-Abgabe im Anfang des Fiebers mit der Bluttemperatur zu. Im Fastigium nehmen beide etwas ab und bei längerer Dauer noch mehr. Es tritt dann Abmagerung ein: Glykogen und Fett schwinden, die Muskeln atrophieren wie im Hunger. Ungenügende Ernährung spielt dabei manchmal eine gewisse Rolle, vermehrter Zerfall des Körpereiweißes, und zwar besonders der Muskeln und Drüsen ist aber wiederholt bei Fiebernden festgestellt und zum Verständnis der Abmagerung zu berücksichtigen: der fiebernde Mensch verbraucht mehr Eiweiß als der gesunde bei gleicher Ernährung, Ruhe und anderen äußeren Umständen. Ebenso wie bei Hungernden werden aber nach längerem Fieber Eiweißzerfall, O_2-Aufnahme und

CO_2-Abgabe ungewöhnlich niedrig. Die Drüsenzellen werden bei fieberhaften Erkrankungen oft atrophisch oder sie entarten albuminös oder fettig, was dem pyrogenen Gift oder einem anderen Gift neben ihm zuzuschreiben ist. Ob das Gift unmittelbar das Protoplasma schädigt oder indem es durch Änderung einer inneren Sekretion oder sonstwie den Eiweißzerfall erhöht, wissen wir nicht. Außerdem vermag aber auch die erhöhte Bluttemperatur den Eiweißzerfall zu vermehren: Schon wiederholte heiße Bäder (FORMANEK) und Hyperthermie ungiftigen Ursprunges tun dies beim übrigens normalen Menschen. Die fieberhafte Vermehrung des Eiweißzerfalls läßt sich jedoch nicht so leicht durch stickstofffreie Kost ausgleichen. Sie tritt ferner schon vor dem Temperaturanstieg ein und ist sogar ohne Temperaturerhöhung durch fiebererregende Stoffe (Albumosen) von KREHL und MATTHES hervorgerufen. Ferner ist der Eiweißzerfall bei den verschiedenen Infektionskrankheiten nach LÖNING ungleich und entspricht nicht immer der Temperaturkurve, wobei sich die Dauer des Fiebers und andere Faktoren (s. oben) geltend machen.

Ist der Stoffwechsel während des Fastigiums nicht immer erhöht? Wir müssen hierzu allerdings bedenken, daß Hyperthermie den Stoffwechsel zu vermehren vermag. Nach PFLÜGER nimmt der Stoffwechsel beim Kaninchen um 6% zu, wenn die Bluttemperatur nach hoher Rückenmarksdurchtrennung um $1°$ ansteigt, wahrscheinlich ähnlich wie chemische Vorgänge durch Wärme zunehmen.

Febrile Albuminurie ist häufig. Azetonurie kommt ebenso wie bei nichtfebriler Inanition vor. Mitunter ist der Ammoniakgehalt des Harns im Fieber erhöht (s. Azidosis), ähnlich (?) wie nach kalten Bädern.

Wie entsteht nun der Symptomenkomplex Fieber, der (s. oben) aus Hyperthermie mit beschleunigtem Puls und Atmung, Stoffwechselzunahme und Verengerung oder Erweiterung eines peripheren Schlagadergebietes besteht? Ist eine dieser Erscheinungen primär und sind die übrigen durch sie bedingt oder entstehen diese Erscheinungen unabhängig voneinander? ARONSOHN nennt die Hyperthermie durch den Wärmestich Febris simplex, womit er das infektiöse Fieber gleichstellt. Es ist aber eben die Frage zu beantworten, ob beide in gleicher Weise entstehen. Zunächst fragt sich, ob die febrile Hyperthermie primär ist und die Zunahme des Stoffwechsels bewirkt (s. oben) oder umgekehrt. Beides wäre möglich: primäre Hyperthermie z. B. durch längere Verengerung der Hautgefäße, welche zu Wärmestauung führt (s. unten). Nach LIEBERMEISTER wäre die Wärmeregelung im Fieber auf eine höhere Temperatur eingestellt. Für das Fastigium bei der fibrinösen Pneumonie und beim Bauchtyphus, sowie für F. continua überhaupt erscheint diese Annahme sehr verführerisch, weil dabei die dauernd erhöhte Bluttemperatur tägliche Tagesschwankungen aufweist wie die normale und durch Abkühlung im kalten Vollbad nur vorübergehend oder gar nicht sinkt. Der Ausdruck „auf eine höhere Temperatur eingestellt" befriedigt jedoch nicht. Bei anderen Fiebertypen (s. unten) wie bei F. intermittens müssen wir aber auf jeden Fall eine andere Störung der Wärmeregelung annehmen.

Steigt die Bluttemperatur im Fieber durch verringerte W_a, also durch Wärmestauung, oder durch vermehrte W_b oder durch beides oder durch eine andere, näher anzudeutende Störung der Wärmeregelung? Keine Beobachtung oder Überlegung berechtigt zur Annahme einer anderen Quelle der Erhöhung der Bluttemperatur als vermehrte W_b oder verringerte W_a oder die Zusammenwirkung von beiden. TRAUBE, SAHLI u. a. betrachten Wärmestauung als des Fiebers Wesen und die vermehrte W_b als nebensächlich. Daß es eine Hyperthermie durch Wärmestauung gibt (s. früher), beweist nichts. Was lehrt die

Beobachtung am fiebernden Menschen? Während des Schüttelfrostes, wenn die Haut blutarm und kühl ist, müssen wir Wärmestauung annehmen, wenn vermehrte W_a auf anderem Wege, z. B. durch starken Durchfall, ausgeschlossen ist. Ob aber eine solche Wärmestauung ohne weiteres die Hyperthermie bewirkt, wäre eine andere Frage. Nach Abb. 286 folgt die kühle Haut erst nach einem Anstieg der Hauttemperatur. Und im allgemeinen müssen wir ferner eine Wärmestauung bei normaler W_b ausschließen, wenn die Hauttemperatur normal oder höher und die Temperatur der Umgebung nicht ungewöhnlich hoch ist. Dann ist Anstieg der Bluttemperatur vermehrter W_b allein zuzuschreiben. Nun ist im Fastigium die Haut durchweg heiß, wenn auch bei länger dauerndem Fieber Schwankungen der Hauttemperatur bei gleicher Bluttemperatur vorkommen. Wir müssen dann, weil die Haut heiß und die Außentemperatur nicht ungewöhnlich hoch ist, die trotz der vermehrten W_a erhöhte Bluttemperatur einer Zunahme der W_b zuschreiben. Dies kann schon im pyrogenetischen Stadium eintreten.

Wodurch und wie nimmt die W_b zu? Reizung von Muskeln und Drüsen vom Wärmezentrum aus (beim Wärmestich) oder unmittelbar durch das fiebererregende Gift und derzufolge vermehrte Dissimilation wäre denkbar. Es ist doch möglich, daß ein Gift, das den Stoffwechsel eines Organs beeinflußt, wie z. B aus auftretender Entartung erhellt, auch dessen Wärmebildung erhöht. Es ist hier noch nichts sicher. Beachtung verdient die Abmagerung mancher Leute in sumpfigen Gegenden ohne deutliche Erhöhung der Bluttemperatur. Früher nannte man diese Erscheinung Malaria. Parasiten sind jedoch nicht nachweisbar. Es verdient der Name Sumpffieber (oder das niederländische „binnenkoorts") einige Empfehlung.

Wir kennen das relative Alter der erhöhten Bluttemperatur und des vermehrten Stoffwechsels nicht durch unmittelbare Bestimmung.

Ob die Verengerung der Hautgefäße während des Schüttelfrostes einer Reizung des Vasomotorenzentrums durch das Fiebergift oder dem plötzlichen Anstieg der Bluttemperatur zuzuschreiben ist, wissen wir nicht. Letzteres wäre eine unerwartete Erscheinung, weil doch Wärme eben eine Erweiterung der Hautgefäße zu bewirken pflegt. Die spätere Erweiterung könnte auf Lähmung oder auf Erwärmung durch das ungewöhnlich warme Blut beruhen oder durch zu starke Reizung bzw. Ermüdung eintreten.

Nach LIEBERMEISTER nimmt die Pulszahl im allgemeinen um etwa 8 Schläge auf jede Temperatursteigerung um 1^0 zu, was, wenigstens zum Teil, der höheren Bluttemperatur zuzuschreiben ist. Sowohl das isolierte Katzenherz wie das isolierte Froschherz schlägt ebenfalls in der Wärme viel häufiger als in der Kälte (LANGENDORFF). Wie die höhere Temperatur wirkt, wissen wir nicht. Außerdem kann sich aber auch Giftwirkung auf die Puls- und Atmungszahl geltend machen. Ob auch histiogene Gifte dies vermögen, wissen wir nicht. Ohne besondere Einflüsse verhält sich die Atmungszahl zur Pulszahl wie 1 : 4.

Auch ohne selbständige Erkrankung (Myokarditis, Arteriosklerose usw.) zeigt das Herz nach längerem Fieber (durch giftige oder thermische Schädigung durch Atrophie oder Entartung, s. oben) Zeichen der Schwäche, schwachen Puls, niedrigen Blutdruck, welche zu einem Kollaps (s. dort) führen kann: der Puls wird dann immer häufiger und schwächer, ja unfühlbar und unter Temperaturabfall und Schweißausbruch kann der Tod erfolgen. (Beim kritischen Temperaturabfall nimmt die Pulszahl ab.) Bei Infektionen kann übrigens, wenigstens bei Kaninchen, Kollaps auch durch Erweiterung der Unterleibsgefäße infolge von Lähmung des Splanchnikus bei Infektion von Pneumokokkus, B. pyocyaneus oder B. diphtheriae und sogar der Tod eintreten. Auch bei kräftigem Herzen sinkt dann nämlich der Aortendruck erheblich und nimmt demzufolge die Herzwirkung ab. Auch beim fiebernden Menschen ist eine ähnliche, wohl zentrale Splanchnikuslähmung als möglich zu betrachten. Obwohl der Haut dann weniger Blut zuströmt, somit W_a abnimmt, sinkt die Bluttemperatur (durch geringere W_b infolge des verringerten Kreislaufs?) Schließlich kennen wir einen Kollaps bei Hypothermie giftigen Ursprunges bei heruntergekommenen Individuen (s. unten). Nähere Daten fehlen.

Der Fieberpuls zeichnet sich aus durch größere Dikrotie, d. h. durch eine abnorm hohe zweite, der Hauptwelle folgende, sogar fühlbare Wellenerhebung. Ohne auf Einzelheiten einzugehen, wollen wir nur bemerken, daß die Dikrotie des Pulses, ceteris paribus, um so deutlicher wird, je geringer die Spannung der Schlagaderwand ist, weil dann die zweite Erhebung — gleichgültig wie sie entsteht — einem geringeren Widerstand in der zu dehnenden Wand begegnet. Bei geringer Wandspannung scheint der Puls zugleich groß und voll, „sthenisch", obwohl durchaus nicht immer kräftig. Einen leeren, weichen und häufigen Puls nennt man einen asthenischen (S. 440). Er ist ein Zeichen der Herzschwäche. Die Schädigungen des Herzens durch Entzündung, wie bei Influenza, sind manchmal zunächst klinisch latent, auch bei Rekonvaleszenten. Vage Erscheinungen sind vom Arzt nicht zu vernachlässigen!

Bei Individuen, die im Krieg oder durch schwächende Lebensgewohnheiten heruntergekommen sind und eine fieberhafte Krankheit bekommen, wie Typhus oder Pneumonie, kann die Bluttemperatur niedrig bleiben oder gar subnormal werden (Hypothermie). Man redet hier von asthenischem oder adynamischem Typhus bzw. Pneumonie. Wahrscheinlich sind die abgeschwächten Zellen zu einem erhöhten Stoffwechsel nicht imstande und sie versagen durch die giftige Schädigung, so daß die Temperatur sinkt. PEL sah nach Eröffnung eines tropischen Leberabszesses die subnormale Bluttemperatur normal werden. —

Bewußtseinsstörungen können bei Fiebernden auftreten durch giftige oder (und) thermische Schädigung des Gehirns, abgesehen von Entzündurg der Hirnhäute, erhöhtem Hirndruck usw. Ein kaltes Bad vermag sie zu bessern, ob durch Reizung vieler Hautnerven oder durch Änderung der Blutverteilung oder sonstwie, ist eine offene Frage. Man hat dies beim Darmtyphus beobachtet.

Der Ursprung der febrilen Digestionsstörungen (Abnahme von Appetit, von Sekretionen wie die des Speichels und der HCl, welche Säure im Magensaft fehlen kann) ist noch nicht festgestellt: Giftwirkung, Hyperthermie, Wasserverlust durch Schweißverdunstung bzw. auch durch Atmung durch den geöffneten Mund kommen in Betracht. Die Zunge ist oft trocken, bei akuter Septikämie mit einem dicken schmutzig graugelblichen Belag bedeckt, bei chronischen septischen Zuständen ist sie glatt, rot, ohne Belag sein.

Der Harn ist oft spärlich und konzentriert infolge des Wasserverlustes durch Schweißbildung und enthält viel Harnsäure und harnsaure Salze (Sedimentum lateritium) infolge des vermehrten Stoffwechsels.

Die Bluttemperatur des Fiebernden kann durch starken Durchfall sinken. Hört dieser auf, so steigt sie an, wie ich beobachtete. Es fehlen die erforderlichen Daten zur Beantwortung der Frage, ob der Durchfall durch vermehrte W_a oder durch Giftausscheidung oder durch beides wirkt.

Ist die Erhöhung der Bluttemperatur bei Infektionskrankheiten nützlich? Durch Vermehrung des Stoffwechsels kann sie den Menschen schädigen. Schädigt sie aber den Parasiten mehr? Mehrere Kliniker schreiben der Herabsetzung einer hohen Bluttemperatur beim Typhus um 1—2° durch ein Vollbad von etwa 20° während 10 Minuten eine günstige Beeinflussung des Wohlbefindens und des Appetits zu. Solche Bäder wirken aber auch auf die Blutverteilung und das Nervensystem ein. Auch Pharmaka, wie Chinin und Salizylsäure, wirken nicht nur auf den Wärmehaushalt ein. Demgegenüber ist die Möglichkeit zu berücksichtigen, daß erhöhte Bluttemperatur die Bildung von Schutzstoffen und die Tätigkeit der Leukozyten anregt, wie einige Forscher annehmen. Kaninchen erkranken aber nach LOEWY und RICHTER nach dem Wärmestich leichter an Hühnercholera, Diphtherie usw. Wir brauchen mehr Daten, sollen uns aber schon jetzt davor hüten, das Fieber als eine „zweckmäßige Reaktion" des Organismus „im Kampfe ums Dasein" zu verkündigen und seinen Einfluß auf diesem Organismus selbst nicht vernachlässigen!

Wir haben gesehen, daß beim Kollaps die Temperatur rasch abfallen kann unter Zunahme der Pulszahl (Kollapstemperatur). Der Tod kann eintreten (Abb. 287). Es kann aber die Temperatur prämortal (präagonal) ansteigen (Abb. 288). Beim Tetanus ist dieser Anstieg aus heftigen Muskelkrämpfen begreiflich. Was erhöht aber die Bluttemperatur, wenn Krämpfe fehlen?

Wir wissen es nicht. Nicht nur bei Tetanus, sondern auch bei Verletzungen des Gehirns oder des verlängerten Marks hat man postmortale Temperatursteigerung beobachtet. Man schreibt sie einer postmortalen Dissimilation zu, während die Wärmeabgabe nach dem Tode, mit dem Aufhören der Blutströmung und der Atmung, sofort ganz bedeutend sinkt. Beides trifft aber immer zu. Es fragt sich somit: warum ist in obigen bestimmten Fällen der Unterschied $W_b - W_a$ größer als sonst? Der Hinweis auf die Beteiligung des zentralen Nervensystems genügt nicht.

Wodurch tritt die Krise bei der fibrinösen Pneumonie ein? Vielleicht durch das Freikommen von Bakteriolysinen oder ähnlichen Stoffen aus Leukozyten, die bei der Schmelzung des fibrinösen Exsudates in großer Zahl zerfallen (S. 196). Ich habe ein kritisches Ende einer typischen Bakteriämie mit hohem kontinuierlichem Fieber (40°) bei einem erwachsenen Mann gesehen bald nachdem ich durch Einspritzung von sterilem Terpentinöl einen „Fixationsabszeß" in der Glutäalgegend hervorgerufen hatte. Auch hier trat rascher

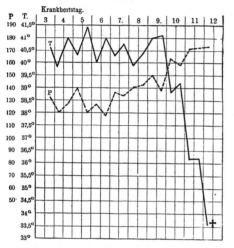

Abb. 287. Fleckfieber (Todesfall mit prämortalem Temperaturabfall nach CURSCHMANN).

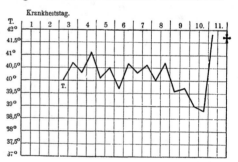

Abb. 288. Fleckfieber (Todesfall mit prämortaler Temperatursteigerung nach CURSCHMANN).

Zerfall zahlreicher Leukozyten und außerdem festen Gewebes ein. Bei Masern sinkt die hohe Bluttemperatur kritisch mit der Reifung des Exanthems (und Enanthems?), beim Scharlach sinkt sie lytisch, ebenfalls beim Typhus abdominalis und Typhus exanthematicus (Abb. 289). Wahrscheinlich entstehen bakteriolytische und Antikörper gerade in den Geweben, wo sich das Antigen anhäuft, d. h. wo ein Exanthem wie bei Masern auftritt.

Fiebertypen.

Nach dem Gang der Bluttemperatur unterscheidet man einige Fiebertypen, die sich mitunter zugleich durch andere Erscheinungen des Bewußtseins, des Wohlbefindens, Euphorie usw., kennzeichnen.

Im allgemeinen zeigt auch die fieberhafte Temperatur tägliche Schwankungen, welche denen der normalen Bluttemperatur entsprechen. Nicht immer aber erreicht die fieberhafte Temperatur mittags zwischen 2—6 Uhr ihren Höhepunkt, so z. B. mitunter bei Lungentuberkulose (CORNET u. a.). Es gibt sogar einen Typus inversus bei allgemeiner hämatogener Miliartuberkulose, wobei die Temperatur in der Nacht am höchsten, mittags am niedrigsten ist.

Das Fastigium kann verschieden lange dauern. Dauert das Fastigium eines Fiebers mehrere Tage, so zeigt die erhöhte Temperatur Schwankungen,

welche den täglichen Schwankungen der normalen Temperatur entsprechen.
Bewegen sich diese Schwankungen innerhalb eines Grades, so reden wir von
Febris continua, sind sie größer, von F. remittens. Eine vorübergehende
Erniedrigung der fieberhaften Temperatur nennt man eine Remission.

Ein kontinuierliches Fieber finden wir bei der fibrinösen Pneumonie, wo es
kritisch endet, ferner bei Septikämie; ferner als Fastigium beim Fleck- und
beim Bauchtyphus (Abb. 289). Die Temperatur steigt dabei staffelförmig

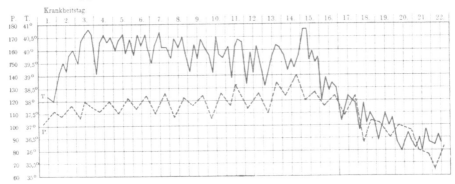

Abb. 289. Fleckfieber (typische Kurve nach CURSCHMANN).

an und ab (Lyse), die täglichen Schwankungen überschreiten mitunter 1^0.
Die Blutwärme steigt bei der fibrinösen Lungenentzündung (Abb. 290) schnell
und hoch an, mit Schüttelfrost; dann folgt das Fastigium (F. continua), das
einige Tage, ausnahmsweise aber nur einen. Tag dauert, und eine Krise, oft
eingeleitet durch eine Perturbatio critica.

Bei der Febris intermittens quotidiana tritt nachmittags eine
Temperaturerhöhung ein, während die niedrigste Temperatur etwas erhöht

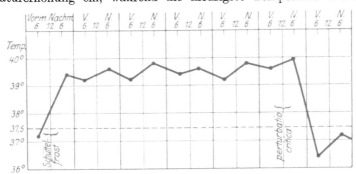

Abb. 290. Temperaturkurve bei fibrinöser Pneumonie (nach EICHHORST). Im Gegen -
satz zu Abb. 287 wird der Puls hier bei und nach der Krise ruhiger.

oder normal oder gar subnormal ist. Im letzteren Fall nennt man das Fieber
ein hektisches. Intermittierendes Fieber tritt auf bei Pyämie, auch die durch
Kolibazillen (Abb. 165), welche sich bei Eiterung in den Gallenwegen, im Darm
(Perityphlitis, Pylephlebitis) oder in den Harnwegen (Pyelitis) finden können.
Beim intermittierenden Fieber von gewisser Höhe pflegt der rasche Temperatur-
anstieg mit Schüttelfrost, der Abfall mit Schweißausbruch einherzugehen.
Während des Fiebers ist der Patient krank (Kopfschmerz, Bewußtseins-
störungen), während der fieberfreien Zeit kann er sich wohl fühlen.

Bei Malaria kommt außerdem eine F. intermittens tertiana (Abb. 291), wobei jedesmal ein fieberfreier Tag, und eine F. intermittens quartana

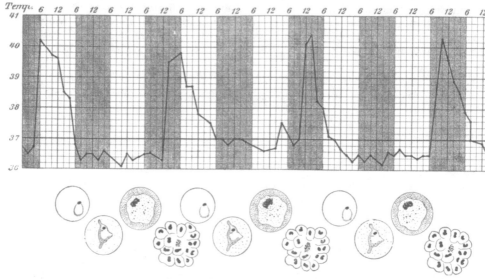

Abb. 291. Tertiana simplex anteponens (nach MANNABERG). (Unter der Kurve sind die entsprechenden Stadien der Schizogonie eingezeichnet.) (Aus MOHR-STAEHELIN, Hdb. d. inn. Med. I, Beitrag SCHILLING.)

(Abb. 292) vor, wobei jedesmal zwei fieberfreie Tage zwischen den Fieberanfällen liegen.

Wie versteht sich der intermittierende Fiebertypus ? Man hat schon lange Überschwemmung des Blutes mit dem betreffenden Parasiten während des

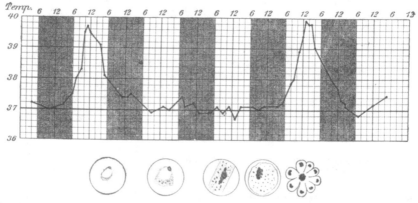

Abb. 292. Quartana simplex (nach SILVESTRINI). (Aus MOHR-STAEHEILN, Hdb. d. inn. Med. I, Beitrag SCHILLING.)

Fieberanfalls angenommen und ihr das Unwohlsein zugeschrieben. Einigemal hat man in der Tat (vgl. JOCHMANN) während des Fiebers Bakterien im Blut nachgewiesen, die in der fieberfreien Zeit fehlten. Ob dies für alle intermittierenden Fieber gilt, muß weitere Forschung lehren. Malaria kann als F. tertiana, als F. quartana und als F. tropica auftreten. Nach MANNABERG beginnt der Anfall in 91 % der Fälle bei den zwei zuerst genannten Formen zwischen 10 Uhr morgens und 3 Uhr nachmittags. Bei frischer Infektion (Erstlingsfieber) treten die Anfälle meist typisch tertian oder quartan ein, nach einiger Zeit kommen sie jedoch etwas früher (F. anteponens) oder etwas später (F. postponens) als nach 48 bzw. 72 Stunden. Dadurch kann ein unregelmäßiges, ein remittierendes oder gar kontinuierliches Fieber entstehen. Zahlreiche Blutuntersuchungen haben ergeben, daß die Fieberanfälle mit der Teilung der in den roten Blutkörperchen des peripheren Blutes wachsenden Tertiana- oder Quartanaparasiten zusammenfallen (vgl. die Abb. 291—294).

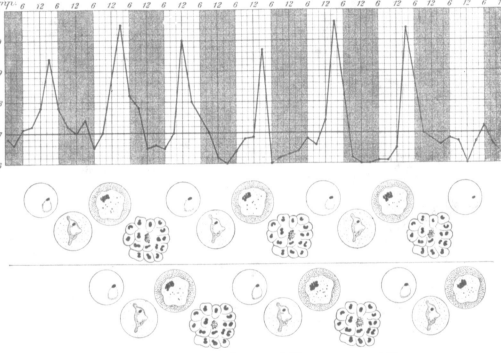

Abb. 293. Tertiana duplex (Quotidiana) nach MARCHIAFAVA und BIGNAMI. (Obere Reihe: 1. Generation im peripheren Blut. Untere Reihe: 2. Generation im peripheren Blut). (Aus MOHR-STAEHELIN. Hdb. d. inn. Med. I, Beitrag SCHILLING.)

Diese ungeschlechtliche Teilung (Schizogenie) in viele Stücke führt zur Entstehung von vielen Schizonten, außer welchen aber auch Geschlechtsformen (Gameten) auftreten, die schon als kleinste Merozoiten (Teilinge) Pigment, aber keine „Vakuole" wie die Schizonten enthalten. Diese jungen Formen dringen in Chromozyten ein und eine neue Schizogenie erfolgt. Man unterscheidet: 1. Plasmodium vivax, den Erreger der F. tertiana. Das im toten Blutkörperchen wachsende Plasmodium ruft bald eine gleichmäßige Tüpfelung (PLEHN, SCHÜFFNER) hervor: ziegelrote feinste Körnchen treten aus, die allmählich an Größe und Zahl zunehmen. Der Parasit teilt sich nach etwa 44 Stunden in 15 oder mehr Stücke. 2. P. malariae, den Erreger der F. quartana. Es streckt sich meist in die Länge, so daß ein Band quer durch das Blutkörperchen durchzieht (Abb. 292). Es teilt sich in 6 Stücke. 3. P. immaculatum s. praecox, den Erreger der F. tropica perniciosa. Es hat viel weniger Protoplasma als die beiden anderen Parasiten. Oft finden sich zwei und mehr Parasiten in einem Blutkörperchen. Die erste Entwicklung geschieht

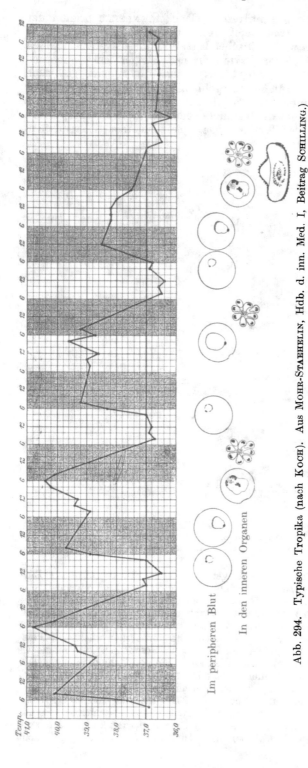

Im peripheren Blut

In den inneren Organen

Abb. 294. Typische Tropika (nach Koch). Aus Mohr-Staehelin, Hdb. d. inn. Med. I, Beitrag Schilling.)

im peripheren Blut, die weitere fast immer in Blutkapillaren von Milz. Knochenmark, Gehirn und anderen Organen. Der Parasit teilt sich in 8—25 Stücke. Die Gameten zeigen im ausgewachsenen Zustande eine Wurstform, sie werden als „Halbmonde" bezeichnet.

Die F. intermittens quotidiana ist — wenn auch vielleicht nicht immer — als eine tertiana duplex aufzufassen, indem zwei Generationen sich abwechselnd im Blut entwickeln, so daß man jüngere neben älteren Formen im Blut findet (s. Abb. 293). Man kennt auch eine F. quartana duplex, ja triplex, letztere mit drei Generationen im Blut.

Die Fieberanfälle der F. tropica dauern 36 Stunden (Abb. 294), mit einer nicht

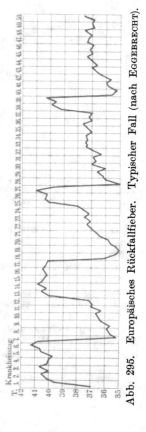

Abb. 295. Europäisches Rückfallfieber. Typischer Fall (nach Eggebrecht).

zur Norm gehenden Erniedrigung. Es ist eine schwere Malaria (maligna, perniciosa) oft atypischer Form. Der Parasit entwickelt sich zum Teil in Blutkapillaren verschiedener Organe.

Wahrscheinlich gelangt bei der Teilung des Parasiten bei Malaria irgendein Gift ins Blut, das Fieber bewirkt. Bei der F. tropica scheint die Giftabgabe nicht oder nicht ausschließlich von der Teilung des Parasiten abzuhängen. —

Die Febris recurrens (Rückfallfieber, relapsing fever) wird von einer OBERMEIER nachgewiesenen Spirochäte zugeschrieben. METSCHNIKOFF bekam nach Einspritzung spirillenhaltigen Blutes eines an Rückfallfieber Erkrankten zweimal das Fieber. Der Fiebertypus zeichnet sich aus durch Anfälle von einigen Tagen eines hohen kontinuierlichen Fiebers mit Spirochäten im Blut. Die Temperatur steigt rasch an und fällt kritisch. Zwischen den Anfällen liegen fieberfreie Zeiten von einigen Tagen Dauer (Abb. 295).

Das chronische Rückfallfieber von EBSTEIN und PEL ist wahrscheinlich Lymphogranulomatose zuzuschreiben.

24. Kapitel.

Das Blut und die Blutverteilung.

Einleitung.

Das Blut ermöglicht die Ernährung und den Gaswechsel der Gewebe: es führt denselben frische Nährstoffe verschiedener Art (Eiweißkörper, Kohlehydrate, Fette, Salze und Sauerstoff) und die Produkte des Stoffwechsels (die zum Teil giftig sind, wie die Kohlensäure) den ausscheidenden Organen: den Nieren, Lungen, Schweißdrüsen usw. zu. Außerdem überträgt das Blut gewisse Stoffe, wie innere Sekrete von gewissen Organen, Zucker von der Leber, in andere Organe. Aus dieser Rolle des Blutes erklärt sich die Verschiedenheit des venösen Blutes verschiedener Organe, während das im Herzen gemischte arterielle Blut, sofern wir wissen, überall die gleiche Zusammensetzung hat. So haben wir z. B. schon gesehen, daß der Zuckergehalt des Pfortaderblutes von der Zuckeraufnahme im Darm abhängig ist, während der Zuckergehalt des Leberaderblutes ziemlich unveränderlich und dem des arteriellen Blutes gleich ist. Wahrscheinlich kommen jetzt noch unbekannte Unterschiede des Blutes verschiedener Adern vor; ja, wir müssen annehmen, daß das Blut derselben Vene je nach Ruhe oder Tätigkeit des Organs anders zusammengesetzt ist, z. B. weniger O_2, mehr CO_2 und andere Stoffe wie innere Sekrete usw. enthält.

Wir betrachten das Blut in Zusammenhang mit den blutbereitenden Geweben, wo Blutkörperchen gebildet und zerstört werden. Will man das Blut als ein flüssiges Gewebe oder sogar als ein flüssiges Organ betrachten, so darf man doch nicht vergessen, daß die Blutzellen, wenn je, unter normalen Umständen doch nur ausnahmsweise im strömenden, peripheren Blut und überhaupt fast immer in den blutbildenden Geweben entstehen. Sie gehen außerdem überwiegend in Milz und Leber, vielleicht auch in bestimmten Lymphdrüsen, zugrunde. Die pathologischen Änderungen des Blutes sind denn auch großenteils von solchen jener Gewebe bedingt. Allerdings gibt es auch Schädigungen, welche unmittelbar das Blut treffen, wie der Malariaparasit oder ein Blutgift, das beim Versuchstier oder beim Fötus (vom mütterlichen Blute aus) oder vom Magendarmkanal (wie z. B. Kalium chloricum) oder von der Leber (wie z. B.

gallensaure Salze) in das Blut eingeführt wird. Blutveränderungen können übrigens auch von anderen Organen oder Geweben aus hervorgerufen werden, wie z. B. Hydrämie durch Niereninsuffizienz, oder indem von einem Nekrose- oder Entzündungsherd aus Gifte ins Blut gelangen. Wir haben ferner auch schon die Hyper- und Hypoleukozytose, die Hyper- und Hypinose kennen gelernt. Das Blut kann nach verschiedenen Richtungen hin Änderungen erleiden. Eine Änderung kann andere zur Folge haben, wie wir wiederholt sehen werden. Wir sollen nacheinander besprechen: die Änderungen der Menge, der Zusammensetzung, der Bildung und Zerstörung, der Verteilung und der Bewegung des Blutes sowie Bildung und Abfuhr von Gewebssaft und Lymphe.

Änderungen der Blutmenge.

Die Frage: Was ist die normale Blutmenge? vermögen wir noch weniger als die nach manchen anderen normalen Dimensionen genau zu beantworten. Wir müssen unterscheiden das absolute und relative Gewicht bzw. Volumen des Blutes, relativ in bezug auf das Körpergewicht bzw. die Kapazität des Gefäßsystems mit normalem Tonus. Dies ist von Bedeutung für den Blutdruck (s. später).

Die unmittelbare Bestimmung der ganzen Blutmenge bei Tieren und hingerichteten Menschen durch Auffangen des ausfließenden Blutes und nachheriges Auspressen der Organe und Gewebe begegnet manchen Fehlerquellen: einerseits hat man keine Sicherheit, die ganze Blutmenge gewonnen zu haben, andererseits kann mitausgepreßte Gewebsflüssigkeit und Lymphe die Menge zu groß machen. So hat man bei Hunden die Blutmenge auf 8 bis 9%, Bischoff bei zwei hingerichteten Menschen auf 7,1 bzw. 7,7%, Kraus auf 5,2% des Körpergewichts festgestellt. Die mittelbaren Berechnungen der relativen Blutmenge am normalen lebenden Menschen (Tarchanoff u. a.) haben so weit auseinandergehende Werte (3,3—12,5%) ergeben, daß sie nicht als zuverlässig zu betrachten sind. In letzter Zeit hält man die niedrigeren Werte, etwa 5%, für die richtigsten. Es gibt hier jedoch ebensowenig wie für andere Größen eine bestimmte Zahl der Norm.

Diese Dürftigkeit unserer Kenntnis hat jedoch nicht davon abgehalten, in gewissen Fällen Oligämie oder relative Anämie, eine zu kleine, in anderen Fällen **Plethora** (Vollblütigkeit oder Vollsäftigkeit), d. h. eine zu große Blutmenge anzunehmen. Und zwar unterscheidet man eine Plethora vera oder Polyämie mit unveränderter und eine Plethora spuria mit veränderter Zusammensetzung des Blutes. Sind nur die flüssigen Bestandteile des Blutes vermehrt, so redet man von einer Pl. serosa s. hydraemica; sind die roten Blutkörperchen pro Kubikmillimeter vermehrt, von einer Pl. polycytaemica oder Polyzytämie.

Man nimmt eine wahre Plethora beim Menschen mit kräftigem Körperbau, gut entwickeltem Fettpolster, roten Wangen und Lippen und vollem, kräftigem Puls, kräftigem, sogar hypertrophischem Herzen ohne bekannten Anlaß an. Häufig sind das Leute, die einer üppigen Lebensweise mit regelmäßigem Alkoholgenuß fröhnen. In der Tat findet man bei solchen Leuten nach plötzlichem Tode ohne Blutverlust sämtliche Organe sehr blutreich, wie von Recklinghausen schon betont hat und andere bestätigt haben.

Berechtigen diese klinischen Erscheinungen zur Annahme einer Polyämie? Nicht unbedingt. Sie tun es nur, wenn sie nicht vorübergehend, sondern immer oder doch durchgehend vorhanden sind. Es können Lippen und Wangen auch bei nichtplethorischen Menschen vorübergehend rot werden z. B. durch Körperbewegung in kalter frischer Luft. Dann kann auch der Puls voll und kräftig werden, während er es sonst nicht ist, indem sie die Blutverteilung ändert und die Herztätigkeit stärker wird. Andererseits kommen rote Lippen und Wangen oder ein voller, kräftiger Puls an und für sich auch ohne Plethora vor. Ein voller, kräftiger Puls besteht meist bei Hypertrophie der linken Herzkammer. Und rote Lippen und Wangen finden sich auch fortwährend bei dünner, durchsichtiger Haut oder oberflächlicher Lage der Blutkapillaren — die Lippen verdanken ja ihre normaliter rote Farbe der oberflächlicheren Lage reichlicher Blutkapillaren — wir kennen sogar eine Chlorosis rubra. Es gibt andererseits Familien mit dicker, wenig durchscheinender Haut, die durch ihre bleiche Wangenfarbe eine Anämie vortäuschen; die roten Lippen können aber diese unrichtige Annahme verhüten. Plethora ist bei ihnen möglich. Selbstverständlich können z. B. durch Schreck die Wangen und Lippen eines Vollblütigen vorübergehend erblassen und sein Puls leer, und schwach werden. Dies ist auch möglich durch Ermüdung.

Die Bedeutung der Plethora ist eine unsichere. Beachtung verdient die Erfahrung, daß fibrinöse Pneumonie und manchmal auch Bauchtyphus und Grippe bei Vollblütigen sehr heftig, unter schweren Vergiftungserscheinungen (Bewußtseinsstörungen, Delirien usw.) verläuft. Welche Rolle regelmäßiger Alkoholgenuß dabei spielt, muß allerdings näher ermittelt werden. Daß Vollblütigkeit Hirnblutung fördere, ist nicht erwiesen.

Man hat eine Plethora apocoptica (ἀποκόπτω = ich haue ab) angenommen nach Amputation eines größeren Körperteils, z. B. eines Beins, wenn weder vor noch während oder nach der Operation eine nennenswerte Blutmenge verloren ging und im Gegenteil ein großes Blutvolumen durch Anwendung der ESMARCHschen Blutleere aus dem Bein in den Körper zurückfloß. Es wird nämlich bei der Anwendung dieser Blutleere zunächst das Bein des liegenden Patienten während einiger Zeit senkrecht gestellt und erst dann der Gummischlauch fest angezogen, so daß kein Blut aus dem Körper in das Bein fließt, wenn dieses zur Amputation wagerecht gelegt wird. Eine Pl. apocoptica hat man jedoch nicht nachweisen können. Vielleicht genügt das vom Bein in den Körper geflossene Blut nicht dazu. Oder es entsteht eine Plethora, die aber, wie die künstlich bei Tieren erzeugte, in kurzer Zeit wieder schwindet.

Man kann nämlich das Blutvolumen eines Hundes oder anderen Versuchstieres vergrößern durch Einspritzung in eine Vene, z. B. in die Drosselader, von defibriniertem Blut eines anderen gleichartigen Tieres. Eine solche Überleitung von Blut nennt man Transfusion. Vorherige Defibrinierung soll Gerinnselbildung und Verstopfung der Blutgefäße verhüten. Man muß Blut derselben oder einer verwandten Tierart nehmen, weil das Serum einer fremden Tierart hämolytisch zu wirken droht.

Die Geschichte der Transfusion ist, wie manche andere, lehrreich. Die erste Transfusion war die von Schafblut beim Menschen 1667 in Paris mit gutem Erfolg von DENIS ausgeführt. Als dann aber später, im gleichen Jahrhundert, einige Transfusionen tödlich verliefen, wurde dieser Eingriff vom Staat verboten. Erst 1820 versuchte sie JAMES BLUNDELL von neuem, indem er Blut von der Karotis eines Schafs geradewegs in eine menschliche Vene überleitete. Es kamen dann gut und schlechtverlaufende Fälle vor. PONFICK, LANDOIS u. a. betonten später die Gefahr der Blutungen mit Fieber und Tod, und man erkannte die hämolytische Wirkung artfremden Blutes. In den ersten Jahren der Heilserumbehandlung bei Diphtherie (1894ff.) hat man nicht auf die mögliche hämolytische Wirkung von Pferdeserum auf menschliches Blut geachtet. Im Serum findet sich der hämolytische Stoff. Erst üble Zufälle lenkten die Aufmerksamkeit darauf hin, und weitere Forschung lehrte, daß Erhitzung des Serums auf 65° C die hämolytische Wirkung aufhebt. Bei Überleitung von Blut wählt man möglichst nahe blutsverwandte Individuen; man überzeugt sich außerdem zuvor, daß Mischung eines Tropfen Bluts von A mit einem Tropfen von B nicht zu Agglutination von Blutkörperchen führt.

Man kann aber auch statt defibrinierten Blutes eine isotonische, „physiologische", d. h. 0,9%ige blutwarme Kochsalzlösung in eine Vene einleiten und dadurch das Blutvolumen vergrößern (intravenöse Infusion) oder in die Unterhaut (Hypodermoklyse). Man benützt dazu auch wohl eine warme Glykoselösung.

Was sind die Folgen einer Trans- bzw. Infusion? Von vornherein müssen wir eine Steigerung des arteriellen Blutdrucks erwarten, weil dieser Blutdruck vom Verhältnis des Blutvolumens zur Kapazität des arteriellen Gefäßsystems, ceteris paribus, abhängt und mit der Überfüllung der Schlagader zu- und abnimmt (s. später). Der arterielle Blutdruck steigt in der Tat an, sobald das Blutvolumen in gewissem Maße zugenommen hat. Wir müssen aber weiterhin unterscheiden, ob zuvor Blutverlust stattfand oder nicht, ob es sich also um einfache oder um plethorische Hydrämie (s. weiter unten) handelt. Ohne voraufgehenden Blutverlust sinkt der arterielle Blutdruck schon nach wenigen Minuten zum normalen Wert herab. Wie erklärt sich das? Ein Teil der überschüssigen Flüssigkeit häuft sich in kleinen Venen und Haargefäßchen, besonders der Leber an, die infolgedessen fester, ja bretthart wird. Außerdem nimmt vielleicht der Tonus gewisser Schlagadern ab. Ferner nimmt das intravaskuläre Flüssigkeitsvolumen ab durch vermehrte Transsudation in den Gewebespalten (Ödem) und serösen Höhlen (Hydrops) und durch Zunahme einiger Ausscheidungen. Die Darmschleimhaut sondert Wasser ab und resorbiert weniger als sonst, so daß sich Durchfall einstellen kann; große Mengen Speichels fließen den Hunden aus dem Maule ab (Cohnheim und Lichtheim). Sämtliche Bauchorgane und die Speicheldrüsen dieser Hunde sind wassersüchtig und in der Bauchhöhle häuft sich klare Flüssigkeit an. Alle übrigen Organe sind demgegenüber bemerkenswerterweise trocken, mit Ausnahme der seltenen Fälle von Lungenödem. Die Wirkung der Schweißdrüsen ist noch nicht genau untersucht. Die Nieren sondern aber mehr Harn ab. Findet Infusion einer isotonischen Kochsalzlösung nicht zu rasch statt, so hält die vermehrte Harnbildung gleichen Schritt mit ihr (Dastre und Loye). Die Blutdruckerhöhung und die Hydrämie oder Verwässerung des Blutes (nach Infusion) sind dafür verantwortlich zu machen (s. unten).

Bei Zunahme des Blutvolumens durch Transfusion werden die Grenzen des Kompensationsvermögens des Organismus eher überschritten als bei Infusion. Dem Herzen werden dann immer höhere Anforderungen gesetzt, die es nach einiger Zeit vermehrter Arbeit nicht mehr zu bewältigen vermag, so daß es erlahmt, und zwar schon während oder einige Zeit nach der Transfusion. Rasche Entziehung eines Teils des transfundierten Blutes kann dann lebensrettend wirken. Was erhöht denn die Herzarbeit? Zunächst die Viskosität oder innere Reibung defibrinierten Blutes in noch nicht erklärter Weise größer als die des normalen Blutes. Ferner nimmt sie noch mehr zu durch allmähliche Eindickung des Blutes infolge der vermehrten Transsudation und Ausscheidung. Das infolgedessen entstehende Zuviel an Chromozyten schwindet nämlich erst allmählich aus dem Blute. Ob dazu noch Gefäßlähmung und Schädigung von Geweben durch den erhöhten Blutdruck kommen, ist eine unbeantwortete Frage. Sicher ist nur, daß Überfüllung des rechten Herzens und Herzlähmung erfolgen können. Wieviel Flüssigkeit ohne merkbaren Schaden transfundiert werden kann, hängt nicht nur von der Geschwindigkeit der Überleitung, sondern auch von noch wenig gekannten individuellen Verschiedenheiten ab. Hierzu gehören wahrscheinlich Verschiedenheiten der Zwerchfellwirkung und eine verschiedene Dehnbarkeit der Leber, welche die Anhäufung von Blut in diesem Organ beeinflussen (vgl. S. 715). Auch Verschiedenheiten der Dehnbarkeit anderer Blutgefäße kommen hier in Betracht.

Die künstliche Überfüllung des Gefäßsystems schwindet somit bald, solange nicht gewisse Grenzen überschritten sind, und der Blutdruck wird wiederum normal. Dies beweist aber offenbar nichts gegen das Vorkommen einer spontanen Plethora, die unter anderen Umständen entsteht.

Anders gestalten sich die Verhältnisse nach Blutverlust, bei **Oligämie**. Tritt bei Verwundung, nach einer Entbindung oder sonstwie Blutverlust ein, so verkleinert sich zunächst die Kapazität des Gefäßsystems: wahrscheinlich gerät das vasomotorische Zentrum im Kopfmark in stärkere Tätigkeit, wenn die Blutzufuhr abnimmt, und zwar um so mehr, je größer der Blutverlust ist und je rascher er stattfindet. Auch das Atmungszentrum wird beeinflußt, was sich in einer rascheren Atmung kundgibt. Durch die stärkere Zusammenziehung der Gefäßmuskeln nimmt die Kapazität ab, die Wandspannung hingegen zu und durch beides steigt der gesunkene Blutdruck. Außerdem nehmen einige Absonderungen von Harn, Speichel (trockner Mundschleimhaut) ab, während das Blut den Geweben Flüssigkeit entzieht, was Durst und Abnahme der Gewebespannung zur Folge hat. Es ist, als ob der Organismus einem konstanten arteriellen Blutdruck nachstrebt, indem er das Verhältnis von Blutvolumen zur Kapazität des Gefäßsystems gleich hält bzw. gleich macht. Überschreitet jedoch der Blutverlust rasch gewisse Grenzen, so sinkt der arterielle Blutdruck allmählich, der Puls wird klein, weich und schnell, die am meisten peripheren, besonders die gipfelnden Körperteile (Nasenspitze, Ohren, Finger und Zehen) werden subjektiv und objektiv kalt, indem mit der geringeren Blutauch eine geringere Wärmemenge der Körperoberfläche zugeführt wird und die gipfelnden Teile durch ihre relativ größere Oberfläche mehr Wärme abgeben als die flachen; ein kalter Schweiß bricht aus, Funken werden gesehen, dann sinkt ein schwarzer Schleier vor den Augen herab, der Verblutende fällt in Ohnmacht (Kollaps). Tod durch Verblutung kann erfolgen. Die zunehmende Abnahme des Blutdruckes kann das Leben retten, indem die Blutung dadurch aufhört, bevor das Leben erlöscht ist. Tritt der Tod ein, so findet man bei der Sektion die Organe um so blutärmer, je langsamer der Blutverlust stattfand; bei einem plötzlichen starken Blutverlust, wie z. B. durch Einreißung eines Aortenaneurysmas, sinkt der arterielle Druck so rasch und stark, daß der Tod eintritt, bevor die verschiedenen Organe die Gelegenheit hatten, viel Blut zu verlieren.

Unter diesen Umständen, also nach Blutverlust, vermag Trans- bzw. Infusion körperwarmer isotonischer Kochsalzlösung das Leben zu retten und den gesunkenen Blutdruck dauernd zu heben. Auch eine Hypodermoklyse (Einspritzung isotonischer Kochsalzlösung in das Unterhautgewebe) oder das Trinken reichlicher Mengen erwärmter Flüssigkeit — mit Zusatz von Wein oder Kognak — vermag es. Es kommt an auf rasche Stillung der Blutung und Hebung des Blutdrucks und der Herztätigkeit. Man kann letzteres manchmal auch durch Autotransfusion erreichen: der Kopf wird tief gelagert, um die besonders bedeutungsvolle Hirnanämie zu bekämpfen, Arme und Beine vertikal erhoben, wodurch Blut in die Rumpfgefäße herabfließt, und mit elastischen Binden eingewickelt. Durch dieses Verfahren wird die Kapazität des Gefäßsystems verkleinert und dem Rumpf und Kopf möglichst viel Blut zugeführt, wodurch das erforderliche Verhältnis von Blutvolumen zur Gefäßkapazität soviel wie möglich wiederhergestellt wird.

Wieviel Blut kann der Mensch verlieren ohne zu sterben? Das läßt sich im allgemeinen nicht sagen. Individuelle Unterschiede kommen vor. Verlust annähernd eines Viertels oder gar Drittels der Blutmenge muß nicht tödlich sein, Verlust der Hälfte pflegt es jedoch zu sein. Verlust von ungefähr 50 ccm wird schon von gewissen Veränderungen im Organismus gefolgt.

Überlebt der Mensch einen Blutverlust gewissen Umfanges ohne Trans- oder Infusion, so nehmen Harn- und Speichelabsonderung ab, die Schweißbildung hingegen manchmal zu. Ein starker Durst stellt sich ein, wohl infolge des Übertritts von Wasser aus den Geweben in das Blut — also das Umgekehrte wie bei der künstlichen Vermehrung des normalen Blutvolumens. Der Übertritt von Wasser aus den Geweben in das Blut oder umgekehrt erfolgt durch hydrodynamische und osmotische Druckunterschiede (s. Transsudation). Es ist Durst ein von Wasserarmut der Gewebe bedingtes Allgemeingefühl, wenn auch wir es gewöhnlich in die Mund- und Rachenschleimhaut verlegen und als von ihrer Trockenheit abhängig betrachten. Durst pflegt sich auch nach starkem Durchfall oder starkem Schwitzen einzustellen. Der Durst nach Blutverlust führt bald durch reichliches Trinken zu Hydrämie, d. h. zur Wiederherstellung des Volumens des sei es auch „wäßrigen" Blutes. Erst ganz allmählich wird die Zusammensetzung des Blutes wieder normal, indem zunächst die Eiweißkörper, die weißen Blutkörperchen und erst später die roten an Zahl zunehmen. Die weißen Blutkörperchen werden sogar ungewöhnlich zahlreich

(Leukoz y tämie). Es ist, als ob der Organismus einer bestimmten Zusammensetzung des Blutes nachstrebt. Aber auch hier sind Grenzen. Besonders nach wiederholten Blutverlusten gewissen Umfanges kann vollkommene Wiederherstellung ausbleiben und die Anämie andauern, auch ohne erneuten Blutverlust und ohne Krankheit, wie z. B. nach schweren Blutungen bei wiederholten Entbindungen.

Die Blutveränderungen (Atrophie) in chronischen Hungerzuständen und beim Altern sind noch nicht genau untersucht.

Eine spontane echte Oligämie (Oligaemia vera) ist ebenso schwer genau nachweisbar wie eine Plethora. Vielleicht kommt sie vor mit Enge (Hypoplasie) des Gefäßsystems und Kleinheit des Herzens, wie sie VIRCHOW bei Chlorose nachgewiesen hat. Als Folge von Krankheiten, die mit allgemeiner Atrophie und Entartungen verlaufen, bei Unterernährung, kann sie bemerkbar werden. Bei der Autopsie erweisen sich dabei die Organe im allgemeinen als blutarm. Die Anämie bei Magenkrebs, Lungenschwindsucht und die perniziöse Anämie sind Beispiele solcher Krankheiten. Dieses Blut ist einfach hydrämisch. Zwischen diesen Äußersten und der ,,Norm'' kommen mannigfache Schattierungen vor.

Änderungen der Zusammensetzung des Blutes.

Das Blut besteht bekanntlich aus Plasma, Blutkörperchen und Blutplättchen. Im allgemeinen ist diese Zusammensetzung eine beständige, durch Zusammenwirkung verschiedener Organe und Gewebe, wie wir z. B. beim Blutzucker gesehen haben. Wir sollen zunächst die Änderungen des **Blutplasmas** besprechen, und zwar zunächst die Hydrämie, wäßriges Blut. Sie tritt nicht nur nach Blutverlust, sondern auch bei gewissen Herz- und Nierenkrankheiten und in Erschöpfungszuständen bei bösartigen Geschwülsten, chronischen Infektionen usw. ein.

Wie entsteht die Hydrämie in diesen Fällen ? Der Wassergehalt normalen Blutes beträgt $79{,}9^0/_0$, als rund $80^0/_0$, der Trockenrückstand 20,1, rund $20^0/_0$, bei einem spezifischen Gewicht von 1056—1059. Wäßriges Blut bedeutet Blut mit relativ oder absolut zu wenig Eiweiß und Blutkörperchen. Daher auch die hellere Farbe hydrämischen Blutes. Wir können nun unterscheiden: 1. Hydrämie durch Anhäufung von Wasser in den Blutgefäßen mit Zunahme des Blutvolumens, wie bei der künstlichen serösen Plethora durch Infusion: plethorische Hydrämie; 2. Hydrämie durch Verlust von Eiweiß und Blutkörperchen ohne Zunahme des Blutvolumens, wie nach Blutverlust: einfache Hydrämie. Die einfache Hydrämie bei erschöpfenden Krankheiten, Kachexie und chronischen Hungerzuständen ist einer ungenügenden Tätigkeit der atrophischen und entarteten Organe bzw. einer ungenügenden Nahrungszufuhr zuzuschreiben. Infolgedessen nimmt der Eiweißgehalt des Plasmas ab (Hypalbuminose). Bei chronischen Infektionen kann noch Giftwirkung auf die Organe hinzukommen. Tritt ungenügende Herzwirkung und dadurch ungenügende Nierentätigkeit ein, so kann (s. unten) seröse Plethora hinzukommen. Ob bei stillenden Frauen Hydrämie, und zwar durch Eiweißverlust eintritt, ist fraglich. Jedenfalls gibt es blühende stillende Mütter.

Die kardiale Hydrämie (durch ungenügende Herzwirkung) ist ausschließlich oder hauptsächlich eine plethorische. Durch ungenügende Herzwirkung mag nach einiger Zeit durch Stoffwechselstörungen einige Verarmung der Eiweißkörper auch im Blute entstehen, sie tritt doch in den Hintergrund gegenüber der Bedeutung der Herzinsuffizienz für die Harnsekretion (s. dort). Bleibt — wie gewöhnlich — Steigerung der Wasserentfernung durch Darm und Schweißdrüsen aus, so gibt der Organismus weniger Wasser ab als er einnimmt; es tritt Zurückhaltung von Wasser ein. Wo bleibt dieses Wasser ?

Zum Teil im Blut, zum Teil tritt es aus dem Blut in die Gewebsspalten als Gewebsflüssigkeit. Zunächst verrät sich die Wasserretention nur in einer Zunahme des Körpergewichts (latentes Ödem), die sich in keiner anderen Weise erklären läßt. Nimmt sie dann zu, so tritt erkennbares Stauungsödem ein.

Auch bei gewissen Nierenkranken kann es zu Wasserretention, plethorischer Hydrämie und Ödem kommen. Wir müssen einige Fälle unterscheiden: Zunächst kommt bei Schrumpfniere sekundäre Insuffizienz des hypertrophischen Herzens vor, die zu kardialer Hydrämie führt. Bei anderen Nierenkranken aber, z. B. bei solchen mit (sub)akuter Glomerulonephritis oder mit starker degenerativer Entzündung und Anämie der Niere, tritt Hydrämie durch Niereninsuffizienz auf (renale Hydrämie, S. 765, 889f.).

Welchen Einfluß übt Hydrämie auf die Körperfunktionen aus? Wie wir schon sahen, nimmt das durch Überleitung vermehrte Blutvolumen durch vermehrte Harnausscheidung und Transsudation bald ab. Bei der kardialen und renalen Hydrämie ist aber die Harnausscheidung eben primär verringert, so daß hier nur die vermehrte Transsudation — mitunter mit Durchfall und vermehrter Schweißbildung — wirken kann. COHNHEIM hat folgendes festgestellt:

Sobald nach der Einführung einer gewissen Menge (etwa 1 ccm) isotonischer Kochsalzlösung beim Frosch das Blut sich vollständig mit dieser Lösung gemischt hat, kann man mikroskopisch an der Zunge oder Schwimmhaut des Tieres sehen, daß das Blut rascher durch sämtliche Gefäße strömt; in den Kapillaren vermag man sogar keine einzelnen Körperchen zu erkennen, und der Wandraum (S. 378) der Venen erweist sich als frei von farblosen Körperchen. Auch am Mesenterium des Hundes kann man das beobachten. Oder man kann sich davon überzeugen, daß aus der Dorsalvene des Vorderbeins in der Zeiteinheit mehr Blut nach der Infusion ausströmt als zuvor. Mikroskopisch wird also die Längen-, im letzteren Fall die Volumengeschwindigkeit bestimmt. Der Blutstrom kann ein paar Stunden beschleunigt bleiben. Diese Strombeschleunigung ist offenbar unabhängig von der Blutdruckerhöhung, die sie überdauert. Sie ist einer Abnahme der Viskosität des Blutes (s. unten) und der Erweiterung der kapillaren Blutgefäßchen zuzuschreiben; durch beides nimmt der Widerstand ab. Ob aber bei kardialer, renaler und einfacher Hydrämie ebenfalls Strombeschleunigung eintritt und was ihre Bedeutung ist, wissen wir nicht. Abnahme der Herzwirkung dabei bedeutet einen stromverlangsamenden Faktor.

Anhydrämie, richtiger Hyphydrämie, auch wohl Oligaemia sicca genannt, Eindickung des Blutes, entsteht durch starken Wasserverlust. Spritzt man eine sehr konzentrierte Salz- oder Zuckerlösung in die Bauchhöhle eines Kaninchens ein, so tritt eine so große Wassermenge aus den Blutgefäßchen des Bauchfells in die Bauchhöhle, daß das Blut dickflüssig wird (WEGNER, MAAS), und zwar durch Abnahme des Blutdruckes sowie durch Zunahme der osmotischen Spannung des Blutes. So kann beim Menschen das Blut durch starkes Schwitzen und viel mehr noch durch starken Durchfall eingedickt werden. In beiden Fällen stellt sich infolge der Wasserentziehung aus den Geweben, bald Durst ein. Ein Beispiel:

Der Cholerabazillus ruft eine starke schleimigseröse Entzündung der Magen- und Darmschleimhaut hervor: Nicht nur durch Erbrechen, sondern besonders durch starken Durchfall werden dem Körper große Wassermengen entzogen. Der grauweißliche, reiswasserähnliche Stuhl besteht wahrscheinlich aus serösem Exsudat, Darmsaft, grauem Schleim, Epithel, letzteres mit Schleim Flocken bildend. Die Haut und sonstigen Geweben werden trocken, die Haut läßt sich leicht in Falten aufheben, die Harnausscheidung nimmt ab bis auf Null, der Gewebsturgor nimmt ebenfalls ab, das Gesicht fällt ein, wodurch Nase und Kinn spitz hervorragen (facies cholerica), die Stimme wird schwächer durch Muskelschwäche und klanglos durch Eintrocknung der Stimmbänder (vox cholerica). Findet nicht zeitige genügende Wasserzufuhr statt, so wird durch den Magendarmkanal dem Blut, und durch das Blut den Geweben immer mehr Wasser entzogen. Durch Abnahme des Blutvolumens sinkt der arterielle Blutdruck. Außerdem nimmt die Viskosität, die innere Reibung des Blutes, das allmählich eine teerartige Beschaffenheit gewinnt, zu. Zeichen der Herzschwäche stellen sich schließlich ein, wahrscheinlich durch Eintrocknung, durch ungenügende Blutdurchströmung durch Zunahme der Viskosität (Widerstand) des Blutes und vielleicht noch durch Schädigung des Herzmuskels durch das Choleragift. Auch die Tätigkeit der übrigen Organe wird abnehmen, so daß ein recht verwickelter Zustand entsteht, der einer genauen Zerlegung harrt, zum Teil ein Circulus vitiosus, der z. B. aus der allmählich abnehmenden Blutbewegung erhellt. Die Haut wird allmählich kalt, weil ihr aus den inneren Organen, besonders Muskeln und Drüsen immer weniger Wärme (Blut) zugeführt und durch das langsamer strömende Blut mehr Wärme abgegeben wird, außerdem zyanotisch, weil ihr auch weniger Sauerstoff zugeführt wird und der zugeführte Sauerstoff durch den langsamen Blutstrom vollständiger verbraucht wird. Die blaue Hautfarbe soll außerdem einer Methämoglobinämie zuzuschreiben sein, welche den Blutgaswechsel verringert. Diese durch eine kalte, blaue Haut gekennzeichnete Stufe nennt man Stadium algidum s. asphycticum. Der Bauch wird oft kahnförmig eingezogen und nach dem Tode nimmt die Leiche häufig eine „Fechterstellung" an, indem die Totenstarre stärker in den Beugemuskeln auftritt. In manchen Fällen folgt eine 2. Stufe (Choleratyphoid, Stadium comatosum) mit Schwund der Kreislaufstörung. Otto Müller und Lehndorff schreiben das Stadium algidum vor allem einer starken Hyperämie der Baucheingeweide infolge von Sympathikuslähmung (Lehndorff) zu. Hört diese auf, so könne das zweite (komatöse) Stadium durch Giftwirkung eintreten.

Jetzt wollen wir Abnormitäten der **Eiweißkörper** besprechen.

Das Blutplasma enthält Fibrinogen, Nukleoproteide, Serumglobuline und Serumalbumine; das Blutserum unterscheidet sich vom Plasma vornehmlich durch das Fehlen von Fibrinogen, die Gegenwart von viel Fibrinenzym und stärkere Alkalizität. Fibrinogen kommt auch in Chylus, Lymphe und in einigen Trans- und Exsudaten vor. Die Bildungsstätte des Fibrinogens ist noch unsicher. Wahrscheinlich spielt die Leber eine gewisse Rolle dabei: nach Leberexstirpation (Nolf) nimmt der Fibrinogengehalt des Blutes ab, ebenso bei Phosphor- und Chloroformvergiftung, um bei Heilung wieder zu steigen, schließlich ist nach Doyon, Morel und Kareff das Lebervenenblut reicher an Fibrinogen als Blut anderer Gefäße (vgl. ferner Hammarsten). Beachtung verdient die alte, von Moll und anderen Forschern bestätigte und ausgearbeitete Bemerkung Virchows, daß sehr selten eine erhebliche Vermehrung des Fibrins (was man als Hyperinose oder Hyperfibrinose bezeichnet) stattfindet ohne gleichzeitige Vermehrung der weißen Blutkörperchen: Stoffe, welche die Zahl der Leukozyten im Blute vermehren, also Leukozytose hervorrufen, wie Terpentinöl, $AgNO_3$, erhöhen auch den Fibringehalt des Blutes. Andererseits tritt bei Peptonvergiftung und einigen anderen Zuständen Hypinose neben Hypoleukozytose auf.

Wir dürfen die Fibrinogenmenge und die Fibrinmenge, die man aus dem Blutplasma gewinnt, nicht als gleich voraussetzen. Es wird, wie es scheint, in der Regel nicht die ganze Menge Fibrinogen bei Gerinnung in Faserstoff umgewandelt, sondern es bleibt eine kleine Menge gelöst. Ob die Bestimmung des Fibrinogengehalts immer mit der erforderlichen Genauigkeit möglich ist? Aus normalem Menschenblut bekommt man 0,1—0,4 Gewichtsprozent Fibrin. Unter pathologischen Umständen kann dieser Gehalt bis zu 1 oder 1,3% ansteigen. Inwiefern dann ein vermehrter Fibrinogengehalt, inwiefern eine erhöhte Gerinnbarkeit bzw. günstigere Konstellation für Gerinnung vorliegt, vermögen wir zur Zeit nicht zu sagen. Wir kennen nämlich die Gerinnungsfaktoren nicht genügend. Auch die Umstände, die den Fibrinogengehalt des Blutes bedingen, kennen wir nicht genau. Wir wissen (s. oben), daß Hyperinose mit Hyperleukozytose einherzugehen pflegt. Man hat schon lange der Hyperinose und in letzter Zeit auch der Hyperleukozytose eine günstige prognostische Bedeutung zugeschrieben, so z. B. bei fibrinöser Pneumonie, bei Appendizitis. Ausnahmen kommen aber vor. Vergessen wir nicht, daß einer vereinzelten Erscheinung nie ein absoluter Wert zukommt, und daß krankhafte

Zustände immer mehr oder weniger verwickelt sind und in ihrem Verlauf von mehreren Faktoren beeinflußt werden, die gleich oder entgegengesetzt wirken können. Aus Hyperleukozytose darf man z. B. höchstens auf die Anwesenheit eines positiv chemotaktischen Stoffes im Blute schließen. Sie hat aber keineswegs immer eine günstige Bedeutung, ebensowenig wie etwa Agglutination durch ein Serum. So findet man z. B. „Polynukleose" (Hyperleukozytose) bei fortschreitender Lungentuberkulose. Andererseits kommt Leukopenie manchmal ohne ernste Bedeutung vor und wird von Leukozytose gefolgt. Wir kommen später auf die einzelnen Formen zurück. Andererseits findet sich Hypinose häufig bei Zuständen mit weniger günstiger Vorhersage, und zwar oft neben Hypoleukozytose. Man findet Hypinose aber auch wohl dann, wenn das Leben nicht bedroht wird, z. B. bei Gelenkrheumatismus. Es kommt immer auf die Konstellation an.

Von den Veränderungen der Serumeiweiße wissen wir so wenig, daß wir uns dabei nicht aufhalten.

Auf einer Anomalie der Gerinnbarkeit des Fibrinogens beruht die Hämophilie oder Bluterkrankheit. In gewissen Familien („Bluterfamilien") kommt eine erbliche Disposition zu heftigen, mitunter unstillbaren und dadurch tödlichen Blutungen vor; sogar nach einer geringfügigen Verletzung (kleinen Stich, Zahnextraktion) kann eine solche Blutung eintreten, ja, ohne bekannten Anlaß ist ein tödliches Nasenbluten möglich. Wir haben schon gesehen, wie sie sich vererbt und wie sie beim Weib fast immer nur latent vorkommt; daß nur geringe Andeutungen (zu starke Menstruation) bei ihr vorkommen.

Wie erklärt sich nun diese schwere Stillbarkeit der Blutung und die Neigung zu spontaner Blutung? Man hat letztere an abnorme Dünnheit und Zerreißlichkeit oder Durchlässigkeit der Gefäße, auch an ihre mangelhafte Zusammenziehung nach Verletzung, ferner abnormen Druckverhältnissen infolge zu großer Enge der großen Arterienstämme (VIRCHOW) zugeschrieben. Der Beweis ist aber bis jetzt ausgeblieben. Allerdings scheinen, wenn nicht alle, so doch viele Gefäße zerreißlicher zu sein, weil die geringste Verletzung oder Quetschung von starker Blutung gefolgt wird. THIERSCH hat schon auf die große Zerreißlichkeit neugebildeter Gefäßchen in Wunden bei Hämophilen hingewiesen. Ob aber die spontanen Blutungen bei Hämophilen per diapedesin stattfinden, wissen wir nicht.

Die Stillung einer Blutung pflegt bei Nicht-Hämophilen, wenn nicht größere Gefäße verletzt sind, von selbst zu erfolgen, und zwar durch Zusammenziehung bzw. Zurückziehung der durchschnittenen Gefäßchen und durch Gerinnselbildung, wenn nicht das Blut das Gerinnsel fortspült. Bei Verletzung größerer Gefäße ist Kunsthilfe erforderlich. Nun haben SAHLI u. a. Verlangsamung der Gerinnung bei Hämophilen nachgewiesen, während sich aus dem Blute des Hämophilen eine normale Fibrinmenge $(0,2—0,5\,^0/_0)$ gewinnen läßt. Nach SAHLI soll an der verletzten Stelle zu wenig Thrombokinase, und zwar (NOLF) von dem Gefäßendothel, gebildet werden. So wäre also der abnormen Beschaffenheit der Gefäßwand die Hämophilie zuzuschreiben. Wir dürfen aber andere Möglichkeiten nicht außer Betracht lassen, z. B. die einer Wirkung gerinnungshemmender Stoffe wie das Blutgelextrakt Hirudin, Albumosen und Peptone. So hebt Einspritzung von 0,3 g WITTE-Pepton pro Kilogramm Körpergewicht bei Hunde die Gerinnungsfähigkeit des Blutes auf eine Stunde auf.

Änderungen der Blutbestandteile können die **Viskosität** η beeinflussen. Wir haben vor allem zu bedenken, daß das Blut nicht eine homogene Flüssigkeit ist, sondern aus Plasma und Körperchen besteht. Das Plasma benetzt die Gefäßwand, wie aus der Ruhe oder doch erheblicher Stromverlangsamung der Wandschicht erhellt. Die Viskosität oder innere Reibung des Blutes setzt sich zusammen aus der inneren Reibung des Plasmas, der Reibung der Körperchen am Plasma, unter sich und an den Wänden. Die Blutkörperchen haben nicht alle die gleiche Geschwindigkeit, und diese Unterschiede machen sich besonders in den kleineren Gefäßchen geltend. Wir dürfen ferner nicht vergessen, daß die Verhältnisse für eine durch Glaskapillaren und die für eine durch kapillare Gefäßchen strömende Flüssigkeit nicht gleich sind, auch dann nicht, wenn wir die Dehnbarkeit, Elastizität, Schlängelungen

usw. der Blutgefäßchen außer Betracht lassen (W. Heubner, Nicolai). Die
Viskosität η des Blutes wird zum größten Teil, etwa $^2/_3$ bis $^3/_4$ durch die Blutkörper-
chen bedingt. Zunahme ihres Volumens oder ihrer Zahl vergrößert die Viskosität
(W. Heubner, Bence). Diese nimmt ferner mit dem Kohlensäuregehalt des Blutes
(Korányi) und durch Defibrinieren zu. Flüssige Gelatine erhöht sie ebenfalls. Er-
höhung der Temperatur vermehrt die innere Reibung des Blutes mehr als die des
Serums.

Die Bedeutung dieser Einflüsse bei krankhaften Zuständen läßt sich zur Zeit
nicht genau angeben, weil sich zugleich andere, auch entgegengesetzte Einflüsse
durch Änderung der Gefäßweite, des Blutdrucks, Verwässerung oder Eindickung
des Blutes geltend machen können und wir zur Zeit weder die algebraische Summe
dieser Einflüsse noch diese Einflüsse selbst einzeln bei den verschiedenen Zuständen
kennen. Vgl. das bei Hydrämie und Hyphydrämie Gesagte.

Der normale **Fettgehalt** des Blutserums im nüchternen Zustand wird auf 0,1
bis 1% angegeben. Feinste Fettkügelchen sind als ,,Hämokonien" beschrieben;
sie kommen im normalen Blut vor. Während der Verdauung nimmt der Fettgehalt
zu (Verdauungslipämie). Bei pathologischer Lipämie ist er noch höher, z. B. bei
Alkoholismus und im diabetischen Koma. Diese Verhältnisse sind noch unklar.

Von Hyperglykämie, Urikämie, Uratämie, Urämie ist an anderen Stellen die
Rede. Auch von inneren Sekreten, Giften, Antikörpern usw. schweigen wir hier.

Eine bedeutende Rolle spielen die **Salze**, besonders die Chloride. Diese
bedingen mit phosphorsaurem und kohlensaurem Natrium, Basen und Säuren
die elektrische Leitfähigkeit des Blutes, die ziemlich gleichbleibend zu sein
scheint. Man findet normaliter 0,5 bis 0,6% Chloride (besonders Kochsalz)
im Serum, welcher Wert in fieberhaften Zuständen (Pneumonie) bis auf 0,4%
sinken kann. Durch ungenügende Nierenwirkung (s. dort) kann er bis auf 0,8%
ansteigen.

Es ist bei gewissen fieberhaften Zuständen eine Zurückhaltung von
Chloriden mit Hypochlorurie ohne Retention von Wasser möglich, während
doch Wasser und Kochsalz einander binden. Wie ist das verständlich? Bei
Zurückhaltung von Chloriden und von Wasser tritt Ödem ein, früher oder später,
und das Kochsalz findet sich dann in der Gewebsflüssigkeit (vgl. renales Ödem).
Wo findet es sich bei den hier gemeinten fieberhaften Zuständen ohne primäre
Störung der Nierentätigkeit und ohne Ödem? Nicht im Gewebesaft, was doch
Ödem zur Folge haben müßte.

Man hat im pleuritischen und sonstigen Exsudat bei solchen Zuständen eine
so große Kochsalzmenge wie die zurückgehaltene nicht nachweisen können. Am
Ende der Krankheit tritt dann vermehrte Kochsalzausscheidung (Hyperchlorurie)
mit vermehrter Harnmenge (Polyurie) auf. Der abnorm niedrige Chloridegehalt des
Serums weist darauf hin, daß die Chloride durch irgend etwas aus dem Blut ausgezogen werden. Wohin? Häuften sie sich im Gewebesaft an, so würde Ödem erfolgen.

van Leer, ein Rotterdamer Arzt, hat einen vernünftigen Erklärungsversuch
aufgestellt: Die Chlorionen — nicht NaCl — häufen sich in den Gewebszellen an.
Diese Zellen sind für NaCl ganz oder fast vollkommen undurchgängig, wenn nicht
zugleich eine Säure, z. B. CO_2, vorhanden ist. Findet sich im Blut oder in den
Gewebeflüssigkeiten eine freie Säure, so wird ein Teil der Chlorionen von den
Zellen aufgenommen. Unter anderen Umständen können sie wieder frei kommen.
In der Tat stellte van Leer zweimal Chlorideretention im diabetischen Koma
(Säurevergiftung, s. Azidose) fest ohne Fieber und ohne Infektionskrankheit. Eine
physikalisch-chemische Erklärung erscheint möglich, wenn wir annehmen, daß die
Gewebezellen zwar für die negativen Cl-Ionen, nicht aber für die positiven Na-Ionen
durchgängig sind. Nun werden aber die Cl-Ionen in einer Kochsalzlösung von den
Na-Ionen festgehalten. Kommen aber andere negative Ionen hinzu, wie die einer
Säure, so halten diese die Na-Ionen fest und es erfolgt Aufnahme von Cl-Ionen in
die Zellen in einer solchen Anzahl, bis das Gleichgewicht wieder hergestellt ist.
Etwas Ähnliches oder dasselbe wäre auch in gewissen fieberhaften Zuständen möglich.

Die gelösten Salze bedingen größtenteils den osmotischen Druck bzw. die molekulare Konzentration des Serums, und zwar Kochsalz zu $^2/_3$. Der gelöste Blutzucker tritt unter normalen Umständen ganz in den Hintergrund, bei Hyperglykämie kann er aber große, nicht zu vernachlässigende Bedeutung gewinnen.

Dabei ist zu bedenken, daß der isotonische Koeffizient von Kochsalz 3, von Traubenzucker 2 ist, so daß 2 Moleküle NaCl (Molekulargewicht 58,5) isotonisch sind mit 3 Molekülen Traubenzucker (Molekulargewicht 180). Es ist somit eine Lösung von $2 \times 58,5$ g NaCl pro Liter isotonisch mit einer Lösung von 3×180 g Traubenzucker pro Liter. Außerdem haben HAMBURGER u. a. nachgewiesen, daß auch die Eiweißkörper des Serums Wasser anziehen. Wir nennen diese Kraft Quellungsdruck, weil nicht nachgewiesen ist, daß sie denselben Gesetzen wie der osmotische Druck unterworfen ist.

Der osmotische Druck des Serums wird ziemlich gleich gehalten (Homoiotonie) durch die Tätigkeit von Magendarmkanal, Nieren und Schweißdrüsen, die den Wasser- und Salzgehalt des Blutes regeln, und zwar entspricht er bei den höheren Wirbeltieren dem Druck einer 0,9%igen, „physiologischen" Kochsalzlösung. Dem entspricht auch der osmotische Druck innerhalb der roten Blutkörperchen. Menschenserum hat einen Gefrierpunkt $\Delta = -0,55^0$, Hundeserum $\Delta = -0,60^0$. Venöses Blut hat eine höhere osmotische Spannung als arterielles, Lymphe eine höhere als Blut. Die Bedeutung der Quellung der Kolloide durch Wasseraufnahme bzw. der Entquellung durch Wasserabgabe in der Pathologie läßt sich jedoch noch nicht übersehen, weil genaue Bestimmungen noch fehlen.

Wir haben schon S. 127 über die hämolytische Wirkung osmotischer Druckunterschiede gesprochen. Bei solchen Versuchen ebenso wie bei Versuchen mit defibriniertem Blut dürfen wir aber nicht vergessen, daß die Verhältnisse im strömenden Blut andere sind als die in vitro, was von entscheidender Bedeutung für das Eintreten oder Ausbleiben von Hämolyse sein kann. Schon der Eiweißgehalt des Plasmas kommt hier in Betracht. Wir haben damals auch schon gesehen, daß nicht alle Chromozyten gleich leicht ihren Farbstoff abgeben. Man kann diese verschiedene Resistenz der roten Blutkörperchen messen, indem man die hypiisotonische Kochsalzlösung bestimmt, in der auch die schwächsten Chromozyten des zu untersuchenden Blutes keinen Farbstoff abgeben (HAMBURGER). Eine solche Lösung bestimmt die „Minimum-Resistenz" (VON LIMBECK). Verdünnt man nun die Salzlösung immer mehr, so werden immer mehr und schließlich alle Blutkörperchen zerstört. Die Lösung in der nur die stärksten Blutkörperchen unversehrt bleiben, nennt VON LIMBECK „Maximum-Resistenz". Die Resistenz nimmt durch Venosität und in fieberhaften Zuständen ab, ersteres durch den höheren Kohlensäuregehalt, letzteres durch den verringerten Alkaligehalt des Blutes (HAMBURGER). Sie nimmt zu durch Ikterus. GRAWITZ unterscheidet mit Recht eine „osmotische" und eine „vitale" (richtiger: nicht-osmotische) Resistenz.

Wir sind hiermit an die **Änderungen der roten Blutkörperchen** (Erythrozyten oder Chromozyten) gelangt. Wie wir schon S. 127ff. sahen, können verschiedenartige Gifte und thermische Schädigung der Chromozyten zu Hämolyse (Hbolyse) und Hämoglobinämie führen. Das Hämoglobin tritt dabei frei ins Plasma, getrennt von den Stromata („Schatten") der Chromozyten. Mitunter werden auch die Stromata gelöst (Erythrozytolyse). Durch Hämoglobinolyse entsteht Hämoglobinämie. Blutdissolution umfaßt aber auch Vernichtung, Zerbröckelung und Lösung von Erythrozyten usw., auch Methämoglobinämie. Die Zahl der roten Blutkörperchen nimmt dadurch ab. Bei septischen Zuständen kann es zu Blutdissolution, wohl durch bakterielles Gift, kommen, ohne daß wir genau wissen, ob einfache Hämoglobinämie oder außerdem Vernichtung der ganzen Erythrozyten vorliegt. Ebenso bei Aufnahme von Galle, namentlich von gallensauren Salzen ins Blut, also bei Cholämie. Bei Hbämie wird das Plasma sowie das Serum durch das Hb gefärbt. In kleinerer Menge ist das Hb spektroskopisch nachweisbar.

Die Folgen einer Blutdissolution sind nicht immer gleich. Ihr Grad (ob einfache Hämoglobinämie oder Vernichtung der Erythrozyten) und Ausdehnung sind
wohl dabei von Bedeutung, ohne daß wir zur Zeit Näheres anzugeben vermögen. Es
wäre möglich, daß die intravaskulären Gerinnungen, die dabei auftreten können,
durch Vernichtung von Erythrozyten bedingt sind, indem dabei ein gerinnungs-
förderndes Enzym freikommt. Bemerkenswert ist in dieser Hinsicht, daß starke
Hämoglobinämie ohne Gerinnungen vorkommt. Wir müssen aber andererseits
gefaßt sein auf das Vorkommen gerinnungswidriger Stoffe im Blute, z. B. bei septischen Zuständen, so daß das Blut nach dem Tode lange flüssig bleibt. Die Gerinnungen können zu Abschließung von Blutgefäßen führen, was z. B. im Zentralnervensystem von sehr ernster Bedeutung sein kann. Dadurch kann es zu kleinen
hämorrhagischen Infarkten kommen. Außerdem können dabei in verschiedenen
Organen, besonders in Haut, Schleimhäuten und serösen Häuten kleinere Blutungen,
Ekchymosen und Petechien auftreten, die man nicht näher gekannten Ernährungsstörungen der Gefäßwände zuschreibt. Sie sind nicht mit den embolischen Herdchen bei Pyämie mit nekrotischem später vereiterndem Zentrum und hyperämischem
Hof, auch nicht mit Flohstichen zu verwechseln. Die septikämischen Blutungen
und die Blutungen bei den „hämorrhagischen Diathesen" gehören hierzu.

Hämoglobinämie gewissen Grades führt oft zu Hämoglobinurie, indem
der gelöste Blutfarbstoff zum Teil mit dem Harn den Körper verläßt. Beiläufig sei
hier bemerkt, daß umgekehrt nicht jede Hämoglobinurie, Folge einer Hämoglobinämie sein muß (s. unten). Allerdings ist sie in leichten Fällen nicht ohne besondere
Nachforschung erkennbar. Außerdem kann Oligurie, ja sogar Anurie in den schweren
Fällen eintreten, was auf Schädigung der Niere hinweist, und zwar durch Verstopfung der Harnröhrchen durch angehäuften Blutfarbstoff. Dieser scheint an
und für sich unschädlich zu sein. Es ist fraglich, ob er sich in den Harnkanälchen
einer normal wirkenden Niere anhäuft. Was denn die Niere schädigte, der hämolytisch wirkende Stoff oder andere, vielleicht bei der Hämolyse frei werdende Stoffe,
ist unbekannt. Nicht nur durch die Hämoglobinurie sondern auch durch Ablagerung
schwindet freies Hämoglobin bald aus dem Plasma, obwohl bald anderes Hb gelöst
werden kann. Diese Ablagerung findet statt in Leber, Niere, Milz, Knochenmark,
paraaortalen Lymphdrüsen der Bauchhöhle, in portalen Lymphdrüsen (s. Hämochromatose). Diese Organe können infolgedessen rostfarben werden; z. B. bei
Malaria, perniziöse Anämie, bei „diabète bronzé" (schwere Zuckerkrankheit mit
Leberzirrhose). Eisen ist jedoch nicht immer mikrochemisch nachweisbar (S. 317 f).
Ein Teil des gelösten Hämoglobins kann in Harnurobilin umgewandelt werden
(Urobilinurie). Hierzu sei bemerkt, daß es mehrere Urobiline gibt und daß das
Harnurobilin nicht identisch ist mit Hydrobilirubin (HOPKINS und GARROD, vgl.
HAMMARSTEN, Physiol. Chemie u. a.).

Das der Leber zugeführte Hämoglobin wird, wenigstens zum Teil, in Gallenfarbstoff umgewandelt wie normaliter. Durch die große Menge freien Hämoglobins
bei Blutdissolution nimmt aber die Menge Gallenfarbstoff zu (Polycholie), und mitunter sogar so stark, daß die dadurch dicke Galle feinere Gallenwege verlegt. Es
wird dann Galle (auch Gallensäuren?) ins Blut aufgenommen (s. Ikterus), welche als
Blutgift die Hämolyse zu verstärken vermag. Ein solcher Ikterus ist eine ernste
Erscheinung der Blutdissolution bei septischen und anderen Zuständen.

Während eisenfreie Pigmente (Hämatoidin, Bilirubin) bei Blutdissolution
selten in größerer Menge gefunden werden, lassen sich kleine gelbliche oder gelbbräunliche Körnchen, Hämosiderin, in denen Eisen manchmal in großer Menge
nachweisbar ist, mikroskopisch in den Endothelzellen und in Leberzellen, besonders
in der Nähe des periportalen Bindegewebes nachweisen (Abb. 94).

Die Malariaparasiten vernichten Chromozyten, in denen sie leben und wachsen.
Es kommt nun bei Malaria mitunter, z. B. bei Europäern, nachdem sie einige Zeit
in gewissen Gegenden Afrikas gelebt haben, Schwarzwasserfieber (Febris
haemoglobinurica perniciosa, fièvre bilieuse hématurique) vor: Bösartige, unregelmäßige Fieberanfälle, die mit Schüttelfrost einsetzen, mit Benommenheit, Delirien,
schwerer Blutdissolution und starker Hämoglobinurie („Schwarzwasser") verlaufen.
Die Frage, ob sie der Malaria oder Chiningebrauch (R. KOCH) zuzuschreiben sind,
ist von mehreren Ärzten dahin beantwortet, daß Schwarzwasserfieber allerdings

auch ohne vorherigen Chiningebrauch eintreten, aber durch hohe Chiningaben hervorgerufen werden kann; niemals aber wurde es ohne Malaria beobachtet, die eine „Disposition" schaffe.

Erwähnt sei hier auch die paroxysmale Hämoglobinurie. „Eigentümliche Anfälle charakterisieren sie: unter Frost und Hitze, Fieber, Parästhesien und allen möglichen Schmerzen beginnen die Kranken einen burgunderroten oder tiefbraunen Harn zu entleeren. Er enthält Serumeiweiß, besonders aber reichliche Mengen von Oxy- und Methämoglobin und dabei — in den Schulfällen wenigstens — nur ganz vereinzelte Erythrozyten. Leber und Milz schwellen an, zuweilen stellt sich Ikterus ein, Angst und Beklemmung kommen manchmal hinzu. Nach einigen Stunden ist alles vorüber und nur dunkle Darmentleerungen erinnern noch an das Erlebte" (KREHL). Von diesem Typus kommen aber Abweichungen vor.

Die Anfälle werden durch Muskelanstrengung („Marschhämoglobinurie") und, noch häufiger, durch Abkühlung der Hautoberfläche („Kältehämoglobinurie", durch Aufenthalt in kalter Luft, Eintauchen einer Hand in Eiswasser) hervorgerufen. Man hat mehrmals eine Beziehung zu Syphilis angenommen. Abgesehen davon ist die Frage noch nicht entschieden, ob eine abnorm geringe Resistenz der Chromozyten vorliegt oder ob sich im Blutplasma ein Hämolysin findet. CHVOSTEK, LAND-STEINER und DONATH, L. VAN'T HOFF u. a. wiesen eine verringerte Resistenz bei paroxysmaler Hämoglobinurie nach. Bemerkenswert sind die Anfälle, wo sich das Plasma als frei von Hämoglobin erweist (HAYEM); sie lenken die Aufmerksamkeit auf die Nieren als Stätte der Entstehung hin, ohne daß wir jedoch Angriffspunkte haben. Vielleicht spielt in gewissen Fällen die Kohlensäure eine Rolle.

Ähnliche Hämoglobinurie kommt vor nach Transfusion von Menschenblut, besonders bei Anämischen, was zur Vorsicht mahnt.

Hämoglobinämie mit oder ohne Hämoglobinurie kommt nach Verbrennung (s. dort) und nach Verbrühung vor. Es gibt aber Fälle von Hautverbrennung, wo man post mortem weder in den Nieren noch im Harn Zeichen von Hämoglobinurie nachzuweisen vermag, während doch Hämoglobinämie bestand. Vielleicht fehlte, eben bei schwerer Verbrennung, die Zeit zur Hämoglobinurie, indem der Tod rasch eintrat.

Die Bedeutung der Hämolyse für die Atmung ist nicht hinreichend untersucht. Kommt dem freien Hämoglobin noch eine respiratorische Tätigkeit zu? WARBURG hat diese vom allgemein biologischen Standpunkt aus wichtige Frage für Gänsehämoglobin verneinend beantwortet. Sie ist aber von untergeordneter Bedeutung, weil das Hämoglobin rasch aus dem Blut schwindet. Es kommt also auf die unversehrt bleibenden Erythrozyten an. Wieviel normale Chromozyten genügen für eine ausreichende Atmung? Dies ist eine noch unbeantwortete Frage. Die Bindung vom Sauerstoff und Hämoglobin ist wahrscheinlich eine chemische, wobei $1 \text{ Mol Hb} + 1 \text{ Mol O}_2 \geqq 1 \text{ Mol OHb}$. Damit wird die Möglichkeit jedoch nicht geleugnet, daß Adsorption eine gewisse Rolle spielt. Die Änderung des Spektrums von Hb in das von OHb weist aber auf Änderung des Moleküls hin (BUTTERFIELD). Die respiratorische Tätigkeit des Hämoglobins kann nicht nur durch Hämo(globino)lyse, sondern auch durch feste Bindung des nicht gelockerten Hämoglobins an Gasen wie CO beeinträchtigt werden (S. 127).

Man kann die Größe, das Volumen, die Elastizität, die Zahl und den Farbstoffgehalt der Chromozyten bestimmen, die Zahl mit dem Zählapparat von THOMA-ZEISS, den Farbstoffgehalt mit dem Hämoglobinometer von GOWERS, SAHLI, von FLEISCHL-MIESCHER oder von HOPPE-SEYLER oder spektrophotometrisch. Beim Mann findet man ungefähr 14, bei der Frau ungefähr 13 g in 100 ccm Blut. Es entspricht die Färbeintensität einer Hämoglobinlösung ihrer Sauerstoffkapazität (HÜFNER, BUTTERFIELD).

Bekanntlich finden sich normaliter beim Mann 5 und beim Weib 4,5 Millionen Chromozyten gegen 8000—9000 Leukozyten in 1 cmm Blut. Die Blutkörperchenzahl läßt sich nur beurteilen, wenn nicht durch starkes Schwitzen, durch Durchfall oder durch starke Wasseraufnahme sich das Blutvolumen geändert hat. Außerdem dürfen wir nie vergessen, daß eine ungleiche Verteilung der Blutkörperchen im peripheren und Organen-Blut vorliegen kann, während wir am lebenden Menschen nur das periphere Blut untersuchen. Die Zahl der Chromozyten kann zunehmen (Hyperglobulie der Franzosen, rote Polyzytämie, Polycytaemia rubra s. vera) oder abnehmen (Hypoglobulie, Oligozytämie). Wir haben die Polyglobulie (Polyzytämie) durch Transfusion und bei Eindickung des Blutes schon früher erwähnt.

Unmittelbar nach der Geburt ist die Zahl der Chromozyten groß, sie sinkt in den ersten Lebenswochen herab bis auf ein Minimum (damit hängt der Icterus neonatorum zusammen), um dann wieder anzusteigen während des Wachstums und im höheren Alter wieder abzunehmen.

Durch Körperbewegung in der freien, frischen Luft und geeignete Ernährung nimmt die Chromozytenzahl zu, während bald darauf auch der Farbstoffgehalt des Blutes anzusteigen pflegt. Dies hat man auch bei Besuchern einiger Luftkurorte über jeden Zweifel erhoben (S. 120). Ferner ist nach MALASSEZ, die Chromozytenzahl im Winter höher als im Sommer. Und bei chronischer Zyanose (bei angeborenen Herzfehlern) nimmt ihre Zahl bis zu 8 oder 9 Millionen zu. Diese Beobachtungen haben zur Zusammenfassung (keineswegs Erklärung!) geführt: es nehme die Chromozytenzahl jedesmal zu, wenn der Organismus ein gesteigertes Sauerstoffbedürfnis hat, wie durch gesteigerte Verbrennung im Winter, wie im Hochgebirge usw. Dann pflegt auch der Farbstoffgehalt der einzelnen Chromozyten zuzunehmen. Wodurch und wie wissen wir nicht genauer. Bei erworbenen Herzfehlern älterer Leute hat man sie bis jetzt nicht beobachtet.

Wir kennen auch eine Polyzytämie bei CO-, Arsen- und Phosphorvergiftung, bei Trichinellose und Milztuberkulose. Außerdem kommt eine „selbständige" Polyzytämie vor, die TÜRK als Erythrämie oder Erythrozytämie bezeichnet hat und die mit oder ohne Milzschwellung bestehen kann. Die Form mit Milzschwellung entspricht der Polycytaemia megalosplenica (VAQUEZ). Es ist eine dauernde Vermehrung der Chromozyten bis auf 8 Millionen und mehr; auch die Leukozyten haben zugenommen bis auf 35 000, ja 45 000 in 1 cmm Blut (s. unten). Der Hämoglobingehalt des Blutes ist erhöht, aber nicht im Verhältnis zur Chromozytenzahl. Außerdem hat man in einigen Fällen Polyämie, also Plethora polycytaemica festgestellt. Haut und sichtbare Schleimhäute zeigen eine purpurrote Farbe (Erythrose), Kopfschmerzen, Schwindelanfälle, Nasen- und Zahnfleischblutungen kommen vor, die tödlich werden können. Auch Herzinsuffizienz — durch vermehrte Viskosität? — kann dem Leben ein Ziel stecken. Die Milzschwellung und die vermehrte blutbildende Tätigkeit des Knochenmarks sind noch unerklärt. Im allgemeinen ist die Bedeutung der verschiedenen Fälle von Polyzytämie noch dunkel und die Frage nach ihrer genetischen Zusammengehörigkeit noch nicht zu beantworten. GAISBÖCK beschrieb eine Polycytaemia rubra, meist ohne Milzvergrößerung, mit Blutdrucksteigerung (Polycytaemia hypertonica). All diese Zustände sind dunkel.

Eine dauernde Oligozytämie finden wir bei chronischen Anämien verschiedenen Ursprunges: nach wiederholtem Blutverlust, bei langdauernder Inanition zusammen mit Hydrämie, bei gewissen chronischen Infektionskrankheiten wie Syphilis, Malaria, Lungenschwindsucht. In letzteren Fällen können mehrere Faktoren zusammenwirken: Giftwirkung, gestörte Tätigkeit des Magendarmkanals, Blutdissolution bei Malaria, Blutverluste durch Hämoptoe usw.

Bei Hydrämie nach Blutverlust finden wir nicht nur relative, sondern auch absolute Oligozytämie; ebenso sofort nach Hämolyse, nach Verbrennung usw. Bei Hydrämie ohne voraufgehende Vernichtung von Chromozyten ist die Oligozytämie nur eine relative. Nach Blutverlust, also bei posthämorrhagischer Anämie pflegt aber bald Regeneration einzutreten: es erscheinen Normoblasten oder Erythroblasten (kernhaltige Chromozyten, kernlose Chromozyten werden auch wohl Erythro- oder Normozyten genannt), die als Jugendformen zu betrachten sind, im peripheren Blut.

Im Blute des Säugetierembryos finden sich zunächst nur kernhaltige rote Blutkörperchen, ähnlich wie bei den erwachsenen niederen Wirbeltieren. In der fötalen Zeit erscheinen dann kernlose Chromozyten, die allmählich an Zahl zunehmen, während die kernhaltigen zurücktreten, so daß diese im Blut des Neugeborenen fehlen. Sobald aber, wie nach Blutverlust, das Knochenmark „aktiv" wird (s. weiter unten), erscheinen Normoblasten im Blut. Wie Erythrozyten durch Kernverlust aus ihnen entstehen, ist unbekannt. Man nimmt wohl an „durch Auflösung" des Kerns — wie geht das aber? Manchmal finden sich noch Kernreste in den Chromozyten. Mit den Normoblasten nicht zu verwechseln sind Megaloblasten, große kernhaltige Chromozyten, die nur bei schweren Anämien im Blut nachweisbar sind.

Der **Hämoglobingehalt** des Blutes, bedingt durch den Eisengehalt, ist von dem der einzelnen Chromozyten wohl zu unterscheiden.

Der Hb-Gehalt des Blutes ist offenbar dem mittleren Hb-Gehalt und der Zahl der Chromozyten proportional. Man hat das Verhältnis des Hämoglobingehalts des Blutes (Hb) zum Chromozytenprozent (Z) als **Färbeindex** bezeichnet. Also Hb : Z = F . J. Mit Z wird das Verhältnis der festgestellten Chromozytenzahl zur normalen Zahl (5 Millionen) in 1 cmm gemeint; wenn man z. B. 4 Millionen Chromozyten findet, ist $Z = {}^4/_2 = 80\,{}^0/_0$, und folglich $F . J = \dfrac{Hb}{80}$. Über die Bestimmung des Hb-Gehalts vgl. die Lehr- und Handbücher der klinischen Unter-

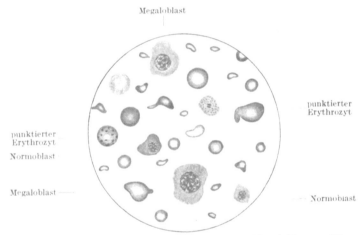

Abb. 296. Perniziöse Anämie (JENNER-MAY-Färbung). Megaloblasten, Normoblasten, punktierte Erythrozyten, polychromatophile Erythrozyten, Poikilozytose (nach LENHARTZ und ERICH MEYER).

suchungsmethoden. Starke Zu- bzw. Abnahme des Hb-Gehalts der einzelnen Chromozyten ist mikroskopisch erkennbar, erstere an der mehr gesättigten, letztere an der blasseren ja fehlenden Färbung des inneren Teils des Blutkörperchens (Ring- oder Pessarform). Die Bestimmung des Hb-Gehalts und der Chromozytenzahl ist aber oft ungenau.

Im allgemeinen vermögen Schädigungen, welche die Chormozytenzahl verringern, auch ihren Farbstoffgehalt zu mindern. Das Wie und Wodurch ist aber keineswegs klar. Verringerten Farbstoffgehalt des Blutes nennt man Oligochromämie oder Hypochromämie. Bei posthämorrhagischer Anämie trifft man sie neben Oligozytämie an. Oligochromämie findet sich neben Abnahme der Chromozytenzahl bei manchen Infektionskrankheiten (HAYEM). Der Färbeindex ist dabei gewöhnlich etwas geringer (NÄGELI). Absolute Hyperchromämie (abnorm hoher Farbstoffgehalt des Blutes) findet sich bei Polyzytämie und Erythrämie. Über andere Anämien werden wir unten reden.

Auch die Gestalt und Färbbarkeit der roten Blutkörperchen und ihre Veränderungen sind wichtig. Die Form und Größe der normalen Chromozyten sind ungefähr gleich. Nach HAYEM haben die meisten einen Durchmesser von 7 μ und nur ungefähr 25°/₀ einen Durchmesser von 8,5 bzw. 6,5 μ. Unter pathologischen Umständen finden sich große, Makro- oder Megalozyten mit einem Durchmesser von 9 bis 16 μ („Gigantoztyen") und abnorm kleine, Mikrozyten von 6 bis 2,9 μ. Finden sich Blutzellen verschiedener Größe nebeneinander, so redet man von Anisozytose. Mitunter finden sich kleine, hantel- oder birnenförmige Gebilde: Diese Verschiedenartigkeit der Gestalt nennt man Poikilozytose (QUINCKE) (s. Abb. 296). Jene Gebilde sind wahrscheinlich durch Abschnürung und Absprengung normaler Chromozyten im Blut entstanden (EHRLICH). Dies tritt nicht nur bei perniziöser Anämie, sondern auch sonst, sogar durch Kunstfehler bei Anfertigung des Blutpräparates ein. Makro- und Mikrozyten finden sich bei manchen Anämien.

Durch Einwirkung gewisser Blutgifte (Phenylhydrazin, Pyrodin, Nitrobenzol) treten beim Menschen auffallend blaß gefärbte neben normalen Blutkörperchen

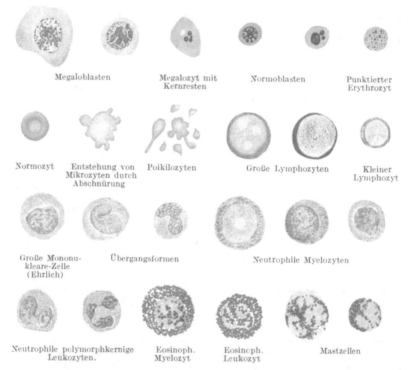

Megaloblasten   Megalozyt mit   Normoblasten   Punktierter
                 Kernresten   Erythrozyt

Normozyt   Entstehung von   Poikilozyten   Große Lymphozyten   Kleiner
            Mikrozyten durch   Lymphozyt
            Abschnürung

Große Mononu-   Übergangsformen   Neutrophile Myelozyten
kleare-Zelle
(Ehrlich)

Neutrophile polymorphkernige   Eosinoph.   Eosinoph.   Mastzellen
Leukozyten.   Myelozyt   Leukozyt

Abb. 297. Blutzellen. Färbung nach JENNER-MAY (nach LENHARTZ und ERICH MEYER).

auf (R. PALTAUF), was einer ungleichmäßigen Verteilung des Giftes unter den Chromozyten oder einer verschiedenen individuellen Empfindlichkeit derselben oder beiden zuzuschreiben ist. Es können sogar durch Einwirkung von chlorsaurem Kali und anderen Giften glänzende, farbstoffhaltige Körner aus den Chromozyten ausgeschieden werden (MARCHAND, HEINZ).

Chromozyten sind eosinophil, also azidophil. Mitunter treffen wir aber Chromozyten an, die zugleich basophil sind, so daß sie sich durch Methylenblau blau färben (Polychromasie oder Polychromatophilie). Sie kommt in embryonalem Blute und überhaupt bei jungen Chromozyten vor. Der junge Zelleib überhaupt zeigt oft Basophilie. Nach MORAWITZ findet sich Polychromasie außerdem bei stärkerer Sauerstoffaufnahme und nach PAPPENHEIM auch als Entartungserscheinung. Mit der Polychromasie dürfte eine basophile Körnelung, Tüpfelung oder Punktierung, die durch Methylenblau leicht nachweisbar ist, in gewissem

Zusammenhang stehen. Sie tritt z. B. bei Bleivergiftung als Früherscheinung ein, auch durch andere Blutgifte und weist, nach NÄGELI, auf pathologische Neubildung von Chromozyten hin. Die Körnchen verhalten sich färberisch nicht ganz wie Chromatin, weil sie sich mit Pyronin rot färben. Man findet diese Körnelung auch bei verschiedenen Anämien.

Wir haben schon das Auftreten von Normoblasten (Erythroblasten) im Blut erwähnt. Neben diesen normal großen können nun auch abnorm große kernhaltige Chromozyten, Megaloblasten bzw. Gigantoblasten, im Blute auftreten. Während der Normoblastenkern körnig oder diffus verteiltes, reichliches Chromatin besitzt, ist der Kern der Megaloblasten weniger chromatinreich und viel größer. Der Zelleib der Normoblasten verhält sich färberisch ganz wie der der Chromozyten, er kann ebenfalls getüpfelt sein usw. Der Zelleib der Megaloblasten ist fast immer polychromatophil, mitunter stark basophil. Der Typhus der normalen Blutbildung ist die normoblastische; Normoblasten treten bei den verschiedensten Anämien, einfach als Folge erhöhter Knochenmarkstätigkeit im Blut auf. Sie können Zeichen der Besserung sein ("Blutkrise"). Megaloblasten im Knochenmark und ihre Abkömmlinge, die Megalozyten im Blut, finden sich aber fast nur bei schwerer perniziöser Anämie, sonst fast nie. Mikroblasten sind überhaupt sehr selten. Die Megaloblasten haben keine Bedeutung für die Bildung von Blutzellen.

Bei den meisten **Anämien**, Erscheinungen einer Krankheit der blutbildenden oder anderer Organe, nehmen Chromozytenzahl und Hämoglobingehalt des Blutes ab, jedoch nicht immer im gleichen Verhältnis. So kennzeichnet sich die Chlorose (Bleichsucht) durch eine in den Vordergrund tretende Oligochromämie. Die Chromozyten sind dabei an Zahl wenig oder nicht vermindert, es sei denn in schweren Fällen.

Die Chlorose tritt fast ausschließlich bei Mädchen im Entwicklungsalter ein, offenbar durch fehlerhafte Chromozytenbildung ("Achroozytose"). Was aber diese bedingt, wissen wir nicht; man hat an Störung der inneren Sekretion der Eierstöcke (s. dort), an angeborene (KAHANE) bzw. erworbene (R. PALTAUF) Minderwertigkeit der blutbereitenden Organe, an Hypoplasie des Gefäßsystems (VIRCHOW) — wogegen aber die Heilbarkeit der Chlorose spricht — gedacht. SAHLI hat auf eine "larvierte" Chlorose hingewiesen, wobei der Hb-Wert normal zu sein scheint, jedoch chlorotische Beschwerden bestehen, die durch Eisen-Behandlung schwinden. Er nimmt an, daß in solchen Fällen der normale Hb-Wert höher ist als sonst. Etwas anderes ist die "Pseudochlorose" LAACHES, wo Blässe besteht, bei normalem Hb-Gehalt, durch angiospastische Zustände wie bei VERMEHRENS "Pseudoanaemia spastica".

Es treten, wie wir sahen, bei vielen Anämien Erythroblasten ins Blut. Mitunter bleiben sie aber aus, indem das Fettmark gelb bleibt, und während die Leukozyten an Zahl abnehmen, nennt HAYEM solche Fälle "anémie par anhématopoèse", EHRLICH "aplastische", PAPPENHEIM "aregeneratorische" Anämie. Deutliche Knochenmarkerkrankung kann ihr zugrunde liegen wie bei der "osteosklerotischen Anämie" (ASKANAZY u. a.).

Außerdem kommen Anämien vor, die man als sekundäre bezeichnet, wenn man eine Veränderung außerhalb der blutbereitenden Organe dafür verantwortlich zu machen vermag, wie z. B. Magenkrebs, Lungentuberkulose, Anämie durch ungenügende Ernährung; als primäre, wenn man eine solche nicht anzudeuten weiß. Bei wiederholter posthämorrhagischer Anämie pflegt der Färbeindex niedrig zu sein, wenn die Neubildung der Chromozyten nicht gleichen Schritt hält mit dem Verlust. Bei den sekundären Anämien hält die Abnahme des Hämoglobingehalts gleichen Schritt mit der der Chromozytenzahl. Bei posthämorrhagischer Regeneration nehmen zunächst die Chromozyten an Zahl zu, der Hb-Gehalt langsamer. Sowohl primäre wie sekundäre Anämien können tödlich werden. Als besondere Form hat BIERMER 1868 die primäre progressive perniziöse (früher auch "idiopathische" oder "essentielle" genannte) Anämie unbekannten Ursprunges beschrieben. Perniziöse

Anämie bedeutet einen Symptomenkomplex dunklen Ursprunges. ADDISON hob den etwas breiten und schweren Körperbau mit Fettsucht des Kranken hervor. Die Krankheit beginnt schleichend, Abmagerung tritt nicht ein.

Das Blutbild bei der perniziösen Anämie kennzeichnet sich durch starke Anämie mit hohem Färbeindex; Verminderung der gelapptkernigen Leukozyten, Vermehrung der Lymphozyten, während das Auftreten starker Anisozytose mit Megaloblasten auch auf sie hinweist. Allerdings kann es eine „aplastische" Anämie sein', gerade bei den schwersten Fällen, so daß die Chromozyten nur geringe Veränderungen aufweisen. Bei der Autopsie ist kennzeichnend die Hämosiderose der inneren Organe (Leber, besonders periportal, und Milz), die bei den posthämorrhagischen Anämien zu fehlen pflegt. Im zentralen Nervensystem haben NONNE u. a. Blutungen mit Rundzelleninfiltration, pachymeningitische Membranen usw. nachgewiesen. Ist diese Anämie einer (enterogenen) Giftwirkung zuzuschreiben? Man hat diese Frage gestellt aber noch nicht beantwortet.

Die Anämie durch Bothriocephalus latus oder andere Bandwürmer, die Anämie der Tunnel- und Bergarbeiter (durch Ankylostoma duodenale, das Darmblutungen bewirkt, wozu vielleicht Giftwirkung kommt) und die sekundäre Anämie bei klinisch latentem Magenkrebs oder Tuberkulose gehören nicht zur perniziösen Anämie.

Die gelapptkernigen Leukozyten können bei anderen Anämien vermehrt sein: so in den ersten Tagen nach Blutverlust, ferner bei Anämie durch eine bösartige Geschwulst.

LEUBE hat (1900) als Leukanämie gewisse „atypische schwere Anämien" angedeutet: zahlreiche Normo- und Megaloblasten, gewöhnlich Leukozytose und viele Myelozyten. Er dachte eine akute Mischform der BIERMERschen Anämie mit Leukämie (s. unten) vor sich zu haben. Es handelt sich jedoch nicht oder nicht immer darum, sondern wahrscheinlich um Knochenmarksschädigung und -reizung verschiedenen Ursprunges, z. B. durch Krebs des Marks, ferner bei Malaria (ZERI), nach NÄGELI bei Anaemia pseudoleukaemica infantum (S. 700 f.).

Die farblosen Blutkörperchen (Leukozyten), die wir in normalem menschlichem Blut antreffen sind:

1. Die kleinen „mononukleären" rundkernigen Lymphozyten mit chromatinreichem, rundem oder eiförmigem, bisweilen leicht eingebuchtetem Kern, der fast die ganze Zelle ausfüllt. Die Lymphozyte ist meist etwas kleiner als die Chromozyt, manche sind aber größer. Das Vorkommen von Granula (SCHRIDDE) in ihrem Zelleib wird von anderen Forschern verneint. Sie stellen 20—25% aller farblosen Blutkörperchen dar, also 1200—2000 im cmm Blut.

2. Die großen mononukleären rundkernigen Leukozyten, auch wohl als große Lymphozyten betrachtet und als Lymphoidozyten oder „Monozyten" bezeichnet, die größten Blutzellen und die „Übergangsformen" (EHRLICH). Die ersteren haben einen großen runden, die letzteren einen großen eingebuchteten oder stärker gelappten Kern: EHRLICH, DOMINICI und PAPPENHEIM betrachteten sie als Übergangsformen zu den gelapptkernigen Leukozyten, was jedoch andere Forscher bestreiten. Der Kern ist wenig chromatinreich. In ihrem schwach basophilen Zelleib lassen sich, ebenso wie bei den kleinen Lymphozyten, durch GIEMSA-färbung Azurgranula darstellen. Es sind Makrophagen METSCHNIKOFFS. Sie stellen 3—5% aller weißen Blutkörperchen dar, also 200—400 im cmm Blut. Von Bedeutung ist, daß die Zahl der „mononukleären" Leukozyten beim Kind bis in die Pubertät größer ist.

3. Polymorphkernige, multinukleäre oder gelapptkernige Leukozyten, häufig kurz als „Leukozyten" angedeutet im Gegensatz zu den Lymphozyten, die aber auch Leukozyten sind. Sie werden daher besser als „Granulozyten" bezeichnet, weil sie scharf begrenzte Körnchen, Granula, im Zelleib haben. EHRLICH u. a. messen diesen Körnchen eine sehr große Bedeutung bei zur Unterscheidung von den Lymphozyten, denen sie fehlen. Je nachdem sich die Körnchen mit Triazid (oder nach JENNER-MAY) oder mit Eosin mehr oder weniger stark rot, oder durch Methylenblau blau oder blauviolett färben, unterscheidet man Leukozyten mit neutro- oder amphophilen, solche mit azido- oder eosinophilen und solche

mit basophilen Körnchen, welch letztere Mastzellen genannt werden. Die biologische Bedeutung dieser Körnchen ist dunkel, ebenso wie ihre Entstehung; gewisse Vorsicht bei differentialdiagnostischer Anwendung derselben ist immer erwünscht. Durch Druck kann der Kern dem des Lymphozyt ähnlich werden.

Die Leukozyten mit neutrophilen Körnchen oder kurz neutrophilen Leukozyten stellen 70—72% aller weißen Blutkörperchen dar, also 5000—5500 im cmm Blut. Ihr Kern ist gelappt, vielgestaltig, es scheinen mitunter mehrere getrennte Kernstücke vorhanden zu sein. Es sind dies die gelapptkernigen Leukozyten, denen wir bei akuten Entzündungen zu begegnen pflegen, obwohl wir mitunter auch eosinophile Leukozyten, sogar in großer Zahl, dabei antreffen. METSCHNIKOFF deutet sie als „Mikrophagen" an. ARNETH hat noch besondere Formen unterschieden, auf die wir jedoch nicht eingehen.

Die eosinophilen Leukozyten sind etwas größer als die neutrophilen, die schon größer sind als Chromozyten. Ihr Kern ist weniger gelappt. Die eosinophilen Granula zeigen einen hämoglobinartigen Glanz. Die Zahl dieser Zellen beträgt 0,5—3% aller Leukozyten, also ungefähr 150 Zellen im cmm Blut. Wir begegnen ihnen manchmal bei Entzündung der Darmschleimhaut, Nasenschleimhaut, bei Asthma, bei malignem Granulom. Ob sie besonders durch bestimmte (welche?) Stoffe angelockt werden? Das könnte nicht wundern, weil wir dies auch für die Lymphozyten und neutrophilen Leukozyten annehmen müssen (S. 434), wobei jedesmal die Konzentration des Stoffes zu berücksichtigen ist.

Die basophilen Leukozyten oder Mastzellen kennzeichnen sich durch grobe, basophile Granula, die aber den Farbstoff wieder leicht abgeben. Sie machen 0,5% aller farblosen Blutkörperchen aus, also 50 Zellen im cmm Blut.

Unter pathologischen Umständen können die myelogenen Vorstufen der gelapptkernigen Leukozyten — die, wenigstens zum Teil, im Knochenmark gebildet werden — ins Blut treten, also neutrophil oder azido- oder basophil gekörnte Myelozyten (Markzellen — auch die Myeloblasten (s. unten) werden wohl als unreife Markzellen bezeichnet —), bzw. Übergangsstufen von diesen Zellen zu den entsprechend granulierten gelapptkernigen Leukozyten. Diese Myelozyten sind große Zellen mit chromatinarmem, ungelapptem Kern (s. Abb. 297). Sie treten bei schweren Anämien, bei Knochenmarkreizung (bei Infektionskrankheiten) im Blute auf, wie wir weiter unten an Beispielen sehen werden.

Außerdem können ungranulierte, „unreife" Myelozyten, die den großen mononukleären Leukozyten (große Lymphozyten) ähnlich (vielleicht gleich?) sind, unter pathologischen Umständen im Blut angetroffen werden. Es sind CORNILS „cellules médullaires", NÄGELIS Myeloblasten, PAPPENHEIMS Lymphoidozyten, SCHRIDDES Lymphoblasten; die TÜRKschen Reizungsformen (die Plasmazellen ähnlich bzw. gleich sind und von NÄGELI und SCHRIDDE als pathologische Myeloblasten betrachtet werden) gehören zu dieser vielleicht gar nicht einheitlichen Gruppe. (Die Plasmazellen in entzündetem Gewebe sind wahrscheinlich andere Gebilde, die aus Lymphozyten entstehen und sich durch mitotische Teilung vermehren können.) Sowohl Mitochondrien von ALTMANN-BENDA, wie Azurkörnchen und andere Merkmale hat man nicht nur in Myeloblasten, sondern auch in großen Lymphozyten nachgewiesen, so daß eine Unterscheidung dieser zwei Zellformen schwer ist. Die Bedeutung all dieser Zellen ist nichts weniger als klar. Mehrere Autoren haben verschiedene Bezeichnungen angewendet, was die Unklarheit und Gefahr von Mißverstandnis nicht wenig vergrößert. Allgemein nimmt man an, daß die gekörnten Leukozyten aus gekörnten Myelozyten, und diese aus ungekörnten Knochenmarkszellen (Myeloblasten) entstehen. Zwischenformen hat man genug beobachtet; jedoch sollen wir auch hier nicht vergessen, daß morphologische „Zwischenformen" keineswegs ohne weiteres genetische Zwischenstufen bedeuten. Der genetische Zusammenhang dieser verschiedenen Zellformen ist keineswegs festgestellt, die Untersuchung von Reinkulturen wäre dazu erforderlich. Nur Vorstellungen von Wahrscheinlichkeiten hat man sich bis jetzt gebildet. Nicht nur über Einzelheiten, sondern auch über Hauptfragen ist man jedoch noch nicht einig geworden. Der Hauptsache nach besteht eine dualistische und eine unitarische Auffassung.

Die älteste dualistische oder polyphyletische Auffassung (EHRLICH) unterscheidet scharf die Entstehung der kleinen Lymphozyten und die der übrigen weißen Blutkörperchen mitsamt den sogen. großen Lymphozyten. Die kleinen Lymphozyten entstehen nach EHRLICH nur aus Lymphoblasten, d. h. Zellen der Keimzentren der Lymphfollikel, vielleicht aber auch aus Zellen des lymphatischen (lymphadenoiden) Gewebes im Knochenmark. Lymphfollikel finden sich bekanntlich nicht nur in Lymphdrüsen, sondern auch in der Milz, der Schleimhaut des Magendarmkanals und ferner zerstreut an einigen Stellen des Körpers. Sie sind als anatomische Einheiten zu betrachten. Die Granulozyten und großen Lymphozyten entstehen aber, ebenso wie die Erythrozyten, nur im Knochenmark, und zwar aus myeloidem (myeloischem) Gewebe, das sich neben lymphatischem Gewebe in demselben findet. Beide Gewebe werden von EHRLICH scharf getrennt. In Lymphdrüsen, Lymphfollikeln und Milz hat man bis jetzt unter normalen Umständen nie myeloides Gewebe nachgewiesen. Bemerkenswert ist, daß beim Embryo die Bildung der übrigen weißen Blutkörperchen der der kleinen Lymphozyten voraufgeht, daß also eine zeitliche Trennung besteht. ASKANAZY hat im Mark des menschlichen Femurs Lymphknötchen, fast stets ohne Keimzentren, nachgewiesen, welche, wie die Milzfollikel, an „arterielle Kapillaren" gebunden sind.

Das myeloide Gewebe zerfällt in einen erythroblastischen und einen leukoblastischen Anteil. Das erythroblastische bildet rote Blutkörperchen; es findet sich nach der Geburt nur im Knochenmark, vor der Geburt außerdem in Leber und Milz. Das leukoblastische Gewebe bildet die gelapptkernigen Leukozyten, ebenfalls nach der Geburt nur im Knochenmark. Die Grenzen zwischen diesen beiden Geweben sind zur Zeit aber nicht zu ziehen — wir vermögen die verschiedenen Stammzellen der weißen und roten Blutkörperchen noch nicht einmal sicher anzudeuten. Nur dies ist wahrscheinlich, daß die gekörnten gelapptkernigen Leukozyten aus gleich gekörnten Myelozyten (Abb. 297), und diese aus ungekörnten Myeloblasten entstehen. Eine sichere histogenetische Andeutung fehlt, wir kennen nicht einmal das relative Alter jener Zellformen, und eine Forschung isolierter Zellen in Reinkultur liegt bis jetzt nicht vor. Die Stammzellen der Erythroblasten, d. h. der kernhaltigen Mutterzellen der Erythrozyten, aus denen diese unter Kernverlust entstehen, sind somit noch nicht von denen der Leukozyten zu unterscheiden.

Nach der unitarischen oder monophyletischen Auffassung (FERRATA, MAXIMOW, WEIDENREICH u. a.) entstehen sämtliche weiße Blutkörperchen aus einer und derselben Stammzelle, und sie können alle in allen blutbildenden Geweben gebildet werden. Was entsteht dann aber aus den Lymphoblasten der Keimzentren? Eine große, ungekörnte, einkernige Markzelle (Myeloblast) stellt die Stammzelle dar. Während aber WEIDENREICH, GRAWITZ u. a. eine Umwandlung der fertigen Lymphozyten in gelapptkernige weiße Blutkörperchen für möglich erachten, schließen PAPPENHEIM und FERRATA diese Möglichkeit aus, wie EHRLICH es selbstverständlich tut. Auch nach diesen Forschern sind die gekörnten Myelozyten als Mutterzellen der gleich gekörnten Leukozyten zu betrachten.

Nach WEIDENREICH können kleine Lymphozyten zu Granulozyten werden, während letztere nach HERZOG auch aus Adventitiazellen entstehen können. Ferner entstehen nach WEIDENREICH gekörnte sowie ungekörnte Leukozyten beim Erwachsenen in der Thymus, deren Rinde sich als rein lymphoides Gewebe erweist. Von der „Monozyt" und ihrer Abstammung wissen wir noch weniger.

Im normalen roten, früher „lymphoid", jetzt myeloid (myeloisch) genannten Knochenmark finden wir jedenfalls nebeneinander: 1. ungekörnte Myeloblasten, 2. gekörnte Myelozyten (neutro-, baso- und eosinophile), 3. Erythroblasten verschiedener Größe und Erythrozyten, 4. Megakaryozyten, große Riesenzellen (etwa 30—40 μ) mit großem, chromatinreichem, stark gelapptem, manchmal walnußartigem Kern; sie liegen mitten im Mark und entstehen wahrscheinlich aus Leukozyten oder deren Vorstufen; 5. Osteoklasten, gewöhnlich mehrkernige große Zellen, die in der Nähe des Knochens liegen. Außerdem auch gekörnte Leukozyten, wie sie im Blute vorkommen und die nicht identisch sind mit den entsprechend gekörnten Myelozyten, aus denen sie hervorgehen. All diese Zellen liegen meist locker und nicht ganz ordnungslos, obwohl eine bestimmte Ordnung schwer festzustellen ist. Die rote Farbe verdankt das Knochenmark den Chromozyten und Erythroblasten. Die Myeloblasten lassen sich von größeren Lymphozyten nicht sicher unterscheiden.

Eine vorübergehende Zunahme der gelapptkernigen Leukozyten im peripheren Blute nennt man Leukozytose (kurzer Ausdruck für Hyperleukozytose), aber unzweideutiger Granulozytose; eine solche von Lymphozyten Lymphozytose statt Hyperlymphozytose (Lymphämie). Denn auch Lymphozytose ist eine Leukozytose. Die Granulozytose ist eine absolute; Lymphozytose kann aber relativ sein, und zwar dann, wenn sie auftritt ohne Zunahme der Gesamtzahl der weißen Blutkörperchen, also unter Abnahme der übrigen Leukozyten. Man hat dies z. B. beim Bauchtyphus, beim Morbus BASEDOWI (durch Wirkung des pathologischen Schilddrüsensekretes?), ferner nach Einspritzung von Tuberkulin oder Pilokarpin beobachtet. Es handelt sich dabei hauptsächlich um Zunahme der kleinen, nur ausnahmsweise (z. B. bei Malaria) um die der großen Lymphozyten. Absolute Abnahme der Leukozyten im peripheren Blut nennt man Hypoleukozytose oder Leukopenie, Abnahme der Lymphozyten nennt man Lymphopenie.

Physiologische Granulozytose ist die während der Verdauung, besonders eiweißreicher Kost. Die Leukozytenzahl erreicht dann 3—4 Stunden nach der Mahlzeit ihren höchsten Wert, d. h. eine Zunahme um 30—40% (RIEDER). Starke Muskelarbeit kann auch Granulozytose hervorrufen (Marschgranulozytose). In den letzten Schwangerschaftsmonaten erweist sich die Leukozytenzahl um 50—80% vermehrt. Bei diesen physiologischen Leukozytosen ist im allgemeinen das Zahlenverhältnis der verschiedenen Formen normal. Eine so rasch auftretende und verschwindende Leukozytose wie die physiologische beruht wahrscheinlich nur auf einer geänderten Verteilung der weißen Blutkörperchen im peripheren und zentralen Blut bzw. Knochenmark durch chemotaktische oder andere Einflüsse. Bei den pathologischen Granulozytosen ist hingegen besonders eine bestimmte Leukozyte vermehrt: So gibt es eine neutro-, eosinophile bzw. Mastzellenleukozytose und eine Lymphozytose. Bei der Bestimmung der dia- und prognostischen Bedeutung dieser Zellvermehrungen dürfen wir nie vergessen, daß einer vereinzelten Krankheitserscheinung nie ein absoluter Wert zukommt (s. Spezifizität). Neutrophilie (neutrophile Leukozytose) tritt bei fibrinöser Pneumonie, bei schwerer Diphtherie, Scharlach, bei mancher Septikämie ein bei gleichzeitiger Abnahme der Eosinophilen. Bei der Temperaturkrise (bei der fibrinösen Pneumonie), bei der Ausheilung der Diphtherie nehmen die Neutrophilen ab, die Eosinophilen zu. Bei eitriger Appendizitis kommen Verschiedenheiten vor (CURSCHMANN). Experimentell hat man durch bakterielle und andere Gifte Neutrophilie hervorgerufen. Beim Bauchtyphus nehmen Neutrophilen und Eosinophilen ab (erstere nach vorübergehender Zunahme?) und später die Lymphozyten zu. Die Lymphozytose überdauert die Heilung einige Zeit. Eosinophilie hat man bei Asthma, bei Helminthiasis (Filariasis, Ankylostomiasis, bei Tänien, Trichinen usw.) festgestellt; auch bei Pemphigus, Ekzem und anderen Hautkrankheiten bei einigen Infektionskrankheiten und in gewissen Familien ohne bekannten besonderen Anlaß, in Zusammenhang mit Besonderheiten des autonomen Nervensystems. Mastzellenleukozytose ist selten, nur in einigen Fällen von chronischer Eiterung und bei einigen Hautkrankheiten gefunden und durch einige Gifte wie Pyrodin, Staphylotoxin hervorgerufen. Leukopenie betrifft in der Regel nur die gelapptkernigen Leukozyten, so daß (relative) Lymphozytose vorliegt. Sie kommt im Anfang mancher Infektionen wie Masern, Röteln, Typhus (s. oben), ferner bei der gutartigen intermittierenden Malaria (während der Anfälle nehmen, nach TÜRK, die Neutrophilen auf Kosten der Eosinophilen und Lymphozyten zu), bei Influenza (F. KRAUS), epidemischer Meningitis (GÉRONNE) und einigen Vergiftungen vor. Leukopenie geht oft der Granulozytose voraus (STERNBERG). Als Mono- oder Uninukleose oder Monozytose bezeichnet man Vermehrung der großen Lymphozyten im peripheren Blut, wie bei Malaria, Flecktyphus, Trypanosomiasen.

Wahrscheinlich spielt positive bzw. negative Chemotaxis bei all diesen Veränderungen eine gewisse Rolle, nämlich bei der Ausschwemmung aus der Bildungsstätte, wenn nur eine andere Verteilung, eine Anhäufung bzw. Verringerung der betreffenden Zellen im peripheren Blut vorliegt. In Fällen aber, wo ihre Gesamtzahl zugenommen hat, ist außerdem vermehrte Tätigkeit des Knochenmarks mit roter Färbung des gelben Marks von Bedeutung. Allerdings wurde sie in einigen Fällen (SCHUR und LÖWY) vermißt, was man als „aplastische" Leukozytose bezeichnet hat. Jedoch wäre eine von WOLFF, BUTTERFIELD u. a. festgestellte „myeloide Metaplasie", jedenfalls eine Neubildung knochenmarkähnlichen Gewebes außerhalb des Knochenmarks in blutbereitenden Organen auch in diesen Fällen möglich (s. unten).

Was entscheidet nun über die Form der Leukozytose? Wahrscheinlich die Natur und die Konzentration des schädigenden Stoffes, sowohl für die chemotaktische Wirkung wie für die Änderungen (Tätigkeit) des Knochenmarks. Die Bedeutung der Konzentration (s. früher) hat man noch nicht berücksichtigt. Für Leukopenie müssen wir nicht nur negative Chemotaxis, sogar mit Leuko- bzw. Lympholyse, sondern außerdem Verringerung der Knochenmarkstätigkeit annehmen.

Es kommt auch eine neutro- bzw. eosinophile Myelozytose (Myelämie) vor. Bei jungen Kindern treten bei Infektionskrankheiten manchmal vereinzelte Myelozyten ins Blut, bei Erwachsenen jedoch nur ausnahmsweise bei starker Reizung des Knochenmarks.

Von der Bedeutung der Blutplättchen (Thrombopenie) für die Blutkrankheiten wissen wir recht wenig. (Vgl. Thrombose und Blutung.)

Veränderungen der blutbereitenden Gewebe. Leukämie, Pseudoleukämie usw. Die Milz.

EHRLICH hat scharf das lymphatische oder lymphadenoide und myeloide (myeloische) Gewebe in den blutbildenden Organen unterschieden. Man redet nun wohl in gewissen pathologischen Fällen (Leukämie) von einer „myeloiden Metaplasie" des lymphatischen bzw. einer „lymphoiden oder lymphatischen Metaplasie" des myeloischen Gewebes, während es sich jedoch vielleicht um Verdrängung des einen Gewebes durch das andere, in großer Menge neugebildet, handelt. Metaplasie schließt übrigens Verdrängung nicht aus oder umgekehrt. Eine solche Verdrängung ist nicht nur im Knochenmark möglich, wo sich beide Gewebe nebeneinander finden, sondern auch in Milz und Lymphdrüsen. Weil in diesen Organen normaliter myeloides Gewebe nicht nachgewiesen ist, fragt sich, ob das unter pathologischen Umständen dort beobachtete myeloide Gewebe in der Tat durch Metaplasie aus dem lymphadenoiden entstand oder ob es sich um Metastase (Kolonisation, HELLY) aus dem Knochenmark oder endlich um Neubildung aus kleinen embryonalen Keimen myeloiden Gewebes („extramedullare Versprengung") handelt. Für die Annahme von Metaplasie lassen sich keine Daten anführen. Sie ist aber nicht ausgeschlossen. Metastase aus dem Knochenmark ist nicht ohne weiteres abzulehnen: werden doch z. B. Megakaryozyten oft verschleppt (s. unten); bei „aplastischer" Leukozytose oder Leukämie, wo Veränderungen des Knochenmarks bei vollständiger Untersuchung fehlen, ist sie jedoch nicht annehmbar und tritt die dritte Möglichkeit (der embryonalen Keime) in den Vordergrund. Beim Embryo findet sich myeloides Gewebe in der Leber und anderen Organen vor der Bildung von Knochenmarksgewebe. Es ist somit möglich, daß ausnahmsweise mikroskopische Insel dieses Gewebes auch postembryonal bestehen bleiben. Die postembryonale Bildung von Chromozyten in der Milz (EBNER) weist darauf hin. Hier wollen wir nur noch bemerken, daß nach MARCHAND aus gewissen Zellen in der Gefäßadventitia im großen Netz verschiedener Tiere Leukozyten entstehen.

Im allgemeinen unterscheiden wir rotes (tätiges) und gelbes (ruhendes) Knochenmark. Letzteres besteht fast ausschließlich aus Fettgewebe, daher „Fettmark", in dem kleine Inselchen roten Knochenmarks sich finden. Im roten Mark finden sich frühzeitig vereinzelte Fettzellen. Nach der Geburt findet sich überall rotes Mark; allmählich nehmen aber mit fortschreitendem Wachstum, in den langen Röhrenknochen — man hat vorzugsweise den Oberschenkelknochen untersucht — die Fettzellen an Zahl und Umfang zu, das rote Mark ab. ORTH weist auf die Analogie mit der Thymusdrüse und manchen Lymphdrüsen hin, deren Gewebe auch bei fortschreitendem Wachstum durch Fettgewebe ersetzt wird. Im späteren Alter kann auch in den kurzen und platten Knochen Fettmark an Stelle des roten Marks treten; man hat dann wieder rotes Mark in den langen Röhrenknochen gesehen. Das Fettmark wird übrigens im höheren Alter manchmal gelatinös atrophisch (s. Atrophie). Neulich hat aber HEDINGER auf Abweichungen aufmerksam gemacht und zu erneuter Prüfung aufgefordert. Das Fettmark hat ebensowenig Bedeutung für die Blutbildung wie das gelatinöse.

Nun wird das Fettmark unter verschiedenen pathologischen Umständen wieder rot durch Neubildung erythroblastischen Gewebes („myeloide Reaktion"). Dieses kann sogar in Milz, Lymphdrüsen und Leber auftreten (E. MEYER und HEINEKE, NÄGELI, ASKANAZY u. a.), und zwar bei vielen schweren Anämien. Dabei ist Metastase aus dem Knochenmark kaum anzunehmen. So finden wir bei allen Anämien gewissen Grades mit Erythroblasten im peripheren Blut rotes Knochenmark in den Röhrenknochen, auch in den kurzen, und zwar zunächst in den Epiphysen (NEUMANN u. a.). Außerdem begegnen wir dieser Veränderung bei manchen akuten Infektionen. Allerdings treten dabei beim Menschen Normoblasten nicht so bald ins Blut wie beim Kaninchen, obwohl sie im Knochenmark stark vermehrt sind (DOMINICI). Übrigens trifft man Veränderungen des Knochenmarks an, welche den oben erwähnten Leuko- und Lymphozytosen zugrunde liegen. Im allgemeinen darf man aber Aktivierung des Knochenmarks und Einschwemmung bestimmter Zellen ins Blut nicht gleichsetzen. So ist die Aktivierung, d. h. die Umwandlung des Fett- in rotes Mark beim Bauchtyphus (vgl. das Blutbild s. oben) klinisch latent. Diese Latenz der Aktivierung des Knochenmarks ist eine bemerkenswerte Erscheinung.

Das leukoplastische Gewebe kann durch bakterielle und andere Gifte wie Arsen, Kalomel (intramuskulär beim Kaninchen) ebenso wie das erythroblastische Gewebe aktiviert werden. Durch größere Giftmengen, längere Einwirkung, Hungern, Röntgenstrahlen und andere Schädigungen kann es atrophieren.

Lymphadenoides Gewebe kommt in so großer Menge im Körper vor, daß ein Teil ohne merkbaren Schaden wegfallen kann. Von der Tätigkeit der (prävertebral liegenden) Blutlymphdrüsen wissen wir nichts.

Der Blutbefund ohne weiteres, d. h. ohne vollständige anatomisch-mikroskopische Untersuchung der blutbereitenden Gewebe, vermag uns bei den Leukozytosen nichts mit Hinsicht auf den Zustand dieser Gewebe zu lehren. Auch bei den Leukämien ist der Blutbefund an und für sich nur eine der Erscheinungen einer Erkrankung oder nichtkrankhaften Abnormität dieser Gewebe, der zur sicheren Erkennung nicht immer genügt. Er kann bei einer doch nur kurz dauernden Leukozytose dem einer Leukämie gleich sein. Eine länger dauernde pathologische Vermehrung der weißen Blutzellen bzw. Markzellen, nämlich das Auftreten unreifer Blutzellen im Blute als Folge einer Neubildung unbekannten Ursprunges von lymphatischem bzw. myeloidem Gewebe, kennzeichnet die Leukämien. Diese Definition nähert sich, auch was ihre Unsicherheit betrifft, der einer Geschwulst (S. 504), nur sind die leukämischen Organveränderungen weniger umschrieben, mehr systematisiert. Unten kommen wir hierauf zurück. Es gibt allerdings Fälle ohne konstante Leukozytenvermehrung. Das sich vermehrende lymphatische Gewebe verdrängt das ruhende myeloide und umgekehrt, wo sie sich nebeneinander finden und nicht beide (s. unten) sich vermehren. Wir kennen eine chronische lymphatische, eine chronische myeloide (myeloische) und eine akute stürmisch oder etwas langsamer verlaufende myeloide, vielleicht auch eine akute lymphatische Leukämie mit Abstufungen und „Übergängen" zu den myeloiden und lymphatischen chronischen Formen. Eine rein lienale Leukämie, die man früher annahm, gibt es nicht, weil Knochenmarksveränderungen dabei bestehen und jedenfalls die Milz sich als durch Neubildung myeloiden Gewebes vergrößert erweist; die lienale Leukämie ist somit eine myeloide. Die chronischen Formen sind jetzt besser gekannt als die akuten. Von einer Umbildung myeloider Zellen in lymphatische oder umgekehrt ist dabei jedoch keine Rede. Jedenfalls liegt den Leukämien eine bestimmte Veränderung nicht eines Organs, sondern eines im Körper verbreiteten lymphatischen bzw. myeloiden Gewebes zugrunde. Mitunter hat die Leukämie eine schwere Anämie als Vorstufe, in anderen Fällen tritt Anämie erst später ein. Nasenbluten oder starke Blutung nach einer geringen Verletzung ist nicht selten die erste Krankheitserscheinung, also eine hämorrhagische Diathese.

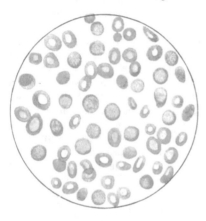

Abb. 298.   Lymphatische Leukämie; Färbung nach JENNER-MAY (nach LENHARTZ und MEYER).

Die chronische lymphatische Leukämie (chronische leukämische Lymphadenose) kennzeichnet sich durch Lymphämie d. h. absolute und relative Vermehrung der Lymphozyten, besonders der kleinen, und zwar sowohl im Blute wie in den leukämischen „Infiltraten" in Organen und in der Haut. Die weißen Blutkörperchen im Blut können sich zu den roten verhalten wie 1 : 2 und dabei fast ausschließlich (bis zu mehr als 90%) aus kleinen Lymphozyten bestehen (Abb. 298). Mitunter findet man vereinzelte Myelozyten im peripheren Blut. Überall im Körper kann eine hochgradige Vermehrung (Hyperplasie?) des lymphatischen Gewebes auftreten oder richtiger: können mehr oder weniger ausgedehnte Lymphozytenanhäufungen auftreten, aber durchaus nicht immer in Form lymphadenoiden Gewebes. Im Gegenteil, die regellos angehäuften Lymphozyten verdrängen nicht allein das myeloide Gewebe, sondern sie machen auch die Lymphknötchen (Follikel) unkenntlich, atrophisch, sowohl in den Lymphdrüsen, wie in den Schleimhäuten, wo sie sich normaliter finden, und in der Milz. Die Tonsillen und andere normale Anhäufungen lymphadenoiden Gewebes in den Schleimhäuten usw. vergrößern sich oft, die Milz immer, aber vor allem die Lymphdrüsen. Besonders die Hals-, Achsel- und Leistendrüsen schwellen bohnengroß, ja bis zur Eigröße an. Sie bleiben dabei gewöhnlich frei verschieblich, auch gegeneinander, nur die Achseldrüsen verbacken mitunter miteinander; sie werden nie schmerzhaft und werden selbst nach längerer Zeit nicht hart wie das Lymphogranulom. In der Leber finden wir Lymphozyteninfiltrate um Gallengänge und Gefäße, auch in der Nierenrinde finden wir solche. Myelozyten, auch große Lymphozyten trifft man im Gewebe an, Myelozyten selten im Blut. Die kleinen Lymphozyten beschränken sich nicht auf das Innere der Lymphdrüse, sondern sie häufen sich auch in ihrer Kapsel und in ihrer Umgebung an. Blutungen treten in Lymphdrüsen manchmal auf. Anämie tritt früher oder später ein, und zwar nimmt meist sowohl die Chromozytenzahl wie der Hb-Gehalt stark ab; der Hämoglobingehalt kann aber lange normal bleiben. Mitunter bessert sich das Blutbild, sogar bedeutend, unter Einfluß von Röntgenstrahlen oder einer Infektionskrankheit (Pneumonie, Erysipel, Abdominaltyphus, Tuberkulose, Sepsis), in seltenen Fällen wird es schlimmer, wie H. F. MÜLLER bei einer Streptokokkeninfektion sah. Sehr selten hat man eine „Plasmazellenleukämie" gesehen, die wohl eng mit der lymphatischen zusammenhängt (vgl. NÄGELI).

Die chronische myeloide Leukämie (chronische leukämische Myelose) kennzeichnet sich klinisch durch Myelämie, beträchtliche Vergrößerung der Milz, während die Schwellung der Lymphdrüsen geringer ist als bei der lymphatischen Form. Die Anämie pflegt anfangs geringer zu sein, später nimmt sie zu. Im Blut sind die neutrophilen Leukozyten vermehrt bis zu 300 000 und 400 000; außerdem finden sich zahlreiche neutro- und eosinophile Myelozyten (die bei Leukozytose fehlen!), Mastzellen und zahlreiche kernhaltige Chromozyten (s. Abb. 299). Die Lymphozyten, besonders die kleinen, sind hingegen vermindert, sie können fast ganz fehlen.

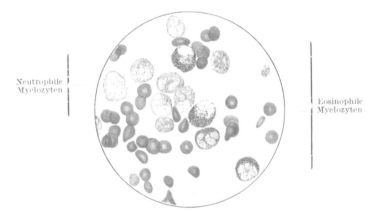

Neutrophile
Myelozyten

Eosinophile
Myelozyten

Abb. 299. Myeloide Leukämie (Nativpräparat). Man beachte die Verschiedenartigkeit der Leukozytenformen; die großen Myelozyten und die stark lichtbrechenden Granula der eosinophilen Leukozyten (nach MEYER-RIEDER).

Das Blut der Leiche gerinnt leicht, grünlich-weißliche Gerinnsel bildend. Es kann in schwereren Fällen wie eiterhaltig aussehen: die alten Pathologen nahmen Pyämie an, VIRCHOW nannte es „weißes Blut" (Leukämie). Nach längerem Stehen bilden sich viele CHARCOT-NEUMANNsche Kristalle unbekannter Natur, die sich auch im myeloiden Gewebe finden. Blutungen kommen vor. Leber und Milz sind stark vergrößert, das Gewicht der Leber kann bis zu 10 kg zunehmen. Die Milz (Abb. 300) ist tiefrot oder graurot: man findet außer vielen Myelozyten myeloides Gewebe, welches in kleinen Herden auftritt, die sich allmählich vergrößern und das lymphadenoide (Follikel) und das tiefrote Milzgewebe überhaupt verdrängen und zu Atrophie führen; außerdem, namentlich bei längerer Dauer, neugebildetes Bindegewebe, das, ähnlich wie bei chronischer Entzündung, zu Induration führen kann. Auch in Lymphdrüsen tritt myeloides Gewebe auf, das lymphadenoide verdrängend, besonders in den inguinalen, mesenterialen, retroperitonealen und mediastinalen. Die Lymphdrüsen pflegen jedoch weder miteinander, noch mit der Umgebung zu verwachsen, im Gegensatz zum malignen Lymphogranulom. Das myeloide Gewebe (Myeloblasten, Myelozyten, Granulozyten, Erythroblasten, Plasmazellen usw.) ersetzt allmählich das normale Gewebe. Das Knochenmark ist bald „pyoid" (NEUMANN), eitergelb, bald blaßrot oder dunkelgraurot (NÄGELI). Auch in der Leber und mitunter im Herzmuskel finden wir Myelozyten bzw. myeloides Gewebe. Nach

M. B. Schmidt und Schridde entstehen die weißen Blutzellen in der leukämischen Leber und Milz aus Gefäßendothel wie im Embryo, nach Marchand u. a. auch aus Adventitiazellen.

Übergang von lymphatischer in myeloide Leukämie und umgekehrt bzw. Kombination beider Formen (Herz, Herxheimer) wird von einigen Forschern angenommen, von anderen verworfen. Solche Fälle erheischen genaueste Forschung, weil sie zur Klärung der Entstehung bzw. des Zusammenhanges der verschiedenen Formen beizutragen vermögen.

Man hat einerseits Schwellung der Peyerschen Platten wie beim Bauchtyphus, andererseits aber geschwulstartige Knoten des Perikards (von Hansemann u. a.), der Pleura (Benda u. a.) und sarkomartige Schwellung retroperitonealer Lymphdrüsen beobachtet. Letztere Beobachtungen, zusammen mit dem „infiltrierenden Wachstum" (objektiver: Anhäufung) der Lymphozyten, das den Bau der Organe

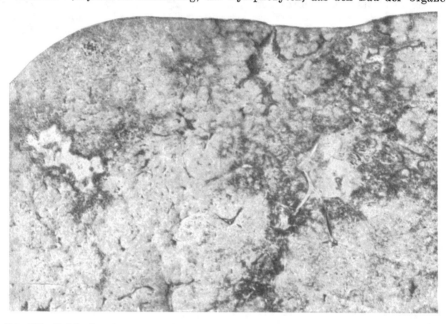

Abb. 300. Stück einer Milz bei myeloider Leukämie. Die etwas leuchtenden, hellgräulichen. wolkenförmigen Gebilde und Inseln bestehen aus myeolidem Gewebe, zwischen welchen schwärzliche Reste des verdrängten Milzgewebes und zwei weißliche nekrotische Teile sichtbar sind ($^4/_5$ nat. Gr.).

sogar verwischt, und mit dem Auftreten pathologischer Zellen mit atypischen Kernen mit Nieren- oder Zwerchsackform („Rieder-Zellen") hat einige Forscher dazu geführt, die lymphatische Leukämie als eine Geschwulstbildung zu betrachten. Sternberg will nur die Formen mit in den Vordergrund tretenden großen Lymphozyten, welche andere weiße Blutkörperchen verdrängen, als solche, nämlich als Leukosarkomatose bzw. Chloroleukosarkomatose auffassen. Nach E. Fränkel liegt hier aber keine Geschwulstbildung, sondern nur geschwulstähnliche Leukämie vor. Und die Leukämie ist, wie man ins Feld führt, von Hause aus eine „Systemerkrankung". Mit dieser Bezeichnung ist die Sache aber nicht entschieden. Die multiple Neurofibromatose kann man auch als eine Systemerkrankung bezeichnen, und doch handelt es sich dabei um Geschwulstbildung, und zwar sehr wahrscheinlich auf dem Boden einer vielfachen Gewebsmißbildung. Und Syphilis pflegt Entzündung in sämtlichen Lymphdrüsen hervorzurufen, welche wir als infektiöse Systemerkrankung bezeichnen könnten. Ein parasitärer Ursprung der Leukämie ist denn auch nicht ausgeschlossen. Ob die vielfachen Herde bei der Leukämie metastatisch auseinander oder unabhängig voneinander entstehen, ist zur Zeit nicht bestimmt. Gegenüber den Gründen der Auffassung als Geschwulst dürfen wir nicht vergessen: Zunächst daß ein „infiltrierendes Wachstum" der großen Lymphozyten nicht nachgewiesen ist — nirgends hat man doch eine Zell- oder Kernteilung an Ort und Stelle festgestellt und die infiltrierenden Zellen bilden kein zusammenhängendes Gewebe, wie eben Sarkomgewebe zu sein pflegt. Auch das Eindringen (oder Verschlepptwerden?) der Zellen in die Kapsel der Organe ist eine bei Entzündung häufige Erscheinung. So schließt sich z. B. eine zellige Perilymphadenitis einer Lymphdrüsenentzündung, eine zellige Perisplenitis einer Milzentzündung an, ähnlich wie eine zellige Periappendizitis einer Wurmfortsatzentzündung usw. Wir dürfen nur infiltrierende Anhäufung oder etwas Ähnliches, nichts Entscheidendes sagen. Solche „infiltrierende" Anhäufungen sind denen von kleinen Lymphozyten bei bestimmten Entzündungen längerer Dauer und milderen Verlaufs ähnlich. Sie wären als rein entzündliche Erscheinung bei einer Infektionskrankheit vollkommen verständlich. Nur wäre das Auftreten eben von großen Lymphozyten bei akutem, sogar stürmischem Verlauf erklärungsbedürftig. Atypische, unreife Zellformen mit atypischen Kernen sind ebenfalls eine nicht seltene Erscheinung bei proliferativer Entzündung. Ähnliche Lymphozyteninfiltrate um Gefäße und Gallengänge finden sich z. B. in der Leber beim Bauchtyphus. Schließlich weisen das Fieber und der septische Zustand, wenigstens bei den akuten Formen, mehr auf Infektion oder Giftwirkung als auf Geschwulstbildung ohne weiteres hin. Es wäre doch willkürlich, diese klinischen Erscheinungen als eine (nicht nachgewiesene) sekundäre Infektion zu betrachten. Die Hühnerleukämie soll der menschlichen sehr ähnlich sein. Sie ist übertragbar, auch durch ein zellfreies Filtrat der Organe (ELLERMANN, BANG, HIRSCHFELD und JACOBY). Fortgesetzte Forschung ist hier abzuwarten, insbesondere auch der Übergänge nach den chronischen Leukämieformen. Über den anatomischen Sammelnamen „Myelom" s. früher. Nach HERZ

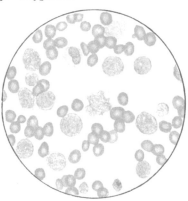

Abb. 301. Akute Leukämie (JENNREMAY-Färbung nach MEYER-RIEDER).

bildet der Status thymicolymphaticus eine Disposition zu lymphatischer Leukämie
    Die akute Leukämie ist eine myeloide. Man hat bei akuter Leukämie vielleicht Myeloblasten für größere kleine Lymphozyten gehalten. Schwellung von Lymphdrüsen kommt auch bei der chronischen myeloiden Leukämie vor und wir haben keinen Grund sie als unwahrscheinlich für die akute zu betrachten. Nach NÄGELI kommt akute lymphatische Leukämie oft bei Kindern vor. Die akute Leukämie ist von den akuten leukämoiden „Reaktionen" durch die verschiedensten Infektionserreger zu unterscheiden. Diese werden auch in Tierversuchen (LÜDKE u. a.) rasch tödlich oder si gehen bald ohne Schaden vorüber.
    Manchmal (immer?) handelt es sich bei akuter Leukämie um anatomisch ältere Veränderungen bei später akutem Ausbruch und Verlauf, wie z. B. irgendeine Geschwulst (Infiltrat von myeloblastartigen Zellen, S. 557 f.) einige Monate vor dem Ausbruch der „akuten" Leukämie. Die akute Leukämie kann, unter hohem Fieber, starker hämorrhagischer Diathese, gangränösen Geschwüren der Schleimhaut und des tieferen Gewebes der Tonsillen, aber auch an anderen Stellen des Darmkanals, welche sekundäre Infektion und Sepsis fördern dürften, in wenigen Tagen, Wochen bzw. Monaten zum Tode führen. Tödlich scheint sie immer zu sein, mitunter so rasch, daß es nicht einmal zur Vermehrung der weißen Blutkörperchen kommt! Oder es ist vielleicht das Fehlen dieser Vermehrung einer negativen Chemotaxis zuzuschreiben. Besonders bei Kindern verläuft sie rasch. Die Erscheinungen sind die einer mit Sepsis verlaufenden Infektionskrankheit, die zu einer schweren Anämie führt. Im Blute findet man übrigens gewöhnlich eine Vermehrung der Leukozyten bis zu 80 000. Es sind aber große Zellen, und zwar entweder große

Lymphozyten oder Myeloblasten und mitunter Myelozyten, so daß NÄGELI von „Myeloblastenleukämie" redet. Man verwechsle sie nach ihm nicht mit schwerer Anämie
mit starker myeloider Gewebstätigkeit und Myeloblastenleukozytose. Ob aber die
Myeloblasten ganz andere Zellen als die großen Lymphozyten oder von diesen nicht
zu trennen sind, ist eine offene Frage, wie wir schon sahen. Schwellung von Lymphdrüsen und Milz findet sich, aber nicht immer; in der Milz schwellen zunächst die
Follikel an. Übrigens sind große „Lymphozyten"infiltrate in Schleimhäuten, in
der Dura und anderen serösen Häuten usw. nachweisbar. Nekroseherden und Blutungen begegnet man. Je rascher der Verlauf, um so weniger geändert sind die
Organe, auch das Knochenmark, das allmählich tiefrot wird. Im allgemeinen nähern
sich die Veränderungen mit zunehmender Dauer denen bei der chronischen Form.
Diese Abstufungen weisen auf die Zusammengehörigkeit hin, sie ist aber nicht erwiesen und kann es, in ursächlicher Beziehung, auch nicht sein, solange wir eben den
ursächlichen Faktor nicht kennen. Daß bald die Lymphdrüsen, bald das Knochenmark, bald die Thymus am meisten verändert sind, ist vielleicht als nebensächlich
zu betrachten.

In einem von mir beobachteten Fall fanden sich Herde von Myeloblasten von
mehreren Millimetern Dimensionen im Herzmuskel, während zwischen vielen
Muskelfasern, zum Teil nachweisbar in Blutkapillaren, Myeloblasten in einzelnen,
zwei- oder dreifachen Reihen angehäuft waren.

In gewisser morphologischer, vielleicht auch ursächlicher Beziehung zur Leukämie stehen das Chlorom (Chloroleukämie NÄGELI) und die Pseudoleukämien.
Man kann eine lymphatische und eine myeloide Form des Chloroms
unterscheiden, die mit der lymphatischen bzw. akuten myeloiden Leukämie im
Blutbild übereinstimmen sollen. Das Chlorom unterscheidet sich von der Leukämie
durch eine grünliche Färbung der — nicht immer aber alle — Knoten und durch
deren Sitz: man findet sie nämlich vorzugsweise subperiostal oder parostal
(ASKANAZY), und zwar an Schädel, Rippen und prävertebral. Knochenschmerzen
kommen vor. Man findet auch wohl Einlagerungen des grünen Farbstoffes unbekannter Natur (s. Pigmente) in den blutbereitenden Organen. Das Chlorom wächst
mehr oder weniger geschwulstartig, wird aber unter den Systemerkrankungen der
blutbereitenden Organe eingereiht. STERNBERG hebt für die Mehrzahl der Fälle
eine vollständige Übereinstimmung mit der Leukosarkomatose (s. oben) hervor;
in anderen Fällen mit der Myeloblastenleukämie; in wieder anderen Fällen (die er
als Chloromyelosarkomatose bezeichnet) lag eine atypische Neubildung myeloiden
Gewebes vor. Es bestehen also eine Chloroleuko-, Chloromyelosarkomatose
und eine Chloromyeloblastenleukämie. Vgl. S. 558.

Als Pseudoleukämie (in wenig empfehlenswerter Weise auch wohl als „Aleuk-
ämie" bezeichnet) hat man eine Erkrankung bezeichnet, welche der Leukämie
vollkommen gleicht, was die Veränderungen der blutbereitenden Organe betrifft; nur das Blutbild ist ein anderes: es fehlt jede Veränderung, abgesehen
von etwaiger Anämie, oder es besteht — dies gilt für die allermeisten Fälle
— eine relative Lymphozytose (sublymphämisches Blutbild). Und zwar liegt
meist Vermehrung der kleinen Lymphozyten vor, obwohl auch große zur Beachtung gelangen. Diese Pseudoleukämie ist eine lymphatische; man hat aber
auch eine myeloide Form mit Veränderungen von Milz und Leber und Myelozyten im Blute beschrieben (HIRSCHFELD u. a.). Die lymphatische Pseudoleukämie kann in die gleichnamige Leukämie übergehen, so daß PAPPENHEIM
u. a. jene als Vorstufe dieser betrachten. Wohl mit Recht hält PAPPENHEIM
die Blutveränderungen nur für eine Erscheinung der Veränderungen der blutbildenden Gewebe und letztere für entscheidend. Man hat die Faktoren zu
bestimmen, die den Übergang in Leukämie bewirken. Die lymphatische Leukämie
und Pseudoleukämie als „allgemeine Lymphozytomatosen" zusammenzufassen
erscheint unberechtigt.

Es gibt eine akute lymphatische Pseudoleukämie, die unter dem Bilde
vom Morbus maculosus WERLHOFII zum Tode führt. Die Anaemia pseudo-

leucaemica (HAYEM, VON JAKSCH) unterscheidet sich durch Megaloblasten und Megalozyten, aber auch — was der perniziösen Anämie fehlt — durch Zunahme von gelapptkernigen Leukozyten und Lymphozyten. Chromozytenzahl und Hb-Gehalt haben stark abgenommen, der Färbeindex ist verschieden. Ob es eine myeloide Pseudoleukämie als Myelom gibt, bleibe dahingestellt.

Ganz von den Pseudoleukämien zu trennen sind die „Granulomatosen", d. h. das syphilitische, tuberkulöse und „maligne" Granulom, die wir S. 471 ff. besprochen haben, und die Splenomegalie (Typus GAUCHER). Andere Spleno-megalien kommen auch nicht in Betracht, weil sie entzündlichen Ursprunges sind.

Die Milz ist durch ihr schwammiges Pulpagewebe bedeutender Schwankungen ihres Blutgehaltes und ihres Volumens fähig. Beide Größen werden durch die Wirkung der glatten Muskelzellen in der Milzkapsel und in den Trabekeln bei einzelnen Säugetieren und beim Menschen (SOBOTTA) beeinflußt. Die Nerven dieser Zellen sowie die der Blutgefäße kommen mit dem linken N. splanchnicus aus dem Ganglion coeliacum, zu denen sich noch Vagusfasern hinzufügen (STRASSER und WOLFF). Das Milzvolumen ändert sich mit ihrem Blutgehalt. Mehrere Forscher haben, auch onkometrisch (SCHIFF, ROY u. a.), nicht nur pulsatorische Volumenschwankungen, sondern im allgemeinen festgestellt, daß das Milzvolumen mit dem allgemeinen arteriellen Blutdruck zu- und abnimmt (STRASSER und WOLFF). Die Milzvergrößerung bei Infektionskrankheiten ist vor allem der Hyperämie mit seröser Exsudation oder ohne solche und nur in geringerem Maße der Anhäufung und Schwellung von Zellen zuzuschreiben. GROBER stellte nämlich fest, daß der Wassergehalt der Milz infizierter Meerschweinchen und Mäuse zu-, der Trockenrückstand hingegen abnahm. Bei anderen Infektionskrankheiten jedoch, wie beim Bauchtyphus und bei Sepsis, schwellen die Pulpazellen mehr oder weniger an, zum Teil fettig entartend; von der Schnittfläche läßt sich ein Brei abstreichen, der aus solchen Zellen, Blut usw. besteht. Auch nach Durchschneidung des Milzsplanchnikus bewirkt Adrenalin eine rasche Verkleinerung der Milz (STRASSER und WOLFF) und sogar Auspressung der Pulpa mit Übertritt von Milzzellen in das Milzaderblut. FREY und LURY betrachten sogar die Lymphozytose nach Adrenalineinspritzung beim Kaninchen als Folge davon. Kältereize auf der Haut in der Milzgegend bewirken, ebenso wie Wärme über 50°, durch Zusammenziehung der glatten Muskelzellen (auch der Blutgefäße?), Verkleinerung, Wärme unter 50° hingegen hat, ebenso wie Durchschneidung des Milzsplanchnikus, Vergrößerung des Organs zur Folge. Bei chronischer proliferativer Entzündung nimmt das Milzvolumen, ebenso wie durch zellig-infiltrative Entzündung (Abszeß) zu. Auch durch Anhäufung von zerfallenen Chromozyten (s. unten), von Amyloid usw. kann sich die Milz vergrößern. Die manchmal erhebliche Milzschwellung bei Leukämie haben wir im obigen schon kennen gelernt. Was die Milz bei Schwangerschaft vergrößert, ist unbekannt.

Von der Bedeutung der Milz für den Organismus wissen wir noch wenig. Wachstum und Stoffwechsel werden nicht oder nicht bedeutend von ihr beeinflußt. Die Trypsinbildung wird vielleicht von ihr angeregt oder verstärkt. Die Milz speichert nicht nur einen großen Teil des aus dem Abbau hervorgehenden Eisens, sondern wahrscheinlich auch der zum Teil giftigen Stoffwechselschlacken. Von dieser entgiftenden Tätigkeit wissen wir nichts Sicheres (vgl. HELLY). Die Seltenheit des sekundären Milzkrebses beweist nicht ohne weiteres, daß dieses Organ eingeschleppten Epithelzellen eines Krebses einen ungeeigneten Nährboden darbietet, weil es sich bloß um seltene Einschleppung solcher Zellen handeln kann. Ich sah üppige Krebswucherung in der Milz. Milztuberkulose ist nicht selten.

Groß ist die Rolle der Milz bei der Bluterneuerung. Der große Reichtum des Milzaderblutes an Lymphozyten hat schon KÖLLIKER und FUNKE zur Annahme der Bildung dieser Zellen in der normalen Milz geführt. Nach WEIDENREICH entstehen auch neutro- und eosinophile Leukozyten in diesem Organ. Schon im späteren Embryonalleben entstehen Lymphozyten in den MALPIGHIschen Körperchen. Aber noch früher bildet das Pulpagewebe, sei es auch in geringerer Zahl als die Leber, rote Blutkörperchen. Nach EBNER u. a. sind beim Menschen, Rind, Schwein und Kaninchen so oft kernhaltige Chromozyten in der Milz nachweisbar, daß auch nach der Geburt Erythropoiese in diesem Organ anzunehmen ist. Aus was für Zellen die Chromozyten entstehen, aus Endothel- oder anderen Zellen, und ob intra- oder extravaskulär, ist strittig (MAXIMOW, SCHRIDDE u. a.). Beim Embryo entstehen angeblich auch Myelozyten in der Milzpulpa. Ob Blutplättchen in der Milz gebildet werden, ist fraglich.

Bei Anämie nach Blutung oder Vergiftung, bei Osteosklerose (mit Schwund von Knochenmark), bei gewissen Infektionskrankheiten (Pocken, Diphtherie, Malaria, Syphilis), nach Röntgenbestrahlung der Milz kann die Erythropoiese in diesem Organ zunehmen. Man hat dabei auch myeloide Parenchymbildung (durch Metaplasie oder Metastase aus dem Knochenmark?) in der Milz angenommen. Sehr bedeutend ist die Vernichtung der roten Blutkörperchen in der Milz, wie aus der Besserung gewisser Krankheiten mit Hämolyse (s. unten) bzw. hämolytischem Ikterus durch Splenektomie erhellt.

Die Splenektomie, Entfernung der Milz, hat bei Hunden und Kaninchen einen Abfall des Hämoglobingehalts und der Chromozytenzahl im Gefolge, wenn die Nahrung eisenarm ist, eine Zunahme hingegen bei genügend eisenhaltiger Nahrung (ASHER und VOGEL und SOLLBERGER). Dabei erscheinen mitunter zahlreiche Normoblasten im Blut (PORT). Die Zunahme im letzteren Fall ist wohl nicht nur der gesteigerten Knochenmarkstätigkeit, sondern auch dem Ausfall der chromozytenzerstörenden Milztätigkeit zuzuschreiben. Die Zahl der verschiedenartigen Leukozyten wird durch Splenektomie nicht immer gleich beeinflußt, was zum Teil von der Tierart abhängt. So tritt beim Meerschweinchen nach Splenektomie immer Lymphozytose auf, vielleicht, weil die Milz bei diesem Tier eine große Rolle bei der Lymphozytenbildung spielt und nach Splenektomie Überkompensation durch das Knochenmark sich geltend mache (SCHMINCKE).

Splenektomie beim Menschen kann verschiedene Folgen haben: Geschieht sie zur Entfernung einer eingerissenen Milz, so hat gewöhnlich Blutverlust stattgefunden, so daß Anämie, zunächst mit Leukozytose (Eosinophilie bis 6%) und Lymphopenie, später mit Lymphozytose bis 64% eintritt und dann noch später die Norm allmählich wiederkehrt. Die Lymphozytose ist vielleicht einer vermehrten Tätigkeit von Lymphozyten zuzuschreiben, welche in etwa 25% nach Splenektomie anschwellen. Ob die Thymus zur Eosinophilie und Lymphozytose anregt, indem diese Drüse, durch die Milz antagonistisch gehemmt, nach Splenektomie den Vagotonus verstärke (BAYER), bleibe dahingestellt; nach KLOSE wirken Milz und Thymus eben im gleichen Sinne. Wir wissen auch nicht, ob und in welchem Umfang Nebenmilzen, Leber, Knochenmark, Lymphdrüsen (Hämo- oder Blutlymphdrüsen kommen wahrscheinlich beim Menschen nicht vor) nach Splenektomie die Tätigkeit der Milz übernehmen. Nebenmilzen sind nicht selten, und sie weisen oft (immer?) gleichwertige Veränderungen wie die Milz bei Infektionskrankheiten usw. auf.

Die Entfernung der Milz bei angeborenem familiärem Ikterus, perniziöser Anämie, Morbus BANTI, hat eine andere Wirkung. Sie wird von Zunahme der verringerten Chromozytenzahl bis zur Norm gefolgt. Dabei erscheinen viele Chromozyten mit Kernresten (sog. HOWELL-JOLLY-Körperchen) im Blut. Diese Zunahme der roten Blutkörperchen nach Splenektomie ist wohl dem

Ausfall der hämolytischen Milztätigkeit zu verdanken. Es werden nämlich beim normalen Menschen fortwährend einige Chromozyten von Erythrophagen (vorwiegend Endothelzellen) der Milz aufgenommen und vernichtet. Ihr Hämoglobin wird gespalten in einen eisenfreien Teil, welcher durch das Pfortaderblut der Leber zugeführt und Mutterstoff der Gallenfarbstoffe wird, und in einen eisenhaltigen Teil, welcher in der Milz zurückgehalten wird und in Pulpazellen und weißen Blutkörperchen als Pigment nachweisbar ist. Auch in Leber und Knochenmark kommt übrigens Siderose (s. dort) vor. Im Milzaderblut hat man Bilirubin nachgewiesen, was nicht wundern kann, seitdem VIRCHOW und viele andere Forscher Bilirubin oder Hämatoidin in Geweben festgestellt haben, in welchen Chromozyten zerfallen. Ob nur alte und schwache Chromozyten überhaupt in der Milz vernichtet werden, ist unentschieden; ebensowenig bekannt ist, wie und wodurch dies geschieht. Hämolysine hat man in normalem Milzgewebe noch nicht einwandfrei nachgewiesen. Jedenfalls ist es kein Wunder, daß die Galle eines entmilzten Hundes farbstoffärmer (PUGLIESE, SCHINDELER) wird und der Stuhl eines splenektomierten Menschen weniger Urobilin (Sterkobilin) enthält (EPPINGER), das höchstwahrscheinlich durch Reduktion aus Gallenfarbstoff im Darminhalt entsteht. Es ist jedoch eine retrograde Verschleppung von Bilirubin durch die Milzvene aus der Leber in die Milz nicht ausgeschlossen (S. 73).

Wir haben schon früher gesehen, daß Hämolyse bei gewissen Blut- und Infektionskrankheiten zu Siderose und Hämochromatose der Leber, Milz usw. führen kann. Durch diese Ablagerung von Hb in verschiedene Gewebe erfolgt bei Hämolyse nicht sofort, sondern erst nach dem Freikommen einer größeren Hb-Menge Hämoglobinämie und Hämoglobinurie. Bei der chronischen tropischen Malaria kann die Milz nicht nur pigmentreich, sondern auch hart durch Bindegewebsbildung werden. Bei akutem Verlauf kann hingegen die Milzpulpa durch die Pigmentierung erweichen und sogar breiig werden, und es kann die Milzkapsel einreißen. Bei perniziöser Anämie, ,,BANTIscher Krankheit'', in gewissen Fällen von Ikterus usw. häufen sich ebenfalls Schlacken von Chromozyten in der Milz an, so daß sie anschwillt (spodogene Milzschwellung, PONFICK), indem die Hämolyse in diesem Organ zugenommen hat, und es können Pleiochromie (s. Ikterus), Bilirubinurie und Urobilinurie (nach Resorption ungewöhnlich großer Urobilinmengen aus dem Darm) erfolgen.

Wodurch nimmt der Chromozytenzerfall in solchen Krankheiten zu? Wir haben keinen Grund für die Annahme eines Zuwachses der hämolytischen Eigenschaft der Milz; wahrscheinlich werden Chromozyten geschädigt, so daß sie leichter und in größerer Zahl zerfallen. Aber auch dann, wenn sich die hämolytische Eigenschaft der Milz als vergrößert erweisen sollte, würde ihre Zunahme nicht notwendig eine primäre sein. Sie könnte die Folge einer anderen krankhaften Störung im Organismus sein. Wenn ferner Splenektomie bei den hier gemeinten Krankheiten von Besserung oder gar Heilung gefolgt wird, so beweist dieser Erfolg ohne weiteres keineswegs, daß die Milz die Quelle der krankhaften Störungen sei, sondern allein, daß sie eine Rolle bei ihrer Entstehung und Fortdauer spielte. Diese Rolle wäre aber vielleicht nur die soeben besprochene der Vernichtung der außerhalb der Milz abgeschwächten roten Blutkörperchen. Fällt diese Wirkung durch Splenektomie aus, so ist Besserung und sogar Heilung möglich, wenn die Schädigung der Chromozyten nicht zu stark ist bzw. inzwischen abnimmt. Der Erfolg der Splenektomie beweist somit nicht, daß es eine ,,BANTIsche Krankheit'', d. h. primäre Erkrankung mit Vergrößerung der Milz (Splenomegalie) mit sekundärer Anämie und Leberzirrhose gibt. Auch bei primärer Leberzirrhose mit Milzvergrößerung und Anämie wäre ein solcher Erfolg in bestimmten Fällen kein Wunder. Ob eine besondere BANTIsche Krankheit besteht, ist denn auch noch fraglich, um so mehr weil die Leberzirrhose bestehen und primär sein kann, ohne klinisch nachweisbar zu sein. Heilung nach

Entfernung der Milz darf man erst nach längerer Zeit annehmen, weil Leberzirrhose latent werden und es lange Zeit bleiben kann. Es haben sich im übrigen viele Fälle von Morbus Banti als Syphilis, Malaria, Pseudoleukämie usw. entpuppt. Vgl. Domarus.

In der Milz wird übrigens, ebenso wie in Knochenmark und Lymphdrüsen, ein Teil des im Darm aus der Nahrung aufgenommenen Eisens als Reserveeisen angehäuft, bis es zur Hämoglobinbildung dient. Das übrige Eisen wird wahrscheinlich durch Darm und Nieren wieder ausgeschieden. Nach Asher und Zimmermann scheiden entmilzte Hunde mehr Eisen aus als milzhaltige; Bayer stellte dasselbe bei einem jungen entmilzten Menschen fest. Bei myeloider Leukämie fand er hingegen verringerte Eisenausscheidung.

M. B. Schmidt wies bei weißen Mäusen nach, daß der Eisengehalt der Milzpulpa vom Eisengehalt der Nahrung unabhängig ist und erst zunimmt durch stärkeren Chromozytenumsatz bei eisenreicher Nahrung. Der Eisengehalt der Leber nimmt jedoch mit der Nahrung und mit dem der Milzpulpa zu. Nach Splenektomie sah Schmidt zuerst knötchenförmige Wucherung der Kupfferschen Sternzellen in der Leber, welche vielleicht als Stellvertreter der Milz zu betrachten sind.

Auf den in den letzten Jahren stark bestonten Zusammenhang zwischen Leber- und Milztätigkeit kommen wir bei der Leber zurück. Jetzt haben wir kurz das **retikulo-endotheliale System** zu besprechen, dem man allmählich eine größere Rolle zuschreibt nicht nur bei der Gallenfarbstoffbildung, sondern auch beim Stoffwechsel. Aber bisher ohne ausreichende Begründung.

Man hat angenommen, daß nicht nur den Kupfferschen Sternzellen (Kapillarendothel) der Leber, sondern auch den spindelförmigen Endothelzellen der Nebennieren und sogar mesodermalen spindelförmigen oder verästelten Zellen der Gefäßadventitia die Neigung zukommt, Farbstoffe, Fette und endogene Pigmente aufzunehmen und festzuhalten oder auch erst zu bilden. Wir müssen hier jedoch zwei Fähigkeiten scharf unterscheiden: einerseits die phagozytäre (makrophage) Fähigkeit oder Eigenschaft von Zellen ohne weiteres, die wir früher besprochen haben, und andererseits die Fähigkeit, Farbstoffe, Fette oder Lipoide und Pigmente zu bilden. Recht viele Zellen haben die Fähigkeit Körperchen, die ihnen durch Blut oder Lymphe oder Gewebesaft zugeführt werden, in sich aufzunehmen und einige Zeit festzuhalten. Außer den Endothelzellen und perivaskulären Zellen in Leber, Lungen, Knochenmark, kurz in allerlei Organen und Geweben, gehören auch die Nervenzellen und die von Lubarsch erwähnten Retikulumzellen der Thymus und des Pankreas dazu. Das bedeutet aber keineswegs, daß die biochemische Bedeutung dieser Zellen im allgemeinen oder auch nur mit Hinsicht auf die aufgenommenen Stoffe oder Körperchen gleich ist. Solange wir von dieser biochemischen Bedeutung nicht genügend Sicheres wissen, vermögen wir nicht zu entscheiden, ob jene Zellen zusammen ein funktionell gleichwertiges „retikulo-endotheliales System" darstellen, oder aber je zu betrachten sind als Unterteile des Organs, in dem sie sich finden und an dessen Tätigkeit sie einen je nach dem Organ besonderen oder für alle Organe gleichen Anteil haben, letzteres z. B. durch Phagozytose.

Diese Phagozytose führt zu Anhäufung von Stoffwechselschlacken, nicht in allen Organen in gleichem Maße, sondern abhängig nicht nur von der Bewegungsenergie von Blut, Gewebesaft und Lymphe, jedoch auch vom Stoffwechsel des betreffenden Organs oder Gewebes. Die weitere Erforschung der Rolle obengenannter Zellen ist daher von Bedeutung für unsere Einsicht nicht nur in der Verteilung verschiedenartiger Körperchen usw., sondern auch in Stoffwechselvorgängen. Beim Ikterus kommen wir hierauf zurück (s. S. 880 f.).

Änderungen der Blutverteilung.

Bei jeder Blutverteilung und Änderung der Blutverteilung haben wir scharf auseinanderzuhalten die statische und die dynamische (kinetische) Frage. Die statische Frage hat Bezug auf die Änderungen der (mittleren) Blutmenge, des (mittleren) Blutgehalts und des (mittleren) Blutdrucks eines Körperteils; die dynamische Frage auf die ursächlichen bzw. die daraus folgenden oder damit einhergehenden Änderungen der Stromgeschwindigkeit, d. h. auf die Blutbewegung. Blutgehalt und Stromgeschwindigkeit beeinflussen sich gegenseitig. Denn einerseits erhöht, ceteris paribus, Zunahme des Blutvolumens in einem Gefäßgebiet den Blutdruck in diesem Gebiet, so daß örtliche Kreislaufstörungen die unmittelbare Folge sind einer Änderung des arterio-venösen Druckunterschiedes, der überhaupt die Triebkraft des Blutes ist (s. S. 767 ff.). Andererseits wird der Blutgehalt vom Verhältnis von der Zufuhr zur Abfuhr des Blutes beherrscht, die wir in den folgenden Seiten besprechen werden. Auf die verschiedene Bedeutung der hier genannten Größen für die Tätigkeit des betreffenden Körperteils werden wir mehrmals zurückkommen. Mit Blutverteilung ohne nähere Andeutung meinen wir den statischen Begriff. Blutverteilung und Blutbewegung sind für die Tätigkeit sowie für die Entstehung und den Verlauf krankhafter Vorgänge (s. S. 269, 439 ff.) von Bedeutung. Eudiämorrhysis nennt man wohl eine richtige, Dysdiämorrhysis eine erschwerte und Adiämorrhysis eine aufgehobene örtliche Durchblutung.

Schon unter physiologischen Umständen ändert sich fortwährend die Blutverteilung im Körper, und zwar zum Teil durch Wirkung der Schwerkraft, zum Teil durch Muskelwirkung, zum Teil durch Zusammenziehung von Gefäßen, vor allem von kleinen Schlagadern. Unter pathologischen Umständen kommen ungewöhnliche Faktoren hinzu: es kann dann nicht nur eine Zusammenziehung oder Erweiterung von Gefäßen ungewöhnlich stark sein oder zu lange dauern, sondern es kann sich eine abnorme Zusammendrückung durch Exsudat usw. oder Verengerung bzw. Verschluß eines Gefäßes durch Thrombose oder Embolie geltend machen. Hebt man einen Arm, so nimmt sein Volumen durch geringere hämostatische Wirkung ab, also durch Verringerung des Blut- und Lymphgehalts. Wir haben auf die Beeinflussung einer Entzündung dadurch schon hingewiesen; auch auf die Bedeutung der Tieflagerung des Kopfes bei Verblutung. Es ist nicht gesagt, daß sich in all diesen Fällen ausschließlich die Schwerkraft und nicht außerdem Nerven- und Muskelwirkung geltend macht. Bemerkenswert ist, daß bei Hebung und dadurch Volumenabnahme des einen Arms der andere Arm an Volumen zunimmt. Diese Erscheinung erinnert an die Anämisierung eines Kaninchenohres durch Durchschneidung des Sympathikus und derzufolge Hyperämisierung des anderen (s. unten). Welche Rolle die Gefäßnerven (Vasomotoren bzw. „Vasodilatatoren"), welche Rolle unmittelbare Beeinflussung der Gefäßmuskeln dabei spielt, ob noch Zusammenziehung bzw. primäre Erschlaffung der Ader und gar Haargefäßchen mitwirkt, sind noch unbeantwortete Fragen.

Während seiner Tätigkeit wird wahrscheinlich jedes Organ arteriell blutreich: die Beobachtung hat gelehrt, daß die Speicheldrüse während ihrer Tätigkeit durch mehr Blut durchströmt wird, daß die Reizung der Chorda tympani arterielle Hyperämie und stärkere Speichelbildung der Unterkieferspeicheldrüse bewirkt (CL. BERNARD); daß die Magenschleimhaut während der Sekretion sich rötet; daß sich die Gefäße des Muskels während seiner Zusammenziehung erweitern.

In einem kuraresierten Muskel erweitern sich die Gefäße durch Reizung des motorischen Nerven, was auf besondere Nervenfasern für die Muskelgefäße hindeutet. Das Hirnvolumen nimmt zu, wahrscheinlich durch funktionelle Hyperämie, wenn man die Aufmerksamkeit auf etwas lenkt (Mosso u. a.). Und SPEHL bestätigte die Angabe RANKES, nach welcher der Bewegungsapparat eines Kaninchens in der Ruhe durchschnittlich 36,6%, bei allgemeinem Krampf durchschnittlich 66,6% der ganzen Blutmenge des Körpers enthält. Nichts widerspricht der Annahme, daß jedes Organ während seiner Tätigkeit mehr Blut bekommt als während der Ruhe. Das mehrere Blut führt mehr Nähr- und Arbeitsstoff an. Wir dürfen jedoch nicht sagen „es erhalte jeder Körperteil unter normalen Umständen gerade die Blutmenge, die er bedürfe", weil wir weder das Bedürfnis noch die zugeführte Blutmenge kennen. Das mehrere Blut, das dem tätigen Organ zuströmt, wird anderen Körperteilen entzogen. Ob dies aber dadurch geschieht, daß die Gefäße eines tätigen Organs durch ihre Erweiterung Blut aus anderen Gefäßgebieten ansaugen, so daß diese sich demzufolge verengern, oder ob diese sich zugleich, durch „koordinatorische" Gefäßnervenwirkung verengern und dadurch die andere Blutverteilung fördern, ist ebensowenig sichergestellt wie die Frage nach dem Ursprung der funktionellen Hyperämie des tätigen Organs beantwortet ist. Machen sich hierbei mechanische, chemische (Hormone ?), elektrische oder andere Einflüsse geltend ? Wir wissen jedenfalls, daß ein Kaninchenohr blutarm wird, wenn das andere Ohr durch Durchschneidung des Sympathikus blutreich wird (SAMUEL). Gefäß- erweiternde Nervenreizung ist vielleicht erklärlich durch Zusammenziehung längsverlaufender Muskelzellen, die man in der Art. renalis, lienalis, dorsalis penis nachgewiesen hat. Jedenfalls ist eine vasodilatatorische Nervenwirkung, z. B. an den Nn. erigentes penis, nachgewiesen. Der hydrostatische Faktor mag gelegentlich eine Rolle dabei spielen. Die funktionelle Hyperämie mahnt dazu, nicht zugleich von verschiedenartigen Organen zugleich starke Arbeit zu fordern, z. B. nicht sofort nach der Mahlzeit angestrengt zu arbeiten: plenus venter non studet libenter! Post coenam mille passus meabis!

In all diesen und vielen anderen Fällen spielen die Vasomotoren eine große Rolle; zuweilen auch die Vasodilatatoren, indem sie die Weite der Gefäßgebiete ändern. Diese wird außerdem auch durch Ab- oder Zunahme des Druckes der Umgebung auf die Gefäße beeinflußt. Auch kann der Gefäßradius zunehmen durch vermehrte Zufuhr oder verringerte Abfuhr des Blutes und abnehmen durch verringerte Zufuhr oder vermehrte Abfuhr. Man hat einen gewissen Antagonismus zwischen dem Blutgehalt der Eingeweide einerseits und dem der Haut, Muskeln und Gehirn andererseits festgestellt (DASTRE und MORAT, BAYLISS); erweitern sich durch Vagusreizung die Blutgefäße der Eingeweide, so nimmt der Blutgehalt von Haut, Muskeln und Gehirn ab und umgekehrt. Ferner hat Abkühlung der Haut Änderung der Blutverteilung zur Folge, und zwar zunächst Anämie der abgekühlten Haut mit Hyperämie anderer Gewebe, in bestimmten Fällen gefolgt von der Reaktion (S. 98). Welche Gewebe oder Organe insbesondere hyperämisch vor der Reaktion werden, hängt wohl nicht nur vom abgekühlten Hautgebiet, sondern auch von der individuellen „Empfindlichkeit", vom Vorhandensein eines durch chronische, manchmal latente Entzündung geschädigten Organs oder Gewebes ab (S. 99). Daß die Hyperämie eines anderen Organs oder Gewebes infolge von Anämie durch Abkühlung der ganzen Haut eine erhebliche sein kann, dürfen wir annehmen auch dann, wenn wir die Frage dahingestellt lassen, ob die Hautgefäße je die Hälfte der ganzen Blutmenge enthalten. Die Annahme von LOVÉN, CYON u. a., daß Reizung eines kleinen Hautgebietes sämtliche Blutgefäße der Haut im gleichen Sinne beeinflusse, mag für bestimmte Fälle gelten, sie trifft sicher nicht für alle zu. So geht Anämie der Füße durch Abkühlung in der Regel mit Hyperämie der Kopfhaut einher.

Auch ist sekundäre Anämie innerer Organe möglich durch die bei Abkühlung der Haut unter bestimmten Umständen auftretende Hyperämie („Reaktion"). Tritt diese ein, sei es auch nur in den Beinen (besonders indem man in horizontaler Lage, den Kopf etwas höher, die Beine hebt), so bekommt man das Gefühl einer Erfrischung, besonders im Kopf, wohl durch Eudiämorrhyse. Ferner

können psychische Faktoren die Blutverteilung ändern: man kann durch
Schreck erblassen, ja in Ohnmacht fallen (durch gleichzeitige Wirkung auf das
Herz?) durch Hirnanämie, vor Freude oder Scham erröten usw. Schmerz kann
von Hyperämie gefolgt oder begleitet werden wie Zahnschmerz von Backen-
hyperämie, was vielleicht zum Teil reflektorischer oder ausstrahlender Nervenwirkung, vielleicht auch seelischer Wirkung zuzuschreiben ist. Es gibt Leute,
deren chronische entzündliche Schwellung der Ohrtrompetenschleimhaut und
damit ihre Schwerhörigkeit durch Ärger sofort zunimmt. Der Einfluß der
inneren Sekrete auf die Blutverteilung ist nicht genau studiert. Daß Alkohol,
eingeatmetes Amylnitrit Hyperämie des Kopfes und viele andere, namentlich
entzündungserregende Stoffe, Hyperämie zu bewirken vermögen, haben wir
gesehen. Ob Tee, Kaffee, Kakao die Blutverteilung des Gehirns beeinflussen,
ist eine Frage. Allerdings unterscheidet sich die entzündliche Hyperämie
durch eine bestimmte, von Exsudation gefolgte Schädigung der Gefäßwand.
Als physikalische Faktoren, die vermehrte Blutfülle bewirken, nennen wir
mechanische Reize wie eine Ohrfeige, oder schwächere wie einen Kratzer; sogar
ein leichter Kratzer kann bei empfindlichen Leuten eine umschriebene Hyperämie hervorrufen (Dermatographie, Urticaria graphica).

Änderungen der Blutverteilung haben nicht nur Bedeutung für die Tätigkeit der betreffenden Organe, sondern auch für den örtlichen und den allgemeinen
Blutdruck. Erweiterung eines arteriellen und kapillaren Gefäßgebietes bedeutet
nämlich nicht nur Zunahme der Blutfülle, sondern auch Abnahme der Strömungs-
widerstände in diesem Gefäßgebiet. Dadurch beeinflußt sie die Stromstärke
(Volumengeschwindigkeit) und manchmal auch die lineare Geschwindigkeit.
Die Triebkraft des Blutes in einem Körperteil ist doch der Unterschied des
arteriellen und venösen Blutdruckes (s. S. 767 ff.) in dessen Gefäßgebiet.
Dieser Druckunterschied, und damit auch die Stromgeschwindigkeit, wird durch
die Gefäßerweiterung beeinflußt — in welchem Sinne er sich ändert, läßt sich
jedoch nicht von vornherein im allgemeinen sagen: Vermehrte Zufuhr zu den
Adern erhöht den venösen Blutdruck, wenn nämlich die Elastizität der Wand
gleichbleibt; ob sie sich in einem bestimmten Fall oder je durch Nervenwirkung
ändert, wissen wir nicht. Abnahme der Widerstände in den kleinen Gefäßchen
bedeutet einen den arteriellen Blutdruck verringernden Einfluß, dem aber die
blutdruckerhöhende Wirkung des vermehrten Zuflusses arteriellen Blutes
gegenübersteht. Die algebraische Summe all dieser Faktoren entscheidet über
die Wirkung.

Wir müssen hierzu noch bemerken, daß der Zufluß des arteriellen Blutes
wiederum bedingt wird durch den Unterschied des Blutdruckes in den erweiterten
und in den stromaufwärts liegenden, nicht-erweiterten Schlagadern, bzw.
Aortendruck. Je größer dieser Druckunterschied ist, um so stärker ist der Zufluß, ceteris paribus. Nun sinkt aber der Druck stromaufwärts, sagen wir:
der Aortendruck, durch Erweiterung eines arteriellen Stromgebiets, falls
sich die Abnahme der Widerstände durch diese Erweiterung nicht vollkommen
durch Zunahme der Widerstände durch Verengerung eines anderen Stromgebietes ausgleicht. Erweitert sich nur ein kleineres Gefäßgebiet, so pflegt diese
Ausgleichung vollkommen zu sein; erweitert sich aber etwa das vom Bauchsympathikus innervierte große Gefäßgebiet der Baucheingeweide in gewissem
Grade — so wird die Ausgleichung unzureichend und es sinkt der Aortendruck.
Bei Verengerung eines arteriellen Gefäßgebietes tritt nur dann eine dauernde
Aortenblutdruckerhöhung ein, wenn das übrige Schlagadergebiet sich nicht
in genügendem Maße erweitert. Wir können das Sinken des Blutdruckes durch
rasche Erweiterung eines Gefäßgebietes mit dem Sinken des Blutdruckes durch
Blutverlust vergleichen: in beiden Fällen sind die übrigen S. 676 f. genannten

Erscheinungen zu beobachten. In beiden Fällen sinkt der arterielle Blutdruck durch Störung des richtigen (normalen) Verhältnisses zwischen Blutvolumen und Kapazität des Gefäßsystems im gleichen Sinne, gelegentlich auch im gleichen Maße; nur die Entstehungsweise ist ungleich: im einen Fall wird die Kapazität zu groß, im anderen das Blutvolumen zu klein. Es tritt dann in beiden Fällen nicht nur Anämie anderer Organe, z. B. des Gehirns, als Folge der geänderten (statischen) Blutverteilung ein, sondern diese Anämie nimmt noch mehr oder weniger zu durch das Sinken des Aortendruckes und die damit einhergehende Abnahme des arterio-venösen Blutdruckunterschiedes, d. h. der Triebkraft des Blutes. Und die Abnahme des Aortendruckes hat noch eine andere Folge, nämlich Abschwächung der Herzwirkung. Denn Sinken des Aortendruckes bedeutet Abnahme der Triebkraft des Blutes nach den Venen hin und infolgedessen, durch unvollkommene Entleerung der Venen, geringere Füllung des Herzens und folglich der Aorta, also wiederum Verringerung des arterio-venösen Druckunterschiedes. Außerdem nimmt die Kraft der Systole mit dem Aortendruck ab. Wir ersehen, daß ein wahrer Circulus vitiosus damit eingetreten ist. Durchschneidung des Bauchsympathikus beim Versuchstier bewirkt einen solchen Zustand. Nach RIEGEL, NAUNYN, ROMBERG (Tierversuche) u. a. spielt Lähmung und Überfüllung der Gefäße des Splanchnikusgebietes mit Anämie von Haut und Muskeln infolge von Lähmung des Vasomotorenzentrums (ähnlich wie durch Chloroform und Chloralhydrat) bei vielen Infektionskrankheiten eine Rolle bei der auftretenden Erniedrigung des arteriellen Blutdruckes. Diese Erniedrigung kann sogar tödlich werden. Man muß aber außerdem auf eine Herzschwäche infolge von Schädigung durch Fieber, albuminöse Entartung oder Entzündung fahnden, die z. B. bei Diphtherie, Influenza, Abdominaltyphus nicht selten sind. Wir reden in all solchen Fällen von Kollaps, d. h. einem Zusammensinken, mitunter mit tödlichem Ablauf, wie wir ihn schon beim Fieber und infolge von Blutverlust haben kennen gelernt. Auch da handelte es sich um Abnahme des arteriellen Blutdrucks und der Herzwirkung und infolgedessen um Hirnanämie. Die schwache Herzwirkung ist am Puls erkennbar, der bedeutend häufiger und schwächer, ja unfühlbar wird. Das rasche Sinken des arteriellen Blutdruckes ist maßgebend. Es kann auch infolge von primärer Herzinsuffizienz (s. dort) eintreten und zu Kollaps führen. Ein Kollaps kann vorübergehen oder tödlich werden.

Der Schock deutet einen Zustand von Hemmung („inhibition"), von Betäubung an mit starker, bis tödlicher Abnahme von Herzwirkung, Atmung und Hirnwirkung, mit tödlicher Blässe, kalter Haut, zyanotischen Lippen. Schock tritt ein bei gewissen Verletzungen (traumatischer Schock), z. B. nach Zug am Mesenterium bei einer Bauchoperation, bei der Zusammenschnürung des Samenstranges während einer Kastration, sogar beim chloroformierten Patienten (BILLROTH), nach einem Stoß oder Schlag gegen den Bauch (besonders Epigastrium) oder auf den Hoden, durch Druck auf den Hoden oder auf bestimmte Punkte der seitlichen Halsgegend (N. vagus), aber auch wohl nach anderen, besonders nach schmerzhaften Verletzungen. Empfindliche Individuen können sogar durch schwächere Reize — wie z. B. Einatmung von etwas Chloroform oder eine Gemütserregung — Schock bekommen. Der Schock kann vorübergehen — er kann aber auch mit tiefer Ohnmacht und dem Tode enden: Bezeichnend ist die absolute oder relative Pulsverlangsamung im Gegensatz zur starken Beschleunigung beim Kollaps, bezeichnend auch eine seelische Hemmung. Der Blutdruck braucht beim nichttödlichen Schock nicht zu sinken wie beim Kollaps. Durch plötzliche starke Gemütserregung wie einen heftigen Schreck kann ein psychischer Schock eintreten, der den physischen begleitet und bedeutend verschlimmern kann, wie z. B. bei einem Eisenbahnunglück oder bei einer Granat- oder Minensprengung. Die Schockbereitschaft weist große individuelle Unterschiede auf und sie ist auch bei demselben Menschen nicht immer gleich: Gemütserregungen, körperliche und geistige Erschöpfung vergrößern sie. MOTT nennt den sofort eintretenden Schock einen primären, während der sekundäre erst nach einigen Stunden kommt.

Wir denken an eine „reflektorische" Beeinflussung der Herzwirkung (Hemmung, Inhibition durch Vagusreizung), ähnlich wie beim bekannten GOLTZschen Klopf- versuch am Frosch (Klopfen der Baucheingeweide mit dem Finger bewirkt Vagus- stillstand des Herzens). Es kommt aber auch nicht bei jedem Schock Hyperämie der Baucheingeweide wie beim geklopften Frosch vor, ja, es kann bei der Autopsie jede Veränderung fehlen (s. unten). Müssen wir dann nur eine nervöse Beeinflussung der Herzwirkung, Atmung und der Hirntätigkeit annehmen? Es bleibt nichts anderes übrig, wie es scheint. CRILE hat durch plötzlichen Druck auf das Gehirn Pulsver- langsamung und Stillstand der Atmung bewirkt. Es ist aber die Frage, ob diese Wirkung der des Schocks gleichzusetzen ist. Beeinflussung des Zentralnervensystems, nämlich des Vasomotorenzentrums, ist beim Schock mit vermehrter Blutfülle der Baucheingeweide übrigens, wenigstens in bestimmten Fällen, ebensowenig abzulehnen; die Pulsverlangsamung weist darauf hin. Nach YANDELL HENDERSON ist übermäßige künstliche Atmung imstande, das Herz allmählich rascher und schwächer schlagen zu machen und den Blutdruck herabzumindern bis zum Tode. Das Versuchstier bleibt jedoch am Leben, wenn Kohlensäure zur eingeatmeten Luft hinzugefügt wird. Das ist aber kein Schock, weil keine Pulsverlangsamung auftritt, offenbar auch nicht vor der Pulsbeschleunigung. Nach HENDERSON kann übermäßige künstliche Atmung auch durch Lähmung des Atmungszentrums tödlich werden. Nach BAYLISS sollte Histamin, das sich in schwer geschädigtem Muskelgewebe bildet (DALE und LAIDLAW) bei narkotisierten Hunden und Katzen ohne Blutver- lust und ohne Nerveneinflüsse, Blutdruckerniedrigung bewirken durch Kapillar- erweiterung. Vielleicht macht sich ein solcher Einfluß einige Zeit nach schwerer Muskelschädigung geltend.

Man hat auch das Gehirn nach Schock mikroskopisch untersucht. Beim primären Schock kann jede Veränderung fehlen. Beim sekundären Schock fand man nicht nur Anämie der Hirnrinde, sondern auch Chromatolyse namentlich in den Kernen der kleineren Zellen, besonders im Vaguskern, nicht oder weniger im Hypo- glossuskern, ferner kleinere oder keine NISSL-Körner in den PURKINJEschen Zellen des Kleinhirns. Trotz der Anämie der Hirnrinde pflegen die Gefäße der weichen Hirnhäute erweitert zu sein und kann eine subarachnoidale Blutung vorkommen (CRILE, MOTT). Wir dürfen aber nicht vergessen, daß CRILE den Begriff Schock weiter zu fassen scheint als wir.

Als Schock werden mitunter ungleichartige Zustände angedeutet. Man hat sogar Kollaps damit verwechselt. Die Hemmung (s. oben) entscheidet. Sie fehlt beim Kollaps. Auch für die Behandlung ist der Unterschied wichtig. Beim Kollaps errege, beim Schock beruhige man.

Abnahme des arterio-venösen Blutdruckunterschiedes, es sei durch primäre Abschwächung der Herzwirkung oder durch primäre Erweiterung eines größeren Gefäßgebietes oder durch beides, kann somit bei gewissem Grade zum Tode führen. Bei geringerem Grade tritt oft mit Schwindel und Erbrechen Ohn- macht (engl. „fainting")— d. h. ein gewöhnlich rasch vorübergehender Schwäche- zustand mit Bewußtseinsverlust — ein, sobald die Blutzufuhr zum Gehirn zur Erhaltung des Bewußtseins nicht genügt. Im allgemeinen erfolgt Ohnmacht durch ungenügende Blutzufuhr zum Gehirn (Hirnanämie). Sie kann beim Kollaps ebenso wie beim Schock erfolgen. Tiefe Ohnmacht nennt man auch wohl „Synkope" oder Lipothymie. Horizontale Lagerung vermag oft ohne weiteres eine genügende Blutzufuhr zum Gehirn und Rückkehr des Bewußtseins zu bewirken.

Ob die seelische Schädigung durch Lähmung des Sympathikus oder durch Verringerung der Herzwirkung oder durch beides zu Ohnmacht führt, ist nicht klar.

Schwindel und Ohnmachtsanwandlung treten oft ein bei Leuten, die etwa einige Wochen länger — mitunter kürzer — bettlägerig waren und dann zum erstenmal aufstehen. Dann tritt Hirnanämie ein, und zwar einmal durch den hydrostatischen Faktor, der Blutanhäufung in den Beinen bewirkt; die Blutgefäße der Beine sind dem höheren hydrostatischen Blutdruck „entwöhnt", sie erschlaffen, und es häuft sich eine größere Blutmenge in denselben an. Dieses Blut wird den höher befindlichen Körperteilen, vor allem dem Gehirn entzogen. Außerdem nimmt die Herzwirkung schon durch die Änderung der horizontalen Körperhaltung in die vertikale an und für sich wahrscheinlich ab.

Körperliche Überanstrengung, z. B. beim Wettkampf, wird manchmal von Ohnmacht gefolgt. Wie versteht sich das? Hier kommt schon wieder primäre Abnahme der Herzwirkung, Gefäßlähmung gewisser Ausdehnung und das Zusammentreffen von beiden in Betracht. Später werden wir sehen, wie sich das Herz an jeder Muskelanstrengung mitbeteiligt, so daß Überanstrengung zu Herzschwäche führen kann. Und was die Gefäßlähmung betrifft: erweiterte Schläfenschlagader, rote, warme Ohren, ohne mechanische, thermische oder sonstige äußere Einwirkung, stellen bei Gesunden ein untrügliches Zeichen der Ermüdung durch körperliche oder geistige Arbeit dar: indem die Blutgefäßmuskeln oder die Vasomotoren ermüden, nimmt ihr Tonus ab. Ist ein Kind mit solchen Ohren mürrisch und reizbar, so bringt Schlaf Heilung! Nun können wir uns sehr wohl denken, daß sich durch Überanstrengung größere Gefäßgebiete erweitern. Man hat Lungenhyperämie dabei festgestellt (vgl. S. 56). Nicht immer erweitern sich die gleichen Gefäße durch körperliche oder geistige Ermüdung; wahrscheinlich vor allem die des tätigen Organs, dann fällt oft die Erweiterung der Ohrengefäße, der Schläfenschlagadern, der Gefäße entzündeten Gewebes auf. Das gleiche sieht man durch Aufenthalt in warmer Umgebung.

Aus obigem geht die große Bedeutung der Blutverteilung und ihrer Änderungen hervor. Diese Bedeutung ist nicht immer gleich und auch nicht immer klar. So kann halbseitiger Kopfschmerz mit Hyperämie der gleichseitigen Gesichtshälfte (Hemicrania angioparalytica) oder mit gleichseitiger Anämie (Hemicrania angiospastica) auftreten. Ist nun die Hyperämie bzw. Anämie nur Begleiterscheinung oder bewirkt sie den Kopfschmerz, indem sie auch etwa in den Hirnhäuten besteht und wir Grund haben für die Annahme, daß sowohl Hyperämie wie Anämie gewissen Grades der Hirnhäute Kopfschmerzen erregt?

Eine wichtige Frage ist die nach der Bedeutung der geänderten Blutverteilung für die Tätigkeit des Organs, das sie erleidet. Wir haben schon einiges davon im obigen besprochen und werden nur einige allgemeine Bemerkungen hinzufügen. Wahrscheinlich hat die mittlere Blutfülle eines Organs geringere Bedeutung für dessen Tätigkeit als die in der Zeiteinheit durch dasselbe strömende Blutmenge: die in der Zeiteinheit durch die Nieren gebildete Harnmenge hängt jedenfalls von dieser Größe ab (S. 885). Wahrscheinlich gilt dies mehr oder weniger genau auch für die übrigen Organe, weil deren Stoffwechsel dadurch beeinflußt wird. Damit will ich nicht sagen, daß ein Organ durch gesteigerte Blutdurchströmung ohne weiteres zu stärkerer Tätigkeit angeregt wird, wie durch einen funktionellen Reiz, sondern nur, daß die Arbeitsfähigkeit, die doch vom Stoffwechsel abhängt, durch Unterschiede der Blutdurchströmung beeinflußt wird. Steigt die Stromgeschwindigkeit über ein Optimum an oder sinkt sie unter dieses, so können wir uns von vornherein eine Abnahme der Tätigkeit durch verringerte Gelegenheit zur Abgabe von Stoffen an das durchströmte Gewebe und zur Aufnahme von Stoffen aus demselben denken (S. 60). Und die Stromstärke bedingt die Zufuhr und Abfuhr von Stoffen. Entzündliche sowie venöse Hyperämie kann die Tätigkeit z. B. von Lungengewebe einschränken, indem sie das Gewebe härter macht. Grad und Dauer sind von Bedeutung.

Ich brauche nicht ausführlich zu betonen, daß mit anderen Worten mittlere

Blutfülle und mittlere Stromgeschwindigkeit des Blutes allerdings gleichen Schritt halten können wie bei arterieller Hyperämie, nicht aber müssen. Letzteres zeigt uns die venöse Hyperämie, Stagnation, oder Blutstauung, die als Folge von erschwertem Abfluß des Blutes eintritt. Es ist klar, daß sich um so mehr Blut, ceteris paribus, in einem Gefäßgebiet anhäufen wird, je mehr der Abfluß erschwert wird. daß aber zugleich eben die Stromgeschwindigkeit abnimmt. Stockt die Abfuhr ganz, so kommt es zur Stase, d. h. Stillstand des Blutes in den venösen, kapillaren und sogar arteriellen Gefäßchen stromaufwärts des Hindernisses. Es kann nicht wundernehmen, daß bei arterieller Hyperämie das rascher strömende Blut in den Venen weniger, daß aber bei venöser Hyperämie das langsamer strömende Blut in den Adern stärker venös ist, nämlich weniger O enthält als normaliter. Das venöse Blut, das aus den Kapillaren eines arteriell-hyperämischen Gefäßgebietes strömt, ist somit heller rot durch mehr Oxyhämoglobin als bei gewöhnlicher Stromgeschwindigkeit; das ganze arteriell-hyperämische Gewebe sieht infolgedessen heller rot aus, während das an Sauerstoff ärmere venös-hyperämische Gewebe zyanotisch, d. h. bläulich-rot oder bläulich-grau gefärbt ist. Wir dürfen jedoch andererseits nicht vergessen, daß die zyanotische Farbe durchaus nicht nur venöser Hyperämie zukommt. Sie tritt im allgemeinen auf, wo das Blut durch allgemeine oder örtliche Störungen weniger O_2 enthält als normaliter (CO_2 beeinflußt die Blutfarbe nicht); und dies ist auch möglich ohne venöse Stauung. Wenn sich z. B. die arteriellen und Haargefäßchen, vielleicht auch Äderchen, in der Haut durch Abkühlung stark zusammenziehen, so nehmen die Blutzufuhr, die Blutfülle und die Strömungsgeschwindigkeit ab. Es wird somit weniger O_2 zugeführt und mehr O_2 abgegeben (Oligoxämie bzw. Anoxämie), die Haut wird kalt, die Nagelbetten, Ohren und Lippen zyanotisch, während das Volumen der Finger abnimmt. Wenn ein Lungenabschnitt durch pleuritisches Exsudat zusammengedrückt oder durch Verschluß seines Bronchus und nachfolgende Resorption der Luft atelektatisch (luftleer) wird, so wird er tief blaurot oder tief graublau, obwohl seine Blutgefäßchen weniger Blut enthalten als zuvor. Die Farbe wird dunkler, indem das wenigere Blut in einem kleineren Raum angehäuft wird: so entsteht relative Hyperämie. Wir haben hiermit wohl genügend den Unterschied zwischen der statischen und der dynamischen Frage betont.

Arteriell-hyperämisches Gewebe unterscheidet sich ferner von venöshyperämischem Gewebe dadurch, daß der Blutdruck in jenem höher zu sein pflegt als in diesem. Verdrängt man das Blut etwa durch Fingerdruck, so kehrt es im ersten Fall rascher zurück als im zweiten, sobald der Druck aufhört. Ferner ist die arteriell-hyperämische Haut wärmer, die venös-hyperämische kälter als die normale, weil die aus den inneren Organen durch das Blut zugeführte Wärme sowie die Oxydation im Gewebe mit der zuströmenden Blutmenge zu- und abnimmt und außerdem die Wärmeabgabe in der Haut durch Verlangsamung des Blutstroms gefördert wird. Schließlich ist, nach einigen Angaben, arteriell-hyperämisches Gewebe überhaupt feuchter als venös-hyperämisches. Dies gilt aber nur solange kein Stauungsödem eingetreten ist. Diese Grenze ist aber nicht scharf zu ziehen. Nach AIELLO wird nicht nur das Blut durch venöse Stauung wasserärmer somit zellreicher, sondern werden auch die Blutkörperchen wasserärmer.

Örtliche Abnahme der Blutfülle nennt man (örtliche) Anämie: das Gewebe wird blaß, so daß sogar die Eigenfarbe ziemlich rein zutage tritt (S. 315); liegt es oberflächlich, so wird es kalt, durch verringerte Wärmezufuhr. Gänzliches Aufhören der örtlichen Blutzufuhr nennt man Ischämie. Während jede Ischämie pathologisch ist, trifft dies nicht für jede Anämie und Hyperämie zu. So sind z. B. die funktionellen Änderungen der Blutverteilung physiologisch.

a) Arterielle Hyperämie.

Arterielle (aktive, fluxionäre, kongestive) Hyperämie entsteht infolge von primärer Zunahme der Blutzufuhr oder von primärer Erweiterung von arteriellen oder Haargefäßchen. Auch die hinzugehörigen Venen pflegen sich infolge der vermehrten Blutzufuhr zu erweitern. Pathologisch nennen wir eine Hyperämie, die an Stärke oder Dauer die physiologische gleichartigen Ursprunges übertrifft und ferner jede Hyperämie abnormen Ursprunges. Die Stärke und Dauer können absolut oder relativ — d. h. mit Rücksicht auf die Stärke des hyperämisierenden Faktors — die physiologische übertreffen. Wir haben schon einige Beispiele von pathologischer arterieller Hyperämie besprochen. Sie kann im allgemeinen eintreten: 1. durch pathologische Stärke eines physiologischen Reizes; 2. durch abnorm große Empfindlichkeit auch gegenüber physiologischen Reizen; 3. durch schädigende Einflüsse, die auch in geringerer Stärke physiologisch nicht vorkommen, bei normaler oder abnormer Empfindlichkeit.

Als Beispiel der ersten Möglichkeit nennen wir eine starke oder ungewöhnlich lange Sonnenbestrahlung, die sogar zu entzündlicher Hauthyperämie führen kann (s. dort). Ferner bekommen Gärtner, Kutscher, Seeleute und überhaupt Leute, die viel in der freien Luft leben, oft dauernde Blutüberfüllung der Nasen- und Backenhaut, mit sichtbarer Erweiterung von Gefäßchen (Kupfernase). Als drittes Beispiel diene eine höchstwahrscheinlich ungewöhnlich starke bzw. langdauernde Hyperämie von Magen, Darm und Leber infolge von reichlichen gewürzten Mahlzeiten, besonders bei körperlicher Ruhe. Die Tropenleber („Indian liver") ist wahrscheinlich, wenigstens zum Teil, einer solchen Schädigung zuzuschreiben (S. 138). In der Tat hat A. J. F. OUDENDAL neulich bei sezierten Eingeborenen Javas, die außerdem oft Darmentzündung mit besonderen Darminhaltgärungen zu haben scheinen, durch gesetzmäßige mikroskopische Untersuchung häufig Hyperämie bzw. beschränkte proliferative Entzündung mit Lymphozytenanhäufungen in der Leber („präzirrhotische Veränderungen") festgestellt. Muskelbewegung und tiefe Atmung einige Zeit nach der Mahlzeit fördern nicht nur den Blutkreislauf im allgemeinen, sondern insbesondere den der Leber und anderer Baucheingeweide, indem das Zwerchfell bei seiner Zusammenziehung diese Organe einigermaßen auspreßt. Eine stark-hyperämische und dadurch härter gewordene Leber läßt sich aber schwerer durch das Zwerchfell auspressen. Zwischen arterieller Hyperämie und Entzündung gibt es schleichende Übergänge (S. 395), wenn auch mikroskopisch die Grenze schärfer ist. Die Empfindlichkeit nimmt im allgemeinen durch Reizung zu, so daß manchmal bald ein Circulus vitiosus geschaffen wird. Jedenfalls weist die viel längere Dauer der Hyperämie als der Reizung auf eine gewisse Schädigung der Gefäße hin, welche bei wiederholter Einwirkung (gutta cadens!) allmählich deutlicher zutage tritt. Aber keine Entzündung ohne bestimmten Reiz!

Ob und inwiefern die Hyperämie in diesen Fällen neurogen oder myobzw. angiogen ist, läßt sich nicht sicher entscheiden. Angiogen nennen wir Hyperämie durch Schädigung (Lähmung) der Gefäßwand überhaupt, bei den Kapillaren der Endothelzellen; myogen heißt die Hyperämie durch Schädigung der Gefäßmuskelschicht, neurogen ist die durch Lähmung des Vasomotors (neuroparalytisch) oder Erregung des Vasodilatators (neurotonisch) eintretende Gefäßerweiterung. Denn obwohl Vasodilatatoren keineswegs überall nachgewiesen sind und ihre Wirkung überhaupt nicht aufgeklärt ist, können wir nicht bezweifeln, daß bestimmte Reizung bestimmter Nerven von Erweiterung gewisser Schlagader gefolgt wird.

Abnorm große Empfindlichkeit gegenüber normalen Reizen kann zu arterieller Hyperämie führen, wie Erröten bei gewöhnlichem Anreden.

Es gibt viele pathologische Schädigungen ohne physiolgisches Beispiel im gleichen Gebiet, die arterielle Hyperämie bewirken: so die rote Wange bei gleichseitiger Lungenentzündung oder akuter Mastitis, wie ich sah, und die wohl auf Lähmung der Gefäßnerven zurückzuführen ist. Ferner die durch Ansaugung (Aspiration) eintretende Hyperämie, sobald ein Druck, der ein Gefäßgebiet einige Zeit zusammengepreßt hat, rasch schwindet. Es können dann sogar Gefäße bersten und Blutung erfolgen. Wir sahen (S. 58), daß Venen am ehesten, dann Kapillaren und zuletzt Schlagadern durch einen gleichmäßig einwirkenden zunehmenden Außendruck verengt werden, weil der Blutdruck in der umgekehrten Reihenfolge abnimmt. Schwindet dieser Außendruck, so sind es somit besonders die Venen und Kapillaren, am wenigsten die Schlagader, die sich erweitern. Aus den Kapillaren und kleinen Venen wird dann am ehesten Blut per rhexin oder per diapedesin austreten.

So erklärt sich die Hyperämie in der Lunge bei Atmung in Luft niedrigeren Druckes ("Unterdruckatmung", O. BRUNS); die Hyperämie der Haut und gewisser Schleimhäute bei rascher Dekompression (s. dort), vielleicht gefördert durch Reizung der im Blut entstehenden Gasbläschen. Ferner die Hyperämie der Bauchfellgefäße, sogar mit Blutungen, nach rascher Entleerung einer großen Menge Flüssigkeit, die sich frei in der Bauchhöhle fand (bei Aszites). Auch die Hyperämie, die in der Lunge und wohl auch in der Brustwand auftritt, durch rasche Entleerung einer großen Menge pleuritischen Exsudates, das die Lunge zusammengedrückt und die Brustwand vorgewölbt hatte. Der Arzt darf daher nie rasch eine große Flüssigkeitsmenge aus solchen Höhlen entleeren. Dies gilt auch für die stark überfüllte Harnblase: in dieser kann sich nämlich eine große Harnmenge, bis zu mehreren Litern anhäufen, wenn die Entleerung durch Prostatahypertrophie bedeutend erschwert wird, besonders wenn durch Alkoholgenuß die Schleimhaut im Blasenhals noch anschwillt.

Warum erfolgt in solchen Fällen eine abnorm starke Erweiterung und sogar Berstung der Gefäße? Wahrscheinlich weil die Gefäße der dehnenden Kraft des Blutdruckes entwöhnt waren (s. oben) und außerdem ihre Ernährung während der Zusammenpressung gelitten hat. Was allerdings das Wesen dieser Entwöhnung ist (ein schwächerer Vasomotorentonus durch geringere Inanspruchnahme während gewisser Zeit?) wissen wir nicht.

Schon nach kürzerer Dauer ist starke Erweiterung möglich. Macht man ein Bein blutleer, z. B. vor einer Amputation durch Vertikalstellung während einiger Zeit und nachfolgende Anlegung einer ESMARCHschen Binde, so wird es nach Abnahme der Binde hyperämisch (s. weiter unten). BIER meint, daß anämisches Gewebe gierig arterielles Blut anzieht und nennt dies das "Blutgefühl" der Gewebe. Mit diesem Wort wird eine Selbstregelung des Blutzuflusses der Gewebe gemeint, ohne das "Wie" angeben zu können. BIER vergleicht dieses Blutgefühl mit dem Schmerzgefühl, das auch gegen Schädigung schützt. Es fragt sich, ob nicht einfach ein verringerter Vasomotorentonus (s. oben) die sekundäre arterielle Hyperämie zur Folge hat. Andere Versuche BIERS sind nicht ganz eindeutig. Wir müssen nähere Daten abwarten. Macht sich die "Reaktion" (s. S. 98 u. 706) nach Abkühlung des Beins durch Hochlagerung und Anämisierung geltend? Das Blutgefühl spielt nach BIER auch eine Rolle bei der Entstehung des kollateralen Kreislaufs und der kollateralen arteriellen Hyperämie nach Verlegung einer Schlagader (s. dort). Die entzündliche kollaterale Hyperämie ist aber jedenfalls der entzündungserregenden Schädigung zuzuschreiben bzw. als neuroparalytische Gefäßerweiterung aufzufassen (S. 434).

b) Venöse Hyperämie (Blutstauung).

Blutstauung tritt ein durch Abnahme der Abfuhr, und zwar infolge von Abnahme der das Blut abführenden Kräfte oder durch Zunahme des Strömungswiderstandes, wie durch Verengerung oder Verschluß einer Vene. Blutstauung kann je nachdem eine allgemeine oder eine örtliche sein. Je nach dem Grad unterscheiden wir eine Verlangsamung des Blutstromes (Stagnation) und einen Stillstand (Stase) des Blutes.

Das venöse Blut wird fortbewegt: zunächst durch die noch übrig gebliebene geringe Triebkraft des Blutes, welche vis a tergo es der Herzwirkung verdankt

(27. Kap.); die Strömungsgeschwindigkeit ist kleiner als die in den entsprechenden Schlagadern mit ihrem kleineren Durchschnitt. Der Blutdruck wird in den Venenstämmen in der Nähe des Brustkastens während der Einatmung sogar subatmosphärisch („negativ", s 28. Kap.). Die Einatmung fördert denn auch die Blutzufuhr zum Herzen. Beim betäubten Tier mit künstlicher Atmung (eröffnetem Brustkasten) unterhält doch die Herzwirkung allein den Kreislauf. Ob die Gefäßmuskeln zur Fortbewegung des Blutes mitwirken (Hürthle, Hasebroek), ist eine noch nicht beantwortete Frage. Jedenfalls ist ein gewisser Tonus der Gefäßmuskeln unentbehrlich und führt Lähmung der Vasomotoren zu einer Blutdruckerniedrigung, die tödlich werden kann (S. 708). Außerdem ist die Wirkung der Vasomotoren von großer Bedeutung für die Blutverteilung, die Stromgeschwindigkeit und die Stromstärke der einzelnen Gebiete, indem sie die Weite der Gefäße beeinflussen. Als sicher dürfen wir ferner annehmen, daß zeitliche Druckerhöhung in der Umgebung der Venen, namentlich durch Muskelwirkung, die Blutströmung fördert; die bei ihrer Zusammenziehung dicker werdenden Muskeln, mit den extramuskulären Blutgefäßen durch starke Faszien umschlossen, pressen die Venen zum Teil oder ganz leer. Das Blut strömt dabei nur herzwärts, solange die Aderklappen normal tätig sind und periphere Strömung unmöglich machen. Alle Venen mit einem Radius größer als 1 mm haben solche Klappen, mit Ausnahme der intrakranialen, intrathorakalen und intraabdominalen Venen. In ähnlicher Weise fördern die Atmungsbewegungen der Lungen den Kreislauf wie eine Saug- und Preßpumpe und die Zwerchfellwirkung den Kreislauf in Leber- und anderen Bauchorganen. Über die Bedeutung der Viskosität haben wir schon gesprochen. Ferner macht sich auch die Schwerkraft, der hämostatische Druck, geltend: er fördert den Abfluß des Blutes aus allen Körperteilen, die über einer durch die Einflußöffnung in das Herz zu denkenden horizontalen Fläche liegen, und wirkt dem Abfluß aus den übrigen Teilen entgegen. Das Volumen eines Arms nimmt durch senkrechte Hebung ab und durch Herabhängen zu, wie plethysmographisch festgestellt ist. Ferner können örtliche Erweiterungen oder Verengerungen den Strömungswiderstand bedeutend ändern. Schließlich ist das Blutvolumen, wie wir besprochen haben, von Bedeutung.

Solange das Herz genügend arbeitet und die intrathorakalen Druck- und Spannungsverhältnisse nicht stark verändert sind, gewinnt diese Wirkung der Schwerkraft keine merkbare pathologische Bedeutung. Anders aber bei Herzinsuffizienz und bei Änderungen der intrathorakalen Druck- und Spannungsverhältnisse (28. Kap.). Dann tritt **allgemeine Blutstauung** kardialen oder thorakalen Ursprunges ein mit abnormer Anhäufung von Blut in den abhängigen Teilen, sobald nämlich die Leber nicht all das in der unteren Hohlader gestaute Blut in sich aufnimmt, wie wir sogleich besprechen werden.

Wir können unsere Erfahrungen folgendermaßen zusammenfassen: Ungenügende Tätigkeit der linken Herzhälfte führt durch ungenügende Ansaugung des venösen Blutes aus den Lungenadern zu Blutstauung in den Lungen und Bronchiolen. Ungenügende Tätigkeit der rechten Herzhälfte führt zu Blutstauung in den extrapulmonalen Körperteilen und in den Venen der gröberen Bronchien, die sich in die V. azygos oder anonyma ergießen. Ungenügende Tätigkeit des ganzen Herzens führt zu allgemeiner Blutstauung (s. dort). Außerdem kann allgemeine extrathorakale Blutstauung (Blutanhäufung) eintreten infolge von gewissen Änderungen der intrathorakalen Spannungen und intrathorakaler Verengerung der Hohladern, wie z. B. bei ausgedehntem Lungenemphysem (28. Kap.). Ist zugleich der intraabdominale Druck erhöht durch Vermehrung des Bauchinhalts, z. B. durch entzündlichen Aszites, so kann Blutanhäufung in Bauchgefäßen unmöglich sein, und es beschränkt sich die Stauung auf extrathorakale und extraabdominale Venen.

Erschwerter Abfluß des Blutes zur rechten Herzhälfte bedeutet Anhäufung in den Hohladern und in ihren Wurzelgebieten, bei sitzenden, gehenden oder stehenden Leuten zunächst besonders in der unteren Hohlader. Sobald diese nun in gewissen, individuell wohl verschiedenem Grade überfüllt ist, staut das Blut zunächst in der Leber zurück. Die Kapazität der Lebergefäße ist groß: nach RANKE enthält sie normaliter ungefähr $1/4$ der gesamten Blutmenge. Bei Blutstauung in der unteren Hohlader können sie eine beträchtliche Menge Blut außerdem in sich aufnehmen. Und sie tun es leicht, weil der Druck in den Lebervenen sehr niedrig, kaum höher als der in der unteren Hohlader ist. Dabei schwillt die Leber bis in klinisch erkennbarem Maße an, indem sie gedehnt wird, so daß sie fester und sogar hart wird. Nicht ,,alle" normalen Lebern sind aber gleich dehnbar; ihre Dehnbarkeit nimmt durch fibröse Kapselverdickung, z. B. schon manchmal bei Schnürleber und sehr stark bei Perihepatitis fibrosa, ferner durch proliferative Entzündung (Zirrhose), durch Altern und vielleicht noch durch andere Faktoren mehr oder weniger ab. Je weniger dehnbar die Leber ist, um so eher macht sich die Stauung im Wurzelgebiet der Pfortader (im Magen, Darm, Pankreas, Bauchfell und nicht an letzter Stelle in der Milz) bzw. im Wurzelgebiet der unteren Hohlader außerhalb der Leber geltend. Wir können nämlich die Lebergefäße mit dem Pfortadergebiet als ein Ganzes betrachten, in dessen Teilen sich das Blut um so leichter anhäuft, je dehnbarer die Teile sind. Blutstauung kardialen oder intrathorakalen Ursprunges überhaupt muß sich aber durch Leberkapillaren fortpflanzen, bevor sie die Pfortader und ihr Wurzelgebiet erreicht. Nun bekommen wir bei allgemeiner Stauung bei der Autopsie verschiedene Blutverteilungen zu Gesicht: es kann, besonders bei jugendlichen Individuen, die Stauungsleber ganz in den Vordergrund treten, während im Wurzelgebiet der Pfortader und überall außerhalb der Leber nur mäßige, ja kaum erkennbare Stauung besteht. Hier müssen wir eine beträchtliche Dehnbarkeit der Leber annehmen, wie sie bei jugendlichen Individuen ohne besondere pathologische Veränderungen (s. oben) im allgemeinen vorauszusetzen ist. In anderen Fällen finden wir allerdings manchmal eine Muskatnußleber (s. unten), aber nur geringe Schwellung dieses Organs, oder keine Muskatnuß-leber und kaum erweiterte Leberkapillaren, jedoch eine stark vergrößerte, blutreiche Milz und starke Blutanhäufung im Wurzelgebiet der Pfortader über-haupt. Da handelt es sich um ältere Leute oder um anatomische Veränderungen (Verdickung der bindegewebigen Kapsel und des bindegewebigen Gerüstes), welche die Dehnbarkeit der Leber verringerten oder um eine geringe Dehn-barkeit von Hause aus. Diese Faktoren machen sich auch für die Milz geltend (s. unten). Vgl. S. 794 f.

Es gibt ferner manche Schattierungen. Dabei ist wahrscheinlich nicht nur die Dehnbarkeit der Leber, sondern auch die Größe der inspiratorischen Erhöhung des intraabdominalen Druckes im kranialen Abschnitt der Bauchhöhle von Be-deutung. Durch inspiratorische Erhöhung des Druckes auf die Leberoberfläche werden Blut, Lymphe und Galle mehr oder weniger aus diesem Organ ausgepreßt. Es wird besonders die Blutbewegung aus der Leber nach dem Herzen hin durch die Zwerchfellwirkung gefördert, indem sie zugleich das Volumen und die Spannung der Brustorgane vermehrt und dadurch den Blutdruckunterschied zwischen den Leberadern und dem intrathorakalen Abschnitt der unteren Hohlader vergrößert. Wahrscheinlich ändert sich die Form der Leber nicht unerheblich durch die Zwerch-fellwirkung, indem der Druck auf die Leberoberfläche nicht überall gleich ist. Viel-leicht erklärt sich dadurch die sehr ungleiche Verteilung der Stauung, der Muskat-nußzeichnung und der blutarmeren Leberabschnitte, die wir in verschiedenen Lebern zu Gesicht bekommen, vielleicht ist diese ungleiche Verteilung jedoch anderen Einflüssen zuzuschreiben. Es kann die Stauung in allen Leberteilen gleich stark sein.

Wir wissen doch von dem Blutkreislauf in den verschiedenen Leberabschnitten noch recht wenig, so daß eine gesetzmäßige Forschung in dieser Richtung sehr er-wünscht ist. Die Bedeutung der Leberform, die einer verschiedenen Dehnbarkeit der Leber und einer verschiedenen Spannung des Bauchinhalts an verschiedenen

Stellen wäre dabei zu berücksichtigen. Ein örtlich beschränkter Druck hat doch in der Leber eine örtlich beschränkte Wirkung (S. 39). Mit Hinsicht auf die Auspressung der Leber ist ihre Zusammendrückbarkeit im allgemeinen und in verschiedenen Teilen von Bedeutung. Besteht einmal eine gewisse Stauung, so ist dadurch die Zusammendrückbarkeit des Lebergewebes verringert und ein Circulus vitiosus geschaffen, indem das Gewebe durch Stauung immer starrer wird und dadurch immer schwerer seines Zuviels an Blut durch die Zwerchfellwirkung los wird.

Jetzt noch einige Einzelheiten über die Stauungsleber. Das Blut häuft sich zunächst in den sublobularen und zentralen Venen an. Anfangs hat die Stauungsleber eine dunkelblaurote Farbe. Von den zentralen Venen aus werden dann allmählich perizentrale Kapillaren erweitert — die Blutdruckerhöhung pflanzt sich schwer durch Kapillaren fort. Die perizentralen Leberzellen atrophieren allmählich, und diese Atrophie schreitet mit der Erweiterung der Blutkapillaren fort (S. 330). Die stark erweiterten perizentralen Kapillaren erscheinen dem unbewaffneten Auge als dunkelblaurote Flecke verschiedener Schattierung, während sich die mehr periportalen Leberzellbälkchen mit ihrer grauweißlichen oder durch Fett gelblichen

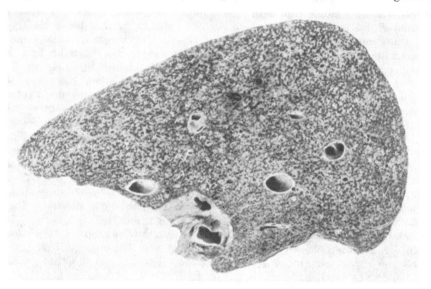

Abb. 302.   Fast gleichmäßige Muskatnußleber.

Farbe scharf abheben, so daß eine Farbenzeichnung wie die einer Muskatnuß entsteht (Mußkatnußleber). Die dunkelblauroten perizentralen Teile hängen stellenweise, manchmal girlandenförmig, zusammen (s. Abb. 302). Denn die Menschenleber besteht nicht, wie z. B. die in manchen Lehrbüchern der Histologie abgebildete Schweineleber, aus Läppchen, welche durch Bindegewebe umgeben und voneinander abgegrenzt sind, sondern aus Leberzellbälkchen, die miteinander zusammenhängen, und stellenweise Stränge periportalen Bindegewebes, die Schlagadern, Venen, Lymphgefäße und Gallengänge umhüllen.

Unter bestimmten Umständen, die wir nicht genauer anzugeben vermögen, vielleicht nur bei gewisser Kombination von Grad und Dauer der Stauung, wobei individuelle Disposition in Betracht kommt —, jedenfalls aber erst nach längerer Dauer kommt es zu einer „cirrhose cardiaque“. Sie kommt nur in einem kleinen Bruchteil aller chronischen Stauungslebern vor: es bildet dabei das Endothel der stark erweiterten, also zunächst der perizentralen Kapillaren, faseriges Bindegewebe. Auch die Wand der sublobularen Venen kann sich mehr oder weniger verdicken. Die Leber wird fester. Hat die Stauung einige Zeit gedauert, so kann das Organ, das anfangs durch Blutanhäufung vergrößert war, durch die Atrophie der Leberzellen sich verkleinern: atrophische Stauungs- oder Muskatnußleber, auch wohl zyanotische Atrophie, und mit Hinsicht auf die Verhärtung durch Bindegewebsbildung: zyanotische Induration.

Die Stauung pflanzt sich früher oder später (s. oben) bis in die Pfortaderwurzeln fort. Es kann dadurch zu Milzvergrößerung. zu Hyperämie, sogar mit Blutungen in der Magen- und Darmschleimhaut, zu Hämorrhoiden (Varizes der Hämorrhoidalader) kommen. Diese Erscheinungen pflegen bei hepatogener Pfortaderstauung oder Pfortaderverschluß stärker zu sein (s. unten).

Von den Funktionsstörungen der Leber durch Stauung wissen wir wenig: die gesamte Arbeitsfähigkeit nimmt wohl durch Blutstromverlangsamung und Atrophie ab; wie groß ist aber die Reserveenergie? Es kann Ikterus auftreten, vielleicht indem die Galle aus der starr gewordenen Leber in ungenügender Menge herausgepreßt wird, staut und dann resorbiert wird. Durch Mischung der ikterischen mit der zyanotischen Hautfarbe entsteht der Icterus viridis, der bläulich-grüne Ikterus.

Die allgemeine Stauung macht sich auch in anderen Organen geltend: z. B. in der Lunge (s. unten), der Niere. Wir können die Leber mit den Pfortaderorganen als ein Ganzes, die Nieren mit den Geschlechtsorganen als ein zweites und die Beine als ein drittes Ganzes von Venen betrachten. Dann erweist sich die Blutanhäufung in diesen drei Venengruppen in verschiedenen Fällen als sehr verschieden. Dabei macht sich nicht nur die Dehnbarkeit der verschiedenen Venengebiete, sondern auch z. B. die Spannung der Bauchwand usw. geltend: bestand z. B. schon Aszites örtlichen Ursprunges oder eine große Bauchgeschwulst, so wird eher Stauung allgemeinen Ursprunges in den Beinen als in den Bauchorganen hinzukommen. In der Niere erweitern sich zunächst die Markvenen. Später erscheinen die Harnknäuel für das unbewaffnete Auge als dunkelblaurötliche Pünktchen. Das Stroma der Niere kann sich etwas faserig verdicken (zyanotische Induration), aber nicht so stark wie bei der ,,Cirrhose cardiaque". Die Stauungsnieren scheiden eine geringere tägliche Harnmenge aus (Stauungsharn), indem in der Zeiteinheit weniger Blut durch die Nieren strömt als normaliter. Ob außerdem harntreibende Stoffe weniger einwirken, ist eine offene Frage. Der Stauungsharn ist konzentrierter und enthält eine geringe Menge Albumen (Oligurie und Albuminurie).

Schreitet die allgemeine Stauung weiter fort, so werden immer mehr Organe befallen. Kälte und Zyanose der Haut und der Lippen pflegt schon früh erkennbar zu sein, mitunter auch eine gewisse Anschwellung von Fingern und Zehen, besonders abends (s. unten). Willkürliche Bewegungen, die gewisse Anstrengung fordern, können bald nicht ohne Mühe und Atemnot ausgeführt werden, nicht am wenigsten durch Herz- und Lungeninsuffizienz. Stauung gewissen Grades und gewisser Dauer kann zu Blutungen, hämorrhagischer Infarzierung des Gewebes (S. 727) führen; im Harn und im Auswurf können kleine Blutmengen, mitunter nur vereinzelte Chromozyten auftreten (sanguinolenter Auswurf). Auf die Blutungen kommen wir S. 732 zurück.

Durch allgemeine Stauung gewissen Grades und gewisser Dauer kann Ödem in verschiedenen Körperteilen auftreten: Anasarka, Lungenödem, Hydrops ascites, Hydrothorax, Hydroperikard. Durch diese Flüssigkeitsanhäufungen wird die Tätigkeit der Lungen, wahrscheinlich auch der Bauchorgane, vielleicht auch des Herzens, beeinträchtigt. Die durch die Herzinsuffizienz schon vorhandene Atemnot nimmt durch die Ödeme noch zu. Eine andere Erscheinung bei chronischer kardialer Blutstauung ist die sogen. ,,Herzkachexie" (ANDRAL), die einen hohen Grad erreichen kann; ob sie der ungenügenden Tätigkeit der Organe zuzuschreiben ist, harrt der Beantwortung. Allgemeine Stauung im Wachstumsalter hemmt das Wachstum mehr oder weniger. ,,Trommelschägelfinger" können durch Stauung überhaupt entstehen. Die Nagelphalangen der Finger, auch wohl der Zehen, werden kolbig aufgetrieben, die Nägel gekrümmt. Die Histogenese kennen wir nicht. Ödem hat einen gewissen Anteil. Die Anschwellungen können nach dem Aufhören der Stauung zurückgehen. Sie entstehen mitunter binnen einigen Wochen, meist jedoch langsam bei chronischer Stauung intrathorakalen oder kardialen Ursprunges, bei Lungenschrumpfung usw. Zunächst werden die Handschuhe zu eng usw.

Örtlich beschränkte Blutstauung würde ohne die zahlreichen Anastomosen der Venen viel häufiger und stärker sein als es in der Tat der Fall ist. Wird eine Ader verengt oder verlegt, so erweitern sich, sobald der Blutdruck oberhalb der verengten Stelle bis zu gewissem Grade ansteigt, Seitenäste (Kollateralen), welche diese Ader oberhalb der verengten Stelle mit ihrem Abschnitt unter dieser Stelle oder mit anderen Venen verbinden, und das Blut strömt durch letztere dem Herzen zu. Die Erweiterung der Seitenäste beweist nicht eine Rückströmung aus der verlegten Ader, wie sich aus weiterer Überlegung ergibt. Einige Beispiele folgen hier:

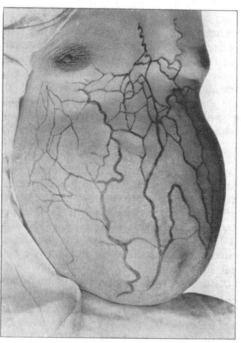

Abb. 303. Caput Medusae (nach Umber in Mohr-Staehelin, Hdb. d. inn. Med. Bd. III).

Wird die Pfortader durch Druck einer sie umwachsenden Geschwulst oder durch Peripylephlebitis oder durch Thrombose ganz abgeschlossen oder in gewissem Grade verengt, oder werden ihre Verzweigungen innerhalb der Leber (hepatogene Pfortaderstauung) durch Zirrhose verengt, so erweitern sich ihre Wurzeln (in Magen, Darm, Milz, Pankreas, Bauchfell) und Anastomosen derselben mit anderen Venen, aber nicht immer die gleichen; im Gegenteil kennen wir viele Verschiedenheiten, wie Anastomosen von Magenvenen mit den Speiseröhrenvenen, von Magen- und Milzadern mit Venen der Nierenkapsel; von Magenvenen mit Zwerchfellvenen, von Milzvene und Vena azygos; das Blut aus der Leberkapsel und oberflächlichen Leberteilen fließt den Zwerchfellvenen und Sappeys akzessorischen Lebervenen zu. Letztere anastomosieren, dem Lig. teres entlang, mit der V. epigastrica sup., V. mammaria int. und parumbilikalen subkutanen Venen. Durch variköse Erweiterung der zuletzt genannten Venen entsteht das „Caput Medusae" um den Nabel herum. Ferner seien noch die Anastomosen der hämorrhoidalen Venen mit den Venae lumbales und Venae spermat. internae erwähnt und auf das Vorkommen von kleineren Anastomosen zwischen Venen in von Bauchfell unbedeckten Darmabschnitten (im Duodenum, Dick- und Enddarm) mit der Bauchwand usw. hingewiesen. Sichtbare Venenerweiterungen sind von diagnostischer Bedeutung. Mitunter sind jedoch eben nur die tiefen, unsichtbaren Venen erweitert, die sichtbaren kaum oder nicht. Durch diese kollaterale Abfuhr des venösen Blutes kann eine Leberzirrhose oder eine Pfortaderthrombose wahrscheinlich viele Jahre latent bleiben. Die kollaterale Abfuhr genügt jedoch nicht immer, so daß es durch Stauung in den Bauchfellvenen zu Hydrops ascites kommt (s. Ödem). Um die Abfuhr des Pfortaderblutes zu verstärken, hat TALMA die Befestigung des Netzes in die Bauchwand empfohlen, mit Erfolg. Stauung im Pfortadergebiet durch ungenügende Herzwirkung wird selbstverständlich nicht durch kollaterale Abfuhr ausgeglichen. Wir haben schon bemerkt, daß bei Pfortaderstauung die Milz sich vergrößert, Magen- und Darmblutungen und Aszites auftreten können. Nun kommt bei Leberzirrhose auch Nasenbluten, und zwar als erste Erscheinung vor. Sie ist wahrscheinlich aber einer Blutveränderung bei Leberzirrhose zuzuschreiben. Auch Hämorrhoiden (Varizes in den Hämorrhoidalvenen) treten als Folge von Pfortaderstauung auf.

Bei Verlegung der unteren Hohlader können die Venae epigastricae und mammariae für die kollaterale Abfuhr des Blutes aus den Beinen dienen. Aus den Nieren ist, bei Verlegung der Nierenader, einige Abfuhr durch die Kapselvenen (Stellulae VERHEYENII) möglich. Bei Schwangeren kann es zu einer gewissermaßen physiologischen Stauung in den Beinen, sogar mit Ödem kommen durch Druck der vergrößerten Gebärmutter auf die untere Hohlader und die iliakalen Venen, wie schon PETRUS CAMPER 1784 annahm. Nach der Entbindung kann die Stauung, sei es auch nicht immer ganz, schwinden. Bei folgenden Schwangerschaften kann sie stärker werden, besonders bei Frauen, die viel stehen: Die Venen erweitern sich durch Summierung der unvollständigen elastischen Nachwirkung allmählich mehr, ihre Klappen werden schlußunfähig, was die Stauung wieder fördert. Gleichmäßige Erweiterung über eine größere Strecke (Ektasie), Varizes (Blutaderknoten oder Krampfader), Schlängelungen, Kombinationen dieser Veränderungen können durch wiederholte Schwangerschaft entstehen. Chronisches Ekzem kommt oft dazu und kann durch Jucken und Kratzen und hierdurch zu Geschwürsbildung (Ulcus varicosum) führen (s. dort). Durch kleinere Venenerweiterungen kann die Haut, besonders in der Malleolengegend eine bläuliche Farbe annehmen. In einem varikösen Bein kann sich das Bindegewebe faserig verdicken. Die Varixwand hingegen wird oft allmählich dünner; sie kann platzen und es erfolgt Blutung. In anderen Fällen tritt Thrombose und Organisation des Thrombus in die Varix ein.

Varizes entstehen überhaupt oft durch langdauernde oder durch häufig wiederholte, kurze, mehr oder weniger stoßförmige Stauung, so z. B. am Unterschenkel bei Ruderern, Fußballspielern usw. Außer den oben schon genannten Hämorrhoiden sind Varizes des Plexus pampiniformis (Varikozele) ziemlich häufig, und zwar besonders links, weil sich die linke V. spermatica interna in die linke Nierenader ergießt, wodurch der Blutabfluß schwerer ist als durch die rechte Vene, die unter spitzem Winkel die untere Hohlader erreicht. Durch Erweiterung einer Vene berühren sich ihre Klappen nicht mehr, so daß sie schlußunfähig werden.

Manchmal tritt Stauung in Venen, aber keine Varixbildung auf. Dies weist darauf hin, daß ein gewisser erhöhter Blutdruck nicht genügt, sondern eine gewisse, zur Zeit noch nicht näher anzudeutende Disposition (Minderwertigkeit des elastischen und des Muskelgewebes?) erforderlich ist. Die Versuche von B. FISCHER und SCHMIEDEN sind sonst auch nicht verständlich. Sie verpflanzten 15 mal bei 8 Hunden Stücke aus der V. jugularis ext. in die Carotis communis, so daß dieses Aderstück dem Karotisdruck ausgesetzt war. Auch pflanzten sie die Karotis in eine Ader ein, so daß das Karotidenblut die Venenverzweigungen durchströmte. Nach 3—86 Tagen wurde das Tier getötet: nie wurde Erweiterung der Ader gefunden, im Gegenteil Verengerung durch Bindegewebsbildung und Hypertrophie der Muskeln.

Wir müssen hier noch die Veränderungen der Lunge und Bronchiolen erwähnen, die durch Stenose des linken atrio-ventrikularen Ostiums, weniger durch Insuffizienz der zweizipfligen Klappe eintreten. Die Lunge wird durch Blutstauung überhaupt größer und fester, so daß man von roter, und nachdem sich aus ausgetretenem Blut braunes Pigment im Gewebe gebildet hat, von brauner Induration redet, während auch in den Bronchiolenwänden Stauung eintritt. Durch dieses Pigment bekommt das Lungengewebe einen durch die Pleura hindurchscheinenden bräunlichen oder braunen Schimmer. Eine geringe Bindegewebsmenge, vielleicht nur mehr Fasern, mögen bei Stauung in der Lunge gebildet werden wie bei der zyanotischen Induration anderer Organe. Die Lunge kann bei gewissem Grad und Dauer der Stauung sehr fest und starr werden. Wahrscheinlich kann bei der Autopsie die Festheit abnehmen, indem Blut aus den Lungengefäßen strömte, so daß Starrheit in manchen Fällen sogar zu fehlen scheint. GROSSMANN hat im VON BASCHschen Laboratorium, Lungenstarre bei Tieren hervorgerufen durch Erschwerung des Blutabflusses. Zugleich nahm der intraalveolare Raum zu, was wohl einer Streckung der Lungenkapillaren zuzuschreiben ist. Streckt sich doch eine frei bewegliche, geschlängelte Röhre, die wir aufspritzen, indem der hydraulische Druck auf der gewölbten Wand mit ihrer größeren Oberfläche größer ist als auf der hohlen. Eine Streckung der Lungenkapillaren ist jedoch nur möglich bei gleichzeitiger Vergrößerung der Wandoberfläche der Lungenbläschen, mit denen sie fest zusammenhängen, d. h. mit Zunahme des intraalveolaren Raums. Dieser nimmt aber ab durch Erweiterung der Blutkapillaren. Vermögen jedoch die Lungenbläschen sich nicht oder nur schwer zu vergrößern, so tritt Schlängelung der Haargefäßchen ein. In einer Stauungslunge sind die Kapillaren deutlicher als sonst, mitunter recht deutlich als Würstchen sichtbar. Lungenstarre erschwert die Atmung. — Das braune Pigment (s. oben) rührt von ausgetretenen Chromozyten her, die durch Kapillarblutungen austreten. Es kann sich als vereinzelte Körnchen oder als Häufchen solcher Körnchen im Gewebe, auch in Leukozyten und Alveolarepithelzellen finden. Letztere können abgehoben und mit Auswurf aufgebracht werden. Solche pigmenthaltige Leukozyten und Epithelzellen bezeichnet man als Herzfehlerzellen, weil sie fast nur bei längerdauernder Stauung durch Mitralklappenfehler auftreten (Abb. 95). Vgl. S. 710 über die Bedeutung für die Tätigkeit.

Jetzt die Bedeutung des Stauungsgrades und der Stauungsdauer. Bei ganz schwacher Schnürung eines Fingers mit einem elastischen Streifen werden zunächst nur Venen merkbar verengt, weil der venöse Blutdruck den niedrigsten Wert hat. Es nimmt zunächst nur die Blutabfuhr etwas ab, und es tritt eine geringe Anhäufung fast normalen Blutes ein, das kaum mehr Wärme und Sauerstoff abgibt als normaliter, weil die Stromgeschwindigkeit dazu offenbar nicht genügend abgenommen hat. Die Haut des abgeschnürten Teils wird sogar wärmer. Bei zunehmender Schnürung verengern sich die Venen allmählich mehr, die Stromgeschwindigkeit nimmt ab, letzteres immer mehr, je nachdem auch Kapillaren sich merkbar verengern: Zyanose und Kühlheit treten auf und werden immer stärker. Schließlich nimmt die Blutzufuhr ab durch Verengerung von Schlagadern. Nekrose kann durch ungenügende Ernährung eintreten. Ödem ist bei gewissem Grad und Dauer der Stauung möglich. Blutstauung gewissen Grades sowie Stase (s. unten) können zu Blutaustritt führen, durch Zerreißung der Wand kleiner Gefäße oder durch eine hypothetische Störung ihres Ernährungszustandes, und unter bestimmten Umständen zu einer gleichmäßigen hämorrhagischen Infarzierung des Gewebes (s. später).

Wird eine aus der Bauchhöhle vorgebrachte Darmschlinge durch einen elastischen Ring abgeschnürt, so treten allmählich ähnliche Veränderungen ein. Bei einem gewissen Stauungsgrad nimmt die Transsudation (s. dort) sowohl innerhalb der Schlinge wie außerhalb derselben, an der serösen Oberfläche zu. Außerdem finden kleinere oder größere Blutaustritte aus den Gefäßchen, ja eine hämorrhagische Infarzierung, wie das Stauungsinfarkt der Lunge (s dort) statt. Durch Anhäufung des Transsudates in der Schlinge schwillt diese an und nehmen Dehnung und Spannung ihrer Wand zu. Hierdurch werden die Blutgefäßchen, zunächst wieder nur die mit niedrigstem Blutdruck, verengert usw. Entzündung mit Exsudation folgt (s. unten). Allmählich tritt Nekrose oder Brand in der bräunlich oder grünlich schwarz sich verfärbenden Darmwand ein, und zwar um so rascher, je stärker die Abschnürung ist. Ist diese bald sehr stark, so kann Nekrose durch Ischämie entstehen. Eine solche Abschnürung kann auch an einem Eingeweidebruch beim Menschen oder Tier stattfinden, wenn der Bruch durch eine enge elastische Bruchpforte eingeklemmt wird (Brucheinklemmung, Incarceratio herniae). Ein Bruch ist ein mit Bauchfell bekleidetes Eingeweide, das durch eine normale oder pathologische Öffnung (Bruchpforte) in der inneren Bauchwand tritt und das parietale Blatt des Bauchfells vor sich hin ausstülpt. Das Eingeweide tritt dabei in einen präformierten Kanal, wie der Leistenbruch in den Leistenkanal, oder in eine sonstige Höhle wie die H. diaphragmatica (wobei ein Eingeweide durch ein

Loch im Zwerchfell in die Brusthöhle tritt). Der vorgestülpte Teil des Bauchfells, der den Bruch gleichsam umschließt, heißt Bruchsack, das ausgetretene Eingeweide heißt Bruchinhalt. Tritt ein Organ oder Organteil ganz unbedeckt zutage, so redet man von Prolaps. — Während wir auf die Faktoren und den Mechanismus der Brucheinklemmung nicht eingehen, beschränken wir uns kurz auf die Veränderungen, die stattfinden, wenn das Eingeweide eine Darmschlinge ist. Ist die Bruchpforte genügend weit, so geht der Kreislauf von Blut und Lymphe in der Schlinge ungestört vonstatten. Sobald aber die Bruchpforte relativ zu eng ist, wird die Darmschlinge, ähnlich wie im obigen Versuch durch den Ring, durch sie eingeschnürt, und es treten ähnliche Veränderungen ein: zwischen Darmschlinge und Bruchsack häuft sich Transsudat („Bruchwasser") an und auch innerhalb der Schlinge. Die durch Stauung und Ödem veränderte Darmwand gerät früher oder später in Entzündung, wobei Darminhalt oder Bakterien als Entzündungserreger wirken. Diese Bakterien sind gewöhnliche Darmschmarotzer, wie Kolibazillen, die aber in einer eingeklemmten Darmschlinge rascher wachsen, an Virulenz zunehmen und in die Darmwand eindringen können. De Klecki hat das in Versuchen bei Hunden nachgewiesen (S. 158). Seröse, fibrinöse und zellige Exsudation tritt auf, der Inhalt der Schlinge nimmt durch das flüssige Exsudat zu, dadurch wächst der Umfang der Schlinge und die zunehmende Spannung ihrer Wand zieht allmählich mehr Darm durch die Bruchpforte aus der Bauchhöhle in den Bruchsack hinein (Korteweg). Die Entzündung dehnt sich allmählich aus, allgemeine tödliche Bauchfellentzündung kann folgen, wenn der Tod nicht durch Sepsis, Schock (durch Dehnung des Bauchfells?) schon früher eintrat. Die Darmverlegung führt übrigens zu Erbrechen, Kotbrechen (Ileus oder Miserere). Rechtzeitige Lösung der Einklemmung vermag Heilung herbeizuführen.

Sog. „Stieldrehung" einer Eierstocks- oder anderen gestielten Geschwulst vermag ähnliche, sei es auch in der Regel nicht infektiöse Veränderungen zu bewirken. Eine geringe Drehung um den Stiel, in dem die Gefäße liegen, kann harmlos sein. Mehrfache Drehung führt zu Stauung bzw. Stase mit Blutungen und Nekrose. Durch starke Drehung des Samenstranges kann ein ganzer Hoden unter hämorrhagischer Infarzierung absterben.

Durch Verlegung der abführenden Ader kann es zur Stockung „Stase" des Blutes kommen. Nimmt die Stromgeschwindigkeit immer mehr ab, so treten aus dem axialen Blutzylinder allmählich mehr weiße Blutkörperchen und Blutplättchen, schließlich auch Chromozyten in den hohlen wandständigen Plasmazylinder ein (S. 380), so daß das Gefäß schließlich vollkommen mit Blut gefüllt ist. Die Blutkörperchen scheinen mitunter zusammengebacken zu sein. Wenn aber, wie im Tierversuch, die Venensperrung gehoben wird, so sieht man (Lubarsch), wie sich aus dem gleichmäßig roten Zylinder die einzelnen unverletzten roten Blutkörperchen loslösen und allmählich ein ganz normales Ansehen des sich wiederherstellenden Blutstromes eintritt.

Stase kann ferner auch eintreten durch Wasserverdunstung, und zwar nicht nur bei der mikroskopischen Beobachtung eines ausgespannten durchsichtigen Gekröses von Kaltblütern, das nicht fortwährend mit physiologischer Kochsalzlösung befeuchtet wird, sondern wahrscheinlich auch bei Erhitzung (zu etwa 50⁰) und Erfrieren (—7⁰) des Gewebes; auch bei Einwirkung von Salzen, Zucker, Glyzerin usw., die in starker Lösung Stase bewirken, tritt Wasserentziehung ein. Von der Stase zu unterscheiden ist Stillstand des Blutes durch Gerinnung, die durch starke Erhitzung oder chemische Schädigung der Gefäße und des Blutes hervorgerufen wird. Solches Blut fließt nicht wieder.

c) Örtliche Anämie und Ischämie.

Durch Anämie nimmt das Volumen eines Körperteils ab. Wir haben schon einige Beispiele von örtlicher Anämie verschiedenen Ursprunges kennen gelernt, so z. B. die Anämie eines Organs infolge von Gefäßerweiterung in einem anderen Körperteil, wie die Hirnanämie durch Lähmung des Bauchsympathikus, Anämie durch thermische Einflüsse usw. Im allgemeinen entsteht Anämie bzw. Ischämie durch Verengerung bzw. Verschluß der Schlagader oder Kapillaren. Und Verengerung oder Verschluß einer Röhre überhaupt (Harnleiter, Darm, Bronchus, Blutgefäß) ist möglich: 1. durch Zusammendrückung, 2. durch Zusammenziehung, Schwellung oder Bildung von Gewebe aus Wandzellen, 3. durch etwas, einen Pfropf usw., in der Röhre.

Ad 1um. Schlagadern oder Haargefäßchen können durch eine Geschwulst, durch trübe Schwellung, durch Exsudat, durch entzündliche Neubildung oder Schrumpfung von Bindegewebe, wahrscheinlich auch unter besonderen Umständen durch Muskelkrampf, wie z. B. Pyloruskrampf, zusammengedrückt werden. Pyloruskrampf vermag zu Geschwürsbildung in der Magenschleimhaut zu führen (TALMA). Vielleicht spielt Gefäßkrampf dabei auch eine Rolle.

Ad 2um. Geschwulstbildung, Tuberkulose der Schlagaderwand, Endarteriitis obliterans und Arteriosklerose können kleinere Schlagadern verengern und abschließen, wie z. B. der hyaline Harnknäuel zeigt. Ferner müssen wir die „paralytische Anämie" erwähnen, die in einer gelähmten Extremität auftritt, indem die Gefäßerweiterung bei Muskelwirkung mit dieser ausbleibt. Aber auch Zusammenziehung der Gefäßwand kann zu Anämie und sogar Ischämie führen. So kennen wir die ischämische Nekrose durch tonischen Krampf der Schlagadermuskeln (angiospastische Anämie). Unter Krampf (Spasmus) verstehen wir die unwillkürliche starke Zusammenziehung eines Muskels oder einer Muskelgruppe; auch unwillkürliche Muskeln können in Krampf geraten. Ein Krampf kann tonisch sein, d. h. längere Zeit ununterbrochen bestehen, wie der Wadenkrampf, oder klonisch, wobei viele kurzdauernde Zusammenziehungen und Erschlaffungen rasch abwechseln. Ein Krampf kann sehr schmerzhaft sein, wie der Wadenkrampf, Darm-, Nierenstein-, Gallensteinkolik. Der Schmerz ist wahrscheinlich einer starken Zusammendrückung sensibler Nervenfasern zuzuschreiben. Gefäßkrampf an und für sich scheint nicht schmerzhaft zu sein; er kann aber von Schmerzen begleitet werden, indem das anämische Gewebe weh tut, wie wir das von den Hirnhäuten annehmen, z. B. bei der Hemicrania angiospastica. Es gibt Stoffe, die in gewisser Stärke Schlagaderkrampf und dadurch sogar Nekrose herbeiführen. So ruft z. B. schon eine sehr geringe Menge von Adrenalin in einer Lösung von $^1/_{1000}$ oder $^1/_{10\,000}$ eine hochgradige Anämie im Gewebe hervor, die man zu chirurgischen Zwecken benutzt. Ferner kann Mutterkorn (Secale cornutum) bedeutenden Gefäßkrampf erregen. Es ist das Sklerotium des Pilzes Claviceps purpurea.

Dieser Pilz kann in Gramineen, besonders in Roggenblüte, zur Entwicklung kommen. Das Mutterkorn kann in Mehl leicht nachgewiesen werden. Versäumt man seine Entfernung, wie das dann und wann unter dem armen Landvolk (besonders in Rußland) vorgekommen ist, so treten Vergiftungsfälle, ja Epidemien von Ergotismus auf. Man unterscheidet eine konvulsivische Form oder Ergotismus spasmodicus (Krampfseuche) mit überwiegenden Krämpfen und eine gangränöse Form (Ergotismus gangraenosus oder Brandseuche). Beide Formen pflegen mit Parästhesien (dem Gefühl von Taubsein, Kriebeln und Pelzigsein) an den Fingern, sich allmählich über den Körper verbreitend, einherzugehen. Daher der Namen „Kriebelkrankheit". Dann folgen Brechdurchfälle und schließlich bei der spastischen Form sehr schmerzhafte tonische und andere Krämpfe, besonders der Beugemuskeln der Extremitäten, bei der gangränösen Form die Nekrose. Die Haut der nekrotisierenden Teile wird allmählich blauschwarz, die Oberhaut hebt sich ab, und es kommt unter heftigen Schmerzen zu (trockener) Nekrose (also nicht zu Gangrän in unserem Sinne) von Fingern, Zehen, Ohren, Nase. Nägel und Fingerglieder können abfallen, ganz oder fast ohne Blutung. Man weiß noch nicht, welcher Bestandteil des Mutterkorns (Ergotinin, Ergotoxin, Sphazelinsäure, Sphazelotoxin usw.) diese Wirkung hat. Vielleicht wirken einige Gifte zusammen.

Auch Gefäßkrampf nervösen Ursprungs kann zu Nekrose führen. Das nehmen wir jedenfalls an für die sog. symmetrische Gangrän, d. h. trockene Nekrose („Asphyxie locale symmétrique" oder „Maladie de RAYNAUD"). Es ist jedoch noch nicht festgestellt, welche Bedeutung der von DEHIO dabei nachgewiesenen Endarteriitis und Endophlebitis der kleinen Gefäße zukommt; ist sie primär oder sekundär? Die symmetrische Gangrän kommt besonders bei Mädchen mit „nervöser Disposition" vor. Gemütserregungen (Schreck z. B.), Einwirkung von Kälte (Waschen der Hände in kaltem Wasser) und andere Einflüsse lösen Anfälle von Gefäßkrampf in symmetrischen Finger- oder Zehenteilen aus: diese werden wachsbleich, kalt und so blutarm, daß ein Nadelstich keinen Tropfen Blut hervorbringt. Parästhesien (Gefühl von Kriebeln, von Abgestorbensein) und gar heftige Schmerzen, die sich während des Anfalls noch steigern, können diesem schon Tage oder Wochen vorausgehen. Die Blässe kann spurlos verschwinden oder von Zyanose gefolgt werden; die blaurote Verfärbung der Haut, besonders an den Nagelphalangen, wird allmählich dunkler und geht schließlich in die schwarze Farbe der Nekrose über. Der Anfall dauert ein paar Monate oder länger. Es kann Jahre dauern, bevor, nach wiederholten Anfällen, Nekrose eintritt. Eintrocknung, Schrumpfung des Gewebes und Abstoßung der nekrotischen Teile stellen das Ende dar. Besonders schwache oder erschöpfte Personen bekommen mitunter durch Waschen in kaltem Wasser sehr blutarme „tote" Finger, sogar mit Schmerzen. Vielleicht dürfen wir dies als einen leichten Anfall der Maladie de RAYNAUD betrachten, die nach kurzer Zeit wieder schwindet. Vgl. auch S. 95.

HANS CURSCHMANN beschrieb eine vasokonstriktorische Neurose, die sich besonders an den Fingern hysterischer Frauen in Anfällen von einigen Stunden kundgibt, die sich nicht scharf von den soeben angedeuteten Anfällen abgrenzen lassen und oft durch Kälte, Wärme, aber auch durch seelische oder mechanische Erregungen einstellen. Gefäßkrämpfe scheinen auch in inneren Organen vorzukommen: so hat man Blindheit bei mit dem Augenspiegel erkanntem Krampf der Netzhautschlagader festgestellt; und auch die Angina pectoris vasomotoria (NOTHNAGEL) einem Krampf der Kranz-, zuweilen auch der Armschlagader zugeschrieben. Nach OPPENHEIM u. a. kommt intermittierendes Hinken (Claudicatio intermittens) nicht nur durch Arteriosklerose, sondern auch durch Gefäßkrampf (angiospastisch) vor. HANS CURSCHMANN betrachtet die Akroparästhesien SCHULTZES (anhaltendes oder anfallsweise auftretendes Kriebeln oder Kälte in den Fingerspitzen) als Teilerscheinung einer allgemeinen vasokonstriktorischen Neurose.

Ad 3um. Eine Schlagader, Ader oder ein Kapillar kann auch abgeschlossen werden durch Embolie oder Thrombose, auf die wir weiter unten zurückkommen, oder durch ein Gerinnsel.

Was sind nun die **Folgen von Verengerung bzw. Verschluß einer Schlagader**? Folgende Umstände sind dabei von Bedeutung: Solange nur Verengerung und kein Verschluß einer Schlagader besteht, ist die Triebkraft des Blutes entscheidend: vermag sie den höheren Widerstand zu überwinden, so geht der Kreislauf ungehindert weiter. Wenn nicht, so kommt es wie beim Verschluß darauf an, ob sich ein genügender Seitenbahnkreislauf einstellt. Für die Schlagader gilt grundsätzlich dasselbe wie für die Vene. Für die Wiederherstellung der Blutdurchströmung durch das Schlagadergebiet unterhalb der Verschlußstelle ist eine Verbindung dieses Schlagaderteils durch arterielle Anastomosen mit einer oder mehreren Schlagadern erforderlich. Kapillare Anastomosen genügen vielleicht bei Verschluß eines ganz kleinen Arterienästchens, sonst kommt ihnen nur eine andere Bedeutung zu, die wir unten besprechen werden. Nun kann die Schlagader unterhalb der Verschlußstelle durch arterielle Äste verbunden sein mit ihrem Abschnitt oberhalb dieser Stelle oder mit einer anderen Schlagader.

So z. B. ist die Art. brachialis durch kräftige arterielle Anastomosen mit ihren Ästen, der Art. radialis und ulnaris verbunden. Unterbindet man ferner die Art. brachialis proximal von der A. profunda brachii, so genügen die Anastomosen zwischen letzterer und den A. subscapularis und circumflexa humeri für den Kreislauf. Es kommen aber auch Anastomosen zwischen zwei oder mehr Arterien vor; so z. B. werden die Art. radialis und ulnaris durch die beiden kräftigen Arcus volares (Hohlhandbogen) verbunden. Die Pulswelle kann sich sogar von der A. ulnaris aus bis in das periphere Stück der durch den Fingerdruck verschlossenen A. radialis fortpflanzen (Pulsus recurrens).

Wie und wodurch entwickelt sich der kollaterale Kreislauf? Durch die arteriellen Anastomosen strömt normaliter wahrscheinlich nur wenig Blut, weil der Druckunterschied zwischen a und b (Abb. 304 f.) nicht groß ist und die dünnen verbindenden Zweige hohen Widerstand leisten. Die verbindenden Schlagadern pflegen dünn zu sein. Wird aber eine Arterie in S verlegt, so sinkt der Blutdruck stromabwärts von S, auch in b, weil kein neues Blut zuströmt, während er stromaufwärts ansteigt, indem das immer zuströmende Blut nicht wie zuvor weiterströmt. Dadurch (Fall I) steigt der Druck auch in a. Jetzt strömt mehr Blut von a nach b, weil der Druckunterschied zwischen a und b größer ist. Ihre Verbindung erweitert sich allmählich mehr, während

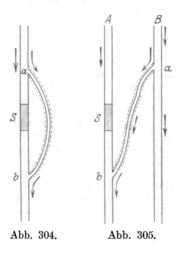

ihre Wand dicker wird. Viele arterielle Äste können sich zwischen a und b entwickeln. Ob dabei neue Äste gebildet werden oder nur zuvor kaum erkennbare zur Entwicklung gelangen, bleibe dahin gestellt; die erstere Möglichkeit ist nicht festgestellt, nur angenommen worden; vielleicht werden neue Äste gebildet, wenn Schlagadern durchschnitten sind. Im Fall II (Abb. 305) sind die Verhältnisse grundsätzlich gleich: In Schlagader A wird sich oberhalb S Blut anhäufen und zurückstauen, weil nichts abfließt und immer Blut hinzukommt. Dadurch können schließlich andere benachbarte Schlagadern, auch B, stärker überfüllt werden. Während somit der Druck in B wenigstens gleich bleibt, wenn nicht ansteigt, sinkt er in A unterhalb S: der Druckunterschied zwischen a und b nimmt somit zu und es strömt allmählich mehr Blut von B durch a b in den distalen

Abb. 304.   Abb. 305.

Teil von A. Auch hier erfolgt eine mehr oder weniger kräftige Entwicklung von Anastomosen. Diese Deutung gilt im Prinzip auch für mehrfache Anastomosen; so auch für den von THOMA abgebildeten Fall J. F. MECKELS eines angeborenen Verschlusses der Aorta an der Insertionsstelle des Lig. arteriosum. Sämtliche Zwischenrippenschlagadern und viele Anastomosen waren stark erweitert. Es fragt sich aber, ob bei der Entwickelung der Anastomosen nur die geänderten hämodynamischen Verhältnisse oder vielleicht außerdem Nerveneinflüsse auf die Weite der Schlagadern wirksam sind. Die Versuche STEFANIS scheinen auf letztere hinzuweisen: Durchschneidet man bei einem Salamander, Frosch oder Taube alle Nerven einer Extremität und unterbindet man dann die größte Schlagader dieses Gliedes, so stellt sich ein Seitenbahnkreislauf nicht oder so fehlerhaft ein, daß Nekrose zu folgen pflegt. Die Wärme der Extremität sinkt. Muß man hier Störung des „Blutgefühls" oder irgendeiner reflektorischen Wirkung annehmen? Es scheint nichts dazu zu zwingen. Denn zuvor müssen wir die Frage beantworten, was mit der Blutzufuhr in einer Extremität mit durchschnittenen Nerven ohne weiteres geschieht. Nimmt sie vielleicht sogar bedeutend ab, wie bei der paralytischen Anämie (s. oben), so kann das Ausbleiben eines ausreichenden kollateralen

Kreislaufs nicht wundernehmen. Und wenn wir dem anämischen (ischämischen) Gewebe ein Blutgefühl (S. 713) zuschreiben wollten, das in irgendeiner Weise die Entwicklung der arteriellen Anastomosen bewirkt, wie und wodurch entwickeln sich denn die venösen Anastomosen bei Venensperrung?

Der Seitenbahnkreislauf stellt sich nicht immer gleich rasch vollkommen ein. Die Zahl und ursprüngliche Weite der Seitenäste sind dabei von Bedeutung. Es gibt in einigen Organen Schlagadern, deren Äste nicht mit anderen Schlagadern arteriell anastomosieren (die Lobulararterien der Lunge, ferner im Gehirn, Niere, Milz, Knochenmark). COHNHEIM nannte sie Endarterien. SPALTEHOLZ hat aber neuerdings im Herzen, Hirn und Knochenmark mehr, allerdings feine, arterielle Anastomosen nachgewiesen als man bis jetzt annahm. Verschluß einer Endarterie wird denn auch von ischämischer Nekrose (nicht: ischämischer oder anämischer Infarkt. Fehlendes Blut kann doch ein Gewebe nicht infarzieren!) bzw. hämorrhagischem Infarkt gefolgt. Weiter unten kommen wir hierauf zurück.

Es kommt aber auch dann in einigen Gebieten zu Nekrose bzw. hämorrhagischer Infarzierung, wenn eine Schlagader verschlossen wird, die stromabwärts leicht erkennbare arterielle Anastomosen hat. So wird Verschluß der Art. mesenterica sup. oder inf. von hämorrhagischer Infarzierung eines großen entsprechenden Darmabschnitts gefolgt. Sind hier die Anastomosen zu schwach, verengern sie sich sogar, so daß allerdings in das ischämische Gewebe Blut aus denselben einströmt, aber, indem eine ausreichende Strömung fehlt, zur Stase gelangt und aus den absterbenden Gefäßchen in das Gewebe gelangt? Wahrscheinlich. Warum erweitern sich denn die zahlreichen Anastomosen nicht? Weil dem Darm nach BIER ein Blutgefühl fehle? Oder durch die ausgedehnte fächerförmige Verbreitung der arteriellen Äste? Oder durch Verengerung infolge von Nervenreizung? Was geschieht denn bei Sperrung kleiner Äste der Mesenterialschlagader? Auch dann erfolgt hämorrhagische Infarzierung. LITTEN hat, die COHNHEIMsche Bezeichnung Endarterien erweiternd, solche Schlagadern, die anastomotisch mit anderen verbunden sind, sich aber bei Sperrung als Endarterien verhalten, als funktionelle Endarterien bezeichnet. Auch im Herzen kommen funktionelle Endarterien vor. Obwohl nach TOLDT, LANGER, JAMIN und MERKEL und nach SPALTEHOLZ sowohl zwischen Hauptstämmen wie zwischen den Ästen der Kranzschlagader zahlreiche, sei es auch feine Anastomosen sowohl in den Herzkammern wie in den Vorkammern bestehen, tritt nach Verschluß einer Arterie Nekrose (hämorrhagischer Infarkt) ein. Vgl. auch S. 915.

So fand z. B. FRÄNKEL 5 Tage nach Unterbindung des R. descendens der Art. coron. sin. (wegen Selbstmordversuches) in der Wand der linken Kammer „einen großen Infarkt". (Lungenentzündung hatte den Tod bewirkt.) Und als HIRSCH bei 8 Hunden und 2 Affen den R. ascendens ant. der Art. coron. sin. in verschiedener Höhe unterband und die Tiere nach 3—4 Wochen tötete, fand er ohne Ausnahme einen Infarkt, und zwar nicht im Zentrum des Stromgebietes der gesperrten Schlagader, weit stromabwärts von der Sperrung. Die Blutzufuhr durch Anastomosen reichte offenbar für den äußeren, nicht aber für den innersten Teil des Stromgebietes aus. Funktionsstörungen des Herzens waren nicht aufgetreten. Bei jugendlichen Individuen sollten solche feineren Anastomosen ausreichen, nicht aber bei älteren. Dies scheint auch für das Gehirn zu gelten: Schon innerhalb 1 bis 2 Tagen nach Verschluß eines Astes der Art. fossae Sylvii sind die Arterien stromabwärts von der Sperrung stark gefüllt, und zwar ist das Blut durch die kleinen Anastomosen in der Pia mater in dieselben hineingeströmt, aber es dauert längere Zeit, bis der Kreislauf völlig wiederhergestellt ist (MARCHAND).

Vielleicht sind auch die Endarterien in Milz und Niere durch feine arterielle Zweige verbunden, somit nur funktionell, nicht anatomisch Endarterien.

Jedenfalls ist ischämische Nekrose eines beschränkten Milz- oder Nierenabschnitts nicht selten. FEITIS beschrieb zwei Fälle von vielfachen kleinen
ischämischen Nekroseherdchen der Milz infolge von Abschluß kleiner Milz-
arterien durch Sklerose.

Für die Erscheinungen einer Schlagadersperrung ist ferner von Bedeutung
die Raschheit, womit sie entsteht. Vgl. S. 348.

Unterbindung der Art. brachialis hat anfänglich Schwäche des Armes zur
Folge, die erst allmählich wieder schwindet. Wird die Schlagader durch Thrombose

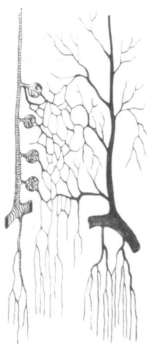

Abb. 306. Links Art. glomerulifera mit 4 Haarknäueln,
rechts Venen. Das oberste Vas
afferens anastomosiert (Art.
recta vera mit Kapillaren des
Vas efferens (vereinfacht nach
GOLUBEW, BÖHM und
DAVIDOFF).

aber allmählich verschlossen, so können Funktionsstörungen ausbleiben. Plötzlicher Verschluß einer
größeren Hirnschlagader durch Embolie kann,
wie es scheint, zu bedeutender Bewußtseinstörung
führen, während diese bei allmählichem Verschluß
durch Thrombose ausbleibt. Wahrscheinlich ist die
Bewußtseinstörung einer plötzlichen Blutanhäufung
mit Blutdruckerhöhung im übrigen Hirn zuzuschreiben,
welche eintritt, sobald eine bedeutende Blutmenge,
die sonst durch ein Gefäßgebiet weiterströmt, durch
Embolie plötzlich diesen Abfluß nicht mehr findet.
Bei langsamer Sperrung durch Thrombose ist allmähliche Anpassung möglich. Nähere Daten sind
jedoch zur Beurteilung erforderlich. Die sogenannten
Herderscheinungen durch Ausfall eines Hirnteils
(Mono-, Hemiplegie usw.) treten bei Embolie ebenso
plötzlich auf wie bei Zerstörung desselben Hirnteils
durch Blutung. Bei Sperrung durch Thrombose entstehen sie gewöhnlich allmählich. Allerdings haben
wir die Möglichkeit zu berücksichtigen, daß eine
Thrombose zunächst, schleichend zunehmend, klinisch
latent bleibt, dann aber durch raschere Sperrung infolge von sekundärer Gerinnselbildung, plötzlich Funktionsstörungen hervorruft. Obwohl bei Thrombose
von vornherein Anpassung möglich ist, erscheint
diese im Gehirn doch beschränkt. Embolie oder
Thrombose der Art. basilaris ist fast immer tödlich.
Die Angaben über die Folgen einer Sperrung der
Kranzschlagader des Herzens erlauben noch kein
endgültiges Urteil. Sie kann, muß aber nicht tödlich
sein; die entscheidenden Umstände kennen wir eben
noch nicht. Die Schnelligkeit, womit sie entstand,
ist wohl von Bedeutung.

Selbstverständlich wird die Bedeutung einer
Schlagadersperrung auch bedingt von ihrem Sitz:
lebenswichtige Zentren kann man nicht, von Lunge,
Milz, Niere usw. kann man hingegen sogar einen größeren Teil entbehren.

Sogar Embolie der Lungenschlagader wird nicht immer von plötzlichem Tod
gefolgt. (Versuche von SCHUHMACHER und JEHN bei Hunden, auf welche wir später
zurückkommen.) Embolie eines Astes derselben kann zu ischämischer Nekrose
oder hämorrhagischem Infarkt führen (s. unten). Verschluß einer Art. glomerulifera führt zu ischämischer Nekrose des betreffenden Nierenabschnitts; Verschluß
eines Glomerulus aber wird von Atrophie der hinzugehörigen Epithelröhrchen gefolgt,
mit grubenförmiger Einsenkung der Nierenoberfläche. Nekrose erfolgt in diesem
Fall nicht, weil das Kapillarnetz, das sich aus dem Vas efferens bildet, mit anderen
und außerdem mit Kapillaren der Arteriolae rectae verae anastomosiert (vgl. Abb. 306
und S. 286). Durch diese Anastomosen wird das Gewebe am Leben gehalten. Die
Epithelzellen atrophieren aber, weil der Harnknäuel kein Wasser absondert, das die
von den gewundenen Harnröhrchen abgesonderten Salze (und andere Stoffe?)

fortspült. Ob infolgedessen ihre Epithelzellen einer Ruhe-Atrophie oder einer Vergiftung durch jene Stoffe oder beiden anheimfallen, ist zu erforschen.

Für die Folge einer Gefäßsperrung ist auch von Bedeutung, ob das verschließende Ding nur mechanisch oder außerdem chemisch schädigende, bakterielle (z. B. infektiöse Thromboarteriitis) oder sterile Wirkung hat. Auch die Dauer des Verschlusses ist mitunter entscheidend.

Eine Sperrung kann wieder aufgehoben werden, wie z. B. ein Gefäßkrampf oder wie ein Kalkplättchen von ungleichen Dimensionen, das in der einen Lage vollkommen ein Gefäß abschließt, wenn sich aber seine Lage ändert, Blut durchläßt. Ferner kann ein abschließender Thrombus durch Erweichung und Kanalisation durchgängig werden. Dann kann sich ein ausreichender Seitenbahnkreislauf in einem Fall rascher einstellen als in einem anderen. Wird der Kreislauf relativ bald wieder hergestellt, so kommt es auf die Empfindlichkeit des Gewebes an. Diese ist verschieden groß (s. Nekrose): das Hirngewebe des Kaninchens büßt seine Erregbarkeit ein durch Absperrung des Blutes während zwei Minuten (KUSSMAUL

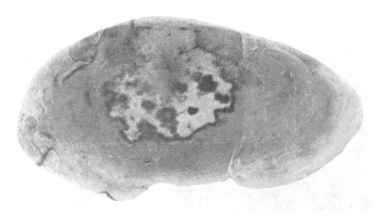

Abb. 307. Ischämische Nekrose der Niere.

und TENNER). SPRONCK sah nach Abklemmung der Bauchaorta (STENSONschem Versuch) während 10 Minuten vollständige Lähmung der Hinterpfoten; in anderen Fällen folgte jedoch sogar nach Abklemmung während 30 Minuten Wiederherstellung.

Jetzt wollen wir die ischämische Nekrose und den hämorrhagischen Infarkt gesondert besprechen. Nach der Absperrung einer Endarterie strömt das im peripheren Stück vorhandene Blut zum großen Teil durch die Kapillaren in die Vene, sofern seine gesamte Energie es zur Überwindung der Widerstände in den Kapillaren befähigt. Das ischämische Gewebe zeigt zunächst mehr, sogar fast vollkommen seine Eigenfarbe, also Nierengewebe z. B. die Farbe jungen Eichenholzes. Während es abstirbt, bekommt diese Farbe manchmal einen Stich ins Gelbliche und sieht das Gewebe durch Gerinnung matter, lehmartig aus (Koagulationsnekrose, s. dort). Das absterbende Gewebestück schwillt zunächst etwas an, so daß es an der Oberfläche hervorragt (s. auch Foà), und zwar zum Teil durch Vergrößerung (Gerinnung) der absterbenden Zellen, zum Teil durch Eindringen eines serös-plasmatischen Exsudates aus den Blutkapillaren des anstoßenden lebenden Gewebes und interzellulare Gerinnung des Fibrinogens, das auch aus den Kapillaren des absterbenden Gewebes getreten ist. Die Form des scharf abgegrenzten nekrotischen Gewebstückes ist manchmal der einer Pyramide ähnlich, deren Gipfel ungefähr bei der Absperrung der Schlagader liegt; dies gilt auch für den hämorrhagischen Infarkt, z. B. der Lunge. In anderen

Fällen ist jedoch die Form eine unregelmäßige. Das unmittelbar unter der Kapsel des Organs liegende Gewebe ist in der Niere manchmal, in der Milz ausnahmsweise nicht nekrotisch und auf Durchschnitt wie ein subkapsularer Saum sichtbar. Wahrscheinlich wird es durch Gefäße von der Kapsel aus ernährt. Das ischämische Gewebe wird in der Regel bald von einem hyperämischen, zum Teil hämorrhagisch-infarzierten Saum dunkelblauroter Farbe umgeben. Dieser Saum liegt zum Teil im lebenden, zum Teil im toten Gewebe. Mikroskopisch finden wir an der Innenseite dieses Saums und zum Teil innerhalb desselben mehr oder weniger ausgetretene gelapptkernige Leukozyten, die zerfallen, wo sie sich zu weit ins nekrotische Gewebe wagen.

Die Anhäufung von Leukozyten ist wahrscheinlich einer positiv chemotaktischen Wirkung von Dissimilationsprodukten (Säuren?) des absterbenden Gewebes zuzuschreiben, welche in das lebende Gewebe eindringen (Diffusion). Die Kapillarerweiterung mit Blutaustritt im Grenzgebiet kann zum Teil desselben kollateralentzündlichen Ursprunges wie die Leukozytendiapese sein, zum Teil sie als Hyperämie bei Einstellung eines kapillaren Kollateralkreislaufes zu deuten. Zu einem subpleuralen Infarkt (Nekrose) der Lunge pflegt umschriebene fibrinöse Pleuritis hinzuzukommen, wie im allgemeinen fibrinöse Entzündung einer benachbarten Serosa.

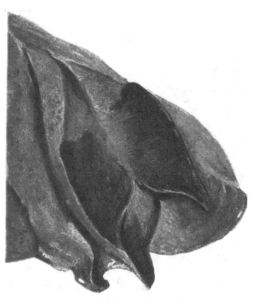

Abb. 308. Hämorrhagischer Infarkt der Lunge (nach JORES).

Erhitzt man das Blatt einer bestimmten Aucuba japonica über einer Flamme an einer umschriebenen Stelle bis zum Absterben, so bräunt sich der tote Teil; er wird aber durch einen violetten Saum vom lebenden abgegrenzt. Dieser Saum entsteht wahrscheinlich durch Einwirkung eines aus dem absterbenden oder toten Teil freikommenden Enzyms. Herrn Prof. JANSE verdanke ich diese Beobachtung.

Beim hämorrhagischen Infarkt kommt es auch zu Nekrose, aber mit hämorrhagischer Infarzierung (Durchsetzung) des ganzen Gewebestückes: die dunkelblaurote Farbe des Infarktes weist schon auf den erheblich vermehrten Blutfarbstoffgehalt hin. Wie und wodurch entsteht der hämorrhagische Infarkt? Bemerkenswert ist, daß in Milz und Niere nur ganz kleine Infarkte vorkommen. Sie sind wahrscheinlich als kleine ischämische Nekrose zu deuten, wobei der hämorrhagische Saum das ganze Herdchen ausfüllt, so daß es kein „Saum" ist. Demgegenüber kommen hämorrhagische Infarkte verschiedener Größe in der Lunge oft vor. Wie erklärt sich dieser Unterschied? In der Lunge kommen auch ohne Schlagaderverschluß Stauungsinfarkte vor als Folgen von Stauungsblutung bei schwacher Herzwirkung. Sie bevorzugen die kaudalen dorsalen Lungenabschnitte, welche bei bettlägerigen Patienten den größten Blutgehalt, die stärkste Hypostase haben. Solche Stauungsinfarkte sind gewöhnlich nicht scharf abgegrenzt und pflegen vielmehr allmählich in das umgebende blutreiche Gewebe überzugehen. Sie entstehen wohl wie die

Darminfarkte durch Anhäufung und dann erfolgenden (fast) vollkommenen Stillstand des Blutes, so daß die Ernährung notleidet und Blut aus den schlechternährten bzw. nekrotisierenden Gefäßchen in das absterbende Gewebe austritt. Dies müssen wir als allgemeine Bedingung hämorrhagischer Infarzierung annehmen, daß sehr langsam fließendes Blut, welches das Leben nicht zu unterhalten vermag, aus den absterbenden Kapillaren in die umgebenden Gewebespalten tritt. Das für das Leben des Gewebes unzureichende Blut kommt entweder aus einer anastomisierenden, aber zu engen (?) Schlagader (wie stromabwärts der Sperre einer funktionellen Endarterie, wie z. B. im Darm, s. früher), oder aus kapillaren Anastomosen (wie im hämorrhagischen Saum der ischämischen Nekrose) oder aus einer Vene (wie bei Stauung), wie wir sogleich besprechen werden.

In anderen Fallen, nämlich bei Verschluß einer Schlagader, finden wir, besonders bei Mitralklappenfehlern, hämorrhagische Infarkte in der Lunge, ähnlich scharf abgrenzt wie die ischämische Nekrose. Wie entsteht nun die Infarzierung in einem solchen Fall? Warum hat die Schlagadersperrung nicht ischämische Nekrose zur Folge, während doch arterielle Anastomosen ganz oder fast ganz fehlen? Auch hier müssen wir allerdings vermehrten Blutgehalt, aber einen nicht ausreichenden Kreislauf annehmen. Woher kommt denn das mehrere Blut? Von vornherein ist möglich: aus Kapillaren oder nicht ausreichenden arteriellen Anastomosen oder durch Zurückströmung aus den Venen. Nun, kapillare Anastomosen würden nur für ganz kleine Herde genügen (s. oben). Denn die Trieb-

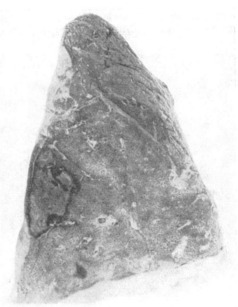

Abb. 309.   Ischämische Nekrose der Lunge.

kraft des Blutes in den Kapillaren wird wohl nicht zur Überwindung der hohen Widerstände in einem anastomotisch damit zusammenhängenden anderen Kapillargebiet ausreichen. Arterielle Anastomosen zwischen den lobularen Schlagadern fehlen gänzlich. Inwiefern durch von KÜTTNER nachgewiesene Anastomosen zwischen pulmonalen und bronchialen Arterien Blut aus diesen in jene zu fließen und unterhalb einer Sperrung das Gewebe zu infarzieren vermag, entzieht sich einer Beurteilung, solange wir den Sitz und die Ausdehnung dieser Anastomosen beim Menschen nicht kennen. Jedenfalls ist es aber sehr auffallend, daß ein kleiner hämorrhagischer Infarkt nur dann in der Lunge gefunden wird, wenn Blutstauung besteht, und besonders dann, wenn das Lungenvenenblut zurückstaut durch einen Mitralklappenfehler. Dies weist auf einen Rückfluß des Blutes aus den Lungenvenen — in die sich auch die Adern der kleinen Bronchien ergießen — in die Kapillaren des ischämischen Gewebes. Ist dies denn von einem hydrodynamischen Standpunkt aus möglich? Unter normalen Umständen wird die Energie des arteriellen Blutes zum größten Teil zur Überwindung der Widerstände in den Kapillaren verbraucht. Das venöse Blut hätte infolgedessen nicht Energie genug zur Überwindung jener Widerstände. Nun kann aber eben bei Mitralklappenfehlern der Druck in den Lungenadern bedeutend erhöht sein, so daß sogar starke Hypertrophie der rechten Herzkammer (s. später) erfolgt, indem sich der erhöhte Druck bis in die Lungenschlagader fortpflanzt. Unter diesen Umständen ist die Annahme nicht ohne Grund, es könne so viel Blut aus den Lungenadern und anstoßenden Kapillaren, in denen der Blutdruck auch erhöht ist, in das ischämische Gewebe zurückfließen, daß hämorrhagische Infarzierung erfolgt. Bemerkenswert ist, daß ischämische Nekrose, wenn auch selten, doch auch in der Lunge vorkommt (s. Abb. 309) — ich sah es ohne Stauung in den Lungenvenen, besonders bei älteren Individuen, z. B. mit Klappenthromben, von welchen aus Embolie möglich war. Hämorrhagische Infarzierung wird in der Lunge gefördert durch Husten und andere Preßbewegungen, welche die Lungenvenen stoßweise verengern und das Blut daraus in Kapillaren treiben und den Austritt aus diesen fördern.

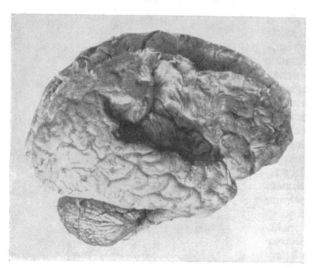

Abb. 310. Hirnzyste nach ischämischer Nekrose.

Bei septischer Embolie kommt auch hämorrhagische Infarzierung vor, und zwar ohne Stauung in den Lungenvenen. Wahrscheinlich handelt. es sich dabei um einen ganz anderen Vorgang, nämlich um septische Blutung ohne vollkommenen Verschluß der Schlagader oder durch Stauung.

Wird die Sperrung der Schlagader rechtzeitig behoben — die Grenzen dieses ,,rechtzeitig" kennen wir allerdings nicht — so kann Wiederherstellung folgen. Kommt es jedoch zur Nekrose ohne oder mit hämorrhagischer Infarzierung, so ergeben sich die S. 346 ff. behandelten Möglichkeiten: zunächst jedenfalls Koagulationsnekrose, die in Erweichung (Auto- oder Heterolyse) übergehen und von Resorption (Körnchenzellen treten dabei auf) gefolgt werden kann. Zugleich kann im anstoßenden Gewebe Bindegewebe (s. oben) neugebildet werden, so daß nach vollendeter Resorption eine kleine Narbe zurückbleibt. Es kann aber auch spurlose Resorption erfolgen, wie an der Nierenoberfläche, wo nur eine Grube zurückbleibt. Im Hirn tritt Erweichung und — indem die knöcherne Schädelwand einem so geringen Druckunterschied nicht nachgibt — Bildung einer Höhle (Zyste) ein, gefüllt mit wässeriger, dem Liquor cerebro-spinalis ähnlicher Flüssigkeit, ähnlich wie nach Hirnblutung; eine bräunliche hämatogene Pigmentierung der Umgebung kann dann einige Zeit bestehen bleiben.

Nicht immer erfolgt aber eine einfache, sterile Erweichung. Gelangen von einem Embolus oder Thrombus, von einem benachbarten Herd oder Bronchus aus Eiter- oder Fäulniserreger ins nekrotisierende Gewebe, so kann Eiterung bzw. Gangrän auftreten. Die Eiterung kann zu Abszeßbildung führen oder sich auf das Grenzgebiet beschränken und das tote Stück sequestrieren (s. dort).

Auch kann die Erweichung eine gangränöse sein. In seltenen Fällen bleibt Erweichung aus, oder ist sie bedeutungslos und es tritt Verkalkung an ihre Stelle.

Blutung (Hämorrhagie) und Lymphorrhagie.

Den Austritt von Blut aus einem Blutgefäß während des Lebens nennen wir Blutung, Hämorrhagie. Sie kann durch eine Wunde, einen Riß, ein Loch in der Gefäßwand erfolgen (Haemorrhagia per rhexin) wie aus einem Riß in einem Aneurysma einer Schlagader oder des Herzens, oder durch Usur, durch Zernagen der Gefäßwand (per diabrosin), oder durch ,,Anfressen" (per arrosionem), wie z. B. in einem Geschwür, durch Übergreifen von Nekrose bzw. Gangrän auf die Gefäßwand. Aus kleinen Adern und Kapillaren kann ferner Blutung per diapedesin, wie bei Entzündung, Blutstauung, hämorrhagischer Infarzierung, durch ,,vermehrte Durchlässigkeit" nicht näher gekannter Natur stattfinden. Oft ist nicht zu entscheiden, welche Blutungsweise vorliegt, so z. B. bei der physiologischen menstruellen Blutung, wobei (nach L. F. DRIESSEN) nekrotische Schleimhautstücke ab- und ausgestoßen werden; ferner bei manchen Nasenblutungen, bei Sepsis, bei Stauung.

Je nachdem das ausgetretene Blut frei an eine Körperoberfläche gelangt und so für uns erkennbar wird oder nicht, unterscheidet man äußere und innere Blutungen. Zu den äußeren gehören nicht nur freie Blutungen aus der Haut, sondern auch Magen-, Darm-, Nasen-, Nieren-, Blasen- und Lungenblutungen; zu den inneren gehören Hirnblutungen, Blutung aus einem Aortenaneurysma zwischen den Pleurablättern (Hämatothorax), Bluterguß in den Herzbeutel bei Herzverletzung oder Herzruptur (Hämatoperikard) usw. Ein Aneurysma des Aortenbogens kann auch nach Usur des Brustbeins nach außen durchbrechen mit tödlicher äußerer Blutung. Durch hämorrhagische Cholezystitis kann Blut im Stuhl erscheinen, also eine äußere Blutung aus einer inneren werden.

Je nach der Natur des blutenden Gefäßes unterscheiden wir arterielle, kapillare und venöse Blutungen, die alle äußere oder innere sein können. Ein Varix am Unterschenkel oder ein Hämorrhoidalknoten kann platzen und es kann daraus eine Blutung erfolgen. Kapillare Blutungen können ganz klein, ,,punktförmig" sein. Solche Blutungen an der Haut oder an einer Schleimhaut oder serösen Haut nennt man Petechien. Haben sie einen größeren Durchschnitt als 2 mm, so nennt man sie Ekchymosen; sind sie streifenförmig, Vibices; eine nicht scharf begrenzte, flächenhafte Blutunterlaufung heißt Sugillatio, und wenn sie groß ist, Suffusio. Eine geschwulstähnliche Blutanhäufung mit Verdrängung von Gewebe heißt Hämatoma (Blutgeschwulst, Blutbeule). Blutet eine Gewebsfläche, ohne daß man die einzelnen blutenden Gefäßchen zu erkennen vermag, so redet man von einer ,,parenchymatösen" Blutung, ein veralteter weniger empfehlenswerter Terminus als diffuse Blutung. Parenchym ist doch blutlos. Hämorrhagische Infarzierung ist die Folge einer diffusen inneren Blutung. ,,Spontane" kleine, umschriebene Haut- oder Schleimhautblutungen ohne äußere Verletzung nennt man Purpura.

Hier seien noch einige Bezeichnungen erwähnt: Epistaxis (Nasenbluten), Hämatemesis (Blutbrechen), Gastrorrhagie (Magenblutung), Enterorrhagie (Darmblutung). Hämoptysis und Hämoptoe (Blutspeien, Bluthusten), Menorrhagie (übermäßig starke oder abnorm lang dauernde Menstrualblutung), Metrorrhagie (nichtmenstruelle Gebärmutterblutung), Hämathidrosis (Blutschwitzen). Dies sind alle äußere Blutungen. Zu den inneren Blutungen gehören Hämatokolpos (Blutanhäufung in der durch Mißbildung abgeschlossenen Vagina) Hämatometra (Blutanhäufung in der Gebärmutter), Hämatozele (id. in der Tun. vaginalis propria testis),

Hämatocephalus (id. in der Schädelhöhle), Enzephalorrhagie oder Haemorrhagica cerebr. (Blutung im Hirn usw.).

Verschiedenartige Schädigungen können Blutung verursachen:

Verletzung durch scharfe Werkzeuge oder durch stumpfe Gewalt, Einreißen der Gefäßwand durch erhöhten Blutdruck. Hierzu gehören auch die Stauungsblutungen, wenigstens zum Teil, und die durch starke Preßbewegungen oder Husten auftretenden Petechien und Ekchymosen. Nicht nur in der Magenschleimhaut bei Pfortaderstauung, sondern auch aus Hämorrhoiden, die als Folge von Stuhlverstopfung entstehen, können ferner starke Blutungen erfolgen. Auch aus einer platzenden Varix des Unterschenkels ist das möglich: Die immer stärker gedehnte Varixwand wird dünner; schließlich vermag sie dem Blutdruck, besonders bei kräftiger Preß- oder Brechbewegung und im Unterschenkel nach längerem Stehen keinen Widerstand zu leisten und sie reißt ein, ebenso das sie bedeckende Gewebe.

Kleinere Blutungen (Ekchymosen) treten manchmal bei oft wiederholter, heftiger, stoßweise stattfindender Anhäufung von Blut durch Preßbewegungen ein, und zwar durch Zerreißung von kleinen Venen oder Kapillaren. So entstehen

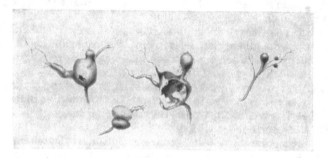

Abb. 311.   Miliare Aneurysmen (nach L. Pick).   Doppelte natürliche Größe.

die mitunter starken Blutungen in der Bindehaut und Nasenschleimhaut bei Keuchhusten; die Ekchymosen und Petechien in denselben Schleimhäuten des Kopfes und in den intrathorakalen serösen Häuten bei verschiedenartiger Erstickung — wobei Atemnot von allgemeinen Krämpfen gefolgt zu werden pflegt —; bei epileptischen Krämpfen; ferner auch subarachnoideale Blutungen bei kräftigen Preßbewegungen — ich sah einmal bei Hyperemesis gravidarum mit plötzlichem Tod eine ungefähr markstückgroße subarachnoideale Blutung auf dem rechten Frontallappen. Schließlich seien hier auch die Petechien und Ekchymosen erwähnt, die in der Schleimhaut der kleinen Kurvatur des Magens auftreten durch heftiges Erbrechen, z. B. nach Narkose. Das Blut wird dabei durch die kräftige kaudokranialwärts wirkende Preßbewegung plötzlich von der übrigen Magenschleimhaut nach der kleinen Kurvatur hingepreßt. Durch Abhebung der Schleimhaut können dann Erosionen entstehen, mitunter sogar größere Geschwüre. Preßbewegungen, auch solche bei der Stuhlentleerung, können auch Berstung eines Miliaraneurysmas einer Hirnschlagader bewirken, indem sie eine stoßweise auftretende Anhäufung von Blut in den Kopfschlagadern bewirken. Man kann die Schläfenschlagadern während kräftigen Hustens stark, stoßweise anschwellen sehen. Auch nach heftigem Husten bleiben sie noch einige Zeit erweitert. Ob das Blut nur aus den Venen in die Arterien zurückstaut (Kollateralabfuhr aus dem Kopf gibt es nicht!) oder außerdem aus intrathorakalen Schlagadern stoßweise Blut hinzukommt, bleibe dahingestellt. Kräftige Preßbewegungen spielen bei der Entstehung solcher Miliaraneurysmen, ähnlich wie bei der Entstehung von Varizes, wahrscheinlich eine Rolle. Gewaltsame Zusammenpressung des Thorax bewirkt Blutung aus Nase, in Gesichts- und Brusthaut. Auch seien hier die durch Stieldrehung in einer gestielten Geschwulst, wie z. B. einem Eierstockszystom auftretende Blutung, ferner die Blutungen durch Aspiration

(S. 712), das Nasenbluten bei einer Ballonfahrt durch starke Luftdruckerniedrigung und durch zu rasche Dekompression (S. 87) erwähnt. All diese Blutungen sind mechanischen, manche traumatischen Ursprunges. Kräftige Zusammendrückung des Brustkorbs durch ein sehr schweres Gewicht bei einem Unfall vermag Blutungen in der Kopfhaut, Ohren, Nase, Bindehäuten, sogar Zerreißung der Klappen der V. subclavia, aber keine Gehirn- oder intraokularen Blutungen zu bewirken, indem der Außendruck auf die Gefäßwand zu hoch ist (LANGE, SICK, VAN WOERDEN).

Sodann nennen wir die Blutungen durch Ernährungsstörung der Gefäß-wand, wie z. B. bei der hämorrhagischen Infarzierung um einen ischämisch-nekrotischen Herd. Man schreibt sie einer vermehrten Durchlässigkeit der Gefäßwand zu, die wir jedoch nicht näher anzudeuten vermögen. Dies gilt auch für die Blutungen, die man bei erschöpften Leuten während des Kriegs oft festgestellt hat, besonders im Verdauungsschlauch (vgl. LUBARSCH). Auch das Ödem dabei beruht, wenigstens zum Teil, auf Änderung der Gefäßwände, namentlich der Kapillaren.

Ferner erinnern wir an die infektiös-toxischen Blutungen, besonders in der Haut und in Schleimhäuten, ganz besonders Nasenbluten, aber auch in inneren Organen, bei verschiedenartigen Infektionen und Vergiftungen, bei Typhus, Diphtherie, Scharlach, Erysipel. Man nennt sie auch septische Blutungen, wohl zu unterscheiden von pyämisch-embolischen Blutungen (s. Embolie). Ihre Pathogenese ist meist unklar. Zum Teil mag Hämolyse, die Blutaustritt erleichtert, eine Rolle spielen, zum Teil Ernährungsstörung der Gefäßwand, toxische Schädigung derselben, zum Teil handelt es sich um Zerreißung entzündlich erweiterter Gefäß-chen (hämorrhagische Entzündung), wie z. B. bei den schwarzen „Pocken", deren Farbe durch Blutaustritt entsteht. KOLBS konnte durch gewisse filtrierte bakterielle Gifte Blutungen hervorrufen. Übrigens kennen wir Blutungen durch Schlangen-gift, Kali chloricum, durch Gallenbestandteile (bei Ikterus).

Bei Lungentuberkulose, auch bei klinisch latenter, kann es zu Hämoptyse (Hämoptoe, Bluthusten) verschiedenen Umfanges kommen: Berstung eines ver-kästen oder aneurysmatischen bzw. varikösen Gefäßabschnitts kann von einem starken, sogar tödlichen Bluterguß gefolgt werden. In anderen Fällen mischt sich dem Auswurf bei Tracheobronchitis eine sehr geringe oder eine größere Blutmenge bei. Ob sie der entzündeten tracheobronchialen Schleimhaut — die bei Lungen-tuberkulose sehr blutreich sein kann, so daß heftiger Husten zu Zerreißung kleiner Gefäßchen führen mag — oder entzündlich-hyperämischem Lungengewebe ent-stammt, läßt sich im Einzelfall nicht entscheiden. Bei Lungentuberkulose mit Schrumpfung eines Abschnitts des Organs und Bronchialerweiterung kann es zu wiederholten Blutungen (aus varikös erweiterten Gefäßchen der blutreichen Schleimhaut der erweiterten Bronchien?) kommen. Ich sah bei einer Arbeiterfrau mehrmals jährlich während mehrerer Jahre Hämotpyse ohne merkbare Verschlim-merung ihres körperlichen Zustandes. Andere Tuberkulöse bekommen eine Hämop-tyse durch Ärger usw.; das Lungengewebe eines Nichttuberkulösen kann stark hyperämisch werden durch Ärger, der tödlich und von Autopsie gefolgt wurde. Eine heftigere, sogar rasch tödliche Lungenblutung kann bei Tuberkulösen erfolgen aus einem Miliaraneurysma oder einem eingerissenen verkästen Gewebsabschnitt, besonders in der Wand einer Kaverne.

Ob die Blutungen bei den sog. hämorrhagischen Diathesen, beim Morbus maculosus WERLHOFII, oft durch septische Infektion, wenigstens mit ihr, bei den ver-schiedenen Purpuraformen, bei MÖLLER-BARLOWscher Krankheit, bei Skorbut nur durch ungenügende Ernährung der Gefäßwand oder außerdem durch giftige Schädigung derselben auftreten, wissen wir nicht. Ebensowenig klar ist dies für die Blutungen bei Leukämie und Pseudoleukämie. Wir sollen uns in solchen Fällen nicht ohne weiteres mit der Annahme endogener Giftwirkung begnügen. Die Blu-tungen bei Hämophilie haben wir schon erörtert. HAYEM bezog die mangelhafte Blutgerinnung bei der perniziösen Anämie und der Purpura haemorrhagica auf dem dabei bestehenden Plättchenmangel. Diese Annahme erheischt auch für die anderen Blutkrankheiten Beachtung. Geringfügige Schädigung, wie eine nicht kräftige Preßbewegung, bewirkt bei „hämorrhagischer Diathese" schon Blutung.

Schließlich kennen wir noch nervöse oder neurotische Blutungen. Viel-leicht geht starke neurogene Gefäßerweiterung voraus. Gehört vielleicht auch die menstruelle Blutung hierzu? Diese wird ja einem nervösen, von der Ovulation hervorgerufenen Einfluß (Reizung) zugeschrieben.

Bemerkenswert ist die „vikariierende" menstruelle Blutung (bei Ausbleiben der Gebärmutterblutung), die aus der Lunge oder der Lippe, im letzteren Fall genau verfolgbar (HAUPTMANN) eintritt! Nervöse Blutungen sind besonders bei hysterischen Frauen bekannt geworden: die belgische LOUISE LATEAU blutete aus Stellen (Stigmata), den Wunden Jesu entsprechend (stigmatisierte Blutung). TITTEL und WAGNER wiesen nach, daß es sich dabei um Hämathidrosis handelte: Blut trat aus Gefäßen in Schweißdrüsen und vermischte sich mit Schweiß.

Der Verlauf einer Blutung und ihre Folgen hängen ab von der Größe der Gefäßschädigung und von der Wirkung der blutstillenden Faktoren. Zu diesen Faktoren gehört die Gerinnbarkeit des Blutes (S. 681). Die Blutung aus einem verletzten oder gerissenen Gefäße kann aufhören, indem ein Gerinnsel in oder vor dem Loch in der Gefäßwand (also im extravaskularen Gewebe) das Loch verschließt. Dies wird aber nur möglich sein, wenn das Blut nicht mit zu großer Kraft aus diesem Loch strömt, also bei nicht zu großem Loch und nicht zu hohem Blutdruck. In dieser Hinsicht ist von Bedeutung, wenn es sich z. B. um eine Schnittwunde handelt, ob das Gefäß, sagen wir die Schlagader quer durchtrennt oder nur angeschnitten ist. Im ersten Fall ziehen die beiden Teile sich zurück im Gewebe und verengern sich zugleich die Durchschnittsöffnungen, und zwar um so mehr, je lockerer das umgebende Gewebe ist und je weiter sie sich voneinander zurückziehen. Ist die Schlagaderwand aber in der Richtung der Längsachse durchschnitten, so klaffen die Wundränder und es entsteht ein mehr oder weniger eiförmiges Loch, aus dem das Blut emporströmt. Ferner gibt es allerlei Schattierungen.

Weiter ist von Bedeutung, ob die Blutung eine äußere oder eine innere ist. Im ersten Fall kann das Blut meist ungehindert fortströmen. Im zweiten Fall häuft es sich im umgebenden Gewebe oder in einer Höhle (Herzbeutel, zwischen den Pleurablättern usw.) an. Die Gewebespannung nimmt durch die Blutanhäufung zu, und zwar, wenn die Blutung nicht eher durch andere Faktoren aufhört, so lange bis sie dem Blutdruck gleich ist. Dann hört die Blutung auf. Diese wachsende Gewebespannung kann somit heilsam, sie kann aber auch gefährlich, ja tödlich werden, indem sie die Tätigkeit eines lebenswichtigen Organes unmöglich macht.

Dies trifft z. B. zu bei mancher Hirnblutung, die nicht durch unmittelbare Zerstörung eines Hirnteils, z. B. eines Stammganglions — die nur zu gewissen lebensunwichtigen Ausfallserscheinungen (Arm-, Zungenlähmung usw.) führen würde — sondern durch Erhöhung des intrakranialen Druckes tötet. Lebenswichtige Zentren, wie das Atmungszentrum, können durch diesen Druck außer Tätigkeit versetzt werden. Nach einer kleinen Stichverwundung des Herzens kann ferner das aus diesem Organ mit großer Energie sich im Herzbeutel anhäufende Blut eine solche Spannung (Druck) in demselben bekommen (Herztamponade), daß die Entleerung der Hohl- und Lungenvenen in die Vorhöfe nur unvollständig oder gar nicht mehr stattfindet und damit der Kreislauf aufhört. Es entsteht dann ein Zustand wie in COHNHEIMS Versuch, bestätigt von VOGT: Führt man in den Herzbeutel eines Hundes rasch Öl ein, so sinkt, sobald die Ölspannung einen gewissen Wert (60—70 mm Öldruck) erreicht, der Blutdruck in der Art. femoralis, während der Blutdruck in der Drosselader steigt. Und diese Erscheinungen nehmen mit der Spannung des Herzbeutels, welche dem Öldruck gleich ist, zu, und zwar um so rascher, je rascher die Anhäufung des Öls stattfindet, bis schließlich der Kreislauf erlischt. Läßt man hingegen bei einem Tier das Öl aus dem gespannten Herzbeutel, so schnellt der arterielle Blutdruck in die Höhe und sinkt der Venendruck. Während wir auf den Hirndruck später zurückkommen, wollen wir hier bemerken, daß der wachsende Druck (Spannung) im Herzbeutel zunächst die Venen und Vorhöfe zusammendrückt, indem der Blutdruck in denselben am niedrigsten ist, so daß die

Blutzufuhr zum Herzen abnimmt, und die daraus erfolgende Kreislaufstörung tödlich wird wie bei akuter Pericarditis humida (S. 790).

Hat der Stich nicht eine kleine, sondern eine große, klaffende Wunde in Herzbeutel und Brustwand gemacht, so vermag das Blut frei nach der Körperoberfläche auszuströmen; obwohl der Blutverlust in diesem Fall größer ist als bei einer kleinen Wunde von Brustwand und Herzbeutel, kann er weniger gefährlich als die Blutanhäufung im Herzbeutel sein. Dieses Beispiel der Herzverletzung zeigt, daß die Menge des zutage tretenden Blutes keineswegs einen Maßstab für die aus der Gefäßbahn ausgetretene Blutmenge darstellen muß. Es ist für den Arzt wichtig, daß dies im allgemeinen, auch z. B. für Magen-, Lungenblutungen usw. gilt. Es kann z. B. eine große Menge Blutes in den Lungenbläschen und Bronchien verbleiben, bis sie resorbiert wird, während nur einige Kubikzentimeter ausgeworfen werden. Die Lungen vermögen rasch eine große Flüssigkeitsmenge zu resorbieren (S. 68).

Schließlich kann eine Blutung auch dadurch aufhören, daß durch den Blutverlust der Blutdruck im blutenden Gefäß sinkt, bis er der Spannung des

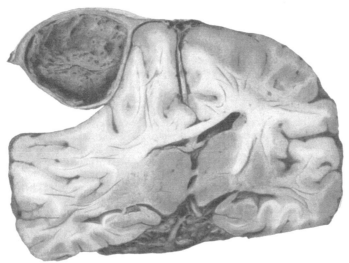

Abb. 312. Organisiertes intradurales Hämatom (durch die Fixierung zum Teil vom Gehirn abgehoben). (Pathol. Institut des Krankenhauses im Friedrichshain. L. Pick.)

umgebenden Gewebes gleich wird. Das kann vor dem Tode eintreten und lebensrettend wirken. Bei welchem Umfang der Blutung das Leben aufhört, haben wir S. 677 besprochen.

Was geschieht nun mit dem ausgetretenen Blut? In serösen Höhlen bleibt es lange Zeit flüssig, im Gewebe zerfallen bald die Chromozyten, Hämatoidin, Bilirubin und andere Pigmente bildend (s. dort), Entzündung kann hinzukommen. Die Gefäßwunde kann ausheilen. Auch Organisation ist möglich.

Lymphorrhagie bedeutet Lympherguß ins Gewebe, in eine Körperhöhle oder einen Körperspalt oder an die Körperoberfläche. Sie tritt ein durch stumpfe oder scharfe Gewalt, per rhexin, per diabrosin, per arrosionem, wie Blutung (S. 731). Eine Lymphfistel kann entstehen, aus der Lymphe an die Körperoberfläche oder in eine Körperhöhle abfließt. Durch fortwährenden Lympherguß können große Mengen verloren gehen, was besonders bei Erguß vom milchigem Chylus (Chylorrhagie) nach Verwundung, Einreißung usw. des Brustganges von großem Schaden sein kann. Chyluserguß kann in die Brusthöhle (Chylothorax), Bauchhöhle (Ascites chylosus), den Herzbeutel (Chyloperikard) erfolgen. Harbitz beobachtete Chylangiektasien mit Ascites chylosus bei chronischer Bauchfellentzündung. In einer Wunde kann Lymph- neben Blutaustritt stattfinden. Das Loch oder der Riß im Lymphgefäß kann unter günstigen Umständen ausheilen.

25. Kapitel.

Intravaskuläre Gerinnung, Thrombose und Embolie.

Intravaskuläre Gerinnung und Thrombose.

Thrombus bedeutet ursprünglich Klumpen geronnenen Blutes. Man bezeichnet aber als Thrombus eine in einem Blutgefäß oder im Herzen während des Lebens aus dem Blut in Form eines Pfropfens entstandene feste Masse. Diese Bestimmung ist jedoch zu weit: reine intravaskuläre und intrakardiale Gerinnsel sind keine Thromben.

Im Herzen und in den großen Blutgefäßen finden wir nach dem Tode meist Gerinnsel verschiedener Form, Farbe und Größe. Das Gerinnsel kann speckig oder bernsteinähnlich, mehr oder weniger durchscheinend aussehen und ist oft mehr oder weniger gallertig. Diese Art Gerinnsel (Koagulum) besteht, wie die Speckhaut (Crusta phlogistica), die sich bei der Gerinnung von Pferdeblut in vitro bildet, fast ausschließlich aus Fibrin, Leukozyten und Blutplättchen, letztere oft — besonders bei langsamer Gerinnung — in Haufen, von denen dichte Fibrinnetze ausgehen. Die Plättchenhaufen geben wahrscheinlich Fibrinenzym ab, treten somit als „Gerinnungszentren" (S. 399) auf. Leukozyten kommen im Speckgerinnsel in' wechselnder Zahl und Verteilung vor. Rote Blutkörperchen jedoch treffen wir nur in geringer Zahl im Speckgerinnsel an. Andere Gerinnsel haben eine rötliche, ja dunkelblaurote oder sogar die fast schwarze Farbe des Blutkuchens, je nach der Zahl der Chromozyten. Sie sind dem Kruor mehr oder weniger gleich. Bei der experimentellen Nachforschung und Beurteilung der Gerinnung dürfen wir den Unterschied zwischen Gerinnung in vitro und in vivo, nämlich im Blutgefäß nicht vernachlässigen. So z. B. geht sie in vitro in der Regel von der Wandschicht aus durch die gerinnungsfördernde Wirkung der Wand als die eines Fremdkörpers. Nach Bordet und Gengou kann nämlich in körperchenfreiem Plasma jeder Fremdkörper als Gerinnungszentrum auftreten. Im Blutgefäß hingegen nehmen wir eine gerinnungshemmende Wirkung des lebenden normalen Endothels an (s. unten), welche die Gerinnung in kleinen Gefäßen sogar völlig verhindern kann.

Ohne hier auf unsichere Vergleichungen einzugehen, stellen wir fest, daß bei sicher rasch erfolgtem Tode, z. B. durch Unfall, im Herzen und in den Blutgefäßen eines zuvor nicht an Herzinsuffizienz leidenden Menschen nie speckige oder bernsteinähnliche Gerinnsel gefunden werden. Wo hingegen lange Zeit — etwa einige Stunden vor dem Tode — Herzinsuffizienz bestand, sind häufig speckige Gerinnsel, in der Regel mit anhängendem rotem Gerinnsel nachweisbar. Mitunter finden sich nur oder fast nur speckige Gerinnsel in einer Herzhöhle. Das speckige Gerinnsel findet sich gewöhnlich wandständig, das blutige zentral. Blutige Gerinnsel entstehen anscheinend nur kurz vor oder nach dem Tode. Dies alles lehrt uns die Erfahrung im allgemeinen, wenn auch scheinbare Ausnahmen vorkommen (s. später). Es ist die Annahme verführerisch, daß die Abscheidung von Fibrin mit Leukozyten und Blutplättchen von den Chromozyten im stillstehenden Menschenblut im Herzen ebensowenig wie in vitro stattfindet — während sie sich im ruhenden Pferdeblut mit seinen spezifisch schwereren, somit sich rascher senkenden Chromozyten in vitro vollzieht — sondern daß es dazu eine geringe Bewegung des Blutes bedarf, während die

normale Blutbewegung zu stark ist. Diese Möglichkeit erheischt nähere Forschung. Die Schwerkraft spielt im Herzen kaum eine Rolle. Manchmal findet sich
nämlich das speckige Gerinnsel gerade tiefer als das rote oder es ist seine Lagerung
schwer mit Wirkung der Schwerkraft vereinbar, indem Schichten Speckgerinnsels
mit Kruorschichten abwechseln. Ferner ist beachtenswert, daß bisher nie
eine Speckschicht in menschlichem Blut (aus Mutterkuchen) entstand, das man
in einem Zylinderglas bei 20⁰ oder bei 37⁰ stehen läßt oder in einem Bluterguß
im menschlichen Körper. Dann bildet sich nur Kruor, der Serum auspreßt.
Der oft große Reichtum an Leukozyten des Speckgerinnsels beweist nicht
seine intravitale Entstehung, weil Leukozyten einige Zeit nach dem Herztod
wanderungsfähig bleiben können (BENEKE).

Es ist eine alte Frage (VIRCHOW u. a.), ob die Herz- und Gefäßgerinnsel
v o r oder n a c h dem Tode entstehen. Kruor kann nach dem Tode sich bilden,
ebenso wie in einem Glas. Ein speckiges Gerinnsel setzt aber voraufgehende
Sonderung einer entsprechenden Plasmamenge voraus, und indem die Schwerkraft diese Sonderung oft nicht zu bewirken vermag, muß es eine sonstige
Bewegung des Blutes sein: Strömung durch Diffusion oder Wärmeunterschiede
kommen dafür nicht in Betracht, weil sie doch zu schwach sind. Es muß somit
eine abgeschwächte Herzwirkung sein während einiger Zeit vor dem Tode.
Speckige Gerinnsel finden sich in der Tat nach einer längeren Agone und nie
nach einem s i c h e r plötzlichen Tode. Es kann aber der Tod scheinbar plötzlich eintreten, indem sich bei einer bestimmten abgeschwächten Herzwirkung
ein speckiges Gerinnsel im Herzen bildet, das bei Änderung der Körperhaltung,
z. B. zum Trinken, in Aorta oder Lungenschlagader eingekeilt wird, was sofortigen Tod zur Folge hat. Man kann hier nur von Embolie in einem besonderen
Sinne reden (S. 750).

Intravaskuläre Gerinnselbildung kann rasch eintreten durch Einspritzung in
die Blutbahn des Fibrinenzyms (in lackfarbenem Blut) oder von Äther oder Cholaten
(NAUNYN). Wenn man (nach KÖHLER und COHNHEIM) einem kräftigen Kaninchen 10—12 ccm Blut aus dem Schlagader entzieht und zu einem Kuchen
gerinnen läßt, den man, sobald die ersten Tropfen Serum auf der Oberfläche erscheinen, zerschneidet und nun zwischen Leinwand auspreßt; wenn man das so
gewonnene Blut filtriert und davon 5—6 ccm langsam und vorsichtig dem gleichen
Tiere in die V. jugularis einspritzt, so tritt bald Opisthotonus mit schnappenden
Atembewegungen und weiten Pupillen ein, und das Tier stirbt. In der rechten Herzhälfte und in den Lungenschlagadern findet man dann, sofort nach dem Tode, eine
große Menge roter Gerinnsel.

Präthrombin kann auch aus Blutplättchen freikommen (S. 398). Daß Blutplättchen die Gerinnungszeit verkürzen, haben neuerdings BORDET und DE LANGE
wahrscheinlich gemacht, indem sie zum Plasma Serum hinzufügten, das Blutplättchen enthielt, während Serum ohne Blutplättchen keinen nennenswerten Einfluß
ausübte. Sie suchen daher das Thrombin als „Zytozyme" besonders in Blutplättchen.
Ferner ist wichtig, daß Fremdkörper die Gerinnung fördern. Demgegenüber steht
fest, daß Blut, das in Berührung bleibt mit lebendem, ungeschädigtem Gefäß- oder
Herzendothel, lange Zeit ohne jede Spur von Gerinnung bleibt. In einer aseptisch
und ohne grobe Schädigung des Endothels doppelt unterbundenen Ader bleibt es
lange Zeit flüssig (BRÜCKE, BAUMGARTEN), ebenso in serösen Höhlen, wenn nur das
Endothel unversehrt ist. In der doppelt unterbundenen lebenden Ader gerinnt
es schließlich zunächst in dem axialen Zylinder, ebenso in anderen Blutgefäßen.
Wird denn das Blut axial zuerst geschädigt? Nach dem Tode, aber auch in einem
lebenden Harnleiter gerinnt es bald. All diese Beobachtungen haben zur Vermutung
eines gerinnungswidrigen Einflusses des lebenden, ungeschädigten Endothels geführt,
den wir allerdings zur Zeit näher anzudeuten nicht vermögen. Glätte der Wand
(eingeölter oder paraffinierter Gegenstände) hat überhaupt einen gerinnungswidrigen Einfluß, vielleicht indem eine glatte Wand die Blutplättchen nicht schädigt.
Ob lebendem Endothel noch eine andere Wirkung zukommt?

Während sich all diese Gerinnsel in der Leiche ziemlich rasch durch Wirkung eines fibrinolytischen Enzyms lösen, ist dies nicht der Fall für den Thrombus.

Der Thrombus unterscheidet sich — wir berücksichtigen zunächst nur typische Fälle — in manchen Hinsichten vom intravaskulären Gerinnsel: Zunächst ist er fest an der Gefäßwand geklebt, wie gewachsen, sei es mitunter auch nur durch eine Art Stiel, also polypenartig, an einer kleinen Stelle. Entfernt man den Thrombus, so kommt kein glattes, glänzendes, spiegelndes Endothel zutage, sondern es bleiben Bruchstücke haften oder es zeigt sich sogar ein tiefer gehender geschwürähnlicher Schaden der Wand. Gerinnsel hingegen liegen frei in der Gefäßlichtung. Allerdings scheinen sie mitunter der Wand fest anzuhaften; wenn man sie aber vorsichtig entfernt, so findet man Ausläufer des Gerinnsels, die (in einem Gefäß) in Seitenästen stecken oder (im Herzen) zwischen den Muskelbalken verflochten sind und es dadurch festlegen. Nach Entfernung des Gerinnsels zeigt sich das Endothel glatt, glänzend, spiegelnd, also für das bloße Auge nicht geschädigt. Nun kommt es vor, daß einem kleinen Thrombus ein großes sekundäres Gerinnsel anhängt. Hier vermag manchmal

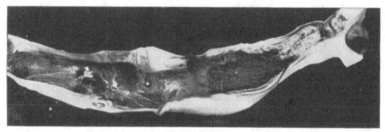

Abb. 313.   Frischer Thrombus in der Vena femoralis. Rechts hellgrauer Kopfteil; der größte übrige schwärzliche Teil ist geronnenes Blut.

die mikroskopische Untersuchung Aufschluß zu geben. Es ist aber auch nicht ausgeschlossen, daß ausnahmsweise ein Gerinnsel an einer geschädigten Stelle der Gefäßinnenhaut haftet. Der Thrombus hat meist keine glatte, sondern eine feinkörnige oder buckelige, ja oft geriffelte oder gerippte Oberfläche und auf Durchschnitt häufig abwechselnd gräuliche und rote Schichten. Ein Gerinnsel kann übrigens auch eine unebene Oberfläche zeigen, die wohl nur durch Bewegung des Blutes (s. unten) entsteht. Der Thrombus pflegt brüchiger und trockener zu sein als das Gerinnsel, auch dann, wenn er noch frisch ist. VIRCHOW hat schon den schichtförmigen Bau und die intravitale Entstehung des Thrombus gegenüber dem postmortalen oder agonalen Ursprung des intravaskulären bzw. intrakardialen Gerinnsels betont.

Aus was besteht nun ein Thrombus ? Zunächst müssen wir einige Formen bzw. Abschnitte der Thromben unterscheiden. Man hat schon seit VIRCHOW einen gräulich weißen, einen roten und einen gemischten Thrombus unterschieden. Der rote Thrombus besteht so vorwiegend aus roten Blutkörperchen, daß mit dem bloßen Auge nichts vom grauen Bestandteil (Gerüst, s. unten) sichtbar ist, oder es ist geronnenes Blut, kein Thrombus. Der grauweiße Thrombus ist der reine Thrombus. In Blutgefäßen besteht ein Thrombus manchmal aus zwei oder drei Teilen, nämlich aus dem Thrombus, der der Gefäßwand fest anhaftet, und aus einem ihm anhaftenden roten Gerinnsel, das man wohl als ,,Stagnationsthrombus'' bezeichnet, weil es im stillstehenden Blut (stromaufwärts) entsteht, wenn das Gefäß durch den Thrombus abgeschlossen ist, und wahrscheinlich Fibrinenzym aus dem Thrombus in dieses Blut gelangt. Man nennt solche Gerinnsel auch wohl „Koagulationsthromben".

Den wandständigen Teil nennt man auch wohl Kopf-, das Gerinnsel Schwanzteil des Thrombus; beide können durch einen gemischten Thrombus — der also aus grauweißen und roten Abschnitten besteht — als Halsteil verbunden sein. Wir haben es im folgenden mit dem reinen und dem gemischten Thrombus zu tun.

Für das Verständnis der Entstehung des Thrombus ist die Riffelung seiner Oberfläche von einschneidender Bedeutung und mehr noch der damit zusammenhängende schwammartige Bau eines frischen reinen Thrombusgerüsts, dessen einzelne Bestandteile sich noch erkennen lassen. Einen solchen gesetzmäßigen Aufbau hat

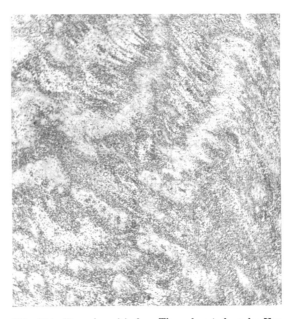

Abb. 314. Bau eines frischen Thrombus (schwache Vergrößerung): Die hellgrauen Gebilde stellen das Gerüst dar; zwischen ihnen finden sich Leukozyten, Fibrin usw.

das Gerinnsel nicht. Allerdings ist er auch nicht in allen Thromben gleich klar. Wir sehen mikroskopisch ein mit Eosin sich schwach rötlich färbendes kernfreies oder doch sehr kernarmes Gerüst, das dem Durchschnitt eines Badeschwammes oder Korallenstockes ähnlich ist (Abb. 314). In den Höhlen treffen wir meist zahlreiche Leukozyten an, womit die Gerüstwände ausgekleidet sein können, ferner rote Blutkörperchen und Fibrin; meist in geringer, mitunter in größerer Menge. Im gemischten Thrombus begegnen wir Schichten von beiden in verschiedener Menge. Die Riffelungen der Oberfläche erweisen sich als Gipfel der Balken oder Schotten, welche, wie in einem Schwamm, Kanäle und Hohlräume abgrenzen; inwiefern diese Räume und Kanäle zusammenhängen, ist nur durch Serienschnitte zu entscheiden. Die Balken und Schotten bilden zusammen das

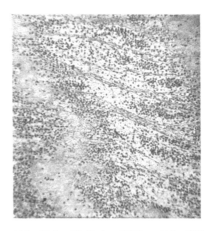

Abb. 315. Teil des Bildes Abb. 314 bei stärkerer Vergrößerung: Links und rechts oben Gerüst. Von links nach rechts Fibrinfäden, zwischen welchen Blutkörperchen, besonders weiße.

schwammartige Thrombusgerüst. Dieses Gerüst wird aus Blutplättchen aufgebaut; durch weiteren Ansatz von Blutplättchen können die Balken und Schotten dicker werden. In älteren Thromben werden nicht nur die

Blutplättchen und andere Bestandteile durch Kongelation schwer oder nicht mehr erkennbar, sondern es fließt auch das Gerüst allmählich mit dem Inhalt seiner Räume zusammen.

Mit Kongelation deutet man eine glasige, früher „hyaline" genannte Umwandlung verschiedenartiger Eiweißkörper, von Blutplättchen, Zellen sowie von Fibrin an, die aufquellen und zu einem feinkörnigen oder fast homogenen Stoff verschmelzen. Das Fibrin ist durch besondere Färbung darzustellen. In frischen Thromben läßt sich meist das Gerüst nachweisen. Unabhängig und etwas abweichend von Mantegazza (1869) hat schon Zahn (1875) in einem klassischen Versuch den Aufbau des Thrombus aus Körperchen dargetan. Breitet man das Mesenterium oder die Zunge eines Forsches aus und schädigt man dann eine Vene oder Schlagader gewissen Kalibers, indem man z. B. einen kleinen Kochsalzkristall neben das Gefäß legt, so häufen sich bald „weiße" Blutkörperchen zu einem weißgräulichen Hügel an der entsprechenden Stelle der Gefäßwand an; während das Kochsalz schmilzt, nimmt ihre Zahl zu; nur wenige rote Blutkörperchen bekommt man außerdem zu Gesicht. Der so entstehende „weiße" Pfropf kann das Gefäß verschließen. Es kommt aber auch vor, daß er zertrümmert, von dem Blutstrom mitgerissen wird und an einer anderen Stelle haften bleibt. Zahn unterschied scharf den roten Thrombus als Gerinnsel vom weißen Thrombus als Erzeugnis einer Abscheidung aus dem Blut. Man nennt den Thrombus daher auch wohl einen „Abscheidungs"- oder „Anhäufungspfropf". Später (1882) betonte Bizozzero den Aufbau des Thrombus aus Blutplättchen, die einen Körnchenhaufen bilden und schnell verschmelzen. Die Beobachtung Zahns gelte nach ihm allerdings für den Frosch, nicht aber für das Säugetier. Wahrscheinlich hat Zahn die beim Frosch nur schwer erkennbaren und wenig zahlreichen Blutplättchen übersehen oder es sind die von ihm beobachteten spindelförmigen Gebilde nichts anderes als damals noch nicht als solche betrachtete Blutplättchen (Eberth und Schimmelbusch). Jedenfalls haben viele Forscher immer wieder die Blutplättchen als den wesentlichen Bestandteil des Thrombusgerüstes anerkannt, wenn auch zahlreiche weiße und sogar rote Blutkörperchen hinzukommen können. Die Blutplättchen haften an die Gefäßwand und verschmelzen im Thrombus bald (Konglutination oder Agglutination) — ihre Hinfälligkeit wurde von Deetjen und Dekhuyzen dargetan. Dabei kann sich sekundär Fibrin, sogar in großer Menge bilden, nicht aus den Blutplättchen, sondern aus Fibrinogen, wobei die Blutplättchen allerdings eine wichtige Rolle spielen (S. 737). Nach Entfernung der Plättchen aus dem Blut nach Bizozzeros Verfahren (rasch aufeinanderfolgende Aderlässe und Reinfusion des inzwischen defibrinierten Blutes) konnten de la Camp und Morawitz keinen „Leukozytenthrombus" erzeugen. Durch dieses Verfahren wird aber zugleich die Rolle der Fibrinbildung ausgeschaltet.

Über die Herkunft der Blutplättchen ist man noch nicht einig (vgl. Lit. bei Paltauf, Ogata). Während Hayem hämoglobinhaltige „hématoblastes" als Vorstufen von Chromozyten betrachtete, sah Bizozzero hämoglobinfreie Blutplättchen. Dann beobachteten Dekhuyzen, Deetjen u. a. kernartige Innenkörperchen in Blutplättchen. Nach Arnold, E. Schwalbe u. a. entstehen die meisten Blutplättchen — auch die hämoglobinlosen — aus Chromozyten (vgl. Schilling¹), und zwar durch Ausstoßung endoglobulärer Plättchen oder durch Abschnürung (Plasmorrhexis) oder Zerfall (Plasmochisis). Nach Wright, Schridde u. a. stammen die Blutplättchen von Megakaryozyten: ihr Protoplasma zeige die gleiche sehr feine Körnelung mit Ausnahme der Randzone wie jene Knochenmarksriesenzellen. Alles in allem ist die Abstammung der Blutplättchen unsicher. Es sei hier nur wiederum Vorsicht betont bei der Beurteilung der Abstammung solcher Gebilde ohne Untersuchung von Reinkulturen der vermutlichen Mutterzellen. Die spindelförmigen Gebilde des Vogel- und Kaltblüterblutes sollen den Megakaryozyten entsprechen. Sie sind ebenfalls sehr klebrig und hinfällig. Jedenfalls kommen aber beim Menschen und bei vielen Säugetieren Blutplättchen als freie, wahrscheinlich immer durch Zerfall bestimmter Zellen entstandene Gebilde im strömenden Blut vor, und zwar hat man 40—50mal mehr Blutplättchen als Leukozyten gezählt.

Wie und wodurch entsteht nun ein Thrombus? In stillstehendem Blut tritt Thrombose nicht ein, weil da Abscheidung und Anhäufung einer genügenden Zahl Blutplättchen ausbleibt. Andererseits fehlt die Gelegenheit zur Abscheidung und Anhäufung in rasch strömendem Blut ebenso, weil die Blutplättchen mit den weißen und roten Blutkörperchen im axialen Blutzylinder mitgeführt werden und nur ausnahmsweise in den wandständigen hohlen Plasmazylinder treten. VIRCHOW und VON RECKLINGHAUSEN erkannten schon in Stromverlangsamung des Blutes einen thrombosefördernden Faktor. EBERTH und SCHIMMELBUSCH haben dann ihre Bedeutung bei Kalt- und Warmblütern eingehend studiert. Sie tauchten dazu das zu untersuchende Gefäßgebiet (Mesenterium, Netz) und die Linse des Mikroskops beide tief in eine indifferente Salzlösung gewisser Temperatur, so daß stundenlange Beobachtung möglich war.

In kleinen Gefäßen des Mesenteriums oder der Schwimmhaut des Frosches kann man den hohlen wandständigen Plasmazylinder (Wandraum POISEUILLES) und den axialen, rascher strömenden Blutzylinder (S. 378) unterscheiden. Bei gewisser Stromgeschwindigkeit rollen nur ganz vereinzelte Leukozyten im hohlen Plasmazylinder dahin und finden sich nur ausnahmsweise Blutplättchen in demselben. Wird nun der Blutstrom allmählich mehr und mehr verlangsamt, z. B. durch Gefäßerweiterung, so treten zunächst immer mehr Leukozyten und Blutplättchen aus dem Blut in den Plasmazylinder. Bei zunehmender Stromverlangsamung nimmt aber die Leukozytenzahl ab, die der Blutplättchen zu. Kommt das Blut zum Stillstand, so findet eine bunte Verteilung der verschiedenen Körperchen statt, was hier aber außer Betracht bleibt.

Berührung der Gefäßwand durch Blutplättchen genügt aber noch nicht für Thrombose: dazu müssen sie 1. an einer Stelle der Gefäßwand haften und es müssen 2. mit der wandständigen Plättchenschicht neue Blutplättchen verkleben und zu einer feinkörnigen Masse, allmählich von schwammigem Bau, verschmelzen, „kon"- oder „agglutinieren" — man nennt den Thrombus auch wohl Kon- oder Agglutinationsthrombus. Von der feinkörnigen Masse läßt sich Fibrin. das sich gewöhnlich auch bildet, schwer unterscheiden. An normalem, glattem Endothel haften die Plättchen aber nicht; sie tun es nur an mehr oder weniger rauhen, spitzen, kantigen Stellen der Gefäßwand, an nekrotischem Gewebe, an Embolis verschiedener Natur, an Fibrin, Kalk, kurz an verschiedenartigen Fremdkörpern. Das Haften scheint ihre Viskosität (Klebrigkeit) zu vermehren (durch Zerfall?), so daß ihre Konglutination bald erfolgt, was nicht in gleichem Maße für die weißen und noch weniger für die roten Blutkörperchen zutrifft. Führt man einen blanden, benetzbaren Fremdkörper, z. B. einen Seidenfaden oder Glaswollfaden in strömendes Blut ein, spült man es in 1% Osmiumsäure ab und betrachtet man es mikroskopisch, so erweist es sich als mit Blutplättchen, mitunter mit einigen weißen oder sogar roten Blutkörperchen bedeckt. Es gibt auch Stoffe, die chemisch ähnlich wirken. Man kann das einen künstlichen Thrombus nennen, der aber nicht an der Gefäßwand haftet.

KLEMENSIEWICZ leitet aus eigenen und Versuchen anderer an Kaltblütern ab, daß Bedingung für das Haftenbleiben von Formelementen des Blutes die Abscheidung eines gallertigen, hautförmigen Stoffes ist, der eine verletzte Stelle der inneren Gefäßwandschicht überzieht.

Aber nicht immer ist Verlangsamung des Blutstroms für Thrombose erforderlich. Es muß nur Blutbewegung zahlreichen Blutplättchen die Gelegenheit zur Berührung der Gefäßwand schaffen. Es ist ein Optimum der Stromgeschwindigkeit anzunehmen, irgendwo zwischen Stillstand und Geschwindigkeit des Blutes in einer kleinen Schlagader über und unter welcher weniger oder keine Blutplättchen mit der Wand in Berührung kommen. Es sind somit Fälle denkbar, wo Strombeschleunigung die Thrombose fördert. Auch die Dauer einer Änderung der Stromgeschwindigkeit kann von Bedeutung sein. Wirbelbildung — die freilich auch bei Stromverlangsamung hinter einer verengten Stelle oder in einer örtlichen Erweiterung vorkommt — vermag Blutplättchen mit der Gefäßwand in Berührung zu bringen, indem sie die regelmäßige Verteilung der verschiedenartigen

Blutkörperchen örtlich zerstört und alle mit der Wand in Berührung kommen. Das kann auch mit einem Vorsprung in die Gefäßlichtung der Fall sein. Außerdem gelangen beim Menschen Fälle von Thrombose, z. B. der Hirnleiter, zur Beobachtung, wo wir nicht zur Annahme einer Wirbelbildung oder Stromverlangsamung berechtigt sind, obwohl sie auch nicht ausgeschlossen ist. Da müssen wir annehmen, daß schon der normale Blutstrom den Plättchen genügend Gelegenheit zur Berührung mit der Gefäßwand bot und nach Schädigung des Endothels Thrombose erfolgte. Wir dürfen nicht vergessen, daß die Beobachtungszeit in obigen Versuchen eine relativ kurze war und die Thrombose beim Menschen oft längere Zeit für ihre Entstehung gebraucht haben mag.

Jedenfalls dürfen wir annehmen, daß Thrombose nur dann eintritt, wenn 1. der Blutstrom so langsam bzw. verlangsamt ist oder Wirbelbildung eintritt, so daß Blutplättchen in genügender Zahl mit einer abnormen Stelle der Gefäßwand in Berührung kommen und 2. an dieser Stelle haften bleiben. Für die dann erfolgende Konglutination dürften Unterschiede der Klebrigkeit der Plättchen von Bedeutung sein. Daten hierüber stehen uns aber nicht zur Verfügung. In den Räumen des schwammartigen Gerüsts, das die Plättchen allmählich bilden, lagern sich dann Leuko-, Chromozyten und Fibrin in wechselnder Menge ab.

Oben haben wir die Abscheidung und Anhäufung der Blutplättchen besprochen, ohne aber den schwammartigen Bau und die Riffelung der Oberfläche eines Thrombus begreiflich zu machen. Ähnliche Riffelungen kann der Wind in einem Schneefeld mit losem Schnee, z. B. in Oberengadin, kann auch der Wind oder das einkommende Wasser an einem flachen Meeresstrande erzeugen. — ZAHN hat die Riffeln des Thrombus als „erstarrte Wellen" gedeutet. Wie Wind und Wasser das aber tun, vermögen wir zur Zeit ebensowenig anzugeben wie für den Thrombus, wahrscheinlich durch Wind- bzw. Wasserstöße (Wellen). Sobald nur eine kleine Menge sich angehäuft hat, versteht sich, daß immer mehr Plättchen mit diesen verschmelzen. Was bedingt aber die regelmäßigen Abstände der Anhäufungen? Bemerkenswert ist, daß Leukozyten sich an den Plättchenbalken ablagern. Die Bedeutung ihres spezifischen Gewichtes (S. 61 und 380) ist noch näher zu erforschen.

Man hat den wandständigen Thrombus als Wellenthrombus, und den sich frei im Blut um einen Fremdkörper oder als solchen auftretenden Körperbestandteil sich bildenden als Wirbelthrombus bezeichnet — damit ist aber keine Erklärung gegeben.

In Versuchen hat man Thrombose durch verschiedenartige Schädigungen der Gefäßwand und des Blutes hervorgerufen: durch Zusammendrückung, Umschnürung, Durchstechung, Ätzung usw. eines Gefäßes, neuerdings DIETRICH; ferner durch Einführung von Äther, von verschiedenen Zellemulsionen, Hämoglobinlösungen, gallensauren Salzen in die Blutbahn. Allerdings sollen wir dabei nicht vergessen, daß manche Forscher auch Gerinnsel als Thromben bezeichnen. Man hat die durch Ätzung auftretende als Präzipitationsthrombose und den durch Hämatolyse, aus Trümmern von Chromozyten entstehenden als „spodogenen" Thrombus bezeichnet.

Was wissen wir nun von der Thrombose beim Menschen? Im allgemeinen treffen wir sie viel häufiger in Venen als in Schlagadern an, und zwar besonders oft in Venen der kaudalen Körperteile. So fand LUBARSCH unter 584 Thrombosefällen 241mal Thrombose einer Vena femoralis, 283mal der Beckenvenen (Plexus vaginalis). Dabei spielt die Langsamkeit des Blutstroms, die durch viel Sitzen und Stehen in jenen Adern noch zunimmt, sehr wahrscheinlich eine Rolle. Aber auch Infektionen von den weiblichen Geschlechtsorganen aus (s. unten) sind dabei von Bedeutung. Ferner kommt Thrombose ziemlich häufig in den Blutleitern der harten Hirnhaut und in den Herzohren vor. In

Blutkapillaren, die bekanntlich den größten Gesamtquerschnitt haben, ist der Blutstrom am langsamsten, die Blutplättchen treten hier aber so sehr in den Hintergrund, daß Leukozyten- und Fibrinpfröpfe häufigere Erscheinungen sind als Thromben.

Manchmal haben wir Grund, beim Menschen eine allgemeine (durch Herzinsuffizienz) oder eine örtliche Verlangsamung des Blutstroms als Faktor der Thrombose anzunehmen. Bettlägerigkeit bedeutet an und für sich schon Abschwächung des Kreislaufs, besonders bei schwächeren Leuten. Ungenügende Herzwirkung als Faktor von Thrombose kommt bei Infektionskrankheiten, bei Erschöpfungszuständen (marantische Thrombose), bei Blutkrankheiten (Chlorose usw.) vor. Zur Stromverlangsamung kommen dann noch Schädigungen der Gefäße und des Blutes hinzu (s. unten). Örtliche Erweiterung einer Ader oder Schlagader (Varix, Aneurysma) hat Stromverlangsamung zur Folge, indem bei einer stationären Strömung durch jeden Durchschnitt in der gleichen Zeit eine gleiche Blutmenge fließt, folglich die Stromgeschwindigkeit sich umgekehrt proportional dem Querschnitt verhält. Das Endothel in einem erweiterten Gefäßabschnitt erleidet oft atheromatöse und geringfügigere Veränderungen, die der Thrombose Vorschub leisten, auch in Venen. Durch Erweiterung gewissen Grades findet außerdem Wirbelbildung statt eben da, wo sich das Gefäß erweitert. Ebenso vor einer plötzlichen Verengerung gewissen Grades. Stromabwärts einer örtlichen Verengerung kann auch Wirbelbildung vorkommen. Die Thrombose in einem erweiterten Abschnitt nennt man Dilatations- und die stromabwärts von einer zusammengedrückten (verengerten) Wandstelle Kompressionsthrombose; als Pulsionsthrombose be-

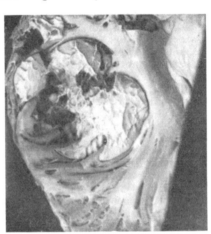

Abb. 316. Herzthrombus (Riffelung).

zeichnet man mitunter die häufigste Thrombose durch genügend langsamen Blutstrom. Es ist ein sehr vager Name. Mitunter finden wir einen Thrombus in einer Aderklappe (klappenständigen Thrombus). Auch auf einer Herzklappe kann sich ein Thrombus (Warze) bilden bei Endocarditis verrucosa nach Schädigung des Endothels. Die Histogenese ist nicht genau untersucht.

Während glatte arteriosklerotische Stellen der Aorta oder einer sonstigen Schlagader nicht zu Thrombose führen, treffen wir diese wohl an in atheromatösen Geschwüren, sogar der Aorta. Hier fördert wahrscheinlich Wirbelbildung an den Geschwürsrändern oder gar Stromverlangsamung im Geschwür, das eine Erweiterung der Lichtung darstellt, die Thrombose. Weit häufiger findet man Geschwüre oder sonstige rauhe Stellen in einer Schlagader ohne Spur von Thrombose, ein Beweis, daß noch etwas von Wirbelbildung oder Stromverlangsamung hinzukommen muß, soll Thrombose eintreten.

Im Herzen, namentlich im linken Vorhof, im Herzohr, findet man mitunter einen Thrombus (kein Gerinnsel), der den Raum zum größten Teil oder ganz ausfüllt und (meist fibrinöse) Ausläufer in den Lungenadern besitzen kann (s. Abb. 316). Ein solcher Thrombus ist oft im Innern erweicht. Hängt er nur durch einen Stiel mit der Herzwand zusammen, so nennt man ihn wohl einen „Herzpolypen". Durch Erweichung eines Stieles kann er frei und zum „Kugelthrombus" werden. Beim Kugelthrombus findet man besonders oft im Herzohr einen Thrombusrest (WELCH).

Wird ein Kugelthrombus plötzlich in ein Klappenostium eingekeilt, so kann der Tod sofort erfolgen. Kugelthromben findet man besonders bei chronischer Herzinsuffizienz (WELCH, BENEKE).

Versuche, ohne Schädigung der Gefäßwand eine echte Thrombose zu bewirken, sind nicht sicher gelungen. Beim Menschen sind primäre Änderungen der Gefäßwand selbstverständlich manchmal nicht mehr festzustellen, wenn wir bei der Autopsie einen Thrombus finden. Manchmal dürfen wir dann aber solche auf Grund der Krankengeschichte und Sektionsbefunde annehmen. Dies erhellt aus der jetzt folgenden Beantwortung der Frage:

Welche Schädigungen führen zu Thrombose? Verschiedenartige mechanische Schädigungen wie stumpfe Gewalt, wozu auch die Schädigungen gehören, welche Fremdkörper in einem Blutgefäß bewirken können, wie Kalkplättchen die, von einer verkalkten Stelle der Gefäßwand losgerissen, an einer anderen Stelle stecken bleiben (traumatische Thrombose). Ob Parasiten, wie Strongylus armatus beim Pferd, Geschwulst- und andere Gewebestückchen, die embolisch in ein Gefäß geraten, nur mechanisch oder (auch) chemisch wirken — LUBARSCH erachtet eine hämolytische thrombosierende Wirkung für möglich — bleibe dahingestellt. Thermische Schädigung kann auch Thrombose herbeiführen. Schon ZAHN hat sie nach Abkühlung beobachtet. KLEBS und WELTI sahen bei längerer Verbrühung des Kaninchenohres in allmählich heißer werdendem Wasser Thrombose nicht nur im verbrühten Ohr, sondern auch (Gerinnsel?) in Lungen, Hirn, Nieren und Darm auftreten, und SALVIOLI rief durch heiße Überspülung des ausgespannten Mesenteriums Gefäßerweiterung und Thrombose hervor. Auch eine aktinische Thrombose durch Einwirkung von Elektrizität, Röntgenstrahlen usw. kennen wir.

Einer ganzen Reihe von endo- und exogenen, zum Teil hypothetischen (!) Giften hat man ferner eine thrombosierende Wirkung zugeschrieben. Ob es sich aber dabei immer um Thromben und nicht um Gerinnsel handelt, ist unentschieden. Die Wirkungsweise ist meist unklar (Bildung von Blutplättchen?). An Hämolyse hat man dabei gedacht. Wie diese aber Thrombose herbeiführen sollte, ist unklar. Ob an der marantischen Thrombose und an der Thrombose bei Blutkrankheiten nicht nur Stromverlangsamung, sondern außerdem eine zur Zeit hypothetische Giftwirkung schuld ist, oder ob ein noch unbekannter thrombosierender Faktor als Komplikation hinzutritt, vermögen wir nicht näher zu deuten. Man hat in mehreren Fällen eine Thrombophilie, d. h. eine besondere Disposition zu Thrombose angenommen, die einem abnorm hohen Plättchengehalt oder Fibringehalt des Blutes zuzuschreiben wäre, von der aber nichts Sicheres bekannt ist.

Schließlich bewirkt infektiöse Schädigung oft Thrombose. LUBARSCH vermißte unter 584 Thrombosefällen nur in 16,7% jede bakterielle Wirkung. Auch BORST und RÖSSLE fanden oft Infektion. Dabei ist eine genaue Anamnese (Angina, Furunkel) notwendig. Andere Forscher nehmen sogar, jedoch viel zu weitgehend, für jede Thrombose einen infektiösen Ursprung an. Nicht immer wo Infektion in einem Organismus nachweisbar ist, darf man diese als ursächlichen Faktor einer Thrombose betrachten. Daß andererseits bei den meisten schweren Infektionen Thrombose fehlt, spricht nicht gegen die ursächliche Bedeutung von Infektionen in anderen Fällen. Oft ist diese Bedeutung kaum zu leugnen. So z. B., wenn eine infektiöse Entzündung aus der Umgebung auf ein Gefäß übergreift und hintereinander Peri- (Meso-), Endophlebitis bzw. -arteriitis und Thrombose auftreten. So z. B. die Thrombose der Becken- und Kruralvene, die sich anschließt an eine vernachlässigte Appendizitis und fortschreitende Periappendizitis, die auf jene Gefäße übergreift, oder die Pylethrombose bei einer vom Magen ausgehenden Pylephlebitis oder die Blutleiterthrombose bei eitriger Mittelohrentzündung. Mikroben haben LUBARSCH und ASCHOFF allerdings nur ausnahmsweise in Thromben gefunden, es kann aber steriles bakterielles Gift durch kollaterale Lymphwege in die Gefäßwand aufgenommen sein. Auch können Bakterien anfangs vorhanden gewesen, später aber verschwunden sein. Man hat bei Tieren Thrombose durch Staphylokokken, Kolibazillen hervorgerufen (vgl. LUBARSCH). Bei einer solchen Thrombophlebitis bzw. -arteriitis (Phlebitis bzw. Arteriitis thrombotica) erscheint die Annahme einer nicht mehr nachweisbaren voraufgegangenen Endothelschädigung nicht zu kühn. Ob Verlangsamung des Blutstromes durch Gefäßerweiterung oder sonstwie der Thrombose voraufging, ist für jeden Einzelfall näher nachzuforschen. Andererseits ist es aber möglich, daß die infektiöse Schädigung mit erfolgender Thromboarteriitis oder -phlebitis zunächst die Innenhaut des Gefäßes trifft, nämlich wenn der infektiöse Stoff als hämatogener Embolus stecken bleibt. Diese Möglichkeit kommt nicht nur bei pyämischen und septischen Zuständen, sondern auch bei leichteren Infektionen vor. Im Wochenbett kann sowohl die eine wie die andere Möglichkeit verwirklicht werden. Außerdem kann puerperale Infektion im Beckenbindegewebe Parametritis bewirken, die sich bis auf und in die Oberschenkelvene fortpflanzt und zu Peri- bzw. Endophlebitis mit Thrombose führt. Dann kann — während die voraufgegangene Thrombose von Gebärmutter- und Beckenvenen klinisch latent bleibt — ein mehr oder weniger ausgedehntes Ödem mit Schmerzhaftigkeit, ja eine bedeutende schmerzhafte Schwellung des ganzen Beins erfolgen (Phlegmasia alba dolens, oedème blanc douloureux, weiße schmerzhafte Zellgewebsentzündung). Das Ödem kann dabei verschiedenen Ursprungs sein: Wir müssen ein kollaterales entzündliches Ödem um die entzündete Vene als „Kern" (S. 432) und ein Stauungsödem infolge von thrombotischem Verschluß von Venen und von Abschluß von Lymphgefäßen durch Thromben oder Gerinnsel unterscheiden. Wir wollen hier als anderes Beispiel noch erwähnen die vereiternde Thrombose des Sinus transversus mit Pyämie, welche sich einer eitrigen Mittelohrentzündung anschließt.

Wir müssen postoperative Thrombose nicht ohne weiteres als infektiösen Ursprunges betrachten. Sie kann z. B. in der Vena femoralis, entfernt vom Operationsfeld, auftreten und vielleicht schwacher Herzwirkung, Blutverlust, Schädigung von Blut oder von Gefäßen durch Betäubungsmittel oder durch eine voraufgegangene Krankheit usw. zuzuschreiben sein. In letzter Zeit hat man vorgeschlagen, zur Verhütung einer postoperativen Thrombose und einer Thrombose im Wochenbett die Patienten möglichst früh, am 1.—3. Tage nach der Operation bzw. Entbindung aufstehen zu lassen. Die dann stattfindenden Körperbewegungen sollten durch Beschleunigung des Blutstroms die Entstehung einer Thrombose verhüten. Bei der Beantwortung der Frage, ob diese Maßnahme empfehlenswert ist — die bis jetzt mir bekannt gewordenen Statistiken sind nicht entscheidend — müssen wir zwei Dinge unterscheiden: 1. Vor- und Nachteile des Frühaufstehens für den ganzen Menschen und 2. seine Bedeutung für die Entstehung eines Thrombus bzw. die Schicksale eines schon bestehenden Thrombus.

Ad 1 sei bemerkt, daß die europäischen zivilisierten Wöchnerinnen nicht ohne weiteres mit denen bei den Naturvölkern gleichzustellen sind, die sofort nach der Entbindung ihres Wegs gehen. Im allgemeinen sind besonders die schwächlichen bzw. schon mehr oder weniger erkrankten Frauen gefährdet, die doch unter den zivilisierten Wöchnerinnen in größerer Zahl anzutreffen sind. Bei ihnen wird das Frühaufstehen, abgesehen von vielleicht noch anderen, unbekannten Folgen, leicht zu bedeutender Ermüdung mit verringerter Herzwirkung und dadurch zu Stromverlangsamung führen können. Auch dann, wenn während der Körperbewegungen der Blutstrom beschleunigt war, können diese doch wohl nie mehr als einige Stunden täglich vorgenommen werden. Hat sich einmal — was rasch geschehen kann — ein Thrombus angesetzt, so daß er einen Vorsprung bildet, so kann er (S. 741) sogar bei allgemeiner Strombeschleunigung durch Körperbewegungen weiterwachsen.

Ad 2. Zunächst kann Schädigung eines Blutgefäßes — mechanisch bei der Operation oder durch infektiöse oder sonstige Entzündung — durch Körperbewegungen zunehmen. Ferner können Körperbewegungen das Fortschreiten einer Entzündung und ihr Übergreifen auf die Gefäßwand fördern. Schließlich sei noch bemerkt, daß der Arzt nie eine schon vorhandene Thrombose oder eine schon vorhandene Gefäßwandschädigung auszuschließen vermag, und daß Körperbewegungen die Lockerung eines Thrombusstückes oder eines sekundären Gerinnsels und die Gefahr einer tödlichen Embolie in die Lungenschlagader oder im Hirn bewirken können. Alles in allem ist größte Vorsicht bei der Beurteilung und bei den vorbeugenden Maßnahmen angezeigt und erscheint das Frühaufstehenlassen sehr gefährlich.

Schicksale des Thrombus. Der wachsende Thrombus kann das Gefäß mit einer allmählich dicker werdenden Schicht auskleiden, wobei es aber durchgängig bleibt wie beim Thrombus, der ein Aneurysma ausfüllt (s. Abb. 317). Er kann aber auch das Gefäß gänzlich verschließen: obturierender Thrombus. Je langsamer dabei der Blutstrom oberhalb der verengerten Stelle wird, um so leichter bildet sich ein sekundäres Gerinnsel („Schwanzteil") am Thrombus.

Allmählich wird oft (s. später) die alternde Thrombusmasse, anfangs feinkörnig, mehr oder weniger homogen (Kongelation). Außerdem wird er trockener und schrumpft er zusammen. Ob und inwiefern dies durch Zusammenziehung des Fibrins oder der Gefäßwand oder durch Wasserentziehung geschieht, ist nicht

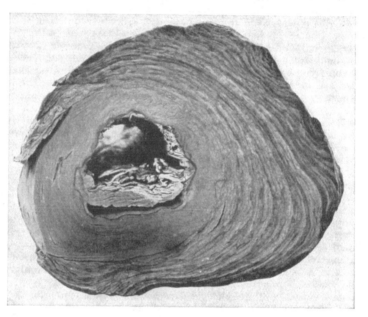

Abb. 317.   Alter schichtförmiger Thrombus, mit nahezu zentralem Kanal, aus einem Aortenaneurysma.

klar. Eintrocknung kann, von vornherein betrachtet, ebensogut Ursache wie Folge der Schrumpfung sein. Während dieser Eintrocknung können sich konzentrische lamellöse Schichten (s. Abb. 317) im Thrombus bilden und Spalten, die eine Art Kanalisation zur Folge haben können. Im Thrombus befindliche rote Blutkörperchen zerfallen und erleiden die gleichen Veränderungen wie ins Gewebe ausgetretene (S. 318). Kanalisation ist ferner und vielleicht am häufigsten Folge einer Erweichung, die wir nicht in Einzelheiten kennen, aber einer Enzymwirkung von Leukozyten aus oder einer nicht näher aufgeklärten Schmelzung und Resorption durch eindringendes Endothel bzw. Bindegewebe zuschreiben. Letzteres wäre somit mit der Resorption von fibrinösem Exsudat durch organisierendes Gewebe zu vergleichen. Durch Kanalisation eines obturierenden Thrombus kann der Blutstrom mehr oder weniger wiederhergestellt werden, sei es auch durch einen oft ungleich weiten und gebogenen Kanal. Daß ein Thrombus in der Tat, sei es auch nur vorübergehend, das Gefäß abgeschlossen hat, geht aus Kreislaufstörungen (erweiterten Seitengefäßen, Ödem) hervor.

Wie oben schon bemerkt wurde, kann ein Thrombus, in ähnlicher Weise wie fibrinöses Exsudat, vom subendothelialen Gewebe aus organisiert werden, wobei also die Thrombusmasse allmählich verdrängt wird. Im allgemeinen geht Organisation nur von einer wenig geschädigten Gefäßwand bzw. Endokard aus. Daher bleibt sie in Aneurysmen mit Atherom und in Varizes meist aus.

Die thrombotischen Warzen bei verruköser Endokarditis können durch Organisation in bindegewebige umgewandelt werden; Vakularisation ist möglich, nachdem Gefäßchen vom tieferen Gewebe aus in die gefäßlose Klappe eingedrungen sind; durch Schrumpfung des Bindegewebes kann ein Ostium schlußunfähig oder aber verengert werden. Ein organisierter Herzklappen- oder Herzwandthrombus kann einer Geschwulst, namentlich einem Hamartom so ähnlich sein, daß die Unterschei-

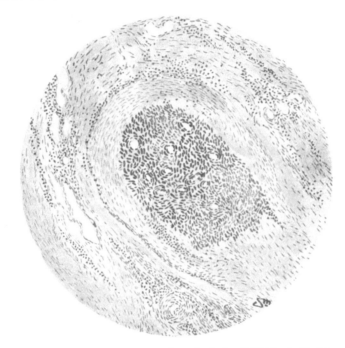

Abb. 318.   Organisierter Thrombus.   Der thrombosierte Gefäßabschnitt ist von gefäß-haltigem Bindegewebe ausgefüllt, das an mehreren Stellen kanalisiert ist.   Die eiförmige Schicht mit langen Kernen stellt die Tun. media dar.

dung schwer fällt. Elastische Fasern, hyalines Bindegewebe, Knochengewebe neben Thrombenresten kann man in einem solchen organisierten Thrombus finden (WELCH, LUBARSCH u. a.). Er ist wohl von Geschwulstbildung mit sekundärer Thrombose zu unterscheiden. Auch ein nach Gefäßunterbindung entstandener Thrombus kann organisiert werden.

Die „einfache" hetero- oder autolytische Schmelzung, von der soeben die Rede war, ergibt eine eiterähnliche Emulsion, die aus fettigen und fett-ähnlichen Stoffen besteht (puriforme Schmelzung). Es kommt aber auch eine eitrige, suppurative oder purulente Schmelzung, wenn „eiterbildende" Bakterien im Thrombus wachsen, auch eine septische, infektiöse, aber nicht mit Eiterung verlaufende Schmelzung vor. Bakterien erregen bei der eitrigen Form eine Thrombophlebitis bzw. -arteriitis suppurativa, wie z. B. die eitrige puerperale Thrombophlebitis, eitrige Hirnleiterthrombose usw. Durch sterile oder eitrige Schmelzung kann ein Thrombus zum Teil oder ganz schwinden.

Schmelzung kann zur Lockerung eines Thrombusstückes führen, das dann mit dem Blutstrom fortgeschwemmt wird und als Embolus in einem Gefäß stecken bleiben kann. Tödliche Embolie der Lungenschlagader oder eines Hirngefäßes ist eine große Gefahr der Thrombose. Allerdings nimmt man sie häufig ohne genügenden Grund an (S. 737). Im allgemeinen ist offenbar die Gefahr der Losreißung eines Thrombusstückes um so größer, je stärker der Blutstrom ist. So werden Thrombusstücke bei verruköser Endokarditis oft abgerissen (wobei auch der Klappenschluß mithelfen mag) und verschleppt. Je nachdem solche Thrombusstücke pathogene Bakterien enthalten oder nicht, werden sie infektiöse oder blande Emboli.

Schließlich ist Verkalkung (Versteinerung) eines Thrombus möglich. Dadurch können Phlebolithen (Venensteine) entstehen, die besonders im Pfortadergebiet, im Plexus uterinus und im Plexus prostaticus zu finden sind.

Zum Schluß noch einige Bemerkungen über die Bedeutung der Thrombose für den Organismus. Thrombose kann schädlich, ja tödlich werden durch Abschluß eines Gefäßes, das einem lebenswichtigen Körperteil Blut zuführt, wie z. B. gewisse Hirnschlagadern und die Pfortader. Sodann durch Abgabe von Emboli. Ferner als Brutstätte gewisser Bakterien, also als Infektionsherd und als Ausgangspunkt einer Pyämie, wie die eitrige Hirnsinusthrombose, puerperale Beckenaderthrombose und die Pylethrombose. Demgegenüber kann Thrombose aber auch nützlich sein, nämlich durch Sicherung des Verschlusses eines unterbundenen Gefäßes und durch Ausfüllung eines erweiterten Gefäßabschnittes (Aneurysma, Varix). Die Blutungen aus einer Varix, wie z. B. Hämorrhoidalblutungen, können dadurch aufhören und es kann sich die Varix durch Organisation eines sie ausfüllenden Thrombus in ein bindegewebiges Knötchen umwandeln. Atherom (Arteriosklerose) der Aneurysmawand bietet günstige Gelegenheit für Thrombose, aber kaum für Organisation.

Die Ausfüllung eines erweiterten Abschnitts durch einen Thrombus kann nicht nur eine funktionelle Ausheilung, sondern auch Aufhören einer fortschreitenden Erweiterung bedeuten. Ein Aneurysma kann durch Druck auf Nerven (Neuralgie, Lähmung z. B. des N. recurrens vagi), Wirbelusur usw. schaden und schließlich durch Berstung zu einer tödlichen Blutung führen. Auch das Platzen einer Varix kann von tödlicher Blutung gefolgt werden. Der Hirnschlag (Apoplexie) erfolgt meist durch Berstung eines Miliaraneurysmas einer Hirnschlagader; besonders die Art. cerebri media (A. fossae Sylvii) und ihre Äste besitzen nicht selten solche Aneurysmen, die auch ohne Arteriosklerose auftreten und wahrscheinlich oft wiederholter, örtlicher Überdehnung durch Blutdruckerhöhung zuzuschreiben sind, wodurch schwächere Wandstellen oder Stellen mit höherem Blutdruck ausgebuchtet werden und allmählich aneurysmatisch werden. Die durch fortschreitende Dehnung immer dünner werdende Aneurysmawand reißt schließlich, besonders durch Blutdruckerhöhung, wie bei Anwendung der Bauchpresse (Husten, Defäkation usw.), ein und es erfolgt eine tödliche oder nicht tödliche Hirnblutung. Wenn auch der ausfüllende Thrombus die elastische Gefäßwand nicht zu ersetzen vermag, so wirkt er doch einer fortschreitenden Erweiterung entgegen, indem er die durch Atherom, Dehnung und andere Veränderungen abgeschwächte und zerreißliche Aneurysmawand verstärkt und indem er die örtliche Blutdruckerhöhung in einem erweiterten Abschnitt aufhebt. Dies gilt auch für eine Varix.

Letzteres erheischt einige Erläuterung: Bei einer stationären Strömung durch eine überall gleich weite Röhre nimmt der Blutdruck stromabwärts ab, indem er zur Überwindung der Widerstände gebraucht und in Wärme umgewandelt wird. Erleidet aber ein Blutgefäß eine örtliche Erweiterung, so findet eine andere Verteilung von Geschwindigkeit und Blutdruck statt: indem die Stromstärke (Volumengeschwindigkeit) in allen Querschnitten gleichbleibt, nimmt die lineare Geschwindigkeit ab, der Druck nimmt aber weniger ab als in einer überall gleich weiten Röhre. Er kann sogar, bei gewisser Stromgeschwindigkeit und bei gewisser Erweiterung, folglich gewisser Stromverlangsamung, den Druck im nicht erweiterten Abschnitt stromaufwärts übertreffen. Es entsteht ein Circulus vitiosus, indem der etwas höhere Blutdruck die Erweiterung und diese den Blutdruck vermehrt. Die Flüssigkeit vermag gegen den höheren Druck zu strömen, weil sie Geschwindigkeit, also $1/_2$ mv^2 hat und die Summe der potentiellen und kinetischen Energie der Teilchen stromaufwärts größer als die Summe dieser Größen im erweiterten Abschnitt ist, indem ein Teil der Energie zur Überwindung der Widerstände durch die strömende Flüssigkeit verbraucht, d. h. in Wärme umgewandelt wird.

Auch in **Lymphgefäßen** kann Pfropfbildung eintreten, die keine Thromben im obigen Sinne sind, sondern aus (kongelierten) Leukozyten und Fibrin bestehen — Chromozyten und Blutplättchen fehlen ja in Lymphgefäßen. Auch hier ist Organisation möglich. Verschluß von vereinzelten Lymphwegen hat durch die zahlreichen Anastomosen keinen Schaden zur Folge.

Embolie.

Embolie nennen wir das Steckenbleiben eines mit Blut oder Lymphe mitgeführten Körperchens in einem Blut- oder Lymphgefäß. Das Körperchen nennen wir Embolus (ἐμβάλλειν = einwerfen), Embolie heißt das Steckenbleiben. Ein Embolus bleibt an einer Stelle eines Gefäßes hängen, sobald die Lichtung des immer enger werdenden Gefäßes seinen Durchtritt nicht gestattet (bei einem Embolus von ungleichen Dimensionen abhängig von seiner Lagerung), oder indem er auf einer Teilungsstelle, z. B. einer Schlagader ,,reitet" (,,reitender Embolus"), oder indem all seine Dimensionen allerdings kleiner sind als die Gefäßlichtung, das Körperchen aber bei einer geringen Stromgeschwindigkeit an die Gefäßwand gelangt und an ihr haftet, oder endlich indem sich ganz winzige Körperchen zusammenballen oder ein Gerinnsel bilden, in dem sie hängen bleiben. Dies geschieht z. B. mit Bakterien, Staubteilchen usw. in Blutkapillaren, in den Sinus einer Lymphdrüse usw. (s. S. 61 ff.). Hieraus verstehen wir, daß Embolie in Adern nur unter besonderen Umständen auftritt, indem die Venen herzwärts weiter werden. Dann und wann findet in Venen ,,retrograde" Verschleppung eines Thrombusstückes, einiger Geschwulstzellen usw. statt. Ob, und wenn ja, welche Rolle Zusammenziehung von Gefäßen bei der Verschleppung und Einkeilung von Emboli spielt, entzieht sich zur Zeit unserem Urteil.

Die absolute und relative Häufigkeit der Emboli ist schwer zu beurteilen, weil sich besonders kleinere Emboli leicht dem Nachweis entziehen. Es scheint Embolie der Nierenschlagader und gewisser Hirnarterien, namentlich der A. fossae Sylvii zu den häufigsten zu gehören. Sie ist jedenfalls am häufigsten nachgewiesen.

Wir haben früher die Verteilung von Körperchen, die in die Blutbahn geraten, besprochen. Hier sei nur noch die gekreuzte Embolie (,,Embolie croisée" Rostans) erwähnt: wir reden davon, wenn ein Embolus durch ein offen gebliebenes und während der Herztätigkeit offenes Foramen ovale aus dem rechten in den linken Vorhof oder durch eine sonstige abnorme Verbindung, wie beim Mangel des Septum membranaceum ventr., aus der rechten in die linke Herzhälfte und damit aus einer Hohlader in die Aorta gelangt, ohne durch die Lungengefäße verschleppt zu sein.

Die Folgen einer Embolie können sehr verschieden sein: zunächst sind sie abhängig davon, ob das Gefäß zum Teil oder ganz durch den Embolus verschlossen wird, und wenn ja, ob sich zeitig ein genügender Seitenbahnkreislauf einstellt; sodann von der Natur des Embolus. Es gibt blande, indifferente Emboli, die gar nicht (wie manche Staubteilchen) oder nur mechanisch (wie Kalkstückchen), und Emboli, die chemisch oder durch Wachstum mechanisch oder durch beides schädlich sind. Zu den letzteren gehören Geschwulstzellen, die zu einer metastatischen Tochtergeschwulst auswachsen; zu den chemisch schädlichen Emboli gehören Bakterien, die bei bestimmtem Verhältnis von Giftstärke zur Empfänglichkeit des erreichten Gewebes einen metastatischen Infektionsherd bilden oder ein Stück jauchigen Thrombus usw. Die funktionellen Folgen einer Embolie hängen offenbar von dem Sitz und der Ausdehnung der vom Embolus bewirkten Schädigung ab. Wir werden im folgenden Beispielen begegnen.

Nach ihrer Herkunft unterscheiden wir endo- und exogene Emboli. Zu den **endogenen** Emboli gehören Thrombusstücke und Gerinnsel. Der Unterschied zwischen einem derartigen Embolus und einem autochthonen Thrombus kann sehr schwer, ja unmöglich sein, namentlich wenn Embolie von Thrombose gefolgt wird. Schon VIRCHOW hat betont, daß man keine Embolie durch ein Thrombusstück annehmen sollte, ohne die Quelle des Embolus, d. h. einen Thrombus an einer anderen Stelle nachzuweisen, welchem ein Stück fehlt, und ohne den Nachweis einer Bruchfläche am Embolus, die sich einer Bruchfläche des Thrombus anpaßt.

Diese Feststellung kann eine große „praktische" Bedeutung haben, z. B. zur Unterscheidung, ob bei einem Unfall wirklich plötzlicher Herztod vorliegt. Ein Thrombusstück, das aus einer Vene in das rechte Herz und dann in die Lungenschlagader verschleppt wird, kann diese abschließen und dadurch plötzlichen Tod herbeiführen. Es kann aber auch ein unerwarteter Tod dann eintreten, wenn ein Patient, z. B. bei einer Körperbewegung, mitunter mit einem Schrei, stirbt, und wir bei der Autopsie keinen Thrombus oder etwas anderes als Emboliequelle finden, sondern ein speckiges Gerinnsel ohne Bruchfläche im Herzen, zum Teil in die Lungenschlagader oder in die Aorta steckend. Wir dürfen annehmen (S. 737), daß ein solches Gerinnsel mehrere Stunden vor dem Tode zur Entstehung braucht. Selbst dann, wenn kurz vor dem Tode der Puls „gut", d. h. nicht ganz schwach zu sein schien, muß in solchen Fällen doch eine schwache Herzwirkung während einiger Zeit angenommen werden, welche die Gelegenheit zur Gerinnselbildung verschaffte. Eine schwache Herzwirkung während der letzten Lebenszeit wird in solchen Fällen aus den anderen Befunden bei der Autopsie wahrscheinlich. Die Abschätzung der Kraft des Pulses ist trügerisch, um so mehr, wenn die Lähmung in der rechten Herzhälfte beginnt. Hiermit wäre der Nachweis speckiger Gerinnsel besonders oder ausschließlich in der rechten Herzhälfte im Einklang. Durch die Körperbewegung oder ohne bekannten Einfluß wurde dann ein Teil des Gerinnsels in Aorta bzw. Lungenschlagader verschoben oder verschleppt und dem Leben ein Ziel gesteckt. Um so genauer muß man jedoch untersuchen, weil neue thrombotische Massen bzw. Gerinnsel sich an ein embolisches Thrombusstückchen anlagern können.

Ferner können Stückchen verkalkten Gewebes, Eiterpfröpfchen, Stückchen lebenden Gewebes, wie z. B. der Leber bei Leberzerreißung, von Fettgewebe und Knochenmark bei Knochenbruch (Fettembolie s. unten) und allerlei Zellen ins Blut aufgenommen werden und embolisch in Lungengefäßchen oder sonstwo stecken bleiben. So hat man Synzytien der Plazentarzotten, besonders nach langdauernder Entbindung oder bei Eklampsie, als Emboli in Gefäßchen der Lunge und der Gebärmutter nachgewiesen (SCHMORL, VEIT); ferner findet man Knochenmarksriesenzellen (Megakaryozyten) oder ihre nackten, charakteristischen Kerne — der Zelleib geht bei der Verschleppung oft ganz oder zum Teil verloren — oft embolisch in Blutgefäßchen bei Blutkrankheiten, bei Infektionen, Verbrennung, Knochenbruch. ASCHOFF erzielte Megakaryozytenembolie an aufgespannten Kaninchen durch Chloroformvergiftung. Wodurch und wie die Riesenzellen bei diesen Schädigungen das Knochenmark verlassen, wissen wir nicht. Die hier erwähnten lebenden Emboli gehen bald zugrunde — man hat nie etwas anderes gesehen. Auch Zellen eines Krebses oder Sarkoms können als hämato- bzw. lymphogene Emboli auftreten. Ob lymphogene Krebszellenemboli öfter weiter wachsen als hämatogene, ist unbekannt. Ferner kennen wir Embolie endogenen Pigmentes, wodurch z. B.

siderofere Leberzellen entstehen (S. 317). Sie kommen bei Blutdissolution, sogar physiologisch in Leber und Milz vor. Sodann kann Pigmentverschleppung und -embolie bei Melanomen erfolgen: schon in der Umgebung von Pigmentgeschwulstzellen finden sich manchmal Pigmentkörnchen im faserigen Bindegewebe, auch in Leukozyten. Bei Melanom kann man in der Leber manchmal reichliches Pigment zu Gesicht bekommen. Ob bei ADDISON scher Krankheit der Haut Pigment durch das Blut zugeführt wird, ist unentschieden. SCHMORL hat dabei Pigment in Lymphdrüsen nachgewiesen, die Lymphe aus der Haut bekommen, LIGNAC stellte die Identität dieses Pigments mit dem Hautmelanin fest.

Etwas länger müssen wir uns bei der endogenen Fettembolie aufhalten. Sie ist meist nur mikroskopisch, und zwar durch OsO_4 bzw. Sudan III nachweisbar. Bei vielen Brüchen von Knochen mit fetthaltigem Mark, auch ohne Erschütterung sämtlicher Knochen, ferner nach starken Erschütterungen des Körpers, besonders der großen Röhrenknochen, z. B. durch einen heftigen Fall oder Schlag (RIBBERT, LUBARSCH), bei Osteomyelitis, nach Operationen in fettreichem Gewebe, nach einigen Vergiftungen (Phosphor, Kohlenoxyd, Zyankali, Sublimat, chlorsaures Kali, Karbolsäure usw.) hat man (WAGNER 1862 zuerst) Fettembolie in Blutgefäßchen nachgewiesen. Bei akuter Pankreatitis mit Fettgewebsnekrose des Pankreas ist Fettembolie in Leberkapillaren beobachtet (GRÖNDAHL). Durch Nackenschlag getötete Kaninchen können schon Fettembolie in den Lungen zeigen

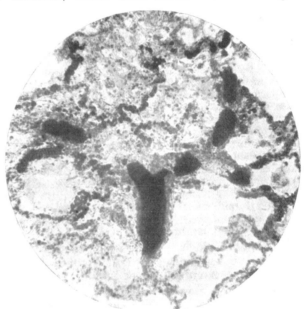

Abb. 319. Fettembolie in Lungengefäßchen. Die ungleich dicken Fettzylinder sind schwarz durch Osmium.

(FLOURNOY). Selbstverständlich hat man bei der Feststellung von Fettembolie Fehlerquellen zu berücksichtigen.

Wie und wodurch Fettembolie entsteht, läßt sich nur noch vermutungsweise beantworten. Möglicherweise werden, wo Schädigung fetthaltigen Knochenmarks vorliegt, venöse Kapillaren in demselben eingerissen; ebenso werden wohl bei der Fettembolie bei Puerperaleklampsie und nach Verletzung, besonders schwerer Quetschung des Unterhautgewebes venöse Gefäßchen in diesem Gewebe dem Gewebsfett geöffnet. Jedoch ist die Möglichkeit nicht ausgeschlossen, daß Fett zunächst in Lymphgefäße und von da aus in Blutgefäße gerät.

Die Folgen der Fettembolie sind verschieden und zunächst von ihrer Zahl und ihrem Sitz bedingt. Man hat in Gefäßchen der Lunge, des Hirns, des Herzens, der Leber, der Nieren, des Pankreas, der Milz usw. Fettemboli nachgewiesen. Wahrscheinlich bleiben nicht immer alle Fettemboli in den

Lungenkapillaren hängen, sondern es geht ein Teil der Fetttröpfchen durch dieselben hindurch und gerät in den großen Kreislauf, auch bei geschlossenem Foramen ovale und auch sonst normalem Herzen.

GRÖNDAHL fand den Querdurchmesser der nahezu zylindrischen Fettemboli in den Kapillaren der Lungen größer als in denen des Gehirns und der Nieren, was also eine weitere Verschleppung durch die Lungenkapillaren ermöglichen sollte. Außerdem ist die Zusammendrückbarkeit und Dehnbarkeit der Fetttröpfchen von Bedeutung für die Verschleppung durch Kapillaren, welche sich während der Ausatmung mehr oder weniger verengern. Bei Lungenemphysem und anderen Zuständen mit verkleinertem Stromgebiet in den Lungen nimmt die Stromgeschwindigkeit in den durchgängigen Kapillaren und damit die Bewegungsenergie des Blutes, welche die Fetttröpfchen verschleppt, zu. Gleichzeitige Verengerung der durchgängigen Lungenkapillaren bei Emphysem fördert jedoch das Hängenbleiben der Emboli. Außerdem ist die Zähigkeit des Fettes von Bedeutung: zähere Fetttröpfchen bleiben schon in kleinen Schlagaderästchen hängen, wie BENEKE in seinen Versuchen feststellte. Inwiefern rückläufige Fettembolie in kleinen Venen obiger Organe vorkommt, erheischt nähere Forschung. Bei Fettembolie sind oft viele innere Organe blutreich und zyanotisch. In den Lungen und im Gehirn, selten in der Leber, können stecknadelkopfgroße, mitunter viel größere (EBERTH) Blutungen vorkommen, besonders im weißen Hirnstoff in der Nähe der Seitenkammern: „Geeirnpurpura" nach M. B. SCHMIDT, flohstichähnlich; jedoch hat der Flohstich eben einen dunkelroten Kern, den Stich, mit einem helleren rötlichen Hof und oft erkennen wir — bei gewisser Größe der Herde — einen typischen Bau: um das verstopfte Gefäßchen (Schlagader) ein Gebiet nekrotischen gequollenen Gewebes, umgeben durch einen hämorrhagischen Saum, also das Bild eines kleinen ischämisch-nekrotischen Herdes mit hämorrhagischem Saum. Kleinere Herde sind gänzlich hämorrhagisch infarziert. Auch in der Lunge hat man hämorrhagische Infarzierung beobachtet. Nekrose durch Fettembolie ist schon lange bekannt: Spritzt man Öl in genügender Menge in eine Schlagader des Kaninchenohres, so daß ein großer Teil der Kapillaren verstopft werden, so stirbt der von ihnen genährte Teil des Ohres ab (COHNHEIM); das nekrotische Gewebe erweicht. In den kleinen Schlagadern und Harnknäueln der Niere vermag man ebenfalls oft Fettemboli nachzuweisen.

Fettembolie kann tödlich sein, und zwar hat PAYR (1900) scharf einen zerebralen und einen respiratorischen Tod unterschieden. Der letztere verläuft rascher unter heftiger Atemnot.

Dem Hirntod kann eine erscheinungslose Zeit voraufgehen; dann tritt Sopor ein, der in Koma mit Temperaturerhöhung (nervösem Fieber?) oder Temperaturerniedrigung übergeht. Die zerebrale Form der Fettembolie scheint durch schwierigen Transport eines durch einen Unfall getroffenen gefördert zu werden. Lungentod unter heftiger Atemnot wird wohl nur durch sehr ausgedehnte Fettembolie in den Lungengefäßchen bewirkt. Wissen wir doch, daß mehr als eine ganze Lunge durch fibrinöses Exsudat ausgefüllt oder durch pleuritisches Exsudat oder Gas (Pneumothorax) zusammengedrückt sein kann, ohne daß dies den Tod zur Folge hat. Nach LICHTHEIMS und VOGTS Versuchen (S. 791) kann ferner etwa die Hälfte der Lungengefäßchen ohne Gefährdung des Lebens ausgeschaltet werden. Bei bedeutender Herzinsuffizienz liegt die Sache jedoch wohl anders, indem die geringere Bewegungsenergie des Blutes die Fetttröpfchen nicht in genügendem Maße aus den Lungenkapillaren fortzuschaffen vermag und vor allem, weil schon vor der Embolie die äußere Atmung überall in den Lungen infolge der Herzinsuffizienz herabgesetzt war. Aber sonst kann es kaum wundernehmen, wenn bei einer gewissen Ölmenge, allerdings Atemnot und vorübergehende Bewußtlosigkeit, aber kein Tod eintrat. Tötet die Fettembolie nicht, so verschwinden die Tröpfchen allmählich, wahrscheinlich zum Teil durch Verseifung, zum Teil durch Zersplitterung und Verschleppung durch Leukozyten (BENEKE), zum Teil durch Ausscheidung durch die Nieren und Talgdrüsen (?).

Nach L. CHARLTON KNOX fördert sogar leichte Massage die Metastase von Zellen einer bösartigen Geschwulst bei Tieren, wahrscheinlich auch beim Menschen.

Von der **exogenen** Embolie nennen wir zunächst die Luftembolie, die mit der Fettembolie manches gemein hat. Wir schweigen hier von Verschleppung von Luftbläschen, die sich bei zu rascher Dekompression im Blute bilden (S. 87). Auch lassen wir die intravitale Gasentwicklung in Organen und im Blute, wodurch die sog. „Schaumorgane" entstehen, durch den Kolibazillus oder den Fränkelschen Gasbazillus, ebenso Verschleppung von Fäulnisgasblasen, außer Betracht und beschränken uns auf das Einsaugen von atmosphärischer Luft in eine eröffnete Vene mit subatmosphärischem Blutdruck. Das geschah im vorigen Jahrhundert nicht selten, als bei einer Operation am Hals (ohne Betäubung) die Vena jugularis angeschnitten wurde. Dann wurde geräuschlos oder mit schlürfendem Geräusch Luft eingesogen und der Tod erfolgte gewöhnlich, meist nach 8—10 Minuten unter lautem Aufschrei und Krämpfen. Es wird nur dann Luft in ein eröffnetes Gefäß eingesogen, wenn der Druck im Gefäß niedriger ist als der atmosphärische Luftdruck. Nun ist dies nur in bestimmten Venen fortwährend oder während der Einatmung der Fall, in anderen nur bei tiefer Einatmung, wie z. B. sogar in Armvenen und in der V. saphena (Wertheimer). In Venen in der Nähe der Brusthöhle herrscht regelmäßig subatmosphärischer Druck, wie in den Halsvenen (berüchtigte „Zone von Bérard"). Die Vene darf sich aber nicht, eben durch den auf ihrer Wand einwirkenden Druckunterschied so stark verengern, daß der intravenöse Druck dem atmosphärischen gleich wird. Es muß m. a. W. Verengerung der Vene unmöglich sein durch Befestigung ihrer Wand an einer starren Umgebung, wie der Hirnleiter, der an gespannten Halsaponeurosen befestigten Halsvenen, der an den Rändern des Foramen quadrilaterum befestigten unteren Hohlader, oder wie Verengerung einer Vene, in der eine starre Kanüle steckt. So hat Genzmer Luftembolie vom Längsblutleiter aus bei der Autopsie festgestellt. L. Brauer hat außerdem neuerdings auf die Möglichkeit hingewiesen, daß bei einer Lungenoperation, sogar bei einer Lungenpunktion, eine Lungenvene verletzt wird und Luft bzw. ein anderes Gas(gemisch) in dieselbe eingesogen wird. Dadurch werden die dann und wann dabei auftretenden vorübergehenden Bewußtseinsstörungen mit Herderscheinungen (Lähmung) oder gar ein bis jetzt unbegreiflicher plötzlicher Tod verständlich.

Wie und wodurch erfolgt nun der Tod durch Luftembolie? Morgagni, Dupuytren, Cohnheim u. a. stellten eine Erweiterung des rechten Vorhofs und Ventrikels durch Luft fest. Ob ein Teil des Sauerstoffs resorbiert war, bleibe dahingestellt. Nach Couty drückt nun die rechte Kammer die elastische Luft in sich zusammen, statt sie auszutreiben. Dadurch könne kein Körpervenenblut in sie einströmen und höre nicht nur der Lungen-, sondern auch der Aortenkreislauf auf. Demgegenüber schreiben Panum, von Recklinghausen u. a. den Tod einer Luftblasenembolie in den Ästen und Kapillaren der Lungenschlagader zu. Wer hat nun recht? Eine Überfüllung der rechten Herzhälfte mit Luft „bis auf das Doppelte und Dreifache" (Cohnheim) während einiger Zeit muß „Herztod" bewirken. Mitunter stirbt jedoch ein am Halse operierter Patient erst nach einigen Tagen unter zunehmender Atemnot und Kreislaufstörungen, und findet man bei ihm Luftblasen im Herzen und in den großen Venen, wie z. B. in einem Fall von Poncet, außerdem mitunter Luftblasen in den Lungengefäßen. Fehlt aber jede Über-, ja bloße Ausfüllung des Herzens mit Luft, so müssen wir die Möglichkeit eines Lungentodes berücksichtigen. Allerdings sollen wir bedenken, daß mehr als die Hälfte der Lungengefäße ausgeschaltet werden kann ohne Tod (s. S. 790 f.); sodann daß es einen wesentlichen Unterschied macht, ob die Luft auf einmal oder absatzweise eingesogen wird. Dies geht auch aus den Versuchen von Delore und Duteil hervor: Zur Tötung eines großen Hundes genügt rasche Einführung von 40—60 ccm Luft. Findet die Einführung aber langsam statt, so verträgt der Hund 200 ccm. Schlagend ist, daß, nach diesen Forschern, Ansaugung von Luft mittels einer Spritze mit dünner Nadel aus dem rechten Vorhof sofort die drohenden Erscheinungen beseitigt.

JEHN und NAEGELI fanden bei ihren Versuchstieren (Hunden, Katzen, Kaninchen) starke Überdehnung der rechten Herzhälfte, während die linke Herzhälfte leer und zusammengezogen war (Abb. 320).

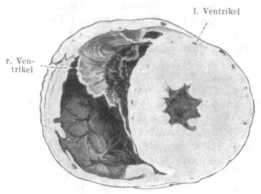

Sie betrachten diese Änderungen als die Grundlage der Todesursache. Außerdem erwies sich das Blut der Lungenschlagader bis in ihren feinsten Verzweigungen als lufthaltig. In den Lungenadern fand sich hingegen niemals Luft. Hunde vertragen relativ viel größere Luftmengen als Katzen und Kaninchen, bei welchen es auch nie gelang (wie bei Hunden) durch Ansaugung von Luft aus dem Herzen den Kreislauf wiederherzustellen.

Abb. 320. Herz durch Horizontalschnitt eröffnet. Man erkennt den fest kontrahierten, fast blutleeren linken Ventrikel, der rechte ist maximal dilatiert, enthält nur Luft (nach JEHN und NAEGELI).

Schließlich sei nur noch die Embolie von Staub- und Farbstoffkörnchen und die von tierischen und pflanzlichen Parasiten erwähnt:

So werden beim Pferd Embryonen des Strongylus armatus von den Darmvenen aus im ganzen Körper verschleppt. Sie entwickeln sich in der Wand der Mesenterialarterien zu Würmern von 6—23 mm Länge und machen in der Schlagaderwand Wurmkanäle, wobei Aneurysmen entstehen können (EPPINGER). Bei solchen tierischen Parasitenembolis findet man fast nie Thrombose. Bei Menschen werden (ASKANAZY) Trichinenembryonen durch die Lymphgefäße des Darmes verschleppt; sie gelangen dann in mesenteriale Lymphdrüsen, in den Brustgang, ins Lungenblut. Ob Eigenbewegungen dabei mithelfen, bleibe dahingestellt. ORTH hat einen Einbruch von Leberechinokokkenblasen in die untere Hohlader beschrieben. Ferner kommt Embolie von Malariaplasmodien und Trypanosomen (z. B. bei der Schlafkrankheit in Haargefäßchen des Gehirns) beim Menschen vor.

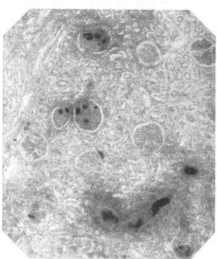

Bei Menschen und Tieren können Mikroorganismen als Emboli auftreten. Wir haben schon lymphogene Bakterienemboli in Lymphdrüsen und hämatogene kennen gelernt, die entweder am Gefäßendothel oder in einem intravaskulären Gerinnsel hängen bleiben. Bei der allgemeinen hämatogenen Miliartuberkulose und bei Pyämie begegnen wir Beispielen davon. Bei Pyämie oder Septikopyämie können embolische Nekroseherdchen entstehen, die später vereitern und einen hyperämisch-hämorrhagischen Hof haben; es sind manchmal

Abb. 321. Hämatogene Streptokokkenembolie (schwarz) in Harnknäueln und anderen Nierengefäßchen bei Pyämie, mit nachfolgender Glomerulonephritis.

makroskopisch erkennbare Abszeßchen. In der Haut und in sichtbaren Schleimhäuten haben sie diagnostische Bedeutung, besonders gegenüber bakteriämischen Zuständen, akuter allgemeiner Miliartuberkulose, Bauchtyphus. Ähnlich wie bei Fettembolis (S. 752) kann ein kleines Herdchen ganz hämorrhagisch sein. Schöne

Streptokokkenemboli (von der Angina aus?) können wir bei Scharlach in den Harn-knäueln antreffen. Sie vermögen Glomerulonephritis zu bewirken. Wir haben schon früher bemerkt, daß Bakterienemboli im allgemeinen sofort oder erst nach einiger Latenz, unter günstigeren Umständen einen Infektionsherd bilden oder, ohne nachweisbare Veränderungen zu erregen, zugrunde gehen können.

26. Kapitel.

Gewebesaft und Lymphe.

Lymphbildung und Lymphbewegung.

Als Lymphe bezeichnen wir die hellgelbe, in den Lymphgefäßen befind-liche Flüssigkeit. Sie ist, ebenso wie Blutplasma, zu unterscheiden von der Flüssigkeit in den Gewebespalten, d. h. in den Spalten ohne eigene Wand zwischen den Zellen und den interzellulären Fasern. Diese Flüssigkeit nennen wir mit Ludwig Gewebsflüssigkeit oder Gewebesaft.

Wir betrachten das Lymphgefäßsystem als ein geschlossenes, mit Endothel ausgekleidetes Röhrensystem. Es fängt mit blinden, nur aus Endothel bestehenden Kapillaren in den Geweben an (Abb. 322).
Diese Kapillaren vereinigen sich zu Lymph-gefäßchen, die großenteils Klappen führen, diese Lymphgefäßchen wiederum zu grö-ßeren Gefäßen, deren Lymphe sich schließ-lich in zwei Hauptstämmen ansammelt: 1. in den Truncus oder Ductus lympha-ticus dexter, in den sich die Lymphge-fäße aus der rechten Kopf- und Halsseite, des rechten Arms, der rechten Thorax-hälfte und Lunge, der rechten Herzhälfte und der kranialen Leberfläche ergießen; 2. in den Ductus thoracicus (Brust-gang), der alle übrige Lymphe mitsamt dem Chylus abführt. Der D. lympha-ticus dexter mündet in die Vena anonyma dextra oder in den Angulus venosus dexter, der D. thoracicus mündet in die V. sub-clavia sinistra ein. Die größeren Lymph-gefäße haben nicht nur eine Intima und Adventitia, sondern auch eine Muskel-schicht, die an einzelnen Stellen ziemlich stark ist.

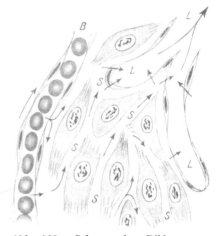

Abb. 322. Schema der Bildung von Gewebesaft und Lymphe.
B = Blutkapillar, S = Gewebespalten, L = Lymphkapillar.

Die Lymphkapillaren bekommen ihre Lymphe aus den umgebenden Gewebe-spalten, die überall zwischen Zellen und Fasern in reichlicher Zahl, mehr oder weniger netzförmig, vielfach zusammenhängend, vorhanden sind. Lymphe entstammt somit der Gewebeflüssigkeit, die mehr oder weniger geändert durch das Endothel der Lymphkapillaren in diese eindringt. Die Gewebeflüssigkeit entstammt dem Blut. Die Blutkapillaren werden von reichlichen feinen, zusammenhängenden Spalten (in Abb. 323 bräunlich gefärbt durch Silberverbindung) umsponnen. Aus den Blutkapillaren tritt Flüssigkeit, die man „Ernährungstranssudat", Bluttrans-sudat oder Blutlymphe (Heidenhain) nennt, in die umspinnenden Gewebespalten und wird zum Gewebesaft, indem sie sich in die Gewebespalten zwischen den Gewebe-zellen und -fasern weiter verbreitet. Dabei ändert sich allmählich ihre Zusammen-setzung, indem sie Sauerstoff und Ernährungsstoffe an die Zellen abgibt und Dissimi-lationsprodukte, auch Kohlensäure aus denselben aufnimmt. So hat somit das

Bluttranssudat eine andere Zusammensetzung als die Flüssigkeit, welche die Lymphkapillaren umspült. Daher müssen wir Bluttranssudat (wohl zu unterscheiden vom später zu erwähnenden pathologischen Transsudat) von Gewebeflüssigkeit (Gewebesaft) und Lymphe trennen, wenn auch die Unterschiede in Einzelheiten anzugeben wir zur Zeit nicht vermögen. Die Lymphe ist Gewebesaft, in Lymphkapillaren unter gewissen Veränderungen aufgenommen (s. unten).

Ob das Bluttranssudat in den perikapillaren Spalten aller Gewebe gleich ist, wissen wir nicht. Was wir aber wissen, ist, daß der Preßsaft aus verschiedenartigen Geweben, der wenigstens größtenteils aus Gewebesaft besteht, Unterschiede aufweist. Auch wissen wir, daß die Zerebrospinalflüssigkeit, die Flüssigkeit der serösen Höhlen (die als Lymphräume zu betrachten sind) einen verschiedenen Eiweißgehalt haben, während sich der Chylus durch sehr hohen Fettgehalt auszeichnet. Das war von vornherein zu erwarten, weil doch verschiedene Zellarten einen verschiedenartigen Stoffwechsel haben und dieser die Zusammensetzung des Gewebesaftes beeinflußt. Daraus ergibt sich aber mit gewisser Wahrscheinlichkeit, daß auch die aus den Blutkapillaren tretende Flüssigkeit in verschiedenartigen Geweben eine verschiedene Zusammensetzung hat. Die Wand der Blutkapillaren ist nämlich

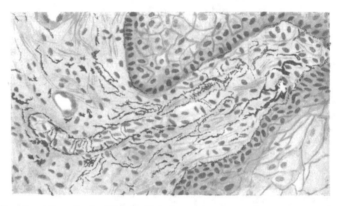

Abb. 323. Gewebespalten in der Mundschleimhaut eines Menschen, nach längerer örtlicher Anwendung von Argentum nitricum bräunlich gefärbt. In der Längsrichtung der bindegewebigen Papille, von links nach rechts, liegt ein Blutkapillar, umsäumt durch bräunlich gefärbte Gewebespalten. Nur die Endothelzellen, kein Blut sichtbar. Die dunkler gefärbten Zellen sind Epithel.

eine kolloide Membran (als festes Kolloid betrachtet, ZANGGER), deren Durchlässigkeit von der Natur und Zusammensetzung der sie benetzenden Flüssigkeiten, des Blutes einerseits, des Bluttranssudats andererseits, beeinflußt wird. Es ist somit die Möglichkeit gegeben, daß eine andere Zusammensetzung der Gewebeflüssigkeit, folglich auch eine verschiedene Tätigkeit des Gewebes die Zusammensetzung der aus den Blutkapillaren tretenden Flüssigkeit beeinflußt. Ob das Kapillarendothel auch noch Verschiedenheiten der Tätigkeit in den verschiedenen Geweben aufweist, wissen wir nicht. Die bekannt gewordenen Verschiedenheiten der Form und Größe beweisen mit Hinsicht darauf nichts, und funktionelle Bestimmungen liegen bis jetzt nicht vor. Das arterielle Blut ist höchstwahrscheinlich überall gleich. Auch das Endothel der Lymphkapillaren stellt eine kolloide Membran dar, von deren Tätigkeit wir aber nichts Sicheres anzugeben vermögen. Wahrscheinlich erleidet der Gewebesaft Änderungen bei seiner Aufnahme in die Lymphkapillaren.

Welche Kräfte bewirken nun die Lymphbildung, d. h. 1. den Austritt der Flüssigkeit (Blutlymphe) aus den Blutkapillaren, 2. den Austausch seiner Bestandteile mit Stoffen aus den Zellen bzw. dem Zwischenzellenstoff und 3. die Aufnahme des dadurch entstandenen Gewebesaftes als Lymphe in die Lymphkapillaren? Die gebildete Lymphmenge nimmt durch Arbeit zu; ASHER hat nachgewiesen, daß

mit der Erhöhung des Stoffwechsels eines Organs mehr Lymphe aus seinen Lymphgefäßen fließt. Lymphbildung tritt bei Organarbeit ein; ob je ohne Organarbeit,
bleibe dahingestellt. Reizt man die Chorda tympani beim Hund, so erfolgt nicht
nur Speichelbildung durch die Unterkieferdrüse, sondern auch Zunahme des Lymph-
ausflusses aus ihr. Erhöht man die Gallenbildung durch intravenöse Einführung
von taurocholsaurem Natrium oder von Hämoglobin, so nimmt die von der Leber
gebildete Lymphmenge (der Ausfluß) ebenfalls zu.

Welche Kräfte sind dabei tätig? Die in der Zeiteinheit aus einem Lymphgefäß ausfließende Lymphmenge wird durch die in der Zeiteinheit in seine Wurzel-
kapillaren aufgenommene Flüssigkeitsmenge und diese wieder — bei einer genügend
langen Beobachtungszeit — durch die in der Zeiteinheit aus den entsprechenden
Blutkapillaren tretende und die in venöse Kapillaren oder Venen rückresorbierte
Menge bedingt.

Was bewirkt nun diesen Austritt, diese Transsudation? Carl Ludwig nahm
Filtration an, obwohl er keineswegs die Mitwirkung anderer Kräfte ausschloß.
Er nahm also an, daß der Blutdruck auf der Innenwand des Blutkapillars den Druck
des Transsudats (der Blutlymphe) auf der Außenwand übertraf und daß dieser
Druckunterschied, der etwa 5 mm Hg betragen mag, den Flüssigkeitsaustritt be-
wirkt. Der hydrostatische Druck des Transsudates ist dem des Gewebesaftes und
dieser ist der örtlichen Gewebespannung (dem Gewebsturgor) gleichzustellen. Dieser
Turgor entsteht ja durch Dehnung besonders der elastischen Fasern, durch Anhäufung
von Gewebsaft, auch durch die Blutfülle (vgl. Landerer). Die Bedeutung der
Gewebespannung hat man bei der Nachforschung der Rolle der Filtration bei der
Lymphbildung noch nicht oder nicht genügend berücksichtigt. Es hat allerdings
Klemensiewicz neulich diesen Außendruck auf die Blutgefäße berücksichtigt.
Auch darf man nicht vergessen, daß es auf den kapillaren Blutdruck ankommt
und daß dieser nicht immer mit dem arteriellen gleichen Schritt hält. Die Zusammen-
setzung der Lymphe bei venöser Stauung stimmt insofern mit einer filtratorischen
Bildung überein, als die Lymphe (das Filtrat) weniger Kolloide (Eiweißkörper)
enthält als das Blutplasma (das Filtrans). Wir wissen aber nichts Sicheres von den
Veränderungen durch Austausch mit den Gewebezellen, auch nicht mit Hinsicht
auf die kristalloiden Bestandteile der Lymphe.

Heidenhain hat aber gegen die Auffassung der Gewebesaftbildung als Filtration
angeführt: 1. daß gewisse Stoffe, wie Krebsmuskel-, Blutegelextrakt, Pepton (die
er Lymphagoga erster Ordnung nannte), in die Blutbahn eingeführt, die Lymphbildung verstärken, ohne den Blutdruck zu erhöhen, und 2. daß andere Stoffe, wie
Traubenzucker, Kochsalz und andere Kristalloide (Lymphagoga zweiter Ordnung)
lymphbildend wirken, wobei sie in stärkerer Konzentration in der Lymphe als im
Blute erscheinen, was unvereinbar ist mit Filtration ohne weiteres. Er betrachtete
daher die Lymphbildung als eine Sekretion des Endothels der Blutkapillaren.
Demgegenüber nehmen jedoch andere Forscher (Starling, Bayliss, Cohnstein),
eine Sekretion verwerfend, an, daß die Lymphagoga I. Ordnung die Blutzusammensetzung eingreifend ändern und das Gefäßendothel durchlässiger machen. Letzteres
werde nach ihnen auch durch die Lymphagoga II. Ordnung bewirkt. Ohne hier
auf weitere Einzelheiten einzugehen, wollen wir nur feststellen, daß, obwohl Filtration ohne weiteres die Erscheinungen nicht zu erklären vermag, nichts zur Zeit
dazu zwingt, Sekretion anzunehmen. Sekretion ist übrigens ein noch in bekannte
Vorgänge physikalischer, chemischer, physikochemischer oder biologischer Natur
zu zerlegender Vorgang.

Filtration spielt jedenfalls höchstwahrscheinlich eine Rolle. Außerdem kommt
aber Diffusion durch das Kapillarendothel infolge von osmotischem Druckunterschied und Quellungsdruck (Wasseranziehung durch Eiweißstoffe) hinzu. Diffusion
ist die gegenseitige molekulare Durchdringung zweier mischbaren Flüssigkeiten,
wie Äther und Chloroform, oder eines gelösten Stoffes und der lösenden Flüssigkeit,
wie einer wässerigen Salzlösung und Wasser, bis die Konzentration überall gleich
ist, und zwar unabhängig vom hydrostatischen Druckunterschied. Dieser stellt
die filtrierende Kraft dar. Wir schreiben Diffusion einer intermolekularen Anziehungskraft zu, die van't Hoff osmotischen Druck nannte. Diffusion kann auch durch eine
Membran wie das Kapillarendothel stattfinden. Nach Cohnstein ist Transsudation

als Filtration + Diffusion aufzufassen. Die Größe der Rollen dieser beiden Faktoren vermögen wir zur Zeit aber nicht anzugeben. Wir erinnern nur an den nach Blutverlust stattfindenden Übertritt von Gewebeflüssigkeit aus den Geweben in das Blut und an die vermehrte Transsudation bei Hydrämie. Es wäre möglich, daß die Lymphagoga II. Ordnung Hydrämie hervorrufen und dadurch lymphtreibend wirken. Diese Verhältnisse lassen sich nicht beurteilen, solange wir nicht wissen, welche Eigenschaften das lebende Endothel als Membran hat, was es durchläßt, was nicht. Wir können kaum bezweifeln, daß es auch Eiweißkörper austreten läßt, sei es auch schwerer als Kristalloide. Auch die wasseranziehende Kraft kolloider Stoffe erheischt Berücksichtigung. Wir dürfen diesen Quellungsdruck nicht mit dem osmotischen gleichsetzen, weil nicht bewiesen ist, daß er, wie der osmotische Druck in verdünnten Lösungen, denselben Gesetzen folgt wie die Spannung (der barometrische Druck) bei Gasen. Sekretion und Transsudation schließen sich ubrigens nicht aus.

Bei dem Austausch von Stoffen zwischen Zellen und Gewebesaft müssen Hydrodiffusion, Durchlässigkeit der Zellen für bestimmte Stoffe, sekretorische bzw. exkretorische Tätigkeit und die Zusammensetzung des Gewebesaftes berücksichtigt werden — ,wir wissen fast gar nichts davon. Auch von der Umwandlung des Gewebesaftes in Lymphe und ihrer Aufnahme in die Lymphkapillaren und von der Rolle, welche Filtration, Diffusion, Sekretion dabei spielen, wissen wir nichts.

Welches sind nun die Kräfte, welche das Transsudat und die Lymphe fortbewegen? Im allgemeinen sind sie den Kräften gleich oder ähnlich, die das venöse Blut fortbewegen (S. 713): Zunächst die Herzwirkung, die das Blut auch aus den großen Venen und damit auch sich damit mischende Lymphe ansaugt; ferner die inspiratorische Saugkraft des Brustkastens, die Schwerkraft (lymphostatischer Druck) für die über die Venae subclaviae befindliche Lymphe; Muskelwirkung (Bedeutung der Klappen in den Lymphgefäßen); ob auch Lymphgefäßmuskeln mitwirken, ist unbekannt; die Atembewegungen für die Fortbewegung der Lymphe durch die Lungen, ferner Lymphherzen bei Amphibien, Reptilien, Fischen und Vögeln, und schließlich die Vis a tergo. Diese ist zunächst die Triebkraft, die das Transsudat vom Blute noch hat, der die örtliche Gewebespannung gleich ist. Die größte Bedeutung hat die Herzwirkung. Sie scheint an und für sich für eine ausreichende Lymphbewegung zu genügen, während Herzinsuffizienz, auch unter übrigens gleichen Umständen, zu Stauungsödem (s. unten) führt. Der Saugkraft der Brusthöhle kommt bei ausreichender Herzwirkung keine große Bedeutung zu: öffnet man bei einem kuraresierten, künstlich atmenden Hunde außer der Brust- auch die Bauchhöhle, so kann man das kontinuierliche, mit jeder Herzdiastole verstärkte Einfließen der Lymphe in die Vena subclavia sehen (COHNHEIM). Die Schwerkraft kann bei ungenügender Herzwirkung die Abfuhr (Resorption) von Lymphe sehr fördern: so kann das am Tage beim Stehen und Sitzen sich besonders um die Knöchel herum bildende Ödem während der horizontalen Lagerung in der Nacht schwinden. Ferner wissen wir, daß Hochlagerung eines entzündeten Körperteils die Resorption flüssigen Exsudats (in den Gewebespalten) erheblich beschleunigt.

Die Resorption der Lymphe ist eine unter normalen sowie abnormen Umständen wichtige Erscheinung, weil sie die Abfuhr mancher in gewisser Konzentration giftigen Stoffe bedeutet. Nun wird alle Lymphe wahrscheinlich durch die Lymphgefäße abgeführt. Es muß aber nicht aller Gewebesaft in die Lymphkapillaren übertreten, sondern es kann ein Teil in Blutkapillaren und kleine Venen zurücktreten, wie MAGENDIE u. a. ausschließlich annehmen; und zwar, indem der höhere Eiweißgehalt des Blutplasmas Gewebesaft (mit niedrigerem Eiweißgehalt) durch die Endothelwand hin anzieht, wobei auch Salze mit hinüberwandern (HAMBURGER, KLEMENSIEWICZ). Nach STARLING beträgt dieser partielle, von Eiweiß ausgeübte Quellungsdruck 25—40 mm Hg. Ferner ist der osmotische Druck in den venösen Kapillaren höher als in den arteriellen Kapillaren. Bedenken wir außerdem, daß der Blutdruck in den Blutkapillaren rasch abnimmt, so ist die Möglichkeit gegeben nicht nur, daß er in den venösen Kapillarenden bedeutend niedriger ist als in den arteriellen, sondern daß er sogar niedriger als die Spannung des Gewebesaftes wird, falls dieser ausschließlich oder vorwiegend aus den arteriellen Kapillarenden in die Gewebespalten tritt. Es wird somit Gewebesaft in das Blut zurück-treten, bis der osmotische mitsamt dem Quellungsdruck und der hydrostatische bzw. hydrodynamische (filtratorische) Druckunterschied zwischen Gewebesaft und Blut sich das Gleichgewicht halten. Daß eine „Rücktranssudation" (richtiger wäre einfach „Rücktritt" oder Resorption) von Gewebesaft in das Blut möglich ist, geht schon aus der Aufnahme von Gewebesaft in das Blut nach Blutent-ziehung hervor. Unter welchen anderen Umständen Rücktritt geschieht, ist eine zum Teil offene Frage. Manchmal vermag er eine sonst unverständliche Erscheinung begreiflich zu machen. So z. B. vermag Abschluß aller Lymph-gefäße einer Extremität keine Lymphstauung, wenigstens kein Ödem zu be-wirken (COHNHEIM), solange nur der Blutabfluß ungehindert vor sich geht. Allerdings scheint Abschluß sämtlicher Lymphgefäße schwer ausführbar zu sein. Lymphstauung erhöht aber die Gewebespannung und fördert dadurch den Rücktritt des Gewebesafts in das Blut. Venöse Stauung in gewissem Grade (z. B. durch Thrombose) wird hingegen von Lymphstauung (Ödem) gefolgt, auch dann, wenn wir keinen Grund haben, Abschluß der Lymphgefäße anzu-nehmen. Diese Beobachtungen weisen auf eine Aufnahme wenigstens von Gewebeflüssigkeit in das Blut hin. Abschluß des Brustganges, z. B. durch Unterbindung beim Hund oder Thrombose der Vena subclavia sin. führt aber mitunter auch ohne venöse Stauung zu (chylösem) Aszites; jedoch stellt sich oft eine ausreichende kollaterale Abfuhr ein.

Rückresorption in das Blut bedeutet eine raschere Aufnahme in das Blut und Verteilung im Körper als lymphatische Resorption.

Das Ödem, die Wassersucht.

Wir haben schon wiederholt Ödem kennen gelernt als Schwellung infolge von Anhäufung von mehr oder weniger seröser oder plasmatischer Flüssigkeit in den Gewebespalten, namentlich faserigen Bindegewebes. Die Flüssigkeit beim entzündlichen Ödem nennen wir Exsudat, die beim sonstigen Ödem (pathologisches) Transsudat, die Vorgänge Exsudation bzw. Transsudation. Ödematöse Haut ist blaß und kühl durch geringeren Blutgehalt und Blutzufuhr, wenn kein Fieber und keine arterielle Hyperämie durch akute Entzündung oder wie beim neurogenen Ödem (s. weiter unten) besteht.

Allgemeines Ödem des Unterhautgewebes nennen wir Anasarka, Anhäufung von Transsudat oder flüssigem Exsudat frei in einer serösen Höhle heißt Hydrops. Hydrops ascites (Hydroperitoneum) oder Bauchwassersucht bedeutet Ansammlung freier seröser Flüssigkeit in der Bauchhöhle; ferner Hydroperikard, Hydrothorax, Hydrocephalus int. et ext., Hydrozele (Hydrops der Tunica vaginalis propria testis). Man hat aber auch andere Flüssigkeitsansammlungen wohl als Hydrops bezeichnet, wie z. B. Hydrops antri Highmori, Hydrops vesicae felleae, wenn sich eine mehr oder weniger schleimige Flüssigkeit nach Abschluß der Höhle (bzw. Resorption der Galle) in ihr angehäuft hat. Mit Hydrops deutet man auch wohl Anasarka an (engl. „dropsy").

Ödem kann zu erheblichen Funktionsstörungen führen. Zunächst wird der Körper oder Körperabschnitt schon merkbar schwerer, bevor die Schwellung festzustellen ist. Sodann kann durch Raumbeschränkung bzw. Druck die Tätig-keit von Organen in lebensgefährlichem Maße beeinträchtigt werden. Hydro-thorax, Hydrops ascites erschweren die Atmung, Hydroperikard die Herz-wirkung, zuweilen auch die Atmung. Hydrozephalus übt einen schädlichen Druck auf das Hirn aus, und Ödem des Kehlkopfes kann dem Leben innerhalb weniger Stunden ein Ziel stecken durch Verschluß der Luftwege und Erstickung.

Man nennt dies oft Oedema glottidis, aber mit Unrecht. Denn nicht nur kann die Stimmritze, ein Spalt, nicht ödematös sein, aber auch die festen Stimmbänder werden es eben nicht oder am wenigsten. Das Larynxödem sitzt vornehmlich in den lockeren ary-epiglottischen Schleimhautfalten und ihrer Umgebung, auch am Kehldeckel. Abb. 324 zeigt ein nach dem Tode durch Fixierung und Härtung abgeschwollenes Larynxödem, es ist aber die erhebliche Verengerung des Aditus ad laryngem noch ersichtlich. Es stammt von einem etwa 20jährigen Mann und trat neben Lungenödem ungefähr 7 Stunden nach einer glatt verlaufenen Tonsillotomie wegen einfach vergrößerten Mandeln auf. Er hatte sich nach dem Eingriff während eines mehrstündigen Spazierganges scharfem Frühjahrswetter ausgesetzt. Zuvor hatte er schon mehrmals ohne bekannte Schädigung Anfälle von starkem Ödem, z. B. der Hände. Es kann auch eine infraglottideale, ödematöse Schwellung der Luftröhrenschleimhaut, wie wir beim Pseudokrupp ausführlicher sehen werden, zu einer recht hinderlichen Verengerung führen.

Das nur mikroskopisch erkennbare Ödem wird einen ähnlichen mechanischen Einfluß auf die einzelnen Zellen ausüben wie das makroskopische auf die Gewebe. Vergessen wir außerdem nicht, daß jedes Ödem überhaupt eine Störung des örtlichen Kreislaufs des den Stoffwechsel der Zellen besorgenden Gewebesaftes und damit auch des Stoffwechsels selbst bedeutet.

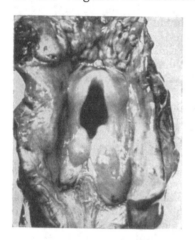

Abb. 324.   Ödem des Kehlkopfes.

Der Beantwortung der Frage, wodurch und wie Ödem entsteht, schicken wir voraus, daß Ödem im allgemeinen am ehesten in lockeren, leicht dehnbaren Geweben auftritt und dort auch die größte Ausdehnung zu gewinnen pflegt (S. 376). Wir wissen aber nicht, ob andere Faktoren als die Dehnbarkeit des Gewebes, z. B. große Durchlässigkeit des Blutgefäßendothels für die Leichtigkeit, mit der Ödem in einem Gewebe auftritt, in Betracht kommen. Hierüber fehlen genaue Daten (s. weiter unten). Auch der verschieden hohe Eiweißgehalt der normalen Gewebesäfte erheischt Beachtung. Von Bedeutung ist jedenfalls, daß Ödem in Leber, Niere und Milz beim Menschen in makroskopisch erkennbarem Grade selten ist. Wir dürfen hier die Zunahme der Gewebespannung nicht vernachlässigen: diese Organe sind von einer elastischen Kapsel umgeben. Nimmt der Inhalt dieser Kapsel rasch zu, so wird auch die intrakapsulare Gewebespannung größer,, so daß sogar Anämie, wie z. B. der Niere bei akuter trüber Schwellung, erfolgt. Sobald durch venöse Stauung Ödem droht, nimmt diese Gefahr zugleich durch die zunehmende Gewebespannung ab. Es ist hier aber eine vollständige gesetzmäßige Untersuchung erforderlich.

Fragen wir nun, wie und wodurch Ödem entsteht, so müssen wir von vornherein abnorm vermehrte Transsudation (bzw. Exsudation) oder eine ungenügende Abfuhr des Gewebesaftes oder ein Zusammentreffen von beiden annehmen: Es muß das Gleichgewicht zwischen Bildung (Anhäufung) und Abfuhr gestört sein.

Nach M. H. FISCHER besteht das Ödem in Quellung der kollagenen Fasern des Bindegewebes durch Wasseraufnahme, begünstigt durch eine Säure. Beim entzündlichen Ödem kommt eine solche Quellung vielleicht mitunter — nach dem mikroskopischen Bild — vor. Hat Ödem jedoch eine gewisse Ausdehnung gewonnen, so pflegen wir von Quellung der kollagenen Fasern nichts zu sehen. Wir erkennen dann im Gegenteil in unzweideutiger Weise scharf abgegrenzte, dünne Bindegewebsfasern, stark erweiterte Gewebespalten und Lymphgefäße, gefüllt mit Gewebesaft bzw. Lymphe. Auch Beobachtungen wie die folgenden beweisen, daß die Ödemflüssigkeit sich frei in den Gewebespalten bzw. Lungenbläschen findet: Durch Skarifikationen der ödematösen Haut läßt sich die dünne Flüssigkeit leicht entfernen; von der Schnittfläche einer ödematösen Lunge strömt durch leichten Druck die schaumige Flüssigkeit. FISCHER meint das Ödem gleichstellen zu dürfen mit der Wasseraufnahme in einen abgebundenen Froschschenkel, der in Wasser eingehängt wird. Die Umstände sind dabei aber offenbar andere als im tierischen Organismus, in dem die Gewebe Gewebesaft aus dem Blute erhalten und festhalten.

Wollen wir die Störung dieses Gleichgewichts zwischen Bildung und Abfuhr des Gewebesaftes erforschen, so müssen wir das entzündliche, das hydrämische, kachektische, marantische, das mechanische oder Stauungsödem, das nephrogene oder renale Ödem durch gestörte Nierentätigkeit, das Oedema ex vacuo und das angioneurotische (neuropathische) Ödem unterscheiden.

Wir haben früher gesehen, daß der Eiweißgehalt flüssigen, serösen oder plasmatischen Exsudates in der Regel höher ist als der eines Transsudates. Wahrscheinlich liegt auch in Zuständen mit nicht-entzündlicher Ödembildung immer eine geringere oder stärkere Schädigung des Kapillarendothels vor und nimmt mit ihrer Stärke auch der Eiweißgehalt der Ödemflüssigkeit zu. Wir erinnern im übrigen daran (S. 377), daß der Eiweißgehalt des normalen Transsudates in verschiedenen Geweben verschiedene Werte hat, was, auch bei gleich starker Schädigung von Blutkapillaren, sich auch im pathologischen Transsudat geltend machen wird. Wir wissen, daß bei hochgradiger Blutstauung sogar rote Blutkörperchen aus den Haargefäßchen in das umgebende Gewebe austreten können.

Oben haben wir schon betont, daß auch erhebliche Hindernisse der Lymphabfuhr nicht zu Ödem zu führen pflegen, wenn nur der venöse Blutstrom ungehindert ist. Vergleichen wir alle genügend übersehbare Daten untereinander, so erscheint die Annahme gerechtfertigt, daß im allgemeinen nur dann Ödem eintritt, wenn die Transsudation vermehrt ist bzw. wenn flüssige Exsudation eintritt, und die Abfuhr des Gewebesafts als Lymphe oder durch Rücktritt in das Blut unbedingt oder verhältnismäßig unzureichend ist. Es erfolgt somit Ödem durch ein Mißverhältnis zwischen Bildung und Abfuhr von Gewebesaft zugunsten einer Anhäufung. Es kann beides abnorm sein. Und zwar lassen sich sämtliche Fälle von Ödem zurückführen: 1. Auf Zunahme des Blutgehalts, wohl auch des kapillaren Filtrationsdruckes, unter bestimmten Umständen, 2. auf geänderte Zusammensetzung des Blutes (Hydrämie usw.,) 3. auf Ernährungsstörung (Schädigung) des Kapillarendothels und 4. auf Zusammentreffen von zwei oder drei Faktoren. Grad und Dauer der pathologischen Veränderung sind von Bedeutung. Welche Gründe wir für diese Annahme haben, erhellt aus folgendem:

Zunächst das Stauungsödem. Nach dem Versuch von LUDWIG und TOMSA nimmt sofort nach der Unterbindung des Plexus pampiniformis beim Hunde der Lymphstrom aus den Lymphgefäßen des Hodens zu. Der Hoden schwillt dann stark an und mit zunehmender Schwellung nimmt der Lymphabfluß ab, schließlich hört er auf, wahrscheinlich durch Zusammendrückung der Lymphkapillaren durch angehäuftes Transsudat, d. h. durch vermehrte Gewebespannung. Einen ähnlichen Versuch machte COHNHEIM: Bringt man eine Kanüle in eines der Lymphgefäße an der äußeren Seite des Unterschenkels eines Hundes, so nimmt die Menge aus der Kanüle strömender Lymphe stark zu nach Unterbindung der Hauptvenen, welche das Blut aus dem Unterschenkel abführen. Ein anderer Versuch: Wenn nach Unterbindung oder Abklemmung der Vena femoralis des Hundes der Blutdruck in der Art. femoralis nicht ansteigt, so ist das entweder einer genügenden Abfuhr des venösen Blutes durch andere Adern oder einer Zunahme der Transsudation oder beiden zuzuschreiben. Stauungsödem braucht man aber nicht zu finden. Füllt man jedoch die größeren Adern mit Gipsbrei von einer kleinen Hautvene des Fußrückens aus, während zugleich die Extremität zeitweilig fest durch einen Kautschukschlauch abgebunden ist; entfernt man diesen Schlauch sobald der Gipsbrei erstarrt ist, nach etwa 15 Minuten, so tritt Stauungsödem ein. Vom dritten bis vierten Tage an beginnt das Ödem jedoch wieder zu verschwinden. Aus diesen Versuchen geht hervor, daß venöse Stauung starken Grades zu Stauungsödem im Wurzelgebiet der Venen mit Blutstauung führt. Inwiefern Stauung des Gewebesafts infolge von verringerter Abfuhr durch die Venen eintritt, ist nicht entschieden. Vermehrte Filtration infolge des erhöhten venösen und wohl auch kapillaren Blutdruckes spielt aber wahrscheinlich eine große Rolle; damit ist der niedrige Eiweißgehalt des Transsudates in Übereinstimmung. Auf Filtration weist auch der Einfluß der Schwerkraft. Das Ödem bei chronischer Herzinsuffizienz tritt oft zunächst nur im Laufe des Tages, und zwar circa malleolos (Knöchelödem) und auf der Vorderfläche des Schienbeins auf — die Pantoffel werden zu klein — nämlich bei stehenden, sitzenden und gehenden Patienten. Während der nächtlichen horizontalen Lagerung schwindet das Ödem. Allmählich nimmt es mit der Herzinsuffizienz an Ausdehnung zu. Später kommt Ödem des Skrotums bzw. der Labia maiora hinzu. Dann schwindet es schließlich nicht durch die Bettruhe. Im allgemeinen tritt das Stauungsödem zunächst in den abhängigen Körperteilen, und zwar besonders in den lockeren Geweben ein. Später kommt dann manchmal allgemeines Hautödem (Anasarka) und Anhäufung von Transsudat in serösen Höhlen (Hydrothorax, Hydroperikard, Aszites) hinzu. Jedoch keineswegs immer oder in derselben Reihenfolge. Individuelle Unterschiede machen sich auch hier bemerkbar in Fällen, wo übrigens schwere Herzinsuffizienz längere Zeit bei bettlägerigen Patienten bestand. Bei Leuten, die lange Zeit bettlägerig waren und dann aufstehen, schwellen die Füße im Laufe der ersten Tage an durch Hyperämie und sogar Ödem, das nachts schwindet: Entwöhnung der Gefäße (S. 710) und wohl auch vermehrte Durchlässigkeit des Endothels sind daran schuld. Beim rein nephritischen Ödem macht sich die Schwerkraft nicht bemerkbar (s. unten). Jedoch sind beim Stauungsödem andere Wirkungen als Filtration, wie solche des zunehmenden Kohlensäuregehalts, nicht ausgeschlossen. Dauert starke Blutstauung längere Zeit, wie z. B. bei chronischer Herzinsuffizienz, so kommen höchstwahrscheinlich schwerere Ernährungsstörungen des Kapillarendothels hinzu, es steigt dann der Eiweißgehalt des Transsudats, so daß die Unterscheidung von serösem Exsudat schwer wird.

Bei allgemeiner Stauung durch Herzinsuffizienz kann infolge von ungenügender Tätigkeit der Stauungsnieren die tägliche Harnmenge abnehmen und bei gleicher Einnahme und ohne kompensatorische Diarrhöe oder Schweißbildung Hydrämie sich einstellen, die ihrerseits zu Ödem führen kann (s. unten). Bei allgemeiner Stauung kann ferner Einnahme abnorm großer Mengen Kochsalz das Ödem verschlimmern, während salzlose Diät dem entgegenwirkt (s. unten).

Die Anhäufung des Transsudates im Gewebe findet zunehmenden Widerstand von der allmählich zunehmenden Gewebespannung. Die Flüssigkeit quillt reichlich hervor aus einem Einschnitt in das Unterhautgewebe. Nimmt jedoch die Elastizität und mit ihr die Spannung des Gewebes infolge der fortwährenden Dehnung durch die angehäufte Flüssigkeit allmählich ab, so kann die Transsudation wiederum zunehmen.

Bestehen bei einem Patienten Ödem der beiden Beine und Aszites, so können beide Erscheinungen derselben Funktionsstörung, z. B. des Herzens, zuzuschreiben sein. Es ist aber auch möglich, daß zunächst Stauungsödem im Wurzelgebiet der Pfortader, z. B. infolge von Leberzirrhose oder Pfortaderthrombose, und dann Zusammendrückung der Venae iliacae auftritt, sobald die Spannung (der Druck) der Aszitesflüssigkeit den Blutdruck in jenen Venen übertrifft. Hydrops ascites ist die Folge von Anhäufung von freiem Trans- oder Exsudat aus Blutgefäßchen des Bauchfells. Ascites chylosus entsteht durch Beimengung von Chylus bei reichlicher Einnahme von Milch und Butter (STRAUS).

Die Entstehung des Lungenödems hat zu Widerstreit geführt. Wir meinen hier nicht das agonale (terminale) Lungenödem, das als Vorbote des Todes erscheint, sondern das anfallsweise auftretende, das tödlich werden kann. Es kommt z. B. bei Herzkranken vor. Bei beiden Formen tritt Transsudat frei in die Lungenbläschen aus und gelangt von da aus, mit Luftbläschen Schaum bildend, in die Luftwege, was auch bei entzündlichem Ödem geschehen kann. Wie und wodurch entsteht es? COHNHEIM und WELCH faßten es schon als Stauungsödem auf. Unterbindung der Aorta ascendens, Kompression der linken Herzkammer oder des linken Vorhofes führt beim Versuchstier Lungenödem herbei, wenn die rechte Herzhälfte kräftig fortarbeitet. GROSSMANN hat durch ähnliche Versuche, wobei die linke Herzhälfte völlig außer Wirkung gesetzt wurde, ebenfalls Lungenödem bewirkt. Nun hat man aber gegen die Übertragung dieser Versuchsergebnisse auf den Menschen mit Recht eingewendet, daß akutes allgemeines Lungenödem beim Menschen auftritt bei fortdauernder Wirkung auch des linken Herzhälfte. Ja, es scheint der Radialpuls mitunter, z. B. bei Nephritis, sogar ziemlich kräftig zu sein, während doch das Lungenödem erscheint. Demgegenüber ist aber zu bemerken, daß es sich um übrigens normale Versuchstiere und um abnorme Menschen handelt, sogar um Menschen, die schon längere Zeit krank, vielleicht hydrämisch und deren Gefäße, wie KREHL anführt, außerdem vielleicht verändert waren. Schließlich wird die Kraft des Pulses oft überschätzt (S. 750), und so ist es sehr wohl möglich, daß es bei gewisser Störung des Verhältnisses zwischen der Tätigkeit der linken und rechten Herzhälfte, unter bestimmten sonstigen abnormen Bedingungen wie Hydrämie usw., zu Lungenödem kommt, auch dann, wenn der Radialpuls nicht schwach zu sein scheint. Blutdruckbestimmung ist hier erforderlich. Erholt sich das Herz, so geht der gefährliche Anfall vorüber, indem das Lungenödem schwindet. Mitunter — wie oft? — spielt ein angioneurotischer Faktor bei der Entstehung des Lungenödems eine Rolle (s. unten). Zu dieser Frage sei noch bemerkt, daß erhebliche, aber allmählich zunehmende Stauung im Lungenkreislauf auftreten und lange Zeit bestehen kann ohne Lungenödem, z. B. bei Fehlern der Mitralklappe. Es kann dabei sogar zu Blutungen aus den strotzend erweiterten Kapillaren kommen ohne Ödem. Die erforderlichen, auch quantitativen Daten fehlen aber zur Beantwortung der Frage, ob die Lungenkapillaren weniger durchlässig sind für Transsudat als andere Kapillaren. Das sie überhäutende Alveolarepithel spielt dabei vielleicht eine gewisse Rolle, obwohl wir bedenken müssen, daß die eingeatmete Luft in den Lungenbläschen normaliter Wasserdampf aus dem Blut erhält. Wann bei Mitralfehlern Lungenödem eintritt, namentlich ob dies nur bei ungenügender Wirkung auch des rechten Herzens stattfindet, wissen wir nicht. Bei Lungenödem durch ungenügende Herzwirkung sowie beim agonalen Lungenödem macht sich oft die Schwerkraft geltend, wie wir aus der Hypostase (Blutanhäufung in den tiefstliegenden Lungenteilen) und dem aus ihr hervorgehenden hypostatischen Ödem erkennen. Auf Hydrothorax kommen wir S. 821 und 839 zurück.

Als Kriegsödem oder Hungerödem bezeichnet man das im Weltkrieg, besonders bei Männern im Alter von 40—65 Jahren beobachtete Ödem der Beine, seltener der Arme, von Skrotum und Gesicht, ausnahmsweise auch Aszites und Hydrothorax. VON JAKSCH sowie SCHITTENHELM und SCHLECHT heben neben der hochgradigen Atrophie der Muskeln und inneren Organe und dem hochgradigen Schwund des Fettgewebes, den auch andere Forscher fanden, Bradykardie hervor, wobei die Pulszahl bis auf 32 in der Minute sank. Auch der Blutdruck war erniedrigt. VON JAKSCH stellte Pollakiurie fest. Nach

SCHITTENHELM und SCHLECHT findet während der Ödembildung eine starke Zurückhaltung von Kochsalz und Wasser statt, so daß beim Ablauf des Ödems Harnmenge und Kochsalzausfuhr im Harn stark zunehmen, beides beschleunigt durch Thyreoidin, das beim normalen Menschen wirkungslos ist. LUBARSCH weist auf die an nicht wenigen Kapillarendothelzellen (Leber, Darm) nachweisbaren Fettablagerungen als Zeichen ihrer Schädigung. Für die Ödembildung kommt nicht nur geänderte Zusammensetzung, Wäßrigkeit des Blutes, sondern auch vermehrte Durchlässigkeit des Kapillarendothels in Betracht; letztere ist wohl noch von großer Bedeutung für die neben dem Ödem so häufigen Blutungen (per diapedesin), während doch sonst Ödem und Blutaustritt keineswegs immer zusammengehen, wie wir oben schon sahen.

Durch Bettruhe, besonders bei guter Ernährung, schwindet fast immer rasch, unter vermehrter Harnausscheidung, die im Körper aufgespeicherte Wassermenge; in einigen Fällen (MAASE und ZONDEK) schwand das Ödem ebenfalls rasch durch Zulage von 100 g Speck täglich zur Nahrung für eine Woche lang, auch ohne Bettruhe. Im Transsudat fand sich (MAASE und ZONDEK) nur 0,116% Eiweiß (gew. analyt.) gegen 0,343% bei nephritischem und 0,941% bei Stauungsödem; hingegen 0,0170% NH_3 gegen 0,0085% bzw. 0,0068%. Diese auch von anderen Forschern festgestellten hohen Ammoniakzahlen seien Ausdruck eines abnormen Eiweißzerfalls (oder einer Säureanhäufung? siehe Azidosis). Nach Schwund des Ödems erweisen sich die Muskeln als sehr atrophisch. Wiederaufnahme der Arbeit, auch des Sitzens eines Kutschers auf dem Bock, wird sofort von erneutem Ödem gefolgt. Eine Kreislaufstörung (es besteht Bradykardie) spielt wahrscheinlich eine Rolle, außerdem litt wahrscheinlich die Ernährung der Gefäße durch Mangel an Fett in der Nahrung. Der Harn ist frei von Eiweiß und Zucker. Der Hb-Gehalt ist 50—70%, der Färbeindex 0,7—0,9, die Chromozytenzahl 3 000 000—4 000 000 (MAASE und ZONDEK).

Oedema ex vacuo entsteht durch Abnahme der Gewebespannung durch Gewebeschwund („Horror vacui" der Alten). Der Druckunterschied auf Innen- und Außenwand der Blutkapillaren nimmt dann zu und damit die Transsudation. Es kommt neben Hydrocephalus internus subarachnideal vor bei seniler Gehirnatrophie (S. 283), indem die Schädelwand nicht nachgibt. So entsteht ebenfalls eine Hirnzyste aus ischämischer Nekrose. Auch atrophisches Fettgewebe wird manchmal ödematös („serös infiltriert").

Hydrämie führt nur unter bestimmten Umständen zu Ödem. Zunächst müssen wir auch hier die plethorische und die einfache Hydrämie unterscheiden. Plethorische Hydrämie ist nicht leicht zu erhalten, weil ja das künstlich eingeführte Wasser bald durch Nieren, Darm und Drüsen ausgeschieden wird (S. 13). COHNHEIM und LICHTHEIM stellten fest, daß erst dann, wenn sehr große Mengen physiologischer Kochsalzlösung mit gewisser Geschwindigkeit einverleibt werden, Ödem innerer Organe, mitunter auch der Lungen, und Höhlenhydrops eintreten. Offenbar hält dann die Ausscheidung mit der Einführung nicht gleichen Schritt. Anasarka (Ödem des Unterhautgewebes) tritt dabei jedoch kaum auf. MAGNUS bestätigte diese Ergebnisse. Er fand aber außerdem, daß Hautödem bald durch Hydrämie hervorzurufen ist, sobald die Gefäßwände durch gewisse Gifte geschädigt werden. Über die Empfindlichkeit verschiedener Gefäßgebiete vermögen wir aus all diesen Versuchsergebnissen jedoch kein Urteil zu bilden, denn wir haben durchaus keine Sicherheit, daß der Blutdruck durch rasche Einführung großer Wassermengen in allen Kapillaren in gleichem Maße ansteigt; und ebensowenig, daß die Konzentration des auf die verschiedenen Kapillargebiete einwirkenden Giftes gleich ist. Wir dürfen aber annehmen, daß MAGNUS durch Giftwirkung die

Durchlässigkeit der Blutkapillaren vermehrte und damit bestätigte, was COHN-
HEIM schon annahm, daß nämlich Hydrämie zu Anasarka überhaupt führen kann,
wenn die Durchlässigkeit der Gefäßwandungen zunimmt. Dies kann schon
stattfinden durch die hydrämische Blutbeschaffenheit selber, aber erst nach
längerer Dauer. Während obige Versuchsergebnisse also nur auf Zustände
kurzer Dauer Beziehung haben — eine plethorische längerer Dauer gibt es ja
nicht — vermag einfache Hydrämie nach längerer Dauer, durch Steigerung
der Durchlässigkeit der Gefäßwände (infolge von Ernährungsstörung) Anasarka
zu bewirken. Vielleicht fördert Abnahme des Plasmaeiweißes (Hypalbuminose
S. 678), also Abnahme des intrakapillaren Quellungsdruckes, die Transsudation.
Das Ödem bei Erschöpfungszuständen (kachektisches, marantisches
Ödem) ist von diesem Gesichtspunkt aus zu beurteilen. Allerdings kommt
manchmal ungenügende Herzwirkung in solchen Fällen hinzu. Jedenfalls macht
sich die Schwerkraft geltend, wie z. B. aus dem Auftreten des Ödems zunächst
circa malleolos erhellt. Wie groß der Einfluß der Zusammensetzung der intravaskulären Flüssigkeit für die Ödembildung ist, geht aus einem Versuch
GÜNZBURGS hervor: Durchströmt man einen soeben getöteten Frosch von der
Aorta aus mit RINGERscher Flüssigkeit (6,5 g NaCl + 0,2 NaHCO₃ + 0,2 CaCl₂
+ 0,1KCl in 1 l Wasser), die genügend Sauerstoff enthält, so findet man sogar
nach 24 Stunden kein Ödem. Sobald man aber K aus der Flüssigkeit fortläßt,
tritt ein gewaltiges Ödem ein, das jedoch ausbleibt, wenn man K durch Rb,
U oder Th ersetzt. Nach HAMBURGER und BRINKMAN ist auch der Gehalt an
Ca-Ionen von Bedeutung. Wenn auch die Konstellation im lebenden Organismus
eine andere ist, beweist der Versuch die Bedeutung der Zusammensetzung
des Transsudats.

Bei manchen Nierenkrankheiten kann Ödem (Anasarka) und Höhlenhydrops auftreten. Dieses sog. nephritische, richtiger nephrogene oder renale
Ödem ist jedoch nicht einheitlicher Natur. Zunächst ist das Ödem in späteren
Stufen der Schrumpfniere in der Regel ein Stauungsödem infolge von Insuffizienz des hypertrophischen Herzens. Ganz anderen Ursprunges ist das Ödem
bei akuten und subakuten Nephritiden bzw. Nephrosen ohne Herzinsuffizienz. Es bevorzugt die am meisten dehnbaren Gewebe und wird zuerst
am gedunsenen Gesicht und an den Augenlidern („puffy face") erkennbar
ohne merkbaren Einfluß der Schwerkraft. Wir werden später mehrere Möglichkeiten von Störung der Nierentätigkeit kennen lernen, die zu Hydrämie
führen: entweder primäre Wasserretention oder primäre Zurückhaltung von
Kochsalz (von den Phosphaten und anderen Salzen wissen wir fast nichts) mit
sekundärer Wasserretention, oder drittens eine Kombination beider Möglichkeiten, mitunter mit Stauung. Zunächst wird der Blutdruck durch primäre
oder sekundäre Zurückhaltung von Wasser bei genügender Herzwirkung etwas
ansteigen, sofern nicht Erweiterung von Blutgefäßen und vermehrte Transsudation dies verhindert. Vermehrte Transsudation ohne entsprechend vermehrte
Lymphabfuhr bedeutet aber einsetzendes, sei es auch zunächst latentes Ödem.
Dieses Ödem kann dann allmählich zunehmen, bis es klinisch als solches nachweisbar wird. Wir kommen S. 889 f. hierauf zurück.

Wir dürfen annehmen, daß bei ungenügender Nierentätigkeit Ödem durch
Hydrämie nach einiger Dauer ohne weiteres auftritt. Bei Nierenentzündung
im Verlauf von Scharlach kann eine Schädigung der Hautgefäße durch das
Scharlachgift, das eine Hautentzündung bewirkt, mitwirken, so daß eine
Anasarka dermatitisch-renalen Ursprunges erscheint. Vielleicht vermögen
auch andere Gifte nicht nur Nephritis hervorzurufen, sondern außerdem Gefäße
außerhalb der Nieren zu schädigen, so daß ihre Durchlässigkeit zunimmt. Auch
erheischt die Möglichkeit Beachtung, daß bei ungenügender Nierentätigkeit

zurückgehaltene Gifte dies tun. In anderen Fällen können andere ödemfördernde Faktoren hinzutreten.

Schließlich wollen wir noch das angioneurotische (neuro- oder idiopathische) umschriebene Ödem (QUINCKE, STRÜBING) besprechen. Es tritt plötzlich, nach einem geringen oder ohne bekannten Anlaß eine mehr oder weniger umschriebene ödematöse Anschwellung mit starker Röte an irgendeiner Körperstelle auf: am Kopf (s. Abb. 325), am Halse (zuweilen kropfähnlich), an Hand oder Fuß usw. Nach kurzer Zeit, nach 20 Minuten, 1½ Stunde, oder länger schwindet die Schwellung. Mitunter bekommt der Patient zahlreiche Anfälle; ein von HERM. MÜLLER beobachtetes Mädchen hatte 115 Anfälle innerhalb 3 Jahren, darunter auch Lungenödem! Der Genuß von Fisch oder einer frischen Zigarre (MORITZ SCHMIDT) kann es veranlassen. Vgl. den Fall von Abb. 324.

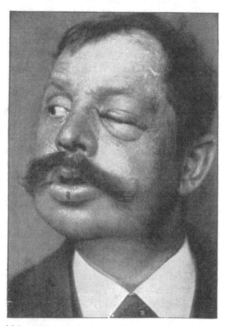 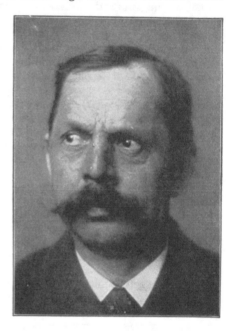

Abb. 325.   Oedema cutis circumscriptum   Abb. 326.   Dieselbe Person wie Abb. 325
(nach MORITZ).   in anfallsfreier Zeit (nach MORITZ).

Hierher gehört auch wohl die Beobachtung POTAINS von einem halbseitigen Anasarka nach gleichseitiger Nierenkontusion. Beim Pseudokrupp und beim Asthma nervosum ist der angioneurotische Faktor zu berücksichtigen (s. dort). Das angioneurotische Ödem steht vielleicht in gewisser Beziehung zu den Quaddeln bei Urtikaria und zum Erythema nodosum. Auch bei Tabes dorsalis, Myelitis usw. hat man neurogenes Ödem beobachtet.

Wie müssen wir uns die Entstehung des angioneurotischen Ödems vorstellen? Durch starke neurogene Hyperämie? Wenn man den Sekretionsnerven der Unterkieferspeicheldrüse mit Atropin vergiftet, hat Reizung der Chorda tympani allerdings beträchtliche Hyperämie, aber keine Zunahme des Lymphabflusses aus dem Halslymphstamm zur Folge (HEIDENHAIN). Es ist also beträchtliche neurogene Hyperämie dieser Drüse möglich ohne vermehrte Lymphbildung. Demgegenüber steht aber ein anderer Versuch von OSTROUMOFF, durch COHNHEIM u. a. bestätigt. Reizt man bei einem Hund den peripheren Stumpf des durchschnittenen N. lingualis eine Zeitlang durch Induktionsströme von allmählich wachsender Stärke, so kommt

zu der rasch eintretenden gewaltigen Hyperämie der betreffenden Zungenhälfte ein
Ödem, das etwa zehn Minuten nach Beginn der Reizung für das bloße Auge erkennbar
wird und dann allmählich zunimmt. Reizt man mechanisch die Bronchiolenschleimhaut oder faradisch das Lungengewebe oder das periphere Vagusstück, so erfolgt
Lungenödem (durch sehr starke örtliche Blutdruckerhöhung?). Vgl. JORES.
     Bei Muskellähmung kann Ödem auftreten, das wohl, wenigstens zum Teil
der Blut- und Lymphstauung zuzuschreiben ist. Auch das Ödem bei Neuritis
kann von Blut- und Lymphstauung herrühren, indem die „Nervenentzündung"
Muskellähmung zur Folge hat. Es kann sich aber auch wohl um ein chronisches
neuropathisches Ödem infolge von Nervenreizung handeln. Außerdem ist die Möglichkeit eines Ödems durch selbständige oder kollaterale seröse Entzündung um einen
in der Tat entzündeten Nerven zu berücksichtigen. Genaue Daten fehlen aber.
     Schließlich ist noch das angeborene, familiäre Ödem zu erwähnen. NONNE
beschrieb es zuerst als Elephantiasis congenita hereditaria. Meist handelt es sich
um Ödem der beiden Unterbeine bzw. auch des Skrotums. Es nimmt mit dem
Wachstum zu. Es wird als eine trophonervöse Erscheinung aufgefaßt, womit aber
das wie und wodurch nicht verständlich wird. MILROY sah es schwinden nach Entfernung eines vergrößerten Hodens.

27. Kapitel.

Allgemeine Blutbewegung.   Herztätigkeit.

Einleitung.   Herzarbeit.

Was ist die Triebkraft des allgemeinen Kreislaufs? Die Herzwirkung,
gestützt durch die übrigen S. 713 genannten Faktoren, unterhält den Kreislauf,
indem sie das Blut aus den Venen in die Schlagadern schafft, sie stellt aber
nicht die unmittelbare Triebkraft der Blutbewegung dar. Mit der Herzwirkung,
dem bei weiten kräftigsten, allein schon ausreichenden Faktor der Triebkraft
bei einem gewissen Blutvolumen, hört die Triebkraft nicht sofort auf, sondern sie überdauert die Herzwirkung. Daran möge vielleicht Zusammenziehung von Gefäßmuskeln einen Anteil haben, auch ohne solche müssen wir
von vornherein erwarten, daß der Kreislauf die Herzwirkung überdauert. Ein
physikalischer Versuch zeigt es uns. Treiben wir durch rasch aufeinander folgende
periodische Zusammenpressungen eines Gummiballons stoßweise Wasser in eine
lange elastische Röhre, die an ihrem anderen Ende eine ziemlich enge Ausflußöffnung hat — wir können diesen Ausflußwiderstand durch einen Hahn nach
Belieben erhöhen oder verringern — so strömt die Flüssigkeit bald aus, jedoch
nicht in gleichem Maße stoßweise wie sie eingetrieben wurde, sondern mehr kon-
tinuierlich mit periodischen Verstärkungen. Treiben wir nun nicht weiter Wasser
stoßweise ein, so hört der Ausfluß nicht zugleich auf, nein, er hält noch einige Zeit an,
und zwar so lange, bis der Wasserdruck in der gedehnten (erweiterten) Kautschukröhre erschöpft ist oder wenigstens zur Überwindung des Ausflußwiderstandes
nicht mehr ausreicht. Der Wasserdruck, welcher der Spannung der gedehnten
Röhrenwand gleich ist, stellt somit die unmittelbare Triebkraft des Wassers
dar. Die Geschwindigkeit, welche der einpressende Ballon dem Wasser erteilte,
tritt ihr gegenüber um so mehr in den Hintergrund, je höher der Wasserdruck
ansteigt. Sie darf bei einem gewissen Verhältnis ihres Wertes zu dem des Wasser-
druckes vernachlässigt werden. Diesen Fall nehmen wir vorläufig an.
     Woher kommt nun der Wasserdruck? Die kurz nacheinander eingeworfenen
Wasservolumina durcheilen nicht frei, wie Kugeln, die Röhre, sondern es strömt
zunächst bei gewissem Ausflußwiderstand und gewisser Röhrenlänge (innerer
Reibung) in der Zeiteinheit weniger Wasser aus als ein: Es füllt und überfüllt sich
infolgedessen die Röhre. Vom Augenblick an, daß sie sich überfüllt, wird ihre Wand

gespannt und gedehnt. Und zwar ist die Wandspannung, bei gleichbleibender Elastizität (wie wir annehmen) ein Maß der Überfüllung. Sie ist offenbar immer dem Druck der Flüssigkeit auf die Wand (Seitendruck oder Wanddruck, unabhängig von der Schwerkraft) gleich. Der Wasserdruck in einem gegebenen Augenblick ist offenbar dem Wasservolumen gerade und der Kapazität der Röhre (bei gleicher Elastizität) umgekehrt proportional und bei gleicher Überfüllung der Elastizität proportional. Und das Verhältnis vom Zu- zum Ausfluß bedingt, ceteris paribus, das vorhandene Wasservolumen. Es tritt nach einiger Zeit, wenn wir immer fortfahren, stoßweise jedesmal das gleiche Wasservolumen in die Röhre einzutreiben, eine gleichbleibende mittlere Überfüllung, also ein gleichbleibender mittlerer Wasserdruck mit periodischen Zunahmen ein. Es ist dann die in der Zeiteinheit ausfließende Wassermenge der in der Zeiteinheit eingepreßten gleich, und die Strömung ist stationär geworden, d. h. es bleibt die mittlere Geschwindigkeit an jedem willkürlichen Durchschnitt oder an jedem Punkt einer Strömungslinie in einer gleich weiten Röhre dauernd gleich. Es fließt dann in der Zeiteinheit mehr Wasser aus als anfangs, als die Röhre noch nicht überfüllt war. Denn eben dieser Wasserdruck stellt die fortwährend wirkende Triebkraft des Wassers dar. Je höher der Ausflußwiderstand ist, um so höher muß der Wasserdruck ansteigen, bevor sein mittlerer

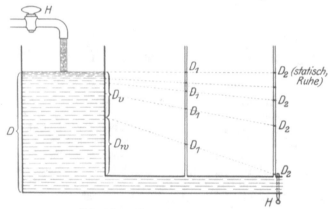

Abb. 327.   Wasserdruckverhältnisse.

Wert gleichbleibt; ein höherer Ausflußwiderstand führt bei gleichbleibender Wasserzufuhr zu stärkerer Überfüllung, und zwar so lange, bis eben der dadurch zunehmende Druck (Triebkraft) den Ausfluß gleich der Zufuhr macht. Wir betrachten den Druck eben als eine gehemmte Bewegung, die in Bewegung übergeht, sobald er den hemmenden Widerstand zu überwinden vermag.

Wir können uns die Verhältnisse durch folgenden Versuch klar machen: Lassen wir in ein Druckgefäß mit horizontaler Ausflußröhre aus einem Hahn immer so viel Wasser einströmen, daß der Wasserspiegel dauernd gleich hoch (D) bleibt, unabhängig vom Ausfluß, den wir durch einen Hahn nach Belieben ändern können. Steht dieser Hahn ganz offen, so fließt in der Zeiteinheit das größte Wasservolumen aus. Je mehr wir den Hahn zudrehen, um so geringer wird dieses Volumen. Zugleich sehen wir aber den Wanddruck (in den Piezometern) ansteigen. Die Triebkraft, welche das Wasser durch die Röhre bewegt, ist der hydrostatische Wasserdruck D im Gefäß. Dieser D wird zum Teil zur Überwindung der inneren Reibung in der Röhre und ihren Öffnungen (Eintritt und Ausfluß) verbraucht, sie wandelt sich dabei in Wärme[1]) um. Dieser Teil, die „Widerstandshöhe" D_w (D_1, D_2 usw.)

---

[1]) Unter den hier in Betracht kommenden Umständen dürfen wir die Flüssigkeitsteilchen, welche die Wand benetzen, als (durch Adhäsion) in Ruhe betrachten. Der Widerstand, dem die strömende Flüssigkeit begegnet, ist somit die innere Reibung als Folge der Kohäsion der Flüssigkeitsteilchen. Wir gebrauchen im folgenden Wanddruck = Seitendruck.

ist als hydrodynamischer Druck in den Piezometern meßbar. Er nimmt offenbar nach der Ausflußöffnung hin ab, je nachdem er zur Überwindung des Widerstandes verbraucht ist. Bei einer stationären Strömung ist der Wanddruck an einem Punkt der Röhre der Summe der Widerstände stromabwärts gleich. Der Druck D_0 in der Ausflußöffnung ist = o. Der Druckunterschied $D—D_0$ ist also die Triebkraft des Wassers durch die Röhre; weil aber $D_0 = o$, können wir D als solche andeuten. Der Teil D_v der Triebkraft D erteilt dem Wasser Geschwindigkeit. Wir bezeichnen ihn als D_v (Geschwindigkeitshöhe). Nun ist offenbar $D_v = D—D_w$. Weil D immer gleichbleibt (wir setzen dies ja voraus), wird offenbar D_v um so geringer, je mehr D_w ansteigt. Je mehr wir den Ausflußhahn zudrehen, um so mehr nimmt also D_w zu, D_v aber ab. Schließen wir den Hahn, so wird der Widerstand ∞, $D_w = D$ und folglich $D_v = o$, d. h. es strömt kein Wasser mehr durch die Röhre und der dynamische (kinetische) Zustand geht in den statischen über. Wir können auch sagen: Durch Verschluß des Hahns wird $D_v = o$, folglich $D_w = D$. Es geht der hydrodynamische Druck D_w beim Schließen des Hahns in den überall gleichen hydrostatischen Druck D über, während $D_v = o$ wird.

Wenden wir nun diese Betrachtungen auf den Kreislauf an, so ergibt sich folgendes: Zunächst dürfen wir die Körperflüssigkeiten als volumenbeständig voraussetzen, d. h. wir dürfen annehmen, daß ihr Volumen sich nicht durch Druck, Temperaturänderung usw. ändert. Das Herz preßt bei jeder Kammersystole das gleiche Blutvolumen — wir dürfen dies im großen und ganzen bei einer regelmäßigen Herztätigkeit annehmen — in die Aorta bzw. die Lungenschlagader. Beide Gefäße sind stark überfüllt, und ihre Überfüllung, die den Blutdruck bedingt, wird durch die regelmäßige systolische Zufuhr unterhalten. Das Herz entnimmt das einzuwerfende Blut den entsprechenden Venen und verhütet dadurch eine stärkere Überfüllung dieser Gefäße, wozu auch die Faktoren mitwirken, welche die Blutbewegung in den Venen verstärken (S. 713). Durch die Herztätigkeit bleibt somit, ceteris paribus, der mittlere (durchschnittliche) arterielle Druck hoch, der mittlere venöse Druck niedrig. Wir können auch sagen: Durch die regelmäßige Herztätigkeit bleibt der arterio-venöse Druckunterschied, gemessen in den betreffenden Gefäßen in der nächsten Nähe des Herzens, gleich. Dieser arterio-venöse Druckunterschied ist die Triebkraft des Kreislaufs. Ihr gegenüber dürfen wir nämlich, ohne groben Fehler, die dem systolischen Blutvolumen erteilte Geschwindigkeit, die Vis viva ($\frac{1}{2}\,m\,v^2$), meist vernachlässigen. Wir nehmen im allgemeinen an: in jedem willkürlichen Abschnitt des Gefäßsystems mit einem zwischenliegenden Kapillargebiet ist der Druckunterschied $D_1—D_2$, gemessen an dem Anfangs- und Endpunkt des Abschnitts, die Triebkraft des Blutes. Der Druck wandelt sich, je nachdem die Summe der Widerstände stromabwärts größer oder geringer wird, zum geringeren oder größeren Teil in Geschwindigkeit um. Bleibt der Widerstand gleich, so hält die Durchblutung mit dem Druckunterschied gleichen Schritt (s. unten).

Indem die systolisch stoßweise eingetriebene Blutmenge die Aorta erweitert und dabei Blutwirbel hervorruft, erhöht sie eben durch diese Wirbel den Widerstand für den Blutstrom. Die örtliche Aortenerweiterung pflanzt sich als Pulswelle durch die Schlagaderwand und die Wirbel höchstwahrscheinlich durch die arterielle Blutsäule fort. Dadurch wird die Vis viva des Schlagvolumens, d. h. des systolisch eingeworfenen Blutvolumens, so klein, daß wir sie vernachlässigen dürfen. Die Pulswelle hat mit der Blutströmung übrigens nichts zu tun, ebensowenig wie die Wellen mit der Strömung eines Stromes. Ihre Geschwindigkeit wird bekanntlich durch andere Faktoren bestimmt als die Blutstromes. Nur ausnahmsweise kommt die Stromgeschwindigkeit in Betracht, wie z. B. bei der Blutbewegung in einem Aneurysma von gewisser Weite (S. 748). So können wir wohl noch anderen Ausnahmen begegnen, welche eine Berücksichtigung der Geschwindigkeit bzw. der Bewegungsenergie fordern. So z. B. wenn wir nur eine kleine Stromstrecke in einem nicht zu engen Gefäß oder den Druckunterschied zwischen zwei Punkten überhaupt ohne zwischenliegendes Kapillargebiet betrachten: es tritt dann der Druckunterschied gegenüber der Stromgeschwindigkeit in den Hintergrund. Denn die Kapillaren und (in physikalischem Sinne kapillaren) kleinen Schlagadern ergeben den hohen Widerstand und damit die Quelle des hohen arterio-venösen Druckunterschieds.

Wir müssen die Verhältnisse folgendermaßen betrachten. Eine Flüssigkeit strömt nur dann von A nach B, wenn ihre Gesamtenergie (also die Summe ihrer statischen und kinetischen Energie) in A größer ist als in B. Die statische Energie $P \cdot h$ (wobei P die Gewichtseinheit, h den Seitendruck vorstellt) findet Ausdruck im Seitendruck; die kinetische Energie $\frac{1}{2} m \cdot v^2$ ist für die Masseneinheit m durch Berechnung der v zu bestimmen. Die Gesamtenergie wäre zu messen mittels eines Piezometers mit rechtwinklig umgebogenem Endstück, das man so einführt, daß die Flüssigkeit geradewegs in das Endstück einströmt. Sie steigt dann im Piezometer so viel höher als in einem geraden Seitendruckmesser an als die Geschwindigkeitshöhe (D_v in der Abb. 327) beträgt. Nun sind solche ,,blutige‘‘ Bestimmungen allerdings bei Versuchstieren, nicht aber beim Menschen ausführbar. Daher empfiehlt sich für Untersuchungen beim Menschen obige Betrachtung des Druckunterschieds als Triebkraft des Blutes, mit Berücksichtigung der Ausnahmen. Der Blutdruck läßt sich nämlich beim Menschen, wenigstens annähernd, in unblutiger Weise an einigen Gefäßen bestimmen.

Die Stromstärke I ist der Quotient von der Triebkraft D_1—D_2 und dem Widerstande W, also $I = \dfrac{D_1 - D_2}{W}$. Nun wird der Widerstand, wenn die Flüssigkeit die Röhrenwand benetzt, wie das Blut die Gefäßwand (S. 681), nicht nur durch die Viskosität der Flüssigkeit, sondern außerdem durch die Röhrendichtung, Röhrenlänge, Krümmungen, Verzweigungen usw. bedingt. Mit der Stromgeschwindigkeit nimmt er zu, indem damit auch die Zahl der in der Zeiteinheit voneinander zu reißenden Teilchen wächst. Wärme verstärkt die Molekularbewegung, sie verringert folglich den Widerstand. Die Ausflußmenge nimmt für Kapillarröhrchen mit r^4 zu (S. 379), wie sich aus dem hohen Widerstand der Kapillarität versteht.

Sofern wir die in Betracht kommenden Faktoren übersehen, haben wir bei den Kreislaufstörungen ausschließlich oder fast ausschließlich die Veränderungen der Lichtung, also des Radius, besonders der kleinen Gefäße, zu berücksichtigen. Es sind besonders diese Veränderungen, die zum größten Teil durch die Gefäßmuskeln bewirkt werden, welche nicht nur die Blutverteilung beeinflussen, sondern auch den Blutdruck bzw. den Druckunterschied, also die Triebkraft des Blutes und damit auch seine Geschwindigkeit und Stromstärke in einem Organ oder Körperteil überhaupt. Der Radius der Gefäße beeinflußt offenbar sowohl statisch wie dynamisch den Blutdruck: Abnahme des Radius bedeutet doch Abnahme der Kapazität der Gefäße, wobei außerdem ihre Elastizität zunimmt, wenn die Verengerung durch Zusammenziehung der Gefäßmuskeln geschieht, somit, statisch betrachtet, bei gleichbleibendem Blutvolumen Zuwachs des Blutdrucks. Und vom dynamischen Gesichtspunkt aus betrachtet, bedeutet Abnahme des Radius Vermehrung des Widerstandes, somit, bei gleichem Blutzufluß, Erhöhung des Blutdrucks. Zunahme des Radius hat statisch sowie dynamisch den entgegengesetzten Einfluß. Je nach dem Sitz (kapillare oder weitere Gefäße) und der Ausdehnung der Gefäßverengerung bzw. Gefäßerweiterung tritt die statische oder die dynamische Bedeutung der Veränderung des Radius in den Vordergrund. — Aber nicht nur dieser Radius, sondern auch die Herzwirkung ist (bei gleichbleibendem Gesamtvolumen des Blutes) von einschneidender Bedeutung für die Triebkraft des Blutes, indem sie, wie wir oben sahen, die Entleerung der Venen und die Überfüllung der Schlagader unterhält.

Wir haben bis jetzt die Herzwirkung als gleichbleibend vorausgesetzt.

Trifft dies nun in der Wirklichkeit zu, wenn der Widerstand für den Blutstrom durch Änderung der Lichtung der kleinen Arterien ab- oder zunimmt? Oder ändert sich dann auch die Herztätigkeit? Wir haben schon gesehen (S. 707), daß Verengerung oder Erweiterung eines arteriellen Gebietes nur dann von Erhöhung bzw. Erniedrigung des arteriellen Blutdruckes gefolgt wird, wenn die übrigen Schlagadern sich nicht entsprechend erweitern bzw. verengern. Setzen wir den Fall, daß eine solche kompensatorische Erweiterung bzw. Verengerung nicht oder nicht ausreichend eintritt, so wird der Blutdruck in der Aorta sinken durch Erweiterung und ansteigen durch Verengerung kleiner („peripherer") Schlagadern. Im ersten Fall nimmt auch die Herztätigkeit ab, indem weniger Blut aus den Schlagadern in die Venen und aus diesen dem Herzen zuströmt, vielleicht auch durch noch andere Faktoren. Ohnmacht, Kollaps, Tod können erfolgen durch Hirnanämie usw. Steigt aber der Blutdruck in der Aorta durch Verengerung eines ausgedehnten Schlagadergebietes, so bleibt er höher, solange diese Verengerung anhält, falls das Herz entsprechend mehr Arbeit leistet. Bemerkenswerterweise treibt das Herz bei gewisser Blutdrucksteigerung infolge von Zusammenziehung von Schlagadern sogar eine größere Blutmenge in die Aorta ein als bei niedrigerem Blutdruck: Von Bedeutung ist, daß der belastete Herzmuskel, wie ein Körpermuskel, einen Zuckungsreiz kräftiger beantwortet als ein unbelasteter (O. FRANK). Außerdem bekommen die Venen durch Erhöhung des Aortendrucks mehr Blut und folglich auch das Herz aus den Venen. Aber nur innerhalb gewisser Grenzen. Ist die Blutdrucksteigerung sehr bedeutend, so wird das Schlagvolumen kleiner (ROY, ADAMI, JOHANSSON und TIGERSTEDT u. a.). Die Pulsfrequenz kann dabei, wahrscheinlich eben infolge von Blutdruckerhöhung, allerdings zunehmen, eine vermehrte Pulsfrequenz bedeutet aber nicht immer eine in der Zeiteinheit größere Zufuhr von Blut in die Aorta. Wir brauchen uns nur an den Kollaps zu erinnern. Ähnliches sehen wir auch bei chronischer Herzinsuffizienz. Im allgemeinen geht Herzinsuffizienz mit Abnahme des Sekunden- und Minutenvolumens (d. h. des pro Sekunde bzw. Minute in die Aorta eingepreßten Blutvolumens) eben mit vermehrter Schlaghäufigkeit einher. Es kommt offenbar nicht nur auf die Zahl der Herzschläge, sondern auch auf die Größe des Schlagvolumens an: Das Produkt beider Größen bestimmt das in einer bestimmten Zeit eingepreßte Blutvolumen, das man Zeit- (Minuten- oder Sekunden-) oder Stromvolumen nennt. Es kann andererseits, wie PAWLOW nachwies, bei gleicher Schlagzahl das Schlagvolumen zunehmen. Und bei Herzinsuffizienz mit vermehrter Pulsfrequenz kann das Sekundenvolumen zunehmen, somit der Blutdruck steigen, sobald die Schläge seltener aber kräftiger werden, wie wir später sehen werden. Es wird im allgemeinen die linke Kammer, auch wenn sie mit größerer Kraft arbeitet, nur dann den mittleren Aortendruck erhöhen, wenn sie in der Zeiteinheit ein größeres Blutvolumen in die Aorta einpreßt. Wir werden bei den Klappenfehlern usw. Beispielen begegnen. Bei Aortenstenose zieht sich z. B. die linke Kammer mit größerer Kraft zusammen, ohne jedoch den Aortendruck zu erhöhen.

Warum nimmt das Schlagvolumen ab, wenn der Widerstand über einen gewissen Wert wächst? Weil mit dem Widerstand (Aortenblutdruck) auch die von der linken Herzkammer zu leistende Arbeit zunimmt und ihre Arbeitsfähigkeit ihre Grenzen hat. Wir betrachten die auf die Sekunde bezogene Arbeit, also die Leistung oder den Effekt. Wird der Blutdruck zu hoch, so muß das Gewicht der eingeworfenen Blutmenge, also das Zeitvolumen, abnehmen. Denn die von der linken Kammer bei einer Systole geleistete hämodynamisch nützliche Arbeit A ist $= P\,h + \tfrac{1}{2}\,m\,v^2$, wobei $P =$ Gewicht, $m =$ Masse des Blutvolumens, $h =$ mittlerer Blutdruck am Anfang der Aorta während der Eintreibung des Blutes, v = Geschwindigkeit des eingetriebenen Blutes. Die Bewegungsenergie $^1/_2\, m\, v^2$ ist so klein mit Hinsicht auf die hämodynamisch nützliche Arbeit $P\, h$, daß wir sie vernachlässigen dürfen. **Erhöhung des Aortendrucks bedeutet somit Vermehrung der Herzarbeit, soll das Schlag-, wenigstens das Sekundenvolumen, gleich groß bleiben.** Mutatis mutandis gilt dies auch für die Arbeit der rechten Kammer.

Beträgt der Aortendruck des erwachsenen Menschen etwa 2 m Blut, sei ferner $P = 60$ g, so ist $P \cdot h = 60 \times 2 = 120$ Grammeter. Wir bekommen dann für $^1/_2\, m \cdot v^2 = {}^1/_2\, \dfrac{P}{g} \cdot v^2 = \dfrac{1 \times 60 \times 0{,}5^2}{2 \times 9{,}8} = 0{,}76$ Grammeter, wenn wir $v = 0{,}5$ m setzen, wie allgemein angenommen wird. Diese Zahlen sind allerdings nur annähernd, sie weisen jedoch auf die geringe Bedeutung von $^1/_2\, m \cdot v^2$ hin. Bei dieser Arbeit der linken Kammer ist nicht in Rechnung gezogen die zur Überwindung des Reibungswiderstandes am Aortenostium. Die systolische Arbeit der rechten Kammer dürfte $^2/_5$ oder $^1/_3$ obiger Arbeit sein. Solange wir die pathologischen Änderungen des Schlagvolumens der Vorhöfe und Kammern nicht genau kennen, müssen wir uns mit dem Prinzip, der in den mathematischen Formeln Ausdruck findet, begnügen. Wir müssen annehmen, daß die Schlagvolumina der beiden Kammern bei einer gleichbleibenden Blutverteilung im Körper gleich sind, weil die Schlagzahl gleich ist. Sonst müßte eine allmählich bis ins Ungeheuere zunehmende ungleiche Verteilung des Blutes im großen und kleinen Kreislauf erfolgen. Dies gilt auch unter pathologischen Umständen, z. B. bei den Klappenfehlern. Beim Defekt des membranösen Teils des Septum ventriculorum ist die Summe der statischen ($P\, h$) und kinetischen ($^1/_2\, m\, v^2$) Arbeit für beide Kammern gleich, wie wir denn auch aus der gleich starken Muskelentwickelung ableiten dürfen.

Nun berechtigt uns die Erfahrung zur Aufstellung dieser Schlußfolgerung: **Der normale Herzmuskel verfügt über eine Reserveenergie, die ihn zu sofortiger Leistung einer viel größeren Arbeit als die normale befähigt** (S. 15). Er leistet denn auch höheren Anforderungen, innerhalb gewisser Grenzen, sofort Folge, so z. B. beim Bergsteigen und anderen körperlichen Anstrengungen. Genaue mathematische Angaben sind zur Zeit jedoch noch nicht möglich, weil wir weder P, noch h, noch v, noch die ganze geleistete Arbeit in den einzelnen Fällen genau kennen. Im folgenden werden wir viele Beispiele dieses Anpassungsvermögens des Herzmuskels kennen lernen, welche obige Schlußfolgerung begründen. Die Angaben von der Reserveenergie des Herzens im Vergleich mit der der Skelettmuskeln sind denn auch nicht genügend genau. Ob die Reserveenergie einer Anhäufung von Glykogen oder (und) einer raschen Assimilation zuzuschreiben ist, bleibe dahingestellt.

Es erscheint nicht überflüssig, folgendes nachdrücklich zu betonen: Wenn wir sagen, das Herz habe immer, solange es seiner Aufgabe gewachsen ist, eine „maximale Kontraktion", so meinen wir damit und können wir damit nur meinen eine maximale Verkürzung seiner Fasern, eine maximale Kontraktionsgröße. Nicht aber wendet es bei jeder normalen Zusammenziehung seine maximale Kraft an. Dies würde bedeuten, daß das Herz keine verfügbare Reserveenergie hätte, was die Erfahrung jedoch eben anders lehrt. Bei jeder Zusammenziehung eines Muskels sind zu unterscheiden: die Geschwindigkeit, die Größe (Verkürzung) und die Kraft der Zusammenziehung. Es kann die Kontraktionsgröße eines Muskels, z. B. der Armbeuger, maximal sein bei minimaler, wenigstens geringer Kraftanwendung; umgekehrt kann die Anstrengung maximal und die Kontraktionsgröße gering, sogar null sein. Letzteres kann man erfahren, wenn man z. B. versucht 1000 kg mit einem Arm unmittelbar aufzuheben. Dies gilt auch für das Herz; die Äußersten, wie eine Verkürzung = 0 bei maximaler Anstrengung des Muskels, kommen dabei aber wohl nicht vor. Im allgemeinen findet die systolische Zusammenziehungskraft der linken

Kammer, ceteris paribus, Ausdruck in der Stärke (Unterdrückbarkeit), die Verkürzung in der Größe der Pulswelle und die Geschwindigkeit des Anfanges der Systole in der Steilheit des anakroten Teils der Pulskurve. Wir nehmen an — erwiesen ist es nicht — daß die Verkürzung der Herzmuskelfasern, solange nicht Herzinsuffizienz besteht, maximal ist, die Herzhöhle sich somit maximal entleert. Wieviel Blut aber nach maximaler Entleerung in der Höhle zurückbleibt, wissen wir nicht. Autopsiebefunde lehren, daß die Herzkammern in rigore gar kein oder fast kein Blut enthalten. Leider wird die Amplitude (Größe) der Pulswelle so bedeutend von der oft wechselnden Spannung der Schlagaderwand, der Spannung des umgebenden Gewebes und vom peripheren Widerstand beeinflußt, daß sie nicht immer als brauchbares Maß des Schlagvolumens dienen kann. Auch die Dauer der Systole, die pathologisch länger werden kann, beeinflußt die Größe der Pulswelle (vgl. Aortenstenose). Die Kraft des Pulses ist schwer mit dem Finger, genauer, sei es auch nur annähernd, unblutig manometrisch abzuschätzen, eine normale, nicht verhärtete Gefäßwand (Sklerose, Verkalkung) vorausgesetzt. Eine schlaffe Gefäßwand, wie nach längerem Fieber macht den Puls größer und deutlicher dikrot, nicht zu verwechseln mit kräftig. Die Dauer der Systole beeinflußt ebenfalls die Größe des Pulses, wie wir bei Aortenstenose sehen.

Noch eine Bemerkung wollen wir machen über eine „aktive Diastole" des Herzens, wodurch die Kammer Blut aus dem Vorhof, der Vorhof aus den Venen ansaugt. Es müßten schon ganz zwingende Gründe angebracht werden, sollten wir eine aktive Diastole ausschließen. Denn es unterscheidet sich die Zusammenziehung des Herzmuskels in einem so prinzipiellen Punkt nicht von der Kontraktion jeden sonstigen Muskels: Zur Kontraktion eines Muskels gehört nicht nur die Verkürzung, sondern auch die Wiederausdehnung seiner Fasern, wie die myographischen Kurven klar zeigen. Nun, die Wiedergewinnung ihrer Ruhelänge ist eben die Diastole eines zusammengezogenen Herzabschnitts. Auch das klopfende, ausgeschnittene Froschherz hat Diastolen. Ob man die Diastole „aktiv" nennt, ist nebensächlich, ob sie nur der Elastizität oder außerdem anderen Kräften zuzuschreiben ist, unentschieden. Aber nach GOLTZ und GAULE u. a. sinkt nach einer kräftigen Systole der Druck in den diastolisch sich erweiternden Herzkammern eines Hundes bei geöffnetem Brustkasten, auch an einem ausgeschnittenen Kaninchen- oder Katzenherzen (V. D. VELDEN). Dies bedeutet, daß ein solcher Herzabschnitt eine gewisse „Saugkraft" auszuüben vermag, wie wir soeben annahmen. Die diastolische Länge und Spannung seiner Fasern, welche der Herzmuskel erstrebt, nennt man wohl seinen Autotonus.

Wir dürfen annehmen, daß eine Herzkammer um so mehr Blut in die Schlagader wirft, je mehr Blut sie aus dem gleichseitigen Vorhof bekommt, solange sich ihre Fasern bei der Systole maximal verkürzen. Auf ihre diastolische Füllung ist aber nicht nur ihre eigene Saugkraft, sondern sind auch die früher erwähnten Kräfte (S. 713) von Einfluß, die das Blut durch die Ader zur Brusthöhle und zum Herzen befördern. Wir dürfen annehmen, daß mäßige Dehnung des Herzmuskels durch etwas stärkere Füllung seiner Höhlen während der Diastole seine Erregbarkeit erhöht, so daß der normale Reiz von einer kräftigeren Zusammenziehung gefolgt wird, ähnlich wie bei einem willkürlichen Muskel, während starke Dehnung den Muskel lähmt. Die vermehrte Blutzufuhr zum Herzen durch Körperbewegung wird somit zur kräftigeren Herzarbeit beitragen. Es ist jedoch fraglich, ob eine klinisch unverkennbare Erweiterung nicht ein Zeichen zu starker Dehnung infolge einer einsetzenden Lähmung des Herzmuskels ist.

Aus obigen und früheren Erörterungen ergibt sich, daß allgemeine Kreislaufstörungen eintreten als unmittelbare Folge einer störenden Änderung der Triebkraft, d. h. des Druckunterschiedes D_a—D_v, wenn

D_a den Aortendruck, D_v den Druck in den intrathorakalen Abschnitten der Hohladern darstellt und mutatis mutandis für den Lungenkreislauf. Solche Änderungen der Triebkraft finden statt:

1. Durch Abnahme oder Zunahme des Blutvolumens in solchem Maße, daß der arterielle Blutdruck sinkt bzw. ansteigt, wie wir schon besprochen haben (23. Kap.).

2. Durch abnorm hohe oder abnorm niedrige Werte des Widerstandes infolge von Zusammenziehung bzw. Lähmung der Muskeln eines großen Schlagadergebietes, durch Reizung oder Lähmung von Vasomotoren oder Reizung von Vasodilatatoren oder durch Änderung der Viskosität (Hydrämie, Eindickung) des Blutes. Auch diese Fälle haben wir schon erörtert.

3. Durch ungenügende Wirkung der Kräfte (Faktoren) außer der Herzwirkung, welche die venöse Blutströmung fördern (S. 713ff., 824f.).

4. Durch Herzinsuffizienz und Herzlähmung.

Herzinsuffizienz und Herzlähmung würden weit häufiger und weit früher eintreten, wenn das Herz nicht über eine bedeutende Reserveenergie und über Hypertrophie unter bestimmten Bedingungen verfügte. Wir wollen die Ausgleichungen hierdurch zunächst und dann die ungenügende Herzwirkung besprechen.

Herzhypertrophie.

Die Erfahrung hat gelehrt, daß vermehrte Anstrengung des ganzen Herzmuskels oder eines Herzabschnitts nach einiger Zeit bei genügender Ernährung des Herzens zu Hypertrophie des stärker arbeitenden Muskels führt. Allerdings ist Herzhypertrophie auch möglich bei nicht vollkommen guter allgemeiner Ernährung, ähnlich wie Hypertrophie der schwangeren Gebärmutter. Weil stärkere Anstrengung Gebrauch der Reserveenergie bedeutet, dürfen wir sagen: Inanspruchnahme der Reserveenergie durch Anstrengung (und nicht etwa durch Giftwirkung und Fieber) während einiger Zeit führt zu oder geht einher mit Hypertrophie eines normalen Herzens oder Herzabschnitts (S. 278), indem die stärkere Dissimilation von einer noch stärkeren Hyperassimilation gefolgt wird. Ist das Herz jedoch stark geschädigt, oder wird es nicht ausreichend ernährt, so sind mehr Arbeit und Hypertrophie unmöglich. Vom wie und wodurch vermögen wir jedoch zur Zeit nichts Näheres anzugeben.

Wir wollen aber jetzt die Frage beantworten, wodurch und wie das Herz zu größerer Anstrengung gebracht wird.

Wir fangen an mit der Herzwirkung bei starken Muskelanstrengungen, die im täglichen Leben, in bestimmten Berufen, bei Sport vorkommen und gewissermaßen die Bedeutung von Versuchen haben. Dann werden wir Zustände besprechen, die infolge von pathologischen Änderungen im Körper eintreten. Immer gilt aber, daß die einsetzende Hypertrophie des Herzmuskels klinisch ebensowenig wie anatomisch sicher nachweisbar ist, auch nicht durch Wägung der verschiedenen Herzteile nach W. MÜLLER. Im folgenden kann somit nur ziemlich starke, unzweifelhafte, mikroskopisch festgestellte Hypertrophie in Betracht kommen (S. 777).

Die Frage nach der Größe der Reserveenergie des hypertrophischen Herzens ist noch nicht beantwortet. Daß dies mit mathematischer Genauigkeit noch nicht möglich ist, sahen wir oben. Jedenfalls müssen wir die augenblickliche Leistungsfähigkeit und die Ausdauer unterscheiden (vgl. EDENS). Es macht sich außerdem dabei eine Schwierigkeit geltend: Es sind nicht alle hypertrophischen Herzen gleich, es ist der Zustand des Herzmuskels bzw. des Herzens sicher nicht in allen Fällen gleich, auch dann nicht, wenn von

Herzinsuffizienz nicht die Rede ist. Zunächst werden wir berücksichtigen müssen, ob die Hypertrophie schon ausgebildet oder noch in Entwicklung ist.

Bei Muskelanstrengung fängt das Herz bald an sich kräftiger, zunächst langsamer, später rascher, zusammenzuziehen, wie man am Puls feststellen kann. Oft hat man eine Zunahme des arteriellen Blutdruckes festgestellt. Die Atmung wird tiefer und bei starker Muskelanstrengung deutlich häufiger. Welches ist der Zusammenhang zwischen Muskelanstrengung und verstärkter Herzwirkung ? Wir dürfen annehmen, daß die Muskelarbeit und die verstärkte Atmung die Blutzufuhr zum rechten Vorhof vermehren (s. oben). Diese vermehrte Blutzufuhr kann eine stärkere Diastole mit vollständiger Systole der rechten Kammer, dadurch vermehrte Blutzufuhr zur linken Herzhälfte und ein größeres Schlagvolumen auch der linken Kammer zur Folge haben. Die vermehrte Herzwirkung wäre vielleicht zum Teil einer Erhöhung des arteriellen Blutdruckes und letztere einer Verengerung der vom Splanchnikus innervierten Gefäße zuzuschreiben, welche die Erweiterung der Muskelgefäße bei der Körperarbeit überkompensieren soll (TIGERSTEDT). Außerdem soll zugleich mit dem Willensimpuls zur Muskelbewegung der Tonus des Herzhemmungszentrums von der Großhirnrinde aus herabgesetzt bzw. Nerven koordinatorisch erregt werden, die den Herzschlag beschleunigen (JOHANSSON). Psychische Beeinflussung der Herzwirkung kennen wir und Willenstätigkeit ist Seelentätigkeit. Schließlich kommt auch, aber erst nach einiger Zeit und nicht für die sofort eintretende Zunahme der Herzwirkung, eine Reizung durch Stoffwechselprodukte in Betracht.

Der Puls ist, wenigstens solange er nicht erheblich beschleunigt ist, kräftiger. Zuverlässige Daten über die Größe des Schlagvolumens fehlen jedoch. Wo der Blutdruck dauernd erhöht ist, dürfen wir eine Zunahme der Herzarbeit annehmen, auch dann, wenn mit zunehmender Pulszahl das Schlagvolumen abnimmt, vielleicht sogar kleiner als das normale wird. Die Herzleistung wird schließlich bestimmt durch das Produkt von Aortendruck h und Sekundenvolumen, welche Größen wir jedoch nicht kennen. Es ist übrigens ein Parallelismus zwischen Zunahme der Pulszahl und Abnahme des Schlagvolumens nicht nachgewiesen und durchaus nicht als notwendig vorauszusetzen.

Mehrere Forscher haben palpatorisch und perkutorisch, bzw. auch orthodiagraphisch das normale Herz normaler Männer vor und nach einer Muskelanstrengung (Ringkampf, Rudern, Skilaufen usw.) untersucht und folgendes festgestellt: Nicht alle Ergebnisse sind gleich, was zum Teil vielleicht Verschiedenheiten des Untersuchungsverfahrens, zum anderen Teil jedoch individuellen Unterschieden zuzuschreiben ist. Einige Forscher stellten nach einer solchen Anstrengung eine Vergrößerung (Dilatation) wie bei Soldaten im Felde nach großer Körperanstrengung fest, andere (DE LA CAMP, MORITZ, DIETLEN) hingegen fanden orthodiagraphisch Verkleinerung, sobald die Körperanstrengung zu einer Vermehrung der Pulszahl führte. Ebenso bei normalen Tieren im Laufrad. Auch kann das Volumen gleichbleiben (HENSCHEN). Die Verkleinerung ist wohl einer geringeren diastolischen Füllung der Kammern zuzuschreiben, welche ein kleineres Schlagvolumen zur Folge hat, auch wenn die Verkürzung der Muskelfasern maximal bleibt. Nach HENSCHEN sind die Größe der Anstrengung und besonders der Zustand des Herzens von Bedeutung. Herzvergrößerung kann Folge einer stärkeren diastolischen Erweiterung bei maximaler systolischer Entleerung sein, also bei vollkommener Funktionstüchtigkeit, sie kann aber auch Folge einer Erweiterung (Dilatation) sein, welche eintritt, indem die Kammern durch Herzinsuffizienz sich unvollständig entleeren. Der Aortendruck sinkt dann, obwohl die Schlagzahl bedeutend zunimmt. So ist wahrscheinlich die Beobachtung SELIGS bei 22 Berufsringkämpfern aufzufassen, bei denen Puls- und Atmungshäufigkeit bis zu 187 bzw. 60 pro Minute anstiegen, während der arterielle Blutdruck bedeutend, z. B. von 110 auf 40 mm Hg herabsank. Das Herz mag kräftig, aber solchen Anforderungen wie denen während des Ringkampfes nicht gewachsen gewesen sein. Der Puls wurde fadenförmig —

die starke Blutdruckerniedrigung liegt außerhalb des Gebietes von Beobachtungs-
fehlern. Durch die akute Herzinsuffizienz versteht sich die Ohnmacht, die bei solcher
Anstrengung eintreten kann. Daß individuelle Unterschiede der Reserveenergie,
aber auch der Anstrengung dabei vorkommen, dürfen wir kaum anders erwarten.

Nun kann auch mäßige Körperanstrengung bei schwächlichen Individuen
mit oder ohne voraufgehende Hypertrophie und mit oder ohne erkannte vorherige Herzschwäche, nach einiger Zeit zu Überanstrengung des Herzens
(FRÄNTZEL), zum „weakened heart" führen (S. 798), d. h. zur Debilitas
cordis, die auch auf einer angeborenen konstitutionellen Herzschwäche mit oder
ohne Enge der Aorta beruhen kann. Besonders im Wachstumsalter kommt sie durch
Radfahren, zu viel Treppenlaufen usw. leicht vor, wie übrigens auch besonders
aus den Untersuchungen KREHLS bei Jenenser Fabrikskindern hervorgeht. Sie
kann sogar bald, akut, nach einer einmaligen Körperanstrengung eintreten. Ob
das Herz zuvor schon schwach war, wird man am besten an der zur Überanstrengung erforderlichen Anstrengung abschätzen können. In anderen Fällen aber,
bei günstigerem Verhältnis von erhöhter Anforderung zur Leistungsfähigkeit
des Herzen, führt vermehrte Herzarbeit nach einiger Zeit zu Hypertrophie
des Herzens. Dabei gewinnt das Herz neue Reserveenergie nicht genau bekannter
Größe. Es wird schwerer als dem Körpergewicht entspricht.

Wenn wir hier mit COHNHEIM von Arbeitshypertrophie des Herzens reden,
bedeutet Arbeit: Anstrengung der willkürlichen Muskeln. Denn sofern wir jetzt
die Sache übersehen, ist jede Hypertrophie eines Herzabschnitts bzw. des Herzens
vermehrter Herzarbeit zuzuschreiben.

KÜLBS ließ Hunde gleichen Wurfs teils in erzwungener Ruhe, teils bei erzwungener
Arbeit (Laufrad) aufwachsen: die Arbeitshunde bekamen größere Herzen als die
Ruhehunde. GROBER hat diese Versuche mit genauen Wägungen (nach W. MÜLLERS
Verfahren) wiederholt und ihre Ergebnisse bestätigt und erweitert. Besonders
die linke Herzkammer hatte sich beim Laufhund stärker entwickelt. GROBER hat
auch die Gewichte der einzelnen Herzteile bei 37 Stallkaninchen, 5 wilden Kaninchen
und 24 Hasen bestimmt und folgende Zahlen bekommen, berechnet nach einem
Körpergewicht von 1000 g:

Durchschnittliches Gewicht	beim Stall-,	wilden Kaninchen,	Hasen
des ganzen Herzens	2,400	2,76	7,750
der linken Kammer	0,989	1,08	2,840
der rechten Kammer . . .	0,462	0,543	1,860

Bei diesen einander nahestehenden, „verwandten" Tieren fand sich also bei
den muskeltätigeren schnellaufenden Hasen ein schwereres Herz, und zwar eine
besonders schwere rechte Kammer. PARROT und GROBER fanden in ähnlicher Weise
ein schwereres Herz, besonders eine schwerere rechte Kammer bei den stark fliegenden Möwen als bei der Wild- und der Hausente. Wahrscheinlich erklärt sich die
besonders starke Entwicklung der rechten Kammer aus einer Erhöhung des intraalveolaren Luftdruckes und damit des Widerstandes für den Lungenkreislauf (durch
Zusammendrückung der Lungengefäßchen, S. 791).

Kommt ähnliches auch beim fliegenden Menschen, beim Skiläufer und beim
Motorradfahrer vor? Untersuchungsergebnisse liegen noch nicht vor. Beim Lastträger, Athleten und Gewichtenheber dürften kräftige Preßbewegungen durch er-
hebliche Erhöhung des intraalveolaren Luftdruckes ebenfalls, durch Zusammen-
drückung von Lungengefäßchen, den Widerstand des Lungenkreislaufs steigern.
Bekommen solche Leute nach einiger Zeit auch eine Hypertrophie besonders der
rechten Kammer? Wir wissen nur, daß bei ihnen, ebenso bei Turnern, Arbeitern,
Skiläufern (HENSCHEN) eine Arbeitshypertrophie vorkommt. Genauere
Daten fehlen — wir dürfen aber im allgemeinen annehmen, daß bei „normalen"
Individuen ein gewisses Verhältnis vom Herz- zum Körper-, richtiger gesamten
Muskelgewicht besteht. Ob Fechten, Pauken (!) zu Arbeitshypertrophie des
Herzens zu führen vermag, erscheint höchst zweifelhaft, wenn es nicht regelmäßig

wie im Beruf stattfindet. Wer aber seine Muskeln kräftig, jedoch ohne Übertreibung, entwickelt, bekommt unter dazu geeigneten Umständen ein kräftiges Herz.

Es gibt eine Reihe von Herzhypertrophien, die durch **pathologische Faktoren** bedingt werden. Das Verhältnis vom Herz- zum gesamten Muskelgewicht kann infolgedessen bedeutend verändert werden. Die Hypertrophie tritt dabei in einem bestimmten Herzabschnitt oder im ganzen Herzen auf, Herzhöhlen können sich zuvor oder zugleich erweitern, indem zuviel Blut während der Diastole einströmt, wie bei Aorteninsuffizienz. Diese Erweiterung ist wohl zu unterscheiden von der Erweiterung infolge von ungenügender Herzwirkung (S. 798). Es kann sich eine Herzhöhle aber auch verkleinern (ohne Hypertrophie allerdings) wie die linke Kammer bei hochgradiger Mitralstenose. COHNHEIM bezeichnete Hypertrophie mit Dilatation der Herzhöhle(n) — wobei die Erweiterung der Hypertrophie voraufgeht — als exzentrische. Man nennt Hypertrophie ohne Erweiterung, wie B. z. der linken Kammer bei Aortenstenose oder Schrumpfniere, eine konzentrische. Durch Erweiterung einer Herzhöhle nimmt ihre Wanddicke ab, indem die Muskelfasern länger und dünner werden. Hypertrophie ist dann durch ein Längenmaß schwerer nachweisbar als sonst und Wägung, nötigenfalls der einzelnen Abschnitte (nach W. MÜLLER), ist erforderlich. Außerdem ist aber immer mikroskopische Untersuchung verschiedener Abschnitte unerläßlich, um Volumen- und Gewichtszunahme durch makroskopisch nicht erkennbare, wenigstens nicht erkannte Myokarditis, Fettablagerung usw. auszuschließen. So ist fraglich, ob die bei Beriberi gefundene „Herzhypertrophie" in der Tat eine solche und nicht etwa Herzvergrößerung durch Myokarditis ist. Es ist allerdings eine beschränkte Myokarditis oder Verfettung neben Hypertrophie möglich.

Pathologische Hypertrophie mit oder ohne Dilatation einzelner Herzabschnitte bzw. des ganzen Herzens tritt auf infolge von Klappenfehlern, von Arteriosklerose, von gewissen Nierenentzündungen, von Biertrinken (?), von Schwangerschaft (?), von Perikarditis, von Störungen des Lungenkreislaufs. Wir wollen diese Zustände einzeln besprechen. Ob je Herzhypertrophie infolge nervösen Herzklopfens eintritt, wissen wir nicht. Man hat auch eine „idiopathische" Herzhypertrophie angenommen, ohne jedoch die Möglichkeit eines nephritischen, arteriosklerotischen oder sonstigen Ursprunges auszuschließen. Bei diesen Zuständen mit Hypertrophie und genügender Herzwirkung kann das Schlag- bzw. Stromvolumen ungeändert sein, wie bei Arteriosklerose, Aortenstenose, Schrumpfniere, oder vergrößert wie bei Klappeninsuffizienz (solange keine Herzmuskelinsuffizienz besteht) oder verringert wie bei Stenose der Valvula mitralis; außerdem bei ungenügender Herzwirkung überhaupt.

a) Herzhypertrophie bei Klappenfehlern.

Wir meinen hier mit „Klappenfehler" nur solche Mißbildungen oder anatomische Veränderungen, welche zu Funktionsstörungen der Klappe und des Herzens führen. So sind Löcher distal von der Schließungslinie der Klappen (der Grenze ihrer Berührungsfläche während der Diastole), wie bei den gefensterten Klappen, und manche Verdickungen und Schrumpfungen ohne Bedeutung für die Herztätigkeit.

Die Klappenfehler sind Mißbildungen, somit angeboren, oder Folgen von postnataler Endokarditis oder Arteriosklerose. Ohne hier auf anatomische Einzelheiten einzugehen, sei folgendes bemerkt. Fehler der rechten Herzklappen sind meist angeboren, die der linken hingegen nach der Geburt entstanden. Von letzteren kennen wir die Entstehung sicherer als von den zuerst genannten. Arteriosklerose, eitrige und sonstige Entzündungen und Thrombose bewirken die nach der Geburt entstandenen Klappenfehler. Geschwüriger, eitriger Zerfall der Klappenränder oder des Klappeninnern (mit nachfolgender Durchlöcherung) kann zu Schlußunfähigkeit (Insuffizienz) der Klappe führen. Das ereignet sich bei Endocarditis ulcerosa. Dabei kann es auch zu Mitral- bzw. Trikuspidalinsuffizienz kommen durch Abreißung

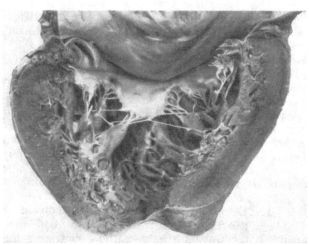

Abb. 328.   Normale linke Herzkammer: Jeder Papillarmuskel gibt an die anstoßenden Hälften zweier Mitralzipfel Chordae tendineae ab.

von Chordae tendineae.   Die anstoßenden Hälften zweier Klappen werden näm- lich durch die Chordae tendineae eines Papillarmuskels bei der Zusammenziehung

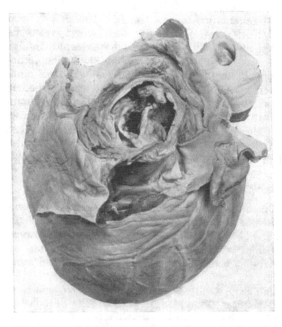

dieses Muskels einander ge- nähert. Der wachsende intra- ventrikulare Blutdruck voll- zieht dann den Schluß der Klappen, während die Chordae tendineae das Umschlagen der Klappen in den Vorhof hin unmöglich machen. Hieraus ergibt sich, daß nicht nur Ab- reißen oder Verlängerung, son- dern auch Verkürzung durch Schrumpfung der Chordae In- suffizienz zur Folge haben kann (Abb. 328).

·Ferner kann nicht nur bei Arteriosklerose, sondern auch bei chronischer, besonders bei der „rekurrierenden" Endokar- ditis, durch Organisation eines Thrombus, der sich nach (meist infektiöser) Schädigung des Endothels auf einer Klappe bildet, bindegewebige Verdik- kung einer Klappe bzw. Chorda tendinea entstehen. Dadurch kann die Klappe hart und steif und in ihren Bewegungen eingeschränkt werden: Sowohl Schlußunfähigkeit wie Veren- gerung (Stenosis) oder beides

Abb. 329.   Stenose des Aortenostiums durch Ver- wachsung der Klappen.   Die Aorta ist ganz nahe quer abgeschnitten.   Der obere schwarze Fleck stellt das verengerte Ostium dar.

kann daraus erfolgen. Schrumpfung solchen Bindegewebes kann außerdem zu Insuffizienz führen, wenn sie senkrecht auf der Klappenbasis, zu Stenose, wenn sie parallel zur Klappenbasis stattfindet. Steifheit tritt auch durch Verkalkung eines Thrombus ein. Ein Thrombus vermag ohne weiteres, namentlich wenn er in der Nähe der Schließungslinie sitzt, sowohl den Schluß zu verhindern wie das Ostium zu verengern.

Weiter können die anstoßenden Teile zweier oder dreier Klappen bzw. zweier oder mehrerer Sehnenfäden durch einen Thrombus verkleben und dann, durch Organisation dieses Thrombus, verwachsen. Die Verwachsung verhindert die Anlagerung der Klappe an die Wand des Herzens bzw. der Schlagader, sie bedeutet somit Verengerung des Ostiums. Sie kann fortschreiten, so daß nur eine kleine runde Öffnung oder ein kleiner Spalt das Ostium darstellt.

Schließlich sind Kombinationen möglich. Aus obigem verstehen wir die häufige Kombination von Insuffizienz und Stenose an einem Ostium. Und aus der Nach-

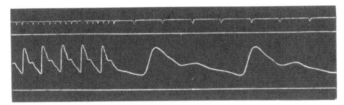

Abb. 330.   Normaler Puls (nach von Frey).

barschaft des „Aortenzipfels" der Mitralklappe und einer der Aortenklappen verstehen wir das nicht seltene Übergreifen eines (infektiösen) Vorganges von einer auf die andere Klappe.

Man bezeichnet eine Klappeninsuffizienz als eine relative, wenn sie bloß einer Erweiterung des Herzens bzw. der Schlagader, als eine funktionelle, wenn sie einer unregelmäßigen Tätigkeit der Papillarmuskeln ohne weiteres zuzuschreiben ist.

Die **Verengerung des Aortenostiums** oder **Aortenstenose** führt, sobald sie einen gewissen Grad erreicht, zu einer allerdings nicht starken Hypertrophie der linken Kammer. Wodurch? Solange keine anderen Faktoren ändernd einwirken und das Zeitvolumen dem normalen gleich bleibt, ist dies auch mit dem Aortendruck h der Fall. Die statische Arbeit $P \cdot h$ der linken Kammer nimmt somit infolge der Aortenstenose weder zu noch ab. Es nimmt aber der Eintrittswiderstand (Rei-

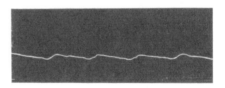

Abb. 331.   Aortenstenose und Arteriosklerose: Pulsus parvus, tardus (nach Henschen, Herzklappenfehler, Berlin 1916).

bung) durch die Verengerung zu. Außerdem wird die kinetische Arbeit $\frac{1}{2} m v^2$ größer. Dies ergibt sich aus folgender Überlegung.

Die Systole der Kammer verlängert sich nicht leicht. So fanden Gad und Lüderitz bei starker experimenteller Verengerung der Aorta eine Verlängerung der Systole um 7 bis zu 30%. Nehmen wir zunächst an, daß die Systole durch Stenose des Aortenostiums nicht verlängert wird, so preßt die linke Kammer in der gleichen Zeit die gleiche Blutmenge durch eine engere Öffnung. Das vermag sie aber nur zu tun, indem sie dem Blut eine größere Geschwindigkeit erteilt, indem sie also in der Zeiteinheit eine größere kinetische Arbeit $\frac{1}{2} m v_s^2$ leistet. Diese Vermehrung ist bei einer erheblichen Verengerung des Aortenostiums nicht gering. Wir können uns davon überzeugen, daß mehr Kraft dazu erforderlich ist, eine Spritze mit enger als eine mit weiter Ausflußöffnung gleich rasch zu entleeren.

Wir können uns folgende Vorstellung über den Einfluß der Aortenverengerung auf die Geschwindigkeit v des in sie eingepreßten Blutes machen: Es sei der Radius der Aortenlichtung, sagen wir auch des normalen Ostiums, wie in einem fixierten Herzen mit Aortenstenose, 14 mm, so wird das Schlagvolumen V durch eine Öffnung von $\pi \cdot 14^2 = \pi \cdot 196$ mm² in die Aorta eingepreßt mit einer Geschwindigkeit v. Nimmt nun durch Stenose der Radius bis 5 mm ab, so muß die Geschwindigkeit v_s soviel mal größer sein wie das Ostium enger wurde, soll V, das $= \pi\, r^2 v$ ist, gleich bleiben. Es muß also $v_s = 196 : 5^2 \times v = 7,84\,v$ sein. Es verhalten sich im allgemeinen $v : v_s = \pi\, r_s{}^2 : \pi\, r^2$, wenn r den Radius des normalen und r_s den des verengten Aortenostiums darstellt.

Wieviel mehr Arbeit muß nun die linke Kammer leisten, wenn $v_s > v$ ist? Weil im obigen Beispiel die Geschwindigkeit $v_s = 7,84 \times v$, wird $v_s{}^2 = 7,84^2 \times v^2$. Es wird also die Bewegungsenergie $^1/_2\,mv^2$ durch die Verengerung im obigen Fall, bei gleich langer Systole, $7,84^2 = 61,46$ mal größer. War $^1/_2\,m \cdot v^2 = 0,76$ gm

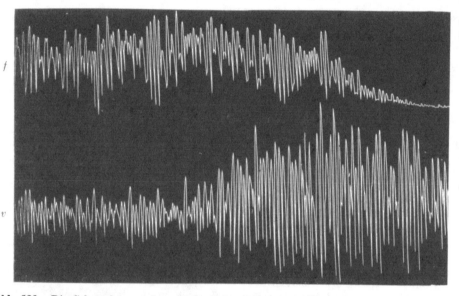

Abb. 332. Die Schwankungen des endokardialen und des arteriellen Druckes bei Stenosierung der Art. pulmonalis. v = endokardialer Druck im rechten Ventrikel; f = Druck in der Femoralarterie (nach Vogt, Pathologie des Herzens, Berlin 1912).

(S. 772), so wird $^1/_2\,m \cdot v_s{}^2 = 61,46 \times 0,76$ gm $= 46,7$ gm. Es wächst also die Arbeit der linken Kammer von 120,76 bis zu 167,5 gm, also um ungefähr $38\,^0/_0$.

Nun haben wir aber eine gleichbleibende Dauer der Systole bei Aortenstenose vorausgesetzt. Ist diese Annahme richtig? Man kann die Dauer der Systole, namentlich der Einflußzeit des Blutes in die Aorta nur annähernd kardio- oder sphygmographisch bestimmen. Kardiogramme bei Aortenstenose fehlen, über Sphygmogramme in ziemlich großer Zahl verfügen wir: Ist der Puls, wie oft, tardus (träge), rarus (selten) und parvus (klein), so ist die Systole verlängert. Trotz der verlängerten Systole kann doch, bei einem gewissen Verhältnis von v_s zu v, Hypertrophie der linken Kammer erfolgen, mitunter auch durch den Widerstand der verengerten Stelle oder durch Arteriosklerose. Letztere findet sich oft bei Aortenklappenfehlern, was die Deutung des Pulses sehr erschwert.

Solange die linke Kammer in obigen Fällen der vermehrten Aufgabe gewachsen ist, kann der Klappenfehler verborgen bleiben, wenn nicht andere Störungen, z. B. infolge von Arteriosklerose der Kranzschlagader, die Aufmerksamkeit auf das Herz lenken.

Verengerung des Pulmonalostiums mit erfolgender Hypertrophie der rechten Herzkammer ist, mutatis mutandis, von demselben Gesichtspunkt aus zu beurteilen.

Die Bedeutung einer (experimentellen) Verengerung der Lungenschlagader zeigt folgender Versuch A. VOGTS: Eine hohle zugespitzte Metallsonde wird durch die Jugularader eines kuraresierten Hundes in den rechten Vorhof geführt. Sie ist mit einer 1%igen Lösung von zitronensaurem Natron gefüllt und durch einen Gummischlauch mit dem Schreibapparat eines Kymographen verbunden. Zugleich wird der Druck der Femoralarterie durch einen Kymograph bestimmt. Mittels einer Klemme wird nun die Lungenschlagader (nach Resektion von zwei oder drei Rippen) langsam verengert. Die Schlagader kann bedeutend verengert sein, ohne daß irgendeine Veränderung in den zwei Blutdruckkurven auftritt. Erst bei sehr hochgradiger Verengerung nehmen der endokardiale Druck und dessen Schwankungen zu, während der Femoralisdruck sinkt (Abb. 332). Die Zunahme der Schwankungen (Ausschläge) des endokardialen Druckes geht mit einer vermehrten Anstrengung der rechten Kammer einher. Durch die allmählich zunehmende Verengerung der Lungenschlagader reicht aber die vermehrte Arbeitsleistung der rechten Kammer nicht aus, wie der Abfall des Femoralisdruckes zeigt, und das Herz steht schließlich still.

Insufficientia valvularum aortae oder **Aorteninsuffizienz** führt zu Erweiterung und Hypertrophie der linken Kammer und mitunter auch anderer Herzabschnitte. Schließen die Aortenklappen nicht, so strömt während der Kammerdiastole nicht nur aus dem linken Vorhof, sondern auch aus der Aorta Blut in die linke Kammer. Letzteres durch eine Kraft, welche der Unterschied zwischen intraaortalem und intraventrikularem Blutdruck ist. Der intraventrikulare Druck nimmt mit der Füllung der Kammer allmählich zu, bis er, sobald die linke Kammer eben gefüllt ist, dem Aortendruck gleich ist. Dieser Druck erweitert die linke Kammer am Ende der Diastole. Je größer die Aorteninsuffizienz, um so eher tritt dieser Augenblick ein, um so länger wirkt der Aortendruck erweiternd ein und um so mehr Blut strömt in die Kammer zurück, um so mehr erweitert sich diese. Die linke Kammer bekommt eine mehr kugelige Gestalt, indem der sie erweiternde Aortendruck auf jeder Flächeneinheit der Kammerwand denselben Wert hat; ihre Gestalt wird keine vollkommen kugelige, indem ihre Wand nicht überall gleich dehnbar ist. Ihre Muskelbalken werden abgeplattet, ja wie ausgehöhlt, die Scheidewand in die rechte Kammer vorgewölbt, so daß letztere kleiner, namentlich untiefer zu werden scheint. Diese Veränderungen treffen wir bei Dilatation infolge von Herzmuskelinsuffizienz ohne Aorteninsuffizienz nicht oder nicht in so starkem Maße an.

Die Größe des Aortenfehlers bstimmt das aus der Aorta zurückströmende Blutvolumen V'. Das normale Schlagvolumen V der linken Kammer wird somit durch Aorteninsuffizienz $V + V'$. Setzen wir sein Gewicht $= P + P'$, so beträgt die statische systolische Arbeit der linken Kammer $P'h$ mehr als die normale, also $(P + P')h$. Der mittlere Aortendruck h steigt durch Aorteninsuffizienz nicht an, weil das Volumen V' bei jeder Diastole wieder in die linke Kammer zurückfließt, während Pulszahl und Widerstand nicht zunehmen, wenn nicht zugleich Arteriosklerose bestimmten Sitzes und bestimmter Ausdehnung besteht. Wie steht es mit der kinetischen Kammerarbeit $1/2\, m \cdot v^2$? Wird die Systole nicht entsprechend verlängert (s. unten), so nimmt die Kammerarbeit offenbar zu, denn nicht nur m, sondern auch v_1 ist dann größer als v, weil eine größere Blutmenge nur durch größere Geschwindigkeit in der gleichen Zeit ausgetrieben werden kann. Die Bewegungsenergie beträgt $1/2\,(m + m')\,v_1^2$.

Sind die Angaben richtig, daß bei Aorteninsuffizienz mehr Hirn- und andere Blutungen vorkommen als sonst — gesetzmäßige Untersuchung liegt nicht vor — so sind diese Blutungen nicht einem höheren mittleren Blutdruck, sondern der stärkeren Dehnung der Schlagader durch die größere Pulswelle (pulsatorische

Druckerhöhung) zuzuschreiben. Diese führt wohl eher zur Entstehung und zur Berstung von Miliaraneurysmen. Außerdem ist die Möglichkeit von Arteriosklerose zu berücksichtigen, die eben der Aorteninsuffizienz zugrunde liegen und auch zu Aneurysma und Blutungen führen kann.

Der Puls ist groß (magnus) und schnellend (celer), d. h. er hat einen steilen ana- und katakroten Schenkel und einen spitzen Gipfel. Man kann ihn steil und hoch nennen. Die Höhe und damit die stärkere pulsatorische Dehnung der Aorta erklärt sich aus dem größeren Schlagvolumen, das mit gleicher oder größerer Geschwindigkeit einströmt. Denn obwohl die Dauer der Systole nicht genau festgestellt ist, scheint sie doch, nach den vorliegenden Pulskurven, nicht oder nur wenig verlängert und der anakrote Pulsschenkel jedenfalls mindestens ebenso steil. wenn nicht steiler als der normale zu sein. Durch die Höhe des Pulses erscheint auch das pulsatorische Erröten und Erblassen des Gewebes (des Grenzgebietes des etwas gedrückten Nagelbetts), d. h. der Kapillarpuls, bei Aorteninsuffizienz. Unter normalen Umständen erlischt die Pulswelle in den kleinsten Schlagadern durch die bereits überwundene Reibung, so daß in den Kapillaren keine Pulswelle erscheint. Ist aber der Puls zugleich groß und kräftig, oder hat der Widerstand gegen seine Fortpflanzung abgenommen, z. B. durch Erweiterung der kleinen Schlagadern, so tritt der Kapillarpuls auf. Wie stark dämpfend ein Kapillar auf die Fortpflanzung von Wellen einwirkt, ersehen wir z. B. am LUDWIGschen Kymographion, das nicht nur den Blutdruck, sondern auch seine pulsatorischen Schwankungen

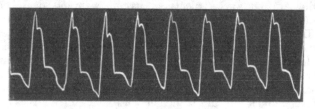

Abb. 333.   Aorteninsuffizienz mit Erweiterung der Aorta.   Pulsus magnus, celer. (nach HENSCHEN, Herzklappenfehler, Berlin 1916).

aufzuschreiben vermag. Bekanntlich besteht dieser Wellenzeichner aus einer U-förmig gebogenen, überall gleich weiten Röhre. Die Pulswellen pflanzen sich von einem in den anderen Schenkel fort. Bringen wir aber im gekrümmten Teil — — wie SETSCHENOW tat — einen Hahn an, so können wir diesen so weit zudrehen, daß die beiden Röhrenschenkel nur durch eine kapillare Öffnung zusammenhängen, durch welche die normalen Pulswellen eben nicht mehr fortgepflanzt werden. Wird aber die Pulswelle, wie bei Aorteninsuffizienz, verstärkt, so wird sie fortgepflanzt. Der Puls kann dabei so kräftig und groß sein, daß sogar die Bettstelle des Patienten pulsatorische Erschütterungen zeigt. Erweiterung der kleinen Schlagadern entspricht einer weiteren Öffnung des Hahns, die ebenfalls von Fortpflanzung der (normalen) Pulswellen gefolgt wird. Das „Klopfen" akut entzündeten Gewebes (S. 372) beruht, wenigstens zum Teil, vielleicht auf dem Kapillarpuls durch Gefäßerweiterung.

Mehrere Forscher haben bei Tieren Insuffizienz der Aortenklappen bewirkt, indem sie ein Loch in die Klappen stießen (Abb. 334 u. 335).

Wir nahmen oben an, daß der intraventrikulare Blutdruck bei Aorteninsuffizienz während der Diastole abnorm hoch wird und allmählich ansteigt bis zum Aortendruck. Je kürzer die Diastole dauert, um so niedriger wird der intraventrikulare Druck sein und um so kürzer wird er erweiternd auf die Kammer einwirken. Weil nun durch Zunahme der Pulszahl besonders die Diastole, mehr als die Systole, abgekürzt wird, ist vermehrte Pulszahl bei Aorteninsuffizienz günstig für den Patienten. Denn im allgemeinen ist Erweiterung einer oder mehrerer Herzhöhlen von ungünstiger Bedeutung für den Patienten. Im allgemeinen droht nämlich fortschreitende Erweiterung mit Beeinträchtigung des Zusammenziehungsvermögens der allmählich stärker verlängerten Muskelfasern (S. 37). Dann wird die Verkürzung der Fasern bei der Systole unvollkommen und allmählich unvollkommener: es tritt mit anderen Worten Insuffizienz des Herzmuskels ein (s. S. 793 ff.). Bei Aorteninsuffizienz ist diese Gefahr um so größer, weil mit der Erweiterung auch das Schlagvolumen, d. h. die systolische Arbeit, zunimmt.

Dazu kommt, daß fortschreitende Erweiterung der linken Kammer zu Erweiterung des Aorten- und Mitralostiums und dadurch zu einer relativen Insuffizienz jener Klappen führen kann. Nicht nur durch ungenügende Entleerung der linken Kammer bei der Systole, sondern auch durch relative Mitralinsuffizienz kann ungenügende Entleerung und Überfüllung des linken Vorhofes, wie bei sonstiger Mitralinsuffizienz (s. unten) mit ihren Folgen für den Lungenkreislauf erfolgen. Die weiteren Folgen hängen dann zu einem großen Teil von der Tätigkeit der rechten Kammer ab, wie wir unten sehen werden.

Insuffizienz der Pulmonalklappen ist viel seltener und viel weniger studiert. Wir haben ihre Folgen für die rechte Kammer und eine auftretende relative In-

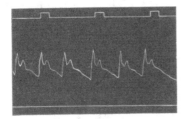

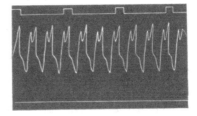

Abb. 334. Die Karotiskurve des Versuchstieres vor dem Durchstoßen der Aortenklappe.

Abb. 335. Nach der Läsion der Aortenklappe (Technik O. ROSENBACH.)

Man sieht auf der Abb. 335 eine deutliche anakrote Erhebung des Pulses (nach ZOLLINGER). (Aus KÜLBS in MOHR-STAEHELIN, Handb. d. inn. Md. Bd. II).

suffizienz der Trikuspidalklappen mit erfolgender Blutstauung in den beiden Hohladern von denselben Gesichtspunkten wie die Folgen der Aorteninsuffizienz für die linke Herzhälfte zu beurteilen. Die rechte Kammerwand vermag überhaupt stark zu hypertrophieren — sie kann bei einer angeborenen Öffnung in der Scheidewand der beiden Kammern sogar dicker werden als die linke Kammerwand. Daß sie einer Insuffizienz der Pulmonalklappen gegenüber eher versagen würde als die linke Kammer bei Aorteninsuffizienz, ist nicht erwiesen oder wahrscheinlich gemacht. Die Fälle sind selten und Verwicklungen sind zu berücksichtigen.

Mitralstenose hat für den linken Vorhof Folgen, welche schlimmer sind als die der Aortenstenose für die linke Kammer. Dieser Unterschied ergibt sich aus folgendem: Während der Kammerdiastole strömt Blut aus dem Vorhof in die Kammer durch den atrioventrikulären Druckunterschied. Erst am Schluß der Diastole, unmittelbar präsystolisch, kommt Muskelwirkung hinzu, indem sich dann der Vorhof zusammenzieht. Indem nun bei Mitralstenose weniger Blut während des ersten, größten Teils der Kammerdiastole in die linke Kammer einströmt, enthält der linke Vorhof am Schluß jener Diastole mehr Blut als sonst. Er hat somit nicht nur, wie die linke Kammer bei Aortenstenose, mehr Eintrittswiderstand zu überwinden und mehr Bewegungsenergie zu liefern, weil das Ostium verengert, sondern letzteres außerdem, weil die zu bewegende Blutmasse abnorm groß ist. Außerdem kommt noch ein anderer Unterschied in Betracht: der linke Vorhof stellt gleichsam eine ampullare

Erweiterung der Lungenvenen dar.   Ob er unter normalen Umständen durch eine kreisförmige Muskelschicht während seiner Systole gegen die Lungenvenen abgeschlossen wird, ist unsicher.   Wenn das linke Atrium aber, wie bei Mitralstenose, am Ende der Kammerdiastole überfüllt ist, preßt es wahrscheinlich nur einen Teil seines Inhalts in die linke Kammer, den übrigen Teil aber in die Lungenvenen zurück.   Dieses Blutvolumen fügt sich bei der folgenden Vorhofsdiastole zum gewöhnlich aus den Lungenadern zufließenden Blut, was die Überfüllung des Vorhofs verstärkt — ein Circulus vitiosus ist damit gegeben.   Meist tritt Hypertrophie des linken Vorhofs ein.   Sie vermag diesen Circulus doch nicht zu beseitigen.   Das pulsatorische Zurückwerfen des Blutes in die Lungenvenen ist allerdings nicht nachgewiesen, sondern nur als wahrscheinlich zu betrachten, als analoge Erscheinung der präsystolischen Blutwelle, die bei Trikuspidalstenose in der Drosselader und als Pulsation der Leber (MACKENZIE) festzustellen ist.

Bei Mitralstenose pflanzt sich die Überfüllung der Lungenvenen und damit der erhöhte Blutdruck durch die Lungenkapillaren bis in die Lungenschlagader fort.   Es ist als Zeichen erhöhten Druckes in der Lungenschlagader ein verstärkter zweiter Pulmonalton während des Lebens hörbar.   Erhöhung dieses Blutdruckes während längerer Zeit führt aber zu Hypertrophie der rechten Kammer.   Diese finden wir denn auch bei der Sektion neben Zeichen einer chronischen Stauung in den Lungen, d. h. in typischen älteren Fällen eine braune Induration (S. 719) usw.   Die Hypertrophie der rechten Kammer hat eine entscheidende kompensierende Bedeutung.   Von ihrer Tätigkeit wird die Leistungsfähigkeit des Patienten zu einem erheblichen Teil bedingt.   Allerdings kann die Mitralstenose einen so hohen Grad erreichen — es können z. B. die Mitralklappen zu einem starren Trichter verwachsen, dessen Öffnung einen Radius von nur 3 mm hat — daß auch eine kräftige Hypertrophie der rechten Kammer nicht ausreicht und der Patient bei jeder Anstrengung Atemnot bekommt (s. S. 796 f.).

Wodurch entsteht denn die Hypertrophie der rechten Kammer und was kompensiert sie?   Die Blutdrucksteigerung in den Lungenvenen pflanzt sich durch die mikroskopisch erweiterten Lungenkapillaren in die Lungenschlagader fort. Anastomosen zwischen den Lungenvenen und anderen Venen, durch welche das Zuviel an Blut einen Abfluß finden könnte, gibt es nicht und Blutdruckerniedrigung durch vermehrte Transsudation tritt erst bei stärkerem Stauungsgrad ein (S. 762), vielleicht aus den Lungengefäßchen schwerer als aus anderen, indem die Spannung des Lungengewebes Anhäufung von Flüssigkeit und vielleicht das Alveolenepithel die Transsudation erschwert.   Der mittlere Blutdruck h_p in der Lungenschlagader steigt also um h'_p an, so daß die statische systolische Arbeit der rechten Kammer um $P \cdot h'_p$ zunimmt und im ganzen $P(h_p + h_p')$ wird.   Der Wert von h'_p ist offenbar von dem Verengerungsgrad des Mitralostiums abhängig.   Die rechte Kammer hypertrophiert.   Durch vermehrte Arbeit vermag sie mehr oder weniger vollständig die Blutströmung durch die Lunge aufrecht zu erhalten.   Das ist die kompensierende Bedeutung ihrer Hypertrophie.   Ihrer Leistungsfähigkeit sind aber Grenzen gesetzt.   Erreicht die Stenose einen gewissen Grad oder erlahmt die rechte Kammer, so leidet der Lungenkreislauf und folglich, durch ungenügende Blutzufuhr zur linken Kammer, auch der „große" Kreislauf Not.   Das Schlagvolumen der linken Kammer nimmt dann ab, der Radialpuls wird klein und weich.   Die linke Kammer kann sogar atrophieren.

Demgegenüber finden wir sie hypertrophisch, wenn die Stenose nicht zu stark ist und außerdem **Insuffizienz der Mitralklappen** gewissen Grades oder wenn letztere allein besteht.   Bei dieser Funktionsstörung wird nicht das ganze

Schlagvolumen, sondern nur der m/n in die Aorta, der übrige $\dfrac{n-m}{n}$ in den linken

Vorhof getrieben. Dieser wird infolgedessen überfüllt, und diese Überfüllung schreitet in die Lungenvenen fort. Ähnlich wie bei der Mitralstenose kommt es auch bei Mitralinsuffizienz zu Hypertrophie der rechten Kammer. Die linke Kammer bekommt aber bei Mitralinsuffizienz während ihrer Diastole mehr Blut aus dem gleichnamigen Vorhof als normaliter, ihr Schlagvolumen nimmt mit V' zu, dessen Gewicht P' sei.

Ihre statisch-systolische Arbeit A wird also:

$$A = \frac{m}{n}(P + P')\, h_{ao} + \frac{n-m}{n}(P + P')\, h_v,$$

wenn h_{ao} den Aortendruck, h_v den mittleren Druck im linken Vorhof darstellt. Je nach den Werten von P', m und h_v wird die Arbeit vermehrt und die Hypertrophie der linken Kammer stärker oder geringer sein. Der linke Vorhof hypertrophiert ebenfalls. Kommt zur Insuffizienz eine Verengerung des Mitralostiums, so ändern sich das in den Vorhof zurückgeworfene und auch das in die Kammer einströmende Blutvolumen und dementsprechend die Arbeit der linken Kammer. Der Puls bei Mitralinsuffizienz ist ungleich, wie sich aus anderen Werten von P', m und h_v schon von vornherein erwarten läßt, auch abgesehen von einer hinzutretenden Verengerung des Ostiums.

Der rechte Vorhof hypertrophiert bei **Trikuspidalstenose**. Er scheint aber leicht insuffizient zu werden. Ob seine Muskelfasern einer ausreichenden Hypertrophie nicht fähig sind, oder ob sie durch fortschreitende Überfüllung des Vorhofs leichter erlahmen, wissen wir nicht.

Für **Insuffizienz der Trikuspidalklappen** gelten, mutatis mutandis, die gleichen Betrachtungen wie für Mitralinsuffizienz. Die Überfüllung des rechten Vorhofs schreitet in die beiden Hohladern und in ihre sämtlichen extrathorakalen Wurzelgebiete fort: Blutstauung in sämtlichen extrathorakalen Organen mit Zyanose usw. erfolgt. Eine andere Folge sind der Jugular- und Leberpuls: Bei richtig wirkenden Trikuspidalklappen schwellen die sich in den rechten Vorhof entleerenden Venen, auch die Jugularvenen, während der Vorhofsystole an, indem dann das Blut nicht in den Vorhof abfließt. Bei Trikuspidalinsuffizienz wird aber durch die rechte Kammer ein gewisses Blutvolumen in die Vene zurückgeworfen. Es erscheint diese Welle als (positiver) Jugular- und Leberpuls. Die Blutdruckerhöhung in den extrapulmonalen Venen pflanzt sich nicht bis in die Schlagadern fort.

Insuffizienz und Stenose derselben Klappe kommen oft vor, wie schon bemerkt wurde. Aber auch Fehler verschiedener Klappen können nebeneinander auftreten (S. 779), wobei allerdings einer mehr in den Vordergrund zu treten pflegt. Die Bedeutung solcher **Kombinationen** von Klappenfehlern ist verschieden: Vor allem ist der Erweiterungsgrad der Herzhöhlen von Bedeutung, ferner hochgradige Verengerung, die als solche den Blutstrom verringert. Es kann ein Klappenfehler die Folgen eines anderen Fehlers mindern oder steigern. So ist die Kombination einer nicht zu starken Mitralstenose mit Aorteninsuffizienz günstig, indem sie die Erweiterung der linken Kammer und die Zelerität des Pulses verringert. Ungünstig ist hingegen die Kombination von Mitralinsuffizienz mit Aortenstenose, weil diese die Überfüllung des linken Vorhofs fördert. Ebenfalls ungünstig ist die Kombination von Mitral- und Aorteninsuffizienz, weil eine starke Erweiterung der linken Kammer und gar des linken Vorhofes dadurch zu entstehen droht. Von BAMBERGER hat ein übrigens fast normales Herz gefunden bei beträchtlicher Verengerung der Aorten-, Mitral- und Trikuspidalostien. Der Blutstrom schien nur etwas verlangsamt zu sein.

Bei Kombinationen von Klappenfehlern fällt nicht nur der Grad der einzelnen Fehler, sondern auch die Reihenfolge und die Raschheit ihrer Entstehung ins Gewicht. Ausreichende Hypertrophie des betreffenden Abschnittes des

Herzens kann einen schleichend entstehenden Herzklappenfehler verdecken. So ist wahrscheinlich mancher Aortenklappenfehler jahrelang latent. Durch die neue Reserveenergie vermag das hypertrophische Herz höheren Anforderungen als den täglichen zu genügen. Je nachdem die Hypertrophie (noch) nicht oder wohl ausreicht, nennen wir den Herzfehler (noch) nicht oder wohl kompensiert. Diese Kompensation kann dann aber wieder gestört werden. Immer, sobald die Kompensation primär oder sekundär nicht ausreicht, besteht Herzinsuffizienz (s. S. 793 ff.).

Angeborene Enge des Aorta- oder Lungenschlagaderstammes kann zu Hypertrophie der entsprechenden Kammer mit Erweiterung und Hypertrophie von Seitenbahnen (Interkostalarterien usw.) und angeborene **Septumdefekte** kann zu entsprechender Erweiterung, Hypertrophie usw. der entsprechenden Herzabschnitte führen.

b) Herzhypertrophie bei Arteriosklerose.

Unter Arteriosklerose oder Atherosklerose (weil fettige Entartung der Intima nach einigen Forschern zu den ersten Erscheinungen gehört) verstehen wir einen noch nicht genügend analysierten Vorgang, der mit nicht-entzündlicher Verdickung der Intima, Schwächung der Muskelschicht und elastischen Fasern und wechselnder Elastizitätsabnahme einhergeht. Ohne auf ursächliche Unterschiede, auf das wie und wodurch weiter einzugehen (s. S. 810 ff.), beschränken wir uns auf folgende Bemerkungen: Es genügt nicht, von Herzhypertrophie bei ,,Arteriosklerose'' zu reden, sondern wir müssen jedesmal Natur, Sitz, Ausdehnung und Grad der Schlagaderveränderungen genau angeben. Diese können sehr verschieden sein: das eine Mal in der Aorta und den Hüftschlagadern, ein anderes Mal im Gebiet der Nieren-, Mesenterial- oder der Hirnarterien auftretend, oder, bei stark mit den Armen arbeitenden Leuten in den Armschlagadern (BÄUMLER). Genaue Berücksichtigung dieser Verschiedenheiten wird zu erklären vermögen, warum das eine Mal Herzhypertrophie ,,bei Arteriosklerose'' (z. B. der Nierengefäße) vorkommt, ein anderes Mal aber fehlt. Dabei sind dann noch andere Einzelheiten zu berücksichtigen, z. B. ob Schrumpfnieren arteriosklerotischen oder solche nicht-arteriosklerotischen Ursprunges bestehen. Wir müssen nicht nur die Lichtung, sondern auch mehr als dies üblich ist, die Dehnbarkeit und Elastizität der Schlagader bestimmen. Änderungen dieser Eigenschaften können mit dem Grad der Sklerose gleichen Schritt halten, sie tun es aber keineswegs immer (S. 57). Wir müssen daher immer die anatomischen und die physikalischen Eigenschaften auseinanderhalten. Durch Verdickung der Intima können außerdem die Öffnungen der Seitenzweige so verengert sein, daß der Abfluß des Blutes in diese Zweige erheblich erschwert ist.

Verengerung und Erstarrung einer gewissen Zahl kleiner Schlagadern, wie z. B. des Splanchnikusgebietes, vermag vielleicht (S. 810 ff.) Hypertrophie der linken Kammer zu bewirken, indem sie den Blutdruck in der Aorta erhöht, und zwar statisch (jedoch nur vorübergehend) durch Verringerung der Kapazität sämtlicher Schlagadern, sowie hämatodynamisch durch Erhöhung des Widerstandes in den verengerten Gefäßen. Die sklerotischen Schlagadern sind außerdem einer Erweiterung oder Verengerung weniger oder gar nicht mehr fähig. Verengert oder erweitert sich ein anderes Gefäßgebiet, so wird das sklerotische Gebiet sich nicht (ausreichend) kompensatorisch erweitern bzw. verengern: Ungewöhnliche Erhöhung des Aortablutdruckes, also vermehrte Herzarbeit, erfolgt im ersten, Erniedrigung des Blutdruckes, also verringerte Triebkraft im zweiten Fall. Häufige Wiederholung des ersten Falles führt unter bestimmter Konstellation zu Hypertrophie der linken Kammer. Diesen Schädigungen ist der Patient ausgesetzt. Das ist eine Möglichkeit.

Eine andere Möglichkeit ist, daß die Dehnbarkeit der Aorta und einiger Hauptstämme so stark abgenommen hat — wobei die sklerotischen Veränderungen verschieden stark sein können — daß wir sie als starre Röhren betrachten dürfen. Kann infolge dieser Veränderungen Hypertrophie der linken Kammer auftreten? Ein Teil des in die normale Aorta eingepreßten Schlagvolumens strömt schon während der Systole ab. Die Aorta wird aber durch den übrigen Teil des Schlagvolumens örtlich gedehnt, welche Formänderung sich als Pulswelle fortpflanzt. Das ist möglich, weil sie dehnbar ist; und weil sie elastisch ist, wird in ihrer gedehnten Wand ein Teil der Energie des Schlagvolumens als potentielle Energie zeitlich aufgespeichert wie ein Teil des Arbeitsvermögens des Wassers im Windkessel einer Feuerspritze. Wäre die Aorta vollkommen starr, so wäre eine solche Speicherung unmöglich, weil das Blut nahezu unzusammendrückbar ist, und es müßte die linke Kammer das ganze Schlagvolumen wie einen Blutzylinder in etwa $^1/_{10}$ Sekunde (d. h. während der systolischen Zusammenziehung der Kammer) in die Aorta vorschieben und dabei erheblichen Widerstand überwinden und viel Energie in Wärme umwandeln, während die weitere Fortbewegung eines Schlagvolumens durch die Aorta unter normalen Umständen, bei 72 Pulsschlägen in der Minute, $^8/_{10}$ Sekunde, also 8 mal länger dauert. Nun könnte die systolische Einpressungszeit des Blutes in die Aorta verlängert werden, sie kann aber nie ebensolange dauern wie eine ganze Herzaktion, die aus Systole und Diastole besteht. Und erfahrungsgemäß kommt eine bedeutende Verlängerung der Systole nur als hohe Ausnahme vor. Es wird somit bei Abnahme der Dehnbarkeit und Elastizität der Aorta die linke Kammer dem Blut eine größere Geschwindigkeit erteilen und einen größeren Widerstand überwinden müssen, und zwar nimmt ihre Arbeit mit der Starrheit der Aorta zu. Sind außerdem auch viele kleinere Schlagadern starr und die Öffnungen der Seitenzweige verengert, so wird der Widerstand noch größer. Die Pulswelle wird nach ROMBERG höher bei Arteriosklerose, wahrscheinlich wohl nur, wenn diese sich auf die größeren Schlagadern beschränkt und sich insbesondere nicht auf die sphygmographisch untersuchte Arterie ausdehnt. Bei Starrheit der großen Schlagader bleibt kompensatorische Verengerung bzw. Erweiterung der kleinen Schlagader (S. 707) möglich.

Wir haben hier zwei Möglichkeiten besprochen. Inwiefern sie der Wirklichkeit entsprechen, soll durch gesetzmäßige vollständige klinische und pathologisch-anatomische Untersuchungen entschieden werden, auch welche Kombinationen es gibt. Dann werden wir wahrscheinlich verstehen, daß klinisch nachweisbare Arteriosklerose ohne Blutdruckerhöhung (vgl. A. FABER) und ausgedehnte Arteriosklerose ohne Herzhypertrophie (KREHL) vorkommt.

Arteriosklerose kann zu einer solchen Verengerung der Kranzschlagader und zu sekundären myomalazischen und myokarditischen Veränderungen des Herzmuskels führen, daß Hypertrophie nicht oder nicht ausreichend eintritt und Herzinsuffizienz erfolgt, wenn der Aortendruck ansteigt.

Aneurysmen beeinflussen im allgemeinen die Herzarbeit nicht, weil die in ihnen auftretende Blutdruckerhöhung nur eine örtlich beschränkte Bedeutung hat (S. 748). Nur das Aortenaneurysma, das zur Erweiterung des Aortenostiums und dadurch zu relativer Insuffizienz führt, vermehrt die Herzarbeit wie eine sonstige Aorteninsuffizienz.

c) Herzhypertrophie bei Nephritis und Hydronephrose.

Bei gewissen Formen von Nierenentzündung kommt Herzhypertrophie vor, und zwar, wie ROMBERG hervorhebt, das eine Mal nur der linken, ein anderes Mal auch der rechten Kammer. Bei was für Nephritiden? Bei jenen chronischen Nierenentzündungen, bei denen Bindegewebsbildung und Schrumpfung des Organes auftreten, also bei den Schrumpfnieren. Außerdem haben FRIEDLÄNDER u. a. bei Scharlachnephritis bei Kindern schon innerhalb einiger Wochen Herzhypertrophie nachgewiesen. Eine solche, mikroskopisch festzustellende Herzhypertrophie wäre vielleicht von demselben Gesichtspunkt aus wie bei der Schrumpfniere verständlich. Erinnern wir uns daran, daß die typische

Scharlachnephritis eine Glomerulonephritis ist, die heilen, aber auch latent werden und dann später als Schrumpfniere zutage treten kann. Wir werden uns zunächst auf den Zusammenhang zwischen Herzhypertrophie und Schrumpfniere beschränken. Bei solchen Patienten ist wiederholt erhöhter arterieller Blutdruck festgestellt. Nun ergeben sich mehrere Möglichkeiten:

1. Nephritis, Herzhypertrophie und Blutdruckerhöhung werden durch denselben giftigen Stoff bewirkt, der nicht nur die Nieren schädigt, sondern auch den Herzmuskel und die Blutgefäße reizt und den Tonus der letzteren erhöht, also Hypertension bewirkt. Keine Beobachtungen weisen aber auf die Verwirklichung dieser Möglichkeit hin.

2. Infolge einer primären Nephritis werden giftige Dissimilationsprodukte bzw. Stoffe des intermediären Stoffwechsels ungenügend durch die Nieren ausgeschieden und folglich im Blute bzw. den Geweben angehäuft. Auch kämen hier Dissimilationsstoffe des geschädigten Nierengewebes in Betracht. Ein solcher Stoff könnte nun entweder das Herz sowie die Gefäße reizen wie bei der zuerst erwähnten Möglichkeit, oder es könnte zunächst durch vermehrten Tonus der Schlagadern der arterielle Blutdruck erhöht werden, was nach einiger Zeit zu Hypertrophie der linken bzw. der beiden Kammern führen würde. Es fehlt jeder Grund zur Annahme einer primären Hypertrophie einer Kammer, die zu Blutdruckerhöhung führen sollte. Nimmt doch das Schlagvolumen durch verstärkte Zusammenziehung der Kammer ohne weiteres nicht zu. Man hat die Blutdruckerhöhung und die Herzhypertrophie mit den urämischen Erscheinungen in Zusammenhang gebracht. Fr. Müller weist darauf hin, daß der Blutdruck zur Zeit urämischer Zustände oft ganz besonders hohe Werte (220—270 mm Hg) erreicht, die später wieder bedeutend absinken, wenn die Urämie überwunden ist. Ferner, daß nach eiweißreicher Kost, z. B. nach Verabreichung größerer Mengen von Hühnereiern (Prior) oder fleischreicher Kost (Loeb) der Blutdruck z. B. um 50 mm Hg wuchs. Schließlich vermag Harnstoff den Blutdruck zu steigern (vgl. Jawein), und hat O. Israel bei Kaninchen Hypertrophie der linken Kammer beobachtet nach lang dauernder Fütterung mit Harnstoff. Das sind gewiß wichtige Beobachtungen. Allein es fehlt noch immer der Nachweis des Stoffes, der beim Menschen in gewisser Konzentration Urämie bzw. Hypertension und Herzhypertrophie bewirkt — auch scheinen die erforderlichen Kontrolluntersuchungen zu fehlen, ob es nicht auch Menschen ohne Schrumpfnieren gibt, die nach der gleichen eiweißreichen Kost Hypertension bekommen. Bemerkenswert ist vor allem, daß die chronischen urämischen Erscheinungen (Kopfschmerz) besonders vorkommen bei Schrumpfniere und daß ein gewisser Parallelismus zwischen jenen Erscheinungen, Herzhypertrophie und Polyurie (somit auch wohl Hypertension) zu bestehen scheint. Bedenken wir dazu, daß die Harnröhrchen bei Schrumpfniere nicht so schwer geschädigt zu sein scheinen wie bei den degenerativen Nierenentzündungen und daß gewisse im Harn befindliche Stoffe eben durch die gewundenen Harnröhrchen ausgeschieden werden, so müssen wir die strenge Forderung des Nachweises des schuldigen Stoffes um so mehr aufrecht erhalten (vgl. Urämie). Um so mehr, weil außerdem eine andere Möglichkeit nicht von der Hand zu weisen ist, auf die wir gleich zu sprechen kommen. Wir müssen nicht von vornherein annehmen, daß akute und chronische Urämie durch die gleiche Schädlichkeit, nur unter anderen Umständen bewirkt wird.

Einige Forscher wollen eine Hypertrophie der Nebennieren — auch die Paraganglien kämen hier in Betracht — nachgewiesen haben und die Blutdruckerhöhung mit der Herzhypertrophie auf einen erhöhten Adrenalingehalt des Blutes zurückführen. Andere Forscher vermißten aber Hypertrophie der Nebennieren. Form und Größe normaler Nebennieren können stark wechseln, so daß es oft schwer sein wird, geringere Grade von Hypertrophie festzustellen oder auszuschließen. Der Nachweis eines blutdruckerhöhenden Stoffes im Blute — und hierauf käme es doch an — hat jedenfalls bis jetzt nicht stattgefunden. Fortgesetzte Forschung in dieser Richtung ist abzuwarten. Orth fand bei einer Nebennierengeschwulst mit stark vermehrtem Adrenalingehalt, ohne Nierenveränderungen, eine starke Herzhypertrophie.

3. Drittens sind die Gefäßveränderungen bei Schrumpfniere schon von GULL und SUTTON hervorgehoben, namentlich eine bindegewebige Verdickung der Wand von Schlagadern und Haargefäßchen („arterio-capillary fibrosis"). Daraus ließen sich nicht nur die Nierenveränderungen, sondern auch die Herzhypertrophie erklären. Wir müssen unterscheiden die arteriosklerotische und die genuine Schrumpf-niere. Erstere ist eine Folgeerscheinung von Sklerose von Nierenschlagadern. Herzhypertrophie kann bei gewissem Sitz und gewisser Ausdehnung der Arterio-sklerose dabei auftreten. Die arteriosklerotische Schrumpfniere bleibt hier jedoch außer Betracht. Nun treten aber in der genuinen Schrumpfniere gewöhnlich aus-gedehnte Gefäßveränderungen, namentlich Faserbildung und hyaline Entartung der Glomeruli auf. Solche Gefäßveränderungen kommen bei proliferativer Ent-zündung gewöhnlich um so ausgedehnter vor, je stärker und älter die Bindegewebs-bildung ist. Daß nun in der Schrumpfniere eben die Harnknäuel starke Verände-rungen zu zeigen pflegen, kann uns so weniger wundernehmen, wenn wir als wahr-scheinlich voraussetzen, daß die Entzündung eben von Anfang an eine Glomerulo-nephritis ist. Jedenfalls nimmt das Gefäßgebiet in der genuinen Schrumpfniere allmählich ab. Wie und wodurch kann nun diese Verengerung des Gefäßgebietes zu Erhöhung des arteriellen Blutdruckes und Herzhypertrophie führen? Man könnte mit TRAUBE an Abnahme der gesamten Kapazität der Schlagadern und an ver-ringerte Flüssigkeitsausscheidung denken. Letztere besteht aber nicht, im Gegen-teil scheiden Schrumpfnieren eher mehr Harn aus als normale Nieren. Und was die Abnahme der Kapazität der Schlagadern betrifft, auch abgesehen von der Frage, ob wirklich ein störend großes Gefäßgebiet in den Schrumpfnieren verloren geht, erinnern wir an die Erfahrung (S. 675), daß nach Amputation eines Beins Plethora apocoptica nicht eintritt. COHNHEIM hat die Verengerung der Strombahn in den Nieren und die daraus erfolgende Erhöhung des Widerstandes für den Blut-strom, also nicht die hämostatische wie TRAUBE, sondern die hämodynamische Bedeutung der Gefäßveränderungen hervorgehoben. Wir müssen diese zwei Fälle wohl unterscheiden. Es erscheint von vornherein recht fraglich, ob Verengung eines so kleinen Gefäßgebietes wie das der beiden Nieren den Aortendruck so er-höhen würde, daß Hypertrophie der linken Kammer erfolgt. Dies gilt auch für eine arteriosklerotische Verengerung (s. Nieren). Allerdings könnte diese auch in anderen Gefäßgebieten auftreten. Außerdem bliebe dann die Hypertrophie der rechten Kammer in manchen Fällen völlig unerklärt. Allerdings haben PÄSSLER und H. HEINEKE durch Entfernung eines erheblichen Teils beider Nieren beim Hunde Blutdruckerhöhung hervorgerufen. Und ALWENS bewirkte durch Zusammen-drückung der Nieren mittels des COHNHEIM-ROYschen Onkometers ebenfalls Blutdruckerhöhung. Es ist aber damit nicht gesagt, daß die Blutdruckerhöhung der Verengung des Stromgebietes zuzuschreiben ist. BARRINGTON entfernte bei Katern und Katzen soviel von den beiden Nieren, als sich mit Erhaltung des Lebens vertrug, es erfolgte aber nie Herzhypertrophie.

Wir müssen nämlich eine vierte Möglichkeit berücksichtigen, daß von der Niere aus eine reflektorische Verengung verschiedener Gefäßgebiete außer-halb der Nieren ausgelöst wird, die zu Blutdruckerhöhung, unter Umständen auch in der Lungenschlagader und Herzhypertrophie, zu Kopfschmerzen usw. führt. MAC GILLAVRY hat beim Kaninchen dorsal von der Nierenschlagader einen Nerven gefunden, dessen Reizung von einer zwar nicht erheblichen, aber doch unverkenn-baren Erhöhung des arteriellen Blutdruckes gefolgt wurde. Weitere Forschung wird entscheiden müssen, ob und inwiefern Reizung eines solchen Nerven durch Nierenschrumpfung bei mancher Hydronephrose, bei subakuter Scharlachnephritis an die Blutdruckerhöhung und Herzhypertrophie schuld ist. Wir müssen nicht von vornherein jede Blutdrucksteigerung bei verschiedenen Nierenveränderungen in derselben Weise aufzuklären suchen. So ist es wohl möglich, daß eine von FR. MÜLLER schon vom zweiten Tage einer Sublimatvergiftung an festgestellte erhebliche Blutdrucksteigerung einen ganz anderen Ursprung hatte. In diesem Fall bestand starke Degeneration der gewundenen Harnkanälchen; starke, trübe Schwellung mag einerseits Abnahme der Ausscheidung gewisser Stoffe im Gefolge haben, sie vermag aber andererseits die Nierenkapsel erheblich anzuspannen, wo-durch die Möglichkeit von Nervenreizung gegeben ist. Nach FR. MÜLLER kann die

Blutdruckerhöhung bei Hydro- oder Pyonephrose so stark sein (336 mm Hg), wie dieser Forscher bisher bei keiner Nierenentzündung feststellte. Schon Cohnheim hat auf die häufige Herzhypertrophie bei Hydronephrose hingewiesen.

d) Herzhypertrophie durch Biertrinken.

In München und an anderen Orten hat man bei Leuten, die reichlich Bier trinken, ein hypertrophisches Herz mit weiten Höhlen (Bierherz) und einen großen Puls nachgewiesen, der mit einer gewissen Wahrscheinlichkeit auf ein großes Schlagvolumen deutet. Vielleicht führt ein fortwährend vergrößertes Schlagvolumen zu Erweiterung mit Hypertrophie. Genaue Blutdruckbestimmungen fehlen. Wie und wodurch das Schlagvolumen bei Biertrinkern zunimmt, ist eine unbeantwortete Frage. Romberg, Krehl, Kraus und Jores bezweifeln das Vorkommen eines „Bier"- oder „Weinherzens".

e) Schwangerschaft

vermag Herzvergrößerung zu bewirken. Ob aber nur Vergrößerung der Herzhöhlen oder Hypertrophie oder beides, oder Lageveränderung vorliegt, ist unentschieden.

f) Herzhypertrophie bei Perikarditis.

Perikarditis kann in verschiedener Weise das Herz und die Herzwirkung beeinflussen. Abgesehen von der Möglichkeit, daß sich zur Herzbeutel- eine Herzmuskelentzündung hinzugesellt, müssen wir die proliferativ-adhäsive und die flüssig-exsudative, z. B. seröse Perikarditis unterscheiden. Letztere vermag die Herzwirkung zu ändern, ebenso wie Anhäufung einer anderen Flüssigkeit (Blut, Öl, wie im Cohnheimschen Versuch S. 734) in gewisser Menge mit gewisser Geschwindigkeit. Bei langsamer Anhäufung kann sich eine erhebliche Menge Flüssigkeit im Herzbeutel finden, wie z. B. 350 ccm seröses Exsudat im Herzbeutel eines Kindes von 7 Jahren von 113 cm Körperlänge; nach der üblichen Entfernung der Vorderbrustwand war nur der erweiterte Herzbeutel sichtbar. Die proliferativ-adhäsive Perikarditis hat Störungen der Herztätigkeit zur Folge, wenn Peri- und Epikard vollkommen verwachsen (Concretio pericardii), wenn nämlich das Herz mit dem Herzbeutel besonders an seiner Basis fest mit der Umgebung (Brustbein usw.) verwachsen und in seiner Beweglichkeit beeinträchtigt ist. (Sonst vermag der Herzbeutel den Herzbewegungen zu folgen.) Namentlich bei schwieliger Mediastinoperikarditis scheint dies einzutreten. Brauer hat in gewissen Fällen operative Beweglichmachung durch Rippenresektion mit Erfolg versucht. Man hat jedenfalls in einigen Fällen Herzhypertrophie festgestellt (ob aber ausreichend mikroskopisch, ist mir nicht bekannt) und diese einer Erschwerung der Herztätigkeit zugeschrieben. In anderen Fällen fehlt sie aber oder war das Herz sogar atrophisch. Selbstverständlich muß vor allem Dickenzunahme des Herzmuskels durch Myokarditis ausgeschlossen werden. Findet sich in der Tat Hypertrophie, so ist die Möglichkeit zu berücksichtigen, daß sie einer gleichzeitigen Pleuritis zuzuschreiben ist, wie wir sogleich besprechen werden. Eine ausgedehnte adhäsive Pleuritis usw. kann schon an und für sich zu Atemnot führen.

g) Hypertrophie der rechten Kammer durch Verengerung der Lungenstrombahn.

Wir haben gesehen, daß Blutdruckerhöhung in der Lungenschlagader unter bestimmten Umständen nach einiger Zeit zu Hypertrophie der rechten Kammer führt. Eben durch die vermehrte Arbeit der rechten Kammer kann der Lungenkreislauf in ausreichendem Maße erhalten bleiben. Lichtheim sah nach experimenteller Verengerung der Lungenschlagader auf $1/2$—$1/3$ keine deutliche Blutdruckerniedrigung im großen Kreislauf (S. 752). Vogt bestätigte die Ergebnisse Lichtheims, indem er, ohne Resektion der Brustwand, kleine Fremdkörper durch das rechte Herz in die Lungenschlagader embolisch einführte. Schumacher und Jehn bestätigten die Versuchsergebnisse Lichtheims, indem sie bei Hunden zusammengedrehte, in verflüssigte Gelatine eingetauchte Wattestränge möglichst tief in eine Vena iugul. ext. einführten und dann mit einem kräftigen Strahl physiologischer Kochsalzlösung aus einer Spritze ins Herz jagten. Erfolgte ein rascher Tod, so fanden sie eine stark erweiterte rechte Herzhälfte und eine fast leere linke Herzhälfte (Abb. 336). Wir dürfen im allgemeinen annehmen, daß bei Verengerung oder Wegfall eines Teils der Lungenstrombahn erst dann der Druck in der Lungenschlagader ansteigt, wenn die übrigen Lungengefäßchen sich nicht ausreichend erweitern. Erst dann wird auch die Arbeit der rechten Kammer erhöht. Und je nach seinem Zustand wird das Herz dieser höheren Anforderung Folge leisten können oder nicht. Im ersten Fall tritt allmählich Hypertrophie

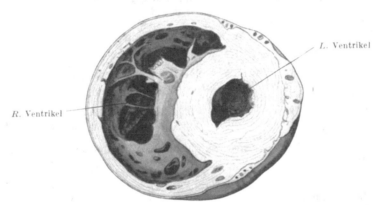

Abb. 336. Horizontalschnitt durch das Herz. Man erkennt den kleinen, fest kontrahierten linken, sowie den großen, stark dilatierten rechten Ventrikel (nat. Größe). (Nach Schumacher und Jehn in Zeitschr. f. d. ges. exper. Med. Bd. 3. Heft 4/5.)

ein, im zweiten, wenn also im Augenblick der gesteigerten Anforderung schon Herzschwäche besteht — Herzinsuffizienz. Wir verfügen über eine ganze Reihe von Beobachtungen am Menschen, die sich von diesem Gesichtspunkt aus erklären, und wollen hier einige Beispiele kurz besprechen. Vgl. S. 776.

Bei fibrinöser Lungenentzündung werden zahlreiche Blutkapillaren durch das fibrinös-zellige Exsudat erheblich zusammengedrückt, ja abgeschlossen, außerdem werden auch größere Blutgefäße durch Thromben oder intravaskuläre Gerinnsel verengert oder abgeschlossen. Blutdruckerhöhung in der Lungenschlagader ist bei gewisser Ausdehnung der Entzündung zu erwarten. War das Herz schon schwach, z. B. durch Myokarditis oder durch chronischen Alkoholismus, so erweist sich die rechte Kammer als der erhöhten Aufgabe nicht gewachsen und sie erlahmt. Auch Schädigung des Herzens durch das bakterielle Gift und das Fieber bei der Pneumonie kann dazu beitragen. Es kann der Tod eintreten trotz aller Versuche, durch Digitalis und sonstige Mittel die Herzwirkung anzuregen. Bei Hypertrophie der rechten Kammer fand Romberg eine makro- bzw. mikroskopisch ausgedehnte Sklerose kleiner Zweige der Lungenschlagader.

Anhäufung einer größeren Menge flüssigen pleuritischen Exsudates kann ebenfalls durch Zusammendrückung eines zu großen Gefäßgebietes der Lunge zu Blutdruckerhöhung in der Lungenschlagader und Erweiterung der rechten Kammer infolge von Muskelinsuffizienz führen. Auch chronische proliferative Lungen- und Lungenfellentzündung kann von Hypertrophie der rechten Kammer gefolgt werden. Dabei ist selbstverständlich nicht nur die Ausdehnung dieser anatomischen Veränderungen, sondern unter Umständen auch die Zusammenwirkung mehrerer Faktoren zu berücksichtigen. Zunächst kann jede Pleuraschwarte von gewisser Ausdehnung, wozu gewöhnlich proliferative Lungenentzündung mit Verödung von Kapillaren kommt, beides durch Schrumpfung, das Lungenvolumen verkleinern und die Atembewegung beschränken. Abnahme des Lungenvolumens an und für sich bedeutet aber Abnahme der Kapazität ihrer Gefäße und Erhöhung des Widerstandes für den Blutstrom durch Verengerung und Schlängelung, so daß der Blutdruck in der Lungenschlagader steigt, wenn nicht die übrigen Lungengefäße sich ausreichend erweitern. Die Abnahme der Atembewegungen — welche durch hinzutretende Verwachsung der Pleurablätter noch mehr beeinträchtigt werden — bedeutet außerdem Verringerung der Saug- und Preßpumpwirkung der Lunge und des Brustkastens (s. später). Wie groß der Einfluß von Verwachsung der Pleurablätter an ihrer ganzen Oberfläche auf den Lungenkreislauf an und für sich ist, wissen wir nicht. Es kann sich Pericarditis adhaesiva oder schwielige Mediastinoperikarditis hinzugesellen. Hypertrophie der rechten Kammer, vielleicht noch anderer Herzteile, mag manche Störung der Blutströmung durch die Lungen kompensieren, wenn aber so viele anatomische Veränderungen zusammentreten, wozu noch Myokarditis, ja sogar ausgedehnte proliferative Bauchfellentzündung mit Zuckergußleber, vielfachen Verwachsungen (Polyserositis tuberkulösen oder anderen Ursprungs) kommen kann, darf es nicht wundernehmen, daß der Patient kurzatmig, von Herzklopfen belästigt wird und eine allmählich zunehmende Herzinsuffizienz mit anderen Störungen bekommt. Allerdings sind wir noch weit von einer genauen Analyse der Krankheitserscheinungen und von einer wohl begründeten Würdigung der einzelnen Störungen entfernt. Es fehlen die dazu erforderlichen vergleichenden klinischen und anatomischen Untersuchungen, wobei auch Innervationsstörungen der Vagi zu beachten sind.

Bei Skoliose, Kyphose und Kyphoskoliose findet ein- oder doppelseitige Verkleinerung der Brusthöhle und der Lungen statt (S. 817). Es kann die Kapazität der Lungengefäßchen dabei so ab-, und der Strömungswiderstand durch stärkere Schlängelung der Lungenkapillaren in denselben so zunehmen, daß Hypertrophie der rechten Kammer erfolgt.

Schließlich erwähnen wir das Lungenemphysem, d. h. Dehnungsatrophie mit Verengerung und Schwund von Kapillaren. Sobald die Verengung der Strombahn und Verlängerung der Kapillaren einen gewissen Wert erreicht hat, wird auch hier der Blutdruck in der Lungenschlagader ansteigen. Allerdings findet in manchen wenig erweiterten Lungenbläschen wahrscheinlich Erweiterung neben Verlängerung und Entschlängelung von Kapillaren statt und fällt die algebraische Summe dieser entgegengesetzten Einflüsse im Sinne einer Widerstandsverringerung aus (S. 60). Jedenfalls finden wir aber bei Emphysem gewissen Grades und gewisser Ausdehnung mitunter Hypertrophie der rechten Kammer.

Im allgemeinen hängt in allen in diesem Abschnitt besprochenen Fällen der Grad der Hypertrophie eines Herzabschnitts oder des ganzen Herzens ab: 1. Von der Höhe und der Dauer der abnormen Anforderung. Es ist eine gewisse Dauer bzw. Wiederholung erforderlich. 2. Von dem Zustand des Herzmuskels. Schädigung gewissen Grades der Muskelfasern, wie sie bei Fettherz, ausgedehnter Myokarditis möglich ist, kann ebenso wie ungenügende Ernährung durch erhebliche arteriosklerotische Verengerung der Kranzschlagadern, einer Hypertrophie im Wege stehen. Trotz eines dürftigen allgemeinen Ernährungszustandes des Körpers kann aber Hypertrophie des Herzmuskels erfolgen, ähnlich wie die der Gebärmutter (S. 279). Für die kompensatorische Bedeutung einer Hypertrophie ist die Geschwindigkeit, mit der ein Klappenfehler entsteht und zunimmt, von Bedeutung. Je langsamer, um so vollkommener wird, ceteris paribus, die Kompensation.

Ungenügende Herztätigkeit. Herzinsuffizienz und Herzlähmung.

Ungenügend ist die Tätigkeit des Herzmuskels, wenn sie die Triebkraft für den Kreislauf, d. h. den arteriovenösen Blutdruckunterschied nicht auf der erforderlichen Höhe aufrecht zu erhalten vermag. Stromverlangsamung und Blutstauung erfolgen daraus. Wir reden dann von Herz(muskel)insuffizienz, die sehr verschiedene Grade bis zur plötzlichen vollständigen Erlahmung aufweisen kann. Herzinsuffizienz bezieht sich auf die Tätigkeit, Herzschwäche auf den Zustand, die Leistungsfähigkeit des Herzens. Herzschwäche ist die Folge einer ungenügenden Entwicklung des Herzmuskels oder von anatomischen Veränderungen durch Myokarditis, Fettherz, Atrophie, trübe Schwellung usw. oder von noch unbekannten Veränderungen durch Hunger, Überanstrengung, schwere Sorgen usw. Herzschwäche äußert sich unter bestimmten Umständen als Herzinsuffizienz. Sie kann aber, bei genügender Ruhe, ohne starke Anforderung latent bleiben. Wir können die Herzinsuffizienz eine absolute nennen, wenn das Herz den gewöhnlichen, eine relative, wenn es nur außerordentlich hohen Anforderungen nicht gewachsen ist. Scharfe Grenzen zwischen absoluter und relativer Insuffizienz gibt es aber ebensowenig wie zwischen normal und abnorm hoher Anforderung. Ein absolut insuffizientes Herz hat keine Reserveenergie, seine Tätigkeit genügt sogar bei Körperruhe nicht. Absolute Insuffizienz bedeutet Erkrankung des Herzmuskels bzw. seiner Nerven, wie z. B. durch Fettablagerung im Bindegewebe zwischen den Muskelfasern oder durch ausgedehnte Myokarditis. Ein solches Herz vermag sogar niedrigeren Anforderungen als den gewöhnlichen schließlich nicht mehr zu genügen. Relative Insuffizienz kann auch eintreten, wenn der Herzmuskel normal war. Steigt z. B. der Widerstand in der Strombahn rasch ganz bedeutend, wie in gewissen Versuchen (Abklemmung der Aorta oder der Lungenschlagader), so tritt nach einiger Zeit Insuffizienz des vollkommen funktionstüchtigen Herzens ein. Steigt die Anforderung nicht so hoch an, so kann doch — wie bei der Überanstrengung im Wettkampf — nach einiger Zeit Erschöpfung des Herzmuskels und Herzinsuffizienz (S. 775) eintreten. Individuelle Unterschiede können sich dabei geltend machen. Im allgemeinen können wir aber sagen: Der Herzmuskel vermag einer höheren Anforderung zu genügen oder nicht. Im ersten Fall kann aber allmählich Erschöpfung und folglich Insuffizienz oder aber nach einiger Zeit — wenn keine Ermüdung eintritt — Hypertrophie auftreten. Im letzteren Fall macht sich sofort Herzinsuffizienz bemerkbar.

Wir unterscheiden außerdem eine primäre und eine sekundäre Herzinsuffizienz, je nachdem die zur ungenügenden Herztätigkeit führende Störung im Herzmuskel bzw. seinen Nerven einsetzt oder eine der S. 774 unter 1—3 erwähnten Störungen ist. Nicht immer ist jedoch zur Zeit eine ausreichende Analyse des Zustandes möglich. So tritt beim typischen mechanischen Schock durch einen Schlag gegen den Bauch Erweiterung der vom N. splanchnicus innervierten Schlagadern und derzufolge Erniedrigung des Aortendruckes, aber zugleich Pulsverlangsamung bis zu Herzstillstand ein. Ist diese als Folge oder als unabhängig von der Blutdruckerniedrigung, nämlich als Folge von Vagusreizung zu betrachten oder ist die Störung der Herztätigkeit Folge von beidem? Jedenfalls ist dies zugleich ein Beispiel davon, daß Herzinsuffizienz auch ohne schwere, ja ohne bekannte anatomische Veränderungen außer Gefäßerweiterung auftreten kann, wie das z. B. auch durch Giftwirkung oder durch schwere Sorgen möglich ist (s. später).

Auch zeigt dieses Beispiel, daß Herzinsuffizienz rasch eintreten kann durch

Schädigung des Herzens (mitsamt seinen Nerven), ohne erhöhte Anforderung, ja bei erheblicher Erniedrigung des Aortendruckes, vielleicht hierdurch.

Sowohl das hypertrophische wie das nicht-hypertrophische Herz kann insuffizient werden. Immer haben wir obige Möglichkeiten gesetzmäßig zu untersuchen, also nicht nur den Zustand des Herzens und seiner Nerven, sondern auch den der Blutgefäße und der S. 775 erwähnten, an anderen Stellen besprochenen Hilfskräfte des Kreislaufs zu berücksichtigen, wenn wir den Ursprung einer Kreislaufstörung nachweisen wollen. Die Funktionsstörungen infolge von Herzinsuffizienz sind je nach der Raschheit und Stärke der Schädigung und nach individuellen Eigenschaften verschieden. So können Überanstrengung und Schock zu Ohnmacht, ja zum Tode führen. Der Puls wird beim Schock seltener, im allgemeinen nimmt er sonst bei Herzschwäche, auch bei längerer Dauer, zu; zugleich wird er kleiner und weicher. Zunahme der Pulszahl nach geringer Körperbewegung ist oft das erste Zeichen von Herzschwäche. Geistige (auch körperliche?) Überanstrengung kann zu Abnahme der Pulszahl bis auf etwa 50 oder weniger führen; „Herzschmerz" kann hinzukommen (s. später). Weil die Schlagadern nicht stärker gespannt zu sein pflegen, deutet der kleine Puls auf ein kleines Schlagvolumen hin. Daß trotz der vermehrten Pulszahl auch das Zeitvolumen abgenommen hat, wird sehr wahrscheinlich aus dem niedrigeren arteriellen Blutdruck, falls wir keinen Grund haben, die Kapazität der Schlagadern als vermehrt oder den Widerstand als verringert zu betrachten. Demgegenüber treffen wir nicht nur Zyanose der Haut (Nägel, Ohren) und Schleimhäute (Lippen) an als Folge von Störung der inneren Atmung durch Verlangsamung des Blutstroms, somit als Folge hämodynamischer, sondern außerdem eine stärkere Füllung der Venen als Folge hämostatischer Störung (S. 713 ff.). Ferner ist eine Abnahme gewisser Sekretionen, namentlich des Harns (Stauungsharn, s. dort) und Atemnot (s. dort), beides als Folgen hämodynamischer Störung bemerkbar. Diese Atemnot stellt sich bei leichterer Herzinsuffizienz nur bei Körperanstrengungen, wie beim Treppensteigen, Laufen, bei schwererer Insuffizienz aber schon beim Gehen in der Ebene, je nach der Abnahme der Reserveenergie ein. Diese kann bis zu Null abnehmen, so daß auch die geringste Anstrengung von Atemnot gefolgt wird. Schmerz oder Beklemmung auf der Brust kann schon bei leichter Herzinsuffizienz, besonders bei der durch geistige Überanstrengung auftreten (S. 809), er fehlt aber noch häufiger bei Herzinsuffizienz. Sämtliche allgemeine Kreislaufstörungen, die schließlich zu Ödem (Anasarka und Hydrops, s. dort) führen, sind die Folgen einer Abnahme des arteriovenösen Blutdruckunterschiedes. Und diese Abnahme ist die Folge davon, daß das insuffiziente Herz in der Zeiteinheit zu wenig Blut in die Schlagadern einpreßt und zu wenig Blut aus den Venen ansaugt. Das bedeutet Stromverlangsamung und Überfüllung der Venen, d. h. venöse Stauung.

Es können dabei Zeichen der Stromverlangsamung (Zyanose, Stauungsharn) in den Vordergrund treten gegenüber einer Überfüllung der Adern. Es kann nämlich die Stromgeschwindigkeit schon bedeutend abnehmen durch eine relativ geringe Herzinsuffizienz, die noch nicht zu starker Blutanhäufung in den Venen, aber doch zu einer erheblichen Abnahme des arterio-venösen Blutdruckunterschiedes geführt hat, besonders wenn zahlreiche kleine Schlagadern sich durch Verringerung ihres Tonus erweitern. Die Reihenfolge und der Grad der einzelnen Funktionsstörungen bei zunehmender Herzinsuffizienz weisen individuelle Verschiedenheiten auf. Bei einem Patienten tritt Blutanhäufung in der Leber (s. S. 715, 717), bei einem anderen Lungenhyperämie in den Vordergrund usw. Mikroskopisch beobachten wir verschiedene Grade der Erweiterung von Haargefäßchen im anatomischen Sinne. Daß sie sich nicht zugleich und nicht gleich stark in allen Strecken erweitern, sehen wir in Stauungslebern, worin sich zunächst nur die perizentralen, und erst viel

später die periportalen Blutkapillaren erkennbar erweitern. Auch in anderen
Organen und Geweben müssen wir ähnliche Verhältnisse erwarten, weil sich eine
Druckerhöhung nur schwer durch eine Kapillare fortpflanzt. Allerdings sind die
proximalen und distalen Abschnitte der Blutkapillaren in anderen Organen nicht
so leicht zu unterscheiden wie in der Leber. Wahrscheinlich wird man plethysmographisch Anschwellen von Fingern und Zehen nachweisen können. Die Verengerung
der Schlagadern durch Herzinsuffizienz ist in der Regel nicht so leicht nachweisbar
wie die Erweiterung der Adern. Wir müssen sie aber annehmen, wenn die Adern

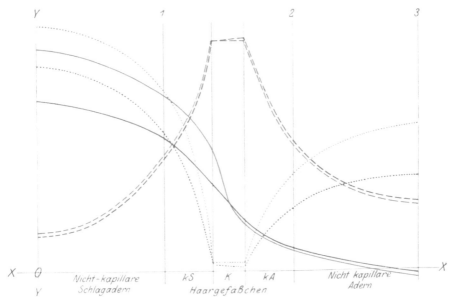

Abb. 337.

══════ Blutdruck in der **XX**-Achse dem atmosphärischen Druck gleich.
= = = = Gesamtdurchschnitt der Blutgefäße des großen Kreislaufs.
.... (Lineare) Stromgeschwindigkeit des Blutes in den Gefäßen des großen Kreislaufs.

Obige Abbildung gibt eine schematische Darstellung des Blutdrucks, des Gesamtdurch-
schnitts des großen Kreislaufs und der Stromgeschwindigkeit des Blutes bei genügender
(rot) und bei ungenügender (schwarz) Herztätigkeit. Obwohl genaue, vollständige Zahlen-
bestimmungen nicht vorliegen und die hämostatischen sowie die hämodynamischen Verhältnisse, je nach dem Grad der Herzinsuffizienz und Schwankungen der Gefäßwand-
spannung, graduell verschieden sein können, bleibt jedoch das Schema im Prinzip gültig.
— Der linke Abschnitt umfaßt die nichtkapillaren Schlagadern, der rechte die nichtkapillaren
Venen, der mittlere die Haargefäßchen im physikalischen Sinne des Wortes; letztere umfassen die kapillaren Schlagadern (kS) und Adern (kA), wobei das Wort kapillar sich auf
physikalische Eigenschaften der Gefäße bezieht, und die Kapillaren K (im histologischen
Sinn). Die Werte des Blutdrucks unter der Abszissenachse sind subatmosphärisch. Im
allgemeinen nehmen die Werte von unten nach oben, wie die der üblichen Ordinate, zu.

und Kapillaren überfüllt sind und das Blutvolumen nicht zugenommen hat. Vgl.
Abb. 337.

  Ein **Klappenfehler** kann durch eine entsprechende Hypertrophie lange
Zeit verborgen bleiben (S. 785f.). Ein Herz mit unvollständig kompensiertem,
frischem Klappenfehler fordert Schonung, ebenso wie jedes insuffiziente Herz.
Es kann bei einem ausgedehnten Klappenfehler und einem einer entsprechenden
Hypertrophie nicht fähigen Herzmuskel (S. 279), sogar die Kompensation völlig,
bis zum Tode ausbleiben. Aber auch dann, wenn vollkommene Kompensation
eintritt, wird diese doch in der Regel nach kürzerer oder längerer Zeit ungenügend,

und es stellen sich Zeichen von Herzinsuffizienz ein, ähnlich wie bei Herzen ohne Klappenfehler aber mit fortschreitender Schädigung des Muskels durch Entzündung, Fettablagerung, Giftwirkung, Verengerung der Kranzschlagader oder sonstige Einflüsse.

Wird das ganze Herz zugleich oder wird zunächst nur ein bestimmter Herzabschnitt insuffizient? Wir wissen es nicht, müssen aber verschiedene Fälle als möglich betrachten, wobei nicht nur die Raschheit der Schädigung, sondern auch ihre Ausdehnung von Bedeutung sein dürfte. Wir können uns aber kaum vorstellen, daß ein Herzteil, d. h. ein Vorhof oder eine Herzkammer, längere Zeit ungenügend arbeitet ohne erfolgende Störung der Tätigkeit aller anderen Herzteile. Aus unseren Betrachtungen der Folgen der Klappenfehler geht dies genügend hervor. Sorgt eine Kammer oder ein Vorhof nicht ausreichend für die weitere Beförderung des Blutes, so bekommt der stromabwärts liegende Abschnitt des Blutgefäßsystems und des Herzens zu wenig und behält der stromaufwärts liegende Abschnitt hingegen zuviel Blut. Tritt dann keine ausreichende Kompensation ein, so bedeutet das vollständige Herzinsuffizienz. Und eine solche Kompensation können wir uns nur denken für den Fall, daß bloß der linke Vorhof in gewissem Grade insuffizient wird, sich nämlich unvollständig entleert: die rechte Kammer wird dann durch kräftigere Wirkung kompensieren können. Mancher Herzkranke stirbt unerwartet (,,Herzschlag'') sogar dann, wenn eine vollkommene Kompensation zu bestehen scheint, mitunter nach einer körperlichen Anstrengung oder einer seelischen Aufregung, mitunter ohne bekannten ,,Anlaß''. Wir können aber die Funktionstüchtigkeit des Herzens manchmal noch nicht mit der erforderlichen Genauigkeit (ohne Gefahr, den Patienten zu schaden!) bestimmen. Wir haben bei der Embolie (S. 750) schon ein Beispiel unrichtiger Deutung eines ,,plötzlichen'' Herztodes kennen gelernt.

Herzinsuffizienz, auch absolute, kann wieder schwinden.

Es gibt nämlich verschiedene Grade: Zunächst macht sich bloß ein Zuwenig an Reserveenergie bemerkbar, wobei ein ungestörtes Leben, bei körperlicher und geistiger Ruhe und Mäßigkeit, ohne jede Anstrengung möglich ist. Zu den Anstrengungen gehören Lesen, übermäßiges Essen und Trinken, die zu Blähung des Magendarmkanals mit Erschwerung der Atmung, der Defäkation usw. führen. Alle Gemütserregungen, sogar durch Musik, sind zu vermeiden, weil sie das Herz erregen. Jede Zunahme des Widerstandes für den Blutstrom, z. B. durch Verengerung peripherer Schlagadern, kann schädigen. Ein kaltes Bad vermag unter bestimmten Umständen wahrscheinlich durch Verengerung zahlreicher Hautgefäße einen Herzkranken zu töten, während ein Kohlensäurebad Erleichterung bringen kann durch Erweiterung nahezu sämtlicher kapillarer Hautgefäßchen mit erheblicher Strombeschleunigung, welche O. Bruns und König mikroskopisch (nach dem Weissschen Verfahren) feststellten. Ist die Badetemperatur höher, so müssen wir Erweiterung auch von Hautschlagadern erwarten, welche sogar Erniedrigung des arteriellen Blutdruckes und Stromverlangsamung herbeizuführen vermag. Ermüdung dürfte dabei auch nicht ohne Einfluß sein. Schäumende Getränke vermögen auch die Haut und die Schleimhaut des Rachens usw. etwas hyperämisch zu machen; Schaumweine tun es mehr als nicht schäumende Weine. Ob das Kohlensäurebad außerdem die Herzwirkung noch in anderer Weise beinflußt, ist unbekannt. In bestimmten leichteren Fällen vermag ein kurzer, ruhiger Spaziergang durch Erweiterung von Haut- und Muskelgefäße (es tritt dabei die ,,Reaktion'' der Haut ein) den Blutkreislauf und die Herzwirkung zu fördern. Unter geeigneten Umständen kann sich das Herz erholen, indem es, wie es scheint, neue Reserveenergie aufspeichert. In ungünstigen Fällen aber nimmt seine Tätigkeit unaufhaltsam ab, bis zuletzt, unter Erscheinungen von zunehmender Herzinsuffizienz, der Tod erfolgt. In einigen Fällen vermag Digitalis eine auch hochgradige Herzinsuffizienz aufzuheben; diese ist also nicht durch unveränderliche anatomische Veränderungen bedingt, um so weniger, weil die Herztätigkeit auch nach Aussetzen des Digitalis wenigstens eine Zeitlang genügend bleiben kann.

Bemerkenswert ist der günstige Einfluß der horizontalen Ruhelage auf die Herzwirkung bei manchen Kranken. Wir vermögen zum Verständnis dieser

Erscheinung nur folgendes anzudeuten: Denken wir uns eine horizontale Fläche durch den rechten Vorhof, so wird der Blutabfluß aus den Körperteilen unter dieser Fläche erschwert, aus denen über ihr gefördert. Nun bilden die unter der Fläche liegenden Teile bei aufrechter Körperhaltung einen größeren Körperabschnitt als bei horizontaler Lage und die unteren Extremitäten liegen dann auch viel tiefer unterhalb, als der Kopf über der horizontalen Fläche. Alles in allem stellt die horizontale Lagerung einen Gewinn an hämostatischer Triebkraft dar. Ferner nimmt die Pulszahl durch horizontale Lagerung ab, und zwar beim Gesunden um 10 Schläge (VIVENOT). Es gibt aber Herzkranke, die eben beim Liegen mehr Pulsschläge bekommen. Bleiben Schlagvolumen und Aortadruck gleich, so würden z. B. 7 Schläge weniger in der Minute eine Ersparnis von $7 \times 60 \times 24 = 10\,080$ Schläge pro Tag, d. h. von $10\,080$ $(P\,h + \frac{1}{2}\,m\,v^2)$ gm Arbeit ergeben. Wir wissen aber nichts von P, h und v bei diesen Kranken.

Jedoch werden manche schwere Herzkranke zum Aufrechtsitzen (Orthopnoe) gezwungen. Der Kranke kann sich dann mit den Händen gegen feste Punkte stemmen und so die Schultergürtel fixieren, so daß auch die Schulter-Brustmuskeln an der Erweiterung des Brustkastens mitwirken können. Spielt die Größe eines erweiterten Herzens dabei eine Rolle? Oder ist es die Lungenstarre (S. 719) oder Bronchiolenverengerung (S. 847) durch Schwellung der Schleimhaut, welche zu Anstrengung der Einatemmuskeln und daher zu aufrechter Körperhaltung zwingt? Oder verspürt der Kranke eine gewisse Erleichterung durch diese Haltung dadurch, daß die venöse Hyperämie des Gehirns abnimmt? Oder alles zusammen? Das sind unbeantwortete Fragen.

War der Kranke einige Zeit bettlägerig, so bekommt er „ein leichtes Gefühl" im Kopfe, Schwindel oder gar Ohnmacht beim Aufrichten des Oberkörpers. Das Blut muß dann ja auf einmal 40—50 cm höher aufgeführt werden, das Herz mehr Arbeit leisten, soll das Gehirn ausreichend arterielles Blut bekommen. Tut das Herz es nicht oder nicht genügend, so tritt Schwindel oder Ohnmacht durch Hirnanämie ein. Wenn der Patient zuerst steht, kommt noch eine Hyperämie der unterhalb der durch das Herz gedachten horizontalen Fläche liegenden, einem so hohen Blutdruck entwöhnten Gefäße (S. 710) hinzu.

Was liegt der Herzinsuffizienz zugrunde? Immer muß es ein Mißverhältnis zwischen funktioneller Anforderung und Funktionstüchtigkeit sein. Wie äußert es sich in der Herzwirkung? Wie wir oben sahen, meist in einer Zunahme der Pulszahl und Abnahme der Pulsgröße, der Pulskraft und immer in Abnahme des arteriovenösen Blutdruckunterschiedes, der abnimmt durch Erniedrigung des arteriellen und Erhöhung des venösen Blutdrucks.

Wodurch nimmt nun das Schlagvolumen ab? Durch geringere diastolische Füllung der linken Kammer, durch unvollständige systolische Entleerung oder durch beides? Die klinischen Befunde haben noch nicht zu Einigkeit geführt, ebensowenig wie über die Frage, wann Erweiterung der Herzhöhlen durch Muskelinsuffizienz eintritt. Wir haben schon gesehen, daß die Befunde bei Überanstrengung nicht gleichlautend waren, daß vielleicht auch Verschiedenheiten vorkommen (S. 775). Auf die Fehlerquellen bei der klinischen Untersuchung gehen wir nicht ein. Nun haben wir folgende Möglichkeiten zu beachten: Ermüdet ein Muskel, so nimmt, bei gleicher Belastung und Reizung, die Hubhöhe, d. h. die Verkürzung seiner Fasern ab. Analogerweise müssen wir erwarten, daß die systolische Verkürzung eines ermüdenden Herzmuskels abnimmt. Dabei dürfen wir voraussetzen, daß die Kraft am Anfang der Systole am größten ist, am Ende am geringsten, ähnlich wie die absolute Kraft eines Muskels, wie SCHWANN nachgewiesen hat, um so geringer wird, je mehr seine Fasern sich schon verkürzt haben. Träfe nicht dieses, sondern etwa das Umgekehrte für den Herzmuskel zu, so wäre es weit schlimmer für den Patienten, weil es dann keine unvollständige Systole, sondern nur entweder eine vollständige, oder gar keine Systole gäbe. Daß aber unvollständige Systole vorkommt, beweist uns die mitunter sogar große Menge speckigen Gerinnsels, die wir bei der Autopsie finden, und die während des Lebens (agonal) entstanden sein müssen (S. 750 f.). Manches Herz mit höchstwahrscheinlich unvollständiger Systole — ich sage nicht: mit speckigen Gerinnseln — vermag sich aber bei geeigneter Behandlung zu erholen.

Nehmen wir nun an, daß Herzinsuffizienz zu unvollständiger Systole führen kann, indem die Verkürzung der Muskelfasern nicht mehr maximal ist, so fragt sich, ob Herzinsuffizienz immer von Erweiterung (Dilatation) der Herzhöhlen gefolgt wird. Der klinische Nachweis beginnender Erweiterung ist schwer. Und bedenken wir, daß Vorhof und Kammer sich abwechselnd zusammenziehen, so wird dadurch die Gefahr noch größer, daß unvollständige Systole eines Vorhofs den Eindruck einer Erweiterung einer Kammer macht. Wir meinen hier nicht eine Erweiterung, wie bei Aorteninsuffizienz, durch Erhöhung des intrakardialen Blutdruckes während der Diastole, sondern eine Erweiterung infolge von Erschlaffung, von Zunahme der Dehnbarkeit des Herzmuskels, so daß auch bei normalem, sogar bei niedrigerem intrakardialem Blutdruck während der Diastole eine Überfüllung erfolgt. Eine solche Erschlaffung kann durch Erschöpfung oder weitgehende anatomische Veränderungen, durch Abnahme des ,,Herztonus'' eintreten. Allerdings kennen wir diesen Herztonus noch nicht genügend. Es ist klar, daß das Schlagvolumen auch dann, wenn die Kammer diastolisch mehr Blut als normaliter enthält, kleiner sein kann durch unvollständige Systole. Die radioskopisch festgestellte Verkleinerung des Herzens ist einer ungenügenden Diastole zuzuschreiben, wenn die Pulszahl schnell und stark zunimmt bei eintretender Insuffizienz (S. 775). Erweiterung der Schlagadern durch Ermüdung hat Erniedrigung des arteriellen Blutdrucks und dadurch Zunahme der Herzinsuffizienz zur Folge. Herzerweiterung hat man bei vielen Soldaten im Felde nach starker Ermüdung, auch bei Kindern, die in Fabriken arbeiten (KREHL), oder die viel ,,treppenlaufen oder radfahren'', festgestellt (,,weakened heart'', ,,Überanstrengung des Herzens''). Individuelle Unterschiede treten auch hier zutage.

Was lehren uns die Sektionsbefunde bei Menschen, die durch Herzinsuffizienz starben? Manchmal finden wir bei plötzlichem Herztod — z. B. durch Überanstrengung oder Schock — die Herzkammern nahezu blutleer. Die Möglichkeit ist jedoch dabei zu berücksichtigen, daß die Kammern durch frühzeitige Totenstarre das eben bei raschem Tode flüssige Blut ausgepreßt haben. In anderen äußersten Fällen finden wir erweiterte Herzhöhlen, gefüllt mit 100 ccm und mehr speckigen und roten Gerinnseln, während Klappenfehler nicht vorhanden sind. In diesen Fällen hat unvollständige Systole bestanden. Wieviel Blut enthält aber die normale Kammer am Ende ihrer normalen Diastole? Wahrscheinlich nicht 100 ccm. Je niedriger wir diese höchste Grenze nehmen, um so häufiger werden wir pathologische Erweiterung durch Erschlaffung annehmen müssen. Offenbar kann Dilatation durch Erschlaffung durch die letzte, sei es auch unvollkommene Systole sofern abnehmen, daß sie bei der Autopsie nicht nachweisbar ist. Es ist hier weitere Forschung abzuwarten.

Was sind nun die anatomischen Grundlagen der Herzinsuffizienz bzw. Herzlähmung?

Sekundäre Herzinsuffizienz kann nach ROMBERG und seinen Mitarbeitern auf der Höhe einer Infektionskrankheit erfolgen durch Lähmung des Vasomotorenzentrums im verlängerten Mark, wodurch der Blutdruck sinkt. Das Blut häuft sich dann namentlich in den vom N. splanchnicus innervierten Bauchgefäßen an, womit Anämie der anderen Organe und Abnahme des Kreislaufs überhaupt einhergeht, ähnlich wie beim Schock.

Es kann bei Infektionskrankheiten aber auch primäre Herzinsuffizienz erfolgen, und zwar neben der soeben erwähnten sekundären oder ohne solche. So tritt bei Diphtherie nicht selten ,,Herztod'' ein, d. h. Tod durch Herzlähmung. Diese kann Ende der 2. oder Anfang der 3. Woche (Frühherztod) oder später, sogar viel später (Spätherztod), nach scheinbar vollkommener Genesung, plötzlich, meist unerwartet erfolgen. Man findet dann wachsartige Entartung der

Muskelfasern oder eine mehr oder weniger ausgedehnte Myokarditis (Abb. 115), ausnahmsweise Veränderungen des atrio - ventrikularen Bündels. Außerdem ist Vasomotorenlähmung bei Tieren durch Schädigung der Nebennieren durch Diphtheriegift möglich (vgl. ROHMER). Auch Influenza kann zu Myokarditis und dadurch zu Herzschwäche führen. Die Rolle der Myokarditis erheischt weitere Forschung. Mitunter finden wir große alte Schwielen ohne Störungen, in anderen Fällen Störungen bei kleinerem Herde. Es kommt somit nicht nur auf die Ausdehnung, sondern auch auf den Sitz und die Zahl der Herde bzw. auf diffuse Veränderungen an, auch mit Hinsicht auf das atrioventrikulare Bündel (s. unten).

Daß primäre Herzinsuffizienz Folge von Fettherz usw. sein kann, sei hier nur kurz erwähnt (s. oben).

Was liegt der Herzinsuffizienz in anderen Fällen, z. B. bei Klappenfehlern zugrunde ?

Früher nahm man Verfettung der Herzmuskelfasern, später Myokarditis als Grund der Herzinsuffizienz an. Nun findet sich in der Tat mitunter eine so ausgedehnte Verfettung von Muskelfasern oder, und zwar häufiger, eine so ausgedehnte Fettablagerung unter dem Epikard und zwischen den Muskelfasern oder eine so starke Verengerung der Kranzschlagadern oder Myokarditis mit Atrophie des Herzmuskels, daß sie wohl zu Herzinsuffizienz führen mußten. Die Muskelmasse kann bei Fettherz sehr beträchtlich, bis etwa auf $1/_3$ und mehr abgenommen haben, wie namentlich in der rechten Kammerwand ersichtlich ist. Es gibt aber eine ganze Reihe von Fällen von Lähmung eines sogar hypertrophischen Herzens ohne daß die gefundenen anatomischen Veränderungen sie zu erklären vermögen, indem sie zu geringfügig erscheinen. Der Kliniker gebraucht mitunter den nicht empfehlenswerten anatomischen Namen ,,Myodegeneratio cordis", um Herzinsuffizienz unbekannten Ursprunges anzudeuten. Es sind hier mehrere Möglichkeiten zu berücksichtigen: Zunahme des Klappenfehlers bzw. Hinzutreten neuer Fehler, Arteriosklerose, Nephritis usw.

Selbstverständlich dürfen wir nicht jede anatomische Veränderung als für die Herzinsuffizienz verantwortlich betrachten. Dies zu bedenken kann z. B. in forensischen oder Unfallversicherungssachen von großer Bedeutung sein. Es kann z. B. der Tod durch Schock eintreten und eine harmlose myokarditische Schwiele bei der Sektion nachweisbar sein. In anderen Fällen kann es sich um Giftwirkung ohne zur Zeit bekannte Gewebeveränderungen handeln, und zwar um eine bakterielle (bei Infektionskrankheiten) oder um eine sonstige, nichtbakterielle Herzvergiftung (s. unten). Wir sind jedoch nicht berechtigt, einen plötzlichen Herztod ein paar Wochen nach dem Schwunde aller infektiösen Veränderungen der Schädigung des Herzens durch Diphtheriegift zuzuschreiben, wenn keine Gewebsveränderungen vorliegen, welche darauf hinweisen. In wieder anderen Fällen kann starke Überanstrengung (durch langes Laufen z. B.) zu plötzlicher Herzlähmung geführt haben. Ist denn nicht auch Erschöpfung eines hypertrophischen Muskels bei Ruderern z. B. als Grundlage der Lähmung zu betrachten, eine Erschöpfung, die rascher oder langsamer eintritt ? In gewissen Fällen ist vielleicht Myokarditis im hypertrophischen Herzen der Ursprung der Herzinsuffizienz, wie KREHL und ROMBERG betont haben. Bevor wir aber ein einigermaßen abschließendes Urteil aufstellen, muß in einer Reihe von Fällen nicht nur die Ausdehnung, sondern auch der Sitz der anatomischen Veränderung, der Herznerven bis in ihren Kernen, und zwar in Zusammenhang mit den klinischen Erscheinungen genau berücksichtigt werden, vollständig nicht nur mit Hinsicht auf das HISsche atrioventrikulare Bündel aus embryonalen Muskelzellen, das man als Reizleitungssystem betrachtet. Dieses Bündel fängt an im TAWARAschen Knoten im Septum atriorum, an der Aortenwurzel unter der halbmondförmigen Klappe, an der keine Kranzschlagader entspringt. Er liegt dicht oberhalb des Septum fibrosum, das Vorhof und Kammer vollkommen trennt. Das HISsche Bündel ist die einzige muskulöse

Verbindung zwischen Vorhöfen und Kammern. Vom Vorhof her steigt es durch das Septum fibrosum zur Kuppe des Kammerseptums und an den beiden Seiten dieses Septums in zwei Schenkeln herab zu den Papillarmuskeln in beiden Kammern. Von diesen aus breitet es sich an der ganzen Kammerwand in Gestalt eines zierlichen Netzwerkes aus, welches dann erst mit der Kammermuskulatur in unmittelbare Verbindung tritt. Die Endausbreitungen dieses Reizleitungssystemes entsprechen den netzförmigen PURKINJEschen Fäden. Dieses HISsche Bündel vermittelt, nach verbreiteter Annahme, die Reizleitung zwischen Vorhöfen und Kammern (s. später). Im Sinusknoten von KEITH, FLACK und KOCH (in der Wand des rechten Vorhofs, rechts von der Einmündung der oberen Hohlader) entsteht der Reiz. Dieser Knoten hängt wohl mit dem Herzmuskel, jedoch nicht unmittelbar mit dem HISschen Bündel zusammen. In letzterem entsteht nach Vernichtung des Knotens der Reiz. Nach Durchtrennung des Bündels werden in tertiären Zentren der Kammern Reize gebildet. Ob dies in Muskel- oder Nervenzellen geschieht, ist noch nicht sichergestellt (s. unten; vgl. auch CEELEN).

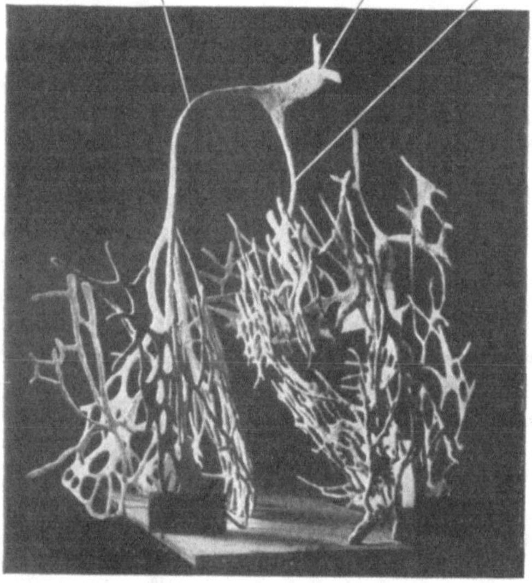

Abb. 338. HISsches Bündel im Kalbsherzen. (Nach einer Modell-Rekonstruktion von LYDIA DE WITT; aus KÜLBS in MOHR-STAEHELIN, Handb. d. inn. Med. Bd. II.)

Nun haben MÖNCKEBERG u. a. eine gewisse Unabhängigkeit des Ernährungszustandes dieses Bündels von dem des übrigen Herzmuskels festgestellt. Es nimmt an Hypertrophie bzw. Atrophie des übrigen Herzmuskels keinen Teil. Auch fettige Entartung kann selbständig im Bündel vorkommen, andererseits fehlen, wo sie im übrigen Herzen vorhanden ist usw. Eine alleinige starke Veränderung dieses Bündels ohne weiteres führt anscheinend nicht zu Herzinsuffizienz. Man hat jedenfalls ziemlich starke Veränderungen des Bündels ohne nennenswerte Funktionsstörung des Herzens festgestellt. Sogar völlige Durchtrennung des Bündels wird allerdings von einer „Dissoziation" von Vorhofs- und Kammertätigkeit, aber nicht von Herzinsuffizienz gefolgt, was mit der Auffassung des Bündels als „Reizleitungssystem" übereinstimmt. Es müssen denn auch alle anderen Herzabschnitte gesetzmäßig untersucht werden, wobei die anatomischen mit den klinischen Befunden zu vergleichen sind.

Schließlich müssen wir die Möglichkeit beachten, daß die bei Hypertrophie nach dem Wachstumsalter gebildete Muskelsubstanz minderwertig ist, obwohl wir irgendeinen morphologischen oder chemischen Unterschied anzugeben zur Zeit nicht vermögen. Ein minderwertiges Gewebe wird früher altern, es wird den Anforderungen der Tätigkeit rascher erliegen. Wir wollen uns hier nicht weiter auf hypothetisches Gebiet begeben, sondern nur daran erinnern, daß die nach dem Wachstum, durch höhere funktionelle Anforderung eintretende Hypertrophie eines Skelettmuskels wieder schwindet, sobald die Anforderung niedriger wird. Dies gilt auch für die Arbeitshypertrophie des Herzens. Muskeln, die sich während des Wachstums durch starke Arbeit kräftig entwickeln, scheinen diese größere Kraft mehr für immer zu erwerben. Selbstverständlich ist die Anlage dabei zu berücksichtigen.

Alles in allem gibt es Fälle von Herzinsuffizienz, deren anatomische Grundlage wir noch nicht kennen, ebensowenig wie die der Herzinsuffizienz nach einem heftigen Schrecken. In welchen Fällen die erheblichen Besserungen durch Digitalis und in welchem durch Chinin, das schon HUET als ein Gefäß- und Herztonikum lobte, eintreten, ist eine offene Frage.

In neuer Zeit haben mehrere Forscher den Nutzen von Zucker, sogar Zuckerinfusionen gegen gewisse Störungen der Herztätigkeit betont (BÜDINGEN, KAUSCH). Es soll der Glykogengehalt des Herzmuskels dadurch zunehmen, besonders wenn Hypoglykämie besteht, bei Erschöpfung.

Die Herzinsuffizienz bei oder nach Arhythmie kann, ebenso wie die Arhythmie, bekannten oder unbekannten Ursprunges sein (s. unten).

Arhythmien, Allorrhythmien, Änderungen der Pulsfrequenz, Herzneurosen.

Arhythmie bedeutet Störung des Rhythmus der Herztätigkeit, also der Dauerverhältnisse ihrer einzelnen Teile. Man gebraucht das Wort aber auch wohl für Störungen der Schlaghäufigkeit bei erhaltenem Rhythmus. Ist der Rhythmus geändert, aber regelmäßig, so redet man von Allorrhythmie.

Viele der hier zu behandelnden Störungen hat man als funktionelle oder nervöse (Neurosen) betrachtet, d. h. als Störungen ohne nachweisbare organische Grundlage. Jede Funktionsstörung fußt aber in Störung stofflicher Vorgänge. Je mehr wir suchen, um so öfter finden wir die organische Grundlage einer Störung. Im allgemeinen ist es jedoch oft schwer, aus den klinischen Erscheinungen allein zu entscheiden, ob nur geringfügige, nicht nachweisbare, oder tiefgreifende anatomische Veränderungen einer Funktionsstörung zugrunde liegen. So kann z. B. nach Influenza, Angina oder Gelenkrheumatismus Myokarditis bestehen, die zu „nervös" erscheinenden Störungen führt, deren Verkennung dem Kranken verhängnisvoll werden kann. Auch nach Typhus und Diphtherie kommen ähnliche Arhythmien vor, ähnlich wie ohne nachweisbare Infektionskrankheit.

So z. B. fand sich bei einem 25jährigen jungen Mann bei der Autopsie eine ganz erhebliche Verdickung der Intima der Aorta ascendens und des Aortenbogens; die Öffnungen der Kranzschlagadern waren zu ganz kleinen Spältchen, die Anfänge des Truncus anonymus und der Carotis communis bis auf etwa $1/3$ ihrer usprünglichen Lichtung verengert. Während des Lebens hatte er Schmerzen in der Herzgegend, die das eine Mal nach Bewegung, ein anderes Mal eben durch Bettruhe oder Elektrizität abnahmen, also wechselnd wie bei einer „Neurose". Er starb plötzlich nach einem kurzen Spaziergang im Garten. Es können auch andere „organische" Krankheiten, wie Zuckerkrankheit und Leberzirrhose einen wechselvollen, unerwarteten Verlauf haben.

Solche Beispiele mahnen zu größter Zurückhaltung mit der Annahme einer „Neurose", wenn man damit erkennbare, tödliche anatomische Veränderungen ausschließt. Andererseits können (s. oben) ziemlich starke anatomische Veränderungen des Atrioventrikularbündels (MÖNCKEBERG) nach dem Tode nachgewiesen werden, während keine Erscheinungen während des Lebens auf sie hinwiesen. Wir dürfen somit nicht eine Funktionsstörung ohne weiteres einer nach dem Tode nachgewiesenen anatomischen Veränderung zuschreiben. Hier ist noch viel durch vergleichende, auch experimentelle Zusammenwirkung von Arzt und Patholog-Anatom zu arbeiten, bevor wir zu Schlußfolgerungen berechtigt sind.

Man hat früher manche Arhythmie, die viele Jahre bestehen kann bei vollkommener Leistungsfähigkeit des Herzens (WENCKEBACH), einer schweren Schädigung des Herzmuskels zugeschrieben. Später hat sich jedoch herausgestellt, daß diese vollkommen fehlen kann, ebenso wie manche Reizleitungsstörung, die man klinisch annahm (KRAUS u. a.).   So kommen z. B. Extrasystolen auch beim gesunden Menschen vor, und zwar ebenso wie andere Arhythmieformen, besonders bei Menschen mit abnorm reizbarem Nervensystem, und zwar bei Kindern, vor allem im Schlaf.   Durch Druck mit der Fingerkuppe auf den Vagus (lateral von der Karotis), auch wohl durch Druck auf den Augapfel oder den Bauch läßt sich eine Extrasystole hervorrufen (KRAUS und NICOLAI u. a.).   HERING, FUNKE u. a. haben bei Tieren Extrasystolen hervorgerufen durch Reizung des Vagus oder des Vasomotorenzentrums.   Auch die Erfahrung, daß Beruhigung des Patienten ein Heilmittel ist, beansprucht in dieser Hinsicht Beachtung.   Extrasystolen können aber auch bei schwerer Herzschädigung auftreten.

Man deutet mit Extrasystole nicht eine überzählige, sondern eine vorzeitige Zusammenziehung des ganzen Herzens oder eines Herzteils an, die dann von einer längeren Pause gefolgt wird, indem die nachfolgende Systole nur etwas früher als am richtigen, normalen Zeitpunkt eintritt.   Dieser Herzschlag pflegt dann aber besonders kräftig zu sein, was dem Patienten eine unangenehme Empfindung bereitet, abgesehen von etwaigen Kreislaufstörungen, wenn es nämlich eine Extrasystole der linken Kammer ist.

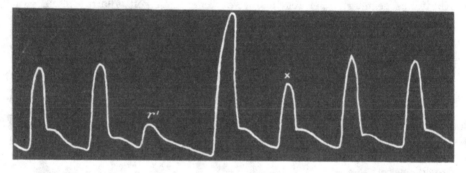

Abb. 339.   Ventrikulare Extrasystole: r' vorzeitige Systole (nach MACKENZIE, Herzkrankheiten).

Die Extrasystole tritt schon vor Ablauf der Diastole ein, wenn die Erregbarkeit des Herzens, die während der Systole = o ist („refraktäre" Phase MAREYS; eine Refraktärzeit hat man übrigens auch bei maximal gereizten anderen Muskeln, am Froschischiadikus usw. beobachtet), noch heranwächst.   Es scheint für den tastenden Finger ein Puls ausgefallen zu sein — der alte „Pulsus intermittens" ist eine Extrasystole der Kammer.   Durch vergleichende graphische Untersuchung des Radial- und Jugularpulses und des Herzstoßes erkennt man aber ihre Natur. Die Extrasystolen der Kammer, die sich nicht nur am Herzen, sondern auch am Radialpuls feststellen lassen, kennen wir am besten.   Von den Sinus- und Vorhofextrasystolen wissen wir viel weniger.   Letztere scheinen z. B. bei starker Erweiterung des linken Vorhofs bei Mitralstenose aufzutreten.   Die aurikulare Extrasystole ist an der Jugularkurve erkennbar, welche einigen Aufschluß über die Wirkung des rechten Vorhofs und der rechten Kammer gibt.

Man unterscheidet eine ventrikulare und aurikulare Extrasystole, je nachdem man eine abnorme Reizung der Kammer oder des Vorhofs annimmt.   Eine atrioventrikulare Extrasystole schreibt man einer Reizung des HISschen Bündels zu, wobei der Reiz gleichmäßig nach Vorhof und Kammer fortgeleitet wird, so daß sich diese beiden Abschnitte gleichzeitig vorzeitig zusammenziehen.

Andere Störungen, nämlich die der Schlaghäufigkeit, hat man lange Zeit als neurogenen Ursprunges betrachtet, indem man, je nach den Erscheinungen, einen Reizungs- oder aber einen Lähmungszustand der Herznerven annahm. Es kamen dabei also der tonisch (fortwährend) hemmende Vagus und die sympathischen Förderungsnerven in Betracht. In letzter Zeit haben aber viele Forscher (HERING, MACKENZIE, WENCKEBACH, F. B. HOFFMANN u. a.) den Herzrhythmus studiert und dabei auf die Möglichkeit einer myogenen Entstehung mancher Funktionsstörungen hingewiesen. Diese Untersuchungen schlossen sich den physiologischen von GASKELL, ENGELMANN u. a. an, die zur Annahme des myogenen Ursprunges der Herztätigkeit geführt hatten. Diese Frage nach dem Entstehungsort des Herzreizes — in den intrakardialen Nervenganglien oder im Herzmuskel selbst ? — ist noch nicht entscheidend beantwortet worden.

Schon FICK und ENGELMANN hatten früher aus ihren Versuchsergebnissen eine Reizleitung durch den Herzmuskel abgeleitet. Der Nachweis des HISschen Bündels gab dieser Annahme anscheinend eine anatomische Grundlage. Der „Herzreiz" sollte dann nach einigen Forschern im Sinusknoten von KEITH, FLACK und KOCH, oder im TAWARAschen Knoten entstehen. Jedenfalls nennt man Reize, die von der Sinusgegend ausgehen, nomotope, alle anderen heterotope. Nach Durchschneidung des HISschen Bündels (HIS, ERLANGER, HERING u. a.) schlagen die Kammern selbständig, unabhängig von den Vorhöfen, 30—40 in der Minute. Herzblock nennt man diesen Zustand, weil die Reizleitung von den Vorhöfen zu den Kammern „blockiert" wird. Herzblock ist aber von vornherein ebensogut möglich bei neuro- wie bei myogener Reizung und ebensogut bei Leitung des Reizes durch Nerven- wie durch Muskelsubstanz. Nun haben TAWARA u. a. in allen Teilen des Herzmuskels, auch im Atrioventrikularbündel und im Sinusknoten, Nervenfasern und Ganglienzellen nachgewiesen. Sowohl Reizleitung durch Nervenfasern wie Reizbildung in Ganglienzellen ist somit in allen Herzteilen, auch im HISschen Bündel möglich. Nach Durchtrennung des HISschen Bündels kommen die Ganglienzellen der Kammerwand als Stätte der Reizbildung in Betracht. Die myogene Theorie ist durch neuere Untersuchungen keineswegs fester begründet. Bemerkenswert sind die Befunde CARLSONS, der bei Limulus polyphemus, einer Krebsart, bei der die Herznerven dem Herzen locker aufliegen, nachwies, daß die Herztätigkeit nach Abtrennung der Nerven aufhörte und nicht wieder hervorzurufen war. Sofern ich weiß, sind diese Untersuchungen noch nicht nachgeprüft. Wir müssen uns aber jedenfalls die Bemerkung erlauben: Überall im Körper, wo also Muskelzellen und Ganglienzellen in anatomischer Verknüpfung finden, sind jene diesen untergeordnet. Sollte das im Herzen anders sein? Es ist möglich, bis jetzt aber nicht wahrscheinlich gemacht worden.

Niemand bezweifelt, daß die Herzwirkung vom Nervensystem beeinflußt wird durch seelische und andere neurogene Reize. Bei den verschiedenen Arhythmien und Änderungen der Schlaghäufigkeit ist immer die Frage zu beantworten: Ist die Störung neuro- oder myogenen Ursprungs ? Immer ist nach beiden Richtungen hin sowohl klinisch wie anatomisch zu forschen.

ENGELMANN unterscheidet chronotrope, inotrope, dromotrope und bathmotrope Nervenwirkung. Die chronotrope Nervenwirkung beeinflußt die Schlaghäufigkeit und den Rhythmus, die inotrope die Schlagstärke, die dromotrope die Reizleitung und die bathmotrope die Reizbarkeit bzw. die Reizbildung. Man darf nun aber nicht voraussetzen, daß jeder besonderen Arhythmieform die Störung einer einzigen dieser Eigenschaften zugrunde liegt. Das mag dann und wann zutreffen, wir sind aber keineswegs berechtigt, es im allgemeinen zu erwarten. Die pathologisch-anatomische Erfahrung lehrt im Gegenteil, daß die anatomischen Veränderungen bei Entzündungen usw. sich keineswegs auf bestimmte Zellen oder Zellgruppen, welche die Träger bloß bestimmter Eigenschaften sind, zu beschränken pflegen. Eine elektive Wirkung bestimmter Gifte wäre möglich in bestimmten Fällen. Außerdem ist es nicht einmal sicher, daß obige Eigenschaften eine getrennte anatomische Grundlage haben. Wer von obiger Voraussetzung ausgeht, läuft große Gefahr unrichtige Gruppierungen vorzunehmen.

Obwohl die verlangsamende (negativ chronotrope) Wirkung der Vagus-reizung und die beschleunigende (positiv chronotrope) Wirkung der Sym-pathikusreizung schon seit langem feststeht, ist die Möglichkeit einer myo-genen Änderung der Schlaghäufigkeit immer wohl zu berücksichtigen.

So ist die Frage noch ungelöst, ob Durchtrennung bzw. starke anatomische Veränderung des Hisschen Bündels zu myo- oder zu neurogener Verlangsamung der Kammerschläge führt. Ein neurogener Ursprung der geänderten Schlaghäufig-keit ist anzunehmen, wenn keine Veränderungen im Herzmuskel, extrakardiale Ver-änderungen der Herznerven hingegen wohl nachweisbar sind. So liegt kein Grund vor, die Pulsverlangsamung bei tuberkulöser Hirnhautentzündung etwas anderem als dem Druck des meningitischen Exsudats auf den Vagus zuzuschreiben. Nach einiger Zeit kann der Vagus erlahmen und demzufolge Pulsbeschleunigung ein-treten. Unklarer ist schon die vermehrte Pulszahl bei Hyperthyreoidie. Daß sich dabei auch andere Zeichen von Sympathikusreizung finden, schließt unmittelbare Reizung des Herzmuskels nicht aus. Sämtliche Herznerven können sowohl intra- wie extrakardial geschädigt (gereizt) werden, und zwar letzteres in ihrem Zentrum oder in ihrem peripheren Abschnitt. Im allgemeinen ist die Entscheidung, ob die Störung der Herztätigkeit myo- oder neurogen ist, schwer oder zur Zeit unmöglich, wenn sie nicht sicher extrakardial entsteht.

Ein anderes Beispiel: Starker Ikterus kann zu Verlangsamung und Abschwä-chung, auch zu Unregelmäßigkeit der Herztätigkeit führen. Wodurch und wie? Man ist darüber einig, daß die Gallensäuren den schädigenden Stoff darstellen (Röhrig). Was greifen sie an? Röhrig rief durch Einspritzung von Galle ins Blut, nach Durchschneidung der Vagi und des Sympathikus, Pulsverlangsamung hervor. Er nahm eine Beeinträchtigung der Ernährung des Herzmuskels an, viel-leicht durch Schädigung der roten Blutkörperchen. Das ist gewiß als möglich zu betrachten. Es ist aber außerdem möglich, daß die Gallensäuren den Herzmuskel selbst schädigen. Sie sind für Skelettmuskeln sehr giftig (Kühne u. a.). Damit wäre aber eine Schädigung von intrakardialen Herznerven noch nicht ausgeschlossen. Nach neueren Untersuchungen von Brandenburg greift die Galle das Frosch-herz in der Sinusgegend an, wo das Reizzentrum, wo auch Ganglienzellen sich finden. Die Frage, ob letztere geschädigt werden, ist eine offene. Die Versuche von Braun und Mayer schließen eine Nervenschädigung nicht aus: Sie sahen verminderte Schlagzahl des Säugetierherzens durch Galle, auch nach Atropinisierung des Vagus. Auch wenn wir annehmen, daß sämtliche Vagusfäserchen durch das Atropin gelähmt waren, beweist dieses Ergebnis nur — was allerdings sehr wichtig ist — daß die Galle durch Schädigung des Herzmuskels oder dessen Ganglienzellen, ohne Vagus-wirkung, Pulsverlangsamung bewirkt, nicht aber, daß sie nicht außerdem einen nichtgelähmten Vagus zu reizen vermag.

Die Pharmakologen weisen übrigens auf Gifte hin, die nur bestimmte Strecken eines Herznerven erregen bzw. lähmen. So erregen das Adrenalin und die zur Digi-talingruppe gehörenden Gifte das Vaguszentrum. Das Nikotin lähmt, nach vorüber-gehender Erregung, periphere extrakardiale Vagusabschnitte (Schmiedeberg), wobei die gelähmte „präganglionäre" Strecke leitungsunfähig wird. Das Herz schlägt anscheinend, mitunter nach kurzem vorübergehendem Stillstand in Diastole normal. Reizt man dann aber den Sinus venosus oder bringt man etwas Muskarin auf das Herz, so bleibt das zuvor mit Nikotin vergiftete Herz in Diastole stehen. Muskarin an und für sich beeinflußt nämlich, so wie Atropin, die „postganglionären" intrakardialen Vagusfasern, die schon bei der Sinusreizung getroffen werden. Das Muskarin führt durch Hemmung (negativ inotrope Wirkung) zum Stillstand in Diastole: mechanische oder elektrische Reizung löst jedoch sofort eine Zusammen-ziehung der Herzkammer aus. Atropin in kleinen Gaben am Herzen lähmt hin-gegen die vom Muskarin gereizten Endapparate. Diese Wirkungen hat man nicht nur am Frosch-, sondern auch am Warmblüterherzen beobachtet. Vgl. für Einzel-heiten Heinz, Gottlieb und Meyer u. a.

Aber auch bei extrakardialem Sitz der primären Störung kann die Ent-scheidung, ob die Änderung der Herztätigkeit durch Muskel- oder Nervenschädigung oder durch beides eintritt, schwer sein. Was bewirkt die vermehrte Schlagzahl beim Fieber? Das wärmere Blut, das fiebererregende Gift oder beides? (s. Fieber). Was ist aber der Angriffspunkt?

Erhöhung des arteriellen Blutdruckes durch Abklemmung der Aorta oder der Lungenschlagader kann zu Extrasystolen führen, die im ersten Fall von der linken, im letzteren Fall von der rechten Kammer ausgehen. Blutdrucksenkung durch Aderlaß wird von einer Zunahme der Schlagzahl gefolgt. Wo liegt der Angriffspunkt in diesen Fällen? Eine vorübergehende Blutdrucksteigerung reizt nach BERNSTEIN das Vaguszentrum. Ist das aber die ganze Wirkung oder macht sich auch die Änderung, die Erhöhung bzw. Erniedrigung des intrakardialen Blutdruckes auf den Herzmuskel bzw. die intrakardialen Herznerven geltend? Reizt „Erstickungsblut" das Vaguszentrum ebenso wie das Vasomotorenzentrum, oder greift es auch intrakardiale Nerven oder den Herzmuskel an?

Gleichzeitige gleichsinnige Änderungen der Atmungshäufigkeit weisen im allgemeinen auf Reizung (Schädigung) extrakardialer Nerven hin, ohne jedoch ohne weiteres Einwirkung auf den Herzmuskel auszuschließen. Puls und Atmung können auch bei Körperanstrengung im normalen Zahlenverhältnis (4 : 1) zunehmen. Wir kennen aber Ausnahmen, welche ihren Usprung außerhalb oder innerhalb des Herzens haben können. So vermag ein vollkommen „normaler" Mensch seine Atmung willkürlich bedeutend zu beschleunigen oder zu verlangsamen, ohne daß sich die Pulszahl entsprechend ändert. Vielleicht stellt die relative Pulsverlangsamung beim Typhus ein Beispiel einer intrakardialen Schädigung dar. Das Typhusgift vermag Muskeln (S. 345), vielleicht aber auch Herzerven zu schädigen.

Wir wollen jetzt einige Arhythmien kurz besprechen. Dabei fragt sich somit jedesmal, ob die Arhythmie einen extra- oder intrakardialen, einen neuro- oder myogenen Ursprung hat.

Zunächst die Extrasystole. Sie kann intrakardialen oder extrakardialen (neurogenen) Ursprunges sein. So kann sie durch stärkere Füllung des Magens (Vagusreizung?) eintreten. Tabak, Galle (s. oben), salizylsaures Natrium, Digitalis vermögen ebenfalls Extrasystolen hervorzurufen, ohne daß wir von ihrem Ursprung etwas mehr angeben können als aus dem bereits Bemerkten erhellt. Ob die Extrasystolen, die bei Herzklappenfehlern, bei Concretio pericardii und bei Myokarditis, bei Schrumpfniere mit erhöhtem Aortendruck und die, welche durch Kneifen des Herzens oder durch Einstich auftreten, neuro- oder myogen sind, ist nicht ausgemacht. Ebensowenig ist dies für die harmlosen Extrasystolen, welche bei Kindern durch Ermüdung oder ohne bekannten Anlaß auftreten.

Einer extrakardialen Vagusreizung ist wohl die respiratorische Arhythmie zuzuschreiben. Sie kommt bei Kindern und nach Infektionskrankheiten auch bei Erwachsenen vor ohne ernste intra- oder extrakardiale Veränderungen. Diese Arhythmie kennzeichnet sich durch geringere Pulszahl während der ruhigen Ausatmung, so daß z. B. 3 exspiratorische auf 5 inspiratorische Pulsschläge kommen, während doch die Ausatmung länger dauert. Die Kraft der Schläge ist annähernd gleich. Sie kommt beim normalen Hund in der Regel („Hundepuls"), beim normalen Menschen nicht selten vor, und zwar in jedem Lebensalter (WIERSMA). Bei Tieren schwindet sie durch Durchschneidung oder Atropinisierung des Vagus. Beim Menschen schwindet sie durch alles, was das Herz schneller schlagen macht (WENCKEBACH). So hat C. WINKLER das Aufhören der respiratorischen Arhythmie festgestellt, wenn durch Aufmerksamkeit die Pulszahl zunimmt, während WIERSMA respiratorische Arhythmie mit Pulsverlangsamung nachwies, wenn die Aufmerksamkeit abschweifte oder aufhörte. Dieser Einfluß der Aufmerksamkeit und die Zunahme durch aufrechte Körperhaltung unterscheiden diese exspiratorische Pulsverlangsamung, die zu deutlicher Abnahme der Pulszahl führen kann, von der

Bradykardie (s. unten). Bedenken wir, daß der Puls des Kranken während der Untersuchung an Zahl bedeutend zunehmen kann („Beobachtungspuls").

Wie entsteht die respiratorische Arhythmie? Der Versuch des belgischen Physiologen FRÉDÉRICQ (1882) ist sehr lehrreich: Er entfernt bei einem Hunde den größten Teil der Brustwand, macht einen breiten Kreuzschnitt in der Bauchwand, lähmt das Zwerchfell durch Durchschneidung des N. phrenicus, schont jedoch die Vagi. Das Tier kann jetzt nur durch künstliche Atmung, d. h. durch Einblasung von Luft in die Luftröhre usw., am Leben bleiben. Während der künstlichen Atmung schwindet die respiratorische Arhythmie vollständig. Setzt man aber diese Atmung einen Augenblick aus, so beginnt das Tier seine Atmungsmuskeln fruchtlos anzustrengen und die Arhythmie erscheint wieder. Die Lungen werden dabei gar nicht gedehnt. Wir müssen einen Zusammenhang zwischen der Arhythmie und der Anstrengung der Atmungsmuskeln annehmen. Aber wie? Offenbar durch Vaguserregung. Durchschneidet oder atropinisiert man nämlich bei einem solchen Hunde die Vagi, so bleibt die Arhythmie ebenso wie bei normaler Atmung aus. Wir müssen der Vaguswirkung dabei eine exspiratorische Verlangsamung zuschreiben. Darauf weist auch die Abnahme der ganzen Pulszahl hin. Die Wirkung der Einatmungsmuskeln hat wahrscheinlich eine Vagusreizung zur Folge, welche aber erst am Ende der Einatmung (WERTHEIMER) den Puls verlangsamt.

Nicht mit ihr zu verwechseln ist der Pulsus paradoxus, s. inspiratione intermittens. Während die respiratorische Arhythmie bei ruhiger Atmung erscheint, tritt der paradoxe Puls bei tiefer Einatmung, z. B. beim MÜLLERschen Versuch oder bei adhäsiver Mediastinoperikarditis ein: der Puls wird dann langsamer und kleiner, er kann sogar schwinden.

Wir haben schon Fälle von beschleunigter Herzwirkung kennen gelernt. Beschleunigte Herzwirkung, die als einzige Erscheinung auftritt oder wenigstens im Vordergrund steht, nennt man Tachykardie. Auch haben wir schon darauf hingewiesen, daß die Herzarbeit während einer gewissen Zeit vom Produkt P mit der Pulszahl und dem Aortendruck während jener Zeit bestimmt wird. Im allgemeinen nimmt bei Beschleunigung der Herztätigkeit zunächst vor allem die Dauer der Diastole ab.

Schon lange bekannt ist die orthostatische Tachykardie, d. h. die bei manchen Personen eintretende Pulsbeschleunigung durch Änderung der horizontalen Lagerung in die aufrechte Körperhaltung (vgl. S. 797). Dabei kann der Blutdruck zunehmen oder gleich bleiben (ESMEIN).

Die Schlaghäufigkeit des Herzens ändert sich ferner im allgemeinen leicht durch Schmerz, frohe Erwartung, Musik usw. Im allgemeinen ist die Entscheidung, ob Vaguslähmung oder Sympathikusreizung oder Muskeländerung der Tachykardie zugrunde liegt, schwer.

Eine besondere Stelle beansprucht die paroxysmale (anfallsweise auftretende) auch wohl als „essentielle" bezeichnete Tachykardie. Die Anfälle kommen nach Gemütserregungen, Muskelanstrengung, Magen- oder Darmblähung oder ohne Anlaß bei sonst anscheinend gesunden Menschen vor. Ich habe Patienten gekannt, die jedesmal, wenn im Frühjahr oder Sommer die Lufttemperatur rasch bedeutend anstieg, einen Anfall bekamen. Die Anfälle setzen plötzlich oder allmählich ein und können verschieden lange, von einigen Augenblicken bis zu Tage lang dauern. Mitunter dehnen sie sich aus und es wird sogar die paroxysmale Tachykardie eine dauernde. Es gibt auch dauernde Tachykardie anderen Ursprunges, wie z. B. die bei Basedowscher Krankheit.

Ist diese Tachykardie extra- oder intrakardialen, neuro- oder myogenen Ursprunges? Nur ausnahmsweise hat eine eingehende Untersuchung stattgefunden. Man hat einen Druck durch vergrößerte Lymphdrüsen auf den Vagus nachgewiesen. Ist das die Quelle der Tachykardie? Es hat aber sogar Durchschneidung eines Vagus nur vorübergehende Pulsbeschleunigung zur Folge. Damit ist aber die Frage nicht beantwortet, was für Einfluß Druck vergrößerter Lymphdrüsen auf die hemmenden und die fördernden (beschleunigenden) Vagusfasern ausübt. Der Druck kann zu- oder abnehmen durch Anhäufung bzw. Resorption von Blut oder Exsudat.

Vielleicht ist Vagusentzündung dabei noch zu berücksichtigen. Tachykardie ist aber häufig, die Fälle mit nachgewiesener extrakardialer Vagusschädigung sind selten, sodaß ein zufälliges Zusammentreffen nicht ausgeschlossen, und gesetzmäßige Untersuchung auch des Sympathikus erforderlich ist. Die Möglichkeit eines intrakardialen neuro- oder myogenen Ursprunges ist außerdem zu berücksichtigen. Die vorliegenden Daten erlauben kein Urteil. Auch die Beziehung der Tachykardie — die im allgemeinen keine ernste Bedeutung hat — in bestimmten Fällen zu einer organischen Herzveränderung ist ebenfalls noch aufzuklären. MACKENZIE meint den Ursprung mancher paroxysmaler Tachykardie in Vorhofflimmern (s. unten) suchen zu müssen.

Bradykardie bedeutet vorübergehende oder dauernde Pulsverlangsamung durch Abnahme der Kammerschläge allein. Wir haben oben schon die Bradykardie durch Giftwirkung erwähnt. Außerdem kommt ein abnorm langsamer Puls (55—60 Schläge) sogar familiär, nicht selten bei anscheinend normalen Menschen vor. NAPOLEON hatte einen Puls von 44 Schlägen in der Minute. Die „Bradysphygmie" durch Extrasystolen ist eine nur scheinbare Bradykardie. Nun ist aber Pulsverlangsamung durch verringerten Kammerschlag kein einheitlicher Begriff: Bei der soeben genannten, mitunter familiären, harmlosen Bradykardie schlagen sämtliche Herzabschnitte gleich weniger, aber gleich häufig. In anderen Fällen jedoch schlagen die Vorhöfe — wie man durch Vergleichen von Kurven des Jugularpulses mit denen des Radialpulses und des Spitzenstoßes feststellen kann (vgl. MACKENZIE u. a.) — im gleichen oder gar in rascherem Tempo weiter, während die Kammerschläge verlangsamt sind. Man nimmt hier Herzblock (s. oben) an, der eine Erscheinung des MORGAGNI-ADAMS-STOKESschen Symptomenkomplexes ist.

Dieser Symptomenkomplex umfaßt außer einer dauernden Pulsverlangsamung Anfälle, die gewöhnlich epileptiform oder pseudoapoplektiform sind und mit einer Bewußtseinsstörung verbunden sind. Schon MORGAGNI hat dies 1765 beobachtet. Man hat in einigen Fällen starke Veränderungen des Atrioventrikularbündels (Gummiknoten, Verkalkung, Vernichtung) nachgewiesen. Man unterscheidet eine Überleitungshemmung (partiellen Block) und eine Überleitungsunterbrechung (völligen Herzblock). Im ersten Fall fällt dann eine Kammersystole aus, so daß ein Pulsschlag ebensolang dauert wie sonst zwei. Es kann aber auch die Reizleitung verlangsamt werden, so daß in der Minute weniger Kammer- als Vorhofssystolen stattfinden. Die Dauer der einzelnen Kammersystolen ist dann aber gleich. Es ist die Frage, ob Abnahme der Leitungsfähigkeit des Atrioventrikularbündels oder Abnahme der Erregbarkeit der Kammer der Erscheinung des partiellen Blocks zugrunde liegt. Beim vollständigen Block schlagen Vorhöfe und Kammer vollkommen unabhängig — man nennt das eine „Dissoziation" ihrer Wirkungen. Die Kammern schlagen dann selbständig und langsamer als in den Tierversuchen (S. 803). Allmählich scheint die Schlagzahl zunehmen zu können. Der Ausgangspunkt dieser Kammerkontraktionen ist noch unbekannt. Durch Gehen, Fieber usw. nimmt die Pulszahl bei Dissoziation der Vorhofs- und Kammerwirkung nicht zu. Sie schwindet auch nicht durch Atropin wie die Pulsverlangsamung durch Vagusreizung. Bei Herzblock ist jedoch nach den Versuchen von CUSHING und EDMUNDS auch eine hohe Pulszahl möglich.

Es gibt auch noch eine neurogene Pulsverlangsamung, die anfallsweise auftritt. Druck mit den Fingern auf die Halsvagi (TSCHERMAK) oder auf die Augäpfel (ASCHNER-DAGINI) ruft bei vielen normalen Menschen Pulsverlangsamung hervor. Bei Hirnhautentzündung und anderen Fällen von erhöhtem Hirndruck tritt auch neurogene Pulsverlangsamung ein, die durch schließliche Vaguslähmung mitunter einer Pulsbeschleunigung Platz macht. Der Ursprung des verlangsamten Pulses bei geistiger Überanstrengung ist unaufgeklärt (myogen? neurogen?).

Noch wenig geklärt ist die Arhythmia perpetua, früher Tachyarhythmie oder Delirium cordis genannt. Sie zeichnet sich durch einen Pulsus irregularis perpetuus aus.

Der Puls ist mäßig beschleunigt (120—130 Schläge in der Minute), mitunter zeitweise verlangsamt und die einzelnen Schläge sind sehr ungleich. Durch Atropin kann die Pulszahl zunehmen, die Unregelmäßigkeit bleibt jedoch. Extrasystolen kommen häufig vor. Die fortwährende Arhythmie kommt neben Herzschwäche, aber auch ohne solche vor. Sie kann viele Jahre bestehen ohne ernste Bedeutung, obwohl ihr diese zukommt, wenn das Herz schon abgeschwächt ist. D. GERHARDT stellte zuerst Stillstand der Vorhöfe bei dieser Arhythmie fest, WENCKEBACH wies auf ihre Ähnlichkeit mit der unregelmäßigen Herztätigkeit des Froschherzens nach Abtrennung des Sinus (STANNIUSscher Versuch) hin. Vergleichende Untersuchung der Spitzenstoß-, Jugular- und Radialiskurven lehrt, daß die präsystolische Welle a in der Jugularkurve, welche Ausdruck der Vorhofsystole ist, fehlt. Fügen wir noch hinzu, daß (MACKENZIE) das präsystolische Schwirren und Geräusch bei Mitralstenose aufhören, sobald Arhythmia perpetua auftritt. All diese Erscheinungen weisen auf das Fehlen einer nachweisbaren Vorhofsystole hin, was man einer starken Erweiterung mit Lähmung oder einem Flimmern bis zu Flattern (Versuche von ROTHBERGER, WINTERBERG u. a.) der Vorhöfe zugeschrieben hat. Es soll nach einigen Forschern sogar Herzblock erfolgen. Vorhofflimmern („auricular fibrillation") bedeutet Stillstand des Vorhofs: seine einzelnen Muskelfasern verkürzen sich nicht gleichzeitig, sondern abwechselnd, so daß die Vorhofwand zittert. Ein elektrischer Reiz vermag diese Erscheinung in einem normal arbeitenden Vorhof hervorzurufen. Zittern der Kammern bedeutet sofortigen Tod. Das Vorhofflattern („auricular flutter") verstehen wir noch weniger: es ziehen sich die Vorhöfe sehr häufig, etwa 300 mal in der Minute, in abnormer Weise zusammen, die Kammern 2, 3 oder 4 mal weniger (MACKENZIE). Die Bedeutung dieser Erscheinungen für Gesundheit und Leben wechselt sehr. Nach FREY und SCHITTENHELM ist auch ohne schlagende Vorhöfe richtige Blutströmung möglich.

Durch die verschiedenen Arhythmien wird der Kreislauf in verschiedenem Maße gestört je nach ihrer Natur, Grad, Dauer und je nachdem sie neben ausgedehnten Herzveränderungen mit Herzschwäche gewissen Grades oder ohne solche auftreten. Schon Kammer-Extrasystolen scheinen ohne weiteres Kreislaufstörung bewirken zu können, indem sie die Entleerung der Vorhöfe erschweren oder unvollständig machen. Es kann dabei zu „Vorhofpfropfung" kommen, wenn die Extrasystole der Kammer mit der Vorhofsystole zusammenfällt: es erscheint dann gewöhnlich eine große Vorhofwelle in der Drosselader. Auch bei Herzblock können Kammer- und Vorhofsystole zugleich und dadurch Vorhofpfropfung („auricular plugging") auftreten. Wiederholt sich diese Erscheinung einigemal, so kann bedeutende venöse Stauung erfolgen. Die Arhythmia perpetua kann von mehr oder weniger bedeutender venöser Stauung, besonders in der unteren Hohlader und Leber, gefolgt werden.

Störungen der Herzsensibilität. „Herzschmerz".

Diese Erscheinungen können sowohl bei scheinbar genügender wie bei ungenügender Herzwirkung auftreten. Herzschmerz kann neben Polyurie bestehen, also neben genügender Herzwirkung.

Wir fühlen die Herzwirkung und das Klopfen der Schlagadern unter normalen Umständen ebensowenig wie wir während der Arbeit das Ticken der Uhr im Zimmer hören, weil wir daran gewöhnt sind. Wir fühlen den Herzschlag aber 1. wenn er ungewöhnlich stark wird, wie z. B. nach einer vorzeitigen („Extra") Systole oder bei Körperanstrengung — wir fühlen dann auch wohl das Klopfen der Schlagadern; 2. wenn die Empfindlichkeit zugenommen hat. In diesem Fall fühlen wir die Herzschläge nicht fortwährend, sondern schon bei ganz geringer Zunahme der Herztätigkeit. Selbstverständlich können Schlagstärke und Empfindlichkeit bei beiden zunehmen. So fühlen manche Rekonvaleszenten schon bei geringer Körperanstrengung ihre beschleunigte und nur etwas ver-

stärkte Herzwirkung: „Herzklopfen" weist also nicht immer auf eine objektiv
entsprechend verstärkte Herztätigkeit hin, wie z. B. der Herzklopfen durch
Rennen bei normaler Empfindlichkeit. Es ist aber die Deutung eines konkreten
Falles manchmal schwer.

Es kann unter besonderen Umständen zu Anfällen von Herzschmerz
kommen, wozu eine Angina pectoris (Stenokardie) hinzukommen kann,
indem sich ein Beklemmungsgefühl auf der Brust und manchmal unsäg-
liche Angst, das Gefühl des drohenden Todes, hinzugesellt. Manche nennen
Herzschmerz Stenokardie oder Angina pectoris. Den Schmerz fühlt man
entweder quer durch die Brust, oder nur links, seltener rechts, besonders
im kranialen Brustteil. Er kann in die linke Achsel und den Arm herunter
zum Ulnarrand des Vorderarmes und der Hand ausstrahlen. Selten wird er
in den entsprechenden Bezirken rechts empfunden, angeblich sogar im Nacken
und Hinterkopf. Nach wiederholten Anfällen tritt Hyperalgesie (erhöhte
Schmerzempfindlichkeit) auf, zunächst in der Herzgegend, allmählich im oben
genannten Abschnitt des linken Arms. Das Herz arbeitet gewöhnlich weniger
kräftig. Extrasystolen treten auf. Jede Körperanstrengung oder seelische
Erregung oder Lagerung auf die linke Seite kann den Schmerz steigern.

Herzschmerz kann örtlichen oder allgemeinen Ursprunges sein. Örtlichen
Ursprunges ist der Schmerz, der nach Verlegung einer Kranzschlagader auftritt,
und zwar plötzlich, wenn der Verschluß durch einen Embolus eintritt. Verengerung
der Kranzschlagader durch Arteriosklerose vermag auch Anfälle von
Angina pectoris zu veranlassen. Ob eine Angina pectoris vasomotoria (NOTH-
NAGEL) als Folge einer Blutdruckerhöhung durch Krampf der Hautschlagader vorkommt, ist eine unbeantwortete Frage. Jedenfalls kann Krampf der Hautgefäße
den arteriellen Blutdruck und den Herzschmerz erhöhen und sollen nach W. Russell u. a. beide Erscheinungen durch gefäßerweiternde Mittel schwinden. Von diesem
Gesichtspunkt aus begreifen wir auch den schmerzsteigernden Einfluß einer Abkühlung der Haut, z. B. durch einen scharfen Nordwind, den mancher Kranke
angibt. Vielleicht nimmt dadurch die schmerzhafte Erweiterung der Aorta zu
(s. unten), aber ab durch „die Reaktion" (S. 95). Andererseits müssen wir jedoch
die Möglichkeit berücksichtigen, daß sich die Kranzschlagadern mit verengern.

Herzschmerz allgemeinen Ursprunges tritt besonders ein durch Überanstrengung
und durch Sorgen und Schlaflosigkeit, auch in einem gesunden Herzen (MACKENZIE).
Dabei kann arteriosklerotische Verengerung der Kranzschlagader bei der Autopsie
nachweisbar sein. Diese macht es einigermaßen verständlich, daß die Blutzufuhr
nur für geringe, nicht aber für angestrengte Herztätigkeit ausreicht. Die Bedeutung
der Sorgen ohne Sklerose als ursächlicher Faktor ist aber noch nicht aufgeklärt.
Durch Ruhe oder in manchen Fällen durch mäßige Körperbewegung in der frischen
Luft zusammen mit Zerstreuung statt der Sorgen kann Verbesserung oder Heilung
eintreten. Wie wirkt Chinin? Es ist Tonikum, Anodynum usw.

VAQUEZ und MANOUÉLIAN meinen, daß Schmerz auch durch akute Dehnung
des Herzens und der Aorta auftreten kann, wodurch sensible Nerven gereizt werden.
VAQUEZ will eine „kardio-aortale" Erweiterung (bzw. unvollkommene elastische
Nachwirkung der erweiterten Aorta) während des Anfalls nachgewiesen haben, die
mit seinem Ende schwand. Auch Blutgefäße sind schmerzempfindlich, wie man
bei ihrer Unterbindung feststellen kann. Vgl. R. SCHMIDT.

Daß ungenügende Ernährung und Erschöpfung zu Anfällen von Herzschmerz
usw. führen können, dürfen wir annehmen. Aber wie und wodurch? Herzschwäche
verschiedenen Grades ohne Schmerz ist sehr häufig. Und bei der Stenokardie
stehen die sensiblen Erscheinungen im Vordergrund, die Herzschwäche im Hintergrund. Bei der Analyse der Erscheinungen dürfen wir nicht alle übrigen Schmerz-
empfindungen ohne weiteres als „Ausstrahlung" betrachten, sondern wir sollen
die Möglichkeit berücksichtigen, daß neben dem Herzschmerz Interkostalneuralgie,
Brachialgie, Ischias usw. bestehen, unabhängig vom Herzschmerz, und mit diesem
Folgen der Erschöpfung. Denken wir hier auch an Hyperchlorhydrie des Magens.

die, mitunter abwechselnd mit Neuralgien, durch erschöpfende Sorgen eintreten kann. Ähnlich wie die Schläfenschlagader oder gar die Aorta kann auch die Armschlagader sich erweitern durch Ermüdung und durch Druck auf Nerven Schmerz erregen. Vielleicht kann Schmerz im erschöpften Herzen entstehen, ähnlich wie bei der Zusammenziehung eines erschöpften Waden- oder anderen Muskels. Man hat die Stenokardie bei Koronarsklerose mit der Claudicatio intermittens bei sklerotischer Verengerung von Beinschlagadern verglichen. Es fragt sich auch, wodurch bei Ermüdung Schmerz im Nacken und Rücken auftritt. Durch Druck von erweiterten Schlagadern auf Ggl. coeliacum oder Nerven? Er kann abnehmen durch „die Reaktion" der Haut, auch durch Bauchmassage.

Auch wäre die Möglichkeit zu berücksichtigen, daß ein Schmerz außerhalb des Herzens in das Herz verlegt wird. Sind vielleicht das Beklemmungsgefühl in der Herzgegend und die Präkordialangst bei Melancholie Empfindungen zerebralen (psychogenen) Ursprunges (ähnlich wie psychogene Neuralgien), die in die Brust projiziert werden, „ausstrahlen"? Es kommen bei Melancholie überhaupt viele extrazerebrale Störungen vor, die doch wahrscheinlich intrazerebral entstehen.

Alles in allem gibt es klinisch mehr oder weniger ähnliche Fälle von Herzschmerzen, die aber verschiedenen Ursprunges sein können. Es fehlen jedoch noch die zur klinischen Entscheidung erforderlichen Daten.

Zur Arterioskleroseforschung.

Wir sind schon manchmal der bindegewebigen Verdickung, oft mit hyaliner Entartung, der Schlagaderintima begegnet und haben dabei bemerkt, daß in der Regel die Elastizität des Gefäßes abgenommen hat und oft eine Abschwächung der Media nachgewiesen ist. Wodurch Arteriosklerose entsteht, ist eine verschieden beantwortete Frage. Die Intimaverdickung erinnert an das in eine Schlagaderwand eingepflanzte Venenstück ohne Entzündung (Abb. 201). Allerdings ist die Media bei Arteriosklerose meist abgeschwächt. Wahrscheinlich können verschiedene Faktoren sie verursachen: Primäre Erweiterung der Schlagader infolge von infektiösen oder sonstigen Giften, welche besonders die Media, auch die elastischen Fasern schwächen, die durch Abnahme des Tonus zu Erweiterung führt und schließlich, nach häufiger Wiederholung, zu unvollkommener elastischer Nachwirkung (S. 57) — eine solche lang dauernde oder oft wiederholte Erweiterung kann zu Arteriosklerose führen (THOMA, JORES). Körperliche und geistige Überanstrengung, oft wiederholte Ermüdung, die zu Erschlaffung der Schlagaderwand führen, kommen somit als ursächliche Faktoren, nicht nur der seltenen diffusen Arteriosklerose, sondern auch der häufigen knotenförmigen Verdickungen der Intima, die vor allem um die Mündungen der Seitenäste der Aorta auftreten, in Betracht. Letztere sind vielleicht auch Zerrungen bei erhöhtem Blutdruck zuzuschreiben. Auch stromaufwärts eines verengten Gefäßgebietes, wie z. B. in einem Fibromyom oder einer Schrumpfniere, kann Arteriosklerose auftreten. Immer ist es die Frage, ob Druck, Reibung, Zerrung oder Überdehnung die Sklerose bewirkt. Die Sklerose entzündlichen Ursprunges der Intima ist ganz etwas anderes als „Arteriosklerose".

Schon oft hat man die Lösung der Frage versucht, ob Arteriosklerose durch Blutdruckerhöhung entstehe. Diese Frage ist durch ihre Vagheit nicht zu beantworten. Wir haben S. 786 schon bemerkt, daß Arteriosklerose in sehr verschiedener Verteilung und Ausdehnung vorkommen kann. Auch Blutdruckerhöhung ist durchaus nicht immer eine allgemeine, und der Blutdruck wird in der Regel nur an einer einzigen Schlagader gemessen. Weil nun ein Parallelismus des Blutdruckes in den verschiedenen Schlagadergebieten nicht notwendig ist, haben solche Blutdruckbestimmungen für die Frage nach der Entstehung von Arteriosklerose durch Blutdruckerhöhung einen nur sehr beschränkten Wert. Es kann allerdings der Blutdruck in allen Schlagadern zugleich zu- oder abnehmen, z. B. durch allgemeine Vasomotorenreizung oder -lähmung oder abnehmen durch Abnahme der Herzwirkung ohne weiteres. Wir haben aber schon wiederholt Beispiele gesehen von Blutdruckänderung in einem Schlagadergebiet ohne Änderung des Aortendruckes. Obige Frage muß somit dahin präzisiert werden: Vermag Blutdruckerhöhung in einem Schlagadergebiet in diesen Schlagadern Arteriosklerose zu bewirken?

Arteriosklerose entsteht in der Regel wohl sehr allmählich, so daß Blutdruckerhöhung einige Zeit bestehen kann, ohne daß die Arterienwand erkennbar verändert ist. Die Arteriosklerose in den Armschlagadern bei Leuten, die stark mit
den Armen gearbeitet haben (Bäumler), ist vielleicht einer genauen klinischen
und pathologisch-anatomischen Forschung genügend zugänglich. Vgl. S. 786.
Fragen wir nun, wie Blutdruckerhöhung in demselben Schlagadergebiet zu
Arteriosklerose führen könnte, so sind folgende Möglichkeiten zu beachten: 1. In
einem Schlagadergebiet tritt Blutdruckerhöhung ohne Erweiterung, sogar durch
Verengerung ein; Dehnung der Wand findet somit nicht statt, nur erhöhter Druck
und Reibung. 2. Blutdruckerhöhung führt zu oder geht wenigstens mit Erweiterung,
somit Wanddehnung einher. 3. Änderungen der Stromgeschwindigkeit und der
Reibung sind zu berücksichtigen (vgl. Thoma). 4. Bei allen Möglichkeiten kommt
außerdem nachträgliche Erweiterung durch Ermüdung, und, wenn sich diese oft
genug wiederholt, Erschlaffung mit dauernder Erweiterung durch unvollkommene
elastische Nachwirkung und erfolgende Intimaverdickung in Betracht (s. oben).
Vielleicht ist diese oft wiederholte Erweiterung durch Ermüdung der häufigste
Ursprung der Arteriosklerose. Daß arterielle Hyperämie auftritt durch Ermüdung,
lehren uns die roten Ohren (S. 710), lehrt uns auch die Erweiterung der Schläfenschlagadern bei Ermüdeten. Beide Erscheinungen schwinden durch Ruhe, wenn
nicht schon unvollkommene elastische Nachwirkung besteht.

Es ist die Frage sehr zu beachten, wiefern die Folgen einer unvollständigen
elastischen Nachwirkung mit Abnahme des Tonus durch Erschöpfung die klinischen
Erscheinungen von „Arteriosklerose" ergeben. Allerdings hat sich ein Parallelismus
zwischen der Größe des Elastizitätsverlustes und dem Grad der arteriosklerotischen
Veränderungen nicht nachweisen lassen. Es erweist sich im Gegenteil manche Aorta
mit starken sklerotischen Knoten um die Öffnungen der Seitenäste als nahezu unvermindert elastisch, während andererseits Sklerose nahezu fehlen kann in einer
Aorta, die sich kaum mehr verkürzt nach Lockerung und fast oder gar nicht dehnbar
ist. Vergessen wir nicht, daß die Abnahme der Elastizität allmählich stattfindet
bei jedem Menschen (S. 55), daß aber die bindegewebige Intimaverdickung durch
eine andere Konstellation bedingt wird, die wir eben noch näher erforschen müssen.
Schlängelungen und Aneurysmabildung sind nicht als Folgen der Sklerose,
sondern als solche einer allmählich zunehmenden Unvollkommenheit der elastischen
Nachwirkung nach Überdehnung gewissen Grades und gewisser Dauer zu betrachten
(S. 57). Sklerotische und atheromatöse Veränderungen können dabei fehlen oder
geringfügig sein, wie z. B. in den Miliaraneurysmen der Hirnschlagadern, die wahrscheinlich besonders durch Preßbewegungen entstehen. Sind sie vorhanden, sogar
stark, so können sie durch Schwächung der Gefäßwand die Schlängelung oder
Erweiterung gefördert haben; wir müssen aber auch die Möglichkeit berücksichtigen,
daß sklerotische bzw. atheromatöse Veränderungen sekundär, nämlich erst in der
geschlängelten bzw. erweiterten Schlagader oder während der Schlängelung bzw.
Erweiterung auftraten, und zwar eben durch die Dehnung und Zerrung dabei.
Entzündung der sklerotischen Intima oder (und) der Media kann hinzukommen,
z. B. im Anschluß an spätere Nekrose der sklerotischen Intima. In anderen
Fällen geht wahrscheinlich Mesarteriitis mit Abschwächung der Muskelschicht
der Intimasklerose voraf, z. B. bei einigen Infektionskrankheiten. Mitunter scheinen
die elastischen Fasern vermehrt zu sein. Es ist jedoch unentschieden, ob es sich
dabei nicht bloß um Spaltung dicker Fasern oder Häutchen in dünnere handelt.

In letzterer Zeit hat man die Arteriosklerose als eine Atherosklerose (Marchand) betrachtet, d. h. als eine primäre Ablagerung von Fett oder Lipoiden in
der Intima einer Schlagader, gefolgt von einer Neubildung von Bindegewebszellen
der Intima. In der Tat bekommen wir nicht selten solche herdförmige Ablagerungen
von Fett oder Lipoiden in der Aortenintima des Menschen zu Gesicht; ferner haben
Steinbiss, Van Leersum, Anitschkow u. a. bei Kaninchen durch Leber- oder
Milch-Eidotterfütterung oder durch Cholesterin solche Ablagerungen erzielt (vgl.
Schmidtmann). Die Gleichheit dieser Vorgänge mit der menschlichen Arteriosklerose ist jedoch keineswegs erwiesen. Zunächst finden wir kleinere arteriosklerotische Herde aus neugebildetem Bindegewebe beim Menschen ganz oder fast
ganz frei von Fett- oder Lipoidteilchen — das später sekundär durch Gewebstod

und Verfettung entstehende Atherom ist selbstverständlich etwas ganz anderes.
Sodann finden sich die Ablagerungen von Fett oder Lipoid beim Menschen keineswegs vorzugsweise wie die sklerotischen Knötchen, vielmehr nur als hohe Ausnahme in der Umgebung der Öffnungen der Seitenzweige. Schließlich fand neuerdings Schmidtmann bei Kaninchen mit künstlicher alimentarer Cholesterinämie
und erfolgenden sklerotischen Veränderungen der Aorta erhöhten Blutdruck,
und desto schwerere Schlagaderveränderungen, je höher der Blutdruck (am Oberschenkel) war. Es ist die Frage zu beantworten: Welche Gefäßveränderungen erfolgen durch Blutdruckerhöhung ohne Cholesterinämie? Jedenfalls findet sich,
wie es nach den Angaben und Abbildungen der Forscher scheint, oft eine große Menge
Fett oder Lipoid und keine oder nur wenig Bindegewebszellen in den Herden der
Aortenintima ihrer Versuchstiere.

Wodurch entstehen denn die knotenförmigen Skleroseherde gerade um die
Öffnungen der Seitenzweige? Wahrscheinlich sind die Dehnbarkeit und Elastizität
dieser Gegenden andere als die der übrigen Aorta: Sicher sind der Reichtum und
die Anordnung der elastischen Bestandteile andere; außerdem gehen die Seitenzweige nicht rechtwinklig, sondern schräg ab. Die Bedeutung dieser anatomischen Eigenschaften für Dehnung, Zerrung, Reibung fordert weitere Nachforschung.

28. Kapitel.

Intrathorakale und intraabdominale Druck- und Spannungsverhältnisse.

Normale Verhältnisse. Bauchpresse.

Wir denken uns zunächst den ganzen Körper in Ruhe. Nach dem Tode,
vor oder nach der Totenstarre, besteht physikalisches Gleichgewicht zwischen
den gedehnten und zusammengedrückten Körperteilen. Öffnen wir die Brusthöhle eines Erwachsenen, so strömt Luft hinein, es ziehen sich die Lungen zusammen (,,Kollaps''), die Bronchien verengern sich, ihre Schleimhaut faltet sich,
das Zwerchfell steigt kaudalwärts herab, die Rippen bewegen sich auswärts;
beides ist zu beobachten nach vorheriger Entfernung der Bauchorgane. Könnten
wir es sehen, so würden wir zugleich Verengerung der intrathorakalen Adern
beobachten. All diese Erscheinungen sind Änderungen der Spannung zuzuschreiben, welche durch Dehnung, Druck, Biegung oder Drehung (Torsion)
entstehen. Während des Lebens kommt der Muskeltonus hinzu. Beim Neugeborenen, der noch gar keine Einatembewegung gemacht hat, fehlen die Spannungen, welche durch Öffnung der Brusthöhle des Erwachsenen abnehmen
oder schwinden. Wie und wodurch entstehen sie denn? Sobald durch Muskelwirkung die erste Einatmung stattfindet, erweitert sich der Brustkasten und
werden die Lungen gedehnt und lufthaltig. Durch Wachstum nimmt dann
der Brustraum rascher an Kapazität zu als die Brustorgane an Volumen (Hermann, K. Lehmann). Durch dieses Mißverhältnis zwischen Thoraxkapazität
und Gesamtvolumen der Brustorgane zugunsten der ersteren treten Dehnungen
elastischer Gebilde, also Spannungen ein. Man schreibt sie oft bloß ,,der Lungenelastizität'' oder dem ,,Lungenzug'' zu, aber mit Unrecht, denn die Lungen-
spannung entsteht genau so wie die Spannungen der übrigen elastischen Gebilde.
Auch dann, wenn beim Neugeborenen schon vor der ersten Atmung Spannungen
vorhanden wären, würden sie durch ein Mißverhältnis infolge rascheren Wachstum zunehmen. Folgender Versuch möge dies veranschaulichen.

Es sei C ein mit Luft gefüllter Glaszylinder, wie die für Irrigator gebrauchten,
der an allen Seiten, auch durch den Saugerstempel S luftdicht abgeschlossen ist.

Es sei M eine Kautschukmembran, am Rande eines Lochs der Zylinderwand befestigt, B eine Kautschukblase, an der luftdicht in der Zylinderdecke gesteckten Röhre befestigt. Man. ist ein Manometer zur Bestimmung des Luftdruckes im Zylinder. Der Saugerstempel besteht aus einem metallenen Ring und einer in diesem ausgespannten Kautschukmembran M′. G ist eine Kautschukröhre, durch welche Wasser stationär strömt. Findet sich der Saugerstempel S in I, so herrscht im Zylinder der atmosphärische Luftdruck. Wird S aber nach II verschoben, so sinkt der Luftdruck im Zylinder auf einen subatmosphärischen Druck D herab. Durch den überall gleichen Druckunterschied A—D sinken M und M′ ein, vergrößert sich B und erweitert sich die Röhre G, so daß die Spannung (elastische Kraft) E in all diesen Gebilden dem Druckunterschied A—D Gleichgewicht macht, also E = A—D. Die Spannung E ist in all diesen elastischen Gebilden gleich, die Dehnungsgröße aber nicht, sie hält mit der Dehnbarkeit des Gebildes gleichen Schritt. Nehmen wir nun in einer Reihe von Versuchen alles übrige, auch die Verschiebung des Stempels S, gleich, aber das Bläschen B von verschiedener Dehnbarkeit, so sehen wir: je dehnbarer das Bläschen ist, um so mehr vergrößert es sich, um so geringer werden die Dehnungsgrößen der übrigen elastischen Gebilde usw. Wäre das Bläschen dehnbar ohne Widerstand, also nicht elastisch, so daß es der dehnenden Kraft nicht widerstünde, so würden die übrigen elastischen Gebilde ihre Dimensionen behalten, als ob S in I geblieben wäre. Dies gilt, mutatis mutandis, aber auch für die übrigen elastischen Gebilde.

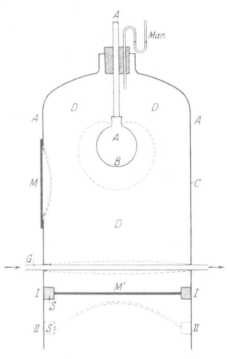

Es beeinflussen sich somit die Dehnungsgrößen gegenseitig (Gesetz der Verteilung oder gegenseitigen Beeinflussung der Dehnungsgrößen). Dieses Gesetz gilt nun auch für die Brustwand (M entsprechend), das Zwerchfell (M′), die Lungen (B) und die intrathorakalen Gefäße (G), von welchen letzteren die Venen mit ihrer dehnbareren Wand mehr erweitert werden als die Schlagadern, wenn sich der Brustraum vergrößert. Die Brustwand wird einwärts, das Zwerchfell kranialwärts gedrückt.

Abb. 340. Schema der Spannungsverhältnisse.

Machen wir eine Öffnung in M_1, während S im II steht, so bekommen die verschiedenen elastischen Gebilde ihre Dimensionen wieder, welche sie vor der Dehnung hatten. Hieraus verstehen wir die oben erwähnten Erscheinungen nach Eröffnung des Brustraums.

Es gibt jedoch einen bedeutenden Unterschied: in obigem Versuch werden die elastischen Gebilde durch freie Luft voneinander getrennt. Der Brustraum hingegen ist gänzlich durch Organe, Binde- und Fettgewebe ausgefüllt. Freies Gas findet sich nirgends außerhalb der Lungenbläschen, zwischen den Pleurablättern; es findet sich zwischen Peri- und Epikard ebenso bloß eine kapillare Flüssigkeitsschicht. Der intrathorakale bzw. interpleurale „subatmosphärische" oder „negative" Druck ist somit ein virtueller. Ein intrathorakaler Druck entsteht nur dann, wenn diese Flüssigkeit an Menge in gewissem Maße zunimmt oder wenn sich Pneumothorax, Pneumoperikard oder mediastinales

Emphysem einstellt. Die intrathorakalen Spannungsverhältnisse sind solche, als ob es einen subatmosphärischen interpleuralen Druck D gäbe wie im Zylinder in unserem Versuch. Nur bei Pneumothorax, wenn durch eine pathologische Öffnung in Brustwand oder Lunge sich Luft interpleural angehäuft hat, liegt ein ähnlicher Zustand wie im Zylinder vor. Der Unterschied: freie Luft oder keine Luft, sondern nur eine kapillare Flüssigkeitsschicht zwischen den Pleurablättern, ist einschneidend für den Einfluß einer örtlich umschriebenen Änderung einer Dehnungsgröße bzw. Spannung: Im Zylinder wird D überall denselben Wert haben, in den verschiedenen Teilen der Brustorgane kann E ungleiche Werte haben, indem sich eine örtlich beschränkte Zug- oder Druckwirkung nur durch die elastischen Gewebe des Brustinhalts fortpflanzt, wie S. 38 ff. dargetan ist, während die kapillare Flüssigkeitsschicht dabei nur in Betracht kommt, sofern sie die Pleurablätter durch Ko- und Adhäsion aneinanderklebt. Die Spannung der Brustorgane ist aber Folge des oben erwähnten Mißverhältnisses zwischen ihrem Gesamtvolumen und der Thoraxkapazität.

Die kapillare Flüssigkeitsschicht erleichtert zwar die Verschiebung der Pleurablätter, sie klebt aber diese Blätter mit einer gewissen Kraft aufeinander, so daß sie sich nur mit Mühe durch einen senkrecht auf ihrer Berührungsfläche angreifenden Zug voneinander entfernen lassen, ähnlich schwer wie zwei fettfreie Objektgläser, die durch eine kapillare Wasserschicht, auch unter Wasser, aneinander geklebt sind. Und diese Klebkraft nimmt mit der Spannung der serösen Häute zu (SAM. WEST). Offenbar wird sie um so stärker, je dünner die kapillare Flüssigkeitsschicht wird (s. unten). Obwohl die Brustwand und das Zwerchfell durch eine elastische Kraft E_W sich fortwährend nach außen zu bewegen und die Lungen und Gefäße durch eine elastische Kraft E_0 sich fortwährend zu verkleinern suchen, obwohl somit E_W und E_0 in entgegengesetzter Richtung wirken, bleiben die Pleurablätter aneinander geklebt, solange nicht Gas oder Flüssigkeit zwischen sie eindringt. Und solange sie aneinandergeklebt bleiben, machen sie in einer Richtung senkrecht auf ihrer Berührungsfläche immer wie ein Ganzes gleiche Bewegungen.

Physikalisches Gleichgewicht besteht nur, wenn $E_W = E_0$. Wir werden vorläufig die Spannung $E_W = E_0$ als E und als überall gleich voraussetzen und erst später auf die örtlichen Unterschiede eingehen. Die Spannung E ist nun dem virtuellen Druckunterschied A—D (vgl. obigen Versuch) gleichzusetzen. Sie stellt die „Saugkraft" des Brustkastens dar und wurde zuerst von CARSON und DONDERS bestimmt. Sie nimmt ab bzw. schwindet durch Einströmen von Luft in die Brusthöhle, überhaupt durch alles, was das Mißverhältnis der Thoraxkapazität zum Volumen der Brustorgane verringert bzw. aufhebt. Durch diese Faktoren verengern sich die intrathorakalen Gefäße, besonders die Venen, während sich zugleich die extrathorakalen Gefäße erweitern.

Während des Lebens kommt auch während der Atemruhe der Tonus der Einatemmuskeln hinzu, welche insbesondere die kranialen Thoraxabschnitte etwas erweitern, während an den kaudalen Abschnitten sich vielleicht der Tonus der Bauchmuskeln in entgegengesetzter Richtung bemerkbar macht.

Was geschieht nun bei der **Atmung**? Die Einatemmuskeln bewirken eine Vergrößerung des Brustraums, also eine Zunahme des Mißverhältnisses der Thoraxkapazität zum Volumen der Brustorgane. Dabei nimmt aber E_W ab bis o, indem die Kraft der Einatemmuskeln an ihre Stelle tritt. Sie wird dann bei fortschreitender Einatmung sogar negativ durch Drehung der Rippenknorpeln und Zug von Gelenkbändern, sowie durch erhöhte Spannung der zusammengepreßten Darmgase; E_0 nimmt aber zu, so daß Gleichgewicht nur dann besteht, wenn $E_0 =$ Muskelkraft $+ E_W$, wobei somit zu bedenken ist, daß E positiv oder negativ oder = o sein kann. (Wir nennen positiv eine nach außen gerichtete E_W und eine nach innen gerichtete E_0 und negativ die gleichnamigen Spannungen mit entgegengesetzter Richtung.) Durch die Einatmung wird E_0 immer mehr positiv.

Die ruhige Ausatmung ist ganz oder fast ganz (nach A. Fick und Luciani beteiligen sich dabei noch die Musculi intercost. interni, triangularis sterni und serrat. post. inf.) eine elastische Nachwirkung (S. 53) von $E_0—E_w$.   Solange E_w negativ ist, wirkt sie somit in der gleichen Richtung wie E_0, d. h. sie fördert die Ausatmung.   Sobald E_w positiv wird, fördert sie hingegen die Einatmung.

Während der statische intraabdominale Druck (Bauchdruck), d. h. die Spannung des Bauchinhalts, im Sitzen und Stehen in kranio-kaudaler Richtung zunimmt, sind seine respiratorischen Schwankungen im kranialen Abschnitt, im Epigastrium und in den Hypochondrien am größten, indem sich diese Schwankungen wahrscheinlich ungleichmäßig in kaudaler Richtung fortpflanzen.   Angestrengte Ausatmung (beim Reden, Schreien, Husten, Glasblasen usw.) findet durch die Bauchmuskeln statt, welche die Bauchhöhle verkleinern, die Spannung des Bauchinhalts vermehren, dadurch das Zwerchfell in kranialer Richtung pressen und zugleich den kaudalen Abschnitt des Brustkastens, den diese Muskeln umfassen, etwa die 6 kaudalen Rippen, verengern.   Auf die Blähung der kranialen Lungenabschnitte kommen wir später zurück.   Der M. latissimus dorsi zieht sich gleichfalls bei der angestrengten Ausatmung zusammen, nicht als Ausatmungs-, sondern als Einatmungsmuskel, der antagonistisch tätig wird, ähnlich wie der M. triceps sich zusammen-

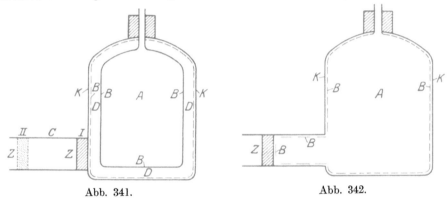

Abb. 341.   Abb. 342.

zieht, wenn man die Armbeuger anstrengt.   Bei angestrengten koordinierten Bewegungen überhaupt ziehen sich Antagonisten zusammen.

Die Bauchpresse (bei der Stuhlentleerung, beim Gebären, Erbrechen usw.) besteht bekanntlich in tiefer Einatmung, Schließen der Stimmritze und dann, während das Zwerchfell zusammengezogen und die Stimmritze geschlossen bleibt in kräftiger Zusammenziehung der Bauchmuskeln, des M. latiss. dorsi u. a.   Durch die gleichzeitige Zusammenziehung dieser Muskeln und des Zwerchfells wird die Bauchhöhle am meisten verkleinert und die Spannung ihres Inhalts am meisten vermehrt und auch der Brustraum bedeutend verkleinert.   Es ist wahrscheinlich die Wirkung (Koordination) der Bauchmuskeln in obigen Fällen nicht gleich, sondern die pressende Kraft beim Erbrechen mehr kaudokranial, beim Gebären und bei der Stuhlentleerung mehr kraniokaudalwärts gerichtet.

Bei all diesen Preßbewegungen ist als möglich anzunehmen, daß, sobald die Bauchmuskeln am Ende der Ausatmung erschlaffen, der Bauchdruck einen Augenblick unter den intrathorakalen sinkt (S. 74).

Wir haben gesehen, daß eine örtlich beschränkte Erniedrigung des Luftdrucks D (vgl. Abb. 340) sich gleichmäßig durch den mit Luft gefüllten Raum zwischen C und B fortpflanzt.   Dies wird auch der Fall sein, wenn wir diesen Raum mit Flüssigkeit statt Luft ausfüllen.   Die Spannung E bleibt dabei überall gleich. Nehmen wir nun eine Glocke K (Abb. 341), in der sich eine Kautschukblase B findet, welche durch eine mehr als kapillare Wasserschicht von der Gefäßwand getrennt ist, wobei das Wasser sowohl die Wand von K als B benetzt, somit adhäriert.   Es findet sich links unten ein Zylinder C, senkrecht auf der Wand von K, und in diesem

Zylinder ein Sauger Z, dessen rechte Fläche im Anfang des Versuchs mit der Wandfläche von K bei I zusammenfällt. Indem B überall gleich elastisch ist, wird sie sich überall im gleichen Maße vergrößern, wenn wir Z ein wenig nach links bewegen und dabei den Einfluß der Schwere nicht in Betracht ziehen.

Wenn jedoch durch Verschiebung des Saugers bis II die Wasserschicht zwischen B und K eine kapillare geworden ist, so wird sich eine weitere Verschiebung von Z nach links nicht mehr gleichmäßig in K und auf B geltend machen. Wir wollen dies im folgenden Versuch veranschaulichen (Abb. 342): Entnehmen wir dem Gefäß K so viel Wasser, daß nur eine kapillare Schicht zwischen B und K übrig bleibt, während Z in I steht, und verschieben wir diesen Sauger jetzt nach links, so wird nicht die ganze Blase B gleichmäßig, sondern es wird zunächst nur der in den Zylinder C eingezogene und der benachbarte Abschnitt der Blase sichtbar gedehnt. Die Spannung nimmt in diesem Abschnitt deutlich zu, im übrigen Teil der Blase wenig, ja kaum nachweisbar. Je weiter wir Z nach links verschieben, um so größer wird das erkennbar gedehnte Gebiet, ganz ähnlich wie wir S. 42 erörtert haben. Je dünner die kapillare Wasserschicht wird, um so größer ist die Kraft, womit sie die zwei Flächen durch Adhäsion aneinander klebt, und desto weniger wird sich eine Druckänderung durch die Wasserschicht, entlang den Flächen von B und K, fortpflanzen. Man kann sich diese Adhäsion anschaulich machen, indem man einige entfettete gläserne Kapillarröhrchen von verschiedenem Radius zugleich senkrecht in Wasser einsteckt: das Wasser steigt um so höher in die Röhrchen, je kleiner der Radius ist. Die Klebkraft zwischen zwei fettfreien Objektgläsern wird um so stärker, je fester man das Wasser zuvor auspreßt, d. h. je dünner die Wasserschicht ist; auch unter Wasser ist sie nachweisbar.

Die interpleurale Flüssigkeitsschicht ist unter normalen Umständen so dünn, daß wir sie mit dem unbewaffneten Auge nur als einen feuchten Glanz erkennen. Wir müssen somit erwarten, daß die Pleurablätter mit gewisser Kraft durch diese Flüssigkeit aneinander geklebt werden und daß obige Versuchsergebnisse im großen und ganzen für die Pleurablätter gelten. In der Tat weisen verschiedenartige Beobachtungen, auf die wir später zurückkommen, darauf hin, daß eine örtlich eingreifende Änderung der Spannung und Dehnung der Brustwand oder eines intrathorakalen Gebildes nur örtlich erkennbare Änderungen bewirkt, solange sie gewisse Maße nicht überschreitet. Auf die Bedeutung dieses Ergebnisses kommen wir im folgenden und bei der Atmung zurück.

Abnorme Druck- und Spannungsverhältnisse.

Wir können die hier in Betracht kommenden Zustände unterscheiden in solche, wobei die Pleurablätter durch die kapillare Flüssigkeitsschicht aneinander geklebt bleiben bzw. verwachsen, und in solche, wobei sich Gas oder mehr Flüssigkeit zwischen denselben anhäuft. Immer liegt aber eine Änderung des Mißverhältnisses der Thoraxkapazität zum Volumen der Brustorgane mit ihrem Einfluß auf die Dehnungsgrößen vor. Die hier zu erörternden erfolgenden Änderungen der Spannungen und Dehnungen sind örtlich beschränkt oder mehr allgemein, je nach der Größe und dem Angriffsabschnitt der einwirkenden Kraft.

Wir betrachten zunächst die erste Gruppe. Sie umfaßt Fälle, in denen der Brustraum und das Volumen der Brustorgane zugenommen, und solche. in denen beide abgenommen haben. Es ist dabei immer die Frage zu beantworten, ob eine Veränderung die andere bewirkte oder ob beide einer gemeinsamen Wirkung zuzuschreiben sind. Sichere Beispiele einer primären Umfangszunahme der Brustorgane sind Geschwulstbildung, Aortenaneurysma, Anhäufung von Flüssigkeit im Herzbeutel, Herzvergrößerung. Dadurch erweitert sich der Brustkasten mehr oder weniger sichtbar, in verschiedener Ausdehnung und wird das Zwerchfell kaudalwärts verschoben, je nach den Dimensionen der Umfangszunahme, ihrem Sitz, der Dehnbarkeit des Brustkastens und mitunter anderen Faktoren. So entsteht ein Herzbuckel (Voussure) durch Herzvergrößerung oder ein klopfender Buckel durch ein Aneurysma des

Aortenbogens leichter bei jugendlichen Individuen als bei Erwachsenen. Eine primäre Erweiterung des Brustkastens kann erfolgen, indem eine große Bauchgeschwulst bei einem jugendlichen Menschen die seitlichen Wände des Brustkastens auseinanderdrängt. Das Zwerchfell kann dabei abgeflacht werden, so daß die kraniokaudalen Dimensionen des Brustraums zunehmen. Es kann aber auch kranialwärts gedrängt werden, so daß die kraniokaudalen Dimensionen abnehmen (s. unten). Die Lungen können im ersten Fall, besonders in ihrem kaudalen Abschnitt, emphysematös werden. Eine sicher primäre Abnahme des Volumens eines Organs stellt die Lungenschrumpfung dar, die im Verlauf einer tuberkulösen, pneumonokoniotischen oder sonstigen proliferativen Entzündung eintritt. Der entsprechende Teil der Brustwand flacht sich ab oder sinkt sogar tiefer ein. Der Brustkasten wird primär verkleinert bei der durch Muskelschwäche oder Spondylitis bewirkten Skoliose bzw. Kyphoskoliose und bei Hochdrängung des Zwerchfells. Muskelschwäche kann auch zur Abflachung des Brustkastens und zur Entstehung eines paralytischen Thorax führen.

Bei der dorsalen Skoliose (Seitenkrümmung mit Drehung des Rückgrates) sind die Rippen auf der hohlen Seite des Brustkastens mehr aufeinander gedrängt und abgeflacht, gleichsam in dauernde Ausatmungsstellung, die Rippen auf der gewölbten Seite hingegen gleichsam in dauernde Einatmungsstellung gebracht worden. Die Lunge auf der hohlen Seite ist verkleinert, die auf der gewölbten Seite vielleicht (abhängig u. a. vom Zwerchfell und von der Lage des Mittelfellraums) vergrößert. Bei der Kyphose, gewöhnlich mit Skoliose in verschiedenem Grade, gerät der Brustkasten in dauernde Ausatmungsstellung: die Wirbelsäule wird bei Kyphoskoliose rückwärts und seitwärts gekrümmt und mehr oder weniger um ihre Achse gedreht. Die Rippen können so stark aufeinander gedrängt werden, daß sie sich berühren oder sogar dachziegelartig übereinander geschoben werden. Dies gilt namentlich für die kaudalen Rippen, deren Atembewegungen mehr gehemmt werden als die der kranialen Rippen. Es wird durch Kyphose nicht nur der Brust-, sondern auch der Bauchraum verkleinert, letzteres indem sich der Schwertfortsatz durch die Krümmung der Wirbelsäule, der Symphysis oss. pub. nähert. Bauchorgane werden mehr oder weniger zusammengedrückt und ihre Gefäße verkürzt und verengert. Die Atmung wird eine kurze.

Der Brustraum kann auch abnehmen durch Vergrößerung des Bauchinhalts durch Geschwulst, Aszites, Pneumoperitoneum, Meteorismus, starke Fettanhäufung im Mesenterium und unter dem serösen Überzug der Bauchwand. Vermehrung des Bauchinhalts kann, bei genügender Dehnbarkeit des Brustkastens, seinen kaudalen Abschnitt erweitern, also besonders bei jugendlichen Individuen. Das Zwerchfell flacht sich dann ab (s. oben). Erfolgt nur geringe oder gar keine Erweiterung des Brustkastens, so kann das Zwerchfell durch den erhöhten Bauchdruck hochgedrängt werden. Es muß aber nicht: die Dehnbarkeit der Bauchwand entscheidet dabei. Es tritt im allgemeinen, wie im obigen Versuch über die Spannungsverhältnisse, eine Verteilung der Dehnungsgrößen zwischen Brustwand, Zwerchfell und Bauchwand ein, ihrer Dehnbarkeit gerade proportional. Je schlaffer die Bauchwand ceteris paribus ist, um so mehr gibt sie einer Zunahme des Bauchinhalts nach, so daß ein Hängebauch auftreten kann, während Brustwand und Zwerchfell nicht oder nur weniger geändert werden. Je weniger dehnbar die Bauchwand ist, um so größer wird der Bauchdruck sein, der sich auf Zwerchfell (Hochdrängung) und Brustwand geltend macht. Von Verschiedenheiten der Dehnbarkeit des Zwerchfells stehen genügende Daten nicht zur Verfügung. Sie werden gewiß wohl vorkommen.

Schließlich wollen wir einige Fälle betrachten, in denen Brustraum und Volumen der Brustorgane sich nebeneinander durch einen Schrumpfungsvorgang ändern und solche, in welchen die Entstehungsweise strittig ist.

Bei chronischer seröser oder eitriger Pleuritis kommt proliferative Entzündung in den Pleurablättern und im subpleuralen Gewebe vor. Nach dem Schwinden bzw. Entfernung des Exsudates kann durch Verwachsung und Schrumpfung des neugebildeten Bindegewebes Kyphoskoliose oder Skoliose eintreten, indem die Brustwand, bei jugendlichen Individuen in der Regel mehr als bei Erwachsenen, abgeflacht und sogar weiter hohl eingezogen wird. Die Abflachung geschieht einmal durch Drehung der Rippen um ihre Gelenkachsen (in den Rippenhälsen) wie bei der Ausatmung; sodann durch Einziehung in einer Richtung senkrecht auf der Berührungsfläche der Pleurablätter. Diese Einziehung wird ceteris paribus um so größer sein, je biegsamer die Rippen und ihre Knorpel sind. Die Biegsamkeit nimmt allmählich mit fortschreitendem Alter ab, ohne daß wir jedoch eine Altersgrenze anzugeben vermögen, wo Einziehung durch bindegewebige Schrumpfung nicht mehr eintritt. Die Rippen können aufeinandergedrängt und sogar dachziegelartig übereinander geschoben werden. Die Wirbelsäule wird rückwärts und seitlich gekrümmt und die Wirbel des gekrümmten Abschnittes um ihre Längsachse, mit den Dornfortsätzen nach der hohlen Seite des Brustkastens gedreht. Indem durch die Krümmung der Wirbelsäule sich der Schwertfortsatz der Symphysis ossium pubis nähert,

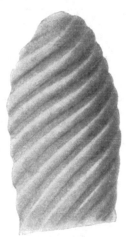
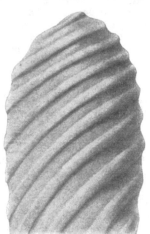

Abb. 343.   Abb. 344.

Normaler (Abb. 343) und starr dilatierter (Abb. 344) Thorax. (Zeichnung nach Gipsabgüssen aus der v. HANSEMANNschen Sammlung.) Nach GARRÉ, in Ergebn. d. Chirurg. Bd. IV.

wird auch die Bauchhöhle verkleinert und Bauchorgane mehr oder weniger zusammengedrückt. Beim Kyphotischen infolge von Wirbeltuberkulose finden sich ähnliche intrathorakale und intraabdominale Verhältnisse (vgl. oben). Es kann auch der entsprechende Teil der Brustwand durch Schrumpfung eines Lungenabschnittes einsinken.

Ein anderer Fall: Unter vesikulärem oder alveolarem Emphysem verstehen wir Volumenvergrößerung von Lungenbläschen bis zur Anämie ihres Gewebes. Akutes Emphysem kann mehr oder weniger vollkommen schwinden, chronisches Emphysem hingegen bedeutet Dehnungsatrophie des Gewebes mit Schwund vieler Kapillaren („Rarefaktion") und Abnahme der Elastizität. Chronisches Emphysem kann in ungefähr allen oder nur in bestimmten peripheren, z. B. bloß in kranialen Lungenteilen auftreten. Jedenfalls ändert sich die Verteilung der Dehnungsgrößen: beim diffusen Emphysem ist der ganze Brustkasten erweitert und steht das Zwerchfell tief, beim Emphysem der kranialen Lungenabschnitte gewinnt der Brustkasten eine faßförmige Gestalt. In beiden Fällen können die Halsadern geschwollen sein, wohl infolge von Verengerung der intrathorakalen Abschnitte der Hohladern. Hypertrophie der Mm. sternocleidomastoidei kann auftreten durch den größeren Widerstand, welchen der erweiterte Brustkasten den Einatemmuskeln bietet. Welche

Dehnungsgröße hat sich nun zuerst geändert, die der Brustwand oder die der Lungen? FREUND betrachtet eine fortschreitende, primäre, „starre Dilatation" des Brustkastens als Ursprung des Emphysems. Sie sei einer allmählichen Verlängerung und Erstarrung der zweiten und dritten oder aller Rippenknorpel zuzuschreiben, derzufolge die Rippen in Einatmungsstellung verharren, während das Manubrium stark nach oben gedrängt werde und sich mit seinem oberen Rande oft nach vorn umwerfe. Es ist jedoch bisher nicht nachgewiesen, daß die Knorpelveränderungen älter sind als das Emphysem, und sie könnten sehr wohl eben als Folge einer Thoraxerweiterung infolge von primärer Abnahme der Lungenelastizität entstehen. Vielleicht trifft FREUNDS Annahme für einige Fälle zu. In vielen Fällen fehlt aber die Erstarrung der Rippenknorpel und haben wir Grund, eine primäre Atrophie des Lungengewebes mit Abnahme seiner Elastizität durch hartnäckiges Husten und andere Atmungsstörungen als wahrscheinlich zu betrachten (s. später). Nach einigen Angaben beeinflußt Resektion der ersten oder mehrerer Rippenknorpel die Atemnot und Bronchitis manches Emphysematischen günstig, obwohl Rückfälle vorzukommen scheinen. Diese Wirkung beweist jedoch offenbar nicht die Richtigkeit der FREUNDschen Annahme: Die Rippenknorpelresektionen verringern nämlich die Erweiterung des Brustkastens und ihre üblen Folgen für Atmung und Blutverteilung, gleichgültig, ob die Erweiterung eine primäre oder eine sekundäre war. Zugleich nimmt die Beweglichkeit der Rippen zu und damit die erforderliche Anstrengung der Halsmuskeln ab, bis Verwachsung der Rippenenden eingetreten ist.

Nach LOESCHCKE entsteht Emphysem nicht durch starre Dilatation, sondern durch Kyphosebildung der Brustwirbelsäule mit starker Zunahme des sternodorsalen Durchmessers, Streckung und seitliche Abplattung der Rippenringe, stärkere Abknickung des Brustbeins im Angulus. Dies sei der faßförmige Thorax der Kliniker. Letzteres dürfte wohl nicht zutreffen und es dürfte Abb. 353 eher einen faßförmigen Brustkorb darstellen. Eben die seitliche Abplattung der Rippenringe entspricht doch kaum der Faßform. Im übrigen mag vielleicht Kyphose dann und wann Emphysem bestimmten Sitzes und bestimmter Ausdehnung zur Folge haben; die Frage was primär sei, das Emphysem oder die Kyphose, ist nur durch genaueste klinische Forschung zu beantworten. Schon jetzt läßt sich sagen, daß in manchen Fällen, wie in dem der Abb. 352, allerdings eine geringe Kyphose mit etwas hohen rechtwinkligen Schultern besteht, aber unzweifelhaft eine oft verschlimmernde chronische Bronchobronchiolitis dem Emphysem und der Kyphose voraufging. Man wird bei fortgesetzter Forschung außerdem die Form der Kyphose und des Brustkorbs und den Sitz sowie die Ausdehnung des Emphysems genau feststellen müssen (S. 850). Im übrigen ist die Möglichkeit nicht von vornherein ausgeschlossen, daß ein Bucklicher durch Bronchitis mit hartnäckigem Husten Emphysem bekommt.

Wir haben schon über Atmung in Luft von anderem als atmosphärischem Drucke geredet (S. 85). Bei dem MÜLLERschen Versuch (tiefe Einatmung bei geschlossener Nase und geschlossenem Mund nach möglichst tiefer Ausatmung) und beim VALSALVAschen Versuch (angestrengte Ausatembewegung bei geschlossenem Mund und geschlossener Nase nach möglichst tiefer Einatmung) treten Spannungs- und Dehnungsverhältnisse ein, die nur noch einiger Erläuterung bedürfen. Beim MÜLLERschen Versuch kann das Zwerchfell bei Leuten mit kräftigen Brustmuskeln kranialwärts angesaugt werden, wie ich radioskopisch feststellte (von BITTORF angeführt und von MURALT dann ihm zugeschrieben). (Etwas anderes ist das „paradoxe Phänomen" (KIENBÖCK) bei künstlichem Pneumothorax, der nämlich das Zwerchfell abflacht, während außerdem das Mittelfell verschoben wird). Wir müssen uns diese Erscheinung so vorstellen, daß die kräftigeren Hals- und andere Einatmungsmuskeln den Brustkasten erweitern: der intraalveolare Luftdruck sinkt infolgedessen so stark, daß das schwächere Zwerchfell, das durch die Pleurablätter gleichsam an der Lunge geklebt ist, durch den großen Unterschied von intraabdominalem und intraalveolarem Druck kranialwärts bewegt wird. Die kaudalen Ränder des Brustkastens

werden normaliter durch die inspiratorische Erhöhung des Bauchdrucks aus-
wärts bewegt. Bei Verengerung der oberen Luftwege können bei Kindern
Hypochondrien, Epigastrium (TROUSSEAUS peripneumonische Furche), Zwischenrippenwände und Jugulum eingezogen werden, wobei man die inspiratorische
Einziehung der Hypochondrien als ,,Flankenschlagen" angedeutet hat. Diese
Einziehungen kommen am kaudalen Thoraxabschnitt auch bei Bronchiolitis bei
Jugendlichen vor. In leichteren Fällen bleiben diese Atembewegungen nur etwas
zurück. Wir deuten sämtliche verkehrten Atembewegungen als perverse
an. All diese inspiratorischen Einziehungen sind die Wirkung eines ungewöhnlich großen Druckunterschiedes $A-A_{ia}$ auf die Brustwand (wobei A = atmosphärischer Druck auf die Körperoberfläche, A_{ia} = intraalveolarer Luftdruck
auf die Innenfläche der Brustwand). Indem nämlich während der Einatmung
Luft gar nicht oder nur in geringer Menge in die Luftwege oder in bestimmte
Lungenabschnitte einströmt, sinkt der intraalveolare Luftdruck zu einem ungewöhnlich niedrigen Wert herab. Die peripneumonische Furche ist zum Teil
dem Zug des Zwerchfells zuzuschreiben, das nicht kaudalwärts absteigt, ja sogar
kranialwärts bewegt wird (s. oben). Infolgedessen wirkt seine Zusammenziehungskraft in ungewöhnlicher Richtung, einziehend auf die nachgiebigen Teile
des kindlichen Brustkastens ein. Beim VALSALVAschen Versuch und bei Preßbewegungen überhaupt walten entgegengesetzte Verhältnisse, die man aus
obigem begreifen wird. Nur muß bemerkt werden, daß durch einen Hustenstoß
und durch eine ähnliche erschwerte Ausatmung die kranialen Lungenabschnitte
durch die kaudalen aufgebläht werden, wenn nämlich die verbindenden Bronchien frei durchgängig sind: die kranialen Abschnitte der Lungen und Brustwand machen dann somit perverse Atembewegungen, d. h. Bewegungen mit
einer der Atemphase entgegengesetzten Richtung. Der Hustenstoß ist doch
(S. 855) eine kräftige rasche Ausatmung (nach Einatmung) bei anfangs geschlossener, erst am Schluß geöffneter Stimmritze. Durch die kräftige Zusammenziehung der Bauchmuskeln wird dabei allerdings der kaudale Abschnitt des
Brustkastens, wo sie angreifen, und folglich auch der Lungen mit Kraft zusammengedrückt und das Zwerchfell hochgedrängt, der kraniale Lungenabschnitt
wird jedoch weniger durch diese fortgepflanzte und dabei abgeschwächte
Muskelkraft zusammengepreßt. Der intraalveolare Luftdruck im kaudalen
Abschnitt steigt somit über den im kranialen an und es wird folglich Luft
in die kranialen Lungenbläschen eingepreßt. Je nachdem ihre Umgebung es
gestattet, werden sie gebläht (S. 846 ff.).

Jetzt erübrigt uns die Erörterung der Verhältnisse bei Anhäufung von
Gas oder Flüssigkeit frei zwischen den Pleurablättern Eine solche
Anhäufung bedeutet zunächst Abnahme des Mißverhältnisses zwischen Thoraxkapazität und Volumen der Brustorgane, namentlich in der gleichen Brusthälfte. Häufte sich überall genau soviel Flüssigkeit an, daß überall $E_w = E_o = o$,
so wäre ihre Menge ein Maß des Mißverhältnisses. Dies kommt aber wohl nie
vor, indem sich die hydrostatische Kraft auf die Verteilung der Flüssigkeit
geltend macht und die Elastizität der Lunge und der Brustwand nicht überall
gleich ist (s. nächstes Kapitel). Außerdem müssen wir schon ohne weiteres
eine örtliche Beschränkung der sichtbaren Wirkung einer örtlich angreifenden,
nicht zu großen entspannenden bzw. zusammendrückenden Kraft erwarten
(S. 816). Führt man eine auf der einen Seite beschränkte Menge Luft zwischen
die Pleurablätter ein, so zieht sich die Lunge nur in der unmittelbaren Umgebung der Luftblase sichtbar zusammen. Dies beobachten wir nicht nur
am Versuchstier, sondern auch am Menschen, bei dem während einer Operation
eine Luftblase oder ein Gazetampon zwischen die Pleurablätter eingeführt
wird. Auch bei einer abgesackten Pleuritis mit interpleuraler Anhäufung von

flüssigem Exsudat können wir diese beschränkte Wirkung feststellen.   Sie ist von Bedeutung da, wo man durch eine beschränkte Entfernung von einigen Rippenstücken eine nur örtliche Verkleinerung der Lunge, z. B. in der Umgebung einer Bronchiektase, erzielen will, wie z. B. ZAAIJER es mit gutem Erfolg tat. Bei Anhäufung einer größeren Menge von Flüssigkeit oder Gas nimmt das Wirkungsgebiet zu, durch eine große Menge wird die ganze Lunge gegen den Hilus zusammengedrückt.

Solange $E_w > o$ ist, bewegt sie Brustwand und Zwerchfell aus- bzw. abwärts. Geht die Anhäufung von Gas oder Flüssigkeit weiter, so wird die gleichseitige Hälfte des Zwerchfells bauchwärts, die Brustwand auswärts gedrängt, die gleichseitige Lunge zusammengedrückt, das Mittelfell nach der anderen Seite verlagert; es werden dabei E_w und E_o negativ (S. 814).   Der ,,intrathorakale Druck" wird dann positiv, d. h. supraatmosphärisch.   Allerdings kommt hier aber auch Erweiterung des Brustkastens durch Muskelwirkung in Betracht (D. GERHARDT), die jedoch wohl nicht dauernd sein kann.   Außerdem kann das Zwerchfell bei Pleuritis entzünden und erschlaffen.   Allmählich übt das Gas oder die Flüssigkeit auch Einfluß auf die andere Brusthälfte aus, so daß das Mediastinum mit dem Herzen dorthin ausweicht.   Die Beweglichkeit des menschlichen Mediastinums wechselt aber in pathologischen Fällen sehr, wie man bei Anlegung von Pneumothorax zu Heilzwecken radioskopisch festgestellt hat (L. VON MURALT).   Außerdem hat das Mediastinum leichter verdrängbare Stellen (NITSCH), z. B. da wo die Thymus vor ihrem Schwund war, ferner dorsokaudal, zwischen Aorta (dorsal) und Speiseröhre mit Herz (ventral). Flüssigkeit häuft sich an bei Hydrothorax und bei exsudativer Pleuritis, im letzteren Fall unter höherem Druck als im ersten.   Luft kann durch eine Öffnung in der Brustwand (durch Verletzung oder Operation wie Rippenresektion) oder in der Lunge (durch Einreißen eines subpleuralen Abszesses oder Kaverne oder durch Eindringen eines scharfen Bruchendes einer Rippe) eintreten.   Es entsteht dann Pneumothorax, wodurch ein intrathorakaler Luftdruck D eintritt und E_w, E_o und Dehnungsgrößen durch den Druckunterschied A—D (A auch intraalveolar) bedingt werden.   Ist A = D, so ist $E_w = E_o = o$ und es bleibt die Lunge in Ruhe, solange A = D bleibt.   Nur dann, wenn D stark unter A sinkt, wird sich die Lunge vergrößern.   Dies gilt auch für die Einatmung.   Es ergeben sich verschiedene Fälle, die man noch nicht hinreichend untersucht hat, so daß wir uns unten auf folgende allgemeine Bemerkungen beschränken.

Zunächst müssen wir uns jedoch folgende Verhältnisse klar machen. Nehmen wir an, daß sich die Glocke K in Abb. 342 allmählich vergrößerte, während der Sauger stehen bliebe, so würden B und K durch den Luftkreisdruck A gegeneinander gedrückt werden, so daß sie sich, auch ohne klebende kapillare Flüssigkeitsschicht, nur durch eine Kraft, die > A wäre, voneinander trennen ließen, weil B sowie K für Luft undurchdringbar sind, so daß durch ihre Trennung ein Vakuum entstehen müßte.   Denken wir uns nun den Brustkasten statt K und die Lungen statt B, so wäre eine Trennung denkbar, indem durch zunehmende Vergrößerung des Brustkastens E_w sowie $E_o >$ als A würden.   Von einem so hohen Werte dieser Größen ist jedoch nie auch nur entfernt die Rede.   Außerdem würde sich schon lange, bevor es zu einem Vakuum käme, seröse Flüssigkeit zwischen den Pleurablättern anhäufen, ähnlich wie in einer Hirnzyste, in atrophierendem pararenalem Fettgewebe und beim Oedema ex vacuo überhaupt, d. h. bei Gewebeschwund, ohne daß anderes Gewebe den dadurch entstehenden Raum ausfüllt.   Wir haben hingegen keinen Grund für die Annahme, es würde sich, etwa ähnlich wie im Blute bei zu rascher Dekompression, Gas zwischen den Pleurablättern entwickeln, wenn nicht gewisse gasbildende Mikroben tätig sind.

Was verhindert denn die interpleurale Anhäufung von Flüssigkeit bei der beim Menschen vorkommenden Vergrößerung des Brustkastens ohne weiteres? Die Dicke der interpleuralen Flüssigkeitsschicht wird bedingt durch das Verhältnis von der Bildung zur Abfuhr dieser Flüssigkeit. Und dieses Verhältnis wird nur gestört bei Blut- und Lymphstauung gewissen Grades und gewisser Dauer (durch vermehrte Transsudation und verringerte Resorption, wie wir dies besprochen haben) und bei gewissen Pleuritiden, wo die Flüssigkeitsbildung durch flüssige Exsudation zu- und vielleicht auch die Resorption durch Druck des Exsudates usw. abnimmt. Ohne eine solche Stauung bzw. Entzündung bleibt die interpleurale Flüssigkeitsschicht eine kapillare.

Es kann sich die Öffnung in Brustwand oder Lunge bald schließen durch Ausheilung oder indem sich Fibrin vor derselben ablagert: geschlossener Pneumothorax. Bei jeder Einatmung sinkt D beiderseits, sei es auch nicht immer in gleichem Maße: Beide Lungen vergrößern sich dann und saugen Luft ein, und das Mittelfell wird wenig oder nicht verlagert. Durch Resorption kann die Luft dann ohne weiteres schwinden und die Pleurablätter wieder durch eine kapillare Flüssigkeitsschicht aneinandergeklebt werden. Es kann sich aber vor der Resorption der Luft ein seröses oder eitriges pleuritisches Exsudat interpleural anhäufen, so daß der Luftdruck D rasch ansteigt und sogar Verdrängung von Brustorganen erfolgt. Ist das Exsudat eitrig, so nennt man es einen Pyopneumothorax.

In anderen Fällen bleibt die Öffnung bestehen: offener Pneumothorax. Dabei kann D verschiedene Werte haben. Ist die Öffnung in der Brustwand groß, so kann während der Atmung so rasch Luft in die Brusthöhle ein- und ausströmen, daß wir ein fortwährendes Gleichbleiben des Lungenvolumens für möglich erachten, während D kaum höher als A wird, so daß Verdrängung nicht eintritt. Es kann die gleichseitige Lunge durch eine weite Öffnung in der Brustwand hindurch gepreßt werden. Je kleiner die Öffnung ist, um so schwerer wird der Durchtritt von Luft. Von vornherein müssen wir annehmen, daß bei gewisser Weite der Öffnung die ein- und austretenden Luftvolumina ungleich sind, indem Ein- und Ausatmung ungleich rasch und mit ungleicher Kraft stattfinden. Es ist dann ein Zustand möglich, der im höchsten Grade beim Ventilpneumothorax vorkommt, d. h. bei einem offenen Pneumothorax, bei dem die Öffnung während der Ausatmung kleiner oder verschlossen wird, indem sich ein Gewebestück oder ein Fibrinhäutchen während der Ausatmung vor ihr legt oder indem sich die Öffnung durch Annäherung ihrer Ränder verschließt, so daß während der Einatmung mehr Luft ein- als während der Ausatmung austritt. Dann häuft sich allmählich mehr Luft interpleural an, so daß Erstickung das Leben bedroht. Die Lunge zieht sich allmählich nach dem Hilus zusammen; ist ihre E = o geworden, so wird sie bei jeder weiteren Ausatmung zusammengedrückt. Während der Einatmung ist der interpleurale Druck D im allgemeinen < A. Nur dann, wenn eine tiefe Einatmung von weniger tiefen gefolgt wird, kann D während der letzteren > A sein, indem er während der voraufgegangenen tiefsten Einatmung = A wurde. Beim Menschen ist der Ventil-, Spannungs- oder Stauungspneumothorax der häufigste. Sitzt die Ventilöffnung in einem kranialen Lungenteil, der durch Husten oder andere Preßbewegungen gebläht wird, so ist nicht nur inspiratorische sondern auch exspiratorische Vermehrung der interpleuralen Luftmenge möglich, und zwar letztere durch Husten, oder indem der Kranke vor Schmerzen stöhnt (Preßatmung). Der interpleurale Luftdruck kann hierdurch bedeutend ansteigen. Hohe interpleurale Druckwerte sind nur aus einer solchen exspiratorischen Wirkung begreiflich.

Beim offenen Pneumothorax gibt es, je nach der Weite der Öffnung, mehrere Möglichkeiten. Eine Beobachtung SAHLIS veranschaulicht dies: Als er bei einem Patienten mit Ventilpneumothorax einen dicken Schlauch einführte, der den interpleuralen Raum mit der Außenluft verband und damit einen äußeren offenen Pneumothorax herstellte, geriet der Patient in heftigste Atemnot. Durch Verschluß des Schlauches wurde die Atmung besser (ähnlich wie der Verschluß eines einseitigen offenen Pneumothorax beim Versuchstier von einer Besserung von Atmung und Herzwirkung gefolgt wird), aber am besten atmete der Patient, als SAHLI den

Schlauch mit einem Schraubenquetschhahn verengerte. Wie versteht sich diese Beobachtung? SAHLI nimmt an, daß durch Einführung des dicken Schlauches Pendelluft (BRAUER) entstand, d. h. daß die anderseitige Lunge bei der Ausatmung Luft in die verkleinerte Lunge einpreßt und bei der Einatmung Luft aus ihr ansaugt, so daß auch die Atmung der anderen Lunge Not leidet. Pendelluft wird im allgemeinen dann eintreten, wenn der intrapulmonale Luftdruck, bei wegsamen Bronchien, rechts und links einen genügend verschiedenen Wert hat, so daß eine paradoxe Atmung mit Pendelluft entsteht. Verschluß eines Hauptbronchus, also Ausschaltung einer ganzen Länge führt nicht zu einer so starken Atemnot. Die Verlagerung des Mittelfells beschränkt, sobald der intrathorakale Druck einerseits stark ansteigt, auch die Atmung der anderen Lunge, indem auch andererseits D ansteigt. Außerdem werden intrathorakale Gefäße verengert oder gar abgeknickt, so daß die Blutzufuhr zum Herzen erschwert wird und die Halsvenen anschwellen. Diese Verhältnisse zusammen machen die schwere Atemnot und den stark verringerten Sauerstoffgehalt des Blutes (SACKUR, BRUNS) begreiflich. Die beiden Oberlappen eines Kaninchens mit einseitigem offenem Pneumothorax werden aufgeblasen, wenn man die Luftröhre verengert, so daß Preßbewegungen eintreten. Es ist jedoch eine offene Frage, ob einseitiger offener Pneumottroax ohne Verengerung der Luftröhre und der übrigen oberen Luftwege ebenfalls Pendelluft hervorruft. Eine stark verkleinerte Lunge ist außerdem nicht leicht aufzublasen. Es erheischt überdies eine andere Möglichkeit genaue Forschung, nämlich daß sich, je nach der Öffnungsweite, andere Verhältnisse zwischen Atemkräften, Öffnungswiderstand und Atmungsrhythmus ergeben, ähnlich wie bei verschiedenen Verengerungsgraden der oberen Luftwege (s. später): Es wäre möglich, daß die Luft durch den unverengerten Schlauch oder durch eine weitere Öffnung so leicht ein- und austritt, daß D immer nahezu = A bleibt, so daß durch starke inspiratorische Verschiebung des Mediastinums nach der anderen Seite („Mediastinalflattern", s. unten) heftige Atemnot erfolgt; daß aber durch eine etwas enge Öffnung die Ausatemkräfte, in Zusammenhang mit der Ausatemdauer, zur Entfernung des ganzen, während der Einatmung eingesogenen Luftvolumens nicht ausreichen, so daß Luft in der Pleurahöhle zurückgehalten wird und heftige Atemnot durch Verlagerung der Mediastinalgebilde erfolgt, indem D während der Ausatmung hoch über A ansteigt und während der Einatmung kaum unter A sinkt. Wir können uns ferner jedoch vorstellen, daß sich die Verhältnisse bei noch engerer Öffnung wiederum ändern, so daß ein Gleichgewicht mit ziemlich guter Atmung erscheint, indem die respiratorischen Schwankungen von D, ähnlich wie beim geschlossenen Pneumothorax, Volumenschwankungen der verkleinerten Lunge bewirken. Durch Verschluß des Schlauches tritt wohl wieder die reine Ventilwirkung ein. Es kommt beim offenen sowie beim Ventilpneumothorax an auf das Verhältnis der Ein- und Ausatemkräfte zur Öffnungsweite in Zusammenhang mit dem Atmungsrhythmus. Die respiratorischen Schwankungen von D können eine solche Atmung unterhalten, daß ein Hund mit doppelseitigem geschlossenem Pneumothorax einige Zeit am Leben bleibt. Der Mensch aber scheint einem doppelseitigen Pneumothorax immer sehr bald zu erliegen.

Eine Quelle von Atemnot, welche bei weit offenem einseitigem Pneumothorax das Leben gefährden kann, ist die Verlagerung der Mediastinalgebilde, besonders während der Einatmung („Mediastinalflattern"), welche man mittels Röntgendurchleuchtung auch beim Menschen festgestellt hat. Wir verstehen ohne weiteres, daß, je niedriger D während der Ein- und Ausatmung ist, um so mehr sich die Verhältnisse den normalen nähern; daher, daß die mediastinale Scheidewand während der Einatmung bei geschlossenem Pneumothorax nach der gleichen, bei offenem nach der anderen Seite verschoben wird, so daß im letzteren Falle die inspiratorische Vergrößerung der anderen Lunge beeinträchtigt wird und heftige Atemnot erfolgt. Die Verlagerung der Mediastinalgebilde kann außerdem zu Verengerung und sogar Abknickung der großen Gefäße (Erweiterung der Halsvenen) und dadurch zu plötzlichem Tode führen.

Die Verschiebbarkeit der Mediastinalgebilde (vgl. oben) weist große Unterschiede auf: sie ist beim Hund so groß, daß ein weit offener einseitiger Pneumothorax das Tier rasch tötet, indem sich auch die andere Lunge durch Vorlagerung der Mediastinalgebilde erheblich verkleinert. Aktive Erweiterung des Brustkastens (durch Muskelwirkung) vermag den Tod nicht abzuwenden. Das Kaninchen hingegen hat ein so wenig nachgiebiges Mediastinum, daß die Luft, durch eine Öffnung in der Brustwand eindringend, allmählich Pneumothorax und Atelektase der gleichseitigen Lunge erzeugt, während die andere Lunge weiter atmet (REINEBOTH). Zu Atelektase kommt es beim Hund nicht, indem sich die beiden Lungen mehr gleichmäßig verkleinern. Aktive Erweiterung des Brustkastens kommt übrigens auch beim Kaninchen vor. Beim Menschen kann einseitiger Pneumothorax ebenfalls zu Atelektase der gleichseitigen Lunge führen, was auf eine gewisse Straffheit des Mediastinums hinweist, obwohl man bei ihm auch wohl starke Verlagerung beobachtet hat (vgl. oben).

Verwachsung der Pleurablätter kann den Pneumothorax, ebenso wie eine Pleuritis, mehr oder weniger beschränken (Pn. saccatus) oder gar unmöglich machen. Anhäufung von Luft und flüssigem Exsudat in verschiedenen Mengenverhältnissen kann verschiedene Abweichungen ergeben. Im allgemeinen nimmt die Spannung, auch D, um so mehr zu, je rascher sich Flüssigkeit in großer Menge anhäuft. Bakterien, die Gas im Exsudat bilden, können eine hohe Spannung bewirken.

All diese üblen Wirkungen des Pneumothorax haben den Chirurgen dazu gebracht, bei Eingriffen am Brustkasten durch Anwendung von SAUERBRUCHs Unterdruckverfahren (in der pneumatischen Operationskammer, deren Prinzip sich in Abb. 340 findet) oder von BRUNS' Überdruckverfahren Pneumothorax zu verhüten. Letzteres besteht in der Atmung in Luft von supraatmosphärischem Druck, welcher allerdings die Wände der Lungenbläschen etwas zusammendrückt und die Blutkapillaren in denselben verengert, was gewisse Erhöhung des Stromwiderstandes und Verringerung der Hämoglobinoberfläche bedeutet. Ob dies hindern wird, läßt sich nur individuell bestimmen.

Allmählich findet im geschlossenen Pneumothorax Resorption der Gase statt, und zwar zunächst von O_2, sodann von N_2, während der CO_2-Gehalt steigt. Indem mehr Sauerstoff schwindet als Kohlensäure hinzukommt, nimmt der Partiardruck des Stickstoffes zu, was seine Resorption bewirkt. Ist eine Lunge längere Zeit durch Pneumothorax oder durch flüssiges Exsudat verkleinert gewesen, so dehnt sie sich schwer wieder aus; auch kräftiges Husten vermag dann ihre Vergrößerung nur zum Teil oder gar nicht zu bewirken. Vor allem ist es chronische Pleuritis mit Entzündung auch des Lungengewebes, welche zu Bindegewebsbildung geführt hat, welche die Dehnbarkeit des Lungengewebes herabgesetzt hat. Es wird dann sogar Resektion mehrerer Rippen erforderlich, um die Berührung der Pleurablätter dauernd wiederherzustellen.

Durch Verletzung des Mittelfells kann Luft in seine Gewebsspalten (Mediastinalemphysem) und sogar in die Spalten des Halsbindegewebes (Halsemphysem) eindringen. Auch ohne Verletzung des Mittelfells sollte dies möglich sein (GOSSELIN u. a.). Auch Anhäufung einer größeren Menge Exsudates führt zu einer mangelhaften äußeren Atmung, durch Verengerung intrathorakaler Gefäße zu erschwertem Blutzufluß zum Herzen, zu Pulsus paradoxus und Verlagerung des Mittelfells.

Im vorigen haben wir nur die statischen Verhältnisse besprochen, welche Einfluß auf die Weite der intra- und extrathorakalen Blut- und Lymphgefäße, d. h. auf die mittlere Blut- und Lymphverteilung ausüben. Es ist klar, daß dauernd gleichbleibende Dehnung ohne weiteres nur dauernd gleiche Verteilungen von Blut und Lymphe, also keine Flüssigkeitsbewegung bedingen. Dauernde Verengerung der intrathorakalen Blutgefäße bedeutet, bei gleichbleibendem Blutvolumen, dauernde Erweiterung der extrathorakalen Gefäße und umgekehrt. Jetzt wollen wir den Einfluß der Änderung der Druck- und Spannungsverhältnisse auf die **Blut- und Lymphbewegung** untersuchen. Wir suchen mit anderen Worten jetzt die dynamische (kinetische) Frage zu beantworten. Dabei haben wir zu bedenken, daß Verengerung eines Gefäßgebietes den Widerstand in diesem Gebiet und damit den Druck stromaufwärts erhöht, während Erweiterung den entgegengesetzten Einfluß ausübt.

Wir können im allgemeinen sagen, daß jede Zunahme des Mißverhältnisses

zwischen Thoraxkapazität und Volumen der Brustorgane, solange sich die
Pleurablätter berühren, bei normalem intraabdominalem Zustand die Blut-
und Lymphbewegung zum Brustkasten fördert, indem die intrathorakalen
Abschnitte der großen Gefäße sich erweitern und dadurch Flüssigkeit ansaugen.
Das geschieht bei ruhiger sowie bei tiefer Einatmung. In beiden Fällen
steigt zugleich unter normalen Umständen der Bauchdruck durch die Zusammenziehung des Zwerchfells an, so daß die intraabdominalen Gefäße mehr
oder weniger zusammengedrückt werden. Infolgedessen wird ihr Inhalt in jene
Richtung getrieben, wo der Druck am niedrigsten ist, d. h. in die intrathorakalen
Gefäße. Während der Einatmung wird der Zufluß zu den intrathorakalen
Gefäßen somit nicht nur durch Druckerniedrigung in ihnen, sondern außerdem
durch die gleichzeitige Druckerhöhung in den intraabdominalen Gefäßen gefördert. Der intraabdominale Druck wird durch die Zusammenziehung des
Zwerchfells aber nur dann ansteigen, wenn die von diesem Muskel ausgeübte
Kraft einem Gegendruck begegnet in den Baucheingeweiden. Diese werden
aufeinander und gegen die Bauchwand gepreßt. Je größeren Widerstand diese
leistet, um so mehr werden die Baucheingeweide zusammengepreßt: es tritt
auch hier wiederum eine Verteilung von Dehnungsgröße der Bauchwand und
Zusammendrückungsgröße der Bauchorgane ein, ihrer Dehnbarkeit proportional.
Ist die Bauchwand sehr schlaff, so daß sie leicht nachgibt, so wird der intraabdominale Druck durch Zusammenziehung des Zwerchfells kaum ansteigen.
Dies bedeutet außerdem ungewöhnlich geringe Erweiterung des kaudalen Thoraxabschnitts, die eben, nach DUCHENNE und PAUL BERT, durch die inspiratorische Erhöhung des intraabdominalen Druckes eintritt. Nach DUCHENNE
werden die kaudalen Abschnitte des Brustkastens beim Hunde durch Zusammenziehung des Zwerchfells, nach Entfernung der Baucheingeweide sogar eingezogen.
Alles in allem nimmt somit bei schlaffer Bauchwand der intraabdominale Druck
weniger zu, der intrathorakale Druck weniger ab und es wird der Unterschied
zwischen beiden geringer als sonst. Solche Zustände fördern Blutanhäufung
in der Leber (die weniger ausgepreßt wird) und in den Bauchadern.

Eine bemerkenswerte Beobachtung WENCKEBACHS wird durch obiges verständlich. Eine Wöchnerin hatte heftige Atemnot mit inspiratorischen Einziehungen der
kaudalen Abschnitte des Brustkastens und sehr häufigem, kaum fühlbarem Puls.
Durch kräftige Zusammenpressung des Unterbauches, so daß die Baucheingeweide
„das Zwerchfell in die Höhe drückten", erfolgte bald bedeutende Erleichterung mit
kräftigem Puls.

Bei jeder Ausatmung und Preßbewegung werden die intrathorakalen
Gefäße enger und somit der Zufluß von Blut und Lymphe zum Brustkasten er-
schwert. Diese Wirkung der normalen Ausatmung wird von der ansaugenden
Herzwirkung übertroffen, obwohl sie eine Abnahme des Blutzuflusses zum
Herzen zur Folge hat. Es wird bei Hustenstößen und sonstigen Preßbewegungen
sogar Blut aus den intrathorakalen Gefäßen in Venen und Schlagadern (Art.
temporales, S. 56) des Halses, Kopfes und der Arme gepreßt, wie man aus ihrer
Anschwellung klar ersieht. Es kann dabei sogar zu Blutungen verschiedenen
Sitzes und Umfanges kommen. Der Druck auf die intraabdominalen Gefäße
ist etwas höher als der auf die intrathorakalen, wie wir aus der starken Zusammenpressung durch die Bauchmuskeln erwarten müssen. Es wird somit
kein Blut aus den Brust- in die Bauchadern, wohl aus letzteren in die Bein-
adern ausweichen.

Daß auch der Druck auf die intrathorakalen, auch intrapulmonalen Gefäße bedeutend ansteigt, versteht sich, wenn wir bedenken, daß die exspiratorische Verkleinerung des Brustkastens geschieht bei geschlossener Stimmritze,
nachdem die Lungen durch Einatmung mit Luft gefüllt waren.

Bei geschlossenem Pneumothorax fand O. BRUNS viel bessere äußere Atmung (mehr O_2, weniger CO_2 im Blute) als bei offenem. Ob diese Erscheinung größeren Atembewegungen oder einer reichlicheren Blutdurchströmung der gleichseitigen Lunge oder beidem beim geschlossenen Pneumothorax (ohne zu hohen intrathorakalen Druck!) zuzuschreiben ist, muß durch weitere Forschung entschieden werden (s. oben). Wir dürfen doch annehmen, daß durch die verkleinerte Lunge in der Zeiteinheit weniger Blut fließt als durch eine größere, nicht überdehnte (S. 59).

Ist der Brustkasten fortwährend erweitert, aber der Bauchdruck (z. B. durch eine Geschwulst oder Aszites) zugleich erhöht, so wird der Zufluß von Blut und Lymphe aus den Beinen offenbar erschwert, so daß sogar Ödem der Beine erfolgen kann.

29. Kapitel.

Lungen und Atmung.

Örtliche Unterschiede der Eigenschaften der Lunge.

Die Lebenseigenschaften der verschiedenen Lungenteile zeigen Unterschiede, welche für das Verständnis pathologischer Vorgänge von Bedeutung sind. Diese Unterschiede werden nicht nur durch die Wirkung der Schwerkraft auf den Gehalt an Blut, Lymphe und Gewebesaft, sondern vor allem durch die ungleichen respiratorischen Dehnungsgrößen der verschiedenen Lungenteile bedingt. Was für Lungenteile?

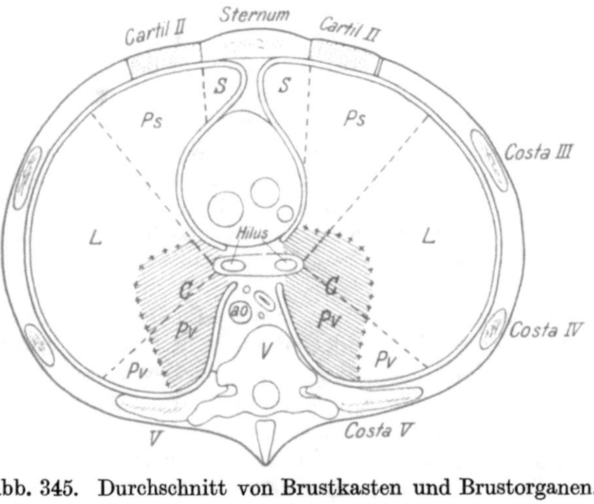

Abb. 345. Durchschnitt von Brustkasten und Brustorganen.
C = zentral, Pv = paravertebral, L = lateral, Ps = parasternal, S = sternal, V = Wirbel.

Unter Hinweis auf S. 38—84 und meine Studien (Lit.) beschränken wir uns auf folgendes. Wir verteilen jede Lunge in einen kranialen und kaudalen Abschnitt, die durch eine virtuelle Fläche getrennt werden, welche durch die gleichseitige 5. oder 6. Rippe (die kraniale Insertionsgrenze der Bauchmuskeln) oder den 5. Zwischenrippenraum bestimmt wird. Die horizontale Fläche, die wir uns bei aufrechter Körperhaltung durch den Lungenhilus denken können, dürfen wir für bestimmte Zwecke statt jener Fläche anwenden (s. unten). Jeder Abschnitt besteht aus 3 Sektoren: 1. Einem paravertebralen Teil, der durch das Mediastinum und die paravertebrale Fläche begrenzt wird; wir denken uns letztere durch die gekrümmte Linie der Anguli costarum und dem Lungenhilus bestimmt. 2. Einem lateralen Teil, begrenzt durch die paravertebrale und die parasternale Fläche, welche letztere durch die Parasternallinie und den Hilus bestimmt wird. 3. Einem sterno-parasternalen Teil, begrenzt durch die parasternale Fläche und das Mediastinum. — Wir

unterscheiden ferner in jedem Sektor **periphere** und **zentrale** Lungenbläschen
bzw. Läppchen, welche letztere zusammen den zentralen Lungenteil um den Hilus
bilden. Und wenn erforderlich, können wir noch
einen besonderen **mediastinalen** und einen **suprathorakalen** Teil unterscheiden; letzterer liegt
im suprathorakalen, interlaminären Raum, der die
Fläche durch die kraniale Öffnung des Brustkorbes
zur Grundfläche hat und von den Laminae der
Fascia colli begrenzt wird. Dieser Raum hat die
Form einer schiefen, abgestumpften, dreiseitigen
Pyramide.

Diese Einteilung ist aber eine **künstliche.**
Ebenso wie die Lungenteile selbst, so gehen auch
ihre physiologischen Eigenschaften ohne scharfe
Grenze ineinander über. Mit dem Sektornamen
(paravertebral z. B.) ohne weiteres deuten wir den
peripheren Abschnitt des Sektors an.

Bei der Atmung wirken überall durch Vergrößerung des Brustraums senkrecht auf die Lungenoberfläche gerichtete dehnende Kräfte ein. Diese sind
jedoch bei der ruhigen Atmung nicht überall gleich
groß: MELTZER und AUER stellten fest, daß der
retro- und intraösophageale Druck bei Hunden und
Kaninchen eine inspiratorische Druckerniedrigung
erfährt, die in kranio-kaudaler Richtung zunimmt,
mit Ausnahme der Herzgegend, wo sie einen geringen Wert zeigt. Diese Zahlen geben uns ein
annäherndes Maß für die Verschiedenheiten der
inspiratorischen Spannungszunahme der paravertebralen mediastinalen Lungenteile. Sie bestätigen
die Richtigkeit folgender Schlußfolgerungen, wenigstens für die paravertebralen Lungenteile. Aus der
Größe der Atembewegungen des Brustkastens und
des Zwerchfells dürfen wir nämlich ableiten: Die
Thoraxkapazität nimmt bei der Einatmung in den
paravertebralen, kranialen Teilen am wenigsten zu.
Nach allen Richtungen hin, sowohl kaudal- wie
latero-ventralwärts wird ihre inspiratorische Zunahme größer. Daraus folgt, in Zusammenhang
mit der Fortpflanzung einer nicht großen örtlich
beschränkten dehnenden Kraft (S. 42): die paravertebralen kranialen Lungenbläschen werden, bei
gleicher Dehnbarkeit aller Lungenbläschen, am
wenigsten bei der Einatmung erweitert; nach allen
Richtungen hin wird die inspiratorische Erweiterung
der Lungenbläschen größer. Nun sind aber nicht
alle Lungenbläschen gleich dehnbar: die mit den
dicksten zentralen Bronchialabschnitten, dann die
mit den dicken (AEBY) dorsalen kranialen Bronchien
zusammenhängenden sind am wenigsten dehnbar.
Die zentralen und paravertebralen kranialen Lungenbläschen haben die geringsten Atembewegungen,
wie sich schon aus ihrer geringen Dehnbarkeit bei
gleicher dehnender Kraft erwarten ließ. Um so geringer müssen ihre Atembewegungen sein, weil die
dehnende Kraft hier am geringsten ist (s. oben).
Die kaudalen lateralen, auch diaphragmalen Lungen-
bläschen haben die größten respiratorischen Volumenschwankungen, was sich aus
der größten Dehnbarkeit dieser Lungenbläschen und der größten dehnenden Kraft

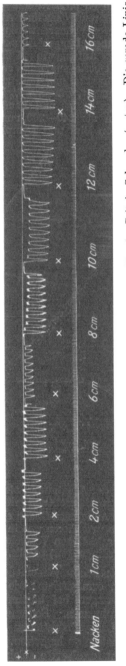

Abb. 346. Intraösophageale respiratorische Druckschwankungen bei einem Hund. Zeit in Sekunden (unten). Die gerade Linie (oben) stellt den atmosphärischen Druck dar. Der intraösophageale Druck ist fast nie höher. Bei 6 cm liegt die Luftröhrengabelung, bei 8 cm das Herz. (Nach MELTZER und AUER.)

in diesen Teilen versteht. In jedem Lungenteil wie in jedem Lungenläppchen sind die Volumenschwankungen der peripheren Teile größer als die der zentralen. Die Lufterneuerung (äußere Atmung) ist der Größe der respiratorischen Volumenschwankungen proportional. Ferner steht die mittlere Bewegungsenergie des Luftstroms während derselben Atmungsphase in den verschiedenen Lungenteilen zur Größe dieser Volumschwankungen in geradem, während der verschiedenen Phasen in demselben Lungenteil zur Dauer dieser Phasen in umgekehrtem Verhältnis. Sowohl am Anfang wie am Ende jeder Phase ist der Luftstrom langsamer. Ferner führt die Überlegung, daß der Mensch nur $^1/_4$—$^1/_3$ seines Lebens liegt, sonst eine aufrechte Körperhaltung hat, zur Annahme, daß der mittlere Blut- und Saft- (bzw. Lymph-)gehalt, während $^3/_4$ bzw. $^2/_3$ seines Lebens in den suprathorakalen Teilen am geringsten ist und kaudalwärts zunimmt. Wir dürfen die* Lunge eines Erwachsenen als 240—300 mm hoch betrachten. Die Schwerkraft erleichtert den Abfluß von Blut und Lymphe aus den kranialen, erschwert hingegen die Abfuhr

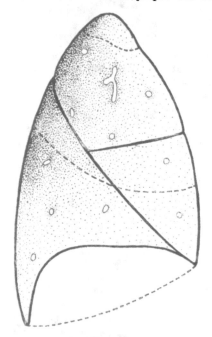

aus den kaudalen Lungenteilen (s. oben); sie vermehrt den Saftgehalt dieser, verringert den Gehalt jener Lungenteile. Schließlich nehmen wir an, daß die Bewegungsenergie des Saft- bzw. Lymphstroms während der Ausatmung im großen und ganzen den respiratorischen Volumenschwankungen proportional ist, weil sie von der örtlichen Verkleinerung der Kapazität der Saft- bzw. Lymphwege abhängt. Während der Einatmung wird Saft bzw. Lymphe aus weniger erweiterten in mehr erweiterte Bahnen gesogen. So tritt eine zentroperiphere Flutbewegung während der Einatmung, aber eine Beschleunigung in umgekehrter Richtung

Abb. 347. Durchschnitt der rechten Lunge mit schematischer Darstellung der Eigenschaften der Lungenteile. Links paravertebrale, rechts sternoparasternale, oben (über der gestrichelten Linie) suprathorakale Teile. Die mittlere gestrichelte Linie stellt den Durchschnitt der kraniokaudalen Grenzfläche dar. Die Teile mit den geringsten Atembewegungen sind am stärksten punktiert, auch überall die peribronchialen und perivaskulären Teile.

während der Ausatmung, also eine hin- und hergehende Bewegung, Flut und Ebbe, ein. Diese Betrachtung gilt, mutatis mutandis, auch für den Gewebesaft.

Diese Annahmen finden eine Bestätigung in den Lungenbefunden bei ertrunkenen Menschen und Tieren und in der Verteilung eingeatmeten Staubs, wie sie besonders aus den zahlreichen Versuchsergebnissen ARNOLDs (Staubeinatmung unter verschiedenen Bedingungen) erhellt. Einzelheiten finden sich in meinen Studien.

Die örtlichen Verschiedenheiten der Atemgröße, auch die bei angestrengter Atmung, ermöglichen, wie wir später sehen werden, das Verständnis einiger Erscheinungen bei bestimmten Formen von Atemnot und der Entstehung des Emphysems. Sodann vermögen wir durch jene Unterschiede den Sitz einiger Lungeninfektionen und den Zusammenhang zwischen Sitz und Verlauf einigermaßen zu begreifen. Wir haben schon S. 70 betont, daß kleine primäre Tuberkuloseherde solche Stellen in der Lunge bevorzugen, wo die physikalische Gelegenheit zur aerolymphogenen Anhäufung am größten ist; es sind solche Stellen, wo sich eben eingeatmetes Staubpigment vorzugsweise anhäuft.

Auch die scheinbar oder wirklich primäre tuberkulöse Pleuritis dürfte meist aerolymphogenen Ursprunges sein. Auch sie kommt meist kranial paravertebral vor. Verschiedenheiten der biochemischen Empfänglichkeit spielen dabei entweder keine oder keine in anderem Sinne entscheidende Rolle. Daß solche Verschiedenheiten nicht entscheiden, kann nicht wundern, weil die hämatogene allgemeine Miliartuberkulose keine bestimmten Lungenteile bevorzugt (Abb. 24). Primäre Tuberkulose der Bronchialschleimhaut kommt nicht häufig vor; sofern aber die spärlichen Beobachtungen zu einem Schluß berechtigen, bevorzugt auch sie die paravertebralen kranialen Bronchialzweige (BIRCH-HIRSCHFELD u. a.). Die häufige Entstehung von fortschreitender Lungentuberkulose bei Steinhauern dürfte, wenigstens zum Teil, den verringerten Atembewegungen der durch proliferative Entzündung veränderten Lunge zuzuschreiben sein. Die bindegewebigen Knoten und Stränge, die sich durch Schädigung des eingeatmeten Staubs gebildet haben, beschränken offenbar die Atembewegungen der anstoßenden Lungenbläschen. Der paralytische Brustkasten mit der geringeren Atmung, besonders der kranialsten Lungenteile, erhöht gleichfalls sehr wahrscheinlich die Disposition zu fortschreitender Lungentuberkulose. Aber auch dann, wenn biochemische Faktoren der Entstehung bzw. dem Fortschreiten von Lungentuberkulose Vorschub leisten, wie Zuckerkrankheit, Erschöpfung, Unterernährung, oder wenn Sorgen und Kummer sich geltend machen, spielt die physikalische Gelegenheit eine Rolle.

Warum spielt denn aber die gleiche physikalische Gelegenheit zur Anhäufung von Gift offenbar keine entscheidende Rolle bei anderen Lungeninfektionen, wie z. B. bei der fibrinösen Pneumonie und den nicht-tuberkulösen Bronchopneumonien? Weil die infizierenden Bakterien viel, ungefähr zehnmal rascher wachsen und Gift abgeben als der Tuberkelbazillus, so daß das Gift viel leichter die zur Infektion erforderliche Konzentration erreicht und die stärkere Bewegung von Blut, Lymphe und Gewebesaft ihr Wachstum nicht hemmt, was wir aus ihrem raschen oder mäßig raschen Wachstum im strömenden Nährboden verstehen. Demgegenüber wächst der Tuberkelbazillus, nach WELEMINSKYS Versuchen, schwer oder gar nicht in einem strömenden flüssigen Nährboden. Schließlich kommt noch in Betracht, daß die oben erwähnten und noch andere Lungeninfektionen durch Hyperämie mit erhöhtem Saftgehalt und andere Schädigungen besonders kaudaler Lungenteile, die mehr Blut und Saft enthalten und leichter stark hyperämisch werden, bei Bronchitis, Erkältung usw. eingeleitet und gefördert zu werden pflegen.

Wir haben S. 466 f. schon die Bedeutung der Bewegungsenergie der Lymphe für das Wachstum bzw. die Heilung tuberkulöser Herde besprochen. Allerdings pflegt die Tuberkulose in kaudalen Lungenteilen ebenfalls langsam fortzuschreiten bzw. zurückzugehen. Das hängt mit der Natur der Gewebsveränderungen und der Bakterie zusammen. Besonders bei hyperämisch-exsudativen Entzündungen überhaupt treten Unterschiede des Verlaufs zutage.

Auch für den Verlauf nicht-tuberkulöser Entzündungen sind die Eigenschaften des Lungengewebes von Bedeutung. Wir können sagen, daß im kaudalen Lungenabschnitt die akutesten Lungenentzündungen vorkommen. Diese Erscheinung wird einigermaßen begreiflich aus dem größeren Blut- und Saftgehalt und der größeren Bewegungsenergie des Saftes in den kaudalen Lungenteilen (s. oben). Die fibrinöse Pneumonie pflegt bronchogen, oft im Anschluß an einen Schnupfen, in den zentralen Lungenteilen einzusetzen und dann in kaudalen Lungenabschnitten fortzuschreiten. Breitet sie sich aber ausnahmsweise kranialwärts aus („Oberlappenpneumonie"), so pflegt die Hepatisation eine schlaffere, manches Lungenbläschen etwas lufthaltig und der Verlauf ein

langsamerer zu sein, ohne daß ein anderer Faktor dafür als eben der Sitz anzudeuten wäre. Die Krise ist etwas zögernd. Auch die infizierende Bakterie
kann, wie bei der kaudalen fibrinösen Lungenentzündung, der Pneumokokkus
sein. Wir wissen übrigens, daß der gleiche Faktor in blutreichem Gewebe
eine akutere und rascher verlaufende Entzündung bewirkt als in blutarmem
(S. 439) und die kranialen Lungenteile einer so starken Hyperämie wie die
kaudalen nicht fähig sind. Die Bedeutung der Größe der Atem- und Saftbewegung scheint daraus hervorzugehen, daß — wie ich einige Male feststellte
— die Resorption des geschmolzenen Exsudats kaudokranialwärts fortschreitet.
Es ist hier aber eine größere Zahl Beobachtungen abzuwarten.

Bei bronchopneumonischen Infektionen können wir mitunter auch
einen rascheren Verlauf bei kaudalem Sitz feststellen. Bei Keuchhusten, Masern
und auch wohl ohne solche kommt aber eine langsam verlaufende, sogar hartnäckige Bronchopneumonie mit Rückfällen vor. Wir vermögen dann manchmal
Veränderungen nachzuweisen, welche zur Annahme einer verringerten Resorption
giftiger, entzündungserregender Stoffe mikrobiellen oder sonstigen Ursprunges
berechtigen: Mikroskopisch finden wir perivaskuläre und peribronchiale Lymphozyteninfiltrate neben neugebildeten Bindegewebszellen; dies alles verengert die
gleichnamigen Lymphgefäße oder drückt sie zu, und diese Lymphgefäße sind
eben Sammelgefäße, die einen großen Teil der Lymphe abführen. Dadurch
nimmt die Resorption ab und wird die Heilung verzögert, ja kann Verschlimmerung eintreten. (Im perivaskulären und peribronchialen Gewebe ist die
Bewegungsenergie der Lymphe sehr gering, wie wir oben sahen, und die physikalische Gelegenheit zur lymphogenen Anhäufung von Bakterien und Gift sonst
sehr groß.) Während des Lebens findet man manchmal, daß es rachitische, wenigstens schwächliche Kinder unter 4 Jahren, mit geringen Atembewegungen, somit
geringer Resorption in der Lunge, sind, welche eine hartnäckige, oft verschlimmernde Bronchopneumonie bekommen. Geringe Resorption bedeutet langsamen Verlauf (S. 441). Die typische Bronchopneumonie bei Kindern entsteht
im Anschluß an eine Bronchobronchiolitis nach Schnupfen oder bei gewissen
Infektionskrankheiten, wie Masern, Keuchhusten usw. Zunächst tritt um den
entzündeten Bronchiolen kollaterale Hyperämie mit seröser Exsudation ein,
der sich allmählich andere Entzündungsformen anschließen, indem die Bakterien
von den Bronchiolen aus ins anstoßende Gewebe, auch in die Lungenbläschen
gelangen. Es zeigen sich im allgemeinen die paravertebralen und zentralen
Lungenteile und bei rachitischen Kindern auch die Ligula und der symmetrische
Abschnitt der rechten Lunge als bevorzugt, d. h. Lungenteile mit den geringsten
Atembewegungen und unter diesen die kaudalen mehr als die kranialen. Wäh-
rend das Brustbein des rachitischen Brustkorbes kielförmig vorsteht, sind die
Seitenteile durchwegs abgeflacht oder gar, besonders in der Herzgegend und
(weniger) an der symmetrischen Stelle rechts, eingezogen. Durch die Weichheit
der Rippen können diese Teile bei der Einatmung sogar erheblich zurückbleiben.
Es können ausschließlich die paravertebralen Abschnitte bronchopneumonische
Herde beherbergen (paravertebrale Pneumonie, STEFFENS „Streifenpneumonie").
Die Bevorzugung kaudaler Abschnitte verstehen wir, wenn wir bedenken, daß
sie nicht nur blut- und saftreicher sind, sondern auch daß die Bronchobronchiolitis
eben diese Abschnitte bevorzugt, was ebenfalls dem höheren Blut- und Saftgehalt zuzuschreiben ist. Die Heftigkeit der Bronchiolitis ist von Bedeutung,
weil sie nicht nur eine größere Giftabgabe, sondern außerdem eine stärkere
Verengerung der Bronchiolen (durch entzündliche Schwellung und Anhäufung
von Exsudat) und damit schwächere Atembewegungen (somit größere physikalische Gelegenheit und verringerte Resorption durch die geringere Saftbewegung) der hinzugehörigen Lungenbläschen bedeutet. Auch die Erfahrung,

daß Bronchopneumonie besonders leicht bei ganz jungen Kindern (und Hunden, CADÉAC), bei Erwachsenen jedoch nur nach schwächenden Krankheiten oder durch ein starkes Virus, wie bei Grippe oder Abdominaltyphus in Zusammenwirkung mit einem septischen Zustand, bei ungenügender Atmung auftritt; ebenso die Wirksamkeit der kalten Dusche auf Brust oder Nacken oder kalter Abreibungen nach einem warmen Vollbade, die zu tiefen Einatmungen zwingt, weist auf die Rolle der geringen Atembewegungen bei der Entstehung der Bronchopneumonie hin. Diese Behandlung macht aber zugleich die Haut hyperämisch und die Lungen und Bronchien blutärmer (S. 100). Durch den Abschluß von Bronchiolen entstehen bei Bronchiolitis oft nach Resorption der Luft atelektatische Lungenläppchen und größere Abschnitte. Im atelektatischen Gewebe finden wir aber nur ausnahmsweise Entzündungsherde und dann noch kleine, schlaffe. Dabei kann die Entzündung älter sein als die Atelektase! Im luftleeren, CO_2-reichen, O_2-armen, trocknen Lungengewebe wachsen die hier in Betracht kommenden Bakterien (Diplo-, Pneumo-, Streptokokken) nur träge. Sowohl die Entstehung wie der langsame Verlauf und die Heilung bronchopneumonischer Herde werden aus den geringen Atembewegungen infolge von schwacher Atmung und Bronchiolenverengerung verständlich. Bei genügender inspiratorischer Kraft führt Bronchiolenverengerung zu Blähung (S. 847, 851). Bei der chronischen Bronchopneumonie bei Masern und Keuchhusten kommt es zu peribronchialer und perivaskulärer Bindegewebsbildung, welche die Abfuhr der Lymphe und damit die Resorption von Exsudat und Virus beeinträchtigt und allmählich durch Schrumpfung des Bindegewebes zu Bronchiektasien führen kann. Rückfälle durch Diätfehler, welche zu Blähung von Magen und Darm durch Gasbildung, infolgedessen erschwerter Atmung usw. führen, sind nicht selten. Die Bronchiektasien nach Masern oder Keuchhusten treten besonders in paravertebralen kaudalen Bronchien auf. Ihre Entstehung wird durch Einatembewegungen gefördert. Bei gewissen Pneumonokoniosen und proliferativer Tuberkulose mit Bindegewebsbildung und Schrumpfung vorzugsweise oder allein in kranialen Lungenteilen erweitern sich kraniale Bronchien. Husten- und Preßbewegungen überhaupt können diese Erweiterung fördern, und zwar um so mehr, je weniger dehnbar und je luftleerer das Gewebe zwischen den Bronchien geworden ist, indem dann ein um so höherer Luftdruck auf die Bronchialwand lastet. Pleuraverwachsung ist für die Entstehung von Bronchiektasen nicht notwendig.

Die Aspirationspneumonie ist keine Bronchopneumonie im obigen Sinne, obwohl Bronchitis und Bronchiolitis neben Lungenentzündung zu bestehen pflegen. Es können auch kleinere, sogen. lobuläre Entzündungsherde durch Aspiration von virushaltigem bronchitischem Exsudat entstehen.

Atmungsstörungen im allgemeinen.

Wir unterscheiden im allgemeinen einfache und zusammengesetzte Bewegungen. Zu letzteren gehören die koordinierten Bewegungen, welche aus einfachen, gleichzeitigen oder in bestimmter Reihenfolge auftretenden Bewegungen von bestimmter Größe bestehen. Eine koordinierte Bewegung geschieht durch koordinierte Zusammenziehung bestimmter Muskeln oder Muskelgruppen. Das Verhältnis der dabei verwendeten Kraft zum Widerstand findet in der Größe und Geschwindigkeit der Bewegung Ausdruck. Gehen, Schreiben, Tanzen, Rudern, Radfahren usw. sind koordinierte willkürliche Bewegungen, die erlernt werden müssen. Es gibt aber auch unwillkürliche, wie das Atmen, das Erbrechen, die Stuhlentleerung usw., die man nicht zu erlernen braucht.

Solange eine willkürliche koordinierte Bewegung noch nicht eingeübt ist, fordert sie die volle Aufmerksamkeit des sich Bewegenden. Je nachdem dieser sie aber vollkommener erlernt, tritt an die Stelle der vollen Aufmerksamkeit ein automatisches (selbstwirkendes) Zentrum, das vom Willen befohlen wird. So vermag z. B. der vollendete Radfahrer während des Radfahrens sich mit anderen zu unterhalten, eine Zigarre anzuzünden usw. Man hat sogar mehrmals beobachtet, daß Hühner und auf dem Schlachtfeld laufende Soldaten, nachdem sie entköpft wurden, noch mehrere Schritte fortgingen. Diese Beobachtungen sind wichtig bei der Nachforschung der Koordinationszentren.

Jede Koordination findet in einem „unterbewußten" Zentrum, wohl richtiger: „unter dem Bewußtsein" statt. Der Wille oder ein anderer Reiz (bei unwillkürlicher Tätigkeit) setzt es in Tätigkeit. Ein solches Zentrum denken wir uns als untereinander verbundene Ganglienzellen, wovon die Muskelreize ausgehen. Zentren für verwandte koordinierte Bewegungen haben also mehr oder weniger Ganglienzellen, je nach der Zahl der gemeinschaftlichen Muskeln, gemeinsam. Eine koordinierte Muskelwirkung hat nicht immer Bewegung, sondern manchmal eben Ruhe, wie beim Stehen, zur Folge. Je nachdem unterscheiden wir eine kinetische und eine statische Koordination. Bei beiden belehrt uns das Muskelgefühl über den Grad der Muskelverkürzung und besonders die Gelenkempfindlichkeit über die Lage der Glieder. Es kann dementsprechend eine Störung der Koordination eintreten durch Leitungsstörungen solcher sensiblen Nerven (wie z. B. die Ataxie bei Tabes dorsalis) oder durch Störungen der motorischen Nerventätigkeit oder durch solche des Koordinationszentrums. Wir kommen S. 920 ff. hierauf zurück.

Den genauen Sitz und die Grenzen der koordinatorischen Zentren kennen wir nicht. Vom Atemzentrum nimmt man nur allgemein an, daß es ein paariges Zentrum ist in der Substantia reticularis am Boden der Rautengrube im verlängerten Mark, ohne aber über seine Grenzen einig zu sein. Venöses Blut reizt es; ob durch CO_2 oder dadurch, daß ein anderer Stoff bei ungenügendem Sauerstoffgehalt des Blutes es reizt (S. 29), bleibe dahingestellt. Die Reizung durch venöses Blut zeigt ein schöner Versuch FRÉDÉRICQS: Er durchschnitt die beiden Karotiden bei zwei Hunden und verband die zentralen Karotisenden des Hundes A mit den peripheren des Hundes B und umgekehrt. Jeder Hund erhielt also in den Kopf das Karotidenblut des anderen Hundes. Schloß er dann die Luftröhre von A ab, so geriet B in heftige Atemnot, seine Atemmuskeln strengten sich aufs äußerste an, während A hingegen apnoisch wurde, also keine Atembewegungen machte, indem er sauerstofffreiches und kohlensäurearmes Blut von B in den Kopf erhielt.

Wir nehmen somit an, daß die Atmung durch Reizung des Zentrums durch venöses Blut erfolgt. Dabei können sich aber außerdem nervöse und seelische Einflüsse geltend machen. Ersteres müssen wir annehmen beim asphyktischen Neugeborenen, der durch Ausbleiben der Atmung zu ersticken droht, aber nach thermischer oder mechanischer Reizung der Haut (abwechselndes Eintauchen in warmes und kaltes Wasser, Bürsten der Haut) zu atmen anfängt. Und die kalte Dusche auf Brust oder Nacken, besonders nach einem warmen Vollbad, zwingt zu tiefer Atmung. Seelische Einflüsse: der Wille, gewisse Gemütserregungen vermögen die Atmung zu vertiefen oder zu verflachen, zu beschleunigen oder zu verlangsamen. Eupnoe, normale Atmung, findet nur statt bei normaler Reizung eines normal reizbaren Zentrums oder wenigstens bei einem gewissen Verhältnis von Reizstärke zur Reizbarkeit des Zentrums und von Atemkräften zu -widerständen, wenn besondere nervöse und seelische Einflüsse nicht vorhanden sind. Denn dann findet sowohl ausreichende äußere Atmung (Gaswechsel zwischen Blut und Alveolenluft) wie ausreichende innere Atmung (Gaswechsel zwischen Blut und Gewebe, nämlich im Atemzentrum) statt, ersteres, weil ein normaler Atemreiz eine ausreichende äußere Atmung voraussetzt. Äußere und innere Atmung können ausreichen auch bei ungewöhnlich hohem Atemwiderstand durch Anstrengung von Atemmuskeln; man spricht dann aber nicht von Eupnoe, sondern von Dyspnoe (s. unten). Ateminsuffizienz bedeutet ungenügende äußere Atmung, d. h. ungenügender Gaswechsel zwischen Blut und Alveolenluft. Sie kann verschiedenen Ursprungs sein, wie aus den folgenden Seiten erhellen wird. Je nachdem die Atmung nur bei hoher oder auch bei der niedrigsten Anforderung unzureichend ist, können wir ihre Insuffizienz eine relative oder eine absolute nennen. Zyanose ist die Folge von Ateminsuffizienz. Jede Zyanose ist einer O_2-Armut des Blutes zuzuschreiben. Die Blutfarbe wird nämlich durch Hb bzw. seine Verbindungen beherrscht. Allgemein, d. h. an Haut und gewissen Schleimhäuten erkennbar, ist die Zyanose durch Atmungs- oder Herzinsuffizienz, d. h. als Folge von Insuffizienz der äußeren Atmung, zu der bei Herzinsuffizienz Insuffizienz der inneren Atmung kommen kann. Allgemeine Zyanose ist zuerst an den Nägeln, Ohren und Lippen erkennbar. Örtliche Zyanose beruht auf örtlicher Störung der inneren Atmung, bei verringerter Zufuhr arteriellen Blutes oder bei verringerter Blutabfuhr (beides möglich durch entsprechende Gefäßverengerung), in beiden Fällen durch verlangsamte Blutströmung, wodurch dem Blut mehr Sauerstoff entzogen wird und sich mehr Hb aus Ohb bildet als normaliter.

Die Anstrengung der Atemmuskeln bei Atemnot (s. unten), auch eine Folge von ungenügender Atmung, vermag unter Umständen weitere Ateminsuffizienz zu verhüten. Erst wenn die durch irgendeine Störung bewirkte Vertiefung oder Beschleunigung der Atmung nicht ausreicht, besteht Ateminsuffizienz. Selbstverständlich besteht eine sogar absolute Ateminsuffizienz, wenn die Atembewegungen, bei normaler Anforderung, bei den normalen zurückstehen. Auch bei Abnahme der äußeren Atmung tritt passive sowie aktive Anpassung, letztere durch Tätigkeit der Hilfsmuskeln ein.

Je nach dem Entstehungsort der Atmungsstörung unterscheiden wir: 1. Zentrale Störungen der Atmung, die einer Störung der inneren Atmung des Atemzentrums oder seelischen oder sonstigen im Zentralnervensystem entstehenden Einflüssen zuzuschreiben sind, die unmittelbar auf das Atemzentrum einwirken. 2. Periphere Störungen der Atmung, welche in einer Störung der äußeren Atmung bestehen. 3. Zentroperiphere Störungen, welche zugleich zentralen und peripheren Ursprunges sind, wie die kardiale Dyspnoe, die einem ungenügenden Blutkreislauf sowohl im Atemzentrum wie in den Lungen zuzuschreiben ist. — Übrigens kann eine zentrale Störung der Atmung zu einer peripheren führen, während eine periphere Störung wohl immer eine zentrale zur Folge hat. Mitunter werden die Atemwiderstände und -kräfte willkürlich geändert. Das tun Glasbläser, Blasmusiker, Marktschreier u. a. in ihrem Beruf. Sie können dadurch das Verhältnis von Reizstärke zur Reizbarkeit des Atemzentrums ändern, wie wir ferner sehen werden.

Atmungsstörungen können sich in Dyspnoe, Poly- oder Tachypnoe, Oligooder Bradypnoe, Ortho- und Apnoe, ferner in Zyanose (s. oben) und Asphyxie kundgeben. Dyspnoe (Atemnot) ist in der Regel die Folge mechanisch erschwerter Atmung, die man an einer besonderen Anstrengung der auxiliaren Atemmuskeln erkennt. Das stimmt mit der Bedeutung von „Dys-" in anderen Worten wie Dysphagie, Dysurie, Dysmenorrhöe usw. überein. Es ist denn auch die Anstrengung von Atemmuskeln bezeichnend. Es verdient keine Empfehlung, mit Dyspnoe mehrere oder sämtliche Atmungsstörungen anzudeuten. Wir bezeichnen beschleunigte Atmung als Polypnoe, verlangsamte als Oligopnoe, zeitliches Aufhören als Apnoe. Über Orthopnoe s. S. 797. Polypnoe oder Oligopnoe ohne besondere Muskelanstrengung ist somit keine Dyspnoe. Je nachdem sich nur die in- oder exspiratorischen Hilfsmuskeln oder beide Gruppen anstrengen, nennen wir die Dyspnoe eine in- oder exspiratorische oder gemischte, gleichgültig ob man das Atmungshindernis kennt oder nicht. Objektive Dyspnoe (nachgewiesene Muskelanstrengung) kann mit Poly- oder mit Oligopnoe bestehen. Dabei kann die Polypnoe in den Vordergrund treten, ja es kann die Muskelanstrengung so gering sein, daß sie einer oberflächlichen

Beobachtung entgeht, wie z. B. bei Anhäufung einer großen Menge pleuritischen Exsudates. Es kann ferner ein Patient, ganz abgesehen vom Vorhandensein oder Fehlen objektiver Atemnot, die Empfindung einer erschwerten Atmung, eines Lufthungers haben: subjektive Dyspnoe. Besonders im Anfang von Atmungsstörungen ereignet sich das, später kann Gewöhnung oder geringere Empfindlichkeit infolge von CO_2-Vergiftung eintreten; letzteres erinnert an das Schwinden der subjektiven Dyspnoe durch Gebrauch von Morphium. So kann Zyanose bestehen ohne Gefühl der Atemnot, trotz Muskelanstrengung, die dann offenbar das Atmungshindernis nicht ausreichend zu beseitigen, also keine ausreichende äußere Atmung herzustellen vermag. Andererseits kann subjektive Atemnot ohne objektiv erkennbaren Ursprung bestehen; so fand ich sie bei einem hysterischen jungen Mann mit einer oberflächlichen Atmung, 60mal in der Minute, die aber einer ruhigen Atmung Platz machte, sobald seine Aufmerksamkeit abgelenkt wurde. Mehr oder weniger starke objektive Dyspnoe ist möglich ohne Zyanose und ohne subjektive Atemnot, was dadurch begreiflich wird, daß eben die Muskelanstrengung die Zyanose und subjektive Dyspnoe verhütet. Objektive Atemnot entsteht in einer für die Atmung geeigneten Luft im allgemeinen durch ein auftretendes Mißverhältnis zwischen Atemkraft und Atemwiderstand, entweder durch Abnahme der Kraft (z. B. Lähmung des Zwerchfells) oder durch Erhöhung des Widerstandes, oder durch beides, wie wir später in Einzelheiten besprechen werden. Der Grad der Atemnot ist schwer genau zu messen. Aber auch dann, wenn er meßbar wäre, wäre der Grad der Muskelanstrengung kein Maßstab für den Grad des Atemhindernisses, weil die Atmungshäufigkeit und die Erregbarkeit des Atmungszentrums sowie der Atmungsnerven nicht immer gleich sind.

Es sind Nerveneinflüsse auf die Atmung möglich, nämlich eine Reizung von Vagusfasern unter gewissen, noch näher festzustellenden Umständen. Die Rolle sensibeler Nerven bei den mechanischen Atemstörungen kennen wir nicht.

Bei Dyspnoe — ohne Hinzufügung des Wortes subjektiv meinen wir immer die objektive Atemnot — kann der Atmungsrhythmus geändert sein, indem im allgemeinen eine erschwerte Atembewegung verlangsamt, eine erleichterte Bewegung verkürzt ist. Rhythmus der Atmung ist das Verhältnis der Einatem- zur Ausatemdauer. Ist eine Atmungsphase verlängert, so ist in der Regel der Widerstand während dieser Phase vermehrt oder die Kraft verringert. Beispielen, auch Ausnahmen zentralen Ursprunges werden wir später begegnen. Der Rhythmus ohne weiteres kann somit nicht als Maßstab für die Natur der Atemnot (in- oder exspiratorisch) dienen. Der Rhythmus bleibt gleich bei einer verhältnismäßigen Verlängerung von Ein- und Ausatmung.

Eine Störung der äußeren Atmung kann zu Asphyxie oder Suffokation (Erstickung) führen, wenn sie nicht ausreichend kompensiert wird. Und zwar tritt bei vollkommener Atmungsinsuffizienz Erstickung binnen weniger Minuten ein. Ob der homoiotherme Organismus die Anhäufung von Kohlensäure länger zu vertragen vermag als den Sauerstoffmangel, ist nicht entschieden. Jedenfalls ist der Sauerstoffgehalt der Luft von sehr großer Bedeutung: Hunde können bei 18%, ja bei 40% N_2 am Leben bleiben, falls das Gasgemenge 21% O_2 enthält. Man hat ferner festgestellt, daß ein Tier viel länger am Leben bleibt, wenn es 80% CO_2 + 20% O_2 atmet, als wenn die Atmung gänzlich unmöglich ist. Und man hat im Erstickungsblut nie mehr als etwa 50 Vol.-% CO_2 nachgewiesen (HOLMGREN u. a.), so daß bei Verschluß der Luftwege ohne weiteres der CO_2-Gehalt der Alveolenluft weit unter 80% bleibt.

Bei einer plötzlichen, akuten Erstickung unterscheidet HÖGYES 4 Stufen: Zuerst inspiratorische Dyspnoe mit beschleunigter und vertiefter Atmung, dann kräftige Ausatmungen, die rasch in einen Exspirationskrampf übergehen, dem sich allgemeine klonische Konvulsionen anschließen. Als drittes Stadium bezeichnet er einen Atmungsstillstand (präterminale Atempause), dem das vierte Stadium der terminalen Atemzüge, vereinzelten langdauernden, angestrengten schnappenden Einatmungen folgt. Das Ganze dauert 3—8 Minuten. Es scheint der Hund schon in der ersten Minute bewußtlos u werden. Die Pulszahl nimmt allmählich ab, und zwar durch zunehmende Vagusreizung, weil die Pulsverlangsamung ausbleibt nach voraufgehender Durchschneidung oder Atropinisierung der Vagi (RICHET); schließlich steht das Herz still, meist im 3. Stadium. Der Blutdruck steigt anfangs, sinkt aber mit der Zunahme der Pulsverlangsamung. Ob die Reizerscheinungen der Kohlensäure oder bestimmten „Erstickungsstoffen" (MINKOWSKI) zuzuschreiben sind, welche letztere sich infolge des Sauerstoffmangels in vermehrter Menge im Organismus anhäufen, harrt näherer Forschung. MARÈS konnte jedenfalls durch Atmung von reinem Stickstoff Erstickungskrämpfe hervorrufen. Akute Asphyxie tritt durch Ertrinken, Erhängen, durch plötzlichen Verschluß der Luftwege, durch doppelseitigen Pneumothorax usw. beim Menschen ein.

Langsame Erstickung kann bei chronischer Herz- oder Atmungsinsuffizienz stattfinden. Erregungserscheinungen pflegen dabei zu fehlen, was nicht nur einer allmählichen Betäubung durch Kohlensäure, sondern wahrscheinlich auch noch nicht genügend entwirrten Funktionsstörungen verschiedener Organe, Stoffwechselstörungen mit Anhäufung schädlicher Zwischenprodukte usw. zuzuschreiben ist. Der respiratorische Quotient $CO_2 : O_2$ nimmt zu, was auf Verbrauch von „intramolekularem" Sauerstoff, d. h. von O_2, der anderen Verbindungen entnommen wird, zurückzuführen ist.

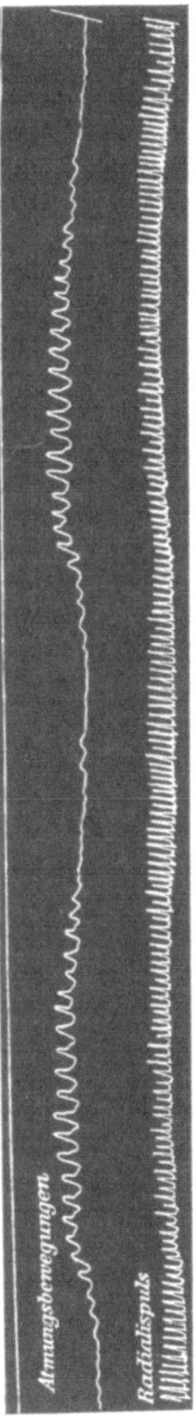

Mit MIESCHER unterscheidet man eine echte Apnoe (Apnoea vera), die durch Mangel der normalen Atemreize entsteht (wie z. B. die fötale Apnoe, welche durch Unterbrechung des Plazentarkreislaufs aufhört) und eine falsche Apnoe (Apnoea spuria), welche einer Abnahme der Erregbarkeit des Atemzentrums zuzuschreiben sei, was vielleicht bei einigen Formen zentraler Dyspnoe vorkommt.

Abb. 348. Gleichzeitige Kurven der Respirationsbewegung und des Radialispulses von einem Patienten mit CHEINE-STOCKESscher Atmung. Die Grundlinie in der Radialiskurve geht in die Höhe während der respiratorischen Phase und die Irregularität des Pulses (bedingt durch die Herabsetzung der Kontraktilität) wird deutlicher. Zu gleicher Zeit stieg auch der Blutdruck an (nach MACKENZIE, Herzkrankheiten).

Zentrale Atmungsstörungen.

Bei den Atmungsstörungen zentralen Ursprunges kann Zyanose fehlen; sie kann aber eben durch die zentrale Störung entstehen, indem diese eine ungenügende Lungenlüftung zur Folge hat. Periphere Störungen fehlen übrigens in den reinen Fällen, während hingegen Kopfschmerz, Schwindel, zentrale Lähmungen (Schielen u. a.), Bewußtseinsstörungen und andere Erscheinungen auf sonstige Störungen im Zentralnervensystem hinweisen. Außerdem zeichnet sich die zentrale Atemnot mitunter durch einen eigentümlichen Typus

(CHEYNE-STOKESsches Phänomen) aus: Die Atmung zeigt längere Pausen, in denen gar keine (Apnoe) oder nur vereinzelte, sehr oberflächliche Atmungen stattfinden. Nach der Pause setzt die Atmung mit geringen Zügen ein, die dann allmählich an Tiefe zunehmen, dyspnoisch werden, wiederum abnehmen und von einer Pause gefolgt werden (s. Abb. 348). Der Blutdruck und die Spannung des Pulses können während der Pause sinken (GIBSON, MACKENZIE); die Pulswelle wird dann größer, wie ich früher fühlte und wie wir auch in umstehender Abbildung sehen. Zyanose tritt ein oder eine schon bestehende Zyanose nimmt zu. Das Bewußtsein pflegt gestört oder gar aufgehoben zu sein. Das CHEYNE-STOKESsche Phänomen kommt vor bei tuberkulöser Hirnhautentzündung, Hirnblutung, Hirngeschwulst, fibröser Myokarditis und Fettherz. In all diesen Zuständen kann es zu Kreislaufs- und Funktionsstörungen im Atemzentrum kommen.

TRAUBE führte die Erscheinung auf eine herabgesetzte Erregbarkeit des Atemzentrums durch mangelhafte Zufuhr arteriellen Blutes zurück. Nach unserer Annahme der Wirkungsweise des Sauerstoffs auf das Atemzentrum (S. 29) wäre das eine Vergiftung durch einen beim Stoffwechsel gebildeten Stoff (Milchsäure?). In dieser Hinsicht verdient Beachtung, daß Morphium, besonders bei Herzkranken, ebenfalls das CHEYNE-STOKESsche Phänomen zu bewirken vermag, vielleicht durch Betäubung des Zentrums. TRAUBE selbst hat später aber zugegeben, daß die Sache verwickelter sei. FILEHNE hat eine Vasomotorenreizung, O. ROSENBACH große Ermüdbarkeit des Atemzentrums ohne weiteres angenommen. Die zur Beurteilung erforderlichen Daten fehlen aber. Die abwechselnde Weite der Puls-, vielleicht auch der Hirnschlagadern, ist beachtenswert.

Man darf das Phänomen nicht mit dem BIOTschen Atmen verwechseln, wobei gleich tiefe, häufige Atemzüge durch längere Pausen getrennt werden. Es kommt nicht nur bei Meningitis (VON MONAKOW), sondern auch beim normalen Menschen vor. Die Pause dauert etwa 30 Sekunden.

Wir haben oben schon Polypnoe psychischen Ursprunges erwähnt. Frohe Gemütserregungen vermögen Polypnoe und Tachykardie, Angst und besondere Aufmerksamkeit (C. WINKLER) hingegen Oligopnoe, auch wohl mit Pulsverlangsamung zu bewirken. Mitunter besteht Dyspnoe dabei, wie der „wogende Busen" beweist, den auch Schauspieler selten zu zeigen versäumen, wenn sie den Eindruck einer heftigen Gemütserregung machen wollen. Bei gedrückter Stimmung werden manchmal Seufzer aufgestoßen, abwechselnd mit Eu- oder Apnoe. Beim Menschen liegt am Fuß der 3. Stirnwindung, dicht am Gyrus praecentralis, ein Zentrum, dessen Reizung jedesmal eine tiefe Einatmung bis zum vollen Atmungsstillstand bewirkt (BECHTEREW).

Die in fieberhaften Zuständen auftretende febrile Polypnoe kann verschiedenen Ursprunges sein: Abgesehen von anatomischen Abweichungen der Atemorgane, wie z. B. Lungenentzündung, welche eine periphere Polypnoe bedingen, kommt zunächst die hohe Bluttemperatur in Betracht. Nach KAHN vermehrt sie die Atmungszahl, und zwar (NIKOLAIDES), indem sie auf das Wärmezentrum einwirke, von wo aus das Atemzentrum beeinflußt werde. Außerdem könnte Venosität des Blutes und schließlich das fiebererregende oder ein anderes, metabolisches oder bakterielles Gift eine zentrale Polypnoe hervorrufen.

Zentrale Oligopnoe tritt ein bei Hirnblutung, Hirngeschwulst, Meningitis, bei einigen schweren Infektionen und Vergiftungen, im Koma diabeticum, bei Urämie (Asthma uraemicum), d. h. in Zuständen, in denen auch das CHEYNE-STOKESsche Phänomen beobachtet wird. Ist diese Oligopnoe einer verringerten Erregbarkeit des Zentrums zuzuschreiben? Auch die agonale Oligopnoe? Von der Entstehung des urämischen Asthmas (nicht zu verwechseln mit bronchialem Asthma) wissen wir ebensowenig wie von der der Urämie. Im diabetischen Koma tritt eine Dyspnoeform auf, die KUSSMAUL als „große Atmung" kennzeichnete. Man schreibt sie der Säurevergiftung zu. Denken wir an die Möglichkeit (s. oben), daß Sauerstoffarmut zu Dyspnoe führt, indem eine Säure, die durch O_2 unwirksam wird, das Atemzentrum stark reizt.

Periphere Atmungsstörungen.

Überblicken wir die verschiedenen näher zu erörternden Beobachtungen am Menschen und die Ergebnisse von Tierversuchen, so können wir im allgemeinen sagen: Es tritt periphere Dyspnoe oder irgendeine periphere Atmungsstörung nicht ein, solange in der Zeiteinheit eine gewisse Oberfläche freien, normalen Hämoglobins mit Alveolenluft von gewisser Zusammensetzung in genügend lange Berührung kommt, so daß eine genügende Menge O_2 ins Blut aufgenommen und eine genügende Menge CO_2 an die Alveolenluft abgegeben wird. Solange das geschieht, besteht Eupnoe, d. h. normale Atmung, wenn das Atemzentrum normaler Tätigkeit fähig ist.

Die Forderung einer Alveolenluft von geeigneter Zusammensetzung, d. h. genügend O_2 und nicht zu viel CO_2, auch nicht Gase enthaltend, welche die Atmungsorgane oder die Chromozyten schädigen oder das Hb fest binden, bedarf keiner Erläuterung. So vermag z. B. CO (Kohlenoxyd) Hämoglobin funktionsunfähig zu machen, indem es Hb fester bindet als O_2 (s. S. 126). Das Hämoglobin muß frei sein, imstande O_2 zu binden und abzugeben; also nicht als Methb., das für die Atmung nicht taugt, weil es durch die zu feste Bindung den Sauerstoff nicht oder nicht genügend an die Gewebe abgibt. Nehmen wir an, daß die Kohlensäureabgabe Hand in Hand mit der Sauerstoffaufnahme geht, wobei die Rolle des Oxyhb. als Säure nicht ohne Bedeutung sein dürfte, so hängt die Größe der Hb-Oberfläche, die in der Zeiteinheit mit geeigneter Alveolenluft in Berührung kommt, offenbar ab: 1. vom freien Hb-Gehalt des Blutes, 2. von der Oberfläche der Lungenkapillaren, die von der Alveolenluft bloß durch normales Alveolarepithel getrennt werden, 3. von der Stromgeschwindigkeit des Blutes, 4. von einer genügenden Erneuerung der Alveolenluft durch atmosphärische Luft von geeigneter Zusammensetzung. Wir wollen diese Faktoren gesondert näher betrachten. Jedoch müssen wir zuvor betonen, daß manchmal mehrere Faktoren zusammenwirken. So führt z. B. Verkleinerung der Lunge zu Abnahme der Kapillaroberfläche und Zunahme des Stromwiderstandes; letztere hat Verlangsamung des Blutstroms zur Folge, wenn nicht die rechte Herzkammer durch mehr Anstrengung dem Blut eine größere Geschwindigkeit erteilt. Bei interpleuraler Anhäufung von Gas oder Flüssigkeit, bei Kyphoskoliose usw., bei erheblichem Hochstand des Zwerchfells durch Aszites, Meteorismus oder eine große Geschwulst ist dies zu beachten. Im letzteren Fall kann außerdem Erhöhung des Bauchdrucks bestehen, welcher die Atmung erschwert. Bei Herzinsuffizienz kommt nicht nur Verlangsamung des Blutstroms, sondern außerdem Lungenstarre und Bronchiolenverengerung durch Stauungshyperämie (s. unten, 4) manchmal zur Geltung. Ausgedehntes Emphysem bedeutet nicht nur Abnahme der Kapillaroberfläche und Zunahme des Stromwiderstandes, sondern auch Abnahme der Elastizität der Lunge und der Erweiterungsfähigkeit des Brustkastens (s. weiter unten) usw.

Ad 1. Die Abnahme des **Hb-Gehalts** des Blutes durch Blutverlust oder bei verschiedenen Blutkrankheiten mit Oligozythämie und Oligochromämie, bei perniziöser Anämie bedeutet, ceteris paribus, Verringerung der atmenden Hb-Oberfläche. Die Atmung ist denn auch oft beschleunigt. Allerdings ist manchmal eine veränderte Erregbarkeit des Atemzentrums durch gestörte Ernährung, unabhängig von der peripheren Atmungsstörung, keineswegs ausgeschlossen. Bei starkem Hb-Mangel wird die Atmung zugleich vertieft, wie z. B. bei hochgradiger perniziöser Anämie.

Ad 2. Die Größe der atmenden **Blutkapillaroberfläche** nimmt ab durch Emphysem (S. 818), ferner durch Abnahme des normalen Lungenvolumens, welche doch eine Verkürzung mit Schlängelung der Kapillaren bedeutet. Wir haben die Faktoren, welche das Zwerchfell hochdrängen und dadurch die Thoraxkapazität und das Lungenvolumen verkleinern, schon besprochen. Kaudale Lungenteile, zuerst die kaudalen Ränder, können durch starke Zunahme des Bauchinhalts atelektatisch werden. Ferner kann intrathorakale Geschwulstbildung, Herzvergrößerung, Aneurysma der Brustaorta, Anhäufung von Flüssigkeit oder Gas im Herzbeutel oder interpleural, Verkleinerung des Lungenvolumens sogar Zusammendrückung bis zur Atelektase bewirken. Die Brustwand weicht dabei auswärts aus, sie kann sogar stark hervorgewölbt werden. Auch Skoliose und Kyphoskoliose führen zu Verkleinerung des Lungenvolumens an der hohlen Seite des Brustkastens. Der Widerstand, dem der Blutstrom infolgedessen in der Lunge begegnet, kann sogar zu Hypertrophie der rechten Kammer führen (S. 792). Der Bucklige hat eine oberflächliche, kurze Atmung und verwickelte Kreislaufstörungen, die wir einigermaßen aus den intrathorakalen und intraabdominalen Verhältnissen (S. 817) verstehen, welche die Weite der Blutgefäße und ihre respiratorischen Schwankungen verkleinern und die Herzwirkung erschweren. — Daß die atmende Kapillaroberfläche durch Anhäufung von Blut oder Exsudat in den Lungenbläschen (bei fibrinöser und andersartiger Entzündung), auch bei intraalveolarer Bindegewebsbildung abnimmt, bedarf keiner ausführlichen Betonung. Ebensowenig, daß Verschluß eines Bronchus Ausschaltung des entsprechenden Lungenabschnitts aus der Atmung und daß Verschwärung, Höhlenbildung, Verlust von Kapillaroberfläche bedeutet. Im allgemeinen wird Verlust an atmender Kapillaroberfläche (Ausschaltung aus der Atmung) um so besser vertragen, je langsamer er eintritt. Durch chronische Lungenschwindsucht oder chronisches Emphysem kann eine große Kapillaroberfläche in beiden Lungen verloren gehen ohne erhebliche Atemnot. Einseitiger plötzlicher Pneumothorax bewirkt hingegen heftige Dyspnoe, durch die Raschheit der Veränderung.

Im allgemeinen hat Verlust an atmender Kapillaroberfläche eine Beschleunigung der Atmung zur Folge. Ob die Atmung zugleich tiefer oder oberflächlicher wird und mit größerer Anstrengung stattfindet, hängt von mehreren Faktoren ab: von den Atemkräften und Widerständen, von etwaigen Schmerzen durch die Atmung (wie bei Pleuritis), vom Bewußtsein, von der Weite bzw. Erweiterung des Brustkastens (vgl. ad 4). Die Leistung der äußeren Atmung wird im allgemeinen durch ihre Tiefe und ihre Häufigkeit, ceteris paribus, bedingt. Verengerung der oberen Luftwege während der Ein- und Ausatmung pflegt die Atmung zu verlangsamen. Steigt aber bei einem Kind eine katarrhalische Schwellung der Schleimhaut von der Luftröhre, besonders infraglottideal, wo sie Pseudokrupp mit verlangsamter tiefer Atmung (s. weiter unten) bewirkte, in die Bronchiolen herab, während die Luftröhre und gröberen Bronchien wiederum ganz wegsam werden, so nimmt die Atmungshäufigkeit bedeutend zu, während die respiratorischen Volumenschwankungen viel kleiner, d. h. oberflächlicher werden.

Ad 3. Die Bedeutung der **Stromgeschwindigkeit** des Blutes für die Aufnahme von O_2 und die Abgabe von CO_2 geht aus dem S. 60 Bemerkten hervor. Abnahme der Stromgeschwindigkeit des Blutes kann somit zu ungenügender äußerer Atmung, auch zu peripherer Atemnot führen. Das kommt z. B. bei Herzinsuffizienz vor: kardiale Dyspnoe. Tritt die Atemnot anfallsweise, z. B. durch Körperanstrengung auf, so redet man von Asthma cardiacum. Die Atemstörungen durch Herzinsuffizienz sind aber nicht nur der Verlangsamung des Blutstromes in den Lungen, sondern außerdem auch der gleichen Störung im Atemzentrum, dessen innere Atmung dadurch notleidet, ferner manchmal einer Lungenstarre (S. 719), einer Verengerung der feineren Bronchialverzweigungen durch Stauungshyperämie (manchmal mit Entzündung ihrer Schleimhaut) und anderen Folgen der Blutstauung, wie Aszites, Hydrothorax, Hydroperikard zuzuschreiben. Der Patient kann zu Orthopnoe gezwungen werden, welche nicht nur die Abfuhr des Blutes aus dem Hirn, sondern auch die inspiratorische Muskelanstrengung fördert (s. früher). Die kardiale Atmungsstörung kann sich in verschieden tiefer und verschieden häufiger Atmung, mit verschiedener Muskelanstrengung darbieten. Die Starre der Lunge, die Raschheit, mit der die Hirninsuffizienz eintritt, ihre Dauer und ihr Grad, der Grad der Bronchiolenverengerung (s. unten), die verfügbare Kraft und der Ernährungszustand der Atemmuskeln, der Ernährungszustand des Atemzentrums sind, abgesehen von Komplikationen, Faktoren, welche bei der Nachforschung der individuellen Verschiedenheiten in Betracht kommen.

Schwellung der Bronchiolenschleimhaut ist besonders bei erschwertem Abfluß des Blutes nach dem linken Atrium zu erwarten. Während sich nämlich die Venen der gröberen Bronchien in die Vena azygos und Vena anonyma ergießen, strömt das Blut aus den feineren Bronchien in die Lungenvenen. Bei Mitralstenose tritt daher auch Stauung in den Bronchiolen ein. Ihre Schleimhaut schwillt dann an, was eine dauernde Verengerung bedeuten kann und jedenfalls die inspiratorische Erweiterung der Bronchiolen erschwert. Inwiefern Veränderungen des Alveolenepithels bei Stauung die äußere Atmung erschweren, entzieht sich zur Zeit unserem Urteil.

Die atmende Kapillaroberfläche nimmt schließlich ab durch Erhöhung des intraalveolaren Luftdruckes, welche die Blutkapillaren verengert.

Ad 4. Wir haben bisher als Bedingung einer normalen äußeren Atmung eine richtige Zusammensetzung der **Alveolenluft** vorausgesetzt. Auch dann, wenn die Zusammensetzung der Außenluft für die normale äußere Atmung geeignet ist, kann doch Störung der Atmung eintreten durch ein Mißverhältnis zwischen Atemkräften und Atemwiderständen, durch verhältnismäßige (relative) oder unbedingte Unzulänglichkeit der **Atmungskräfte** (dynamische, mechanische Atemnot). Mit vollständiger Lähmung sämtlicher Atemmuskeln ist das Leben offenbar unvereinbar. Die Folgen der Lähmung eines einzigen oder nur einiger Atemmuskeln sind, sofern ich weiß, noch nicht genau untersucht. Wir wissen aber, daß Lähmung des Zwerchfells Vertiefung der Rippenatmung zur Folge haben kann. GUIDO LEENDERTZ sah röntgenoskopisch eine paradoxe Atembewegung jeder funktionsuntüchtigen Zwerchfellhälfte, ähnlich wie wir sie beim MÜLLERschen Versuch sehen, wenn die Halsmuskeln kräftig entwickelt sind. Krampf bestimmter Atemmuskeln bedeutet Vermehrung des Widerstandes für die Muskeln der anderen Atmungsphase, ähnlich wie wir einem tonischen Bronchialmuskelkrampf Erschwerung der Einatmung zuschreiben. Außer den Muskeln wohnt den Rippen eine den Brustkasten erweiternde Kraft E_w (S. 814) inne, solange der Brustkorb nicht eine gewisse Erweiterung erfahren hat; außerdem stellt die elastische Kraft der Lungen, welche fortwährend ihrer Verkleinerung nachstrebt, eine exspiratorische Kraft dar. Je starrer der Brustkasten wird, um so mehr nimmt seine inspiratorische Kraft ab und mit der elastischen Kraft der Lungen wird auch ihr exspiratorisches Streben geringer (S. 819, 852).

Zur Wirkung der Muskeln, welche bei angestrengter Atmung in Tätigkeit treten, sei bemerkt, daß die inspiratorischen Muskeln eine Streckung des Rumpfes und damit eine Hervorwölbung mit Erweiterung des Brustkastens bewirken. Ferner wird der Brustkorb nicht in allen Abschnitten gleichmäßig, sondern durch die kräftigen Halsmuskeln vorwiegend im kranialen Abschnitt erweitert. Hieraus werden die perversen Atembewegungen bei erhöhtem inspiratorischem Widerstand in der Luftröhre oder im Kehlkopf begreiflich (s. weiter unten). Die Bauchmuskeln, welche bei der angestrengten Ausatmung die Hauptrolle spielen, greifen demgegenüber an den kaudalen Abschnitt des Brustkastens an. Bei hohem Widerstand für den exspiratorischen Luftstrom können die kranialen durch die kaudalen Lungenteile aufgebläht werden (S. 820). Die exspiratorische Verkleinerung dieser Lungenteile wird somit bei hohem exspiratorischem Widerstand durch die kräftige Wirkung der Bauchmuskeln gehindert.

Der **Atemwiderstand** ist oft während einer oder während beider Atmungsphasen erhöht. Dementsprechend nimmt die Muskelwirkung während einer oder während beider Phasen zu, und es wird häufig die Atmungsphase tiefer und verlängert. Der Grad der Widerstandserhöhung und die Kraft der Atemmuskeln sind Faktoren, welche entscheiden, ob die Atmung langsamer und tiefer oder im Gegenteil rascher und oberflächlicher wird. Dies gilt wenigstens für bestimmte Verengerungen der Luftwege (s. unten).

Inwiefern der Widerstand bei Kyphoskoliose zugenommen hat und die Muskelwirkung durch Verlagerung der Anheftungspunkte erschwert wird, hat man noch nicht nachgeforscht. Sowohl die Ein- wie die Ausatmung ist dabei erschwert. Proliferative Pleuritis und Lungenentzündung mit Schrumpfung dieses Organs vermehren den inspiratorischen Widerstand. Bei ausgedehntem Emphysem ist die elastische Kraft E der Lunge unbestimmt, sie nimmt aber wahrscheinlich immer allmählich mehr oder weniger ab. Jedenfalls nimmt die elastische Kraft der Lunge, wie die der Brustwand, mehr zu als der Dehnung entspricht. Durch allmähliche Abnahme der Elastizität wird sie aber geringer werden. Der dauernd erweiterte Brustkasten scheint einer inspiratorischen Erweiterung einen ungewöhnlich hohen Widerstand darzubieten, wahrscheinlich nachdem $E_w < 0$ geworden ist (S. 814). Im allgemeinen nimmt der Widerstand des Brustkastens gegen Erweiterung immer rascher zu, weil die Dehnbarkeit lebender Gewebe durch fortschreitende Dehnung abnimmt, wie Ed. Weber zuerst für Muskelgewebe feststellte. Dies gilt auch für die bei der Einatmung verlängerten und um ihre Längsachse gedrehten Rippenknorpel, die mitunter außerdem noch gelb zerfasert werden (Freund) oder verkalken können, so daß der Brustkasten starr wird (s. früher). Auch die Gelenkbänder widerstreben, solange sie nicht erschlafft sind, einer weiteren Dehnung. Aus diesen vermehrten Widerständen verstehen wir die Hypertrophie der fortwährend kräftig tätigen Musc. sternocleidomastoidei beim Emphysematischen. Dazu kommt, daß diese Muskeln durch die fortschreitende Erweiterung des Brustkastens immer kürzer werden, was ihre Leistung verringert (S. 797). Bei Emphysem kann schließlich der Widerstand gegen Vergrößerung der Lungen zunehmen durch entzündliche Verengerung von Bronchiolen. Wir kommen auf Emphysem zurück.

Der Atemwiderstand, namentlich für das Zwerchfell, kann ferner durch Zunahme des Bauchinhalts und damit des intraabdominalen Druckes wachsen. Wird das Zwerchfell dadurch abgeflacht, so wird seine größtmögliche inspiratorische Leistung gering. Störungen durch Erschlaffung der Bauchwand haben wir schon früher besprochen (s. S. 825).

Verengerung der Luftwege kann mancherlei Atmungsstörungen bewirken; nicht nur des Atmungsrhythmus (Verhältnis der Einatmungs- zur Ausatmungsdauer), sondern auch des Parallelismus zwischen Volumen der intrapulmonalen Luft von atmosphärischem Druck und Kapazität (Umfang) des Thorax, ferner Störung der Erneuerung der Alveolenluft; schließlich noch gar nicht studierte Störungen des Blutkreislaufs in den Lungen, welche die äußere Atmung beeinflussen. Alles in allem recht verwickelte Zustände, deren Wirkung allein wir kennen. Dies gilt sowohl für die ,,tiefen" Verengerungen (in den Bronchien) wie für die ,,hohen" (in der Luftröhre und höher). Ungewöhnlich starke Erniedrigung des intrapulmonalen Luftdruckes infolge von einer Verengerung der Luftwege hat Lungenhyperämie zur Folge. Ihre Bedeutung für die Entstehung infektiöser Entzündungen kann, je nach den Eigenschaften des Infektors, verstärkt oder abgeschwächt werden durch den zugleich geänderten O_2- und CO_2-Gehalt des Blutes (s. früher). Erhöhung des intrapulmonalen Luftdrucks bedeutet Verengerung der Blutgefäße und Erschwerung des Blutstroms.

Die Annahme, es führen hohe Verengerungen zu inspiratorischer, tiefe zu exspiratorischer Atemnot, ist in dieser Allgemeinheit unrichtig. Sie gilt nur für bestimmte Fälle. So z. B. bewirkt ein über der Stimmritze sitzender Polyp eine inspiratorische, ein infraglottidealer Polyp eine exspiratorische Atemnot, indem er durch den in- bzw. exspiratorischen Luftstrom in die Stimmritze gerät. Und eine Pseudomembran in der Luftröhre, die nur an ihrem kranialen Ende festsitzt, wirkt als ein exspiratorisches Hindernis, während sie eben während der Einatmung die Luftröhre verengern oder verschließen wird, wenn sie an ihrem kaudalen Ende festsitzt. So kann ferner eine weit verbreitete Bronchiolenverengerung durch diffuse Bronchiolitis oder Bronchialasthma zu starker inspiratorischer Atemnot führen. Man hat bei der Entscheidung, ob in- oder exspiratorische oder gemischte Atemnot besteht, zu viel den Rhythmus und nicht genügend die Frage beachtet, welche Hilfsmuskeln sich bei der durch eine Verengerung entstehenden Atemnot anstrengen. Zu welchen Irrtümern ein solches Verfahren führen kann, erhellt aus folgendem: Zunächst wird der Rhythmus nicht geändert, wenn Ein- und Ausatmung

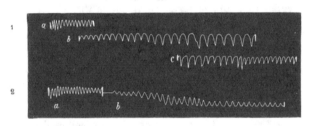

Abb. 349. Druckschwankungen in der Flasche PAUL BERTS durch die Atmung eines Hundes. 1. a) normale Atmung; b) Atmung bei inspiratorischer Verengerung: tiefere Einatmungen, kürzere Ausatmungen; c) Fortlassen des Ventils; erst nach mehreren Atmungen tritt die Norm ein. 2. Atmung bei exspiratorischer Verengerung: Zurückhaltung von Luft usw. (s. Text). Nach PAUL BERT.

im gleichen Verhältnis verlängert oder verkürzt werden: Atemnot kann dann aber bestehen. Sodann ist es möglich, daß eine Atmungsphase verlängert wird, wie die Ausatmung während eines Anfalls von Asthma bronchiale. ohne Anstrengung der Ausatemmuskeln. Außerdem soll man berücksichtigen. daß der Rhythmus zuweilen nicht durch bloße Inspektion oder Abtastung. sondern nur durch stethographische Untersuchung verschiedener Punkte des Brustkastens festzustellen ist.

Eine Reihe von Versuchen von MAREY, PAUL BERT und COHNHEIM lehren übereinstimmend folgendes über den Einfluß hoher Verengerungen: Man kann ein Tier nötigen, durch eine Röhre zu atmen, die nicht enger ist als seine Luftröhre, aber durch ein Ventil jedesmal nur während einer Atmungsphase verengert wird (s. Abb. 349). Tritt die Verengerung nur während der Einatmung ein, so wird diese tiefer und verlängert. Die Ausatmung ist hingegen kurz. ja kürzer als normal und leicht. Diese Erscheinung ist die Folge davon, daß während der Einatmung weniger Luft einströmt als normaliter, obwohl sich die inspiratorischen Hilfsmuskeln anstrengen, so daß das eingesogene Luftvolumen bei den stark vergrößerten Lungen weit zurückbleibt und der intraalveolare Luftdruck A_{ia} am Anfang der Ausatmung niedriger ist als der atmosphärische Druck A. Je größer der Druckunterschied A—A_{ia} während der

Einatmung wird, um so mehr wird diese erschwert; je größer er am Anfang der Ausatmung ist, um so leichter wird diese. Dies gilt ganz im allgemeinen. Wird hingegen der Widerstand nur für den exspiratorischen Luftstrom erhöht, so dauert die Ausatmung länger. Aber sobald der exspiratorische Widerstand einen gewissen Grad erreicht hat und einige Zeit behält, treten beim Hund beträchtliche sekundäre Störungen der Einatmung ein. PAUL BERT beobachtete diese Störungen, die anderen Forscher erwähnen sie nicht, vielleicht weil sie geringere Verengerungen anwendeten (s. unten).

Die Versuchsergebnisse P. BERTS geben allerdings die Häufigkeit und den Rhythmus, nicht aber die Tiefe der Atmung genau an. BERT registrierte nämlich nicht die Atembewegungen selbst, sondern die Luftdruckschwankungen in einer geschlossenen, großen Flasche, aus der das Tier einatmete und in die es ausatmete, beides durch eine Röhre. Senkung der Linie bedeutet somit Einströmen von Luft in die Lunge. Sobald nun die Verengerung einen solchen Grad erreicht, daß die Luft nicht ausreichend durch die Röhre strömt, tritt ein Mißverhältnis ein zwischen Lungenkapazität (Lungenvolumen) und atmosphärischem Druck während der gestörten Atmungsphase; Luftüberfüllung der Lungen während der Ausatmung, zu starke Luftverdünnung während der Einatmung erfolgt und in der Flasche umgekehrt. Dann stellt die Kurve kein richtiges Maß des Lungenvolumens, d. h. der Atmungstiefe dar. Erreicht jedoch die Überfüllung der Lungen mit Luft einen gewissen Grad (untere Kurve b rechts), so werden die in- und exspiratorischen Luftvolumina kleiner und gleich. Dann halten Luft- und Lungenvolumina gleichen Schritt. Die Ergebnisse der verschiedenen Forscher sind nicht immer gleich, was verschiedenen Verengerungen und dem Alter und der Größe des Tieres usw. zuzuschreiben ist. Außerdem wählten BERT und MAREY den Atmungsrhythmus, COHNHEIM aber die Tätigkeit der Atemmuskeln zum Maßstab bei der Beurteilung der Atemnot (S. 833).

Atmet der Mensch durch eine zwischen den Lippen gehaltene enge Röhre, so nehmen die Tiefe seiner Thoraxbewegungen und die Dauer seiner Einatmungen zu, während die Ausatmungen nicht länger, sogar kürzer werden (MAREY); dieses Ergebnis ist somit der bei inspiratorischer Verengerung gleich. COHNHEIM verengerte durch einen umgelegten Drahtring die Luftröhre beim Kaninchen derart, daß nur eine ganz feine Öffnung übrig blieb: er sah eine in beiden Atmungsphasen nahezu gleiche Anstrengung. Aus Versuchen PAUL BERTS erhellt die Bedeutung des Verengerungsgrades. Eine fortwährende hohe Verengerung hat somit entweder eine inspiratorische oder eine gemischte Atemnot zur Folge, je nach dem Verengerungsgrad.

PAUL BERT erhielt bei Hunden mit einer mäßigen fortwährenden Verengerung die gleichen Befunde wie MAREY, d. h. verlangsamte und tiefere Atmung, verlängerte Einatmung. Aus seinen Kurven erhellt eine anfangs unvollkommene Ausatmung, somit Zurückhaltung von Luft. Wurde die Röhre mehr verengert, so nahm das ein- und ausgeatmete Luftvolumen ab, die Atmung wurde anfangs langsamer, angestrengter, später aber ein wenig beschleunigt, regelmäßig und ruhig. Wurde die Röhre noch mehr verengert, so nahmen Atmungszahl und Luftvolumen ab, die Dauer beider Atemphasen aber zu. (Verlängerung der beiden Phasen stellte auch COHNHEIM fest.) Diese Ergebnisse sind denen bei offenem Pneumothorax mit verschiedener Öffnungsweite ähnlich (s. dort).

Wir können uns diese Ergebnisse folgendermaßen begreiflich machen. Bei mäßiger Verengerung reichen die Ausatemkräfte zur Entfernung des ganzen eingeatmeten Luftvolumens zunächst nicht aus, zum Teil, indem Luft von den kaudalen Lungenteilen in kraniale eingepreßt wird, wie wir früher auseinandergesetzt haben. Es wird somit Luft zurückgehalten, indem das inspiratorische Luftvolumen größer ist als das exspiratorische. Bei stärkerer Verengerung hält das intrapulmonale Luftvolumen keinen gleichen Schritt mit dem Lungenvolumen, so daß der intrapulmonale Luftdruck am Anfang der Ausatmung subatmosphärisch ist: Die Ausatmung ist infolgedessen leicht und kurz, es wird keine Luft zurückgehalten. (RIEGEL hat bei Postikuslähmung beschleunigte Ausatmung festgestellt.) Ein Gleichgewicht ist möglich. Bei noch stärkerer Verengerung aber macht sich der hohe Widerstand gegen in- sowie exspiratorischen Luftstrom dermaßen geltend, daß heftige Atemnot erfolgt. Als Beispiel diene: Ein großer Hund zeigte während der Atmung durch eine Röhre von 7 mm Lichtung unerträgliche Beklommenheit, bei einer Lichtung von 2 mm hingegen ruhige, tiefe Atmung und munteres Verhalten.

Selbstverständlich hat der Verengerungsgrad eine individuelle Bedeutung, abhängig von Art, Größe, Alter usw.

Welche Atmungsstörungen treten nun beim Menschen ein durch eine **hohe inspiratorische** oder **fortwährende** Verengerung? Rein inspiratorisch ist manchmal die Verengerung der Stimmritze durch Spasmus glottidis (Krampf der Stimmritzenschließer), Lähmung der Musc. crico-arytaenoidei postici, welche die Stimmritze während der Einatmung öffnen, Krupp, Pseudokrupp und Larynxödem. Die Atemnot ist dann oft eine inspiratorische. Dabei kann die Ausatmung beschleunigt sein, wie RIEGEL bei Postikuslähmung stethographisch feststellte (s. oben). Nicht immer ist jedoch die Verengerung bei diesen Zuständen eine inspiratorische, sie kann auch eine fortwährende sein, wie aus folgendem erhellt. Die inspiratorische Verengerung bewirkt auch beim Menschen eine inspiratorische Atemnot: Streckung des Rumpfes, Orthopnoe, Anstrengung von Hals- und Brustmuskeln, Spielen der Nasenflügel und ferner bei Kindern die S. 819 erwähnten Erscheinungen, sobald der intraalveolare Luftdruck A_{ia} während der Einatmung in gewissem Maße sinkt. Die Atmung ist gewöhnlich verlangsamt. Eine fortwährende Verengerung der Luftröhre, durch eine Geschwulst oder bei Pseudokrupp, kann gemischte Atemnot aber auch eine inspiratorische, sogar mit verkürzter Ausatmung (s. oben) zur Folge haben.

Die einander entgegengesetzte Wirkung von Zwerchfell und Halsmuskeln, wobei sich das Zwerchfell als das schwächere erweist, tritt dann in perversen Atembewegungen, in Flankenschlagen und peripneumonischer Furche zutage. Nach DUCHENNES Versuchen erweitert das Zwerchfell normaliter den kaudalen Thoraxabschnitt, indem seine Zusammenziehung den Bauchdruck erhöht. Nach Entfernung der Baucheingeweide hört diese Wirkung auf. Wir haben schon S. 825 über diese Wirkung des Zwerchfells gesprochen. Es müssen bei weiterer Forschung die einzelnen Teile des Zwerchfells beachtet werden. Die Halsgruben und Zwischenrippenwände werden durch den Druckunterschied $A—A_{ia}$ eingedrückt („eingezogen"). Sämtliche intrathorakalen Gefäße erweitern sich stark während der Einatmung. Die Ausatmung kann, wie in obigen Versuchen, kürzer werden. Diese perversen Bewegungen deuten auf einen außergewöhnlichen niedrigen Wert des intraalveolaren Luftdruckes während der Einatmung, nicht aber auf den Sitz der Störung hin. Es kann eine hohe, es kann aber auch eine tiefe Stenose (in den Bronchiolen bei Bronchiolitis) das Einströmen der Luft erschweren. Bei einer hohen inspiratorischen oder fortwährenden Verengerung können aber die kranialen Lungenteile die kaudalen mehr oder weniger aussaugen, indem die Halsmuskeln größere Kraft ausüben als das Zwerchfell. Auch die suprathorakalen weichen Wandteile werden dann eingezogen.

Beim tonischen **Spasmus glottidis** ist die Stimmritze fortwährend verengert. Warum ist denn die Atemnot eine inspiratorische? Zunächst haben obige Versuche ergeben, daß auch bei fortwährender Verengerung hohen Sitzes inspiratorische Atemnot erfolgen kann. Die fortwährende Stimmritzenverengerung nimmt außerdem bei der Einatmung zu, indem die freien Stimmbandränder etwas höher liegen und folglich bei der Einatmung aneinander gesaugt werden. Bei **Postikuslähmung** hat man eine inspiratorische Näherung der Stimmbänder, so daß die Stimmritze bis zu einem feinen Spalt verengert wird, festgestellt. Giemende oder pfeifende Einatmungen (Stridor laryngeus) weisen auf eine inspiratorische Verengerung hin.

Laryngitis diphtheritica (crouposa, fibrinosa), meist diphtherischen Ursprungs kann beim Kind durch Verengerung verschiedenen Grades ;inspiratorische oder gemischte Atemnot bewirken. Schwellung der Schleimhaut und Pseudomembranbildung nehmen allmählich zu und damit die Verengerung. Lähmung von Kehlkopfmuskeln kann hinzukommen. Außerdem treten oft verschieden starke Krupp-paroxysmen (Anfälle von stärkerer Verengerung) verschiedener Dauer ein durch zeitliche Anhäufung von Exsudat oder durch Aneinanderkleben der Stimmbänder oder durch ein Scheinhäutchen in der Luftröhre, das an einem Ende festsitzt, während sein freier Teil ventilartig durch den Luftstrom hin und her bewegt wird und nur während einer Atmungsphase den Luftweg verengert, bis es gelockert und entfernt wird.

Eine oft leichte katarrhalische Entzündung der Nasenschleimhaut kann bis in den Kehlkopf und die Luftröhre absteigen und beim Kind Anfälle von Pseudo-okrupp (ohne Pseudomembranbildung) hervorrufen. Solche Anfälle sind nicht immer gleich. Zunächst kann mäßige Schwellung der Larynxschleimhaut zu geringer Verengerung führen, welche durch Muskelkrampf zunehmen kann. Es kann sich

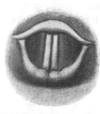

Abb. 350. Unbewegliche Stellung der Stimmbänder bei sehr enger Stimmritze bei doppelseitiger Postikusläh-mung (nach EDM. MEYER, in Hdb. d. inn. Med. von MOHR u. STAEHELIN, Bd. II).

aber in anderen Fällen eine starke hyperämische, ödematöse Schwellung besonders der infraglottidealen Schleimhautfalten (subchordales entzündliches Ödem, HENOCH) laryngoskopisch feststellen lassen. Und diese Schwellung kann weit in die mittleren Bronchien herabreichen, die kindlichen Luftwege stark verengernd. Ich hatte die Gelegenheit, mehrere Anfälle, darunter schwere, von Pseudokrupp bei einem Kinde vom 2.—6. Lebensjahr genau zu verfolgen: Im Anfang des Anfalls ist die Atmung verlangsamt, vertieft, angestrengt mit perversen kaudalen Bewegungen und suprathorakalen Einziehungen. Allmählich wird die Atmung häufiger bis zu 60 und mehr und zugleich oberfläch-licher, obwohl sie angestrengt bleibt und die gespannten Musc. sternocleidomastoidei den kranialen Brustkorbab-schnitt fortwährend erweitert halten. Anfangs ist die Atemnot eine inspiratorische und sie kann es in leichteren Fällen bleiben. Sonst wird sie später eine gemischte, wobei aber zuweilen ein lautes Stenosegeräusch (Stridor) während der Ausatmung hörbar und an der Brustwand ein exspiratorisches Schwirren deutlich fühlbar ist. Jede Ausatmung vermag dann bei gewisser Kraft die eiserne Bettstelle sicht- und fühlbar zu erschüttern. Man muß hier somit eine fortwährende Verengerung mit exspiratorischer Zunahme annehmen. Diese exspiratorische Zunahme ist vielleicht einem exspiratorischen Hineinpressen der infraglottidealen Schleimhautwülste in die Stimmritze (man denke an den infraglottidealen Polyp), vielleicht angehäuftem zähem Schleim zuzuschreiben. Anhäufung von schleimigem Exsudat kann die Verengerung bedeutend vermehren, wie aus der Abnahme der Erscheinungen nach kräftigem Erbrechen von Schleim und aus der mitunter günstigen Wirkung von Brechmitteln hervorgeht. Außerdem ist die Möglichkeit zu beachten, daß die Schwellung der Luftröhren- und Kehlkopfschleimhaut durch den höheren Luftdruck während des Erbrechens abnimmt. Sogar nach tiefer Tracheotomie kann die Atemnot fortbestehen. Auffallend kann der Gegensatz sein zwischen der Wölbung des kranialen Thoraxabschnittes einerseits und den perversen oder wenigstens zurückbleibenden Atembewegungen der kaudalen und der kranial von den ersten Rippen liegenden Teile andererseits. Die fortwährende Erweiterung des kranialen Abschnitts bedeutet eine ungenügende Ausatmung der entsprechenden Lungenteile. — Ein scharfer, besonders östlicher Wind (in Holland), Laufen nach dem Essen, Abkühlung des Körpers oder auch nur der Beine von gewissem Grade und Dauer vermögen einen Anfall hervorzurufen, höchstwahrscheinlich auf dem Boden einer latenten Schleimhautentzündung der Luftröhre. Bemerkenswert ist, daß es Kinder und Erwachsene gibt, die durch Einwirkung von feuchtem kaltem Wetter oder durch ein kaltes Seebad Urtikaria bekommen. Fieberhafte Bronchiolitis pflegt sich an Pseudokrupp anzuschließen: sie hat starke Beschleunigung der Atmung im Gefolge.

Laryn xödem (Oedema laryngis, Laryngitis submucosa) kann auch bei Erwachsenen eine sogar zu Erstickung führende Verengerung bewirken. Es kann ein
selbständiges, mitunter angioneurotisches (S. 766) oder ein kollaterales entzündliches
Ödem sein, das von einer Angina, einem Eiterherdchen in der Umgebung usw.
ausgeht. Die Schleimhaut des Kehlkopfeinganges, mitunter auch infraglottideal
schwillt mehr oder weniger stark an. Tracheotomie kann lebensrettend sein.

Als Asthma thymicum Koppii bezeichnet man eine bei Kindern anfallsweise auftretende Verengerung der Luftröhre mit Stridor durch Druck einer vergrößerten Thymus; sie hört auf nach Resektion dieses Organs. Hinrichs sah einmal
zugleich Dysphagie durch Druck auf die Speiseröhre. Das paroxysmale Auftreten
ist noch richt geklärt. Sind es hinzutretende Anfälle von Pseudokrupp?

Auch chronische fortwährende Verengerung der Luftröhre gewissen Grades
durch eine vergrößerte Schilddrüse, eine Mediastinalgeschwulst oder ein Aortenaneurysma bewirkt inspiratorische oder gemischte Atemnot mit perversen Atembewegungen und lautem Stridor. Demme hat Abnahme des Brustkorbumfanges
bei chronischer Tracheostenose und Abnahme des gleichseitigen Brustkorbumfanges
bei Bronchostenose festgestellt. Durch zunehmenden Druck kann die Luftröhre
die Form einer Säbelscheide bekommen. Plötzliche Abknickung mit Gefahr der
Erstickung droht dann. — Adenoide Vegetation der Nasenrachenmandel soll nach
einigen Forschern zu Abflachung des kranialen Brustkorbabschnitts führen können.
Und nach neueren Angaben habe länger dauernde einseitige Verengerung oder Verstopfung der Nasengänge Zurückbleiben der Atmung der gleichen Seite zur Folge.
Nähere Forschung ist in all diesen Fällen abzuwarten.

Alle diese Beobachtungen lehren, daß beim Menschen, in Übereinstimmung mit den oben mitgeteilten Versuchsergebnissen, durch inspiratorische
Verengerung im Kehlkopf inspiratorische Atemnot und durch fortwährend hohe Verengerung inspiratorische oder gemischte Atemnot
eintritt. In all diesen Fällen sind perverse Atembewegungen möglich.
Bei genügender inspiratorischer Kraft, d. h. bei genügender Erweiterung des
Brustkastens kann inspiratorische Blähung sowohl kaudaler wie kranialer
Lungenteile erfolgen, der kranialen Lungenteile auch dann, wenn der intraalveolare Luftdruck ungewöhnlich niedrig ist. Wenn aber die Kraft nur den
kranialen Abschnitt des Brustkastens stark zu erweitern vermag, werden nur
kraniale Lungenteile gebläht, während der kaudale Abschnitt zurückbleibt
oder sogar perverse Atembewegungen zeigt. Es bleibt im allgemeinen die
Einatembewegung eines Teils der Brustwand und des entsprechenden Lungenteils zurück, wenn die örtlich ausdehnende Kraft den (ungewöhnlich hohen)
Widerstand A—A$_{ia}$ nicht zu überwinden vermag. Der Widerstand kann auch
örtlich zugenommen haben durch Bindegewebsbildung usw. Der intraalveolare
Luftdruck kann auch in einem Lungenteil sinken, indem die Luft durch einen
anderen Lungenteil angesaugt wird. Dann wird auch die Brustwand bzw.
das Zwerchfell örtlich eingezogen. So können die kranialen Lungenteile, erweitert durch die kräftigen Halsmuskeln, die kaudalen Teile mehr oder weniger
aussaugen, wie wir sahen.

Von den Folgen einer tiefen inspiratorischen oder fortwährend gleichen
Verengerung wissen wir nichts Genaues (s. oben). Bemerkenswert ist der Einfluß der Mundatmung im Wachstumsalter auf die Form des Brustkastens:
Indem der Luftstrom durch die normale Nase größerem Widerstand begegnet
als durch den geöffneten Mund, sind die Atembewegungen bei Mundatmung
weniger tief, besonders in den kranialen Teilen des Brustkastens. Diese wölben
sich also weniger und es entsteht ein flacher, mehr oder weniger „paralytischer"
Brustkasten (vgl. auch Wotzilka). Auch die Mundhöhle bekommt eine ungewöhnliche Form, welche sogar die Stellung der Zähne beeinflußt, indem das
Mundgewölbe schmaler und höher wird, bei Mundatmung nicht verbreitert
durch den Druck der Zunge.

Welche Atmungsstörungen sind die Folgen einer **exspiratorischen** Verengerung? Es kommen hier die verschiedenartigen Husten- und Preßbewegungen, auch bei gewissen Berufen, bei hoher Verengerung in Betracht. Sind die verbindenden Bronchien durchgängig, so werden dadurch die kaudalen Lungenabschnitte verkleinert, die kranialen aber von den kaudalen aufgebläht. PFANNER bestätigte dies neuerdings: Eine durch Ventilwirkung erschwerte Ausatmung führt bei Hunden, Katzen und Kaninchen zu Emphysem besonders der kranialen und mediastinalen Lungenteile. Am Ende einer solchen angestrengten Ausatmung bei exspiratorischer Verengerung bzw. Verschluß enthalten die Lungen somit mehr Luft von atmosphärischem Druck als nach einer ruhigen Ausatmung. Und zwar um so mehr, je tiefer die der Ausatmung voraufgehende Einatmung war und je stärker die exspiratorische Verengerung ist. Sowohl beim Husten (S. 820) wie bei jeder Preßbewegung wird die Stimmritze in der Regel nach einer tiefen Einatmung geschlossen. Je mehr Luft von atmosphärischem Druck die Lungen nach der Ausatmung enthalten, um so tiefer muß die nächste Einatembewegung sein, soll die erforderliche Luftmenge in die Lungenbläschen einströmen. Folgen nun einige Ausatmungen aufeinander, die durch eine exspiratorische Verengerung immer unvollständig sind, so ist die Möglichkeit gegeben, daß die zweite Einatmung tiefer ist als die erste, die zweite Ausatmung aber infolgedessen unvollständiger als die erste, die dritte als die zweite usw. Brustkasten und Lungen erweitern sich immer mehr, staffelförmig, bis schließlich ein Gleichgewicht eintritt, indem sowohl die Erweiterungsfähigkeit des Brustkastens (s. oben) wie die inspiratorische Muskelkraft ihre Grenzen haben. Der Brustkasten ist dann stark erweitert, das Zwerchfell steht tief, das Lungenvolumen ist somit vergrößert (Volumen pulmonum auctum, Lungenblähung). Der obige Versuch PAUL ¡BERTS zeigt dies: Atmet ein Hund durch eine Röhre mit exspiratorischem Ventil, so ist das eingeatmete Luftvolumen während einer Reihe von Atembewegungen größer als das ausgeatmete, wie die Druckschwankungen in der Flasche zeigen. Das bedeutet eine Zurückhaltung von Luft in den Lungen, eine allmähliche Zunahme des Lungenvolumens, bis ein Gleichgewicht zwischen in- und exspiratorischem Luftvolumen eintritt bei geblähten Lungen. Die Atmung ist dann rascher und oberflächlicher als während des gestörten Gleichgewichts. Offenbar können die kaudalen Lungenabschnitte nur durch tiefe Einatmungen gebläht werden (Vol. pulm. auctum inspiratorium), weil sie durch jede Ausatmung verkleinert werden. Die kranialen Abschnitte hingegen sind nicht nur einer inspiratorischen, sondern auch einer exspiratorischen Blähung (Vol. pulm. auctum exspiratorium) fähig (S. 820). Nämlich die suprathorakalen (apikalen), mediastinalen und interkostalen Lungenbläschen werden, nicht durch feste Teile (Rippen) gehindert, am meisten gebläht. Bei Emphysematischen bewirken kräftige Hustenstöße manchmal eine bauschige Hervorstülpung der Lungenspitze (EICHHORST). Wir kommen somit zur Schlußfolgerung: Eine einzelne Ausatmung bei hoher exspiratorischer Verengerung gewissen Grades hat Blähung der kranialen Lungenabschnitte zur Folge. Eine Reihe solcher Ausatmungen führt zu zunehmender ex- und inspiratorischer Lungenblähung, auch der kaudalen Lungenabschnitte, letzteres durch hinzutretende inspiratorische Dyspnoe, aber nur bei genügender Kraft der Einatemmuskeln. Inspiratorische Blähung erfolgt überhaupt, wenn die Lunge am Anfang der Einatmung überfüllt ist mit Luft von 1 Atmosphäre, weil die Einatmung dann tiefer sein muß. Eine exspiratorische Blähung ist überhaupt aber nur dann möglich, wenn der kaudale Lungenabschnitt genug Luft enthält und die Bronchien, welche die kranialen und kaudalen Lungenbläschen verbinden, genügend wegsam sind.

Manche Beobachtung am Menschen läßt sich in dieser Weise deuten:

So kann beim Blasmusiker in ähnlicher Weise eine in- und exspiratorische Lungenblähung entstehen: Jedesmal macht er angestrengte unvollständige Ausatembewegungen abwechselnd mit tiefen Einatembewegungen. Auch Husten kann zu Lungenblähung führen, und zwar der einzelne Hustenstoß zu exspiratorischer, der Hustenanfall — der aus einer Reihe von einzelnen Hustenstößen besteht, welche dann und wann mit Einatembewegungen abwechseln, wie beim „catarrhe sec" der Bronchien — nicht nur zu ex-, sondern außerdem zu inspiratorischer Lungenblähung. Letztere durch die sehr tiefen Einatmungen, welche mit den Reihen von Hustenstößen abwechseln. Beim Keuchhustenanfall treten gar keine oder fast keine Einatembewegungen zwischen den Stößen ein.

Schließlich kann eine inspiratorische Lungenblähung eintreten bei tiefsitzender Verengerung, nämlich bei diffuser Bronchiolitis gewissen Grades, falls die Atemmuskeln die verengerten Bronchiolen genügend erweitern, so daß Luft einströmt, und beim Asthma nervosum s. bronchiale oder kurz: Asthma. Es besteht in beiden Fällen eine Verengerung der Bronchiolen, welche während der Einatmung ab- und während der Ausatmung zunimmt. Asthma äußert sich in Anfällen von eigentümlicher Atemnot mit pfeifenden und giemenden Rasselgeräuschen, Lungenblähung und einer bestimmten Sekretion bzw. Exsudation. Die über beide Lungen verbreiteten pfeifenden und giemenden Rasselgeräusche sind einer Verengerung der Bronchialzweige zuzuschreiben. Diese Verengerung wird durch alle Forscher als eine fortwährende betrachtet, welche aber mit jeder Einatmung abnimmt, indem die Bronchien sich erweitern, und bei jeder Ausatmung zunimmt. LAENNEC, TROUSSEAU, BIERMER u. a. schrieben die Verengerung einem tonischen Krampf der Muskeln der kleineren Bronchien zu. BIERMER wies aber zugleich

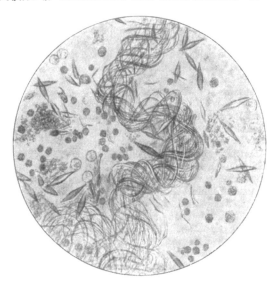

Abb. 351. Locker gesponnene Spirale und CHARCOT-LEYDENsche Kristalle (nach LENHARTZ und MEYER).

auf die Bedeutung einer Schleimhautschwellung hin, welche STRÜMPELL in den Vordergrund stellt. Am Ende des Anfalls wird etwas Schleim aufgebracht, der „CURSCHMANNsche Spiralen" (die aus Schleim bestehen), eosinophile Leukozyten und spindelförmige „CHARCOT-LEYDENsche Kristalle" unbekannter Natur enthält. Diese drei Gebilde kommen übrigens auch wohl ohne Asthma im Auswurf vor. Ein Asthmaanfall dauert eine Stunde bis mehrere Tage. Der Kranke kann in die höchste Atemnot, in Orthopnoe, sitzend oder stehend, geraten. Zwischen den Anfällen kann er, wenigstens anfangs, vollkommen wohl sein. Entzündung der Schleimhaut der Luftwege macht sich aber allmählich mehr bemerkbar, chronische Bronchitis und Emphysem treten ein. Die Anfälle werden durch verschiedenartige Einflüsse ausgelöst, Abkühlung gewissen Grades und gewisser Dauer des Körpers oder der Beine, Einflüsse des Wetters, besonders scharfe östliche Winde in Holland, Verdauungsstörungen, bestimmte Gerüche (Idiosynkrasie, Aphylaxie) und bestimmte Reizungen der Nasenschleimhaut, welche nach BRÜGELMANN „asthmogene Punkte" enthalte. Bei Kindern fängt der Anfall manchmal als Pseudokrupp an. Auch ein zentraler Ursprung scheint möglich, weil Gemütserregungen angeblich einen Anfall auslösen können. Bemerkenswert ist die angebliche Beeinflussung durch Atropin. Weil es die Vagusendigungen lähmt, hat man in seiner Wirkung eine Stütze für die Auffassung des Asthmas als Vagusneurose erblickt. Nun verengern sich in der Tat die Bronchien durch Vagusreizung (Mac Gillavry, Einthoven); ferner stellten Talma und Zwaardemaker eine exspiratorische Verengerung von Kehlkopf und Luftröhre während des Asthmaanfalls fest. Es ist aber schwer verständlich, wie ein tonischer Bronchialmuskelkrampf mehrere Tage anhalten sollte. Vielleicht gesellt sich dann und wann ein Bronchialkrampf zu einer Schwellung der hyperämischen Schleimhaut. Was für Schwellung? Th. Weber u. a. betrachteten das Asthma als eine vasomotorische Neurose mit erhöhter Sekretion. Möglich. Jedenfalls fängt Asthma oft mit einer Schleimhautentzündung der Luftwege an, welche dann manchmal latent wird und in Anfällen aufflackert, nämlich in den Asthmaanfällen. Insbesondere möchte ich auf die Ähnlichkeit zwischen Asthma und Pseudokrupp und auf seine Verwandtschaft mit angioneurotischem Ödem hinweisen, wozu unverkennbare Entzündungserscheinungen hinzukommen können. Manche Asthmatische fühlen in der anfallsfreien Zeit eine gewisse Beklemmung auf der Brust (durch hyperämische Schwellung der Schleimhaut der Bronchien?) bei scharfem Ostwind, ähnlich wie beim Pseudokrupp; bei Kindern kann es dann bei einem leichten Anfall bleiben. Das Vorkommen von hartnäckigen Hautausschlägen, wie Ekzem, Urtikaria, Prurigo usw. (Fr. Müller) bei einigen Asthmapatienten weist auf die Möglichkeit einer besonderen Empfindlichkeit hin, die auch für Pseudokrupp besteht. Auch die eosinophilen Leukozyten im aufgebrachten Schleim beanspruchen unsere Aufmerksamkeit in dieser Richtung. Der Schleim ohne weiteres braucht allerdings nicht entzündlichen Ursprunges zu sein; er könnte (Schech) durch die Bronchialmuskeln aus den Drüsen gepreßt sein. Die Wirkung von Atropin und Adrenin beweist nicht, daß Bronchialkrampf der Verengerung zugrunde liegt. Atropin hemmt gewisse Sekretionen; Adrenin verengert die Blutgefäße und es ist plötzlicher Nachlaß der erschwerten Atmung kaum anders als durch Abnahme einer Verengerung durch hyperämische Schwellung der Schleimhaut oder durch Bronchialmuskelkrampf verständlich. Wir sind nicht durch Beobachtungen berechtigt, ein so rasches Schwinden von Ödem oder Exsudat im Gewebe überhaupt für möglich zu erachten. Es kann aber Bronchialmuskelkrampf zu entzündlicher Schleimhautschwellung hinzukommen, ähnlich wie Spasmus glottidis zu einer Laryngitis. Vielleicht lehrt fortgesetzte Forschung, daß die unleugbare Bronchobronchiolitis asthmatiformis mitunter auch durch Einatmung verschiedener „asthmogenen" Stoffe entstehen. Nach dem Anfall schwindet die Einziehung der kaudalen Thoraxabschnitts erst allmählich. Asthma und Pseudokrupp scheinen ursächlich verwandt zu sein (s. oben); vielleicht sind sie gleichen Ursprungs, nur ungleichen Sitzes. Beide beruhen offenbar oft (immer?) auf einer chronischen, häufig latenten Schleimhautentzündung der Luftwege, welche durch die oben genannten Schädigungen aufflackert. Fieber und eitriger Auswurf kommen hinzu. Der Pseudokruppanfall endet oft in Bronchiolitis. Dies ist oft der erste Asthmaanfall. Viele erwachsene Asthmatischen hatten in der Jugend oft Bronchobronchiolitis bzw. Pseudokrupp, während der Anfall nach der Jugend mit einem oft nur sehr leichten Schnupfen einsetzt. — Ob Asthma je auf Gicht beruht (Delthil u. a.), erheischt weitere Forschung. — Daß Gemütserregungen und Ermüdung einen Anfall hervorrufen, beweist nichts gegen die Annahme einer raschen hyperämischen Schwellung der Schleimhaut als Quelle der Atemnot. Beide Faktoren vermögen doch auch Schwellung der chronisch entzündeten Tuben- und Mittelohrschleimhaut zu bewirken und bei Pferd und Rind werden nach Cadéac die Lungen durch Ermüdung blutreich. Der Eosinophilie kommt offenbar keine für Asthma mehr oder weniger bezeichnende Bedeutung zu. Sie kommt nicht nur bei verschiedenartigen Entzündungen vor (s. früher), sondern die Bluteosinophilie des Asthmatischen bleibt im Hochgebirge bestehen, während seine Anfälle aufhören. Manche Asthmatische werden besser durch Ortswechsel, der eine von A nach B, ein anderer aber umgekehrt von B nach A (S. Elias). Wir müssen die Konstellationen in den verschiedenen Fällen genau feststellen und miteinander vergleichen.

Daß entzündliche Schwellung der Bronchiolenschleimhaut zu inspiratorischer Blähung und asthmaähnlicher Atemnot führen kann, zeigen jene Fälle von akuter diffuser Bronchiolitis, wo der Kranke durch kräftige Einatmungen die Bronchiolen ausreichend erweitert und Luft einsaugt. BIERMER hat auf diese ausnahmsweise so verlaufende Bronchiolitis aufmerksam gemacht. Bei schwachen Individuen, z. B. bei rachitischen Kindern werden im Gegenteil viele Bronchiolen durch Schleimhautschwellung abgeschlossen und es erfolgen perverse Atembewegungen und Atelektase, besonders in den Lungenteilen mit geringsten Atembewegungen, deren Bronchiolen zugleich stark verengert sind. Die Bedeutung der Muskelkraft ersehen wir aus den folgenden zwei Abbildungen. Der Verschluß solcher Bronchiolen kann durch Schwellung der Schleimhaut ohne weiteres oder durch Anhäufung von Exsudat erfolgen, dessen Entfernung durch Husten in wenig atmenden Lungenteilen besonders schwer ist. Übrigens tritt Bronchiolitis bei Erwachsenen nur dann ein, wenn sie sehr abgeschwächt oder schwerkrank mit getrübtem Bewußtsein niederliegen wie beim Abdominaltyphus, bei schwerer Influenza. In all diesen Fällen wird die Bronchiolitis nicht nur von atelektatischen, sondern oft auch von bronchopneumonischen Herden mit komplementarem Emphysem des anstoßenden Gewebes gefolgt. Die Atemnot wird dann nicht asthmatiform, sondern oberflächlich und häufig, wie bei fibrinöser Lungenentzündung oder allgemeiner gesagt: wie bei Abnahme der atmenden Oberfläche überhaupt.

Die Form der Atemnot während des Asthmaanfalls scheint nicht immer gleich zu sein, was für Pseudokrupp sicher gilt. Übereinstimmend hat man Verlängerung der Ausatmung und vertiefte Einatmung mit Lungenblähung und Tiefstand des Zwerchfells festgestellt. Während aber einige die Atemnot eine exspiratorische nennen, betrachten andere sie als eine inspiratorische. FR. MÜLLER z. B. betont die erschwerte Ausatmung, ohne aber die Tätigkeit der Bauchmuskeln zu erwähnen. STAEHELIN und JANUSCHKE erwähnen als häufig schnurrende oder rasselnde Geräusche, manchmal besonders während des mühsamen Exspiriums. Nach STAEHELIN sind die Bauchmuskeln oft bretthart gespannt. Sicher gibt es aber Fälle, in denen die Bauchmuskeln fortwährend schlaff bleiben (EINTHOVEN u. a., wie besonders S. ELIAS in einer Reihe von Fällen festgestellt hat), somit von exspiratorischer Atemnot keine Rede ist, obwohl die Ausatmung verlängert ist. Hingegen bleiben die Sternokleidomastoidmuskeln fortwährend gespannt und verkürzt, sei es auch während der Ausatmung allmählich weniger. Es tritt inspiratorische Lungenblähung ein. Man kommt hier zur Schlußfolgerung, daß die Ausatmung nur durch elastische Kräfte geschieht, indem sich die Sternokleidomuskeln allmählich entspannen, dadurch die Ausatmung verlängernd. Die Bronchiolen, deren Lichtung mit dem Lungenvolumen gleichen Schritt hält, bleiben in dieser Weise länger wegsam als bei rascher Ausatmung. — Ob die von einigen Forschern betonte exspiratorische Atemnot einer Schwellung der Schleimhaut der oberen Luftwege (wie bei Pseudokrupp) zuzuschreiben ist, läßt sich aus den vorliegenden Daten nicht beurteilen. Diese exspiratorische Atemnot sah ich.

Verengerung der Bronchiolen bei diffuser Bronchiolitis sowie beim Asthmaanfall führt nicht zu exspiratorischer Blähung des kranialen Lungenabschnittes, weil die Stenose tiefer sitzt als die Stelle, wo die kranialen und kaudalen Bronchien zusammenhängen. Auch ein Hustenstoß wird die kranialen Lungenteile kaum oder nicht blähen, weil durch die kräftige Zusammenpressung der kaudalen Teile die kaudalen Bronchien noch mehr verengert, ja abgeschlossen werden.

Kompensation von Atemstörungen, Emphysem.

Genügt die äußere Atmung oder die innere Atmung des Atemzentrums nicht, so nimmt die Häufigkeit oder die Tiefe oder es nehmen die Häufigkeit und Tiefe zu. Dyspnoe deutet nicht nur auf eine angestrengte Atmung hin, sondern zugleich auf eine vollständige oder unvollständige Kompensation der Atmungsstörung als Folge der Anstrengung. Was diese kompensatorische Änderung der Atmung bewirkt, wissen wir nicht. Man hat auf die starke Erniedrigung des intraalveolaren Luftdruckes bei inspiratorischer Verengerung hingewiesen, welche durch eine saugende Wirkung auf das Lungengewebe die Einatemmuskeln stark reizen sollte. Wodurch atmen denn aber Mensch und Tier mit exspiratorischer Verengerung und erhöhtem intraalveolarem Luftdruck ebenfalls tiefer?

Wie wirken nun die häufigere und tiefere Atmung kompensatorisch ? Mit Hinsicht auf die häufigere Atmung müssen wir uns zur Zeit mit der Annahme der Möglichkeit begnügen, daß die äußere Atmung innerhalb gewisser Grenzen mit der Atmungshäufigkeit zunimmt, falls nämlich die Atmung dabei nicht zu viel an Tiefe einbüßt. Und eine tiefere Einatmung kann bei einer inspiratorischen sowie bei mancher fortwährenden Verengerung der Luftwege die einströmende Luftmenge vergrößern, indem sie den intraalveolaren Luftdruck stärker erniedrigt als eine normal tiefe Atmung es tun würde. Ferner vermag eine tiefere Einatmung verengerte Bronchiolen zu erweitern und wegsamer zu machen. Außerdem aber verlängern sich die Blutkapillaren und sie erweitern sich, wenn der intraalveolare Luftdruck nicht ungewöhnlich hoch ist. Durch beides nimmt die atmende Hämoglobinoberfläche zu. Ferner nimmt die Geschwindigkeit des Blutstroms durch die erweiterten Kapillaren und auch dadurch innerhalb gewisser Grenzen (S. 59) die äußere Atmung zu. Bei fortschreitender Erweiterung der Lungenbläschen tritt aber schließlich akute Blähung oder akutes Emphysem ein, das an dem geringeren Blutgehalt erkennbar ist, obwohl akut leicht emphysematöses Gewebe hellrötlich sein kann. Beim Emphysem sind die Blutkapillaren allerdings noch mehr verlängert als zuvor, zugleich aber auch erheblich verengert, so daß wir sie schwer oder gar nicht mehr nachzuweisen vermögen. Kein Wunder, daß ausgedehntes Emphysem zu Erschwerung des Blutstroms, Erhöhung des Blutdrucks in der Lungenschlagader und Hypertrophie der rechten Kammer führt. In solchem akut oder chronisch emphysematösen Lungengewebe (vgl. die bei der Dehnungsatrophie erwähnten Veränderungen) muß die äußere Atmung wohl bedeutend geringer sein als in normalem unter übrigens gleichen Umständen. Jede Alveolenerweiterung mäßigen Grades kann somit Zunahme der Atmung bedeuten, wenn der intraalveolare Luftdruck nicht zu hoch ist. Jede starke Blähung hingegen überschreitet die Grenzen der Kompensation: Sie führt zu Abnahme der Atmung und zu akutem Emphysem, das nach längerer Dauer oder nach häufiger Wiederholung durch unvollständige elastische Nachwirkung und sonstige Veränderungen („Rarefaktion") des Gewebes chronisch wird, d. h. in Dehnungsatrophie übergeht. Im allgemeinen hat die gleiche Überdehnung, welche akutes Emphysem bewirkt, nach längerer Dauer bzw. genügend häufiger Wiederholung chronisches Emphysem zur Folge. Dies gilt auch für das statisch oder respiratorisch komplementare Emphysem, das örtlich einen durch Lungenschrumpfung oder durch Sperre eines Bronchus ungenügend sich erweiternden Lungenteil ersetzt, ausfüllt, nicht aber funktionell zu vikariieren vermag. Dabei entsprechen Sitz und Ausdehnung des Emphysems dem Angriffsabschnitt der übermäßig dehnenden Kraft (s. unten). Das Emphysem kann sich aber allmählich weiter ausbreiten. Und man fahnde immer auf diese Übereinstimmung von Sitz des Emphysems und Angriffspunkt der übermäßig dehnenden Kraft. Während das durch abnorme Atmung entstehende Emphysem zunächst die peripheren Lungenbläschen zu bevorzugen pflegt, so kann es sich bei ganz großer dehnender Kraft oder nach einiger Dauer auch auf tiefere Lungenbläschen ausdehnen. Es kommt immer an auf das Verhältnis von Kraft zu Widerstand. Leider fehlen uns die erforderlichen Daten zur Berechnung der Bronchialwiderstände, so daß die Berechnungen ROHRERS unzuverlässig erscheinen.

Während akutes Emphysem durch elastische Nachwirkung schwinden kann, ist Wiederherstellung chronisch emphysematösen Gewebes sehr unwahrscheinlich aus den tiefgreifenden Gewebsveränderungen, dem Verlust der Blutkapillaren, der „Rarefaktion", obwohl wir nicht wissen, was aus den Gefäßchen wird. Wir erinnern uns an die früher besprochene andere Verteilung der Dehnungsgrößen,

den erweiterten Brustkasten, den niedrigen Zwerchfellstand, die erweiterten
extrathorakalen Venen und an dem erhöhten Blutdruck in der Lungenschlagader bei gewisser Ausdehnung des Emphysems. Je mehr der Brustkasten erweitert ist, um so stärker müssen sich die Sternokleidomastoidei zur weiteren
Erweiterung anstrengen, indem der Widerstand der gedehnten und gedrehten
elastischen Teile immer größer wird. Ein kraniales exspiratorisches Emphysem
nötigt zu tieferen Einatmungen und dadurch zu sekundärem inspiratorischen
Emphysem, bis zu einer gewissen Grenze.

Weil Emphysem Aufblähung bedeutet ($\dot{\varepsilon}\mu\varphi\upsilon\sigma\tilde{\alpha}\nu$ = aufblähen), paßt
dieses Wort ausgezeichnet für akute sowie für chronische Lungenblähung, ob-
wohl bei letzterem Dehnungsatrophie hinzukommt.

Ausgedehntes Emphysem scheint leichter bei muskelstarken als bei muskelschwachen Leuten aufzutreten. Dies stimmt mit unserer Annahme, daß es durch

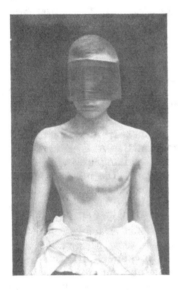 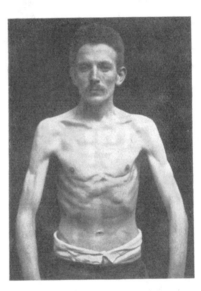

Abb. 352. Kraniales Emphysem und   Abb. 353. Emphysem mit kranial und
erweiterter kranialer Thoraxabschnitt,   kaudal erweitertem Brustkasten.
eingezogener kaudaler Abschnitt
(bronchiolitischer Brustkorb).

lange dauernde oder sehr oft wiederholte kurz dauernde Überdehnung (Blähung)
entsteht und daß ohne kräftige Muskelwirkung keine ausgedehnte Blähung erfolgt.
Die zwei Abbildungen veranschaulichen zwei Formen. Es gibt jedoch auch andere
Formen des Brustkorbs bei Emphysem, meist Schattierungen dieser zwei Formen.

Abb. 352 zeigt einen ziemlich muskelschwachen Jungen, der viele Jahre Asthma
hatte, wohl oft mit perversen Atembewegungen des kaudalen und inspiratorischer
Erweiterung des kranialen Thoraxabschnittes mit allmählich entstandenem Emphysem. Auch zwischen den Anfällen ist der kaudale Abschnitt des Brustkastens
dauernd verkleinert, wohl durch eine fortwährende Bronchiolenverengerung mit
erfolgender Abnahme der Atmung bzw. inspiratorischen Einziehungen der kaudalen
Thorax- und Lungenteile und sich anschließendem fehlerhaftem Wachstum. Rachitis
kann dabei vollkommen fehlen, wie auch ELIAS neuerdings betont. Es ist gleichsam
ein Brustkasten, festgehalten in einer tiefen Einatemstellung mit zurückbleibender
oder perverser Bewegung des kaudalen Abschnitts, die „Wespentaille" einiger
Schriftsteller (u. a. BIRCH - HIRSCHFELD): bronchiolitischer Brustkorb. Bei akuter

Laryngotracheitis wird bei Kindern mitunter das Brustbein eingezogen, so daß eine akute, vorübergehende „Trichter-" oder „Schusterbrust" entsteht. Vielleicht entsteht diese mitunter durch häufige Wiederholung oder längere Dauer einer Luftröhrenverengerung bei einer bestimmten Konstellation. Bei der Entstehung dieser Thoraxformen bleiben die Spannungs- und Formänderungen beschränkt. Die Schultern sind hoch und rechtwinklig, es entsteht eine arkuäre Kyphose.

Abb. 353 zeigt einen ziemlich muskelkräftigen jungen Mann, der seit ein paar Jahren heftige Asthmaanfälle mit rasch zunehmendem Emphysem sowohl kaudaler wie kranialer Lungenteile bekam. Er soll zuvor muskelkräftiger gewesen sein. Der Brustkasten zeigt eine dauernde tiefe Einatemstellung, auch im kaudalen Abschnitt.

Daß chronisches Emphysem und nicht bloß unvollständige elastische Nachwirkung vorliegt, ersehen wir aus dem Selbständigen und Dauerhaften der Veränderung.

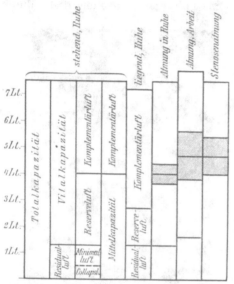

Abb. 354. Der Luftgehalt der normalen Lunge und seine Schwankungen. Nach HASSELBALCH (Deutsch. Arch. f. klin. Med. Bd. 93). Für die Stenosenatmung sind die Werte nach SIEBECK (Deutsch. Arch. f. klin. Med. Bd. 97) eingetragen. Das mit einem Atemzug ein- und ausgeatmete Luftvolumen ist schraffiert. (Nach STAEHELIN.)

STAEHELIN und SCHÜTZE fanden (vgl. auch REINHARDT und SIEBECK) zwar die Ventilation (Lufterneuerung) der Lungen bei Emphysematischen vermehrt, den Gaswechsel (äußere Atmung) jedoch nicht oder nur wenig vermehrt. Letzteres ist der verringerten atmenden Hämoglobinoberfläche in den emphysematösen Teilen zuzuschreiben. Demgegenüber ist die Möglichkeit vermehrten Gaswechsels in weniger erweiterten Lungenbläschen zu berücksichtigen. Die algebraische Summe entscheidet über den ganzen Gaswechsel. — Durch allmählich zunehmende Unvollkommenheit der elastischen Nachwirkung und Abnahme der Elastizität wird das Lungenvolumen allmählich dauernd größer und der entsprechende Brustkorbabschnitt gewölbter, während die Einatmungen allmählich tiefer werden müssen. Der Abguß des Bronchialbaumes bei fast allgemeinem Emphysem kann dem bei tiefer künstlicher Einatmung (Abb. 7) ähnlich sein.

Beweist die vermehrte Lufterneuerung des Emphysematischen eine tiefere, ausgiebigere Bewegung von Rippen oder Zwerchfell als beim Menschen mit nicht dauernd erweitertem Brustkorb und nicht ungewöhnlich niedrig stehendem Zwerchfell? Nein. Vergleichen wir nämlich die Kapazität des Thorax mit dem Inhalt einer Kugel, der $= \frac{4}{3}\pi\, r^3$ ist, so bedeutet das, daß Zunahme des Radius um 1 cm um so größere Inhaltsvermehrung bedeutet, je größer der Radius ist. Nimmt z. B. der Radius 3 um 1 cm zu, so ist $r^3_1 - r^3 = 4^3 - 3^3 = 64 - 27 = 37$ cm³. Nimmt aber der Radius 5 um 1 cm zu, so bekommen wir: $r^3_1 - r^3 = 6^3 - 5^3 = 216 - 125 = 91$ cm³. Je größer die Thoraxkapazität schon ist, um so geringer brauchen somit die Bewegungen der einzelnen Wandpunkte zu sein, um die gleiche oder gar eine stärkere Zunahme der Kapazität zu bewirken.

Vielleicht fördert außerdem die Verdünnung der Kapillarwände und des Alveolenepithels durch Dehnung den Gaswechsel zwischen Blut und Alveolenluft (vgl. MINKOWSKI).

Daß akutes Emphysem durch übermäßige Lungendehnung kurzer Dauer entsteht, zeigt uns das akute komplementare Emphysem in der Umgebung eines

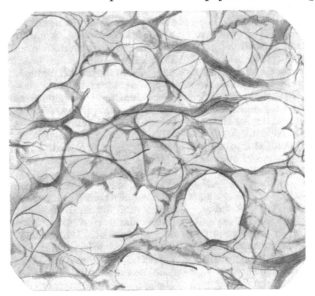

Abb. 355. Elastisches Fasergerüst einer normalen Lunge.

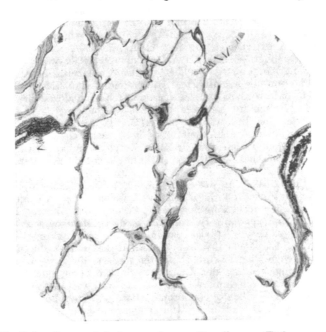

Abb. 356. Elastisches Fasergerüst einer emphysematösen Lunge. (Färbung nach WEIGERT.)
Gleich starke Vergrößerung.

atelektatischen Herdes bei Bronchiolitis oder sonstigem Bronchienverschluß. Verkleinerung der Lungenbläschen durch Resorption ihrer Luft hat dann Erweiterung

der umgebenden Bläschen zur Folge (andere Verteilung der Dehnungsgrößen). Bei langsam zunehmender Schrumpfung durch proliferative Entzündung eines Lungenteils tritt chronisches komplementares Emphysem in der Umgebung ein. Übrigens entsteht akutes Emphysem durch starke in- oder exspiratorische Blähung, durch bestimmte Formen von Atemnot, Husten usw., wie wir oben besprochen haben. Sitz und Ausdehnung des Emphysems stimmen in den häufigen klaren Fällen mit dem Angriffsabschnitt der übermäßig dehnenden in- oder exspiratorischen Kraft überein. Dabei sind selbstverständlich die klinischen Befunde genau mit den autoptischen zu vergleichen. So z. B. ist darauf zu achten, ob sich der kaudale Abschnitt des Brustkastens während der Einatmung erweiterte oder ob hingegen perverse Atembewegungen eintraten. Akutes Emphysem überdauert die rasch vorübergegangene Atmungsstörung, wie eine unvollständige elastische Nachwirkung, einige Zeit. Wahrscheinlich gilt dies schon für eine geringere Zunahme des Lungenvolumens. So fand DURIG die Residualluft (Lungenrestluft), d. h. rückständige Luft nach tiefster Ausatmung bei zwei Männern nach einem Marsch von 19 Stunden um etwa 200 ccm angestiegen. Das bedeutet Vergrößerung des mittleren Lungenvolumens (der „BOHRschen Mittellage"), d. h. des Lungenvolumens zwischen Ein- und tiefer Ausatmung. Erst am zweiten bzw. dritten Tage nach dem Marsch war diese Abweichung verschwunden. LOMMEL und ERICH BECKER fanden dann, daß die Lungenrestluft bei Blasmusikern auch dann eine dauernde Zunahme zeigt, wenn klinisch noch kein Emphysem nachweisbar ist. Daß andere Forscher durch sonstige klinische Untersuchung bei Blasmusikern und Glasbläsern oft Emphysem vermißten, beweist demgegenüber gar nichts, weil nur ausgedehntes Emphysem perkutorisch nachweisbar ist. Dauernde unvollständige elastische Nachwirkung ist aber als Anfang von Emphysem zu betrachten. Ob Emphysem daraus entsteht, hängt ab von der Größe und der Dauer einer fortwährenden bzw. oft wiederholten kurzen Dehnung und von der individuellen Elastizität des Gewebes. In chronisch-emphysematösem Lungengewebe scheinen die elastischen Fasern allerdings spärlicher als in normalem (Abb. 355 und 356) zu sein, sie sind aber durch das Emphysem auf eine größere Oberfläche verteilt, was die Beurteilung erschwert. Übrigens wäre dann noch zu entscheiden, ob ihre niedrigere Zahl einer Abnahme (durch Überdehnung) oder einer fehlerhaften Anlage zuzuschreiben wäre. Die Größe und Dauer der Dehnung hängt ab von der Tiefe der Einatmungen, der Anstrengung der Ausatmungen und von der Atemführung, die besonders von Blasmusikern, Sängern und Sängerinnen geübt wird, so daß sie, wenn sie auch noch viele Jahre geblasen bzw. gesungen haben, klinisch frei von Emphysem sein können.

Vielleicht kann eine beschränkte unvollständige elastische Nachwirkung bei jugendlichen Individuen durch Neubildung von elastischen Fasern schwinden. Genaue Beobachtungen fehlen aber. Akutes Emphysem kann zwar nach einiger Zeit schwinden, chronisches Emphysem (Dehnungsatrophie mit Rarefaktion) aber nicht, sofern wir wissen.

Chronische Bronchitis kann durch hartnäckiges Husten zu Emphysem führen; umgekehrt kann sie Folge von Emphysem sein, indem durch Anämie des Lungengewebes die Bronchien hyperämisch werden infolge von anderer Blutverteilung und diese chronische Hyperämie Entzündung fördert. Manchmal ist aber die Entscheidung schwer, was primär ist, was sekundär. Die Bronchien erweitern sich Hand in Hand mit dem Emphysem, ihre Schleimhaut kann aber durch Entzündung schwellen, ein verengernder Faktor. Mitunter fördert die Erweiterung der Bronchiolen die Zusammenziehung der Lungen nach Eröffnung der Brusthöhle, wie z. B. oft bei senilem Emphysem. Demgegenüber erschwert Schwellung der Bronchialschleimhaut oder Verlegung der Bronchialzweige durch Entzündung die Verkleinerung der Lungen. Diese treten mitunter sogar aus dem geöffneten Brustkasten hervor, während die Luft zischend entweicht, wenn man in das akut geblähte Lungengewebe ein scharfes, spitzes Messer einsticht.

Über das Emphysem durch starre Dilatation des Brustkastens s. S. 818. Ob Emphysem infolge von außerordentlicher Schwäche der elastischen Fasern schon durch Reden und andere geringe Atemstörungen vorkommt, erheischt nähere Forschung. Auch seniles Emphysem tritt vor allem in kranialen Lungenteilen auf, welche durch Reden, Husten usw. wohl am meisten gedehnt werden.

Gegenüber anderen Forschern sei hier betont, daß genaue klinische (auch anamnestische!) Untersuchungen von Brustkorb und Lungen erforderlich sind zur weiteren Feststellung der Entstehung des Emphysem in verschiedenen Fällen. Vgl. S. 819.

Husten und verwandte Preßbewegungen.

Der Husten ist eine koordinierte Bewegung: In der Regel findet zunächst eine tiefe Einatmung (1. Phase), dann (2. Phase) bei geschlossener Stimmritze eine kräftige Ausatembewegung statt, wodurch der intrabronchiotracheale Luftdruck bedeutend über den atmosphärischen ansteigt. Durch diesen Druckunterschied wird Schleim, Exsudat (Sputum), Fremdkörper oder sonstiger lockerer Inhalt der Luftwege, wenn schließlich (3. Phase) die Stimmritze plötzlich geöffnet wird, durch den Mund hinausgeschleudert. Für die Fortschaffung von Exsudat, Schleim, winzige Körperchen usw. ist die Tätigkeit des Flimmerepithels wichtig. Husten erfolgt erst, wenn bestimmte empfindliche Stellen (s. unten) der Schleimhaut gereizt werden. Von Störungen der Tätigkeit dieses Flimmerepithels wissen wir nichts Sicheres. Vielleicht vermag eine dicke zähe Schleimschicht sie zu hemmen oder aufzuheben. Das Flimmerepithel vermag jedoch eine größere Menge nicht zu entfernen; es erlahmt vielmehr dadurch, ebenso durch das entzündungserregende Gift, und kann dann abgehoben werden. Bei Entzündung der Luftröhrenschleimhaut kann Reden oder trockene, warme Luft oder Abkühlung der Beine hartnäckigen, trockenen Husten auslösen.

Beim Niesen kann, muß die Stimmritze aber nicht einige Zeit geschlossen sein und findet die Luft gewöhnlich durch die Nase einen Ausweg.

Die Brechbewegung kennzeichnet sich durch eine einleitende tiefe Einatmung (1. Stufe); dann ziehen sich (2. Stufe) bei geschlossener Stimmritze und zusammengezogenem Zwerchfell die Bauchmuskeln kräftig zusammen, so daß der Bauchdruck möglichst stark erhöht wird, der auf den Inhalt der hohlen Organe einwirkt. Die Schließmuskeln dieser Organe verhindern aber das Austreten des Inhalts. Sobald aber ein Schließmuskel erschlafft (3. Stufe), erfolgt Entleerung des Organs in der entsprechenden Richtung, d. h. Erbrechen, Harnentleerung, Stuhlgang, Austreibung der Frucht aus der Gebärmutter. Während des Erbrechens ist wahrscheinlich der Pförtner geschlossen und die Speiseröhre etwas erweitert durch die starke Vergrößerung des Brustraums, was die Hinausschleuderung des Mageninhalts fördert. Wahrscheinlich wirkt die Bauchpresse bei diesen verschiedenen Preßbewegungen etwas ungleich, und zwar besonders in der Gegend des zu entleerenden Organs und in der Richtung der Entleerung; z. B. beim Erbrechen besonders im kranialen Bauchabschnitt und in kaudokranialer Richtung, bei der Stuhlentleerung kaudal und kraniokaudal. Genaue Untersuchung ist erwünscht. Erinnern wir uns an die Ekchymosen in der kleinen Kurvatur nach Erbrechen (S. 732).

Für jede dieser koordinatorischen Bewegungen nehmen wir ein Zentrum im Hirn oder Rückenmark an. Bemerkenswert ist aber, daß nach BEIN der Geburtsakt bei der Hündin auch nach Zerstörung sämtlicher Nervenverbindungen von Gebärmutter und Zentralnervensystem normal erfolgt, und daß bei Hunden auch die Harnentleerung ohne Mitwirkung des Zentralnervensystems hinreichend stattfindet (GOLTZ und EWALD). Aber vom Husten, Erbrechen und Niesen ist so etwas nicht bekannt. Ihre Zentren liegen wohl auch im verlängerten Mark.

Das Brechzentrum liegt im Kopfmark, in der Gegend des Calamus scriptorius (TUMAS). Es wird, ähnlich wie das Atemzentrum, durch venöses Blut erregt. Erbrechen kann, ebenso wie Husten und Niesen, peripheren (S. 856), es kann aber auch zentralen Ursprungs sein, wie das Erbrechen durch Hirnanämie bei Ohnmacht, durch erhöhten Hirndruck (bei Hirnhautentzündung, Hirngeschwulst usw.), das Erbrechen durch ekelhafte Vorstellung. Auch Husten scheint zentralen Ursprunges sein zu können: KOHTS rief es durch Reizung des verlängerten Marks beim Hund hervor. Übrigens kann Reizung verschiedener Stellen der Schleimhaut des Kehlkopfes, der Luftröhre (besonders in der Gegend ihrer Gabelung) und der Bronchien reflektorisches Husten auslösen. Über die Reizbarkeit anderer Stellen ist man nicht einig. Irrespirable Gase und Dämpfe, verschluckte Gegenstände, Schleim,

Exsudat, das durch die Wimperbewegungen des Bronchialepithels an reizbaren Stellen gelangt ist, können Husten erregen. Husten kann auch vom entzündeten Rippenfell aus erregt werden: man hat manchmal bei einer Operation durch Berührung der Pleurablätter Husten hervorgerufen. Auch das Eindringen kälterer Luft zwischen die Pleurablätter genüge dazu. Ob Husten von Magen, Leber oder Milz aus zu erregen ist ohne Druck auf ein Pleurablatt, ist zweifelhaft.

Erfolgt Expektoration des Exsudates bei schwachen Kranken (besonders Kindern und Greisen) mit Bronchitis nicht genügend, so fördert seine Anhäufung die Entzündung: Bronchiolitis und Bronchopneumonie können sich dann anschließen, besonders in den blutreichsten (abhängigen) und zugleich am wenigsten atmenden Lungenteilen (hypostatische Pneumonie). — Herunterschlucken des Auswurfes kann metastatische Darmentzündung bewirken (S. 82): Follikularkatarrh bei Kindern, Tuberkulose usw.

Husten kann aber auch schädlich sein, und zwar nicht nur, indem er Emphysem bewirkt, sondern auch durch Erhöhung der Empfindlichkeit der entzündeten Schleimhaut, welche zu schonen, daher lautes Reden, Schreien usw. zu unterlassen ist. Auch Erbrechen kann schädlich sein (S. 19).

Peripheres, reflektorisches Erbrechen ist häufig. Es erfolgt durch das Sehen eines Erbrechenden, durch einen widerlichen Geruch, durch starke Dehnung der Magenwand durch Überfüllung — man denke an die Harnentleerung durch Dehnung der Blasenwand. — Ferner vermag Kitzeln der Schlundschleimhaut nicht nur Würgbewegungen, sondern auch Erbrechen hervorzurufen. Eingenommenes Kupfersulfat bewirkt wahrscheinlich sofort Erbrechen durch Reizung der Magenschleimhaut, Apomorphin sowie Chloroform hingegen zentrales Erbrechen. Erbrechen durch Überempfindlichkeit kann wahrscheinlich verschiedener Natur sein. So beruht die Überempfindlichkeit bei akuter Dyspepsie bzw. akutem Katarrh wohl auf Änderung der Magenschleimhaut. Das Erbrechen durch bestimmte Aphylaxie (S. 193) ist vielleicht auch peripheren Ursprunges, beruht aber wahrscheinlich auf abnorm starker Bildung gewisser schädigender Stoffe. Der Ursprung der Hyperemesis gravidarum ist noch nicht anzugeben (peripher? reflektorisch? psychisch?). Übelkeit mit oder ohne Kopfschmerz und Erbrechen kann erfolgen durch Abkühlung gewissen Grades und gewisser Dauer der Körperoberfläche oder auch nur der Beine, durch kalte, feuchte Luft, Schnee oder kaltes Wasser. Peripherem Erbrechen pflegen Speichelfluß, Übelkeit und vermehrte Schweißbildung voraufzugehen.

Ruktus (Aufstoßen, Rülpsen) ist als sehr beschränktes Erbrechen zu betrachten. Dabei werden Gase, aber auch breiiger Mageninhalt, gewöhnlich ohne Übelkeit aufgestoßen. Es tritt ein bei Dyspepsie, Gärung des Mageninhalts, Überfüllung des Magens.

30. Kapitel.

Verdauung und Aufsaugung.

Mund, Schlund und Speiseröhre.

Die Verdauung bedeutet die Vorbereitung der Nahrungsmittel für die Aufnahme (Resorption) in das Blut und in die Lymphe des Magens und Darms. Die Verdauung setzt schon in der Mundhöhle ein, wo ja Stärke durch das Ptyalin des Speichels in Zucker, und zwar nach vorübergehender Bildung von Dextrin, hauptsächlich in Maltose verwandelt wird. Der Einfluß von Störungen der Speichelsekretion (Speichelfluß oder Salivation und zu geringe Speichelbildung) auf diese Verdauung ist nicht hinreichend untersucht worden.

Über die Bewegungsstörungen des Kauens und des Schluckens sei nur folgendes bemerkt. Mit Ruminatio oder Meryzismus (Wiederkäuen) deutet man ein allmähliches, nicht wie beim Erbrechen stoßweise stattfindendes Aufbringen von Mageninhalt in die Mundhöhle, ohne Übelkeit. Dieser Inhalt wird dann ausgespieen oder nach kurzem Kauen wieder heruntergeschluckt. Man hat Ruminatio ohne bekannte anatomische Abweichungen beobachtet und sie als eine Bewegungsneurose des Magens (antiperistaltische Magenbewegung bei geöffneter Kardia und wahrscheinlich geschlossenem Pförtner) betrachtet. Ruminatio kommt aber auch vor beim Speiseröhren- oder richtiger Pharynxdivertikel. (Als Ektasie deutet man eine diffuse, zirkuläre Erweiterung, als Divertikel eine sackartige Ausbuchtung einer umschriebenen Wandstelle eines hohlen Organs — Speiseröhre, Harnleiter, Magen, Harnblase — an.) Sowohl eine Ektasie wie ein Divertikel des Pharynx kann oberhalb einer Verengerung durch Mißbildung oder Narbe des Anfanges der Speiseröhre entstehen. Sobald infolgedessen Speisen sich wiederholt im Schlunde anhäufen, wird die Pharynxwand allmählich mehr gedehnt. Weil aber die ventrale Pharynxwand vom knorpeligen Kehlkopf gebildet wird und somit nicht dehnbar ist, bildet die dorsale Wand allmählich einen Sack (Pulsionsdivertikel im Gegensatz zum Traktionsdivertikel, durch Zug an der Außenwand durch schrumpfendes Bindegewebe nach periösophagealer Entzündung). Mancher Patient vermag durch Zusammenziehung einiger Halsmuskel den Sack, der mehr oder weniger seitwärts hängt und sich während des Essens allmählich füllt, in den Mund zu entleeren.

Aufstoßen und Ruminatio kommen auch bei Verengerung der Speiseröhre ohne Sackbildung vor.

Zu Dysphagie (erschwertem Schlucken und Schlingen) führen verschiedenartige Verengerungen der Speiseröhre, auch das Pharynxdivertikel. Die Verengerung kann durch Krampf der Muskeln der Speiseröhre oder der Kardia (Dysphagia spastica, besonders bei Hysterie), oder durch ungenügende Erweiterung der Kardia durch Muskelwirkung, besonders infolge einer zu großen Länge des abdominalen Speiseröhrenteils (MELTZER, ZAAYER), oder durch eine schrumpfende Narbe (Narbenstriktur) oder Krebs der Speiseröhre entstehen. Der Patient hat manchmal das Gefühl, es bleibe der Bissen irgendwo hinter dem Brustbein stecken. Durch Nekrose und Zerfall kann der Krebs und damit die Verengerung abnehmen. Durch Wachstum der Geschwulst nimmt die Stenose dann wieder zu. Entsteht beim Krebs ein Abszeß, der periösophageal fortschreitet, so kann dieser Abszeß in die Luftröhre oder in einen Bronchus durchbrechen (Lungenentzündung mit Abszeßbildung oder Gangrän kann dann erfolgen) und es kann damit die Dysphagie wie mit einem Schlage aufhören. Dysphagie kann auch durch Druck eines Aortenaneurysmas oder einer Mediastinalgeschwulst entstehen. Als „Dysphagia lusoria" hat man das erschwerte Schlucken bezeichnet, das durch Druck einer abnorm verlaufenden Art. subclavia dextra auftritt. Dysphagia VALSALVAE ist eine Schlingstörung durch Verschiebung des gebrochenen großen Zungenbeinhorns unter die Pharynxschleimhaut. Auch narbige Verengerung des Schlundes nach ausgedehnter gummöser, geschwüriger Entzündung kann Dysphagie zur Folge haben. Angina mit starker, schmerzhafter Schwellung des Gaumens und Peritonsillarabszeß können ebenfalls zu Dysphagie führen.

Schließlich kann Dysphagie durch Lähmung der Zunge und Schlundmuskeln bei Diphtherie und vor allem bei der progressiven Bulbärparalyse eintreten. Bewegt sich die Zunge nicht ausreichend, so bleiben Speiseteile zwischen Zähnen und Lippen bzw. Backen liegen. Sind die Gaumenmuskeln gelähmt, so wird die Mundhöhle nicht genügend gegen die Nasenhöhle verschlossen, und es gerät flüssiger Mundinhalt in die Nasenhöhle, durch welche er sogar durch die Schlundschnürer hinausgespritzt werden kann. Sind die Schlundschnürer gelähmt, so bleibt der Bissen im Schlund liegen, so daß der Patient fortwährend sich zu verschlucken und gar zu ersticken droht. Von Lähmung der Speiseröhre wissen wir nichts Genaues.

Wechselwirkungen bei der Verdauung; Magentätigkeit.

Zwischen den verschiedenen Wirkungen, welche die Verdauung darstellen, gibt es mannigfache Wechselbeziehungen. Die Stärkeverdauung durch Ptyalin wird im Magen fortgesetzt, solange das verschluckte Ptyalin nicht durch freie Salzsäure gefällt wird. In ähnlicher Weise hört die eiweißverdauende Wirkung des Magensaftes, welche von einer bestimmten Mischung von Pepsin und freier

Salzsäure abhängt, im Darm auf, indem die HCl durch den alkalischen Duodenalinhalt neutralisiert und das Pepsin gefällt wird. Ferner beeinflussen sich Verdauung (sekretorische und motorische Tätigkeit) und Aufsaugung gegenseitig in vielfacher Weise. Daß fehlerhafte Verdauung Störungen der Resorption zur Folge hat, ist klar, weil diese durch jene vorbereitet wird. Andererseits können aber Störungen der Resorption die Verdauung beeinflussen. So kann z. B. zu geringe oder zu starke Wasserresorption nicht nur die chemischen Vorgänge im Darminhalt ändern, sondern auch die Geschwindigkeit, womit er fortbewegt wird. Und diese Geschwindigkeit bedingt offenbar die Berührungsdauer von Darminhalt und Darmwand, also die Resorption, außerdem aber auch die Dauer der chemischen Vorgänge in den verschiedenen Darmabschnitten und ihre Vollständigkeit, indem Knetbewegungen den Inhalt mit den Sekreten mischt und Fortschaffung des verdauten Inhalts erforderlich ist.

Der Ausdruck Magen- oder Darminsuffizienz ohne weiteres ist zu vermeiden. Denn trotz der möglichen Wechselwirkungen ist es erforderlich, dabei anzugeben, ob es sich um ein Zuwenig sämtlicher Funktionen oder nur (wenigstens vorwiegend) um eine motorische, sekretorische oder resorptive Insuffizienz handelt; denn trotz der Wechselwirkungen hat z. B. eine motorische Insuffizienz des Magens eine ernstere Bedeutung als eine sekretorische.

Von der Aufsaugung im Magen wissen wir wenig. Sie scheint nicht bedeutend zu sein. Die sekretorische Tätigkeit kann durch Reizung der Mundschleimhaut erregt werden ebenso wie Speichelbildung, ja sogar Speichelfluß, wie z. B. bei Übelkeit, vom Magen aus. Frohe Stimmung, die Vorstellung eines leckeren Bissens vermag es auch, während eine übelschmeckende Speise ohne Einfluß ist, wie HORNBERG bei einem 5jährigen Knaben mit Magenfistel feststellte (nach TIGERSTEDT). Seelische Einflüsse vermögen die Zusammensetzung des Magensaftes, ähnlich wie die des Speichels (PAWLOW und seine Schüler), zu ändern. So z. B. können Sorgen zu Hyperchlorhydrie führen. Ob die Absonderung von Magensaft durch Melancholie abnimmt, ebenso wie einige andere Sekretionen (Speichel, Tränen usw.), wissen wir nicht. Unlust hemmt bei Katzen die Magenbewegungen, wie CANNON radioskopisch feststellte.

Sehr wahrscheinlich besteht ein näher zu erforschender Zusammenhang zwischen Magensaftsekretion und Appetit (Eßlust, nicht zu verwechseln mit Hunger, der ein allgemeines Nahrungsbedürfnis darstellt, das allerdings in den Magen verlegt wird). „L'appétit vient en mangeant". Das Gefühl der Sättigung tritt ein durch eine gewisse Füllung des Magens (LONDON). Es wird begreiflicherweise von den Magen- und Darmbewegungen beeinflußt, welche den Inhalt fortschaffen. Bei Dyspepsie (s. unten), Magenkatarrh, Lungentuberkulose und anderen Infektionskrankheiten, Kachexien, Chlorose, bei melancholischen und anderen Zuständen kann ein Widerwille gegen jedes Nahrungsmittel auftreten. Gegenüber der Anorexie (Appetitmangel) steht vermehrter Appetit, der im Heißhunger den höchsten Grad erreicht.

Als Dyspepsie bezeichnet man eine nicht scharf gekennzeichnete Verdauungsstörung des Magens, die man früher als Magenkatarrh andeutete. Dyspepsie ist eine funktionelle, Magenkatarrh eine histologische Bezeichnung. Dyspepsie ist eine Erscheinung von Magenkatarrh, sie kommt aber auch ohne solchen vor. Es besteht dann vielleicht Hyperämie. Salzsäuremangel (manchmal mit Gärungen), Überempfindlichkeit der Magenschleimhaut, welche sofortiges Erbrechen alles Genossenen zur Folge hat, gestörte Magenbewegungen sind Erscheinungen von Dyspepsie. Diese kann akut oder chronisch sein in allerlei Abstufungen.

Es gibt die mannigfachsten individuellen Unterschiede des Verdauungsvermögens und der Empfindlichkeit des Magens gegen verschiedenartige Speisen. Der Arzt kann sie oft nicht ahnen, noch weniger vorhersagen; er muß sie vom Patienten selbst erfahren, somit auch, welche Speisen er untersagen muß.

Obwohl die Ansichten über die Magenbewegungen in manchen Punkten strittige sind, scheint man doch darüber einig zu sein, daß der Magenfundus nur schwache, mehr oder weniger knetende Bewegungen macht, während im Antrum pyloricum während der Verdauung kräftige, wellenförmige peristaltische Bewegungen auftreten, welche dann und wann Mageninhalt (Chymus) in das Duodenum befördern. Und zwar zunächst nur flüssigen, dann genügend erweichten, breiigen Mageninhalt. Dieser Inhalt wird manchmal weit ins Duodenum gespritzt. Ein Übertritt von Mageninhalt in den Darm kann aber offenbar nur stattfinden, wenn sich der Pförtner durch Erschlaffung seines Schließmuskels öffnet. Nun erfolgen sowohl die Öffnung wie die Schließung des Pylorus reflektorisch, wie man annimmt, von der Magen- bzw. Duodenalschleimhaut aus. Wir kennen hier mehrere Wechselwirkungen:

Einerseits werden die Magenbewegungen erregt bzw. verstärkt durch Mageninhalt, wobei weicher Inhalt stärker erregt als fester, während eine andere Temperatur als die des Blutes und saure Reaktion die Magenbewegung fördern. Bei sehr hohem Säuregehalt (bei 0,7—0,8 % HCl) soll aber andererseits (CANNON) der Pylorus längere Zeit krampfartig geschlossen bleiben, während PAWLOW und BOLDYREFF demgegenüber ein Offenstehen des Pförtners annehmen, so daß sogar Duodenalinhalt mit Galle in den Magen zurücktritt. Dehnung des Duodenums, sowie saure Reaktion seines Inhalts bewirken Schluß des Pylorus (CANNON). So schließt sich der Pförtner kurze Zeit, nachdem saurer Chymus in das Duodenum eingepreßt ist. LONDON stellte fest, daß Einführung von Salzsäure in das Duodenum die Magenentleerung hemmt, sogar nach vollständiger Resektion von Antrum und Pylorus. Nachdem aber die Säure im alkalischen Duodenalinhalt (durch Galle usw.) neutralisiert ist und im allgemeinen, wenn sich Wasser, Salzlösung oder Alkalien im Duodenum finden, öffnet sich der Pylorus und es tritt Mageninhalt ein. Ein bestimmter Salzsäuregehalt des Mageninhalts fördert somit seinen Eintritt in das Duodenum, ein bestimmter Salzsäuregehalt des Duodenalinhalts hingegen hemmt diesen Eintritt. Die Wirkung von Milchsäure und anderen organischen Säuren, die bei Gärung des Mageninhalts entstehen, ist meines Wissens noch nicht untersucht.

Freie Salzsäure im Magensaft vermag nicht nur das Wachstum mancher, auch Fäulnis bewirkender Bakterien zu hemmen, sondern auch die vegetativen Formen mancher Mikroben abzuschwächen oder gar zu töten. Gelangen solche Formen in einen nüchternen Magen oder sonst bei Abwesenheit von freier HCl in das Organ, oder ist der Mageninhalt flüssig und werden die Bakterien, bevor sie mit vorhandener HCl in Berührung gekommen sind, rasch in das Duodenum befördert, so können sie im alkalischen Darminhalt bzw. in der Darmwand unter übrigens geeigneten Umständen zum Wachstum gelangen, wie der Tuberkel-, Typhus-, Cholerabazillus. Ob Magensaft mit freier HCl gleich stark, stärker oder schwächer Bakterien angreift als eine rein wäßrige Salzsäurelösung gleicher Konzentration, ist eine offene Frage.

GRÜTZNER, SCHEUNERT u. a. haben ferner nachgewiesen, daß von einer gleichmäßigen Durchmischung des Mageninhalts durch Fundusbewegungen keine Rede ist. Füttert man (SCHEUNERT) ein Pferd nacheinander mit 750 g Hafer, 500 g blaugefärbtem Hafer, 500 g rotgefärbtem Hafer, 300 g Heu, 400 g ungefärbtem und 400 g blaugefärbtem Hafer, wozu das Tier $1\frac{1}{2}$ Stunde braucht, tötet man es dann 1 Stunde später, so zeigen Quer- und Längsschnitte des gefrorenen Magens eine Trennung des Fundus- und Antruminhalts. Eine Durchmischung fängt erst im Antrum an. GRÜTZNER und LONDON fanden eine deutliche Schichtung des breiigen Mageninhalts, wobei im Fundus peptische Verdauung nur in der Nähe der Magenwand zu beobachten war. Der Magensaft dringt erst allmählich ins Innere des Inhalts ein. Jedesmal wird die erweichte äußere Schicht ins Antrum und durch dieses ins Duodenum befördert. Dann wird die neue Schicht dem Magensaft ausgesetzt. Fortgesetzte Amylumverdauung ist somit im Inneren möglich. Für die Beurteilung der peptischen Verdauung ist übrigens wichtig, daß freie Salzsäure nur im Fundus, Pepsin aber im Fundus und im Antrum gebildet wird. Auch daß, je flüssiger der Inhalt ist, um so rascher er weiter befördert wird, während größere und feste Brocken lange liegen bleiben.

Freie Salzsäure kann durch Alkalien im Mageninhalt oder durch Bindung an Eiweißkörper usw., vielleicht auch durch bakterielle Stoffe unwirksam gemacht werden. Ob die Säure ihrerseits Bakteriengifte anzugreifen vermag, wissen wir nicht.

Unter verschiedenen pathologischen Umständen findet eine zu schwache (Hypochlorhydrie, Hypazidität) oder gar keine Salzsäurebildung (Achlorhydrie) statt. So z. B. bei einfacher Dyspepsie, Magenkatarrh, Magenkrebs, Chlorose (HERZ) und oft bei akuten Infektionskrankheiten. Ist freie Salzsäure gar nicht oder in nur ungenügender Menge im Mageninhalt vorhanden, so wird die Wirkung von Gärungserregern möglich, ähnlich wie in vitro. Längerer Aufenthalt des Mageninhalts im Magen fördert die Gärung. Wir gebrauchen das Wort Gärung im älteren, engeren Sinne von Spaltung mit Bildung von Gas und organischen Säuren wie Milch-, Buttersäure usw. Wir kommen unten hierauf zurück. Nach DOLINSKI und GOTTLIEB regt ins Duodenum eingeführte verdünnte Salzsäure die Sekretion des Pankreassaftes an. Umgekehrt fördern Speich:l, Galle und Pankreassaft — beide letztere Säfte werden mitunter aus dem Duodenum in den Magen zurückgeworfen — die Magensaftabsonderung (vgl. BABKIN).

Nach einer alten klinischen Erfahrung (HUET) tritt bei ,,Reizungszuständen" des Magens verschiedenen Ursprunges und bei Ulcus duodeni oft Stuhlverstopfung ein (bei Hyperchlorhydrie, Magengeschwür, Magenkatarrh, Dyspepsie). Nach der Entfernung durch Resektion eines Magengeschwürs hört denn auch fast immer mit der Hyperchlorhydrie die Stuhlverstopfung auf (vgl. ŠUERMONDT, Inaug.-Diss. Leiden 1920). Die Natur des Zusammenhanges ist jedoch nicht klar. Wir werden im folgenden ähnlichen Erscheinungen begegnen, auch beim Darm.

All diese Wechselwirkungen zwingen uns, auf verwickelte Zustände in Magen und Darm gefaßt zu sein, sobald eine Störung eintritt, Zustände, welche zu entwirren wir zur Zeit noch nicht vermögen. Auffallend erscheint die chirurgische Erfahrung, daß verschiedenartige eingreifende Magendarmoperationen (Resektion, Herstellung abnormer Verbindungen usw.) ohne merkbare Störung vertragen werden. Wahrscheinlich ermöglichen eben die vielfachen gleichlaufenden Wechselwirkungen im Magen und Darm auch ausgedehnte Vertretungen und Kompensationen.

Hypo- bzw. Achlorhydrie kann die Folge ungenügender Salzsäurebildung, sie kann aber auch, bei genügender Bildung, die Folge von Salzsäurebindung an Alkalien oder Zerfallstoffe von Eiweißkörpern, wie Aminokörper (SALKOWSKI) sein. Vielleicht geschieht dies bei Magenkrebs; nach EMERSON nimmt der Gehalt an freier HCl eines Pepsinverdauungsgemisches im Brutschrank durch Zusatz eines Stückes Karzinoms ab. — Bei Hypo- bzw. Achlorhydrie dauert die Ptyalinwirkung im Magen länger fort und es tritt Gärung, ja sogar, obwohl selten, Fäulnis mit Bildung von H_2S, nämlich bei jauchigem Magenkrebs (BOAS), ein. Der Geruch der aufgestoßenen Gase macht es kenntlich. Häufiger ist Milchsäuregärung, etwas weniger häufig als diese ist Butter- und Essigsäuregärung. Saure Ruktus pflegen dann zu erfolgen. Jede zu starke saure Reaktion des Magensaftes, auch die infolge der durch Gärung entstandenen organischen Säuren bezeichnet man als Hyperazidität. LONDON stellte bei einem Hund mit einem Überfluß von Säuren im Mageninhalt allerdings eine gute Verdauung, aber eine gehemmte Magenentleerung (s. oben) fest.

Man hat auch eine Hyp- und Anenzymie des Magensaftes festgestellt. Besteht zugleich Hypo- bzw. Achlorhydrie, so spricht man von Hypo- bzw. Achylia gastrica (MARTIUS), welche z. B. bei Chlorose auftreten kann (HERZ).

Obwohl die Magenverdauung dann abnimmt bzw. aufhört, tritt doch Unterernährung nicht ein, solange die Magenbewegungen zur Beförderung des Inhalts in den Darm und die Darmverdauung ungestört sind. Das vom Magen
unverdaut gelassene Eiweiß wird dann vom Pankreassaft verdaut. Hieraus
erhellt die große Bedeutung der Magenbewegungen. Festere Brocken erschweren
ihre Wirkung. Tritt Gärung des Mageninhalts (s. unten) hinzu, so kann diese
auch im Anfangsteil des Duodenums stattfinden.

Hyperchlorhydrie kann durch zuviel Sorgen und Anstrengungen auftreten
und zu Magenschmerzen führen, welche etwa eine Stunde nach der Hauptmahlzeit
(Höhepunkt der HCl-Bildung) auftreten. Inwiefern diese Magenschmerzen (Gastroxynsis ROSSBACHS) durch Säureeinwirkung auf sensible Magennerven, inwiefern
sie durch Magenkrampf hervorgerufen werden, ist unklar. Auch kann ein brennendes
Gefühl hinter dem Brustbein (Pyrosis, Sodbrennen) auftreten. — Der Zusammenhang zwischen Hyperchlorhydrie und Magengeschwür ist noch nicht genügend
aufgeklärt. Wahrscheinlich kann Hyperchlorhydrie zu Magenkrampf und dadurch
(TALMA und seine Schüler) zu Magengeschwür führen. GUNDELFINGER sah bei Hunden
keine Folgeerscheinungen von Eingriffen am N. vagus. Ein- oder doppelseitige
Entfernung des Ganglion coeliacum hatte hingegen bei 22 Hunden immer, oft in
kürzester Zeit Geschwürsbildung im Magen oder Duodenum, ähnlich wie beim
Menschen, im Gefolge, häufig mit Hyperazidität des Magensaftes. Er nimmt Erhöhung des Vagustonus durch Ausschaltung des Sympathikus und dadurch Krampf
des Musc. mucosae, vielleicht auch Reizung während des Eingriffs und Geschwürsbildung an. Andererseits könnte aber Reizung sensibler Nerven im Geschwürsboden vielleicht zu HCl-Bildung führen. Der Ursprung der Magenschmerzen
ist nicht sicher: Krampf der Kardia kann höchstwahrscheinlich Kardialgie und
Pyloruskrampf kann ebenfalls Schmerzen erregen.

Als Gastrosucorrhoea bezeichnet man Magensaftfluß. Gastromyxorrhoea (vermehrte Schleimbildung) kommt bei katarrhalischer Gastritis vor, nicht
selten mit Speichelfluß, Verschlucken des Speichels während der Nacht und Erbrechen morgens früh (Vomitus matutinus). Magenschleim hat übrigens eine gewisse
schützende Wirkung gegen Schädigung durch den Inhalt.

Von den Magenbewegungen bei Hyperchlorhydrie und von der „peristal-
tischen Unruhe" KUSSMAULS wissen wir nichts Sicheres. Bei Verengerung des
Pylorus sind die Bewegungen verstärkt und kann die Muskelschicht hypertrophisch werden, aber trotzdem Magenerweiterung (Gastrektasie) erfolgen.
Diese ist übrigens auch möglich ohne Pylorusverengerung durch Magenatonie
(Erschlaffung der Magenwand). Eine ungenügende Magenentleerung hat Anhäufung des Mageninhalts und, besonders wenn Hypo- bzw. Achlorhydrie
besteht, Gärung mit Gas- und Säurebildung, Ruktus usw. zur Folge. Sarzinen
können dann im Mageninhalt nachweisbar sein. Daß Stagnation Gärung des
flüssigen Inhalts eines Organs fordert, sahen wir schon früher. Motorische
Insuffizienz kann Folge von Atonie oder von einer hochgradigen Verengerung sein.

| Darmtätigkeit.

Wir kennen die einzelnen Tätigkeiten des Darms ungenau. Bedenkt man,
daß sie sich gegenseitig beeinflussen, so versteht sich die Schwierigkeit der
Deutung ihrer Störungen: Die Darmbewegungen beeinflussen die Berührungsdauer zwischen Inhalt und Wand, auch die Dauer der Verdauung, folglich
die Aufsaugung, welche durch Diffusion, Osmose und wahrscheinlich auch durch
Wirkung der Muskeln in den Darmzotten stattfindet. Verdauung und Resorption
sind ihrerseits von Bedeutung für die Eigenschaften des Darminhalts und dadurch für die Darmbewegungen (s. weiter unten).

Der **Darminhalt** kann nicht nur durch Störungen der Bewegung und der
Sekretion, sondern auch durch Einnahme verschiedener Gifte schädlich werden.

Es kann auch ein normaler Bestandteil des Darminhalts in zu großer Menge sich anhäufen, wie z. B. Fette, welche die Fortbewegung des Darminhalts fördern, durch Verringerung der Reibung oder durch Verstärkung der Darmbewegung oder durch beides. Ferner können durch Gärung, gefördert durch ungenügende Bewegung usw., abnorme Stoffe oder auch normaliter vorhandene Stoffe aber in abnorm hoher Konzentration im Darm entstehen, und zwar hauptsächlich im Dünndarm, wie Essig-, Milch-, Buttersäure, Alkohol; durch Fäulnis (s. dort) bilden sich Indol, Skatol usw. Von den Bedingungen dieser abnormen Vorgänge sind wir noch nicht genügend unterrichtet. Durch starke Gasbildung kann Meteorismus, Flatulenz und Störungen der Darmtätigkeit erfolgen. Im Darminhalt findet sich manchmal ohne Schaden der anaerobe B. septicus (,,Vibrion septique"), beim Pferd der Tetanusbazillus, gegen dessen Gift das Tier jedoch äußerst empfindlich ist. Sobald aber die Darmschleimhaut verletzt wird, kann Schädigung erfolgen. Ja, schon durch starke venöse Stauung können Kolibazillen und andere, sonst harmlose Bewohner des Darminhalts krankmachende Bedeutung gewinnen (S. 440). Der Einfluß der Zusammensetzung des Darminhalts auf das Wachstum von Bakterien, wie Cholera-, Typhus- und Tuberkelbazillen, ist noch weiter zu erforschen.

Aus dem im Dünndarm durch Eiweißfäulnis aus Skatol, das aus Tryptophan entsteht, gebildeten Indol entsteht Harnindikan (Indoxylschwefelsäure C_6H_4 . C_2NH_2O . HSO_3) und es erfolgt Indikanurie bzw. (pathologische) Hyperindikanurie. Für die Menge des gebildeten Indols sind der Stickstoffgehalt der Nahrung, die Resorption und die Dauer des Aufenthalts des Inhalts im Dünndarm von Bedeutung. So nimmt die Indolmenge durch Verengerung oder Verschluß des Darmes zu. Dann kann der Indikangehalt des Harns stark ansteigen, gewöhnlich aber erst nach 24 Stunden. Wird die Sperre schon nach wenigen Stunden, z. B. durch Reposition eines eingeklemmten Bruches gehoben, so ist kein vermehrter Indikangehalt nachweisbar. Verschließung des Dickdarms führt erst durch Anhäufung von Dünndarminhalt, also später zu gesteigerter Indikanurie (JAFFE, NOTHNAGEL). Bei Peritonitis mit verminderter Dünndarmperistaltik und bei Dünndarmentzündung (Bauchtyphus, Cholera, Katarrh) nehmen Eiweißfäulnis und Indikanurie zu, obwohl Durchfall besteht, bei einfacher Stuhlverstopfung jedoch nicht. UNDERHILL und SIMPSON stellten vermehrte Indikanausscheidung bei Verstopfung fest. — Auch beim Hungern entsteht im Dünndarm Indol aus stickstoffhaltigen Se- und Exkreten (FR. MÜLLER). Es läßt sich Indikan nur mit Vorsicht zur Beurteilung von Eiweißfäulnis im Darm verwerten (FR. MÜLLER, A. ALBU u. a.).

Unsere Kenntnis der Störungen der **sekretorischen** und **digestiven** Tätigkeit des Darms ist gänzlich unzureichend. Man hat die Verseifung untersucht. Nun kann aber ein ungewöhnlich hoher Fettgehalt des Stuhles ohne weiteres ebensogut einer zu geringen resorptiven Tätigkeit der Darmwand, wie einer zu geringen Verseifung im Darminhalt, welche die Resorption fördert, zuzuschreiben sein. Ferner ist wahrscheinlich Störung der Pankreastätigkeit auf die Verseifung von Einfluß, aber auch Störung der Lebertätigkeit bzw. der Gallenwirkung im Darm. Obwohl Galle die Fettaufnahme bedeutend fördert, vermag doch der Darm auch bei Abwesenheit von Galle große Fettmengen zu resorbieren. Der Pankreassaft spielt dabei wahrscheinlich eine Rolle. Über die Bedeutung der Emulsion, der Verseifung und der Wasserlöslichkeit der gebildeten Seifen ist man noch nicht einig. Nach PFLÜGER u. a. wird Fett nur nach Verseifung (Spaltung in Glyzerin und Fettsäuren) resorbiert. Durch die Emulsion bietet das Fett der fettspaltenden Wirkung die größte Oberfläche dar. Sowohl bei Abwesenheit von Galle wie unter normalen Verhältnissen werden leichter schmelzende Fette vollständiger aufgenommen als schwerer schmelzende. Vgl. für Einzelheiten HAMMARSTEN u. a. Auffallend ist jedoch, daß KUNTZMANN allerdings Steatorrhoea (Fettstuhl) bei Indu-

ration des Pankreas und Verlegung seines Ausführungsganges fand, FR. MÜLLER
und HARTSEN sie aber in ähnlichen Fällen vermißten. Bei gänzlichem Gallenmangel im Darm wird hingegen 55,2 % bis 78,5 % (normaliter nur 6,9 bis 10,5 %)
der Nahrungsfette mit dem Kote entleert. Gleichzeitige Verengerung bzw.
Verlegung des Ductus Wirsungianus und des Ductus choledochus ist nicht
selten. Verlegung des letzteren Ganges ist an Lehmfarbe des Stuhles (acholischen Stuhl) erkennbar. Fettstuhl erscheint bei Aphthae tropicae.

Es kann übrigens nur ein Teil des Stuhles „acholisch" sein durch große Fettmengen ohne weiteres; wohl zu unterscheiden ist der scheinbar acholische Stuhl,
der farbloses Leukourobilin (V. NENCKI) statt des Urobilins (von JAKSCH) enthält.

Durch längeren Aufenthalt von Kot im Mastdarm kann soviel Schleim gebildet
werden, daß die Kotsäule durch eine ganz dünne oder gar eine dicke, feste Schleimschicht umgeben wird. Oder man findet gelbe Schleimkörner (NOTHNAGEL) —
nicht zu verwechseln mit Stärkekörnchen (VIRCHOW) — oder große Mengen fetzigen,
bandartigen Schleims, auch wohl ohne Kot. All diese Erscheinungen kommen bei
katarrhalischer Darmentzündung vor. Man hat eine katarrhalische Enteritis
membranacea beobachtet, wobei röhrenförmige grauweiße undurchscheinende
Gebilde, welche vorwiegend aus Schleim mit Leukozyten bestehen, entleert werden.
In anderen Fällen werden ähnliche Schleimgebilde nach kolikartigen Schmerzanfällen (Colica mucosa, Schleimkolik) ausgestoßen. Leukozyten fehlen hier
aber ganz oder nahezu, Erscheinungen einer Enteritis ebenso. Der Schleim wird
wahrscheinlich durch Krampf der Darmmuskeln ausgepreßt — denken wir an die
CURSCHMANNschen Spirale. Der Bauchsympathikus erweist sich als sehr druck-
empfindlich, die Pulsfrequenz vermehrt (110, 120 Schläge), die Schweißbildung
ebenfalls, wie ich beobachtete. Bedeutende Enteroptose sah ich dabei.

Darmdyspepsie ist ein sehr vager Begriff.

Darmschmerzen (Enterodynie, Enteralgie) können durch Entzündung des
Bauchfellüberzuges, vielleicht auch der Darmwand, ferner durch tetanische Zusammenziehung des Darms (Kolikschmerz) entstehen. NOTHNAGEL hat eine Enteralgie
mit Hyperalgesie unbekannten Ursprunges beschrieben. Die „Crises abdominales"
bei Tabes werden wohl als Neuralgie des Plexus mesentericus aufgefaßt.

Die Darmtätigkeit kann durch Meteorismus oder Tympanites (Gasan-
sammlung im Darm) infolge von Verschlucken größerer Luftmengen, ferner besonders infolge von Gärungen im Darm und verringerten Darmbewegungen gestört
werden. Aber nur bei genügender Menge gärungsfähiger Stoffe (besonders von
unausgegorenem Bier, Kohl- und Rübenarten, Erbsen, Bohnen, Linsen, bei manchen
Personen auch Milch) tritt erheblicher Meteorismus ein. Selbstverständlich muß
die Tätigkeit der Gärungserreger durch geeignete Reaktion usw. möglich sein.
Meteorismus kann übrigens auch durch Erschlaffung der Darmwand (bei Peritonitis, vielleicht auch durch Abnahme des Tonus, durch Nervenwirkung) eintreten,
indem die erschlaffte Darmwand der Gasspannung nachgibt. Vgl. Darmlähmung
weiter unten.

Von großer Bedeutung für die Verdauung und die Resorption ist die Geschwindigkeit, womit der Darminhalt fortbewegt wird. Sie hängt einerseits
von der Kraft bestimmter Darmbewegungen, andererseits von dem Widerstand ab. Dieser Widerstand wird bedingt durch die innere Reibung, die Zähigkeit, Viskosität des Inhalts, durch dauernde (organische) oder vorübergehende
Verengerung eines Darmteils — vorübergehend z. B. durch tonischen Krampf.
Man darf somit durchaus nicht ohne weiteres einen Parallelismus zwischen
Kraft der Darmperistaltik und Bewegungsgeschwindigkeit des Inhalts voraussetzen. Ein solcher Parallelismus besteht nur bei gleichem Widerstand. Wir
dürfen die normale Peristaltik, welche in einer wellenförmig sich fortpflanzenden
Verengerung und Erweiterung besteht, als für die Fortbewegung des Inhalts
sehr geeignet betrachten. Eine tetanische Zusammenziehung (tonischer Krampf)
eines Darmabschnitts hat aber nur im Anfang eine inhaltbefördernde Wirkung.
Sie hemmt fernerhin im Gegenteil die Fortbewegung des Inhalts wie eine

verengerte bzw. verlegte Stelle. NOTHNAGEL unterscheidet außerdem pendelnde Darmbewegungen ohne bemerkbare Lumenveränderungen und Rollbewegungen, bei denen eine ringförmige Zusammenziehung den Inhalt sehr rasch vorschiebt. Diese Rollbewegungen stellen den Übergang von den normalen zu den abnormen Darmbewegungen dar. Oberhalb einer Verengerung kann die Darmbewegung bedeutend verstärkt sein, ohne dem Inhalt die erforderliche Geschwindigkeit zu erteilen, ja es kann nicht nur relative, sondern auch absolute Muskelinsuffizienz eintreten. Daß ein dünnflüssiger Inhalt durch die gleiche Kraft, bei übrigens gleichem Widerstand, rascher fortbewegt wird als ein zäher, versteht sich aus der größeren inneren Reibung. Ob Muzilaginosa wie Sago, Saleb usw. die Fortbewegung bei gewissen Durchfällen hemmen, indem sie den Inhalt zäher machen, oder ob sie außerdem die Muskeltätigkeit verringern, ist unentschieden. Sobald aber die Geschwindigkeit abnimmt, was Opiate z. B. auch bewirken, nimmt die Resorption, d. h. die Eindickung des Inhalts und damit der innere Widerstand zu. Es kann dann sogar zu Stuhlverstopfung kommen.

Die Innervation des Darms scheint sehr verwickelt zu sein. Nicht nur den AUERBACH schen und BILLROTH-MEISSNER schen Plexus, sondern auch dem Vagus und dem Sympathikus kommt Bedeutung zu. Reizung des Vagus erweckt oder verstärkt die Bewegung im ganzen Dünndarm und in der oralen Hälfte des Dickdarms. Und der Splanchnikus hemmt nicht nur unmittelbar die Dünndarmbewegungen, er ist außerdem Vasomotor der Bauchorgane. Diese Reizerfolge sind aber unsicher (HERMANN).

Wichtig ist die von BAYLISS und STARLING festgestellte Erscheinung, daß umschriebene Reizung des Darms die Muskelwirkung oberhalb der gereizten Stelle verstärkt, jedoch Erschlaffung bzw. Hemmung der Zusammenziehung unterhalb zur Folge hat. Nach MAGNUS geschieht dies durch Reizung des AUERBACHschen Plexus myentericus. Vgl. die S. 860 erwähnte Erscheinung am Magen.

Im allgemeinen ist es der Darminhalt, der die Darmbewegungen erweckt oder verstärkt, und zwar durch chemische oder mechanische Reizung der Schleimhaut wie z. B. durch Säuren, Abführmittel oder Dehnung der Darmwand, letzteres auch durch reizloses Gas oder Flüssigkeit. Ob Muskel, Nerv oder beides gereizt wird, ist unentschieden. Zu starke Dehnung lähmt die Darmwand (S. 37).

Gewisse Gase, wie CO_2, H_2S, CS_2, vermögen auch chemisch die Peristaltik anzuregen. Venöses Blut, venöse sowie arterielle Hyperämie verstärken die Peristaltik, Anämie verringert die Darmbewegungen. Plötzliche, nicht zu schwache Abkühlung der Bauchwand vermag die Peristaltik anzuregen, längerdauernde Abkühlung jedoch wirkt dem Stuhlgang entgegen, der dann durch Erwärmung („Reaktion", S. 98) erfolgen kann. Genaueres ist hier zu erforschen.

Starke Fortbewegung eines mit Gasen gemischten flüssigen Inhalts führt zu Kollern, Gurren (Borborygmi).

Gesteigerte Peristaltik kann schmerzlos, tonischer Krampf (Darmkolik) hingegen kann sehr schmerzhaft sein. Durch Bleivergiftung sowie bei Hirnhautentzündung kann auch der leere Darm so stark zusammengezogen sein, daß der Leib kahnförmig einsinkt. Stark gefüllte Darmschlingen mit hypertrophischem Muskellager oberhalb einer verengerten Stelle können durch starken tonischen Krampf als starre, ja bretthart Würste durch eine nicht allzu dicke Bauchwand hin sicht- und fühlbar sein.

Antiperistaltik (GRÜTZNER u. a.) ist eine Darmbewegung, welche den Inhalt in perverser Richtung, nach dem Pylorus zurückpreßt. Sie tritt sowohl beim Menschen wie beim Versuchstier mit durchgängigem Darm ein nach Einführung in den Enddarm einer stärkeren NaCl-Lösung oder von Kupfersulfat, das, per os eingenommen, Erbrechen bewirkt. Bei Darmverschluß tritt in der Regel eine rückläufige Bewegung des Inhalts mit Koterbrechen (Ileus, Miserere) ein. Wie und wodurch, wissen wir nicht.

Es findet dabei Anhäufung von Darminhalt statt, so daß der Darm allmählich stärker und über eine größere Strecke gedehnt wird. Gelangt dann aber Kot in den Magen durch Antiperistaltik? NOTHNAGEL nimmt sie nicht an, sondern „Rückstoßkontraktionen": indem sich der Darm unmittelbar oberhalb der Sperre zusammenzieht, treibt er den dort befindlichen Inhalt magenwärts. Mit dem Inhalt nimmt der Rückstoß zu, allmählich weiter aufsteigend. Ein solcher Rückstoß schließt aber Antiperistaltik nicht aus. Bedenken wir, daß Erbrechen während eines Migräneanfalls oder bei Pseudokrupp ohne irgendeine Sperre und ohne Überfüllung des Duodenums schließlich Galle zum Vorschein bringt. Was hat den Übertritt der Galle in den Magen bewirkt? Jedenfalls muß der Pförtner zum Übertritt offen gewesen sein. Kam dann Antiperistaltik hinzu? Oder saugte der am Schluß der Brechbewegung zusammengepreßte Magen bei seiner Wiederausdehnung Dünndarminhalt an? Das sind unbeantwortete Fragen ebenso wie die nach dem Wie und Wodurch des Koterbrechens bei Darmlähmung („paralytischer" Ileus, s. unten).

Werden die Darmbewegungen ungenügend, so spricht man von **Darm-(muskel)insuffizienz**, und wenn sie aufhören, von **Darmlähmung** oder **-paralyse**. Es besteht relative Insuffizienz, wenn die Darmtätigkeit, die sogar angestrengt sein kann, den Inhalt nicht durch eine verengerte Stelle fortzubewegen vermag. Darmlähmung kann in einem verschieden großen Abschnitt des Darms eintreten. Sie führt zu Meteorismus des gelähmten Abschnittes, dessen Überzug, wenn Laparotomie voraufging, rötlich (hyperämisch) aussieht, ohne makroskopische Entzündungserscheinungen, wie das Bauchfell nach einer Laparotomie ohne weiteres (HILDEBRANDTS Versuch); man redet in solchen Fällen wohl von „Peritonismus" (S. 395). Oder es besteht eine unverkennbare Peritonitis mit serösem, fibrinösem oder eitrigem Exsudat. Ohne voraufgegangene Laparotomie und ohne Peritonitis sieht der Überzug des gelähmten Abschnitts durchscheinend grauweiß, glänzend und glatt, also normal aus.

Darmlähmung mit Meteorismus deutet eben auf die Möglichkeit einer akuten Bauchfellentzündung hin. Seröse Durchtränkung der Darmwand führt nämlich zur Erschlaffung der Muskelschicht und dadurch zu Meteorismus und Stuhlverstopfung. Letztere ist überdies wahrscheinlich, ebenso wie die bedeutende Pulsbeschleunigung und das Erbrechen bei Bauchfellentzündung, einer Reizung von Nerven des Bauchfells (Sympathikus) zuzuschreiben.

Außer der Darmlähmung durch Überdehnung (oberhalb einer Verengerung) oder bei hartnäckiger, starker Koprostase durch Obstipation und außer der entzündlichen Paralyse hat man eine „toxische" Lähmung unbekannten („bakteriellen") Ursprunges angenommen, nicht selten ohne ausreichendem Grund. Ferner kennt man Darmlähmung bei Embolie der Art. mesenterica, wohl durch hämorrhagische Infarzierung eines Darmabschnitts, und nimmt man eine „nervöse" Darmparalyse an in Fällen, wo ein schmerzhafter, nicht herabgestiegener Hoden die Erscheinungen einer Brucheinklemmung vortäuscht, welche (TREVES' Fall) durch örtliche Anwendung von Eis schwinden. Dies sind ursächlich wenig gekannte Fälle. Unlust hemmt die Darmbewegungen (radioskopisch) bei Katzen (CANNON). Melancholie führt zu Stuhlverstopfung, vielleicht durch hinzutretende Beschränkung der Sekretionen im Darm (s. unten).

Darmlähmung führt zu paralytischem Ileus, während man den Ileus durch Darmverschluß einen mechanischen nennt. Man redet beim paralytischen oder dynamischen Ileus auch wohl von „Pseudo-Okklusion" oder „Pseudo-Inkarzeration", weil bei der Autopsie keine Verlegung nachweisbar ist.

Oberhalb einer Verengerung längerer Dauer findet man eine hypertrophische Muskelschicht, unterhalb einen leeren Darm (Hungerdarm). Die hypertrophische Strecke kann verschieden lang sein und sich bis unterhalb der Verengerung ausdehnen. Entzündung und Geschwürsbildung der Schleimhaut sind nicht selten.

Bei rascher, starker Verengerung tritt starke Blähung mit Lähmung oberhalb der Sperre in den Vordergrund. Förster, Kader u. a. unterscheiden dabei einen „Stauungsmeteorismus" und einen „lokalen Meteorismus". Ersterer tritt durch Anhäufung verschiedenartigen Darminhalts infolge von Verengerung oder Verlegung, aber ohne Kreislaufstörung im Darm und Mesenterium auf. Die stark gedehnte Darmwand ist grauweiß. Nach Talmas Versuchen häuft sich im Dünndarm ein vorwiegend flüssiger Inhalt an — im Dickdarm findet Eindickung statt. Der lokale Meteorismus zeichnet sich durch eine mehr oder weniger starke hämorrhagische Infarzierung und andere Erscheinungen aus, die durch Brucheinklemmung (S. 720), Achsendrehung und Knotenbildung entstehen. Wenn sich keine Darmgase anhäufen, indem sie entweichen oder sich nicht bilden (durch ungeeignete Reaktion usw.), sollen diese Erscheinungen ausbleiben. Es wäre einfacher, als „lokalen" Meteorismus jede auf einen Darmabschnitt beschränkte Blähung zu bezeichnen; man kann dann hämorrhagische Infarzierung durch Hinzufügung von hämorrhagisch andeuten. Denn „lokal" und „Stauung" unterscheiden sich nicht nach demselben Maßstab.

Allmähliche Verengerung des Dickdarms führt zu zunehmender Obstipation, manchmal, sobald die Muskelschicht hypertrophisch ist, mit Kolikanfällen. Bei Verengerung des Dünndarms mit seinem flüssigen oder breiigen Inhalt macht sich Obstipation nicht deutlich bemerkbar. Mitunter wird eine langsam entstandene, bisher latente Verengerung des Dickdarms durch eine Narbe oder durch Krebs plötzlich erkennbar. Das mag geschehen durch Anhäufung fester Kotmassen; zweimal fand ich die enge Öffnung bei einer Mastdarmverengerung verlegt durch herausgeschobene Schleimhaut, welche dann durch venöse Stauung bedeutend anschwoll, so daß auch Flatus nicht mehr abgingen. Es können beim Zurückdrängen der Schleimhaut Flatus abgehen.

Verengerung bis zum Verschluß des Darms kann bewirkt werden durch eine zusammendrückende oder in die Wand oder in die Darmhöhle hineinwachsende Geschwulst, ferner durch eine schrumpfende Narbe (nach Geschwürsbildung bei Dysenterie, Tuberkulose, Syphilis des Mastdarms). Geschwüre und Strikturen finden sich vorzugsweise im Mastdarm und in den Flexuren (sigmoidea, lienalis und hepatica), auch im Blinddarm, also an Stellen, wo Kot sich am meisten anhäuft und am längsten mit der Darmwand in Berührung bleibt, so daß diese mechanisch und chemisch geschädigt wird. Ferner können Verdickungen und Verwachsungen des Bauchfells zu Verengerung oder Abknickung des Darms führen, während Gallensteine, Darmsteine (Enterolithen, Bezoars), allerlei Fremdkörper den Darm verlegen und große Kotmengen bei vernachlässigter Obstipation zu Darminsuffizienz und sogar Darmlähmung führen können. Schließlich seien noch die (oft akute) äußere und innere Brucheinklemmung, Darmeinschiebung (Invagination s. Intussusceptio intestini), Achsendrehung und Verknotung (Volvulus intestini) genannt. In all diesen Fällen ist die eintretende Darmlähmung von großer Bedeutung. Daß sich Peritonitis, Sepsis und Herzschwäche durch Kollaps oder Schock anschließen können, sahen wir früher. Aus obigem versteht sich, daß akuter Verschluß häufiger im Dünndarm, chronischer Verschluß häufiger im Dickdarm entsteht. Das Ileum ist nämlich beweglicher, was von Bedeutung ist für die Entstehung eines Bruchs, einer Invagination usw.

Draper stellte fest, daß Versuchstiere durch hohen Darmverschluß binnen 72 Stunden starben, nach Sweet unter Erscheinungen, welche denen bei akuter Pankreatitis ähnlich und wahrscheinlich einem Gift oder Giften zuzuschreiben seien, welche durch Pankreasenzyme entstehen; nach Eiselsberg tritt der Tod später ein, wenn zugleich mit dem hohen Darmverschluß die Pankreasgänge abgebunden wurden.

Schließlich haben wir noch die Störungen der **Fortbewegung** und der **Resorption** des Darminhalts, von denen schon wiederholt die Rede war, gesondert zu besprechen. Wir haben schon betont, daß und wie die Resorption und Eindickung des Darminhalts, ceteris paribus, von der Bewegungsgeschwindigkeit des Darminhalts abhängt: Je mehr Ruhe, um so vollständigere Resorption, auch daß diese Geschwindigkeit vom Verhältnis der Muskelwirkung zum Widerstand bedingt wird. Wir haben ferner bei der Besprechung der Darmverengerung und der Darminsuffizienz Beispiele kennen gelernt. Es erübrigt uns jetzt, noch einiges über **Stuhlträgheit** und Durchfall zu bemerken. Wir reden von Stuhlträgheit (Obstipatio), wenn die Absetzung des Stuhles zu selten oder zwar regelmäßig einmal in 24 Stunden, aber in ungenügendem Maße stattfindet. In beiden Fällen pflegen die Fäzes zu fest, ja hart zu sein. Sie können dies übrigens auch bei regelmäßig genügendem Stuhlgang sein nach starkem Schwitzen. Gewöhnung an eine bestimmte Stunde ist für die regelmäßige Absetzung des Stuhles von großer Bedeutung (TROUSSEAU); Nerveneinflüsse können sie stören, indem sie die Darmbewegungen oder die Sekretion ändern. Und wie wichtig letztere für die Menge und die Zusammensetzung des Darminhalts sein können, erhellt aus dem Versuch HERMANNS; in einer leeren, doppelt abgebundenen Darmschlinge eines Hundes häuft sich eine nicht unbeträchtliche Menge Schleim, Epithel und Mikroben an. Hieraus versteht sich, daß nach VOIT auch der Hungernde regelmäßig „Kot" zu bilden vermag. Hieraus folgt aber zugleich, daß man nur in bestimmten Fällen durch Vergleichung der Kotmenge mit der eingenommenen Nahrungsmenge auf einen genügenden Stuhlgang schließen darf: wenn nämlich regelmäßig eine nicht zu geringe Nahrungsmenge genossen und regelmäßig eine entsprechende Kotmenge abgesetzt wird. Man unterscheidet eine Obstipation durch bekannte anatomische Veränderungen, wie Verengerungen verschiedener Natur, Megakolon usw., und eine „funktionelle" Stuhlträgheit, welche auf Darmträgheit beruht und dann atonisch oder hypokinetisch genannt wird oder im Gegenteil einem Darmkrampf zuzuschreiben ist und als spastische oder dyskinetische angedeutet wird. In diesem Fall wechseln manchmal Durchfall und Verstopfung ab (vgl. REISS). Die Unterscheidung ist nicht immer sicher.

Melancholie führt zu Abnahme vieler Sekretionen und zu Obstipation. Sorgen können es auch tun, wahrscheinlich schon durch Vernachlässigung der richtigen Stunde. — Schwerverdauliche Nahrung vermag die Stuhlabsetzung zu fördern, in großer Menge aber zu hemmen. Rohe Milch pflegt den Stuhlgang zu begünstigen, gekochte hingegen zu hemmen. Bemerkenswert sind individuelle Empfindlichkeiten nicht nur gegenüber Hühnereiweiß, sondern auch gegenüber gekochtem Reis, der ausnahmsweise sofortige Stuhlabsetzung zu bewirken vermag. Mäßige Körperbewegung fördert im allgemeinen den Stuhlgang. Starke oder zu lange fortgesetzte Körperbewegung wird aber, ebenso wie seelische Ermüdung, oft von Stuhlträgheit gefolgt (durch starkes Schwitzen oder durch Mitermüdung des Darms oder durch beides?). Starker Wasserverlust durch Schwitzen oder Polyurie pflegt nämlich zu Stuhlträgheit zu führen, indem dem Darminhalt mehr Wasser entzogen wird. Krampf des Mast- oder Dickdarms nehmen einige Forscher an zur Deutung der sog. „spastischen Obstipation", die vielleicht auch durch bestimmte Abkühlung des Körpers eintreten kann (s. oben). — Bei Proktitis und Periproktitis kann es zu einer oft mehr oder weniger schmerzhaften, krampfhaften Zusammenziehung des Sphincter ani kommen, welche die Stuhlentleerung erschwert, aber zugleich ein abnormes Gefühl ihrer Notwendigkeit (Stuhlzwang, Tenesmus) bewirkt.

Auf Stuhlentleerung folgt manchmal sofort das Gefühl von Frische im Kopfe, besonders bei Leuten ohne genügende Körperbewegung, wahrscheinlich durch andere Blutverteilung, indem die sich erweiternden Bauchgefäße dem zu blutreichen Kopf etwas Blut entziehen.

Als **Durchfall** (Diarrhoea) bezeichnet man eine zu häufige Entleerung eines zu flüssigen Stuhls. Beide Merkmale sind jedoch nicht scharf abgegrenzt. So bedeutet dreimalige Absetzung (in 24 Stunden) eines etwas weichen Stuhles noch keinen Durchfall. Ohne reichlichen Wassergehalt des Kots tritt kein Durchfall ein. Hieraus verstehen wir es, daß verstärkte Peristaltik, welche die

Bewegungsgeschwindigkeit des Darminhalts vermehrt und damit seine Eindickung durch Wasserresorption verringert, daß ausgedehnte amyloide Entartung der Darmgefäße des Dickdarms durch verringerte Wasserresorption zu Durchfall führen, der im letzteren Fall hartnäckig ist. Man hat auch bei Darmatrophie Durchfall beobachtet. Bei katarrhalischer ausgedehnter Darmentzündung kann nicht nur die Peristaltik vermehrt (worauf Kollern und Gurren, auch Schmerzen im Leibe hinweisen) und die Resorption auch von Wasser verringert sein; wir müssen außerdem die Möglichkeit berücksichtigen, daß sich seröses Exsudat und dünner Schleim dem Darminhalt beimischen, so daß große Mengen flüssigen Kots abgesetzt werden, wie z. B. bei Cholera (S. 679) und Brechdurchfall überhaupt. Sekret und seröses Exsudat bzw. Transsudat im Darminhalt lassen sich nicht scharf unterscheiden. Akute Arsenvergiftung vermag Brechdurchfall wie bei Cholera zu bewirken. Man nimmt an, daß sich bei Durchfall durch Vermehrung der Dünndarmperistaltik Gallenfarbstoff manchmal im Stuhl nachweisen läßt, was nie der Fall sein soll durch Funktionsstörung des Dickdarms allein. Röntgenoskopisch hat man mehrmals festgestellt, daß Beschleunigung des Durchtritts des Inhalts nur im Dünndarm nicht von Durchfall gefolgt wird (vgl. SCHMIDT - VON NOORDEN).

Durchfall durch starken Kaffee ist wahrscheinlich vermehrter Peristaltik zuzuschreiben. Wahrscheinlich wirken seelische Einflüsse (Angst, Diarrhoea nervosa TROUSSEAUS) ausschließlich oder hauptsächlich durch vermehrte Peristaltik. Die rasche Wirkung weist darauf hin. Und die ,,peristaltische Unruhe" oder Tormina intestinorum mit kollernden, gurrenden Geräuschen sind wahrscheinlich Rollbewegungen (NOTHNAGEL) ohne Stuhlförderung durch seelische Einflüsse, welche besonders bei Hysterie, Hypochondrie zur Beobachtung gelangen. Der Durchfall bei GRAVES - BASEDOWscher Krankheit ist vielleicht auf vermehrte Sekretion und vermehrte Peristaltik zurückzuführen.

Der Durchfall bei Darmgeschwüren ist noch nicht genügend sicher aufgeklärt. Besteht zugleich eine ausgedehnte katarrhalische Entzündung, wie beim Darmtyphus und manchmal bei Dysenterie, Tuberkulose usw., so kann diese Entzündung schon ausreichend den Durchfall verständlich machen. Fehlt sie aber, so müssen wir das Geschwür selbst als verantwortlich für den Durchfall betrachten. Nun können aber nicht nur kleine, sondern auch große Geschwüre ohne Durchfall bestehen. Nach NOTHNAGEL ist der Sitz des Geschwürs besonders wichtig: Durchfall tritt besonders ein bei Geschwüren im unteren Dick- und Mastdarm, während solche im Dünndarm, Blinddarm und Anfangsteil des Dickdarms sogar von Stuhlträgheit begleitet sein können. Letzteres erinnert an die S. 860 erwähnte Regel. Nun mag man bei größeren Geschwüren des Dickdarms an eine zu geringe Eindickung des Darminhalts denken, wenn nur eine geringe Schleimhautoberfläche verloren gegangen ist, drängt sich die Möglichkeit einer vermehrten Peristaltik durch Reizung sensibler Nervenenden im Geschwürsboden in den Vordergrund. Tuberkulöse und typhöse Geschwüre bevorzugen den kaudalen Abschnitt des Ileum, oft besonders die Gegend der Valvula Bauhini.

Die Wirkung verschiedener Heilmittel ist noch zum Teil streitig. Mittelsalze (Glaubersalz, Bittersalz), in genügender Menge per os eingenommen, bewirken Durchfall. Wird aber eine konzentrierte Lösung eines solchen Salzes ins Blut oder unter die Haut eingeführt, so vermag das Salz sogar anhaltende Verstopfung zu machen, indem es dem Blut und den Geweben, auch dem Darm Wasser entzieht und damit durch die Nieren ausgeschieden wird. Sehr große Mengen verdünnter Salzlösung, subkutan eingespritzt, können allerdings Durchfall zur Folge haben, indem sie zum Teil durch den Darm ausgeschieden werden (FRANKL, AUER).

Akute Quecksilber- (meist Sublimat-)Vergiftung führt zu fibrinösnekrotisierender Entzündung (s. dort) besonders des Dickdarms mit Durchfall und oft blutigem Stuhl. Sepsis führt manchmal zu Durchfall, den man, jedoch ohne ausreichenden Grund, einer vermehrten Sekretion der Darmdrüsen infolge von Reizung durch das bakterielle Gift zuschreibt. Sogar septische Peritonitis, wie z. B. die puerperale, geht oft mit Durchfall einher, während doch Bauchfellentzündung sonst zu Stuhlträgheit zu führen pflegt. Wir haben die Möglichkeit zu bedenken, daß verschiedenartige Gifte, anorganische, organische, auch mikrobielle durch den Darm ausgeschieden werden und dabei das Gewebe schädigen. Durchfall kann dann auftreten, der die Ausscheidung des Giftes fördert, so daß bei gewissen septischen Zuständen das Fieber abnimmt, um wieder anzusteigen, sobald der Durchfall aufhört.

Starke Darmfäulnis kann zu Kollern, Abgang vieler Flatus (Darmgase) und zu Durchfall führen. Manchmal treten ähnliche Erscheinungen im Anschluß an Magendyspepsie ein. Viele Durchfälle faßt man wohl als Diarrhoea dyspeptica zusammen, womit nicht viel gesagt wird.

Lebertätigkeit.

Obwohl die Leber überall gleich gebaut ist und auch ihre Zellen nahezu gleich aussehen, ist es doch eine unbeantwortete Frage, ob ihre Eigenschaften überall gleich sind und sich nicht wenigstens quantitativ unterscheiden. Diese Frage müssen wir auch stellen für die Eigenschaften der aneinander grenzenden periportalen und perizentralen Leberteile. Wir haben doch gesehen, daß die venöse Stauung nicht gleichmäßig in allen Leberteilen aufzutreten pflegt; daß bei Phthisis pulmonum Fett sich besonders periportal anhäuft, daß ferner jedoch einige Gifte besonders perizentrale, andere besonders periportale Leberzellen schädigen (s. S. 331), wie wir auch bei der akuten Leberatrophie eine vor allem perizentrale Schädigung sehen; daß metastatische Leberabszesse bei Dysenterie den rechten Leberlappen bevorzugen (S. 66): wir müssen die Möglichkeit ins Auge fassen, daß der linke Leberlappen mehr venöses Blut aus Milz, Magen und Pankreas bekommt, der rechte mehr aus den Mesenterial- und Darmwurzeln der Pfortader, weil es durchaus nicht sicher ist, daß das Blut im Pfortaderstamm und in den daraus entstehenden Zweigen in der Leber ein vollkommen gleichmäßiges Gemenge des Blutes aus ihren Wurzeln ist. Wir müssen ferner annehmen, daß die inspiratorische Zusammenziehung des Zwerchfells nicht in allen Leberteilen die gleiche Druckerhöhung bewirkt (S. 716), daß sie somit Blut, Lymphe und Galle nicht aus allen Leberteilen in gleichem Maße auspressen wird. Schon hieraus müssen quantitative Unterschiede der Eigenschaften der verschiedenen Leberteile entstehen, ohne daß wir jedoch näheres über ihre Bedeutung schon jetzt anzugeben vermögen. Die Leber steht nicht nur durch die Pfortader mit Milz, Magen, Darm, Pankreas und Gekröse, sondern auch durch Lymphwege mit verschiedenen Bauchorganen, auch Lymphdrüsen und Brustorganen in Verbindung, wie wir das erörtert haben (S. 76). Ob und inwiefern sich die Bauchorgane in ihrer Tätigkeit durch diese Verbindungen durch Lymphgefäße gegenseitig beeinflussen, muß weitere Forschung lehren. In den letzten Jahren hat man den hepatolienalen Verbindungen durch die Pfortader mehr Aufmerksamkeit geschenkt als früher. Wir kommen hierauf weiter unten zurück.

Aus den S. 17 f. angeführten Beobachtungen geht hervor, daß die übrigens ungeschädigte Leber nach Verlust bzw. Entfernung eines größeren Abschnitts einer starken „regenerativen" oder „rekreatorischen" Hyperplasie und Hypertrophie fähig ist. Hieraus folgt jedoch nicht ohne weiteres, wie wir schon früher bemerkten, daß wir die großen Leberzellen, die wir in zirrhotischen oder gar Stauungslebern finden, als „regenerativ-hypertrophische" Zellen betrachten dürfen. Einige Forscher sind sogar so weit gegangen, einen „Umbau" durch regeneratorische Zellneubildung der zirrhotischen Leber anzunehmen. Ein solcher Umbau ist jedoch nicht erwiesen oder auch nur wahrscheinlich gemacht worden. Bedenken wir, wie stark die zirrhotische Leber verkleinert ist und wie stark die meisten Leberzellen atrophieren oder sogar zugrunde gehen, so ist es sehr unwahrscheinlich, daß die „Knoten" durch Neubildung von Lebergewebe entstehen, um so unwahrscheinlicher, wenn die ganze Leber aus Knoten besteht. Diese sind vielmehr Reste des Lebergewebes, obwohl vereinzelte neugebildete Leberzellen vorkommen mögen. Ohne die Hypertrophie vereinzelter Leberzellen ausschließen zu können, müssen wir jedoch die Möglichkeit aufs neue betonen, daß leichte albuminöse Entartung mit Schwellung sowie proliferative Vergrößerung und Teilung der Leberzelle durch den entzündlichen Reiz nicht immer von funktioneller Hypertrophie zu unterscheiden sind.

Obwohl wir einiges von der großen Anpassungsfähigkeit und anderen Eigenschaften der Leber wissen, ist die Rolle, welche dieses Organ in vielen Krankheiten spielt, nichts weniger als klar. Vielleicht ist manche bisher düstere Krankheitserscheinung auf Störung der Lebertätigkeit zurückzuführen. Wir haben ihre Bedeutung für den Zucker- und den Stickstoffwechsel schon besprochen, wir wissen, daß die Leber Galle bildet und daß mit der Galle manche Stoffe wie Fette und Körperchen wie Typhusbazillen (die Typhusrückfall bewirken können) in den Darm gelangen. Wir kennen die „fonction adipopexique" und „granulopexique" (S. 62), die Ablagerung von Hg, As, Cu (nach medikamentöser Darreichung in die Pferdeleber), von Pb, P, J, ferner die Siderosis usw.; wir wissen, daß auch gelöste Gifte in der Leber festgehalten und (mit oder ohne chemische Änderung) unschädlich gemacht werden können (S. 184 f.). Die Bedeutung dieser giftwidrigen („antitoxischen", aber nicht nur „Toxinen" gegenüber) Eigenschaft gegenüber enterogenen und sonstigen histiogenen Giften kennen wir sicher nicht in ihrem vollen Umfang. Die Versuchsergebnisse bei Tieren mit einer sog. Eckschen Fistel weisen auf diese Möglichkeit hin.

Die Ecksche Fistel besteht in einer Verbindung zwischen Pfortader und unterer Hohlader, durch Einpflanzung des ersteren in das letztere Gefäß und Abbindung der Pfortader stromabwärts der Einpflanzung. Das Pfortaderblut wird dann in der Regel (s. unten) mit Umgehung der Leber in die Hohlader übergeleitet und das Säugetier kann bei nachfolgender Entleberung noch etwa 24 Stunden am Leben bleiben (bei Gänsen und Enten kann das Pfortaderblut auch ohne Ecksche Fistel durch eine Anastomose in die Nierenvene abfließen). Magnus-Alsleben betont mit Recht, daß gewisse Schlacken und andere Stoffe aus dem Wurzelgebiet der Pfortader dann allerdings nicht sofort und mit einem Male (durch die Pfortader), sondern zum Teil, doch auf einem Umwege (Hohlader — Herz — Leberschlagader) und in kleinen Schüben in die Leber gelangen. Durch die Ecksche Fistel gelangen solche Stoffe zum Teil ungeändert und wohl in größerer Konzentration als beim normalen Kreislauf auch in andere Organe, welche sie schädigen können, wenn sie giftig sind. Ob außerdem bei Eckscher Fistel abnorme giftige Stoffe in der Leber entstehen, wissen wir nicht. Bei Hunden, welche den erfolgreichen Eingriff überleben, verfällt die Leber einfacher Atrophie und Verfettung verschiedenen Grades, obwohl die Gallenabsonderung fortdauern kann (Stolnikow). Nach M. Nencki, Pawlow u. a. werden solche Hunde früher oder später böse und störrisch. Sie bekommen Wutausbrüche, klonische und tonische Krämpfe und Polypnoe, denen oft Somnolenz, ein komatöser Zustand und allgemeine Schwäche voraufgehen. Zwingt man das Tier, sich zu erheben, so schwankt es, die Hinterpfoten schleifen nach, es geht ataktisch (unkoordiniert), fällt nach rückwärts. Außerdem wird das Tier blind, aber nicht taub. Koma folgt wieder den Krämpfen. Der früheste Anfall wurde am 10. Tage nach dem Eingriff beobachtet. Widersteht das Tier dem Anfall, so erholt es sich mehr oder weniger, bekommt aber, besonders nach starker körperlicher oder seelischer Erregung neue Anfälle, die es töten können. Man hat aber auch völlige Heilung beobachtet, welche der Ausbildung eines Kollateralkreislaufs (Franke und Rabe) zuzuschreiben ist.

Ein Hund mit einer Eckschen Fistel verträgt kein Fleisch; es verursacht ihm einen Anfall, so daß das Tier nach Erholung Fleisch verweigert. Temperatursteigerungen und Abmagerung wurden beobachtet, ferner alkalische Reaktion des Harns, Eiweiß, Hämoglobin, Bilirubin und Urobilin im Harn. Nach Unterbindung der Leberschlagader bei Eckscher Fistel nimmt die Ausscheidung von Ammoniak (als karbaminsaures Salz) durch den Harn zu. Nach subkutaner oder intravenöser Einverleibung von karbaminsaurem Ammoniak bei normalen Hunden oder in den Magen von Hunden mit Eckscher Fistel, erfolgen ähnliche Vergiftungserscheinungen wie durch Anlegung der Eckschen Fistel. Es ist aber unentschieden, ob all diese Erscheinungen der Wirkung eines Giftes oder mehrerer Gifte zuzuschreiben sind, welche durch die Ecksche Fistel in den Kreislauf aufgenommen werden. Denn die Möglichkeit ist nicht ausgeschlossen, daß die atrophierende und fettig entartende Leber dermaßen insuffizient, unzulänglich wird, daß giftige Zwischenstoffe des Stoffwechsels entstehen bzw. sich anhäufen, daß sich z. B. zu wenig Harnstoff (Karbamid) aus karbaminsaurem Ammoniak bildet, das dann giftig wirkt. Vielleicht kommen hier noch andere Aminosäuren in Betracht, aus denen die Leber Eiweiß oder andere Stoffe bildet.

Daß Pfortaderverschluß (beim Menschen durch Thrombose usw.) zu Leberatrophie führt, geht aus obigen und anderen Ergebnissen (S. 18) hervor. Die Leberschlagader vermag offenbar bei den Versuchstieren die Pfortader nicht oder nicht ausreichend zu vertreten. Tritt keine Änderung der Leber nach Pfortaderverschluß ein, so erheischt die Möglichkeit einer Zufuhr von Pfortaderblut durch kollaterale hepatopetale Gefäße in die Leber Beachtung. Dies gilt auch für den Menschen: Thrombose der Pfortader kann zu Leberatrophie führen; FRERICHS hat auch schon bei einem auf einzelne Leberäste der Pfortader beschränkten Verschluß eine Atrophie der entsprechenden Leberteile beobachtet. Der Seitenbahnkreislauf wird, ceteris paribus, um so vollkommener mit dem Verschluß gleichen Schritt halten, je langsamer sich dieser vollzieht. Nach PICK werden sich bei extrahepatischem Verschluß der Pfortader, also des Stammes oder der Wurzeln der Pfortader, hepatopetale (der Leber zuführende) kollaterale Gefäße, bei intrahepatischer Behinderung hingegen hepatofugale Kollateralen (S. 707) entwickeln. Hepatopetale Kollateralen können sich aus akzessorischen Pfortadern (CHARPY), d. h. aus kleinen, nicht immer gleichen Venen, die im Bauchfellüberzug der Leber und in den benachbarten Bauchfellfalten des Zwerchfells und des Magens entspringen, wie die Venae parumbilicales, ferner in Adhäsionen zwischen Leber und Netz oder Darm usw. entwickeln. Ferner kommen Anastomosen zwischen Hohlader- und Pfortadersystem vor (RETZIUSsches System). Die Folgen eines Pfortaderverschlusses können denen einer Eckschen Fistel gleich sein. Ob die Leberschlagader beim Menschen die ernährende Rolle der Pfortader zu übernehmen vermag, erscheint nach obigen Beobachtungen zweifelhaft. Beiläufig sei hier bemerkt, daß die Bedeutung eines Verschlusses der Leberschlagader beim Menschen unbekannt ist. Bei Kaninchen erfolgt Nekrose der ganzen Leber bzw. des Leberteils, dessen Ast verschlossen wurde. Bei Hunden bleibt sie jedoch durch Anastomosen aus (COHNHEIM und LITTEN).

Änderungen der Lebertätigkeit durch Pfortaderverschluß sind noch nicht festgestellt; Gallenbildung kann fortbestehen wie bei der Eckschen Fistel (STOLNIKOW u. a.). Vielleicht treten Erzeugnisse des intermediären Stoffwechsels in abnormer Konzentration aus der Leber ins Blut oder gar Stoffe, die sonst nicht im Blut vorkommen. Die eintretende Atrophie macht jedenfalls eine gewisse Leberinsuffizienz wahrscheinlich.

Auf der anderen Seite ist das Auftreten ähnlicher Erscheinungen wie bei der Eckschen Fistel bei Erkrankungen bemerkenswert, in denen wir Leberinsuffizienz in gewisser Richtung und in gewissem Grade annehmen dürfen, wie bei der akuten Leberatrophie, der akuten Phosphorvergiftung und beim „diabète bronzé". Von vornherein müssen wir allerdings in den Vordergrund stellen, daß es nicht immer der gleiche Stoff sein muß, der obige Vergiftungserscheinungen bewirkt, daß es im Gegenteil verschiedenartige Stoffe, wenn nur in bestimmter Konzentration, sein können. Es ergeben sich bei den verwickelten Zuständen, denen wir begegnen können, mehrere Möglichkeiten: Zunächst ist im allgemeinen möglich, daß eine insuffiziente Leber gewisse giftige Stoffe, wie etwa Aminosäuren, welche durch das Pfortaderblut zugeführt werden, nicht oder in ungenügender Menge festhält, so daß sie ungeändert durch die Leberadern in die untere Hohlader, wie bei der Eckschen Fistel gelangen. Sodann ist aber möglich, daß in der kranken Leber andere giftige Stoffe intermediär entstehen, von denen wir zur Zeit noch nichts Sicheres anzudeuten vermögen. Ferner ist fraglich, welche Vergiftungserscheinungen außerhalb der Leber dem Gift, das die akute Leberatrophie bewirkt, bzw. dem Phosphor zuzuschreiben sind und welches Gift beim „diabète bronzé" wirksam ist. Schließlich müssen wir die Möglichkeit berücksichtigen, daß infolge von Leberinsuffizienz in anderen Geweben Gifte entstehen, ähnlich wie bei Unzulänglichkeit der Epithelkörperchen. Wir vermögen noch nicht zu entscheiden und sind denn auch von einer ursächlichen Deutung der akuten Leberatrophie bzw. des Ikterus gravis überhaupt (Gelbsucht, Kopfschmerz, psychische Adynamie, Somnolenz, Delirien, Krämpfe, Koma, Tod) noch weit entfernt. Man hat den Symptomenkomplex Ikterus gravis, dem eine schwere Schädigung verschiedenen Ursprunges der Leber zugrunde liegen kann, jedenfalls sich hinzugesellt, früher einer Cholämie (Anhäufung auch von gallensauren Salzen im Blut) zugeschrieben. Diese Annahme trifft aber nicht, wenigstens nicht für alle Fälle hepatogener Vergiftung zu, weil Galle im Blut, wenigstens Ikterus fehlen kann. (Gilbert meint mit Cholämie eine besondere Form von Ikterus.) Frerichs wies auf die Möglichkeit hin, daß eben eine Acholie vorläge, d. h. eine Anhäufung eines giftigen Stoffes im Blute, der durch eine normale Leber in Galle umgewandelt werde, durch eine insuffiziente Leber aber nicht. Der Name Acholie ist offenbar verwirrend, weil es nicht auf die ausbleibende Gallenbildung in der Leber ankommt, sondern auf die Entstehung oder das Fortbestehen giftiger Stoffe, welche durch eine normaltätige Leber in ungiftige umgewandelt werden. Es kommen hier nicht nur karbaminsaures Ammoniak (Nencki) und Gifte, welche bei der Darmfäulnis entstehen und der Leber zugeführt werden, in Betracht, sondern außerdem Stoffe, welche durch den intermediären Stoffwechsel entstehen, von denen wir aber recht wenig wissen. Nach Brault und Garban bildet eine stark zirrhotische Leber in seltenen Fällen weniger oder gar keine Galle. Wir haben jedenfalls Grund, der normalen Leber nicht nur Harnstoffbildung, sondern überhaupt eine sehr bedeutende Rolle beim Stoffwechsel zuzuschreiben, wie wir schon früher hervorgehoben haben. Allerdings verfügen wir über keine oder nur sehr dürftige Kenntnisse über die Gallen-, Zucker- und Glykogenbildung, über die Bildung von Harnstoff und Harnsäure, über die Zerlegung der Harnsäure (Urikolyse), über die Bildung von inneren Sekreten und über die eines gerinnungswidrigen Stoffes (Antithrombin oder Antikoagulin) bei normalen und pathologischen Konstellationen. Wodurch die Gerinnungsfähigkeit des Blutes bei septischen Zuständen und bei Hämophilie abnimmt und welche Rolle die Leber dabei spielt, wissen wir nicht.

Wir wollen uns bei diesen Vermutungen nicht länger aufhalten und nur noch betonen, daß im allgemeinen verschiedene Richtungen und Grade der Leberinsuffizienz mit verschiedenen Erscheinungen möglich sind, je nach der Natur und Stärke der Schädigung und der individuellen Empfindlichkeit. So kann z. B. die entgiftende Wirkung der Leber abnehmen ohne weiteres, während in anderen Fällen giftige Stoffe durch die Leber gebildet und an das Blut abgegeben werden. Die giftspeichernde Wirkung der Leber kann ihr selbst schädlich werden, wenn sie zu Anhäufung eines Lebergiftes führt, das in diesem Organ nicht unwirksam gemacht wird.

Solche Lebergifte können nicht nur durch die Leberschlagader, sondern auch durch die Pfortader, und zwar vom Magen, Darm, Pankreas oder Milz der Leber oder durch Lymphe zugeführt werden. Wir haben früher schon enterogene Gifte besprochen. Hier wollen wir nur noch die BANTIsche Krankheit (vgl. S. 703) und die akute Leberatrophie erwähnen.

Als akute Leberatrophie (S. 341) werden verschiedenartige Zustände angedeutet, indem man die gemeinsame rasche Verkleinerung der Leber als Maßstab anwendet. Diese kommt auch vor bei akuter Phosphorvergiftung. Sodann gibt es Fälle von akuter Leberatrophie, wo die mikroskopische Untersuchung vermehrtes, faseriges periportales und auch intraazinöses Bindegewebe in der Leber nachwies, Fälle, in denen an Lues gedacht wurde. Ferner kennen wir die typische akute Atrophie, besonders bei Schwangeren und Wöchnerinnen, neben weniger typischen Formen. Von Atrophie ist aber kaum die Rede, weil die Verkleinerung des Organs vor allem auf Nekrose und feinkörnigem Zerfall der Leberzellen, wozu sich fettige Entartung hinzugesellen kann, beruht. Der Zerfall in Eiweißkörnchen tritt besonders perizentral ein. Oft gehen katarrhalische Erscheinungen des Darms vorauf, welche auf die Möglichkeit einer enterogenen (septischen?) Vergiftung hinweisen. Die Leber kann sich innerhalb einiger Tage oder Wochen bis auf $^1/_3$ ihres Volumens verkleinern. Als Zeichen des gesteigerten Eiweißzerfalls findet man während des Lebens Leuzin und Tyrosin im Blut und Harn. Die Leber zeigt auf Durchschnitt ein verschiedenes Bild: ist keine fettige Entartung mit dem bloßen Auge erkennbar, so ist die Farbe rotbräunlich in verschiedenen Schattierungen. Erweiterte perizentrale Blutkapillaren und Blutungen können als rote Flecken und Streifen erscheinen („rote Atrophie"). In anderen Fällen sieht man dunkel- oder hellgelbe Inselchen (durch Fettanhäufung oder im Pigment) auf einem rotbräunlichen Hintergrund („gelbe Atrophie"). Die Leber scheint nur ausnahmsweise fettreich zu sein. Es erscheint verfrüht, die rote und gelbe Atrophie als verschiedene Stufen zu deuten. Es kann sich doch nur um verschiedene Grade der Schädigung nebeneinander handeln. So treffen wir mitunter Anhäufungen von Leukozyten an, die sonst fehlen (S. 413). Mikroskopisch findet man Gallenpigment in verschiedener Menge und Verteilung. In zwei von SIEGENBEEK VAN HEUKELOM untersuchten Fällen (bei Kindern) hatte der Arzt KORTEWEG acholischen Darminhalt beobachtet. Meist tritt Ikterus unklaren Ursprunges auf (S. 879). Die erhaltenen Leberzellen sind meist verkleinert, atrophisch (durch das Gift in schwacher Konzentration?) und dunkel gefärbt. Die von ihnen gebildeten Balken können Gallengängen täuschend ähnlich sein und zur unberechtigten Annahme einer Neubildung von Gallengängen führen, die allerdings in gewissen Fällen, z. B. bei voraufgegangener Zirrhose, stattgefunden haben mag. Auch bei etwas längerer Dauer der „Atrophie" ist eine Neubildung von Gallengängen nicht abzulehnen, bisher aber nicht nachgewiesen. Auch in anderen Organen hat man Veränderungen nachgewiesen, wie Verfettung im Herzen, in Muskeln, Nieren, Nekrose in den Nieren und wachsartigen Zerfall in Körpermuskeln (SCHMORL, VERSÉ), Blutungen an verschiedenen Stellen usw. O. HUBER und W. KAUSCH beobachteten einen Fall von subakuter Leberatrophie (mikroskopisch von HART an einem ausgeschnittenen Stückchen festgestellt), welche ausheilte. Andere Fälle verlaufen chronisch. Man hat auch Leberatrophie nach Vergiftung mit Amanita phalloides gesehen (vgl. HERXHEIMER).

Nasenbluten (Epistaxis) kommt mitunter bei Lebererkrankung vor. Ob die krankmachende Schädlichkeit nicht nur die Leber, sondern außerdem das Blut ändert, oder ob die Beschaffenheit des Blutes durch die gestörte Lebertätigkeit notleidet, ist eine noch offene Frage. Der Leber scheint eine hämolytische Tätigkeit zuzukommen, welche möglicherweise von der Milz angeregt oder verstärkt wird. Es zeigte EBNÖTHER im Berner physiologischen Institut nämlich, daß Milzextrakt allein in vitro keine, Leberextrakt hingegen meist eine deutliche hämolytische Wirkung in verdünntem Blut hat, welche durch gleichzeitige Wirkung von Milz- und Leberextrakt sehr viel stärker war. Es ist somit die Frage zu beantworten, ob eine solche Zusammenwirkung (in der Leber, wohin das Pfortaderblut den Stoff aus der Milz führt?) im lebenden

Organismus unter bestimmten Umständen stattfindet. Störung der Fibrinogen-
und Antikoagulinbildung in der Leber vermag wahrscheinlich die Blutgerinnung
und die Blutstillung zu beeinflussen.

Wir wollen schließlich eine wichtige Erscheinung gestörter Lebertätigkeit,
nämlich den **Ikterus** (Gelbsucht, Morbus regius) und seine Entstehung betrachten. Man deutet damit Gelbfärbung der Haut und der sichtbaren Schleimhäute, vor allem der Bindehaut und des harten Gaumens durch „Gallenfarbstoff", d. h. Bilirubin, an. Ein „Urobilinikterus" ist nicht sicher nachgewiesen (s. weiter unten). In allen Fällen von Ikterus wird, wie wir unten sehen
werden, der Gallenfarbstoff durch das Blut aus der Leber den verschiedenen
Organen und Geweben zugeführt, den gefäßarmen und gefäßlosen Geweben
(Hornhaut, Knorpel, zentralem und peripherem Nervensystem), jedoch so wenig,
daß sie nicht gelb gefärbt zu werden pflegen. Ausnahmen kommen aber vor.
So hat Schmorl bei Ikterus neonatorum eine diffuse und eine fleckige, auf
die Kerngebiete beschränkte Gelbfärbung des Gehirns und dabei gallig gefärbte
Ganglienzellen gesehen. Alle übrigen Gewebe pflegen mehr oder weniger schwefel-
oder zitronengelb, manchmal mit einem Stich ins Grünliche, gefärbt zu sein.
Nach längerem Bestande kann die Farbe eine olivenähnliche (Ikterus viridis, S. 717)
oder gar schmutziggraugelbe (Melas-Ikterus) werden. Auch Blutplasma,
Gerinnsel, Humor aqueus, Harn (diagnostisch wichtig!) und Schweiß enthalten Gallenfarbstoff, Tränen, Speichel und Schleim aber nicht. Bilirubinämie (im Sinne einer Hyperbilirubinämie, s. unten) geht der Bilirubinurie
voraus, ähnlich wie Hämoglobinämie der Hämoglobinurie. Nicht selten kommt
es nur zu Bilirubinämie und Bilirubinurie, aber nicht zu Ikterus, indem die
Bilirubinämie nicht stark genug ist oder nicht lange genug dauert. Es ist nicht
empfehlenswert, in solchen Fällen von Ikterus zu reden. In sehr seltenen Fällen
erfolgt Gelbfärbung durch Hämatin oder andere Farbstoffe.

Zunächst werden die Gewebe gallig gefärbt durch Gallenfarbstoff, der
im Gewebesaft gelöst ist. Allmählich scheiden sich aber daraus Körnchen
oder (namentlich bei Neugeborenen) kristallinische Gebilde, nämlich rhombische
Tafeln und Nadeln von Hämatoidin, das vielleicht identisch mit Bilirubin ist, ab.
Und zwar findet sich solches Gallenpigment bei starkem Ikterus in vielen Leber-
und Nierenzellen, auch in Harnzylindern. Durch den Harn wird allmählich
das abgelagerte Bilirubin ganz oder zu einem großen Teil entfernt, nachdem
es wieder in das Blut aufgenommen wurde. Der „ikterische" Harn hat große
diagnostische Bedeutung. Außerdem kann Hämosiderinablagerung in Leber,
Milz, Knochenmark und Lymphdrüsen auftreten. Auch im Schweiß kann
Gallenfarbstoff vorkommen, wie an den gelben Flecken der Wäsche Ikterischer
erkennbar ist. Ebenso tritt Gallenfarbstoff in pneumonischem Auswurf auf
(Frerichs). Der Nachweis von Gallensäuren im Blut (Cholämie), Harn
(Cholurie) usw. kann so unsicher sein, daß er zur Zeit leider beim Studium
des Ikterus Dienste zu beweisen kaum vermag (vgl. Hammarsten). Die Unterscheidung eines „Icterus dissociatus" (bloß Bilirubin oder bloß Gallensäuren
im Blut und Harn) erscheint somit unsicher. Das von Brulé und Lemierre
gefolgte Verfahren Hays genügt dazu nicht. Borchardt, Labbé und
Doumer bestreiten ihre Folgerungen aus ihren Ergebnissen. Es wäre für
unsere Einsicht in der Pathogenese der verschiedenen Arten von Ikterus
äußerst wichtig, ein Verfahren auszubilden, das sicher auch sehr kleine Mengen
Gallensäuren in Blut und Harn aufzudecken vermag. Im folgenden müssen
wir somit die Gallensäuren außer Betracht lassen, obwohl sie vielleicht von
viel größerer Bedeutung sind, als wir jetzt vermuten.

Wie und wodurch entsteht Gelbsucht?

Die Franzosen unterscheiden Acholie, Hypo- oder Oligo- und Polycholie, also keine, zu schwache und zu starke Gallenbildung. Leider läßt sich die beim Menschen gebildete Gallenmenge in der Regel nicht mit der erforderlichen Genauigkeit bestimmen. Nur ausnahmsweise kann man z. B. mit gewissem Recht Acholie annehmen, wenn der Darminhalt dauernd frei ist von Gallenfarbstoff, während doch die Gallenwege durchgängig sind, wenigstens Ikterus ausbleibt. Andererseits dürfen wir Polycholie als wahrscheinlich betrachten, wenn der Darminhalt während einiger Zeit stark gallig gefärbt ist, während Ikterus auftritt. Eine „Polycholie pigmentaire" oder Pleiochromie hat man bei Vergiftung mit AsH$_3$ und Toluylendiamin beobachtet (s. unten). Es kann aber Acholie des Darminhalts bestehen infolge von Sperrung der abführenden Gallenwege ohne Acholie der Leber, d. h. während die Gallenbildung in der Leber fortdauert und eben dadurch zu Ikterus führt. Acholie des Darminhalts ist aber nur dann anzunehmen, wenn das Vorhandensein einer farblosen Form des Gallenfarbstoffs ausgeschlossen ist.

Gelbsucht kann sowohl einen extrahepatischen (z. B. Verlegung des Duct. choledochus) wie einen intrahepatischen Ursprung haben. Immer aber muß ein gewisser Bilirubingehalt des Blutes auftreten. Nach HAMEL, BOUMA, GILBERT u. a. läßt sich Bilirubinämie (Gallenfarbstoff im Blut) schon feststellen, bevor Bilirubinurie nach dem üblichen Verfahren und Ikterus nachweisbar sind. Biliverdin hat man nie im Blut nachgewiesen. Nach den vorliegenden Befunden dürfen wir folgendes annehmen: Im normalen menschlichen sowie im normalen Pferdeserum, nicht im Hundeserum, ist Bilirubin nachweisbar, ohne daß Bilirubinurie und Ikterus bestehen. Der Bilirubingehalt des Blutes kann bedeutend zunehmen, ehe es zu Bilirubinurie, und noch bedeutender, ehe es zu Ikterus kommt, ohne daß wir aber zahlenmäßige Grenzen anzugeben vermögen. Es kommen bedeutende individuelle Unterschiede vor. Die Alten nahmen eine „biliöse" Konstitution an; GILBERT beschrieb nach MINKOWSKI (S. 882) eine „cholémie simple familiale", einen leichten Ikterus (Hyperbilirubinämie), der ohne weitere Störungen viele Jahre besteht. Die Frage nach der Entstehung von Ikterus bedeutet somit: Wann und wodurch steigt der Bilirubingehalt des Blutes zu einem solchen Wert, daß Ikterus erfolgt?

VIRCHOW und nach ihm andere Forscher haben die Entstehung von Hämatoidin und Bilirubin aus ausgetretenem Blut (S. 317) außerhalb der Leber nachgewiesen. Die gelbliche Verfärbung der Haut über ein Hämatom hat man wohl als „örtlichen Ikterus" bezeichnet. Bis jetzt hat man aber weder beim Menschen noch beim Versuchstier eine so starke Bilirubinbildung außerhalb der Leber (anhepatogen) festgestellt, daß es zu (allgemeinem) Ikterus kommt. Sogar in einem großen Bluterguß kommt es nicht zur genügend raschen Bildung, wenigstens zur genügend raschen Resorption einer so großen Menge Bilirubins, daß Gelbsucht erfolgt. Vielleicht entsteht der Farbstoff hier in einer zur Aufnahme in Lymphe oder Blut wenig geeigneten Form; sicher ist die resorbierende, wohl auch die bilirubinbildende Oberfläche, d. h. die Berührungsfläche zwischen ergossenem Blut und Gewebe, in der Regel nicht groß und wahrscheinlich wird in der Zeiteinheit eine so geringe Menge Farbstoff gebildet, daß auch unter günstigen Resorptionsbedingungen die Bilirubinämie den für Ikterus erforderlichen Grad nicht erreicht. NAUNYN und MINKOWSKI konnten bei Hühnern, Gänsen und Enten nach Entleberung keine Gallenfarbstoffbildung mehr nachweisen (s. unten). TARCHANOFF und VOSSIUS wiesen bei Gallenfistelhunden eine bedeutende Zunahme der Gallenfarbstoffausscheidung nach

intravenöser Einführung von Bilirubin nach. Aus diesen Beobachtungen darf
man selbstverständlich nicht folgern, daß die normale Tätigkeit der Leber Ausscheidung, nicht Bildung von Bilirubin aus einem anderen Farbstoff sei. Sollte die
Niere nicht etwa Hippursäure, die ihr mit dem Blut zugeführt wird, ausscheiden
können, weil sie Hippursäure synthetisch zu bereiten vermag? Jeder Ikterus
ist somit hämatogen, insofern Hämoglobin, das aus zerfallenden roten Blutkörperchen freikommt, den Mutterstoff des Gallenfarbstoffs darstellt; Ikterus
ist aber nie — sofern wir wissen — hämatogen in dem Sinne, daß Bilirubin
im strömenden Blut entsteht. Keine Beobachtung weist auf die Möglichkeit
hin. Jeder Ikterus ist aber auch hepatogen, weil es einen anhepatogenen
Ikterus nicht gibt. Einen Ikterus, der infolge von Hämolyse eintritt, nennt man
einen hämolytischen; er ist gleichfalls hepatogen. Demgegenüber bezeichnet
man jeden Ikterus allein infolge von behindertem Abfluß der Galle in den Darm
wohl als Stauungs-, Resorptions- oder mechanischen Ikterus. Diese
Bezeichnungen sind wenig empfehlenswert, weil jeder Ikterus, nach den vorliegenden Daten, auf Resorption von Galle oder wenigstens Gallenfarbstoff
— über die Gallensäuren wissen wir ja nicht genügend Sicheres — und wahrscheinlich immer auf eine gewisse Stauung zurückzuführen, somit mechanischen
Ursprunges ist. Einige Forscher unterscheiden noch einen dynamischen
Ikterus im Gefolge einer Schädigung von Leberzellen (S. 878 f.). Es erscheint
vorderhand am geeignetsten, einen hämatolytischen und einen nichthämato-
lytischen Ikterus zu unterscheiden.

Die pathogenetisch klarste Gelbsucht ist der Ikterus simplex, welcher
durch Verlegung extrahepatischer Gallenwege entsteht, durch Verschluß des
Duct. hepaticus oder Choledochus durch einen Stein oder durch schrumpfendes
Narbengewebe oder eine Geschwulst oder durch katarrhalische Schwellung der
Pars duodenalis des Duct. choledochus, die sich an einen Magendarmkatarrh anschließen soll. Allerdings wird die Häufigkeit eines solchen Ikterus catarrhalis oft überschätzt, indem man ihn nicht selten ohne ausreichenden Grund annimmt. Fließt keine Galle in den Darm ab, so wird sein Inhalt fettreich und
lehmfarbig. Verlegung der intrahepatischen Gallenwege kann durch Cholangitis
(Cholangie, NAUNYN) intrahepatica, mit oder ohne Konkrementbildung erfolgen.
Daß Sperrung der abführenden Gallenwege zu Gallenstauung mit Erweiterung
der Gallenwege oberhalb der Sperre führt, so daß mitunter gleichsam eine grüne
Muskatnußzeichnung auftritt, verstehen wir ohne weiteres. Es können aber
viele Gallengänge gesperrt sein ohne Ikterus. MCMASTER und ROUS sahen
sogar keinen Ikterus bei Hunden und Affen nach Unterbindung der portalen
Gallengänge von $^3/_4$ der Leber, so daß in diesen Teilen Gallenstauung erfolgte.
Was dabei geschieht, wissen wir nicht. Man schreibt einen Ikterus ex emotione
einem sofort durch Schreck bewirkten krampfhaften Abschluß der Choledochus-
mündung zu, daher auch die Bezeichnung: Ikterus spasticus. Wenn wir aber
annehmen, daß beim Menschen, ebenso wie beim Hund (PAWLOWS Versuch),
nur während der Verdauung Galle in den Darm abfließt, wird Schreck nur während der Verdauung Gelbsucht bewirken können, und ihr sofortiges Auftreten
ist wahrscheinlich nur durch eine pathologische Verstärkung der Gallenbildung
verständlich. Eine solche Polycholie würde an die Polyurie, die Hyperchlorhydrie, die Hyperthyreoidie und den Tränenfluß gegenüber dem trocknen
Mund durch seelische Einflüsse erinnern. Auch bei Leberzirrhose tritt wahrscheinlich, und zwar intrahepatische Gallenstauung ein (s. weiter unten).

Gallenstauung verschiedenen Ursprungs kann zu Aufnahme von Galle
in die perikapillaren Gewebespalten (MAC GILLAVRY u. a.) oder nach einigen
Forschern in das Blut führen. FLEISCHL und KUFFERATH konnten nach Unterbindung des Hauptgallenganges beim Hund nur in der Lymphe aus einer

Brustgangfistel, nicht aber im Blut Bilirubin und Gallensäure nachweisen. Jedenfalls deuten ihre Befunde auf eine Aufnahme in die Lymphe hin. Um so wahrscheinlicher wird diese, weil nach HARLEY und FREY Blut und Harn nach Unterbindung des Hauptgallenganges und des Brustganges viele Tage frei von Gallenfarbstoff bleiben. Andere Forscher erheben jedoch andere Befunde, auf welche wir weiter unten zurückkommen.

Bemerkenswert ist, daß Verschluß des Duct. choledochus bei Kaninchen und Meerschweinchen angeblich zu ausgedehnter Lebernekrose und baldigem Tod, bei Hund und Katze hingegen zu Gallenstauung und biliärer Zirrhose wie beim Menschen führt, welche lange vertragen werden kann. Bei solchen Tieren erweitern sich die Gallenwege und ist Gallenpigment nicht nur in den Gallenwegen, in Bindegewebszellen und in Endothelzellen der Lymph- und Blutbahn, sondern nach 5 oder 6 Tagen auch in Leberzellen, und zwar zuerst in perizentralen — warum, wissen wir nicht — nachweisbar. Durch Gallenstauung erweitern sich auch die feinsten Gallenkapillaren (POPOFF, H. EPPINGER u. a.). Obwohl die Leberzellen anfangs (nach Sperrung der Gallenwege) vielleicht Galle von normaler Beschaffenheit und in normaler Menge bilden, wird letztere jedoch bald abnehmen durch Zunahme des Gallendrucks und Schädigung der Leberzellen.

Wie und wodurch entsteht der hämatolytische Ikterus?

Man nennt ihn auch wohl Icterus pleiochromicus, polycholicus usw. Hierzu gehört die toxische oder toxämische (KRETZ) Gelbsucht, die durch Gifte wie AsH$_3$, Toluylendiamin, einige Pilzgifte wie Phallin, Helvellasäure, eintritt. STADELMANN rief zuerst hämolytischen Ikterus hervor, und zwar bei Hunden durch Toluylendiamin, das ähnlich wie AsH$_3$ eine schwere, aber nicht tödliche Gelbsucht bewirkt, wobei der Stuhl Galle enthält, die Gallenwege also durchgängig bleiben. Die aus einer Gallenfistel aufgefangene Galle erwies sich aber, ähnlich wie nach Einführung von Hämoglobin ins Blut, reicher an Gallenfarbstoff als zuvor. Dies stellt er auch für Phosphor- und AsH$_3$-Vergiftung fest. Toluylendiamin und AsH$_3$ wirken ja hämolytisch, so daß Hämoglobinämie und Hämoglobinurie erfolgen. Wir dürfen bei jeder Hämoglobinämie gewissen Grades Ikterus erwarten, wenn nicht das Hämoglobin zu rasch durch die Nieren ausgeschieden wird. Die farbstoffreiche, dickflüssige Galle gerät nämlich in den Gallenkapillaren in Stockung und verlegt diese, so daß Gallenstauung erfolgt. Pleiochromie oder „Polycholie pigmentaire" (Farbstoffvermehrung) führt somit durch Dickflüssigkeit zu Gallenstauung in den Gallenkapillaren und zu mechanischem Ikterus polycholicus oder pleiochromicus. Der Darminhalt bekommt auch Galle, sogar in reichlicher Menge, im Gegensatz zur Gelbsucht durch Verschluß der extrahepatischen Gallenwege. NAUNYN und MINKOWSKI sahen bei Gänsen, die einige Minuten AsH$_3$ eingeatmet hatten, bald Polycholie und Hämaturie während im Harn außerdem Biliverdin nachweisbar war. Nach Entleberung war bald kein Gallenfarbstoff mehr auffindbar, weder im Harn, noch im Blut. — Bei hämolytischer Gelbsucht durch AsH$_3$ oder Toluylendiamin findet man in der Leber reichlich Hämosiderin, das aber bei akuter Leberatrophie, Phosphorvergiftung, Staphylo- und Streptokokkensepsis fehlen soll. STADELMANN stellte Pleiochromie der Galle bei P-Vergiftung fest, ohne daß aber Ikterus bestehen oder auftreten muß; so sah er auch durch Einspritzung von Hämoglobin allerdings Pleiochromie, aber keinen Ikterus. Reichte die Bilirubinämie für Ikterus nicht aus oder genügte die Pleiochromie nicht zur Gallenstauung? Oder bedarf es für das Auftreten von Gelbsucht einer Schädigung von Leberzellen? Dies sind noch unbeantwortete Fragen.

H. EPPINGER hat die Annahme der Pleiochromie und Gallenstauung folgendermaßen ausgearbeitet: Die Gallenkapillaren zwischen den Leberzellen, in den Zellbalken, haben kurze seitliche Ausstülpungen, welche in Leberzellen eindringen und die wir intrazellulare Gallenkapillaren nennen. Diese Seitensprosse streben gegen die Blutkapillaren, die sie aber nirgends erreichen, so daß Blut- und Gallenkapillaren überall durch Leberzellprotoplasma getrennt sind. Die Blutkapillaren werden von Gitterfasern umsponnen, deren Spalten den Gewebespalten im Bindegewebe gleichzustellen sind. Eine eigene Wandung wie bei Lymphkapillaren hat man bis jetzt nicht nachgewiesen. Indem sich nun die Seitensprossen der Gallenkapillaren bei Gallenstauung auch ohne Hämatolyse erweitern, kann die Leberzelle einreißen und Galle in perikapillare Gewebespalten übertreten. Von hier aus gelangt dann die Galle in die periportalen Lymphwege und in den Brustgang. Dies gilt wahrscheinlich für den Menschen. Bei hämolytischem Ikterus kommt es (durch Eindickung?) zu Anhäufung scholliger Gebilde, Gallenpfropfe (EPPINGER nennt sie in wenig empfehlenswerter Weise „Gallenthromben"), welche die Gallenkapillaren verlegen und dadurch zu Gallenstauung in den Gallenkapillaren und Einrisse der Leberzellen führen. Nach BOSTRÖM sollen bei Herzfehlern durch Zellatrophie Gallenkapillaren und Gewebespalten in Zusammenhang treten und Ikterus erfolgen können. Man hat einen Zusammenhang jedoch nicht nachgewiesen. Bei Pleiochromie ohne Ikterus nach Einspritzung von Hämoglobin konnte EPPINGER keine Gallenpfropfe nachweisen. Der Beweis ist allerdings noch nicht geliefert, daß die Gallenpforte älter sind als die Erweiterungen der Seitensprosse, das histologische Bild verführt aber zur EPPINGERschen Darstellung. Es ist jedoch überhaupt fraglich, ob Risse in den Leberzellen für Gallenresorption erforderlich sind und ob diese nicht dadurch erfolgt, daß die von der Leberzelle gebildete Galle, sobald der Druck in den Gallenkapillaren bis zu einer gewissen Höhe ansteigt, nicht an die Gallenkapillaren, sondern, in entgegengesetzte Richtung, an die Gewebespalten um die Blutkapillaren abgegeben wird, daß mit anderen Worten die Galle in falscher Richtung ausgeschieden wird. Wir können dies nicht beurteilen, solange wir nicht wissen, welche Kräfte die Ausscheidung in die Gallenkapillaren bedingen. Jedenfalls suchen wir Einrisse der Leberzellen oft vergeblich. Einige Forscher betonen die Möglichkeit, daß bei Gallenstauung Galle in die anliegenden Blutkapillaren übertritt. MINKOWSKI nennt diesen Übertritt Parapedese, E. PICK nennt ihn Paracholie, LIEBERMEISTER nennt den dadurch entstehenden Ikterus einen akathektischen oder Diffusionsikterus. Obwohl, sofern ich weiß, Belege fehlen, können wir uns doch vorstellen, daß Galle, die sich in den Gewebespalten um Blutkapillaren der Leber findet, zum Teil in das Blut aufgenommen wird, besonders aber ausschließlich, wenn die Abfuhr des Gewebesaftes bzw. der Lymphe erschwert ist. Wir denken an den Rücktritt von Gewebesaft ins Blut (S. 759). WHIPPLE und HOOPER nehmen einen unmittelbaren Übertritt der Galle in das Blut für alle Fälle an, im Gegensatz zu vielen anderen, die eine Aufnahme in die Lymphgefäße (s. oben) für wahrscheinlich halten.

Von einschneidender Bedeutung ist die Frage, ob jeder Gelbsucht Gallenstauung voraufgeht. Es gibt Fälle, wie z. B. die akute Leberatrophie, wo wir keine Zeichen von Gallenstauung oder Hämatolyse, nur stark geschädigte Leberzellen in größerer Zahl finden. Vielleicht hat diese Schädigung den Rücktritt der Galle in Blut oder Lymphe zur Folge. Dies gilt vielleicht auch für manchen hämatolytischen Ikterus. Man hat hier von dynamischem Ikterus gesprochen und außerdem wohl angenommen, daß diese Fälle darauf hindeuten, daß die Galle, wenigstens der Gallenfarbstoff, nicht in der Leberzelle gebildet, sondern bloß in ihr ausgeschieden wird, denn die stark geschädigte Leberzelle wäre nicht mehr tätig. Wir müssen aber Gallenbildung und Gallenausscheidung wohl unterscheiden und dürfen nicht ohne weiteres annehmen, es vermöge eine Leberzelle keine Galle mehr zu bilden, weil sie keine Galle mehr ausscheidet. Es entsteht doch Hämatoidin in schwer geschädigtem Gewebe, woher es von Gewebesaft, Lymphe und Blut abgeführt wird. Es könnten ähnlicherweise auch schwer geschädigte Leberzellen Bilirubin bilden. Die Bestandteile der

körnig zerfallenen Leberzellen bei akuter Leberatrophie vermögen vielleicht
Galle zu bilden, die aber keine Gallenkapillaren mehr findet und in Gewebssaft
oder Blut aufgenommen wird, so daß der Stuhl acholisch wird, obwohl die
Gallenwege durchgängig sind. Fortgesetzte gesetzmäßige Forschung muß die
Verhältnisse aufklären. Dabei sind nicht am wenigsten die Bildung und das
weitere Los der Gallensäuren und des Cholesterins unter verschiedenen Umständen, z. B. auch bei Hämatolyse, ihre Nachweisbarkeit usw. zu berücksichtigen. Dann werden wir die verschiedenen Formen von Gelbsucht
sicherer erfassen können. In manchen Fällen ist die Entscheidung zur Zeit
noch nicht möglich, ob ein Ikterus auf Sperrung von Gallenwegen ohne
Hämolyse oder auf Hämolyse oder auf beides oder auf die Schädigung von
Leberzellen zurückzuführen ist. Dies gilt z. B. für den Ikterus infectiosus
bei WEILscher Krankheit (Spirochaetosis icterohaemorrhagica), für den
Ikterus, der mitunter bei Pneumonie, bei Abdominaltyphus, bei Febris recurrens
und anderen Infektionskrankheiten auftritt, für den „epidemischen" Ikterus
der in Beziehung zu Wurst- und Fleischvergiftung steht. Vielleicht entsteht
die Gelbsucht bei der „hypertrophischen" Leberzirrhose (HANOT) und in den
späteren Stufen der atrophischen Zirrhose (LAENNEC) durch Gallenstauung,
wozu Hämatolyse kommen kann. Bei akuter und subakuter Leberatrophie
ist auch Gallenstauung möglich infolge des Darmkatarrhs.

Wir haben schon bemerkt, daß keine Beobachtung auf die Entstehung
von Bilirubin aus Hämoglobin im strömenden Blut weist. Aber auch in
ausgetretenem Blut kommt es nur unter bestimmten, noch näher festzustellenden Bedingungen zur Bildung von Bilirubin oder des damit vielleicht nicht
identischen Hämatoidins (vgl. THANNHAUSER, LIGNAC). Vielleicht geschieht
dies außerhalb der normalen Leber nur in geschädigtem Gewebe, wobei die
Schädigung durch die Blutung selbst erfolgen mag. Einige Forscher nehmen
aber, wenigstens für bestimmte Fälle, eine anhepatogene Gelbsucht an.
Dabei soll das Bilirubin in den retikuloendothelialen Zellen im allgemeinen
oder besonders in denen der Milz oder doch wenigstens in denen der Leber
selbst, d. h. in den KUPFFERschen Sternzellen (Endothelzellen der Blutkapillaren)
gebildet und den Leberzellen zugeführt werden, die es dann an die Galle abgeben.
Wer eine Bildung durch die Sternzellen annimmt, spricht, wie LUBARSCH bemerkt,
richtiger von anhepatozellularem Ikterus, weil doch die Sternzellen zur
Leber gehören, so daß „anhepatogen" auch für diesen Fall unrichtig ist.

Auf die Möglichkeit einer splenogenen Bilirubinbildung bzw. hämolytischen Gelbsucht scheint der Nachweis von Bilirubin im Milzvenenblut in
einigen Fällen von perniziöser Anämie hinzuweisen. Es ist möglich, daß dabei
die für Bilirubinbildung erforderliche Konstellation in der Milz vorhanden
ist; vielleicht wird sie sogar wohl in einer normalen Milz dann und wann erfüllt.
Wir müssen demgegenüber aber die Möglichkeit einer rückläufigen Aufnahme
von Bilirubin in die Milzvene aus der Leber beachten, weil doch Blut und Lymphe
zwischen einigen Bauchorganen sich fortwährend hin- und herbewegen (s. S. 73 ff.).
Jedenfalls hat man bei entleberten Tieren bisher nie Gelbsucht hervorrufen
können, und wo ein geringfügiger Ikterus auftrat, war nicht die ganze Leber
entfernt, sondern wenigstens ein Stumpf dieses Organs zurückgelassen. Nun
haben demgegenüber allerdings PUGLIESE, BANTI u. a. hervorgehoben, daß sie
bei entmilzten Hunden nach Vergiftung mit Pyrodin, Toluylendiamin oder
Pyrogallussäure keine Gelbsucht wie ohne Splenektomie auftreten sahen,
BIELING und ISAAK stellten jedoch einen hämatolytischen Ikterus bei entmilzten
Mäusen fest, während ROSENTHAL und FISCHER bei Hund und Katze dasselbe
beobachteten; nach PAULESCU, nach WHIPPLE und HOOPER enthält die Galle
nach Entmilzung nicht weniger Bilirubin als zuvor. Wir dürfen jedenfalls

annehmen, daß auch ohne Milz hämatolytischer Ikterus möglich ist. Wir müssen aber hinzufügen, daß die Milz bestimmte Fälle von hämolytischem Ikterus fördert. Dazu zwingt die wiederholt gemachte Beobachtung beim Menschen mit hämatolytischem Ikterus, der nach Entmilzung schwand (BANTI u. a.). Wir werden durch diese Beobachtungen zur Annahme geführt, daß die Milz eine gewisse, und zwar eine vorbereitende Rolle bei der Gallenbildung spielt, indem sie etwa ältere oder (und) schwächere rote Blutzellen angreift und Hämoglobin derselben löst, das der Leber durch die Milzvene zugeführt wird, ja, vielleicht unter bestimmten, nur pathologischen (?) Umständen Bilirubin aus dem Hämoglobin bildet, das ebenfalls der Leber zugeht. Daß aber die Milz je die unmittelbare Quelle einer Gelbsucht sein sollte, darauf weist nicht eine einzige Beobachtung.   Ebensowenig recht hat man, Gelbsucht je anderen extrahepatischen Zellen zuzuschreiben.

Welche Zellen bilden nun aber in der Leber Bilirubin, die Leberzellen oder, wie einige Forscher annehmen, die sternförmigen Endothelzellen der Blutkapillaren? Einige Forscher haben den retikuloendothelialen Zellen eine Rolle bei dem Abbau der roten Blutzellen, besonders nach Entfernung der Milz, zugeschrieben, jedoch ohne genügende Belege (s. oben); andere haben insbesondere die Möglichkeit betont, daß die Sternzellen der Leber das Bilirubin bilden und an die Leberzellen abgeben, die es dann einfach in die Gallenkapillaren ausscheiden sollen (s. unten).   Einige Forscher bestätigten allerdings den schon von NAUNYN und MINKOWSKI hervorgehobenen Befund von grünlichen Pigmentteilchen neben Chromozyten in den Sternzellen, während diese Teilchen jedoch in Leberzellen der Versuchstiere nicht nachweisbar wären. Dieser Gegensatz beweist jedoch nichts mit Hinsicht auf den Ort der Bilirubinbildung. Findet sich unter normalen Umständen das Bilirubin gelöst, etwa als Bilirubinalkali, in der Leberzelle, so müssen wir dies annehmen sowohl für den Fall, daß es der Leberzelle aus der Sternzelle zugeführt wird, als für den Fall, daß es in der Leberzelle entsteht. Pigmentteilchen werden nur bei einer bestimmten, wahrscheinlich nur bei einer pathologischen Konstellation aus Bilirubin entstehen. Diese Konstellation müssen wir festzustellen suchen. Dies gilt aber, gleichgültig, ob das Bilirubin in der Leberzelle entsteht oder ihr fertig zugeführt wird. In zirrhotischen und anderen stark veränderten menschlichen Lebern treffen wir mitunter grünliche Pigmentteilchen bzw. Kristalle in Leberzellen. Solange keine Gallenstauung besteht. wird das Bilirubin wahrscheinlich sofort nach seiner Bildung gelöst ausgeschieden, so daß es in nicht oder kaum sichtbarer Menge in der Leberzelle vorhanden ist. Was das für Farbstoff ist, erheischt weitere Forschung, ebenso wie die Frage nach den grünlichen Teilchen in den Sternzellen.   Sie hängen wohl mit Bilirubin oder Hämoglobin zusammen. Entscheidende Bedeutung hat jedoch das Fehlen grünlicher Teilchen in Leber-zellen, während sie in Sternzellen vorkommen, um so weniger, als BÜRKER Indigokarmin, das er bei Tieren in eine Vene einführte, allerdings in Blut- und Gallenwegen, jedoch nie in Leberzellen nachweisen konnte. Dieser Farbstoff muß doch durch die Leberzellen hindurch in die Gallenwege gelangt sein.

Einige Forscher (EPPINGER, MAC NEE, LEPEHNE) haben die Rolle der Sternzellen zu bestimmen gesucht, indem sie diese Zellen bei Enten, Gänsen und Tauben vollpfropften, „blockierten" mit ins Blut eingeführten Eisenteilchen, Cholesterin oder Kollargol; diese Teilchen wurden dann in großer Zahl in die Sternzellen der Leber abgelagert. Arsenwasserstoff- oder Toluylendiaminvergiftung hatte dann allerdings Hämatolyse, aber keinen oder nur einen geringfügigen Ikterus oder erst nach mehrmaliger Vergiftung Gelbsucht im Gefolge. Diese Versuche entscheiden jedoch nicht. Sind nämlich die Sternzellen blockiert und damit gelähmt, so wird ein Durchtritt des der Leberzelle zugehenden

Mutterstoffes des Bilirubins ebensogut ausbleiben wie die Bildung in der Sternzelle von Bilirubin aus diesem Mutterstoff (Hämoglobin in irgendeiner Form; nach BRUGSCH u. a. hat Einführung von Hämin, Hämatin oder Urobilin ins Blut vermehrte Bilirubinausscheidung durch die Galle zur Folge). Aus den Befunden geht nicht hervor, und es ist auch nicht anzunehmen, daß trotz der Blockierung Hb etwa durch andere Endothelzellen oder zwischen diesen Zellen hindurch in die Leberzellen hineingelangt. Neuerdings hat HEINRICHSDORFF, wie BROWICZ, Erythrozyten oder Bruchstücke von Erythrozyten in menschlichen und tierischen Leberzellen bei Ikterus verschiedenen Ursprunges nachgewiesen. ROSENTHAL und FISCHER betonen außerdem, daß auch bei allein mit AsH₃ vergifteten Tauben ohne „Blockierung" Ikterus nicht immer eintritt, während schließlich Kollargol ein höchst wirksames Gegengift gegen AsH₃ darstellt. Und bei Kaninchen erfolgt mitunter Ikterus trotz der Blockierung. ENRICO GREPPI stellte bei Hunden, die er durch Toluylendiamin gelbsüchtig gemacht hatte, meist einen höheren Bilirubingehalt des Lebervenenblutes als des übrigen Blutes, auch des Milzvenenblutes fest. Hier war also keine Rede von Bilirubinzufuhr an die Leber und Gelbsucht durch ungenügende Filtrationstätigkeit ihrer Zellen ohne weiteres. Es sind die Faktoren noch festzustellen, welche die Aufnahme von Bilirubin ins Blut bzw. in die Lymphe bedingen.

Alles in allem haben wir keinen Grund für die Annahme einer hämatolytischen Gelbsucht ohne Tätigkeit der Leberzellen und für die einer anhepatozellularen Gelbsucht überhaupt. Weitere Forschung ist jedoch erforderlich zur Feststellung der Rolle der Sternzellen und der Leberzellen.

Findet man Hämatolyse neben Ikterus, so kann die Gelbsucht eine hämolytische sein; es kann aber auch die Hämatolyse Folge des Ikterus sein, weil Galle in bestimmter Stärke hämatolytisch wirkt: ikterische Hämatolyse.

Bei jedem Ikterus haben wir festzustellen: ob Gallenstauung (auch auf Gallensäuren zu fahnden!) in irgendeinem Grade, ob Hämatolyse besteht und in welchem Zustand die Leber und ihre Gefäße, die Leber- und Sternzellen sich finden.

Umstritten ist noch die Pathogenese des Ikterus neonatorum, der in den ersten Tagen nach der Geburt bei ²/₃ aller Neugeborenen erscheint. Der Stuhl enthält Galle, das Kind erkrankt kaum. Die Gelbsucht dauert bis zur Mitte der zweiten Woche, manchmal aber länger. Im Harn fehlt der Gallenfarbstoff so gut wie stets, indem der Harn des Neugeborenen ein viel geringeres Lösungsvermögen für den Gallenfarbstoff zu besitzen scheint als der des Erwachsenen (UMBER). ORTH fand im Blut und in den verschiedenen Geweben von Leichen Neugeborener mit Ikterus neonatorum immer Bilirubinkristalle, die wohl erst nach dem Tode durch Abkühlung entstanden. Nach QUINCKE entsteht Ikterus neonatorum durch Aufnahme von Bilirubin aus dem Mekonium (Kindspech) im Darm, das sehr reich daran ist, während durch die Nahrungszufuhr nach der Geburt sowohl die Gallenabsonderung wie die Resorption im Darm zunehmen. Ein Teil des Pfortaderblutes führt aber Bilirubin durch den Ductus venosus ARANTII, der in den ersten Lebenstagen noch offen steht, in die untere Hohlader und durch diese in den großen Kreislauf. Dazu kommt vielleicht noch Hämolyse unbekannten Ursprunges. Allmählich wird aber der Ductus ARANTII verschlossen, während außerdem durch die sich entwickelnde Darmflora immer mehr Bilirubin im Darm zu Urobilin reduziert wird.

Die Gelbsucht während der Schwangerschaft, während der Menstruation und der Ikterus ex inanitione sind noch nicht aufgeklärt.

Die Gelbsucht bei Leberzirrhose ist wahrscheinlich einer Gallenstauung durch Verengerung der Gallenwege durch schrumpfendes Bindegewebe bzw. Verlegung durch zerfallenes Epithel zuzuschreiben (STADELMANN). EPPINGER fand bei LAENNECscher Zirrhose — der HANOTsche Typus ist sehr selten — starke Erweiterung der Gallenkapillaren mit Rissen der Leberzellen. Andere vermißten die Risse oft. Außerdem kommt Hämatolyse als Quelle der Gelbsucht in Betracht.

MINKOWSKI beschrieb zuerst 1900 einen angeborenen lebenslänglichen Ikterus mit fortwährender Urobilinurie, während Bilirubin im Harn zu fehlen, im Stuhl aber vorzukommen pflegt. Die Milz ist vergrößert durch Hyperämie und Hyperplasie, es findet sich starke Siderosis der Nieren und in der Leber Pigment ohne Eisenreaktion. Nach MINKOWSKI handelt es sich vielleicht um gestörten Umsatz des Blutfarbstoffs durch primäre Funktionsstörung der Milz. Weil er diese Gelbsucht bei acht Mitgliedern einer Familie in drei Generationen beobachtete, nannte er sie familiären Ikterus. Französische Forscher haben ähnliche Beobachtungen beschrieben, wobei sie aber die Wirkung von Hämolysinen oder abnorm geringe Resistenz der roten Blutkörperchen, eine ,,fragilité globulaire" (CHAUFFARD), welche den Blutzerfall vermehrten, annahmen. Wir müssen hier weitere Forschungsergebnisse abwarten. In einem Fall MINKOWSKIS ergab die Autopsie keine Veränderungen an der Leber und kein Hindernis für den Gallenabfluß.

Man redet von Acholurie zur Andeutung eines hämatolytischen Ikterus ohne Bilirubinurie, welche erst später durch sekundäre Gallenstauung erfolgen sollte. Vielleicht ist die Niere anfangs nicht durchgängig für Bilirubin, indem dieses an einen Proteinkörper gebunden sei (NAUNYN). Die Niere kann auch infolge von Schädigung durch Sublimat, Uraniumazetat oder Kaliumbichromat undurchgängig werden bei schwer ikterischen Hunden (NONNENBRUCH).

Die Beobachtung von Urobilin im Harn bei manchem Ikterus hat zur Annahme eines ,,Urobilinikterus" geführt. Die Gelbsucht ist aber auch in diesen Fällen Bilirubin zuzuschreiben (FR. MÜLLER). Das Urobilin entsteht wahrscheinlich im Darm aus Gallenfarbstoff durch Fäulnisvorgänge; nach HAYEM sollte die stark geschädigte Leberzelle kein Bilirubin, sondern Urobilin aus Hämoglobin bilden, nach GILBERT u. a. entsteht Urobilin in der Niere aus Bilirubin. Ob es mehrere Urobiline gibt, ist eine offene Frage (HAMMARSTEN). Im frischen menschlichen Kot (STEENSMA) und Harn findet man Urobilinogen. Ein Teil des aus dem Darm ins Blut aufgenommenen Urobilins gelangt in die Leber, welche es vielleicht in Bilirubin oder jedenfalls in einen anderen Stoff umwandelt. Aber schon bei leicht gestörter Lebertätigkeit erscheint Urobilinurie, d. h. steigt der Urobilingehalt des normalen Harns zu einem pathologischen Wert an. Bei vermehrter Darmfäulnis nimmt der Urobilingehalt des Harns ebenfalls zu. Bei völligem Abschluß der Galle vom Darm fehlt Urobilin in Harn, Galle und Transsudaten. Nach Darreichung von Galle — nicht von Hämoglobin — oder nach Wiederherstellung des Gallenabflusses in den Darm erscheint es wieder im Harn. Diese Beobachtungen weisen auf Bildung von Urobilin aus Bilirubin im Darm. Außerdem soll, nach BRULÉ und älteren Forschern, unter pathologischen Umständen Urobilin im Gewebe aus Hämoglobin entstehen.

Für den Organismus kann Ikterus eine verschiedene Bedeutung haben, welche aber schwer einwandfrei zu beweisen ist, weil der ursächliche Faktor, der zu Ikterus führte, zugleich die übrigen Erscheinungen bewirkt haben könnte. Über Störung der Herzwirkung haben wir S. 804 schon geredet. Das Blutserum Ikterischer kann eine so große Menge Fette und lipoide Stoffe enthalten (BÜRGER), wie bisher nur bei diabetischer Lipämie bekannt war, so daß man von cholämischer Lipämie sprechen kann (UMBER). Die Erscheinungen des Nervensystems und der Muskeln sind manchmal vage (Mattigkeit, Muskelschwäche usw.), in anderen Fällen sind es schwere Vergiftungserscheinungen, wie wir oben sahen. Fließt keine Galle in den Darm ab, so leidet die Fettverdauung: der Stuhl wird hellgrau und salbig durch eine große Menge von Fettsäure- und Seifennadeln, welche nicht resorbiert werden (durch mangelhafte Verseifung oder geringere resorbierende Tätigkeit des Darmepithels?).

Ikterische werden oft durch Hautjucken geplagt. Sie sind sehr empfindlich für Erkältung (HUET).

Pankreastätigkeit.

Von der Rolle des Pankreas für den allgemeinen Stoffwechsel und von seiner innersekretorischen Tätigkeit und seinen Wechselbeziehungen zu anderen

Organen haben wir s. S. 619 f. schon einiges besprochen. Die Rolle des Pankreas bei der Verdauung unter abnormen Umständen ist noch sehr wenig bekannt. Es lassen sich nämlich die einzelnen Faktoren der Darmverdauung
noch nicht sicher einzeln bestimmen.

Über die Fettgewebsnekrose und die Pankreasnekrose vgl. S. 341.

31. Kapitel.

Störungen der Nierentätigkeit.

Wir kennen die Tätigkeit der Nieren vielleicht noch weniger in ihrem vollen
Umfang als die der Leber. Ihre Fähigkeit, Hippursäure synthetisch aus Benzoesäure und Glykokoll zu bereiten, weist darauf hin. Solange wir nicht alle Bestandteile des Harns sowie die des Blutes genau kennen und somit vergleichen
können — und wir sind davon noch weit entfernt — wird die Beurteilung der
Natur des Stoffwechsels und Absonderungsvorganges in den Nieren schwer
sein. Wenn Bestimmungen des osmotischen Druckes dieselben Werte für Harn
und Blut ergäben, wäre die Frage noch keineswegs entschieden. Es kann doch
die Zusammensetzung eines Sekretes eine andere sein bei gleichem osmotischem
Druck. So kann die Gefrierpunktserniedrigung (zur Bestimmung des osmotischen Druckes) von Milch die gleiche wie die des Blutplasmas der betreffenden
Tiere, die quantitative Zusammensetzung eine andere sein: Frauenmilch oder
Stutenmilch ist reich an Milchzucker, aber arm an Salzen, Kuhmilch umgekehrt
(vgl. die Bestimmungen bei König). Wir müssen hier, in ähnlicher Weise wie
beim Stoffwechsel (S. 590), die physikalischen (dynamischen) und chemischen
Faktoren auseinanderhalten. Für den Harn gilt diese Bemerkung um so mehr,
als sein osmotischer Druck bedeutende Unterschiede aufweisen kann. So fand
Dreser für den Nachtharn eines Menschen $\varDelta = -2,3^0$, also fast viermal
größer als $\varDelta$ des Blutes. Gesonderter Katheterismus der Harnleitern hat allerdings gelehrt, daß die beiden normalen Nieren eines Menschen im Wachzustande
gleichzeitig einen gleichen Harn absondern, daß sich aber Menge und Zusammensetzung des Harns in jedem Augenblick ändern können (F. Straus u. a.).
Durch pathologische Änderung einer Niere kann der Harn dieser Niere sich
von dem der anderen unterscheiden. Daß die Nierentätigkeit die Zusammensetzung des Blutes beeinflußt, ist klar.

Harnabsonderung, Niereninsuffizienz, Urämie.

Was bedingt die Harnabsonderung? Nach Bowman (1842) werde in den Harnknäueln Wasser abgeschieden, dem sich in den Harnkanälchen andere Stoffe beimengen. Carl Ludwig (1844 und später) nahm an, daß durch Filtration Wasser
und einige Extraktivstoffe und Salze aus den Harnknäueln ausgepreßt werde, während
diese Lösung in Harnkanälchen etwas eingedickt werde durch Wasserabgabe (Rückresorption) an das Blut in den Kapillaren, welche die Harnkanälchen umspinnen.
Die Harnknäuel halten die Eiweißstoffe, Fette und die damit verbundenen minera-
lischen Bestandteile zurück. R. Heidenhain (1883) hat demgegenüber die Harnbildung als einen rein sekretorischen Vorgang betrachtet: das Glomerulusepithel
sondere Wasser und Salze, die gewundenen Harnkanälchen sondern die „spezifischen" Bestandteile (Harnstoff, Harnsäure, Hippursäure usw.), außerdem unter
Umständen auch etwas Wasser ab. Seine Versuche (vgl. Hermanns Handbuch
der Physiologie) machen die Ausscheidung bestimmter Stoffe durch die gewundenen
Harnröhrchen sehr wahrscheinlich. Die saure Reaktion des Harns deutet auf chemische Vorgänge in der Niere hin. Ferner scheint normales Glomerulusepithel

Eiweiß, Zucker usw. fast gar nicht durchzulassen (s. unten). Übrigens ist diese Frage noch nicht entschieden und müssen wir uns auf folgendes beschränken.

Die sehr wechselnden Mengenverhältnisse der einzelnen Harnbestandteile unter verschiedenen Umständen sind allerdings nicht mit der Auffassung der Harnausscheidung als Filtration ohne weiteres übereinzubringen, sie schließen jedoch eine durch das Glomerulusepithel beschränkte Filtration in den Harnknäueln als Faktor der Harnbereitung nicht aus. Wahrscheinlich hält das Glomerulusepithel Zucker und Eiweiß fast ganz zurück. Sekretion bestimmter Harnbestandteile kann ferner zum Teil vielleicht durch das Glomerulusepithel, zum Teil durch die verschiedenen Harnröhrchen stattfinden. Welche Stoffe in den einzelnen Abschnitten ausgeschieden werden, läßt sich zur Zeit nicht angeben. Die Niere hat aber jedenfalls offenbar mehrere harnbereitende Einzelfunktionen, welche, wenigstens zum Teil, in hohem Maße unabhängig voneinander und wahrscheinlich je an bestimmte Teile des Organs gebunden sind. Diese Unabhängigkeit erhellt aus den großen Unterschieden der Zusammensetzung des Harns in verschiedenen pathologischen Fällen. So z. B. kann der Kochsalzgehalt des Harns bedeutend unter dem des Blutserums (mit normalem Salzgehalt) sinken (Kochsalzhypotonie des Harns) oder er kann dauernd dem des Blutes entsprechen (Kochsalzisotonie). Der Harnstoffgehalt des Harns ist hingegen immer höher als der des Blutes (LICHTWITZ). Ob diese Erscheinung einer Harnstoffbildung in der Niere zuzuschreiben ist, bleibe dahingestellt. So ergeben sich auch für Kreatinin, Harnsäure und Zucker sehr wechselnde Konzentrationsverhältnisse im Harn und Blut. Die einzelnen Nierenfunktionen können so starke augenblickliche Schwankungen aufweisen, daß fortlaufende Beobachtung etwa während 24 Stunden zur Feststellung der einzelnen Leistungsfähigkeiten (durch Belastung, d. h. Einführung der einzelnen Harnbestandteile) erforderlich ist. Dabei bestimmt man auch die Zusammensetzung des Blutes.

Im Gegensatz zur Unabhängigkeit von Einzelfunktionen kennen wir jedoch auch eine gewisse Abhängigkeit, z. B. zwischen Zucker- und Harnmenge beim Diabetischen (S. 614), welche sich aus einer gegenseitigen Anziehung beider Stoffe, ähnlich wie zwischen Wasser und Kochsalz, versteht. Durch die Annahme einer Ausscheidung von Zucker sowie von Harnwasser durch die Harnknäueln verstehen wir diese Abhängigkeit. Wir kommen bei der Niereninsuffizienz auf die Einzelfunktionen zurück (S. 889 ff.).

Wenn man die Bedeutung des Blutdrucks für die Harnabsonderung bestimmen will, kommt es an auf den Blutdruck in den Harnknäueln und in den Kapillaren, welche die Harnröhrchen umspinnen. Nun haben GOLL u. a. gezeigt, daß die gebildete Harnmenge mit dem Blutdruck in der Aorta bzw. den Nierenschlagadern steigt und fällt. Der Blutdruck in den Glomeruli steigt und fällt wahrscheinlich damit, aber nicht immer. Wie versteht sich denn aber, daß Abklemmung der Nierenvenen (HEIDENHAIN) sofort von Abnahme und bald von Aufhören der Harnabsonderung gefolgt wird? Wir dürfen hier doch ein Ansteigen des Blutdruckes in den Nierenkapillaren annehmen. Sogar bei Blutstauung durch Herzinsuffizienz, wobei doch der arterielle Blutdruck sinkt, finden wir nämlich erweiterte Nierenkapillaren auch in den Glomeruli ohne daß wir irgendeinen Grund hätten, diese Erweiterung einer Abschwächung der Kapillarwände zuzuschreiben. Der kapillare Blutdruck ist aber nicht der einzige Faktor, welcher die Harnmenge bestimmt. Obwohl er bei Stauung ansteigt, kommt dabei ein anderer Faktor ins Spiel, welcher die Harnmenge verringert, nämlich die Abnahme der Stromstärke. Setzen wir nun die Annahme einer beschränkten Filtration in den Glomeruli als richtig voraus, so ergibt sich folgende Überlegung: Dem Filtrationsdruck wirken der osmotische und der

Quellungsdruck des Blutes in den Harnknäueln entgegen. Je konzentrierter das Blut durch Filtration wird, um so schwieriger geht somit die weitere Filtration vor sich, denn um so höher werden der osmotische Druck und der Quellungsdruck des Blutplasmas in den Glomeruluskapillaren und um so geringer wird der Unterschied zwischen (hydrodynamischem) Filtrationsdruck und Wasseranziehung durch das Plasma, sofern diese durch Eiweißkörper und andere Stoffe bedingt wird, welche nicht oder nur zu einem sehr geringen Teil durch Glomeruli hindurchgehen wie Zucker. Sobald dieser Unterschied = o wird, hört die Filtration auf. Die Abnahme der Harnmenge durch Blutstauung widerspricht somit der Möglichkeit von Filtration in den Harnknäueln nicht. Werden denn die übrigen, in den gewundenen Harnröhrchen sezernierten gelösten Harnbestandteile kein Wasser aus den Glomeruli anziehen? Dazu müßten sie in die Glomeruluskapselräume diffundieren, so daß sie wenigstens das Glomerulusepithel berühren. Ob dies geschieht, ist jedoch unbekannt, so daß die soeben gestellte Frage zur Zeit unbeantwortet bleibt. — Es würde übrigens das Auftreten von Stauungsharn bei Blutstauung auch dann begreiflich sein, wenn in den Glomerulis Sekretion einer dünnen wäßrigen Lösung stattfände, indem das Sekret um so spärlicher und konzentrierter wird, je weniger Blut in der Zeiteinheit durch die Glomeruli strömt (s. unten), ähnlich wie andere Sekrete.

Wir dürfen aus den vorliegenden Versuchsergebnissen und Beobachtungen am Menschen (Stauungsharn, Polyurie durch Erhöhung des arteriellen Blutdrucks, wie bei Schrumpfniere) folgern, daß die Harnmenge bedingt wird durch die Blutmenge, welche in der Zeiteinheit die Niere (Harnknäuel) durchströmt, folglich ceteris paribus durch den arteriovenösen Druckunterschied D_a—D_v in den Nierengefäßen (S. 769). Wahrscheinlich wird mit dem Druck D_a der Blutdruck in den Glomerulis erhöht. Zu den ceteris gehört der Wassergehalt des Blutes. Mit diesem hält die Harnmenge, wiederum ceteris paribus, gleichen Schritt, was sich mit Filtration wie mit Sekretion übereinbringen ließe. Sogar bei eintretender Hydrämie ist aber Stauungsharn möglich (S. 762). Ein hoher Wassergehalt des Blutes fördert die Filtration überhaupt, auch die in den Nieren, nicht nur, indem er einen geringeren osmotischen Druck und Quellungsdruck des Plasmas, sondern manchmal auch, indem er einen höheren arteriellen Blutdruck bedeutet. Außerdem nimmt die Durchblutung, bei gleichem arteriovenösem Druckunterschied, mit dem Wassergehalt des Blutes zu, indem die Viskosität abnimmt. Jedenfalls wird es sowohl für Filtration wie für Sekretion in den Glomerulis ein Optimum der Stromgeschwindigkeit des Blutes geben, das jedoch für Filtration ein anderes als für Sekretion sein kann. Arterielle Hyperämie der Unterkieferspeicheldrüse geht auch mit der Bildung reichlichen dünnen Speichels einher. Sympathikusreizung mit erfolgender Gefäßverengerung ergibt jedoch einen spärlichen, zähen Speichel.

Von Nerveneinflüssen wissen wir folgendes: Durchschneidung des Sympathikus hat arterielle Hyperämie mit Schwellung der Niere, stärkere Durchblutung, hellrote Farbe des Nierenvenenblutes und Zunahme der Harnausscheidung, periphere Reizung des Sympathikus sowie Reizung des Rückenmarks oder Plexus renalis hat hingegen Erblassen und Volumenverkleinerung der Niere, geringere Durchblutung, schwärzliche Farbe des Nierenvenenblutes und Abnahme der Harnausscheidung zur Folge. Periphere Reizung des Vagus (Vasodilatator?) hat eine ähnliche Wirkung wie Durchschneidung des Sympathikus (BRADFORD, ROHDE, ASHER, PEARCE, E. MEYER). Die dabei festgestellte Zunahme der Konzentration des Harns weist auch auf vermehrte Sekretion hin. Es wäre mißlich aus obigen Versuchsergebnissen abzuleiten, daß Nierenvolumen und Durchblutung gleichen Schritt halten. Das

Nierenvolumen ist doch ein statischer, die Durchblutung ein dynamischer Begriff, die nicht gleichen Schritt halten müssen. In der Tat nimmt denn auch die Durchblutung und mit ihr die Harnausscheidung ab in der z. B. durch Blutstauung oder trübe Schwellung vergrößerten Niere, während sie bei Schrumpfniere (s. unten) zunimmt. Mit Druckerhöhung im Nierengewebe durch trübe Schwellung steht zunehmende Spannung der Nierenkapsel im Gleichgewicht. Der erhöhte Druck oder Spannung des Gewebes hat zunächst Verengerung der größeren, dann der kleineren Nierenvenen im Gefolge (Blutstauung); die Glomeruli bleiben zunächst groß, ja sie können an Umfang zunehmen durch Erweiterung der Vasa efferentia als Folge der Blutstauung und als rote Körperchen sichtbar werden. Durch weitere Zunahme der Gewebespannung werden die aus den Vasa efferentia hervorgehenden Blutkapillaren, dann die Vasa efferentia selbst verengert und auch die Glomeruli verkleinert und es tritt Anämie der Niere ein. Diese Veränderungen sind bei jeder diffusen Erhöhung der Spannung des Nierengewebes zu erwarten.

SPALITTA bewirkte durch Unterbindung eines Harnleiters in der Nähe des Nierenbeckens beim Hunde nicht nur Stockung der Harnausscheidung ohne Hydronephrose dieser Niere, sondern auch Anurie der anderen Niere, wahrscheinlich durch Sympathikusreizung. Plötzlich eingeklemmte Nierensteine wirken wahrscheinlich in ähnlicher Weise. Hydronephrose tritt nur bei allmählichem Verschluß des Harnleiters ein. Ob die Schmerzen dabei nur von den Zusammenziehungen einer hypertrophischen Muskelschicht abhängen, ist eine offene Frage. Kolikartige Darmschmerzen treten doch auch ohne Hypertrophie ein.

Was lehrt nun die Erfahrung bei Funktionsstörungen der Nieren des Menschen? Wir haben schon S. 13 auf die Bedeutung von dem Wassergehalt des Blutes für die Tätigkeit von Nieren, Haut und Darm hingewiesen, so daß wir verstehen, daß starke Schweißbildung und Durchfall zu **Oligurie** (verringerte Harnabsonderung) führen; der Blutdruck kann nicht nur durch Wasserentziehung sinken, wie bei Cholera (S. 679), sondern es nehmen zugleich der osmotische Druck sowie der Quellungsdruck des Plasmas zu. Es kann dabei zu **Anurie** (Aufhören der Harnsekretion) kommen. Welche Rolle Kochsalz dabei spielen kann, geht aus vielen Beobachtungen hervor.

So haben WIDAL und JAVAL bei gewissen Nierenkranken, die 15 g Kochsalz täglich einnahmen, eine Abnahme der täglich mit dem Harn ausgeschiedenen Kochsalzmenge von 15 auf 4 g, also eine Zurückhaltung von etwa 11 g festgestellt, vorausgesetzt, daß keine vikariierende Ausscheidung durch Darm oder Haut stattfand, wovon bis jetzt nichts bekannt geworden ist. Durchfall kann allerdings eine ziemlich bedeutende Kochsalzabscheidung durch den Darm bewirken. Gewisse Naturvölker und Vegetarier fügen kein Kochsalz zu ihren Speisen hinzu und bekommen somit nur das in demselben vorhandene Salz. Der ,,Kulturmensch'' nimmt aber sonst in der Regel etwa 15 g Kochsalz täglich zu sich. Die Kochsalzmoleküle verlassen fast alle mit dem Harn den Körper, anderen Kochsalzmolekülen Platz machend. Bei ihren Patienten stellten WIDAL und JAVAL Ödem fest, das durch ,,salzlose'' Diät (Milchdiät) schwand. Dann wurde täglich mehr Kochsalz mit dem Harn ausgeschieden als eingenommen und damit auch das Zuviel an Wasser entfernt. Vermögen nämlich z. B. zwei erkrankte Nieren täglich nur 5 g Kochsalz auszuscheiden, während der Kranke 8 g einnimmt, so werden 3 g täglich zurückgehalten (,,hyperchloruration'') mit einer entsprechenden Wassermenge (,,hydratation''). Nimmt er dann, während der salzarmen Diät, täglich nur 3 g ein, so können täglich 2 g Kochsalz mehr ausgeschieden als eingenommen werden (,,hypochloruration'') und wenn gar kein Kochsalz eingenommen wird, ,,déchloruration''; beides mit entsprechender ,,déshydratation''. Nimmt der Kranke dann wieder zu viel Kochsalz ein, so kehrt das Ödem zurück, um durch ,,salzlose'' Diät wiederum zu schwinden usw. Nach WIDAL gehen ,,hydratation'' und ,,chloruration'', ,,déshydratation'' und ,,déchloruration'' Hand in Hand.

Dies gilt auch für Polyurie, insofern dabei dem Körper mehr Salz als unter normalen Umständen entzogen wird. Andererseits scheiden normale Nieren durch Darreichung von Kochsalz mehr Wasser aus. Daher schreibt man dem Kochsalz diuretische Wirkung zu. Nun hat man aber bei anderen Nierenkranken nicht immer eine Beeinflussung des Ödems durch salzlose Diät beobachtet. Wie müssen wir uns das vorstellen? Wenn eine primäre Wasser- mit einer sekundären Salzretention vorliegt, weil allerdings auch Salzwasser zurückgehalten, die Niere vermag dann aber nicht mehr als eine beschränkte Wassermenge täglich auszuscheiden, und das zurückgehaltene Wasser bindet eine entsprechende Salzmenge. Die salzlose Diät genügt dann zur Entwässerung nicht. Selbstverständlich ist auch die Herzwirkung, welche ja die Nierentätig- keit beeinflußt, von Bedeutung. Alles in allem erscheint auch hier eine voll- ständige Untersuchung des ganzen Menschen zur Beurteilung notwendig.

Wo bleiben das zurückgehaltene Kochsalz und das zurückgehaltene Wasser? Höchstwahrscheinlich bleibt das Salz im Wasser gelöst und häuft sich diese Lösung als Gewebesaft an, so daß Ödem erfolgt. ACHARD und LOEPER haben nachgewiesen, daß nach intravenöser Einspritzung von Salzwasser das Salz sich nicht im Blute, sondern in den Geweben anhäuft.

Viele andere Erscheinungen verstehen wir durch obige zwei Folgerungen: so die **Polyurie** (vermehrte Harnabsonderung) durch Vermehrung der Blut- zufuhr zur Niere (Erweiterung der Nierenschlagadern) infolge von Abkühlung der Körperoberfläche, wahrscheinlich auch durch seelische Einflüsse („nervöse" Polyurie). Die Nykturie (nächtliche Polyurie) und die Urina spastica durch Gemütserregungen fordern fortgesetzte Forschung. Nykturie erfolgt mitunter nach Abkühlung der Körperoberfläche ohne „Reaktion" und nach Ermüdung unter bestimmten Umständen; sie erscheint auch bei Schrumpfniere. Wie versteht sich aber die Polyurie bei genuiner Schrumpfniere, wobei viele Harn- knäuel außer Tätigkeit geraten sind und das Stromgebiet der Niere (durch Arteriosklerose und hyaline Entartung der Glomeruli) bedeutend abgenommen haben kann? Aus der bedeutenden Erhöhung des arteriellen Blutdruckes, der durch die verstärkte Herztätigkeit unterhalten wird (S. 789); dieser er- höhte Blutdruck vermehrt an und für sich oder durch Vermehrung der Strom- stärke oder durch beides die Harnbildung. Sobald die Herztätigkeit abnimmt, schwindet denn auch die Polyurie, es kann dann zu Oligurie, Stauungsödem usw. kommen. Und wenn bei einer diffusen Nephritis mit Oligurie und Ödemen, eine Besserung des Zustandes eintritt, so verschwinden zunächst die Ödeme unter Polyurie (FR. MÜLLER). Im allgemeinen nehmen Konzentration und spezifisches Gewicht des Harns zu, je nachdem die ausgeschiedene Harnmenge abnimmt; vielleicht indem der langsamere Blutstrom eine günstigere Gelegen- heit zur Aufnahme von Blutbestandteilen in die sezernierenden Zellen bedeutet.

THOMPSON stellte Volumenzunahme durch arterielle Hyperämie der Nieren mit Zunahme der Harnabsonderung nach intravenöser Einführung einer isotonischen Kochsalzlösung fest. Die Hyperämie hält gleichen Schritt mit der Hydrämie (AL- COCK und LÖWI). Andere Forscher machten ähnliche Beobachtungen.

Bei ausgedehnter amyloider Entartung der Nieren kann Polyurie auftreten, ohne daß der Blutdruck erhöht ist. Es kann sich dabei um einfache Hydrämie handeln, durch Inanition des Patienten, infolge des Grundleidens, so daß nicht die amyloide Entartung der Nieren die Polyurie bewirkt. Ferner ist aber die Mög- lichkeit zu berücksichtigen, daß amyloide Entartung vieler Nierenkapillaren oder vieler Membranae propriae der Harnröhrchen die Rückresorption (Eindickung des Harns, s. oben) beeinträchtigt (S. 313). Es sind im allgemeinen Sitz und Ausdehnung des Amyloids von einschneidender Bedeutung. Es fehlen uns die erforderlichen Daten zur Beurteilung der Polyurie bei Pyelitis (Blutdruckerhöhung?).

Es gibt noch andere Polyurien unbekannten Ursprunges, mit oder ohne Hypertension (Erhöhung des arteriellen Blutdrucks), mit oder ohne Albuminurie. Nicht jede Polyurie ohne Hypertension und ohne Albuminurie ist Diabetes insipidus. Dieser soll durch Schädigung des Hinterlappens der Hypophyse entstehen, nach CAMUS und ROUSSY aber beim Hund auch bloß durch Schädigung der Regio optopeduncularis an der Hirnbasis. Vgl. auch ERICH MEYER.

Bei Prostatavergrößerung kann nicht nur Pollakiurie, sondern auch Polyurie unklaren Ursprunges auftreten.

Oligurie kann auftreten bei akuter Glomerulonephritis, wahrscheinlich indem viele Harnknäuel außer Tätigkeit geraten, wenn nämlich nicht Blutdruckerhöhung eintritt, welche die übrigen Glomeruli zu vermehrter Tätigkeit bringt. Auch Amyloid vieler Glomerulus- und anderer Blutkapillaren vermag die Durchblutung und damit die Harnmenge zu verringern, was auch ungenügende Herzwirkung bei Amyloid zur Folge hat. Durch trübe Schwellung und im allgemeinen durch jede Zunahme des Inhalts der Nierenkapsel, welche ihre Spannung vermehrt, so daß Anämie eintritt (s. oben), erfolgt Oligurie oder sogar Anurie. Ist diese nur auf ungenügende Durchblutung der Niere zurückzuführen, so vermag Spaltung der Nierenkapsel die Harnabsonderung wiederherzustellen. So verstehen wir wenigstens, warum das eine Mal Kapselspaltung die Anurie hebt, ein anderes Mal jedoch, wenn nicht nur Kreislaufstörung, sondern außerdem schwere Schädigung der Glomeruli oder anderer Bestandteile des Organs vorliegt, nicht. Bei lang dauernder Zunahme des Nierenkapselinhalts (z. B. durch Amyloid) nimmt die Kapselelastizität ab, so daß die Rinde allmählich weniger auf dem Durchschnitt hervorquillt.

Ob „reflektorische" Anurie der zweiten Niere nach Einklemmung eines Harnsteins in dem Harnleiter der ersten auf Krampf der Nierenschlagader zurückzuführen, oder in ganz anderer, nichtreflektorischer Weise zu deuten ist, muß weitere Forschung entscheiden.

Harntreibende Stoffe können diuretisch wirken durch Erhöhung des arteriellen Blutdrucks, wie Koffein, oder durch vermehrte Durchblutung der Nieren oder durch eine noch ganz unbekannte Beeinflussung von Nierenzellen (vgl. Werke über Pharmakologie). Es gibt Diuretika, die offenbar einen verschiedenen Angriffspunkt haben: versagt ein Mittel, so vermag ein anderes einen guten Erfolg zu erzielen. Dies ist von Bedeutung bei der Erforschung der Einzelfunktionen der Niere.

Die normale tägliche Harnmenge ist ungefähr 1500 ccm, das spezifische Gewicht 1015—1018. Im allgemeinen ist das spezifische Gewicht um so niedriger und die Farbe des Harns um so heller, je größer die in der Zeiteinheit abgesonderte Harnmenge ist. Im allgemeinen nimmt die täglich ausgeschiedene Salzmenge, jedoch nicht genau proportional, mit der Harnmenge zu, so daß der Salzgehalt und damit auch das spezifische Gewicht bei Polyurie niedrig, bei Oligurie hoch sind, gleichgültig, welchen Ursprunges die Störung der Harnabsonderung ist, ob der Wassergehalt des Blutes normal war oder nicht. Bei normalem Wassergehalt des Blutes, aber stärkerer Durchblutung der Niere ist wahrscheinlich die Gelegenheit (Berührungsdauer) für Salzausscheidung (wahrscheinlich durch die gewundenen Harnröhrchen), sowie die für Rückresorption geringer als normaliter, bei Blutstauung umgekehrt (Stauungsharn). Durch Zusammenwirkung dieser z. T. entgegengesetzten Faktoren kann die tägliche Harnmenge unter verschiedenen Umständen nahezu gleich bleiben.

Die Erfahrung, daß die Harnmenge (Wassermenge) bei Stauungsnieren klein, die Ausscheidung der festen Harnbestandteile hingegen nahezu normal sein kann, sowie die Erfahrung, daß andererseits das Wasservolumen bei Schrumpfnieren zugenommen, der Gehalt an festen, gelösten Harnbestandteilen hingegen abgenommen hat, diese beiden Erfahrungen weisen auf eine Unabhängigkeit der Ausscheidung der festen Harnbestandteile von der des Wassers. Diese Unabhängigkeit wäre sehr wohl mit der Annahme übereinzubringen, daß das Wasser besonders durch die Glomeruli, die festen Bestandteile besonders durch die gewundenen Harnröhrchen ausgeschieden werden, ohne jedoch für Filtration oder für Sekretion in den Glomeruli zu entscheiden.

Hyposthenurie (Ausscheidung eines abnorm dünnen Harnes) kann, wie bei Schrumpfnieren und Diabetes insipidus (E. MEYER), mit Polyurie einhergehen. Sie kommt aber auch ohne Polyurie, wie bei allen anderen, akuten und chronischen Nierenerkrankungen (FR. MÜLLER), ja sogar mit Oligurie vor. Sie ist einer Unfähigkeit der Nieren, einen konzentrierten Harn zu bilden, zuzuschreiben. Die Unfähigkeit, Wasser oder die harnfähigen Stoffe ebenso schnell und ebenso vollständig wie normaliter auszuscheiden, bezeichnet man als Niereninsuffizienz. Die Hyposthenurie ist auch als Folge von Niereninsuffizienz zu betrachten, wenn sie nicht nur der Zunahme des Wasservolumens, wie beim Diabetes insipidus, zuzuschreiben ist, während die tägliche Menge fester Harnbestandteile nicht zu gering ist. Ist die in 24 Stunden gebildete Harnmenge zu klein, aber der Harn gesättigt mit einem bestimmten Bestandteil, so muß nicht Insuffizienz für diesen Bestandteil bestehen. Sie besteht aber, wenn der Harn nicht gesättigt ist. Pathologische Albuminurie (s. unten) und Glykosurie ohne Hyperglykämie müssen wir aber auch als Folgen von absoluter bzw. relativer Niereninsuffizienz, durch Schädigung bestimmter Nierenzellen betrachten. Glykose wird bis zu einem gewissen Schwellenwert im Blut (S. 614) in nur kaum nachweisbarer Menge ausgeschieden. Ob das Glomerulusepithel oder

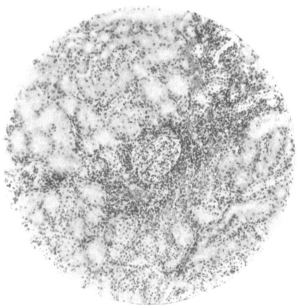

Abb. 357. Subakute Glomerulonephritis bei Scharlach. In der Mitte ein Harnknäuel, das weniger von Leukozyten durchsetzt ist als das umgebende Gewebe. Die Durchblutung hat durch das Infiltrat höchst wahrscheinlich abgenommen. Vgl. ferner Abb. 358 und 359.

(und) anderes Epithel Eiweiß und Zucker im Blut zurückhält, ist unentschieden. Man nimmt an, daß ersteres es tut. Vgl. auch S. 765.

Geschädigte Nieren können in sehr verschiedener Weise insuffizient werden und folglich Harn von sehr verschiedener Zusammensetzung ausscheiden, ohne daß wir zur Zeit immer anzudeuten vermögen, welche Bestandteile dieser Organe ausschließlich oder vorwiegend geschädigt sind. Zunächst brauchen wir kaum zu wiederholen, daß wir keineswegs die Funktionstüchtigkeit einer nicht mikroskopisch erkennbar schwer geschädigten Zelle auch nur annähernd zu bestimmen vermögen. Sodann sind die Durchblutung der Niere und der Wassergehalt des Blutes während des Lebens zwei sehr wichtige Faktoren, und vermögen wir, wie aus den oben gemachten Bemerkungen erhellt, allerdings die statische Frage nach dem Blutgehalt der einzelnen Nierenteile und der Nierengefäße annähernd zu bestimmen; die Ergebnisse dieser Bestimmungen bedeuten jedoch keinen Maßstab der hämodynamischen Verhältnisse, der Durchblutung dieses Organs. Man stelle ferner nicht einfach Glomerulitis gegenüber Entartung der (gewundenen) Harnröhrchen, denn jede dieser zwei Veränderungen vermag zu Anämie und Abnahme der Durchblutung und durch diese wahrscheinlich zu Beeinträchtigung der Tätigkeit des anderen Gebietes zu führen: Glomerulitis kann zu Anämie der gewundenen Harnröhrchen führen, indem diese ihr Blut größtenteils aus den Vasa efferentia bekommen und die Glomerulusgefäßchen durch Leukozytenanhäufung verengert sein können. Andererseits vermag degenerative Schwellung der gewundenen Harnröhrchen durch Erhöhung der Gewebespannung und der Nierenkapselspannung die Durchblutung der Niere zu verringern, so daß sogar Anurie erfolgen kann. Eben der Grad dieser Kreislaufsstörung und ihre Bedeutung für die Tätigkeit bei Glomerulitis bzw. degenerativer Schwellung der Harnröhrchen läßt sich schwer beurteilen und erheischt trotzdem eingehende genaue Berücksichtigung. Zunächst werden die größeren Venen verengert mit erfolgender Blutstauung stromaufwärts und Vergrößerung der Harnknäuel, die sogar für das unbewaffnete Auge sichtbar werden; bei zunehmender Spannung werden kleinere Venen und Kapillaren, schließlich kleinere Schlagadern verengert (S. 58). Außerdem ist die Möglichkeit zu beachten, daß der osmotische und der Quellungsdruck in den Harnröhrchen und die Rückresorption in den geraden Harnröhrchen eine Rolle spielen (s. oben). Wir dürfen somit nicht annehmen: bei Entartung mit erhöhter Gewebsspannung erfolge Zurückhaltung von Salz, das Wasser bindet, und bei Glomerulonephritis erfolge ungenügende Wasserausscheidung ohne weiteres, sondern wir müssen die ganze Konstellation berücksichtigen. Eine ausgedehnte Zusammenwirkung von Arzt und Patholog-Anatom ist hier erforderlich. Die bis jetzt gemachten Versuche, die Beziehungen zwischen bestimmten Störungen der Nierentätigkeit und bestimmten anatomischen Veränderungen dieser Organe festzustellen, sind leider noch unzulänglich (vgl. VOLHARD und FAHR). Mitunter verhalten sich die beiden Nieren ungleich. ACHARD u. a. haben bei geschädigten Nieren eine verlangsamte Ausscheidung von Methylenblau und Indigokarmin festgestellt. Man darf solche Ergebnisse aber keineswegs auf die Ausscheidung normaler Harnbestandteile übertragen. So kann z. B. bei Schrumpfnieren die Kochsalzausscheidung ungestört, die Ausscheidung des Jodkaliums aber sehr verlangsamt sein, wie FR. MÜLLER angibt. Wir müssen überhaupt die Ausscheidungsfähigkeit gegenüber den einzelnen Harnbestandteilen gesondert bestimmen und betrachten. Bei Nierenkrankheiten wird die Ausscheidung des Gesamtstickstoffs (nach Eiweißzulage zur Kost) zunächst nur verzögert; bei stärkerer Niereninsuffizienz bleibt sie dauernd zurück und es wird N_2 im Körper zurückgehalten (FLEISCHER, VON NOORDEN u. a.), während der Reststickstoff (d. h. der nicht in den Eiweißkörpern vorkommende N_2) des Blutes zunimmt (H. STRAUSS). Manchmal ist die Ausscheidung der Harnsäure weniger gestört als die des Gesamtstickstoffs. Bemerkenswert ist die normale Ausscheidung von Chloriden bei verschiedenartigen Nephritiden ohne Ödem, während sie bei Nephritis mit Ödem gestört ist: Oligochlorurie (FR. MÜLLER). Bei der Resorption der Ödeme erfolgt dann Polyurie mit vermehrter Kochsalzausscheidung. Die Zurückhaltung von Kochsalz bewirkt oder fördert wahrscheinlich die Ödeme (s. oben und S. 765), obwohl auch das Umgekehrte als möglich zu betrachten ist, weil Wasser und Chloride sich binden. Die Frage nach dem Zusammenhang ist für jeden Fall gesondert zu lösen. Die Phosphate und Sulfate verhalten sich im allgemeinen wie der Gesamtstickstoff. In neuerer Zeit haben einige Forscher (EMIL PFEIFFER, VON WYSS, STÄUBLI) auf die Bedeutung einer Natrium-Retention hingewiesen. Das Natrium ist dabei nur zum

Teil an Cl, zum anderen Teil an anderen Säuren, wie Kohlensäure, gebunden. Inwiefern aber die Na-Retention durch Nierenschädigung bedingt wird, ist eine offene Frage. Wir wissen doch, daß durch Nierenerkrankung die Harnsäureausscheidung abnehmen kann, so daß Urikämie (von JAKSCH), jedoch keine Gicht auftritt; Urikämie ist aber auch möglich ohne Zeichen einer Nierenerkrankung. Dies wäre auch für Natrium-Retention möglich.

Entspricht die Ausscheidung eines Stoffes nicht der Bildung bzw. Zufuhr dieses Stoffes in bestimmter Zeit, so wird dieser Stoff im Körper zurückgehalten. Zurückhaltung eines Stoffes wird somit eintreten, wenn der Stoff in ganz gewaltiger Menge gebildet oder zugeführt oder wenn die Ausscheidung verlangsamt wird. Zurückhaltung eines Stoffes kann Zunahme seiner Konzentration im Blut im Gefolge haben. Es muß aber nicht, denn es kann sich ein Stoff in Ödemflüssigkeit oder in Gewebe anhäufen, wie Chloride (s. dort), ohne daß seine Konzentration im Blut zunimmt. Anhäufung kann sogar die Quelle der Zurückhaltung sein.

Nur Anurie bedeutet vollständige und vollkommene Niereninsuffizienz. Sonst, auch bei Oligurie, muß die Niereninsuffizienz näher angedeutet werden. Die Hyposthenurie mit Polyurie beweist, daß eine Funktion (Wasserausscheidung) zugenommen haben kann, während die anderen verringert oder gleich geblieben sind.

Wir haben oben die primäre Zurückhaltung von Kochsalz besprochen. Bei primärer Zurückhaltung von Wasser ist Beschränkung der Wasserzufuhr bzw. Wasserentziehung angezeigt.

Nach M. ROSENBERG soll bei akuter Azotämie zunächst Harnstoff, dann Kreatinin und schließlich Indikan sich im Körper anhäufen.

Fette, anämische Leute mit Fettherz können 1, 2 oder mehrere Tage nach einem Eingriff mit Chloroformbetäubung unter Oligurie bzw. Anurie, schwächer und häufiger werdendem Puls, hartnäckigem Erbrechen, mitunter von Blut (manchmal treten Ekchymosen in Schleimhäuten und serösen Häuten, mitunter auch hämolytischer Ikterus auf), während sich seelische Verwirrtheit einstellt, sterben. Diese Erscheinungen sind denen nach wiederholtem Chloroformieren widerstandsfähigerer Leute bzw. Tiere („protrahierter Chloroformtod") ähnlich. Bei der Sektion findet man in Fällen mit starker Oligurie oder Anurie trübe Schwellung und fettige Entartung von Nieren und Leber, Fettherz, Schleimhautblutungen usw. Wahrscheinlich waren diese Organe schon vor dem Eingriff so minderwertig, daß eine etwas länger dauernde Chloroformbetäubung, wie bei gewissen Laparotomien, z. B. bei Hysterektomie, eine allmählich zum Tode führende Insuffizienz bewirkte. Auch bei nichtfetten Leuten kann sich so etwas ereignen. So kann eine Chloroformbetäubung im Laufe eines septischen Zustandes tödlich werden, wahrscheinlich indem lebenswichtige Organe, welche schon durch ein bakterielles Gift erheblich geschädigt waren, durch das Chloroform zu einer Insuffizienz gebracht werden, welche weiteres Leben nicht gestattet.

Als Zeichen der Nierenschädigung können **Zylinder** im Harn erscheinen (vgl. LENHARTZ-MEYER, von JAKSCH u. a. Lehrbücher der klinischen Diagnostik). Ferner sind **Hämoglobinurie** (S. 684) und **Hämaturie** möglich; letztere durch Blutaustritt in Harnknäuel, in deren Kapselräumen wir Blut nachweisen können. Aber Blutaustritt in die Harnröhrchen ist damit nicht ausgeschlossen. Mitunter kommt einseitige renale Hämaturie noch nicht näher anzudeutenden Ursprunges vor, indem weder mikroskopische Untersuchung der Niere, noch klinische des ganzen Körpers einen Anhaltspunkt liefert. Ohne mikroskopische Untersuchung der ganzen Niere ist herdförmige Entzündung nicht auszuschließen. Wir finden sie in der Tat mitunter. Vielleicht liegt eine Blutanomalie oder eine Glomerulusanomalie mitunter der Hämaturie zugrunde.

Albuminurie ist eine häufige Erscheinung von Nierenschädigung verschiedenartigster Natur. Allerdings ist eine viele Jahre dauernde, nicht unerhebliche Albuminurie ohne sonstige erkennbare Funktionsstörung und ohne bekannte Schädigung mehrmals beobachtet („physiologische Albuminurie"); LEUBE nimmt hier ein „absolut undichtes Nierenfilter" an. Als Albuminurie deutet man die Ausscheidung von Serumalbumin (Serinurie), Serumglobulin oder Fibrinogen in solcher Menge an, daß der Eiweißkörper nach den üblichen klinischen Verfahren nachweisbar ist. Es ist nämlich Bluteiweiß, ebenso wie Glykose, normaliter aber nur unter Verarbeitung größerer Harnmengen und nur nach feinerem Verfahren nachweisbar. Albuminurie ist wahrscheinlich einer abnormen Durchlässigkeit des Glomerulusepithels zuzuschreiben. In den Glomeruluskapseln einer gekochten Niere ist solch ausgetretenes geronnenes Eiweiß als Halbmonde erkennbar. Bei Entzündung der Harnröhrchen ist der Austritt von Bluteiweiß ebenso verständlich wie bei jeder anderen Entzündung, so z. B. bei der nekrotisierenden Entzündung der Markkegel, welche sich bei Mäusen, Meerschweinchen und Kaninchen durch Vinylamin hervorrufen läßt (HEINEKE). Es kommt dabei sogar zu Fibringerinnung. — Proteinstoffe (Albumosen, BENCE-JONESscher Körper) können im Harn erscheinen, wenn sie im Blut vorkommen. STOKVIS rief bei Säugetieren Albuminurie hervor durch Einführung von Hühnereiweiß ins Blut. Auch beim Menschen kann „alimentäre" Albuminurie eintreten nach Genuß von rohen Hühnereiern.

Es gibt Leute mit einem „relativ undichten" Filter, das durch Änderung der Blutverteilung, durch Muskelbewegung oder andere Schädigung Eiweiß durchläßt, und andere mit „relativ dichtestem" Filter, ohne daß wir aber eine scharfe Grenze zu ziehen vermögen. So umfaßt „Änderung der Blutverteilung" sehr verschiedene Zustände: Blutstauungen verschiedenen Grades, sehr wahrscheinlich die orthostatische und lordotische Albuminurie, Abkühlung (mit oder ohne Albuminurie), seelische Erregungen, Apoplexie usw.

Unter lordotischer Albuminurie versteht man eine Eiweißausscheidung, die bei bestimmten, besonders jugendlichen Individuen durch Lordose bei aufrechter Körperhaltung oder liegend eintritt. Vielleicht ist sie auf Blutstauung in den Nieren (durch Abplattung der Nierenadern), ähnlich wie die Albuminurie durch Zusammendrückung des Brustkastens (SCHREIBER), zurückzuführen. Länger dauernde Blutstauung gewissen Grades vermag überhaupt Albuminurie hervorzurufen. Die Erscheinung tritt manchmal in bestimmten Familien auf. Dies gilt auch für die orthotische oder orthostatische Albuminurie, die nach JEHLE wenigstens oft eine lordotische ist. Man hat sie besonders bei Kindern beobachtet, die aus der horizontalen in die aufrechte Körperhaltung übergehen. Die Eiweißausscheidung ist gewöhnlich nach etwa 15 Minuten nachweisbar und hört in der Regel bald wieder auf. Vielleicht handelt es sich um eine vorübergehende Kreislaufstörung, ähnlich wie Schwindel bei bestimmten Leuten durch plötzliche Änderung der horizontalen Stellung in die aufrechte eintreten kann.

Häufig ist die febrile Albuminurie. Es ist unentschieden, ob sie dem fiebererregenden Gift oder der hohen Bluttemperatur oder abnormen Stoffwechselprodukten bzw. normalen Stoffen, aber in ungewöhnlich hoher Konzentration, zuzuschreiben ist. Sie tritt mitunter schon bei geringer Temperaturerhöhung ein.

Die Albuminurie bei amyloider Entartung der Niere (S. 313) kann sehr wechselnd sein. Wir können ihre Abnahme bzw. ihr Aufhören begreifen durch die Annahme, daß amyloid entartende Glomerulusschlingen anfangs Eiweiß durchlassen, später aber, durch fortschreitende Ablagerung von Amyloid weniger Blut erhalten, wenigstens weniger oder gar keine Flüssigkeit, somit auch weniger bzw. kein Eiweiß mehr durchlassen. Durch Entartung anderer Schlingen kann dann von neuem Albuminurie eintreten. Auch Blutstauung durch Herzinsuffizienz kommt bei Patienten mit Nierenamyloid in Betracht. Inwiefern es sich bei den Entartungen (trüber Schwellung usw.) um Austritt von Bluteiweiß oder um Eiweiß aus zerfallenden Epithelzellen handelt, ist noch zu bestimmen. Man hat von Nukleoalbuminurie geredet, aber zum Teil ein Gemenge von Euglobulin und Fibrinogen als Nukleoalbumin bezeichnet. Das Auftreten und die Natur der Nukleoalbumine bedarf noch eingehender Forschung.

Bei Nierenentzündungen kommt Albuminurie in sehr verschiedenem Grade vor, im allgemeinen bei der sehr schleichenden Schrumpfniere nur etwa $5^0/_{00}$, bei akuter Nephritis 10, 20, ja $70^0/_{00}$, wobei vormittags die niedrigste, nachmittags die höchste Zahl erreicht wird. Es gibt auch herdförmige Nephritiden ohne

Albuminurie. Diese fehlt auch bei genuiner Schrumpfniere, die als herdförmige Glomerulonephritis einsetzen kann, manchmal längere Zeit, sogar fortwährend.

Schließlich schreibt man **Urämie**, einen Symptomenkomplex, einer Niereninsuffizienz zu, welche zu dieser Selbstvergiftung führe. Man hat, besonders nachdem STRAUSS u. a. den Reststickstoff des Blutes bei Nierenkrankheiten mit Urämie vermehrt fanden, diese Stoffe oder einen derselben als das Urämiegift betrachtet, um so mehr, weil der Reststickstoff des Blutes nie vermehrt zu sein scheint bei Nierenkrankheiten, welche ohne Urämie verlaufen. Es gibt allerdings Nierenkrankheiten ohne vermehrten Reststickstoff des Blutes mit Urämie. Aber dann war meist nephrogenes Ödem vorhanden, und es ist die Möglichkeit gegeben, daß die Gewebeflüssigkeit das Zuviel an Reststickstoff enthält, so daß dieses durch rasche Resorption der Ödemflüssigkeit zum Ausbruch von Urämie führt, ebenso wie auch rasche Resorption von Ödemflüssigkeit bei kardialem Ödem von Ausbruch seelischer Verwirrungszustände gefolgt werden kann (FR. MÜLLER). Tritt Hirnödem ein, so ist die Möglichkeit gegeben, daß ein in der Ödemflüssigkeit befindliches Gift auf das Hirn einwirkt und das Krankheitsbild der Urämie hervorruft. SCHLAYER und STRAUB betonen die Möglichkeit einer Säurevergiftung, auf ihre eigenen Befunde und die von VON JAKSCH und BRANDENBURG festgesetzte Abnahme der Blutalkaleszenz hinweisend. Urämische Dyspnoe ist wahrscheinlich einer Säuerung des Blutes (Azidose) zuzuschreiben, indem die Nieren ungenügend Säuren ausscheiden, so daß die Kohlensäurespannung in den Lungenbläschen abnimmt (PORGES, STRAUB u. a.). Aber alle möglichen Versuche, das urämische Gift oder ein urämisches Gift nachzuweisen, sind bis jetzt fehlgeschlagen. Außerdem haben mehrere Forscher auf die Tatsache hingewiesen, daß Anurie allerdings schließlich tödlich wird, jedoch viele Tage bestehen kann ohne den als Urämie bezeichneten Symptomenkomplex, d. h. ohne Krämpfe; diese bleiben nach Entfernung der beiden Nieren ebenfalls aus (ASCOLI u. a.). Bedenken wir, daß normale Nieren viele Gifte rasch ausscheiden, so erscheint die Forderung H. COUVÉES nicht unberechtigt: die Giftigkeit eines Stoffes (auch) zu prüfen durch Einspritzung bei Tieren nach Entfernung beider Nieren. Es ist aber sehr wohl möglich, daß Urämie nur bei Zurückhaltung bestimmter Stoffe, nicht bei vollkommener Anurie eintritt, weil diese Stoffe nur bei einer bestimmten Schädigung der Nieren, vielleicht in den Nieren selbst, sich bilden. Wichtig ist, daß ein Parallelismus zwischen Reststickstoffgehalt des Blutes und Urämie nicht besteht (s. oben u. unten). Der Ursprung der Urämie ist somit noch dunkel.

Wir dürfen übrigens nicht vergessen, daß Urämie keineswegs einen pathognomonischen Symptomenkomplex darstellt und daß wir eine Selbstvergiftung durch Niereninsuffizienz nur dann annehmen, wenn andere Vergiftungsmöglichkeiten nicht vorzuliegen scheinen, und Funktionsstörungen bzw. anatomische Veränderungen der Nieren eine Insuffizienz dieser Organe annehmbar machen. Ob die Erscheinungen nach experimenteller doppelseitiger Harnleiterunterbindung auf Urämie beruhen, ist eine Frage, deren Bejahung zur Zeit eine „petitio principii" bedeuten würde. Ist doch eben das Gift in all diesen Fällen gleich hypothetisch. Sodann sind die „urämischen" Erscheinungen beim Menschen nicht gleich. So unterscheidet man eine akute Urämie (Somnolenz, zunehmend bis Sopor und Koma, Krämpfe) und eine chronische Urämie. Diese zeigt ein wechselndes Bild. Vor allem sind es Anfälle von Asthma cardiale, Kopfschmerzen, Erbrechen, Durst, allgemeines Ermüdungsgefühl, Pollakiurie (besonders nachts), Schläfrigkeit oder Schlaflosigkeit, Dyspepsie; kleine Muskelzusammenziehungen usw. Man kann hier an die Wirkung verschiedener Stoffe oder an die desselben Stoffes, aber in einem anderen Konzentrationsverhältnis zur individuellen Empfindlichkeit, denken — es bleibt aber Hypothese. VOLHARD, H. STRAUSS u. a. unterscheiden: 1. Eine echte Urämie, gekennzeichnet durch sehr hohen Reststickstoff des Blutes, Dyspepsie und Asthenie, während Krämpfe, wenn sie auftreten, von nur untergeordneter

Bedeutung sind. 2. Eine Pseudourämie mit ganz oder nahezu normalem Rest-stickstoff. Französische Autoren unterscheiden „néphrites avec azotémie ou urémigènes" und „néphrites avec oedème". Die Pseudourämie kennzeichne sich durch gehäufte Krampfanfälle, Eklampsie oder (bei Arteriosklerotischen) durch soporösdeliriöse Zustände.

Es fragt sich, ob die Fälle mit Azotämie auf Vergiftung beruhen, während andere, nämlich die chronischen Erscheinungen, auf Kreislaufstörungen im Zentralnervensystem zurückzuführen sind. Eben diese chronische Urämie kommt bei Schrumpfniere mit erhöhtem arteriellem Blutdruck und Herzhypertrophie vor. Daraus könnten Kreislaufstörungen im Hirn entstehen. Wir wollen hier noch beiläufig die Frage stellen, ob vielleicht Schrumpfung des in der Niere neugebildeten Bindegewebes reflektorische Gefäßverengerung in bestimmten Teilen des Gehirns zu bewirken vermag? Es scheint ein Parallelismus zwischen Polyurie, Hypertension, Herzhypertrophie und Urämie zu bestehen (S. 788 f.).

Ohne auf die klinischen Erscheinungen der Nierenerkrankungen einzugehen, müssen wir folgende Bemerkungen machen. Die klinischen Erscheinungen, die eine Nierenentzündung „beweisen", wie Exsudat im Harn und Epithel-zylinder neben Anasarka, können ganz fehlen, sowohl bei akuter wie bei chronischer Entzündung. Es kann dadurch z. B. die klinische Unterscheidung einer akuten Nephritis von einer akuten Nierenentartung ohne weiteres (Nephrose) unmöglich sein: starke Albuminurie kann bei beiden vorkommen; reichliche Epithelzylinder sind auch bei akuter Nephritis nicht selten, was nicht wundern kann, weil dabei die Entartung ausgedehnt und stark sein kann. Die klinische Erkennung einer Schrumpfniere ist oft leicht und ziemlich sicher. Manchmal aber bleibt diese Nierenveränderung mehrere Jahre latent, wie z. B. die im Anschluß an eine (sub)akute, scheinbar ausgeheilte Nephritis nach Scharlach oder einer Angina entstehende; in anderen Fällen bleibt die Frage nach dem Anfang unbeantwortet. Es gibt Schrumpfnieren, die sich zuerst als einen akuten urämischen Anfall oder eine Hirnblutung oder als dauernd erhöhten arteriellen Blutdruck (Hypertonie oder Hypertension) ohne weitere klinische Erscheinungen kundgeben und bei der Autopsie festgestellt werden. Wir müssen dies beachten gegenüber der in den letzten Jahren verteidigten Ansicht einer dauernden primären oder „essentiellen" Hypertension ohne Nieren-veränderung. (Eine vorübergehende primäre Hypertension tritt z. B. durch angestrengte körperliche oder geistige Arbeit auf.) Eine dauernde Hypertension mit Hypertrophie der linken Kammer, mitunter auch noch anderer Herz-teile, ohne Klappenfehler und ohne Arteriosklerose, welche sie hätte bedingen können, kommt nach meinen autoptischen Befunden, in Übereinstimmung mit den Ergebnissen HARPUDERS, nicht vor. Nur in 1 von 57 Fällen schienen die von HARPUDER untersuchten Nieren wenig oder nicht verändert; hier fehlte jedoch leider die mikroskopische Untersuchung.

Bekanntlich gibt es eine arteriosklerotische Schrumpfniere (E. ZIEGLER), die durch Gewebsverlust (durch ischämische Nekrose und Atrophie) infolge von mehr oder weniger ausgedehnter Arteriosklerose im Gebiet der Nierenschlagader ent-steht. Außer dieser Schrumpfniere, welche hier außer Betracht bleibt, kennen wir eine andere, die einige Forscher mit JORES nicht ohne Grund einer Verengerung bzw. Verschluß durch Sklerose von kleineren Nierenschlagadern, namentlich von Vasa afferentia, mit anderen Worten einer Arteriolosklerose zuschreiben. Diese Annahme erinnert an die „arteriocapillary fibrosis" von GULL und SUTTON (S. 789). Nach VOLHARD soll sogar krampfhafte Verengerung der Vasa afferentia die gleichen Nierenveränderungen bewirken. Diese Annahme stützt sich jedoch nicht auf Beobachtungen. Und ohne weiteres dürfen wir nicht einen so lange dauernden oder doch sehr oft wiederholten starken Krampf kürzerer Dauer der Vasa afferentia annehmen, wie doch zur Erzeugung einer sehr lang-sam entstehenden Schrumpfniere erforderlich wäre.

Eine Arteriolosklerose wäre aber imstande, die hier gemeinte Schrumpfniere zu erzeugen. Wir haben schon (S. 313, 730) die Gruben besprochen, die durch Atrophie von Nierengewebe infolge von Verengerung bzw. Verschluß kleiner Nierenschlagader entstehen. Sie sind wohl zu unterscheiden von den durch isch-ämische Nekrose entstehenden Gruben; sie sind verschieden groß und sehr unregelmäßig gestaltet; ihr Boden besteht aus dunkelgrauviolettem Gewebe durch erweiterte Gefäßchen. Nun weist die Oberfläche der vermeintlichen arteriolo-sklerotischen Schrumpfniere manchmal eine große Anzahl von solchen Gruben auf, voneinander getrennt durch unregelmäßige Hügelchen mehr oder weniger anämi-schen Nierengewebes. Eine primäre Arteriolosklerose würde somit dieses Bild verständlich machen. Wenn aber die Vasa afferentia oder die hinzugehörigen Harnknäuel durch entzündliche Sklerose in gleichem Maße und gleich rasch ver-engt werden, müssen wir die gleichen oder ähnliche Veränderungen des Nieren-

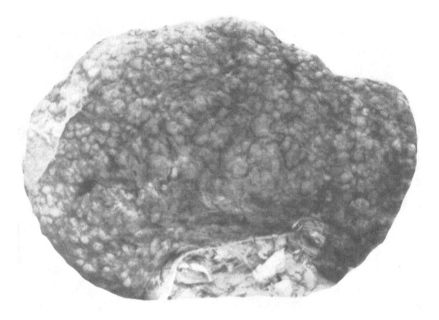

Abb. 358. Schrumpfniere eines 28jährigen Mannes, der als Kind Scharlach mit „Nephritis" durchmachte. Im allgemeinen sehen wir rundliche Hügelchen, voneinander getrennt durch Gräben; ausnahmsweise aber, wie z. B. links oben und links beim oberen Rande sehen wir Hügelchen in einem eingesunkenen Feld wie bei Arteriosklerose; die Einsinkung ist auf Sklerose einer Gruppe oder einiger Gruppen von Harnknäueln zurückzuführen. Ferner sehen wir mikrosk. Vaskulitis, wie z. B. die in Abb. 145 abgebildete. Vergr. $^2/_1$.

gewebes erwarten. Auch dann wird eine bunte Schrumpfniere entstehen. In einer solchen bunten Niere finden wir entweder starke Veränderungen der kleineren Schlagadern und Glomeruli oder fast nur der Harnknäuel, immer also starke Gefäßveränderungen. Diese Veränderungen sind sklerotische z. T. ohne, z. T. mit Entzündung, so daß die Frage nicht ohne weiteres beantwortet ist, ob eine nicht-entzündliche oder eine entzündliche Arteriolo- bzw. Glomerulosklerose vorliegt (Abb. 358). Auch im Nierengewebe pflegen wir Zeichen einer herdförmigen Entzündung anzutreffen, sogar mit starken Lymphozytenanhäufungen und Bindegewebsbildung in verschiedener Ausdehnung. Die Entscheidung, was vorliegt, fordert weitere Untersuchung. Einige Forscher geben an, Entzündung vermißt zu haben, sie benutzen aber einen anderen Maßstab zur Erkennung einer Entzündung als wir. Nun wird die Entscheidung noch schwerer, indem eine (entzündliche) Sklerose einer Gruppe von Harnknäueln nicht nur zu einer herdförmigen Atrophie von Harnröhrchen mit Grubenbildung, sondern außerdem, durch Erhöhung des Strömungswiderstandes in den sklerotischen Harnknäueln, zu nicht-entzündlicher Arteriolosklerose stromaufwärts zu führen vermag. Andererseits könnte sekundäre Entzündung im Gefolge von Arteriosklerose auftreten. Ob die bunte Schrumpfniere durch nicht-entzündliche Arteriolosklerose oder durch gruppenförmige Glomerulonephritis entsteht, ist eine noch nicht einslautend beantwortete Frage. Um so zurückhaltender müssen wir mit der Annahme einer primären Arteriolosklerose sein, weil gerade hämatogene embolische Nephritis, etwa durch Streptokokken bei Scharlach oder Angina, herdförmig, und zwar in Gruppen von Harnknäueln auftritt (Abb. 321). Ferner, weil die Entzündungserscheinungen bei so langsamem Verlauf allmählich abklingen können.

Wir kennen noch andere Schrumpfnieren, die eine andere Deutung fordern. Sie können z. T. gleichfalls nach Scharlach oder Angina entstehen. Es gibt einen Typus, der sich auszeichnet durch eine ziemlich gleichmäßige Bildung von nahezu runden Hügelchen oder Körnchen auf der Nierenoberfläche, die gleichsam durch ziemlich schmale Gräben umgeben und voneinander getrennt sind. Das Gewebe in diesen Gräben ist gewöhnlich nicht dunkler, sogar heller als das der Hügelchen. Wahrscheinlich hat sich diese Schrumpfniere entwickelt aus einer „interstitiellen" zellig-proliferativen Entzündung, welche in ihrem Anfang der Niere folgendes Bild verleiht: Auf dem Durchschnitt der Rinde sieht man streifen- oder keilförmige rötliche Flecke und mikroskopisch in diesen blutreichen Gewebestreifen Anhäufungen von Lymphozyten, Plasmazellen bzw. mehr oder weniger ähn-

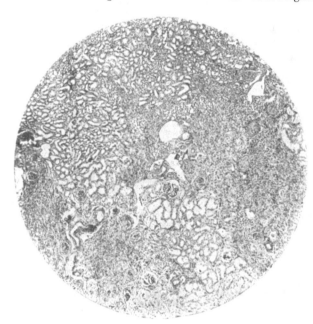

Abb. 359. Weit fortgeschrittene Glomerulonephritis. Rechts und links unten stark atrophisches Nierengewebe bei Sklerose der entsprechenden Glomeruli. In der Mitte und links oben erweiterte Harnröhrchen in Hügelchen (s. Text).

lichen lymphozytoiden u. a. Zellen, mitunter auch eosino- oder neutrophile Leukozyten, besonders im Stroma zwischen den Harnkanälchen und um den Harnknäuelkapseln herum, während die Glomeruli selbst frei bleiben. Es können aber auch Harnknäuel mit jenen Zellen vorkommen (Abb. 357). Später tritt Bindegewebsbildung mit grabenbildender Schrumpfung mehr in den Vordergrund, welche zu Atrophie von Harnröhrchen führt. Sowohl in dieser Schrumpfniere (Abb. 358, vgl. auch die Unterschrift) wie in der zuerst besprochenen sehen wir in den Hügelchen manche erweiterte Harnröhrchen, manchmal besonders in der Nähe der Gruben bzw. Gräben (Abb. 359).

Von den hier skizzierten typischen Veränderungen kommen mancherlei Schattierungen und Vereinigungen vor, deren Zerlegung schwer sein kann. Außer Arterio(lo)sklerose kommt auch Arteriitis vor (Abb. 145): durch Endarteriitis proliferans kann die Intima bindegewebig verdickt werden und später sklerosieren, wonach die entzündlichen Erscheinungen, wie bei sonstiger Sklerose, schwinden können.

Schließlich kennen wir noch eine „glatte" oder „sekundäre" Schrumpfniere, wobei die Nierenoberfläche sehr feinkörnig wird. Sie entsteht vielleicht aus einer degenerativen Entzündung, wobei eine geringe Glomerulonephritis möglich ist. Auf andere Auffassungen (vgl. Werke über pathol. Anat. usw.) können wir nicht eingehen.

Solange wir die verschiedenen Funktionen der Nieren nicht genauer kennen, soll man auf eine weitgehende Einteilung der Nierenkrankheiten verzichten. Wir brauchen dazu eine genaue Kenntnis der Funktionsstörungen während der verschiedenen Stufen der Nierenkrankheiten und eine genaue Kenntnis der entsprechenden anatomischen Veränderungen. Vielleicht wird der Erwerb einer solchen Kenntnis durch vergleichende klinische und anatomische Forschung bei fortgesetzter Beobachtung der Kriegsnephritis möglich sein. Diese Glomerulonephritis tritt nämlich auf bei Soldaten, die in Wasser oder auf nasser Erde arbeiten, so daß wir den Anfang kennen. SIEGELs Versuchsergebnisse (S. 97) sind noch nicht bestätigt.

Nur eine gesetzmäßige Zusammenwirkung von Arzt, Kliniker und pathologischem Anatom wird die ätiologischen und pathogenetischen Verhältnisse aufklären können.

Störungen der Harnaustreibung.

Dysurie im engeren Sinne bedeutet erschwerte Harnentleerung, und zwar mechanisch durch Strictura urethrae (Harnröhrenverengerung), Urethralstein, Blasenstein, Phimosis (enge Öffnung der Vorderhaut), Vergrößerung der Vorsteherdrüse durch „Hypertrophie", Entzündung oder Geschwulstbildung, durch Krampf des Schließmuskels; dynamisch durch Lähmung des Blasenmuskels. Retentio urinae bedeutet im allgemeinen Zurückhaltung des Harns infolge eines Hindernisses; oft meint man stillschweigend insbesondere Krampf des Schließmuskels als Hindernis, nämlich bei gewissen Rückenmarkskranken.

Man rechnet aber zu Dysurie im weiteren Sinne auch wohl den vermehrten Harndrang und die schmerzhafte Harnentleerung bei Blasen- oder Harnröhrenentzündung. Bei Strangurie (Stillicidium urinae, einer Dysurieform) wird tropfenweise, mit Schmerz, Harn entleert. Sie kommt bei Blasenentzündung vor und der schmerzhafte Harnzwang (Tenesmus) am Ende des Harnlassens weist auf Reizung des Blasenhalses durch Entzündung oder Blasenstein hin.

Ischurie (Harnverhaltung) tritt ein durch Verlegung des Blasenhalses oder der Harnröhre, d. h. durch die gleichen Faktoren, welche Dysurie bewirken, aber in größerer Stärke. Auch Krampf des Schließmuskels kann zu Ischurie führen. Als Ischuria paradoxa oder Incontinentia paradoxa deutet man einen unwillkürlichen, tropfenweise stattfindenden Harnabfluß infolge von Lähmung des Blasenmuskels an, der eine aktive Entleerung nicht mehr zu bewirken vermag. Die Blase wird dann überfüllt und der erschlaffte Schließmuskel gibt nach, so daß ein fortwährendes Harnträufeln erfolgt. Es kommt auch eine aktive, aber unwillkürliche Harnentleerung durch Muskelwirkung vor (aktive Inkontinenz). Enuresis nocturna (nächtliches Bettnässen) ist auf eine solche Inkontinenz (durch zu schwachen Sphinktertonus?) oder auf zu große Reizbarkeit der Blasenschleimhaut oder des Blasenzentrums bei normaler Muskelwirkung zurückzuführen.

Pollakiurie (häufige Harnentleerung), auch ohne Polyurie möglich, kann durch Angst und andere seelische Faktoren, ferner durch erhöhte Reizbarkeit der Blasenschleimhaut, z. B. bei Entzündung, auftreten, ähnlich wie leichtes Erbrechen bei Dyspepsie und Magenkatarrh. Eine Analogie zwischen Pollakiurie durch Störungen des Zentralnervensystems und Hyperemesis gravidarum wäre noch nicht genügend zu begründen. Auch bei Vergrößerung der Prostata kommt Pollakiurie vor.

Stagnation des Harns in der Blase durch erschwerte Entleerung, z. B. durch Vergrößerung der Vorsteherdrüse (vgl. auch S. 933), führt leicht zu ammoniakalischer Gärung, wobei sich Ammoniak aus Harnstoff und Wasser bildet:

$$C{\underset{\diagdown(NH_2)_2}{\overset{\diagup O}{}}} + 2\,HOH = C{\overset{\diagup OHNH_3}{\underset{\diagdown OHNH_3}{-\,O}}}$$

$$\text{Harnstoff} + 2\ \text{Wasser} = \text{Ammoniumkarbonat,}$$

aus dem sich NH_3 abspaltet. Die Reaktion des Harns wird infolgedessen alkalisch, und es fallen Phosphate aus, die in saurem Harn gelöst werden. Das Ammoniak schädigt die Blasenschleimhaut, welche unter hinzutretender Infektion von Kolibazillen oder anderen Bakterien, in Entzündung gerät (Rovsing u. a.). Die Infektoren und die Gärungserreger müssen nicht die gleichen Mikroben sein. Es gibt übrigens Bakterien, welche ohne vorhandene Harngärung, bei saurer Reaktion, in die Blasenschleimhaut geraten und Entzündung erregen, wie der Tuberkelbazillus und der Gonokokkus.

Die Vergärung des Harnstoffs kann durch verschiedenartige Bakterien erfolgen, wie Urokokkus, Urosarzina, Urobazillus usw., auch Bac. proteus, Staphylococcus pyogenes albus u. a.

32. Kapitel.

Störungen der Tätigkeit des Zentralnervensystems.

Manche krankhafte Erscheinungen des Nervensystems haben wir schon in vorigen (besonders im 14., 15. und 17.) Kapiteln von allgemeinen Gesichtspunkten aus besprochen, so daß wir uns hier auf folgendes beschränken.

Herderscheinungen und Allgemeinerscheinungen.

Die Tätigkeitsstörungen des Gehirns geben sich entweder in Erscheinungen kund, welche auf Schädigung eines bestimmten umschriebenen Hirnteils hinweisen (Herderscheinungen) oder in Erscheinungen, welche nicht von Schädigung bestimmter Hirnteile bedingt zu sein scheinen (Allgemeinerscheinungen). Wir werden jedoch sehen, daß auch hier die Abgrenzung dieser zwei Gruppen von Erscheinungen noch nicht immer möglich ist.

Die Deutung einer Erscheinung als Herderscheinung geht von der Annahme aus, daß es Hirnverrichtungen gibt, die an beschränkte schon jetzt mehr oder weniger abzugrenzende Hirnteile gebunden sind. So nimmt man gesonderte Zentren für zusammengesetzte Bewegungen, wie die Atmung, das Erbrechen, und exzitomotorische Zentren in der Hirnrinde für einzelne Bewegungen eines Arms, eines Zeigefingers usw. an. Aber nicht nur für Bewegung, sondern auch für die einzelnen Gefühls- und Sinneserscheinungen werden bestimmte Zentren angedeutet. Eine Störung einer an einen umschriebenen Hirnteil gebundenen Verrichtung, also eine Hyper-, Hypo- oder Dysfunktion, welche auf Reizung, Schädigung oder Vernichtung dieses Hirnteils hindeutet, nennt man eine **Herderscheinung.** Es kann eine Reizerscheinung, wie z. B. Krampf eines bestimmten Muskels oder einer Muskelgruppe oder eine „Ausfalls"erscheinung, wie die apoplektische zentrale Lähmung eines Muskels oder einer Muskelgruppe, sein. Es kann auch eine bestimmte Bewegung erschwert sein (Dysfunktion) durch Krampf eines Muskels bzw. mehrerer Muskeln oder durch Ataxie, d. h. fehlende Koordination der Bewegung (zentrale Dysfunktion). Tritt eine Funktionsstörung ein durch Unterbrechung einer Nervenbahn, so nennt man das eine Leitungsstörung. Die Hirnpathologen haben bisher mehr die genaue anatomische Bestimmung der Herderscheinungen und Leitungsstörungen als die Forschung der Natur der geweblichen Veränderungen erstrebt, mit dem Zweck, den Sitz der verschiedenen Hirntätigkeiten kennen zu lernen.

Weniger Mühe hat man sich im allgemeinen bisher gegeben zur Beantwortung der Frage, was die Bevorzugung bestimmter Bezirke durch bestimmte Schädigungen, wie z. B. bei der Dementia paralytica (S. 922 ff., 929) bedingt. Kreislaufverhältnisse und andere noch zu erforschende Eigenschaften der verschiedenen Hirnteile spielen dabei wahrscheinlich eine Rolle.

Eine solche „Lokalisation" bestimmter Hirnverrichtungen in bestimmte Hirnteile hat im allgemeinen allmählich, sowohl durch Tierversuche (zuerst von HITZIG und FRITSCH) als durch pathologische Beobachtungen an Menschen mit Hirnblutung, Hirngeschwulst, Entzündungs- und Erweichungsherden nach Verschluß der ernährenden Schlagader in bestimmten Hirnteilen einen festeren Boden gewonnen. Andererseits mahnt jedoch fortgesetzte Forschung zu einer gewissen Zurückhaltung. So hat man z. B. über die Grenzen des Atem-

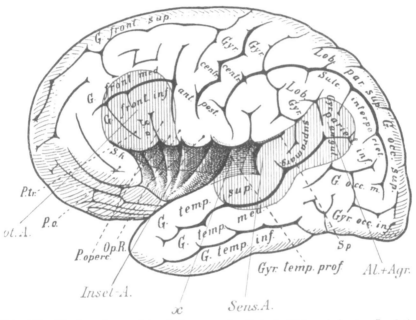

Abb. 360. Die Sprachgegend (nach LIEPMANN). *Mot. A.* Motor. Aphasie. *Insel A.* Insel Aphasie. *Sens. A.* Sensor. Aphasie. *x* (temp. Querwindung) reine Worttaubheit (?), *Al. + Agr.* Alexin und Agraphie.

zentrums noch sehr verschiedene Ansichten. Ein anderes Beispiel: Seit BROCA hat man den Sitz des motorischen Sprachzentrums in die Pars triangularis et opercularis der dritten linken Frontalwindung und in den vorderen Teil der Insula Reilii verlegt, und diese Annahme schien durch eine nicht unbedeutende Zahl von übereinstimmenden Beobachtungen an Menschen gesichert, Beobachtungen, in welchen man bei motorischer Aphasie (Unmöglichkeit des Sprechens überhaupt) Zerstörung jenes Hirnabschnitts fand. Weitere Untersuchungen von PIERRE MARIE u. a. haben jedoch zur Folgerung geführt, welcher SOLLIER sich, jedoch ohne entscheidende Beobachtung, anschloß, daß auch weitere Teile der Insel und des linken Stirnlappens zum Sprachzentrum gehören. Diese Ansicht wurde aber von NAUNYN, LIEPMANN u. a. bestritten, obwohl die Grenzen wahrscheinlich individuell verschieden sind (LIEPMANN, s. später). Außerdem sind wir aber nicht berechtigt zur Voraussetzung, es beteilige sich die rechte Hirnhälfte gar nicht an der Sprachtätigkeit, sondern wir dürfen nur sagen, daß ihr Anteil so weit hinter dem der linken Hirnhälfte zurücksteht, daß Zerstörung des linken Sprachzentrums eine schwere Schädigung der Sprachtätigkeit bedeutet. Es vermag sogar wahrscheinlich das rechte Zentrum manchmal durch Übung, nach einiger Zeit, wenigstens einen Teil der Tätigkeit des zerstörten linken Zentrums zu übernehmen. Dies gilt nämlich für Rechtshänder, also für die große Mehrheit der Menschen. Bei Linkshändern sitzt das vorherrschende Sprachzentrum, wenigstens nach einigen Beobachtungen, rechts, nach SOLLIERS Beobachtung mitunter links. Schließlich gibt es ungefähr 4 bis 6% Amphidextri (deren links- und rechtsseitige Glieder gleich geschickt sind), bei denen eine ziemlich gleichmäßige Verteilung der Tätigkeiten über die beiden Großhirnhälften an symmetrischen Stellen anzunehmen ist und nach einseitiger Zerstörung ein vollkommener Ersatz durch die andere Hälfte möglich zu sein scheint. Wie sich ein solches Zentrum willkürlicher Bewegungen in der Jugend und wie es sich beim Erwachsenen zum Ersatz eines zerstörten Zentrums entwickelt, wissen wir nicht. Daß die Tätigkeit eines Bewegungszentrums, daß eine zusammengesetzte Bewegung überhaupt in sehr verschiedener Weise, durch Störung sensibler oder motorischer oder verbindender Nervenbahnen gestört werden kann, ersehen wir durch das Studium der verschiedenen Aphasien und Ataxien (vgl. S. 928ff. und z. B. die Übersicht bei BRODMANN).

Die vorliegenden Daten weisen hierauf hin: Je zusammengesetzter eine willkürliche Bewegungserscheinung ist, um so schwerer fällt es, einen bestimmten Hirnteil als ihre Ursprungsstätte scharf abzugrenzen, um so größer ist vielleicht

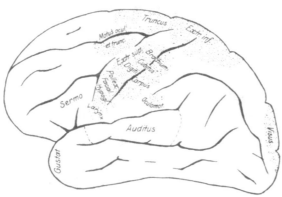

Abb. 361.   Motorische Zentren auf der linken Großhirnhemisphäre des Menschen (nach EDINGER).

die Möglichkeit eines Ersatzes bei Zerstörung eines beschränkten Hirnteils gleichen Umfanges. Erwiese sich letzterer Satz bei fortgesetzter Forschung als richtig, so verstünden wir die Widersprüche bei den verschiedenen Erklärungsversuchen besser. Auch die Natur und der Umfang der Zusammenwirkung von Groß- und Kleinhirn erheischen weitere Forschung (vgl. Ataxie). Allerdings gibt es Erscheinungen, die genau an bestimmte Zentren gebunden sind, wie die JACKSONsche Epilepsie an die entsprechenden exzitomotorischen Rindenzentren (Reizfoci), welcher elektrische Reizung Biegung oder Streckung, Ab- oder Adduktion eines Gliedabschnittes, Faustschluß, Zähnefletschen usw. zur Folge hat (HITZIG und FRITSCH u. a.).

Eine genaue anatomische Untersuchung ist selbstverständlich immer erforderlich. Eine Fehlerquelle ist, daß eine Funktionsstörung, wie Krampf eines von einem Hirnnerven innervierten Muskels, nicht immer auf die herdförmige Schädigung als solche zurückzuführen, sondern als eine indirekte oder Fernwirkung zu deuten ist, indem sich z. B. der Druck eines Blutergusses oder Exsudates oder einer Geschwulst an einer entfernten Stelle merkbar macht, ohne daß wir schon jetzt voraussagen können, wohin sich eine örtlich beschränkte Druckerhöhung am meisten fortpflanzt. Eine Fernwirkung kann zu scheinbarem Widerspruch führen. Druckerscheinungen überhaupt, auch Fernerscheinungen können mit der Druckerhöhung aufhören, wenn letztere nicht zu lange gedauert und nicht unwiederherstellbare Veränderungen an Ganglienzellen und Nervenfasern bewirkt hat. Herderscheinungen durch Gewebezerstörung, wie z. B. durch eine Blutung, sind hingegen dauernde.

Für die Erscheinungen und den Verlauf einer Hirnschädigung sind nicht nur Sitz und Umfang des geschädigten Hirngewebes, wie sich aus obigem ergibt, sondern auch die Geschwindigkeit, womit die Schädigung ihren Höhepunkt erreicht, von Bedeutung. Wir brauchen hier nicht wiederum ausführlich zu betonen, daß Anpassung sich um so vollkommener entwickeln kann, je langsamer, ceteris paribus, die Schädigung einwirkt. Es gibt selbstverständlich günstigere Fälle, wenn nur eine Hälfte eines paarigen Zentrums geschädigt wird, während die andere Hälfte ihre Stelle vertritt. Dies braucht jedoch nicht für alle paarige Zentren zuzutreffen.

Zu motorischen Reizungserscheinungen rechnet man Krämpfe (die reflektorisch oder durch Rindenreizung entstehen können), Chorea, Athetose. Diese Bewegungen können andere willkürliche Bewegungen erschweren. Eine Muskellähmung kann myogen oder neurogen (S. 290, 293) oder zentralen Ursprunges sein, letzteres durch Zerstörung des Rindenzentrums oder der kortiko-muskulären Bahn an einem Punkt zwischen Hirnrinde und „trophischem" Zentrum. Schließlich hat SCHIFF zuerst das Auftreten einer reflektorischen Lähmung nach völliger Unterbrechung sämtlicher sensibler Nerven eines Plexus erwähnt.

Es gibt Erscheinungen, die sowohl zentralen (zerebralen) wie peripheren Ursprunges sein können, wie z. B. Dyspnoe, Erbrechen, Pulsverlangsamung oder -beschleunigung.

Allgemeinerscheinungen können neben Herderscheinungen oder ohne solche auftreten. Als Allgemeinerscheinungen deutet man gewisse seelische und körperliche Störungen an. Zu den ersteren gehören Störungen des Bewußtseins verschiedenen Grades (Schlafsucht usw.), des Urteils, des Gedächtnisses, des Willens, des Gemüts. Zu den körperlichen Allgemeinerscheinungen rechnet man allgemeine Krämpfe — während auf einen oder einige Muskel beschränkte Krämpfe, wie bei der JACKSONschen Epilepsie, zu den Herderscheinungen gehören — Kopfschmerz, Schwindel, Stauungspapille, gewisse Störungen der Atmung und der Herztätigkeit, Erbrechen und Erhöhung der Bluttemperatur. Nicht immer treten alle Allgemeinerscheinungen bei einem Kranken auf, es kann vielmehr nur eine oder einige vorhanden sein, ähnlich wie andere Krankheitserscheinungen überhaupt.

In welchem Sinne sind das nun Allgemeinerscheinungen? In dem Sinne, daß sie auf eine Schädigung des ganzen Gehirns oder wenigstens des größten Teils dieses Organs hinweisen? Oder sind sie deshalb „allgemein", weil jede unabhängig vom Angriffspunkt und von der Ausdehnung der Schädigung auftreten, also durch Schädigung verschiedener Hirnteile möglich ist? Treten aber im letzteren Fall allgemeine Fernwirkungen auf, und, wenn ja, wie? Diese Fragen lassen sich nicht ohne weiteres für sämtliche Allgemeinerscheinungen zugleich beantworten. Schon jetzt können wir aber bemerken, daß es örtlich beschränkte Hirnschädigungen an verschiedenen Stellen durch Blutung, Entzündung, Geschwulst gibt, welche sich bloß in Herderscheinungen äußern, während Allgemeinerscheinungen ganz fehlen oder erst in einer späteren Stufe hinzutreten. Das beweist, daß nicht jede Hirnschädigung, gleichgültig welchen Sitzes und welcher Ausdehnung sie ist, Allgemeinerscheinungen bewirkt. Es kann sogar ein ziemlich großer Abschnitt des Gehirns z. B. durch eitrige Entzündung (Abszeß) allmählich zerstört werden, ohne daß Allgemeinerscheinungen auftreten. Die Tätigkeit eines solchen Abschnittes ist somit für das Bewußtsein und für andere „allgemeine" Verrichtungen nicht oder wenigstens nicht immer maßgebend. Eine Vergleichung der Allgemeinerscheinungen untereinander fordert zu einer genauen gesonderten Untersuchung ihrer Entstehung auf, indem sich die Möglichkeit ergibt, daß ihre Bedeutung für die Einsicht in das krankhafte Geschehen im Gehirn eine ungleichartige ist. Denn einerseits denken wir uns die Entstehung einer Stauungspapille, von Atem- und Herztätigkeitsstörungen als von Schädigung ganz bestimmter Hirnteile bedingt. Demgegenüber mögen vielleicht allgemeine Krämpfe von einem Krampfzentrum ausgehen, sie können aber eine ziemlich allgemeine Schädigung des Gehirns bedeuten, indem sie die Summe der einzelnen Krämpfe darstellen. Wie steht es mit den übrigen Allgemeinerscheinungen, von denen wir jetzt die seelischen nennen? Den Sitz des Bewußtseins kennen wir nicht. Ist es das Stirnhirn, das MEYNERT und HITZIG als Sitz der höheren geistigen Verrichtungen betrachteten? BICKEL, OPPENHEIM u. a. betonen, daß besonders bei Stirnhirngeschwülsten die Intelligenz abnimmt, Charakterveränderungen eintreten, Benommenheit, Störungen des Gedächtnisses und der Aufmerksamkeit auftreten. Nach GOLTZ, FERRIER, ROTHMANN werden Hunde und Affen nach doppelseitiger Entfernung des Stirnhirns weniger dressurfähig, unfolgsam, bissig usw. Alle obige Veränderungen der seelischen Eigenschaft beim Menschen kommen jedoch auch bei einem anderen Sitz der Geschwulst vor. Spielt dabei Fernwirkung eine Rolle? Oder müssen wir annehmen, daß jede dieser seelischen Eigenschaften in vielen, sei es auch für jede Eigenschaft in anderen Hirnteilen eine stoffliche Grundlage haben? Dies ist nicht unwahrscheinlich, wie wir weiter unten sehen werden. Eine genaue Analyse pathologischer Beobachtungen in hinreichender Zahl wird vielleicht einen Fingerzeig zu ergeben vermögen. Welchen Standpunkt wir übrigens einnehmen, einen dualistischen oder einen monistischen, gleichgültig also, ob wir annehmen, es bestehe die Seele unabhängig vom Gehirn und sie bespiele dieses Organ gleichsam wie der Klavierspieler ein Klavier, oder ob wir die Seele als eine Hirnfunktion (etwa als eine Hirnemanation) betrachten — es kann keine seelische Verrichtung durch Bewegung oder Bewegungshemmung für den Beobachter erkennbar werden ohne bestimmte normale bzw. abnorme Tätigkeit des Gehirns. Es kommt nur an auf die Beantwortung der Frage, an welche Hirnteile die betreffenden Verrichtungen gebunden sind. Dies gilt, wie man auch übrigens über die funktionelle Beziehung zwischen Gehirn und Seele denken möge, für alle Seelenstörungen, welche man geweblichen oder zellularen Veränderungen des Gehirns zuschreibt. Ein unrichtig gestimmtes Klavier kann keine reine Akkorde hervorbringen. Es könnte allerdings nach der dualistischen Auffassung die Seele vollkommen unabhängig vom Gehirn erkranken.

Bevor wir obige Fragen zu beantworten versuchen, wollen wir einiges über die Allgemeinerscheinungen bemerken. Das ganze Bewußtsein, d. h. das ganze Seelenleben an einem gegebenen Augenblick, kann verschiedene Grade oder Stufen darbieten, ebenso wie jede einzelne Verrichtung, wie z. B. die Aufmerksamkeit, das Urteil, der Wille usw. Wir kennen allerlei Stufen zwischen vollkommen klarem Bewußtsein und völliger Bewußtlosigkeit. Schon unter normalen Umständen vermögen wir verschiedene Grade zu erkennen: so nehmen z. B. die Aufmerksamkeit und das Urteil durch Ermüdung ab. Pathologische Zustände zwischen klarem Bewußtsein und Bewußtlosigkeit können verschieden lange dauern. So kennen wir die epileptoiden Anfälle von „petit mal", die in kurzdauernden Unterbrechungen des Bewußtseins mit leichten kurzen Zuckungen bestehen; wir kennen „absences", kurze Anfälle von Schwindelgefühl mit Bewußtseinsverlust, aber ohne Bewegungserscheinungen. Längerdauernde Unklarheit des Bewußtseins bezeichnet man als Benommenheit. Je nachdem sie zunimmt, werden die seelischen Vorgänge verlangsamt, wie erschwert. Bei getrübtem Bewußtsein finden Trugwahrnehmungen statt. Ohne auf Traum- und Dämmerzustände oder auf weitere Einzelheiten ein-

zugehen, beschränken wir uns auf folgende Stufen der Benommenheit: Den schlaf-
ähnlichen Zustand von Bewußtlosigkeit, aus dem man den Kranken nicht erwecken
kann, nennt man Koma (Lethargie oder Karus). Gelingt es, aber nur durch stärkere
Reize, wie Schütteln des Kranken, ihn vorübergehend zu erwecken, so redet man
von Sopor. Antwortet der Kranke schon auf lautes Anreden, so bezeichnet man
den Zustand als Somnolenz, krankhafte Schläfrigkeit. Wir müssen weiter unten
gesetzmäßig die Ausdehnung und den Grad der Hirnschädigung unter Berücksichtigung von (allgemeiner) akuter Hirnschwellung, Hirndruck, diffuser oder weit-
verbreiteter herdförmiger Hirnentzündung, Blutaustritten usw. in den verschiedenen Fällen genau bestimmen und miteinander vergleichen, dabei auch die Raschheit
der Entstehung und Entwicklung beachtend. Schlafsucht und Schläfrigkeit können
einen sehr verschiedenen Ursprung haben, wie bei Arteriosklerose der Hirnschlagadern, Narkolepsie, Meningitis lethargica, Schlafkrankheit, Erschöpfung usw. Jaktation nennt man das sich Hin- und Herwerfen eines benommenen Kranken.
Reden des Kranken in einem verworrenen Zustand, ohne Schlafneigung, Nesteln
an der Bettdecke, Verlassen des Bettes deutet man als Delirium an. Mussitierendes
Delirium ist ein Vor-sich-hinmurmeln eines soporösen Kranken. — Als Stupor
bezeichnet man Zustände, in denen der Kranke, bei wachem Bewußtsein, bewegungs-
los und reaktionslos auf Fragen steht, sitzt, liegt.

Nicht nur Kreislauf- und Ernährungsstörungen, Giftwirkung und physikalische
Schädigung, z. B. durch Druck, sondern auch seelische Faktoren, wie Angst und
Schreck, vermögen Störungen der Seelentätigkeit zu bewirken. Sehr bemerkenswert ist die plötzliche Ernüchterung eines schwer Betrunkenen durch ein erschütterndes Erlebnis, wie z. B. eine plötzliche Leibesgefahr.

Von den körperlichen Allgemeinerscheinungen haben wir die allgemeinen
Krämpfe schon erwähnt. Kopfschmerz (Cephalaea oder Cephalalgia), der ins
Innere des Kopfes verlegt wird, entsteht wahrscheinlich oft oder immer durch
Reizung der sensiblen Nervi recurrentes des Trigeminus, die sich in den Hirnhäuten,
namentlich in der Dura verzweigen: Durch Druck auf die Dura treten beim Versuchstier Schmerzäußerungen auf, welche nach Aufpinselung von Kokain aufhören
(MAASSLAND und SALTIKOFF). Ob abnorme Blutfülle der Hirnhäute, wie ich sie
bei akuter Alkoholvergiftung (Betrunkenheit) bei der Sektion sah, und Anämie
durch Druck nur Begleiterscheinungen oder Quellen von Kopfschmerz sind, vermögen wir noch nicht zu entscheiden. Wahrscheinlich wird aber überall Druck
auf die Dura Kopfschmerz erregen. Das Hirn ist offenbar nicht oder vielleicht nur
unter ganz bestimmten Umständen, ausnahmsweise, schmerzempfindlich.

Schwindel (Vertigo) ist nicht mit Ohnmacht (S. 709) zu verwechseln. Wir
betrachten Schwindel als die Folge einer Störung unseres Raumsinnes, meist durch
Schädigung des Labyrinths. Verlust des Gleichgewichts, der zum Hinstürzen führen
kann, nennt man objektiven Schwindel, während es sich beim subjektiven
Schwindel um Scheinbewegungen des eigenen Körpers oder der äußeren Gegenstände,
wie z. B. bei Augenmuskellähmung, handelt. Dieser Schwindel hört auf durch
Verschluß des Auges. Durch Blutung im Labyrinth oder sonstige Schädigung des
Vestibularnerven kommt es zu Schwindel (Vertigo ab aure laesa) mit oder ohne
Erbrechen und Bewußtlosigkeit. Sogar ein Pfropf Ohrenschmalz im äußeren Gehör-
gang vermag Schwindel zu erregen. Der Patient hat das Gefühl gedreht, geschleudert
zu werden (Drehschwindel). Anfallsweise auftretender Schwindel mit Ohrensausen
und Schwerhörigkeit oder Taubheit stellt den „MÉNIÈREschen Symptomenkomplex"
dar. Sodann treten bei Erkrankungen des Kleinhirns schwere Schwindelanfälle,
zuweilen mit Erbrechen, oft mit zerebellarer Ataxie, auf. Ferner kann Erhöhung
des intrakranialen Drucks zu Schwindel führen, vielleicht indem sie Stauungslabyrinth
(s. unten) erzeugt. Die leichteren Schwindelfälle bei Neurasthenie, Seekrankheit,
Dyspepsie, Magengeschwür (Vertigo e stomacho laeso), durch einen leeren Magen,
harren einer genauen Untersuchung. Aus obigem ergibt sich, daß Schwindel allerdings einen verschiedenen, peripheren oder zentralen Ursprung haben kann, daß er
jedoch nur an einigen Stellen zu entstehen scheint. Wir kommen S. 931 auf Schwindel
zurück.

Pulsverlangsamung kann erfolgen durch Druck auf den Vagus bzw. das
Vaguszentrum im verlängerten Mark durch Exsudat, ausgetretenes Blut, eine

Geschwulst, also nur durch Druck an einer bestimmten Stelle, in der hinteren Schädel-grube. Ein solcher verlangsamter Puls („Hirndruckpuls") ist eines der ersten Zeichen von Erhöhung des Hirndrucks. Bei tuberkulöser Meningitis zeigt der Puls außerdem Unregelmäßigkeiten (Arrhythmie, An- und Abschwellen der Pulswelle, nach eigener Beobachtung mit dem Finger fühlbar). Nach längerem Druck macht die Pulsverlangsamung einer Pulsbeschleunigung durch Vaguslähmung Platz. Un-regelmäßigkeiten der Atmung, das CHEYNE-STOKESSsche Phänomen (S. 835), schnar-chendes („stertoröses") Atmen durch Lähmung des Gaumensegels, kommen neben obigen Pulsänderungen nicht selten zur Beobachtung.

Abgesehen davon, daß die Bluttemperatur bei Geisteskranken und „Ner-vösen" überhaupt leichter durch äußere Einflüsse wie Abkühlung sinkt oder steigt, kann sie nach einer Blutung in der Brücke oder im verlängerten Mark sofort, sogar

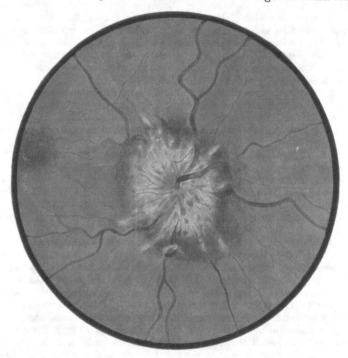

Abb. 362. Stauungspapille im Höhestadium. Streifige Zeichnung, Blutungen im Papillen-gewebe, vereinzelte weiße Degenerationsherde und Blutungen der Netzhaut. Arterien verengt, Venen stark erweitert. (Aus ADAM, Ophthalmoskop. Diagnostik.)

bis auf 39—40° (BOURNEVILLE) ansteigen. Sie kann nach einer Hirnblutung aber auch abnorm tief werden. Ob die niedrige Körpertemperatur bei Melancholie und bei Dementia paralytica immer die Folge von Inanition ist, erheischt, wie obige Daten, weitere Erforschung. Hirnerschütterung kann von sofortiger starker Er-höhung der Körpertemperatur gefolgt werden, welche nur durch die Annahme einer Reizung des Wärmezentrums begreiflich wird (eigene Beobachtung).

Zerebrales Erbrechen (ohne Übelkeit) kann nicht nur durch Reizung des Brechzentrums, sondern wahrscheinlich auch durch Erregung von Trigeminus-ästchen in der harten Hirnhaut (wie vielleicht beim schweren habituellen Kopf-schmerz, der von Erbrechen gefolgt wird), also von mehreren Stellen aus entstehen.

Die Stauungspapille ist eine sehr wichtige sichtbare Allgemeinerscheinung, obwohl sie klinisch manchmal schwer gegen Neuritis und Papillitis optica (LEBER) abzugrenzen ist. Jedenfalls gibt es, außer einer von DEUTSCHMANN nachgewiesenen Entzündung, eine Stauungspapille durch Erschwerung des Blutabflusses aus dem

Sehnerven (VON GRÄFE). SCHULTÉN hat durch Einführung von Gelatine und Wachs in die Schädelhöhle sowie durch subdurale und subarachnoideale Einführung einer physiologischen Kochsalzlösung bei Kaninchen beginnende Stauungspapille hervorgerufen. Auch beim Menschen entsteht wahrscheinlich in bestimmten Fällen (S. 918) Stauungspapille, sobald der intrakraniale Druck (Hirndruck) wenigstens örtlich dermaßen ansteigt, daß der Abfluß von Lymphe aus dem subduralen und subarachnoidealen Lymphraum um den Sehnerven — der eine Dural- und eine Arachnoidealscheide hat — in einem bestimmten Maße erschwert wird (Hydrops vaginae nervi optici). MANZ erzeugte in der Tat bei Kaninchen einen Hydrops vag. nervi opt., indem er durch eine Trepanationsöffnung Wasser oder defibriniertes Blut subdural einführte. Dann erfolgt durch Druck der gestauten Lymphe auf die Vena centralis retinae Blutstauung mit Ödem der Papille und Quellung der Nervenfasern durch Lymphe (BEHR u. a.). Andere Entstehungsweisen der Stauungspapille erscheinen weniger oder gar nicht begründet. Nach einiger Zeit kann Atrophie des Sehnerven mit Erblindung erfolgen, die man jedoch durch rechtzeitige operative Aufhebung der intrakranialen Drucksteigerung angeblich verhüten kann. Die Stauungspapille könne sich dann sogar in den ersten Tagen nach dem Eingriff zurückbilden. Andererseits hat man keine Beweise für das Auftreten einer Papillitis von Hause aus beim Menschen beigebracht. WILBRAND und SÄNGER vermißten sogar unter 54 Augen mit Stauungspapille 44 mal Entzündung. Wir kommen auf die Entstehung der Stauungspapille S. 918 zurück.

Es gibt somit Allgemeinerscheinungen, die wie der Kopfschmerz oder der Schwindel an sehr verschiedenen Stellen der Dura usw. entstehen können; andere, die durch Reizung oder Schädigung eines bestimmten Zentrums (Erbrechen, Atmungs- und Pulsveränderungen) oder durch Druck an einer bestimmten Stelle (Stauungspapille) hervorgerufen werden; und schließlich seelische Störungen dunklen örtlichen Ursprunges. Die Veränderung der Bluttemperatur sowie die allgemeinen Krämpfe (ob durch Reizung eines Krampfzentrums oder durch Reizung der exzitomotorischen Zentren) harren gleichfalls einer Aufklärung.

Welche intrakraniale anatomische Veränderungen bewirken nun Allgemeinerscheinungen? Von diffuser (?) Giftwirkung, diffuser Hirnentzündung und diffuser akuter Hirnschwellung (albuminöse Entartung) und Hirnödem wissen wir nicht genügend Genaues; jedenfalls ist dabei Schädigung sämtlicher Hirnteile, sei es auch in verschiedenem Maße, anzunehmen. Es bleiben noch zwei Gruppen von Faktoren von Allgemeinerscheinungen übrig. Die eine umfaßt Hirngeschwulst, Hirnblutung und Hirnhautentzündung, die andere besteht aus Hirnerschütterung und Hirnquetschung. Die Faktoren der ersten Gruppe üben eine Druck-, die der zweiten Gruppe eine Stoßwirkung am oder im Gehirn aus, welche wir in ihrem Angriffspunkt und in ihrer Fortpflanzung zu bestimmen haben. Dabei setzen wir im allgemeinen voraus, was aber nicht immer zutreffen muß, daß eine zu einer Tätigkeitsstörung führende Schädigung des Gehirns makro- oder wenigstens mikroskopisch erkennbare Veränderungen dieses Organs bewirkt. Wir wollen jetzt die zwei Gruppen gesondert betrachten.

Nicht immer treten bei Hirngeschwulst, Hirnblutung und Hirnhautentzündung Allgemeinerscheinungen auf. Es gibt im Gegenteil Fälle mit nur Herderscheinungen und sogar klinisch latente Fälle, in denen erst die Autopsie zur Erkennung führt. Was bedingt denn die Allgemeinerscheinungen? Einige dieser Erscheinungen (Stauungspapille, Pulsverlangsamung, Atmungsstörungen, Erbrechen) pflegt man als Zeichen von „Hirndruck", d. h. von Steigerung des intraduralen Drucks zu betrachten. Auch Bewußtseinsstörungen kommen bei Zuständen mit erhöhtem Hirndruck vor. Nun pflegen wir Erbrechen und Atmungsstörungen zerebralen Ursprunges auf Beeinflussung der entsprechenden Zentren im verlängerten Mark und Pulsverlangsamung auf Vagusreizung zurückzuführen; es weisen somit, nach dieser Auffassung, diese drei Erscheinungen auf eine Druck- bzw. Stoßwirkung in der hinteren Schädelgrube hin. Es ist jedoch eine reflektorische Entstehung dieser Störungen, etwa durch Reizung von Trigeminusfasern in der harten Hirnhaut an einer entfernten Stelle von vornherein nicht ausgeschlossen, so daß ihr Entstehungsort nicht so unzweideutig erscheint als derjenige der Stauungspapille. Auch als Fernwirkungen können sie auftreten, was aber auch für die Stauungspapille nicht ausgeschlossen ist. Jedenfalls müssen wir sie aber als Herderscheinungen betrachten. Ob Bewußtseinsstörungen auch dazu gehören, werden wir erst beurteilen können, nachdem wir den Sitz des Bewußtseins

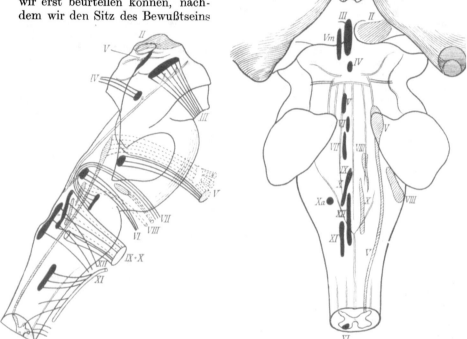

Abb. 363. Die Lage der Hirnnervenkerne im Hirnstamm mit Benutzung eines Toldtschen Schemas von der Seite und von oben (nach Fortnahme des Kleinhirns) gesehen. Schwarz die motorischen Kerne, schraffiert die sensiblen.

II = Optikus (vorderer Vierhügel). III = Okulomotorius. IV = Trochlearis. V = Trigeminus, bestehend aus zwei motorischen Wurzeln, von denen die eine im Mittelhirn, die andere im Pons entspringt und der sensiblen, die bis in das Rückenmark hinunterreicht. VI = Abduzens. VII = Fazialis. VIII = Akustikus (Oktavus). IX + X = Vagoglossopharyngeus. Xa = Nucl. ambiguus vagi (Ursprung der motorischen Kehlkopfnerven). XI = Accessorius mit Zuzug aus dem Rückenmark. XII = Hypoglossus.

(Nach Lewandowsky.)

festgestellt und nachdem wir durch vergleichende klinische und anatomische Forschung bestimmt haben, welcher Gehirnabschnitt geschädigt sein muß, soll Bewußtseinsstörung erfolgen. Zu dieser Forschung liefert folgendes einen Beitrag.

Beschränken wir uns zunächst auf die Zustände mit erhöhtem Hirndruck, kurz Hirndruck (**Compressio** cerebri). Ist dieser Druck dabei überall im Gehirn oder nur in einem Abschnitt erhöht? Wir ziehen zur Beantwortung dieser ausschlaggebenden Frage die autoptischen Befunde bei Hirnhautentzündung, Hirngeschwulst und Hirnblutung zu Rate: Haben während des Lebens nur Herderscheinungen bestanden, so treffen wir bei der Autopsie nur örtlich beschränkte Druck- und Verdrängungserscheinungen an (S. 39) oder es fehlen solche sogar. Waren hingegen während des Lebens Allgemein-erscheinungen erkennbar, so erweisen sich sämtliche oder doch sehr viele Hirnwindungen, namentlich der Wandlappen, als verbreitet und abgeplattet, die Hirnfurchen als verschmälert und untief, ja sogar bloß als Linien erkennbar. (Wir lassen vorläufig die „Konvexitätsmeningitis" außer Betracht.) Sub-arachnoideal ist im allgemeinen wenig oder keine Flüssigkeit nachweisbar; bei tuberkulöser Hirnhautentzündung häuft sich allerdings in der Gegend des Chiasma oft seröses Exsudat an, nicht zu verwechseln mit Flüssigkeit, die bei Hydrocephalus internus nach Durchtrennung des Infundibulums aus den Hirnkammern strömt. Die Adern in den Hirnhäuten sind das eine Mal erweitert, ein anderes Mal verengert, während die kleinsten und kleinen arteriellen Gefäß-chen überfüllt sind, wieder ein anderes Mal sind die Hirnhäute blutarm. Die Abplattung und Verbreiterung der Windungen weisen auf eine Zunahme des

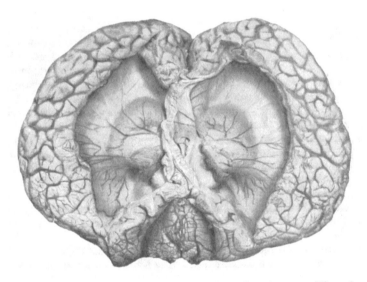

Abb. 364. Stark erweiterte Seitenkammern des Gehirns bei innerem Wasserkopf, der langsam zugenommen hat, so daß keine Anämie der Pialgefäße, aber geringe venöse Stauung besteht.

Hirnumfanges durch Druck von innen nach außen hin. Wodurch entsteht dieser abnorm hohe Druck? Zur Beantwortung dieser Frage müssen wir die einzelnen Fälle gesondert untersuchen:

Bei tuberkulöser Hirnhautentzündung, die man einseitig-fehlerhaft als „basale" bezeichnet, finden wir Hirnkammern, die mehr oder weniger stark erweitert sind durch Anhäufung von seröser Flüssigkeit, welche wohl besonders von den entzündeten Plexus chorioidei geliefert wurde. Dieser innere Wasser-kopf bedingt erhöhten Hirndruck, die seröse Flüssigkeit preßt das Gehirn all-seitig mit gleicher Kraft (hydrostatischem Druck) gegen die Schädelwand an. Zu diesem Exsudat mischt sich allmählich Transsudat (s. weiter unten). Die Windungen der Wandlappen zeigen die stärkste Abplattung, indem die Hirnkammern hier der Oberfläche am nächsten liegen, so daß sich der Druck nach der Oberfläche hin nicht über soviel Punkte verteilt wird wie im ventralen und dorsalen Abschnitt des Gehirns. Daß in der Tat die Allgemeinerscheinungen von dem erhöhten intraventrikularen Flüssigkeitsdruck abhängig sind, erhellt in manchen Fällen aus der Abnahme, ja dem Schwund dieser Erscheinungen (Bewußtseinsstörungen, Kopfschmerz usw.) nach Entziehung einer gewissen Flüssigkeitsmenge durch Lumbalpunktion. Nach einiger Zeit können sie allerdings durch erneute Flüssigkeitsanhäufung in den Hirnkammern wiederkehren. Beiläufig sei hier bemerkt, daß eine solche Entleerung einer gewissen Flüssigkeitsmenge nicht immer die krankhaften Erscheinungen beeinflußt, wahrscheinlich dann nicht, wenn diese einer Schädigung des Gehirns durch fibrinöses oder zelliges Exsudat oder unmittelbar durch das tuberkulöse Gift zuzuschreiben sind. Fehlt aber eine solche Schädigung und finden sich in den Hirnhäuten bzw. im Gehirn nur Miliartuberkel und seröse Flüssigkeit, so ist die Möglichkeit eines Wachstumsstillstandes der an und für sich harmlosen Knötchen und die einer (klinischen) Heilung durch wiederholte Lumbalpunktion bzw. Balkenstich (s. unten) zu beachten. Selbstverständlich muß eine genügende Verbindung zwischen Hirnkammern und spinalem Subarachnoidealraum bestehen, soll der Lendenstich gelingen.

Häuft sich nur in einer Seitenkammer Flüssigkeit unter gewissem Druck an, so dringt sie durch das Foramen Monroi in die andere Seitenkammer und erweitert diese durch den gleichen Druck. Wir können uns hiervon überzeugen, indem wir (an einer Leiche) durch eine Trepanationsöffnung in jedem Wandknochen je eine metallene Röhre passend in eine Seitenkammer einführen und durch die eine Röhre Wasser unter bestimmtem Druck einpressen. Verbinden wir die andere Röhre mit einer vertikalen Glasröhre, so steigt das Wasser in dieser bald zu jenem Druck an.

Entsteht eine Geschwulst oder tritt ein Bluterguß im Gehirn oder wenigstens in der Schädelhöhle auf, wobei Blut und Gewebesaft ausgepreßt werden, so müssen wir zunächst eine nur auf die Umgebung beschränkte erkennbare Druckwirkung erwarten, weil sich das Hirn mit Hinsicht auf seine Elastizität mehr dem Kautschuk als einer Flüssigkeit nähert und wir gesehen haben (S. 39), wie ein beschränkter leichter Druck eine nur beschränkte erkennbare Wirkung ausübt. Bedenken wir außerdem, daß allerdings der Hirnstoff, d. h. das Gewebe ohne Blut und sonstige frei auspreßbare Flüssigkeit gedacht, kaum merkbar zusammendrückbar ist, daß aber das Volumen des ganzen Gehirns oder eines Gehirnabschnitts zu- oder abnehmen kann durch Vermehrung bzw. Verringerung des Blut- und Lymphgehalts, so verstehen wir, daß kleine Geschwülste und Blutergüsse latent bleiben können oder nur Herderscheinungen hervorrufen. Andererseits begreifen wir es auch, daß große Geschwülste und ausgedehnte Blutungen einen solchen Druck auf das ganze Gehirn ausüben können, daß Allgemeinerscheinungen erfolgen. Es sind aber nicht nur der Umfang und der Sitz (s. unten) der Geschwulst bzw. des Blutergusses, die entscheiden, ob Latenz besteht oder bloß Herd- oder auch Allgmeinerscheinungen auftreten, sondern es ist auch die Geschwindigkeit, womit der Schädelinhalt durch Geschwulst oder Blutung zunimmt, von Bedeutung: die Druckwirkung hält, ceteris paribus, gleichen Schritt mit ihr, und zwar durch mehrere Einflüsse. Zunächst atrophiert das gedrückte Gehirngewebe allmählich, was also einige Zeit braucht, ohne daß sich diese Atrophie klinisch kundgeben muß. Und diese Atrophie bedeutet Abnahme des Schädelinhalts, die sogar mit seiner Zunahme durch Wachstum der Geschwulst gleichen Schritt halten kann, so daß merkbare Störungen der Hirnverrichtungen längere Zeit ausbleiben. Auch der Druck einer intraventrikularen Flüssigkeitsanhäufung bei chronischem Wasserkopf vermag das Gehirn allmählich zu Atrophie zu bringen. Außerdem kann in einer Geschwulst, z. B. in einem Gliom, Nekrose mit Erweichung und Resorption des erweichten Gewebes erfolgen, was Abnahme der Geschwulstmasse bedeutet und sogar dann bedeuten kann, wenn die Geschwulst zugleich weiterwächst. Hierdurch einerseits, durch Blutung oder Entzündung in einer Geschwulst (Gliom!) andererseits können die Erscheinungen einer Hirngeschwulst von Latenz bis zu denen eines starken Hirndruckes schwanken. Vielleicht kommt ferner auch eine allmähliche Abnahme der Elastizität gedehnter Membranen (Falx, Tentorium) in Betracht. Übrigens sind schon geringere Unterschiede der Raschheit, womit die Druckwirkung eintritt, in Tierversuchen von Bedeutung. Nach TILMANN kann eine rasch stattfindende Raumbeschränkung von 5% schon zu Hirndruckerscheinungen führen, welche bei einer langsamen Raumbeschränkung von 14% fast ganz fehlen. Eine andere Verteilung, vielleicht eine vollkommenere Auspressung von Blut und Lymphe aus dem gedrückten Gewebe spielt dabei vielleicht eine Rolle. Wir müssen allerdings bedenken, daß wir noch nicht wissen, wodurch Druck die Verrichtungen von Hirngewebe stört: ob durch unmittelbare mechanische Schädigung (ADAMKIEWICZ) oder durch Anämie (BERGMANN) oder durch beides oder gar in bestimmten Fällen durch Blutstauung (ALBERT). KUSSMAUL und TENNER riefen durch Schlagaderunterbindung Anämie des Mittel- und Nachhirns mit Krampfanfällen hervor, HERMANN und ESCHER verursachten hingegen, ebenso wie FERRARI, Krampfanfälle durch völligen Venenverschluß. Es kommt bei Druck jedenfalls mechanische Schädigung des Hirngewebes neben Kreislaufstörungen je nach der Größe des Druckes zur Einwirkung. — Ob ein örtlich beschränkter Druck im Gehirn nach allen Richtungen hin dem gleichen Widerstand begegnet oder ob im Gegenteil Unterschiede im grauen und weißen Hirnstoff bestehen, ob außerdem die Faserrichtung von Bedeutung ist und ob Falx und Tentorium großen Widerstand leisten, sind offene Fragen. Ihre Beantwortung ist wichtig für das Verständnis der Größe des Gebietes, in dem sich eine örtlich beschränkte Druckwirkung geltend macht.

Aber auch mit obigem ist das Auftreten von Allgemeinerscheinungen bei Hirngeschwulst und Hirnblutung noch nicht hinreichend geklärt. Allerdings wundert uns ihr Auftreten bei einer großen Geschwulst oder bei einem großen Bluterguß nicht, besonders dann nicht, wenn sich das Blut in den Kammern anhäuft und ein Haematocephalus internus erfolgt unter arteriellem Blutdruck, wie bei einer Blutung aus einer eingerissenen Schlagader (Aneurysma). Treten nach Hirnblutung nicht direkte, sondern auch indirekte und Allgemeinerscheinungen auf und findet dann Resorption des Blutes statt, so schwinden zunächst die Allgemeinerscheinungen, dann die indirekten und am spätesten, wenn überhaupt, die direkten Erscheinungen. Diese können jedoch bestehen bleiben, indem sie die Folgen der Vernichtung eines Hirnteils durch den Blutaustritt sind. Demgegenüber ist aber ein Mißverhältnis zwischen dem Umfang einer kleinen, z. B. walnußgroßen Geschwulst (oder Bluterguß) und der Stärke der Allgemeinerscheinungen nicht selten, besonders wenn die Geschwulst in der hinteren Schädelgrube sitzt. Herderscheinungen im engeren Sinne können dann sogar fehlen, während starke, ja tödliche Allgemeinerscheinungen auftreten! Die Bedeutung dieses Sitzes erscheint ohne weiteres begreiflich für die Störungen des Pulses, der Atmung und für das Erbrechen, weil die betreffenden Zentren eben in der hinteren Schädelgrube liegen. Wie verstehen wir aber die häufig und früh auftretende Stauungspapille in solchen Fällen? Und die Bewußtseinsstörungen? Bei der Sektion finden wir auch in diesen Fällen verbreiterte und abgeplattete Hirnwindungen und inneren Wasserkopf, ähnlich wie bei tuberkulöser Hirnhautentzündung. Bei mäßigem Hydrocephalus internus sind nur die Windungen der Wandlappen, bei stärkerem Wasserkopf auch frontale und okzipitale Windungen abgeplattet und verbreitert. Diese Abplattung und Verbreiterung der Windungen weist darauf hin, daß die

Anhäufung der serösen Flüssigkeit in den Hirnkammern bei Hirngeschwulst unter abnorm hohem Druck stattfand. Folgende Beobachtungen stützen diese Annahme.

Es kann allerdings innerer Wasserkopf ohne erhöhten Druck bestehen wie bei seniler Hirnatrophie. Dabei sind aber die Windungen eben verschmälert, so daß Hydrocephalus externus neben H. internus, beides ex vacuo (S. 282), entsteht. Daß die Allgemeinerscheinungen bei Hirngeschwulst dem Druck der intraventrikularen Flüssigkeit zugeschrieben werden können, geht unzweideutig aus ihrem Schwund nach Entfernung einer gewissen Menge jener Flüssigkeit, z. B. bei einem nicht zu Entfernung der Geschwulst führenden Eingriff hervor. Nach einiger Zeit

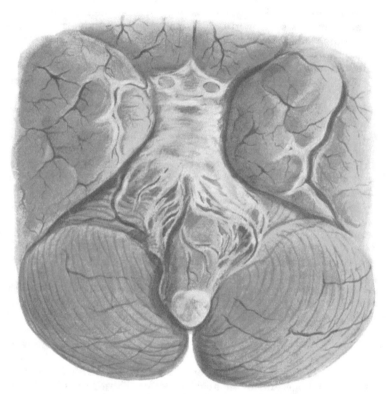

Abb. 365. Basilarmeningitis, besonders in der Gegend des Chiasma (Cisterna basalis et pontis) bei epidemischer Genickstarre (nach JOCHMANN).

können allerdings die Allgemeinerscheinungen sich wieder einstellen, sobald sich von neuem Flüssigkeit in gewisser Menge angehäuft hat, wie ich z. B. an einem Fall einer walnußgroßen Hypophysengeschwulst sah. VON BRAMANN hat sogar in zahlreichen Beobachtungen nachgewiesen, daß Abfluß einer gewissen Menge Kammerwassers durch den „Balkenstich" die Allgemeinerscheinungen einer Hirngeschwulst herabzumindern oder gar zum Schwinden zu bringen vermag. Vielleicht vermag der Lendenstich gleiches zu leisten, solange die Kammerflüssigkeit mit dem spinalen Subarachnoidealraum in freier Verbindung steht. Man kann diese Druckwirkung des inneren Wasserkopfes auf das Gehirn eine Fernwirkung der Geschwulst nennen. Erkennen wir von diesem Gesichtspunkt aus die Bedeutung des inneren Wasserkopfes für das Auftreten von Allgemeinerscheinungen, so verstehen wir auch das plötzliche Auftreten von allgemeinen tödlichen Druckerscheinungen, sobald ein

bis daher latenter oder doch nur vermuteter eitriger Entzündungsherd sich vergrößert und zu akuter Meningitis mit innerem Wasserkopf führt — wie ich bei der
Sektion feststellte, wie z. B. in dem in Abb. 135 abgebildeten Fall.

Es ist möglich, daß Druckerscheinungen nach Balkenstich einige Zeit ausbleiben, indem das Gehirn durch Atrophie an Volumen abgenommen hat, so daß
die Geschwulst an Umfang bedeutend zunehmen muß, soll sie wiederum Druckerscheinungen bewirken.

Die epidemische Zerebrospinalmeningitis setzt oft, ihrem nasolymphogenen
Ursprung entsprechend, an der Hirnbasis ein (Abb. 365) und schreitet von hier aus
weiter fort, so daß anfangs Funktionsstörungen von Hirnnerven, besonders der
Sehnerven (bis zur Erblindung) und der Augenmuskelnerven (Nystagmus, Schielen)
und später innerer Wasserkopf mit Allgemeinerscheinungen auftreten. In anderen
Fällen jedoch findet man das Exsudat vor allem subarachnoideal, mitunter als
,,Eiterhaube'' an dem Frontallappen. In diesen Fällen kann Wasserkopf fehlen,
ebenso wie mancher ,,Konvexitätsmeningitis'', auch der traumatischen (s. unten).

Wir unterscheiden somit einen exsudativen, einen transsudativen
(mit oder ohne erhöhten Hirndruck) und einen exsudativ-transsudativen
Wasserkopf (S. 918).

Wodurch und wie entsteht der innere Wasserkopf bei Hirngeschwulst?
Bei der tuberkulösen Hirnhautentzündung tritt zunächst kollaterales seröses
Exsudat (um Miliartuberkel in den Plexus chorioidei) aus in die Hirnkammern
oder es entsteht ein Transsudat durch Blutstauung in den Plexus infolge von
Druck des basalen Exsudates in der hinteren Schädelgrube. In der Umgebung
einer Hirngeschwulst mag dann und wann seröse Entzündung vorkommen,
sie fehlt häufig ganz oder sie kommt doch nicht für die Entstehung des
inneren Wasserkopfes in Betracht, weil sie zu tief unter der Hirnoberfläche
sitzt. Was erzeugt denn in solchen Fällen den inneren Wasserkopf? Man
hat schon in vielen Versuchen die Wirkung einer Erhöhung des intrakranialen
Drucks studiert, indem man bei Hunden einen Druck auf die Dura oder die
gewölbte Hirnoberfläche nach Entfernung dieser Hirnhaut ausübte, und zwar
entweder durch ein Säckchen mit Quecksilber oder durch Einführung von Flüssigkeit in den subarachnoidealen Raum, wobei die Hirnoberfläche durch ein in den
Schädel eingesetztes Glasfenster (nach dem Verfahren von RAVINA und DON-
DERS) beobachtet wurde (CUSHING). SAUERBRUCH setzte die entblößte gewölbte Hirnoberfläche einem allmählich zunehmenden Luftdruck in der pneumatischen Kammer aus. Als erste Erscheinung eines allmählich zunehmenden
Druckes erweitern sich die Venen der Hirnhäute, nach SAUERBRUCH bei einem
Druck von 15—20 mm Hg, später verengern sie sich und bei einem Druck
von etwa 100 mm Hg tritt Anämie ein, welche jedoch wieder schwinden
kann (,,Selbstregelung''). Auch der Längsblutleiter schwillt anfangs an, und
zwar in dorsoventraler Richtung, später verengert er sich in der gleichen Richtung. Beachtung verdient, daß CUSHING Quecksilber in einem Säckchen bis zu
$^1/_6$ des Schädelinhalts ohne bedrohliche Erscheinungen einführen konnte. All
diesen Zahlen kommt selbstverständlich eine nur relative Bedeutung zu. Ein
innerer Wasserkopf trat jedoch in diesen Versuchen nicht ein, so daß man den
,,Liquordruck'' als Faktor des allgmeinen Hirndrucks überhaupt nicht oder nicht
genügend gewürdigt hat. Die Frage nach der Entstehung und Bedeutung des
inneren Wasserkopfes bleibt somit noch zu beantworten.

Änderungen der Blutfülle der Hirnhautgefäße wie in obigen Versuchen
treffen wir auch bei Meningitis tuberculosa, sowie bei Hirngeschwulst mit allgemeinen Druckerscheinungen an. Und zwar finden wir bei tuberkulöser
Hirnhautentzündung folgende Typen verschiedener Grade und Gruppen von
Druckerscheinungen: 1. Geringen inneren Wasserkopf, wenig abgeplattete
und verbreiterte Windungen, stark erweiterte, besonders große Venen, also:

nicht stark erhöhten Hirndruck. 2. Stärkeren Wasserkopf, mehr abgeplattete und verbreiterte Windungen, engere große Venen, aber erweiterte kleinere Gefäßchen, also stärker erhöhten Hirndruck. 3. Starken Wasserkopf, stark abgeplattete und verbreiterte Windungen und Anämie, also stark erhöhten Hirndruck. Sind diese Schlußfolgerungen mit Hinsicht auf den Zusammenhang zwischen Hirndruck und Blutfülle bei Hirnhautentzündung berechtigt? Wie entstehen diese Änderungen der Blutfülle? Wirkt ein allmählich zunehmender Druck gleichstark auf die Außenwand aller Gefäße ein, so werden sich die Gefäße mit dem niedrigsten Blutdruck am ehesten merkbar verengern, gleichgültig, wie dick ihre Wand ist (S. 58), wenn nur alle Gefäße sich gleich frei erweitern und verengern können: Der supraatmosphärische Blutdruck ist die

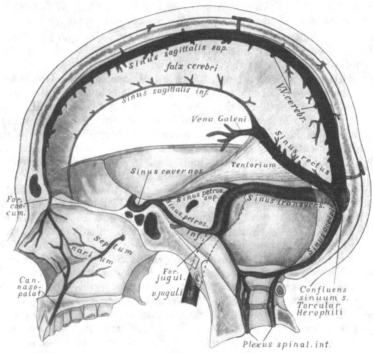

Abb. 366. Hirnvenen und Blutleiter. Die Vena magna GALENI hat einige Seitenzweige.
(Erweitert nach HEITZMANN-ZUCKERKANDL.)

einzige Kraft, welche der Gefäßverengerung widerstrebt, das gespannte Gefäß erstrebt sogar Verengerung. Auch gleichgültig ist es offenbar, ob dieser Druck auf die Hirnhautgefäße in einer Richtung von der Dura nach innen (wie in obigen Versuchen) oder von innen nach außen (wie beim inneren Wasserkopf) einwirkt. Nun ist der Blutdruck im Bulbus iugularis, d. h. im intrakranialen Venenabschnitt, der dem Herzen am nächsten liegt, am niedrigsten. Nimmt der intrakraniale Druck überall gleich und allmählich zu, so wird sich somit der Bulbus zuerst und dann die Blutleiter und Hirnhautvenen, der Längsblutleiter in dorsoventraler Richtung verengern. Dabei wird die Verengerung im allgemeinen um so stärker sein, je niedriger der Blutdruck im Gefäß ist. Durch Verengerung des Bulbus und der Blutleiter werden sich die Hirnhautvenen erweitern, indem der Abfluß ihres Blutes erschwert wird. Je nachdem der intrakraniale Druck zunimmt, verengern sich kleinere Venen, sodann Kapillaren, während sich die Gefäße stromaufwärts erweitern; schließlich verengern sich auch kleinere und größere Schlagadern. Die Verengerung kriecht gleichsam stromaufwärts, bis schließlich Anämie erfolgt. So verstehen wir die oben erwähnten Versuchsergebnisse und die Erscheinungen bei tuberkulöser Hirnhautentzündung, wenn wir annehmen, daß bei letzterer Hirndruck und Wasserkopf gleichen Schritt halten. Dies wird allerdings nicht immer im gleichen Maße zutreffen, indem auch die Raschheit der Flüssigkeitsanhäufung von Bedeutung und sicher nicht immer gleich ist. So kann der innere Wasserkopf bei langsamem Verlauf und starker Hirnatrophie bedeutend werden ohne erhebliche Erhöhung des Hirndruckes. Aus obigem folgt, daß ein allmählich zunehmender örtlich beschränkter Druck um so eher Verengerung einer Vene bzw. eines Blutleiters mit Blutstauung stromaufwärts bewirken wird, je näher dem Bulbus jugularis sich das gedrückte Gefäß findet, gleichgültig, ob eine Geschwulst, ein Bluterguß oder etwas anderes, wie ein haselnußgroßer fester Entzündungsherd im Kleinhirn, den Druck ausübt. Hieraus verstehen wir, warum eben Geschwülste in der hinteren Schädelgrube, wo der Bulbus iug. und Blutleiter mit dem niedrigsten Blutdruck liegen, am ehesten nicht nur zu der obenerwähnten venösen Stauung, sondern außerdem zu innerem Wasserkopf mit Allgemeinerscheinungen als Folge der venösen Stauung führen. Und zwar um so eher, indem das stark elastische Tentorium die hintere Schädelgrube überspannt und der Fortpflanzung einer Druckerhöhung großen Widerstand leistet, so daß der Druck im Kleinhirn rasch ansteigt. Die Entstehung des Wasserkopfes versteht sich aus folgendem:

Der Liquor cerebrospinalis ist Transsudat, geändert durch Plexusepithel (s. unten). Wie Gewebesaft wird er wohl größtenteils aus perivaskulären Saftwegen in Blutkapillaren und kleinste Venen aufgenommen und zum Teil durch den Subarachnoidealraum und die PACCHIONIschen Granula in die Sinus und Diploevenen befördert. Nur ein verschwindend kleiner Teil gerät in die tiefen Halslymphgefäße: HILL und ZIEGLER konnten nämlich Methylenblau, das sie in den Subarachnoidealraum einführten, schon nach 20 Minuten in Magen und Harnblase, jedoch erst nach Stunden in den tiefen Halslymphgefäßen nachweisen. Blutstauung gewissen Grades bedeutet somit nicht nur vermehrte Transsudation, sondern auch Stauung des Liquors, der ins Blut abfließt. Sobald durch eine Geschwulst oder Blutung der intrakraniale Druck so zugenommen hat, daß venöse Stauung erfolgt, häuft sich Liquor in den Hirnkammern an und es entsteht, ohne besondere entgegenwirkende Faktoren (S. 916f.), allmählich innerer Wasserkopf. Sobald bei Hirnhautentzündung (s. oben) sich innerer Wasserkopf gebildet hat, dessen Druck auf Blutleiter und Venen Blut- und Liquorstauung bewirkt, mischt sich zum serösen Exsudat Transsudat, das den Wasserkopf vergrößert. — Mit der Blutstauung nimmt die Liquorstauung und dadurch der Hirndruck zu und es entsteht ein Circulus vitiosus, indem der höhere Hirndruck seinerseits die Blutstauung vermehrt. Tritt schließlich durch hohen Druck Anämie ein, so ist ein Gleichgewicht für möglich zu erachten, indem die Transsudation abnimmt. Allerdings ein Gleichgewicht bei sehr dürftigem Kreislauf und starkem Druck auf das Hirngewebe.

Über die Liquorbildung ist man noch nicht einig. Manche Forscher betrachten sie als Sekretion. Damit meinen wir eine besondere Tätigkeit bestimmter Zellen, welche auf Stoffwechsel fußt und eine Absonderung bedeutet. Nehmen wir nun an, daß der Liquor ganz oder größtenteils aus den Gefäßen der Plexus chorioidei stammt, so müssen wir den Epithelzellen der Plexus, welche diese Gefäße bedecken, eine absondernde Tätigkeit zuschreiben. Von dieser Tätigkeit wissen wir aber fast gar nichts. Obwohl aus den Versuchen GOLDMANNs hervorzugehen scheint, daß dieses Epithel gewisse Farbstoffteilchen, welche in das Blut eingeführt werden, nicht in den Liquor übertreten läßt, würde diese Tätigkeit doch noch keine Sekretion anderer Stoffe bedeuten und keineswegs Transsudation (Filtration + Diffusion) bei der Liquorbildung ausschließen. Wir gingen denn auch im obigen von der Annahme aus, daß Transsudation ein Faktor von Liquorbildung ist. Damit lehnen wir jedoch andere Faktoren, namentlich eine bestimmte Tätigkeit des Plexusepithels, vielleicht sogar besondere Eigenschaften der Plexusgefäße, welche die Zusammensetzung des Liquors beeinflussen, nicht ohne weiteres ab.

Ob der Liquor mit dem Gewebesaft bzw. der Lymphe des Gehirns zusammenhängt, und wenn ja, wo und wie, ist eine offene Frage. Der Subduralraum hängt mit den tiefen Halslymphgefäßen zusammen. Es dringt jedoch nach KEY und RETZIUS, auch nach BAUM, farbige Flüssigkeit nicht aus dem Subarachnoidealin in den Subduralraum ein.

Die Aufnahme des Liquors in venöse Kapillaren und kleine Venen wird begreiflich, wenn wir bedenken (S. 758 f.), daß der Blutdruck in diesen Gefäßchen bedeutend niedriger ist als der in den arteriellen Kapillaren desselben Gebietes, daß sich außerdem die Zusammensetzung (osmotischer und Quellungsdruck) des Gewebesafts, so auch wohl des Liquors, durch Wechselwirkung mit den Gewebezellen ändert, so daß alle diese Faktoren zusammen einen Rücktritt des Liquors in die (venöse) Blutbahn bewirken könnten. Aus Versuchen von KEY und RETZIUS, BAUM, CUSHING und WEED geht hervor, daß farbige Flüssigkeit, in die Subarachnoidealraum eingeführt, durch die Arachnoidealzotten von PACCHIONI ins Blut (der Sinus) aufgenommen wird. Außerdem wird wohl Rücktritt von Liquor in die Plexusgefäße stattfinden.

Ein Teil der Gehirnlymphe wird gewiß durch Lymphgefäße abgeführt, welche durch das Foramen jugulare die Schädelhöhle verlassen. Die Lymphgefäße werden durch Druck in der hinteren Schädelgrube oder an anderen Stellen, z. B. in den Hirnhäuten, wahrscheinlich leicht verengt bzw. verschlossen.

Aus obigem geht hervor, daß eine Geschwulst, ein fester Entzündungsherd oder Bluterguß gewissen Umfanges, im Zusammenhang mit ihrem Sitz und Entwicklungsgeschwindigkeit, nur Herderscheinungen bewirkt oder gar verborgen bleibt. Mit ihrem Umfang nimmt ihr Wirkungsgebiet zu, so daß bei gewissem Sitz und Umfang Allgemeinerscheinungen auftreten, wobei eine Stauungspapille und Druckerscheinungen allerdings vorwiegend einseitig sein können. Allgemeinerscheinungen können aber schon bei kleinerem Umfang erfolgen dadurch, daß eine Geschwulst oder ein Bluterguß durch Druck auf Blutleiter oder Vene zu venöser Stauung in den Plexus chorioidei und bei genügender Erweiterungsfähigkeit der Hirnkammern (S. 916 f.) zu innerem Wasserkopf führt, was beim Sitz in der Nähe des Bulbus am leichtesten geschieht. Ein Bluterguß kann besonders rasch von Allgemeinerscheinungen und sogar vom Tode gefolgt werden, wenn sich das Blut (nach Durchbruch) in eine Hirnkammer ergießt. Dann wird es bald auch in die andere Seitenkammer gepreßt und es wirkt der hämostatische Druck, wie beim inneren Wasserkopf, gleichmäßig nach allen Seiten. Ein solcher Durchbruch in eine Hirnkammer ist nicht selten, wie sich schon aus der großen Häufigkeit der Blutung aus einer Art. lenticulostriata versteht. Es kann ein Bluterguß in die Hirnkammer zu Zerreißung der Lamina terminalis über das Chiasma führen, so daß sich das Blut in den subarachnoidealen Raum verbreitet und die Hirnrinde an vielen Stellen durch Druck reizen kann.

Aber wodurch häuft sich bei Blutstauung durch Geschwulst oder Bluterguß Liquor in den Hirnkammern und nicht subarachnoideal an (Hydrocephalus ext.)? Weil der Liquor sich aus den Plexus chorioidei bildet und sich in den Hirnkammern anhäuft. Die uns zu Gebote stehenden Daten ermöglichen zwar folgende Vorstellung, aber noch keine entscheidende Antwort.

Das venöse Blut wird aus dem Gehirn durch zwei Venensysteme abgeführt: ein oberflächliches Venensystem führt es aus den oberflächlichen Hirnteilen den Blutleitern (Sinus long., transv. und sagitt. inf.) zu. Durch die Emissarien, welche sich in die Venen der Dura ergießen, sind diese mit Venen der Schädelhaut verbunden, welche somit eine kollaterale Abfuhr ermöglichen. Das venöse Blut aus dem Innern des Gehirns (Stammganglien, Kammerwandungen) sammelt sich in den tiefen Venen der Plexus chorioidei, welche sich in die Vena magna GALENI ergießen. Diese führt das Blut in den Sinus rectus, woher es durch den Sin. transv. dem Bulb. jug. zufließt. Die Venen des Kleinhirns ergießen sich in die Sin. transv., petrosus und occip.; sie sind mit den Plexus spinales int. verbunden. Nehmen wir an, was aber nicht sicher erscheint, daß die oberflächlichen und die tiefen Venen nur durch die Sinus zusammenhängen, so verstehen wir, daß bei Stauung extrakranialen Ursprunges in sämtlichen Hirnvenen (z. B. durch extrakraniale Erschwerung des Blutabflusses aus den V. jugulares) kollaterale Abfuhr durch die Emissarien, ferner durch die V. ophthalmica und condyloidea post. eintritt und krankhafte Gehirnerscheinungen ausbleiben. Anders aber, wenn der Zusammenhang der V. magna Galeni mit den oberflächlichen Hirnvenen durch Verengerung bzw. Verlegung eines verbindenden Gefäßes oder Sinus (infolge von Thrombose oder Druck) verringert bzw. gehoben wird und Stauung in der V. magna Galeni eintritt. Dann erfolgt Stauung mit Transsudation in den tiefen Gehirnadern und innerem Wasserkopf, während die Abfuhr aus den oberflächlichen Adern und Blutleitern möglich ist, solange nicht der innere Wasserkopf sie durch Druck auf Hirnleiter aufhebt. Druck des inneren Wasserkopfes erschwert eine subarachnoideale Transsudation, somit die Entstehung eines Hydrocephalus ext. Wir müssen im allgemeinen inneren Wasserkopf erwarten, wenn Stauung gewissen Grades in den GALENIschen Adern entsteht ohne genügende Blutabfuhr durch Seitenbahnen.

Was wissen wir von Anastomosen zwischen tiefen und oberflächlichen Hirnvenen? Einige Forscher haben Verbindungen von GALENIschen Venen mit Basilarvenen des Hirns (HÉDON), von GALENIschen Venenzweigen mit Venen, welche sich in den Längsblutleiter ergießen, zwischen GALENIschen Venenzweigen und Venen der Hirnrinde, durch das Centrum ovale hin (TESTUT), beobachtet; man hat aber eine ungleich starke Entwicklung der Anastomosen betont. TESTUT beschrieb außerdem mehr als kapillare Verbindungen zwischen Venen und Schlagadern der Pia mater, die er aber als „de simples accidents morphologiques" betrachtet. Nun ist aber der anatomische Nachweis von Gefäßverbindungen nur dann wichtig für unsere Einsicht in das pathologische Geschehen, wenn aus pathologischen Beobachtungen an Menschen und aus Tierversuchen die Rolle erhellt, welche sie bei Kreislaufstörungen spielen. Wissen wir doch aus dem Studium der „funktionellen" Endarterien (S. 725), daß anatomisch unverkennbare Gefäßverbindungen funktionell ganz oder nahezu wertlos sein können. Die Frage nach der funktionellen Bedeutung der Anastomosen zwischen tiefen und oberflächlichen Hirnvenen ist somit durch ihren anatomischen Nachweis keineswegs beantwortet, sondern eben erst gestellt. Sollten sie zur Abfuhr von Blut aus den GALENIschen Venen genügen, so käme es auf die Frage an, ob die Blutabfuhr aus den oberflächlichen Hirnvenen ebenfalls durch Erhöhung des intrakranialen Druckes beeinträchtigt werde; und wenn nicht, ob denn auch eine vermehrte Blutzufuhr durch diese Venen möglich sei. Bis jetzt kenne ich keine Beobachtungen, welche auf das Auftreten dieser Seitenbahnabfuhr hinweisen. Unwahrscheinlich wird sie jedenfalls, sobald durch Exsudation oder durch Überwiegen der Bildung über die Abfuhr von Transsudat das Gehirn durch inneren Wasserkopf an Umfang zugenommen hat. Dann wird selbst im günstigsten Fall, d. h. wenn Seitenbahnabfuhr besteht, ein Circulus vitiosus eintreten, indem der durch den inneren Wasserkopf steigende intrakraniale Druck die Blutabfuhr auch aus den GALENIschen Venen verringert und dadurch der innere Wasserkopf, d. h. der intrakraniale Druck, wiederum zunimmt.

Was geschieht aber bei Druck auf den Bulbus iug. oder Sinus transv.? Es kommt darauf an, ob die Verbindung zwischen oberflächlichen und tiefen Hirnvenen eine genügende Abfuhr des Blutes aus letzteren durch die Seitenbahnen der ersteren gewährleistet oder ob die Verbindung durch fortgepflanzten Druck zuviel verringert ist. Im ersteren Fall wird innerer Wasserkopf nicht erfolgen wie im letzteren.

Fließt aber bei einsetzender Blutstauung im Sinus rectus kein Blut durch den Sinus longit. und die Diploevenen ab? Offenbar nicht oder nicht so viel, daß kein innerer Wasserkopf durch Blutstauung eintritt. Ob der Widerstand in den Diploevenen für einen genügenden Abfluß zu hoch ist, oder ob Stauung im Sinus rectus erst anfängt nach Verengerung des Sinus longit., welche erschwerten Abfluß in die Diploevenen bedeutet, ist näher zu erforschen. Sobald aber ein auch nur geringer Hydrocephalus int. entstanden ist, verengert das vergrößerte Hirn oberflächliche Hirnvenen und Blutleiter und erschwert dadurch den venösen Abfluß.

Man darf nicht ohne weiteres annehmen, es sei der innere Wasserkopf nur aus Verlegung des Aquaeductus Sylvii oder der Vena magna G. verständlich. Wir haben keinen Grund für die Annahme, es bewirke beim Menschen Verschluß des Aquaeductus S. oder des Foramen Magendii inneren Wasserkopf oder es finde eine spinalsubarachnoideale Resorption statt. Sicher ist aber, daß die Erscheinungen einer tuberkulösen Meningitis durch Lumbalpunktion schwinden können, wenn sie auch durch erneuten Hydrocephalus internus zurückkommen können. Es verhindert also keine Resorption im spinalen subarachnoidealen Raum die Anhäufung von Flüssigkeit in den Hirnkammern, und zwar wahrscheinlich ohne daß Veränderungen der Rückenmarkshäute dafür verantwortlich wären. Keine Beobachtung am Menschen weist auf eine entscheidende Resorption von Liquor im spinalen Subarachnoidealraum hin. Wahrscheinlich wird auch der Hirndruck bei mancher Hirngeschwulst durch Lendenstich schwinden, wenn nur der spinale Subarachnoidealraum und die Hirnkammern frei zusammenhängen. Nach einigen Forschern werden Kleinhirn und verlängertes Mark durch Druck in das For. occipitale magnum eingepreßt und dadurch der Aquäduktus verschlossen. Eine „Druckrinne" zeigt das Mark aber oft auch ohne jegliche Erhöhung des intrakranialen Drucks. Eine Geschwulst der Hypophyse kann leicht zu innerem Wasserkopf führen; ob durch Druck auf die Vena magna Galeni oder durch Druck in der hinteren Schädelgrube, bleibe dahingestellt. Dandy und Blackfan brachten bei Hunden von 2—6 Monaten einen kleinen Wattebausch in den Aquaeductus Sylvii, der aber nicht sofort, sondern erst allmählich durch sich bildende Verwachsungen verschlossen wurde. Das Lumen der Vena magna Galeni wurde angeblich dabei nicht beeinträchtigt. Aus den beigelegten Photogrammen ersehen wir jedoch, daß der Radius des verschlossenen Aquäduktus nach einiger Zeit mehr als verdoppelt ist, während der Aquäduktus sich auf dem Querdurchschnitt als vollkommen durch den verschließenden Fremdkörper ausgefüllt erweist. Dieser Fremdkörper (der Wattebausch) war somit stark geschwollen; ob durch Aufnahme von Liquor oder Exsudat (es traten doch Verwachsungen auf), bleibe dahingestellt. Wir müssen aber annehmen, daß der stark schwellende Wattebausch einen Druck auf die Umgebung ausübte, der wohl zu Blutstauung in den Plexus chorioidei führte, die außerdem vielleicht auch entzündet waren. Diese Versuche beweisen somit nicht, daß Verschluß des Aquäduktus bei jungen Hunden ohne weiteres Hydrocephalus int. zur Folge hat. Dies beweist auch nicht der Versuch, wo Verschluß des Aquäduktus von unvollständiger Entfernung der Plexus chorioidei gefolgt wurde. Wir wissen noch nicht und nehmen nur an, was Sperre der V. magna G. ohne weiteres beim Menschen zur Folge hat: Fehlt eine genügende Abfuhr des venösen Blutes durch Seitenbahnen, so ist innerer Wasserkopf zu erwarten. Versuchsergebnisse von Dandy und Blackfan verstärken diese Vermutung: Bei 10 Hunden klemmten diese Forscher die V. magna G. ohne weiteres ab; nur einmal entstand innerer Wasserkopf, nämlich als die Abklemmung viel tiefer, wohl den Seitenvenen vorbei (vgl. Abb. 366) stattfand, so daß keine Seitenbahnabfuhr eintrat. Wie der angeborene Wasserkopf entsteht, bleibt hier außer Betracht. — Wie Sinusthrombose zu Allgemeinerscheinungen führt, ist in jedem Einzelfall zu bestimmen.

Wie verstehen wir aber das Ausbleiben des inneren Wasserkopfes bei den S. 911 erwähnten Versuchstieren? Einfach daraus, daß der angewandte Druck von der Hirnoberfläche nach innen einwirkte und die Hirnkammerwandungen dermaßen zusammenpreßte, daß der Transsudationsdruck zur Erweiterung der Hirnkammern nicht genügte. Es wird im allgemeinen innerer Wasserkopf nicht auftreten können, wenn die Wände der Hirnkammern aufeinandergepreßt werden durch eine Kraft, welche ebenso groß oder größer ist als der Transsudationsdruck, gleichgültig, was den Druck ausübt, ergossenes Blut, Exsudat oder eine Geschwulst. Hieraus verstehen wir auch das Fehlen des inneren Wasserkopfes bei „Konvexitätsmeningitis", indem sich an der gewölbten Hirnoberfläche und auch wohl an der Basis subarachnoideal, aber auch wohl in der Pia Exsudat anhäuft, welches das Gehirn von außen nach innen zusammenpreßt. Schwellung des Hirngewebes durch Hyperämie, albuminöse Entartung oder Exsudat kann die Druckwirkung auf die Kammerwände vermehren. Auf einem horizontalen Durchschnitt können die Hirnkammern nur als Spältchen erkennbar sein, obwohl die dunkelblauroten Plexus chorioidei durch Stauung strotzend mit Blut gefüllt sind. Ich habe in solchen Fällen wohl ausgetretene Leukozyten, aber kein flüssiges Exsudat in den blutreichen

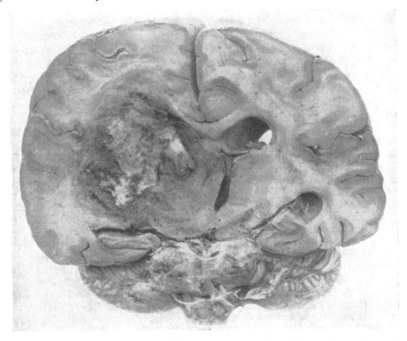

Abb. 367. Glioma cerebri (links im Bild) der rechten Hirnhälfte. Die hellsten Flecke deuten nekrotisches Geschwulstgewebe an. Die linke Hirnkammer ist erweitert (links-seitiger innerer Wasserkopf). Die Wandung der 3. Hirnkammer ist verdrängt. Die Hirnwindungen sind abgeplattet und verbreitert.

Plexus chorioidei angetroffen. Selbstverständlich ist in solchen Fällen keine Beeinflussung der Allgemeinerscheinungen durch Lumbalpunktion zu er-warten. Man darf jedoch nicht ohne weiteres jede Zerebrospinalmeningitis als eine Konvexitätsmeningitis im obigen Sinne betrachten. Sie kann es nur dann sein, wenn nicht schon früh eine zellige bzw. zelligeitrige Entzündung der Plexus chorioidei mit Anhäufung von kollateralem serösem Exsudat mit oder ohne Vermehrung des Transsudats in den Seitenkammern eintritt. Eine solche seröse oder sero-fibrinöse, auch zellige Entzündung der Plexus kommt bei epidemischer Meningitis vor. Ödematöse oder sonstige diffuse Schwellung des Gehirns wird ebenfalls die Entstehung eines inneren Wasserkopfes er-schweren. Von demselben Gesichtspunkte aus verstehen wir den einseitigen Hydrocephalus int., dem wir wiederholt begegnen (Abb. 367) bei einer

Geschwulst oder Blutung, welche nur die Erweiterung der gleichseitigen Hirnkammer verhindert. Pachymeningitisches Exsudat kann, ähnlich wie eine Geschwulst, Druckerscheinungen ergeben usw. Bei tuberkulöser Hirnhautentzündung häuft sich manchmal Exsudat in den Cisternae subarachnoideales basalis et pontis an, außer innerem Wasserkopf. Dieser entsteht durch Exsudation oder (und) Transsudation in den Plexus, letztere infolge von Druck auf basale Venen.

Einige Allgemeinerscheinungen, wie das Erbrechen, die Stauungspapille usw. sind als Herderscheinungen zu betrachten. Geben die vorliegenden Beobachtungen einen Hinweis auf den Sitz des Bewußtseins? Nein. Wir brauchen genauere klinische und anatomische Beobachtungen von beschränkter Schädigung verschiedener Hirnteile mit Bewußtseinsstörungen und ohne solche, bevor wir entscheiden können, ob das Bewußtsein nur bei allgemeiner oder sehr ausgedehnter Hirnschädigung oder auch wohl durch Schädigung eines bestimmten beschränkten Hirnteils leidet. Nach den bisherigen Beobachtungen treten Bewußtseinsstörungen nur ein bei sichtbaren Druckerscheinungen zum mindesten der Scheitellappen und ihrer Umgebung, also bei ausgedehnter Schädigung, und zwar nicht nur der Rinde, aber auch anderer Hirnteile. Aber die erforderliche Mindestschädigung vermögen wir noch nicht anzugeben. Der Angriffspunkt der betäubenden Gifte ist zur Zeit auch noch unbekannt.

Die Stauungspapille kann bei einer Geschwulst an der Schädelbasis fehlen, während sie bei einer gleich großen Geschwulst in der hinteren Schädelgrube, aber mit innerem Wasserkopf vorkommt. Es kann nämlich im allgemeinen Stauungspapille auftreten (ohne daß wir die Größe des erforderlichen Druckes anzugeben vermögen): 1. Durch Druck einer Geschwulst bzw. eines Blutergusses oder Exsudates in der mittleren Schädelgrube auf die Lymphscheiden des Chiasma bzw. des Sehnerven. 2. Durch Druck des sich hervorwölbenden Bodens der bei innerem Wasserkopf erweiterten dritten Hirnkammer auf jene Lymphwege. 3. Indem die Hirnrinde durch inneren Wasserkopf gegen den Sehnerven gepreßt wird. 4. Durch Fortpflanzung des erhöhten subarachnoidealen Flüssigkeitsdruckes in den gleichnamigen Sehnervenraum, was wahrscheinlich bei Hirnhautentzündung vorkommt. Aber auch die zweite und dritte Möglichkeit können bei Hirnhautentzündung verwirklicht werden, so daß Stauungspapille verschiedenen Grades entsteht. 5. Perineurales Exsudat (um den Sehnerven) kann auch Stauungspapille bewirken.

Sofort oder sehr bald nach Eröffnung der Dura durch Verletzung oder chirurgischen Eingriff kann Gehirn aus der Öffnung austreten. Dieser primäre Hirnvorfall (Hirnprolaps) entsteht nur dann, wenn der vorfallende Hirnabschnitt schon vor dem Einschnitt unter abnorm hohem Druck stand. Der sekundäre Hirnprolaps tritt hingegen erst allmählich ein, häufig erst lange Zeit nach traumatischer Eröffnung der Schädelkapsel. Er erfolgt, wie SCHIFONE und BLEGVAD bei ihren Versuchstieren fanden und SCHROTTENBACH am menschlichen Hirnvorfall bestätigte, nur durch örtliche entzündliche Hirnschwellung, nämlich durch entzündliche Hyperämie, Blutungen, Zellvermehrung, Ödem.

Wir wollen jetzt die Faktoren der zweiten Gruppe, welche Allgemeinerscheinungen durch Stoß bewirken, nämlich die Hirnerschütterung (**Commotio** cerebri) und die Hirnquetschung (**Contusio** cerebri) besprechen. KOCHER bezeichnet die Hirnerschütterung (französisch choc) als akute Hirnpressung, weil er sie nicht als ein Hin- und Herschwingen, sondern als eine einmalige heftige Zusammenpressung des Gehirns durch einen Stoß oder Schlag betrachtet. Die Erscheinungen treten plötzlich ein, im Gegensatz zur allmählichen Entstehung und Zunahme der Erscheinungen der im obigen behandelten Hirndruckerhöhung. Sowohl klinisch wie anatomisch und ursächlich sind Hirnerschütterung und Hirnkontusion nicht scharf voneinander abzugrenzen. Es gibt aber eine typische Hirnerschütterung, die sich durch sofortige Bewußtlosigkeit oder wenigstens Bewußtseinsstörung — ohne welche man

keine Hirnerschütterung annehmen darf —, Erbrechen, Verlangsamung, sogar
zeitliches Aufhören der Atmung und des Pulses (wenigstens einen unfühlbaren
Puls, der dann allmählich zurückkehren kann), Sinken des Blutdrucks (hingegen
Steigen des Blutdrucks bei gelinder Kommotion) und manchmal durch gewisse
Ausfallserscheinungen der Erinnerung (GUSSENBAUER) auszeichnet. Diese
Ausfallserscheinungen stellen eine „retrograde" Amnesie dar: Erinnerungsbilder
von kurz vor dem Unfall, mitunter sogar solche aus dem zweitletzten Tage sind
ausgelöscht. Hyperthermie kann auftreten; nach Wiederkehr des Bewußtseins
empfindet der Patient oft Kopfschmerz. Bei der Sektion findet man nur allgemeine Hyperämie und kleine Blutaustritte oder es fehlen anatomische Veränderungen. Manchmal sind solche jedoch mikroskopisch nachweisbar (S. 49).

Die Hirnquetschung tritt auf, wo die Gewalt auf den Schädel auftrifft
oder (und) an einer gegenüberliegenden Stelle (par contrecoup.). Sie kennzeichnet sich durch Herderscheinungen infolge von Zertrümmerung eines
Hirnteils, in der Regel mit Blutaustritt, wie Kontusion überhaupt. Der Bluterguß kann den Hirndruck erhöhen. Nun steht manchmal Kommotion neben
Kontusion, d. h. allgemeine Hyperämie mit ganz winzigen Quetschherden oder
mit ausgedehnterer Quetschung. Dabei können klinische Erscheinungen einer
Kontusion fehlen. Solche Kombinationen deutet KOCHER als Hirnquetsch-
pressungen an. Außerdem kann Schädelbruch, Eindrückung des Hirns durch
ein Knochenstück usw. bestehen. Nicht selten ist die Fractura baseos cranii
oder ein anderer Knochenbruch par contrecoup nach einem Fall oder Schlag
auf den Kopf (S. 49).

Was bewirkt nun Hirnerschütterung und Hirnquetschung und wie entstehen sie? Beides bewirkt ein kräftiger stumpfer Stoß durch einen Schlag
mit einem stumpfen Gegenstand oder einen Fall auf einen solchen. Treffe der
Gegenstand nur auf eine kleine Fläche des Schädels auf, so soll nach einer Annahme nur Hirnquetschung erfolgen, während Hirnerschütterung nur auftrete
durch ausgedehnte Hirnschädigung, nach einem Stoß auf eine größere Schädel-
oberfläche. Diese Annahme bedarf aber wohl einiger Einschränkung: Einmal
wird nur als hohe Ausnahme, und zwar, gegeben die nahezu kugelige Gestalt des
Schädels, nur dann ein Stoß auf einen größeren Teil des Schädels auftreffen,
wenn der Gegenstand, mit dem der Schädel zusammenstößt, entsprechend hohl
ist. Andererseits tritt Erschütterung auch bei einer kleineren Stoßfläche ein,
wenn nur die Stoßkraft groß ist. Daß Hirnquetschung auch bei großer Stoßfläche entstehen kann, sei nur noch erwähnt. Die Biegbarkeit und damit die
Eindrückbarkeit des Schädelknochens ist dabei von Bedeutung; sie nimmt
mit dem Lebensalter ab. Wird der Schädelknochen durch einen stumpfen
Stoß eingedrückt, so kann er ohne weiteres zurückschnellen, es kann aber
auch die Tabula vitrea zerbrechen, Knochensplitter abspringen und in das
Gehirn eindringen. Wahrscheinlich pflanzt sich der Stoß im Gehirn, ähnlich wie im Kautschukblock, in einem zylinder- oder kegelförmigen Gebiet
fort, dessen Grundfläche mit der Stoßstärke und durch Wiederholung desselben
Stoßes zunimmt. Seine Kraft ist aber in der Stoßrichtung am größten (S. 49).
Durch einen heftigen Stoß, der Hirnerschütterung bewirkt, steigt der intrakraniale Druck an. Vgl. ferner S. 920f.

HORSLEY und KRAMER wiesen eine solche intrakraniale Druckerhöhung unmittelbar nach. Auch die Beobachtung, daß das Gehirn beim Schuß durch eine
zuvor angelegte Trepanationsöffnung herausgeschleudert wird, wird durch die Annahme einer intrakranialen Druckerhöhung verständlich. Ebenso das Versuchsergebnis FERRARIS: Glasplättchen, die in das Gehirn eingebracht waren, zerbrechen
auch ohne sichtbare Verletzung des Knochens und auch in anderer Richtung als
die des Stoßes. Letzteres beweist jedoch nicht eine gleichmäßige Fortpflanzung

des Stoßes in allen Richtungen, weil doch ein Glasplättchen durch verschieden
große und verschieden gerichtete Kräfte zerbrechen kann, wohl eine Fortpflanzung
in verschiedenen Richtungen (vgl. die seitlichen Hervorwölbungen in Abb. 10).
KOCHER hat mit MAASSLAND und SALTIKOFF Commotio cerebri zu bewirken
versucht, indem sie einen in eine Trepanationsöffnung gut passenden und in derselben leicht beweglichen Stahlzylinder plötzlich mit kleineren und größeren Ge-
wichten belasteten: plötzliche Zusammenpressung des Hirns mit Pulsverlangsamung durch Vagusreizung, bei stärkerem Stoß Herzstillstand, bei noch stärkerem
Druck jedoch einen kleinen häufigen Puls (zentralen Vaguslähmungspuls), Erbrechen
(durch Reizung des Brechzentrums) und sofortigen Atemstillstand zur Folge. Mit
Aufhebung des Drucks erscheint die Atmung wieder. Nach Vagusdurchschneidung
vermag ein Stoß Herzstillstand nicht zu erzielen. Die Herzwirkung kann dann
aber, wahrscheinlich durch Kreislaufstörungen infolge des Atemstillstandes, aufhören. DURET erzielte verschiedene Grade von Hirnerschütterung, indem er Flüssigkeit in verschiedener Menge, unter verschiedenem Druck und mit verschiedener
Schnelligkeit an verschiedenen Stellen des Schädelraums einspritzte. — FRANÇOIS
FRANCK unterband bei Hunden die 4 Halsschlagadern, unterhielt einen künstlichen
Kreislauf mit defibriniertem Blut und bewirkte dann durch plötzliche Einführung
von 4 ccm in ein distales Karotisstück einen vorübergehenden Herzstillstand mit
starkem Fallen des arteriellen Blutdrucks. — DEUCHER und TILANUS konnten durch
Verhämmerung des Schädels, nicht aber anderer Körperteile, auch nach Ausfluß
der Zerebrospinalflüssigkeit (durch Eröffnung des Lig. obturatorium) Verlangsamung von Atmung und Puls, Verengerung der Pupillen wie im Reizstadium
des Hirndrucks hervorrufen, wahrscheinlich durch unmittelbare mechanische Reizung
der entsprechenden Zentren. KOCH und FILEHNE konnten sogar ein Tier töten durch
regelmäßige Verhämmerung des Schädels (2 Schläge per Sekunde während einer
Stunde). Irgendeine Veränderung des Hirns war nicht nachweisbar. Verhämmerung
ist jedoch etwas anderes als ein einziger heftiger Schlag, der beim Menschen doch
Hirnerschütterung zu bewirken vermag. Sie macht allerdings Schwingen des lehm-
artigen, wenig schwingungsfähigen Hirnstoffes wahrscheinlicher.

Was bedingt die klinischen Erscheinungen der Hirnerschütterung? Besonders in Fällen, in denen bei der Autopsie und mikroskopisch
keine Gewebeveränderungen nachweisbar sind, weder Blutungen, noch Quetschungen, ist die Annahme molekularer Schwingungen von Ganglienzellen
und Nervenfasern als Ursprung der Hirnerscheinungen verführerisch. Sie
sind jedoch ebensowenig nachgewiesen oder auch nur wahrscheinlich gemacht
worden wie ausgeschlossen. Es ist von vornherein nicht ausgeschlossen, daß
ein heftiger stumpfer Stoß, wenn auch von einer Verhämmerung zu unterscheiden, jedoch das Gehirn in Schwingung versetzt. Aber abgesehen davon drückt
der Stoß (plötzliche Hirnpressung) Blut- und Lymphgefäße ganz oder zum Teil
leer, wie anscheinend in einer Beobachtung LITTRÉS. Außerdem wird ein großer
Hirnabschnitt mechanisch geschädigt. Sowohl die Zusammenpressung der
Gefäße wie die mechanische Schädigung des Gewebes werden durch die Kaut-
schukblockversuche (S. 48) veranschaulicht. Was von beiden oder ob beides
die klinischen Erscheinungen bedingt, ist eine offene Frage. Eine unmittelbare
Schädigung des Gehirns ist erkennbar aus kleinen Blutungen, besonders im
Gebiete des Stoßes (Verfasser) oder, wenn der Tod nicht sofort, sondern erst
nach einigen Tagen (G. HAUSER, Verfasser) oder viel später (OBERSTEINER und
ROSENBLATH) eintrat, aus graulichem und gelblichem, gequollenem und erweichtem Gewebe, ähnlich den von SCHMAUS im Rückenmark nach Quetschung
beobachteten gequollenen Achsenzylindern. Es lassen sich Gewebezerreißungen
vielleicht auch nach sofortigem Tode mikroskopisch nachweisen. Im Gehirn
des vom Schlächter mit dem Hammer getroffenen Kalbes, das sogleich das
Bewußtsein verliert, finden wir nicht nur erweiterte Gefäßchen, sondern auch
Einrisse in deren Wandungen und Blutaustritt in das anstoßende, mehr oder
weniger zerstörte Gewebe. Solche Befunde bei Mensch und Tier berechtigen

zur Betrachtung der Commotio cerebri als eine vielfache mikroskopische Kontusion von Ganglienzellen und Zellgruppen (KOCHER). Auch größere Blutungen können hinzutreten (s. unten). Es ist aber eine mechanische Schädigung von Ganglienzellen und Nervenfasern nicht ausgeschlossen, die wir zur Zeit noch nicht nachgewiesen haben oder gar noch nicht nachzuweisen vermögen.

Die vorliegenden Beobachtungen über Hirnerschütterung ergeben offenbar keinen Hinweis auf den Sitz des Bewußtseins, indem bei Hirnerschütterung immer ein größerer Abschnitt des Gehirns, wenn nicht das ganze Organ mehr oder weniger geschädigt wird. Es sind hier genaue mikroskopische Untersuchungen erforderlich.

Ist diese Auffassung der Erscheinungen von Hirnerschütterung als Folgen einer plötzlichen Zusammendrückung des Gehirns durch einen Fall oder Schlag auf den Kopf richtig, so müssen die nämlichen Erscheinungen auftreten durch einen schnellen kräftigen Bluterguß aus einem geborstenen Aneurysma. In der Tat trifft dies zu: Eine solche Haemorrhagia cerebri geht mit Apoplexie oder Schlagfluß einher: Bewußtlosigkeit usw. oder sogar der Tod erfolgt; bleibt der Getroffene am Leben, so geben sich Herderscheinungen, meist eine Hemiplegie, allmählich deutlicher kund. Eine Hirnblutung, manchmal gefördert durch eine Preßbewegung, verläuft übrigens häufig leichter, indem die Blutung beschränkt bleibt und wohl auch langsam vor sich geht: „prämonitorische" Erscheinungen wie Schwindel, Gefühl von Schwere in einem Bein, Kopfschmerz, der allmählich zunimmt, gehen der Bewußtseinsstörung vorauf. In noch leichteren Fällen bleibt Bewußtseinsstörung sogar aus und wird nur etwa eine vorübergehende Parese merkbar. Umfang, Geschwindigkeit und Ort der Blutung entscheiden. Der volle Schlagfluß mit den Erscheinungen einer Hirnerschütterung ist vor allem die Folge einer Einreißung eines Miliaraneurysmas im Gebiet der A. cerebri media mit ihren Zweigen, den Aa. lenticulo-striatae, welche dem Nucl. lentiformis und dem Corpus striatum Blut zuführen, relativ weite Endarterien: die Blutung erfolgt dann in der Capsula interna oder den Stammganglien, manchmal mit Erguß in die Hirnkammern.

Wir sahen, daß sich Hirnquetschung durch plötzlich auftretende Herd-(Ausfalls-)Erscheinungen infolge von herdförmiger Hirnzertrümmerung auszeichnet. Das Bewußtsein ist in typischen Fällen kaum oder nicht gestört, wahrscheinlich, indem nur ein kleiner Hirnteil stark getroffen wird. Allerdings kann Blutung im Gehirn oder zwischen Knochen und Dura, unter der Stoßstelle, den Hirndruck erhöhen. Welcher Hirnteil gequetscht wird, läßt sich zur Zeit noch nicht voraussagen: in der Nähe der getroffenen Stelle des Schädelknochens oder weit entfernt, an der gegenüberliegenden Stelle in der Nähe der Stelle, wo Schädelbruch par contrecoup eintritt oder eintreten kann. Die Hirnquetschung par contrecoup ist höchstwahrscheinlich dem geradewegs durch das Gehirn und nicht dem durch die Schädelknochen fortgepflanzten Stoß zuzuschreiben (S. 51). Abb. 10 veranschaulicht diese Möglichkeit: sie zeigt uns Einrisse in den untersten Löchelchen. Dabei mag von Bedeutung sein, daß der spezifisch schwerere weiße Hirnstoff die spezifisch leichtere graue Rinde gegen den Schädelknochen preßt (TILMANN). Durch den Stoß bekommen zwar die beiden Stoffe die gleiche Beschleunigung v; indem aber die Masse m pro Kubikmillimeter des spezifisch schwereren weißen Stoffes größer ist als die der Rinde, wird auch das Produkt $1/_2\,m \cdot v^2$, d. h. die Bewegungsenergie des weißen Stoffes größer. — Daß ein stumpfer Stoß durch Schub zu Gefäßzerreißung führen kann, haben wir gesehen. Außerdem können Blutungen dadurch eintreten, daß Blut aus den zusammengepreßten Gefäßen in umgebende Gefäße gestoßen wird (S. 732), ähnlich wie die Ekchymosen in der Bindehaut bei Keuchhusten usw. In diesem Fall müssen wir die Blutungen außerhalb des gequetschten Gebietes erwarten.

Nach Cushings Versuchen bewirkt rascher Nachlaß längerdauernden, sehr starken Druckes hochgradige Hyperämie und Blutaustritte (vgl. Aspirationshyperämie).

Bemerkenswerterweise vermag Embolie oder sogar Thrombose einer Hirnschlagader, welche den Blutdruck in ihrem Stromgebiet plötzlich stark erniedrigt, die gleichen Erscheinungen eines „apoplektischen Insults" wie ein starker, rascher Bluterguß hervorzurufen. Obwohl ein Thrombus ein Gefäß langsam verengert, kann doch der Verschluß durch ein sekundäres Gerinnsel bei Thrombose plötzlich stattfinden. Man hat die plötzlich eintretende Bewußtlosigkeit zunächst einer Saugwirkung zugeschrieben, jedoch ohne ausreichende Belege. Sodann hat man eine „neurodynamische Fernwirkung" (empfehlenswerter als „Schock" oder „Diaschise") angenommen, d. h. einen Rückschlag, den viele andere Gehirnteile erfahren, wenn ein Gehirnabschnitt bestimmter Ausdehnung und bestimmten Sitzes, womit sie durch Bahnen und funktionell verbunden sind, plötzlich durch Verschluß seiner Schlagader außer Tätigkeit gerät. Das Bewußtsein erlischt dann. Ohne die Möglichkeit einer solchen funktionellen Fernwirkung verneinen zu können, müssen wir auf eine andere Möglichkeit hinweisen: ischämisch-nekrotisches Gewebe von Milz oder Niere schwillt (wahrscheinlich bald nach dem Schlagaderverschluß) an, während es feucht wird (S. 727). Dies gilt wahrscheinlich auch für Hirngewebe, das dann durch rasche Schwellung einen Druck auf die Umgebung ausübt mit Bewußtseinsstörung usw.; vielleicht sind die Hirnwindungen kaum erkennbar abgeflacht. Es könnte die Leitung in wichtigen Bahnen durch Druck plötzlich bedeutend abnehmen ohne erhebliche Schädigung der Rindenzentren. Man achte auf Sitz und Umfang des Herdes und auf das Vorhandensein eines Hydrocephalus internus.

Aus obigen Daten vermögen wir auch die traumatische Spätapoplexie (Bollinger) zu verstehen: Mehrere Tage nach einer Hirnerschütterung oder Hirnquetschung, welche der Patient schon überstanden zu haben scheint, tritt eine Hirnblutung auf, die dem Leben ein Ziel stecken kann. Eine solche Blutung könnte vielleicht durch Einreißen eines traumatischen (jedenfalls nachzuweisenden!) Aneurysma einer Hirnschlagader erfolgen. Es ist aber auch möglich, daß sie durch fortschreitende Erweichung eines bis daher latenten Quetschherdes entsteht. Schmaus hatte schon 1890 nachgewiesen, daß traumatische Nekrose im Rückenmark zu Erweichung und später Blutung führen kann. Eine subarachnoideale Blutung durch einen Schlag (S. 47) kann so langsam vonstatten gehen, daß die Erscheinungen erst nach ein paar Tagen einsetzen. Ob die Hirnblutung nur von Herderscheinungen oder auch von Allgemeinerscheinungen gefolgt wird, hängt, wie bei jeder Hirnblutung, von Sitz und Ausdehnung, von Bluterguß in die Hirnkammern, vom Auftreten bzw. Ausbleiben eines inneren Wasserkopfes ab, wie wir auseinandergesetzt haben. — Ein Quetschherd kann übrigens, bei gewissem Sitz und Umfang, lange Zeit latent bleiben, wobei er sich allmählich in eine mit wässeriger Flüssigkeit gefüllte Höhle umwandeln kann, ähnlich wie die in Abb. 310.

Reizung und Schädigung von Zentren und Bahnen.

Während eine gesonderte Reizung oder Schädigung bis zur Vernichtung von Nervenbahnen (Nervenfasern) ohne weiteres oft vorkommt, wie z. B. in der inneren Kapsel, den Pyramidenbahnen, im weißen Markmantel des Rückenmarks überhaupt, im allgemeinen dort, wo keine Ganglienzellen sind, ist eine Reizung oder Schädigung der Körper oder Kerne dieser Zellen allein, ohne gleichzeitige Einwirkung auf die Fasern, von denen sie umgeben werden ohne allerdings mit allen verbunden zu sein, kaum möglich, wofern nicht elektive Giftwirkung auf die Zellkörper stattfindet. Wir müssen dies im Auge behalten. Reize werden nach Bethe durch die Neurofibrillen, nicht durch den perifibrillären Stoff fortgeleitet. Ohne auf weitere Einzelheiten einzugehen, erinnern wir an die Einteilung der Nervenfasern (Bahnen) in Assoziationssysteme, welche die verschiedenen Rindenabschnitte der gleichen Hemisphäre, Kommissurensysteme, welche gleichnamige Teile der beiden Hemisphären miteinander verbinden, und Projektions- oder Stabkranzsysteme, welche kortikofugale und kortikopetale Verbindungen der Großhirnrinde mit den mehr distalen Teilen des Nervensystems und durch diese auch mit der Körperperipherie darstellen. Die Muskeln und die peripheren Endigungen der afferenten Nerven (Auge, Tastkörperchen usw.) bleiben hier außer Betracht.

Nicht nur Gifte verschiedener Natur, mitunter mikrobiellen Ursprunges, sondern auch Druck und Dehnung durch eine Geschwulst, Exsudat, Transsudat, Gewebeschwellung infolge von Entartung, Nekrose, Entzündung oder Ödem, können Nervenfasern oder Zentren reizen oder schädigen. Wir denken uns ein Zentrum als eine, mitunter große Gruppe von funktionell miteinander verbundenen Ganglien- oder Nervenzellen, vielleicht auch Gliazellen, wie z. B. das Atemzentrum (S. 832). Diese Zellen können, müssen aber nicht funktionell gleichwertig sein. Wir reden von ,,Reizung'', wenn die Einwirkung die Lebensäußerung verstärkt, von ,,Schädigung'', wenn sie sie abschwächt. Reizung bedeutet aber wahrscheinlich eine sehr geringe dissimilatorische Schädigung der Zelle.

Bei allerlei Wirkungen können Gefäßnerven eine große Rolle spielen. Wir haben früher schon bemerkt, daß die Abgrenzung eines Zentrums schwer ist. Dies gilt auch für die vasomotorischen Zentren im verlängerten Mark (LUDWIG) und im Rückenmark (GOLTZ). Beweise für das Vorkommen eines vasomotorischen Zentrums in der Hirnrinde fehlen; L. R. MÜLLER und GLASER wiesen jedoch ein tonisch wirkendes Gefäßzentrum nach, das dem zentralen Höhlengrau und dem Infundibulum nahe gelegen ist. Die GOLTZschen spinalen Zentren werden nicht nur durch das kraniale vasomotorische Zentrum und durch afferente sensible Reize, sondern auch unmittelbar durch Stoffe und Reize beeinflußt. In den Nervengeflechten, welche Organgefäße umspinnen, finden sich ferner Gruppen von Ganglienzellen, aber nie an den Gefäßen der Gliedmaßen. Den Schmerz bei Unterbindung von Gefäßen und beim Aortenaneurysma vermögen wir daraus zu verstehen. Wir wissen aber von der allgemeinen Pathologie der Vasomotoren recht wenig. Bei zerebraler Hemiplegie, besonders wenn ihr Ursprung in der Brücke, in Pedunculus cerebri oder Capsula interna sitzt, wird das gelähmte Glied zunächst wärmer, später kälter. Querdurchtrennung des Rückenmarks hat eine um so stärkere Vasomotorenlähmung zur Folge, je höher sie stattfindet. Ob beim Menschen ähnlich wie beim Versuchstier die Tätigkeit durch mehr distale Zentren übernommen wird, wissen wir nicht.

Unvollkommene oder vollkommene Vernichtung eines exzitomotorischen oder eines Sinneszentrums in der Hirnrinde oder eines Teils der dazu gehörigen kortikofugalen bzw. kortikopetalen Bahn bedeutet Lähmung (Parese oder Paralyse) des entsprechenden Muskels bzw. Abschwächung oder Aufhebung der entsprechenden Sinnestätigkeit, also Gefühllosigkeit (Anästhesie) oder verringerte Empfindlichkeit (Hypästhesie), aufgehobene oder verringerte Schmerzempfindlichkeit (Analgesie, Hypalgesie), Erblindung, Taubheit usw., vollkommen oder unvollkommen, je nach der Ausdehnung der Schädigung. Die übrigen Erscheinungen hängen vom Angriffspunkt der Schädigung ab. So sind die Erscheinungen der Vernichtung eines Zentrums in der Hirnrinde andere als die der Vernichtung eines Kerns (eines Hirnnerven) oder als die eines motorischen Kerns in einem Vorderhorn des Rückenmarks, auch als die eines peripheren Nerven, obwohl in all diesen Fällen der vom geschädigten Nerven innervierte Muskel gelähmt wird. Man verteilt nämlich die motorische Bahn in drei Teile: der erste oder intrakortikale Teil liegt in der Rinde, der zweite Teil (die Pyramidenbahn) fängt bei den BEETZschen Pyramidenriesenzellen auf der Grenze von Hirnrinde und -mark an und endet gerade vor den motorischen

Zellen in den Hirnnervenkernen bzw. vor den vorderen motorischen Ganglienzellen des Rückenmarks (zentrales Neuron); der dritte oder periphere Teil stellt das periphere Neuron bis zum Muskel dar. Zu den intrakortikalen Störungen gehören die bei Hysterie, auch vielleicht manche Störung bei Dementia paralytica; Aufhebung der Reizleitung in der Pyramidenbahn hat eine oder mehrere der sog. „Pyramidenerscheinungen" zur Folge: den Fußsohlenreflex von BABINSKI, den Patellar- und den Fußklonus. Das BABINSKISche Phänomen besteht in einer sofortigen Dorsalflexion der Zehen, besonders der großen Zehe, wenn man mit der Fingerkuppe oder bei geringerer Empfindlichkeit mit einem Bleistift oder dgl. von hinten nach vorn über die Fußsohle nicht weit vom äußeren Fußrand fährt. Der Patellarklonus ist ein verstärktes Sehnenphänomen, das auftritt, indem man die Kniescheibe des liegenden Beines mit einem Ruck fußwärts drängt: es erfolgen dann rhythmische Zusammenziehungen und Erschlaffungen des M. quadriceps. Der Fußklonus entsteht, indem wir den Fuß des im Knie etwas gebeugten Beines dorsalwärts drängen. Diese drei Erscheinungen sind einer erhöhten Reflexerregbarkeit und Hypertonie (s. weiter unten) zuzuschreiben; sie treten auf als Folgen des Wegfalls eines hemmenden Einflusses auf die Reflexe, der ausgeht von den motorischen Rindenzentren und durch die Pyramidenbahnen fortgeleitet wird. Schon die Anspannung der Sehnen beim Gehen vermag eine unwillkürliche Zusammenziehung des M. quadriceps zu erregen, so daß Steifheit im Knie erfolgt (spastischer Gang). Man redet wegen des Zusammentreffens von Lähmung mit einer solchen krampfartigen Zusammenziehung von steifer oder spastischer Parese bzw. Paralyse (S. 290). Dies gilt auch für andere Muskeln. Man findet diese Erscheinung bei der lateralen oder Seitenstrangsklerose, bei der spastischen Spinalparalyse, während die anfangs spastische Parese infolge von Seitenstrangsklerose bei der amyotrophischen Lateralsklerose, durch spätere Schädigung der motorischen Kerne des Rückenmarks, von Atrophie der entsprechenden Muskeln gefolgt wird. Wird hingegen nur die Ganglienzelle oder die Bahn des peripheren Neurons geschädigt oder vernichtet, so erfolgt eine schlaffe Parese oder Paralyse. In diesem Fall sind nämlich die Reflexbewegungen in der geschädigten Bahn abgeschwächt oder unmöglich geworden, indem das periphere Neuron einen Teil des Reflexbogens darstellt. Außerdem tritt in diesen Fällen Muskelatrophie mit Entartungsreaktion (S. 291) auf, während der Muskeltonus abnimmt.

Die sensiblen Nervenfasern kreuzen sich alle fast vollkommen zum Teil im Rückenmark, zum Teil im Hirnstamm. Alle zu den Sinneszentren in der Hirnrinde verlaufenden Fasern sammeln sich in den ventralen Kernen des Thalamus opticus, der als ein primäres subkortikales Sinneszentrum zu betrachten und den sekundären und tertiären Zentren untergeordnet ist; die letzteren liegen nach DÉJERINE, FLECHSIG u. a. in den vorderen und hinteren zentralen Windungen; nach PROBST u. a. sollte jedoch der Gyrus praecentralis vorwiegend motorische, der Gyrus postcentralis hingegen vor allem sensible Zentren enthalten. Vernichtung eines Teils dieser sensiblen Hirnrinde hat immer Atrophie und Entartung eines Thalamuskerns zur Folge (v. MONAKOW, NISSL). Wahrscheinlich kommt jede Sinnesbahn in beiden Thalami vor, so daß Schädigung nur eines Thalamus noch keine erhebliche Störung zur Folge hat. Nach DÉJERINE führt Schädigung bestimmter Teile eines Thalamus zu gekreuzter Hemianästhesie, und vor allem zu Verlust des Muskelsinnes mit Hemiataxie (s. später) und perzeptiver Astereognosie, während die Empfindlichkeit der Körperoberfläche, besonders die Schmerz- und Temperaturempfindlichkeit, kaum abnimmt. Außerdem bekommt der Kranke halbseitige Schmerzen, mitunter auch Hyperalgesie. DÉJERINE und seine Schüler sprechen dem Thalamus motorische Bedeutung ab. Eine Sinnesstörung, wie z. B. Erblindung,

kann auch infolge einer Schädigung eines Rindenzentrums auftreten, wenn
man auch über die Abgrenzung dieser Zentren noch nicht einig ist. Die sensible
Leitung kann ferner auch in der Capsula interna, in den hinteren Strängen und
Hinterhörnern des Rückenmarks und in den hinteren Rückenmarkswurzeln
(besonders durch Druck), im peripheren Neuron überhaupt, auch im Nerven
geschädigt werden, wie z. B. bei Tabes dorsalis. Weil wir jedoch fast nie ein
Rückenmark mit sicher anfangender Tabes zur Untersuchung bekommen,
wissen wir nichts von der Natur der Gewebsveränderungen im Anfang, auch
nicht, ob dann Meningomyelitis besteht. Allerdings wissen wir, daß später
die Hinterstränge mehr oder weniger grau entartet, die Hinterhörner und Hinter-
wurzeln atrophisch sind. Die dorsale Pia ist verdickt, trüb und verwachsen.
Allmählich schreiten die Veränderungen im ganzen sensiblen Neuron, auf-
und abwärts, fort, während auch in den Spinalganglien Veränderungen auftreten. Auch im verlängerten Mark und im Gehirn können graue Herde entstehen, die Kerne der Augenmuskeln können geschädigt werden (reflektorische
Steifheit beider Pupillen bei einfallendem Licht, Augenmuskellähmungen),
während die Sehnerven grau und atrophisch werden können. Man schreibt
diese Veränderungen einer elektiven Giftwirkung (Syphilis, Ergotintabes und
Pellagra) zu. Von den übrigen Erscheinungen der Tabes nennen wir heftige
„lancinierende" Schmerzen im N. ischiadicus (Ischias), die „Crises gastriques"
(Anfälle heftigen Magenschmerzes mit Erbrechen), Abnahme der Sehnenreflexe
und des Muskeltonus, besonders in den Beinen, statische und kinetische Ataxie
(s. später), ausgedehnte Hyperästhesien und Parästhesien (Gefühl von Taubsein,
von Ameisenlaufen usw.), besonders in der Haut der Beine. Ob die Ischias
durch Reizung von Nervenfasern in einer Hinterwurzel oder in einem Hinter-
strang entsteht, ist unentschieden.

Wir können im allgemeinen sagen, daß die Nervenfasern der peripheren
sensiblen Neurone viel reizbarer sind für Druck und andere unmittelbare
Reize als die der zentralen Neurone. Man hat nicht einmal unmittelbare Reizung
der letzteren durch Druck nachgewiesen. Es können im Gegenteil allerlei Ent-
zündungsvorgänge, Druckwirkungen, ausgedehnte Zerstörung im Gehirn auftreten ohne Schmerz. Dieser entsteht sicher nur durch Reizung von Nervenfasern in der Dura mater (S. 903), welche allerheftigsten Schmerz zu erregen
vermag. Andererseits wird die Leitung in sensiblen Bahnen nicht leicht aufgehoben, bei Druck auf einen gemischten Nerven nicht so bald wie die Leitung
der motorischen Reize, so daß viel eher Lähmung als An- oder auch nur Hypästhesie eintritt. Man hat zur Erklärung dieses Unterschiedes angenommen,
aber nicht erwiesen, daß die motorischen Fasern in einem gemischten Nerven
die sensiblen Fasern umgeben und sie dadurch gegen Druck mehr oder weniger
schützen. Für die motorischen Neurone gilt das Umgekehrte: das periphere
motorische Neuron, und sogar die Pyramidenbahn ist nicht oder nur wenig
reizbar. Man hat noch nie eine Krampferscheinung durch eine solche periphere
Reizung festgestellt. BEEVOR und HORSLEY konnten hingegen durch elektrische
Reizung der Pyramidenbahn in der Capsula interna bei Affen verschiedene
Muskeln von Kopf, Rumpf und Gliedmaßen sich zusammenziehen lassen. Die
motorischen Rindenzentren sind außerdem sehr reizbar, nicht nur für elektrische, sondern auch für mechanische Reize. Hierzu gehören wahrscheinlich
die Reize, welche eine Geschwulst oder eine umschriebene proliferative Meningitis
mit örtlicher Verdickung der Hirnhäute oder eine traumatische Hirnzyste
oder ein Knochensplitter auf die Hirnrinde ausübt, so daß eine JACKSONsche
oder fokale Epilepsie erfolgt (als Foci bezeichnet man die „Punkte" der Hirnrinde, deren elektrische Reizung die Zusammenziehung bestimmter Muskelgruppen zur Folge hat): es treten zunächst tonische, dann klonische Krämpfe

in der entsprechenden Muskelgruppe auf, z. B. in Armmuskeln. Mitunter bleibt es hierbei, ohne Verlust des Bewußtseins. In anderen Fällen aber breiten sich die Krämpfe über die anderen willkürlichen Muskeln aus, während das Bewußtsein verloren geht, wie bei der genuinen Epilepsie. Genaue Forschung der Fokalepilepsie hat zum Ergebnis geführt, daß der Sitz der exzitomotorischen Rindenzentren beim Menschen mit den der durch faradische Reizung der Hirnrinde festgestellten Rindenzentren bei höheren Affen übereinstimmt.

Wir dürfen annehmen, daß auch Sinneszentren, wahrscheinlich in der Hirnrinde, für verschiedene Reizungen empfindlich sind: das Funkensehen und das Sausen oder Brummen in den Ohren bei drohender Ohnmacht durch Hirnanämie und bei Chlorose oder sonstiger allgemeiner Anämie, auch wohl während der Narkose, weisen darauf hin.

Ein Herd von einer bestimmten Größe in der Hirnrinde oder unmittelbar subkortikal wird nur die Muskeln z. B. eines Gliedmaßes lähmen (zerebrale Monoplegie); ein gleichgroßer Herd wird in der Capsula interna die Reizleitung in den Bahnen zu den Muskeln zweier gleichseitiger Gliedmaßen aufheben (Hemiplegie), während er im kranialen Abschnitt des Rückenmarks eine doppelseitige Lähmung (Paraplegie) hervorruft. Ähnliches gilt für die Störungen der Sensibilität.

Wir kennen verschiedene unwillkürliche Zusammenziehungen und krampfartige Zustände von Muskeln, jedoch ganz ungenügend in ihrer Entstehung. Zunächst nennen wir den Muskeltonus der quergestreiften Muskeln, wobei man einen Autotonus und einen reflektorischen Tonus (BRONDGEEST) unterscheidet. Der Tonus wird vom Kleinhirn aus unterhalten. Er kann durch pathologische Faktoren zunehmen (Hypertonie) und geht dann unmerklich in (aktive) Kontraktur des Muskels über. Eine solche Kontraktur entsteht im allgemeinen durch Aufhebung der Reflexhemmung durch die Pyramidenbahnen oder durch sonstige Erhöhung der Reflexerregbarkeit, daher bei spastischen Lähmungen. Solche Kontrakturen biegen den Arm, strecken aber das Bein, wahrscheinlich indem die Armstrecker stärker gelähmt sind als die Armbeuger, die Beinbeuger hingegen stärker als die Beinstrecker. Bei bettlägerigen Kranken entstehen andere Kontrakturen als bei herumgehenden, eine erklärungsbedürftige Erscheinung. Zu den Kontrakturen gehören auch die Nacken- und Rückenstarre sowie der hohle kahnförmige Bauch (durch Verkürzung von Bauchmuskeln) bei Hirnhautentzündung (infolge von Reizung sensibler Fasern?), ebenso die KERNIGsche Beugungskontraktur dabei: liegt der Kranke, so besteht keine Kontraktur; sitzt oder steht er jedoch und biegt er den Oberschenkel ein wenig, so kann der Unterschenkel nicht mehr im Knie gestreckt werden durch Kontraktur der Beugemuskeln. Kranke mit chronischer Meningitis haben oft die Beine in Beugungskontraktur. Die Muskelsteifheit bei Paralysis agitans scheint der Kontraktur verwandt zu sein. Man nennt die Verkürzung eines Muskels infolge von bindegewebiger Schrumpfung oder von einer angenommenen Ernährungsstörung oder infolge von auftretender Gelenksteifheit wohl „passive" Kontraktur. Diese noch nicht ausreichend gekannte Erscheinung ist aber keine Kontraktur.

Abnahme des Muskeltonus oder Hypotonie findet man bei schlaffer Lähmung mit abgenommenen oder aufgehobenen Sehnen„reflexen", bei verschiedenen Schädigungen des Kleinhirns, bei Chorea, Myatonia congenita, Tabes dorsalis.

GOWERS betrachtet den Sehnen„reflex" nicht als eine reflektorische Zusammenziehung des Muskels, z. B. des M. quadriceps, weil die Latenzzeit ($^1/_{30}$ Sekunde) viel zu kurz für eine Reflexbewegung ist, wozu der Reiz durch den Reflexbogen fortgeleitet werden muß. Er betrachtet sie als eine myotatische Erscheinung, indem die Zusammenziehung erfolgt durch Reizung der Sehne durch einen Schlag oder Ruck, welcher Reiz auf den Muskel übergeleitet wird. Tschiriew konnte in der Tat durch Reizung einer entnervten Sehne ihren Muskel zur Zusammenziehung bringen. Andere Forscher widersprechen Gowers. Auf jeden Fall ist der reflektorische Muskeltonus bei Tabes dorsalis durch Schädigung des peripheren sensiblen Neurons verringert.

Zu den krampfartigen Zusammenziehungen gehört die Myotonia (S. 281), deren man einige Formen kennt; auch die Katatonie, obgleich dabei die unwillkürliche Zusammenziehung der Muskeln, welche die Gliedmaßen längere Zeit in einer bestimmten Stellung halten, nicht stark ist. Außerdem kennt man blitzschnelle unwillkürliche, mehr klonische Zusammenziehungen von Muskeln (Paramyoclonus multiplex, Friedreich), die in mehreren Muskeln (Polyklonie) oder in einem einzigen Muskel (Monoklonie) auftreten und unbekannten Ursprunges sind. Fibrilläre Zuckungen vereinzelter Muskelfasergruppen, z. B. in kleinen Hand- und Gesichtsmuskeln, erfolgen wahrscheinlich durch Nervenfaserreizung in erlahmenden Muskeln bei progressiver Muskelatrophie und Bulbärparalyse, aber auch wohl bei traumatischer Neurose oder bei starker Ermüdung.

Tremor, Zittern, umfaßt mehrere unwillkürliche, rhythmische, kleine, rasche, hin- und hergehende Bewegungen eines Körperteils, besonders in den Gliedmaßen, dem Gesicht und der Zunge. Auch bei normalen Menschen tritt Zittern auf durch starke Ermüdung, Aufregung oder Kälte (Schüttelfrost, Zähneklappern neben Gänsehaut). Zittern macht sich zuerst bei feinen Bewegungen erkennbar und anzeigbar. Es kann die Folge sein entweder von abwechselnden Zusammenziehungen und Erschlaffungen nur eines Muskels bzw. einer Muskelgruppe, oder von einer abwechselnden Zusammenziehung zweier Muskeln bzw. Muskelgruppen, oder endlich von einer nicht raschen Aufeinanderfolge der Zuckungen, welche einen Tetanus darstellen. Zittern ist somit eine Krampferscheinung. Ungleich starke Zusammenziehungen können bei teilweise auftretender Lähmung oder als Folge zu starker Reizung vorkommen (konvulsiver Tremor). Zittern kann durch zu starke oder zu schwache Reizwirkung erfolgen, abhängig von einer im Verhältnis zur Reizbarkeit oder Reizleitung zu großen Reizstärke, und zwar kann der Ursprung nicht nur ein zentraler sein wie der des hysterischen Monotremors, sondern auch ein peripherer, wie das Zittern einer abgerissenen Pfote einer Spinne oder Fliege. Durchschneidung des N. XII wird nach einigen Tagen von Zittern der Zunge, Durchschneidung des N. VII von Zittern der Barthaare des Kaninchens gefolgt (Schiff). Das konvulsive Ruhezittern ist wahrscheinlich die Äußerung der gesonderten Zuckungen des Muskeltonus. Es kommt bei Paralysis agitans vor. Es nimmt mitunter durch Bewegung ab. Das Zittern bei Basedowscher Krankheit ist, ebenso wie das bei nervös reizbaren Menschen und bei schwachen Genesenden einer schweren Krankheit wie z. B. Bauchtyphus, ein konvulsives; gleichfalls ist es der Tremor bei chronischer Alkohol-, Morphin-, Tabak-, Hg- und anderen Vergiftungen. Der spastische Tremor tritt bei passiven Bewegungen auf, wie z. B. der Fußklonus (s. früher), aber auch bei aktiven Bewegungen. Das paralytische Zittern erscheint allein bei willkürlichen Bewegungen; es kann nicht, wie mitunter der konvulsive Tremor, willkürlich unterdrückt werden. Ein Beispiel stellt das Zittern eines ermüdeten Muskels dar, ein anderes Beispiel ist vielleicht der senile Tremor. Man hat auch den Intentionstremor als einen paralytischen bezeichnet. Nach Sahli ist er jedoch, wenigstens bei multipler Sklerose, als ein Klonus aufzufassen, zu dem ein Muskel sich durch Anstrengung und Dehnung seiner Sehnen bringt. Das Zittern wird dabei um so stärker, je mehr man sich anstrengt und sein Ziel, z. B. das Ergreifen eines Glases Wasser, zu erreichen scheint. Das Zittern bei Dementia paralytica, bei Schreibe- und Berufskrämpfen, bei Pseudosklerose und Wilsonscher Krankheit sollte gleichfalls zum Intentionstremor gehören. Der essentielle Tremor kommt auch bei normalen, jungen sowie älteren Menschen vor und ist wie das hysterische Zittern unbekannten Ursprunges. Unter Nystagmus versteht man unwillkürliche rhythmische, in einer vertikalen oder horizontalen Fläche hin- und hergehende Bewegungen der Augäpfel (Nyst. oscillatorius), besonders wenn sie mit Anstrengung nach einer Seite gedreht werden. Nyst. rotatorius nennt man Drehbewegungen eines Augapfels um die sagittale Achse. Nystagmus ist ein Zeichen einer Schädigung des Labyrinths oder des Nervus vestibularis. Unregelmäßige nystagmiforme Bewegungen bei Augenmuskellähmung darf man nicht damit verwechseln.

Schädigung des Nervensystems kann sich in verschiedener Weise ausbreiten. Wir haben schon gesehen, daß eine sterile Querdurchschneidung des Rückenmarks eine auf- und abwärts fortschreitende graue Entartung der durchschnittenen afferenten bzw. efferenten Neurone zur Folge hat. Wir schreiben diese Erscheinung einem noch nicht aufgeklärten trophischen Einfluß im nämlichen Neuron zu. Nun hat man aber auch das Übergreifen der Entartung auf ein anderes Neuron festgestellt (tertiäre oder transneurale Entartung), ohne allerdings ausreichende Einzelheiten anzugeben. So sollte Atrophie der Hinterstränge nach Schädigung bulbärer Kerne folgen, Sklerose der Pyramidenseitenstrangbahnen auf das periphere Neuron oder Veränderungen der bulbären Kerne auf die Seitenstränge übergreifen, so daß sowohl aus der primären Lateralsklerose wie aus der chronischen Bulbärparalyse eine amyotrophische Lateralsklerose wird, d. h. eine Schädigung der Pyramidenseitenstrangbahnen sowie der motorischen Kerne in den Vorderhörnern des Rückenmarks bzw. des verlängerten Marks auftritt; es kommt ferner bei Tabes dorsalis später mitunter Schädigung der Seitenstrangbahnen hinzu usw. Wir müssen in diesen Fällen einige Möglichkeiten auseinanderhalten, wenngleich unsere Kenntnis die Entscheidung noch nicht ermöglicht. Fangen wir mit der Tabes dorsalis an. Die vorliegende Kenntnis der Veränderungen des Rückenmarks zwingt nicht zur Annahme eines Übergreifens einer ,,Entartung“ oder ,,Atrophie“ von einem afferenten auf ein efferentes Neuron; wir haben im Gegenteil ausreichenden Grund, die tabetischen Gewebsveränderungen einer Giftwirkung zuzuschreiben und ihre Ausdehnung als bedingt durch die Verbreitung des Giftes zu betrachten, das selbstverständlich verschiedene Neurone nacheinander zu schädigen vermag. Von anderen Vorgängen, wie z. B. bei der amyotrophischen Lateralsklerose, wissen wir viel zu wenig zur Bildung eines Urteils mit Hinsicht auf den Ursprung (Infektion in einigen Fällen von HEINE-MEDINscher Krankheit, andere Giftwirkung in anderen?) sowie auf die Natur der Gewebsveränderungen. Denn es können nicht allein durch ein sich verbreitendes Gift, sondern auch durch Druck oder Dehnung bei Entzündung oder Entartung usw. andere Neurone geschädigt werden. Wären all solche Schädigungen durch ein Gift oder durch Veränderungen des anstoßenden Gewebes ausgeschlossen, so würde sich ein anatomischer Zusammenhang der tertiär entartenden mit den früher geschädigten Neuronen als Möglichkeit in den Vordergrund drängen. Dann wäre auch die Frage zu lösen, was das Übergreifen der Atrophie oder Entartung auf ein anderes Neuron bedingt.

Störungen der Koordination (Ataxie).   Aphasie, Agraphie, Apraxie usw.

Wir müssen unterscheiden unwillkürliche pathologische mehr oder weniger koordinierte Bewegungen (S. 831) willkürlicher Muskeln und Koordinationsstörungen willkürlicher Bewegungen. Zu den ersteren gehören die völlig unzweckmäßigen choreatischen, athetotischen und Zwangsbewegungen, welche, ebenso wie einige andere, willkürliche Bewegungen, eine willkürliche Koordination stören können, was im übrigen alle nicht unterdrückbare Tremores zu tun vermögen. Die choreatischen Bewegungen zeichnen sich durch unregelmäßige rasche Zuckungen in verschiedenen Muskeln aus, welche im Gesicht zu Verzerrungen führen. Solche Bewegungen treten mitunter allein im Schlaf auf (OPPENHEIM). Sie kommen auch bei ermüdeten Menschen, besonders bei

Kindern, und Hunden vor. Der Ursprung dieser normalen ist dunkel wie der der pathologischen choreatischen Bewegungen. Ebenso der der athetotischen Bewegungen, welche fast ausschließlich nach zerebraler Lähmung bei Kindern vorkommen (LEWANDOWSKY). Es sind langsame gleichmäßige rhythmische eigentümliche Beuge-, Streck- und Spreizbewegungen und Vereinigungen dieser Bewegungen der Finger und Zehen paretischer Gliedmaßen; sie sind meist einseitig (Hemiathetose). Zu den Zwangsbewegungen gehören Lach- und Weinkrämpfe, ferner die „tics convulsifs", der „arc de cercle", die „grands mouvements" bei Hysterie, auch die Manege- und Rollbewegungen usw. bei Schädigung bestimmter Teile des Kleinhirns. Die Mitbewegungen stellen etwas anderes dar. Es sind allerdings unwillkürliche, überflüssige Bewegungen, die physio- oder pathologisch auftreten, wenn der Willensreiz zu stark ist oder durch Schädigung der normalen Bahn wenigstens zum Teil „entgleist" und in eine Seitenbahn gerät. Wer eine willkürliche koordinierte Bewegung noch nicht richtig auszuführen vermag, macht oft Mitbewegungen.

Die Koordination oder Ordnung einer zusammengesetzten Bewegung kann nicht nur durch dergleichen unwillkürliche Bewegungen gestört werden, sondern auch durch Schädigung oder abnorme Reizung bestimmter dabei in Anspruch genommener af- oder efferenter Bahnen oder Zentren. Es ist vor allem Schädigung von Bahnen der tiefen Sensibilität, welche zu Koordinationsstörung führt; daher die gleichzeitige Hypotonie, die Abschwächung der Sehnenreflexe und die Unsicherheit mit Hinsicht auf die Lagerung oder Stellung der Gliedmaßen, die man bei Tabes dorsalis findet. Zu den Koordinationszentren gehört das Kleinhirn, nach neueren Untersuchungen, nicht. Eine Koordinationsstörung einer Bewegung oder einer statischen Muskelwirkung nennt man Ataxie, welche dementsprechend eine kinetische (lokomotorische oder dynamische) oder eine statische sein kann. Bei Tabes dorsalis kommen beide Formen vor: Der Tabetische wankt und fällt sogar, wenn er mit geschlossenen Augen und den Fersen gegeneinander steht (Zeichen von BRACHT-ROMBERG); eine solche statische Ataxie kommt mitunter auch ohne Tabes bei Neurasthenie vor. Bei der kinetischen Ataxie, die gleichfalls bei Tabes, aber auch wohl bei Hysterie (Abasie neben Astasie) nachweisbar ist, werden die Füße mit überflüssiger Kraft, sogar stampfend oder schwankend auf den Boden aufgesetzt, mitunter wie der Hahnenschritt; das Gehen wird erschwert ja schließlich unmöglich trotz erhaltener Muskelkraft. Eine solche Ataxie infolge einer Schädigung zentripetaler Bahnen nennt man eine sensorische, und wenn die Schädigung im Rückenmark stattfindet, zugleich eine spinale Ataxie. Auch die Hemiataxie durch Schädigung der kortikopetalen Bahn im Thalamus (S. 923 f.) ist eine sensorische. Ataxie kann schließlich auch entstehen als Folge einer Schädigung eines sensorischen oder eines exzitomotorischen Rindenzentrums. Wird nämlich ein exzitomotorisches Zentrum nur wenig geschädigt, so daß keine nennenswerte Muskellähmung erfolgt, so kann eine motorische kortikale Ataxie auftreten. Man unterscheidet ferner, je nach dem nachgewiesenen oder nur angenommenen Entstehungsort eine bulbäre, pontobulbäre und zerebellare Ataxie. Auch Neuritis vermag durch Störung der Reizleitung in der motorischen Bahn zu motorischer, und zwar peripherer Ataxie zu führen.

Zu den ersten Erscheinungen der Dementia paralytica gehört Ataxie feinerer Bewegungen, welche sich in Unregelmäßigkeiten der Schreibbewegungen, also der Schrift, in Sprachstörungen, nämlich in Dysarthrie („Silbenstolpern") oder sogar vollkommener Anarthrie kundgibt. Diese Störung macht sich zuerst bei raschem Sprechen oder Lesen besonders von Worten mit dr, br, rt, kr, schl usw. bemerkbar. Welchen Ursprunges ist diese Ataxie? Mikroskopisch findet man bei Dementia paralytica eine zelligproliferative Meningoenzephalitis mit zunehmender Atrophie von Windungen durch Schwund von Zellen und Fasern in der Rinde der Insula, Frontal- und Temporallappen. Ihre Windungen werden schmäler und es häuft sich in den breiter werdenden Hirnfurchen und sich vergrößernden Hirnkammern Oedema ex vacuo an. In der Pia, welche sich durch Bindegewebsbildung verdickt und stellenweise mit dem Hirn verwächst, sowie im Hirn treffen wir Anhäufungen von Lymphozyten und Plasmazellen an, insbesondere perivaskulär, mitunter außerdem vereinzelte Mastzellen. Die Endothelzellen dieser Gefäßchen bilden Bindegewebe, während auch das Gliagewebe sich vermehrt. NOGUCHI u. a. haben dabei wiederholt Treponema pallidum im Gewebe nachgewiesen. Unbeantwortet ist noch die Frage, in welchen Windungen allein oder vorzugsweise Veränderungen nachweisbar sind bei beginnender Dys- oder Anarthrie. Vielleicht bekämen wir durch die Beantwortung dieser Frage Andeutungen, wodurch diese und andere feinere Ataxien entstehen: durch Schädigung von sensiblen oder motorischen Bahnen oder von Zentren. Die Gelegenheit zu solchen Untersuchungen ist leider selten.

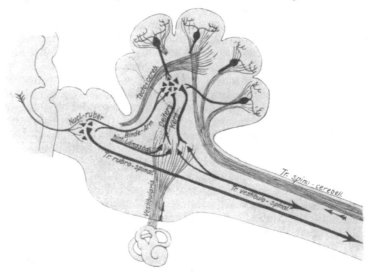

Abb. 368.   Verbindungen des Kleinhirns (nach EDINGER).

Die Ataxie durch Schädigung zerebraler afferenter Bahnen tritt den Gefühlsstörungen gegenüber ganz in den Hintergrund, während für die spinale Ataxie eher das Umgekehrte zutrifft (LEWANDOWSKY).

Schon lange kennt man die zerebellare Ataxie, welche sich als eine ausschließlich oder doch vorwiegend statische auszeichnet. Das Kleinhirn hat mehrere Verrichtungen, welche allmählich klarer, jedoch noch nicht ausreichend klar zutage getreten sind. Es ist durch den N. vestibularis mit dem Labyrinth und durch drei Paare Arme (Crura oder Pedunculi ad cerebrum, ad pontem, Corpora restiformia) mit dem Großhirn, der Brücke und dem Rückenmark verbunden; in diesen Armen finden sich verschiedene zerebellofugale und zerebellopetale Fasern. LUCIANI schreibt, sich stützend auf seinen Befunden nach Entfernung des Kleinhirns bei Tieren, diesem Organ drei Verrichtungen zu: es unterhalte den Reflextonus, verstärkt die Muskelwirkung und fördert die Zusammenziehung der Muskeln. Wegfall der zuerst genannten Verrichtung führt zu Atonie oder Hypotonie (s. früher), große Schlaffheit der Muskeln während ihrer Ruhe, Wegfall der zweiten Verrichtung hat Asthenie (Abnahme der Kraft), Wegfall der dritten hat Astasie oder unvollkommenen Tetanus bei der Ausführung von Bewegungen zur Folge. Diese drei Störungen zusammen führen zur zerebellaren Ataxie. Wir verstehen, daß auch der Muskeltonus für die richtige Zusammenziehung nach Reizung erforderlich ist. Durch seine ausgedehnte Verbindungen mit dem übrigen Nervensystem vermag das Kleinhirn eine Rolle zu spielen bei der Entstehung verschiedener Ataxien, nicht nur wenn es selbst, sondern auch wenn ein anderes Organ geschädigt ist. Auch dann, wenn wir eine zerebellare Ataxie im LUCIANIschen Sinne annehmen, leugnen wir keineswegs, daß beim Menschen, insbesondere wenn das Kleinhirn nur wenig geschädigt ist, außerdem noch andere Faktoren, wie z. B. Störung sensibler Verrichtung eine unentbehrliche Rolle bei dem Auftreten der Ataxie spielen. Die kennzeichnend zerebellare Ataxie, welche ihren Ursprung findet in Schädigung bestimmter Teile des Kleinhirns, unterscheidet sich jedoch gegenüber den anderen Ataxien durch ihre statische Natur: sie tritt beim liegenden Kranken kaum oder nicht und erst bei aufrechter Körperhaltung zutage. Das Gleichgewichtsgefühl ist gestört, der Kranke geht und steht wie ein Betrunkener, er ist schwindlig und taumelt oft immer nach einer Seite, und zwar nach der Seite, wo ein einseitiger Herd im Kleinhirn sitzt. Mitunter geht er in einem Kreis (Manegebewegung). Nystagmus nach der anderen Seite kommt auch dabei vor. Hebt der Kranke mit geschlossenen Augen einen gestreckten Arm und ausgestreckten Zeigefinger bis zur Horizontalen, und senkt er dann seinen Arm, so weicht dieser beim Normalen nicht, beim Labyrinth- oder Kleinhirnkranken aber meist nach einer Seite, nach außen ab. Wir müssen hier an eine Störung der Raumvorstellung und des Gleichgewichtsgefühls denken, und zwar durch Schädigung des statischen Sinnesorgans im Labyrinth oder im zerebellaren Zentrum oder im N. vestibularis (vestibulare Ataxie). BRUNS sah eine solche Ataxie, gekennzeichnet durch Gleichgewichtsstörungen mit Schwindel, bei Schädigung eines Stirnlappens durch eine Geschwulst. Er meinte, diese frontale Ataxie der Tätigkeitsstörung eines mehr willkürlichen, mit dem Bewußtsein verbundenen frontalen Zentrums zur Erhaltung des Gleichgewichts im Raum zuschreiben zu müssen, eines Zentrums, das durch die frontale Brückenbahn mit dem Kleinhirn verbunden sei und das Zentrum im Kleinhirn beherrsche. Es ist jedenfalls ohne weiteres nicht annehmbar, daß Druck einer Geschwulst im Stirnlappen sich so stark, durch das Tentorium hin, bis ins Kleinhirn fortpflanzen sollte, daß die Tätigkeit dieses Organs gestört wird ohne andere Störungen der Hirntätigkeit.

Wir schreiben den Schwindel oder Vertigo (S. 903), das unangenehme Gefühl der Unsicherheit bei der Beurteilung der Körperstellung im Raum, einer Störung unseres Raumsinnes zu, fast immer infolge von Schädigung des Labyrinths, des Nervus vestibularis oder des Kleinhirns. Taumeln und Fallen sind die Folgen von Schwindel. Das Kleinhirn sammelt verschiedenartige Reize von afferenten Nerven, wozu auch der Nervus vestibularis gehört, als Faktoren einer koordinierten Muskelwirkung; Schwindel wird erfolgen durch bestimmte Störungen in den afferenten oder efferenten (motorischen) Bahnen oder im zerebellaren, vielleicht auch im frontalen Zentrum (s. oben). Augenmuskellähmung führt zu Schwindel durch unrichtige Projektion, durch Doppelbilder. An Seekrankheit (S. 47) kann Schwindel neben anderen Faktoren schuld sein, obwohl er manchmal fehlt. BABINSKI schrieb gleichfalls einer Störung der Kleinhirntätigkeit die Adiadochokinesie zu, d. h. die Verlangsamung der raschen Aufeinanderfolge zweier antagonistischer Bewegungen, wie z. B. die Pro- und Supination der Hand, auf der Seite des Herdes im Kleinhirn im Vergleich mit der anderen Seite.

Als Beispiele von kinetischer Ataxie haben wir schon den ataktischen Gang und die ataktische Aphasie oder Anarthrie (Dysarthrie) genannt; Anarthrie kommt auch bei Bulbär- und Pseudobulbärparalyse vor. Anarthrie oder gestörte Aussprache ist etwas anderes als motorische Aphasie, welche sich darin äußert, daß der Kranke überhaupt nicht sprechen kann; nur in leichteren Fällen vermag er vereinzelte Silben nachzusprechen; er ist sonst „wortstumm" durch Verlust von Worterinnerungsbildern. Man hat in solchen Fällen Vernichtung des BROCAschen Zentrums durch eine Blutung oder Kugel nachgewiesen; über die Grenzen dieses Zentrums ist man allerdings noch nicht einig geworden (S. 899). Die Sache ist jedoch verwickelt, indem die Sprachtätigkeit mit noch anderen Verrichtungen zusammenhängt. So nimmt man mit WERNICKE ein sensorisches Sprachzentrum in der ersten linken Schläfenwindung an. Die Vernichtung dieses Zentrums bedeutet sensorische Aphasie: der Kranke hört wohl den Laut der Stimme, er kann mitunter sogar eine Melodie nachsingen, er versteht aber die gehörten Worte nicht und beantwortet denn auch Fragen nicht. In leichten Fällen wird er allerdings nach einer Bitte die Hand heben, er tut es jedoch nicht dreimal, wenn man dies gebeten hatte. Mitunter verwechselt er die Worte (Paraphasie) oder nennt er alles z. B. ein Messer; mitunter vermag er nicht das richtige Wort zu nennen (amnestische Aphasie), obwohl er vorgeschlagene falsche Bezeichnungen ablehnt und die richtige, die ihm vorgesagt wird, erkennt. Er vermag diese mitunter wohl nachzusprechen. Amnestische Aphasie erfolgt nach Vernichtung eines Teils der 2. Schläfenwindung (Abb. 360). Bei bestimmten Schädigungen des Hinterhauptlappens tritt Wortblindheit auf, d. h. es vermag der Kranke nicht mehr zu lesen (Alexie) oder Agraphie: der Kranke vermag nicht zu schreiben.

Bei einer kortikalen vollständigen motorischen, nicht sensorischen und nicht amnestischen Aphasie bestehen auch Agraphie und Alexie, so daß der Kranke nicht zu schreiben und nicht laut zu lesen vermag, während auch das Verständnis des Gelesenen gestört ist; alle diese Erscheinungen scheinen von der Schädigung jenes Rindenzentrums abhängig zu sein. Bei der subkortikalen motorischen Aphasie besteht nur die mechanische Behinderung der Sprache ohne Agraphie und ohne Alexie, indem das Rindenzentrum selbst, das die Worte bildet, ungeschädigt, jedoch von den Focis (S. 900) der Sprachmuskeln abgeschlossen ist. LICHTHEIM und WERNICKE bezeichnen als eine transkortikale die Aphasie, welche motorisch oder (und) sensorisch zu sein scheint, wobei jedoch der Kranke nachzusprechen vermag, während er auch imstande ist, mechanisch zu lesen und das Vorgesagte aufzuschreiben und nachzuschreiben. Meist hat er dann jedoch sowohl unvollkommene motorische sowie sensorische Aphasie und außerdem andere pathologische Hirnerscheinungen. Wahrscheinlich ist in solchen Fällen ein Zentrum oder es sind beide Zentren leicht geschädigt oder es ist ihre Verbindung mit dem über verschiedene Rindenteile verteilten Begriffszentrum gestört.

Es kann im allgemeinen die Fähigkeit, eine Sinneswahrnehmung zu verstehen und wiederzuerkennen, durch Vernichtung eines Hirnteils verloren gehen: Agnosie. während die Vernichtung bestimmter anderer Hirnteile Apraxie zur Folge hat. d. h. Verlust des Vermögens, durch den Willen die Gliedmaßen zu einem bestimmten Zweck zu benutzen, obwohl der Wille vorhanden ist und die Muskeln nicht gelähmt sind. Über Sitz und Grenzen dieser Zentren herrscht Streit; man ist allein darüber einig, daß ausschließlich Schädigung kortikaler oder subkortikaler Teile zu Apraxie führt. Gewöhnlich (oder immer?) ist die Schädigung eine ausgedehnte. Ähnlich wie motorische Aphasie das Unvermögen der Seele bedeutet, eine sprachliche Absicht in koordinatorische Innervation umzuwandeln, bedeutet motorische Apraxie Akinesie, d. h. das Unvermögen, eine beabsichtigte Bewegung durch koordinierte Innervation auszuführen, obgleich die dazu erforderlichen Muskeln nicht gelähmt sind. Durch einen Herd im Balken kann Dyspraxie der linken Hand auftreten. ohne Störung der rechten. Nach LIEPMANN besteht Eupraxie nur bei Unversehrtheit eines großen Systems; das Armzentrum in der linken Hirnrinde ist ein wichtiger Bestandteil dieses Systems.

Es kann auch die Koordination unwillkürlicher zusammengesetzter Bewegungen gestört sein, wie z. B. das CHEYNE-STOKESsche Phänomen zeigt. Andere Formen von Atemnot, wobei eine gewisse Ordnung erhalten ist, können wir als Dystaxien bezeichnen. Auch die zum Teil unwillkürliche Harnentleerung und Stuhlgang können ataktisch werden.

Normaliter wird der Blaseninhalt durch den Tonus des glatten Sphincter internus zurückgehalten, bis er ungefähr 250 ccm überschreitet; dann schließt der willkürliche, quergestreifte Sphincter urethrae membranaceae (Sphincter urogenitalis) die Harnröhre ab; dieser Muskel vermag 1 Liter Harn oder sogar mehr zurückzuhalten. Die Harnentleerung geschieht reflektorisch durch den glatten Musculus detrusor, mitunter unterstützt durch die Bauchpresse (das Reflex- oder Blasenzentrum liegt im Lendenteil des Rückenmarks), jedoch nicht ohne willkürliche Entspannung des Schließmuskels, nachdem eine gewisse Dehnung der Blasenwand sensible Nerven gereizt hat. Welche Rolle das autonome (parasympathische) Nervensystem dabei spielt, ist eine noch unbeantwortete Frage. Man kann sogar bei geringer Blasenfüllung durch angestrengte Aufmerksamkeit den Harn entleeren. Bei gewissen tieferen Bewußtseinstörungen hemmt der Kranke die Harnentleerung ebensowenig wie den Stuhlgang, und es erfolgt Incontinentia urinae et alvi (Sedes involuntariae); auch bei gewissen Idioten und sonstigen Irren findet man diese Erscheinung. Je dünner die Fäzes sind, um so eher tritt Incontinentia alvi auf. Störungen durch Schädigung bestimmter Hirnteile sind nicht bekannt. Vernichtung des Blasenzentrums bedeutet Vernichtung des Sphinkter- und des Detrusorreflexes, d. h. vollständige Blasenlähmung: sobald die Blase in gewissem Maße gefüllt ist, tröpfelt fortwährend Harn ab (Incontinentia paradoxa). Ist nur die sensible Bahn kranial vom Zentrum vernichtet, so fühlt der Kranke nichts mehr von der Füllung seiner Blase, und es erfolgt die Harnentleerung rein reflektorisch. Dies kommt fast nie vor, denn er bekommt in der Regel außerdem Retentio urinae durch Krampf des Sphinkter, welcher wahrscheinlich einem gleichzeitigen Wegfall des hemmenden Einflusses zuzuschreiben ist, der vom Gehirn aus dem quergestreiften Sphinkter, ähnlich wie anderen Muskeln, zugeht. Es folgt jetzt starke Überfüllung der Blase und erst dann Incontinentia paradoxa. Durch Druck auf das Rückenmark (bei „Druckmyelitis") und bei Tabes dorsalis treten zunächst Retention und dann Inkontinenz auf, bei Tabes auch wohl schmerzhafte Tenesmi (Blasen- oder Nierenkrisen). Ähnliche Störungen der Defäkation (Retentio et Incontinentia alvi, auch Rektumkrisen), außerdem nicht selten Impotentia coeundi, kommen auch bei jenen Rückenmarkserkrankungen vor.

Literatur.

Zum Verständnis muß der Leser gelegentlich Lehr- und Handbücher der Physik, der Mechanik, der Chemie, der Physiologie, von denen nur die von Nagel, Hermann, Tigerstedt, Zwaardemaker, Schäfer, Gley genannt seien, die Allgemeine Biologie von O. Hertwig, die Allgemeine Physiologie von M. Verworn, Werke über Anatomie, Histologie und pathologische Anatomie nachschlagen, zu schweigen von anderen Werken über allgemeine Pathologie.

Nicht alle unten erwähnten Arbeiten konnten berücksichtigt werden. Die Angaben sind möglichst beschränkt auf Monographien und Sammelwerke verschiedener Art. Nicht jedesmal sind die Zentralblätter und die Jahresberichte von Schwalbe, Baumgarten, Weichardt u. a. erwähnt, in denen man ferner suchen kann. Empfehlung verdient auch der „Index Catalogue of the library of the Surgeon General's Office, United States Army", Washington 1890 und später, wegen der sehr reichlichen Literaturangaben und Autorenregister.

Die mehrmals angeführten Werke und Zeitschriften werden folgendermaßen abgekürzt, wobei die Bänder mit römischen Ziffern ohne weiteres oder als Bd. 1, 2 usw. angedeutet werden:

A. f. e. P.	= Archiv für experimentelle Pathologie und Pharmakologie.
A. f. H.	= Archiv für Hygiene.
A. f. k. Ch.	= Archiv für klinische Chirurgie.
A. f. k. M.	= Deutsches Archiv für klinische Medizin.
A. k. G.	= Mitteil. (Arbeiten) aus dem kaiserlichen Gesundheitsamt Berlin.
A. m. e.	= Archives de médecine expérimentale et d'anatomie pathologique.
A. P.	= Annales de l'Institut Pasteur.
B. I. I.	= Beiträge zur Klinik der Infektionskrankheiten und zur Immunitätsforschung.
B. k. Ch.	= Beiträge zur klinischen Chirurgie.
B. k. W.	= Berliner klinische Wochenschrift.
C. f. B.	= Centralblatt für Bakteriologie, Parasitenkunde und Infektionskrankheiten.
C. f. P.	= Centralblatt für allgemeine Pathologie und pathologische Anatomie.
D. m. W.	= Deutsche medizinische Wochenschrift.
D. P. G.	= Verhandlungen der deutschen pathologischen Gesellschaft
E. d. P.	= Ergebnisse der allgemeinen Pathologie und pathologischen Anatomie des Menschen und der Tiere, herausgegeben von Lubarsch und Ostertag.
E. d. Ph.	= Ergebnisse der Physiologie, herausgegeben von Asher und Spiro.
E. M. K.	= Ergebnisse der inneren Medizin und der Kinderheilkunde.
F. Z. P.	= Frankfurter Zeitschrift für Pathologie.
H. a. P.	= Handbuch der allgemeinen Pathologie, herausgegeben von Krehl und Marchand.
H. p. M.	= Handbuch der pathogenen Mikroorganismen, herausgegeben von Kolle und Wassermann.
K. W.	= Klinische Wochenschrift.
M. K.	= Medizinische Klinik.
Mohr-Staehelin	= Handbuch der inneren Medizin, herausgegeben von Mohr und Staehelin.
M. m. W.	= Münchener medizinische Wochenschrift.
Nagel	= Nagels Handbuch der Physiologie.
Nothnagel	= Handbuch der inneren Medizin, herausgegeben von Nothnagel.
N. t. v. g.	= Nederlandsch tijdschrift voor geneeskunde.
P. g.	= Nouveau traité de pathologie générale, publié par Bouchard et Roger, Paris 1914 usw.
S. m. W.	= Schweizerische medizinische Wochenschrift.

S. o. M.   = A system of medecine, edited by Clifford Allbutt and Rolleston, London 1905 usw.

Tr. d. m.   = Traité de médecine, publié par Bouchard et Brissaud, oder: publié par Brouardel et Gilbert usw.

V. A.   = Archiv für pathologische Anatomie und Physiologie, begründet von Virchow.

W. k. W.   = Wiener klinische Wochenschrift.

W. m. W.   = Wiener medizinische Wochenschrift.

Z. B.   = Beiträge zur pathologischen Anatomie und allgemeinen Pathologie, begründet von Ziegler.

Z. f. H.   = Zeitschrift für Hygiene und Infektionskrankheiten.

Z. f. K.   = Zeitschrift für Krebsforschung.

Z. f. k. M.   = Zeitschrift für klinische Medizin.

Z. g. e. M.   = Zeitschrift für die gesamte experimentelle Medizin.

Erster Abschnitt.

1. Kapitel. S. 1—4. Werke über Logik und Erkenntnislehre, wie die Prolegomena und andere Werke von Kant, die Werke von Stuart Mill, Th. Lipps, Drobisch, Stallo, W. Wundt, C. B. Spruyt (Niederl.).

S. 4—6. Quetelet: Anthropométrie en mesure des différentes facultés de l'homme. Bruxelles 1871. — Hauptmann: M. m. W. 1909. S. 2114. — Rautmann: Untersuchungen über die Norm. Jena 1921.

S. 6—8. G. v. Bunge: Vitalismus und Mechanismus (in Lehrbuch der phys. Chemie). — J. Loeb: The mechanistic conception of life. Chicago 1912. — Neumeister: Betrachtungen über das Wesen der Lebenserscheinungen. Jena 1903. — Vgl. ferner O. Hertwig: o. c., M. Verworn: o. c. und Ernst, H.: a. P. III¹, S. 397—406. — Über überlebende Organe: Langendorff: E. d. Ph. IV und Velich: M. m. W. 1903. Nr. 33.

S. 8—12. Virchow: V. A. Bd. 9, 79 u. 100. — Orth: V. A. Bd. 200. — Roger: P. g. I. — Ribbert: Die Lehre vom Wesen der Krankheiten. Bonn 1909. — Schwalbe: F. Z. P. Bd. 3. — Tendeloo: M. K. 1910. Nr. 11 und in Krankheitsforschung. Bd. 1, 1. 1925. — L. Aschoff: D. m. W. 1909. Nr. 33. 1910. Nr. 5. — Lubarsch: B. k. W. 1917. Nr. 47.

S. 12—15. V. Hansemann: B. k. W. 1912. Nr. 10. — Bickel: M. K. 1911. Nr. 52. — Krehl: Störung chemischer Korrelationen im Organismus. Leipzig 1907. — Ernst: H. a. P. III¹, S. 292—321.

S. 15—19. Weichardt: Über Ermüdungsstoffe. Stuttgart 1910. — v. Meister: Z. B. Bd. 15. — C. de Leeuw: Inaug.-Diss. Leiden 1912; V. A. Bd. 210. — E. d. Ph. II¹, S. 619 (Ermüdung). — J. Joteyka, La fatigue, Paris 1920.

S. 19. H. Driesch: Philosophie des Organischen. Leipzig 1909. — W. Roux: Entwickelungsmechanik. Leipzig 1905.

S. 20—25. Hand- und Lehrbücher der Geschichte der Medizin von Häser, Pagel-Sudhoff, Neuburger, Schwalbe, Ribbert, Boltenstern. — Payne: in S. o. M. — Locy: Biology and its makers. New York 1908. — Virchow: Cellularpathologie. Berlin 1871. Hundert Jahre allgemeiner Pathologie. Berlin 1895 und Lit. S. 8 ff. — H. Magnus: Kritik der medizinischen Erkenntnis. Breslau 1904. — G. G. Schlater: Die Cellularpathologie usw. Jena 1811. — Albrecht: F. Z. P. Bd. 1, H. 1.

Zweiter Abschnitt.

2. Kapitel. Jores: Z. B. Bd. 27. — Busse: D. P. G. 1914. — Thoma: V. A. Bd. 212. (Die drei letzteren über Zwischenzellenstoff.) — V. Hansemann: Über das konditionale Denken in der Medizin. Berlin 1912.

S. 25—35. Vgl. Lit. S. 1—4 u. 8—12. — Tendeloo u. a.: Die Naturwissenschaften 1913. H. 7 ff. — Orth: (Todesursachen). B. k. W. 1908. Nr. 10. — Jores, Hippel und Thelen: E. d. P. XIII².

3. Kapitel. Fr. Henke: H. a. P. I. — Lejars: P. g. I. — Tendeloo: E. M. K. Bd. 6 und Studien über die Ursachen der Lungenkrankheiten. Wiesbaden 1902.

S. 35—60. Hand- und Lehrbücher der Chirurgie: König-Riedel: Allgemeine Chirurgie. — Th. Kocher: (Hirnquetschung) in Nothnagel. — Volkmann: V. A. Bd. 24. — Korteweg: Zeitschr. f. orthopäd. Chirurg. Bd. 2, S. 174, 251; J. Wolff: V. A. Bd. 50. — Derselbe: Das Transformationsgesetz der Knochen. Berlin 1892. — O. Rosenbach: in Nothnagel (Nausea). — O. Scheel: V. A. Bd. 191. — Stern: (Trauma) E. d. P. Bd. 3. — Derselbe: Über traumatische Entstehung innerer Krankheiten. Jena 1907. — S. Elias: (Steinhauerlunge) Inaug.-Diss. Utrecht 1909. — O. Bruns: A. f. k. M. Bd. 108.

— Gruber: D. P. Ges. 1916. S. 34. — F. C. Koch: Inaug.-Diss. Leiden 1922. — O. P. v. Reuterwall: Gefäßwände usw. Stockholm 1921 u. V. A. Bd. 239. 1922. — L. A. M. v. d. Spek: Inaug.-Diss. Leiden 1922.

S. 60—85. Poirier et Cunéo: Les lymphatiques. Paris (Masson et Cie.) 1909. — Bartels: Das Lymphgefäßsystem. Jena 1909. — H. Küttner: B. k. Ch. Bd. 40. — Cornet: Die Tuberkulose. Wien 1907. — Derselbe: Die Skrofulose. Wien 1912. — Beitzke: V. A. Bd. 210. — Tendeloo: M. m. W. 1904. Nr. 35. 1905. Nr. 21 u. 22; Studien (o. c.). — C. Franke: Dtsch. Zeitschr. f. Chirurg. 1912. — F. Straub: Z. f. k. M. Bd. 82. — Löwitt: Z. f. Heilk. Bd. 27. — Lubarsch: Allg. Pathologie I. — Weintraud: (Kohlenstaubmetastase) Inaug.-Diss. Straßburg 1889. — Prym: (Staub in Achseldrüsen) F. Z. P. Bd. 18, H. 1. — Boit und König: B. k. Ch. Bd. 118. 1920. — K. Ziegler: Z. g. e. M. Bd. 24. S. 223—241. 1921. — Franke: D. Z. f. Ch. Bd. 119. 1912. — Kretz: D. P. G. 1912, C. f. P. 1913, Z. B. Bd. 55. — Ribbert: V. A. Bd. 213. — Alwens und Frick (Lit.), F. Z. P. Bd. 15, H. 3. 1904. — Wassink: N. t. v. g. 1915. I. — Ehrlich: Das Sauerstoffbedürfnis des Organismus. Berlin 1885. — Nenninger u. a.: vgl. Flügge: Die Verbreitungsweise und Bekämpfung der Tuberkulose. Leipzig 1908. — Über Durchgängigkeit von Epithel vgl. Cornet (s. o.) und die Lit. 7. Kapitel.

4. Kapitel. S. 85—89. L. Aschoff: H. a. P. I. — Langlois: P. g. I. — Miescher: A. f. e. P. Bd. 39. — Van Voornveld: Pflügers Archiv Bd. 92 u. 93. — H. v. Schrötter: Zur Kenntnis der Bergkrankheit. Wien u. Leipzig 1899. — Heller, Mager und v. Schrötter: Luftdruckerkrankungen. Wien 1900. — Widmer: (Rolle der Seele bei Bergkrankheit) M. m. W. 1912. Nr. 17. — O. Cohnheim: (Alpinismus) E. d. Ph. II[1]. — Zuntz, Loewi, Müller und Caspari: Höhenklima und Bergwanderungen usw. Berlin 1906. — Saake: M. m. W. 1904. — Faust und Brühl: Inaug.-Diss. Marburg 1911. — Oliver: N. t. v. g. 1907. I. — Langlois und Binet: Nouveau Tr. d. m. Tome 7, p. 157. Paris 1921; Presse méd. 1921. 26 févr.

S. 89—101. Marchand: H. a. P. I. — Bergonié: P. g. I. — Mohr in Mohr-Staehelin IV. — Hertwig, o. c., Verworn, o. c., Davenport: Experimental Morphology. New York 1908. — Sonnenburg und Tschmarke: Die Verbrennungen und die Erfrierungen. N. D. Chir. Bd. 17. Stuttgart 1915. — Eykman und van Hoogenhuyze: V. A. Bd. 183. — Gros: A. f. e. P. Bd. 57. — Heyde und Vogt: Z. g. e. M. Bd. 1. 1913. — Busse: D. P. G. 1914. — P. Schmidt: A. f. H. Bd. 47. — Castellani and Chalmers: Manual of tropical medecine. London 1910. — G. Sticker: Erkältung und Erkältungskrankheiten. Berlin 1916. — Matthes: Lehrbuch der klinischen Hydrotherapie. Jena 1900. — Burckhardt: A. f. k. Ch. Bd. 108. — Rischpler: Z. B. Bd. 28. — Hattink: Inaug.-Diss. Leiden 1911. — Vgl. Lit. S. 656—662. Ernst: H. a. P. III[2], 122—134. — O. Bruns: Zeitschr. f. physik. u. diät. Therap. Bd. 24. 1920.

S. 101—106. L. Aschoff: H. a. P. I. — Nogier: P. g. I. — F. Bering: Med.-naturwiss. Archiv I H. 1 (1907) und E. d. P. Bd. 17[1]. — Davenport: o. c. — Jesionek: Lichtbiologie und Lichtpathologie. Wiesbaden 1912 und E. M. K. XI. — Neuberg: Beziehungen des Lebens zum Licht. Berlin 1913. — Pincussen: E. d. Ph. 1920. Jg. 19. — Heiberg und Strandberg: (Lupus) Zeitschr. f. Laryngol., Rinol. und ihre Grenzgeb. Bd. 10. — Th. Hansen: Klin. Wochenschr. 1922. Nr. 29.

S. 106—111. L. Aschoff: H. a. P. I. — Bergonié: P. g. I. — Rutherford: Radioactive substances etc. Cambridge 1913. — Die Naturwissenschaften, besonders 1913, passim. — London: Das Radium in der Biologie und Medizin. Leipzig 1911. — Czerny und Caan: M. m. W. 1912. Nr. 14. — P. Lazarus: B. k. W. 1914. Nr. 5—6. — E. Schwarz: M. m. W. 1913. Nr. 39. — H. Heineke: M. m. W. 1913. Nr. 48. — Unna: Fortschr. a. d. Geb. d. Röntgenstr. Bd. 8. 1904. — Dessauer: K. W. 1922. Nr. 28. — L. F. Driessen: Strahlentherapie. Bd. 16. 1924.

S. 111—114. L. Aschoff: H. a. P. I. — Bergonié: P. g. I. — Jellinek: Elektropathologie. Stuttgart 1903. — Boruttau: Die Elektrizität in der Medizin und Biologie. 1906. — Verworn, o. c., Davenport, o. c. — Eschle: V. V. Bd. 138. 1894. — Roßbach: Lehrbuch der physikalischen Heilmethoden. Berlin 1892. — Küttner: B. k. W. 1889. Nr. 45—47. — Höber: Physik. Chemie der Zelle und der Gewebe. Leipzig und Berlin 1914.

S. 114—121. Harms: Handbuch der Klimatologie. Stuttgart 1908. — Mohn: Grundzüge der Meteorologie. Berlin 1898. — Van Bebber: Hygienische Meteorologie. Stuttgart 1895. — Aßmann in Weyls Handbuch der Hygiene I. — C. Stäubli: (Höhenklima) E. M. K. XI. — Heßler: Klinische Vorträge usw. Bd. 2, H. 7. Jena 1897; Bd. 3, H. 8. Jena 1900. — Schröder in Handbuch der Tuberkulose, Bd. 2. Leipzig 1923. — K. Kähler: Die Luftelektrizität (Sl. Goschen). Berlin und Leipzig 1913. — Frankenhäuser: M. K. 1911. — Hellpach: Geophysische Erscheinungen. Leipzig 1917. — Vgl. Lit. S. 85—89. — C. Dorno: Physik der Sonnen- und Himmelsstrahlung. Braunschweig 1919. — Derselbe: Klimatologie im Dienste der Medizin. Braunschweig 1920.

5. Kapitel. Außer Lehr- und Handbüchern der Chemie und physikalischen Chemie (Ostwald, Cohen, Hedin): Kohlschuetter: Erscheinungsformen der Materie. Leipzig-Berlin 1917. — H. Bechhold: Die Kolloide in Medizin und Biologie. Dresden 1912. — Hamburger: Osmotischer Druck und Ionenlehre. Wiesbaden 1902. — W. Ostwald: Grundriß der allgemeinen Chemie. Jena 1917. — Höber: Physikalische Chemie der Zelle und der Gewebe. 4. Aufl. Leipzig und Berlin 1914. — Pauli: E. d. Ph. I[1]. — H. Schade: Die physikalische Chemie in der inneren Medizin. Dresden und Leipzig 1921. — Oppenheimer: Stoffwechselfermente. Braunschweig 1915. — Boehm: H. a. P. I. — R. Heinz: Handbuch der experimentellen Pathologie und Pharmakologie. Bd. 1. Jena 1904. — Pohl: (Blutgifte) E. d. P. II. — Meyer und Gottlieb: Die experimentelle Pharmakologie. Berlin und Wien 1922. — Lehr- und Handbücher der physiologischen und pathologischen Chemie von Hammarsten, Abderhalden, Röhmann, v. Fürth, Halliburton, S. Fränkel u. a. — Oppenheimer: Grundriß der Biochemie. Leipzig 1912. — Derselbe: Die Fermente und ihre Wirkungen. Leipzig 1913. — Derselbe: Handbuch der Biochemie. Jena 1913. — Abderhalden: Handbuch der biochemischen Arbeitsmethoden. — Vgl. Lit. 7 und 8. Kapitel. — Jacoby: (Enzyme), Bredig: (Katalyse) in E. d. P. I. — O. Cohnheim: E. d. Ph. Bd. 12. 1912. — Ivar Bang: Chemie der Lipoide. Wiesbaden 1911. — Baumgarten: Erythrozytolyse) M. m. W. 1908. — H. Meyer: M. m. W. 1909. Nr. 31. — Löhner: Arch. f. mikroskop. Anat. Bd. 71. 1907. — Weidenreich: Pflügers Archiv Bd. 132. 1910. — Lépine: Rev. de méd. 1886. p. 184. — E. Bürgi: B. k. W. 1911. Nr. 20. — Meltzer und Gates: Zentralbl. f. Physiol. Bd. 27, S. 169. 1914. — F. Kraus: E. d. P. I. — Le Noir: P. g. I. — Roger: P. g. II. — Schottmüller: (Paratyphus) in Mohr-Staehelin I. — Zweifel: M. m. W. 1906.

6. Kapitel. F. Kraus: E. M. K. I. — E. Weber: Der Einfluß psychischer Vorgänge auf den Körper. Berlin 1910.

7. Kapitel. M. Gruber: Pasteurs Lebenswerk. Wien und Leipzig 1896. — Vallery-Radot: La vie de Pasteur. Paris 1900. — Robert Koch: D. m. W. 1878. Nr. 43. — Derselbe: Untersuchungen über die Ätiologie der Wundinfektionskrankheiten. Leipzig 1878. — Vgl. auch Ostwalds „Klassiker". — C. Fraenkel: H. a. P. I. — Teissier, Bezançon, Bodin, Guiart, P. Courmont, Rochaix: P. g. II. — Traité, Bouchard et Brissaud I. — H. p. M. — Kolle und Hetsch: Experimentelle Bakteriologie. — P. Th. Müller: Infektion und Immunität. Jena 1910. — Derselbe: Allgemeine Epidemiologie. Jena 1914. — P. Th. Müller: (Allgemeine Lebensbedingungen) E. d. P. Bd. 4. — Jochmann: Lehrbuch der Infektionskrankheiten. Berlin 1914. — Mohr-Staehelin I. — Wasielewski und v. Schuckmann: Die Infektionskrankheiten. Handbuch der Hygiene, herausg. von Rubner, Gruber und Ficker, III[3]. Leipzig 1913. — Rößle: Jahreskurse f. ärztl. Fortbild. Januar 1917. — Kruse: Allgemeine Mikrobiologie. Leipzig 1901. — Gruber: E. d. P. II und Harbitz-Scheel: B. I. I. Bd. 2, H. 1. — Lüdke: B. 1, H. 2. 1913 (Mischinfektionen). — Max Deussen: B. I. I. Bd. 2, H. 1. — Vgl. ferner A. P., A. f. H., Z. f. H., B. I. I., C. f. B. und die Lehrbücher über Parasitologie und Bakteriologie (Heim, Lehmann und Neumann, Neumann und Mayer, Baumgarten, Nicolle, A. Fischer, Macé (franz.) u. a. Über anaerobe Bakterien das Werk v. Hiblers (Jena 1908), Massini: B. I. I. II und E. Fraenkel: Weichardts Jahresberichte Bd. 2. — Über Protozoen das Lehrbuch von Hartmann und Schilling. Berlin 1917, v. Prowazek: Handbuch der pathogenen Protozoen. Leipzig 1912; Castellani and Chalmers (Lit. S. 89—101), A. Celli: Die Malaria nach den neuesten Forschungen. Berlin 1913. — Peiper: E. d. P. IX[2] (tierische Parasiten) und M. Koch: E. d. P. XIV[1]. — Lommel in Mohr-Staehelin I. — Silberschmidt et Schoch: A. P. 1920. Nr. 10. — Sanarelli: A. P. 1919. Nr. 12.

8. Kapitel. Metschnikoff: Immunité. Paris 1901 und in Weyls Handbuch der Hygiene. — R. Pfeiffer: D. m. W. 1896. Nr. 7—8. — H. Buchner: M. m. W. 1897, 1900. Nr. 9 u. 35. — Sv. Arrhenius: Immunochemie. Leipzig 1907. — P. Ehrlich: Ges. Arbeiten zur Immunitätsforschung. Berlin 1904 und D. m. W. 1901. Nr. 51 u. 52. — Bordet: C. f. B. Bd. 45, 1. Abt., Nr. 14 u. 15. 1910. — Sobernheim: H. a. P. I. — Achard et Courmont: P. g. I. — Moro: E. d. P. XIV[1]. — Kraus und Levaditi: Handbuch der Immunitätsforschung. Jena 1914. — W. Kruse (Lit. 7. Kapitel). — F. Hamburger: B. I. I. III, H. 3. 1914. — Gruber und Futaki: M. m. W. 1906, 1907. — E. v. Behring· M. m. W. 1912. Nr. 21. — Reiche: Z. f. k. M. Bd. 81. — Abderhalden: Die Abwehrfermente. Berlin 1913. — Rößle: (Zytotoxine) E. d. P. XIII[2]. — Lehrbücher wie die von P. Th. Müller, Dieudonné, Much, Rosenthal u. a. Über Geschwulstimmunität vgl. Lewin: E. M. K., Woglom: Studies in cancer II, New York 1913, Goldmann: B. k. Ch. Bd. 72, auch als Monogr. Tübingen 1911. Über Klapperschlangengift. Küttner: Die Naturwissenschaften. 1913. Nr. 32. — Über Überempfindlichkeit. C. v. Pirquet: Allergie. Berlin 1910 und E. M. K. I. — Derselbe und Schick: Die Serumkrankheit. Wien 1906. — Friedberger: M. m. W. 1910. Nr. 50 u. 51; N. t. v. g.

II. 1913. — Weichardt: M. K. 1909. Nr. 35. — Dörr: Weichardts Ergebnisse der Immunitätsforschung. Berlin 1914. — Uffenheimer und Auerbach: B. I. I. Bd. 1. — Ch. Richet: L'anaphylaxie. Paris 1917. — Besredka: Anaphylaxie et antianaphylaxie. Paris 1917 und A. P. 1920. Nr. 5. — Bruck: B. k. W. 1910. Nr. 12 u 42. — Schittenhelm: Kongr. f. inn. Med. 1913. — Landmann: M. m. W. 1909. — Klausner: M. m. W. 1910. Nr. 27 u. 28. — Heilner: Z. f. Biol. Bd. 50. 1908. — P. Courmont: (Maladie sérique) in Nouv. traité de méd. Tome 7. — J. Bordet: Immunité. Paris (Masson et Cie.). — Bordet et Ciuca: Cpt. rend. des séances de la soc. de biol. Tome 84, p. 276, 278, 280. — C. C. Twort: The Lancet II, p. 1241. 1915. — d'Hérelle: Le bactériophage. Paris 1922. — Doerr: Klin. Wochenschr. 1922. 30./31. — Calmette: (Venins etc.) in Nouv. traité de méd. Tome 7. — Pagnier: (Aphylaxie) ib.

9. Kapitel. Galenus: De temperamentis (ed. G. Helmreich). Leipzig 1904. — R. Koch: A. k. G. Bd. 2. Berlin 1884. — Internationaler Tuberkulosekongreß 1901, 1908. — Halberstädter: B. k. W. 1912. Nr. 13. — Boas und Petersen: M. m. W. 1911. Nr. 33. — E. Sonntag: Die Wassermannsche Reaktion. Berlin 1917. — Tendeloo: Krankheitsforschung I. S. 5. 1925.

10. Kapitel. Birch-Hirschfeld: Grundriß der allgemeinen Pathologie. Leipzig 1892. — Martius: Konstitution und Vererbung. Berlin 1914. — Derselbe: Pathogenese innerer Krankheiten. Leipzig und Wien 1909. — J. Bauer: Die konstitutionelle Disposition zu inneren Krankheiten. Berlin 1917. — Baumgarten: H. a. P. I. — Moro: E. d. P. Bd. 14. — Hart: E. d. P. Bd. 14. — Stiller: B. k. W. 1912. Nr. 3. — Derselbe: Die asthenische Konstitutionskrankheit. Stuttgart 1907. — Hart: B. k. W. 1912. Nr. 43, und ibid. 1917, 1920. — Hering: M. m. W. 1911. Nr. 14. — F. Kraus: Die Ermüdung als Maß der Konstitution. Kassel 1899. — Pfaundler: Kongr. f. inn. Med. 1911; Jahreskurse f. ärztl. Fortbild. 1911. — Czerny: Jahrb. f. Kinderheilk. Bd. 61. — Samelson: Die exsudative Diathese. Berlin 1914. — Cornet: Die Skrofulose. Wien 1912. — Bumke: Über nervöse Entartung. Berlin 1912. — J. Bartel: Über Morbidität und Mortalität des Menschen. Wien und Leipzig 1911. — Derselbe. Status thymico-lymphaticus und Status hypoplasticus. Leipzig und Wien 1912. — Freund und v. d. Velden: in Mohr-Staehelin IV. — Tandler: Zeitschr. f. angewandte Anat. u. Konstitutionslehre, Bd. 1, H. 1. Berlin 1913. — Neuburger: Ibid. — Friedjung: Centralbl. f. d. Grenzgeb. d. Med. u. Chirurg. Bd. 3. 1900. — Kretschmer: Körperbau und Charakter. Berlin 1922. — G. Heymans und E. Wiersma: Zeitschr. f. Psychol. Bd. 51.

11. Kapitel. Schwalbe u. a.: Die Morphologie der Mißbildungen usw. Jena (Fischer). — Schwalbe: B. k. W. 1912. Nr. 44. — Duval et Mulon: P. g. I. — C. Benda: E. d. P. Bd. 1. — Hübner: E. d. P. Bd. 15. — Broman: Normale und abnorme Entwicklung des Menschen. Wiesbaden 1911. — Aplasie v. Mönckeberg: H. a. P. III¹. — Birnbaum: Klinik der Mißbildungen usw. Berlin 1909. — Zu S. 237. Christeller: Die Naturwissenschaften. 1916. Nr. 46.

12. Kapitel. Gregor Mendel: Versuche über Pflanzenhybriden. Ostwalds Klassiker der exakten Wiss. Nr. 121. Leipzig. — Baumgarten: H. a. P. I. — Le Gendre: P. g. I. — Bateson: Mendels principles of heredity. Cambridge 1913. — Johannsen: Elemente der exakten Erblichkeitslehre. Jena 1909 und Die Naturwissenschaften. 1918. Nr. 11. — R. Goldschmidt: Einführung in die Vererbungswissenschaft. Leipzig 1920. 2. Aufl. — E. Bauer: Einführung in die experimentelle Vererbungslehre. Berlin 1914. — L. Plate: Vererbungslehre. Leipzig 1913. — Yves Delage: L'hérédité. Paris 1903. — Aug. Weismann: Die Selektionstheorie. Jena 1909. — O. Hertwig: Der Kampf um Kernfragen der Entwickelungs- und Vererbungslehre. Jena 1909. — E. B. Wilson: The cell in development and inheritance. New York 1904. — Hunt Morgan: Exper. zoology. New York 1907. — F. Kraus: Krankheiten und Ehe, herausgeg. von Senator und Kaminer. München 1917. — Orth: Ibid. — R. Semon: Das Problem der Vererbung erworbener Eigenschaften. Leipzig 1912 und in Fortschr. d. naturwiss. Forschung Bd. 2. Berlin u. Wien 1910. — O. Rubbrecht: L'origine du type familial de la Maison de Habsburg. Bruxelles (G. van Oest et Cie.) 1910. — V. Haecker: Die Erblichkeit im Mannesstamm. Jena 1917 u. Entwicklungsgeschichtliche Eigenschaftsanalyse. Jena 1918. — Martius: Konstitution und Vererbung. Berlin 1914. — Weinberg: B. k. W. 1912. Nr. 14 u. 15. M. m. W. 1916. Nr. 30 und Zeitschr. f. Rassenhygiene. — O. Renner: (Über Mutation und Bastarde) Die Naturwissenschaften. 1918. Nr. 4 u. 5. — R. Fick: (Chromosomen) Abhandl. d. Preuß. Akad. d. Wiss. Phys.-math. Kl. 1924. Nr. 3.

13. Kapitel. Gottstein: Die Periodizität der Diphtherie. Berlin 1903. — Derselbe: B. k. W. 1906. Nr. 16. — P. Th. Müller: Allgemeine Epidemiologie. Kap. 18. Jena 1914. — F. Reiche: Z. f. k. M. Bd. 81. — Über Klimakterium vgl. Nagel II, S. 197.

Dritter Abschnitt.

Virchow: Cellularpathologie. — Cohnheim: Allgemeine Pathologie. Berlin 1882.
— F. v. Recklinghausen: Allgemeine Pathologie des Kreislaufs und der Ernährung.
Stuttgart 1883. — Weigert: Ges. Abhandlungen. Berlin 1906. — Lehr- und Handbücher
der pathologischen Anatomie von Rindfleisch, Orth, Ziegler, Kaufmann, Cornil
et Ranvier, Aschoff, Schmaus-Herxheimer. — Chantemesse et Podwyssotsky:
Les processus généraux. Paris 1901 (französische und russische Literatur). — Lubarsch:
Allgemeine Pathologie I. — Adami: Principles of Pathology. Philadelphia 1911 (englische
und amerikanische Literatur). — Lukjanow: Allgemeine Pathologie der Zelle. Leipzig 1891.
— Ernst: H. a. P. III[1] (Zelle). — Handbuch der allgemeinen Pathologie und der pathologischen Anatomie des Kindesalters, herausgeg. von Brüning und Schwalbe. — Lehr-
und Handbücher der physio- und pathologischen Chemie von Hammarsten, Abderhalden,
v. Fürth (Gewebechemie), G. v. Bunge, Röhmann. — Lehr- und Handbücher der
Physiologie und der inneren Medizin. — Wells: Chemical Pathology. Philadelphia.

14. Kapitel. Mouton: A. P. Bd. 16. 1902. — Woodruff and Erdmann: Journ.
of exper. zoology. Vol. 17. 1914; Jollos: Biol. Zentralbl. Bd. 36.
S. 276—281. L. Aschoff: E. d. P. Bd. 5. — Krüger: V. A. Bd. 185. — Hand- und
Lehrbücher der Neuropathologie (Lewandowsky, Oppenheim, Curschmann, Traité,
Veraguth: in Mohr-Staehelin V). — Schiefferdecker und Schultze: Dtsch. Zeitschr.
f. Nervenheilk. Bd. 25. — Jamin und Merkel: Die Koronararterien des menschlichen
Herzens. Jena 1907. — Meyer und Froboese: Z. B. Bd. 71. 1922. — Spalteholz
Die Arterien der Herzwand. Leipzig 1924.
S. 281—294. Lehrbuch der Greisenkrankheiten von J. Schwalbe. Stuttgart 1909 und
Schlesinger: Wien und Leipzig 1914. — Mühlmann: V. A. Bd. 191 u. 202; D. P. G.
1901. — Rößle: E. d. P. XVIII[2]. — Mönckeberg: H. a. P. III[1]. — Über senile Atrophie:
Goodpasture: The journ. of med. research. Vol. 38, p. 127. 1918 und Kuczynski:
Krankheitsforschung I. 1925. — Lehr- und Handbücher wie S. 276—261. — Jores:
(Druck auf Knochen) Z. B., Bd. 66. 1920. — Cassirer: (Trophische Einflüsse) E. d. P.
Bd. 13. 1910. — Kuré und Shimbo: Z. g. e. M. Bd. 26. 1922. — Halliburton: („graue"
Entartung) E. d. P. Bd. 4 (s. S. 336). — Kattwinkel und Kerschensteiner: E. d.
P. IX[1]. — Spielmeyer: Histopathologie des Nervensystems I. Berlin 1922.
15. Kapitel. A. Fischer: Fixierung, Färbung und Bau usw. Jena 1899. — Spalte-
holz: Mikroskopie und Mikrochemie. Leipzig 1904. — Loele: (Histologischer Nachweis
von Enzymen usw.) E. d. P. XVI[2]. — Heidenhain: Plasma und Zelle. Jena 1907. —
v. Mollendorff: Arch. f. mikroskop. Anat. Bd. 90. 1918. — Metzner: in Nagel (Zell-
körnchen). — Noll: E. d. P. Bd. 4 (Sekretkörnchen). — Arnold: Über Plasmastrukturen.
Jena 1914. — Wilson: The cell etc. New York 1904. — Hertwig: o. c. — Verworn:
o. c. — Albrecht: E. d. P. Bd. 6, 7, 9 und 11, F. Z.P.Bd. 1. — Schmaus und Albrecht:
V. A. Bd. 138 Suppl., (mit Lubarsch) E. d. P. Bd. 1, 3, 7. — Kretz: E. d. P. Bd. 8. —
Jores: E. d. P. VIII[1] (elastische Fasern). — Benda und Ernst: D. P. G. 1914 (Zellbau).
S. 303—326. a) Landsteiner: Z. B. Bd. 33. — Orgler: V. A. Bd. 176. — c) Über
Schleimstoffe vgl. Hammarsten u. a. — Wiget: V. A. Bd. 185. — Leupold: Z. B.
Bd. 64. 1918. — Kuczynski: (Experimentelles Amyloid) V. A. Bd. 239. 1922.—
M. v. Sinner: V. A. Bd. 219. — d) Davidsohn: E. d. P. Bd. 12. 1908. — M. B. Schmidt:
D. P. G. 1904. — e) Lehrbücher der Hautkrankheiten; Unna in Orths Pathol. Anatomie
— Gaßmann: E. d. P. X. — f) M. B Schmidt: E. d. P. Bd. 1, 3; D. P. G. 1912. —
Oberndorffer: E. d. P. Bd. 12. — Neumann: Blut und Pigmente. Jena 1917. — Dürck:
V. A. Bd. 130. — Saltykow: D. P. G. 1908. — W. A. Kuenen: Inaug.-Diss. Leiden 1901.
— Kobert: (Melanine) Wiener Klinik. April 1901. — Meirowsky: Ursprung des melano-
tischen Pigments usw. Leipzig 1908, und M. m. W. 1911. — v. Fürth: C. f. P. Bd. 15.
— Hueck: H. a. P. III[2]. — Thannhauser: Klin. Wochenschr. 1922. Nr. 17. — Sey-
farth: D. P. Ges. 1921. — H. Kauffmann: Beziehungen zw. physikalischen Eigenschaften
und chemischer Konstitution. Stuttgart 1920. — Neubürger: M. m. W. 1920. Nr. 26.
— Lignac: V. A. Bd. 240 u. 243. 1923; Cbl. 1923. — Keye: Cbl. Bd. 34, Nr. 3. 1923.
— Ernst: D. P. Ges. 1921. — Rößle: Z. f. K. Bd. 1. 1904.
S. 326—338. Rosenfeld: E. d. P. I u. II[1]. — Derselbe: A. f. e. P. Bd. 55. —
Lubarsch: E. d. P. Bd. 3. — Herxheimer: E. d. P. VIII[1]. — Dietrich: E. d. P. Bd. 13[2]
— Kaiserling: (Zellipoide) B. k. W. 1910. Nr. 47. — V. Gierke: (Lipasen) D. P. G.
1912. — M. B. Schmidt: Ibid. — Traina: Z. B. Bd. 35. — Kawamura: Cholesterin-
esterverfettung. Jena 1911. — Hess Thaysen: C. f. P. 1915. Nr. 17 u. 18. — M. Versé:
Z. B. Bd. 52. — Okuneff: Z. B. Bd. 71. 1922. — Groß und Vorpahl: (Neutralfett-
bildung) A. f. e. P. Bd. 76. 1914. — Scaffidi: Biochem. Zeitschr. Bd. 68. 1915.
— Wolff: V. A. Bd. 252. 1924. — Über Myelin vgl. Schultze: E. d. P. XIII[2] und Bianchi:
F. Z. P. Bd. 3. — Azzo Azzi: Cbl. 1915. S. 727. — Spielmeyer: Die Histopathologie
des Nervensystems. Berlin 1922.

S. 338—339. V. Gierke: Z. B. Bd. 37 und E. d. P. XI². — Driessen: Zentralbl.
f. Gynäkol. 1911. Nr. 37.

S. 339—349. Oberndörffer: Z. B. Bd. 31. — Lehr- und Handbuch der Neuropath.
(Lit. S. 276—281). — Gideon Wells: C. f. P. 1912. Nr. 21. — Beneke und Steinschneider: C. f. P. Bd. 23. — Autolyse vgl. Pütter: Med.-naturwiss. Arch. Bd. 1, S. 63
und in Nagel II², S. 899, 1022 und Launoy: A. P. 1909.

S. 349—366. Fäulnis vgl. v. Fürth: o. c., Kruse: Allgemeine Mikrobiologie, Werke
über Infektionskrankheiten (Lit. 7. Kap.). — E. Fränkel: (Mal. Ödem) B. I. I. Bd. 4.
1915. — Hauser und Coenen: (Gasbrand) Z. B. Bd. 66. 1920.

16. Kapitel. v. Kossa: Z. B. Bd. 29. — Aschoff: E. d. P. VIII¹. — Schultze:
E. d. P. XIV¹. — Kretz: H. a. P. II². — Kleinschmidt: Die Harnsteine. Berlin 1911.
— Lichtwitz: Bildung der Harn- und Gallensteine. Berlin 1914 und E. M. K. Bd. 13.
— Chauffard: Leçons sur la lithiase biliaire. Paris 1914. — Naunyn: Klinik der
Cholelithiasis. Leipzig 1892. — Bacmeister: Z. B. Bd. 44 und E. M. K. XI. — L. Aschoff:
M. m. W. 1913. Nr. 32. — Mönckeberg: V. A. Bd. 167 u. 171. — Froböse: (Ver-
kalkung): V. A. Bd. 222. — V. Gierke: (Eisengehalt) V. A. Bd. 167. — Lubarsch:
(Verknöcherung von Lungengewebe) D. P. G. 1901. — Über Bakteriensteine vgl.
Neumann: D. m. W. 1911. Nr. 32 und Bornemann: F. Z. P. Bd. 14. — Naunyn: Die
Gallensteine. Jena 1921.

17. Kapitel. Außer den am Anfang dieses Abschnitts erwähnten Autoren: Samuel:
E. d. P. I. — Klemensiewicz: Die Entzündung. Jena 1908. — Klinische Lehr- und
Handbücher. — Schklarewsky: Pflügers Archiv Bd. 1. — Marchand: H. a. P. IV¹.
— Lubarsch, Rößle, Schade u. a.: D. P. Ges. 1923.

S. 383—394. Ernst, Askanazy: C. f. P. 1905; Schridde: M. m. W. 1906. Nr. 4.
— Vaillard und Vincent: A. P. Bd. 6 u. 9. — Bordet: A. P. Bd. 13. — Metschnikoff: Leçons sur la pathologie comparée de l'inflammation. Paris 1892; E. d. P. XI
und in H. p. M., 2. Aufl. — Löhlein: Die Gesetze der Leukozytentätigkeit bei entzündlichen Prozessen. Jena 1913. — H. J. Hamburger: Physik.-chemische Untersuchungen
über Phagozyten. Wiesbaden 1912. — Ricker und Regendanz: V. A. Bd. 21, S. 1.
1921. — Senftleben: V. A. Bd. 72. 1878. — Snellen: Inaug.-Diss. Utrecht 1857. —
Deutschmann: Über die Ophthalmia migratoria (sympathische Augenentzündung).
Hamburg und Leipzig (Voß) 1889. — Borst: (Formative Reize) Z. B. Bd. 63. 1917. —
Groll und Siegel: Krankheitsforschung. Bd. 1, H. 1. 1925.

S. 394—431. a) Eichhorst: Spezielle Pathologie und Therapie. — Holzphleg-
mone: E. d. P. IX², 348. — Gasphlegmone, Schaumorgane usw. E. Fränkel: E. d. P.
VIII¹. — Leukozyten: Marchand: D. P. G. 1913; Rosenow: Z. g. e. M. Bd. 3. 1914.
— Plasmazellen: Sternberg und Hübschmann: D. P. G. 1913; Maximow: C. f. P.
Bd. 14. 1903; Unna: V. A. Bd. 214; Schaffer: Die Plasmazellen. Jena 1910. — b) Fibrin-
bildung: Hauser: A. f. k. M. Bd. 50. 1893; Z. B. Bd. 15 und (Gerinnungszentren) V. A.
Bd. 154. — Neumann: V. A. Bd. 144 u. 146. — Bordet et De Lange: A. P. 1920. —
Saltykow: Z. B. Bd. 29. — Sudsuki: Ibid. V. A. Bd. 736.—749. — c) R. Paltauf:
E. d. P. I. — Borst: Ibid. IV. — Sklawuros: (Entzündung bei leukozytenfreigemachten
Tieren) D. P. Ges. 1923. — Merkel: (Organisation) Ibid. IX². — Marchand: Der Prozeß
der Wundheilung. Stuttgart 1901. — Maximow: Z. B. Bd. 34, 35, 38, Suppl. V. 1902.
— Ceelen: (Karnifikation) V. A. Bd. 214. — Ost. fibrosa und Leontiasis: Koch: D. P. G.
1909; Lotsch: A. f. k. Ch. Bd. 107; Schoo: N. t. v. g. 1910. I. — Riesenzellen: Ernst:
H. a. P. S. 173—175; Babes: Beobachtungen über Riesenzellen. Stuttgart 1905; Borrel:
A. P. 1893; Kostenitch et Wolkow: A. m. e. 1892. — Kockel: A. f. k. M. Bd. 64. —
E. d. P. IX², S. 325. — Konjetzny: (Ostitis fibrosa) A. f. k. Ch. Bd. 121. 1922.

S. 431—433. Tendeloo: Feestbundel Rosenstein, Leiden 1902, und Brauers
Beitr. z. Klinik der Tuberkul. Bd. 2.

S. 438—447. Tendeloo: Studien. — Bier: M. m. W. 1906, S. 633. — De Klecki:
A. P. 1895 u. 1899.

S. 447—450. G. Frank: E. d. P. VIII¹. — Jochmann: in Mohr-Staehelin I.
— Jochmann (Lit. 7. Kap.). — Kolle und Hetsch: H. p. M. — J. Koch: E. d. P. XIII¹
(Störungen durch Staphylo- und Streptokokken).

18. Kapitel. S. 450—471. R. Koch: A. k. G. II. Berlin 1884. — Cornet: Die
Tuberkulose. Wien 1907; Die Skrofulose. Wien 1912. — Pertik: E. d. P. VIII². —
Tendeloo: Studien und Handbuch der Tuberkulose von Brauer, Schröder und
Blumenfeld I, 3. Aufl. Leipzig 1923, und in Krankheitsforschung. Bd. 1. 1925.

S. 470—471. Lewandowsky: E. d. P. XVI¹. — Derselbe: Die Tuberkulose der
Haut. Berlin 1916. — Roger: Tr. d. m., p. p. Bouchard et Brissaud I. — Sporo-
trichose: Busse: H. p. M. — Arndt: Dermatol. Zeitschr. Bd. 17. 1910. — Gougerot:
A. m. e. 1912. Tome 24.

S. 471—474. Sternberg: E. d. P. Bd. IX². 1905. — Herxheimer: B. I. I. Bd. 2, H. 2. 1914. — K. Ziegler: Die Hodgkinsche Krankheit. Jena 1911 und in Handbuch der Tuberkulose (Lit. S. 450—471). Bd. 5. — Baumgarten: M. m. W. 1914. Nr. 28. — Steiner: Z. f. k. M. Bd. 79, H. 5 u. 6. — E. Rosenfeld: B. k. W. 1911, Nr. 49. — Welnberg: Z. f. k. M. Bd. 85. — Kraus, Lubarsch, Orth: B. k. W. 1818. Nr. 30. S. 474 (Mykosis fungoides). Vgl. K. Ziegler und Herxheimer: Lit. S. 470—471. S. 474—477. Hansen: V. A. Bd. 71 und H. p. M. — Harbitz: Bibliotheca medica internationalis XI. Leipzig 1910. — Zambaco-Pacha: La lèpre (hist. geogr.). Paris 1914. — Deycke: Handbuch der Tuberkulose (Lit. S.471) V. — Krause: in Mohr-Staehelin I. S. 477—486. Levaditi et Roche: La syphilis. Paris 1909. — Neißer: A. k. G. Bd. 37. 1911. — Ehrmann: Dermatol. Zeitschr. Bd. 9, H. 6. — Metschnikoff et Roux: A. P. 1903, 1904, 1905. — Schaudinn: D. m. W. 1905. — Schaudinn und Hoffmann: A. k. G. Bd. 22. 1905; Bd. 26. 1907. — P. Mühlens in Prowazeks Handbuch der path. Protozoen. Bd. 1. — Noguchi: M. m. W. 1911. Nr. 29. — Uhlenhuth und Mulzer: Atlas der experimentellen Kaninchensyphilis. Berlin 1914. — Haerle: Jahrb. f. Kinderheilk. Bd. 78, H. 2. 1913. — Geber und Benedek: W. k. W. 1913. Nr. 40. — Rietschel: (Übertragung der angeborenen Syphilis) E. M. K. Bd. 12. — Pirilü: Arb. a. d. pathol.-anat. Inst. Helsingfors. Jena 1919. Bd. 2, H. 1/2. — Levaditi und Marie: A. P. Tome 37. 1923.

S. 486—488. Bollinger: M. m. W. 1887. — Gilbert: Z. f. H. Bd. 47. — Hoche: A. m. e. 1899. — Hummel: A. k. Ch. Bd. 13. 1895. — Mertens: C. f. B. Bd. 29. 1901; Z. f. H. Bd. 42. 1903. — Harbitz und Gröndahl: Z. B. Bd. 50. 1911. — Magrou: A. P. 1919. Nr. 5. — Pätzold-Babes: (Madurafuß) L.-O. 1913. V². S. 488 (Botryomykose). Merkel: E. d. P. IX², S. 347. — Hartog: Tierärztl. Inaug.-Diss. Bern 1914. S. 488 (Rhinosklerom). Babes: H. p. M. S. 489 (Malleus). Wladimiroff: H. p. M.; Erich: B. k. Ch. Bd. 17. 1896.

19. Kapitel. Barfurth: Regeneration und Transplantation in der Medizin. Jena. 1910. — Korschelt: Regeneration und Transplantation (Tier und Pflanze). Jena 1907. — Goldzieher und Makai: E. d. P. XVI². — Marchand: H. a. P. IV¹. — Mayer: Anat. Anz. Bd. 21. 1902. — Edinger: M. m. W. 1916. Nr. 7. — Boeke: Arch. f. d. ges. Physiol. Bd. 151 u. 158. — Kyrle und Schopper: (Nebenhoden) V. A. Bd. 220. — Schöne: Die heteroplastische und homöoplastische Transplantation. Berlin 1912. — Tilp: Regenerationsfähigkeit in den Nieren des Menschen. Jena 1912. — Zondek: Transformation des Knochenkallus. Berlin 1910. — Küttner: N. t. v. g. Bd. 2. 1913. — Bode und Fabian: B. k. Ch. Bd. 66. — Danielsen: Ibid. — Zaaijer: B. k. Ch. Bd. 93. — Haberer und Stoerk: (Gestielte Nebennierentransplantation) Z. e. g. M. Bd. 6. 1918. — Saltykow: (Knochen) Z. B. Bd. 45. — B. Fischer und Schmieden: F. Z. P. III. — A. Fischer: D. m. W. 1918. S. 501—503. Bard: La spécificité cellulaire. Paris, éd. Naud. — L. Aschoff: E. d. P. 1895; Fütterer: E. d. P. IX². — Busse: E. d. P. IX¹, S. 1214. — Schridde: Die ortsfremden Epithelgewebe des Menschen. Jena 1909. — Herxheimer: Gewebsmißbildungen, in Schwalbe: Morph. d. Mißb. Bd. 3, 10. Lief. Jena 1913. — Orth: 16. Kongreß f. inn. Med. — Ernst: H. a. P. III². — Gruber: Myositis ossificans circumscripta. Jena 1913.

20. Kapitel. Z. f. K. — Virchow: Die krankhaften Geschwülste. Berlin 1863 und V. A. Bd. 111. 1888. — Cohnheim: Allg. Pathol. I. — Borst: Die Lehre von den Geschwülsten. Wiesbaden 1902. — Ribbert: Geschwulstlehre. Bonn 1914. — Fr. Henke: Mikroskopische Geschwulstdiagnostik. Jena 1906. — Ménétrier: Cancer. Paris 1909. — Roger Williams: The natural history of cancer. London 1908. — Wolff: Die Lehre von der Krebskrankheit. Jena 1907—1914. — Ewing: Neoplastic diseases. Philadelphia 1919. — Cornil et Ranvier I. Paris 1901. — Lubarsch: E. d. P. I. — Herxheimer und Reinke: E. d. P. XIII² und XVI². — Folger: Geschwülste bei Tieren. E. d. P. XVIII². — R. Meyer: Embryonale Gewebseinschlüsse in den weiblichen Geschlechtsorganen. E. d. P. IX². — Rotter: Z. f. K., Bd. 18. 1921. — Maud Slye: The journ. of cancer research. 1920. — Woglom: Studies in cancer. New York 1913. — Handley: Cancer of the breast. London (Murray) 1906. — C. Thiersch: Der Epithelkrebs usw. Leipzig 1865. — Waldeyer: V. A. Bd. 41 u. 55. — G. Hauser: Das Zylinderepithelkarzinom des Magens und des Dickdarms. Jena 1890 und V. A. Bd. 138; Z. B. Bd. 33. — W. Petersen: B. k. Ch. Bd. 32. 1902. — Anschütz und Konjetzny: Geschwülste des Magens. D. Chirurg. Lief. 46 f. Stuttgart 1921. — Simon: (Karzinoid) Ergebn. d. Chirurg. u. Orthop. Bd. 9. 1916. — Herxheimer, Schridde vgl. Lit. S. 501—503. — Schridde: Speiseröhrenepithel. Wiesbaden 1907. — Goldmann: B. k. Ch. Bd. 72 u. 78, auch als Monographie. Tübingen 1911. — E. Krompecher: Der Basalzellenkrebs. Jena 1903 und Z. B. Bd. 62. — Pianese: Z. B. Suppl. I. 1896. — Lewin: E. M. K. I. 1908. — M. B. Schmidt: Die Verbreitungswege der Karzinome usw. Jena 1903. — Fr. Henke: (Mäusekrebs) Z. f. K. Bd. 13; D. m. W.

1914. Nr. 6; Arb. a. d. Geb. d. pathol. Anat. u. Bakteriol. a. d. pathol. Inst. Tübingen. Bd. 9. — Fibiger: Z. f. K. Bd. 13. — Orth: Ibid. Bd. 10. — Askanazy: Ibid. Bd. 9 und mit Borst über Teratoide: D. P. G. 1907. — Max Versé: Das Problem der Geschwulstmalignität. Jena 1914. — Tendeloo: N. t. v. g. I. 1903. — De Vries: Carcinoma duplex. N. t. v. g. I. 1912. — Harbitz: (Multiple Geschwülste) Z. B. Bd. 62. — V. Hansemann: (Funktion) Z. f. K. Bd. 4. — B. Fischer: (Adamantinom) F. Z. P. Bd. 12. — F. Müller: (Kachexie) A. f. k. M. 1889. — Blumenthal: Z. f. K. Bd. 4. — Schamberg und Lucké: The journ. of cancer research. Vol. 7. 1922. — Ribbert: (Spongioblastom) V. A. Bd. 225. 1918. — Günther: Die Lipomatosis. Jena 1920. — Kirch: (Xanthom) D. P. Ges. 1921. — Seyler: V. A. Bd. 39. 1922. — Warstat: (Plasmozytom) Z. B. Bd. 52. — Harbitz: (Zysten) Cbl. 1921. — Fritze: (Chorionepitheliom beim Mann) Z. f. K. Bd. 15. 1915. — Krompecher: Z. B. 1922. — Borst: Allg. Path. d. mal. Geschwülste. Leipzig 1924.

S. 536—539. Hedinger: F. Z. P. Bd. 7. — Wegelin: (Phäochromatom) D. P. G. 1915.

S. 541—552. Hulst: V. A. Bd. 177 und Verocay: Z. B. Bd. 48 (Nervenfibrome).

S. 552—556. K. Martius: (Sympathoblasten) F. Z. P. XII. — B. Fischer: (Adamantinom); F. Z. P. XII. — We.und Wo. Gerlach: Z. B. Bd. 60 (über Grawitz-Geschwulst). — Riesel: Z. B. Bd. 46 und Pentmann: F. Z. P. Bd. 18 (Megalosplenie).

S. 556—559. Sternberg: H. a. P. — Hedinger: (Plasmozytom) F. Z. P. XII.

S. 559—588. c) V. Werdt: Granulosazellgeschwulst der Ovarien. Z. B. Bd. 59. — Roth: (Pseudomyxoma peritonei) Z. B. Bd. 61. Vgl. auch E. d. P. IX², S. 327.

S. 570—584. c) Veit: (Chorionepitheliom) Handbuch der Gynakologie. Wiesbaden 1908.

Vierter Abschnitt.

21. Kapitel. Lehr- und Handbücher der inneren Medizin, der physio- und pathologischen Chemie. — Rubner: Die Gesetze des Energieverbrauchs usw. Leipzig und Wien 1902. — Tigerstedt: in Nagel I. — Le Gendre: Tr. d. m., p. p. Bouchard et Brissaud. — C. Speck: E. d. P. II¹. — O. v. Fürth: (Muskelstoffwechsel) Ibid. — L. Langstein: (Energiebilanz der Säuglinge) E. d. P. Bd. 4. — Graham Lusk (übers. v. Heß): Ernährung und Stoffwechsel. Wiesbaden 1910. — P. F. Richter: Stoffwechsel und Stoffwechselkrankheiten. Berlin 1906 (oder 2. Aufl.). — Bickel und Wohlgemuth: (Intermediärer Stoffwechsel in der Leber) E. d. P. XII. — Grosser: (Phosphate im Stoffwechsel) E. M. K. Bd. 11. — Oppenheimer: Stoffwechselfermente. Braunschweig 1915. — Oppenheimer: Lit. 5. Kap.

S. 592—602. S. Weber: E. d. P. I¹. — Schmincke: Klin. Wochenschr. Nr. 41. 1922. — Rubner: (Eiweißstoffwechsel) Arch. f. Physiol. 1911. — Lubarsch u. a. im Handbuch der ärztlichen Erfahrungen im Weltkriege 1914—1918. Leipzig 1921, und Z. B. Bd. 69. 1921. — Benedict and Roth, Miles and Monmouth: Proc. of the nat. acad. of sciences. Vol. 4, p. 149, 152, 157. 1918. — Gottstein: Klin. Wochenschr. 1922.

S. 572. — Avitaminosen: C. Funk: Die Vitamine. Wiesbaden 1920. 2. Aufl. — Sjollema: E. d. Ph. 1922 und als Monographie. — Raubitschek: (Pellagra) E. d. P. XVIII¹. — Walter H. Eddy: The vitamine manual. Baltimore 1921. — Miura: (Beriberi oder Kakke) E. M. K. IV. — H. Aron und R. Gralka: (Gesetzmäßige Fütterungsversuche) In Abderhaldens Handbuch der biochemischen Arbeitsmethoden. Abt. IV, T. 9, H. 1. S. 145. 1921. — Nagayo: (Beriberi) Journ. of the Americ. med. assoc. Vol. 81, Nr. 1, p. 300. 1923. — Stepp: M. K. 1920. Nr. 3. — Eykman: V. A. Bd. 222. 1916. — Hariette Chick: W. m. W. 1920. Nr. 9, S. 411.

S. 602—605. F. v. Recklinghausen: Rachitis und Osteomalazie. Jena 1910. — Schmorl: E. M. K. Bd. 4. — Orgler: (Kalkstoffwechsel) E. M. K. Bd. 8. — Henoch: Kinderkrankheiten. — F. Zybell: Die Entwickelung der Rachitisfragen im letzten Jahrhundert. Leipzig und Wien 1910. — Stöltzner: M. K. 1908; Arch. f. d. ges. Physiol. Bd. 122. — Stöltzner: M. m. W. 1921. Nr. 46. — Lehnerdt und Weinberg: Ibid. — H. Vogt: In Mohr-Staehelin IV. — Le Gendre: Tr. d. m. (s. oben). — Handbuch Brüning-Schwalbe (s. oben). — Freudenberg: Klin. Wochenschr. 1922. Nr. 28.

S. 605—609. Rosenfeld: E. d. P. I und II. — Matthes: E. M. K. Bd. 13. — v. Noorden: In Nothnagel. — Baer: In Mohr-Staehelin IV.

S. 609—613. Gigon: In Mohr-Staehelin IV. — Minkowski: In Nothnagel. — Brugsch und Schittenhelm: Der Nukleinstoffwechsel usw. Jena 1910. — Gudzent: B. k. W. 1921. Nr. 48 und Z. f. k. M. Bd. 90, H. 3/4. — Burian und Schur: Pflügers Archiv Bd. 43. 1905. — Pincussohn: (Alkaptonurie) E. M. K. Bd. 8. — Jacoby: (Harnstoffbildung) E. d. P. II¹. — Wiener: (Harnsäure) Ibid. — Van Loghem: Kongreß. Leiden 1907.

S. 613—621. Naunyn und D. Gerhardt: In Nothnagel. — C. v. Noorden: Die Zuckerkrankheit. Berlin 1917. 7. Aufl. — Baer: In Mohr-Staehelin IV. — Weichselbaum: W. k. W. 1911. Nr. 5. — Sauerbeck: (Langerhanssche Inseln) E. d. P. VIII².

— Jacquet: (Gaswechsel) E. d. P. II[1]. — G. Rosenfeld: B. k. W. 1916. Nr. 40. —
Pflüger: Das Glykogen. Bonn 1905. — Cremer: (Glykogen) E. d. P. I[1]. — L. Langstein: (Kohlehydrate aus Eiweiß) Ibid. — Massaglia: F. Z. P. 1915.

22. Kapitel. Friedenthal: (Wachstum) E. M. K. Bd. 8, 9 u. 11. — Rößle: E.
d. P. XVIII[2]. — Pfaundler: Körpermaß-Studien bei Kindern. Berlin 1916. — R. Metzner:
Einiges vom Bau und von den Leistungen des sympathischen Nervensystems. Jena 1913.
— Davenport (Lit. 89—101), Hunt Morgan (Lit. 12. Kap.).
S. 627—656. Falta: Die Erkrankungen der Blutdrüsen. Berlin 1913. — Biedl:
Innere Sekretion (ausführlich experimentell). Berlin und Wien 1916. 2. Aufl. — E. v. Cyon:
Die Gefäßdrüsen. Berlin 1910. — Gley: Physiologie. Paris 1921 und Quatre leçons sur
les sécrétions internes. Paris 1921. — Außerdem über die Keimdrüsen: Tandler und
Grosz: Die biologischen Grundlagen der sekundären Geschlechtscharaktere. Berlin 1913.
— Riesen- und Zwergwuchs vgl. Schwalbe: Mißbildungen III, S. 721 (Lit. 11. Kap.).
— Neurath: E. M. K. Bd. 4. 1909. — W. Koch: Über die russisch-rumänische Kastratensekte der Kopzen. Jena 1921. — Leupold: Z. B. Bd. 67, H. 3. — Über die Schilddrüse:
H. Bircher: E. d. P. Bd. 8. — J. Bauer: M. K. 1913. Beiheft. — Ewald: In Noth-
nagel. 2. Aufl. — Klose: E. M. K. Bd. 10. — Chvostek: Morbus Basedowi und die Hyper-
thyreosen. Berlin 1917. — A. Kocher: V. A. Bd. 208. — Wegelin und Abelin: Arch.
f. exp. Pathol. u. Therap. Bd. 89. H. 5/6. — Rautmann: Grenzgeb. Bd. 48, S. 489. —
Klose und Lampé-Liesegang: B. k. Ch. Bd. 77, S. 60. 1912. — Über Epithelkör-
perchen: Korenchewsky: Journ. of pathol. a. bacteriol. Vol. 25. 1922. — Über den
Thymus: Matti: E. M. K. Bd. 10. — Klose und Vogt: Klinik und Biologie der
Thymusdrüse. Tübingen 1910. — Hart: V. A. (mehrere Bände dieses Jahrhunderts). —
Christeller: V. A. Bd. 226. 1919. — Über die Nebennieren: Chvostek: E. d. P. IX[2].
— Landau: Die Nebennierenrinde. Jena 1915. — Über die Zirbeldrüse: Marburg:
E. M. K. Bd. 10. — Trautwein: Hypophysenveränderungen nach Thyreoidektomie.
F. Z. P. Bd. 18. 1916.

23. Kapitel. Vgl. Lit. S. 89—101. — Tigerstedt: In Nagel I. — Rubner (Lit.
20. Kap.). — Lefévre: Chaleur animale et bioénergétique. Paris 1911. — F. Kraus:
E. d. P. I. — Pembrey and Hale: S. o. M. Vol. 1. — Löwit: Vorlesungen über allgemeine
Pathologie. H. 1. Jena 1897. — Aronsohn: Allgemeine Fieberlehre. Berlin 1906. —
Aron: B. k. W. 1911. Nr. 25. — Rolly und Hörnig: A. f. k. M. Bd. 95. — Sahli: Lehrbuch der klinischen Untersuchungsmethoden. Leipzig u. Wien 1909. — Castellani and
Chalmers (Lit. 7. Kap.). — Krehl: H. a. P. IV[1].
S. 673—933. Cohnheim: Allgemeine Pathologie. — Die entsprechenden Kapitel
im H. a. P. — Krehl: Pathologische Physiologie. — Die entsprechenden Kapitel in Nothnagel, Mohr-Staehelin, Kraus und Brugsch: Tr. d. m., S. o. M., Hand- und Lehrbücher der pathologischen Anatomie und der Physiologie.

24. Kapitel. Lehrbücher der Blutkrankheiten von Grawitz, Naegeli, Hayem,
Ehrlich und Lazarus in Nothnagel.
S. 678—704. Dominici: In Cornil et Ranvier II. — Über Bildung und Regenera-
tion von Blut: Noll: E. d. P. II[1] und Morawitz: E. M. K. Bd. 11. — R. Paltauf
und E. Freund: H. a. P. II[1]. — Hueck: H. a. P. III[2], S. 343—371. — Morawitz: In
Mohr-Staehelin IV. — Neumann: Blut und Pigmente. Jena 1917. — Sternberg:
E. d. P. IX[2] und Z. B. Bd. 61. — Helly: (Weiße Blutkörperchen) E. d. P. Bd. XVII[1].
— Pappenheim: (Weiße Blutkörperchen) E. M. K. Bd. 8. — Schwarz: (Eosinophilie)
E. d. P. XVII[1], auch als Monographie. — Weinberg et Segnin: (Eosinophilie) A. P.
1914. Nr. 5. — Stäubli: (Eosinophilie) E. M. K. VI. — Butterfield: Proceedings of
the soc. for exp. biol. a. med. Vol. 10. 1913. — Determann: Viskosität des Blutes.
Wiesbaden 1910. — Lehndorff: (Cholera) B. I. I. Bd. 5. 1917. — J. W. Miller: (Hb-
urie) B. k. W. 1912. Nr. 41. — Derselbe: (Hb-natur eosinophiler Körnchen) C. f. P. 1914.
Nr. 6. — Hart und Lessing: Der Skorbut der kleinen Kinder. Stuttgart 1913. — v. Domarus: Die Leukämien im Handbuch von Kraus-Brugsch. — Über die Milz: Schmincke:
(Übersichtsreferat) M. m. W. 1916. Nr. 28—31. — Helly und Eppinger: D. P. G. 1921.
S. 704—731. Marchand: H. a. P. II. — Billroth und Winiwarter: (Schock) All-
gemeine Chirurgie. — Kocher: (Schock) Hirndruck, in Nothnagel, S. 350 ff. und Thann-
hauser: M. m. W. 1916. Nr. 16. — Crile: A physical interpretation of shock etc. London
1921. — Mott: War neuroses and shell shock. London 1919. — Thorel: E. d. P. IV.
— Recklinghausen: o. c. — Heinz II (Lit. 5. Kap.). — Morawitz: Samml. klin. Vortr.
Nr. 462. Leipzig 1907. — Hand- und Lehrbücher der Neuropathologie und Pharmakologie.
— Aiello: Biochem. Zeitschr. Bd. 124, S. 100. 1921. — E. Weber (Lit. 6. Kap.). — Liek:
V. A. Bd. 220 (Kollateralkreislauf in Hundeniere). — Hirsch und Spalteholz: D. m. W.
1907. — Spalteholz: D. P. G. 1909. — Jamin und Merkel (Lit. S. 276—281). — Fraen-
kel: D. P. G. 1909. — Bolognesi: V. A. Bd. 203. — Geigel: V. A. Bd. 211. — Küttner:
V. A. Bd. 73. — Saxer: (Pfortaderkollateralen) C. f. P. Bd. 13; D. P. G. 1902. — Katzen-

stein: C. f. P. 1906. S. 132. — Foà: Z. B. Bd. V. 1889. — Feitis: Z. B. Bd. 68. — Spalteholz: Die Arterien der Herzwand. Leipzig 1924. S. 731—736. M. B. Schmidt: E. d. P. I. — Vgl. Hämolyse. — Harbitz: Cbl. 1921. S. 609.

25. Kapitel. R. Beneke: H. a. P. II. — Thorel: E. d. P. XVIII[1]. S. 736—749. R. Paltauf: H. a. P. II; E. Schwalbe: E. d. P. VIII[1]; Ogata: Z. B. Bd. 52, über Blutplättchen. — Morawitz: E. d. P. Bd. 4; Nolf: E. M. K. Bd 10; Bordet et De Lange: A. P. 1912. Nr. 9 u. 10, über Gerinnung. — Tendeloo: (Intrakardiale Gerinnsel) M. m. W. 1917. Nr. 19. — Zahn: V. A. Bd. 72. 1875. 96. 1884. 102. 1885. — Eberth und Schimmelbusch: Die Thrombose usw. Stuttgart 1888. — Dietrich: D. P. G. 1921. S. 239. — Borst und Rößle: Handb. der ärztlichen Erfahrungen im Weltkriege 1914—1916. Bd. 3. Leipzig 1921. — Husten: Z. B. Bd. 71. 1922. — Möller: Ibid. — L. Aschoff, B. v. Beck, O. de la Camp und B. Krönig: Beiträge zur Thrombosefrage. Leipzig 1912. — Zurhelle: Z. B. Bd. 47. 1910. — Rost: Z. B. Bd. 52. 1912. — Lubarsch: (Thrombose und Infektion) Jahreskurse f. ärztl. Fortbild. München 1916 und B. k. W. 1918. Nr. 10. — Ribbert: D. m. W. 1914. Nr. 2. — Klemensiewicz: Z. B. Bd. 63. H. 2. S. 749—755. R. Beneke: H. a. P. II. — Fromberg: Mitt. a. d. Grenzgeb. 1913. — Oliver (Lit. S. 87). — Brauer: Dtsch. Zeitschr. f. Nervenheilk. Bd. 45. 1912. — Delore et Duteil: Revue de chirurgie 1905. Nr. 3. — Schumacher und Jehn: (Lungenembolie) Z. g. e. M. Bd. 3, H. 3 u. 4. 1914. — Jehn und Naegeli: Z. g. e. M. Bd. 6, H. 1. 1918. — Gröndahl: Dtsch. Zeitschr. f. Chirurg. Bd. 111. 1911. — M. B. Schmidt (Lit. 19. Kap.)

26. Kapitel. Klemensiewicz: H. a. P. II. — Ellinger: E. d. P. I. — Höber (Lit. 5. Kap.). S. 357 ff. — Hamburger (Lit. 5. Kap.) II, S. 40 ff. — Overton: In Nagel II[2]. — Starling: Ibid. S. 869—871. — Landerer: Die Gewebespannung. Leipzig 1884. — Munk: (Resorption) E. d. P. I. S. 759—767. M. Fischer: Das Ödem. Dresden 1910. — Klemensiewicz: H. a. P. II. — Nonne: V. A. Bd. 125. — Großmann: (Lungenödem) Z. f. k. M. Bd. 12, 16, 20 u. 22. — Maase und Zondek: (Kriegsnephrit is)B. k. W. 1917. Nr. 36. — Schlayer: A. f. k. M. Bd. 91; vgl. Fr. Müller (Lit. S. 883 ff.).

27. Kapitel. L. Prandl: Abriß der Lehre von der Flüssigkeits- und Gasbewegung. Jena 1913. — Tigerstedt: Lehrbuch der Physiologie des Kreislaufs. Leipzig 1893. — Nicolai: In Nagel I. — Heinz: Vgl. Lit. 5. Kap. — Krehl: In Nothnagel. — Külbs: In Mohr-Staehelin. — Moritz: H. a. P. II. — Tabora: Ibid. — E. Romberg: Lehrbuch der Krankheiten des Herzens und der Blutgefäße. Stuttgart 1909 oder spätere Aufl. — A. Vogt: Pathologie des Herzens. Berlin 1912. — Mackenzie: Lehrbuch der Herzkrankheiten (übers. Grote). Berlin 1910. — Henschen: Erfahrungen über Diagnose und Klinik der Herzklappenfehler. Berlin 1916. — Thorel: E. d. P. IX, XI und XVII[2]. — S. 774—793. Edens: A. f. k. M. Bd. 111. 1913. — De la Camp: Z. f. k. M. Bd. 51. — Moritz und Dietlen: M. m. W. 1908. Nr. 10. — Selig: W. k. W. 1907. Nr. 5. — Grober: A. f. e. P. Bd. 59; C. f. inn. Med. 1907. Nr. 26; Arch. f. d. ges. Physiol. Bd. 125. — Henschen: M. m. W. 1913. S. 1169. — a) Hasenfeld und Romberg: (Experimentelle Aortenverengerung) A. f. e. P. Bd. 39. — b) Arne Faber: Die Arteriosklerose. Jena 1912. — c) Senator: In Nothnagel. — F. Müller: D. P. G. 1905. — Päßler: M. m. W. 1906. — Barrington: Heart. Vol. 6, Nr. 2. — Backman: Z. g. e. M. Bd. 4. — Mac Gillavry: Feestbundel-Donders. Amsterdam 1888. — v. Monakow: A. f. k. M. Bd. 115. — g) Schumacher und Jehn: Vgl. Lit. S. 749—755. S. 793—801. O. Bruns: A. f. k. M. Bd. 113 (Überanstrengung). — Albrecht: Erlahmung des hypertrophischen Herzens) F. Z. P. Bd. 2, H. 4. — Über diphtherische Kreislaufsstörungen: Siebert: E. M. K. Bd. 13 und Rohmer: B. k. W. 1917. Nr. 44. — Mönckeberg: Untersuchungen über das Atrioventrikular-Bündel. Jena 1908; Handbuch der pathologischen Anatomie, herausgegeben von Henke und Lubarsch. Bd. 5 und E. d. P. XIV. — L. Aschoff: D. P. G. 1910. — Ceelen: B. k. W. 1919. Nr. 22. S. 801—812. Wenckebach: Die unregelmäßige Herztätigkeit. Leipzig und Berlin 1914. — Vaquez: Les arythmies. Paris 1911. — Hofmann: In Nagel I[1]. — Hering: M. m. W. 1908. Nr. 27; A. f. k. M. Bd. 94. — Heinz, Gottlieb und Meyer (Lit. 5. Kap.) und andere Werke über Pharmakologie. — Brandenburg, Engelmanns Archiv 1903. — Röhrig: Arch. d. Heilk. 1863. — Frédéricq: Arch. biol. belges 1882. p. 85 (nach Vaquez). — Cushing and Edmunds: Americ. journ. of the med. science. Jan. 1907. — Manouélian: A. P. 1914. Nr. 6. — Freund: A. f. k. M. Bd. 106. — F. Kraus: B. k. W. 1919. S. 556. — R. Schmidt: M. K. 1922. Nr. 1 u. 2. — Schmidtmann: V. A. Bd. 237. 1922.

28. Kapitel. Tendeloo: Studien. — Brauer: Z. B. Suppl. 7. 1905. — Minkowski: H. a. P. II. — Staehelin: (Pneumothorax) In Mohr-Staehelin II. — Eppinger: Das Zwerchfell. In Nothnagel (Suppl.). — v. Muralt: M. m. W. 1910. — Nitsch:

Brauers Beitr. z. Klin. d. Tuberkul. Bd. 18. 1910. — D. Gerhardt: Z. f. k. M. Bd. 55.
— Loeschcke: D. P. G. 1913.

29. Kapitel. Minkowski und Bittorf: H. a. P. II. — Staehelin: In Mohr-Staehelin II. — Tendeloo: Studien. — Meltzer and Auer: The journ. of exper. med. Vol. 12. 1910. — Roth, Brauers Beitr. z. Klin. d. Tuberkul. Bd. 4. S. 831—835. Högyes: A. f. e. P. Bd. 3. 1876. — Marès: Pflügers Arch. Bd. 91. 1902. S. 837—855. Paul Bert: Leçons sur la physiologie comparée de la respiration. — Januschke: E. M. K. Bd. 14; Marchand: Z. B. Bd. 61; S. Elias: N. t. v. g. 1918. I, über Asthma. — Über Emphysem außerdem: Staehelin: E. M. K. Bd. 14; E. Becker: Inaug.-Diss. Marburg 1911; O. Bruns: Jahreskurse f. ärztl. Fortbild. München 1911. Vgl. auch Lit. 3. Kap. — Wotzilka: V. A. Bd. 237. 1922. — Pfanner: M. K. 1920. Nr. 48. — Siebeck: A. f. k. M. Bd. 97, 100, 102.

30. Kapitel. Hand- und Lehrbücher wie die von Boas, Ewald, Nothnagel, Fleiner, Herz (Berlin und Leipzig 1912—1913). — Mathieu und Roux: E. M. K. Bd. 5. — Pincussohn: (Magensaft) E. d. P. XIII². — London: Pathologie und physiologische Chymologie. Leipzig 1913. — Babkin: Äußere Sekretion der Verdauungsdrüsen. Berlin 1914. — Munk: (Resorption) E. d. P. I. — Oppenheimer: Vgl. Lit. 5. Kap. — Kruse: Vgl. Lit. 7. Kap. — Hand- und Lehrbücher der Chirurgie, auch Penzoldt und Stintzing: Handbuch der Therapie. — Über Mittelsalze vgl. Gottlieb und Meyer: Pharmakologie. — Gundelfinger: Grenzgeb. 1918. Bd. 30. — Ad. Schmidt und von Noorden: Klinik der Darmkrankheiten. Wiesbaden u. München 1921. —

S. 869—882. Frerichs: Klinik der Leberkrankheiten. Braunschweig 1861. — Quincke und Hoppe-Seyler: In Nothnagel. — Tr. d. m. de Brouardel et Gilbert, de Bouchard et Brissaud. — Umber: In Mohr-Staehelin III. — Kretz: H. a. P. II und E. d. P. VIII². — Gilbert et Carnot: Les fonctions hépatiques. Paris 1902. — Fischler: Physiologie und Pathologie der Leber. Berlin 1916. — Minkowski: E. d. P. II. — Hammarsten: (Galle) E. d. P. IV. — Über Ikterus: Eppinger: E. M. K. I; Posselt: E. d. P. XVII². — Naunyn und Minkowski: A. f. e. P. Bd. 21. 1886; Mac Nee: M. K. 1913. Nr. 2; D. Gerhardt: Kongr. f. inn. Med. 1898. — Thannhauser: Klin. Wochenschr. 1922. Nr. 17. — Herxheimer: Ibid. Nr. 29; Umber: Ibid. Nr. 32. — E. Greppi: Sperimentale 1921. Jg. 75, H. 6. — Brulé: Rech. réc. sur les ictères. Paris 1920 und in Presse méd. 15 Nov. 1922. — Labbé et Doumer: Ann. de méd. Tome 14, Nr. 1. — Heinrichsdorff: V. A. Bd. 248. 1924. — Über Ikt. infekt (Weil): Klieneberger: B. k. W. 1918. Nr. 2; Rihm, Fränkel und Busch: B. I. I. VI. 1918. — Martin et Pettit: Spirochétose ictéro-hémorrhagique. Paris 1919. — Inada und Ino: Journ. of exp. med. Vol. 33. 1916. — Über Urobilin: Meyer-Betz: E. M. K. Bd. 12. — Über Ecksche Fistel: Enderlen, Hotz und Magnus-Alsleben: Z. g. e. M. Bd. 3. 1914. — Über familiären Ikterus: Minkowski: Kongr. f. inn. Med. 1900; L. Pel: N. t. v. g. I. 1911.

S. 882—883. Umber: In Mohr-Staehelin III. — Helly: H. a. P. II. Vgl. Lit. S. 613—621.

31. Kapitel. Heidenhain: In Hermanns Handbuch der Physiologie. — Overton: In Nagel II. — Spiro und Vogt: E. d. P. I. — Heffter: (Chemie) E. d. P. I¹. — Schlagenhaufer: E. d. P. VIII¹. — Honigmann: (Urämie) Ibid. — Ponfick und Fr. Müller: D. P. G. 1905. — Fr. Müller: Veröff. a. d. Geb. d. Militär-Sanitätswesens. Berlin 1917. — L. Ambard: Physiol. normale et pathol. des reins. Paris 1914. — H. Strauß: B. k. W. 1915. Nr. 15. — Volhard und Fahr: Die Brightsche Nierenkrankheit. Berlin 1914. — Leschke: B. k. W. 1914. — Lichtwitz: B. k. W. 1917. Nr. 52. — Entfernung der Nieren: Backman (Lit. S. 774—793), van Maanen: Inaug.-Diss. Utrecht 1905. — Jehle: (Albuminurie) E. M. K. Bd. 12. — Ernst: H. a. P. II¹, S. 385 ff. — K. Peter: M. m. W. 1915. Nr. 50. — Harpuder: A. f. k. M. Bd. 129. 1919.

32. Kapitel. Handbuch der Neurologie (Lewandowsky), Lehrbuch von Oppenheim, Curschmann u. a., Mohr-Staehelin V, v. Monakow, in Nothnagel, Traité de Charcot, Bouchard et Brissaud, de Bouchard et Brissaud, de Brouardel et Gilbert. — Sahli: Lehrbuch der klinischen Untersuchungsmethoden. 6. Aufl. Leipzig und Wien 1920.

S. 898—933. Munk und Blumenthal: (Zerebrospinalflüssigkeit) E. d. P. I. — Th. Kocher: In Nothnagel. — Knoblauch, Brodmann und Hauptmann: In Neue dtsch. Chirurg. XI. Stuttgart 1914. — Testut: Traité d'anatomie humaine. II, p. 90, 846 sqq. Paris 1905. — Schrottenbach: Studien über den Gehirnprolaps. Berlin 1917. — Anton und v. Bramann: (Monographie über die Wirkung des Balkenstichs) Berlin 1913. — Jaspers: Allgemeine Psychopathologie. Berlin 1913. — Bollinger: Die traumatische Spätapoplexie. Berlin 1903. — Schmaus: V. A. Bd. 123. — Sollier: Traité clin. des neuroses de guerre. Paris 1919. — Blackfan und Dandy: B. k. Ch. 1914. — Tendeloo: D. m. W. 1923. — Spielmeyer: Die Histopathologie des Nervensystems. Berlin 1922.

Namenverzeichnis.

Die kursiv gedruckten Zahlen beziehen sich auf das Literaturverzeichnis.

Abderhalden 186, 190, 200, 201, 273, 352, 594, 596ff., 598, 599, 600, 601, 642, 700, *937, 939.*
Abel 162.
Abeles 339.
Abelin *943.*
Abelous 653, 654.
Achard 887, 890, *937.*
Adam 807, 904.
Adami 771, *939.*
Adamkiewicz 909.
Addison 19, 78, 377, 690, 757.
  Th. 322, 653.
Adler 338.
Aeby 323, 827.
Aiello 711, *943.*
Albert 909.
Albrecht 323, 335, 516, *935, 944.* E. 301, 304, 506.
Albu 862.
Alcock 887.
Aldrich 654.
Alessi 157.
Allen 262, 516.
Alsleben 870, *945.*
Altmann 24, 201, 303, 304, 691.
Alwens 789, *936.*
Ambard, L. *945.*
Anderson 194, 196.
Andral 336, 383, 717.
Almagia 131, 134.
Anitschkow 333, 542, 811.
Anschütz *941.*
Anton *945.*
Apolant 170, 522, 523.
Aran 291.
Aretaeus 22.
Aristoteles 19, 235.
Arloing 198.
Arndt 474, 577, 579, *940.*
Arneth 691.
Arnold 73, 79, 226, 240, 299, 304, 317, 380, 386, 414, 453, 492, 524, 740, 827, *939.*
Aron 600, 661, *941.*
Aronsohn 659, 665, *943.*
Arrantius 881.
Arrhenius 139, 182, 183, *937.*

d'Arsonval 133.
Arthus 398.
Arzt 516.
Aschenbrandt 100.
Aschner 635.
Aschoff 362, 363, 389, 403, 451, 744, 750, *935, 936, 939, 940, 941, 944.*
Ascoli 893.
Asher 654, 702, 704, 756, 885.
Askanazy 318, 357, 358, 386, 473f., 587, 588, 688, 692, 695, 754, *940, 941.*
Asklepiades 21.
Aßmann *936.*
Auer 827, 868, *945.*
Auerbach 626, 864, *938.*
Azzo Azzi 332, *939.*

Baart de la Faille 224.
Babes *940, 941.*
Babinski 924, 931.
Babkin 860, *945.*
Bachem 332.
Backman *944, 945.*
Bacmeister 361, 362, 363, *940.*
Bacon 22.
v. Baer 237.
Baginsky 603.
Bail 149, 192.
Balfour 642.
Ballowitz 325.
Balthazar 110.
Bältz 591, 604.
Balzer 471.
v. Bamberger 785.
Bang 513, 614, 699, *937.*
Banti 33, 702, 703, 873, 879f.
Bard 23, 501, *941.*
Bär 420, *942.*
v. Bärensprung 450.
Barfurth 490, 491, 493, *941.*
Barkow 218.
Barlow 733.
Barrington 789, *944.*
Bartel 207, *938.*
Bartels *936.*
Basch 641, 642.
v. Basch 146, 719.

Basedow 9, 143, 254, 499, 605, 633, 639, 649, 650, 651, 656, 693, 868.
Bashford 521.
Bateson 249, 252, 254, 257, 259, *938.*
Batzaroff 84, 163.
Bauer 205, 294, 543, 635, 638, 645, 543, *938, 943.*
Bauhin 868.
Baum 359, 914.
Baumann 636.
Baumès 165.
v. Baumgarten 71, 84, 126, 354, 445, 474, 737, *937, 938, 941.*
Bäumler 478, 786, 811.
Baur *938.*
Bayer 702, 704.
Bayliss 622, 706, 709, 756, 864.
v. Bebber *936.*
Bechhold 192, *937.*
Bechterew 836.
v. Beck *944.*
Becker 854, *945.*
Becquerel 107.
Beevor 925.
Behr 904.
v. Behring 179, 183, 184, *937.*
Bein 855.
Beitzke 71, 79, 537, *936.*
Belfante 128.
Bell 289.
Bence 649, 682.
Bence Jones 559, 892.
Benda 256, 304, 342, 691, 698, *938, 939.*
Benedek 479, *941.*
v. Beneden 256.
Benedict 592, 593, *942.*
Beneke 74, 115, 206, 207, 345, 737, 744, 752, *940, 944.*
Benivenius 22.
Bennecke 79.
Bérard 753.
Berblinger 495, 580, 629.
Bergel 437.
Berger 658.
Bergmann 607, 909.
Bergonié *936.*

Bergson 119.
Bering 104, 105, 120, *936*.
Bernard 23, 27, 68, 136, 147, 338, 615, 616, 618, 650, 655, 658, 705.
Berner 342.
Bernhardt 629.
Bernstein 16, 157, 805.
Bert 86, 87, 88, 119, 825, 841, 842, 846, *945*.
Bervoets 52.
Besche 196.
Besredka 194, 195, 197, *938*.
Besson 173.
Best 338.
Bestelmeyer 158, 440.
Bethe 290f., 336, 337, 496.
Betz *817*.
Beurmann 470.
Bezançon 154, *937*.
Biach 631.
Bianchi *939*.
Bichat 23.
Bickel 902, *935, 942*.
Bie 102, 324.
Biedl 102, 161, 194, 634, 637, 652, 654, *943*.
Bieling 879.
Bielschowsky 537.
Bier 443, 491, 713, 725, *941*.
Bierfreund 89.
Biermer 688, 690, 847, 849.
Bierry 653.
Bignami 671.
Billroth 586, 708, 864, *943*.
Biltz 183.
Binet 89, 95, *936*.
Bing 281.
Bingel 179.
Binz 174, 386.
Biot 836.
Birch 811, 829.
Birch-Hirschfeld 851, 829, *938*.
Bircher 638, 639, *943*.
Birnbaum 218, 221, 223, 225, 226, 228, 229, 231, 240.
Bischoff 615, 674.
Bittorf 655, 819, *945*.
Bizozzero 740.
Bjerknes 271.
Blackfan 916, *945*.
Blandin 568.
Blaringhem 264.
Blegvad 918.
Bloch 100, 324, 513, 579.
Blum 655.
Blumenbach 256.
Blumenfeld 940.
Blumenthal 347, 510, 530, *941, 945*.
Blundell 675.
Boas 201, 860, *938, 945*.
Bock 84.
Bode *941*.
Bodin *937*.
de la Boe, Sylvius 129.

Boehm *937*.
Boeke 496, *941*.
Boer S. de 117.
Boerhaave 450.
Böhm 135.
Bohn 109.
Boit 72, 77.
Bohr 854.
Boit 72, 77, *936*.
Bokenham 610.
Boldyreff 859.
Bollinger 84, 488, 922, *941, 945*.
Bolognesi *943*.
Boltenstern *935*.
Bonnet 262.
Borchardt 620, 633, 874.
Bordet 175, 176, 180, 182, 187, 188, 189, 191, 192, 398, 399, 736, 737, *937, 938, 940, 944*.
Born 235, 571.
Bornemann 366, *940*.
Borrel *940*.
Borst 403, 496, 501, 554, 558, 744, *940, 941, 942, 944*.
Boruttau 111, *936*.
Bosc 519.
Bossers 165.
Boström 569, 878.
Bottomley 601.
Bouchard 110, 147, 254, 592, 617, *936, 939, 941, 945*.
Bouchardat 619.
Boulloche 158.
Bouma 875.
Bourneville 647, 904.
Boveri 262f., 508, 516.
Bowditch 16.
Bowman 96, 883.
Boyle 197.
Bracht 929.
Bradford 885.
Brahm 558.
v. Bramann 910, *945*.
Brandenburg 804, 893, *944*.
Brauer 753, 798, 823, *944*.
Brault 339.
Braun 804.
Braune 157.
Braunisch 542.
Braunschweig 83.
Braus 235.
Bredig *937*.
Bretonneau 427.
Brieger 352, 353.
Brinkman 795.
Brinton 516.
Brissaud *936, 939, 941, 945*.
Broca 253, 514, 899.
Brodmann 899.
Broers 5, 338, 548.
Broman 235, *938, 945*.
Brooke 564.
Brouardel 147, *945*.
Broussais 383.
Browicz 881.

Brown 7, 318.
Brown-Séquard 147, 263, 630, 647.
Bruck 191, 196, *938*.
Brücke 737.
Brügelmann 847.
Brugsch 364, 609, 611, 881, *942*.
Brühl 86, *936*.
Brulé 874, 882, *945*.
Brüning *939, 942*.
v. Brunn 512.
Brunner 654.
Bruns 59, 98, 713, 796, 823f., 826, 931, *935, 936, 944, 945*.
Brunton 610.
Buchner 129, 173, 174, 175, 185, 186, 187, 197, 351, *937*.
Buday 647.
Büdingen 801.
Buhl 268.
Bühring 225.
Bullock 511.
Bumke *938*.
v. Bunge *935, 939*.
Burckhardt *936*.
Bürger 882.
Bürgi 139, 346, *937*.
Burian 612, *942*.
Busch *945*.
Buschke 471.
Busse 52, 471, 502, 584, *935, 936, 940, 941*.
Butterfield 685, 694, *943*.

Caan *936*.
Cadéac 831, 848.
Cajal 495.
Calmette 178, 182, 201, *938*.
Camerer 275.
de la Camp 740, 775, *944*.
Camper 719.
Camus 173, 888.
Canalis 157.
Cannon 650, 858, 859, 865.
Carlier 399.
Carlson 803.
Carnot *945*.
Carrel 498, 500, 647.
Carrière 135.
Carrison (Mac) 601f.
Carson 811.
Caspari *936*.
Cassirer *939*.
Castellani *936, 937, 943*.
Castle 91, 257.
Ceelen 460, 800, *940, 944*.
Celli 148, *937*.
Celsius 656.
Celsus 21, 367.
Cetti 593.
Chalatow 335, 542.
Chalmers *936, 937, 943*.
Chantemesse 311, *939*.
Chapot 222.
Charcot 254, 293, 342, 635, 697, 847, *945*.

Charpentier 147, 254.
Charpy 78, 871.
Chauffard 61, 157, 363, 542, 881, *940*.
Chaussé 155.
Chauveau 177.
Cheney 631.
Chick *942*.
Cherry 182.
Cheyne 119, 835, 836, 904.
Chiari 568.
Christeller 642, *938, 943*.
Chvostek 651, 685, *943*.
Cinca 176, *938*.
Citron 181, 192.
Claypon 629.
Cloetta 59, 137.
Coenen 341, 523, *940*.
Cohen *937*.
Cohnheim 70, 236, 377, 379, 388, 514, 515, 517, 518, 676, 679, 725, 734, 737, 752, 753, 759, 761, 763, 764, 765, 766, 776, 777, 789, 790, 841, 842, 871, *937, 938, 941, 943*. O. 120, *936*.
Cohnstein 607, 756, 757.
Colles 165.
Collum (Mac) 598, 599, 600.
Comby 213.
O'Connor 656.
Conradi 176.
Conte 83.
Conty 147, 753.
Cornet 70, 72, 79, 84, 163, 211, 214, 667, *936, 940*.
Cornil 519, 570, 691, *939, 941*.
Cornu 37.
Correns 247.
Courmont *937, 938*.
Couvée 893.
Cremer *943*.
Crentzfeld 413.
Crile 652, 709, *943*.
Crouzon 89.
Cullen 21.
Cunéo *936*.
Curie 107, 110.
Curling 93.
Curschmann 626, 723, 847, 863, *939*. A. 280, 290, 293, 387, 553, 649, 668, 669, 693.
Curth 511.
Cushing 18, 362, 633, 634, 807, 911, 914, 921, *944*.
Cuvier 12.
v. Cyon 651, 706, *943*.
Czermak (von) 117.
Czerny 213, 311, 339, *936, 938*.

Dache 439.
Dagonet 521.
Dale 790.
Dallinger 90.
Dandy 916, *945*.

Danielsen 500, *941*.
le Dantec 273.
Dareste 216, 236, 237, 238.
Darier 471.
Darwin 12, 255, 262, 264.
Dastre 676, 706.
Davenport 90, 91, *936, 943*.
Davidsohn 638, *939*.
Debierre 107.
Deelman 513.
Deetjen 740.
Dehio 723.
Deiter 538.
Déjérine 254.
Dekhuyzen 740.
Delage 236, *938*.
Delamare 63.
Delore 753, *944*.
Delthil 848.
Demme 845.
Demokritus 21.
Denis 674.
Denys 192, 405.
Dercum 608.
Dessauer 108, *936*.
Determann *943*.
Deucher 920.
Deussen 811.
Deutsch 178.
Deutschmann 388, 904, *940*.
Devoux 134.
Deycke *941*.
Dibbelt 304.
Dietlen 775, *944*.
Dietrich 647, *939, 944*.
Dieudonné 102, *937*.
Döhle 284.
Doinikow 496.
Dolinski 860.
Domarus 704, *943*.
Dominici 690, 695, *943*.
Donath 685.
Donders 811, 911.
Dorfmeister 263.
Dorns 120, *936*.
Dörr 176, 193, 196, *938*.
Douglas 175.
Doumer 874, *945*.
Doyen 222.
Doyon 680.
Dreifuß 513.
Dreser 883.
Drobisch *935*.
Dronsik 44.
Driesch 19, *935*.
Driessen 111, 335, 338, 731, *936, 940*.
Dubrenilh 105.
Duchenne 280, 291, 825, 843.
Duclaux 102.
Duncan 379.
v. Dungern 159, 180, 189.
Dupuytren 92, 753.
Durante 89.
Dürck 100, 156, 337, 496, *939*.
Duret 806.

Dürig 118, 854.
Dürken 257.
Duteil 753, *944*.
Dutton 162.
Duval 236, *938*.

Ebert 310.
Eberth 740, 741, 751, *944*.
Ebner 695, 702.
Ebnöter 873.
Ebstein 359, 360, 365, 473, 612, 673.
v. Eck 870, 872.
Edens 774, *944*.
Edinger 16, 208, 493, 494, 495, 496, *941*.
Edmunds 807, *944*.
Eggebrecht 673.
Ehrlich 65, 135, 173, 178, 182, 183, 184, 185, 186, 187, 188, 190, 404, 523, 688, 689, 690, 692, 694, *936, 937, 943*.
Ehrmann 478, 941.
Eichhorst 396, 404, 846, *940*.
Einthoven 848, 849.
v. Eiselsberg 18, 633, 635, 637, 653.
Eisenberg 182.
Eishalber 200.
Elders 600.
Elias, S. 848f., 851, 852, *935, 945*. J. Ph. 52. H. 144.
Eliascheff 359.
Ellermann 699.
Ellinger *944*.
Ellis, Havelock 117.
Emerson 860.
Emmerich 164.
Emmett 600.
Emsmann 107.
Enderlen 498, 501, *945*.
Engel 649.
Engelmann 102, 803.
Eppinger 488, 654, 703, 754, 877, 878, 880, 881, *943, 944, 945*.
Erb 254, 281.
Erdheim 603, 632, 633, 635, 641, 652.
Erdmann 284, *939*.
Erich *941*.
Erlanger 803.
v. Ermengem 134, 140.
Ernst 229, 233, 299, 300, 304, 323, 386, *935, 936, 939, 940, 941, 945*.
Escherich 213.
Eschle 113, *936*.
Esmarch 674, 713.
Esmein 806.
Esquirol 117.
Escher 909.
Evans 525.
Ewald 18, 335, 855, *943, 945*.
Ewing 521, *941*.
Eykman 93, 597f., *936, 942*.

Faber 787, *944.*
Fabian *941.*
Fahr 413, *945.*
Fahrenheit 656.
Falta 213, 608, 628, 629, 630, 632, 633, 634, 637, 639, 641, 643, 645, 649, 651, 654, 655, *943.*
Faust 86, 136, 137, 353, *936.*
Fechner 264.
Fehling 605.
Feitis 726, *944.*
Ferrari 909, 919.
Ferrata 692.
Feßler 342.
Fibiger 511, 513, *941.*
Fick 120, 803, 815, *938.*
Ficker *937.*
v. Fieandt 403, 415.
Fiedler 157.
Filehne 836, 920.
Findel 79, 155.
Findlay 604.
Finger 478, 485.
Finkelstein 595, 663.
Finsen 102, 103, 104, 105, 322, 324, 325.
Fischel 231.
Fischer 501, 610, 760, 879, 881. A. 302, *937, 939.* B. 513, 586, 719, *941, 942.* E. 263, 609, 610, 616. M. *944.* M. H. 761.
Fischler *945.*
Flächer 654.
Flack 657, 800, 803.
Flatau 126.
Fleiner 80.
Fleischer 117, 890.
Fleischl 685, 876.
Flexner 163, 164, 169, 523.
Flourens 100.
Flournoy 751.
Flügge 79, 139, *936.*
Flury 142.
Foà, C. 629, 631, *944.*
Fol, G. 235, 238.
Folger *941.*
Fontana 23.
Forel 244, 263.
Formanek 664.
Forßmann 496.
Forßner 154.
Förster 218, 236, 866.
Fournier 479.
Franck 98, 920.
Frank, G. *940.* O. 771.
Franke, C. 77, 78, 870, *936.*
Fränkel 474.
Fränkel 85, 725, 753, *945.* A. 654. C. 443, *937.* E. 341, 392, 400, 474, 698, *937, 940, 943.* S. *937.*
Frankenhäuser *936.*
Frankl 848.
v. Frankl-Hochwart 648, 652.

Fräntzel 776.
Frédéricq 805, 832, *944.*
Frenkel 439.
Frerichs 362, 363, 871, 872, 874, *945.*
Freudenberg *942.*
Freudweiler 359, 612.
Freund 819, 840, *938, 944.* E. 593, *943.* W. A. 205, 390. O. 593.
Frey 808.
v. Frey 369, 707, 877.
Freytag 96.
Frick *936.*
Friedberger 149, 194, 196, *937.*
Friedemann 192.
Friedenthal *943.*
Friedjung 207, *938.*
Friedländer 79, 100, 158, 197, 400, 488, 493, 787.
Friedreich 254, 927.
v. Frisch 488.
Fritsch 899, 900.
Fritze 584, *942.*
Froböse 357, *939, 940.*
Fröhlich, A. 635, 598f.
Fromberg *944.*
Frosch 166.
Fuhr 635.
Fuld 398.
Funk 594, 600, 602, 604, *942.*
Funke 701, 802.
Fürst 92, 599.
v. Fürth 320, 352, *937, 939, 940, 942.*
Fusari 642.
Futaki 175, *937.*
Fütterer 502, *941.*

Gad 779.
Gaisböck 686.
Galbraith 657.
Galenus 22, 197, 367, 570, 572, *938.*
Galtier 83.
Galton 246.
Gamaleia 457.
Gamgec 379.
Garré 83, 160, 568, 818.
Garrod 609, 611, 684.
Gärtner 140, 249, 439.
Gaskell 803.
Gaszmann *939.*
Gates 139, *937.*
Gaucher 556, 701.
Gaule 291, 773.
Gaylord 521.
Gebele 156, 443.
Geber 479, *941.*
v. Gehugten 289.
Geigel 85, *943.*
Geißler 106.
Gemelli 121.
Gendre (Le) *938, 942.*
Gengou 191, 192, 399, 736.
Genzmer 753.

Geppert 617.
Gerhardt. D. 808, 821, *945.*
Gerlach, We. *942.* Wo. *942.*
Ghon 558.
Gibier 153.
Gibson 657, 836.
Giemsa 690.
v. Gierke 339, 359, *939, 940.*
Giesel 107.
v. Gieson 308, 310, 415, 501, 533, 534, 539, 550, 574, 578, 586.
Gigon *942.*
Gilbert 362, 872, 875, *941, 945.*
Glénard 61.
Gley 173, 622, 623, 629, 630, 631, 641, 655f., *943.*
Glisson 602.
Glynn 644.
Goldberg 109.
Goldmann 524, 525, 913, *937, 941.* E. 190.
Goldschmidt *938.*
Goldschneider 369.
Goldstein 107.
Goldzieher *941.*
Goll 884.
Goltz 18, 147, 709, 773, 855.
Goodale 630f.
Goodpasture 283, 939.
Gosselin 824.
Gottlieb 634, 804, 860, *937, 944.*
Gottstein 595, *938, 942.*
Gougerot 470, *940.*
Gowers 208, 280, 685, 926.
de Graaf 285, 567, 569.
de Graag 311.
v. Gräfe 904.
Gralka *942.*
Gram 313, 487, 577.
Grancher 396.
Graves 9, 141, 254, 633, 639, 651, 656, 868.
Grawitz 120, 556, 564, 583, 656, 683, 692, *943.*
Greller 635.
Greppi 881, *945.*
Griesinger 280.
Grigaut 363.
Grober 701, 776, *944.*
Grobler 404, 776.
Groll *940.*
Gröndahl 751, 752, *941, 944.*
Gros 90, *936.*
Großer *942.*
Großmann 719, 763, *944.*
Grosz 110, 212, 332, 628, 629, *939, 943.*
Gruber 175, 181, 185, 188, *936, 937, 941.*
Grundt 657.
Grutterink 127.
Grützner 859, 804.
Gryns 658.
Grysez 201.
Gudernatsch 624.

Gudzent 609, 611, *942.*
Guiart *937.*
Guillemord 120.
Guinard 224.
Guleke 342.
Gull 789, 894.
Gundelfinger 861, *945.*
Günther *942.*
Günzburg 795.
Gussenbauer 919.

Haaland 190, 521.
Haberer *941.*
Haberfeld 631, 633.
Haecker 260, *938.*
Haerle 482, *941.*
Haffkin 137.
Haga 106.
Hage 165.
Hahn 107, 149, 175, 182, 519.
Hahnemann 132.
Halban 628, 631.
Halberstädter 201, *938.*
Haldane 661.
Hale *943.*
Hallé 471.
Haller 221.
Halliburton 636, *937, 939.*
Halsted 652.
Halter 648.
Hamburger 126, 128, 174, 441, 683, 758, 795, *937, 940, 944.*
Hamel 875.
Hammarsten 307, 333, 376, 398, 441, 579, 614, 680, 684, 862, 874, 882, *937, 939, 945.*
Hanau 523, 632.
Handley 72, 528, *941.*
Hanot 362, 879, 881.
v. Hansemann 27, 28, 508, 513, 521, 530, 604, 619, 645, 698, 818, *935, 941.*
Hansen 310, 475, *936, 941.*
Hanser 341.
Harbitz 156, 164, 293, 647, 736, *937, 941, 942, 944.*
Harden 599.
Harley 877.
Harms *936.*
Harpuder 894, *945.*
Harrison 235.
Hart 205, 554, 641, 642, 873, *938, 943.*
Hartmann *937.*
Hartog *941.*
Hartsen 863.
Hartwich 652.
Hasebroech 714.
Hasenfeld *944.*
Häser *935.*
Hassal 642.
Hasselbach 852.
Hattink 99, *936.*
Haugardy 649.
Hauptmann 6, 734, *935, 945.*

Hauser 50, 398, 512, 513, 570, 571, 920, *936, 940.*
Havers 423, 497.
Hay 874.
Haycraft 399.
Hayem 685, 687, 689, 701, 733, 740, 882, *943.*
Head 372.
Hedin *937.*
Hedinger 537, 695, *942.*
Hédon 915.
Heffter *945.*
Hegar 569.
Heger 59.
Heiberg *936.*
Heidelberg 346.
Heidenhain 755, 756, 766, 884, *939, 945.* M. 23. R. 883.
Heile 323.
Heilner *938.*
Heim 175, *937.*
Heine 2, 164.
Heineke 695, 789, 892, *936.* H. 110.
Heinrichsdorff 881, *945.*
Heintz 345.
Heinz 688, 804, *937, 943, 944.*
Heitzmann 912.
Heller 73, 86, 87, *936.*
Hellpach 117, *936.*
Helly 493, 694, 701, *943, 945.*
Helmholtz 26, 287, 349, 590, 656.
Henderson 642, 709.
Henke 511, 513, *935, 941, 944.*
Henle 14, 23, 73, 200, 339, 642.
Henoch 604, 844, *942.*
Henschen 775, 776, 779, 782, *944.*
d'Hérelle 176, *938.*
Hering; 264, 802, 803, *938, 944.*
Hermann 112, 154, 811, 864, 867, 883, 909. L. 136.
Hertel 102.
Herter 655.
Hertwig 190. *936.* O. 90, 91, 235, 255, 256, 264, *935, 936, 938 939.* R. 236, 284.
Hertz 106.
Herxheimer 45, 515, 536, 537, 455f., 698, 873, *939, 941.*
Herz 698f., 860, 861, *945.*
Herzog 403.
Heschl 233.
Heß 174, 341, 599, 604.
Heßler 115, *936.*
Hetsch 140, 152, *937, 940.*
Heubner 213, 484, 682.
Heyde 93, *936.*
Heymann 79.
Heymans 212, *938.*
Hibler 341, *937.*
Highmore 408.
Higier 625.
st. Hilaire, Geoffroy 237.
Hildebrandt 79, 105 .467, 865.

Hill 88, 913.
Hinrichs 845.
Hippel *935.*
Hippokrates 20, 22, 164, 377.
Hirsch 725, *943.*
Hirschfeld 699f., 829.
His 359, 537, 604, 609, 612, 800, 803, 804.
Hitschmann 338.
Hitzig 899, 900, 902.
Höber 126, *936, 937, 944.*
Hoche 292, *941.*
Hochenegg 633.
Hodge 283.
Hodgkin 471.
Hoennicke 605.
Hofbauer 67.
van't Hoff 685, 757.
Hoffmann 65, 376, 477, 478, 564, 803, *941.*
Hofmann *944.*
Hofmeister 357, 637.
Högyes 834, *945.*
Holmgren 834.
Holst (Axel) 598f., 600.
Holzknecht 110.
Honigmann *945.*
v. Hoogenhuyze 93, *936.*
Hooke 23, 36.
Hooper 878, 879.
Hopkins 599f., 604, 684.
Hoppe-Seyler 127, 685, *945.*
Horbaczewski 610.
Hornberg 858.
Horne 225.
Hörnig *943.*
Horowitz 109.
Horsley 635, 636, 919, 925.
Hotz *945.*
Houssay 648.
Howard-Kelly 565.
Howell 702.
Howitz 635.
Huber 10, 873.
Hübner *938.*
Hübschmann *940.*
Hueck 322, 324, 359, *939, 943.*
Huet 801, 860, 882.
Hüfner 685.
Hulles 631.
Hulst *942.*
Hummel *941.*
Hunter 23, 377, 450.
Hunziker 352.
Hürthle 714.
Husten *944.*
Hutchinson 283, 604.
Hutinel 601.
Hymans v. d. Bergh 127, 559.

Ibrahim 290.
Icard 8.
Ignatowsky 611.
Immermann 607.
Inada *945.*
Ino *945.*

Isaeff 174.
Isaak 879.
Ischikawa 513.
Israel, O. 788.

Jacobs 382.
Jacoby 699, *937*, *942*.
Jackson 901.
Jacquet *943*.
Jaffe 470, 862.
de Jager 59.
Jagie 139.
Jakob 337.
v. Jaksch 701, 763, 863, 891, 893.
Jamin 279, 725, *939*, *943*.
Jankau 363.
Janse 728.
Januschke 849, *945*.
Jarisch 325.
Jaspers *945*.
Javal 886.
Jawein 788.
Jehle 892, *945*.
Jehn 725, 754, 791, *944*.
Jellinek 111, 113, *936*.
Jenner 6, 52, 87, 688, 690, 696, 699. Edw. 171.
Jensen 190, 521, 523.
Jesionek 105, *936*.
Jochmann 64, 87, 327, 350, 356, 367, 374, 399, 427, 428, 429, 430, 449, 487, 670, 910, *937*, *940*.
Johannsen 125, 259, *938*.
Johansson 658, 771, 775.
Jokishi 654.
Jollos *939*.
Jolly 702.
Jores 288, 310, 316, 321, 341, 481, 543, 550, 583, 584, 728, 767, 790, 810, 894, *935*, *939*.
Josué 655.
Joteyko *935*.
Jourdannet 88, 119, 120.
Jürgens 521.
Jürgensen 656, 657.

Kader 866.
Kahane 689.
v. Kahlden 569.
Kähler *936*.
Kahn 836.
Kaiserling 335, *939*.
Kälble 156.
Kaminer *938*.
Kammerer 263, 630.
Kant *935*.
Kaposi 322.
Kareff 680.
Kassowitz 637, 647.
Kästner 219, 224.
Katase 358.
Kattwinkel *939*.
Katzenstein *943*, *944*.
Kaulen 121.

Kaufmann 225, 539, 567, 568, 646, *939*.
Kauffmann 320, *939*.
Kausch 801, 873.
Kawamura 333, *939*.
Kayser 79.
Kehrer 233.
Keith 800, 803.
Kelly 565.
Kenjikojo 107.
Kerschbaumer 321.
Kerschensteiner *939*.
Key 73, 410, 914.
Keye *939*.
Kienbock 819.
Kimura 496.
Kirch 542, *942*.
Kischensky 357.
Kiyono 403.
Klausner 196, *938*.
Klebs 93, 177, 430, 485, 544, 646, 744.
de Klecki 158, 439, 443, 721, *940*.
Kleinschmidt *940*.
Klemensiewicz 377, 380, 741, 756, 758, *940*, *944*.
Klemperer 151, 199, 332, 594, 617.
Klieneberger *945*.
Klose 641, 642, 649, 653, 702, *943*.
Knauer 500.
Knauthe 86.
Knoblauch *945*.
Knox Charlton 752.
Kobert 317, 320, *939*.
Koch 79, 106, 172, 198, 199, 200, 397, 452, 454, 471, 672, 685, 800, 803, 920, *937*, *938*, *940*. F. C. 47, *936*. W. 628.
Kocher 156, 387, 499, 500, 637, 638, 639, 649, 650, 918, 919, 920, 921. A. 650, *943*. Th. 37, 635, 636, 652, *935*, *943*, *945*.
Kockel 348, 357, *940*.
Köhler 737.
Kohlschuetter *937*.
Kohn 641, 643.
Kohts 855.
Kolb 519.
Kolle 140, *937*, *940*.
Kölliker 323, 701.
Kölreuter 249.
Kolster 252.
König 72, 77, 352, 642, 796, 883, *935*, *936*.
Königstein 324.
Konjetzny 551, *940*, *941*.
Kopéc 422.
Kopitz 238.
Kopp 845.
Kopsch 235.
Koranyi 682.
Korenchevsky 641, *943*.

Korn 470.
Korschelt 491, *941*.
Korteweg 45, 293, 721, 873, *935*.
v. Kossa 355, 356, 357, *940*.
Kossel 178, 323, 609.
Kossiakoff 137.
Kostenitch *940*.
Köster 570.
Koster 388.
Kovac 84.
Kramer 591, 919.
Kraus 194, 331, 674, 802. F. 144. 206, 265, 662, 664. 790, 802, *937*, *938*, *941*, *943*, *944*. R. 161, 192.
Krause 164, 358, *941*.
Krawkow 311.
Krehl 665, 685, 763, 776, 787, 790, 800, *935*, *943*, *944*.
Kretschmer 212, *938*.
Kretz 61, 877, *936*, *939*, *940*, *945*.
Krompecher 564, 576, 579, 580, 586, *941*, *942*.
Krönig 565, 566, 567, 569, *944*.
Krüger *939*.
Kruse 154, 160, 174, 192, 351, *937*, *940*, *945*.
Kuenen *939*.
Küchenmeister 234.
Kuczynski *939*.
Kufferaht 876.
Kühne 89, 90, 310, 321, 335, 804.
Külbs 284, 348, 406, 418, 776, 783, 800, *944*.
Kuliabko 8.
Külz 615, 616.
Kundrat 558, 646.
Kuntzmann 862.
Kupffer 174, 319, 704.
Kuré 346, *939*.
Kurpjuweit 176.
Kußmaul 727, 836, 861, 909.
Kuthy 165.
Küttner 75, 76, 77, 358, 729, *936*, *937*, *941*, *943*.
Kyes 139.
Kyrle 493, 494, *941*.

Laache 688.
Labbé 154, 874, *945*.
Labes 362.
Laennec 411, 509, 847, 879, 881.
Laidlaw 709.
Lamarck 261.
Lampé-Liesegang 649, *943*.
Lancereaux 619.
Landau 588, *943*.
Landerer 756, *944*.
Landmann 196, *938*.
Landois 675.
Landouzy 254.
Landsteiner 134, 135, 192, 485, 685, *939*.

Landström 650.
Lang 249, 250.
Lange 86, 733.
de Lange 398, 734, *940, 944.*
Langendorff 8, 666, *935.*
Langer 444, 725.
v. Langer 644.
Langerhans 65, 325, 342, 493, 574, 619, 620, 622.
Langhans 309, 455, 472, 475, 489, 583, 638.
Langley 625, 626, 654.
Langlois 95, 654, *936.*
Langstein 323, 649, *942, 943.*
Lanz 521, 561, 635.
Lapinski 291.
Larson 648.
Lasch 604.
Launois 634.
Launoy *940.*
Lavoisier 657.
Lazarus 107, 109, *936, 943.*
Lebedeff 234.
Lebailly 164.
Leber 904.
Leclef 192.
Leegard 164.
Leendertz, Guido 839.
v. Leer 682.
von Leersum 811.
de Leeuw 18, 340, 415, *935.*
v. Leeuwen, Storm 134, 139.
Leeuwenhoek 7, 23.
Lefèvre *943.*
Lehmann 117, 811, *937.*
Lehndorff 680, *943.*
Lehnerdt *942.*
Lehnert 604.
Lejars *935.*
Lemierre 874.
Lenhartz 319, 687, 688, 696, 848, 891.
Lenhossek 544.
Lenormant 108.
Lenz 253.
Leo 332, 361.
Leopold 515, 523.
Lepehne 880.
Lépine 89, 138, 617, 618, *937.*
Leschke 648, *945.*
Leser 230.
Lesser 314, 315, 453, 476, 477, 478, 483, 546.
Lessing *943.*
Létienne 362.
Letulle 201.
Leube 448, 690, 892.
Leuckart 357.
Leupold 310f., 317, 629, *939, 943.*
Levaditi 154, 477, 479, *937, 941.*
Levy 222, 635.
Lewandowsky 105, 455, 456, 475, 479, 480, 496, 549, 553, 654, 929f., *939, 940.*

Lewaschew 291, 658.
Lewin 190, 513, 521, 523, 524, 525, *937, 941.*
Lexer 443, 499.
Leyden 847.
Leydig 628.
Lichtenberg 112.
Lichtenstein 647.
Lichtheim 676, 752, 764, 790, 791.
Lichtwitz 351, 365, 612, 884, *940, 945.*
Lie 293.
Lieberkühn 493.
Liebermeister 656, 660, 665, 666, 878.
v. Liebig 86, 197, 330, 352, 607.
Liek *943.*
Liepmann 899.
Liesegang 653.
Lieutaud 227.
Lignac 320, 324, 506, 579, 600, 751, 879, *939.*
v. Limbeck 683.
Linnemann 101.
Lipari 100.
Lipps *935.*
Litten 299, 311, 343, 358, 725, 871.
Littré 920.
Lobsien 117.
Lobstein 509.
Locker 500.
Locy *935.*
Lode 100.
Loeb 124, 236, 498, 788. J. 384, *935.* Leo 497, 524, 584.
Loele *939.*
Loeper 887.
Loeschcke 817, *945.*
Loewi 887, *936.*
Loewy 86, 114, 119, 608, 648, 658, 667, 694.
Löffler 152, 166, 430, 489.
v. Loghem 612, *942.*
Löhlein 175, *940.*
Löhner 126, *937.*
Lomer 525.
Lommel 558, 854, *937.*
London 107, 109, 858, 859, 860, *936, 945.*
Löning 665.
Loos 192.
Lorenz, O. 243.
Lotsch *940.*
Lovén 706.
Löwitt *936, 943.*
Loye 676.
Lubarsch 73, 75, 311f., 398, 412, 502, 579, 594f., 721, 733, 742, 744, 747, 751, 764, 879, *935, 936, 939, 940, 941, 942, 944.*
Luchsinger 334.

Luciani 815, 931.
Lucké *941.*
Lucksch 238.
Lüderitz 779.
Lüdke 699, *937.*
Ludwig 658, 755, 756, 761, 782, 883.
Lugol 310.
Lukjanow 23, 285, *939.*
Lumière 599, 601.
Lury 701.
Luschan 254.
Lusk, Gr. *942.*
Lüthje 276, 616.

v. Maanen *945.*
Maas 679.
Maase 595, 764, *944.*
Maaßland 903, 920.
Macé *937.*
Macfadyen 70, 84.
Mac Gillavry 238, 789, 848, 876, *944.*
Macht 139.
Mac Kendwick 94.
Mackenzie 784, 802, 803, 807, 808, 809, 835, 836, *944.*
Mac Master 876.
Mac Nee 880, *945.*
Madelung 541.
Magendie 23, 73, 193, 289, 387, 758.
Mager 86, 87, *936.*
Magnan 214.
Magnus 764, 864, 870, *935.*
Magnus-Alsleben *945.*
Magnus-Levy 144, 145, 636, 648, 650.
Magrou 645, *941.*
Mairet 89.
Makai *941.*
Malassez 588, 686.
Malloisel 653.
Mallory 403, 550.
Malpighi 91, 109, 311, 560, 702.
Mannaberg 670, 671.
Manouélian 809, *944.*
Mantegazza 740.
Manz 904.
Marburg *943.*
Marchand 144, 217, 219, 222, 223, 234, 317, 359, 382, 390, 402, 403, 415, 422, 491, 492, 498, 537, 556, 583, 688, 694, 698, 725, 811, *936, 940, 941, 943, 945.*
Marchiafava 671.
Marès 835, *945.*
Marey 802, 841, 842.
Marie, P. 154, 254, 479, 632, 899, *941.*
Martin 8, 182, *945.*
Martius 861, *938, 942.*
Marx 180, 342.

Mason 519.
Massaglia *943*.
Massini 407, *937*.
Mathias 506.
Mathieu *945*.
Matthes 665, *936*, *942*.
Matti *943*.
Matzenauer 165.
Mauerhofer 654.
Maupas 284.
Maximow 375, 403, 404, 702, *940*.
May 687, 688, 690, 692, 696, 699.
Mayeda 310.
Mayer 492, 590, 804, *937*, *941*.
Mays 321.
Meckel 57, 235, 237, 724.
Medin 2, 164.
Meirowsky 324, 325, *939*.
Meißner 363, 626, 864.
v. Meister 17, *935*.
Mellanby 599.
Meltzer 139, 827, 857, *937*, *945*.
Mendel 247f., 249, 250, 252, 253, 255, 517, 520, 594, 599f., *938*.
Ménétrier *941*.
Menière 963.
v. Mering 18, 615, 616, 619.
Merkel 14, 279, 325, 422, 537, 725, *939*, *940*, *941*, *943*.
Mertens *941*.
Mertsching 325.
Mery 158.
Meßerer 45.
Metschnikoff 65, 173, 174, 175, 185, 186, 188, 382, 386, 405, 442, 455, 485, 673, 690, 691, *937*, *940*, *941*.
Metzner *939*, *943*.
Meulengracht 562.
Meves 256.
Meyer 45, 73, 168, 319, 687, 688, 695, 697, 699, 804, 891, 848, *937*, *939*. E. 497, 695, 844, 885, 889. H. 123, *944*. R. *941*.
Meyer-Betz *945*.
Meyerhof 382.
Meynert 902.
Michaelis, L. 521, 524, 607.
Mieremet 474.
Miescher 120, 279, 285, 331, 609f., 685, 835, *936*.
Mikkelsen 117.
Mikulicz 489.
Miles 593, *942*.
Mill, J. Stuart 27, *935*.
Millais, Everett 247.
Miller, J. W. *943*.
Miller, R. v. 634.
Milroy 767.
Minkowski 18, 363f., 609f., 616, 619, 835, 852, 877, 880, *942*, *945*.

Miura *942*.
Möbius 649.
Mockeridge 601.
Mohn *936*.
Mohr 276, 281, 284, 292, 348, 406, 418, 558, 602, 612, 670, 671, 672, 718, 783, 800, 844, *936*.
Moleschott 102.
v. Moll 680.
Möllendorff *939*.
Möller 94, 104, 470, 733, *944*.
v. Monakow 836, *944*.
Monakowski 648.
Mönckeberg 293, 336, 800f., *938*, *939*, *940*, *944*.
Mondino 22.
Monmouth 593, *942*.
Monro 908.
Moussy 641.
Moore 654, 659.
Mooy 120.
Morat 706.
Morau 511, 519.
Morawitz 398, 511, 519, 740, *943*, *944*.
Morel 254, 680.
Morgagni 22, 23, 362, 753, 807.
Morgan, F. H. 490, *938*, *943*.
Morgenroth 182f., 188f.
Mori 600.
Morison 321.
Moritz 360, 766, 775, *944*.
Moro *937*, *938*.
Morpurgo 157, 278.
Morvan 293, 343.
Mosso 85, 119, 147, 705.
Mott 709, *943*.
Mouton 273, *939*.
Much 200, 474, *937*.
Mühlens *941*.
Mühlmann *939*.
Mulder 325.
Müller 233, 478, 516, 625, 650, 806, 819, *936*. E. 292. Fr. 18, 99, 189, 276, 285, 306, 307, 368, 401, 406, 412, 530, 590, 593, 611, 616, 650, 788, 789, 848, 849, 862, 863, 882, 887, 889, 890, 893, *941*, *944*, *945*. H. 544, 766. Joh. 23, 201, 289. L. R. 626. Otto 680. P. Th. 161, 189, *937*, *938*. W. 774, 777. H. F. 697.
Müller-Hettlingen 622.
Mulon 236, *938*.
Mulzer 479, 486, *941*.
Munk 593, 615, *944*, *945*.
v. Muralt, L. 819, 821, *944*.
Murray 635.
Myers 599.

Nagayo 598, *942*.
Nägeli 256, 687, 689, 690, 691, 695, 697, 698, 699, 700, 754, *943*, *944*.

Napoleon 294.
Nasse 337.
Naunyn 144, 361, 362, 708, 737, 875, 876, 877, 880, 882, *940*, *942*, *945*.
de Negri 474.
Nehl 325.
Neill 346.
Neißer 188, 192, 475, 486, *941*.
Nencki 135, 321, 863, 870, 872.
Nenninger, O. 79, 80, *936*.
Nernst 65, 104, 123.
Neuberg *936*.
Neubürger 324, 479, *935*, *938*, *939*.
Neufeld 175, 192.
Neumann 317, 398, 496, 695, 697, 698, *937*, *939*, *940*, *943*.
Neumeister *935*.
Neurath 629, *943*.
Newton 5.
Nicolai 682, 802, *944*.
Nicolaides 836.
Nicolaier 365.
Nicolle *937*.
Nißl 305.
Nitsch 821, *944*.
Nocard 198.
Nogier *936*.
Noguchi 152, 477, 479, 486, 930, *941*.
le Noir *937*.
Nolf 188, 399, 680, 681, *944*.
Noll *939*, *943*.
Nonne 690, 767, *944*.
Nonnenbruch 882.
v. Noorden 144, 590, 608, 614, 617, 620, 868, 890, *942*, *945*.
Nordenskjöld 103.
Nösske 359.
Nothnagel 147, 518, 723, 809, 863, 864, 865, 868, *935*, *945*.
Nowak 311.
Nuhn 568.
Nuttall 174, 341.

Obermeier 162, 622, 673.
Oberndorffer *939*, *940*.
Obersteiner 109, 263, 920.
Oberwarth 84.
Ogata 740, *944*.
Ohno 602.
Okuneff 332, *939*.
Olig 352.
Oliver 86, 654, *936*, *944*.
Öllacher 224.
Opie 341.
Oppenheim 723, 902, 928, *939*.
Oppenheimer *937*, *942*, *945*.
Orgler 335, *939*.
Orth 84, 323, 497, 502, 525, 537, 575, 656, 695, 754, 788, 881, *935*, *938*, *939*, *941*, *942*.
Osborne 594, 599f.
Osler 254.
Ostertag 66, 67, 655, 656.

Ostroumoff 766.
Ostwald *937*.
Oswald 635.
Ott 695.
Oudendal 523, 712.
Overton 65, *944, 945*.
Owsjannikow 98.

Pacchioni 913, 914.
Pagel *935*.
Paget 423, 513.
Pagnier *938*.
Paltauf, A. 209, 213, 471, 588, 740. R. 688, 689, *940, 943, 944*.
Pankow 565, 566, 567, 569.
Pansini 154.
Panum 753.
Panzer 326.
de Paoli 439.
Pappenheim 325, 688, 689, 690, 691, 692, 700, *943*.
Paquelin 513.
Paracelsus 22.
Park 519.
Parkin 86.
Parrot 275, 776.
Partsch 487.
Päßler 789, *944*.
Pasteur 152, 162, 177, 178, 197, 349, 351, 397.
Pätzold 487, *941*.
Paul 79.
Paulesco 634, 635, 879.
Pauli 937.
Pavy 615.
Pawlow 17, 604, 771, 858, 859, 870, 876.
Paykull 376.
Payne *935*.
Payr 499, 637, 752.
Pearce 885.
Pearl 5.
Pearson 247.
Pedersen 117.
Peiper 68, *937*.
Pekelharing 398.
Pel 473, 667, 673.
Pembrey 656, *943*.
Pentmann *942*.
Penzoldt 817.
Perls 510.
Pernice 157.
Perrucci 131, 134.
Perthes 109.
Pertik 470, *940*.
Pesci 197.
Peter 537, *945*.
Petersen 201, 571, 576, 603, 705, 715, *938, 941*.
Petruschky 136.
Pettenkofer 164.
Pettit *945*.
Peyer 374, 698.
Peyron 544.
Pézard 630f., 647.

Pfanner 846, *945*.
Pfaundler 646, *938, 943*.
Pfeiffer 174, 180, 186, 188, 488, 499, 606, *937*. E. 360, 890. H. 93. R. 177, 180.
Pfister 364.
Pflüger 276, 291, 371, 567, 659, 660, 665, 666, 862, *943*.
Phleps 652.
Pianese 510, *941*.
Pick 519, 521, 537, 871. E. 878. L. 732, 735.
Pickhan 77.
Pinard 442.
Pincussen *936*.
Pincussohn *942, 945*.
Pineles 637.
Pinoy 488.
Pirilü 479, *941*.
v. Pirquet 170, 172, 194, *937*.
Plate 253, *938*.
Plato 329.
Plaut 354, 479.
Plehn 671. M. 521.
Podwyssotsky *939*.
Pohl 123, 190.
Poirier 78, *936*.
Poiseuille 61, 62, 378, 379, 380, 741.
Poisson 37.
Pollak 655.
Polya 342.
Pommer 603, 604.
Poncet 753.
Ponfick 17, 65, 93, 320, 342, 425, 491, 493, 675, 703, *945*.
Popoff 877.
Porges 617, 653, 893.
Port 702.
Posselt *945*.
Potain 766.
Pott 442.
Poupart 442.
Praeger 598.
Prandl *944*.
Prausnitz 592.
Pravaz 86.
Prévost 222.
Prießnitz 101.
Pringsheim 326.
Prins 201.
Prior 788.
Profeta 166.
Prowazek *937*.
Prym 72, 77, *936*.
Pugliese 703, 879.
Punnett 247, 259.
Purkinje 800.
Pütter *940*.

Quetelet 4, *935*.
Quincke 317, 318, 688, 766, 881, *945*.
Quinquaud 619, 655.

Rabe 870.
Rabinowitsch, L. 84.
Rabl 256.
Rachmanow 496.
Rählmann 312.
Ranke 16, 705, 715.
Ransom 73, 128, 134, 168.
Ranvier 313, 404, 495, *939, 941*.
Rauber 262.
Raubitschek *942*.
Rautmann 670, *935, 943*.
Ravant 488.
Ravina 911.
Raynaud 723.
Reaumur 490.
v. Recklinghausen 73, 229, 308, 318, 321, 330, 369, 434, 547, 548, 568, 604, 605, 674, 741, 753, *939, 942, 943*.
Reclus 402.
Reddingius 286, 375.
Redlich 538, 553, 554.
von Ree 462, 540.
Reerink 498.
Regendanz 388f., *940*.
Regnard 664.
Rehn 500, 650.
Reiche 179, 268, *937*.
Reichenbach 84.
Reid 30.
Reineboth 824.
Reinhardt 852.
Reinke *941*.
Reiß 93, 867.
Remak 570.
Renner *938*.
Retzius 73, 410, 914.
Reuterwall 55, *936*.
Reuß 376.
Reverdin 636.
Rey 356.
Reyn 103, 104.
Ribbert 61, 83, 157, 493, 500, 513, 516, 522, 538, 539, 540, 543, 544, 549, 550, 554, 558, 567, 568, 571, 576, 579, 751, *935, 936, 941, 942, 944*.
Richard 644.
Richards 655.
Richardson 102.
Richet 193, 659, 835, *938*.
Ricker 388f., *940*.
Richter 608, 648, 687, *942*.
Ricord 478.
Riedel 363, 603, *935*.
Rieder 693, 697, 698, 699.
Riegel 74, 708, 843.
Riesel 556, *942*.
Rietschel *941*.
Rihm *945*.
Rimpau 175, 192.
Rindfleisch 332, *939*.
Ringer 8, 500.
Rischpler 96, *936*.
Robertson 535.
Robin 275, 570.

Rochaix *937*.
Roché *941*.
Rodet 443.
Roger 439, 601, *935*, *937*, *940*.
Rogoff 619.
Rogowitsch 633.
Rohde 885.
Röhmann 123, *937*, *939*.
Rohmer 799, *944*.
Rohrer 850.
Röhrig 659, 804.
Rokitansky 21, 569.
Rolly 181, *943*.
Romberg 708, 787, 790f., 797, 800, 929, *944*.
Romeiss 629, 642.
Römer 83, 180.
Rondoni 602.
Röntgen 106, 107, 108, 109, 110, 111, 294, 387, 511, 513, 529, 572, 695, 744.
Roos 636.
Rosenau 194, 196.
Rosenbach, A. 208. O. 783, 836, *935*.
Rosenberg, M. 891.
Rosenblath 920.
Rosenfeld 606, 608, *939*, *941*, *942*. G. 331, 334, 617, *943*.
Rosenow 402, *940*.
Rosenstein, S. 17, 278, 615.
Rosenthal 542, 879, 881, *937*.
Roßbach 85, 99, 861, *936*.
Rost *944*.
Rostan 749.
Rostoski 128.
Rößle 294, 325, 744, *937*, *939*, *940*, *943*, *944*.
Roth 455f., 593, *942*, *945*.
Rothberger 808.
Rotter 262, 516f., *941*.
Rous 876.
Roussy 888.
Roux 149, 185, 216, 485, *941*, *945*. W. 490, *935*.
Rovida 407.
Rovsing 898.
Roy 634, 701, 771, 789.
Rubaschkin 262, 516.
Rubbrecht *938*.
Rubner 275, 352, 590, 591, 593, 658f., 660, *937*, *942*, *943*.
Rubow 332.
Rüdel 356.
Rudinger 650, 654, 655.
Ruffer 439.
Rumpf 484.
Rutherford 107, *936*.
Rütimeyer 65.
Ruß 196.
Russell 190, 809.

Saake *936*.
Sabbatani 94.

Sachs 695. J. 103.
v. Sachs 201.
Sackur 823.
Sahli 665, 681, 685, 689, 822, 823, 927, *943*.
Salkowski 334, 346, 860.
Saltikoff 903, 920.
Saltykow 304, 422, *939*, *940*, *941*.
Salvioli 744.
Samelson *938*.
Samuel 91, 92, 98, 291, 373, 385, 439, 706, *940*.
Sanarelli 166, *937*.
Sandström 641.
Sänger 905.
Sappey 75, 77, 718.
Sauerbeck 619, *942*.
Sauerbruch 58, 824, 911.
Saugmann 656.
Saxer *943*.
Scaffidi 334, *939*.
Schade 96, 116, *937*, *940*.
Schafer 630.
Schäfer 654.
Schaffer *940*.
Schamberg *941*.
Schaper 109.
Schattenfroh 175.
Schaudinn 477, *941*.
Schaumann 596ff., 599, 601.
Schauta 44.
Schech 848.
Scheel 55, 164, *935*, *937*.
Schenck 470.
Schepilewsky 311.
Scheunert 859.
Schick 172, 194, *937*.
Schiefferdecker 277, 281, *939*.
Schmiesky 434.
Schiff 337, 635, 701, 927.
Schifone 918.
Schilling 17, 670, 671, 672, 740, *937*.
Schimmelbusch 83, 740, 741, *944*.
Schindeler 703.
Schippers 346.
Schittenhelm 364, 601, 609, 611, 763f., 808, *938*, *942*.
Schklarewsky 380, *940*.
Schlagenhaufer *945*.
Schlager 893.
Schlater *935*.
Schlayer *944*.
Schlecht 601, 763f.
Schleich 376.
Schleiden 23.
Schlesinger 93, *939*.
Schlikoff 99.
Schmaus 44, 289, 307, 920, 922, *939*, *945*.
Schmidt 183, 542, 868. A. 398, *945*. M. B. 45, 356, 357, 528, 551, 569, 595, 698, 704, 752, *939*, *941*, *944*. Moritz

395, 766. P. 94, 104, *936*. R. 809, *944*.
Schmidtmann 811f., *944*.
Schmiedeberg 321, 325, 609, 804.
Schmieden 501, 719, *941*.
Schmincke 535, 629, 702, *942*, *943*.
Schmorl 359, 603, 750, 751, 873, 874, *942*.
Schneider 359.
Schnitzler 548.
Schoch 159, *937*.
Scholz 647.
Schöndorff 276.
Schöne 498, 499, 500, 521, *941*.
Schoo *940*.
Schopenhauer 27.
Schopper 494, *941*.
Schottmüller 892, *937*.
Schridde 233, 502, 506, 515, 690, 691, 698, 702, 740, *940*, *941*.
Schröder *936*.
Schrottenbach 918, *945*.
v. Schrötter 86, 87, 118, 326, *936*.
Schuchardt 398.
v. Schuckmann *937*.
Schüffner 671.
Schüller 641.
Schulten 904.
Schultz 500.
Schultze *939*, *940*. Max 90, 93. O. 235, 723.
Schulz 133, 659.
Schumacher 725, 791, 944.
Schumburg 146.
Schumow-Simanowsky 135.
Schur 694, *942*.
Schütz 198, 452, 489.
Schütze 352.
Schuyten 117.
Schwalbe 245, 491, *935*, *938*, *939*, *943*. E. 217, 220, 224, 225, 234, 410, 740, *944*. J. *939*.
Schwann 23, 336, 495, 548, 797.
Schwartze 118.
Schwarz 108, *936*, *943*.
Schweninger 568.
Schwenkenbecher 639.
Seemann 603.
Seguin *943*.
Sehrwald 80.
Selig 775, *944*.
Semon 263, 264, *938*.
Senator *944*.
Senftleben 376, 386, *940*.
Sertoli 110.
Setschenow 782.
Seyfarth 318, *939*.
Seyler *942*.
Sherrington 289.
Shimbo 346, *939*.

Sick 733.
Siebeck 852. *945.*
Siebert *944.*
Siegel 97, 897, *940.*
Siegenbeek von Heukelom220, 225, 229, 414, 554, 562, 873.
Sigand 212.
Silberschmidt 159, *937.*
Silvestrini 670.
Simmond 537, 629.
Simon 506, *941.*
Simonart 239.
Simpson 657, 862.
v. Sinner 309, *939.*
Sjollema *942.*
Sklawuros *940.*
Slye, Mand. 517, 520, *941.*
Smith 631, 650, 658. Th. 198, 452.
Snellen 138, 450, *940.*
Sobernheim *937.*
Sobotta 701.
Sollberger 702.
Sollier 899, 900, *945.*
Solonin 312.
Sommer 331.
Sommerfeld 106.
Sondén 275.
Sonnenburg *936.*
Sonntag *938.*
Spalitta 886.
Spallanzani 490.
Spalteholz 23, 302, 725, *939, 943, 944.*
Speck 658, *942.*
Spek, van der 56, *936.*
Spehl 59, 705.
Spemann 235, 237.
Spengler 151, 199.
Spieckermann 352.
Spiegel 183.
Spielmeyer 366ff., 413, 424, 495f., *939, 945.*
Spieß 658.
Spiro *945.*
Spronck 727.
Spruyt *935.*
Stadelmann 144, 877, 881.
Staehelin 281, 284, 292, 348, 406, 418, 558, 602, 612, 670, 671, 672, 718, 783, 800, 844, 849, 852, *936, 944, 945.*
Stahl 102, 137.
Stallo *935.*
Stannius 808.
Stark 225.
Starling 622, 629, 756, 758, 864, *944.*
Statkewitsch 285.
Stäubli 890. *936, 943.*
Steenhuis 18, 286, 871.
Steensma 882.
Stefani 724.
Steffens 830.
Steinach 630, 647.
Steiner 388, *941.*

Steinschneider 345, *940.*
Stemmler 345.
Stenson 727.
Stepp 598, 600, *942.*
Stern *935.*
Sternberg 329, 471, 629, 644, 694, 698, *940, 941, 942, 943.*
Stevenson 636.
Stewart 619.
Sticker 525, *936.*
Stieda 326, 491.
Stieve 629.
Stiller 205, 206, *938.*
Stilling 494.
Stintzing 52, *945.*
Stockis 93.
Stoerk *941.*
Stokes 119, 807, 835, 836, 904.
Stokvis 127, 610, 892.
Stolnikow 870, 871.
Stöltzner 603, 604, 605, *942.*
Stolz 654.
Strandberg *936.*
Stransky 499.
Stranz 473.
Strasburger 102, 256.
Straßer 701.
Sträter 317.
Straub *936.*
Straus 457, 763, 883.
Strauß 890, 893, *945.*
Strübing 706.
Strümpell 847.
Stuart Mill *935.*
Stumme 631.
Succi 593.
Sudhoff *935.*
Sudsuki *940.*
Suermondt 860.
Sumita 359.
Süring 119.
Sutton 789, 894.
Sydenham 197, 267.
Sylvius 67, 748, 749, 916.
v. Szily 325.

Tabora *944.*
Takaki 168, 597.
Takamine 654.
Takamura 510.
Talma 127, 354, 719, 722, 848, 861, 866.
Tamburini 632.
Tanaka 357.
Tandler 110, 204, 628, 629, *938, 943.*
Tangl 659.
Tappeiner 93.
Tarchanoff 674, 876.
Tawara 800, 803.
Teissier 621.
Tendeloo *935, 936, 938, 940, 942, 944, 945,* s. Vorwort.
Tenner 727, 909.
Terplan 479.
Tesla 113.

Testut 915, *945.*
Thannhauser 317, 609, 611, *939, 943, 945.*
Thaysen 326, 332, *939.*
Theinert 117.
Thelen *935.*
Themison 21.
Thibiergi 488.
Thiemisch 285.
Thiersch 570, 681, *941.*
Thoma 57, 346, 366, 685, 724, 810, 811, *935.*
Thomas 363.
Thompson 887.
Thomson 108, 280.
Thorel *943, 944.*
Thudichum 335.
Tigerstedt 16, 275, 771, 775, 858, *942, 943, 944.*
Tilanus 920.
Tilmann 375, 909, 921.
Tilp 493, *941.*
Tittel 734.
Tizzoni 131, 134.
Tobold 85.
Toldt 725.
Tomsa 761.
Tower 264.
Traina 285, 332, *939.*
Traube 23, 387, 665, 789, 836.
Trautwein *943.*
Trembley 490.
Trendelenburg 291.
Treves 865.
Triger 87.
Trommsdorf 182.
Trousseau 651, 820, 847, 867, 868.
Tschermak 247.
Tschiriew 98.
Tschmarke *936.*
Tsutsui 513.
Tugendreich 663.
Tumas 855.
Türk 403, 686, 691, 693.
Twort 176, *938.*

Uffenheimer *938.*
Ughetti 664.
Uhlenhuth 195, 486, *941.*
Umber 144, 591, 616, 718, 881, 882.
Underhill 862.
Unger 513.
Unna 108, 314, 325, 403, 513, *939, 940.*

Vaillard 173, 185, *940.*
Valléry-Radot *937.*
Valsalva 819, 820, 857.
Vaquez 686, 809, *944.*
Vaughan 140.
Veit 583, 750, *942.*
v. d. Velden 405, 773, *938.* R. 124.
Velich *935.*

Veraguth 291, *939*.
Verheijen 719.
Vermehren 688.
Verocay 548, *942*.
Versé 358, 873, *939, 941*.
Verworn 27, 112, *935, 936, 939*.
Vesalius 22.
Viault 120.
Vierordt 518.
Villemin 164, 207.
Vincent 159, 173, 354, *940*.
Virchow 8, 21, 23, 24, 207, 213, 310, 316, 323, 328, 334, 335, 356, 377, 383, 412, 467, 475, 482, 501, 503, 517, 543, 544, 550, 570, 603, 607, 678, 680, 681, 689, 697, 703, 737, 738, 741, 750, 863, 875, *935, 938, 941*.
Vitaut 608.
Vivenot 797.
Vogel 702.
Vogt 93, 641, 642, 653, 734, 752, 780, 791, *936, 942, 943, 944, 945*. A. 781. H. 328, 602, 604.
Vögtlin 599.
Voit 276, 591, 592, 593, 606, 659, 867.
Volhard 893, 894, *945*.
Volk 182, 183.
Volkmann 45, 46, 58, 423, 497, 662, *935*. Rud. 96.
v. Voornveld *936*.
Vorpahl 332, *939*.
Vosbourgh 655.
Vossius 876.
de Vries *941*. H. 247, 251, 255, 262.
Vrolik 220.
Vulpian 654.

Wagner 734, 751.
Wakeman 655.
Waldenburg 85, 86.
Waldeyer 313, 570, 571, 641, *941*.
Waldvogel 593.
Waller 289, 378.
Walter *942*.
Warburg 124, 685.
Warstat *942*.
Warynski 238.
Wasbutzky 68.
Wasielewski *937*.
Wassermann 168, 180, 182, 184, 191, 192, 200, 201, 485.

Wassink 61, *936*.
Weber, E. 37, 47, 840, *937, 943*. S. *942*. Th. 848.
Wechsberg 188.
Weed 914.
Wegelin 544, 638, *942, 943*.
Wegner 679.
Weichardt 16, *935, 937*.
Weichselbaum 400, 619, *942*.
Weidenreich 126, 322, 692, 702, *937*.
Weigert 184, 289, 345, 384, 455, 538, 853, *938*.
Weil 85, 192, 542, 879, *945*.
Weilsch 879.
Weinland 190.
Weinberg 245, 474, 604, *938, 941, 942, 943*.
Weintraud 610, *936*.
Weir-Mitchell 51.
Weismann 255, 257, 261, *938*.
Weiß 56.
Welch 97, 165, 341, 402, 516, 743, 744, 747, 763.
Weleminsky 64, 829.
Wells 196, 346, 357, *939, 940*.
Welti 744.
Wenckebach 801, 802, 803, 805, 807, 808, 825, *944*.
v. Werdt *942*.
Werlhof 700, 732.
Wernich 597.
v. Werra 358.
Werth 568.
Wertheim 93, 99.
Wertheim, Salomonson 342, 496, 502.
Wertheimer 753, 806.
West 814.
Weyl *936*.
Wharton 227, 542.
Whipple 878, 879.
White 213.
Wichmann 612.
Wick 660.
Wickman 164.
Widal 886.
Widmer 119, *936*.
Wiener *942*.
Wiersma 212, 805, *938*.
Wiesel 124, 655.
Wiget 309, *939*.
Wilbrand 905.
de Wildt 157.
Wilke 417.
Williams 512, 516, 518, *941*.
Willmanns 117.
Wilms 93, 515, 587.

Wilson 256, *938, 939*.
Wind 106.
Windaus 333.
Winiwarter 378, *943*.
Winkler 805, 836.
Winterberg 808.
Winternitz 98, 99, 443, 660.
Witt, Lydia de 800.
Witte 194, 195, 325, 681.
Wladimiroff *941*.
v. Woerden 733.
Woglom 521, *937, 941*.
Wöhler 4.
Wohlgemuth *942*.
Wolff 467, 694, 701, *939, 941*, C. F. 256. G. 491. J. 45, *935*.
Wolkow *940*.
Woodruff 284, *939*.
Wotzilka 845, *945*.
Wright 175, 740.
Wunderlich 656.
Wundt 147, *935*.
v. Wyß 890.
Wyssowitsch 65, 156, 173

Yamagiwa 513.
Yersin 148, 149.
Yung 103.

Zaaijer 449, 560, 663, 821, 857, *941*.
Zahn 515, 740, 742, 744, *944*.
Zambaco-Pacha *941*.
Zangger 755.
Zeiß 685.
Zenker 345.
Zenoni 311.
Zeppert 164.
Zeri 690.
Ziegler 913. E. 222, 224, 319, 375, 894. K. 76, 473, 474, *936, 939, 941*.
Ziehen 28, 629.
Zilva 599.
Zimmermann 704.
Zollinger 783.
Zondek 497, 595, 764, *941, 944*.
Zöpperitz 501.
Zuckerkandl 537, 640, 643.
Zuntz 118, 119, 120, 146, 593, 608, 617, 659, *936*.
Zurhelle *944*.
Zwaardemaker 108, 282, 848.
Zweifel 144, *937*.
Zybell *942*.

Sachverzeichnis.

Aalserum, hämolytisches 178.
Abartung 294.
Abasie 929.
Abderhaldensche Reaktion 190, 200.
— — Spezifizität der 200, 201.
Abhärtung 137.
Abiogenesis 7.
Abiotrophie 208.
Abkapselung 421 f.
Abkühlung 94—101. Vgl. Temperatur.
— und Albuminurie 892.
— und Anämie 98, 99.
— und Blutverteilung 98, 99, 100, 306, 706.
— und Darmperistaltik 865.
— und Empfindlichkeit 94, 95, 99.
— und Entzündung 95, 96, 97, 390.
— und Erkältung 96, 97.
— und Erosionen der Magenschleimhaut 99.
— und Gefäßveränderungen 94—100.
— und Gefrierung 95, 96.
— und Gewöhnung 96, 137.
— als Heilmittel 100, 101.
— und Hyperämie 94, 98, 99, 100, 369.
— von inneren Organen 96.
— Nachwirkung 657.
— und Nekrose 95, 96.
— und Phagozytose 100.
— physikalische Regulation bei 660.
— Reaktion bei 98.
— Stoffwechsel bei 659, 660, 661.
— und Wärmehaushalt 659, 660, 661.
— Zyanose durch 711.
Ablagerung s. a. Embolie und Verteilung.
— physikalische Gelegenheit zur 61—65, 67—83, 168, 211.
— und Gerinnselbildung 62, 64.

Ablagerung von Giften 130, 168, 169, 384.
Abmagerung 605, 607.
— und Kachexie 530.
— bei Diabetes 614.
— bei Eckscher Fistel 870.
— und Kachexie 530.
— in pneumat. Kammer 86.
— Verhalten eines Lipoms bei 510, 541.
— bei Krebs 607.
— bei Lungentuberkulose 607.
— bei Morbus Addisoni 573.
Abnorm 4, 6.
Abnormität 8, 9.
— Dominanz einer 253.
— und Mißbildung 215, 216.
Abnützung und senile Atrophie 284.
— der elastischen Fasern 55, 56, 145.
— und Emphysem 145, 271.
— und Gefäßveränderungen 145.
Abnützungspigment 322.
Abortivformen einer Störung der inneren Sekretion 624.
Abortus und Chorionepitheliom 584.
Abrin, hämolytische Wirkung 128, 178.
— Immunisierung gegen 178.
„Absences" 902.
Absonderungen nach Blutverlust 677.
Absorption von Agglutininen 182, 192.
— von Gas in Flüssigkeiten 88, 89.
— von Giften 65, s. a. Gift.
— von Licht 104.
— von Röntgenstrahlen 108.
— von Tetanustoxin in der Leber 65.
Abszeß, Vorkommen 67, 77, 80, 402, 405, 407, 408, 431, 434, 435, 442, 462, 463, 464, 471, 482, 485, 488, 489.
— Autosterilisation 142, 409.

Abszeß, Bau der Wand 408, 417, 431, 434, 435, 441, 462, 463, 464.
— Durchbruch 65, 409.
— Entstehung der Entzündungsmäntel um denselben 431 ff., 434 ff.
— hypophrenischer 432, 434, 435.
— und Geschwür 446, 447.
— heißer 408, 462.
— kalter 408, 462.
— und kollaterales Ödem 434, 435.
— und Leukozyteninfiltrat 19, 373, 402, 405, 407, 408.
— und Phlegmone 402, 432.
— periösophagealer 857.
— und Pyämie 409.
— retropharyngealer 443.
— und sekundäre Infektion 408.
— tuberkulöser 408, 462.
Abszeßkapsel 408, 409.
Abszeßmembran 408, 409.
Abwehrfermente 186, 190.
Abwehrstoff s. Alexine 174.
Acardius 215, 218, 224, 236.
— Blutkreislauf bei 218.
— Acephalus 218.
— acormus 218.
— amorphus 218.
— paracephalus 218.
— pseudacephalus 218.
— pseudacormus 218.
— sympus 219.
— monopus 219.
— und Parasit 224.
Acervulom, Acervulus 550.
Achlorhydrie 860, 861.
— und Fäulnis im Magen 861.
— bei Fieber 667.
— und Gärung im Magen 861.
— und Ptyalinwirkung 861.
Acholie 872.
Acholurie 882.
Achondroplasie s. Chondrodystrophie.
Achrooamyloid 310.
Achylia gastrica 861.

Acidosis s. Säurevergiftung 144, 145, 620.
Acrimoniae 21.
Adamantinoma 586.
— cysticum 586.
Addiment 188.
Addisonsche Krankheit 19, 322, 653.
— Erscheinungen bei 653,654.
— und Nebennierentätigkeit 653, 654.
— und Nebennierentuberkulose 653, 654.
— Pigmentierung bei 322,751.
Addition und Synergie 138.
Adeninbildung 610.
Adeninfütɪerung 364.
Adenoide Vegetation der Nasenrachenmandel 843.
Adenokarzinom 575, 581 bis 583.
— und malignes Adenom 581.
— und Darmpolyp 562, 564.
— und Fibroadenom 562.
— und Grawitzsche Geschwulst 556.
— und Myom 535.
— und Nierenadenom 556.
— Sekretbildung in 581, 582.
— und Strumae suprarenales aberratae 583.
— und Zystokarzinom 582.
Adenom 559, 562, 563, 564.
— und Spindel-Epithelzellengeschwulst 564.
— aus Nierenepithel 564.
— der Schweißdrüsen und Mischgeschwulst 509.
Adenomyoma 535, 564.
— und Myoma 535.
Adenomyxochondrom 523.
Ader, Blutdruck in 714, 715, 718, s. a. Blut, Gefäße und Vena.
Aderlaß bei fibrinöser Pneumonie 439.
Adersteine 748.
Adhäsion 768.
— der kapillären Flüssigkeitsschicht 814, 822.
— Entstehung bei Serositiden 421.
Adiadochokinesie 931.
Adiämorrhysis 705, 909.
Adipocire 334.
Adipositas s. a. Fettsucht.
— cordis 605.
— dolorosa 608.
Adrenalin 623, 654, 655, 656.
— als Antagonist von Amylnitrit 136.
— und Arteriosklerose 655.
— und Atropin 654.
— -bildung in einer Geschwulst 537, 643.
— — 642. 643, 654.

Adrenalin und Blutdruck 643, 654, 655, 788.
— Einspritzung und Lymphozytose 701.
— -gehalt des Blutes bei Morb. Basedowi 656.
— — — bei Schrumpfniere 788.
— — — bei Nebennierengeschwulst 788.
— Glykosurie 655.
— und Herzflimmern 654.
— Wirkung und innere Sekretion 655.
— — und Stoffwechsel 654f.
— — und Gefäßkrampf 722f.
— — auf das Herz 804.
— — auf die Milz 702.
— — auf den Nervus sympathicus 627, 653, 655.
— — auf den Nervus vagus 804f.
— — auf glatte Muskeln 654.
— Überempfindlichkeit gegen 196.
Adrenalorgan 642.
— und sympathisches Nervensystem 642, 643.
Adrenin s. Adrenalin.
Adsorption 182, 187, 197.
Adynamie 667.
— psychische 872.
Aegagropili 360.
Aeroneurose 121.
Affinität 151.
— und physikalische Gelegenheit 60.
— und Giftwirkung 64, 65, 123, 124, 130f.
— zu verschiedenen Zellteilen 124.
Agenesie 232, 281.
Agglutination 181, 182, 192, 193, 200.
— und Ausflockung 192.
— von Bakterien nach Absorption von Metallen 192.
— als Begleiterscheinung 192.
— durch Elektrolyte 192.
— relative Spezifität der 182, 199f.
— heterologe 182.
— homologe 182.
— bei Cholera 182f.
— bei Typhus abdominalis 182f., 200.
Agglutinationsthrombus 741.
Agglutinine 180, 181.
— Absorption 182, 191.
— Bindung ohne Agglutination 192.
— — und Salzkonzentration 183, 192.
— — und Konzentration 183.
— Freimachen nach Agglutination 182.

Agglutinine und Präzipitine 192.
— Verteilung ders. zwischen Bakterien und Flüssigkeit 182f.
Aggressine 192.
— und Phagozytose 192.
Agone und schwache Herzwirkung 750.
— und Lungenödem 763.
Agraphie 932.
Ahnenforschung 243.
Ahnentafel 243ff.
Ähnlichkeit 3.
Akapnie 119.
Akinesie 932.
Akklimatisierung 137.
Akme 663.
Akranie 227, 229.
Akromegalie 632, 633.
— postpuberale 634.
— praepuberale 633.
— und Glykosurie 620.
— und Hyperpituitarismus 632, 633.
Akroparästhesie 723.
— und Kohlenhydrattoleranz 648.
— und Riesenwuchs 644.
— bei Hypophysengeschwulst 632, 633.
Akrozephalie 215.
Aktiniengift 192.
Aktinische Thrombose 744, s. Licht- und Strahlenwirkung.
— Energie 101.
Aktinomyces 487.
Aktinomykose 451, 486—488.
— und Tuberkulose 486.
— und Syphilis 486.
— und Appendizitis 486.
— Jodatum kalicum bei 200, 471, 488.
— verallgemeinerte 487.
Aktionsstrom 112f., 622.
Aktivierung des Blutserums 188.
— des Knochenmarks 686, 695.
Alanin und Milchsäurebildung 198.
Albinismus 321.
— und Erblichkeit 253.
Albumin 125, s. a. Serumalbumin.
Albuminurie 31, 368, 891, 892.
— alimentäre 892.
— febrile 665, 892.
— lordotische 892.
— orthostatische 892.
— pathologische 889.
— bei Amyloidniere 892.
— bei Eckscher Fistel 870.
— und Hydrämie 892.
— und Polyurie 887.

Albuminurie bei Nephrosen 892.
— bei Nierenentzündung 368.
— bei Nierenstauung 717.
— bei Verbrennung 93.
Albumosen und Eiweißabbau 273, 352.
— im Eiter 407.
— und Gerinnungsfähigkeit des Blutes 681 f.
Albumosurie bei multiplem Myelom 559.
Alexie 932.
Alexine 129, 174, 188, 189, 191.
— bakterizide Wirkung 174, 175, 188.
— Bindung ders. durch Bakterien 175.
— Bildung durch Leukozyten 175, 186, 188.
— als proteolytische Enzyme 186.
— hämolytische Wirkung der 129, 187 f.
— Alkohol und Niederschlag 174.
— und Opsonine 175.
— Menge 189.
— Thermolabilität 188.
— Zerstörung 174.
Alkalialbuminate 125.
Alkaloide 124.
Alkaptonurie 323, 589, 613.
Alkohol, arterielle Hyperämie durch 707.
— Bildung im Darm 862.
— Genuß 675.
— Gewöhnung an 137, 138.
— Immunität gegen 178, 179.
— Oxydation im Organismus 135.
— Überempfindlichkeit gegen 133, 193.
— Vergiftung mit, und Fettleber 334.
— Wirkung auf Ganglienzellen 126.
— — und Konzentration 132.
— — und Hyperämie der Hirnhäute 903.
— — auf den Stoffwechsel 622.
Alkoholismus und Entzündungsverlauf 438.
— und Gangrän 353.
— und Herzschwäche 791.
— und Keimvergiftung 244, 263.
— und Leberzirrhose 133.
— und Lipämie 682.
— und Vererbung 244.
— und Tetanie 652.
— und Enthaltungserscheinungen 137.
Allergene 172.

Allergie 172.
— zeitliche, qualitative und quantitative 172.
— Mitreaktion von Geweben bei 172.
Alloplasie 502, 505.
Alloplastik 498.
Allorrhythmie 801.
Allylthioharnstoff 184.
Alteration der Gefäßwand 369, 373, 376, 377, 383, 385, 419.
Alter von anatomischen Veränderungen 32.
— und Anlage 209 f.
— und Arterienschlängelung 55.
— und Dehnbarkeit der Aorta 55.
— und Dimension 32.
— und Disposition 210.
— und Empfänglichkeit 171.
— und Empfindlichkeit 133, 154, 171.
— und Fettanhäufung 607.
— und Geschwulstbildung 523.
— und Geschwulstverimpfung 190, 521.
— und Kalkresorption 356.
— und Regenerationsfähigkeit 490.
— relatives 32.
— und Transplantation 498.
Altern, Merkmale 282 ff., s. a. senile Atrophie und Involution.
— und innere Sekretion 284. S. dort.
— und Geschlechtstätigkeit 284.
Altmannsche Granula 24, 303.
Alveolarendotheliom 554.
Alveolarepithel und Staubaufnahme durch 173.
— Verdünnung und Gaswechsel 852.
Alveolarsarkom 550, 554.
Alveolenluft, Zusammensetzung 834, 837, 839 ff.
— Erneuerung 837, 840, 850. S. a. Lungenventilation.
Amanita phalloides und akute Leberatrophie 873.
Ambozeptor 178, 188, 191.
Ameisensäure, Entzündung durch 390.
Amelus 232.
Amibodiastase 273.
Aminosäuren 190, 273, 352.
— und Eiweißabbau 273, 352.
Aminokörper und Salzsäurebindung 860.
Ammoniak 144.
— Ausscheidung im Harn bei Acidosis 144.

Ammoniak, schützende Wirkung bei Acidosis 144 f.
— im Transsudat 764.
— und Ureumbildung 144.
— Bildung bei Harngärung 897 f.
Amnesie, retrograde, bei Hirnerschütterung 919.
Amnion, Enge des, und Entstehung von Mißbildungen 237—239.
— Druck innerhalb 238, 647.
— Verhalten bei Eventration 227.
— — bei Gemini 217, 239.
Amnionstränge, Entstehung 239.
— Mißbildung durch 237, 239 ff., 242.
— Selbstamputation durch 237, 239, 242.
Amöben, bei Temperaturveränderung 89 ff.
— digestive Vakuole in, 273.
Amöbendysenterie 446.
— und metastatische Leberabszesse 66, 346, 408.
Amphiboles Stadium 663.
Amphimixis 240, 241, 255.
Amputationsneurom 496.
Amyelie 227, 229.
Amylnitrit, Antagonist von Adrenalin 136.
Amyloid 309—313.
— Ablagerung 298, 310.
— örtliche Ablagerung 312.
— Eigenschaften 302, 310, 312.
— Entstehung von 298, 310 f.
— experimentelles 311.
— bei Serumpferden 311.
— Resorption 311.
— und Hyalin 309 ff.
Amyloidentartung 122, s. a. Amyloid.
— und Autointoxikation 141.
— und Giftwirkung 122, 141.
— und Atrophie von Leberzellen 122, 298.
— des Dickdarms 313, 868.
— der Leber 311 f.
— der Milz 312, 701.
— der Niere 312, 887, 892.
Amyloidsteine 366.
Amylumverdauung im Magen 859.
Anabolismus s. Assimilation.
Analgesie 923.
Analogie 3.
Analyse 33.
Anämie, allgemeine 674, 687, 689 ff.
— — aplastische 689.
— — aregeneratorische 689.
— — Blutbild bei 687—690.
— — essentielle 689.

Anämie, allgemeine, Färbeindex bei 687, 689f.
— — idiopathische 689.
— — Knochenmarkstätigkeit bei 694ff.
— — Milztätigkeit bei 701f.
— — osteosklerotische 689, 702.
— — primäre 689.
— — progressive perniziöse 317, 678, 684, 687, 689f., 703, 733, 837.
— — relative, s. Oligämie 674.
— — sekundäre 690.
— — durch Ankylostomum duodenale 690.
— — nach Blutverlust 678, 687, 689, 702.
— — durch Bothriocephalus 690.
— — bei Hungern 592, 689.
— — und Kachexie 530.
— — bei Krebs des Knochenmarks 690.
— — bei myeloider Leukämie 697, 699.
— — bei Lungenschwindsucht 678, 689.
— — bei Magenkrebs 678, 689.
— — bei Malaria 690.
— — bei Morbus Addisoni 653.
— — bei Morbus Banti 873.
— — bei multiplem Myelom 558.
— — bei Rachitis 602.
— — örtliche 711, 721—728.
— — Abkühlung 94—100.
— — und Blutverteilung 708, 711, 721ff.
— — durch Druck 58f., 303, 306, 369, 374, 412, 468, 890.
— — bei Emphysem 58f., 818, 850, 854.
— — bei Entzündung 369, 374f., 412, 419, 439, 442, 444f., 468, 890.
— — und Höhenaufenthalt 120.
— — und Kopfschmerz 710, 722.
— — bei Luftdruckanderung 86.
Anämie, örtliche 711, 721ff.
— — paralytische 722.
— — bei Sympathikusdurchschneidung 705.
— — bei trüber Schwellung 303, 306, 412, 870.
Anaemia pseudoleucaemica 690, 701.
Anamnese 31.
Anaphylaxie s. Aphylaxie 193.

Anaphylatoxine s. Aphylakotoxine 195.
Anaplasie 513.
Anarthrie 930.
Anasarka 376, 717, 759, 761, 763f., 894.
— dermatitisch-renale 765.
— halbseitige 766.
Anästhesie 923.
Anastomose der Armarterien 723.
— zwischen tiefen und oberflächlichen Gehirnadern 915ff.
— zwischen Art. und Venae der Pia mater 915.
Anémie par anhématopoèse 689.
Anencephali 227, 229, 238, 240.
Anenzymie des Magensaftes 861.
Aneurysma 20, 35, 45, 51f.
— der Aorta 787.
— und Arteriosklerose 782.
— Berstung des 47, 484, 677, 731, 732, 733, 748f., 787, 811, 816.
— Blutdruck im 45, 287, 748f.
— Blutströmung im 748f., 769.
— und Blutungen 484, 731, 748.
— cirsoides 540.
— und Knochenusur 287, 731.
— im Osteosarkom 545.
— durch Strongylus armatus 754.
— und Thrombose 743, 748.
— traumatisches 922.
Angina 150, 269, 801.
— bösartige 269.
— diphtherische 150, 200, 428.
— diphtheritische 427, 428.
— und Erkältung 97, 391.
— und Larynxödem 845.
— bei Osteomyelitis 443.
— durch Streptokokken 163, 200.
— bei Typhus abdominalis 163.
— pectoris 723.
— — vasomotoria 723.
Angiofibroma 547.
Angioma 505, 540.
— und Angiosarkom 505, 512, 540.
— und Hamartom 505, 515, 540.
— und Knochenusur 540.
— und Lipom 540.
— und Multiplizität 515.
— und Sarkom 505, 512, 540, 550.
— und Teleangiektasie 540.
— arteriale racemosum 540.

Angiosarkom 540, 550.
— und Endotheliom 550, 552.
— und Mischgeschwulst 584.
— und Peritheliom 550.
Anhäufung s. a. Verteilung.
— und chemische Wirkung 65.
— und Entartung 294—300.
— und Entgiftung 134f.
— eines Stoffes im Organismus 592, 891.
— geschwulstartige, von Blutzellen 556ff.
— physikalische Gelegenheit zur, und Lungentuberkulose 205, 210f., 828.
— von Gift und Lungeninfektionen 828—831.
Anhydrämie 679.
— und Bergkrankheit 119, 120.
— und Polyzythämie 120.
— durch Schwitzen 679.
— s. a. Oligaemia sicca.
Anilin- und Methämoglobinbildung 127.
Anilinkrebs 513.
Animismus 22.
Anisozytose 688, 690.
Ankylose 372.
Ankylosis fibrosa 445.
— ossea 445.
Ankylostoma duodenale 690.
Ankylostomiasis und Eosinophilie 693.
Anlage 34, 208—215, 242ff., 250, 253—257, 265.
— Äußerung 253.
— und Disposition 208ff., 211.
— und Empfänglichkeit 202, 242.
— ererbte 209f., 242ff., 253, 255, 257, 519.
— und Geschwulstbildung 241.
— und Hydrocephalus 231.
— und Hypertrophie 278.
— des Individuums 240f.
— individuelle Schattierung 210f.
— konstellatorische Faktoren 253f.
— und Konstitution 203f., 208.
— zur Krankheit 145, 208ff., 242ff., 253ff.
— latente 265.
— Schädigung 234f.
— und Wachstum 208ff., 278.
Anophelesmücke bei Malaria 162, 165.
Anorexie 858.
Anoxämie 119f., 607, 711.
Anpassung 6, 15—19, 266.
— aktive 15, 18, 833.
— passive 15, 18, 833.

Anpassung von Bazillen am Nährboden 137, 152.
— in der Lamarckschen Theorie 261.
— und Gewöhnung 19, 137.
— bei Temperaturveränderung 90.
Anpassungsfähigkeit 9.
— der Drüsen 17, 490.
— des Herzmuskels 771ff.
Anschoppung 396, 400.
Ansteckung 160—168.
— aerogene 78, 163, 164.
— und Ansteckungsgefahr 160ff.
— und Familiarität 244.
— fördernde Faktoren 170.
— germinative 164.
— bei Geschwulstbildung 519.
— während des Geburtsaktes 165.
— hämatogene 165ff.
— und Infektion 148, 160 bis 167.
— intrauterine 160—167.
— Nachweis 163—167.
Ansteckungspforte 160ff.
Ansteckungswege 160ff.
Antagonist 136.
Antagonismus 134, 136, 159.
Antagonistische Giftwirkung 134, 136, 180f., 186f.
Anthrakose s. bei Lungen.
Antiabrin 178, 181.
Antiagglutinine 180.
Antiaggressin 192.
Antiaphylaxie 194.
Antiberiberistoffe 599.
Antibiose 159.
Antidiastase 189.
Antiemulsin 189.
Antienzym 136, 180, 189.
Antifermente 180, 189.
Antifibrinenzym 189.
Antigene und Antikörper 178, 180, 185, 188, 194f.
— Antikörperbindung 182, 187.
— Antikörperwirkung 181 bis 187.
— — Natur 182—184, 187.
— chemische Natur 180.
— eiweißartige artfremde 186f.
— und Giftwirkung 128, 188.
— als Kolloide 181.
— Spaltung im Darm 135.
— und Toxine 128, 149, 178.
— bei der Komplementbindung 191.
Antihämatolysine 180.
Antikoaguline 180, 874.
Antikomplemente 189.
Antikörper, aphylaktische 180, 194f.
— als Antigene 180.

Antikörper, Ausscheidung 180.
— bakteriolytische 180.
— Bildung 136, 178, 179f.
— — nach Ehrlichs Theorie 183ff.
— chemische Natur 180, 181, 182, 187.
— im Normalen und Immunserum 189.
— als Kolloide 181.
— komplementbindende 181.
— Spezifität 178, 181f., 185.
— Ursprung 180—187.
— Bindung s. Antigen.
Antilab 189.
Antineuritische Stoffe 599.
Antipepsin 189.
Antiperistaltik 864.
Antipyrin, Empfindlichkeit für 133, 196.
Antirachitische Stoffe 599.
Antirizin 178.
Antiseptika und Fäulnis 351, 353.
— Gärtätigkeit und Wirkung 132.
— und Virulenzabnahme 152.
— Wirkung 125, 138.
— — und Eiweißfällung 125.
— — und Giftwirkung 124.
Antiserum s. Immunserum 178.
Antiskorbutische Stoffe 599.
Antisteapsin 189.
Antitoxine 136.
— Bildung 178f., 187.
— Diffusionsvermögen 181.
— Menge und Wirkung 185f.
— im normalen Serum 185, 190, 195, 201.
— Spezifität 179, 185.
— und Toxine 178, 179, 185ff.
— Wirkung und Enzymwirkung 185f.
Antitrypsin 189.
Antizytotoxine 180, 189.
Antrum Highmori, Hydrops 397, 759.
Anuric 13, 93, 199, 340ff., 888, 891.
— und Durchfall 13.
— bei Hämolyse 684.
— reflektorische 888.
— bei trüber Schwellung der Niere 886, 150, 890.
Aorta s. Arteriosklerose.
— Dehnung 54f., 810f.
— Dehnbarkeit 55.
— Einreißung 47, 49, 52.
— Elastizität 37, 54, 55.
— angeborene, enge 786.
— Erweiterung und Pulswelle 769.
— Schlängelung 55f.
— Thrombose 743.
— Verengerung und Herzneurose 801.

Aorta, Wachstum 55.
— und Wirbelbildung 769f.
Aortenaneurysma 787, 816, 838, 845.
Aortendruck bei Aorteninsuffizienz 781.
— bei Aortenstenose 779.
— Erniedrigung 379, 707f., 771, 775f.
— Steigerung 707, 771f., 775, 779.
— und Herzwirkung 771, 775, 779.
Aorteninsuffizienz 777, 781 bis 783, 785.
— und Herzerweiterung 781, 782, 798.
— und Herzhypertrophie 781 bis 783.
— experimentelle 782 (Abb.).
— relative 783, 787.
Aortenstenose 773, 777, 779, 780, 785.
Aortenwand, Energiespeicherung in der 787.
Apathie 93, 653.
Aphasie 484, 899, 931f.
— amnestische 932.
— ataktische 931f.
— kortikale 932.
— motorische 931f.
— sensorische 932.
— subkortikale 932.
— transkortikale 932.
Aphthae tropicae 600, 863.
Aphylakotoxine 195—197.
Aphylaktische Reaktionskörper 180, 195f.
Aphylaktischer Anfall 193 bis 196, 345.
— Index 194.
Aphylaktisierende Körper 180, 186, 195ff.
Aphylaxie 21, 169, 185, 193 bis 196, 847.
— aktive 195ff.
— durch arteigenes Eiweiß 195.
— durch artfremdes Eiweiß 193—197.
— und Asthma 847.
— Dauer 194.
— und Entzündung 196f.
— und Enzymwirkung 186f.
— und Erbrechen 193, 856.
— und Idiosynkrasie 196.
— und Immunität 196.
— und Infektion 196.
— und Krise bei fibrinöser Pneumonie 196.
— passive 194.
— Spezifität 193.
— Toxinempfindlichkeit bei experimenteller 184f.
— Wesen 195—197.
Apituitarismus 634.
Aplasie 232, 236f.

Apnoe 29, 832—835.
— fötale 835.
Apnoea spuria und vera 835.
Apomorphin, Bildung aus Morphin 185.
— Erbrechen durch 856.
Apoplexie 204, 748.
— und Albuminurie 892.
— und Glykosurie 619.
— und Hirnsyphilis 484.
— und Miliaraneurysma 748.
— traumatische 922.
Apostema 407.
Appendizitis und Coryza 411.
— und Darmverwachsungen 421, 436.
— kollaterale Entzündung bei 436f.
— eosinophile Leukozyten bei 404.
— und Hyperleukozytose 680.
— und Leberabszeß 66, 408.
— Rückfälle bei 436.
— Schmerz bei 372.
— und Thrombose 744.
— Verlauf 266.
Appetit 86, 858.
— und Hunger 858.
— und Magensaftsekretion 858.
Apraxie 932.
Aquaeductus Sylvii, Verschluß 916.
Arbeit und Fettanhaufung 606.
— des Herzens und Hypertrophie 774, 776—793.
— bei Muskelanstrengung 775.
— der linken Herzkammer 772, 775.
— der rechten Herzkammer 772, 790, 837, 850.
— der Herzkammern bei Septumdefekt 772.
— Kalorienbedarf bei 590f.
— und Muskelhypertrophie 206f., 277f.
Arbeitshypertrophie des Herzens 776.
Arbeitertetanie 652.
Arc de cercle 929.
Argentum nitricum, Entzündung durch 390.
— Hyperleukozytose durch 680.
Argyrie (Argyrose) 67, 134, 296.
Arhythmia perpetua 807.
Arhythmie 801, 904.
— extra- und intrakardiale 805.
— myogene und neurogene 803—806.
— respiratorische 805f.
— und Herzmuskelschädigung 801f., 808.

Arhythmise bei Infektionskrankheiten 801.
— und Kreislauf 808.
— bei Myokarditis 801.
— und Nervenwirkung 803.
— und Reizbarkeit des Nervensystems 801.
Arrosion 396, 407, s. Blutung.
Arsen u. Sarkom (Affinität) 510.
Arsensäure, Reduktion im Organismus 135.
Arsenige Säure, Oxydation im Organismus 135.
Arsenvergiftung 199, 305, 340, 686.
— und Aktivierung des leukoblastischen Gewebes 695.
— und Ausscheidung 135f.
— und Durchfall 199, 868.
— Enthaltungserscheinungen bei 137.
— und Gewöhnung 137.
— Leberveränderungen bei 326.
— und Polyzytämie 686.
— und Resorption 137.
— und Remissionen der Erscheinungen 139.
Arsenmelanose 322.
Arsenkrebs 513.
Arsenwasserstoffvergiftung 875, 877.
Arten, Entstehung 255, 262.
Artunterschiede und Regenerationsfähigkeit 490.
— bei Vergiftung 33.
— bei Transplantation 498, 500.
Art. brachialis, Verschluß 726.
— coronariae. Arteriosklerose 279, 725, 780, 787, 792, 796, 809.
— Verengerung 799.
— Verschluß durch Embolus 809.
— fossae Sylvii, Embolie 749.
— Miliaraneurysmata 748.
— glomerulifera, Verschluß 726.
— hepatica, Unterbindung bei Eckscher Fistel 870.
— und Lebernekrose 871.
— als Vertreter der Vena portae 870f.
— mesenterica, Embolie 865.
— pulmonalis, angeborene Enge 786.
— Blutdruckerhöhung 790f.
— experimentelle Verengerung 781, 790f.
Arterien (s. Blutgefäße), Enge und hypoplastische Konstitution 207.
— Entzündung und Mumifikation 348.

Arterien, Entzündung, s. a. Endarteriitis.
— Erweiterung 809, 810, 811, s. Aneurysma.
— bei Herzhypertrophie 279.
— Schlängelung 55.
— Überfüllung 56.
— Verschluß 334, 343, 469, 721—731, 809.
Arterio-capillary fibrosis 789, 894.
Arteriolithen 360.
Arteriolosklerose 5, 7, 786, 811, 894.
Arteriosklerose und Aneurysma 782.
— und Adrenin 655.
— der Aorta 786f.
— und Aorteninsuffizienz 781.
— und Aortenstenose 780.
— der Art. coronariae 279, 780, 787, 793, 796, 799.
— Ausdehnung 786, 810f.
— Blutungen bei 782.
— und Blutdruck 786f., 810f.
— diffuse 810.
— und Endarteriitis 419f., 484.
— Entstehung 56, 810ff.
— und Ermüdung 810.
— und Herzhypertrophie 777, 786f.
— und Herzinsuffizienz 788.
— und Herzklappenfehler 777.
— und Mumifikation 348.
— und Pulswelle 787.
— und Pseudourämie 894.
— und Schrumpfniere 789, 887.
— und Senium 283.
— und Tonusabnahme 810f.
— Verteilung 786, 810.
Arterio-venöser Blutdruckunterschied d. Blutdrucks.
Arthritis deformans 612.
— und Gichtanfall 612.
— pauperum 609.
— sicca 445.
— urica 612.
Arthritisme 214.
Arthropathien bei Tabes und bei Syringomyelie 293.
Arzneimittelsteine 361.
Ascaris megalocephala, Teilung der Eizelle bei 262.
Ascites s. Hydrops ascites.
— chylosus 735.
Asepsis 154, 439.
Askokokkengeschwulst 488.
Aspergillus fumigatus 400.
Asphyxie 832, 834f.
— bei Neugeborenen 832.
Asphyxie locale symétrique 723.
Aspiration von Bakterien 80.
— von Kaverneninhalt 80f.

Aspiration vonMageninhalt 80.
— von Mundinhalt 80, 163.
— und Blutung 733.
— und bronchogene Vertei-
  lung 80.
Aspirationshyperämie 712,
  921.
Aspirationspneumonie 831.
Assimilation 7, 29, 274—276.
— und einfache Ablagerung
  in der Zelle 274f., 277, 279.
— und Atrophie 282.
— und Dissimilation 208, 274.
— und Eiweißablagerung
  277f.
— bei Hungern 285.
— und Hypertrophie 276,514.
— von Kohlensäure 101f.
— und Lichtwirkung 101f.
— und Nekrose 339.
— in der Pflanzenzelle 274.
— und Tod 274.
— nach Typhus abdominalis
  286.
— und Wachstum 7, 513.
— Zwischenprodukte 274.
Astadie 930.
Asthenia universalis (n. Stiller) 121, 205f.
Asthenie 667, 930.
— bei Urämie 893.
Asthma bronchiale 404, 691,
  693, 837, 841, 847, 848,
  849.
— cardiacum 838.
— Eosinophilie bei 404, 691,
  693.
— nervosum 766, 837, 841,
  847.
— und Ortswechsel 848.
— thymicum 642, 845.
— uraemicum 837, 893.
Asthmatiformer Anfall nach
  Einatmung von Pferdeluft
  196.
Asthmogene Punkte 847.
A-Stoffe 599f., 604.
Aszites 715, 718, 763, 765.
— chylosus 735, 763.
Atavismus 240, 245.
Ataxie 109, 832, 929.
— bulbäre 929.
— degenerative oder hereditäre 254.
— dynamische 929.
— frontale 931.
— kinetische 929.
— kortikale 929.
— lokomotorische 929.
— motorische 929.
— periphere 929.
— pontobulbäre 929.
— sensorische 929.
— spinale 929.
— statische 929, 931.
— bei Tabes dorsalis 832.

Ataxie vestibulare 931.
— zerebellare 254, 903, 929ff.
Atelektase s. Lungenatelektase.
Ateminsuffizienz 19, 832, 834,
  849.
— und Erstickung 834.
— und Zyanose 834.
Atemkrampfe und retrograde
  Embolie 73.
Atemmuskeln, Angriffspunkt
  839f.
— Hilfs- 833, 839f., 845f.
— Hypertrophie 840.
— Krampf 839.
— Lähmung 839.
— Tonus 814.
— Wirkung bei Kyphoskoli-
  ose 840.
Atemnot 19, 47, 833, s. a.
  Dyspnoe.
— dynamische 839.
— mechanische 839.
— bei aphylaktischem Anfall
  193f.
— bei Bergkrankheit 119.
— bei Bronchitis 411, 844,
  848f.
— bei fibrinöser Pneumonie
  400.
— durch Guanidin 93.
— bei Pneumothorax 823.
— nach radioaktiver Wirkung
  109.
— und Sauerstoffdrucksteige-
  rung 86.
— bei Tetanie 651.
— bei Verbrennung 92.
Atempause 835.
Atemwiderstand (s. Atmung)
  832, 840ff.
— inspiratorische Erhöhung
  in oberen Luftwegen 819f.,
  840—846.
— exspiratorische Erhöhung
  in oberen Luftwegen 819f.,
  840—848.
— in- und exspiratorische Erhöhung in oberen Luft-
  wegen 842f.
— Erhöhung in tieferen Luftwegen 846ff.
— bei Emphysem 840.
— bei Kyphoskoliose 840.
Äther, Lipoidlösung durch304.
— intravaskuläre Gerinnselbildung durch 737.
Ätherdämpfe, Wirkung auf
  Schmetterlingspuppen 263.
Atherom 568,s.Arteriosklerose.
Atherosklerose s. Arteriosklerose.
Athetose 928f.
Äthylthioharnstoff 184.
Athyreoidie und sporad. Kretinismus 637.

Athyreoidie und alimentäre
  Glykosurie 648.
Ätiologie 25.
Atmosphärische Faktoren 114
  bis 121.
— und Erkältung 96, 99f.,
  115f.
— und Entzündungsverlauf
  438—446.
— bei Höhenaufenthalt 120.
— und Infektion 96, 115f.
— und Krankheitsverlauf
  268f.
— und Luftdruck 114ff.
— und Lungenentzündung
  115.
Atmung, äußere 206.
— und Blutkreislauf 58, 60,
  85f., 714f., 836f., 838f., s.
  Bewegungsenergie und
  Druck.
— und Bluttemperatur 666.
— bei Erfrierungstod 96.
— „große" bei Koma diabeticum 836.
— bei Hämolyse 685.
— und Hydrotherapie 100,
  269, 832.
— bei Flüssigkeitsanhäufung
  zwischen den Pleurablättern 752, 816, 820, 837.
— und Herzinsuffizienz 717,
  719f., 752, 793f., 838.
— innere 58, 206, 832, 833,
  838f., 849.
— und intraalveolarer Druck
  s. Druck.
— künstliche, bei Schock 709.
— bei Körperarbeit 14, 774f.
— bei Luftdruckänderung
  85f., 88f., 823.
— und Lungen 826—856.
— nervöse und seelische Einflüsse auf 832.
— bei Pneumothorax 752,
  822—826.
— und Stenose der oberen
  Thoraxapertur 205.
— bei Temperaturerhöhung
  662.
— und Vagusreizung 833.
Atmungsbewegungen, Größe
  43, 269, 825, 832, 834f.,
  837—850, 854.
— Häufigkeit 662, 805, 833f.,
  837f., 842, 844f., 849.
— Kräfte 270, 823, 827, 830f.,
  834f., 839, 849, 854.
— Phasen 828, 834, 839—843.
— Rhythmus 823f., 833f.,
  840—844.
— Registrierung 842, 846.
— Dauer 827, 833f., 838, 840
  bis 846, 849.
— und Druck auf Leber 39.

Atmungsbewegungen und physiologische Eigenschaften der Leberteile 43, 870.
— und Blutkreislauf 58f., 85, 714, 813, 843.
— bei Skoliose und Kyphoskoliose 817.
— perverse 820, 825, 840f., 843, 849, 851, 854.
Atmungsgröße und Bakterienablagerung 70, 81f.
— und Bewegungsenergie von Blut-, Luft- und Lymphstromen 43, 466f., 758, s. Bewegungsenergie.
— und Pleuraverwachsungen 69f., 791f.
— und proliferative Lungenentzundung 416, s. a. bei Lungen.
— und Staubablagerung 69.
Atmungskapazität im Senium 283.
Atmungslahmung durch Blitzschlag 111.
— Skopolamin 126.
— Wechselstrom 113.
Atmungsnerven 833.
Atmungsoberfläche s. Hamoglobinoberfläche.
Atmungsreiz 29, 101, 269, 832, s. a. Atmungszentrum.
Atmungsstorungen im allgemeinen 831—835.
— Gewöhnung 834.
— Kompensation von 849 bis 855.
— periphere 833, 837—849.
— zentrale 833, 835, 836.
— zentroperiphere 833.
— bei Acidosis 144.
— bei Hirndruck 905f., 909.
— bei Hirnschadigung 901, 904.
— bei Hirnerschutterung 919.
— durch Kohlenoxyd 127.
— und Lungenatrophie 818f., 850f.
— bei Meningitis tuberculosa 904.
— Nerveneinflusse bei 834.
Atmungszentrum 29, 93, 899, 905.
— Empfindlichkeit bei CO_2-vergiftung 834.
— Ermüdbarkeit 836.
— Erregbarkeit 834, 837.
— Grenzen 832, 899.
— Kreislaufstorungen im 836, 838.
— Reizung und Sauerstoffgehalt des Blutes 832, 836, 855.
— Reizstarke und Reizbarkeit 832, 833.
— und Warmezentrum 836.

Atomgruppe, haptophore 183.
— toxophore 183.
Atonie 930.
Atresia 230, 240.
Atrioventrikularbundel s. Hissches Bundel.
Atrophie, braune 282f., 293, 316, 323, 325.
— degenerative 44, 51, 282, 296.
— einfache 282.
— und Entartung 296.
— mechanische 37, 44, 286f., 298.
— myogene 285, 293.
— myopathische 293.
— neurogene 282, 285, 289.
— numerische 282.
— pathologische 285.
— senile 17, 282—285, 304.
— serose 283.
— toxische 282, 285f., 293, 298, 414.
— trophoneurotische 289 bis 294.
— und Assimilation 282.
— durch Dehnung 37, 44, 287f., 289f., 298, 850, 854.
— durch Druck 37, 44, 283, 289f., 298.
— und Entartung 44, 282.
— und Empfindlichkeit 146.
— bei Entzundung 414.
— und Giftstarke 132.
— und Giftwirkung 121.
— und Heilung 490.
— durch Hunger 145, 282, 287, 592f.
— und Hyperdissimilation 282.
— durch Inaktivitat 45, 287f., 291.
— des Nervus opticus 905.
— von Nervenbahnen 208.
— durch Radium 294.
— durch Röntgenstrahlen 294.
— und Überanstrengung 280.
— und Usur 288.
— und Verkleinerung anderen Ursprungs 282.
— Zellkerne bei 281f.
Atropin, Antagonist von Morphium 136.
— und Empfindlichkeit 133.
— Vergiftung durch 140.
— — und Botulismus 140.
— Wirkung 122, 140.
— — bei Arhythmia perpetua 808.
— — bei Dissoziation von Vorhof und Kammer 808.
— — auf das Herz 804.
— — auf den N. vagus 124, 804.
— — auf den Sympathikus 627.

Atypie von Epithel 507, 561, 576.
— — — in Geschwür 109, 507.
— — — bei Krebs 571, 578, 581.
— von Geschwulstgewebe 507, 509, 516, 532, 534, 539, 543, 561.
Ätzalkalien und Eiweißlosung 125.
Ätzwirkung 124, 125.
Atheromzyste 568.
Aufbrauch und Ermüdung 16.
Aufbrauchkrankheit 208, 214.
Aufstehen der Wöchnerinnen 745.
Aufstoßen 856.
Augenmuskellahmung 903.
Augenwasser, Abtötung von Bakterien durch 174.
Auricular plugging 808.
Ausartung 294.
Ausatmung, angestrengte 815, 819, 825, 835, 839f., 846, 849, 855.
— ruhige 826.
— Dauer ders. 823, 841, 843, 849.
— Krafte der 815, 820f., 825, 838f., 842f.
— bei Bronchialasthma 841, 847, 849.
— bei hoher inspiratorischer Verengerung der Luftwege 840—846.
— bei hoher exspiratorischer Verengerung der Luftwege 842, 846.
— bei hoher fortwahrender Verengerung der Luftwege 842.
— Sexualitat 630.
Ausfall und Ablagerung von Salzen 355—366.
— in Gewebe 355—359.
— in tote organische Stoffe 355, 357.
Ausflockung und Agglutination 192.
— von kolloidalen Komplexen 192.
Ausreifung von Zellen in Blastomen 509.
Aussatz s. Lepra 474.
Ausstrahlung s. Irradiation.
Autoavitaminosen 597, 607.
Autobiose 160.
Autoinfektion 141, 155, 158f., 168, 390.
— und Hypostase 442.
Autointoxikation 140—145, 620.
— bei Diabetes 144, 621.
— bei Urämie 893.

Autolyse 304, 346, 347, 405.
— in Eiter 347.
— bei ischämischer Nekrose 730.
Autophagie 617.
Autosit 224.
Autosterilisation 142f., 409.
Autotomie 490.
Autotonus 684.
Autotransfusion 677.
Autotransplantation 446, 448.
Auximone 601.
Avitaminosen 592, 594ff.
Avidität für Eiweiß nach Verhungerung 594.
Azetessigsäure 620.
Azeton, Ausscheidung 136, 145, 593, 614, 620, 621.
— bei Acidosis 145, 620, 621.
Azetonkörper, Bildung 145.
Azetonurie, experimentelle 145.
— febrile 665.
Azidalbumine 125.
Azidosis 144, 620, 893.
Azotämie 891, 894.

Bacillus botulinus 140, 141.
— coli s. Kolibazillen.
— diphtheriae s. Diphtheriebazillen.
— von Friedländer 158, 400.
— lactis aerogenes 352.
— largus 158.
— des malignen Ödems 351, 396.
— mallei 489.
— phlegmones emphysematosae 402.
— von Plaut-Vincent 354.
— proteus 898.
— putrificus 352.
— pyocyaneus 180, 405, 666.
— septicus 162, 351, 353, 397. 862.
Bahnen des Hirns 922ff.
Bakteriämie 150, 166, 447ff.
— Bewußtsein bei 450.
— Blutungen bei 449f.
— Durchfall bei 450.
— und Eiterung 450.
— bei Entzündung 447.
— Fieber bei 450.
— Fixationsabszeß bei 447, 668.
— bei Milzbrand 448.
— Puls bei 450.
— und Pyämie 448f., 450.
— und Saprämie 447f.
— und Typhus abdominalis 448.
— Vergiftungserscheinungen bei 448.
— und Virulenz des Mikroorganismus 448.

Bakterielle Gifte 140ff., 156, 192, 199.
— — und Entzündung 390.
— — Gewinnung 141.
— — Labilität 142.
— — Stärke 150.
— Giftwirkung 140f., 150f., 192, 199.
— Stoffwechselprodukte 142f., 150.
Bakterien, Ablagerung aus d. Blute 65—67, 156, 173.
— — in der Lunge 70.
— — und Luftströme 78.
— — aus der Lymphe 67 bis 73, 74f.
— Abtötung 89f., 102, 174.
— aerobe 160, 351.
— Agglutination nach Absorption von Metallen 192.
— Aggressinbildung durch 192.
— anaerobe 160, 351, 396f., 402, 407.
— Anpassung an Veränderung des Nährbodens 137, 152.
— als Antigene 180.
— Aufnahme in Haut und Schleimhäute 83f.
— Ausscheidung 136.
— Durchgängigkeit des Deckepithels für 83f.
— Embolie 63, 749—755.
— Eintrocknung 126.
— und Eiterung 408.
— Extrakt als Antigen 191.
— und Fäulnis 349—354.
— und Giftbildung aus bestimmten Mutterstoffen 152.
— und ererbte Immunität 173—176, 179.
— Kultur und bakterielle Gifte 141f.
— Metastase 64.
— primäre Latenz 156.
— proteolytische Wirkung 189, 401f.
— Sporen 90, 156.
— Schädigung durch bakterielle Stoffwechselprodukte 160, 178.
— Schädigung durch leukozytäre bakterizide Stoffe 174.
— Wachstum und Feuchtigkeit des Gewebes 154, 439.
— — und Gewebsschädigung 149.
— — und Giftabgabe 828f.
— — und Giftstärke 149.
— — im strömenden Nährboden 64, 153f., 466, 828f.
— — und Magenbewegungen 859f.

Bakterien, Wachstum und Radiumbestrahlung 108.
— — und Röntgenbestrahlung 108.
— — und Salzsäuregehalt des Magensaftes 859f.
— Wechselbeziehungen zwischen und Blutserum 175.
Bakteriensteine 366.
Bakterienträger s. Bazillenträger 161, 267.
Bakteriolyse 128, 174f., 188.
— Ehrlichs, Vorstellung der 188.
Bakteriolysine 180.
— Wirkung in vitro 180f.
— bei der Krise der fibrin. Pneumonie 196.
Bakteriolytisches System 188.
Bakteriophag 176.
Bakteriotropine 192.
— und Phagozytose 175.
— der normalen und Immunsera 176.
— stabile 175.
— thermolabile 175.
Bakteriurie 162.
Balanolithen 361.
Balkenstich bei Hirndruck 908, 910.
Bantische Krankheit 33, 703ff., 873.
— Erscheinungen bei 873.
— Splenektomie bei 703.
Basaliom 585.
Basalzellenkrebs 575, 576, 578, 580.
Basedowsche Krankheit und Adrenalingehalt des Blutes 656.
— — und alimentäre Glykosurie 650.
— — und Basedowkropf 649f.
— — und Bluttemperatur 651.
— — und Durchfall 651, 868.
— — Erscheinungen 649f.
— — Faktoren 9, 651.
— — formes frustes von 651.
— — und Geschlechtstätigkeit 651.
— — und Hyperthyreoidie 9, 639, 649f., 656.
— — und Sympathikus 9, 650.
— — und Stoffwechsel 650.
— — und Tetanie 652.
Bastard 247f., 251f.
— einseitiger 251.
— intermediärer 251.
— Arten dess. 247f., 251f.
— Rückschlag nach den Stammformen 252, 254.
Bauchdruck s. Druck.
Bauchfellentzündung s. Peritonitis.

Bauchfellmetastasen bei Krebs 527.

Bauchfellverwachsung und Darmverengerung 866.

Bauchgeschwulst und Thoraxerweiterung 817.

Bauchinhalt, Vermehrung und Änderung der Thoraxkapazität 12, 270, 817, 838, 840.

— Verringerung bei Kyphose 817.

Bauchmuskeln, Tätigkeit bei angestrengter Ausatmung 815, 820, 825, 839.

— - bei der Bauchpresse 38, 56, 73, 820, 855.

— - bei Asthma 849.

— - bei Erbrechen 855.

Bauchpresse 38, 56, 73, 820, 855.

— und Apoplexie 748.

Bauchspalten 237.

Bauchsympathikus, Druckempfindlichkeit bei Colica mucosa 863.

Bauchtyphus s. Typhus abdominalis.

Bauchwand, Dehnung u. Dehnbarkeit 57, 73, 817, 825.

Bauernwurstmilz 473.

Bazillenträger 156, 161, 267.

— und Dauerausscheider 161.

Beckenaderthrombose 745.

Bedingungen und Konstellation 26, 28.

Begriffe, allgemeine 1, 2, 4.

Begriffsbestimmungen 1.

Benommenheit 902, s. a. Bewußtseinsstörung u. Koma.

Beobachtungspuls 806.

Bergkrankheit 89, 119.

— Erscheinungen und Ursachen 119.

Berglandklima 118.

Beri-beri und Herzhypertrophie 777.

— - und Herzinsuffizienz s. Herzinsuffizienz.

— und Klima 118.

— und Ödem 596ff.

— und Polyneuritis 596ff.

— und Reisnahrung 596ff.

Bewegungen, peristaltische 858f.

Bewegungsenergie 25, 36, 46.

— bei Stoß und Ruck 46.

— der Lymphe und Ablagerung 68f., 210.

— - und kollaterale Entzundung 434.

— - in der Lunge 43, 68f., 153f., 415f., 465, 466, 828f.

— der Luftströme in der Lunge 43, 827f.

— des Blutes s. Blut.

Bewegungszentra 898.

Bewußtsein, Ermüdung 902.

Sitz 902, 907, 917f., 921.

- Störung 9, 667, 902, 917f.

- - bei Acidosis 144, 620, 893.

bei Blitzschlag 112.

und Blutdruckerhöhung im Gehirn 726.

bei Caissonkrankheit 87.

bei Fieber 667, 669.

bei Gehirndruckerhöhung 905, 908.

bei Gehirnerschütterung 918f.

bei Gehirnschädigung 902, 906f.

bei Meningitis tuberculosa 368, 435.

bei Schwindel 903.

bei Verbrennung 93.

bei Wechselstromwirkung 113.

bei zentralen Atmungsstörungen 835.

Bezoar 360, 866.

Biegung 35, 42, 45f., 51.

Biegungselastizität 35, 45f.

Biegungsfestigkeit 35, 45f.

Biertrinker, Herz bei 777, 790.

- Puls bei 790.

Bildungshemmung und Mißbildung 237.

Bilharzia und Blasenpapillom 419, 511.

Bilirubin 684.

im Gewebe 874.

in Gallensteinen 361.

Bildung nach Blutung 735.

in Leber 875, 879.

in Milz 879.

Verschleppung aus Milz in Leber 879.

Bilirubinämie 874f.

— und Ikterus 875.

Bilirubinurie 703, 874f.

bei Eckscher Fistel 870.

Biliverdin im Blut 875.

in Gallensteinen 361f.

Bindegewebe, Bildung in der Abszeßwand 408, 462f.

aus Endothel 414f., 419, 454f., 554, 716.

bei Entzündung 373, 375, 414-431, 789, 829.

in einer Geschwulst 503ff.

bei infektiösen Granulationsgeschwülsten 450 bis 459, 463f., 469—483, 484, 486f., 488f.

in der Kavernenwand 463.

bei Nekrose 730.

bei Organisation 414, 419.

Bindegewebe, Bildung und Parenchymverdrängung 415f.

— und Reizstärke 435.

— und Schrumpfung der Bindegewebsfasern 368, 416, 504.

durch Serosadeckzellen 422.

Faserreichtum des jungen 416.

Festheit und Geschwulstwachstum 525f.

fibrinoide Entartung 398.

Gefäßreichtum des jungen 417, 420.

Knochenbildung durch junges 422.

Knochenresorption durch junges 422f.

Bindegewebsgeschwülste 531, 541—553.

- Gut- und Bösartigkeit 546f.

Kombinationsformen 551.

und Mischgeschwulste 541.

und Zell- und Gewebsformen 546.

Bindegewebszelle, atypische 416.

epithelioide 373, 375, 416, 417f., 455.

- junge und Gliazellen 415.

- Polymorphie 416.

- Typen der jungen 375, 416, 503, 546f.

Bindehaut, Aufnahmevermögen für Bakterien 83.

- Entzündung durch Sonnenlicht 103.

- - durch strahlende Warme 94.

- - bei Skrofulose 214.

Binnenkoorts 666.

Bioblasten 255, 304.

Biochemische Gelegenheit zur Infektion 60.

Biophoren 255.

Biotonus 274.

Biotsches Atmen 836.

Biuretreaktion 196.

Blasenbildung bei Abkühlung 95.

durch Lichtwirkung 103, 390.

durch radioaktive Wirkung 109.

bei Röntgenbestrahlung 108.

bei Verbrennung 91f.

Blasenentzündung 898.

Blasenkrise 933.

Blasenmole 583.

Blasenmuskellähmung 897.

Blasenpapillom bei Bilharzia 511.

Blasenspalte 237.
Blasenstein 897.
Bläser 833, 897.
— Lungenblähung bei 847.
— Residualluft bei 854.
Blastem 23, 375.
Blastom s. Geschwulst.
— und Reizwirkung 503.
— Parasit 510ff.
Blastomykose 471.
Blastophthorie 244, 263.
Bleigicht 609.
Bleivergiftung und basophile Körnelung der Erythrozyten 689.
— und Darmkrampf 864.
— und Muskellahmung 388.
— und Radialislähmung 133.
— und Tetanie 652.
Blennorrhöen 411.
Blindheit durch Gefäßkrampf 723.
— und Heirat von Blutsverwandten 265.
Blitzschlag 111f.
Blut, Adreningehalt 656, 788.
— Alkaleszenz 127, 144.
— arterielles 673.
— bakterizide Wirkung 100, 174.
— Chloridegehalt 682, 883.
— Eintreibungsgeschwindigkeit 770, 781, 787.
— Eintrittswiderstand 779.
— Eiweißgehalt 276, 376f.
— und Ernährung 673.
— Farbenindex 687.
— Gasabsorption durch das 88.
— Gasgehalt 127.
— und Gaswechsel 673.
— Hämoglobingehalt 687, 689, 837.
— Harnsäuregehalt 883f.
— Harnstoffgehalt 883f.
— innere Reibung s. Blutviskosität.
— und innere Sekretion 673.
— Kalkgehalt 356ff.
— Kohlensäuregehalt673,682.
— Kreatiningehalt 883f.
— osmotischer Druck 679, 683, 883, 884, 885.
— Reststickstoff 890.
— Salzgehalt 682.
— Sauerstoffgehalt dess. 369, 673.
— und Stoffwechsel 673.
— Triebkraft 58, 59f., 705, 707f., 713, 723, 769.
— — des venösen 713, 773f.
— Volumengeschwindigkeit s. Stromstärke.
— Wassergehalt 13, 885.
— Zuckergehalt 615f., 673, 884.

Blut, zuckerzerstörendes Enzym im 617, 618.
Blutanhaufung in der Leber 716, 824f.
Blutbewegung, allgemeine 767 bis 812.
— Bedeutung für pathologische Vorgange 43f., 58 bis 60, 73, 441.
— rücklaufige 73.
— — und retrograde Embolis 73.
Blutbildung 14, 120, 674, 694 (Embryo).
Blutdissolution 126, 128, 395f., 449, 683ff.
Blutdruck in Adern bei Einatmung 714f., 717.
— und Adreninwirkung 643, 653f.
— in Aorta und Glomeruli 884.
— und Blutverteilung 707.
— und Blutverlust 676, 732f.
— und Blutvolumen 675f., 679f., 707f.
— beim Cheyne-Stokesschen Phänomen 835.
— Entwöhnung 710, 762, 797.
— bei Erfrierungstod 96.
— Erhöhung im Aneurysma 787.
— — und Apoplexie 748.
— — bei Arteriosklerose 786.
— — bei eiweißreicher Kost 788.
— — Fortpflanzung durch Kapillaren 716.
— — und Gefäßverengerung 58f., 707, 718, 771, 775f., 912f.
— — bei Hydronephrose 790.
— — bei Muskelanstrengung 774.
— — bei Nervenreizung 789.
— — bei Nierenkompression 789.
— — und Polyurie 788, 894.
— — in der Pulmonalarterie 783f., 791, 850.
— — und Pulsfrequenz 770.
— — bei Scharlachnephritis 789.
— — und Schlagvolumen 771f.
— — bei Schrumpfniere 17, 787f., 789, 796ff.
— — bei Sublimatvergiftung 789.
— — und Urämie 788, 893, 894.
— — und Zeitvolumen 771f.
— bei Gefäßerweiterung 707, 770f., 775f.
— und Gefäßkapazität 676, 707, 708, 770.

Blutdruck bei Gefäßverengerung 58f., 707, 718, 771, 775f., 912f.
— und Harnabsonderung 884ff.
— und Herzinsuffizienz 794.
— und Herzwirkung 708.
— bei Hirnerschütterung 918f.
— bei arterieller und venöser Hyperämie 711.
— und Hypophyse 648.
— bei Infusion 764.
— in den Kapillaren 757.
— und Klima 118.
— bei aufrechter Körperhaltung 806.
— bei Luftdruckänderung 86.
— mittlerer 705.
— bei Ohnmacht 709.
— Senkung nach Abtrennung der vasomotorischen Zentren 18.
— — beim aphylaktischen Anfall 193.
— — bei Arteriosklerose 786.
— — und Blutvolumen 774.
— — „par excès de douleur" 92.
— — bei Kollaps 708.
— — und Herzinsuffizienz 793f.
— — und Splanchnikuslähmung 666, 704.
— — und Vasomotorenlähmung 797.
— — und Triebkraft des Kreislaufs 774.
— und Schock 708.
— und Strömungswiderstand 748f.
— und Varixbildung 719.
— bei Wasserentziehung 680, 886f.
— bei Wasserretention 765.
Blutdruckunterschied, arteriovenöser, als Triebkraft des Blutes 704f., 707, 769.
Blutdrüsen (s. innere Sekretion) 12f., 623, 644.
— multiple Sklerose 644.
Blutdurchströmung und elektrolytische Wirkung 112.
— und vitale Färbung 65.
— der Leber bei Zuckerstich 618.
— derLunge bei Atelektase 59.
— — — bei Pneumothorax 826.
— und Organtätigkeit 45,622, 710, 711.
— als Wachstumsreiz 514,520.
Bluteindickung bei Cholera 679, 680.
— und Transfusion 677.
— bei Verbrennung 93.

Bluterkrankheit s. Hämophilie.

Blutfarbe und Sauerstoffgehalt des Blutes 369.

Blutfleckenkrankheit s. Purpura.

Blutgefäße, Gesamtdurchschnitt 794.

— in Gumma 481.

— Stomata 380.

— Verhalten der perikornealen bei Keratitis 382.

Blutgefäßendothel, Benetzung 379, 681.

Blutgefäßerweiterung 14, 18, 56f., 62, s. Reaktion.

— nach Abtrennung der vasomotorischen Zentren 18

— bei Arteriosklerose 56.

— und Blutdruck 707, 770, 773, 775

— und Dehnung 57.

— und Embolie 67.

— bei Entwöhnung 710, 712f., 762, 797.

— bei Entzundung 56, 377f.

— intrathorakale 813, 843.

— und klopfender Schmerz 782.

— und Muskelwirkung 722.

— neuroparalytische 712.

— und Strömungswiderstand 59f., 706f.

— und Stromverlangsamung 61f., 379.

— und Wirbelbildung 61f.

Blutgefäßkapazität und Blutvolumen 708, 711.

— hämostatische und -dynamische Bedeutung 789.

— extra- und intrathorakale, bei Luftdruckänderung 85ff.

— bei Herzinsuffizienz 795.

— und Stromgeschwindigkeit 711, 712f.

Blutgefäßkrampf 722f.

Blutgefäßlähmung 92f., 98f., 369.

Blutgefäßmuskeln und Blutbewegung 714f.

Blutgefäßnerven 705f., 712, 774.

Blutgefäßneubildung 382, 417, 420, 524.

Blutgefäßschlängelung 55, 59f.

Blutgefäßtonus 18, 56f.

— und Ermüdung 56f., 369, 710.

— und Schmerz 92f., 369.

Blutgefäßveränderung 34, 39f., 59f.

— bei Abkühlung 94—101.

— bei Abnützung 145.

— bei Blitzschlag 112.

— und Blutung 395.

Blutgefäßveränderung bei Entzündung 56f., 369, 373f., 375, 380, 395.

— durch Lichtwirkung 103f.

— durch Röntgenstrahlen 108.

— bei Schrumpfniere 789.

— bei Stauung 380.

Blutgefäßverengerung durch Außendruck 58, 86, 87, 369, 374f., 411f., 418, 443ff., 701, 720, 890.

— und örtliche Anämie s. bei Anämie.

— bei Entzündung 369, 375.

— Faktoren 722f.

— intraabdominale 825.

— intrathorakale 808, 811, 814, 819f., 824f., 838.

— und Strömungswiderstand 59, 824f., 837f.

— und venöse Hyperämie 712.

— und Wirbelbildung 61f.

Blutgefäßverschluß 722f., 727, 729.

— und Kollateralkreislauf 723f., 728.

Blutgefäßverzweigung und Embolie 67.

Blutgefäßwand, Elastizität 35, 37, 53, 786, 814.

— Entwöhnung ders. dem Blutdruck 710, 763, 797.

— Entzündung ders. und Thrombose 744.

— Kalkablagerung in 356.

— Pigmentation bei Argyrose 134.

— Schädigung ders. 395f., 732.

— Spannung und Größe der Pulswelle 772.

Blutgefäßwunde 734.

Blutgefäßzerreißung 920.

Blutgefühl 713, 724.

— und kollateraler Kreislauf 724f.

— und kollaterale arterielle Hyperämie 724f.

Blutgehalt (s. Hyperämie), mittlerer 704f., 709.

— Änderung 35, 39, 58—60, 704f., 710f.

— und Blutdruck 704f., 707.

— und Entzündung 269, 434, 437, 439, 706f.

— und Erkältung 98.

— der verschiedenen Lungenteile 154, 825, 829f.

— und Stromgeschwindigkeit 705, 707, 711.

— und Tätigkeit 622, 706f., 710f.

Blutgerinnsel, Aufbau 739.

— Entstehung 736f.

— intravaskuläres 91f., 736f., 743f.

Blutgerinnsel rotes 736f.

— sekundäres 738f.

— speckiges 736f.

— und Thrombus 738, 743f.

— Bilirubin im 874.

Blutgerinnung s. Gerinnung.

— und Thrombozyten 737.

Blutgerinnungsfähigkeit 127, 398f., 680, 734.

Blutgifte 126, 128, 188, 688.

— Wirkungsweise 127, 128.

Bluthusten 733.

Blutkörperchen s. Erythrozyten, Leukozyten.

Blutkreislauf 767—774.

— und Atmung 58, 714, 824.

— bei Luftdruckänderung 85ff.

— und Muskeltätigkeit 712, 714.

— und Schwerkraft 714f.

— kollateraler 713, 718.

— Störungen 353, 531, 704f., 774f.

— Triebkraft 58—60, 704f., 707f., 713, 724, 769, 774f.

Blutkrise 689.

Blutlymphe 755f., s. Transsudat.

Blutmenge, Änderungen 674 bis 678.

— Bestimmung 674.

— und Konstitution 204f.

— mittlere 704f.

— normale 874.

Blutpigment s. Hämoglobin.

Blutplasma, Änderungen 678 bis 683.

— Bilirubin im 874f.

— und Blutserum 680.

— Eiweißgehalt 376.

— Fibrinogengehalt 680f.

— Hämoglobin im, Hämoglobinämie 127, 683.

— Hämokonien im 682.

— und Nukleoproteide 680.

— die Salze 682.

Blutplättchen s. Thrombozyten.

Blutregeneration nach Blutverlust 686.

Blutschädigung und Entzündung 674.

— durch gallensaure Salze 674.

— durch Gifte 126, 188, 395, 673f.

— durch Malariaparasit 673.

— und Nekroseherd 674.

Blutserum, antitoxisches Vermögen 175, 180f.

— bakterizide Wirkung 174f., 180f.

— und Blutplasma 680.

— Fettgehalt 682.

Homoiotonie 683.
— Wechselbeziehungen zwischen — und Bakterie 174f.
Blutstase 711, 713, 720f., 729.
— und Blutgerinnung 721.
Blutstauung 56f., 58f., 711, 713ff., 715ff.
— allgemeine 713—718, 794.
— — und Blutungen 717, 720f.
— — und Herzkachexie 717.
— — kardialen Ursprungs 714ff., 785, 793—801.
— — und Ödeme 717f.
— — und Zyanose 717.
— und Albuminurie 892.
— und Bedeutung des Stauungsgrades 720.
— und Harnmenge 884f., 888.
— und Herzkachexie 717.
— und hämorrhagische Infarzierung 717, 720, 728f.
— und Infektion 158, 720f.
— und Leukozytenwandstellung 385.
— und Liquorstauung 913ff.
— und Nekrose 720f.
— und Ödeme 158, 720f.
— örtliche 718—721.
— — in einer Darmschlinge 158, 720f., 728f.
— — in Gehirnadern 914.
— — in der Lunge 719.
— — in der Niere 719.
— — in der Pfortader 718.
— — bei Schwangeren 719f.
— — und Umfangszunahme einer Geschwulst 524.
— — in der Vena cava inferior 719.
— und Salzausscheidung in der Niere 888.
— thorakalen Ursprungs 714.
— und Transsudation 158, 720f.
— und Varixbildung 719.
— und Verlauf einer Entzündung 438.
— und Wasserverdünstung 721.
— s. a. venöse Hyperämie.
Blutstrombeschleunigung 679.
— bei Entzündung 378.
— bei Infektion 679.
Blutstromgeschwindigkeit 743f., 745f., 769.
— und Atmung 837, 838, 850.
— und Bewegung der Blutkörperchen 721.
— und Blutgehalt 704f., 711.
— bei Herzinsuffizienz 793 bis 798, 837f.
— in der Lunge 837f., 850.
— und Organtätigkeit 710, 717.

Blutstromgeschwindigkeit in Venen und Arterien 713f.
— und Wärmeabgabe 711, 720f.
— und Strömungswiderstand 707, 711, 713, 720.
Blutstromstärke 60.
— und Harnabsonderung 710, 912f.
— und Salzausscheidung in der Niere 888.
Blutstromverlangsamung im Aneurysma 743, 754, 787.
— bei Entzündung 377f.
— und Wandstellung von Leukozyten 378f., 741.
— und Zyanose 717, 794f.
Blutströmung im Aneurysma 742, 748, 787.
— beim Cohnheimschen Versuch 377—380.
— und Geschwindigkeit der Pulswelle 769.
Blutströmungswiderstand 59, 707, 711, 713, 720, 774, 792, 798.
— bei Lungenemphysem 792.
Bluttemperatur und Adrenalinwirkung 655.
— und Atropinwirkung 654.
— und Atmung 12.
— bei Basedowscher Krankheit 651.
— bei hypophysärer Dystrophie 648.
— und Hauttemperatur 656.
— bei Gehirnschädigung 901ff., 904.
— bei Geisteskranken 904.
— und Muskelbewegungen 656ff.
— bei Myxödem 648.
— und Nahrungsaufnahme 656, 657.
— bei Poikilothermen 656f.
— postmortal 688.
— praagonal 667.
— prämortal 667.
— und Pulszahl 13, 661.
— und Stoffwechsel 12, 622.
— Tagesschwankungen 656f.
— bei Tetanie 651.
— Warmabgabe und -bildung 656f.
— im Winterschlaf 660.
Bluttranssudat 755ff.
Blutung s. a. Hämorrhagie 731—734.
— durch Aneurysma 748f.
— durch Arrosion 396.
— bei Arteriosklerose 782.
— arterielle 731.
— bei asiatischer Cholera 664.
— äußere 731, 734.
— bei Bakteriämie 449f.
— bei Blutdissolution 395,684.

Blutung bei Caissonkrankheit 87, 88.
— per diapedesin 395, 681.
— diffuse 731.
— bei Entzündung 394f.
— und Gefäßschädigung 395.
— der Gebärmutter 57.
— und Geschwulstumfangszunahme 524.
— bei Hämophilie 681.
— bei hämorrhagischer Diathese 213, 684, 732.
— infektiös-toxische 733.
— innere 731, 734.
— bei Knochenabreißung 52.
— kapillare 731.
— bei akuter Leberatrophie 873.
— bei lymphatischer Leukämie 697.
— bei Lungentuberkulose 733.
— mechanische 732f.
— menstruelle 731f.
— nervöse, neurotische 733f.
— durch Organeinreißung 47.
— parenchymatöse 731.
— bei Polycytaemia megalosplenica 686.
— Pigmentierung bei 480.
— bei subkutaner Reinjektion bei Aphylaxie 194.
— bei Sepsis 449, 733.
— bei Skorbut 596.
— bei Stauung 716, 720, 729, 731.
— stigmatisierte 734.
— subarachnoideale 47, 49.
— bei Toxinämie 449.
— Faktoren 731f.
— venöse 731.
— Verlauf und Folgen 734f.
Blutverlust 13.
— und Absonderungen 677.
— und Blutdruck 676f., 732, 734f.
— Erscheinungen 676f.
— und Hypoglobulie 686.
— und Hypothermie 660.
— und Knochenmarkaktivierung 686f.
— und Oligochromämie 687.
— Organe nach 677.
— und Tod 677.
Blutverteilung 147, 674, 704 bis 731.
— bei Abkühlung 98—101, 706.
— und Blutdruck 706f.
— und Dissimilation 658.
— bei Entzündung 269.
— und Gefäßkapazität 704f., 770, 921.
— und Infektion 705f.
— und innere Sekretion 707.
— und Krankheitsverlauf 269.
— in der Leber 61f.

Blutverteilung in der Lunge 61f., 824, 854.
— und Muskelwirkung 705.
— und Neuralgie 269.
— und Organtatigkeit 705f., 710f.
— und physikalische Faktoren 707.
— und psychische Faktoren 99f., 147, 707.
— bei Rekonvaleszenten 710, 762, 797.
— und Schwerkraft 705f.
— und Vagusreizung 622, 706, 709.
— statische und dynamische Verhaltnisse 704, 711.
— Warmeabgabe und -bildung 657.
Blutviskositat 127, 676, 680, 682, 774.
Blutvolumen 707.
— und Blutdruck 675ff., 680.
— und Gefäßkapazität 708, 711.
Blutzellen, geschwulstartige Anhaufung 556f.
— unreife 695.
Blutzucker 615.
— und Muskelarbeit 615.
— und Schmerz 615.
— tagliche Schwankungen 668.
Blutzusammensetzung, Änderung 21, 674, 678—695.
— Bestandigkeit 578.
Blutzyste 570.
Bodenverhaltnisse und Epidemie 164.
Bohrsche Mittellage 854.
Bordetsche Antikörper 188.
Botryomyces 488.
Botryomykose 451, 488.
Botulismus 140.
— und Atropinvergiftung 140.
Erscheinungen dess. 140f.
— und Fäulnis 140.
— und Fleischvergiftung 140.
— Giftwirkung 135, 141, 150.
Brachialgie 809.
Bradydaktylie 253.
Bradykardie 807.
— familiäre 807.
— durch Giftwirkung 804.
— und exspiratorische Pulsverlangsamung 805.
— scheinbare 807.
— bei Typhus 805.
— durch Vagusreizung 807.
Bradypnoe 833.
— spontaner 348.
Bradysphygmie 807.
Brand, s. Gasnekrose usw. 341.
Brechdurchfall 868.
— bei Arsenvergiftung 199.

Brechdurchfall bei Cholera 199.
bei Sublimatvergiftung 199.
Brechzentrum 855, 901, 904f., 920.
Brennmaterial 592.
Brennstoffe und Zelle 298, 591, 592ff., 664.
Bromsalze, Ausscheidung 136.
Bronchalasthma 836, 841, 847, 849.
und angioneurotisches Ödem 848.
und Aphylaxie 847.
Atemnot bei 849.
Ausatmung bei 841, 847, 849.
Auslosung der Anfalle 847.
Beeinflussung durch Atropin 847f.
Dauer eines Anfalls 847.
Empfindlichkeit für Hautausschläge bei 848.
und Emphysem 852.
essentielles 848.
und Gicht 848.
und Pseudokrupp 848.
symptomatisches 848.
als Vagusneurose 847.
eine vasomotorische Neurose 848.
Bronchialdrüsentuberkulose 269.
Bronchialkatarrh 97, 100, 266, 411, 437, 838.
— und Bronchopneumonie 411.
— und Otitis 411.
Bronchiallumina bei Atmung 849.
— bei Asthma 847f., 852.
bei Bronchiolitis 830, 841, 843, 847, 849.
bei Emphysem 840, 852, 854.
— bei Blutstauung 799, 838f.
— bei Öffnung der Brusthöhle 812.
— bei Pseudokrupp 844.
— bei Vagusreizung 847.
Bronchialmuskelkrampf 839, 847f.
— beim aphylaktischen Anfall 193.
Bronchialschleimhaut, Hyperamie beim Emphysem 854.
— primäre Tuberkulose 828.
Reizung bei Husten 855.
— Schwellung bei Asthma 847f.
Bronchiektasie 411, 415, 458.
— operative Behandlung 821.
Bronchiolitis 269, 820, 830f., 838, 840f., 843, 847, 849, 856.
— bei Asthma 848, 851.

Bronchiolitis und Atelektase 849, 853.
— Atmung bei 844, 849f.
bei Bewußtseinstörung 849.
— und Bronchopneumonie 269, 849.
— und Emphysem 840, 853.
— bei schwachen Individuen 849, 856.
— und Pseudokrupp 845.
— bei Rachitis 849, 855.
— Wirkung einer Dusche bei 101, 269, 832.
Bronchitis 97.
— absteigende 158.
— bei Asthma 847f.
— und atmosphärische Faktoren 115f.
— als Autoinfektion 157.
und Coryza 410.
und Emphysem 853f.
— Expektoration bei 856.
— und Erkaltung 96f.
— Familiarität bei 255.
fibrinose 410.
— Lungengangrän und putride 354.
— pituitosa 411.
— und Rachitis 210, 849, 851.
— bei Skrofulose 214.
Bronchobronchiolitis asthmatiformis 848.
Bronchogene Verteilung und Anhaufung 78—82, 167.
Broncholithen 359.
Bronchopneumonie 167, 269f., 391, 394, 415, 829, 830, 856.
— u. Atembewegungen 269f., 830f., 856.
— Bedeutung von Diatfehler bei 270.
— und Bronchobronchiolitis 269, 830f., 848, 856.
— Dusche bei 269, 831.
— Enteritis follicularis bei 270.
— bei Keuchhusten 830.
— bei Masern 830.
und diffuse käsige Pneumonie 393.
— pseudolobare 393.
— und Rachitis 830f.
— Verlauf 270, 394, 830f.
— Vorkommen 80f., 394, 830, 856.
Bronchus, Abfluß des venösen Blutes 839.
— „Catarrhe sec" 411, 847.
— Dimensionsanderungen bei Atmung 42f., 849f.
— Hyperamie bei Emphysem 854.
— Verschluß 838.
Bronced skin 322.

Brownsche Molekularbewegungen 7.
Bruch 227, 229, s. a. Hernia.
— Pforte, Sack 227, 720.
Brucheinklemmung s. Hernia incarcerata 720.
Bruns' Überdruckverfahren 824.
Brustdrüse (s. a. Thymus), u. Geschlechtsdrüse 628f.
— bei präpuberaler Kastration 628.
Brusthöhle, Einteilung 826.
— Öffnung nach dem Tode 812.
Brustkasten s. Thorax.
Brustorgane, Mißverhältnis zwischen Gesamtvolumen der und Thoraxkapazität 812, 814—817.
— Spannung 812, 814, 821.
— primäre Umfangsabnahme 817, 818.
— — Umfangszunahme 816.
Brustwand, Einziehung der, bei Inspiration 820, 843.
— Elastizität 814, 839.
— Spannung 813f., 820f.
— Verletzung und Pneumothorax 821.
B-Stoffe 599ff.
Bubonen, indolente 478.
Bubonenpest 72, 163, 166, 168, 171.
Bulbärparalyse 291, 857, 924, 928.
Bulbus jugularis, Stauung 912f., 915.
Buttersäurebazillen als Fäulniserreger 350, 470.
Buttersäuregärung 860f.

Cachexia hypophyseopriva 634.
— strumipriva 635.
— thyreopriva 635.
Cachexie pachydermique 635.
Caisson 85, 87f.
Calcinosis interstitialis 358.
— universalis 358.
Calculus 355.
Callus 277.
— luxurians 493.
Calor als Entzündungserscheinung 367f., 369.
— bei Hyperämie 367, 369.
— mordax 662.
— und vermehrte örtliche Wärmebildung 369.
Cancer 570f., 575.
— hématode 584.
Capsula sequestralis 445.
Caput medusae 718.
Carcinosarcoma 574.

Carcinoma (s. Krebs), alveolare 573.
— colloides 582.
— cylindromatosum 582.
— und Cyst(aden)oma papillare 566.
— duplex 516, 529.
— und Epithelioma 571.
— undFibroepithelgeschwulst 566.
— und Fibroadenoma 562.
— gelatinosum 582.
— und Mischgeschwulst 570, 582.
— mucosum 582.
— und Ovarialkystom 566.
— und Papilloma 561f., 576f.
— psammosum 582.
— und Sarkom 574, 578.
— sarcomatodes 523f., 574, 578.
— simplex 573.
— triplex 516.
— tubulare 581.
Caries necrotica, sicca 469, s. Knochenkaries.
Caro luxurians 493.
„Catarrhe sec" 411, 847.
Cellules médullaires 691.
Cephalaea s. Kopfschmerz.
Cephalalgia s. Kopfschmerz.
Cephalopagus s. Craniopagus.
Cephalothoracopagus 219f.
— disymmetros 219f.
— monosymmetros 220.
— deradelphos 224.
Chalone 630.
Chamsin 117.
Charbon symptomatique s. Rauschbrand.
Charcot-Leydensche Kristalle 847.
Charcot-Neumannsche Kristalle 697.
Cheilognathopalatoschisis 230.
Cheiloschisis 230.
Chemische Einwirkung und Anhäufung 65.
— — und Affinität 123.
— — und Berührungsdauer 60.
— und physikochemische krankmachende Faktoren 121—145.
— Reaktionen und Enzymwirkung 129.
— Strahlen, Wirkung 93f.
Chemotaxis 20, 448, 694, 727f.
— bei Entzündung 380, 384, 385, 390.
— und Leukopenie 693.
— und Leukozytose 693, 694.
— und Phagozytose 386.
— und Virulenz des Mikroorganismus 447f.

Cheyne-Stokessches Phänomen 119, 835, 932.
— — bei Meningitis tuberculosa 904.
— — durch Morphium bei Herzkranken 836.
Chinin und Leukozytenlahmung 386.
— und Herzwirkung 809.
— und Phagozytose 173f.
— und Pikrinsäurereaktion im Harn 200.
— und Stoffwechsel 622.
— Überempfindlichkeit gegen 133.
Chinolin 124.
Chloasma cachecticorum 322.
— caloricum 322.
— bei Finsenbestrahlung 322.
— solare 322.
— toxicum 322.
— traumaticum 322.
— uterinum 322.
Chloretum kalicum als Blutgift 318, 688.
Chloride im Blutserum 682, 884.
— Ausscheidung bei Hunger 594.
— — bei Nephritis 890.
— — bei Niereninsuffizienz 682.
— — bei Ödem 890f.
— Retention und Hyperchlorurie 682.
— — und Polyurie 682.
— — und Wasserretention 682, 886.
— — ohne Wasserretention 682, 886.
Chloroform, Ausscheidung124.
— Gehalt des Blutes an — bei Narkose 124.
— Hämolyse durch 128, 318.
— Leberentartung durch 447.
— Lipoidlösung 128, 304.
— Narkose durch 124, 891.
— — und positive W.R. 201.
— Nekrose durch 340.
— und Phagozytose 174.
— trübe Schwellung der Niere durch 122, 124, 305, 340, 447.
— Tod durch 124, 891.
— — bei Sepsis 891.
— Vergiftung und Empfindlichkeit 133.
Chloroleukämie 700.
Chloroleukosarkomatose 698, 700.
Chlorom 323, 558, 700.
— Farbstoff 325.
— und Leukämie 558.
— lymphatisches 700.
— myeloides 700.
Chloroleukämie 700.

Chloromyeloblastenleukämie 700.
Chloromyelosarkomatose 700
Chlorose 689.
-- und Achylia gastrica 861.
und Anorrexie 858.
und Hypaziditat 860.
— und Hypoplasie des Gefäßsystems 678, 689.
- larvierte 689.
und Oligamie 678.
-- und Oligochromamie 689.
— und innere Sekretion 689.
Chlorosis rubra 675.
Chlorsaures Kalium bzw. Na-
trium. Methbbildung 127.
Cholamie 21, 872, 875.
Cholangitis (Cholangie) 876.
Cholate, intravaskulare Ge-
rinnsel durch 737.
Cholelithiasis 361.
Cholera asiatica 3. 199, 396,
679f.
Agglutination bei 181.
Anhydramie bei 679f.
Ansteckung bei 164.
epidemische Ausbreitung
bei 164.
Durchfall bei 679f.
Empfindlichkeit des Fro-
sches 172.
und Indikanurie 862.
Inkubationsdauer bei 169.
Wasserentziehung bei679f.,
886.
Cholerabazillus 149.
Ausscheidung 161.
Bakteriolyse 149, 174.
Eiweißspaltung durch 352.
Indolbildung durch 198.
Wachstum im Darm 859.
im Wasser 162.
Cholera nostras paratyphosa
140, 199.
Choleratyphoid 680.
Cholesteatom 502, 554, 569,
588.
Cholesterine 123, 333, 363f.
im Cholesteatom 569.
und Fettbildung 333.
-- in Gallensteinen 361.
- - in Geweben 368.
Cholesterinester 327, 333.
Cholin 333, 655.
Cholurie 874.
Chondriokonten 256.
Chondriomiten 256.
Chondrodystrophie (Achon-
droplasie) 646.
-- und Amniondruck 647.
- - familiare, erbliche 646.
Chondrodystrophia hypo- und
hyperplastica 646.
malacica 646.
Chondrofibromyxosarkom
551.

Chondrofibrosarcocystadeno-
ma lymphangiectaticum
225.
Chondroitinschwefelsaure und
Amyloid 307, 310f.
Chondroproteiden 307, 310.
Chondroma 515, 529, 541,
543f.
Atypie der Zellen 516, 543.
branchiogenes 544.
chordales 544.
myxomatodes 543.
- Nekrose im 544.
und Osteom 544.
und Sarkom 544.
Verimpfung von - bei
Mausen 521.
Chondrosarkom 544.
Chorda tympani, Reizung 410.
Chordae tendineae, Schrump-
fung 778.
Chordom 544.
Chorea 901.
Chorioangiopagus 217.
- parasiticus 218.
Chorionepithelioma malignum
583f.
- und Abortus 584.
und Blasenmole 583f.
- Blutgefaße im 528.
- Metastasen 528, 583f.
- syncytium, Riesenzellen im
583.
Choristoblastom 505.
Choristome 233, 505, 515f.,
521, 526.
und Geschwulstbildung
505.
und Mißbildung 505.
Chromaffines System 642.
Hyperplasie 655.
suprarenale Struma 537.
Zellen in Geschwulst 537.
Chromatinfarbung durch Hä-
matoxylin 200.
Chromatolyse 301, 405, 454.
Chromatophoren 321, 325, 560,
579.
im Navus 560.
Chromatophorom 579.
Chromatoptyse 301.
Chromosomen 256f.
— und Vererbung 256f.
Chromozyten s. Erythrozyten.
Chvosteksches Phanomen 651.
Chylangiektasie 736.
Chylangiom 541.
Chyloperikard 735.
Chylorrhagie 735.
Chylothorax 735.
Chylus 273, 680.
Fibrinogengehalt 680.
-zyste 570.
Circulus vitiosus 9, 157, 708,
712, 715, 784, 854.
Cirrhose cardiaque 716.

Claudicatio intermittens 723.
Clavus 45, 277, 561.
Cohnheimscher Versuch 377f.,
734, 790.
Colica mucosa 863.
Combustio s. Verbrennung 91.
Comedo 568.
Commotio cerebri s. Gehirn-
erschutterung.
Compressio cerebri s. Hirn-
druck.
Concretio pericardii 421, 790.
Condyloma acuminatum 419,
561.
Condylomata lata 480, 486,
561.
Ansteckungsgefahr 480,
486.
Conjunctivitis s. Bindehaut-
entzündung.
Contusio cerebri s. Gehirn-
quetschung.
Cor adiposum 605.
Cornu cutaneum 245, 315, 560.
— und Atavismus 245.
Corpora amylacea 308f.
- oryzoidea 309, 398.
Coryza s. Schnupfen.
Costa fluctuans 205.
Coup de chaleur 661.
Coxa vara bei Osteomalazie
621.
Crepitatio indux 400.
-- redux 401.
Crises abdominales bei Tabes
863.
-- gastriques 925.
Craniopagus 220, 222.
- parasiticus 225.
Croup 400.
- Atemnot bei 843.
Cruor 736f.
Crura vara bei Rachitis 602.
Crusta phlogistica 736.
C-Stoffe 599.
Curare, als Antagonist 136.
- Ausscheidung 136.
- Resorption 68.
Wirkung 124, 130, 136.
Curschmannsche Spiralen 847,
863.
Cystadenoma 563, 570.
— und Krebs 566.
- papillare 563.
- phyllodes 563.
Cytozym s. Thrombin 737.

Daltonismus 252.
Darm, Achsendrehung 866.
Amyloidosis 313, 868.
- Atrophie 868.
-- Bakterienausscheidung
136.
- Durchtritt von Tuberkel-
bazillen 84, 167.

Darm, funktionelle Endarterien 725.
— Gangrän des 354.
— Giftausscheidung 135.
— Giftbildung 140f.
— hämorrhagischer Infarkt 725, 728f., 865.
— hydrolytische Spaltung von Giften 135.
— Lymphwege 82.
— Wasserausscheidung und Resorption 13, 866.
Darmbewegung bei Abkühlung der Bauchwand 864f.
— bei Anämie 865.
— Bewegungsgeschwindigkeit des Inhalts 863.
— und Darmdehnung 863.
— und Darmgärung 863.
— und Darminhalt 862f., 866f.
— und Darmstenose 863f.
— und Durchfall 867f.
— bei Hyperämie 864.
— pendelnde 864.
— nach örtlich umschriebener Reizung 864.
— und Resorption 861, 863, 867f.
— Rollbewegungen 864, 868.
— und Unlust 865.
— und Verdauung 861, 863.
— Verstärkung der 864.
Darmblutung 731.
Darmdivertikel 287.
Darmdyspepsie 863.
Darmeinschiebung 866.
Darmentzündung und Darmschmerz 863.
— und Durchfall 868.
— eosinophile Leukozyten bei 691.
— fibrinösnekrotisierende135, 199f., 426f., 428, 430, 868.
— hämorrhagische 395.
— bei Incarceratio Herniae 721.
— katarrhale 396, 863, 868.
— tuberkulöse 82, 84, 165, 868.
Darmfäulnis und Durchfall 868.
— und Giftbildung 872.
— und Indolbildung 862.
— Urobilinbildung bei 882.
Darmgärung 862f.
Darmgeschwür 865, 868.
— Sitz 865.
— und Durchfall 868.
Darminfektion und Darmverschluß 141.
— und Fleischvergiftung 140.
— bei örtlicher Stauung 158, 720, 728, 858f., 868.
Darminhalt, Schädlichwerden 862.

Darminnervation 864.
Darminsuffizienz 858.
Darmkrebs, Häufigkeit in verschiedenen Teilen 518f.
Darmlähmung 864.
— und Darmverschluß 866.
— bei Embolie 865f.
— und Ileus 865f.
— bei Koprostase 865f.
— und Meteorismus 865f.
— nervöse 865.
— toxische 865.
— durch Überdehnung 865f.
Darmmuskelhypertrophie bei Darmverengerung 278f., 864.
Darmmuskelinsuffizienz 865.
Darmmuskelkrampf 863, 864.
— bei Bleivergiftung 864.
— und Darmstenose 863f.
— bei Meningitis 864.
Darmperistaltik 863f.
Darmresorption 83.
Darmschmerzen 863, 864.
— und Hyperalgesie 863.
Darmsekretion, Störungen 862.
— und Stuhlverstopfung 867.
Darmsteine 360, 866.
Darmserosa bei Darmlähmung 865.
Darmstriktur 866.
Darmtätigkeit und Nierentätigkeit 13.
Darmverdauung, Störungen 862, 863f.
— und Darmbewegung 861, 863f.
— und Fettanhäufung 606.
— und Stoffwechsel 606.
Darmverengerung 865f.
— und Indolbildung 862.
Darmverschluß und Ileus 865f.
— Sitz 865.
— Ursachen 865.
Darmverseifung 273, 862.
Darmverwachsung bei Peritonitis 421.
Dauerausscheider 161.
Debilitas cordis 776.
Dechloruration 886.
Deckepithel, Durchgängigkeit für Bakterien 83f, 167.
— Krebs 576—581.
— — und Drüsenkrebs 576.
— — und Teratom 576.
Dedifferentiation 283.
Deduktion 22.
Defäkation und Nahrung 867.
— und Nerveneinflüsse 867.
— und Körperbewegung 867.
Defekte, angeborene 226, 234, 235f.
Défense musculaire 367.
Defervescenz 663.
Defibrinierung und Viskosität 682.

Deficiency diseases 594, 596f.
Definition 1.
Deformation und elastische Nachwirkung 52.
Degeneratio grisea 335—337.
Degeneration 276, 294, 298.
Degenerationszeichen 215,254, 260, 294.
Degenerative Atrophie siehe Atrophie.
Dégénérés inférieurs 215.
— supérieurs 214.
Dégénérescence granuleuse 303.
— vitreuse 396.
Dehnbarkeit, Änderung 42f.
— der Aorta 55.
— und Dehnung 54f., 813, 817, 840.
— der Gelenkkapseln 51.
— des Lungengewebes 42f., 824, 827, 840.
— des Lebergewebes 42f.
Dehnung 35f.
— abwechselnde 45, 53.
— allmähliche 36, 38.
— der Aorta 53f.
— und Atrophie s. Dehnungsatrophie.
— der Bauchwand 57.
— des Brustkastens 817.
— eines Divertikels 57.
— Dauer der 53f., 57.
— und Dehnbarkeit 55, 813, 817, 839f.
— und Elastizität 37, 52, 57.
— und Entartung 37, 44.
— gleichmaßige 38—47.
— Größe der 54, 57, s. Dehnungsgröße.
— der Haut 57.
— in der Länge 37, 40.
— des Lungengewebes 35, 42f., 850, 854.
— und Muskelwirkung 37.
— von Nerven 51.
— örtlich beschränkte 38f., 58, 238, 814, 854.
— plötzliche 36, 38, 46f., 52.
— Versuche über 40f.
Dehnungsatrophie 37, 44, 52, 57, 285, 286f., 298, 850, 854.
Dehnungsgröße 54, 813, 821.
— Verteilung der 817ff.
— Änderung der 814, 854.
Dekomposition, fettige 328.
Dekompression und Blutung 732.
— Schleimhauthyperämie bei 712.
Dekubitus 343.
— und Geschwürsbildung353.
Delirium, bei akuter Leberatrophie 872.
— mussitierendes 903.

Delirium bei Verbrennung 93.
— cordis 807f.
Demarkationsstrom 339.
Dementia paralytica 929f.
— Körpertemperatur bei 904.
Denaturierung (von Eiweiß-
körpern) 125.
— und Giftwirkung 125f,
130.
Dentition bei Rachitis 603.
Depotfett 328.
Dermatomykose 471.
Dermographie 215, 707.
Dermoide 515.
Dermoidzyste 568, 588.
— Genese der 236.
Dermotropismus 166.
Deshydratation 886.
Desmoid 547.
Determinante 257.
Dextrin 856.
Dextrokardie 234.
Dextrose 633.
— Glykogenbildung aus 615.
— Verbrennung bei Diabetes
615, 617.
Deziduazellen 338, 419.
Diabète bronzé 318, 684, 871.
— gras 617.
— maigre 617, 620.
— suprarénale 619.
Diabetes, bei Akromegalie 620.
— Azetonurie bei 621.
— und Diätfehler 268.
— decipiens 614.
— und Disposition zur Infektion 210.
— und Empfänglichkeit 620.
— und Entzündungsverlauf
438.
— und Ermüdbarkeit 620.
— experimentelle 144, 619.
— und Fettsucht 617
— und Gemütserregungen
269.
— und Gicht 617.
— Glykosurie bei 613f., 616.
— hepatogene 618.
— Harnmenge und Zucker-
menge bei 614, 884.
— innocuus 617.
— bei Gravidität 617.
— inositus 621.
— insipidus 614, 888.
— und hypophysäre Dys-
trophie 648.
— und Hyposthenurie 889.
— und Polyurie 888.
— und Ketonurie 621f.
— und Koma 143f.
— und Langerhanssche Insel-
veränderungen 619.
— leichte 617, 619.
— mellitus 592, 613—621.
— und Gangrän 553.
— und Polyurie 614.

Diabetes und Myxödem 649.
und Nebennierentätigkeit
619.
nervöser 618f.
Oxydation bei 620.
nach Pankreasexstirpation
619f.
peptonurica 621.
phosphaturica 621.
und Säurevergiftung 144,
620.
Spaltung von Eiweißkör-
pern bei 591, 617.
schwere 618, 619.
und Thyreoideatätigkeit
620.
Diagnose 271.
„e juvantibus" 200.
Diapedesis bei Entzündung
377f.
Diarrhoea s. Durchfall.
dyspeptica 868.
nervosa 868.
Diaschise 922.
Diät, salzlose, bei Nierenödem
886.
Diathese 212f.
Arten 212.
und Dyskrasie 212.
entzündliche 213.
exsudative 213.
und Entzündungsver-
lauf 438.
und Skrofulose 213.
und Status lymphaticus
213
hämorrhagische 213, 395,
696, 733.
harnsaure 213.
katarrhalische 213.
lymphatische 213.
neuro-arthritische 260.
Diazeturie bei Diabetes 614.
Dicephalus 222f., 225.
parasiticus 225.
Dickdarm, amyloide Entar-
tung 313, 868.
Dickdarmkrampf 867.
Dickdarmverschluß und Indolbildung 862.
Diffusion 197, 757f.
bei Liquorbildung 913.
bei Lymphbildung 757f.
Diffusionsgeschwindigkeit bei
Luftdruckerniedrigung 89.
Digestionsstörungen bei Fieber
667.
Digitalis und Extrasystole 805,
bei Herzinsuffizienz 799,
801.
Wirkung 138f., 804.
Dihybriden 251.
Dimensionsänderungen 36f.
bei örtlichem Druck und
Zug 38—44.
und Elastizität 40, 42.

Dimensionsänderungen, Größe
und Kraft 36, 40.
der verschiedenen Lungen-
teile 43, 826.
des Schädels bei Stoß 49f.
Diphtherie 430.
Angina bei 200.
Antitoxinbildung bei 179.
und Autoinfektion 159.
Heilwirkung des Immun-
serums 179.
Bösartigkeit bei verschiedenen Epidemien 179.
Entzündungen bei 199f.
Herzarhythmie bei 801.
Herzlähmung bei 179,
797ff.
Inkubationsdauer bei 169.
passive Immunisierung
179.
Krankheitsverlauf und
Konstitution 204.
Nekrose bei 341, 345f.
und Neutrophilie 693.
trübe Schwellung bei 67,
121, 305, 341.
Diphtheriebazillus 161, 354,
426, 428f., 430, 666.
Mischinfektion mit Strep-
tokokken 159.
im Munde nach Diphtherie
267.
bei Noma 354.
Toxine 149, s. a. Diph-
theriegift.
Übertragung durch Fliegen
162.
Wachstum 158f.
Diphtheriegift, Antitoxin im
Normalserum 186.
Antitoxinwirkung 180f.
Bindung an Körperzellen
179.
Messung der Stärke 183.
Partialtoxine im 183.
unverändert im Blut 172.
Wirkung bei intrazerebra-
ler Einspritzung 172.
Diphtherisch 430.
Diphtheritisch 426, 430.
Diplococcus 430, 831.
im Harn 159.
Latenz 155f.
bei Lungentuberkulose 157.
als Parasit 158.
Diplococcus lanceolatus 400.
Diplomyelie, Genese 236.
Diprosopus 224.
Dipygus parasiticus 224f.
Discomyces Carougei 488.
Disposition 24, 32, 33, 208,
215.
— und Alter 210f.
— Begriffsbestimmung 208.
— und chronische Schleim-
hautentzündung 57.

Disposition und Emphysem 57, 854.
— und Entzündungsverlauf 438.
— Erblichkeit der 208f., 242, 253f.
— und Erkältung 100.
— erworbene 32.
— und Exposition 209f.
— und Gefäßerweiterung 56.
— und Geschwulstbildung 514, 517f.
— und Giftwirkung 209.
— und Immunität 209.
— individuelle Schattierung 210f.
— und Infektion 145, 202, 209f.
— Kongenitalität und Erblichkeit der 242, 254.
— und Krankheit 145, 202, 208f., 244.
— und Krankheitsverlauf267.
— und Mißbildung 216f.
— neuropathische 214.
— örtliche 209, 210.
— psychopathische 214.
— — und exsudative Diathese 214.
— und Rasse 210f.
— und Schädigung 169, 208f.
— zur Tuberkulose und Vererbung 205, 210, 244.
— und Varixbildung 719.
— Veränderung ders. 209.
Dissimilation 7, 274, 275, 590.
— und Assimilation 208, 274f.
— und Atrophie 281.
— und Entzündung 93.
— und Enzymwirkung 274.
— bei Fieber 286.
— bei Hungern 285.
— und Tod 274.
— bei Typhus abdominalis 285.
— und Vergiftung 93.
— und Wärmebildung 657f.
— Zwischenprodukte der 274.
Dissoziation von Vorhofs- und Kammertätigkeit 800, 803, 807.
Distorsion 51f.
Diurese und Pituitrin 648.
Diuretika, Wirkungsweise 888.
Divertikel, Dehnung ders. 57.
Dolichozephalie 215.
Dolor (s. a. Schmerz) als Entzündungserscheinung 367f. 372f.
Dolores osteocopi 484.
Dominanz, Bindung ders. an Geschlecht 253.
Dominanzregel s. Pravalenzregel 247f.
— bei Tieren 250.
Donator 498.

Dopa 324.
Doppelbildungen, asymmetrische 224f.
— Entstehung 235f.
— freie 217, s. a. Zwillinge.
— und Heterotaxie 233.
— symmetrische 219—225.
— zusammenhängende s. Duplicitas 219.
Drehschwindel 47, 903, 931.
Drehung (= Torsion) 35, 46, 51.
— und Dehnung 51f.
„Dropping hands" 133.
Dropsy 759.
Druck 45ff.
— abwechselnder 45.
— allmählicher 36, 38.
— endokardialer bei experimenteller Pulmonalstenose 781, 790.
— und Entartung 37, 44.
— fortwährender 45.
— interpleuraler 814, 822, 823f.
— intraabdominaler 74, 816f., 820, 825f., 837, 840, 843.
— intraalveolarer 59f., 85, 776, 819f., 839, 841f., 849f.
— intratracheobronchialer 855.
— intrakranialer, experimentelle Erhöhung 911, 916.
— — bei Harnblutung 913.
— — bei Hirnerschütterung 919f.
— intrathorakaler 814, 821.
— intraventrikularer 781,782.
— und Knochenusur 37, 44.
— und Knochenwachstum 45.
— örtlich beschränkter 38f., 41f., 239, 715, 814, 907f., 913.
— plötzlicher 36, 38, 46f., 51.
— und Pyknose 300f.
— retroösophagealer 827.
— und Wachstum 37, 44f.
Druckatrophie s. Atrophie.
Druckbrand 342.
Druckmyelitis 933.
Druckunterschied, arterio-venöser 58, 60, 705, 707f., 713, 724, 769.
— A—D 813f., 821.
— — bei Pneumothorax 822f.
— A—A ia 820, 841, 843.
Druck- undSpannungsverhältnisse, intraabdominale und intrathorakale 74, 714, 812 bis 816.
— — — abnorme 816—826, 837f.
— — — und Blutbewegung 714.
— — — und Blutstauung 714.

Druck- und Spannungsverhältnisse und retrograde Embolie 73.
— — — beim Neugeborenen 812.
— — — normale 812f.
— — — bei Preßbewegungen 815.
— — — Versuch über 813.
Druckwirkung auf das Gehirn 905—918.
— im Uterus 238.
Drüsen mit innerer Sekretion 13, 595f., 622, 643.
Drüsenkrebs 574f.
Ductus choledochus, Verlegung des 863.
— lymphaticus dexter 755.
— thoracicus 755, 759.
— -unterbindung 759.
— venosus Arrantii 881.
— Wirsungianus, Verlegung 863.
Dunkelanämie 120.
Dünndarmentzündung und Indikanurie 862.
— -peristaltik bei Peritonitis 862.
Duodenalblutung 93.
— -geschwür 266.
— -inhalt, Übertritt in Magen 859f.
Duplicitas anterior 224.
— completa 219.
— incompleta 219, 224.
— media 224.
— parallela 219, 224.
— posterior 224.
Duplicitates s. a. Doppelbildungen 240.
Durchfall 97, 867f.
— bei Addisonscher Krankheit 649.
— und Anhydrämie 679.
— bei aphylaktischem Anfall 193.
— bei Atropinvergiftung 140.
— bei Basedowscher Krankheit 651.
— bei Botulismus 140.
— bei Darmamyloidosis 313, 868.
— und Durst 677, 679.
— und Erkältung 97, 116.
— und Fettanhaufung 606.
— und Fieber 136, 667.
— und Indikanurie 862.
— und Klimawechsel 118.
— durch Mittelsalze 868.
— und Oligurie 886.
— bei parenteraler Eiweißzufuhr 193.
— durch Rheum 132.
— durch Ol. Ricini 132.
— bei Transfusion 676, 679.

Durchfall bei Überempfindlichkeit 196.
— Vorkommen 867f.
— Wirkung der Mucilaginosa
bei 864.
Durchgängigkeit des Epithels
fur Bakterien 83f., 171.
— — — für Lyssavirus 83.
Durst, bei Blutverlust 677.
— bei Durchfall 677, 679.
— und Hunger 592.
— nach Schwitzen 677, 679.
— bei Uramie 893.
Dynamismus 22.
Dysarthrie 929f.
Dysdiamorrhysis 705.
Dysenterie 199, 428, 430, 866,
868.
— amobe 346.
— diphtheritische Entzun-
dung bei 199, 428, 430.
— Geschwur bei 866.
Dysenteriebazillen im Darm
bei Bakterientragern 161.
Dysfunktion 32, 624.
— bei innerer Sekretion 624.
— bei Kropf 638.
— und Wachstumsstorung
627.
Dyskrasie 20f.
— und Diathese 212.
Dysmenorrhoe 833.
Dysontogenie 215.
Dyspepsie 97, 205, 266, 858.
— akute 856.
— Erbrechen bei 856.
— und Erkaltung 97.
— Erscheinungen der 858.
— und Hypaziditat 860f.
— und Magenkatarrh 858.
— nervose 205.
— und Stuhlverstopfung 860.
— und Uramie 893, 903.
Dysphagia 833, 857.
— bei Thymusvergroßerung
845.
— bei Angina 857.
— durch Aortenaneurysma
857.
— lusoria 857.
— durch Mediastinalge-
schwulst 857.
— durch Muskellahmung 857.
— spastica 857.
— Valsalvae 857.
Dysplasie 505.
— und Metaplasie 502.
Dyspnoe 16, 833, 835f., 849,
854.
— bei Asthma 847.
— exspiratorische 833, 841,
846, 849.
— Grad der 833.
— gemischte 834, 842f.
— Gewohnung bei 834.

Dyspnoe inspiratorische 833f.,
841f., 849.
kardiale 717, 794f., 833,
838.
Natur der und Atmungs-
rhythmus 834.
objektive 833.
periphere 837f.
subjektive 834.
zentrale 822f.
Dyspraxie 932.
Dystaxie 932.
Dysthyreoidie 649.
Dystrophie 296.
alimentare 596.
Dystopie 234.
Dystrophia adiposo-genitalis
628.
und Hypopituitarismus
635.
musculorum 280, 293.
Dystrophie (s. Entartung),
hypophysare.
Bluttemperatur bei 648.
und Diabetes insipidus
648.
und Hypogenitalismus
629.
und Hypopituitarismus
634.
und Polydipsie 648.
und Polyurie 648.
Dysurie 833, 897.
dynamische 897.
mechanische 897.

Eburnierung 423.
Ecksche Fistel 871f.
Eclampsia gravidarum 144.
Ectopia cerebri 229.
cordis 226.
Ehrlichs Phanomen 183f.
Seitenkettentheorie 183f.
Eier, Empfindlichkeit 216.
Eigenschaften (bei Vererbung)
s. a. Merkmal.
Abschwachung 246.
allgemeine Lebens- 241.
Entstehung erblicher 255.
individuelle 241, 242f., 255.
Latenz vererbter 241,245f.,
248.
Vererbung und Erwerb 204,
208, 241—246, 255.
erworbener 255f., 261f.,
265.
und Familiaritat 242f.,
245.
und Kongenitalitat
241f., 245.
von konstitutionellen
204, 242f.
latenter 244f.
manifester 244f.
Verbindung 252f.

Eigenschaften, Verstärkung
einer 246f., 265.
Einatmung 827.
— Hilfsmuskeln 839ff., 845f.,
849.
— Krafte 823, 839ff., 845f.,
848, 854.
— Tiefe 819, 822, 824f., 834f.,
841, 846, 849f., 852, 854.
— bei hoher inspiratorischer
Verengerung 749, 841ff.,
— bei hoher exspiratorischer
Verengerung 841, 846ff.
Einflusse, trophische 291, 343.
Eingeweide, abnorme Lage-
rung 206, 233f.
Einteilungen 2.
Eintrocknung von Protoplas-
ma 126.
— und Verhornung 501.
Einwirkung, Dauer 44, 46,
130ff.
— Geschwindigkeit 38, 46.
— uberall gleichmaßige 38,
46f.
— ortliche 38ff., 46—52.
Eis, ortliche Anwendung 439.
Eisen, Ausscheidung 704.
— Depots 704.
— in Pigment 316ff.
— Reaktionen 359.
Eiter, Autolyse in 401.
— Heterolyse in 401.
— und Knochenresorption
409, 441.
— Resorption von 409.
— tuberkuloser 442, 462, 464.
— — und gewohnlicher Eiter
462.
— — Resorption von 409,
441.
Eiterkörperchen 405ff., 471.
Eiterserum 406.
Eiterung durch Bakterien 408.
— durch chemische Stoffe 408.
— chronische und Mastzellenleukozytose 693.
— bei Entzundung 375, 402ff.,
405—409.
— Faktoren von 408f.
— und Metastase 409.
— und Nekrose 408.
— und Pyamie 409.
— bei Strahlentherapie 197.
— ber Verbrennung 91.
Eiweiß, Fettbildung aus 608.
— Glykogenbildung aus 616f.
— im Harn s. a. Albuminurie
891ff.
— als Nahrung 591.
— parenterales Zugrunde-
gehen 93.
— zirkulierendes 593.
Eiweißablagerung ohne Assimilation 276ff.
Eiweißantigene 180ff., 193ff.

Eiweißdenaturierung 125.
Eiweißfällung 122, 125.
Eiweißgehalt, von Blutplasma 376f.
— Blutserum 377.
— Exsudat 376f., 396.
— Gewebsflüssigkeiten 376ff.
— Transsudat 376.
Eiweißkörper, als Antigen 180, 186, 189, 194f.
— arteigene und Aphylaxie 195f.
— artfremde 193f.
— — parenterale Zufuhr und Abwehrfermente 186, 189.
— — — — und Enzymbildung 189ff., 195.
— — — Spaltung und Vergiftung 93f., 189, 193ff.
— native 125, 273.
Eiweißlösung 125.
Eiweißmoleküle, Bau der 352.
Eiweißspaltung, in stickstoffhaltige und freie Teile 334, 339, 591.
— bei Fäulnis 349ff.
Eiweißstoffwechsel, bei Hunger 19, 285, 593.
— bei Diabetes 144, 592, 616.
— bei Fieber 663.
— und Pankreastätigkeit 620.
Eiweißumsatz 654.
Eiweißverdauung 194, 273, 857, 861.
Eiweißzerfall und Azetonkörperbildung 144.
Eizelle, befruchtete (s. Zygote), Schädigung 235f., 243.
— Teilung bei Ascaris meg. 262.
Ekchondrom 544.
Ekchondrose 544.
Ekchondrosis physalifera sphenooccipitalis 544.
Ekchymose 213, 717, 731ff.
— bei Chloroformtod 891.
— bei Hitzschlag 662.
— bei Keuchhusten 921.
Eklampsie bei Urämie 894.
Ektasie 719, 857.
Ektotoxine 142, 149, 168, 193.
Ekzem 393.
— bei Asthma 848.
— chronisch-kallöses 314.
— und Osteomyelitis 443.
— bei Pellagra 596.
— durch Röntgenstrahlen 108, 390.
— bei Skrofulose 214.
— symmetrisches 388.
— bei Varices 719.
Ekzema solare 94, 103.
Elastische Fasern, Kalkablagerung in 358.

Elastische Minderwertigkeit 56, 206, 208, 243, 854.
— Neubildung 57.
— Nachwirkung 38, 52—57, 206, 816.
— — in der Aorta 53ff.
— — Dauer 53.
— — und Deformation 53.
— — und Dehnungsgröße 54, 57f.
— — in Lunge und anderen Organen 56ff.
— — unvollkommene 52—57, 852, 854.
— — Versuche über 52ff.
Elastizität, Änderung der 36, 42f., 55, 376. 852, 909.
— und Dehnung 37, 54, 57, 376, 816, 852, 854, 909.
— und Dimensionsveränderung 40, 42.
— und Fortpflanzung einer örtlich beschränkten Kraft 42ff.
— der Gefäßwandung 35, 37, 53ff. 208, 255.
— Grenze 36, 54.
— der Gewebe und Erblichkeit 242.
— — als konstitutionelle Eigenschaft 206, 242, 854.
— — und Gewebsspannung 376.
— — bei Status thymicolymphaticus 215.
— der Lunge 37, 53, 57, 206, 208, 812, 814, 821, 838, 854.
Elastizitatskoeffizient 36.
Elastizitätsmodul 37.
Eleidin 313f.
Elektrische Ströme 111—113.
— und Schock 113.
— Wirkung auf Gewebe 111 bis 113.
— Verbrennung durch 111, 113.
— Wirkungen bei Bergkrankheit 119.
— — Zustand des Luftkreises 114ff.
— — — und Neuralgien 117.
Elektrizität und Wachstum 622.
— des Luftkreises 116.
Elektrolytische Dissoziation und Ionenwirkung 122.
Elektromagnetische Strahlen 106ff.
Elektrotonus 113.
Elementareinheiten 24.
Elephantiasis 277.
— Arabum 441, 474.
— Graecorum 474. s. Lepra.
— neuromatodes 547.
Embolie 56ff., 749.

Embolie, Art. mesent. 865.
— Art. pulmonalis 726.
— Bakterien 60ff., 455, 457, 755.
— croisée 749ff.
— Fett 751ff.
— Gas 88ff., 753.
— und Gefäßverzweigung 68.
— des Gehirns 270, 726, 921.
— von Geschwulstzellen 63. 750ff.
— toter Körperchen 66, 68.
— von Luft 753.
— und Metastasen 60ff., 528f.
— von Pigment 750f.
— bei Pyämie 450, 755.
— retrograde 73—78, 749.
— septische 730.
— von Staub 63, 65f., 68f.. 74f., 78, 82ff., 754.
— und Stromgeschwindigkeit 62, 66ff., 749.
— und Thrombose 64, 450, 748f.
— von Tuberkelbazillen 455. 457, 754.
— nachherige Verschleppung 66.
— und Wirbelbildung 74.
Embolus 749.
— blander 66, 748, 750.
— endogener 750ff.
— exogener 750ff.
— infektiöser 748, 750.
— reitender 749.
— Wachstum des 67.
Embryo, Degeneration 239.
— Empfindlichkeit 217.
— Schädigung 243.
Embryogenese 257.
Embryom 236.
Embryonale Zellen 508, 516.
Embryophthorie 244.
Emigration s. Diapedese.
Empfänglichkeit (s. Disposition) 208.
— Alter und 84, 152, 154.
— Änderungen 155ff., 170ff.
— Anlage für 242.
— biochemische der Lungenteile 829.
— und Empfindlichkeit 171f.
— und Epidemieverlauf 268.
— Erhöhung der und Erkältung 156f., 620.
— — durch Ermüdung 157.
— — durch Indigestion 157f.
— — durch Infektion 171.
— und Giftwirkung 61, 84. 166, 451.
— und Infektion 44, 60, 70, 153, 156f., 171f., 829.
— und Inkubationsdauer 168.
— eine Konstellation von Faktoren 153.
— bei Menschen 154ff.

Empfanglichkeit für Milz-
brand 153.
— Schädigung und Konsti-
tution 206.
— Unterschiede 154.
— Verringerung durch Imp-
fung 170.
— und Virulenz 468.
— und Widerstandsfahigkeit
153.
Empfindlichkeit (s. Disposition) 29, 35, 187, 208.
— Alter und 154, 171, 283.
— für Abkühlung 94f.
— und Aussetzung 133.
— ein relativer Begriff 169.
— Bestimmung 130, 169ff.
— als Eigenschaft 197.
— für elektrische Ströme
112ff.
— und Empfanglichkeit 172.
— und Entzundungsverlauf
437.
— für katarrhale Entzundung
410.
— ererbte 171.
— erworbene 171.
— der verschiedenen Gewebe
44, 67, 133, 171, 343.
— — für Kreislaufstorung
343.
— und Gewohnung 137.
— für Gifte 29, 130, 133ff.,
139, 155, 166, 169, 172.
— und Giftstarke 70, 84, 169,
171.
— Grad 169, 171.
— für Huhnereiweiß 867.
— und Krankheitsverlauf 267.
— für Lichtwirkung 105.
— Narkotika 155, 283.
— Radiumbestrahlung 107
bis 111.
— Rontgenstrahlen 107—111.
— und Tatigkeit 133.
— für Temperaturanderungen
90, 94ff., 97f.
— Unterschiede bei verschiedenen Tieren 171.
— für Verbrennung 92.
— für Wasserentziehung 126.
— und Widerstandsvermogen
169.
Emphysem s. Lungenemphy-
sem.
Empirie 22ff.
Empyema 408.
— hypophrenicum s. hypo-
phrenischer Abszeß, 432,
434f.
— interlobares 421.
— interpleurales 409.
— necessitatis 409.
Enanthem 395.
Encephalitis 396.
Encephalorrhagie 731, 732.

Enchondrom 515ff., 544.
Endarterien 725ff.
— funktionelle 725.
— Verschluß 725ff.
Endarteriitis 419.
— und Arteriosklerose 419.
— obliterans 483ff., 722.
— bei Syphilis 478, 483ff.
— bei Tuberkulose 419, 469.
Endocarditis ulcerosa 166.
— — Klappenfehler bei 777.
— verrucosa 270, 743, 748.
— — und Embolie 450.
— — und Klappenfehler 748,
778.
— rekurrierende 778.
Endokardeinreißung 47, 49.
Endometritis puerperalis 414.
Endometrium, epithelioide
Zellen im Stroma 418.
Endophlebitis 478, 483.
Endost 422.
Endostitis ossificans 422, 544.
Endostose 544.
Endothel, Bindegewebsbil-
dung durch 415, 419, 716.
— Schadigung bei Entzun-
dung 376f., 400.
Endotheliom 321ff., 552f.
— und Angiosarkom 550, 552.
— Basalepithelzellen-
geschwulst 552.
— und Choristom 553.
— und Entzundung 553.
— und Faserbildung 554.
— und Grawitzsches Neben-
nierenadenom 556.
— und Mischgeschwulst 523,
553.
— und scheinbares Hyper-
nephrom 564.
— der serosen Haute 552.
— solides 552—554.
Endothelkrebs 532, 552, 570.
Endothelzellen, Desquama-
tion bei Entzundung 402.
—, als Phagozyten 173.
Endotoxine 142, 149, 168, 192.
Energie (s. a. Bewegungsenergie), Ersparung 16.
— Form und Verteilung 16,
25ff., 34, 201, 272.
— Gesetz der Erhaltung 26,
201.
— bei seniler Involution 17.
— kinetische 25, 35, 60—63,
770.
— Menge 26.
— potentielle 25ff.
— spezifische 201, 437.
— Umsatz bei Hunger 593.
— Verteilung und Organ-
tätigkeit 272.
— Verwendung und Übung
15f.
Engouement 395, 400.

Engramme 264.
Entartung 294.
— albuminöse 302ff.
— albuminoide 302.
— Amyloid s. dort.
— und Anhäufung 298, 299.
— asbestartige 323.
— und Atrophie 281ff., 296ff.
— Begriffsbestimmung 294.
— und Denaturierung 125.
— diffuse 393.
— bei Druckatrophie 37, 44.
— Einteilung 301f.
— eiweißartige 302ff.
— und elektrolytische Wirkung 113.
— und Empfindlichkeit 299.
— bei Entzündung 375, 383,
400, 412.
— fettige 328, 329, 334.
— — bei akuter Leberatro-
phie 873.
— — bei Arteriosklerose 786.
— — bei Entzündung 373,
400, 411f.
— — und Giftwirkung 121,
330ff.
— — des Herzens 329, 799.
— — Kernveränderungen bei
334.
— — der Leber 461.
— — der Niere 461.
— — durch Phosphor 121.
— — und trübe Schwellung
334.
— und Giftstärke 132, 199.
— graue 335, 336, 477, 479,
928.
— — der Hinterstrange bei
Tabes 479.
— — d. Nerven b. Lepra 477.
— Heilung 490.
— hyaline s. dort.
— hydropische 298, 300, 306.
— und Infiltration 299.
— Kernveranderungen bei
300—301.
— Kohlenhydrat 302, 338f.
— kolloide s. dort.
— körnige 303.
— „krebsige" 510.
— und Leistungsfahigkeit
294, 298.
— und Nekrose 296, 339.
— nervöse 214.
— parenchymatöse 394, 411.
— Pigment 302.
— und postmortale Verande-
rungen 302, 305ff.
— schleimige 302, 306ff., 309,
s. a. Mucine.
— schollige des Muskels 285.
— und Salzanhaufung 302.
— vakuolare 298, 306.
— wachsartige 305, 345, 708.
— Zellveranderungen bei 298.

Entartungsreaktion 291.
— und trophischer Einfluß von Ganglienzellen 291 f.
Entelechie 19.
Enteralgie 863.
Enteritis foll. 82, 270.
— membranacea 863.
Enterodynie 863.
Enterogene Gifte und Leberzirrhose 139.
— Verteilung 82, 84, 270.
Enterolithen 360, 866.
Enteroptose 863.
Enterorrhagie 731.
Entgiftung 134—136.
Entgiftende Faktoren 134 ff.
Enthaltung, von Gift, Erscheinungen 137.
Entmischung, tropfige 304.
Entropie 26, 622.
„Entstehung der Arten" 255 f., 262 f.
Entwicklung der Arten und Rassen 255 f., 262 f.
Entwicklungsmechanik 216.
Entwöhnung 138.
Entzündung 366—489.
— bei Abkühlung 95—97, 387.
— adhäsive 421.
— akute 391, 405.
— alterative 412.
— Anämie bei 369, 374, 375.
— und Aphylaxie 196 ff.
— arterielle Hyperämie bei 369, 373.
— Ausbreitung 442.
— durch Ätzgifte 124, 135, 199, 390.
— azinöse 394.
— durch tote Bakterien 390 ff.
— Begriffsbestimmung 386.
— Beispiele umschriebener 366.
— Bindegewebsneubildung bei 373, 375, 381, 408.
— und Blutgehalt des Gewebes 434, 437, 439, 524 ff.
— durch chemische Schädigung 199 ff., 390 f.
— chronische 368, 391, 403 ff.
— durch chronische Reizung 513 f.
— chronische Schleimhaut- und Disposition 57.
— degenerative 402, 411 f.
— — (regressive) Gewebsveränderungen bei 93, 373, 375, 381 ff., 384 f., 394 ff., 402, 411, 431.
— demarkierende 443—445.
— desquamative 402.
— desquamativ-seröse 459, 461.
— Diagnose 366—368.
— und Diapedese 377, 379 ff.
— diffuse 324 ff., 392 ff.

Entzündung, diphtheritische 344, 426.
— durch Dissimilationsprodukte 93, 390, 412.
— eitrige 396, 405—409, 446 ff.
— durch elektrolytische Wirkung 113.
— und Entartung 373, 375, 381, 383 ff., 411 f.
— durch Erfrierung, Erkältung 96 ff.
— durch Erwarmung 366, 387.
— experimentelle 385.
— exsudative 396—401.
— exsudativ-nekrotisierende 394.
— Faktoren und Pathogenese 390 ff.
— und Fäulnis 390, 402.
— und fettige Entartung 374, 411 ff.
— und Fettzellenwucherung 418.
— und Fieber 390, 435 ff.
— und Fibrinanhäufung 374, 375.
— fibrinöse 396, 400 ff., 408, 431 ff., 435 ff., 457.
— und Fibrosarkom 547.
— und Fibroadenoma mammae 564.
— fibrinös-nekrotisierende 135, 198, 426.
— Formen 391.
— fötale 249.
— durch Fremdkörper 416 ff.
— in gefäßlosen Geweben 382 ff.
— und Gefäßveränderungen 57, 369, 373, 376 ff., 380, 387, 395, 419 ff., 722.
— Gefäßveränderung und Nervenwirkung 387.
— und Gewebeveränderungen 367, 372, 373—383.
— und Gewebsneubildung 375, 381, 384 387.
— und Geschwulstbildung 503 ff. 510 ff. 517, 539, 542, 551 ff., 558, 561, 564.
— und Geschwulstmetastase 504.
— und Geschwulstwachstum 524 ff.
— und Giftstärke 132, 383, 395 f., 434.
— hämorrhagische 395.
— der Haut bei Scharlach 366.
— herdförmige 393.
— Heilung 375, 489.
— der Hornhaut 382 f.
— hyperämische 387, 395 ff., 439 ff.
— und Infektion 366, 390 ff., 663.

Entzündung, infektiöse 199, 390 ff.
— — und Infektion 391.
— — und Fieber 368.
— interstitielle 394.
— käsige 446 ff.
— katarrhalische 437.
— und Keloidbildung 548.
— und Knochenbildung 422.
— und Knochenmarkshyperämie 386.
— kollaterale 157, 434 ff., 467.
— und Krankheit 366.
— im Krebsstroma 525.
— durch Krotonöl 390.
— kruppöse 427.
— bei leukozytenfrei gemachten Tieren 402.
— und Leukozytenanhäufung 373, 375, 379 ff.
— durch Licht 103 ff., 390.
— lobulare 394.
— Metastase 390.
— und Nekrobiose 375, 383 ff., 411.
— und Nekrose 93, 373, 375, 381, 383 ff., 386, 390, 411 ff.
— nervöse Einflüsse bei 387, 388.
— neuroparalytische 477.
— nekrotisierende 412.
— und Ödem 373, 375 ff.
— und Papillombildung 419.
— parasitare 416.
— parenchymatöse 311.
— perakute 391, 403 f.
— perifokale 434.
— und Phagozytose 386.
— in polypösen Geschwülsten 562.
— proliferative (progressive) 373, 375, 381 ff., 384, 387, 394 ff., 408, 414 ff., 419 ff., 446, 475, 525, 818.
— pseudomembranöse 426.
— — und Geschwulst 504, 525, 551.
— — Zellpolymorphie bei 508.
— — und Zwischenzellenstoff 509.
— und Reaktion 366, 389.
— Resorption 441.
— Riesenzellenbildung bei 416, 418.
— und Riesenzellensarkom 551.
— durch Röntgenbestrahlung 108.
— und Schwellung von Kapillarendothel 385.
— sekundäre 292.
— sequestrierende 443—445.
— und sequestrierende Erweichung 349, 443.
— seröse 176, 390, 432 ff., 435 ff.

Entzündung, spezifische 450.
— sterile 199, 390ff.
— durch strahlende Wärme 93.
— Stromgeschwindigkeit des Blutes bei 378—380.
— subakute 391, 403ff.
— subchronische 391, 403.
— symmetrische 387ff.
— tertiäre 928.
— transneurale 928.
— und trübe Schwellung 305, 383, 411.
— mit vaskulären Veränderungen 369, 373, 375—383, 385, 387, 394—411.
— venöse Hyperämie bei 369, 375.
— bei Verbrennung 91ff.
— verkäsend-proliferative 482.
— Verlauf 438ff.
— und Verwachsung bei Geschwulstwachstum 531.
— Wesen 384ff.
— zellige 379, 395f., 402, 405ff., 408, 416, 432, 435ff.
Entzündungserscheinungen, kardinale 367—373.
— — bei chronischer Entzündung 368.
— klinische 367—373.
Entzündungsformen und Reizbarkeit des Gewebes 435ff.
— und bakterielle Giftwirkung 431, 435.
— als spezifische Wirkung 431.
— anatomische 391—394.
— histologische (Entzündungsarten) 394—426.
Entzündungsherd 366, 393ff.
— und Bau 394, 432f., 434f.
— Heilung und Verlauf 435, 438 464.
— infektiöse und Sterilisation 409.
— seröse Entzündung um eitrigen Herd 432, 435.
— Temperaturmessungen in 369.
— Vergrößerung 435ff., 459, 464, 468.
Entzündungsmantel 408, 432ff., 435.
— Entstehung 432ff., 433.
Entzündungsprodukte 368.
Entzündungsreiz 196, 383f., 387ff., 446.
— und Natur der Gewebsveränderungen 199, 391.
— und Infiltratzellen 404f.
Entzündungsverlauf 157, 438, 439.
— und Hyperämie 157, 439.
— und sekundäre Infektion 438.

Enuresis nocturna 897.
Enzephalocystokele 229ff.
Enzephalokele 216 227, 229.
Enzephalomalazie s. Gehirnerweichung.
Enzym 129, 149, 346f.
— Alexin als 174.
— als Antigen 180.
— autolytisches 129, 186ff., 346, 530.
— — in Krebszellen 347, 530.
— bakterizides 174.
— und chemische Reaktion 129.
— und Ferment 129.
— fibrinlösendes 129, 189.
— als Gift 125.
— glykolytisches 274.
— heterolytisches 129, 346f.
— histolytisches 346ff.
— lipolytisches 274.
— oxydatives 274.
— proteolytisches 125, 129, 174, 189ff., 346ff., 398, 406.
— schädliche Wirkung eines 125, 129—130.
— spezifisches aus Antigenen 186, 189, 195.
Enzymwirkung 12, 186, 195.
— Giftwirkung 125, 129 bis 130.
— Möglichkeiten 129.
— Produkte der proteolytischen 347.
Eosinophilie 473, 693.
— und autonomes Nervensystem 693.
— bei Lymphogranulom 473.
— nach Splenektomie 702.
— Vorkommen 693.
Epheliden 322.
Ephemera 663.
Epidemie, Ausbreitung 164.
— Verlauf 267.
Epidermoidzyste 568.
Epididymitis tuberculosa 458.
Epigastrium, inspiratorische Einziehung 820.
Epigastrius 224.
Epigenese 256.
Epignathus 224.
Epilepsie 925f.
— Jacksonsche 901, 925f.
— und Erblichkeit 253, 263.
Epileptoide Anfälle 902.
Epiphyse 631.
— Atrophie und präpuberale Kastration 631.
— — und Fettsucht 631.
— — und Gehirndruck 631.
— — und Körperentwicklung 631.
— — und Hypergenitalismus 631.
Epispadie 215, 228, 237.

Epistaxis 731.
Epithel, Änderung der Eigenschaften 511ff.
— Desquamation 402.
— Durchgängigkeit 83f., 171.
— Empfindlichkeit 133.
— Ersatz bei Pneumonie 401.
— Heterotopie 233, 502, 505, 515.
— Neubildung bei Entzündung 414.
— in Pseudomembranen 400, 427, 428.
— Schädigung 398, 400.
Epithelfasern 427f., 586.
Epithelgeschwülste 559—576.
Epithelicidzellen s. Bindegewebszelle.
Epithelioidzellentuberkel 455, 470, 475, 489.
Epithelioma adamantinum 586.
— adenoides cysticum 586.
— contagiosum 315.
Epithelkörperchen 622.
— Ausfall und Rachitis tarda 641.
— — und Rachitis 604.
— — und Tetanie 651.
— Bau und Lage 640.
— Einpflanzung 653.
— Hyperfunktion 653.
— Hypofunktion 652f.
— Tätigkeit und Adrenalinwirkung 655.
— und Schilddrüse 652.
Epithelveränderung, präkarzinomatöse 511.
Epithelwucherung 523.
— atypische in Geschwüren 109, 507.
— — und Geschwulstbildung 414, 506ff.
— — bei Tuberkulose 507.
Epithelzellen, als Phagozyten 173.
— Geschwulst aus zylindrischen und spindelförmigen „basalen" 541, 552, 554, 564.
Epulis 504ff., 524, 545, 551.
Erbeinheit s. Anlage 241.
Erbfaktor 241, 256ff.
— Konstellation 259ff.
— Latenz 260.
— Veränderlichkeit 260.
Erblichkeit 240—265, s. a. Vererbung.
— von Abnormitäten 252ff.
— und Anlage 210.
— bei Alkoholismus 244.
— Begriffsbestimmung 241.
— und Disposition 208ff.
— und Erwerb 240, 241—246.
— erworbener Eigenschaften 255ff., 256—263, 264.

Erblichkeit und Exposition 243.
— und Familiarität 210, 243f., 252, 346.
— bei Hämophilie 252.
— und Kongenitalität 241, 244.
— von Krankheiten 208, 252f.
— bei Lepra 244.
— von Mißbildungen 240, 253.
— und Nachahmung 242.
— pleomorphe 253, 260f.
— polymorphe 253, 260f.
— und Psychosen 254.
— bei Syphilis 244.
— bei Tuberkulose 105, 244.
— von Verstümmelungen 263ff.
Erblichkeitsforschung und Familienforschung 243—246.
— Mendels 247ff., 251f.
— Notwendigkeit großer Beobachtungszahlen 249, 265.
— und Stammbaumforschung 246.
Erbrechen 831, 855f., 897.
— und Antiperistaltik 864.
— durch Apomorphin 856.
— bei Aphylaxie 193, 856.
— und Aspiration 80.
— bei Atropinvergiftung 140.
— bei Bergkrankheit 119.
— bei Botulismus 140.
— und Brechzentrum 855, 898, 904.
— durch Chloroform 856, 891.
— bei Dyspepsie 758.
— und Ekchymosen in Magenschleimhaut 855.
— von Galle 865.
— bei Gehirndruckerhöhung 905, 909, 918.
— bei Gehirnerschütterung 919f.
— bei Gehirnschädigung 901, 904f.
— und Klimawechsel 118.
— durch Kupfersulfat 856, 865.
— bei Peritonitis 865.
— peripheren Ursprungs 856.
— Schädlichkeit 19, 856.
— bei Schwindel 903.
— bei Überempfindlichkeit 196, 856.
— bei Urämie 893.
— zentralen Ursprungs 855f.
Erfrierungstod 96, 660.
Ergotinabes 925.
Ergotismus 244, 722.
— endemicus 244.
— gangraenosus 722.
— spasmodicus 722.
— und Tetanie 652.
Ergrauen, plötzliches 325.

Erhängen 834.
Erhitzung 91, 93f., 99.
— und Denaturierung von Eiweißkörpern 125.
— Zell- und Gewebsveränderungen bei 91.
— als Heilmittel 100.
— und bakterizide Eigenschaft des Blutes 174.
Erkältung 20, 32, 96—100, 116, 158, 209, 210.
— und atmosphärische Faktoren 115.
— und Ausbreitung eines Lungenherdes 269.
— Folgen 97ff., 116.
— und Ikterus 882.
— und Infektion 20, 96, 100f., 158.
— und Lungenentzündung 97, 156, 166.
— und Reaktion 98.
— Tierversuche über 97f.
Ermüdbarkeit bei Diabetes 621.
Ermüdung 16, 32, 146, 157.
— und Aufbrauch 16.
— und Auslösung eines Asthmaanfalls 848.
— und Bewußtsein 902.
— Erblassen bei 675.
— Extrasystolie 805.
— und Gefäßtonus 56, 710.
— und Hypothermie 660.
— und Klima 118.
— und Konstitution 206.
— und Krankheitsverlauf 145.
— und Neurasthenie 208.
— Puls bei 675.
— und Reaktion 98.
— und wachsartige Nekrose 345.
Ermüdungsgefühl 146.
Ermüdungsstoff 16.
Ernährung 273.
— und Entartung 299.
— und Fettanhäufung 607f.
— und Funktion 272, 279, 286, 299.
— und Wachstum 262, 272.
Ernährungsstörung bei Myxödem 636.
Ernährungszustand und Muskelhypertrophie 286, 792.
Ernüchterung durch Angst und Schrecken 903.
Erscheinung, relative Bedeutung einer 28f., 270.
— ursächlicher Zusammenhang von 27ff.
Erschöpfung und Erkältung 97.
— und Infektion 100.
— und Krankheitsverlauf 146.
— und Lungentuberkulose 829.

Erstickung 834.
— bei Pneumothorax 822.
— Vorkommen 835.
— und Reizung des Vaguszentrums 805.
— — — des Vasomotorenzentrums 805.
Erstickungsstoffe 835.
Erstlingsfieber 671.
Ertrinken und Aspiration 80.
Erwärmung und Hyperthermie 660f.
— und physikalische Regulation 660.
— und Wärmeabgabe 660f.
Erweichung 346, 349, 405, 406f, 442, 446, 462, 483.
Erysipel 260, 393, 395, 411.
Erythem 393, 395, 470.
— durch Röntgenbestrahlung 108.
— bei Scharlach 393.
— durch Sonnenbestrahlung 103, 387, 395.
Erythema induratum 420.
— nodosum 766.
Erythrämie 686f.
— und absolute Hyperchromämie 686.
Erythroblast 686, 687.
— bei Anämie 687, 689.
— Bildungsstätte 692.
— im Blut 686.
— im Knochenmark 692.
Erythroblastom 559.
Erythrocytolysis 317, 683.
Erythrocytorhexis 317.
Erythrocytoschisis 317.
Erythrodermie 470.
Erythrophagen 703.
Erythrozytämie 686.
Erythrozyten, Änderungen 683, 690.
— als Antigen 180.
— Auspressung bei Entzündung 377, 380, 385, 402.
— basophile Körnelung der 688, 689.
— Bildung in Milz 702.
— und Bildung von bakteriziden Stoffen 175.
— und Blutgifte 126f.
— Farbstoffgehalt 685, 687.
— Formänderungen 126ff., 132.
— in Pseudomembranen 400.
— Gestalt und Färbbarkeit 687ff.
— Gehalt und Giftwirkung 127.
— und osmotischer Druck 122, 127, 132, 134.
— Polychromatophilie 687.
— Punktierung 688f.
— Resistenz 134, 683.

Erythrozyten, Resistenz bei paroxysmaler Hamoglobinurie 685.
— — bei famil. Ikterus 882.
— Schadigung durch Gifte 683.
— — und Hamolyse 134, 683.
— — Hbamie 683.
— — durch Malariaparasit 684.
— Stromata 126.
— bei Temperaturanderung 90.
— im Thrombus 738.
— Tupfelung 688f.
— Vernichtung in Milz 702f.
— Verteilung im peripheren Blut 685.
— — bei Polyzytamie 120.
— Zahl 685.
— — und Giftwirkung 127.
— — und Lichtwirkung 105.
— — bei Myxödem 649.
— — bei Splenektomie 702.
— Zerfall nach Austritt 441.
Erythrozytolyse 126.
Essigsauregarung 860ff.
Eßlust s. Appetit.
Eudiamorrhysis 705.
Eugenese 265.
Eukrasie 21.
Eunuch 628.
Eunuchoidie 629, 634.
— Fettstoffwechsel bei 608.
— und infantiler Zwergwuchs 644.
— und Riesenwuchs 644.
— und Schilddrüsentatigkeit 640.
— weibliche 629.
Euphorie bei Sepsis 136.
Eupnoe 832, 837.
Eupraxie 932.
Eventratio 227ff.
Evolution 262, 265.
Exanthem 395.
— hamorrhagisches 396.
— bei Seruminjektion 172.
Exencephalus 229.
Exerzierknochen 502.
Exophthalmus bei Basedowscher Krankheit 649ff.
— bei Holoakranie 229.
Exostose 422, 544f.
Exostosis cartilaginea 544.
Exotoxin 142, 149, 168, 193.
Explantation 468
Exposition 209.
— und Disposition 211.
Exspiration s. Ausatmung.
Exsudat (vgl. Entzundung) 368ff., 373, 382, 385, 395, 453, 759, 761.
— Arten 396ff.
— Bildung 376f.

Exsudat, Eiweißgehalt 376f., 760, 762.
— Fibrinogen im 376f.
— — bei Serositis 386, 396f.
— leukozytenreiches u. Eiter 400.
— bei Meningitis 122, 907, 913, 918.
— plasmatisches 377.
— pleuritisches 38, 396f.
— — bakterizide Wirkung 175.
— Resorption 13, 441.
— seros 19, 373, 375, 386, 456.
— bei Abkuhlung, plasmatisches 95, 390.
— — bei Röntgenbestrahlung 108, 385.
— — und Chemotaxis 405.
Exsudation 759, 761.
Extrasystole bei Angina pectoris 809.
— bei Arhythmia perpetua 808.
— atrioventrikulare 802.
— aurikulare 802, 805, 808.
— bei Blutdruckerhöhung 805ff.
— bei Concretio pericardii 805ff.
— extrakardialen Ursprungs 805.
— bei Herzklappenfehlern 805.
— u. Herzmuskelschadigung 802.
— der Kammer 806, 808.
— bei Kindern 806.
— u. Kreislaufstörungen 802.
— bei Myokarditis 806.
— myogene und neurogene 805.
— ventrikulare 802.
Extravasation 379.

Facies cholerica 679.
— leonina 476.
Faeces, acholische 863, 873.
— — scheinbar 863.
— Schleimbeimischung bei 863.
Fainting 709.
Faktoren 26ff., 32.
— antagonistische 136, 138.
— atmosphärische und Erkaltung 96, 100.
— — und Infektion 96.
— außere (exogene) 33.
— biochemische und Lungentuberkulose 828.
— blutstillende 734.
— chemische 33, 154.
— — und Wachstumsgelegenheit 154.
— entgiftende 134—137.

Faktoren, Giftwirkung, fördernde 138ff.
— innere (endogene) 33.
— Konstellation 26ff., 145.
— kosmische 85.
— krankmachende 27, 31, 33ff.
— mechanische 35ff., 46—52, 58ff.
— negative 29.
— pathologische 31ff., 35.
— physikalische krankmachende 33, 35ff., 154.
— physiko-chemische 33.
— plötzlich mechanische 46 bis 52.
— positive 29.
— seelische 146.
— — und Lungentuberkulose 829.
— soziale 146.
— tödliche 34.
— unbekannter Natur 33, 146, 147.
— ursachliche 25ff., 146, 147.
Familiarität und Ansteckung 244.
— und endemische außere Schadigung 244.
— und Erblichkeit 210, 242f.
— und Erwerb 243.
— und Exposition 243.
— und Geschwulstbildung 253.
— und klimatische Einflüsse 243.
— von Mißbildungen 253.
— und Vererbung 242ff., 245.
Färbeindex des Blutes 687.
Farbenblindheit 215.
— Erblichkeit 253.
Farbstoffe, Beziehung zwischen und Gewebsbestandteilen 200.
Farbeindex 687.
Fastigium 663, 664, 668f.
Faulheitsfettsucht 607.
Faulnis 8, 349.
— Alkaloide 352.
— und Antiseptikawirkung 351, 353.
— Begriffsbestimmung 349ff.
— bei Botulismus 140.
— chemische Vorgange bei 352.
— im Darm 351, 862.
— und Garung 350ff.
— und Gasbildung in der Zelle 298.
— in lebendem Gewebe 351.
— und Infektion 148.
— und Nekrose 210, 349.
— im Magen 860.
— und Verwesung 352.
Faulnisbakterien 108, 390.
Favus 244, 471.

Febris anteponens 671.
— continua 669.
— haemoglobinurica perniciosa 684.
— intermittens quotidiana 669, 672.
— — quartana 672.
— — tertiana 671, 672.
— — — duplex 672.
— — bei Pyämie 669.
— — Parasiten im Blut bei 670.
— postponens 671.
— recurrens 162, 672f.
— remittens 669.
— tropica 672.
Fermente als Antigene 180.
Fernwirkung durch Druck 631.
— — Gift 134.
— funktionelle 922.
— neurodynamische 922.
Ferrizyankali und Methb-Bildung 127.
Festigkeit 35, 38ff.
— Biegung 35.
— Druck 35, 45.
— Ruck 36, 46.
— Stoß 36, 46, 49.
— Zug 51.
Fette 326, 606.
— in Galle 876.
— Jodzahl 327.
— und Lipoide 326.
— mikrochemische Reaktionen 326.
— als Nährstoffe 591.
— Strukturformel 327.
— in Vakuolen 298.
— in Xanthoma 542.
— Zusammensetzung 606.
Fettablagerung 328.
Fettanhäufung und Flüssigkeitsaufnahme 607.
— pathologische 329—335, 716.
— — und Zelltatigkeit 335.
— und Leberstauung 716.
— im Mesenterium 817.
Fettansatz bei seniler Involution 275.
Fettaufnahme durch Leukozyten 329, 386f.
Fettausscheidung 328.
Fettbildung aus Eiweiß 334ff., 608.
— aus Glykogen 334ff., 608.
— aus Lipoiden 332—334.
— aus ölsauren Seifen 332.
Fettdepots 605f.
Fettembolie 751—752.
Fettemulsion und Fettverseifung 862.
Fettentartung s. Entartung.
Fettgehalt von Organen und Geweben 231f., 606.

Fettgewebe, Atrophie des 283, 325, 764.
— Nekrose 341, 751ff.
— — und Kalkablagerung 341ff.
— Verhalten bei Status thymico-lymphaticus 213.
Fetthals 541.
Fettherz 9, 15, 329, 605, 661, 777, 792, 796.
— Cheyne-Stokessches Phänomen bei 835.
— und Herzhypertrophie 777.
— und Herzinsuffizienz 793, 799.
Fettinfiltration 328.
Fettkörnchenkugel 329.
Fettkörnchenzellen 329, 332ff., 387.
Fettleber 300f., 329f., 608, 716.
Fettmark 695.
Fettmast 607.
Fettmetamorphose 328.
Fettniere 329, 330ff.
Fettphanerose 328, 331—334.
— postmortale 334.
— und trübe Schwellung 334.
— und Verfettung 332.
Fettresorption 386, 862.
Fettsäuren 327.
— und Azetonkörperbildung 620.
— und Eiweißlösung 125, 129.
Fettspeicherung 328—332.
— und fettige Entartung 329ff.
— von fremden Fetten 328, 329.
— durch Zellinsuffizienz 329f.
Fettstoffwechsel bei Eunuchoidie 608.
— Bedeutung der Regio subthalamica für 635.
— nach Kastration 608.
— und Sauerstoffverbrauch 608.
— und innere Sekretion 208, 608.
Fettstuhl 863.
Fettsucht 329f., 607f.
— anamische 607.
— Anlage für 242.
— und Diabetes 617.
— endogene 207ff., 607.
— und Epiphysengeschwulst 631.
— eunuchoide und Thyreoidpräparate 629.
— exogene 607.
— Familiarität 254.
— und Fettspaltungsvermögen des Gewebes 589.
— und Hypogenitalismus 629.
— hypophysäre und Hypopituitarismus 634.

Fettsucht bei Hypopinealismus 631.
— bei Hypopituitarismus 634.
— und Kastration 628, 647.
— pankreatogene 608.
— plethorische 607.
— örtlich beschränkte 541f., 606.
— thyreogene 608, 648.
Fettverseifung 273, 862.
— und Fettsynthese im Darm 273.
Fettwachs 334.
Fettwanderung 328, 331ff.
— bei Phosphorvergiftung 331, 334.
Fettzellen 300ff., 328, 418.
— junge, im Lipom 541.
— Neubildung 418, 541, 606.
— — und Riesenzellenbildung 418.
Fettzerfall und Azetonkörperbildung 542.
— bei Hunger 593.
Feuchtigkeit und Farbenänderung bei Salamandra atra 263.
Fever, relapsing 673.
Fibrillation, auricular 808.
Fibrin, Anhäufung bei Entzündung 373, 375, 396 bis 402.
— — bei Serositis 396—401.
— Bildung 398.
— im Nekroseherd 344, 728.
— und Eiter 407.
— Färbung durch Hämatoxylin 200.
— Organisation 398.
— Pseudomembranen aus 397 bis 400.
— in Sehnenscheiden 398.
— in Thrombus 739ff.
Fibrinenzym 398.
— intravaskulare Gerinnselbildung durch 737.
Fibrinogen 376, 397, 680f.
— Bildungsstätte 874.
— Menge 680f.
Fibrinoid 309ff., 345, 398.
Fibrinpfröpfe, in Kapillaren 743.
— in Lymphgefäßen 749.
Fibrinsteine 366.
Fibroadenoma 559, 562ff.
— mammae 253, 307, 308, 549, 562ff.
— — Familiarität 253.
— prostatae 564.
Fibroblasten 416.
Fibroepithelioma 307, 308, 547, 549, 570.
Fibroepithelgeschwülste 559 bis 570.
Fibroma 509, 515, 541, 547ff.
— angeborenes 515.

Fibroma und Angioma 540ff. 547.
— und Entzundung 505, 524, 547.
— Metastase 549.
— der Nerven 547.
— und Sarkom 550.
— Verimpfung 523.
— infiltrierendes Wachstum 504, 526, 549.
Fibrolipom 541.
Fibromyom 533.
— und Fibrosarkom 534, 551.
Fibromyxochondroosteolipo-epitheliom 570.
Fibrosarcoma gigantocellulare 542, 550, 551.
Fibrosarkom 509, 524, 529, 546, 550ff.
Fieber 662ff.
— Abnahme bei Durchfall 135.
— Achlorhydrie bei 667.
— bei akuter myeloider Leukamie 699.
— bei aphylaktischem Anfall 195ff.
— aseptisches 148, 662.
— und Bakterienzahl 153.
— Bereitschaft 275, 663.
— Bewußtsein bei 667.
— Digestionsstorungen 667.
— Eiweißzerfall 665.
— Entstehungsweise 665.
— und Entzundung 396, 435ff.
— Faktoren 662.
— und fettige Entartung von Drüsenzellen 665.
— bei fibrinoser Pneumonie 368, 437, 668.
— Harn bei 667.
— hektisches 669.
— und Hyperthermie 662.
— und Infektion 148, 368, 662.
— intermittierendes 449.
— Puls bei 667.
— Senkung bei Durchfall 136.
— bei Serumkrankheit 172.
— bei Septikamie 587.
— Stoffwechsel bei 664.
— tagliche Schwankungen 587, 665, 668.
— und trube Schwellung in der Niere 150, 665.
— Typen 668.
— bei Typhus abdominalis 669.
— bei Malaria 670ff.
— Warmeregulierung 665ff.
Fiebererregende Stoffe 196, s. Gifte.
Fièvre bilieuse hématurique 684.
Filaria bei Elephantiasis Arabum 474.

Filtration 757.
— und osmotischer Druck des Blutes 884, 885.
— und Harnabsonderung 883 bis 888.
— und Transsudatbildung 757.
— und Liquor cerebrospinalis 914.
Fissura abdominis 227.
— sterni 227, 237.
— vesicae urinariae 228.
Fistel bei Osteomyelitis 445.
— bei Tuberkulose 458, 462, 470.
— Ecksche 870f.
Fixateur 176, 188.
Fixationsabszeß 477, 668.
Flankenschlagen 820, 843.
Flatulenz 862.
— Abkühlung 97.
Fleckfieber, Flecktyphus, Virusubertragung bei 162.
— Fieber bei 668, 673.
— und Uninukleose 694.
Fleischmilchsaurebildung 616.
Fleischnahrung bei Eckscher Fistel 870.
Flieger 121.
Flimmerepithel, Tatigkeit im Bronchus 855.
Fluoreszenz und Lichtwirkung 106.
Flussigkeitsaufnahme und Fettanhaufung 607.
Flussigkeitsstromung durch Rohren bei stoßformiger Eintreibung 767ff.
— bei gleichbleibendem Druck 768ff.
Flutter, auricular 808.
Focus 366, 900, 925, 932.
Foetus, passive Immunisierung 268.
— papyraceus 217, 438.
Fohn 117.
Folies intermittentes 254.
Foramen Magendii, Verschluß 916.
Form und Wesen 201.
Formeigenschaften und Leistungsfahigkeit von Zellen und Geweben 11, 21, 23, 24, 31, 34, 55, 122, 124f., 215, 255, 274, 294, 298, 501, 653.
Formalin, antiseptische Wirkung 124, 351.
— Entzundung durch 390.
Formes frustes bei Storung einer inneren Sekretion 624.
Formolpigment 317.
Fortpflanzung, einer Kraft 38—42, 47—51.
— eines örtlich beschrankten Drucks 38—42.

Fortpflanzung eines Stoßes durch das Gehirn 50f.
— — — den Schädel 49 bis 51.
— — Zugs 38—42.
— Versuche über F. einer Kraft in Kautschuk 40 bis 42, 49—51.
— geschlechtliche und ungeschlechtliche 261.
Foyer 366.
Fracture par contrecoup 49 bis 51.
Fragmentatio myocardii 326.
Frankelscher Gasbazillus 753.
Fremdkörper als Gerinnungszentren 736ff.
Fremdkörperperitonitis 568.
Fremdkorperriesenzellen 416, 417, 455.
Fremdkorpertuberkel 199, 470.
Freßtatigkeit 173.
Friedlanderscher Bazillus s. Bacillus.
Frons quadrata bei Rachitis 605.
Frost, Einwirkung auf Schmetterlingspuppen 263.
Frostbeule 95.
Frostbrand 95, 348.
Frosterythem 95.
Frostgangran 95f.
Fruhherztod bei Diphtherie 798.
Fulguration 111.
Functio laesa als Entzundungserscheinung 367, 372.
Funktion, Änderung 32.
Funktionsstorung 8ff., 31ff.
— bei Entzundung 367—369, 372, 391.
— und Form und Verteilung der Energie 31, 272.
— und Giftwirkung 130 bis 132, 367.
— und Krankheit 8ff., 31ff.
— primare 31, 34.
— sekundare 8, 32.
Funktionstüchtigkeit, Bestimmung 34, 55.
— und Formeigenschaften s. dort.
— und Organbau 206ff.
Furunkel 159, 366, 373, 391.
— und Osteomyelitis 156.
Furunkulose und Diabetes 210, 614, 620.
Fußklonus 924.

Galaktose, Verbrennung bei Diabetes 617.
Galle 21.
— Extrasystole durch 805.
— Fette in 870.

Galle, Fettresorption, und Fettverseifung 862.
— und Magensaftsekretion 860.
— Typhusbazillen in 870.
— Vergiftung 143.
— Zurücktritt in Magen 859.
Gallenabfuhr und Verdauung 876.
— und Urobilinbildung 882.
Gallenbewegung, Bedeutung für pathologische Vorgänge 44.
Gallenbildung in der Leber 870.
Gallenblase, Stauung und Entzündung 442.
Gallenfarbstoffe 317, s. a. Bilirubin.
— Bildung bei Hämolyse 127.
— Lösung im Harn 881.
— im Stuhl 868.
Gallengänge, Entzündung 361f., 876.
— Neubildung 873.
— Sperrung 875ff.
Gallenkapillaren, Verhalten bei Gallenstauung 878f.
Gallenpfröpfe bei hämolyt. Ikterus 878.
Gallensäuren im Blut 143, 874.
— Blutschädigung durch 127, 674.
— im Harn 874.
Gallensaure Salze als Antigen bei der W.-R. 191, 201.
Gallenstauung und Gallenresorption 877.
— und Lebernekrose 877.
— Leberveränderungen bei 877.
Gallensteine 360ff., 361—363.
— Arten 361.
— Bildung 362—363.
— — und Entzündung der Gallengänge 361.
— — und Gallenstauung 362.
— — und Hypercholesterinämie 363.
— — und Stoffwechselstörung 363.
— Darmverengerung durch 866.
— Kolik 361, 370, 372.
Gallenwege, Verschluß 877.
Gallertkrebs 575, 582.
Gallertkropf(Struma colloides) 638, 650.
Galvanotaxis 112.
Gamete 240ff., 248ff., 255f., 265.
— Reinheit der 249.
Ganglienzellen bei Verbrennung 93.
— bei Vergiftung 126.
Ganglioma sympathicum 537.
Ganglion coeliacum 810.

Ganglioneurom 537.
Gangrän 319, 442.
— Ausbreitung 353.
— und Blutung 731.
— Empfänglichkeit 614, 620.
— und Entzündung 354, 402.
— Fäulnis bei 349ff.
— bei Krebs 354.
— symmetrische 723.
— und Saprämie 354.
Gangraena emphysematosa 349.
— foetida 349.
— humida 347.
— nosocomialis 353.
— pulmonis 354, 442.
— sicca 347, 449.
Gangrène gazeuse 341.
— foudroyante 354.
Gänsehaut 664.
Garrods „Fadenprobe" 609.
Gärung 132, 197.
— im Darm 862.
— im Duodenum 861.
— und fermentative Vorgänge 197.
— des Harns 897f.
— im Magen 859ff.
— von Zucker 197.
— und Zymasewirkung 197.
Gärungsnekrose 341.
Gas in Zellvakuolen 298.
Gasanhäufung zwischen den Pleurablättern 816, 821ff., 837ff.
Gasbildung im pleuritischen Exsudat 824.
Gasembolie 753.
Gasnekrose 341.
Gasphlegmone 341, 462.
Gastrektasie 861.
Gastritis catarrhalis s. Magenkatarrh.
— polyposa 562.
Gastromyxorrhoea 861.
— bei Magenkatarrh 861.
Gastrorrhagie 731.
Gastrosucorrhoea 861.
Gastroxynsis (Roßbach) 861.
Gaswechsel 832, s. äußere Atmung.
Gaszyste 341.
Gaumenmuskellähmung 857.
Gaumenperforation 483, 485.
Gedächtnis s. Reproduktionsvermögen 264.
— des Keimplasmas 264.
Gefäßbildung 419.
Gefäße s. Blutgefäße.
— Veränderungen s. Entzündung.
Gefäßgeschwulst s. Hämangiom.
Gefäßnerven 923.
Gefrierpunkt der Gewebesäfte 90, 94.

Gefrierung von Protoplasma 90.
— des Gewebes 94ff.
— und Hämolyse 94.
Gefühl, Abnahme in pneumatischer Kammer 86.
Gefühlszentren 898.
Gegengifte 136, s. Antikörper 178.
Gehirnabszeß 901.
Gehirnanämie 119.
— durch Druck 911ff.
— Erbrechen bei 855f.
— bei Rekonvaleszenten 710, 797.
Gehirnarterien, Unterbindung 909.
— Verschluß 725, 726, 898.
— Entzündung bei Syphilis 484.
Gehirnatrophie bei Hunger 285.
— und Oedema ex vacuo 283, 910.
— senile 910.
Gehirnblut, Abfuhr des venösen 914.
Gehirnblutung 10, 19, 49, 484, 663, 898, 901, 903ff., 913ff., 918, 921.
— und Aorteninsuffizienz 781.
— Bedeutung der 909, 914, 921.
— bei Blitzschlag 111.
— Cheyne-Stokessches Phänomen bei 836f.
— und Erhöhung des intrakranialen Druckes 734.
— in Gehirnkammer 914, 921.
— bei Gehirnerschütterung 49, 663.
— bei Gehirnzertrümmerung 663.
— Herderscheinungen bei 726.
— bei perniziöser Anämie 690.
— nach radioaktiver Wirkung 109.
— Resorption 909.
— bei Schrumpfniere 270.
— und zentrale Oligopnoe 836.
Gehirn, Corpora amylacea im 309.
— und örtlich beschränkte Druckwirkung 39ff.
Gehirndruckerhöhung 906ff., 911, 914.
— Erscheinungen bei 900, 903, 906ff., 911, 914.
— und Epiphysengeschwulst 631.
— und Hydrocephalus int. 907.
— und intraventrikularer Flüssigkeitsdruck 908 bis 913.
— bei Geschwulst 532, 908ff.

Gehirndruckerhöhung bei Gehirnblutung 908ff., 913f.
— und Geschwindigkeit der Schadelinhaltzunahme908, 913.
— und psychische Storungen 726, 903.
— Puls bei 903.
— und Stauungspapille 904ff., 909.
— und Schwindel 903.
— bei tuberkulöser Meningitis 19, 31, 122, 907, 911ff.
Gehirnembolie 270, 725, 726.
— und Apoplexie 921.
Gehirnendotheliom 532.
Gehirnentzundung 415, 898, 901, 905.
— nach radioaktiver Wirkung 109.
Gehirnernahrungsstorungen 903.
Gehirnerschutterung 663, 905, 918ff.
— anatomische Gewebsveranderungen bei 920f.
— und Gehirnblutung 919f.
— und Korpertemperatur904.
— und Schadelverhammerung 920.
Gehirnerweichung 898, 920, 922.
— bei Schlagaderverschluß 334.
— bei Sonnenstich 94.
— nach Stoß 50.
Gehirnfibrom 532, 548.
Gehirnfunktionen, Lokalisation der 898.
Gehirnfurchen bei Gehirndruckerhohung 907ff., 909f.
Gehirn, Gasembolie 88.
— und Gedachtnis 264.
— Gelbfarbung bei Ikterus 874.
— Gewicht und Intelligenz 207.
Gehirngeschwulst 532, 899, 900, 905—918.
— Bedeutung des Umfangs 909, 914.
— — des Sitzes 909, 913, 914.
— Bosartigkeit 532.
— Cheyne-Stokessches Phanomen bei 835ff.
— Erbrechen bei 855.
— zentrale Oligopnoe bei 836.
Gehirngewebe, Atrophie durch Druck 908, 911.
Gehirngliom 439, 529.
Gehirngumma 183.
Gehirnhautentzundung, bei Dementia paralytica 479, 484.
— Erbrechen bei 855.

Gehirnhautentzündung bei Funktionsstörungen 122, 905ff., 918.
— hämorrhagische 396.
— Hydrocephalus bei 230, 435.
— Kopfschmerzen bei 435.
— Lumbalpunktion bei 435.
— Puls bei 804.
— und Stauungspapille 918.
— durch strahlende Warme 93.
— tuberkulose 19, 31, 67, 368, 435, 907, 911.
— — kollaterale Entzundung bei 435.
Gehirnhautfibrom 549.
Gehirnhautgefaße, Verhalten bei Hirndruck 907, 911ff.
Gehirnhautnerven und Kopfschmerz 903.
Gehirnhauthyperamie bei Alkoholvergiftung 903.
— bei Hitzschlag 662.
— durch raschen Nachlaß von Druck 921.
— bei Tatigkeit 705.
— bei Verbrennung 93.
Gehirnkreislaufstorungen 58, 568, 725, 726, 899, 903, 909, 912ff.
Gehirnlipoide 124.
Gehirnlymphe, Abfuhr der 914.
Gehirnmißbildung und Idiotie 215.
Gehirnnekrose bei Caissonkrankheit 88.
— ischamische 568.
— und Uramie 893.
Gehirnnervenkernlahmung 140ff.
Gehirnodem 539, 917.
Gehirnprolaps 918.
Gehirnquetschpressung 919.
Gehirnquetschung 46, 905, 918ff., 921.
— und Gehirnblutung 921.
— und Gehirnzyste 921.
Gehirnschwellung, akute diffuse 905, 917.
— ortliche 918.
Gehirn und Seele 902.
Gehirnsinus 912f.
— Blutstauung 915f.
— Thrombose 450.
Gehirnstorungen, allgemeine Erscheinungen 898, 901, 921.
— Ausfallserscheinungen bei 898.
— durch Druck 905, 918.
— und Fernwirkung 901, 906, 911.
— Herderscheinungen bei898, 901, 908f., 914, 918f., 921.

Gehirnstörungen bei Narkose 124.
— psychische Erscheinungen 901, 902.
— Reizungserscheinungen bei 901.
— durch Stoß 49—51, 918 bis 922.
Gehirnsubstanz, Heterotopie 233.
Gehirnsyphilis 479, 484.
Gehirnthrombose 726.
Gehirnvenensysteme 914ff.
Gehirnverletzung und postmortale Temperatursteigerung 668.
Gehirnvolumen, Blut- und Lymphgehalt 908ff.
Gehirnwindungen 907ff., 909ff.
— bei Hirnatrophie 282f., 910.
— bei Hirndruck 907.
Gehirnzentrenlahmung 31, 127, 140, 898.
Gehirnzertrümmerung 663.
Gehirnzyste 730.
Gehor, Abnahme in pneumat. Kammer 86.
Gelbfieber, Nachweis der Ansteckung bei 162.
Gelbsucht s. Ikterus.
Gelenkempfindlichkeit 832.
Gelenkentzündung, bei Gicht 611.
— tuberkulöse 436, 438, 467.
— und Gelenkversteifung267.
Gelenkerkrankung mit Knochen und Muskelatrophie 45, 286.
Gelenkkapselzerreißung 51.
Gelenkrheumatismus, bei Basedowscher Krankheit 651.
— und Erkaltung 96ff.
— und Klima 118.
— Mandel als Infektionspforte 166.
Gelenkschmerzen bei Serumkrankheit 172.
Gelenksteifigkeit 446.
Gemini 217.
— Verhalten des Amnions bei 217.
Gemutserregung und Asthmaanfall 847.
— bei Diabetes mellitus 269.
— und Herzwirkung 269.
Gene 241, 249.
Generatio spontanea 7.
Genius epidemicus 267.
Genotypus 259.
Genu valgum 45, 594, 605, 621.
Genus 2, 8, 137, 193ff., 241.
Gerinnsel, intravaskulares 91ff., 684, 697, 737, 791.
— und Embolie 62, 64, 754.
— rotes 735ff., 798.

Gerinnsel, speckiges 735 ff., 798.
— — und schwache Herzwirkung 750.
— bei Transfusion 675.
Gerinnung des Blutes 736 ff.
— — — Hemmung durch Endothel 736 ff.
— — — Thrombozyten bei 737.
— des Protoplasmas 58, 90, 112, 344 ff.
Gerinnungsfähigkeit des Blutes 680 f., 734.
Gerinnungszentra 399, 736.
Germinalselektion 262.
Geruch, Abnahme in pneumatischer Kammer 86.
Geschlechtsdrüsen, und Brustdrüse bei Gravidität 629.
— Empfindlichkeit für Röntgenstrahlen 110 f.
— Tätigkeit und praepub. Akromegalie 633.
— — und Thymusfunktion 642.
— — und Wachstumsstörung 627.
— Verhalten bei Hungern 285 ff., 593.
Geschlechtsmerkmale, Entwicklung bei Nebennierenadenom 643.
— sekundäre 244.
— — bei Hypopinealismus 631.
— — und praepub. Akromegalie 634.
— — bei Status thymicolymphaticus 213.
Geschlechtsorgane, Atrophie bei Hypopituitarismus 634.
— — Bedeutung der Regio subthalamica bei 635.
— Hypoplasie 629.
— — bei sporadischem Kretinismus 637.
— Lymphdrüsen und Lymphwege 76 ff.
Geschlechtsstatigkeit, bei Basedowscher Krankheit 651.
— bei Myxödem 649.
Geschmack, Abnahme in pneumatischer Kammer 86.
Geschmacksempfindungen u. elektrolytische Wirkung 113.
Geschwindigkeit, Längen- und Volumen- 60.
Geschwulst, angeborene 190.
— Ätiologie 510—524.
— Begriffsbestimmung 503 bis 509, 517.
— Blutgefäßneubildung in 190, 524, 531.
— Blutung in der 524, 528, 534, 539, 566 f.

Geschwulst aus Blutzellen und verwandten Zellen 556, 558 f.
— Bösartigkeit 508, 530 ff., 547, 559.
— und Choristom 505 ff., 515 ff., 521, 553, 564.
— dendritische 533.
— und Druckwirkung 38 ff.
— Einteilung 532.
— Erkennung 504, 509.
— Erweichung 908.
— Faktoren 510.
— fungöse 533.
— Geschwürsbildung in 504, 530.
— Glykogenanhäufung 339.
— Gutartigkeit 530, 532, 547, 559.
— und Hamartom 505 ff., 515 ff., 521, 544, 546, 559.
— heterologe 509.
— heteromorphe 509.
— Heterotopie 233, 509.
— histioide 532, 570.
— homoiologe, homoiomorphe, homoioplastische 509.
— und Hyperplasie 503 ff., 559, 562.
— und Hypertrophie 503 ff., 562.
— Immunität 190.
— intrakraniale 532.
— bei Kaltblütern 521.
— Lymphgefäßneubildung in 525.
— Multiplizität von 516 ff., 529, 545.
— — und Metastase 516, 529.
— Nekrose in 525 ff., 529, 535, 539, 542 ff., 547, 908.
— — nach Röntgenbestrahlung 109.
— aus Nerven- und Gliagewebe 536, 539.
— Nervenneubildung in 525.
— organoide 532, 570.
— organismoide 532.
— papilläre 533.
— parasitärer Ursprung 253, 510 ff., 514, 519.
— Pathogenese 510, 523.
— polypöse 533.
— Röntgenbestrahlung bei 110.
— Sitz der und Gelegenheit zu epithelialen Mißbildungen 515.
— Stauung in 524, 535, 566, 567.
— teratoide 224, 505, 512, 515, 532, 587, 588.
— — experimentelle 515 ff., 588.
— tuberöse 533.
— Übertragung 521.

Geschwulst, Übertragung und Virusübertragung 521.
— Umfangsabnahme einer 504, 524.
— verruköse 533.
Geschwulstbildung, und Alter 523.
— und Ansteckung 519.
— Bedeutung von Parasiten bei 511 ff., 514 ff.
— und Blutzufuhr 514, 526.
— nach Cohnheims Theorie 515—519.
— und Disposition 514 bis 519.
— und Erblichkeit 253, 514, 518 ff.
— familiäre 253, 514.
— und Impfversuche mit embryonalem Gewebe 515 ff.
— und angeborene Keimversprengung 514—518, 520. 536, 539, 542 ff., 548, 585 bis 588.
— und postnatale Keimausschaltung 514, 571.
— und konstitutionelle Zell- und Gewebseigenschaften 513 ff.
— und Leukämie 559, 694, 698.
— und Mißbildung 208, 216 ff., 253, 505 ff., 511, 515, 539 f., 545, 564, 567, 587.
— und Reizbarkeit 514.
— und chronische Reizung 253, 512 ff., 517 ff.
— und Riesenzellenbildung 508 ff., 542, 545, 550, 551.
— und Trauma 504, 510.
— nach Virchows Theorie 517.
— und Wachstumsgelegenheit 520.
Geschwulstgewebe 506, 509.
— Atypie 506, 509, 516, 532, 534 ff., 540, 543, 561 ff.
— Funktion 509.
Geschwulstkachexie 530 ff.
Geschwulstkeim, Latenz 520.
Geschwulstmetastase 64, 67, 71, 75, 270, 503, 510, 515 f., 527—532, 539.
— und Entzündung 503 f.
— und Metaplasie 503.
— und Wachstumsgelegenheit 528.
Geschwulstrezidiv 529 ff.
— entferntes 529.
— regionäres 529.
— als Infektionsrezidiv 529.
Geschwulstverimpfung 190, 521 ff., 523, 549.
— und Alter 190, 521.
— und Disposition 524.
— und infektiöse Granulationsgeschwülste 521 f., 523.

Geschwulstverimpfung und Immunität 190, 523, 524.
— und Impfstelle 191.
— durch zellfreien Krebssaft 511, 513.
— und Rasse 190, 498, 521.
— und Verschiedenheit der Zellformen 523.
— u. Verschwinden der Impfgeschwulst 190. 525.
Geschwulstwachstum 503ff., 524, 530ff.
— autonomes 503ff., 509, 513.
— und Geschwulstdimension 506.
— und Disposition 526.
— und Entzündung des Stroma 524.
— expansives 526.
— und Festheit des Bindegewebes 525, 531.
— Geschwindigkeit und Zellformen 526ff., 531ff.
— — und Bösartigkeit 532ff.
— bei Hunger 285.
— infiltrierendes 504, 526, 530.
— und Kapseldurchwachsung 507.
— und Mitosen 507, 531ff.
— peripheres 526, 530f.
— und Umfangszunahme 524, 526, 529.
— zentrales 526.
Geschwulstzellen 505ff, 518.
— Dimensionen 507, 529, 532.
— Embolie von 749ff
— Formeigenschaften 507, 513, 518, 523, 526ff, 529ff, 532.
— Kerne 507, 529.
— Polymorphie 508, 550, 562.
— Unreifheit 518, 526ff., 531.
Geschwür 441, 445ff
— und Abszeß 446ff
— atonisches 446.
— Boden 446.
— im Duodenum bei Verbrennung 93.
— Entstehung 446f
— fressendes 446
— fungöses 493.
— Gewebsneubildung und Gewebszerfall im 445, 446.
— Geschwulstbildung in 512.
— Heilung 447.
— kollaterale Entzündung um 446.
— bei Krebs 446ff.
— krebsiges 575.
— lentikuläres 446.
— phagedänisches 446.
— bei Pseudotuberkulose 471.
— durch radioaktive Wirkung 109.
— — Ränder 446ff.

Geschwür bei subkutaner Reinjektion bei Aphylaxie 194.
— röhrenförmiges s. Fistel.
— bei Röntgenbestrahlung 108f.
— und Sepsis 446, 459.
— serpiginöses 446.
— syphilitisches 483.
— torpides 446.
— tuberkulöses 446, 458, 462, 561.
Gesetz, biologisches, von Carl Weigert 184ff.
— von Colles Baumès 165.
— der Erhaltung der Energie 26, 590.
— von Hooke 36.
— der beschränkten Fortpflanzung einer örtlich beschränkten Kraft 42ff.
— Lokalisations- von Cornet 70ff.
— von Profeta 166.
— ursächliches 27.
Gesundheit 21.
Gewebe, Empfänglichkeit für Infektion 135.
— Empfindlichkeit für Aufhebung des Kreislaufs 90, 109, 343.
— — und Differenzierung der Zelle 124, 133, 343, 384.
— erythroblastisches 692, 695.
— — Aktivierung 695.
— Farbe 315.
— Flüssigkeitsgehalt und Bakterienwachstum 439.
— interstitielles 272.
— senile Involution 276, 284.
— „Klopfen" bei Entzündung 372, 782.
— leukoblastisches 692.
— — Aktivierung und Atrophie 695.
— lymphatisches 692, 694ff.
— — als Bildungsstätte der Antikörper 180.
— — Neubildung bei Leukämie 695.
— — Verdrängung durch myeloides 694, 697f.
— myeloides 692, 694, 702.
— — Verdrängung bei lymphatischer Leukämie 696.
— — Verhalten bei myeloider Leukämie 697.
— — bei Chloromyelosarkomatose 700.
— ödematöses und Myxomgewebe 543.
— Reizbarkeit und Entzündungsform 434—437.
— entzündungserregende Zerfallstoffe 431—434.
— Zusammensetzung u. Stoffwechsel 243.

Gewebesaft 755—759.
— und Blut 755, 758ff.
— und Ernährungstranssudat 755.
— und Lymphe 755—759.
— Rücktritt ins Blut 758f., 762.
— Wechselwirkung mit Zellen 914.
Gewebespannung 757ff.
— und Blutung 734.
— und entzündliche Gewebsschwellung 374ff.
— und Exsudation 373.
— und Hyperämie 374.
— und Transsudatbildung 757.
Gewebsänderung, infektiöse, und Infektion 148.
— örtliche und bakterielle Giftwirkung 150.
— und Reizstärke 199, 431 bis 438.
Gewebsmißbildung, mikroskopische 515.
Gewebsneubildung, entzündliche 508.
— — und Geschwulst 503ff., 526.
— — und Regeneration 425, 493.
— — und Riesenzellenbildung 508ff.
— regenerative 508.
Gewöhnung, und Abhärtung 137.
— und Abkühlung 137.
— und Anpassung 19, 137.
— und Empfindlichkeit 137.
— und Entwöhnung 138.
— und Vergiftung 19, 137, 261.
Gibbus oder Pottscher Buckel 442.
Gicht 609—613.
— Anfälle 609, 611ff.
— Anlage für 242.
— chronische 611.
— und Diabetes 617.
— Erblichkeit 613.
— Familiarität 254.
— und Fettsucht 614, 617.
— und Harnsäureausscheidung 609, 611ff., 891.
— und Harnsäureablagerung 359, 611f.
— als Konstitutionsanomalie 207, 214.
— und Muskelwirkung 613.
— polyartikuläre 612.
— als histiogene Säurevergiftung 145.
— und Seelenstörungen 612f.
— und Urikämie 610.
Gift, Abfuhr und Blut- und Lymphbewegung 105, 466ff., 828.

Gift, Abgabe und Giftkonzentration 448.
— Abschwächung 135.
— Absorption 65.
— Affinität 64, 123 ff., 130, 154.
— Ausscheidung 131, 134, 135, 138, 168, 172.
— bakterielles 140 ff., 160, 390, 836.
— ein relativer Begriff 132 ff., 151, 384.
— chemische Veränderung 129.
— von Darmparasiten 142.
— Einverleibung und Giftstärke 131, 134, 170.
— Einwirkungsdauer 130 ff.
— elektives, s. Giftwirkung.
— enterogenes 140, 870, 873.
— Entgiftung in der Leber 65, 135, 870, 872.
— entzündungserregendes 122, 124, 133, 150, 170, 384, 412, 437.
— Entwöhnung 138.
— bei Ermüdung 16.
— exogenes 140 ff., 390.
— fiebererregendes 150 ff., 195, 390, 437, 836.
— Gewöhnung 137.
— heterogenes 140.
— histiogenes 140 ff., 870.
— metabolisches 140 ff., 836.
— mikrobielles 142.
— als Nervengift 124, 126.
— als Protoplasmagift 65, 125 ff.
Giftbildung durch Bakterien aus bestimmten Mutterstoffen 152.
— bei Brucheinklemmung 141.
— Geschwindigkeit 168.
— bei Röntgen- und Radiumbestrahlung 111.
Giftbindung 134.
— und Giftstärke s. dort.
— ohne Giftwirkung 184.
— Nachweis 144.
— bei Säurevergiftung 134, 144.
— an extrazellularen Stoffen 134.
— an Zellen 134, 143, 172, 179, 200.
Giftempfänglichkeit s. Giftstärke.
Giftempfindlichkeit 30, 139, 141, 172, 179, 187.
— Abnahme ohne Antitoxinbildung 179.
— abnorme Grade 169—172.
— Bestimmung 170.
— ererbte 171.
— erworbene 171.

Giftempfindlichkeit und Giftstärke s. dort.
— individuelle 132 ff., 171.
— in verschiedenen Leberteilen 44.
— der Parenchymzellen und des Stützgewebes 133, 134, 343, 385.
— bei verschiedenen Tierarten 30, 133, 171.
— und hämatogene Verteilung 44, 61, 166.
— von Zellen und Geweben 172, 179.
Giftfestigkeit 172.
Giftimmunität 177 ff., 179.
Giftkonzentration und Reizstärke 432—437.
Giftresorption und Giftkonzentration 448.
Giftschlange 142.
Giftstärke und Ausscheidung 131, 134, 135, 168, 200.
— und Bindung 130, 134 ff., 200.
— und Chemotaxis 20, 385.
— und Empfänglichkeit 451 f., 461, 468, 750.
— und Empfindlichkeit 70, 84, 132, 150 f., 167, 343, 384 f.
— und Funktionsstörungen 132.
— und Gewebsveränderungen 132, 150, 200, 384.
— und Giftwirkung 130 ff., 150, 168, 200, 384.
— und Infektion 149—152, 468, 829.
— bei lymphogenen und hämatogenenMetastasen 468.
— und Oxydation 134 ff.
— und Reizstärke 432—437.
— und Speicherung 134 ff.
— und Spaltung 134 ff.
— und Synthese 134 ff.
— und Verdünnung 19, 125 f., 134, 486.
Giftverteilung 60 ff., 168.
Giftwirkung 122—130, 138 ff.
— adstringierende 124.
— allgemeine 125.
— Angriffspunkt 124.
— antagonistische 134, 136, 137, 181, 187.
— antigene 128—130.
— und Antisepsis 125.
— und Ätzwirkung 125 ff.,130.
— bakterielle und Infektion 141, 168.
— Bedingungen 130 ff., 166, 168, 169, 172, s. Faktoren.
— und Berührungsdauer 60, 121, 125, 130.
— und Blutschädigung 126 bis 128.

Giftwirkung, chemische oder physikochemische 121, 123 bis 125.
— nach Ehrlichs Theorie 184 ff.
— elektive 124, 131, 803.
— entfernte 134, 150 ff.
— und entgiftende Faktoren 134—136, 168.
— bei Entzündung 105, 122, 124, 133, 170, 384 ff.
— und Enzymwirkung 125, 129, 130.
— fördernde Faktoren 138, 139.
— und Fällung 122, 125 ff.
— und Gehirnstörungen 903, 905, 918.
— und Gewöhnung 137 ff.,169.
— und Giftablagerung 130, 168 ff., 384.
— und Giftaffinität s. Gift.
— und Giftbindung 134, 143, 172, 179, 200, 383.
— und Giftstärke s. dort.
— und Giftverteilung 61, 64, 131, 168.
— auf das Herz 662, 804.
— und Inkubation 168.
— und Immunität 169.
— und Ionenwirkung 122, 131.
— und Kolloidwirkung 130.
— und Krankheit 121 ff.
— und kumulative Wirkung 138 ff.
— Latenz 149.
— durch Lipoidlösung 128, 130.
— lösende 122.
— und Löslichkeitsverhältnisse 64 ff., 125 ff.
— mittelbare und unmittelbare 171 ff.
— und Nervenschädigung 125 bis 126.
— örtliche 149.
— und osmotischer Druck 122, 130 ff.
— phlogogene 124, 150 ff., 412, 437.
— physikochemische 122.
— und Potenzierung 138.
— pyrogene 150 ff., 195, 390, 437, 836.
— und Protoplasmaabtötung 125 ff.
— Pyknose durch 301.
— und umkehrbare Reaktion 130.
— und Salzwirkung 122.
— spezifische 122, 197 ff.
— und Status nascens des Giftes 138 ff.
— und stoffliche Veränderung 122, 295.

Giftwirkung und Summierung 138ff.
— und Synergie 138.
— und Überempfindlichkeit 138, 169.
— und Zellschädigung 121ff., 124—134, 169, 384.
— auf erkrankte und normale Zellen 132f.
v. Giesonfärbung 310, 415, 550, 578.
Gigantismus (Makrosomie) 634.
Gitterfasern 415.
Glandula intercarotica s. Karotisdruse.
— pinealis 29, 622.
— parathyreoidea s. Epithelkörperchen 640.
— pituitaria s. Hypophyse.
— submaxillaris, Atrophie nach Durchschneidung der Ch. tymp. 293.
— Blutdurchstromung und Speichelbildung 410, 885.
Glanzhaut 293.
Gleichheit 3.
Gleichstrom 112.
Gletscherbrand 103.
Glianarbe 337.
Gliawucherung bei Entzundung 337, 423f., 479.
— nicht entzundlichen Ursprunges 415.
— sekundare 337.
— bei Tabes dorsalis 479.
Gliazellen und junge Bindegewebszellen 415.
Gliom 415, 536—539.
— und Sarkom 538.
— und Syringomyelie 539.
Glioma cerebri 539 908.
— sarcomatodes 538.
Gliosarkom 538.
Gliose 424.
Globuline 125.
Glomerulonephritis 31, 67ff., 788, 789, 897.
— und Oligurie 897.
— bei Scharlach 31, 67.
Glomerulus, amyloide Entartung 892.
— Bindegewebsneubildung im 414, 419.
— Entzündung und Harnrohrenepithel 890.
— Epithelneubildung im 414.
— Funktion 883f., 888, 889.
— hyaline Entartung des 213, 789, 887.
— Verschluß und Harnrohrenatrophie 286, 313, 726.
Glossy skin 293.
Glotzaugenkrankheit s. Basedowsche Krankheit 649.
Glykosamin 306.

Glykose s. Zucker.
Glykogen 285, 338ff., 593.
— Nachweis 338, 615.
Glykogenanhaufung 273, 297, 338f.
— in Zellvakuolen 298.
Glykogenbildung 273, 339, 615ff.
Glykogendegeneration 339.
Glykogenmastung 339.
Glykogenverbrauch 285, 593.
Glykolyse bei Diabetes 618.
Glykoproteide 306.
Glykoside, Spaltung im Darm 135.
Glykosuria e saccharo 613.
Glykosurie und Akromegalie 633.
— alimentare 614, 617.
— — und Athyreoidie 649.
— — u. Basedowsche Krankheit 650.
— — und Diabetes 617.
— bei Diabetes 613ff., 616.
— durch Gift 619.
— und Hyperglykamie 617.
— — durch Adrenalin 619.
— bei Zuckerstich 619.
— ohne Hyperglykamie 617, 889.
— durch Medikamente 613.
— nephrogene 616.
— und Polyurie 614.
Glykuronsaure bei Diabetes 621.
Glyzerin als Spaltungsprodukt 273, 326.
Gnathoschisis 230.
Goitre exophthalmique s. Basedowsche Krankheit 649.
Geltzscher Klopfversuch 709.
Gonagra 612.
Gonokokkus 154.
— Wachstum in Harnwegen 159, 898.
Gonorrhoe, Ansteckung bei 160, 164.
— Condylomata acuminata bei 561.
— Inkubation 169.
— Nachweis einer latenten 267.
— Orchitis u. Hodenatrophie bei 629.
— und Pyamie 450.
Gramfarbung 313.
Granatsprengung 89.
Granulationsgeschwulst, infektiose 450ff.
— Begriffsbestimmung und Spezifizitat 451.
— durch Saccharomycesarten 471.
— und Geschwulstverimpfung 521.
— und Tumor 503ff.

Granulationsgewebe 417, 420, 423.
— Bildung nach Gewebeverlust 425, 491f.
— diffuses bei Tuberkulose 458ff.
— und entzündliche Bindegewebsneubildung 425.
— fungoses im Geschwur 446ff., 458.
— Knochenresorption durch 423ff., 444, 469, 484.
— Knochensequesterbildung durch 443ff.
— und Organisation 349.
— Polyblasten in 404.
Granulom, malignes 471, 701.
Granuloma fungoides 474.
— pediculatum benignum 488.
Granulomatosen 701.
Granulomes 450.
Granulozyten 690.
Granulozytose 693f.
Graviditat, Brustdrüsenentwicklung in 629.
— Diabetes innocuus bei 617.
— Herzvergrößerung bei 777, 790.
— Ikterus in 881.
— akute Leberatrophie bei 873.
— Schrecken in und Anenzephalie 238.
Grawitzsche Geschwulst (Nebennierenadenom) 556, 564, 583.
Grenzgebiete und Grenzen 2, 5, 503.
Grippe 3, 164, 675.
Großhirn und Kleinhirn 900.
Grundumsatz des Organismus 590.
Grundwasserstand u. Typhus 268.
Gruppenagglutination 182.
Guanidin als Antagonist 136.
— bei Verbrennung 93.
Guanin 610.
Gumma 161, 471, 480.
— und Tuberkel 480.
— in Geschwur 446.
Gummose Entzündung 480ff., 484.
Gurren 868.
Gynakomastie 231.

Haarausfall durch Rontgenbestrahlung 108.
Haarfarbe, Dominanz 253.
Haarzunge 315.
Habitus, apoplektischer 204f.
— erethischer 214.
— und Konstitution 202 bis 205.
— paralytischer 206.

Habitus, phthisicus 205ff., 210.
— plethorisch-obeser 204, 607.
— scrophulosus 214.
Halisteresis ossium 256, 603.
Halluzination 371.
Halsemphysem 824.
Halszyste 542, 570.
Hämagglutinine 192.
Hämangioendotheliom 552, 556.
Hamangiom 535, 540.
— polypöses 562.
Hamartie s. Hamartom.
Hamartoblastom 505.
Hamartom 233, 505, 526.
— und Mißbildung 506.
— und Herzthrombus 659.
Hämatemesis 731.
Hämathidrosis 732 f.
Hämatin 306.
Hämatogene Metastase 65 bis 67.
— eines Giftes 60ff., 64.
— und Giftstarke 468.
— in die Leber 44, 61f., 66.
— in die Lunge 60, 61.
— in die Niere 67.
Hämatoidin 317, 319, 684.
— Ablagerung nach Blutung 319, 735, 875.
— und Bilirubin 319, 874.
— bei Blutdissolution 684.
Hämatokolpos 732.
Hamatolyse s. Hämolyse 127.
Hämatom 52, 93, 367, 731.
— durch strahlende Warme 93.
Hämatometra 731.
Hamatoperikard 731.
Hämatoporphyrinurie 127.
Hamatothorax 731.
Hamatoxylin, Farbung 200.
Hamatozele 731.
Hämatozephalus 731.
Hämaturia bei Blasenpapillom 511.
— renalis 891.
Hamochromatose 318, 684.
— und Hämoglobinàmie 318, 703.
Hämofuszin 317f.
Hamoglobin, Änderung durch Blutgifte 126f.
— Bildung in Milz 704.
— Bindung an Sauerstcff 685.
— Einspritzung und Pleio-chromie 877f.
— Gehalt des Blutes an 211, 687.
— — bei Polycythaemia me-galosplenica 686.
— — und Konstitution 204.
— — und Lichtwirkung 105f.
— — bei Myxödem 649.
— — nach Splenektomie 702.

Hämoglobin, Löslichkeit 319.
— respiratorische Tätigkeit 685.
Hämoglobinämie 126.
— und Anurie 684.
— und Blutdissolution 683ff., 703.
— durch Gifte 126, 877.
— und Hämochromatose 684, 703.
— und Hamoglobinurie 127, 684, 703, 877.
— und Ikterus 877.
— und Oligurie 684.
— und Urobilinurie 703.
— nach Verbrennung 93, 685.
Hämoglobinoberflache, at-mende, Größe 59, 662, 752ff. 823, 837f., 850, 852.
Hämoglobinolyse 683.
Hämoglobinurie 127f., 685, 891.
— bei Eckscher Fistel 870.
— durch Gift 877.
— ohne Hamoglobinämie 685.
— bei Malaria 318, 684, 703.
— paroxysmale 685.
— — und Erkaltung 97, 685.
— periodische 318.
— nach Transfusion 685.
Hämokonien 682.
Hämolyse 126ff., 183, 188, 877.
— durch Arenwasserstoff 128.
— Bedeutung für die Atmung 685.
— Bilirubinbildung bei 703.
— durch antigene Blutgifte 128, 187ff.
— und Blutung 396.
— durch Borsaure, Chloram-monium 128.
— und osmotischer Druck 127, 683.
— und Empfindlichkeit der Chromozyten 134.
— durch Erfrierung 94.
— durch Erhitzung 90, 127.
— und Gallenfarbstoffbildung 127.
— durch Gallensäuren 128.
— Hämochromatose bei 703.
— durch Harnstofflösung 128.
— und Ikterus 127, 876—882.
— und Komplementbindung 191.
— durch Lipoidlösung 128.
— Milz bei 703.
— und Pigmentablagerung 684, 703.
— durch Saponine 128.
— durch artfremdes Serum 675.
— durch Solvine 128.
— und Thrombusbildung 742.
— Untersuchung in vitro 128.
— bei Verbrennung 93.

Hämolysine 128, 129, 180.
— antigene 128, 129.
— Bindung und physikalische Absorption 182.
— bei familiärem Ikterus 882.
— bei paroxysmaler Hämo-globinurie 685.
— pflanzenartige 128.
— im Serum 128.
— tierische 128.
Hämolytisches System 188.
Hämomelanin 318.
Hamophilie 260, 681.
— Blutung bei 733.
— und hämorrhagische Dia-these 213.
Hamoptoe 469, 733.
— initiale 266.
Hamoptysis 733.
Hämorrhagia (s. Blutung) 731 bis 735.
— cerebri 730, s. a. Gehirn-blutung.
Hämorrhoiden 57, 540, 717 bis 719.
— Blutung bei 731.
Hämosiderine 317, 318, 684.
— Ablagerung 317ff., 874.
— und Gallenfarbstoff und Hamatoidin 317.
— in Melanom 551.
Hamosiderose bei perniziöser Anämie 684, 703.
Hämotropine 180.
Haptine 184, 188.
Haptophore Atomgruppe 183, 188.
Harmozon 622.
Harn, Ammoniak im H. bei Azidosis 144.
— Azetonkörper im 620 f.
— Bestandteile (feste) 888.
— — bei Verbrennung 93.
— Bilirubin im Harn 703 870, 874, 875.
— Blut im 511, 891.
— Blutfarbstoff im 891.
— osmotischer Druck 883.
— Eiweiß im 31, 368, 891ff.
— Farbe 888.
— bei Fieber 667.
— Kochsalzgehalt 884.
— Kreatiningehalt 884.
— Reaktion 898.
— — bei Eckscher Fistel 870.
— spezifisches Gewicht 889.
— Stagnation und Harnga-rung 897.
— Thoriumemanation im 107.
— Zuckergehalt 614, 884.
Harnabsonderung, Aufhören, s. Anurie.
— und Blutdruck 884—888.
— und Blutstauung 884, 888.
— nach Blutverlust 677.
— und Filtration 883—888.

Harnabsonderung und Funktion der Harnkanälchen 883.
— bei Herzinsuffizienz 678, 762, 884.
— in pneumatischer Kammer 86.
— und Sekretion 883—888.
— und Stromstärke des Blutes 884—888.
— bei Transfusion und Infusion 676, 679.
— verringerte s. Oligurie.
— vermehrte s. Polyurie.
Harnentleerung 888, 897.
— Störungen 897.
— — bei Caissonkrankheit 87.
Harngärung 159, 897.
— und Blasenentzündung 898.
Harnmenge und Menge der ausgeschiedenen Salze 888.
— tägliche 888.
— Wassergehalt des Blutes 885.
Harnblase, diphtheritische Entzündung 426.
— Krebs 513.
— Entzündung und Harnstauung 442, 898.
— Muskelhypertrophie bei Urethraverengerung 278, 280.
Harngrieß 363.
Harnindikan, Bildung aus Indol 862.
Harnkanälchen, Atrophie bei Glomerulusverengerung 286, 313.
— Funktion 883, 888.
— trübe Schwellung 122, 135, 199, 303 ff., 368.
Harnknäuel s. Glomerulus.
Harnleiterunterbindung und Urämie 893.
Harnmenge 888.
Harnrohre, Entzündung 897.
— Verengerung 897.
Harnsand 363.
Harnsäure, Ablagerung bei Gicht 359.
— Ausscheidung 883, 889 ff.
— und Gichtanfall 609 ff.
— und Urikämie 609.
— Bildung und Muskelwirkung 613.
— — und Zersetzung 610.
— Gehalt im Harn und Blut 884.
— Löslichkeit im Harn 365.
— Salze im Harn 667.
— Zerstörung 610.
Harnsaures Kalzium im Tophus 612.
— Natrium, Ablagerung bei Gicht 359.
— — Entzündung durch 390.
— — Löslichkeit im Harn 365.

Harnsteine 363 ff.
— Bildung und Ausscheidung bestimmter Stoffe 365.
— — und Harngärung 365.
— — und Stoffwechselstörung 364.
— Einklemmung und Anurie 888.
— und Entzündung der Harnwege 364.
Harnstoff, Anhäufung im Körper 891.
— Ausscheidung 883.
— Bildung 275.
— und Ausscheidung bei Gicht 611.
— — bei Erwachsenen und Kindern 295.
— — in Leber 135, 610, 872.
— — bei Typhus abdominalis 286.
— in pneumatischer Kammer 86.
— Gärung und Ammoniakbildung 897.
— Gehalt des Harns und des Blutes 884.
Harntreibende Stoffe 888.
Harnurobilin und Hydrobilirubin 684.
Harnwasser, Rückresorption 883, 887 ff.
Harnzylinder 891.
— Bilirubin in 875.
Hasenscharte 216, 230, 237.
Hassalsche Körper 642.
Haut, Anämie und Hyperämie bei Abkühlung 94.
— — — durch Luftdruckänderung 86, 88.
— Atrophie der Papillen 45.
— — durch Lichtwirkung 103.
— Ätzung 125.
— — bei Elektrolyse 104.
— Aufnahme von Bakterien 83.
— Autoinfektion in 158.
— Blasenbildung nach Verbrennung 91.
— Druckatrophie 44.
— Epithelneubildung in 414.
— Epithelverdickung bei Erhitzung 92.
— — bei Abkühlung 96.
— bei Myxödem 636.
— tropische Störungen bei Tetanie 652.
Hautdiskomykose 488.
Hautdrüsen, Jodkaliumausscheidung durch 329.
Hautefflorescenzen bei Syphilis 479.
Hautembolie 754.
Hautentzündung bei exsudativer Diathese 213.
— bei Pellagra 106.

Hautentzündung nach radioaktiver Wirkung 109.
— Heilung durch Röntgenbestrahlung 111.
— bei Skrofulose 214.
— durch Sonnenwirkung 103 f., 106.
— durch strahlende Wärme 93.
Hautfarbe bei Cholera asiatica 679.
— bei Plethora 674.
— schwarze als dominierendes Merkmal 248.
Hautfibrom 547 ff., 550.
Hautgefäße, Erweiterung durch Lichtwirkung 103.
— — durch Kohlensäurebad 796.
— Verengerung durch kaltes Bad usw. 809.
Hauthorn 315.
Hautjucken bei Ikterus 882.
Hautkrebs 103, 105, 109 ff., 513, 576.
— bei Lichtwirkung 103.
— durch Röntgenwirkung 109, 513.
Hautlepra 476.
Hautnarbe, Schrumpfung 417.
Hautpigmentierung bei Addisonscher Krankheit 322, 653.
— bei Argyrose 134.
— bei cholerischem Temperament 211.
Hauttemperatur und Muskelbewegung 656.
— und Nahrungsaufnahme 656.
— bei Poikilothermen 657.
— während des Schüttelfrostes 664.
— Wärmeabgabe und Wärmebildung 657.
Hauttuberkulose, atypische Epithelbildung bei 453.
— Epitheltuberkel bei 453.
— Papillombildung bei 419.
— und Strahlenbehandlung 105.
Hautveränderung bei Lichtwirkung 102 ff.
— bei Mycosis fungoides 474.
— trophoneurotische 293.
— durch Röntgenstrahlen 108.
Hautverbrennung, Oberfläche bei 91.
— durch Strahlenwirkung 93, 103 ff.
Hautverdickung bei abwechselndem Druck 45.
— bei Lichtwirkung 103.
Hautwarze 561.
— entzündliche 560 t.
— bei Lichtwirkung 103.

Headsche Zonen 372.
Hefe bei Avitaminose 601.
Heilung 489—497.
— anatomische 266, 489.
— funktionelle 266, 489.
— und Latenz 266.
— Wund- 489, 492.
Heirat von Blutsverwandten 246, 265.
— Krankheit und Mißbildung 265.
Heißhunger 858.
Helminthiasis und Eosinophilie 693.
Helvellasäure, Vergiftung 877.
Hemiacardius 218.
Hemiathetose 929.
Hemiatrophia facialis progressiva 292.
Hemicephalie 229.
Hemicrania angioparalytica 710.
— angiospastica 710, 722.
Hemididymi 224.
Hemisporose 471.
Hemmung 708.
Hepar lobatum 482f.
Hepatisatio alba 482.
Hepatisation 400.
— schlaffe 829.
Hepatotoxine 180.
Heptosen, Verbrennung bei Diabetes 617.
Herderscheinungen bei Gehirnstörungen 726, s. dort.
Heredität 240—265, s. Erblichkeit und Vererbung.
Hérédité régressive 254.
Hérédoataxie cérébelleuse 254.
Hernia cerebralis(s.Bruch) 229.
— funiculi umbilicalis 227.
— incarcerata 720, 862, 866.
— — und hämorrhagische Infarzierung 865.
— — und Indikanurie 862.
Herpes zoster 387.
Herz, Abreißung 47.
— Arbeitshypertrophie 800.
— Diastole, „aktive" 773.
— — Dauer und Pulszahl 782.
— Entwicklung bei verwandten Tieren 877.
— Endarterien 725f.
— Entartung, fettige 329, 799.
— Fettanhäufung 605, 777, 792, 796.
— Gewicht und Körpergewicht 776.
— Mischgeschwulst 535.
— Myxom 543.
— Reserveenergie 15, 774, 786, 793, 794.
— — bei Hypertrophie 774. 786.
— — bei Herzinsuffizienz 793, 794.

Herz, Saugkraft 74, 773.
— Schlagvolumen bei Aorteninsuffizienz 781.
— — und Blutdrucksteigerung 771ff.
— — bei Herzinsuffizienz 796ff.
— — bei Muskelanstrengung 775.
— — und Pulswelle 773.
— — und Pulszahl 776.
— Strömungslinien im 61.
— Systole und Puls 773, 782.
— — Dauer bei Aorteninsuffizienz 782.
— — — bei Aortenstenose 779.
— — — bei Arteriosklerose 787.
— — bei Herzinsuffizienz 798.
— Überanstrengung 775.
— Zeitvolumen bei Aortenstenose 779f.
— — und Blutdrucksteigerung 771.
— — bei Herzschwäche 771, 793.
— — und Pulsfrequenz 775, 793.
Herzarbeit bei Aorteninsuffizienz 781.
— bei Aortenstenose 779f.
— bei Arteriosklerose 786f.
— kinetische 781f.
— bei Mitralinsuffizienz 785.
— bei Mitralstenose 783.
— statische 781f.
— bei Muskelanstrengung 774, 776.
Herzarhythmie s. Arhythmie.
Herzatrophie 790.
— braune im Senium 283.
— bei Hunger 285.
— der linken Kammer bei Mitralstenose 784.
Herzblock 808.
Herzblutung und Druckerhöhung im Herzbeutel 734ff.
Herzbuckel 816.
Herzdilatation (s. Erweiterung) 775ff., 781.
— und Herzinsuffizienz 798.
— bei Muskelanstrengung775.
— Nachweis 775.
Herzerweiterung 785ff., 798.
— bei Aorteninsuffizienz 781, 782, 783.
— bei Septumdefekt 786.
Herzfehler, angeborene 232, 234, 240.
— — Genese 234. 237.
— — und Zirkulationsstörungen 240.
— und Ikterus 878.
— Kompensation786,792,795.

Herzfehler, Latenz 786 792, 795.
— Verlauf 266.
— und Widerstandsfähigkeit 204.
— und Zwergwuchs 645.
Herzfehlerzellen 326, 720.
— als siderophere Zellen 319.
Herzflimmern durch Adrenalin 654.
— und Wechselströme 113.
Herzfüllung bei Luftdruckänderung 85f.
Herzhypertrophie 16, 17, 279, 655, 685—792, 894.
— bei Klappenfehlern 777ff.
— bei Arteriosklerose 777, 786ff.
— und Arteriosklerose der Art. coronariae 279.
— bei Beriberi 777.
— bei Biertrinkern 777, 790.
— bei angeborener Enge der Aorta 786.
— und Ernährung des Herzens 774, 792.
— exzentrische 777.
— Grad 792.
— und Gravidität 777, 790.
— und Herzarbeit 776, 792ff.
— und Herzerweiterung 777.
— und Herzinsuffizienz 793.
— und Herzlähmung 800.
— idiopathische 777.
— konzentrische 777.
— bei Kyphose und Kyphoskoliose 792.
— bei Lungenemphysem 792.
— bei proliferativer Lungenentzündung 791.
— bei Lungenkreislaufstörungen 777, 790f.
— bei Muskelanstrengung 774ff.
— bei Myokarditis 777.
— u. Nebennierengeschwulst 788.
— bei Nephritis und Hydronephrose 17, 32, 655, 777. 787—790, 894ff.
— bei Perikarditis 777, 790.
— bei Plethora vera 675.
— bei Pleuritis 790.
— bei Pulmonalinsuffizienz 783.
— bei Pulmonalstenose 781.
— Puls bei 674.
Herzinfarkt 725ff.
Herzinsuffizienz 9, 32, 743, 786, 793—801.
— absolute 793, 798.
— anatomische Grundlagen 798—801.
— und Aortendrucksenkung 775.
— und Arteriosklerose 787.

Herzinsuffizienz und Arrhythmie 801, 808.
— Atemnot bei 794.
— und Atmung 837f.
— bei Beriberi 596. 777.
— und Blutdruckerniedrigung 794.
— und Blutstauung 762, 793, 794.
— bei Cor adiposum 605.
— Digitalistherapie bei 797, 801.
— Erholung 796f.
— Funktionsstörungen bei 794—796.
— Harnmenge bei 678. 762, 884.
— und Herzdilatation 798.
— bei Herzklappenfehlern 784ff., 799.
— und Herzschwäche 793.
— und Hydramie 762f.
— bei Infektionskrankheiten 798.
— bei Muskelanstrengung 776.
— und Ödem 762f., 765.
— bei Polycythaemia megalosplenica 686.
— primäre 793.
— Puls bei 775, 796.
— relative 793ff.
— Reserveenergie bei 793, 794.
— sekundäre 793.
— psychische Störungen bei 798.
— bei Schrumpfniere 679.
— und Triebkraft des Kreislaufs 774, 793, 794.
— und Überanstrengung 776, 793.
— und Zyanose 834.
Herzkachexie 715.
Herzkammer, Arbeit 772, 775. 784ff.
— Schlagvolumen 771—772.
Herzklappen, Entzündung 382.
— — eitrige geschwürige 688.
— Vaskularisation 382.
Herzklappenfehler 777ff.
— bei Arteriosklerose 777ff.
— bei Endokarditis 777.
— Kombination 779. 785ff.
— Latenz 780.
— und Thrombose 777ff.
Herzklappeninsuffizienz, relative 779, s. Aorten- und Mitralinsuffizienz.
Herzklopfen 808.
— bei Bergkrankheit 119.
— und verstärkte Herztätigkeit 809.
— nervöse Herzhypertrophie 777.
Herzkrankheit, Familiarität bei 255.
— und Hydramie 678.

Herzlähmung, „par excès de douleur" 92.
— bei Diphtherie 798.
— bei Transfusion 676.
— durch Überanstrengung 800.
— durch Wechselströme 113.
Herzmuskel, Anpassungsvermögen 772.
— Atrophie bei Fettsucht 329, 605.
— maximale Kontraktion 772.
— Reizleitung durch 803.
— Reserveenergie 15, 772 bis 774, 786, 793, 794.
— Schädigung durch Gallensäuren 804.
— durch Typhusgift 805.
Hernerven 803f.
— extra- und intrakardiale Schädigung 803, 804ff.
— N. accelerans und N. vagus als 627.
Herzneurose 801.
Herzpolyp 743.
Herzreiz, myo- und neurogene Entstehung und Leitung 802, 803ff.
— nomotoper und heterotoper 803.
Herzreizbarkeit 803.
Herzschädigung durch Blitzschlag 111.
— bei Fieber 791.
— bei fibrinöser Pneumonie 791.
Herzschmerz 794, 809.
— bei Arteriosklerose der Art. coronariae 809.
— durch akute Dehnung 809.
— durch ungenügende Ernährung 809.]
— und Herzschwäche 809.]
— durch Sorgen 809.
— bei Überanstrengung 809.
Herzschwäche 793.
— und Bildung speckiger Gerinnsel 750.
— bei Cholera asiatica 680.
— bei Darmverschluß 866.
— und Hypostase 440.
— bei Infektion 667.
— und Kollaps nach Fieber 666.
— durch ungenügende Entwicklung des Herzmuskels 793.
Herzsensibilität, Störungen 808ff.
Herztamponade 734.
Herztätigkeit s. Herzwirkung.
Herzthrombus 743, 779.
— und Hamartom 748.
Herztod, durch kaltes Bad 796.
— bei Diphtherie 798.

Herztod, plötzlicher bei Herzkranken 796.
— bei Hirnerschütterung 920.
— und Lungenembolie 748, 753.
— bei fibrinöser Pneumonie 791.
— bei Schock 798.
— und Thymus 642.
— bei Überanstrengung 798.
Herzvergrößerung 816, 838.
— bei Gravidität 790.
Herzwirkung beschleunigte. s. Tachykardie.
— und arterio-venöser Blutdruckunterschied 769, 773, 793.
— und Blutkreislauf 58, 74, 713ff., 767ff.
— physikalischer Versuch 767ff.
— und Blutstauung 713ff., 718.
— bei Erfrierungstod 96.
— bei Flüssigkeitsanhäufung im Perikard 19, 734, 759f., 790.
— funktionelle Störungen 801.
— bei Gehirnstörungen 901.
— bei Gemütserregung 269.
— bei Herzkranken 796.
— bei Ikterus 804, 882.
— bei Klimawechsel 118.
— und Lymphbewegung 58, 174, 765.
— und Lungenödem 763.
— bei Muskelanstrengung 15, 674. 710, 774, 796.
— myo- und neurogene Störungen 803ff.
— bei Ruhelage 17, 796.
— bei Schock 708f.
— Stärke und inotrope Nervenwirkung 803ff.
— bei Stehen 16.
— Störung und Anwendung von Zucker 801.
— und Stoffwechselstörung 678.
— bei Tetanie 651.
Heterologie s. Heterotopie.
Heterolyse 405.
— bei ischämischer Nekrose 730.
Heteroplasie 505.
— und Metaplasie 502.
Heterotaxie 233.
Heterotopie 233, 236ff.
— von Epithelien 233.
— einer Geschwulst 509, 544ff.
— und Geschwulstbildung 233, 516.
— grauer Hirnsubstanz 233.
— und Teratombildung 236.
Heterotypie 508.

Heterozygote 249ff.
Heufieber 196.
Hinken, intermittierendes 723.
Hippursäure, Bildung in Niere 273, 876.
— Ausscheidung 883.
Hirn s. Gehirn.
Hirnblutung 922.
Hirnschlag 748.
Hirnschlagader, Aneurysma 922.
— Embolie 922.
— Thrombose 922.
— — Bewußtseinsverlust 922.
Hirnsklerose, tuberöse 548.
Hirudin 681.
Hissches atrio-ventrikulares Bündel 799f., 802ff.
— und Dissoziation von Vorhof- und Kammertätigkeit 800, 803.
— bei fettiger Entartung des Herzens 800.
— und Funktionsstörung des Herzens 800ff., 803.
— bei Herzatrophie und Herzhypertrophie 800.
— bei Morgagni-Adams-Stokesschem Symptomenkomplex 807.
Histamin und Schock 709.
Histiozyten 403.
Hitze (s. Calor) und Schmetterlingspuppen 263.
Hitzschlag und Kollaps 661.
— und Sonnenstich 94, 661.
Hochlandneurose 120.
Höhenkrankheit 119.
Hochwuchs und Hypogenitalismus 634.
— bei präpuberaler Kastration 628.
Hodenatrophie u. Späteunuchoidie 629.
Hodenentwicklung und Hypopinealismus 631.
Hodentumor und Hypergenitalismus 629.
Hodendystopie 234.
Höhenaufenthalt und Anämie 120.
— und Polyzytämie 120f.
Höhenkrankheit 119.
Holoacardius 218.
Holoakranie 229.
— Exophthalmus bei 229.
Holzphlegmone 402.
Homogentisinsäure 613.
Homoiozygote 249ff.
Homöopathie 132ff.
— und Gegensatz der Wirkung bei Konzentrationsunterschieden 132ff.
— Potenzbegriff in der 132.
Hormone 622.
Hornhaut, Entzündung 382ff.

Hornhaut. Geschwür 383.
— Verletzung 382.
Hornkrebs 502, 505, 509, 570, 575, 576ff.
— abnormale Verhornung in 509.
Howell - Jolly - Körperchen 702.
Hüftgelenkentzündung 370.
Huhn, entköpftes 832.
Hühnercholera, erworbene Immunität 177.
Hühnereiweiß, Empfindlichkeit gegen 867.
Hühnerleukämie 699.
Humor aqueus, Bilirubin in 874.
Humorale Theorie der Bakterienvernichtung bei ererbter Immunität 173—175.
Humores cardinales 21, 387f.
Humoralpathologie 20ff.
Hundepuls 805.
Hunger 157, 334, 592ff.
— und Appetit 758.
— und Atrophie 285.
— — des leukoblastischen Gewebes 695.
— — der Organe 146, 285.
— und Durst 592.
— und Erkältung 97ff., 100.
— Verhalten der Geschlechtsdrüsen bei 285, 593.
— und Indolbildung 862.
— und Infektion 100.
— und Krankheitsverlauf 145.
— Ketonurie bei 621.
— Ödem s. Kriegsödem.
— Stickstoffausscheidung bei 592ff.
— Stickstoffretention bei 276.
— -osteopathie 594ff.
— -zustände 592ff.
Husten 19, 37, 39, 56, 855 bis 856.
— und bronchogene Metastase 80ff.
— und Blutung 733.
— und Emphysem 856.
— und intrathorakale und intraabdominale Druck- u. Spannungsverhältnisse 73ff.
— und Lungenblähung 82.
— bei Pleuritis 856.
— reflektorischer 855.
— und Reizung der Bronchialschleimhaut 855.
— und retrograde Embolie 73ff.
— als Symptom bei Lungentuberkulose 164.
— peripheren und zentralen Ursprunges 855.
— und Virusübertragung 163f.

Hustenstoß 820; 825, 846ff., 849, 854.
Hyalin, Ablagerung 298,311ff., 419, 548.
— — bei Arteriosklerose 311.
— — um Arterien im Primäraffekt 478.
— Eigenschaften 310, 312.
— Entartung 283f., 302, 310 bis 313.
— — und Funktionsstörungen 121.
— — und Giftwirkung 121.
— — der Glomeruli 313, 887.
— epitheliales 308.
— experimentelles 311.
— in Geschwülsten 548f., 572.
— Kalkablagerung in 311, 355—357.
— Unterscheidung von Amyloid 310ff.
Hyalinzylinder im Harn 309ff.
Hybrid s. Bastard 247.
Hybridanalyse 252.
Hydraemia 678ff.
— und Albuminurie 890.
— nach Blutverlust 677ff.
— einfache 676, 678ff.
— — Vorkommen 678.
— — Ödem bei 765.
— Einfluß auf die Körperfunktionen 679.
— und Herzinsuffizienz 762.
— und Hypoglobulie 686.
— und Infektion 439ff.
— nach Infusion 676.
— kardiale 678—679.
— und Lungenödem 763.
— und Nierenhyperämie 887.
— plethorische 676, 678ff.
— — und Ödem 764f.
— und Stauungsharn 885.
— und Störung der Nierentätigkeit (H. renalis) 677f., 679, 682, 765, 889ff.
— Strombeschleunigung bei 679.
— und Transsudation 758.
Hydramnion und Druckwirkung im Uterus 238.
Hydratation 886.
Hydrobilirubin und Harnurobilin 684.
Hydrocephalie 215.
Hydrocephalus 215, 230, 759, 764.
— und Dehnungsatrophie 287.
— Entstehung 231, 911ff.
— exsudativer 911, 913.
— externus 230, 764, 910.
— — und Entzündung 230.
— ex vacuo 283, 910.
— fötaler 231.
— internus 44, 230, 764, 907, 908f., 916.

Hydrocephalus internus bei Hirngeschwulst 532, 631, 911, 913 ff., 916.
— — bei seniler Hirnatrophie 910.
— — Druckwirkung durch 908—916.
— — einseitiger 917.
— — Stauungspapille bei 918.
— — und Stauung in Vena magna Galeni 915—916.
— — und tuberkulöse Meningitis 436, 907, 909 bis 913, 916.
— — u. Verschluß des Aquaeductus Sylvii 916.
— — und Verschluß des Foramen Magendii 916.
— — u. Zusammendrückung der Hirnkammerwände 916.
— und Spina bifida 231.
— transsudativer 911, 913 ff.
Hydrodiffusion und Flüssigkeitsmischung 62.
Hydrolytische Spaltung und Entgiftung 135.
Hydromyelie 231, 568.
Hydronephrose 287, 367, 565.
— Nervenreizung bei 789.
Hydroperikard 717, 759, 762, 839.
Hydropische Entartung 104, 298, 300, 306.
Hydrops und Anasarka 759, 794, s. a. Anasarka.
— ascites s. Aszites.
— antri Highmori 397.
— bei Infusion 676.
— ascites 376, 759, 762 ff., 817.
— — bei Kystoma 566, 839.
— — bei Pfortaderstauung 269, 718, 763.
— — bei allgemeiner Stauung 717.
— cystidis felleae 361, 759.
— follicularis 569.
— tuberculosus genus 459.
— vaginae nervi optici 905.
Hydrosalpinx 287.
Hydrotherapie und Atmung 100, 269, 832.
— bei Luftwegenkatarrh 100.
— und Reaktion 94, 98, 100.
Hydrothorax 717, 759, 762, 763, 820, 839.
Hydroxylamin 127.
Hydrozele 759.
Hygroma colli cyst. congenitum 540.
— praepatellare 503.
Hyoszin 139.
Hypästhesie 923.
Hypalbuminose 593, 678.
Hypalgesie 923.

Hypazidität und Rachitis 603.
Hypenzymie des Magensaftes 861.
Hyperalgesie 372, 863.
— und Darmschmerz 863.
— Vorkommen 372.
Hyperamie, aktive 712.
— durch Alkohol 707.
— arterielle 369, 712 f.
— — bei Abkühlung 94, 98 ff., 369.
— — angiogene 712.
— — durch Ansaugung 712 f.
— — Blutdruck bei 711.
— — Blutfülle bei 711.
— — bei Entzündung 369, 373, 394 ff., 400, 431 ff., 437, 444, 712 ff.
— — und Feuchtigkeit des Gewebes 711.
— — funktionelle 369, 705.
— — bei psychischer Gefäßlähmung 369.
— — der Haut und Hauttemperatur 711.
— — kollaterale und Blutgefühl 713.
— — myo- und neurogene 712 ff.
— — nach Durchschneidung des N. cruralis 439.
— — nach Durchschneidung des Sympathikus 439.
— — pathologische 712.
— — durch mechanische Reizung 369.
— — und Sauerstoffgehalt des Blutes 711.
— — und Stromgeschwindigkeit des Blutes 711.
— bei Atropinvergiftung 140.
— und Autoinfektion 158 ff.
— durch Amylnitrit 707.
— der Bauchorgane bei aphylaktischem Anfall 194.
— durch Blutdruckentwöhnung bei Rekonvaleszenten 797.
— bei Botulismus 140.
— und Darmperistaltik 864.
— bei Dyspepsie 859.
— bei Erhitzung 91 ff., 98, 369.
— bei Erkältung 97, 100.
— bei Ermüdung 369.
— bei Exsudation 396 ff.
— fluxionäre 712.
— funktionelle 147, 279.
— — und Entzündungsverlauf 439.
— des Gehirns und Kopfschmerz 97, 710, 903.
— und Giftstärke 467.
— bei Infektion 100.
— kollaterale bei Bronchitis 830.

Hyperämie, kongestive 712.
— und Lichtwirkung 103 ff.
— bei Luftdruckänderung 88.
— des Magendarmkanals durch Guanidin 93.
— der Milz bei Infektionskrankheit 701.
— um ischämische Nekrose 728.
— nach Durchschneidung des Sympathikus 91, 369, 373, 385, 705.
— neurogenes und angineurotisches Ödem 766.
— des Ohres bei Ischiadikusreizung 98.
— perikorneale bei Keratitis 382.
— bei radioaktiver Wirkung 109.
— relative 711.
— bei Röntgenbestrahlung 108.
— und Rubor 367 ff., 373.
— und Schwellung des Gewebes 369, 373.
— und Temperatur des Abszesses 408.
— venöse 58, 369, 711, 713 ff.
— — bei Abkühlung 94, 97, 99, 369.
— — und Blutdruck 711.
— — bei Entzündung 369, 375, 440.
— — der Haut und Hauttemperatur 711 f.
— — und Sauerstoffgehalt des Blutes 711.
— — und Stromgeschwindigkeit 711.
— — und Wachstum von Kolibazillen 158, 440.
— — und Zyanose 711.
— — bei Verbrennung 91, 93 f.
— — als Wachstumsreiz 514, 520, 622.
Hyperassimilation 276.
Hyperazidität 860—861.
— und Schmerz 372.
Hyperbilirubinämie s. Bilirubinämie.
Hyperbiose 276.
Hyperchlorhydrie 13, 861.
— Vorkommen 861.
— und Magengeschwür 861.
— und Magenkrampf 861.
— bei Sorgen 809, 858, 861.
— und Stuhlverstopfung 860.
Hyperchloruration 886.
Hyperchlorurie nach Chlorretention 682.
Hypercholesterinämie 363.
— und Cholesterinausscheidung in Galle 363—364.
— u. Gallensteinbildung 363.
Hyperchromämie 687.

Hyperemesis gravidarum 19, 856.
Hypereosinophilie, bei exsudativer Diathese 213.
— bei Myxödem 649.
Hyperextension 51.
Hyperfibrinose 21, 379, 680.
— bei fibrinöser Pneumonie 437.
— und Hyperleukozytose 680ff.
Hyperflexion 51.
Hyperfunktion 32.
— der Blutdrüsen 624.
— und Dysfunktion der Thyreoiden bei Basedowscher Krankheit 650.
Hypergenitalismus 629.
Hyperglobulie s. Polyzytämie 120, 121, 686.
Hyperglykämie 619, 683.
— durch Adrenalin 619.
— und osmotischer Druck des Blutes 683.
— ohne Glykosurie 617.
— und Glykosurie 616—619.
— und Polydipsie 614.
— Ursachen 616.
— nach Zuckerstich 618.
Hyperinose s. Hyperfibrinose.
Hyperkeratose 109, 277, 314.
Hyperleukozytose 379, 386, 681.
— und pos. Chemotaxis 385.
— Bedeutung 386, 680.
— und Hyperinose 386, 680.
— bei Lymphogranulom 473.
Hyperlymphozytose 693.
Hypernephrom 564.
— von Grawitz 656.
Hyperostose 422, 544.
— bei Syphilis 484.
Hyperpinealismus 631.
Hyperpituitarismus und Akromegalie 633.
— und Hypophysisgeschwulst 510.
Hyperplasie 232, 276ff., 503.
— und Geschwulst 503ff.
— der Leber 17, 278, 491, 493.
— lymphadenoiden Gewebes 207.
— und Uteruspolyp 562.
Hypertension (s. Blutdruckerhöhung) bei Herzhypertrophie 788, 894.
— und Polyurie 888, 894.
Hyperthelie 231.
Hyperthermie 660, 665.
— bei Eiweißzerfall 664f.
— febrile 662, 665.
— durch Wärmestich 665.
— bei Gehirnerschütterung 919.
— und Stoffwechsel 666.
— und Wärmestauung 665.

Hyperthymisation 642.
Hyperthyreoidie 9, 639ff., 876.
— bei Basedowscher Krankheit 639ff.
— und Pulsbeschleunigung 804.
— und Seelenstörung 9.
Hypertonie 122, 132, 894, 926.
— und Chromozytenveränderung 127, 132.
— und Hämolyse 127.
— und Phagozytose 353.
Hypertrichosis 229.
— bei Spina bifida occulta 229.
Hypertrophie 9, 15. 276—281, 367, 503.
— und Anlage 279.
— und vermehrte Arbeitstüchtigkeit 277.
— der Brustdrüse 278.
— des Darmmuskels 16, 278.
— und Ernährung 276, 279, 285.
— funktionelle 279.
— der Gebärmutter 278.
— und Geschwulst 503ff.
— des Harnblasenmuskels 278ff.
— des Herzmuskels s. dort.
— und Hyperassimilation 276 bis 279.
— und Hyperplasie 276ff.
— Kern 277.
— kompensatorische 17f., 685ff.
— Minderwertigkeit des neugebildeten Muskelstoffes bei 800ff.
— des Muskels und Muskeldegeneration 279.
— der Nebenschilddrüsen279.
— der Niere 278.
— numerische 277.
— und Nützlichkeit 19.
— und Reizwirkung 279.
— und trübe Schwellung 277.
— und Stickstoffretention 276.
— und Überernährung 276.
— und Uteruspolyp 562.
— Verschwinden 279.
— und Vergrößerung anderen Ursprunges 277ff.
— und Wachstum 279.
Hyperurikämie 609.
Hyphydrämie 679f., 682.
Hypinose 681.
Hypobiose 276.
Hypochlorhydrie 860ff., 876.
— und Fäulnis im Magen 861.
— bei Fieber 667.
Hypochloruration 886.
Hypochlorurie 682.
Hypocholie 875.
Hypochondrie, peristaltische Unruhe bei 868.

Hypochondrien, inspiratorische Einziehung 820.
Hypochromämie 687.
Hypochylia gastrica 861.
Hypodermoklyse 677.
Hypofibrinose 379.
Hypofunktion 32.
— bei Störungen der inneren Sekretion 624.
Hypogenitalismus und hypophysäre Dystrophie 629.
— und Fettsucht 629.
— und Hochwuchs 634.
— und Infantilismus 629.
Hypoglobulie 120, 686.
Hypoglykämie und Addisonsche Krankheit 653.
Hypognathus 224.
Hypoleukozytose 379, 681.
— und Hypinose 386, 680ff.
— bei Sepsis 386.
Hypophalangie 253.
Hypophysis 631ff., 622.
— Bau 634.
— Funktion bei Kropf 639.
— Geschwulst und Akromegalie 633.
— — und Hyperpituitarismus 510.
— bei Gravidität 633.
— bei Kastration 633.
— pharyngea 632.
— und Röntgenbehandlung 635.
— und Thyreoidektomie 634.
— Vergrößerung bei sporad. Kretinismus 637.
Hypopinealismus u. Testikelentwicklung 631, 634ff.
Hypoplasie 195, 220, 224ff.
Hypopituitarismus 634.
— und Atrophie der Geschlechtsorgane 635.
— und Fettsucht 634ff.
— und Infantilismus 634.
Hypospadie 215, 228.
Hypostase und schwache Herzwirkung 440.
Hyposthenurie 889.
— und Polyurie 889, 891.
Hypothermie 657, 667.
— bei aphylaktischem Anfall 193ff.
— bei Fieber 667.
— und Kollaps 666.
— physiologische 660.
— Tod durch 660ff.
— Vorkommen 660.
Hypothese 4.
Hypothyreoidie 591.
Hypotonie 926, 929.
Hypovitaminose 599, 604.
Hypoxanthin 610, 613.
Hysterie 857.
— subjektive Dyspnoe bei 834.

Hysterie und Geschlechtsleben 20.
— peristaltische Unruhe bei 868.

Ichor 407.
Ichthyosis 236, 277, 314f., 560.
— lingualis 315.
Identität 2ff.
Idioplasma 261.
Idiosynkrasie 210.
— Anlage 242.
— und Aphylaxie 196.
— und Asthmaanfall 847.
Idiotia thymica 642.
Idiotie und endemischer Kropf 639.
— und Gehirnmißbildung215.
— mongoloide 645, 647.
— und sporad. Kretinismus 637.
Ignisation 661.
Ikterus 323, 733, 874—882.
— akathektischer 878.
— anhepatischer 879.
— anhepatozellularer 879.
— bei Bakteriämie 450.
— dissoziierter 874.
— dynamischer 878.
— Entstehung 875—882.
— epidemischer 879.
— und Erkältung 882.
— ex inanitione 881.
— ex emotione 876.
— familiärer 882.
— — Splenektomie bei 702.
— gravis 872.
— hämatogener 876.
— hämolytischer 127, 684, 876—882, 891.
— und Hautjucken 882.
— hepatogener 876.
— bei Herzfehler 878.
— und Herzwirkung 804, 882.
— infectiosus 879.
— katarrhalischer 876.
— bei Leberstauung 717.
— bei Leberzirrhose 876, 881.
— mechanischer 876.
— neonatorum 686, 874, 881.
— örtlicher 875.
— pleiochromicus s. polycholicus 877—882.
— simplex 876.
— spasticus 876.
— nach Splenektomie 879.
— und Steatorrhöe 882.
— viridis 717, 874.
Ileopagus 220, 222.
Ileothorakopagus 220, 222, 224.
Ileoxiphopagus 220, 222.
Ileus 721, 865.
— dynamischer 865.

Ileus mechanischer 865.
— paralytischer 865.
Illusion 371.
Immunisierung, aktive 177 bis 180, 186, 190, 192.
— des Fötus 268.
— gegen Aalserum 178.
— gegen Aggressine 192.
— gegen Diphtherie 178f.
— gegen Krebs und Sarkom 190.
— passive 178ff.
— gegen Rizin und Abrin 178.
— gegen Schlangengift 171, 178.
Immunität 21, 169, 172—180.
— aktive 177—180.
— — durch Infektionskrankheit 178ff.
— ohne Antitoxinbildung 179ff.
— und Aphylaxie 195.
— atreptische 190.
— und Disposition 209.
— ererbte, ,,natürliche" 172 bis 175, 186.
— erworbene 176—180.
— — und Allergie 172.
— — und Schutzimpfung 177—179.
— durch Fehlen der Nährstoffe für Bakterien 178.
— und Geschwulstverimpfung 521.
— intrauterine 178.
— und Krankheitsverlauf268.
— künstliche 174, 177, 186.
— natürliche 177.
— passive 178ff.
— und Phagozytose 174 bis 175.
— Relativität 169.
— durch Retention 178.
— Spezifität 169.
Immunitätseinheit 183.
Immunitätsreaktionen 195, 200.
— Spezifität 200.
Immunkörper 178, 188.
Immunopsonine 175, 192.
Immunserum 178, 180, 188, 191.
— bakteriolytische Wirkung und Quantität 188.
— Bereitung 178, 180.
— Komplementgehalt 189.
Impfmetastase 527.
Impfpapel bei Syphilis 478.
Impftuberkel 199, 267.
Impfung und Infektion 177.
— intravenöse 155.
— kurative 177.
— bei Pocken 177.
— prophylaktische 177.
— bei Rabies 177.
— subkutane 155.

Impfungsstelle, Bedeutung bei Infektion 155.
Inplantation 498.
Inaktivierung von Serum 175, 191.
Inaktivitatsatrophie s. Atrophie.
Inanition (s. Hunger) 146, 592.
— und sekundäre Anämie 689.
— und Atrophie s. Atrophie.
— und Blutzucker 615.
— und Körpertemperatur904.
— und Oligozytämie 605.
— und Psychosen 146.
Incarceratio herniae 721.
Incontinentia alvi 933.
— urinae 933.
— paradoxa 933.
Indigokarminausscheidung in Niere 190.
Indigokristalle in Harnstein 364.
Indikananhäufung 891.
Indikanurie 862.
Individualisierende Untersuchung 22.
Individuelle Unterschiede 6, 10, 19, 33, 57, 154.
— bei Abkühlung 97f.
— der Elastizität 57.
— der Empfänglichkeit 154.
— bei Giftwirkung 132ff.
— bei Klimaeinwirkung 118.
— bei Lichteinwirkung 101, 103, 105.
— bei Stauungsleber 10.
— bei Verbrennung 92.
Indol, Bildung durch Choleravibrionen 352.
— — bei Darmverschluß 862.
— — bei Fäulnis 352f., 862.
— — bei Hungern 862.
— — durch Kolibazillen 431.
— — aus Peptonen durch Bakterien 152, 199.
Indolalanin 352.
Indoxylschwefelsaures Kalium 862.
Induktion 22.
Induration 415, 417, 719.
— braune 719.
— rote 719.
— schiefrige 415.
Infantilismus und Hyperpituitarismus 635.
— und Hypogenitalismus 629.
— und innere Sekretion 644.
Infarkt, hämorrhagischer 715, 720, 725, 727ff., 731, 752.
— — im Darm 725, 728f.
— — und Fettembolie 752.
— — Form und Aussehen 728f.
— — bei Gefäßverschluß 725, 728.

Infarkt, hämorrhagischer und intravaskuläre Gerinnung bei Blutdissolution 684.
— — im Herzen 725f.
— — in der Lunge s. Lungeninfarkt.
— — in der Milz 728.
— — bei ischämischer Nekrose 728ff.
— — in der Niere 728.
— ischämischer, anämischer 725.
Infection, focal 163.
Infektion, aerogene 78f., 163f., 166.
— aerolymphogene 70.
— und Ansteckung 148, 160 bis 166, s. a. Ansteckung.
— und Aphylaxie 196.
— und atmosphärische Faktoren 115f.
— und bakterielle Giftwirkung 141, 168, 192, 200.
— und Bakterienwachstum 141, 148f., 150f., 192.
— und Bakterienzahl 153.
— Begriffsbestimmung 147ff.
— und biochemische Gelegenheit 60, 161.
— bronchogene 78ff., 163.
— chronische und Hydrämie 678.
— und Disposition 153, 209 bis 211.
— und Empfänglichkeit 152 bis 155, 156, 161, 167f., 177.
— — enterogene 84, 162.
— und Entzündung 148, 150, 366, 386—391.
— und Erkältung 20, 32, 96ff., 100ff., 166.
— und Erschöpfung 32, 97, 153.
— und erworbene Immunität 176.
— und Fäulnis 148.
— und Fieber 148, 150, 662.
— und Flüssigkeitsbewegung 44, 60.
— und Gemütserregung 32.
— germinative 165ff.
— und Gewebseigenschaften 147f., 151, 200.
— und Gewebsveränderungen 148—150, 153, 155, 158, 166f, 170.
— und Giftempfindlichkeit 141.
— und Giftstärke 150—154, 156, 161, 167f., 200.
— Herzschwäche bei 667.
— hetero- 131, 144, 147, 152, 156, 354.
— und Hunger 153.
— und Hyperämie 100.

Infektion und Infektionskrankheit 148, 150.
— und Inkubation 168—169.
— und Ketonurie 542.
— kontagiöse 160.
— und Körperbewegung 146.
— kurative und prophylaktische Impfung 177.
— latente 97, 100, 161, 165, 168, 171.
— lymphogene 68—72.
— metastatische 153.
— Misch- 159ff.. 408.
— und physikalische innere Gelegenheit 60.
— primäre 153—155, 170.
— pyrogene und phlogogone Wirkung bei 662.
— und Reaktion 100.
— sekundäre 93, 98, 100, 153, 157, 166, 385, 390f.
— — und Entzündungsverlauf 438.
— — und Erkältung 98, 100, 158, 166.
— — und Mischinfektion 159ff.
— — und Verbrennung 93, 385, 390f.
— späte 156f., 168.
— und Stoffwechselstörungen 100, 153.
— und trübe Schwellung 662.
— Vergiftungserscheinungen bei 662.
— und Virusaufnahme 161.
— und Virusmenge 210.
— und Virusverteilung 161.
Infektionsherd 160ff., 166ff.
— geschlossener 160ff.
— offener 160, 164.
Infektionskrankheit 21, 148, 150, 197.
— und Änderung der Widerstandsfähigkeit 204.
— spezifische Beziehung zu ihren Erregern 200.
— Blutveränderung bei 21.
— und Disposition 32.
— Eiweißzerfall bei 665.
— enanthematöse 158, 166.
— exanthematöse 158, 166.
— — und Gärung 197.
— und Immunität 169.
— und Infektion 148, 150.
— Inkubation bei 168f.
— und Tetanie 652.
— Verlauf 167, 169.
— und Zwergwuchs 645.
Infektionsherd 84, 160, 166f.
Infektionsquelle 19, s. Virusquelle.
Infektionsrezidiv einer Geschwulst 529.
Infektionsträger s. Virusträger 160.

Infektionsweg 154f., 160, 166ff., 211.
— und Giftstärke 153.
— Nachweis 166—167.
— und Virusverteilung 155.
Infektiosität 147, 150ff.
— und Virulenz 151.
Infektoren 148.
Infiltrat, eitriges 407.
— tuberkulöses 465.
Infiltratio 297.
Infiltration, gelatinöse 459.
Inflammatio 367, s. Entzündung.
Inflammations nodulaires 450.
Influenza, aerogene Ansteckung bei 164, 166.
— Auftreten 268.
— und Basedowsche Krankheit 651.
— Bronchiolitis bei 849.
— Empfänglichkeitserhöhung nach 171.
— Herzarrhythmie bei 801.
— bei Lungentuberkulose 158, 438.
Influenzaepidemie, Ausbreitung 164.
Influenzabazillen bei Bakterienträgern 161.
Infusion 677.
— nach Blutverlust 677.
— Folgen 677ff.
Inhalation von Staub 163.
— virushaltiger Tröpfchen 163.
Inhibition 708.
Initialpapel 478.
Inklusion, fötale 236.
Inkret 622.
Inkubation 168.
— bei Aphylaxie 193ff.
— Dauer 168f.
— und Empfänglichkeit 168.
— Erscheinungen 168.
— und Giftwirkung 168.
— und Infektion 168.
— und primäre 156, 168.
Innere Sekretion s. Sekretion.
Insolation 661.
Insulin 620.
Intelligenz und Hirngewicht 207.
Interkostalneuralgie 809.
Interrenalorgan 642.
Interstitielle Drüse 629.
Intoxikation 121, s. a. Vergiftung.
— Auto- 140.
— und örtliche Gewebsveränderung 150.
— Hetero- 140ff.
— putride bei Saprämie 354.
Intuition 30.
Intussusceptio intestini 866.
Invaginatio intestini 866.

Invertin im Blute nach Rohr-
zuckereinspritzung 179.
Involution, präsenile 17.
— senile 128, 260, 266ff., 269.
Inzucht 251, 265.
Ionenaffinität 130.
Ionenwirkung 122.
Iridozyklitis 388.
— traumatische und sym-
pathische Ophthalmie 388.
Irradiation 14, 370f., 809.
— beschränkte 371ff.
— diffuse 371.
— von Schmerzen 371f., 809f.
s. a. Schmerz.
Ischämie 58, 374, 711, 721ff.
— durch Abkühlung 94.
— durch Druck 58, 374.
— bei Entzündung 374, 375.
— und Nekrose 88, 95, 383,
720ff.
Ischias 371, 925.
Ischiopagus 223.
Ischuria paradoxa 897.
Ischurie 897.
Isoagglutinine 192.
Isoaphxlaxie 196.
Isochinolin 124.
Isodynamie-Gesetz 590, 591.
Isolysin 188.
Isozytotoxine 189.

Jacksonsche Epilepsie 901.
Jahreszeiten 117.
Jaktation 903.
Janus 220.
— parasiticus 224.
Jauche 354.
Jodakne 136, 329.
Jod-Basedow 650.
Jodetum kalicum, Ausschei-
dung 136.
— — durch Hautdrüsen 329.
— — bei Schrumpfniere 890.
— — Wirkung bei Granulations-
geschwülsten 471, 480.
— — bei Plasmazellenanhäu-
fung 200, 404.
Jodoform, Überempfindlich-
keit gegen 196.
Jodothyrin 636.
Jodpräparate als Entzün-
dungserreger 390.
Jodreaktion auf Amyloid 310.
— auf Glykogen 338.
Jodsalze, Ausscheidung 136.
Jodschwefelsäurereaktion auf
Amyloid 310.
— auf Cholesterine 363.
Jodtinktur gegen Autoinfek-
tion 157.
— Entzündung durch 157.
Jodzahl 327.
Jucken bei Entzündung 366.
— bei Röntgenbestrahlung
108.

Jugularpuls, normaler 785.
— bei Trikuspidalinsuffizienz
785.
Jugulum, inspiratorische Einziehung 820, 844f.
Juvenilismus und infantiler
Zwergwuchs 645.

Kachexia thymipriva 642.
Kachexie 592.
— und Abmagerung 530.
— bei Addisonscher Krank-
heit 653.
— und Anorexie 858.
— Glykogen in Leukozyten
bei 339.
— und Hydrämie 678.
— bei sporad. Kretinismus
637.
— Entstehung 530ff.
Kadaverin 352.
— Eiterung durch 408.
Kakke 596.
Kaliumsalze, spezifische Gift-
wirkung 122.
— Verhalten bei Hunger 594.
Kalk, Farbung durch Hama-
toxylin 200.
Kalkablagerung (s. Kalksalze,
Verkalkung) 355ff.
— Eisenreaktion der Gewebe
bei 359.
— ursächliche Faktoren bei
356ff.
— und Gewebsdisposition357.
— und Kalkgehalt des Blutes
356ff.
— bei Verknöcherung 358ff.
Kalkausscheidung 356.
Kalkgicht 356.
Kalkhaushalt und Thymus-
funktion 653.
— bei Rachitis 603.
Kalkherd, Bildung 359.
Kalkinfarkt 359.
Kalkmetastase 356.
Kalkresorption 356.
Kalksalze, Ablagerung und
Nachweis 360.
— bei Krämpfen 652.
— Verhalten bei Hunger 594.
Kallus 45, 315, 561.
— äußerer 497.
— innerer 497.
— intermediärer 497.
— und Knorpelbildung 497.
— luxurians 493, 497.
— — bei Knochenbruch 493,
497.
— parostaler 497, 502.
Kalomel, Aktivierung des
leukoblastischen Gewebes
durch 695.
Kalorienbildung, bei Erwachsenen 275, 284.

Kalorienbildung bei Kindern
275.
Kaloriengleichgewicht 590.
Kalorimetrie 656.
Kältehämoglobinurie 685.
Kälteschmerz 94.
Kältestarre 90.
Kalziumsalze und Tetanie 652.
Kanalisation des Fibrins 420.
Kanalstrahlen 107.
Kankroid 570, 575f.
— Parakeratose im 577.
— zystöse Gebilde im 577.
Kankroidperlen 314, 576ff.
Kapillarpuls, bei Aorteninsuf-
fizienz 782ff.
— und Gefäßerweiterung 782.
Kapillarwand, Durchlässigkeit
als Kolloidmembran 756.
Karbamid 871.
Karbaminsäure 135.
Karbaminsaures Ammoniak,
Ausscheidung bei Eckscher
Fistel 870f.
Karbolsäure, Entzündung
durch 390.
Karbunkel 366.
Kardiaerweiterung 857.
Kardiakrampf 861.
Kardialgie 859.
Kardiogramme 781.
Karies 423, 444, 469, 484,
s. a. Caries.
— bei Knochentuberkulose
423, 469.
— und Usur 423.
Karminspeicherung und Pha-
gozytose 134.
Karnifikation 422.
Karotisdrüse 643.
— Geschwulst 537.
Karyolyse 301, 405.
Karyorrhexis 301, 405.
Kase 344.
— Erweichung 47, 461—464.
468f.
— Resorption 462.
Kasein 190.
Käseknoten 461.
— Entzündung um 443.
— syphilitischer 479ff., 484ff.
— tuberkulöser 167f., 453ff.,
455, 460, 462ff.
Kastration 627ff.
— Fettstoffwechsel nach 608,
647.
— und Hypophysentätigkeit
633.
— postpuberale 630.
— präpuberale 630.
— — und Epiphysenatrophie
631.
— — und Hochwuchs 628.
— — und sekundäre Ge-
schlechtscharaktere 628.
— Sauerstoffverbrauch n. 648.

Katabolismus s. Dissimilation.
Katarrh 409—411.
— akuter 409.
— Begriffsbestimmung 409.
— Bindegewebsbildung bei 414.
— chronischer 411.
— desquamativer 410.
— und diphtheritische Entzündung 410ff.
— eitriger 409, 410f.
— Empfindlichkeit 410.
— Exsudatmenge bei 411.
— Familiarität bei 255.
— fibrinöser 410.
— und kruppöse Entzündung 410.
— seröser 409.
— Verlauf 266.
— Wanderung 411, 430.
Katatonie 927.
Kathodenstrahlen 106—108.
Kaustische Wirkung 125.
Kautschukhyalin 308.
Kaverne 733.
— Bindegewebsbildung um 417.
— bronchiektatische 465.
— und bronchogene Metastase 468.
— Entstehung 462.
— als Geschwür 446f.
— kollaterale Entzündung um 435.
— und Lungengangrän 354.
— Wand 417, 435, 463ff.
Kavernom 540ff.
Kehlkopf (s.Larynx), fibrinöse Entzündung 400.
— fibrinös-nekrotisierende Entzündung 426ff.
— hyperämische Entzündung 395.
Kehlkopfdiphtherie 430.
Kehlkopfkrebs 372.
Kehlkopfpapillom 561.
Keimbahnzellen 262f., 516f., 584.
Keime, embryonale myeloiden Gewebes in Milz und anderen Organen 694.
— embryonale u. Geschwulstbildung s. dort.
Keimesinfektion 165, 244.
Keimesvariationen 234, 259.
— und Mißbildung 234.
Keimplasma 261, 263ff.
— Gedächtnis, Reproduktionsvermögen 264.
— Kontinuität 261ff.
— Schädigung durch Alkoholismus 263.
— und Soma 261, 263ff.
Keimzelle (s. Gamete), Reizbarkeit 264.
Keloid 548.

Kenotoxin 16.
Keratin 313.
Keratitis (s. Hornhautentzündung).
— neuroparalytica 387ff.
— parenchymatosa 383.
Keratohyalin 309, 313.
— und Hautpigment 325.
Keratomalazie 347.
Kern, als Träger erblicher Anlage 256.
— trophischer Einfluß auf Zelleib 300.
— Vakuolen im 300.
— Veränderungen durch Druck 300.
— — bei Entartung 300, 302, 335.
— — bei Hunger 285.
— — bei Zellschädigung 300.
Kernfragmentation 301.
Kerngerüsthyperchromatose 301.
Kernlähmung 923.
Kerntod 301ff.
Kernwandhyperchromatose 301.
Kernzerklüftung 301.
Ketonurie 620.
Keuchhusten, aerogene Ansteckung bei 163.
— Bronchopneumonie bei 415, 830.
Kinderlähmung, akute epidemische s. Poliomyelitis acuta.
Kinderskorbut 600.
Kittsubstanz, Lösung und Zerfall der interzellularen 326.
Klappenfehler 3, 777—786.
Klasmatozyten 403f.
Klavus 315.
Kleidung und Krankheitsentstehung 114.
Kleinhirnerkrankungen und Schwindel 903.
Klima 114ff.
— und Entstehung und Verlauf von Krankheiten 118ff., 268.
— und Ermüdung 118.
— gemäßigtes, kaltes, kontinentales, tropisches 115.
— und Lebeweise 118.
— und Mutterkornvergiftung 118.
— Nachwirkung 121.
— und Nervensystem 117.
— und Pellagra 118.
— und Stoffwechsel 115.
— und Tropenkrankheiten 118.
— -wechsel, Erscheinungen 118.
Klimakterium 275, 608.
Kloake 444.

Klopfen des Gewebes bei Entzündung 372, 782.
Klumpfuß 215, 238.
Knisterrasseln 400f.
Knochen, Biegungselastizität 46.
— Biegungsfestigkeit 45f.
— Druck- und Dehnungsfestigkeit 45f.
— Halisterese 356.
— Stoßfestigkeit 49.
Knochenabszeß 469.
Knochenansatz bei Druck- und Zugwirkung 44, 45, 205, 278, 497.
— bei Knochenbiegung 46.
— durch Muskelwirkung 205, 278.
Knochenatrophie bei Gelenkerkrankung 45.
— bei Lepra mutilans 293.
Knochenbruch 493, 497.
— Callus luxurians bei 493, 497.
— und Entzündung 497.
— Fettembolie bei 751.
— Heilung 497.
— intrauteriner 238.
— komminutiver 48.
— komplizierter 497.
— und Nervendehnung 51.
— von Röhrenknochen 497.
— durch Ruck 51.
— des Schädels 49—51, 497.
— spontaner 30.
Knochenentwicklung, bei Chondrodystrophie 646.
— und Konstitution 204.
— bei Rachitis 602f.
Knochenfraß 356, 445, 469f., s. Caries.
Knochenkaverne 469.
Knochenladen 422.
Knochenmark, Ablagerung im 63, 156, 173, 318.
— — von Hämosiderin 318, 684, 703, 874.
— — von Staphylokokken 156.
— Aktivierung 686, 695f.
— als Bildungsstätte der Antikörper 180.
— — der Blutkörperchen 692.
— als Eisendepot 704.
— Entzündung bei Knochenbruch 497.
— gelatinös-atrophisches 695.
— gelbes 695.
— Hämochromatose 684, 703.
— bei Lymphogranulom 473.
— Neubildung erythroblastischen Gewebes im 694ff.
— rotes 695f.
— Tätigkeit und Leukopenie 694.

Knochenmark, Veränderungen bei Leukozytose 695.
— — bei Lymphozytose 696.
— — bei myeloider Leukämie 698f.
— Zellformen 692.
Knochennarbe 497.
Knochennekrose, ischämische 469 (auch tuberkulöse und syphilitische).
Knochenneubildung 497.
— durch Kalkablagerung in osteoides Gewebe 423.
— bei Knochenbruch 497.
— und Metaplasie 502.
— bei Osteomyelitis 443ff.
— und Periostitis 46.
Knochenresorption durch Eiter 423, 444.
— durch Granulationsgewebe 444, 469f., 484.
— durch Osteoklasten 346.
Knochensequester, bei Knochentuberkulose 469.
— bei chronischer Osteomyelitis 444f.
Knochensyphilis 484.
Knochentuberkulose 469f.
— eitrige 459.
— Fistelgänge bei 470.
— Karies bei 423.
Knochenusur 37, 45, 282, 287f., 731.
— bei Angiom 540.
— bei Epulis 551.
— bei multiplem Myelom 559.
— bei Nasenrachenpolyp 549.
— bei Osteosarkom 545.
— bei Sarkom 551.
Knochenveränderungen, senile 283.
— trophoneurotische 293.
Knochenverkäsung 469.
Knorpelschädigung 382.
Koagulation des Protoplasmas 90, 344.
Koagulationsnekrose 343—346.
— Aussehen 344.
— Fibrinbildung bei 344f.
— bei fibrinös-nekrotisierender Entzündung 344, 460.
— bei ischämischer Nekrose 727, 730.
— und Kolliquationsnekrose 346.
— und wachsartige Nekrose 344ff.
Koaguline 180.
Koagulum (s. Gerinnsel) 736.
Kochsalz 612.
— Anhäufung im Gewebe 886f.
— Ausscheidung 886f.
— — bei Schrumpfniere 890.
— Gehalt des Harns und des Blutes 884.

Kochsalz, intravenöse Injektion u. Nierentätigkeit 887.
— als Lymphagogon 757.
— Retention von bei Nierenkranken 765.
Kochsalzlösung, physiologische 675.
Koffein 610.
— als Diuretikum 888.
Kohäsion 35, 768.
— durch kapilläre Flüssigkeitsschicht 814.
Kohlehydrate, Aufnahme in Pfortaderblut 273.
— Fettbildung aus 608.
— als Nährstoffe 591.
— Toleranz bei Akromegalie 648.
Kohlehydrathunger bei Diabetes 614.
Kohlehydratstoffwechsel und Zwischenhirn 648.
Kohlenoxyd, Atmungsstörung durch 127, 837.
— Wirkung auf Hämoglobin 127.
Kohlenoxydhämoglobin 127, 837.
Kohlenoxydvergiftung 127.
— und Polyzytämie 686.
Kohlensäure, Abgabe 837.
— Bad 796.
— und Lichtwirkung 102.
— und Luftdruckerniedrigung 88.
— Assimilation und Lichtwirkung 102.
— Autointoxikation 133.
— Überladung bei Luftdrucksteigerung 86.
Kohlensaures Ammoniak im Gewebe 612.
Kohlensäurebad und Herzwirkung 796.
Kokain 137.
Kolibazillus 400, 402.
— Agglutination durch Typhusserum 182.
— bei Bakteriämie 448.
— bei Blasenentzündung 898.
— und Darmfäulnis 352.
— in Gallensteinen 362.
— Indolbildung durch 198, 431.
— als Infektor bei Darmstauung 158, 440, 862.
— Milchsäurebildung 198, 200, 431.
— als Saprophyt 268.
— Virulenzabnahme bei Unterbindung der Mesenterialarterien 158.
— Virulenzzunahme bei Stauung in Darmwand 158, 441, 862.
— — bei Symbiose 158.

Koli-Typhusgruppe 198.
Kolik 367, 863, 866.
Kollaps 666, 708.
— nach Blutverlust 677, 708.
— bei Darmverschluß 866.
— bei Fieber 666, 708.
— durch Gefäßerweiterung 771.
— durch Herzinsuffizienz 708.
— und Herzschwäche 666.
— bei Hitzschlag 661.
— und Hypothermie 666.
— und Ohnmacht 709.
— Pulszahl bei 666.
— und Schock 709.
Kollapstemperatur 667.
Kollateralkreislauf, bei Eckscher Fistel 870.
— hepatofugaler 871.
— hepatopetaler 871.
— bei Stauung in Hirnadern extrakranialen Ursprunges 915.
— — in tiefen Hirnadern 915ff.
— bei Verschluß der Pfortader 718, 871.
Kollaterales Ödem 434ff.
Kollern 869.
Kolliquation durch Proteasen 346.
Kolliquationsnekrose 125, 343, 346ff., 350.
— und Enzymwirkung 346ff.
— und Fäulnis 350.
Kolloid 307ff.
— Anhäufung in Zelle 300.
— Eigenschaften, Vorkommen 307ff.
— Entartung 302, 306, 308.
— in Fibroepithelioma mammae 307, 308, 563.
— und Hyalin 355, 357.
— in hyalinen Harnzylindern 309.
— in Hypophysis 632.
— in Krebs 308, 577, 582.
— in Mischgeschwülsten 584.
— im Ovarialkystom 308, 510, 565.
— in Schilddrüse 307f., 636, 638f.
— in Schilddrüsengeschwulst 510.
Kolloideigenschaften und die Wirkung Antigen-Antikörper 187.
Kolloidale Komplexe, Ausflockung 192.
Kolloidwirkung 122ff., 130.
Kolonisation 694.
Koma, bei Addisonscher Krankheit 653.
— bei Diabetes 144.
— und Cheyne-Stokessches Phänomen 836.

Koma und zentrale Oligopnoe 836.
— bei Luftdrucksteigerung86.
— thymicum 642.
— bei Verbrennung 93.
Kombination, von Krankheiten 269.
— der Merkmale 252.
— und Permutation 251.
Kombinationsgeschwulst 535, 539, 551.
Kommensale 160.
Kompensation 6, 17f., 206.
— bei Herzfehlern 15f., 786, 795.
— bei Lebertätigkeit 17f.
Komplement (s. Alexin) 187, 188.
— und Bildung von Aphylaktotoxinen 196.
— ergo- oder zymophore Gruppe 189.
— haptophore oder antigene Gruppe 189.
— Zerstörung durch Erhitzung 191.
Komplementablenkung 188.
Komplementbindung und Ambozeptor 188.
— durch Adsorption 191.
— Antigene bei 195.
— durch Chromozyten 188ff.
— zur Diagnose 191.
— und Hämolyse 191f.
— Spezifizität 191.
— und Wassermann-Reaktion 191.
Komplementoid 189.
Komplikation und Krankheitverlauf 269.
Kompressionsmyelitis 337.
Kondition 27, 204.
Konditionalismus 27.
Kongestionsabszeß 442.
Kongelation der Thrombusbestandteile 740, 746.
Kongenitalität, und Erblichkeit 241ff., 244.
— einer Mißbildung 216.
Konglomerattuberkel 461.
Konkrementbildung 355, 359 bis 366.
Konstellation 26ff., 199, 202f.
— und Avitaminose 602.
— und Diabetes 620.
— und Entzündung 438.
— der Erbfaktoren 259f.
— der äußeren Einflüsse bei Keimesvariation 259f.
— und Fieber 663.
— und Geschwulst 532.
— und Giftwirkung 139.
— und Konstitution 202ff.
— undKrankheitsverlauf 266, 270, s. Nekrose, Gangrän.
— krankmachende 24, 32.

Konstellation und Kropf 639.
— innerer Faktoren und Disposition 208, 211.
— der Luftkreisfaktoren 116ff.
— und Mikroben 152.
— und Ödembildung 675.
— und Rachitis 605.
— seelischer Eigenschaften29.
— und Stoffwechsel 591,595, 597, 599, 602.
— und Tuberkulose 466ff.
— und Wiederersatz 490.
— ursächlicher Faktoren 25 bis 29, 145.
Konstellationspathologie 20, 24.
Konstitution 29, 202—208.
— und Anlage 204, 209.
— Anomalien 207ff.
— asthenische 206ff.
— und autoptische Bestimmung von Organbau und Organgröße 206.
— Begriffsbestimmung 207.
— Bestimmung 203, 207.
— biliöse 875.
— und Disposition 208.
— und Ermüdung 206.
— als ursächlicher Faktor145.
— eines Gewebes 203.
— und Habitus 202—205.
— hypoplastische 207.
— und Infektion 202ff.
— und Krankheit 202, 207f.
— und Konstellation 202.
— lymphatische 211ff.
— undLeistungsfähigkeit206.
— neuropathische 214.
— psychopathische 214.
— der Seele 204.
— und Temperament 204ff.
— Veränderung 204.
— Vererbung und Erwerb 204.
— und Widerstandsfähigkeit 202, 204.
Konstitutionelle Eigenschaft 204.
— Elastizität der Gewebe203.
Konstitutionskrankheit 202, 208.
Kontagiosität einer Krankheit, Nachweis 164.
Kontaktinfektion 160.
Kontraktur 926.
— aktive 926.
— passive 926.
Kontusion 46.
— allgemeine Wirkung 157.
— und fibrinöse Lungenentzündung 156.
— und Malariarezidiv 157.
— und Osteomyelitis 156.
— und Tuberkulose 52, 156.
— des Gehirns, s. dort.

Kontraktur, ischämische 58.
Konvexitätsmeningitis 907, 917.
Konvulsionen, bei Addisonscher Krankheit 653.
— bei Blitzschlag 112.
— bei Caissonkrankheit 87.
— bei Erstickung 835.
— bei Sonnenstich 94.
Konzentration (s. Verteilung) 60, 64, 68.
— eines Giftes, s. Giftstärke.
Koordination 264, 831f.
— kinetische 832, 855.
— statische 832.
Koordinationsstörung 928ff.
Koordinationszentrum 832f., 855.
— für Atmung s. Atmungszentrum.
— für Harnentleerung 855.
— für den Geburtsakt 855.
Kopfschmerz, bei Atmungsstörungen 858.
— und Blutfülle der Hirnhäute 903.
— durch Druck auf Dura 903.
— und Erkältung 97.
— und Gehirndruck 908.
— und Gehirnerschütterung 919.
— bei Gehirnschädigung 901, 903.
— habitueller 904.
— undSchleimhauthyperämie 97.
— bei akuter Leberatrophie 872.
— bei Meningitis 370.
— bei tuberkulöser Meningitis 435.
— durch Trigeminusreizung 903.
— bei Urämie 893.
Kopzen (Kastraten) 628.
Körperbewegung, und Erkältung 97ff.
— Herztätigkeit bei 674.
— Puls bei 674.
— u. Wärmespeicherung 606.
Körpergewicht, und Konstitution 204.
Körperhaltung und bronchogene Metastase 80ff.
Körperlänge und Konstitution 204.
Körpersäfte, bakterizide Wirkung 21.
Körpertemperatur (s. Temperatur), Erhöhung bei Fieber 19, 100, s. dort.
— bei Erfrierungstod 96.
— bei Erkältung 99ff.
— und Klima 118.
— tägliche Schwankungen 14.

Korrelationen s. Wechselbeziehungen.
Kosmische Einflüsse 85.
— und Epidemie 164.
— und Krankheitsverlauf
268.
Kraft, Angriffspunkt 35.
— Wirkung einer örtlich angreifenden 38—43, 820,
827.
— Einwirkungsgeschwindig-
keit 38.
— elastische der Gewebe 37.
— Fortpflanzung 38, 42 ff.
— Größe und Dimensionsän-
derung 35 ff., 38.
— — der lungendehnende
43, 827.
— pathologische Änderung
der dehnenden 43.
— Richtung 35.
Krampf (s. Spasmus) 722.
Krämpfe 29.
— bei akuter Leberatrophie
872.
— bei Eckscher Fistel 870.
— durch Guanidin 93.
— Kalziumsalze bei 652.
— bei Urämie 893.
— ber Verbrennung 93.
Kraniorachischisis 227, 229,
238.
Kranioschisis 227, 228 f., 238.
Kraniotabes bei Rachitis 603.
Krankheit 8 ff., 197.
— akute 266.
— anatomische Veränderun-
gen 9, 22, 31.
— Andeutung mittels Namen
10.
— chronische 266.
— und Infektion 10.
— Namendefinition 8.
— perakute 266.
— Sitz 22—24.
— subakute 266.
— subchronische 266.
— und Vergiftung 10, 121.
— Wesendefinition 8, 9, 31.
Krankheitsanlage und Disposition 208.
— und Mißbildung 216.
Krankheitsausgang 266.
Krankheitsbild 10.
Krankheitserreger, Spezifität
197—200.
Krankheitserscheinungen 9 f.,
22, 31.
— Nützlichkeit 19 f.
Krankheitsfaktor, parasitärer
197 f.
Krankheitsforschung 9, 31.
Krankheitsgeschichte u. Diagnose einer Entzündung
368.
Krankheitsursache 32.

Krankheitsverlauf 117, 118,
146, 266 ff.
— beeinflussende Faktoren
116 ff., 145, 146 f.
— und individuelle Verschiedenheiten 267—270.
— u. Konstellationsverände-
rung 268.
— und Metastase 269.
— Vorhersage 270.
Krankheitsvorgang 10.
Krankheitszustand 10.
Kranzschlagader s. Art. coronariae.
Krasenlehre 21.
Kraurosis und Krebs 513.
Kreatinin, Gehalt von Harn
und Blut 884.
— Anhäufung im Körper
891.
Krebs 570—584, s. Carcinoma.
— alveolarer Bau 570 ff.
— atypische Epithelneubildung 414, 493, 507 f., 513,
571, 576.
— äußere Form, oberfläch-
licher 575 f.
— Ausheilung 525.
— Bösartigkeit 571.
— branchiogener 571.
— und Choristom 571.
— Einteilung 575 f.
— und Entzündung 505,
510 ff., 529, 571 ff.
— Erblichkeitsforschung bei
253, 520.
— Familiarität 253.
— Formen 572—575.
— und sekundäre Geschwürsbildung 575 f.
— hämorrhagischer 396, 524,
528.
— in Hautgeschwür 575.
— Hornperlen im 576 ff.
— aktive Immunisierung
gegen 190.
— und Kraurosis 513.
— und Leukoplakie 513.
— und Lupus 504, 512.
— und Lymphdrüsenentzün-
dung 504, 529.
— und Lymphgefäßentzün-
dung 528 f.
— mehrfacher 516.
— Multiplizität 516.
— multizentrischer 516.
— in einer Narbe 504—513.
— und Nävus 505, 512, 515,
560, 571, 576 ff.
— Nekrose 525 ff., 529—532,
575, 576.
— Neubildung von Lymph-
wegen 525.
— und Sarkom 574.
— in Seemannshaut 103, 109,
513, 579.

Krebs, Sitz und epitheliale
Mißbildung 515, 571.
— unizentrischer 516.
— unsicheren Ursprunges 575,
583.
— Verhalten der Blutgefäße
190, 191, 528, 572.
— Verhalten des Stromas 190,
523 f.
— Verhornung im 509, 576 bis
578.
— Verimpfung 190, 521 f.
— — und sarkomatöse Um-
wandlung 523.
— Verkalkung 575.
— gehäuftes Vorkommen
518 f.
— Verwachsung und infiltrierendes Wachstum 530 f.
— Wachstum und Alter
523.
— — in festem und lockerem
Bindegewebe 525, 572 f.,
580.
— — Geschwindigkeit 572 ff.
— — infiltrierendes 504, 526
bis 531, 571 ff., 578, 581.
Krebsbildung, aus ausgeschalteten Epithelinseln 515 ff.,
571, 576.
— durch Parasiten 510 ff.
— nach chronischer Reizung
253, 512 ff., 572, 580.
— und Erblichkeit 514.
— in experimentellen teratoiden Bildungen 515.
— und Heteroplasie 570.
— aus Mißbildung als Anlage
253.
— aus präkarzinomatösen Änderungen 511—514.
Krebserreger 510.
Krebskachexie 530 ff.
Krebsmetastase 32, 527, 571 ff.
574, 581.
— bei Brustdrüsenkrebs 72,
75, 76 ff., 528.
— Dimensionen 32, 529, 574.
— hämatogene 527.
— und Kachexie 530 ff.
— in Leber 32, 529, 574.
— lymphogene 503 ff., 527 ff.,
579.
— bei Magenkrebs 528 ff.
— auf serösen Häuten 72 f.,
396, 527.
— im Oberschenkel 78.
Krebsmilch durch Erweichung
531.
Krebszellen, Abstammung
570 ff., 575 ff., 581 f.
— Atypie 571, 578, 581.
— Form und Dimensionen
529, 571.
— heterolytisches Enzym in
347.

Krebsmuskelextrakt als Lymphagogon 757.
Kreislauf s. Blutkreislauf.
Kretinismus, endemischer 638.
– – und Giftwirkung 639.
– – und Zwergwuchs 645.
– Erscheinungen 637.
– und Myxödem 639.
– Pilokarpinwirkung bei 649.
– sporadischer 637.
– – und Stoffwechsel 649.
– und Struma 638ff.
Kretinoid 639.
Kreuzung 247f., 249–252.
– und Inzucht 265.
Kreuzungszucht 265.
Kriegsnephritis 897.
Kriegsödem 595, 601, 763f.
Krisis 663, 668.
– bei Bakteriämie 668.
– bei fibrinöser Pneumonie 401, 668.
– – Ursprung 668.
– protrahierte 663.
– Pulszahl bei 666.
Kropf s. Struma.
Kropfherzen 639.
Krotonöl, Durchfall durch 390.
– Entzündung durch 390, 408.
Krupparoxysmen 844.
Kruppöse Entzündung 427.
Krustenbildung 348.
Kryptorchismus 228, 234.
Kummer 157.
Kumulative Wirkung (s. Summation), bei Aphylaxie 194.
– bei Giften 138ff.
Kupfernase 712.
Kupfersulfat, Erbrechen durch 864.
Kupffersche Sternzellen 319.
– als Phagozyten 173.
– Wucherung 704.
Kurare, Glykosurie durch 613.
– Vergiftung und chemische Wärmeregulation 659f.
Kymographion von Ludwig Setchenow 782f.
Kyphose, bei Spondylarthritis deformans 817.
– bei Wirbeltuberkulose 818.
Kyphoskoliose 287, 817, 837ff.
– und Atmung 840.
– Herzhypertrophie bei 792.
– und Knochenusur 287f.
– Kreislaufstörungen bei 838.
– Lungenvolumen bei 838.
– nach Pleuritis 818.
– im Senium 283.
Kystoma 559, 565–568.
– Kolloidbildung im 510.
– und Krebs 566.
– multilokuläres 567.
– ovarii 510, 523, 565–567.
– – Ausgangspunkt 567.

Kystoma papillare 566ff.
– parovarii 565–567.
– Stieldrehung 566, 567.
– und Teratom 568.
– unilokuläres 567.
– Verwachsungen 566, 567.
– und Verschiedenheit der Zellformen im 523.
– und Zyste 565.
Labenzym als Antigen 189.
Labyrinth, Lymphwege 410.
– Schädigung und Schwindel 903, 920.
Lachsleber 312.
Lähmung 58, 92, 98, 133, 368, s. auch Paralyse und Parese.
– bei aphylaktischem Anfall 193f.
– bei zentralen Atmungsstörungen 835.
– nach Blitzschlag 112.
– bei Caissonarbeitern 87.
– und Giftstärke 132.
– von Hirnzentren 31, 92.
– von Nerven durch Nervendehnung 51.
– – bei Erkältung 97.
– nach radioaktiver Wirkung 109.
Lamarcksche Theorie der Evolution 261.
Langerhanssche Insel 622.
– Epithel bei Regeneration 493.
– inner-sekretorische Wirkung 620.
Langhanssche Riesenzellen 455, 472, 475, 489.
Laparotomie arterielle Hyperämie des Peritoneums 467.
Laparotomienarbe, Kalkablagerung 359.
Laryngitis crouposa (s. Kehlkopf) 400, 430, 844.
– fibrinosa 844.
– diphtherica 844.
– – und Kehlkopfmuskellähmung 844.
Larynxkrupp 430.
Larynxödem 760.
– bei Angina 845.
– Atemnot bei 843, 845.
Larynxtuberkulose, Papillombildung bei 419.
Latenz 266ff.
– anatomischer Veränderungen 15, 18f.
– erblicher Anlagen 520.
– vererbter Eigenschaften 241, 244–246, 252, 264.
– von Herzfehlern 780, 786, 793, 795.
– einer Hirngeschwulst 908.

Latenz einer Infektion 156f., 168ff., 267.
– primäre und Inkubation 156, 168ff.
– einer Krankheit 17f., 31, 266.
– des Lebens 7.
– einer Lungentuberkulose 31.
– primäre 156ff., 168, 267.
– sekundäre 156ff.
– – und Heilung 156.
– einer Schädigung 266.
– zeitliche 31.
Laufgraben 95.
Lävulose, Verbrennung bei Diabetes 617.
Leben 6, 34.
– Grenzen zwischen und Tod 301.
Lebenserscheinungen 6ff.
– nach Eintrocknung 7.
– Sitz 23ff.
Leber, anämische Druckflecken 39, 43, 316.
– antitoxische Wirkung 870.
– Bakterienablagerung 156.
– Bindegewebsbildung aus Kapillarendothel 414, 419.
– und Blut 715.
– Blut- und Gallenkapillaren 878.
– als Blutkörperchenbildungsstätte 692.
– als Blutbehälter 715.
– Blut-, Lymph- und Gallenbewegung in verschiedenen Teilen 44.
– Blutversorgung der verschiedenen Teile 715.
– entgiftende Wirkung 65, 130, 135, 542.
– Fettanhäufung (s. Leberentartung) 121, 300, 328ff., 334, 608, 716, 870.
– als Fibrinogenbildungsstätte 680.
– Fonction adipopexique 870.
– – granulopexique 62, 870.
– Gallenbildung 870.
– Gewebespalten 878.
– Giftspeicherung 65, 134, 870, 872.
– Glykogengehalt 338, 616.
– Harnstoffsynthese 135.
– Lymphdrüsen und Lymphgefäße 76ff.
– lymphogene und hämatogene Metastase in der 77ff.
– örtliche Unterschiede der Eigenschaften 869.
– Zerstörung von Azetessigsäure 620f.
– – von β-Oxybuttersäure 144, 542.
Leberabszeß 66, 370, 408.

Leberamyloid 311ff.
Leberauspressung durch das Zwerchfell 874.
Leberatrophie, akute 341, 414, 871—873, 877ff.
— bei Eckscher Fistel 870.
— bei Hungern 285.
— nach Unterbindung eines Pfortaderastes 286.
— bei Pfortaderverschluß 871.
Leberbruch 47.
Leberdehnbarkeit, bei Leberstauung 715f.
— bei Transfusion 676.
— in verschiedenen Teilen 43f.
Leberentartung, bei Chloroformnarkose 891.
— fettige 121, 328ff., 461.
— bei Tuberkulose 461.
Leberembolie 61ff., 66f., 88ff.
Leberepithel, Verhalten bei Lebertuberkulose 414.
— — bei Leberzirrhose 414.
Lebererkrankung und cholerisches Temperament 211.
Leberextrakt als Antigen bei der W.-R. 191.
Lebergumma 481ff.
Leberhyperämie durch enterogene Stoffe 138.
Leberhyperplasie 17.
Leberhypertrophie 17.
Leberinsuffizienz, Erscheinungen 870ff.
— und Ecksche Fistel 870.
— bei Verschluß der Pfortader 871.
Leberkavernom 505.
Leberkrebs 253, 505, 529.
Lebermetastase von Magenkrebs 32, 270, 529, 574.
Lebernekrose, bei Art. hepatica-Verschluß 871.
— metastatische herdförmige 66.
Leberpigmentation 318.
— bei Blutdissolution 751.
— und Hämosiderinablagerung 874—877.
— bei familiärem Ikterus 882.
— und Siderosis 703.
Leberpulsation 784f.
Leberschwellung u. Schmerz 370.
Leberstauung 18, 43f., 714.
— Folgen 715ff.
— bei Herzinsuffizienz 794.
— und Leberdehnbarkeit 715ff.
— in verschiedenen Leberteilen 715, 874.
Lebersyphilis 481.
— und akute Leberatrophie 873.

Lebertätigkeit, bei Diabetes 542, 617f.
— und Fettverseifung 862.
— hämolytische 873.
— nach Zuckerstich 618.
Lebertuberkulose 453, 461.
— Wucherung des Leberepithels bei 414.
Leberveränderung, bei Gallenstauung 877.
— bei Leukämie 696.
— bei hämatogener Verteilung des Giftes 44, 61ff., 65ff.
Leberzellen, als Antigene 180.
— Atrophie durch Druck 44ff., 122, 299.
— Bilirubin in 874.
— Dimensionsänderungen 37, 44.
— Dissoziation 326.
— trübe Schwellung 67, 303, 461, 891.
Leberzirrhose 18, 138, 266, 393.
— und Alkoholmißbrauch 133, 877.
— atrophische (Laennec) 879.
— biliäre 877.
— Bindegewebsbildung bei 414.
— durch enterogene Stoffe 138.
— und Gallengängeneubildung 873.
— und hämorrhagische Diathese 213.
— hypertrophische 277, (Hanot) 879.
— und Ikterus 876.
— Leberepithel bei 414, 416.
— Magenblutung bei 266.
— und Morbus Banti 703.
— und Pfortaderstauung 718.
Leichenalkaloide 124.
Leichenfäulnis 349.
Leichenfett 334.
Leichentuberkel 470.
Leichenwarzen 470.
Leiomyom 529.
— mit atypischen Zellformen 534.
— Differentialdiagnose mit Fibrosarkom 534, 550.
— Faserarten im 534.
— Hyalin im 310, 535.
— infiltrierendes Wachstum 534.
— uteri 534f.
— zentrales Wachstum 526, 534.
Leitungsunterbrechung, motorische 51.
— und Gehirnstörung 898, 901.

Lentigines 322.
Leontiasis leprosa 476.
— ossea 423.
Lepra 244, 404, 451, 474—477.
— cutanea, maculosa, maculoanaesthetica, mutilans, nervorum 476f.
— Plasmazellen bei 404.
— positive W.-R. bei 200.
— und Tuberkulose 474f.
— tuberosa 475.
— Vererbung bei 244.
Leprabazillus 153, 475.
— Ansteckung 475.
— in Zellvakuolen 475.
Lepraschollen 475.
Leprom 161, 475.
Lethargie 903.
Leukämie 690, 694—701.
— akute 696, 699.
— Besserung nach Röntgenbestrahlung 110, 697.
— Blutbild bei 695ff.
— Blutungen bei 733.
— und Chlorom 558, 700.
— chronische lymphatische 696—698.
— — myeloide 696—698.
— — und Eisenausscheidung 704.
— als Geschwulstbildung 698.
— und Infektionskrankheiten 697.
— und Leukozytose 695.
— lienale 696.
— Organveränderungen bei 696f.
— und Pseudoleukämie 700.
— als Systemerkrankung 698.
— Ursachen 698.
— verschiedene Zellformen bei 690f.
Leukanämie 690.
— und hämorrhagische Diathese 213.
Leukoblastisches Gewebe 692, 695.
Leukoderma 104, 321.
Leukopenie 20, 693.
— bei Aphylaxie 193.
— und Chemotaxis 694.
— und Knochenmarkstätigkeit 694.
— nach Röntgenbestrahlung 110.
Leucoplakia buccalis 315.
— und Krebs 513.
Leukosarkomatose 698.
— und Chlorom 700.
Leukotoxine 180.
Leukourobilin 863, 875.
Leukozidin 405.
Leukozytämie nach Blutverlust 678.
Leukozyten 690—693.
— als Antigene 180.

Leukozyten, Aufnahme von Blutfarbstoff 317—319.
— azidophile 691.
— basophile 173, 691f.
— Bildung von Abwehrfermenten 189.
— — von bakteriziden Stoffen 21, 175, 196.
— — von zymoplastischen Stoffen 398.
— — 691ff., 694, 702.
— — bei Entzündung 386.
— Diapedese 378—382, 385 bis 387.
— dualistische und unitarische Auffassung 692f.
— und Eiterkörperchen 405.
— eisenhaltige Körnchen in 304.
— bei Entzündung 375, 377 bis 381, 384, 385ff., 390, 393, 400, 405, 432, 435, 454, 470, 478, 482, 487, 489.
— — bei leukozytenfrei gemachten Tieren 402.
— — Herkunft 385f., 402.
— heterolytisches Enzym in 347.
— proteolytisches Enzym in 189, 401.
— eosinophile 319, 402, 404, 691f.
— — Vorkommen 404, 847f.
— bei Enteritis membranacea 863.
— im Exsudat bei Serositis 396, 398.
— Fettverschleppung durch 752.
— in fibrinösem Exsudat 398.
— bei fibrinöser Pneumonie 400.
— Glykogen in 339.
— Infiltrat 19, 373f., 381 bis 383, 386, 390, 393, 402, 405.
— — und Abszeßbildung 19, 373, 402, 405, 407f.
— — und Chemotaxis 385f., 390, 728.
— — bei Hornhautentzündung 382, 385.
— — bei ischämischer Nekrose 728.
— — bei radioaktiver Wirkung 109, 385.
— — Resorption 402.
— — in straffem Gewebe 386.
— Lähmung durch Chinin 386.
— und Lymphozyten 404.
— mononukleäre 173, 690.
— multinukleäre 690.
— neutrophile 691f.
— — Vorkommen 404.

Leukozyten polymorphkernige 690.
— als Phagozyten 173ff., 386, 691.
— in Pseudomembran 400.
— Resorption 441.
— und Röntgenwirkung 110, 385.
— in Speckgerinnseln 736f.
— und Staubzellen 79, 173.
— bei Temperaturänderung 90.
— Übergangsformen 690.
— Verhalten bei Anämie 690.
— — bei Leukämie 695ff., 699f.
— — nach Splenektomie 702.
— Wandstellung 378—381, 386.
— Zahl 127, 686.
Leukozytenpfröpfe 743, 749.
Leukozytose 386, 693.
— aplastische 694.
— und Chemotaxis 694.
— und Knochenmarkstätigkeit 694.
— bei Leukämie 689, 695f.
— pathologische, physiologische 693.
— prognostische und diagnostische Bedeutung 693.
Leuzin, im Blut und Harn 873.
— bei Fäulnis 352.
— bei Stoffwechselstörung 613.
Leydigsche Zwischenzellen im Hoden 629, 631.
Lezithine 123, 332f.
— Emulsion als Antigen bei der W.-R. 191, 201.
— und Fettbildung 332.
— Lösung in Äther und Chloroform 128.
Lichen scrophulosorum 470.
Licht 101—106.
— Absorption durch Hämoglobin 104.
— und Assimilation 102.
— Bakterienabtötung 102, 105.
— chemische Wirkung 102 bis 104.
— Empfindlichkeit gegen 104ff.
— Entzündung durch 103ff., 106.
— Hämoglobingehalt u. Blutkörperchenzahl 105.
— Lupusbehandlung 105.
— und Polyzytämie 120.
Lichtklima 120.
Lichtstrahlen 101ff., 106.
Lichtwirkung 101—106.
— und Farbenänderung bei Salamandra atra 263.
— und Zellwachstum 103.

Limulus polyphemus 803.
Linite plastique 504, 583.
Linkshändigkeit und Heterotaxie 234.
Lipämie 332, 682. 882.
Lipasewirkung und endogene Fettsucht 608.
Lipochrome 323.
Lipofuszin 317, 322.
Lipoide 123, 326, 335, 437.
— als Angriffspunkt für Röntgenstrahlen 111.
— in Erythrozyten 126.
— und vitale Färbung 65.
— Fettbildung aus 332.
— und Lichtwirkung 106.
— Lösung 122, 128, 130, 304.
— und Narkotikawirkung 123f.
— in Nebennieren 655.
— in Xanthoma 442.
Lipoidosis 335.
Lipoma arborescens, durum, molle, pendulum 541f.
Lipom 541f.
— bei allgemeiner Abmagerung 510.
— angeborenes 515.
— Ausheilung 525.
— diffuses 606.
— Metastase 529.
— Nekrose 531, 542.
— petrifizierendes 525.
Lipomyom 535.
Liposis 335.
Lipothymie 709.
Liquor cerebrospinalis 913.
— Bildung und Abfuhr 913f., 915f.
— und Gehirnlymphe 914.
— Resorption 916.
— Stauung und Blutstauung 913ff.
Lithopaedion 349.
Lokalisation von Gehirnfunktionen 898.
Lokalisationsgesetz 70—72.
Löslichkeitsverhältnisse und Giftwirkung 64f.
— bei Narkotikawirkung 123f.
Luft, Ausscheidung flüchtiger Stoffe in 136.
— — von Azeton 620f.
— — Einatmung kalter 100.
— — Resorption bei Bronchiolitis 830, 853.
— — bei Pneumothorax 822, 824.
— — Thoriumemanation in ausgeatmeten 107.
Luftbewegung und atmosphärische Faktoren 114ff.
— und Schweißverdünstung 661.
— und Wärmeabgabe 658.

Luftdruck (s. Druck), Änderungen 85—89.
— und atmospharische Faktoren 114ff.
— und Atmung 85—87, 88.
— Erhöhung 85—86.
— — und Luftfeuchtigkeit 86.
— — Raschheit 86.
— Erniedrigung 85, 87.
— — und Bergkrankheit 119.
-- und Gasabsorption im Blut 88f.
— intraalveolarer bei Atmung 59f., 85.
— und Klima 115.
Luftembolie 753f.
Lufterneuerung 43, 154 (s. außere Atmung).
Luftfeuchtigkeit und atmosphärische Faktoren 114ff., 117.
— und Schweißverdünstung 661.
— und Wärmeabgabe 658.
Luftkreis 114.
Luftkur 100.
Luftschifferkrankheit 119,121.
Luftströme und Bakterienablagerung 78ff., 163.
— und Staubablagerung 78ff. 163.
Lufttemperatur und atmosphärische Faktoren 114f., 119.
— und Schweißverdünstung 661.
— und Wärmeabgabe 658.
Lufttrockenheit und Klima 115.
Luftvolumen, intrapulmonales 840—842, 846.
Luftwege, katarrhalische Entzündung 395.
— — und Autoinfektion 158.
— — bei enanthematösen Infektionskrankheiten 157f.
— — und Erkältung 158.
— — und Klima 118.
— — Bakterien- und Staubablagerung 78ff.
— Verengerung 820, 823, 832, 834f., 838—840.
— — der oberen 838, 840f., 849.
— — — während der Ausatmung 841, 846, 848.
— — — während der Einatmung 841f., 848.
— — — fortwährende 842.
— — der tieferen 840, 843.
— — fortwährende 847, 850.
— — und Sitz der Verengerung 843.
— — und Verengerungsgrad 842.

Luftwege, katarrhalische bei Aortenaneurysma 845.
— — und Erstickung 834.
— — bei Mediastinalgeschwulst 845.
— — bei Pneumothorax 822.
— — bei Schilddrusen- und Thymusvergrößerung 845.
Lumbalpunktion, bei Hirndruck 908, 910, 917.
— bei tuberkulöser Meningitis 435.
— Heilung durch 908.
Lunge und Atmung 42f., 826 bis 856.
— Bakterienablagerung 70f., 79.
— primar latente Bakterien 79, 156.
— Giftausscheidung 135f.
— Lymphogranulom 473.
— örtliche Unterschiede der Eigenschaften 43, 826 bis 830.
— Resorption 68, 80, 83, 401, 441, 735.
— Saug- und Preßpumpwirkung 792.
— Staubablagerung 68ff., 79f., 415.
— Verhalten bei Ertrinkung 828.
Lungenabszeß 821, 857.
Lungenaktinomykose 488.
Lungenanämie bei Emphysem 59.
Lungenanthrakose 68ff., 79f., 415.
Lungenatelektase 59, 838, 849, 853.
— bei Bronchiolitis 411, 831, 849, 853.
— durch Druck 59, 824.
— Gefaßkapazitat bei 60.
— u. Lungenentzündung 831.
— und Lungenfarbe 59, 711.
— durch Obstruktion 59.
— bei Pneumothorax 824.
— und Wiederausdehnung 824.
Lungenblähung, akute 850.
— bei aphylaktischem Anfall 194.
— bei Bronchiolenverengerung 830, 847.
— bei Husten 847.
— der kranialen Lungenabschnitte 815, 820, 840, 842, 845f., 849.
— aller Lungenabschnitte 845, 846—854.
Lungenblutung 147, 733, 752.
Lungenchondrom 516.
Lungendehnbarkeit 824, 827.
— und Dehnbarkeit der Bronchi 42f., 69.
— bei Emphysem 840.

Lungendehnung 35, 37, 42ff., 45, 57, 850, 854.
— bei Atmung 812ff., 827.
— örtlich beschränkte 38.
— und Dehnungsatrophie 57, 818f., 850.
— bei Husten 37, 820.
Lungenelastizität 37, 53, 57, 811, 814, 822, 839.
— bei Emphysem 43, 57, 59, 818, 837, 840, 850ff., 854.
— und unvollkommene elastische Nachwirkung 56, 819, 854.
Lungenembolie 61, 63, 66, 726, 748, 750.
— bei allgemeiner hämat. Miliartuberkulose 66f.
— bei Fettembolie 751.
— bei Pyämie 59ff.
— und Herztod 748, 750.
Lungenemphysem 792, 818.
— und Abnützung 145.
— akutes 287, 818, 850, 853f.
— alveolares 818.
— und Anlage 208.
— bei Asthma 847, 851.
— Atemnot bei 819, 838.
— äußere Atmung bei 850.
— und Bronchitis 819, 854.
— chronisches 287, 818, 838, 850, 852.
— und Dehnungsatrophie 57, 818, 850.
— diffuses 818.
— und starre Dilatation des Thorax 819, 840, 854.
— und Disposition 57, 854.
— und retrogradeEmbolie 74.
— exspiratorisches 287, 854.
— elastische Fasern bei 854.
— und Herzhypertrophie 792.
— inspiratorisches 854.
— interstitielles 47.
— komplementäres 849, 853.
— als erworbene Konstitutionskrankheit 208.
— und Lungendehnbarkeit s. dort.
— und Lungenelastizität s. dort.
— und Lungenkreislauf s. dort.
— und Muskelentwicklung 850ff.
— örtliches 38.
— pathologisches 35, 45, 57.
— seniles 35, 45, 57, 283.
— Sitz und Ausdehnung 850, 854.
— vesikulares 818.
Lungenentzündung 829.
— durch Eiweißeinatmung 194.
— fibrinöse 21, 200, 368, 380, 386, 392ff., 400.

Lungenentzündung, fibrinöse und atmosphärische Faktoren 115.
— — Eiterung bei 401.
— — und Erkältung 96, 156, 166.
— — und Erschöpfung 156.
— — Fieberverlauf bei 400.
— — Gewebsveränderungen bei 395, 400.
— — Krise bei 196.
— — Lyse bei 401.
— — und Schnupfen 166.
— — und Trauma 52, 156.
— — Verlauf und Konstitution 204.
— — positive W.-R. bei 200.
— hyperämisch-exsudative 829.
— bei Pleuritis chronica 824.
— proliferative 414ff., 854.
— — und Atmung 792.
— — und Herzhypertrophie 791.
— — bei Steinhauern 415, 829.
— Verlauf, Blut- und Saftgehalt der Lunge 415, 830.
Lungengangrän 354, 440, 857.
Lungengefäße, Erweiterung 850.
— Kapazität 59f., 74, 85ff.
— — bei Atmung 59, 85—86.
— — bei Atelektase 59.
— — bei Lungenemphysem 792.
— — und Lungenvolumen 792.
— Oberfläche 837—839.
— Verdünnung und Gaswechsel 852.
— Verengerung 824, 825, 850, 854.
— Verkürzung und Schlangelung 838.
— Verlängerung 59, 850, 854.
Lungenhyperämie 154, 829f.
— durch Ermüdung 415.
— durch seelische Einflüsse 147.
— bei Herzinsuffizienz 794.
— durch Überanstrengung 710.
— bei Unterdruckatmung 713.
Lungeninduration 415, 719, 784.
— braune 719, 784.
— rote 719.
Lungeninfarkt bei Arterienverschluß 729f.
— bei Lungenstauung 720, 726—728.
— bei septischer Embolie 730.
Lungeninfektion, bei Bronchitis 829.

Lungeninfektion und Eigenschaften der verschiedenen Lungenteile 154, 167, 415, 440, 828f., 830.
— und Erkältung 829.
— und Lungenhyperamie 154, 829.
— durch Inhalation 79.
Lungenkarnifikation 458, 492.
Lungenkaverne 462f., 468, 821, 838.
— und bronchogene Metastase 80.
Lungenkollaps bei Brusthöhleneröffnung 812.
— bei Pneumothorax 824.
Lungenkreislauf, bei Atelektase 59.
— bei Ausschaltung von Lungengefäßen 752f., 753f.
— bei Lungenemphysem 850, 854.
— und Lungenvolumen 60, 792, 837.
— und Mitralklappenfehler 729, 783.
— bei Pleuritis serosa 791.
— bei Verengerung der Luftwege 840.
Lungenmetastase, bronchogene 80—82, 167.
— hämatogene 61, 67, 68, 70, 167.
Lungennekrose 440.
— ischämische 483f.
Lungenödem 763, 766.
— agonales 763.
— und Hydrämie 763.
— bei Herzkranken 763.
— bei allgemeiner Stauung 717.
— bei Transfusion 676.
— Zellendissoziation bei 326.
Lungenschlagadersklerose 791.
Lungenschrumpfung 38.
— bei Pleuritis 818.
— bei proliferativer Lungenentzündung 415, 854.
— bei Pneumonokoniose 817.
— bei Tuberkulose 415f., 817.
Lungenschwindsucht 199, 311, 438, 451, 464, 468, 838.
— und Anämie 678, 689f.
— und bronchopneumonische Herde 80f.
— und Diabetes 210.
— und entero-lymphogene Darmtuberkulose 83.
— und seelische Faktoren 146.
— fibröse 464.
— der Mutter und Tuberkulose des Kindes 165.
— und Oligozytämie 686.
— und paralytischer Thorax 205, 210, 244.
— syphilitische 481.

Lungenstarrheit 194, 714, 719, 797, 837, 839.
Lungenstauung 714, 719.
— Kapazität der Lungenbläschen bei 720.
— und Lungenblutung 763.
— bei Mitralfehlern 720, 763, 785.
— und Induration 719.
— und Lungentuberkulose 210.
Lungenstein 360.
Lungenstrombahn, experimentelle Verengerung der 791.
— Verengerung und Herzhypertrophie 791, 792.
Lungentuberkulose 828f.
— aerolymphogene 70ff., 163, 167.
— und biochemische Faktoren 828.
— und Bronchiallymphdrüsentuberkulose 72.
— und Bronchopneumonie 464, 468.
— und desquamat. Pneumonie 459, 464.
— und Pneumonokoniose 458, 829.
— und Disposition 206, 210, 244, 829.
— Empfänglichkeit 171, 255.
— und Erkältung 97, 156.
— und Erschöpfung 156, 467.
— gelatinöse Infiltration bei 396, 459.
— Häufigkeit 70.
— primäre Herde bei 70, 167, 829.
— Heilung 20, 438, 442, 460, 462, 464, 468, 829.
— und sekundäre Infektion 157.
— und Influenza 438.
— und Kontusion 156.
— Kern und Mantel der Herde bei 436, 460, 468, 829.
— latente 829.
— und Lungenstauung 210.
— und Masern 438.
— hämatogene Miliartuberkulose bei 167, 467f., 829.
— und primäre herdförmige Nekrose 461f.
— und käsige Pneumonie 459, 464.
— und fibröse Phthise 464.
Lupus 105, 414, 458.
— Behandlung durch Röntgenstrahlen 111.
— Heilung 105.
— und Krebs 504, 512.
— erythematodes 470.
— papillaris 561.
— verrucosus 561.
Luteine 323.

Luxation und Nervendehnung 51.

Lymphadenitis proliferans granulomatosa 471.
— syphilitica 478 f.

Lymphadenoides Gewebe, als Bildungsstätte der Antikörper 180.
— Hyperplasie bei Lymphatismus 207.
— Neubildung bei Leukämie 695 ff.
— bei Radium- und Röntgenbestrahlung 110.
— Rückbildung 275.
— toxische Atrophie 294.
— Verdrängung durch myeloides Gewebe 694, 697 f.
— Vorkommen 692.

Lymphadenose 696.
Lymphadenom 558.
Lymphagoga 757 f.
Lymphangiektasie 541.
Lymphangioendotheliom 554.
Lymphangioitis carcinomatosa 75, 528.
Lymphangiom 535, 540.
Lymphatismus 207, 213 f.
Lymphbewegung 44, 58, 67, 73, 74, 80, 154, 210, 401, 824, 828.
— Bedeutung für pathologische Vorgange 44, 58, 210.
— und Herzwirkung 74.
— und lymphogene Verteilung 60—64, 67—73, 74 f., 210.
— Kräfte der 758.

Lymphbildung 756 ff.
Lymphdrüse, latente Bakterien 156.
— Bildung von Blutkörperchen in 692.
— Bakterienvermehrung 72.
— als Eisendepot 704.
— Erweichung 66.
— bei exsudativer Diathese 213.
— filtrative Tätigkeit 63, 68 f.
— bei Lepra 476.
— bei Leukämie 697 ff.
— bei Pest 72.
— Pigmentablagerung 318, 684, 874.
— bei Pseudoleukämie 471.
— bei Phlegmone 402.
— regionäre der verschiedenen Organe 71 ff., 75 ff., 82.
— Schwellung bei Seruminjektion 172.
— Rückbildung 276, 282, 695.

Lymphdrüsensyphilis 479, 698.
— tuberkulöse 68, 71 f., 162, 167, 171, 213, 468.

Lymphe 755.
— Abfuhr und Organtätigkeit 45, 622.
— und Gewebesaft 755.
— Fibrinogen 680.
— osmotischer Druck 683.
— Resorption 441, 758.

Lymphfistel 735.
Lymphgefäßsystem 755.
Lymphgehalt, Änderung 35, 58—60.
— der Lungenteile 824 f., 828.

Lymphherzen 758.
Lymphoblasten 691.
Lymphoblastom 556 f.
Lymphogene Metastase und Verteilung 67—73, 74 f., 167, 468.
Lymphogranulom 416, 451, 471—474, 559.
— Blutbild 473.
— Formen 473.
— Gewebsveranderungen 471 ff.
— und Megalosplenie 473.
— und Pseudoleukämie 471.
— und Pseudotuberkulose 471.
— und Röntgenbestrahlung 110.
— und Syphilis 474.
— und Tuberkulose 473 f.

Lymphoidozyten 691.
Lymphoma malignum siehe Lymphogranuloma.
Lymphopenie 693.
Lymphorrhagie 735.
Lymphosarkom 556 f.
Lymphozyt 690.
— Anhäufung bei Lichtwirkung 104.
— Bildung 692, 702.
— amöboide Bewegung 386.
— und junge Bindegewebszellen 402.
— Diapedese 379.
— und Endothelzellen 402.
— und Gliazelle 402.
— und Myeloblast 691, 699.
— und Plasmazelle 405, 691.
— und Polyblast 404.
— bei Scharlachnephritis 437.
— bei tuberkulöser Serositis 12, 404.
— bei Entzündung 386, 403 ff. 437, 458, 470 f., 474 f., 478, 480, 482, 487, 557 f.
— — bei perniziöser Anämie 690.
— — bei Leukämie 386, 696 bis 700.
— — bei Pseudoleukämie 700.
— — bei Radium- und Röntgenbestrahlung 110.

Lymphozyteninfiltrate, in Leber bei Bauchtyphus 699.
— perivaskuläre bei Bronchopneumonie 830.
— — bei Syphilis 478, 483 f.

Lymphozytom 558.
Lymphozytomatose 700.
Lymphozytose 693 f., 700 ff.
— absolute 693.
— nach Adrenalineinspritzung 701.
— bei Bauchtyphus 693.
— bei Pseudoleukämie 700.
— relative 693, 700.
— nach Splenektomie 702.

Lymphwege, der Brust- und Bauchorgane 75 ff., 81 f.
— des Darms 82.
— der Nerven 73.
— des N. olfactorius 163.
— des N. acusticus 163.

Lyse transmissible 176.
Lysine 192.
Lysis 663, 673.
— bei fibrinöser Pneumonie 401.

Lyssa, Aufnahme des Virus 83.
— Ausscheidung 161.
— aktive Immunität gegen 177.

Macula 480.
Madurafuß 486, 488.
Magen, Amylumverdauung im 859 f.
— Adenomyoma 535.
— atypische Epithelwucherung im 507.
— Giftausscheidung 135.
— Lymphdrüsen 76.
— Resorption im 83, 130.

Magenatonie 861.
Magenbewegung 857 f.
— und Adrenalinwirkung 654.
— antiperistaltische 857.
— im Antrum pyloricum 859, 861.
— und Bakterienwachstum 859.
— und Konsistenz des Inhalts 859, 861.
— im Magenfundus 859, 861.
— bei Pylorusstenose 861.
— Inhalt, Reaktion 859, 860 f.
— — Temperatur 859.
— — Mischung 859.

Magenblutung 266, 717 ff., 731.
Magendyspepsie 869.
Magenempfindlichkeit 858.
Magenerweiterung 861.
Magenfüllung und Sättigungsgefühl 858.
Magengeschwür 722, 861.
— Epithelneubildung bei 414.
— und Hyperchlorhydrie 861.

Magengeschwür, Schmerz bei 371.
— Schwindel bei 903.
— und Stuhlverstopfung 860.
— Verlauf 266.
Magenhypertrophie bei Pylorusstenose 861.
Mageninhalt, Gärung 856 bis 859.
— Übertritt ins Duodenum 859.
Mageninsuffizienz 858.
— motorische 858.
— sekretorische 858.
Magenkatarrh 858.
— akutér 856.
— und Dyspepsie 858.
— bei Fleischvergiftung 140.
— und Gastromyxorrhoea 861.
— und Hypazidität 860.
— und Speichelfluß 861.
Magenkrampf 861.
Magenkrebs 253, 511, 528f., 574.
— und Anämie 678, 689.
— Fäulnis bei 860.
— und Hypazidität 860.
— und Lebermetastasen 270, 528f., 574.
— und Magengeschwür 512, 575.
— Nekrose 531.
— szirrhöser 504, 574, 575.
— Sitz 516.
— durch Spiroptera 511.
Magenpapillom 511.
Magensaft, Absonderung 860.
— und Appetit 858.
— bei Melancholie 858.
— Durchdringung 859.
— Enzymgehalt 860.
— Salzsäuregehalt 211.
— — und Bakterienwachstum 859.
— — und Gärung 860f.
— Verdauung toten Gewebes durch 347.
— seelische Einflüsse 858.
Magenschleim, schützende Wirkung 861.
Magenschleimhaut, Ätzung durch Wasserentziehung 126.
— Entzündung bei Cholera 395, 679.
Magenschmerz b. Hyperchlorhydrie 861.
Magentätigkeit, Kompensation bei Magendarmoperation 860.
— bei Pellagra 596.
— bei Tetanie 652.
— Wechselwirkung mitDarmtätigkeit 858.
— Störung und Inanition 285.

Magenverdauung 859f., 861.
— bei Achylia gastrica 860.
— bei Hyperazidität 860.
Magerheit 607.
— endogene 607.
— — und Abmagerung 607.
Magnesiumsalz, Ablagerung 360.
Maidismus 602.
Makrocheilie 540.
Makroglossie 540.
Makrophagen 174.
Makrosomie = Gigantismus 634.
Makrozyten 688.
Mal perforant du pied 343.
Maladie de Morvan 293, 343.
— de Raynaud 723.
Malaria 268, 684f., 703 (Milz).
— Amyloidentartung bei 311.
— Anämie bei 690.
— und Änderung der Widerstandsfähigkeit 204.
— Anophelesmücke als Virusquelle 162, 165.
— Blutbild 693.
— Empfänglichkeitserhöhung 157.
— Fiebertypen 670ff.
— Hämochromatose bei 322, 684.
— Hämolyse bei 318.
— Hypoglobulie 686.
— Kachexie 530.
— Oligozytämie 686.
— Pigmentablagerung 318, 322, 684.
— Rezidiv nach Kontusion 157.
— sekundäre Latenz 156f.
— positive W.-R. bei 200.
— maligna s. perniciosa 673.
Malariaparasiten 153.
— bei normalen Leuten 148.
— Gameten 671.
— Infektion 162, 166, 391.
— Schizogonie 671.
Malleus (s. Rotz) 446, 451, 470, 489.
— farciminosus 489.
Maltose 615, 856.
Mammae carcinoma (s. Milchdrüse), fibroma 547.
— fibroadenoma 253; 307, 308, 562ff.
— fibroepithelioma 549.
— cystadenoma 563, 570.
Manegebewegung 931.
Mandel, Abszeß 76, 80.
— als Eingangspforte einer Infektion 84, 163.
Manie 254.
Marasmus 592.
— senilis 283.
Markballen 337.
Marschhämoglobinurie 685.

Marschleukozytose 693.
Masern 244.
— aerogene Ansteckung 164.
— Auftreten 268.
— Bronchopneumonie 415.
— Exanthem 395.
— hämorrhagische 396.
— Inkubation 169.
— und Lungentuberkulose 438.
Mastfettsucht 209, 607, 648.
— und Schilddrüse 648.
Mastzellen 173, 403f., 691.
— bei Entzündung 403f.
— bei Leukämie 404.
Mastzellenleukozytose 693.
Materia peccans 21.
Maternitätstetanie 652.
Maul- und Klauenseuche 166.
Maulesel 253, 260.
Maultier 253, 260.
Mazeration 347.
Mechanische Faktoren 35, 44, 46ff., 49—52.
— Blut- und Lymphgehalt des Gewebes 58—60.
Mechanismus 6.
Mediastinalemphysem 824.
Mediastinalflattern 823.
Mediastinoperikarditis 790, 792.
Mediastinum, Beweglichkeit 821, 823f.
— Verschiebung 823f.
Medullarkrebs 572, 576.
Megakaryozyten 110, 692, 694, 750.
— als Embolie 694, 750.
— bei multiplem Myelom 559.
Megakolon 867.
Megaloblasten 689.
Megalosplenie (Gaucher) 556.
Megalozyten 688.
Melancholie 254, 865, 867.
— und Anorexie 858.
— und Körpertemperatur 904.
— und Stuhlverstopfung 867.
Melanine 317, 320ff.
— Eigenschaften 320.
— Eisen in 320ff.
— in Haut 320—323.
— Ursprung 323ff.
Melanodermie 322.
Melanogen 321.
Melanoidine 325.
Melanom 322, 550.
— und Naevus 322.
Melanophoren 325.
Melanosis 320ff.
— lenticularis progressiva 322.
Melanurie 321, 579.
Melasikterus 874.
Melliturie 613.
Mendels Erblichkeitsforschung 247ff., 250ff.
— Dominanzregel 247, 250.

Mendels Spaltungsregel 247, 251, 252.
— Allgemeingültigkeit der Regeln 252ff.
Menièrescher Symptomenkomplex 903.
Meningitis 163.
— Cheyne-Stokessches Phänomen bei 835f.
— Darmkrampf bei 864.
— bei eitriger Enzephalitis 911.
— Vagusreizung 662.
— cerebrospinalis epidemica 73, 163, 166, 911.
— — aerogene Ansteckung 166.
— — Erscheinungen 917f.
— — Infektionsweg 163.
— tuberculosa, Erscheinungen 368, 435, 904, 907ff., 918.
— — Hirndruck bei 907f., 911f.
Meningocele 229.
— cerebralis 229.
— spinalis 229f.
Meningoencephalitis bei Demparalytica 479.
Meningokokken bei Bakterienträgern 161.
Menorrhagie 732.
Menstruation 731—734.
— Störung bei Röntgenbestrahlung 110.
— und Ikterus s. dort.
Menstruatio praecox 629.
Merkaptan und Skatolbildung 352.
Merkmal, dominierendes 248ff., 250, 253.
— intermediäres 250.
— rezessives 248ff., 250, 265.
Merkmalspaare, Kombination 251, 254.
— Spaltung 247—251.
— Unabhängigkeit 251.
Meroakranie 229.
Merycismus 856.
Mesarteriitis 419.
Mesohemididymi 224.
Mesotheliom 552.
Metabiose 158, 160.
Metabolism, basal 590.
Metabolismus s. Stoffwechsel.
Metachromasie 302.
— bei Amyloid 302, 310.
— bei Schleim 302, 307.
Metaplasie 501f., 516, 523, 532, 543, 569.
— und Alloplasie 502.
— von Epithel in Bindegewebe 501, 523.
— experimentelle 502.
— und Formgleichheit 501.

Metaplasie von Binde- in Knochengewebe 501f., 545.
— von Binde- in Knorpelgewebe 502.
— von Binde- in Schleimgewebe 543.
— in Geschwülsten 502, 523.
— bei Geschwüren 502.
— myeloide 694ff.
— und Mißbildung 502.
— bei Regeneration 591.
— in Transplantat 499.
— von Zylinder- in Plattenepithel 501f., 523.
Metastase 62ff., 442f., 467.
— Begriffsbestimmung 64.
— und biochemische Gelegenheit 60.
— bronchogene 80ff., 468.
— Entzündung 442.
— hämatogene 65—67, 468.
— und Krankheitsverlauf 269.
— lymphogene 62, 67—73, 269, 468.
— und physikalische Gelegenheit 60.
Metatypie 508.
Meteorismus 367, 817, 862 bis 866.
— und Darmlähmung 865f.
— und hämorrhagische Infarzierung 866.
— lokaler 866.
— bei Luftverdünnung 88.
— bei Stauung 866.
Meteorologische Elemente oder Faktoren 114.
Methämoglobin 127, 837.
Methämoglobinämie 127, 680.
Methämoglobinolyse 127.
Methamoglobinurie 127.
Methylenblauausscheidung in Niere 890.
Metrorrhagie 731.
Migräne, Erbrechen bei 865.
Mikroben, nützliche 160.
Mikromelie 232.
Mikromyelie 227.
Mikrophagen 174.
Mikrosomie 645.
Mikrozephalie 215.
Mikrozyten 688.
Mikuliczsche Zellen 489.
Milch, Überempfindlichkeit gegen 196.
Milchdrüsen, akzessorische 231.
— Fettausscheidung 328.
— proliferative Entzündung 415.
— Giftausscheidung 135.
— Tuberkulose und Tuberkelbazillenausscheidung 161.
— Riesenwuchs 564.
Milchdrüsenkrebs 253.
— lymphogene Metastasen 72, 253, 516, 529.

Milchdrüsenkrebs, Sitz 516.
— infiltrierendes Wachstum 531.
Milchsäure, Bildung durch Milchsaurebazillen 142.
— — durch Kolibazillen 431.
— — aus Milchzucker 152, 198.
— — im Magen 859.
— — und wachsartige Nekrose 346.
— Zerlegung 144.
— bei Eclampsia gravidarum 144.
Milchzucker, Verbrennung 617.
Miliaraneurysma 732.
— und Blutdruckerhöhung 748.
— und Hirnschlag 748.
— und Preßbewegung 732, 748.
Miliarkarzinose 528.
Miliartuberkel 453, 467f., s. Tuberkel.
Miliartuberkulose s. Tuberkulose.
Milz 701, 703f.
— Ablagerung von Körperchen 62f., 66, 78.
— Amyloidosis 311.
— Atrophie 258.
— Bakterienablagerung 156, 173.
— Bildungsstätte der Antikörper 180.
— Blutgehalt und Volumen 701.
— als Eisenniederlage 704.
— Einreißung 47.
— Entfernung 702—703.
— hämorrhagischer Infarkt 728.
— hämolytische Tätigkeit 879f.
— — — und der Leber 873.
— bei familiärem Ikterus 882.
— Lymphdrüsen und Lymphgefäße 76f.
— myeloide Parenchymbildung 702.
— Nerven 701.
— bei Radium- und Röntgenbestrahlung 110.
— ischämische Nekrose 484.
— Pigmentablagerung 318, 684, 751, 874.
— Rolle bei der Blutneuerung 692, 701f.
— spodogene Schwellung 319, 703.
— und Trypsinbildung 701.
— Tuberkulose und Polyzytamie 686.
— Tätigkeit und Thymusfunktion 702.

Milz, Veränderung bei Leuk-
ämie 697 ff.
— Verkleinerung durch Ad-
renalin 701.
— Vergrößerung 62, 93, 686,
701, 703, 717, 718.
Milzbrand, aktive Immunisie-
rung gegen 177.
— Empfänglichkeitserhöhung
für 153, 157.
— Infiltrat bei 448.
Milzbrandbazillen, Abtötung
174f.
— Ausscheidung in Milch 161.
— Anpassung an Nährboden
137.
— Virulenz 151.
— Sporen, Abtötung 89f.,
173.
Milzkrebs 701.
Miotika 136.
Mischgeschwulst 224, 512, 516,
535, 543, 547, 551, 559f.,
584—587, 588.
— Abstammung der Epithel-
zellen in 585f., 588.
— Entstehung 516, 585f.,
588.
— und Mißbildung 224.
— und Nävus 586.
— und Teratom 587.
— Verimpfung 523.
Mischinfektion 156, 159.
— und sekundäre Infektion
159.
Miserere 721, 865.
Mißbildung 215—240.
— und Abnormität 215ff.
— durch Amnionstränge 237,
239, 242.
— und zu enges Amnion 237
bis 239.
— Bedeutung für den Orga-
nismus 216, 240.
— und Bildungshemmung
237.
— Definition 215.
— abnorme Disposition 216.
— Doppel- 217—226 (s. Doppelbildungen).
— — Geschlecht 217.
— — und Zwitterbildung 217.
— durch Druck 44, 235, 237
bis 239.
— Einteilung 217.
— durch Eischädigung 236,
238, 239, 244.
— Entstehung und Präformation 234.
— Entstehungszeit 234, 237.
— und Erblichkeit 253ff.
— Familiarität 253.
— formale Genese 216, 234
bis 237.
— kausale Genese 216, 238
bis 240.

Mißbildung und Geschwulstbildung 208, 216, 224, 233,
236, 241.
— und Heirat von Blutsverwandten 265.
— und Keimesvariation 234,
240, 242, 253f.
— und Krankheitsanlage 216,
242.
— Kongenitalität 216, 226,
242.
— und Körperhaltung der
Mutter 238.
— und Mischgeschwulst 224.
— der Organe und Organ-
systeme 215, 226ff., 232ff.,
235—237.
— und Teratom 226, 587.
— Terminationspunkt 234.
— und Herzklappenfehler 777.
Mitbewegung 929.
Mitesser 160, 568.
Mitochondrien 256, 304.
Mitralfehler, Folgen 729, 763,
783.
Mitralinsuffizienz 778, 784.
— Herzarbeit bei 785.
— Herzhypertrophie bei 785.
— Lungenkreislauf bei 783.
— und Mitralstenose 785.
— Puls bei 785.
— relative 783.
Mitralstenose 783f.
— Bronchial- und Lungen-
stauung bei 720, 839.
— Circulus vitiosus 784.
— und aurikuläre Extra-
systole 802.
— Herzarbeit 784.
— Herzhypertrophie 784.
— Herzverkleinerung 777.
— Herzinsuffizienz 784.
— Puls bei 784.
Mittelohrentzündung (s. Otitis
media).
Mittelsalze, Durchfall durch
868.
Mnemetheorie von Semon 264.
Modus 5.
Möglichkeit 32.
Möller-Barlowsche Krankheit
596, 733.
Molluscum contagiosum 315.
Mongolismus 647.
— und mongoloide Idiotie
645. 647.
— und Zwergwuchs 647.
Monohybriden 251.
Monoklonie 927.
Mononatrium urat, im Blut
bei Gicht 611.
— Entzündung durch 613.
— Nekrose durch 613.
Mononukleose 694.
Mononukleotide 609.
Monozyt 690.

Monozytose 694.
Monstres doubles autositaires
219—224.
— — parasitaires 224f.
Monstrum 215.
— per defectum 236.
— per excessum 236.
— per fabricam alienam 237.
Moral insanity 254.
Morbus Addisonii s. Addisonsche Krankheit.
— Banti s. Bantische Krankheit.
— Basedowi s. Basedowsche
Krankheit.
— coeruleus 240.
— Möller - Barlow 596,
733.
— maculosus Werlhofii 700,
733.
— regius s. Ikterus.
Morgagni-Adams-Stokesscher
Symptomenkomplex 807.
Morphium 124, 133, 137.
— antagonistische Wirkung
137.
— und Apomorphinbildung
185.
— Ausscheidung 124, 135.
— bei subjektiver Dyspnoe
834.
— und Enthaltungserschei-
nungen 137.
— Gewöhnung an 137.
— Giftwirkung 130.
— Glykosurie durch 613.
— Immunität gegen 179.
Mosaikbastarde 251.
Motiv 26.
Motorische Störungen 924ff.
Mouches volantes 371.
Mouvements, grands 929.
Mucine 306ff.
— Bildung 307.
— Eigenschaften 306f.
— Vorkommen 307—309,567.
— bei Myxödem 307.
Mucilaginosa, Wirkungsweise
864.
Mukoide 306f.
Müllerscher Versuch 819.
Mumifikation 347.
— und Fäulnis 347.
— und ischämische Nekrose
348.
— und Schorfbildung 348.
Mumpsorchitis, Hodenatro-
phie 629.
Mundatmung und Brustkorb
845.
Mundschleimhaut, Durchgän-
gigkeit für Bakterien 84.
Muskarin 353.
— Wirkung auf das Herz 804.
— — auf Sympathikus 627.
Muskatnußleber 715.

Muskel, Glykogen im 338, 616.
— ischämische Nekrose 96.
— Koagulationsnekrose 58.
— Knochenbildung 359.
— Nekrose bei Erfrierung 96.
— Wirkung von Adrenalin auf glatte 654.
Muskelanstrengung u. Aortazerreißung 52.
— und Bluttemperatur 656 f.
— Blutdruck bei 775 ff.
— Puls bei 775 f.
— Schlagvolumen 775.
Muskelatrophie 44 (s. a. Atrophie 924, 927).
— nach Kontusion 52.
— myelo- und myogene 254.
— neurogene 22.
— progressive 290.
— senile 283.
— Vorkommen 45, 285, 286, 292, 596.
Muskeldehnung 44, 57.
— u. Kontraktionsvermögen 37, 46, 783.
Muskeldegeneration und Hypertrophie 279.
Muskeldicke und Muskelkraft 207.
Muskelelastizitat 37, 57.
Muskelermüdung 797.
Muskelerregbarkeit, bei Myotonia congenita 281.
— bei schlaffer Lähmung 291.
Muskelgefühl 832.
Muskelgewebegeschwulst 533 bis 536.
Muskelglykogen 619.
Muskelhypertrophie und Arbeit 207, s. Hypertrophie.
Muskelkraft und Kontraktionsgröße 772, 797, 840.
Muskelkrampf, bei Gehirnstörungen 898, 901, 909.
Muskelkernwucherung 52, 281, 293.
Muskellähmung bei Beriberi 596.
— bei Bleivergiftung 388.
— myogene 293, 901.
— neurogene 291, 901.
— reflektorische 901.
— durch Überanstrengung 280.
— durch Unterbrechung der motorischen Bahn 290, 901.
— zentrale 901.
Muskelregeneration 96.
— bei Typhus abdominalis 496.
Muskelrheumatismus und Erkältung 96—98.
— und Rheuma 118.
Muskelriesenzellen 281, 534.
Muskelschwäche, bei Asthenie 206.

Muskelschwäche bei Habitus phthisicus 205.
— bei Höhenaufenthalt 120.
— bei Kyphoskoliose 817.
— bei Rachitis 603.
Muskeltonus 926.
Muskelwirkung, und Blut- und Lymphströmung 45, 61, 714, 758.
— und Knochenwachstum 45, 205.
Muskelzellwucherung 52.
Muskelzerreißung 52.
Mutation 262.
Mutationsgeschwulst 523, 574.
Mutterkorn s. Secale cornutum.
Mutterkornvergiftung 118, s. Ergotismus.
Mutualismus 160.
Mycetoma 466, 468.
Mycosis fungoides 451, 474.
Mydriatika 136.
Myelämie 694.
Myelin 335, 401, 492.
— bei Entartung 302, 305.
— — nach Cholesterinfütterung 335.
— postmortale 335.
— Eigenschaften 335.
— und fettige Entartung 335 f.
Myelinosis 328.
Myelitis 44, 412 f.
Myeloblast 691, 692, 699 f.
— und Lymphozyten 691, 699.
— bei Leukämie 699 f.
— Form und Vorkommen 691 ff.
Myeloblastenleukamie 700.
Myeloblastom 558.
Myelocele 229, 231.
Myelocystocele 229, 231.
Myeloides Gewebe 692, 694 ff., 701.
— bei Leukämie 695 ff.
— bei Chloromyelosarkomatose 700.
Myeloide Metaplasie 694 ff.
— Reaktion 695 ff.
Myelom 545, 558 f., 700.
Myelomeningocele 229 f.
Myeloschisis 238.
Myelose 697.
Myelozyste 568.
Myelozystom 558.
Myelozyten 694.
— Bildung in Milz 702.
— bei Leukämie 690, 696 bis 700.
— bei Pseudoleukämie 700.
Myelozytose 694.
Mykodesmoid 488.
Mykofibrom 488.
Myo- oder Sarkoblasten 496.

Myodegeneratio cordis 799.
Myohämatin 533.
Myokarditis 9, 484, 666, 790 bis 793, 796, 799.
— Cheyne-Stokessches Phänomen bei 835.
— Extrasystole 805.
— und Herzinsuffizienz 793.
— und Herzvergrößerung 777.
— nach Influenza 801.
— bei Syphilis 484.
Myolipom 542.
Myoma 533—536.
— cavernosum 535.
— fibrosum 534.
— levicellulare 533 f.
— lymphangiectaticum 535.
— sarcomatodes 535.
— striocellulare 533.
— teleangiectaticum 535.
Myomalacia cordis 787.
Myositis ossificans 359, 502, 545.
Myotatisch 926.
Myotonia (congenita) 281, 927.
Myotonische Reaktion 281, 926.
Myxocarcinoma 582.
Myxödem 307, 510, 642, 648.
— Erscheinungen 635, 648 bis 651.
— und Kretinismus 639.
— spontanes 635.
Myxoedème postopératoire 635.
Myxoepitheliom 585.
Myxolipom 542.
Myxom 541—543.
— polypöses 562.

Nabel, bei Mißbildungen 218, 220, 222, 224, 227—228.
Nabeladenom 562.
Nabelschnurbruch 227.
Nabelsteine 360.
Nachwirkung, elastische 46 ff.
— einer Kur 121.
Nackenlipom 541.
Nackenschmerz 810.
Nährstoffe 591.
Nahrung und Defakation 867.
Nahrungsaufnahme und Bluttemperatur 656.
Namendefinition 61.
Nanisme cardiaque 645.
Nanosomia infantilis 645.
Nanosomia primordialis 645.
Nanosomie s. Zwergwuchs.
Naphtholkrebs 513.
Narbe 483.
— Funktionsstörung durch 267.
— strahlige 483.
Narkose 124.

Narkotika, Ausscheidung 136.
— Empfindlichkeit für 155, 171, 283.
— Wirkung und Konzentration 132.
— — und Lipoide 123 f.
— — synergische 130 f.
Nasenblutung 119, 213, 696, 731 f.
Nasenlepra 476.
Nasenrachenfibrom 532, 545, 549, 562.
Nasenschleimhaut, Durchgängigkeit für Bakterien 83.
— Entzündung und eosinophile Leukozyten 691.
— als Infektionspforte 83 f., 163.
— Lymphwege 410.
Natriumsalze, spezifische Giftwirkung von 122.
— Retention bei Nierenschädigung 890.
— Verhalten bei Hunger 594.
Naturgesetz 11, 25.
Natürliche Zuchtwahl 262, 265.
Naevoepithelioma adenoides 564, 586.
Navus 208, 505.
— cellulosus 560.
— und Choristom 505, 560, 586.
— flammeus 540.
— und Krebsbildung 216, 505, 512, 515, 518, 554 560.
— und Lichttherapie 105.
— und Melanom 505, 515.
— und Mißbildung 216.
— papillomatosus 560.
— pigmentosus 560.
— pilosus 560.
— spilus 560.
— vasculosus 540, 560.
— vinosus 540.
— Wachstum nach der Geburt 216.
Nebenmilze 232, 505, 702.
Nebennierenadenom 556, 564, 643.
Nebennieren 642 ff.
— Bau 642.
— Fett in 335.
— Funktion und Diabetes 620.
— — und Hypergenitalismus 629.
— Hyperplasie bei Nephritis 655, 788.
— — und Osteomalazie 604 f.
— — und Zuckerstich 618.
— — bei Rachitis 604 f.
— Hypertrophie b. Schrumpfniere 788.
— Geschwulst und Adrenalingehalt des Blutes 788.

Nebennieren und Morbus Addisoni 78.
— Insuffizienz 653 f.
— Tuberkulose 78, 653.
— Schädigung und Vasomotorenlähmung 799.
Nebenschilddrüsen 232.
Nekrobiose 276, 295, 340, 344 ff.
— Vorkommen 108, 125, 135, 313, 375, 383, 412.
Nekrose 10, 19, 167, 276, 339 ff., 349 f.
— und Blutung 731.
— einfache 343, 461 f.
— und Entartung 334, 339 ff., 383.
— und Entzündung 93, 339, 344, 373, 374, 383, 390, 402, 405, 408.
— Faktoren 91 ff., 95 f., 104, 108, 110, 113, 125, 339 bis 343.
— Farbe und Beschaffenheit der Gewebe bei 92.
— Formen und Verlauf 343 bis 350, 407 f.
— ischämische 725, 727 ff.
— — demarkierende Entzündung bei 338, 340, 383, 443, 728.
— — Form und Aussehen 727 f.
— — und Gefäßverschluß 725—729.
— — hämorrhagisch infarzierter Saum bei 728 ff., 733.
— — und Fettembolie 752.
— — Verlauf 730.
— — Vorkommen 483 f., 720 ff., 730.
— Kernveränderungen bei 339.
— und Kreislaufstörungen 342—344, 383, 439, 483 ff.
— Koagulations- 58, s. a. dort.
— Kolliquations- 125, 129, s. a. dort.
— durch physikalische Schädigung 44, 91 ff., 104, 108 bis 110, 113, 340.
— durch physikochemische u. chemische Schädigung 121, 125 f., 129, 172, 194, 199, 340, 383.
— toxische 340.
— wachsartige 345.
— Zelleibveränderungen bei 339 ff.
Nekroseherd 66, 88, 408.
— und Blutschädigung durch 674.
— Leukozyten bei 339.
Neoplasma s. Geschwulst.

Nephritis 412, s. Nierenentzündung.
Néphrite avec azotémie ou urémigènes 894.
— — oedème 894.
Nephrose 368, 412, 890, 894.
— und Albuminurie 892.
— und Nephritis 368.
Nephrotoxine 180.
Nerven, vitale Färbung 65.
— Elektrotonus 113.
— Lymphwege 73.
Nervenatrophie bei Lepra 477.
Nervenbahnen, prim. degener. Atrophie 208.
Nervendehnung 51.
Nervendurchtrennung 289 ff.
Nervengifte 126.
Nervenentartung nach Wurzeldurchschneidung 289.
Nervenfaser, graue Entartung 335.
— Veränderungen bei der neurogenen Atrophie der 336.
Nervenfibrom 516, 536, 547 f.
Nervengeschwulst 536.
Nervengift 126.
Nervenkrankheiten, Familiarität 254.
Nervenmyxom 536.
Nervenplexus von Auerbach 626.
— von Meißner 626.
Nervenreizung und Blutdruckerhöhung 789.
Nervenschädigung, durch Curare 124, 130.
— durch Dehnung 51.
— durch Giftwirkung 125 bis 126.
— und Mal perforant du pied 343.
— durch Stoß 51.
Nervensystem, animales 626.
— autonomes (parasympathisches) 625—627.
— sympathisches 626, 643.
— — und Adrenalinbildung 643.
— — und Suprarenalorgan 642.
— vegetatives 626.
— zentrales, vitale Färbung 65.
— — Systemerkrankungen 208.
— — Fieber bei Erkrankungen 663.
Nervenwund, Myelin in Markscheide bei 492.
— und Nervenregeneration 494 ff.
Nervenwirkung und Krankheit 21.

Nervenzellen als Phagozyten 173.
— Vergiftung 126.
Nervi erigentes penis 706.
Nervi recurrentes trigemini in Dura 903.
Nervus accelerans und Herzwirkung 626f.
Nervus acusticus, Lymphwege als Infektionswege 163.
— cruralis, Durchschneidung und art. Hyperämie 439.
— olfactorius, Lymphwege als Infektionswege 163.
— opticus, Atrophie 905.
— — Störung bei Meningitis epidemica 911.
— pelvicus 626.
— peroneus, Lähmung 133, 388.
— radialis, Lahmung 51, 133, 388.
— splanchnicus, und Darmtatigkeit 627, 864.
— — Durchschneidung und Zuckerstich 618.
— — Fasern für die Milz 701.
— — Gefäße vom — innerviert 775.
— — Lähmung und Blutdruckerniedrigung 666.
— — als Vasomotor 864.
— sympathicus 626.
— — Adrenalinwirkung auf 627, 643, 654.
— — Atropinwirkung auf 627.
— — chronotrope Wirkung 804.
— — Durchschneidung 705, 804.
— — — und Hyperämie 91, 439.
— — — und Kollaps 708, 721.
— — — und Lungenblutung 147.
— — — und Zuckerstich 618, 655.
— — Muskarinwirkung 627.
— — die Herztätigkeit fördernd 803ff.
— — Lähmung und Hyperamie 680.
— — Reizung 410.
— — — bei Hyperthyreoidie 804.
— — — bei Peritonitis 865.
— — — u. Tachykardie 807.
— — — und Schock 370.
— Trigeminus, Durchschneidung und Keratitis neuroparalytica 387.
— vagus 904f.
— — chronotrope Wirkung 804.

Nervus splanchnicus, Wirkung auf Darm 864.
— — als Herznerv 627, 802ff.
— — Durchschneidung 804.
— — — Pneumonie nach387.
— — Lähmung 804, 805ff., 904.
— — — durch Atropin 124, 804.
— — — und Schluckpneumonie 80.
— — — u. Tachykardie 806.
— — Reizung 111.
— — — u. Bradykardie 807.
— — — u. Extrasystole 802, 805.
— — — bei Blutdrucksteigerung 805.
— — — bei Erstickung 805.
— — — bei respiratorischer Arhythmie 805f.
— — — bei Meningitis 804.
— — — und Gefäßerweiterung 706, 709.
— — — und Schock 709, 793.
— — Wirkung von Pharmaka auf 804.
— vestibularis, Schädigung und Schwindel 903.
Netzhautgliom 539, 579.
Neuralgie, und atmosphärische Faktoren 117.
— und Blutverteilung 269.
— und Erkältung 97.
— psychogene 370, 809.
Neurasthenie 146.
— und Asthenie 205.
— und Ermüdung 206.
— und Schwindel 903.
Neurin 353.
Neurinom 548.
Neuritis 412, 925, 929.
Neuroblast 535.
Neuroblastom 535, 538.
Neurofibrom 516, 547f., 549, 571.
— und Pigmentflecke 516, 547f.
— plexiformes 548.
— und psychische Minderwertigkeit 516, 547.
— als Nervengeschwulst 536, 547f.
Neurofibromatosis, multiple 698.
Neuroglioma ganglionare 539.
Neurom 536.
Neuroma ganglionare 535.
— myelinicum 535.
— sarcomatodes 537.
Neuronophagie 424.
Neurotropismus 496.
Neuropathologie 21, 387.
Neurozyt 535.
Neurozytom 535ff.

Neutrophilie 693.
Newtons Binomialformel 5.
Niere, amyloide Entartung 887.
— Bakterienablagerung 156.
— bei Blutstauung 715.
— Einzelfunktionen 883.
— Embolie 64, 66f.
— Entfernung 17.
— Fibroadenom 564.
— Giftausscheidung 135f.
— Glykogen in 339.
— Lymphdrüsen und Lymphgefäße 75—78.
— lympho- und hämatogene Metastase in 78, 167.
— Lymphogranulom 473.
— Nekrose 135, 199.
— — ischämische 726ff.
— Tätigkeit 883ff.
— — u. Nerveneinflusse 885.
— trübe Schwellung 135, 760.
— Veränderungen bei Verbrennung 93.
Nierenamyloidosis 311ff., 887, 892.
— Albuminurie bei 892.
— Oligurie bei 313.
— Polyurie bei 887.
Nierenanämie, bei Entartung der Tub. contorti 760, 890.
— bei Glomerulitis 890.
Nierenatrophie 44.
— bei Hunger 285.
Nierenbeckenentzündung, durch Kolibazillen 78.
— tuberkulöse 78, 167, 462.
Nierendystopie 234.
Nierenendotheliom 583.
Nierenentartung, durch Chloroform 447, 891.
— und Harnausscheidung367.
— fettige 329f.
— durch Quecksilber 135.
Nierenentzündung 894ff.
— akute 412.
— und Albuminurie 368, 892.
— degenerative 392.
— diffuse 393, 888.
— und Chloridenausscheidung 890.
— chronische und Herzhypertrophie (s. Schrumpfniere) 655, 777, 787ff., 799.
— und Erkältung 97.
— hämorrhagische 396.
— herdförmige 393, 892.
— und Hydrämie 679.
— und Nierenentartung 368.
— und Nierenfunktion 367, 368.
— parenchymatöse 393.
— und primäre Salzretention 682, 887, 890.
— und primare Wasserretention 887, 890.

Nierenepithelzellen, Empfindlichkeit 67.
— trübe Schwellung 67, 135, 199, 303, 305, 760.
— — und Nierenanämie 303.
— Kalkablagerung in 355.
Nierenexstirpation, beiderseitige 893.
einseitige 17.
Nierenfunktion, und Darmtätigkeit 13, 886.
— Förderung durch N. vagus 886.
— Hemmung durch Sympathikus 886.
— und intravenöse Kochsalzinjektion 887.
— und Stromstärke des Blutes 884f., 888.
— Störungen 883—897.
— — und anatomische Veränderungen 897.
— der verschiedenen Nierenteile 788, 883f., 891.
Nierenglomerulus (s. a. Harnknäuel), Bindegewebsbildung aus Kapillarendothel 414f., 419.
Nierenhyperämie und Harnabsonderung 887.
Nierenhypertrophie nach Nierenexstirpation 17, 278.
Nierenindduration, zyanotische 717.
Niereninfarkt 728.
Niereninsuffizienz 889.
— und Chlorideausscheidung 682.
— und Gesamt-Stickstoffausscheidung 890.
— und Hydrämie 674.
— und Hyposthenurie 889.
— und Urämie 893.
— und Reststickstoff des Blutes 890.
Nierenkompression und Blutdruckerhöhung 789.
Nierenkrankheiten, Einteilung 897.
— und Familiarität 255.
— Ödem bei 679, 765, 887, 890f.
Nierenkrise 933.
Nierenödem 31, 679, 765, 887, 890, 893.
— und Wasserentziehung 891.
Nierenpigmentation 318, 684.
Nierenschrumpfung und Hirngefäßverengerung 894.
Nierenstauung 717, · 718f., 884f., 888.
— und Herzinsuffizienz 762.
— Kollateralkreislauf bei 719.
Nierentuberkulose 78, 167, 468.

Nierentuberkulose und Blasentuberkulose 32, 167.
— cystidogene 388.
— hämatogene 78, 167, 388.
— lymphogene 78, 167.
— verkäsende 78, 167.
Nierenzellen als Antigen 180.
— Bilirubinablagerung in 874.
Niesen 855.
— und Virusübertragung 163.
Nigrities 322.
Nikotin, Wirkung auf das Herz 804.
Nitrate, Reduktion 135.
Nitrite und Methämoglobinbildung 127.
— Oxydation 135.
Nitrobenzol als Blutgift 688.
Nitrogruppe, Reduktion 135.
Nodules infectieux 450.
— inflammatoires 450.
Noma 353.
Norm (die) 5, 207.
Normal 4.
— Abgrenzung von krank 8.
Normalgift 183.
Normalopsonine 192.
Normalserum 183.
Normenwerte 6, 10.
Normoblasten im Blut 686, 689.
Ncsos 8.
Nosologie 8, 10ff.
Notomelus 224.
Notwendigkeit 27, 30, 32, 34.
Nukleine 610.
Nukleinsäure 610.
Nukleoalbumine 125, 892.
— im Exsudat 376.
Nukleoalbuminurie 892.
Nukleoproteide 306, 376, 610, 680.
Nukleose 610.
Nutramine 597.
Nützlichkeit 19.
Nykturie 887.
Nystagmus 927, 931.
— oscillatorius 927.
— rotatorius 927.

Obduktionsbefund und Todesursache 34.
Oberlappenpneumonie 829.
Obesitas 605.
Obstipation s. Stuhlverstopfung.
Ochronose 323.
— und Alkaptonurie 323.
Ochronosemelanin 323.
Odontom 546, 586.
Ödem 682, 715, 718, 759ff., 765.
— angeborenes 767.
— angioneurotisches 766, 845.
— — und neurogene Hyperämie 766.

Ödem angioneurotisches und Lungenödem 763, 766.
— bei Beriberi 596.
— Blutgehalt und Blutdruck 761.
— u. Chloridenausscheidung 890.
— und Dehnung des Gewebes 57, 376, 396, 760, 762.
— und Durchlässigkeit der Gefäßwand 760—765.
— entzündliches 373, 375f.. 396, 402, 759f.
— familiares 767.
— feuriges 440.
— und Funktionsstörungen 759f.
— Flüssigkeit, Anhaufung von Stoffen in 891.
— heißes 376.
— und Hydrämie 762, 765.
— idiopathisches 766.
— indduratives oder sklerotisches 478.
— kaltes 376.
— kachektisches, marantisches 765.
— der Knöchel 762, 765.
— kollaterales 402, 434f., 845.
— latentes 679.
— bei Lichtwirkung 104.
— der Lunge 376.
— malignes 396.
— bei Muskellähmung 767.
— nephrogenes 31, 679f., 682, 765, 887, 893.
— neurcpathisches 766.
— örtliches bei subkutaner Reinjektion bei Aphylaxie 194.
— als Quellung kollagener Bindegewebsfasern 760.
— renales 765, 889f.
— Resorption und Polyurie 887, 890.
— — und psychische Verwirrung 893.
— — und Urämie 893.
— bei Serumkrankheit 172.
— sklerotisches 478.
— bei Stauung 376, 761—763.
— bei Transfusion 676.
— Unterscheidung von Schleimanhäufung im Bindegewebe 307f.
Oedema glottidis 760.
— laryngis s. Larynxödem 432.
— ex vacuo 764.
Ödemkrankheit 595ff.
Ohnmacht 52, 119, 709, 771, 855, 903, 908.
— und Hirnanämie 709, 797.
— Entstehung 707, 709.
— Vorkommen 52, 119, 709, 776, 797.

Ohrfeige 47.
Oidomykose 471.
Olein 273, 327.
Oleum Ricini, Wirkung 132.
Oligämie 674, 676.
— Vorkommen 678, 679f.
Oligaemia 676.
— sicca 679f.
— vera 678.
Oligocholie 875.
Oligochromämie 687, 837.
— Vorkommen 687, 689.
Oligopnoe 833, 836.
— agonale und zentrale 836.
Oligotrichie 253.
Oligovitaminose 599.
Oligoxämie 711.
Oligozytämie 686, 837.
Oligurie 13, 93, 150, 270, 367, 888, 890.
— bei Hämolyse 684.
— spezifisches Gewicht des Harns bei 888.
— bei Durchfall 886.
— bei Nierenentartung 199, 240, 313, 888, 891.
— bei Nierenentzündung 367. 887f.
— bei Schwitzen 886.
Omagra 612.
Omphalocele 227.
Omphalocephalie 238.
Omphalopagus 220, 221.
Ontologie 18.
Ontogenie und Phylogenie 245.
Ontsteking 367.
Onychogryphosis 315.
Onychomykom 95.
Opiate, Durchfall durch 864.
Opium, Empfindlichkeit gegen 133.
Opsonine und Alexine 175.
— der normalen Sera und Immunopsonine 176, 192.
— und Phagozytose 175.
— thermolabile 175.
— thermostabile 176, 192.
Organbau und -größe und Konstitution 206f.
Organdisposition 210.
Organe, akzessorische, Bedeutung 232.
— lebenswichtige 8.
Organisation, ausgetretenen Blutes 422, 735.
— fibrinösen Exsudates 420ff. 458f.
— toter Massen 422.
— Resorption bei 346, 420, 423.
— von Schleim 422.
— eines Thrombus 422, 779.
Organom 505.
Organtätigkeit und Organentwicklung 257f.
Organzusammenhang 264.

Orthopnoe 797, 833, 839, 843, 847.
Osmiumsaure, Entzündung durch 390.
Osmotischer Druck 122, 127, 130, 683, 758f., 883—886.
— des Blutes 122, 127, 883.
— und Giftwirkung 122, 130.
— des Harns 883.
— und Hamolyse 127, 683.
— der Milch 883.
— und Quellungsdruck 758f.
— und quantitative Zusammensetzung 883.
— und Wasserbewegung 123.
— und Wasserentziehung 886.
Osteogenesis imperfecta 605, 647.
Osteoidchondrom 544, 545.
Osteoides Gewebe 497.
— Bildung 497.
— Kalkablagerung in 357,423.
— bei Rachitis 603.
Osteoidfibrosarkom 551.
Osteoidsarkom 545.
Osteoklasten 346, 693.
Osteom 422, 541, 544—546.
— Erkennung 505.
— in der Lunge 516.
— und sonstige Knochenbildung 545.
— Ursprung 544f.
Osteoma durum 545.
— eburneum 545.
— fracturae 497.
— medullare 545.
— sarcomatodes 545.
— spongiosum 545.
Osteomalazie 602f.
— und Kalkresorption 356.
— und Rachitis 602—605.
— und innere Sekretion 604f.
Osteomyelitis 10, 67, 423, 443f., 445.
— akute infektiöse 156, 443f.
— und Amyloidosis 150, 311.
— chronische 423, 444f.
— — und Osteosklerose 423.
— eitrige, sequestrierende 444f.
— Ekzem 156.
— Fettembolie bei 751.
— fibrosa ossificans 423.
— Furunkel und 156.
— und Knochennekrose 423, 444f.
— und Metastase 67, 156, 443.
— primäre 443.
— und Pyämie 443.
— rarefizierende 469.
— sekundare 443.
— und Staphylokokkeninfektion 156, 443.
— bei Syphilis 484f.
— traumatische 156, 443.
— tuberkulöse 423, 469.

Osteophyt 422, 544.
— und Osteom 544.
— bei Syphilis 422, 484.
Osteoporose 423.
— entzündliche 444.
— pseudorachitische 603.
— bei Tabes 293.
Osteopsathyrosis 485.
Osteosarkom 545.
Osteosclerosis congenita 646.
Osteosklerose 423, 702.
Ostitis 423.
— deformans 423.
— fibrosa 423, 447, 451.
— kondensierende 423.
— rarefizierende 444.
Otitis media 848.
— Bronchialkatarrh und 411.
— chronische und Disposition 57.
— — und Gefäßerweiterung 57, 255.
— Familiarität 255.
— und Skrofulose 214.
— und Meningitis 442.
— und Sinusthrombose 745, 747f.
Ovarialkrebs 575.
Ovarialkystom 565—568.
— Hautpigmentierung bei 323.
— Kolloid im 308, 510.
— Paramucin im 307.
— Peritonitis bei 422.
Ovarium, kleinzystische Degeneration 569.
— Transplantation bei Eunuchoidie 629.
— Tumor, Hypergenitalismus 629.
Oxalate, Löslichkeit in Harn 365.
Oxalsaure, Entzündung durch 390.
Oxy-Buttersäure, bei Acidosis 144, 620.
— Ausscheidung 144f.
— Nachweis 145, 620f.
— Vorkommen 144, 620f.
— Zerstörung 620.
Oxydase 324.
Oxydation, u. Entgiftung 135.
— und endogene Fettsucht 607.
— und Lichtwirkung 104.
— und Kohlensäureabgabe 88.
Oxyhämoglobin 837.

Pacchionische Granula 913.
Pachyakrie s. Akromegalie.
Pachymeningitis und Druckerscheinungen 44, 918.
Pädatrophie 595, 606.
Pagets „disease of the nipple" 513.

Palatoschisis 230.
Palmitin 273, 326.
Panaritium 366, 374, 432.
– demark. Entzündung bei 443.
– bei Syringomyelie 293.
Pangene 241, 255.
Pankreas bei Diabetes 619f.
– Entzündung und Fettgewebsnekrose 751.
– Induration u. Steatorrhöe 862.
– Nekrose und Kalkablagerung 342.
– Saft, Verdauung toten Gewebes durch 347.
– – und Fettresorption 862.
– – und Magensaftsekretion 860.
– Tätigkeit und Adrenalinwirkung 655.
– – und Fettverseifung 862.
– – und Rachitis 604.
– – und Salzsäure im Duodenum 860.
– – und Sekretin 622.
– – u. Zuckerhaushalt 619.
– – bei Zuckerstich 619.
– Entfernung und Diabetes 619.
– – und Stickstoffausscheidung 619.
– Veränderungen bei präpuberaler Akromegalie 633.
Pankreatitis 342.
Pannus 383.
Papel 480.
Papillitis tuberculosa 393.
Papillom 504, 559f.
– bei Bilharzia 511, 561.
– durch Spiroptera 511.
– bösartigwerden 532, 561.
– infektiöses 504, 560.
– im Kehlkopf 561, 577.
– und Krebs 561, 576–578.
Papilloma durum, molle 559.
Papula 480.
Paracephalus 218.
Paracholie 878.
Paraganglien des sympathischen Nervensystems 622.
Paraganglioma intercaroticum 537.
– sympathicum 537.
Parakeratose 104, 314, 577.
Paralbumin 307.
Paralyse 923.
– schlaffe 290, 924.
– spastische oder steife 290, 924.
Paralysis agitans 927.
Parametritis und Thrombose 745.
Paramyoclonus multiplex 927.
Paramucine 307.
Paranoia 29.

Paraphasie 932.
Paraphenylendiamin 65.
Parasit 224 f.
– und Acardius 224.
– und Autosit 225.
– Embolie 754.
– Wachstum bei Infektion 141.
– als Krankheitsfaktor 197 f.
– obligater und fakultativer 148.
– und Saprophyt 268.
Parasitäre Giftwirkung 140 ff.
Parasitologie 23.
Parasitismus u. Infektion 160.
Parästhesien 51.
Paratyphusbazillus 140.
– Agglutination durch Typhusserum 182.
Paratyphusgruppe 140, 198.
Parenchym 272.
– Empfindlichkeit 134.
– Involution 276, 283.
– Tätigkeit bei Entartung 294, 299.
– Wachstum 275.
Parendomykose 471.
Parese 923, s. Paralyse.
Parovarialkystom 307, 565 bis 567.
Parthenogenese 236.
Partialtoxine 183.
Patellarbruch durch Muskelwirkung 46, 51.
Patellarklonus 924.
Pathogenese 25.
Pathognomonisch 199.
Pathologie 8.
– allgemeine 10.
– Humoral- 20.
– Konstellations- 20, 24.
– Solidar- 20.
– Zellular- 20, 23 f.
Pathos 8.
Pectus carinatum bei Rachitis 602.
Pedes vari bei Chondrodystrophie 646.
Pellagra 105, 118, 596.
– als Avitaminose 596, 600, 925.
– Erscheinungen 596.
– und Klima 118.
– und Lichtempfindlichkeit 105.
Pelveoperitonitis, gonorrhoische 167.
Pendelluft bei Pneumothorax 823.
Pentosen, Verbrennung bei Diabetes 617.
Pepsin 857, 860.
Peptone 125, 190.
– im Eiter 407.
– als Produkte des Eiweißabbaues 273.

Peptone bei Fäulnis 352.
– als gerinnungshemmende Stoffe 681.
– als Lymphagogon 757.
– Vergiftung 681.
– parenterale Zufuhr 190, 193.
Pergamentinduration bei 478.
Pergamentknittern 40.
Periappendikuläre Entzündung 437.
Periappendizitis 744.
Periarteriitis 419.
Peribronchitis, Bindegewebsbildung bei chronischer 415.
Perichondritis arytaenoidea 443.
Pericarditis adhaesiva 421.
– seröse 790.
– Herzhypertrophie bei 777, 790.
– proliferative 790, 792.
Perilymphadenitis bei Lymphogranulom 472.
Perilymphangioitis bei Brustdrüsenkrebs 529.
Perilymphe 123.
Periostalfibrom 549, 551.
Periostitis 422.
– albuminosa 470.
– fibrosa 470.
– gummosa 484.
– ossificans 46, 422, 445, 470, 484.
– bei Osteomyelitis 444.
– osteoplastische 445.
– purulenta dissecans 444.
Peripylephlebitis 718.
Peristaltische Unruhe 861,868.
Peritheliom 552 ff.
– und Angiosarkom 550.
– und Alveolarsarkom 550, 554.
– und Neurozytom 537.
– und perivaskuläres Sarkom 496.
Peritoneum, Bakterienresorption durch das 155.
– Krebs 527.
– Miliartuberkulose 73.
– Miliarkarzinose 73.
Peritonismus und Darmlahmung 865.
Peritonitis, adhaesiva und Darmverwachsung 421.
– und Darmlähmung 865.
– bei Darmperforation 52.
– und Darmschmerz 863.
– bei Darmverschluß 866.
– Erbrechen bei 865.
– und Indikanurie 862.
– und Meteorismus 863, 865.
– bei geborstenem Ovarialkystom 422.
– septische 868.

Peritonitis serosa 441.
— tuberculosa 105, 457.
— — Laparotomie 105.
Peritonsillarabszeß 857.
Perityphlitis 669.
Perlsucht 457.
Perniones 95.
Peroneuslähmung s. N. peroneus.
Perturbatio critica 663 und Abb. 290.
Pest, Ansteckung 162, 171.
— Auftreten 268.
— bronchopneumonische 163.
— Bubonen 72, 163, 168, 171.
— experimentelle 83, 163.
— lymphogene Verbreitung 71, 163, 168.
— bei Menschen und Ratten 162.
— Übertragung 162, 166, 168, 171.
— Verteilung 118.
— Änderung d. Widerstandsfahigkeit durch 204.
Pestbazillus 159.
Petechien 213, 684, 731 ff.
„Petit mal" 902.
Petrifikation 355.
Pfeiffers „Phänomen" 174 f., 186.
Pfortader, Leberatrophie nach Unterbindung 286.
Pfortaderstauung, und Aszites 763.
— Blutung im Magendarmtrakt 717 f.
— Folgen 718.
— Kollateralkreislauf bei 718 f.
— Leberstauung und 714 ff.
— und Ödem der Beine 763.
Pfortaderthrombose 718.
Phagolyse 174, 405.
Phagozyten 173 f.
— und Bildung von Alexinen 188.
Phagozytose 20, 67, 173—176, 386, 454, 704.
— bei Abkühlung 100.
— und Aggressine 192.
— aktive 173.
— und Bakteriotropine 175 f.
— Beeinflussung durch Salzlösung u. Chloroform 174.
— und Chemotaxis 173.
— und Bildung von bakteriziden Stoffen 175.
— und Immunität 174.
— und Infektion 174.
— und intrazellulare Abtötung von Bakterien 174.
— u. Karminspeicherung 134.
— von Milzbrandbazillen 174 f.
— passive 173.

Phagozytose und Opsonine 175, 176.
— von giftfreien Sporen 173.
— und Stimuline 175.
— eingeleitet durch Serumwirkung 175 f.
— von Tetanusbazillen 173.
— von Typhusbazillen 175.
Phallinvergiftung 877.
Phanerose (Fett) 332, 334.
Phänomen, paradoxes 819.
Phänotypus 242, 259.
Phantasie 18, 27.
Phäochromes System 642.
Phäochromatom 537.
Phäochromazytom 537.
Pharynxdivertikel 287, 857.
Phenylhydrazin als Blutgift 688.
Phenylthioharnstoff 184.
Phimosis 215, 897.
Phlebolithen 360.
Phlebosarcoma racemosum 540.
Phlegmasia alba dolens 745.
Phlegmone 385, 396, 402, 407, 432.
— Arten 402 ff.
— bei Syringomyelie 293.
— Verlauf 402.
Phlogogene Stoffe 124, 150, 391, 437.
Phlogosis 367.
Phloridzindiabetes 616.
Phosphate, Ausscheidung 890.
— Ausfällung und Harnreaktion 898.
— Löslichkeit im Harn 365.
— Verhalten bei Hunger 594.
Phosphatiden 332.
Phosphatstein 360
Phosphor, Oxydation 135
— Vergiftung 121, 305, 330 ff., 331 f., 334, 621, 872 f.
— — fettige Entartung bei 330 ff., 334.
— — Verhalten des Leberglykogens bei 334.
— — und Polyzytämie 686.
Phosphormukoide 306.
Phosphorsaures Kalzium im Gewebe 612.
Phototaxis 135.
Phthisis pulmonum 451, s. a. Lungenschwindsucht.
— Fettleber bei 330, 874.
— bronchogene Metastasen bei 468.
Phylogenie und Ontogenie 264.
Physiologische Eigenschaften der Gewebe 43, 58.
Physostigmin 136.
Physikalische krankmachende Faktoren 35 ff.
— Eigenschaften und mikroskopisches Aussehen 55.

Physikalische Gelegenheit 60.
— — zur Ablagerung 62 f., 64, 67, 69 ff., 82, 168.
Physikochemische Wirkung von Giften 121 ff.
Pied de tranchée 95.
Pigment 315 ff.
— Bedeutung pathologischer 325.
— Bildung 315, 322 ff., 441.
— eisenfreies 316—319.
— endogenes 316
— exogenes 316
— hämoglobinogenes 316 ff., 321 ff.
— der Haut 321—325.
— karyogenes 316 ff., 325.
— zytogenes 316 ff.
Pigmentablagerung 317 ff., 684, 703.
— bei Argyrose 134.
— und Gewebserweichung 316, 325, 347.
— nach Lichtwirkung 103 f.
— in Melanom 550.
— nach Röntgenbestrahlung 110.
— bei Syphilis 480.
— im Xanthom 542.
Pigmentatrophie, s. unten.
Pigmentembolie 751.
Pigmententartung 315—325.
— und braune Atrophie 282, 316, 323, 325.
Pigmentflecke bei Neurofibrom 516.
Pigmentgeschwulst 316, 321.
Pigmentkrebs 216, 505, 515, 550, 560, 578 f.
Pigmentsarkom 579.
Pigmentverschleppung 75, 83, 319 ff.
Pilokarpin 693.
Pimelosis cordis 605.
Plasmazelle 403 ff.
— Anhäufung und Wirkung von Jodet. kalic. 404.
— bei Entzündung 104, 109, 375, 403, 404, 437, 691.
— bei Granulationsgeschwülsten 458, 471, 478.
— und Lymphozyte 403 bis 405, 691.
— in Scharlachniere 437.
— bei Syphilis 12, 404, 478, 483 f.
— Veränderungen der Größe und Form 403 ff.
Plasmazellenleukämie 697.
Plasmodium malariae 671.
— praecox 671.
— vivax 671.
Plasmosomen 304.
Plasmozytom 404, 558.
Plaque muqueuse 480.
— Ansteckung durch 480, 486.

Plastide 256.
Plazentaeiweiß, abbauende Fermente im Blut 190.
Plazentarsynzytien als Embolie 750.
Pleiochromie 703. 875, 877.
Plethora apocoptica 675, 789.
– bei Infektion 439.
– künstliche 675–677.
– polycytaemica 674.
– serosa 674, 678.
– spontane 676.
– spuria, vera 674.
Pleura, Staubablagerung 69.
Pleuraaktinomykose 488.
Pleurablätter, Bewegung 814.
– Verklebung 814f., 822f.
Pleuraendotheliom 553, 567.
Pleurakrebs 73, 527.
Pleuraschwarte 421, 458.
Pleuratuberkel 73, 457.
Pleuraverwachsung 70.
– und Atmung 792.
Pleuritis, abgesackte 820.
– adhaesiva 421.
– chronica 404, 824, 840.
– exsudativa 396, 432, 434f., 441, 567, 713, 821.
– – und Atmung 38, 752, 791, 834.
– fibrinosa 421, 459.
– Herzhypertrophie bei790ff.
– Husten bei 856.
– und Pneumonie 269.
– proliferativa 791, 818.
– purulenta 459.
– und retrograde Embolie 76.
– und Schmerz 370.
– serofibrinosa 400.
– serosa 435, 713, 791, 818.
– – bei hypophrenischem Abszeß 432, 434.
– – bei Pleuroendotheliom 553, 567.
Pleuropneumonie, Impfung gegen 177.
Plexus chorioideus u. Liquorbildung 913.
– – bei Konvexitätsmeningitis 917f.
– – bei tuberkulöser Meningitis 907, 911.
– mesentericus 864.
– – Neuralgie 863.
Pneuma 22.
Pneumatische Kammer, Luftdruckänderung 59, 85ff.
Pneumatische Schule 22.
Pneumatosis sanguinis 87.
Pneumokokkus 152, 153, 200, 400, 437, 830f.
– bei Bakteriämie 448.
– als harmloser Saprophyt 158.
Pneumonia alba 482.

Pneumonie, adynamische 440, 667.
– asthenische 440, 667.
– Chloridegehalt des Blutserums bei 682.
– desquamative 326, 402, 411, 459.
– fibrinöse, s. a. Lungenentzündung 675.
– – Fieber bei 437, 669.
– – Gewebsveränderungen bei 422.
– – und Neutrophilie 693.
– – und Plethora 439, 675.
– – tuberkulöse 459.
– – Folgen für den Kreislauf 791.
– glatte 459.
– hypostatische 440, 856.
– – Fieber bei 440.
– und Ikterus 879.
– käsige 393, 459.
– „Schluck"- nach N. Vagusdurchschneidung 387.
– und Pleuritis 269.
– verminöse 470.
Pneumonokoniose 79, 415.
Pneumoperitoneum 817.
Pneumothorax 38, 47, 814, 820ff., 838.
– und äußere Atmung 752, 826.
– doppelseitiger 823, 835.
– geschlossener 822ff.
– künstlicher 820f.
– offener 822ff.
– saccatus 824.
– Ventil- 822f.
Pocken 166, 244.
– aerogene 163.
– intrauterine Ansteckung 160, 165.
– Bevorzugung von Haut- und Schleimhäuten 166.
– fötale 239.
– Inkubationsdauer 169.
– Schutzpockenimpfung 170, 177.
Pockenpustel 366.
Podagra 612.
Poikilothermen, Bluttemperatur bei 657.
Poikilozytose 688.
Poiseuille's Formel der Stromgeschwindigkeit 379.
– Wandraum 61, 62, 378, 380.
Polaranämie 120.
– Klima 120.
– Nervosität 120.
Poliomyelitis anterior acuta 2, 290, 368.
– – – Ansteckung 164.
– – chronica 291.
– spinalis anterior 2.

Pollakiurie 888, 897.
– bei Kriegsödem 763.
– – Prostatavergrößerung 888.
– – chronische Urämie 893.
– verschiedenen Ursprungs 897.
Polyämie s. Plethora.
Polyblasten 404.
Polycholie 875ff.
– bei Blutdissolution 684.
– pigmentaire 875, 877.
Polychromasie 688.
Polychromatophllie 688.
Polycytaemia megalosplenica 686.
Polydaktylie 216, 231f., 236, 240, 253.
Polydipsie 614.
– bei Diabetes 614.
Polyhybriden 251.
Polyklonie 927.
Polymastie 231ff., 236, 240, 245.
Polymorphie von Blastomzellen 508.
Polyneuritis 133, 388, 596ff., 599, 601.
– bei Beriberi 598.
– gallinarum und Reisnahrung 598.
– und Peroneilähmung 133, 388.
Polynukleotide 609.
Polyp 562ff., 568.
– supra- und infraglottidealer 841.
Polypeptide 190.
Polyphagie 614.
Polypnoe 660, 883.
– und Bluttemperatur 659, 836.
– bei Eckscher Fistel 870.
– febrile 836.
– periphere 836.
– psychischen Ursprunges 836.
– zentrale 836.
Polysarcie 605.
Polyserositis 429, 459, 792.
Polyurie 13, 17, 887.
– und Albuminurie 887.
– bei Amyloidniere 313, 887.
– und Blutdruckerhöhung 788.
– nachChlorideretention 682.
– bei Diabetes 614.
– bei Diabetes insipidus 888.
– spezifisches Gewicht des Harns bei 888.
– bei Hypertension 888, 894.
– nervöse 887.
– bei Resorption von Ödemflüssigkeit 887, 890.
– und Polydipsie 614.

Polyurie bei Prostatavergrößerung 888.
— bei Pyelitis 887.
— bei Schrumpfniere 17, 887.
— und Stuhlverstopfung 867.
— und Urämie 894.
— nach Zuckerstich 618.
Polyzytämie 120, 686f.
— und absolute Hyperchromämie 687.
— absolute, relative 120.
Porphyrmilz 473.
Postikuslähmung, Atemnot bei 843.
Postmortale Veränderungen 302.
— und Entartung 302, 304f.
Potenz in der Homöopathie 132.
Potenzierung der Giftigkeit 133, 138.
Pottscher Buckel 442.
Präblastomatös 510.
Präformationstheorie 255.
Präkarzinomatöse Zell- und Gewebeveränderungen 510.
Präkordialangst 810.
Präparator 188.
Prapigment 324.
Präputialstein 361.
Präserozym 399.
Präthromben 398.
Präzipitine 180, 192.
— und Agglutinine 192.
— und aphylaktische Reaktionskörper 196.
— Bindung ohne Präzipitation 192.
— Bildung im Kammerwasser 180.
— im normalen Serum 192.
— relative Spezifizität 181.
— Wirkung in vitro 181.
Präzipitinreaktion 192.
Preßbewegung 74, 732, 776, 820, 825, 846, 855—856.
— und Blutung 732.
— und retrograde Embolie 73ff.
— intraalveolarer Luftdruck bei 776.
— und Miliaraneurysma 732.
— bei Pneumothorax 823.
Presbyakusie 282.
Presbyopsie 282.
Prognatie 215.
Progonoblastom 506.
Progonom 506.
Prognose 271.
— und Statistik 271.
Projektion, exzentrische 371.
Proktitis und Tenesmus 867.
Prolaps 721.
Proletariergicht 609.
Prophylaxis 25.

Prosopothoracopagus 221.
— monosymmetros deradelphos 224.
Prostat, corpora amylacea 309.
Prostatentzündung und Prostatgeschwulst 564.
Prostatmyom 564.
Prostatvergrößerung 277, Pollakiurie, Polyurie 888.
Prostatzyste 564.
Prostratio thermica 661.
Protagon 123.
Protease 346, 351, 401.
Proteide 149, 306.
Proteine 142, 273.
Proteolyse 346, 401.
Proteolysine 187.
Prothrombin 398.
Protoplasma 184, 273.
— Formänderungen durch Fixierung und Härtung 302.
Protoplasmagifte 126.
Protozoen 102.
Prurigo 848.
Psammom 359, 550.
Psammomkörper 567.
Pseudencephalie 229, 240.
Pseudoanaemia spastica 689.
Pseudochlorose 689.
Pseudochorionepithelioma 584.
Pseudodiphtheriebazillen 152, 158.
Pseudohypertrophie 280, 293.
— bei Dystrophia musculorum 280, 293.
— bei Myotonia congenita 281.
Pseudoinkarzeration 865.
Pseudokrise 663.
Pseudokrupp 760, 766, 838, 843f., 848.
— und Asthma 848.
— Atemnot bei 843, 845, 849.
— und Empfindlichkeit für Hautausschläge 848.
— Erbrechen bei 865.
— nach Nasenkatarrh 844.
— und subchordales Ödem 844.
Pseudoleukämie 700.
— akute lymphatische 700.
— Blutbild 471.
— hämorrhagische Diathese bei 213, 733.
— Lymphdrüsen bei 471.
— und Leukämie 700.
Pseudomelanose 319.
Pseudomembran, bei fibrinöser Entzündung 397.
— bei fibrinös-nekrotisierender Entzündung 426ff.
Pseudometastase und Senkungsabszeß 442.
Pseudomucine 306ff.

Pseudomyxoma peritonei 422, 568.
Pseudoochronose 323.
Pseudookklusion 865.
Pseudotuberkulose 199, 450, 470f.
Pseudotuberkulosebazillus 470.
Pseudourämie 894.
Pseudoxanthom 542.
Pseudozyste 568.
Psoriasis 314f.
— Formen 314.
— lingualis 315.
— luetische, palmaris, plantaris 314.
Psychische Minderwertigkeit bei Neurofibrom 516.
— Störungen bei Hirnschädigung 901ff.
— — und Albuminurie 892.
— Verwirrungszustände bei Resorption von Ödemflussigkeit 893.
Psychosen, und Anlage- und Disposition 208, 210, 242, 254.
— und Degenerationszeichen 254.
— und Heirat von Blutsverwandten 265.
— puerperale 254.
— Vererbung 254.
— u. Stoffwechselstörung 14.
Ptomaine 124, 142, 352.
Ptosis bei Asthenie 205.
Ptyalin 856ff.
— u. Stärkeverdauung 856ff.
— Wirkung im Magen 860.
Pubertas praecox 629.
Puerperalinfektion und Autoinfektion 159.
Puffy face 765.
Pulmo lobatus 483.
Pulmonalstenose und Herzhypertrophie 781.
Pulmonalinsuffizienz u. Herzhypertrophie 783.
Puls, bei Aorteninsuffizienz 782.
— bei Aortenstenose 780.
— asthenischer 667.
— und Atmungszahl bei Fieber 666.
— bei Biertrinkern 790.
— bei Blutverlust 677.
— bei Chloroformtod 891.
— Dikrotie bei Herzschwäche 667.
— bei Fieber 667.
— bei Ermüdung 675.
— und Klima 118.
— bei Kollaps 666, 708.
— bei Meningitis tuberculosa 904.
— bei Mitralinsuffizienz 784f.

Puls bei Mitralstenose 784.
— bei Muskelanstrengung 674, 775.
— bei Schmerz 370.
— bei Schrecken 675.
— bei Schock 708 f., 794.
— sthenischer 666.
Pulsbeschleunigung, bei Bergkrankheit 119.
— bei Colica mucosa 863.
— bei Peritonitis 865.
— bei Temperaturabfall 668.
— bei Vaguslähmung 904, 920.
Pulsgröße, bestimmende Faktoren 773, 782.
— bei Herzschwäche 794.
— bei Herzinsuffizienz 796.
Pulsionsdivertikel 857.
Pulskraft, Bestimmung 773.
— bei Herzhypertrophie 675.
— bei Herzinsuffizienz 775, 796.
— und Herzwirkung 750, 763.
— bei Plethora 675.
Pulskurve, Steilheit 773.
Pulsspannung, bei Cheyne-Stokesschem Phänomen 836.
Pulsus celer 782, 785.
— intermittens 805.
— irregularis perpetuus 807.
— magnus 782.
— paradoxus 824.
— parvus, rarus, tardus 780.
— recurrens 724.
Pulsverlangsamung, bei Gehirndruck 903 ff.
— bei Gehirnerschütterung 919 f.
— bei Schock 794.
— psychischen Ursprunges 836.
— und Vagusreizung 903 ff., 920.
Pulswelle, bei Arteriosklerose 787.
— Dämpfung durch Kapillare 782.
— Fortpflanzungsgeschwindigkeit 769.
— bei Luftdruckänderung 85 f.
Pulszahl, bei Aorteninsuffizienz 781 f.
— bei Blutdrucksteigerung 771.
— und Bluttemperatur 661.
— und Dauer der Diastole 782.
— bei Erstickung 835.
— bei Herzinsuffizienz 771, 775, 796.
— bei Herzschwäche 794.
— bei Kollaps 666.
— bei Krisis 666.
— bei horizontaler Ruhelage 797, 806.

Pulszahl und Schlagvolumen 775.
— tägliche Schwankungen 14.
— und Temperaturerniedrigung 196.
— und Zeitvolumen 771.
Purinbasen 610.
Purindesamidase 610.
Purinkörper 610.
— endogene, exogene 610.
Purinstoffwechsel, Störungen 609 ff.
Purinwert 610.
Purkinjesche Fäden 800.
Purpura s. Diathese, hämorrhagische.
— haemorrhagica 733 f.
Pus 21, 368, 405, 408.
— Bildung 402, 405, 407.
— und tuberkulöser Eiter 408.
— und Emulsion bei Resolution der fibrinösen Pneumonie 406.
— und leukozytenreiches Exsudat 406.
— und Fäulnis 407.
— Zusammensetzung 406 ff.
Pustel 480.
Pustula 393, 406.
Putrefactio 349.
Putreszin 352.
Pyämie 20, 200, 383, 409, 447 bis 450.
— und Bakteriämie 449.
— Erscheinungen 449.
— Fieber 449, 669.
— Gefäßwandalteration 383.
— embolische Herde in der Haut 449.
— Metastasen 64—67, 394, 449 f.
— und Sepsis 394, 684.
— bei eitriger Thrombose 450, 745, 747 f.
— und Toxinämie 449.
Pyelitis (s. a. Nierenbeckenentzündung) 167, 266, 669.
— und Polyurie 887.
— tuberculosa 462.
— — gonorrhoica 167.
Pygopagus 220, 222.
— parasiticus 224 ff.
Pyknose 281, 300 f., 507.
Pylephlebitis 744.
Pylethrombose 744.
Pylorusbewegung, und Reaktion des Magen- und Darminhalts 859.
Pylorushypertrophie 281.
Pyloruskrampf 722, 861.
Pylorusstenose 861.
Pyogene Bakterien 408.
— Membran 408 f.
Pyoid 697.
Pyopneumothorax 822.
Pyorrhoea 411.

Pyosalpinx 142, 164, 167.
Pyramidenerscheinungen 924.
Pyrimidinbasen 610.
Pyrodin 688, 693.
Pyrogene Stoffe 150 ff., 195, 391, 437, 836.
Pyrosis 861.
Pyrotoxine 662.
Pyrrolidin 124.

Quaddeln 213.
Quecksilber, kumulative Wirkung 138.
— und Resorption von Exsudaten 200.
— Speichelfluß durch 136.
— Stomatitis mercurialis 136.
— trübe Schwellung der Niere 135, 199.
— Vergiftung und Ausscheidung 10, 357 f.
Quecksilberbehandlung bei Syphilis 200.
Quecksilberdysenterie 135, 199, 868.
Quellungsdruck und osmotischer Druck der Sera 123, 683, 757.
Querdurchmesser und Längsdehnung 37, 40.
Quetschung s. Kontusion.
Quotient, respiratorischer 591.

Rabies 155.
— Herstellung des Vakzins 177.
— Impfung 155, 168.
— aktive Immunisierung 177.
— des Hundes als Virusquelle 162.
— Inkubationsdauer 168 f.
Rachen, diphtheritische Entzündung 199, 426 ff.
— Lepra 475.
Rachischisis 227, 228, 237.
Rachitis 596, 602 ff.
— und Infektion der Luftwege 210, 830, 849, 856.
— Kalkhaushalt bei 603.
— und Knochenwachstum 603.
— und Osteomalazie 604 f.
— tarda und Epithelkörperchenfunktion 641.
— und Thymusresektion 642.
— und Zwergwuchs 602.
Radialislähmung 51.
Radioaktive Wirkung, und Krankheit 116 f.
— und Krankheitsverlauf 269.
Radioaktivität 107.
— Wirkung 106—111.
— des Luftkreises 116.
— und Emanation 107, 111.

Radiumbestrahlung 107—111.
— Einfluß auf den Organismus 109f.
— — auf Zellen und Fermente 108.
— bei Geschwulstbehandlung 109, 111.
Radiumbromid 402.
Radiumemanation und Bergkrankheit 119.
Rankenaneurysma 540.
Rankenneurom 536, 548.
Ranula 568.
Rarefaktion 818, 850.
Rasselgerausche bei Asthma 847, 849.
Rassen, Unterschiede der Empfanglichkeit 154.
Rassenbastarde 247.
Rasseneigenschaften 255, 591.
Rassenreinheit 246, 252, 265.
Rauschbrand 351.
Rauschbrandbazillus 149.
Reaktion, bei Erst- und Revakzination 170.
— und Reizbarkeit 209.
— unumkehrbare, bei Giftwirkung 124.
— und Temperament 211.
— der Hautgefäße 16, 94, 98, 100f., 657, 706, 796, 887.
— — und Erkältung 98.
— — und Infektion 100.
v. Recklinghausensche Krankheit 547f.
Reduktion, und Entgiftung im Organismus 135.
— und Lichtwirkung 104.
Reflex, -bogen, -zentrum 14.
Reflexwirkung 14, 100.
Refraktärzeit bei Muskeln 802.
Regeneration, physiologische 491ff.
— und Bindegewebsbildung 185, 492ff., 494ff.
— Epithel 17f., 104, 185, 491 bis 493.
— Ganglienzellen 185, 494.
— Muskeln 496.
— Knorpel und Knochen 495 bis 497.
— Neuroglia 494ff.
— und Sitz der Schädigung 17f., 491, 493.
— übermäßige, bei langdauernder Reizung 184, 185.
— Weise 490f.
Regenerationsfähigkeit von Parenchym und Stroma 493ff.
Regenerationskraft bei Tieren und Pflanzen 262.
Regio subthalamica, Bedeutung für Fettstoffwechsel 635.
— und Genitalatrophie 635.

Regelung der Körpertemperatur, chemische und Muskelbewegung 660.
— physikalische, Abkühlung und Erwarmung 660.
Reibung, innere, s. Viskosität.
Reinfektion 153.
— bei Scharlach 171.
Reinkulturen und Virulenzbestimmung 153.
Reisnahrung und Beriberi 597.
— und Polyneuritis gallinarum 598.
Reiz 26.
— Entzündungs- 18, 383.
— Erfolg 28.
— formativer 384.
— funktioneller 17f., 384.
— nutritiver 384.
— und Reaktion 199.
— — Parallelismus 28.
— und Reizstärke 209.
Reizbarkeit 28, 108, 384, 386.
— und Disposition 209ff.
— u. Geschwulstbildung 514.
Reizerfolg 28f.
Reizstärke 28, 108, 384, 386.
— und Empfindlichkeit 392, 396.
— und Entzündungsverlauf 437.
— u. Giftkonzentration 433f.
— und Natur der Gewebsveranderungen 431ff.
— und Reizbarkeit 411, 431ff., 434f.
Reizleitung durch den Herzmuskel 803ff.
— myogene und neurogene 803.
— Unterbrechung 807.
— Verlangsamung 807.
Reizleitungssystem des Herzens 800ff., 803ff.
Reizungserscheinungen, motorische 901.
Rekonvaleszenten, Hypothermie bei 660.
Rekreation 17.
Rektumkrise 933.
Remission 669.
Replantation 498.
Reserveenergie 15ff.
— des Herzens 15f., 793, 794.
— im Senium 283.
Residualluft 854.
Resistenz 154.
Resolution bei fibrinöser Pneumonie 401.
Resorption von Bakterien durch das Bauchfell 155.
— von Exsudat 441ff., 459f., 830.
— von Flüssigkeit 68, 80, 83.
— und Infektion 155.
— tuberkulösen Eiters 462.

Resorption und Verdauung im Darm 585, 861f.
— — im Magen 585.
Resorptionsfieber 441.
Resorptionsikterus 876.
Respiratorischer Quotient 591.
— bei Diabetes 617.
— bei langsamer Erstickung 835.
— bei endogener Fettsucht 607.
Restitutio ad integrum 489, 497.
Reststickstoff des Blutes bei Nierenkrankheit 890, 893.
Retentio alvi 933.
— urinae 897, 933.
Retentissement articulaire 444.
Retentionsurikämie 609.
Retentionszyste 297, 568.
Retikuloendothelialzellen 704.
— und Bilirubinbildung 879, 880.
Retinitis pigmentosa 253.
Revakzination 170.
Revulsiva 439.
Rezeptor 184, 188.
— Neubildung 184.
— Spezifität 185.
Rhabdomyom 509, 516, 533, 535f.
Rhabdomyosarkom 535.
Rhagade 95.
Rheum, Wirkung bei verschiedenen Gaben 132.
Rheuma und Erkältung 96.
Rhinosklerom 451, 488f.
Riederzellen 698.
Riesenfettzellen 541.
Riesenwuchs 226, 236, 634, 644.
— angeborener 226.
— allgemeiner und Akromegalie 634, 644.
— bei Eunuchen 644.
— nach der Geburt 226.
— und präpuberaler Hyperpituitarismus 634.
— und Hypophysenfunktion 644.
— der Mamma 564.
— normaler 644.
— partieller 644.
— pathologischer 644.
— und innere Sekretion 226, 644.
Riesenzellen, bei Aktinomykose 487.
— bei Blastom 531.
— Entstehung 417, 455, 472.
— bei Entzündung 416, 418, 455.
— bei Fremdkörpern 417, 470.
— im Fibrosarkom 551.
— im Gumma 181.

Riesenzellen von Langhansschem Typus 455, 472, 475.
— bei Lepra 475.
— bei Lymphogranulom 472f.
— bei Mycosis fungoides 474.
— im Neurozytom 537.
— bei Rotz 489.
— bei Sporotrichose 471.
— synzytiale bei Chorionepitheliom 583.
— bei Tuberkulose 343, 417, 455f.
Rippen, Anomalie bei Stenose der oberen Thoraxapertur 205.
— Biegbarkeit 818.
— Drehung bei Thoraxeinziehung 818.
— Resektion 821, 824.
— Stellung bei Kyphoskoliose 817.
Rippenbewegungen 812, 852.
— bei Öffnung der Brusthöhle 812.
Rippenknorpel, Biegbarkeit 818.
— Drehung 814, 840.
— Erstarrung bei Emphysem 819.
— Resektion bei Emphysem 819.
— — bei Perikarditis 790.
Rizin 128.
— als Antigen 149.
— hämolytische Wirkung 128, 178.
— Immunisierung gegen 178.
— Spaltung im Darm 135.
Röhrenlänge und Flüssigkeitsmischung 62.
Rohrzucker, Inversion im Darm 615.
— parenterale Zufuhr und Invertinbildung 190.
Rollbewegungen 929.
Röntgendermatitis 108f.
Röntgenstrahlen 106ff.
— Wirkung 106—111, 695.
— bei Geschwulstbehandlung 109—111.
— Reizung durch und Krebsbildung 511, 513.
Rotatorien 7.
Rotgrünblindheit 260.
Rötung (s. Rubor) 366f.
— perikorneale 382.
Rotz 489.
Rubor, bei Entzündung 367ff., 373.
— bei Hyperämie 367ff., 373.
Ruck 36ff., 46.
— und Muskelwirkung 37, 46, 52.
— und Organeinreißung 47, 51.

Rückenmark, Druck aufs 44.
— Ödem 44.
— Entzündung 44, 415.
— Nekrose bei Caissonkrankheit 88.
— — traumatische 922.
Rückenmarkstränge, sekundäre Degeneration 336.
Rückenschmerz 810.
Rückfälle, von Entzündung 435.
Rückfallfieber 673.
Ruckfestigkeit 36, 46.
Rückresorption des Wassers in Harnkanälchen 883, 887ff.
Ructus 856ff.
— saurer, bei Magengärung 860.
Ruhe 17.
— und Verlauf der Entzündung 438ff.
Rülpsen 856.
Ruminatio 856ff.

Saccharomyces, Granulationsgeschwulst durch 471.
Säfte 20f.
Sagomilz 312.
Sakralparasit 224ff.
Salivation 856.
Salizylsaures Natrium 805.
Salol, Spaltung im Darm 135.
Salpetersäure, Angina durch 430.
Salpingitis, gonorrhoische 167.
Salzaufnahme im Pfortaderblut 273.
Salzausscheidung und Harnmenge 888.
— und Stromstärke des Blutes in der Niere 888.
Salze, spezifische Wirkung 122.
— parenterale Zufuhr und Obstipation 868.
Salzkonzentration u. Eiweißfällung 122.
Salzretention bei Nierenkrankheiten 890.
Salzsäure, im Magensaft 857.
— unwirksam 860.
Salzsäurebildung 860ff.
— im Magen 859ff.
— — Höhepunkt 861.
— — bei Ulcus ventriculi 860f.
Salzsäurebindung im Magen 860.
Salzsäuregehalt des Magensaftes 860.
— — und Bakterienwachstum 171, 859.
— — und Gärung 860.
— — und Pankreassekretion 860.

Salzwirkung, reine 122.
Samum 117.
Saponin 142.
Saprämie 354, 447, 450.
— und Sepsis 354.
Saprophyten 148ff., 155f.,158. 390.
— in den Luftwegen 158.
— in der Mundhöhle 158.
— und Parasiten 148.
— und Infektoren 148, 158, 390.
— und sekundäre Infektion 155, 158, 390.
Sarcocarcinoma 574.
Sarcoma carcinomatodes 574, 578.
Sarcoma angioplastique 584.
Sarkoide 470.
Sarkom 529.
— Ausheilung nach Einschneidung 525.
— Blutgefäßbildung in 191, 525, 550.
— Unterscheidung von Krebs 574.
— — von Leiomyom 550.
— Erkennung 505, 574.
— und Entzündung 505, 551.
— Epithelioidzellen 550.
— Faserreichtum 550, 574.
— und Fibrosarkom 545, 550.
— aktive Immunisierung 190.
— klein- und großrundzelliges 507, 516, 545, 550.
— lymphadenoides 558.
— Lympho- 551.
— lymphoplastisches 558.
— Melano- 550.
— Metastase 528, 552.
— Osteo- 545f.
— Osteoid- 545.
— Röntgenwirkung bei 110.
— Spindelzellen- 550.
— Riesenzellen- 550f.
— Verimpfung von 521ff., 523f.
— Wachstum 504, 527ff., 550f.
— Verhalten der Kapillarendothelien in Sarkom 191, 525, 528, 550.
Sarkomelanin 321.
Sarzinen im Mageninhalt 861.
Sattelnase bei Syphilis 484.
Sättigungsgefühl 858.
Sauerbruchs Unterdruckverfahren 824.
Sauerstoff, Aufnahme 88f., 837.
— intramolekularer 835.
Sauerstoffmangel 29, 59, 88f., 119f.
— bei Bergkrankheit 119.
Sauerstoffüberladung 29, 65, 86.

Sauerstoffverbrauch nach Kastration 608.
Saugkraft des Brustkastens 86, 813ff.
— des Herzens 773.
Saug- und Preßpumpwirkung der Lunge 792.
Säurevergiftung 134, 144, 145, 836.
— Ammoniakausscheidung bei 144.
— autogene 144.
— Blutalkaleszenz bei 144.
— und Chloridretention 682.
— bei Diabetes 144f.
— bei Gicht 145.
— Koma bei 145.
— β-Oxybuttersäure bei 144f.
— und Säureanhäufung 144f.
— und Säurebildung 144f.
— und Säurebindung 134, 144f.
— Wirkung von Ammoniak bei 144f.
— Behandlung 145.
Scabies 388.
Scapulae alares 205.
Schaden 9f., 33.
Schädelbruch 49ff.
— und Stoßwirkung 49—51.
— par contrecoup 921.
Schadelverhämmerung und Hirnerschütterung 920.
Schädigung, chemische 44, 57, 61, 68, 130, 340, 390—391.
— mechanische 37ff., 44, 46, 51ff., 305, 340, 384, 385, 390.
— mittelbare und unmittelbare 35, 37, 44, 121, 129.
— physikalische bei Entzündung 384, 390ff.
— thermische 57, 89—101.
Schädlichkeit 19.
— Angriffspunkt 24.
— krankmachende 24.
Schanker 478.
Scharlach 31, 393, 395.
— Bakterienembolie in Nieren bei 64, 439, 450.
— Exanthem 394.
— Hautentzündung bei 393.
— Inkubationsdauer 169.
— Mandel als Infektionspforte bei 163.
— Nephritis bei 67, 396, 425, 439, 450.
— — Herzhypertrophie bei 787.
— — Lymphozyten und Plasmazellen bei 405, 437.
— — und Schrumpfniere 787.
— — Nervenreizung u. Blutdruck bei 789.
— wachsartige Nekrose bei 345.

Scharlach, Neutrophilie b. 693.
— positive W.-R. bei 200.
— Unempfänglichkeit für Reinfektion 171.
Schaumbildung 304.
Schaumorgane 88, 402, 753.
Scheintod 6f.
— durch Wechselstromwirkung 113.
Schilddrüse s. Thyreoidea.
Schimmelpilze und bakterielle Säurebildung 160.
Schinkenmilz 312.
Schizostomum haematobium 511.
— Gewebsveränderungen 511.
Schlafkrankheit 162.
— Inkubation 169.
Schläfenschlagader 710.
Schlag 46, 49.
— und Organeinreißung 47.
— und Schädelbruch 49.
Schlagader, Verengerung oder Verschluß 723ff.
Schlaghäufigkeit des Herzens 801—805.
— Änderungen 806ff.
— und Atmungshäufigkeit 805f.
— myogene und neurogene 802ff., 806ff.
— Störungen 803, 804f.
Schlängelung von Gefäßen 57, 811.
— und Arteriosklerose 57.
Schlangengift, Freimachen nach Bindung 182.
— Immunisierung 172, 178f.
— Zerstörung 135.
Schlangengiftserum 178.
Schleim 21, 306ff., s. a. Mucine.
— in Geschwülsten 542f., 549, 586.
— in Fäzes 863.
— als Virusträger 163.
Schleimige Entartung s. Mucine.
Schleimhaut, Atrophie 44.
— Ätzung 126.
— Blutfülle bei Luftdruckänderung 86—88, 713.
— Geschwüre 699.
— Entzündung, fibrinöse 400.
— — fibrinös-nekrotisierende 426ff.
— — und Gefäßerweiterung 57, 255.
— — katarrhalische 397, 409.
— — kruppöse 427.
— — und Disposition 57, 255.
— — und Familiarität 255.
— Aufnahmevermögen für Bakterien 83f.
Schleimkolik 863.
Schleimkrebs 543, 575, 582.

Schluckpneumonie 80, 388.
Schlundmuskellähmung 857.
Schlußfolgerung 30.
Schmarotzer 148.
Schmerz 13f., 52, 87, 368, 369ff.
— Charakter 372.
— bei Entzündung 366ff., 372ff.
— exzentrische Projektion 371.
— schwächender Einfluß 370.
— Irradiation 13f., 370f., 809.
— und Krankheitsverlauf 269.
— bei Melancholie 810.
— und Nutzen 20.
— objektiver 370.
— reflektorischer 14.
— und Schock 370.
— subjektiver 370f.
Schmerzanfälle 370, 863, 866.
Schmerzempfindlichkeit des Gewebes 370.
— — und Dehnbarkeit 370.
Schmutzinfektion 163.
Schneeblindheit 104.
Schneekrankheit 103f.
Schnupfen 269, 397, 410ff.
— aerogene Ansteckung bei 163, 166.
— und Appendizitis 411.
— und Bronchitis 411.
— und Erkältung 97, 158.
— Erscheinungen 410f.
— und Hydrotherapie 101, 269.
— und Influenza 166.
— und Meningitis 163, 166, 442.
— und fibrinöse Pneumonie 166, 400, 829.
— bei Skrofulose 214.
Schnürleber 45, 715.
Schock 52, 708, 922.
— aphylaktischer 193.
— und Gehirndruck 709.
— und Kollaps 709.
— und Ohnmacht 709.
— primärer 709.
— psychischer 708.
— Puls bei 793.
— sekundärer 709.
— Tod durch 796, 798.
— traumatischer 708.
— Vagusreizung 708, 793.
— Vorkommen 92, 113, 193, 370, 708, 722, 793, 865.
Schorfbildung 348, 443.
Schrecken, Puls bei 675.
Schreiben 16.
Schrumpfniere 894—896.
— Adrenalingehalt des Blutes bei 789.
— arteriolosklerotische 894.
— arteriosklerotische 894.

Schrumpfniere, Bindegewebsneubildung bei 414, 425.
— Blutdruck bei 18, 789,
894.
— Erscheinungen 368, 887 ff.
— u. herdförmige Glomerulonephritis 393, 893.
— Extrasystole bei 805.
— Gefäßgebiet 887.
— genuine 31, 393, 789.
— und Herzhypertrophie 17,
787—790, 894.
— und Herzinsuffizienz 679.
— Hyalinentartung der Glomeruli bei 313.
— und Hyposthenurie 889f.
— und Hirnblutung 270.
— und Nebennierenhypertro-
phie 788.
— Nervenreizung und Blut-
druck bei 789.
— Parenchymatrophie bei
416.
— und Polyurie 17, 788,887 ff.
— Stoffwechselprodukte als
Entzündungsfaktoren bei
425 f., 439.
— und Urämie 788, 893.
— und Urikamie 609.
Schub 35, 46 ff., 49.
Schußwirkung 48.
— und Bewegungsenergie 48.
Schüttelfrost 664, 669.
— Gefäßverengerung bei 664,
666.
— bei fibrinöser Pneumonie
400.
— pyrogenetisches Stadium
und 664, 666, 669.
— und Wärmestauung 666.
Schutzimpfung, und erwor-
bene Immunität 177—179.
— gegen Rabies 177 ff.
— gegen Schlangengift 20.
— mit abgeschwächtem Virus
177.
Schutzpockenimpfung 170.
Schwangerschaft 719.
— und Pigmentierung 322.
— und Brustdrüsenentwick-
lung 629.
Schwanzbildung 245.
Schwarzwasserfieber 684.
Schwefel, Oxydation 135.
Schwefeleisenverbindung bei
Fäulnis 349.
Schwefelsäure, Entzündung
durch 430.
Schwefelwasserstoff 351 ff.
— u. Sulfhämoglobinbildung
127.
Schweiß, Bilirubin im 874.
— Stickstoffausscheidung im
591.
Schweißausbruch bei Fieber
663, 669.

Schweißbildung und Oligurie
886.
Schweißdrüsen, Giftausscheidung 135.
— Innervation 627.
Schweißverdünstung und Erwärmung 660.
— und Hitzschlag 661.
— und Wärmeabgabe 658 ff.
Schwellung 366f., 373f., 375.
— bei Entzündung 369, 373f.,
375.
— und Gewebsspannung 370,
374, 376.
— durch Hyperämie 369, 373.
— trübe s. trübe Schwellung.
Schwerhörigkeit, Familiarität
243, 255.
— bei Schwindel 903.
Schwerkraft, und Blutbewegung 58, 714.
— und Lymphbewegung 58,
758.
— bei bronchogener Verteilung 80 ff.
Schwindel 903f.
— bei Atmungsstörungen 835.
— bei Bergkrankheit 119.
— und Gehirnanämie 797.
— und Gehirnschädigung
901 ff.
— bei Kleinhirnerkrankung
903.
— und Ohnmacht 903.
— objektiver 903.
— subjektiver 903.
Schwitzen, Anhydrämie durch
679.
— Durst nach 677, 679.
— und Stuhlverstopfung 867.
Schwüle 117.
Scirocco 117.
Scirrhus 504, 572ff., 575.
— mammae 525, 529.
— ventriculi 504.
— Wachstumsgeschwindig-
keit 525.
Secale cornutum 722.
Sedimentum lateritium 667.
Seeklima 118.
Seekrankheit 47, 931.
Seele und Krankheit 22.
Seelenkrankheit 9, 22, 490.
— und Gehirnveränderungen
8f., 254, 902.
— Verlauf 269f.
Seelische Einflüsse und Blutverteilung 147.
— und Herzinsuffizienz 796.
— und Krankheitsverlauf146.
Seelische Schädigung 52.
Seelische Vorgänge, bei Base-
dowscher Krankheit 651.
— physiologische Begleiterscheinungen 147.
— bei Myxödem 636, 651.

Seeluft 115.
Seemannshaut und Krebs 513.
Segmentatio myocardii 326.
Sehstörung durch kollaterale
Entzündung 436.
Seitendruck in Gefäßen und
Widerstand 769.
Seitenstechen 400.
Sekretin und Pankreastätigkeit 622.
Sekretion 913.
— und Harnabsonderung
883 ff.
— und Lymphbildung 757.
— und Liquorbildung 913f.
— innere 21.
— — und Autoavitaminosen
597.
— — Drüsen mit 622.
— — Wirkungsweise
623 ff., 627 ff.
— — und Entwöhnung 138.
— — und Fettstoffwechsel
208, 607 f.
— — Hypo- und Hyperfunk-
tion bei 623 f., 627.
— — und psychische Störungen 254.
— — und Status nascens der
Sekrete 624.
— — und Stoffwechsel 621 ff.,
627—647.
— — Tierversuch bei 624.
— — und Wachstum 622 ff.
Sekretionsdruck 38.
Sekundärfunktion 212.
Selbstamputation 237, 239,
242.
Selbstbefruchtung, bei Erb-
lichkeitsforschung 247 f.,
249 ff.
Selbstregelung der Zirkulation
bei intrakranialer Druck-
erhöhung 911, 913.
Selbstvergiftung s.Autointoxi-
kation.
Selektion 262.
Senile Entartung 285.
— bei Infusorien 284.
Senilitas praecox 284.
Senium s. Altern.
Senkungsabszeß 442.
Sensibilisator 178, 187 ff.
— Beizwirkung 187 f.
— Bildung 188.
— Spezifität 187, 188, 189.
— Thermostabilität 187 f.
Sensibilitätsstörungen 924 f.
Sensible Reizungserscheinung
51.
Sepsin 353.
Sepsis 386, 447 ff., 497, 877.
— chronische 446.
— bei Darmverschluß 721,
866.
— und Durchfall 868.

Sepsis und hämorrhagische Diathese 213, 395, 684.
— und Pyämie 394.
— Euphorie bei 136.
— Fieber bei 447.
— oral 163.
— und Tod durch Chloroform 891.
Septikämie 340, 447 ff., 693.
— Ansteckung bei 164.
— Fieber bei 669.
— kryptogenetische 167, 448.
Septikopyämie 448.
Septum ventriculorum, Defekt 772.
— — Herzhypertrophie bei 786.
Sequester 423.
— Bildung 349, 443 ff., 484.
— Resorption 444 f.
— Verkalkung 444 f.
Sequestrierung und Demarkierung 443.
Sequestrotomie 445.
Serosakrebs 396, 528.
Seröse Höhle und lymphogene Verteilung 72.
Serositis 200, 368, 395 ff.
— adhasive 421.
— chronische, Gewebsveränderungen bei 376, 396 ff., 404, 406.
— corpora oryzoidea bei 398.
— eitrige 406.
— exsudative 459.
— fibrinöse 397 f., 437.
— und Meningisme 395.
— tuberkulöse hämorrhagische 369.
— serofibrinöse 369.
Serozym 398 f.
Serum s. Blutserum, Immunserum.
Serumalbumin 680.
— in Exsudat 376.
— in Harn 200.
Serumglobulin 680. ,
— in Exsudat 376.
Serum, Hämatolysine 128.
Serumkrankheit 172, 194, 196.
Sicherheit 32.
Siderofere Zellen 318, 751.
Siderose 318, 703, 882.
Silbenstolpern 929.
Sinusknoten von Keith und Flack 803.
Sinusthrombose 816.
— bei Knochensyphilis 484.
— bei Otitis media und Pyämie 745, 747 f.
Sippschaftstafel 245, 252.
Situs viscerum inversus 234, 237.
Skatolbildung 352 ff., 862.
Sklerose 417 (s. Entzündung).
— bei Gliawucherung 494.

Sklerose der Haut 108.
— tuberöse 548.
— bei Syphilis 478 f.
Skoliose 205, 792.
Skopolamin 122, 124.
— Tod durch 126.
Skorbut 596, 733.
— als Avitaminose 596.
Skrofulose 213 f.
— und exsudative Diathese 213.
— pyogene 214.
— und Tuberkulose 213 ff.
Sodbrennen 861.
Soldat, entköpfter 832.
Solidarpathologie 20—24.
Solvine 128.
Soma, und Kleinplasma 261, 263.
— Reizbarkeit 264.
Sommerdurchfall 116.
Sommersprossen 103.
Somnolenz 872, 902.
— bei Urämie 893.
— bei Eckscher Fistel 870.
Sonnenlicht s. Licht.
Sonnenbrand 94, 103 f.
— und atmospharische Faktoren 114.
— und Entzündung 390.
Sonnenflecken 117.
Sonnenstich 94.
— und Hitzschlag 94, 661 f.
Sonnenstrahlen, Wirkung 94, 115, 120, 384.
,,Son skodique'' 38.
Sopor 903.
— Vorkommen 93, 660, 893.
Sorge 157.
Spalten, Bildung in verschiedenen Organen 226—229, 231.
Spaltbecken 237.
Spaltungsregel von Mendel 248, 251, 255.
Spasmophilie 652.
Spasmus 21.
— glottidis 843 f., 848.
Spätapoplexie 922.
Späteunuchoidie 629.
Spätherztod bei Diphtherie 798.
Spätrachitis 604.
Speckleber 312.
Speckmilz 312.
Speichel, und Magensaftsekretion 859.
— als Virusträger 162, 163.
Speichelbildung 856.
— und Blutdurchströmung durch Speicheldrüse 885.
— nach Blutverlust 677.
— nach Reizung der Chorda tympani 410.
— — des Sympathikus 410.
— und seelische Einflüsse 858.
— bei Transfusion 676.

Speicheldrüsen, bei Hungern 285.
— Hyperamie, funktionelle 705.
Speichelfluß 856.
— bei Magenkatarrh 861.
— bei Übelkeit 858.
— bei Quecksilbervergiftung 136.
Speiseröhre, Erweiterung 857.
— Krebs 516, 857.
— Narbenstriktur 857.
— Verengerung 857.
Spender 498.
Spermatozoen, als Virusträger 165 f.
Spezies 2, 137, 193 ff., 197 f., 241.
— Bastarde 247.
— Empfänglichkeit bei verschiedenen 154, 198.
Spezifisches Gewicht, von Blutkörperchen 380.
— verschleppter Teilchen 61 ff., 73, 78, 380.
Spezifizitat 12, 23, 197.
— von Beziehungen 198, 200.
— von Gärungen 197.
— der Granulationsgeschwülste 450.
— der Krankheitserreger 198 ff.
— von Reaktionen 200.
— der Wirkungen einiger Salze 122.
— einer Therapie 200.
— von Wirkungen 34, 198.
Sphacelus 349.
Sphärolithen 363.
Sphygmogramme 780.
Spina bifida 216, 227, 228 f., 237.
— occulta 228 f.
— ventosa 470, 484.
Spinalparalyse, spastische 924.
Spindelzellenkrebs 501, 573 f., 578.
Spirochaete Obermeieri 669.
— im Blut 486.
— im Nervensystem 479.
— pallida 12, 166, 191, 478 ff., 485 f.
— Übertragung 162.
— Virulenzabnahme im Nährboden 152.
— Vorkommen 191, 486.
Spirochaetosis ictero-haemorrhagica 879.
Spiroptera und Magenpapillom 511.
Splanchnikusgefäße 708.
Splenektomie 702.
Splenomegalie 556, 703.
Spondylarthritis deformans 817, 840.

Spondylitis 44, 817.
— tuberkulöse 44.
Spongioblastom 538.
Spontanfraktur bei Myelom 559.
Sporotrichon 470.
Sporotrichose 199, 404, 451, 470f.
— Gewebsveränderungen bei 471.
Sprachzentrum 898ff.
— Ersatz eines zerstörten 900.
Sprue, spruw (indische) 600, 863.
Sputa 368.
— Bilirubin in 874.
— cocta 401, 411.
— crocea 401.
— cruda 411.
— rufa 400.
Stadium incrementi bei Fieber 663, 669.
— pyrogeneticum bei Fieber 663, 669.
Stagnation des Blutes 711,713.
— des Harns 897f.
— Inhalt hohler Organe und Entzündung 440.
— des Magendarminhalts und Gärung 860.
Stammbaumforschung 246.
Standard 5.
Stanniusscher Versuch 808.
Staphylokokken 149, 157, 159, 214.
— bei Bakteriämie 448.
— und Eiterung 408.
— und Osteomyelitis 443.
— als Saprophyten 268.
— Wachstum im Harn 159.
— — im strömenden Nährboden 64, 154.
Staphylococcus pyogenes albus 898.
Staphylotoxin 693.
Star, kongenitale graue 253.
— frühgraue 614.
Stärkeverdauung in der Mundhöhle 856.
— im Magen 857.
Stase 721.
Statistik 30, 270, 368.
— und Größe der Beobachtungszahlen 270.
Status febrilis 663.
— laxus, strictus 21.
— lymphaticus 213.
— nascens 176.
— thymico-lymphaticus 207, 213.
Staub, in Bauchlymphdrüsen 69, 75, 78, 82ff.
— Einatmung und Ablagerung von 69, 78ff., 83, 754, 828.
— Embolie 63, 66, 754.

Staubpigment, Erweichung durch 316.
Staubzellen 79.
Stauung s. a. Blutstauung.
Stauungsgrad und Entzündung 440f.
Stauungsharn 794, 884ff., 888.
Stauungsikterus 876.
Stauungslabyrinth 903.
Stauungsmeteorismus 866.
Stauungsödem 794.
— bei Herzinsuffizienz 678f.
— Lungenödem als 763.
— bei Schrumpfniere 887.
Stauungspapille, u. Atrophie des N. opticus 904.
— und Gehirndruck 904ff., 909, 918.
— und Gehirnschädigung 901ff., 904ff.
— und Sitz der Gehirngeschwulst 918.
Stauungspneumothorax 822.
Stearin = Tristearin 273, 327.
Steatorrhöea, bei Gallenmangel 862.
— bei Ikterus 882.
—• bei Pankreasinduration 862f.
Steatosis 328.
Steine 355, 359—366.
— Bau 360.
— Bildung 302, 360f., 362ff.
— aus Cholestearin 360—363.
— Gallen 359—363.
— aus Harnsäure 363f.
— aus Harnsäuresalzen 359, 363—365.
— aus Oxalaten 360, 364 bis 365.
— aus Phosphaten 364—365.
— aus Uraten 360.
Steingerüst 360, 364.
Steinhauerlungen 210.
Steinkern 360, 362f.
Stenokardie 809f.
Sterilisation v. Entzündungsherden 142.
Sterkoraldiphtherie 428.
Sternopagus 220, 221.
Stickstoff, Absorption 88.
— Anhäufung bei Caissonkrankheit 88.
— Aufnahme 86.
— Ausscheidung bei Diabetes 618.
— — und Eiweißzerfall 592.
— — bei Hunger 592ff.
— — u. Harnsäureausscheidung 890f.
— — nach Nierenexstirpation 17.
— — bei Niereninsuffizienz 890.
— — nach Pankreasexstirpation 619.

Stickstoff, Ausscheidung mit dem Schweiß 591.
— Zurückhaltung und Eiweißzufuhr 276.
— — nach Hungeratrophie 276.
— Spannung im Gewebe 86.
Stieldrehung 721.
Stigmata degenerationis 215.
Stillicidium urinae 867.
Stimmfremitus 38.
Stimuline 175.
— und Phagozytose 175.
— Thermolabilität der 175.
Stoffwechsel, bei Basedowscher Krankheit 650.
— und Entartung 298f., 316.
— und Ernährung 272, 648.
— bei Erwachsenen 275.
— im Fieber 664.
— und Funktion 243, 272, 621.
— und Giftwirkung 129.
— bei ungenügender Herzwirkung 678.
— bei Hunger 593f.
— und Hyperthermie 666.
— und Infektion 100.
— und innere Sekretion 597, 622, 624, 647—656.
— intermediärer 143, 274, 590.
— und senile Involution 275, 284.
— in Jugend 275.
— beim Myxödem 636.
— und Seeklima 115.
— und Temperaturänderung 89, 99f., 592.
— und Röntgenstrahlenwirkung 111.
— und Vitamine 596ff.
— und Wachstum 272, 275, 621.
— und Wärmebildung 656.
Stoffwechselkrankheiten 591.
Stoffwechselprodukte 142.
Stoffwechselschlacken 703f.
Stoffwechselstörung 591.
— allgemeine 589, 621ff.
— Einteilung 591.
— und Erblichkeit 592.
— Familiarität bei 254.
Stoffwechseluntersuchung 590f.
Stomatitis gangraenosa 353.
— mercurialis 136.
Stoß 36, 46—50, 51.
— und Organeinreißung 47.
— Versuche mit Kautschuk 49.
Stoßfestigkeit 36, 46.
— der Schädelknochen 49.
Stoßwirkung auf das Gehirn 918—922.
— bei Schädelbruch 49f.
Strahlen, α-, β-, γ-, 107.

Strahlenpilzkrankheit 486 bis 488.
Strangurie 897.
Streifenpneumonie 830.
Streptococcie 10.
Streptococcus 159, 214, 831.
— diphtheritische Angina durch 428 f.
— bei Bakteriämie 448.
— Embolie bei Scharlach-nephritis 450.
— Eiterung durch 408.
— Latenz 156.
— bei Mischinfektion 159.
— als harmloser Parasit 158.
— als Saprophyt 268
— Wachstum im Harn 159.
Streptothrix asteroides 488.
Streptotricheen 470.
Strictura urethrae 897.
Stridor laryngeus 843 f.
Stromgeschwindigkeit 59 f.
— und Bewegungsenergie 770.
— von Flüssigkeits- und Luft-strömen im Körper 35, 60—64, 78 f.
— und Mischung zweier Flüssigkeiten 62.
— und Verschleppung von Körperchen 60 f., 62, 378 bis 380.
— und Widerstand 770.
Stromstärke 59.
— und Poiseuilles Formel 379.
— und Gefäßlichtung bei Kapillaren 379, 770.
— und Triebkraft 769 f.
— und Widerstand 769 ff.
Strömung, stationäre 61 f.
Strömungslinien 61 ff.
Strömungswiderstand 768 ff.
— Erhöhung 786 f., 792.
— und Gefäßlichtung 770, 774.
— und Stromgeschwindigkeit 770.
— und Viskosität 774.
Strongylus armatus und Aneurysma 754.
Struma 638.
— Arten 638 f., 650 f.
— bei Basedowscher Krankheit 650.
— colloides 308, 638 f., 650.
— und Dysthyreoidie 638.
— endemische 244, 639.
— — und Idiotie 639.
— Funktion 638 f.
— durch Geschwulstbildung 638.
— und Heilmittel 638.
— und Hyperthyreoidie 638.
— und Hypophysentätigkeit 639.
— und Hypothyreoidie 638.

Struma inflammatoria 638.
— intercarotica 537.
— und Kretinismus 639 ff.
— bei Lachs 638.
— bei Ratten 638.
Strumae aberratae 564.
— — suprarenales 537, 564.
Strychnin, Ausscheidung und Summation 138.
— Wirkung aufs Nervensystem 124, 126, 136.
— — kumulative 138.
— — und Wirkung des Tetanustoxins 150.
— Resorption 68.
Stuhlentleerung 831, 855, 867.
Stuhlverstopfung, und Indikanurie 862.
— und Magenreizung 860 ff., 867.
— und Polyurie 867.
— und Schwitzen 867.
— Vorkommen 132, 205, 651, 860, 864 ff., 867.
Stuhlzwang 867.
Stupor 903.
Stützgewebe, Empfindlichkeit 124, 133.
Subarachnoideale Blutung 19, 47.
Subarachnoidealraum, Flüssigkeitsabfuhr 914.
Sublimat, als Antiseptikum 124, 351.
— Ätzwirkung durch 125, 140, 340.
— Entzündung durch 390.
— Vergiftungserscheinungen bei 199, 355, 340, 428, 789.
Sublymphämie 700.
Substance sensibilisatrice 178, 187 f.
Suffokation 834.
Suffusio 320, 731.
Sugillatio 731.
Sulfate, Ausscheidung 135 f.
Sulfhämoglobin 127, 320.
Sulfmethämoglobin 320.
Summation (Summierung), von Eigenschaften bei Vererbung 246.
— bei unvollkommener elastischer Nachwirkung 49, 55 bis 57.
— bei Giftwirkung 138 ff.
— drückender Kräfte 43.
Sumpffieber 666.
Superinfektion s. Suprainfektion.
Suppuratio 405.
Suprainfektion 153, 166, 478, 485.
Suprainokulation 485.
Supraregeneration 490.
Suprarenalorgan 642.
Suprarenin s. Adrenalin 654 f.

Symbiose 158, 160.
Symmelie 238.
Sympathikus s. Nervus sympathicus.
Sympathische Ophthalmie 73, 388.
Sympathogoniom 537.
Sympodie 232, 238.
Syncytioma malignum 583.
Syndaktylie 232.
Synergie bei Giftwirkung 138 ff.
Synkope 709.
Synthese 33.
Syphilid 479.
Syphilis 451 f., 477—486.
— Abszesse bei 484.
— Affekt, primär 165, 478 bis 479, 485 f.
— — sekundär 479, 485 f.
— — tertiär 479, 485 f.
— Amyloidosis bei 311 f.
— angeborene 160, 165 f., 191, 239, 383, 482.
— — und Syphilis der Mutter 165.
— Nachweis der Ansteckung bei 165.
— Condylomata lata bei 561.
— und Dementia paralytica 930.
— diffus-proliferative 480 ff., 484 f.
— Exanthem bei 165, 479 f.
— exsudative Entzündung bei 480, 484.
— fötale 239.
— Gefäßveränderungen bei 483—485.
— Geschwüre bei 446, 483, 485, 866.
— gummöse 479 ff., 483.
— Hypoglobulie bei 686.
— und Immunität 165, 485.
— Inkubation bei 169.
— Jodkaliumbehandlung bei 200.
— und Kachexie 485, 530.
— der Knochen 422, 484 f.
— und Krebs 512.
— kryptogenetische 477.
— Latenz bei 156, 166.
— Lymphdrüsenentzündung bei 478, 698.
— Narben bei 483.
— Oligozytämie bei 686.
— Orchitis bei 629.
— Plasmazelle bei 404 f.
— Quecksilbertherapie bei 200.
— und Tabes 925.
— und Tuberkulose 199, 485 f.
— Übertragung 160, 165 f., 477, 485 f.
— Verbreitung 478, 486.
— Vererbung 244, 477.

Syphilis, Verkäsung bei 344, 479—482, 484ff.
— Erweichung der Käse bei 482f.
— und Wassermann - Reaktion 191, 200, 485.
Syphilisspirochäte, dermotrope 154, 479.
— neurotrope 154, 479.
Syphilom s. Gumma 167, 480.
— Syringomyelie 415, 539. .
— Arthropathie bei 293.
— Mal perforant du pied bei 343.

Tabak, Immunität gegen 179.
— Überempfindlichkeit für 133.
— Extrasystole durch 805.
Tabes dorsalis 925.
— Arthropathie bei 293.
— Crises abdominales bei 863.
— Hinterstrangentartung bei 479.
— und Ischias 371.
— als parasyphilitischeKrankheit 254, 479.
— Mal perforant du pied bei 343.
— Osteoporose bei 293.
— Pathogenese 925.
— Parästhesien bei 371.
— und Überanstrengung 479.
Tabes mesaraica 606.
Tachyarrhythmie 807f.
Tachykardie 806.
— bei Basedowscher Krankheit 650.
— Herzarbeit bei 771f., 806.
— orthostatische 806.
— paroxysmale 807.
— Ursprung 806.
— und Kropfherz 639.
Tachypnoe 833.
Talgdrüsen, Fettausscheidung in 328f.
— Giftausscheidung durch135
— Retentionszyste 568.
Tätigkeit und Entartung 302.
— und Ernährung 279.
Tätowierungspigment 316.
Taubstummheit, und Heirat von Blutsverwandten 265.
Tawarascher Knoten 800, 803.
Teerkrebs 513, 517.
Teilungskoeffizient 123.
— und Löslichkeit 123f.
Teleangiektasie 515, 540.
Teleologie 20.
Temperament 202, 211.
— cholerisches 211.
— und Konstitution 202ff.
— melancholisches 211.
— phlegmatisches 211.
— sanguinisches 211.

Temperatur, Maximum und Minimum 89f.
— s. Bluttemperatur.
— optimale 90.
— und Gasabsorption 88.
— Änderung 89—92, 94f.
— — Anpassung an 90.
— — Dauer ders. 90f.
— — Wirkung auf einzelligen Organismen 90f., 101f.
— — und Hämolyse 90.
— — und Klima 117.
— — und Phototaxis 102.
— — und Erkältung 115f.
— — und Protoplasmaschädigung 89f.
— — und Stoffwechsel 89.
— — undWärmehaushalt89; s. a. Regelung.
— Erhöhung s. Erhitzung u. Verbrennung 91ff.
— Erniedrigung s. Abkühlung 94ff.
— des Körpers 657ff.
— — Erniedrigung und Pulszahl 196, 668.
— — — und Durchfall bei Fieber 667.
— — bei Kollaps 661, 668, 708.
— — Erhöhung u. Atmungsbeschleunigung 662.
— — — nach Muskelbewegung 664.
— — — prämortale 668.
— — — postmortale 668.
Tendovaginitis 398.
Tenesmus 867, 897.
Teratoblastom 505, s. Teratom.
Teratogenetischer Terminationspunkt 234.
Teratogenie 216, 234—240.
Teratoides Blastom 505.
Teratologie s. Mißbildungen.
Teratom 224f., 226, 569, 585 bis 588.
— und Dermoidzyste 569.
— Genese s. Teratogenie.
— und teratoide Geschwulst 505, 585.
— heterochthones 226.
— und Mischgeschwulst 587f.
— und Mißbildung 226, 585, 588.
Teratoma blastomatosum 585.
— diphyllum 587.
— embryonale 587.
— simplex 587.
— triphyllum 587.
Terpentinöl, Entzündung durch 390, 408.
— Hyperleukozytose durch 680f.
Teslaströme 113.

Tetania parathyreopriva 29, 651.
Tetanie 651f.
Tetanus 151, 199.
— Nachweis der Ansteckung bei 164.
— Ganglienzellveränderungen bei 126.
— perineuraleVerbreitung bei 73, 155, 168.
— Inkubation bei 169.
Tetanusbazillus 149.
— Infektion 162.
— Vorkommen 155, 162, 171, 862.
Tetanusimmunserum 179.
Tetanustoxin, Absorption 59.
— Bestimmung der Wirkung mit Antitoxin 181.
— Bindung ohne Giftwirkung 184f.
— im Blute des immunen Tieres 172, 184f.
— unwirksam durch Hirnbrei 168, 184f.
— Wirkung und Strychninwirkung 150, 199.
— Zerstörung 135.
Thalamus opticus 924.
Thekaluteinzellen im Ovarium 629.
Theobromin 610.
Theophyllin 610.
Theorie 4.
Theorien über Bakterienvernichtung bei ererbter Immunität 172—178.
Thermographie 656.
Thermometrie 656.
Thiosinamin 184.
Thorakoischiopagus 216, 221.
Thorakopagus 216, 220, 221.
— parasiticus 225f.
Thorakoschisis 227.
Thorax, Abflachung bei adenoider Vegetation 845.
— Bau und Konstitution 204f.
— starre Dilatation 839.
— — und Emphysem 819. 840, 854.
— Erweiterung, primäre 817ff.
— — bei Atmung 812, 825, 827, 839f., 844f., 851f.
— — — bei Umfangszunahme der Brustorgane 816, 820.
— — bei Emphysem 818, 838, 840, 852, 854.
— — — bei Pneumothorax 823f.
— Erweiterungsfähigkeit 846, 854.
— Einziehung bei chronischer Pleuritis 818.
— faßförmiger 819.

Thorax, Form 204, 829, 830.
— — bei Rachitis 830.
— Kapazität 827, 838, 844f., 852, 854.
— — bei Luftdruckänderung 85.
— — bei Pleuritis serosa 713.
— — bei Tracheo- und Bronchostenose 845.
— — und Gesamtvolumen der Brustorgane 811, 814 bis 818, 820f., 825.
— Verengerung des kaudalen Abschnitts 815, 820, 825, 838, 839f., 851.
— Verkleinerung, primäre 817.
— Zusammendrückung und Albuminurie 892.
— Saugkraft 814.
— paralytischer 204, 829.
— — und Disposition zu Lungenphthise 205.
Thoraxapertur, Stenose 205.
Thorax phthisicus 205, 244.
Thoriumemanation in ausgeatmeter Luft 107.
Thrombin 398, 737.
Thromboarteriitis suppurativa 747.
Thrombogen 398.
Thrombokinase 398, 681.
Thrombopenie 694.
Thrombophlebitis suppurativa 747.
Thrombose 20, 736—749.
— in Aneurysma 748.
— der Beckenvenen 742.
— und Blutgefäßentzündung 744f.
— bei Blutkrankheiten 744.
— und Blutgefäßverengerung 723.
— u. Blutstromgeschwindigkeit 741f., 744f.
— Dilatations- 743.
— und Embolie 64, 743f., 749ff.
— bei Entzündung 419, 444.
— bei Erfrierung 96.
— experimentelle 740f., 742f., 744f.
— einer Gehirnschlagader 726.
— im Herzen 743.
— und Herzinsuffizienz 743f.
— und Herzklappenfehler 777f.
— der Hirnleiter 742.
— und Infektion 742f., 744f., 791.
— Kompressions- 743.
— marantische 743.
— Ödem bei 746.
— postoperative 745.
— Pulsions- 743.

Thrombose bei Röntgenbestrahlung 108.
— traumatische 744.
— in Varices 287, 743, 748.
— der Vena cruralis 745.
— der Vena-femoralis 742.
— bei Verbrennung 91.
— und Schädigung des Endothels 738, 741—745.
Thrombozyten, Bildung zymoplastischer Stoffe durch 398.
— und Blutgerinnung 400, 736.
— Haften an Fremdkörpern 741f.
— Mangel und Purpura 733.
— und Prothrombinbildung 737.
— im Thrombus 738f.
— Wandstellung der 380f.
Thrombus 736, 738—744.
— autochthoner 750.
— Bau und Oberfläche eines 738f., 742.
— Entstehung 741ff.
— gemischter 738.
— und Gerinnsel 738, 742f.
— Kanalisation 746.
— Koagulations- 739.
— Konglutinations- 741.
— Kugel- 743.
— obturierender 746.
— Organisation 747f.
— Präzipitations- 742.
— roter 738f.
— Schicksale 746.
— spodogener 742.
— Stagnations- 738.
— weißer 738.
— Wellen- 742.
— Wirbel- 742.
— und Wirbelbildung 741 bis 744.
Thymus, Atrophie bei Pädatrophie 642.
— und präpuberale Akromegalie 633.
— Ausfall 642.
— als Blutdrüse 622, 641f.
— Einpflanzung 642.
— Funktion und Milztätigkeit 702.
— — und Geschlechtsdrüsen 642.
— und Kaulquappen 642.
— Rückbildung 275, 282, 641, 695.
— und Stoffwechsel 653.
— Vergrößerung 207, 642, 845.
Thyreoaplasie 637.
Thyreoglobulin 636.
Thyreoidea 622.
— u. Epithelkörperchen 652.
— Exstirpation und Hypophysis 633.

Thyreoidea, Funktion und Adrenalinwirkung 654f.
— — und präpuberale Akromegalie 633.
— — bei Basedowscher Krankheit 649f.
— — bei Diabetes 617.
— — und Eunuchoidie 640.
— — und Rachitis 604.
— — und Osteomalazie 604.
— — und Massage (Katze) 650.
— Präparate, Wirkung 624.
— — bei eunuchoider Fettsucht 629.
— — bei sporadischem Kretinismus 637.
— Geschwulst 510.
— — und Myxödem 510.
Thyreoidektomie und Hypophyse 648.
Thyreoidin 636, 648.
Tic convulsif 929.
Tieflandklima 117.
Tierpassage 152, 171, 267.
Tierversuch 33.
Timotheebazillus 470.
Tod 6ff., 34.
— Abgrenzung von Leben 6ff., 301.
— ohne anatomische Veränderungen 34.
Todesursachen 34, 87—94, 113, 140f., 677, 752, 753f.
— Bestimmung 34.
Toluylendiamin 875, 877.
Tonus 21.
— der Gefäße und Ermüdung 56f.
Tophus 612.
Tormina intestinorum 868.
Totenlade 445.
Totenstarre 8, 798.
Tox(in)ämie 21, 447ff.
Toxin 178, 179f.
— Ablagerung ohne Bindung 184f.
— und Antigene 128.
— und Antitoxine 178, 179f., 184f.
— Antagonismus von und Antitoxin 185f.
— Bau nach Ehrlichs Theorie 183.
— Bindung ohne Giftwirkung 184f.
— Bindung und Antitoxinbildung 184f.
— Empfindlichkeit bei Aphylaxie 184f.
— endo- und exo- 142, 149, 168, 193.
— Mengenverhältnisse bei Wirkung auf Antitoxin 185f.
— und Partialtoxine 183.
— Reaktionsprodukte 183.

Toxin, Spaltung 135.
— Strukturformel 130.
Toxinämie 447 ff.
— Hautblutung 449.
— und Pyämie 449.
— und Saprämie 447.
Toxoide 183.
Toxone 183.
Toxophore Atomgruppe 183.
Tracheastenose 845.
— und Thoraxkapazität 845.
Tracheitis 97.
Tracheotomie 845.
Traktionsdivertikel 857.
Transfusion 128, 192, 675, 677, 685.
— Folgen 676 f.
— und Zerlegung von Eiweißkörpern 195.
Transplantat 498.
— Einfluß der Tätigkeit 500.
— Ernahrung 498—501.
— Nervenbildung im 500.
Transplantation 498—500, 515, 521 ff.
— autoplastische 498.
— embryonalen Gewebes 500, 515.
— verschiedener Gewebe 498 ff.
— von Geschwülsten 498, 521 ff., 525 f.
— homoio- 498.
— hetero- 498.
— bei Pflanzen und Tieren 498 f.
— und Polarität 499.
Transsudat 376, 755 ff., 759 bis 764.
— physiologisches oder Ernährungs- 755.
— — und Chylus 756.
— — Eiweißgehalt 377, 756, 761.
— — und Gewebesaft 755.
— — bewegende Kräfte 758.
— — und Lymphe 756.
— — u.pathologisches Transsudat 756.
— — und Liquor cerebrospinalis 756, 913.
— pathologisches 756, 759 bis 764, 784, 907, 913, 917.
— — Eiweißgehalt 760—765.
— — Ammoniak im 764.
Transsudation 757—766.
— und Diffusion 757 f.
— und Filtration 757 f., 762 f.
— und Hydrämie 758, 764 f.
— und Ödembildung 761 f., 763 f.
— bei Transfusion 676 f., 679.
— bei Stauung 761, 784.
— und Rücktranssudation 759 bis 762.
Transsudationsdruck 915 f.

Traubenpilzkrankheit 488.
Traubenzucker als Lymphagogon 757.
Trauma und Basedowsche Krankheit 651.
— und Disposition 210.
— als ursächlicher Faktor 145.
— u. Geschwulstbildung 504.
— und Pneumonie 52.
— und Infektion 52.
— und Zwergwuchs 645.
Tremor 927 f.
— essentieller 927.
— Intentions- 927.
— konvulsiver 927.
— paralytischer 927.
— seniler 927.
— spastischer 927.
Treponema pallidum 477.
Triebkraft des Kreislaufs 60, 767, 769, 771 f.
— unmittelbare 767.
— und Gefäßmuskelwirkung 767.
— und Herzinsuffizienz 793 bis 796.
Trichinen, Embolie von Embryonen 754.
Trichinellose 686.
Trikuspidalinsuffizienz 778, 785.
— Folgen 785.
Trikuspidalstenose 784.
— Leberpulsation bei 785.
Triolein 327, 606.
Tripalmitin 327, 606.
Tristearin 327, 606.
Trommelschlägelfinger 717.
Tropenkoller 120.
Tropenkrankheiten und Klima 118.
Tropenleber 712.
Trophische Wirkung 15, 289, 291, 928.
Trophoblast, Glykogen im 338.
Trophoneurotische Einflüsse 343.
Trophoplasma 256.
Trousseaus peripneumonische Furche 820, 843.
— Zeichen bei Tetanie 651.
Trübe Schwellung 10, 298, 302 bis 306, 367.
— Anämie bei 303, 305, 343.
— bei Entzündung 373, 400, 412.
— Faktoren von 121 f., 124, 135, 199, 305, 789.
— bei Fieber 665.
— und schollige Gerinnung 304 f.
— und fettige Entartung 333.
— der Leber 122, 124, 303 f.
— von Muskeln 305.
— von Nervenzellen 305.

Trübe Schwellung der Niere 122, 124, 200, 303 f., 367, 662, 789, 888, 890, 891.
— — und Albuminurie 368.
— — und Harnausscheidung 199, 367, 888, 891.
— Organveränderungen bei 303—306.
— und postmortale Veränderungen 302, 304 f.
— u. Protoplasmazerreißung 304.
— Zellveränderungen bei 303 ff., 333.
Trunkenschaft, Hypothermie bei 660.
Trypanosoma gambiense 162.
Trypanosomen 148, 754.
Trypanosomiasis 694.
— positive W.-R. bei 200.
Tuba Eustachii, Katarrh 411, 848.
— — Erkältung und 97.
— — Familiarität bei 255.
Tuberkel 32, 436, 451 ff., 471.
— Ausbreitung und Heilung 464.
— aus Bindegewebe 453 f., 460, 464.
— aus Epithel 454.
— Epithelioidzellen- 454, 829.
— Verhalten der elastischen Fasern im 460.
— experimentelle Untersuchung der Histogenese 454 bis 457.
— fibröse Umwandlung 161, 454, 457, 465, 468.
— großzelliger 455, 829.
— Gefäßlosigkeit 456 f., 465 f.
— hämatogener 455, 456.
— hyaline Entartung im 453, 457 f.
— kleinzelliger 456.
— kollaterale Entzündung um 456, 464.
— Konglomerat- 453, 461.
— Miliar- 453, 461.
— bei Pseudotuberkulose 450.
— Saftaustausch und Wachstum 467.
— — und Giftverschleppung 466 f., 829.
— durch tote Bazillen 458.
— Unterscheidung von verkästen exsudativen Entzündungsherden 461.
— Verkalkung 454.
— Verkäsung 454, 457, 464.
— Vorkommen in verschiedenen Organen 450 f., 467 f., 908, 911.
Tuberkelbazillus, Abtötung 89.
— Aufnahme durch Verfütterung 83 f., 167.
— — in die Mandeln 163.

Tuberkelbazillus, Aufnahme durch unversehrten Darm 167.
— — durch unversehrte Lunge 167.
— Ausscheidung in Milch 136.
— Alter u. exsudative Tuberkulose 458f.
— bei Blasenentzündung 898.
— Darminfektion 155.
— Eiterung durch 408.
— Embolie von 65f., 70.
— Entzündung durch tote 390, 457.
— Entzündungsformen 199, 450f.
— Gifte 149f.
— Inhalation 79, 162f.
— Latenz 156.
— bei Lymphogranulom 473f.
— Nekrose durch 341.
— fibrinöse Pneumonie durch 400.
— Typen 198, 452, 474.
— — Schädlichkeit 198f.
— Übertritt aus Blut- in Lymphwege 66.
— Verschleppung aus dem tuberkulösen Herd 464 bis 469.
— Vorkommen in Außenwelt 162f.
— Wachstum 159, 267, 466, 859.
— — im strömenden Nährboden 64, 154, 828f.
Tuberkulide 470.
Tuberkulineinspritzung 172, 200f., 693.
Tuberkulinreaktion 200f.
Tuberkulose (s. Granulationsgeschwülste), Abszeß bei 462f.
— aerogene 154, 163, 167.
— angeborene 165f.
— intrauterine Ansteckung 160, 165.
— Auftreten 458f.
— Ausbreitung 464f., 466.
— der Bauchorgane 78.
— diffuse Bindegewebsbildung bei 458f., 463.
— knötchenförmige 167f., 452, 458.
— bovine 198f.
— Bronchopneumonie bei 80f.
— degenerative 453, 461.
— diffuse 452, 458f.
— Disposition 244.
— Einheit bei Warmblütern 198f.
— Empfänglichkeit 153, 172.
— enterogene 82, 84, 155.
— enterolymphogene 71.
— kollaterale Entzündung bei 451, 459f., 464, 467.

Tuberkulose, Entzündungsformen 199, 451ff.
— Erblichkeit 165, 244f.
— und Erkältung 467.
— und Erschöpfung 467.
— exsudative 453, 458f., 464.
— fötale 239.
— der Gefäße 722.
— und Geschwulstbildung 457, 458, 465.
— hämatogene 454.
— hämorrhagische 395.
— Heilung 19f., 440, 442, 462, 464f., 467f.
— herdförmige 167, 453 bis 457. 464f.
— des Hüftgelenks 78.
— sekundäre Infektion bei 467.
— Jodet.-Kalicum-Behandlung 200.
— käsige 453, 457, 459, 461f., 467f.
— Käseknotenbildung bei 157f., 453, 460f., 463f.
— des Kniegelenks 67.
— Latenz 156, 165.
— Leukozyten bei 454.
— und Lipoma arborescens 542.
— durch Inhalation 79.
— der Lymphdrüsen 62, 167, 199, 267, 468.
— lymphogene 466.
— Lymphozyten bei 404.
— der Mesenteriallymphdrüsen 82f., 84.
— Metastase, bronchogene 468.
— — hämatogene 165, 468.
— — lymphogene 466f.
— akute hämatogene Miliar- 66, 68, 70, 167, 199, 267, 383, 468, 754.
— — — und Meningitis 67.
— — — Fiebertypen 668.
— chronische 32, 66f.
— Mischformen 453.
— Mischinfektion bei 453,462.
— primäre herdförmige Nekrose bei 461, 464, 468.
— nekrotisierende 453, 461.
— offene 453.
— Plasmazellen bei 404.
— der Plazenta 165f.
— Primäraffekt 452.
— proliferative 453, 454ff.
— und Syphilis 199, 485.
— und Trauma 52, 467.
— und Verkalkung 460, 462, 468.
— Verkäsung bei 344, 346.
— Verlauf 438.
— im Weltkrieg 146, 595.
— und Widerstandsfähigkeit 204.

Tuberkulöser Herd 166f.
— Alter 167.
— und Lokalisationsgesetz 70f.
— Durchbruch in Lungenader 66.
— primärer 167.
— Sterilisation 142.
— Erscheinungen nach Tuberkulineinspritzung 172.
Tuberöse Sklerose 548.
Tumor (s. a. Geschwulst), als Entzündungserscheinung 367f., 373.
Tumores humorales, praeter, supra, secundum naturam 570.
Türksche Reizungsformen 403, 691.
Tylosis 253.
Tympanitis 863.
Typhus abdominalis 430, 675, 695, 701.
— adynamischer 667.
— Agglutination bei 181, 200.
— Angina bei 163.
— Ansteckung bei 165, 244.
— asthenischer 667.
— und Bakteriämie 448f.
— Bazillenträger bei 244.
— Dauerausscheider bei 161.
— Empfänglichkeit nach Infektion 172.
— Gewebsveränderungen bei 82, 96, 345, 443f., 629, 868.
— und Giftwirkung auf das Herz 662, 801.
— und Ikterus 879.
— Inanition bei 287.
— Indikanurie bei 862.
— Inkubationsdauer 169.
— Infektionsquelle bei 165.
— Verlauf und Konstitution 204, 675.
— und relative Leukozytose 693.
— durch Paratyphusinfektion 140.
— Stickstoffretention bei 286.
— Verlauf und Grundwasserstand 268.
Typhusbazillen 198, 448.
— Abtötung 89, 174.
— Agglutination 182, 200.
— Anpassung an Nährboden 137.
— Ausscheidung 136, 161.
— Eiterung durch 408.
— Gifte 149.
— in Galle und Gallensteinen 362, 870.
— Infektion 155, 159.
— bei Osteomyelitis 443.
— Phagozytose von 175.
— Übertragung 162.

Typhusbazillen in Nahrungsmitteln 162, 163.
— Wachstum 64, 72, 154, 859.
Typhusserum, Agglutination von Paratyphus- und Kolibazillen durch 182.
Typus 5.
— von Bakterien 198.
— cerebralis 212.
— digestivus 212.
— inversus 668.
— muscularis 212.
— respiratorius 212.
— von Tuberkelbazillen 198f.
Tyrosin 352, 613, 873.

Übelkeit 856, 903.
Überanstrengung 17.
— Atrophie bei 280.
— und Disposition zu psychischen Störungen 210.
— und Herzinsuffizienz 776, 793.
— Herztod bei 798.
— und Krankheitsverlauf 146.
— und Lungenhyperämie 710.
— und Muskellähmung 280.
Überempfindlichkeit 196f., 208.
— und Aphylaxie 193—198.
— und Disposition 208.
— und Empfindlichkeit 197.
— erworbene und Allergie 172.
— und Gewebseigenschaften 196.
— Relativität 169.
— Spezifizität 169.
— gegen Alkohol 133, 193.
— gegen eiweißartige Stoffe 196.
— gegen einfache organische Stoffe 196.
— gegen Eiweißkörper ohne präpar. Injektion 194, 196, 201.
— gegen Gerüche 133, 196.
— gegen Gifte 133, 138f., 169, 192.
— gegen Speise 133, 196.
Überfruchtung und Doppelmißbildung 235.
Übergangsbilder und Entstehung eines Zustandes 398, 403f.
Überleitung s. Transfusion.
Überregeneration von Rezeptoren 185.
Ubiquität von Krankheitskeimen 161.
Übung 17, 29.
Ulcera mollia 168.
Ulcus (s. Geschwür) durum 478f.
— duodeni und Stuhlverstopfung 860.

Ulcus rodens 526, 574, 575, 580f.
— varicosum 442, 719.
— ventriculi siehe Magengeschwür.
Unbefangenheit 17.
Unempfanglichkeit 209.
Uninukleose 694.
Unlust 865.
Unterdruckatmung 713.
Unterempfindlichkeit 169, 208f.
— erworbene und Allergie 172.
— — s. a. Immunität.
Unterentwicklung 285.
Unterernährung 592, 601, 829.
Unterkieferspeicheldrüse s. Gland. submaxillaris.
Unvollkommene elastische Nachwirkung 810f., s. Elastizität.
Unwohlsein 8, 266.
Urachusfistel 228.
Urämie, akute 788, 893.
— und Blutdruckerhöhung 894f.
— chronische 788, 893.
— und Cheyne-Stokessches Phänomen 836.
— u. Harnleiterunterbindung 893.
— und Hirnödem 893.
— und Niereninsuffizienz 893.
— und zentrale Oligopnoe 836.
— und Resorption von Ödemflüssigkeit 893.
— und Polyurie 897.
— und Reststickstoff des Blutes 893.
— bei Schrumpfniere 270, 787, 894.
— und Selbstvergiftung 894.
Urämischer Anfall 266, 270.
Uratämie 611f.
Uratohistechie 609, 611.
Urate, Löslichkeit im Harn 356, 365.
Uratstein 360.
Urethralfieber 663.
Urethralstein 897.
Urethritis gonorrhoica 411.
Ureum, Bildung 144.
Urikämie und Gicht 609, 610, 891.
— u. Harnsäureausscheidung 609.
— und Harnsäuregehalt des Blutes 364.
— bei Nierenschädigung 889f.
— und Purinbasen 609.
— und Schrumpfniere 609.
Urikase 610.
Urikolyse 611.
Urina spastica 887.
Urobazillen 898.

Urobilin 684, 863.
— Bildung 881f.
— — und Darmfäulnis 882.
— — im Hämatom 319.
— — und Splenektomie 703.
Urobilinikterus 882.
Urobilinogen in Fäzes 882.
Urococcus 898.
Urogenitalorgane, Mischgeschwulst 561, 585.
Urosarzine 898.
Ursache 25—28.
— und Wirkung 26—30.
Ursächliche Faktoren 10ff., 24ff.
— unbekannter Natur 145 bis 147.
— zusammengesetzter Natur 145, 147.
— Forschung 10ff., 25ff.
Ursächlicher Zusammenhang 29, 32f.
Urteil 22.
Urticaria 766.
— bei Asthma 848.
— bei Überempfindlichkeit 133.
— bei Serumkrankheit 172.
— graphica 707.
Usur s. Knochenusur.
Uteruskrebs 253, 575.
— und Gangrän 354.
— Sitz 516.
Uterusmyom 533f.
Uterusschleimhaut, Glykogen in 338.
Uterusmißbildungen 232f.

Vagina, Autoinfektion 159.
Vakuoläre Entartung s. hydropische Entartung 298, 306.
Vakzin 177, 178f.
— bei Furunkulose 177.
— kurative Wirkung 177.
— prophylaktische Wirkung 177.
— bei Rabies 177.
Vakzination 170.
Vakzine 172f.
Valsalvascher Versuch 819.
Variabilität 4, 6, 262.
— physiologische und Mißbildung 215.
Variante s. individuelle Eigenschaft 4. 242.
Varianten 4.
— diskrete 5.
— Klasse- 5.
Variation 262, 265.
— Entstehung 262.
— fluktuierende 262.
— zufällige 263.
Variationsbreite 5.
Variationsweite 5.

Varietätsbastarde 247.
Variola confluens 393.
Varix 56, 540, 719.
— und Blutung 47, 731 ff.
— Entstehung und Disposition 56.
— und Ekzem 719.
— Platzen 748.
— bei Schwangeren 719.
— und Thrombose 719, 748.
Vaskularisation 382f.
— bei Entzündung 419f.
— gefäßloser Gewebe 382f.
— von Fibrin 420f.
Vasodilatatoren 705, 706, 712, 774.
Vasomotoren 91, 705ff., 708, 712f., 722f., 774.
— Tonus 705ff.
— Lähmung 795f.
— — durch Nebennierenschädigung 799f.
— Reizung u. Cheyne-Stokessches Phänomen 835.
— Labilität 215.
— Wirkung in der Jugend 275.
Vasomotorische Zentren 18f.
Vena cava inf., Stauung in 719.
— magna Galeni, Stauung in 915f.
— portae s. Pfortaderstauung.
— — Thrombose 871.
— — Verschluß 871.
— — — und Kollateralkreislauf 871.
— — — und Leberatrophie 871.
— — — und Leberinsuffizienz 871.
— — Vertreter der Art. hepatica 871f.
Venen, kollaterale 718f.
— bei allgemeiner Blutstauung 715.
Ventilation 837, 852.
Ventilpneumothorax 822.
Verbrennung 91—94.
— durch Blitzschlag 111.
— Hämoglobinurie nach 685.
— durch Lichtwirkung 103.
— Narben nach 483.
— und Panaritium 373.
— Tod durch 92.
— durch Wechselströme 113.
Verbrühung 91, 685.
Verdauung 190, 273, 856.
— bei Achylia gastrica 861.
— und Darmbewegung 861f.
— und Gallenabfuhr 876.
— bei Hyperazidität 861.
— und Magenbewegung 859.
— peptische im Magen 859f.
— und Resorption 858.
— Wechselwirkungen b. 857f.

Verdauung, Störung und Asthmaanfall 847.
— — bei Addisonscher Krankheit 653.
Vererbung, alternative 251.
— und Angeborensein einer Eigenschaft 241f.
— avitäre 245.
— von Bakterien 165, 241, 244.
— Faktoren 255—265.
— von Gift 241, 244.
— hetero- und homoiomorphe 254.
— intermediäre 251.
— latente 241, 244f., 252.
— latenter und manifester Eigenschaften 244f., 255f.
— Merkmale 246.
— von Verstümmelungen 263f.
Vererbungsregeln 246—253, 255, 266.
— Nachforschung der 247ff.
Verfettung 328, 329—334, 606.
Verflüssigung 113, s. a. Kolliquation.
Vergiftung 21, 34, 121, 140ff., 528ff.
— durch Aphylakotoxine 196.
— und Artunterschiede 33.
— und Atrophie 121.
— autogene 140f., 528ff.
— und Blutbewegung 60f.
— und Blutung 395f.
— Blutveränderung durch 21.
— b. Brucheinklemmung 141.
— und Lichtwirkung 105f.
— Begriffsbestimmung 121.
— Einteilung 140.
— endogene 140ff.
— und Entartung 121.
— enterogene 140.
— bei Ermüdung 16.
— exogene 140f.
— Fleisch- und Wurst- 140.
— physikalische und biochemische Gelegenheit zur 50f.
— heterogene 140f.
— histiogene 140f.
— bei Ikterus 882.
— und Ketonurie 542.
— metabolische 140—144.
— und Nekrose 121.
— und zentrale Oligopnoe 836.
— parasitäre 140f.
— und Cheyne-Stokessches Phänomen 835f.
— durch Quecksilber 10.
— Selbst- 93, 143.
— bei Verbrennung 93.
Verhornung 313—315, 501.
Verkalkung 167, 302, 357, 542.
Verkäsung 167, 341, 344.
— und Erweichung des Käses 401—404, 467f.

Verkäsung als Koagulationsnekrose 457.
— und Leukozyten bei 454.
— und puriforme Schmelzung 462.
— im Tuberkel 454, 457, 464.
— bei Tuberkulose 452f., 456 bis 464, 467ff.
— und Verkalkung 167, 462.
Verknöcherung 356f., 502.
Verkohlung 91f.
Verkreidung 355.
Verpflanzung 489, 498—501, s. Transplantation.
Versehen 238.
Verseifung im Darm 862.
— Pankreas- und Lebertätigkeit 862f.
— und Gallenwirkung 862f.
Versetzung s. Metastase 64f.
Verstauchung s. Distorsion.
Versuch 30, 33.
— analytischer und synthetischer 30, 34.
— allgemeine Bedeutung 30, 33, 216.
— Deutung 30, 33.
— Bedeutung bei Erblichkeitsforschung 247.
Verteilung und Ablagerung 62ff.
— aerogene 78—82, 167.
— aerolymphogene 70.
— bronchogene 78—82, 167.
— enterogene 82ff.
— Gegensatz zwischen lymphogener und hämatogener 68ff., 155.
— eines Giftes 60, 64.
— hämatogene 65—67.
— — in der Leber 44, 61ff., 65f.
— — in der Lunge 60f., 66f.
— — in der Niere 66.
— lymphogene 62—65, 67ff., 74, 79, 155.
— — und Geschwulstmetastase 71—73, 74f.
— — bei Tuberkulose 70ff., 167.
— — und perineurale Verbreitung 73.
— und Metastase 64.
— Koeffizient 65.
— verschleppter Teilchen 60 bis 62, 64.
Vertigo (s. a. Schwindel) 903, 931f.
— ab aure laesa 903.
— a stomacho laeso 903.
Verwesung 351.
Vibices 731.
Vibrion septique 162, 351, 397.
Vinylamin 892.
Virulenz 150f.
— Abnahme 152f., 267f.

Virulenz Änderung 147f.
— u. Bakterienwachstum 152.
— und Bakterienzahl 153.
— ein relativer Begriff 151, 152.
— Bestimmung 151f., 154.
— und Empfänglichkeit 153.
— Erhöhung 152, 158.
— und Giftstärke 151f.
— und Infektiosität 151.
Virus, Abschwächung zur Impfung 177.
— filtrierbares 164.
— fixe 177.
— — Herstellung 177.
Virusmenge und Infektion210.
Virusquelle 160, 164.
— bei Heteroinfektionen 161.
Virusträger 160—163.
— der Boden als 162.
— Gebrauchsgegenstände als 162.
— Keimzellen als 165f.
— Nahrungsmittel als 162.
— Flüssigkeitströpfchen als 163f.
— Staubteilchen als 163f.
— Tiere als 162.
Virusübertragung 162.
Vis a tergo 713, 758.
Viskosität des Blutes 379f., 680f., 714, 768f., 774.
— und Blutkörperchenzahl 682.
— Blutstrombeschleunigung und 679.
— und Defibrinierung 682.
— bei Entzündung 380.
— und Kohlensäuregehalt des Blutes 682.
— und Stromwiderstand 774.
— und Temperatur 682.
Vitale Färbung 65f.
— — u. Karminspeicherung 134.
Vitalismus 6, 21, 22.
Vitalkapazität 206, 211.
Vitamine 590, 594ff.
Vitiligo 321, 322, 476.
Volksüberlieferung 20ff.
Volumen pulmonum auctum 846.
Vomica 462f.
Vomitus matutinus 861.
Vorhersage 271.
Vorhofpfropfung 808.
Vorratseiweiß 593.
Vorstellung 2.
Voussure 816.
Vulnerabilität bei exsudativer Diathese 213.

Wachsmilz 310.
Wachstum und Anlage 208f., 279.

Wachstum der Aorta 55.
— und Assimilation 7.
— und Druck 44f.
— von Emboli 63, 66.
— und Ernährung 272, 279.
— und Geschlechtscharaktere 275.
— und arterielle Hyperämie 622.
— und Hypertrophie 279.
— intrauterines 276.
— Knochen- 45.
— eines Kristalls 7.
— metastatisches 32, 64, 529.
— und innere Sekretion 622f., 627—646.
— und Stoffwechsel 272, 274f., 621f.
— und Tätigkeit 279f., 621.
— und Unterernahrung 279.
— Veränderungen der Eigenschaften bei 275.
— und Lichtwirkung 102.
Wagenkrankheit 47.
Wahnidee 8.
Wahrheit 11.
Wahrscheinlichkeit 30f., 32, 34.
— statistische 368.
Wahrscheinlichkeitsrechnung 244.
Waldklima 117.
Waldluft 117.
Wanddruck und Widerstand 768f.
Wandschicht von Poiseuille 61, 681.
Wärmeabgabe 275.
— und Abkühlung 95.
— und Bluttemperatur 657.
— und Blutverteilung 658.
— und Erwärmung 660f.
— und Hitzschlag 661.
— und Infektion 100.
— und Körperoberfläche 275, 658.
— und Körpergewicht 275.
— und Bewegung, Feuchtigkeit und Temperatur der Luft 658.
— und Reaktion 98, 100.
— und Schweißverdünstung 659f.
Wärmebildner 96, 616, 658f.
Wärmebildung und Bluttemperatur 657.
— und Dissimilation 657f.
— Fieber und 666.
— und Stoffwechsel 656ff.
Wärmeempfindung 657.
Wärmehämatolyse 90.
Wärmehaushalt und Abkühlung 659f.
— und Erwärmung 660f.
— und Polypnoe 661.
— und Reaktion 98.

Wärmehaushalt und Stoffwechsel 659f.
— Störungen 656—673.
— und Temperaturänderung 89.
Wärmeleiter 96.
Wärmeleitung der Luft 115f.
Wärmeregelung, Fieber und 664.
Wärmeschlag 661.
Wärmespeicherung 659.
Wärmestarre 90.
Wärmestauung und Sommerdurchfall 116.
— Fieber und 665.
Wärmestich 659, 665.
Wärmestrahlen 93.
Wärmezentrum 659.
— Wirkung 659.
— Reizung 904.
Wasserabsonderung im Darm 676, 679.
Wasseranziehung durch das Blut 884f.
Wasserbewegung und Kolloidwirkung 123.
Wasserentziehung 886f.
Wassergehalt des Blutes 13.
— der Gewebe 13, 90, 103.
Wasserkopf s. Hydrocephalus.
Wasserkrebs s. Noma 353.
Wassermann - Reaktion 191, 200f.
— die Antigene bei 191, 201.
— und Chininbehandlung201.
— Spezifizität 191f., 200f.
Wasserresorption im Darm 858.
Wasserretention und Chlorideretention 682.
— bei Nierenkranken 682, 887, 890.
Wassersucht 759ff.
„Weakened heart" 776.
Wechselbeziehungen 12—15, 24.
— anatomische 12.
— und innere Sekretion 13.
— chemische 13.
— elektrische 13.
— und Enzymwirkung 13.
— funktionelle 13, 34.
— Gegenseitigkeit 12.
— bei Herzinsuffizienz 12.
— mechanische 12.
— bei Muskelwirkung 14.
— osmotische 13.
— psychisch-somatische 13.
— reflektorische 13f.
— thermische 13.
— zwischen Zelleib und Kern 15.
Wechselstrom 112f.
Wechselwirkung zwischen Darm- und Nierentätigkeit und Haut 13, 676f.

Wechselwirkung, Magen- und Darmtätigkeit 859.
— Pylorus-, Magen- und Duodenalinhalt 859.
Weg der Einverleibung 31, s. a. Infektionsweg.
Weigerts ,,Biologisches Gesetz'' 184.
Weilsche Krankheit 879.
Weltseele 22.
Wesen, Definition 1, 20.
— (Entia) 22.
Wespentaille 851.
Wetter 114.
— und Krankheit 118.
Whartonsche Sulze 227, 542.
Widerstandsfähigkeit 206,208.
— und Disposition 208f.
Widerstandsvermögen (s. a. Resistenz), bei ungenügender Herzwirkung 169, 204.
— bei Hungern 170.
— bei Magenkrebs 204.
— im Senium 283.
Wiederbelebung 8.
Wiederersatz 493ff.
Wiederherstellungsfähigkeit 275.
Wille 17.
Winddorn 470, 484.
Winterschlaf 7, 660.
Wirbelkaries und Senkungsabszeß 442.
Wirkung 25.
— allgemeine 52.
— auslösende 26.
— entgiftende 65, 130.
— Konstellation ursächlicher Faktoren 26.
— Gegensatz bei verschiedener Giftstärke 132f.
— kumulative 138.
— örtliche von Dehnung oder Druck 38—44, 47—52, 820f., 905ff.
— und Reiz 28.
— Spezifizität 34, 197ff.
— und Ursache 30.
Wochenbettthrombose 745, 747f.
— und Aufstehen der Wöchnerinnen 745.
Wohnungsventilation 115f.
Wohnungsverhältnisse u. Ausbreitung einer Epidemie 163f.
Wundbehandlung, aseptische 154.
Wunde 390.
Wundernetz 63.
Wundheilung 489f., 492.
— Gewebsveränderungen bei 491f., 497.
— und Infektion 492.
— per primam intentionem 492, 497.

Wundheilung per secundam intentionem 492.
— unter einer Kruste 492.
— und Narbenbildung 492.
Wundinfektion 159.
Wundnekrose 492.
Wundsekret 402.
Wurmkrankheit 489.
Wurst- und Fleischvergiftung 140, 879.

Xanthelasma 542.
Xanthin 610.
Xanthinoxydase 610, 613.
Xanthinstein 360, 364f.
Xanthoma 335, 542.
— planum und tuberosum 542.
Xanthoproteinreaktion 124f., 304, 310.
Xeroderma pigmentosum 103, 109, 322.
— — und Krebs 103.
Xerophthalmie 596ff., 600.
Xerosis corneae 600.
Xiphopagus 220, 221.

Zahnkaries 342.
Zahnschmerz 370f.
Zahnstein 360.
Zelle 23.
— Differenzierung und Empfindlichkeit 287, 299, 343.
— Formeigenschaften u. Leistungsfähigkeit 24, 34, 55, 122, 238, 298f.
— als Formelement 23.
— funktionell verschiedene Teile 124.
— Giftablagerung in 131, 134, 384.
— Verhalten von Leib und Kern bei Giftwirkung 384.
— Lipoide 123.
— als Sitz der Lebenserscheinungen 23.
— Spezifizität 501.
Zellalter und Polymorphie508.
Zelleib 275, 282f., 285f.
— azidophiler 275, 281.
— basophiler 275.
— bei Hunger 285.
— Widerstandsfähigkeit 343.
Zelleigenschaften und Geschwulstbildung 513f.
Zellfunktion, spezifische 272.
Zellhydrops 298, 300, 306.
Zellkern, Widerstandsfähigkeit 343.
Zellulare Theorie der Bakterienvernichtung bei Immunität 173—175.
Zellularpathologie 20, 23f.
— und Konstellationspathologie 21.

Zentralnervensystem (s. Gehirn), erbliche Fehler 253f.
— Störungen der Tätigkeit 898—933.
Zentren des Gehirns 922ff.
Zerebroside 123, 124.
Zirbeldrüse s. Epiphyse.
Zirrhose 414.
Zittern s. Tremor.
Zone von Bérard 753.
Zottenherz 397.
Zucker, Ausscheidung durch die Niere 616f.
— Bildung aus Eiweiß 616 bis 618.
— — aus Fetten 616—618.
— — aus Glyzerin 616.
— zerstörendes Enzym im Blut 618.
— Gehalt des Blutes 616.
— Gehalt des Harns und des Blutes 883f.
— -behandlung bei Störungen der Herztätigkeit 801.
— Resorption im Darm 615.
— Verbrennung in Muskeln 616.
— — bei Diabetes 617.
Zuchtwahl 262, 265.
Zuckergußleber 421, 553, 792.
Zuckerkandlsches Organ 537, 643.
Zuckerkrankheit s. Diabetes.
— u. Lungentuberkulose 829.
— und seelischeFaktoren 146.
Zuckermenge und Harnmenge bei Diabetes 614, 885.
Zuckerstich 618.
— Pankreas- und Nebennierentätigkeit 618.
— und Durchschneidung des Sympathikus 655.
Zuckungen, fibrilläre 927.
Zufall 30.
Zug s. Dehnung.
Zugfestigkeit 51.
Zunge, bei Septikämie 667.
— Lahmung bei Diphtherie 857.
Zungenkrebs 354.
Zusammendrückbarkeit 39.
— des Protoplasmas 39.
— Änderung 42.
Zwangsbewegungen, athetotische 928f.
— choreatische 928f.
Zweckmäßigkeit 19.
Zwerchfell, Ansaugung 819, 843f.
— Abflachung 817, 821, 840.
— Bewegung bei Ausatmung 815.
— — bei Umfangszunahme der Brustorgane 816, 852.
— — bei Öffnung der Brusthöhle 811.

Zwerchfell, Dehnbarkeit 817.
— Elastizität 814.
— Entzündung 821.
— Hochdrangung 817, 820, 837.
— Lähmung 839.
— Spannung 813, 825, 827.
— Tiefstand 818, 846, 849, 852.
Zwerchfellwirkung bei Erbrechen 855.
— und Leberauspressung 676, 712, 715, 874.
— und Thoraxkapazität 843.
Zwergwuchs 226, 236, 644 ff.
— angeborener 226.
— chondrodystrophischer 645.
— echter 644.
— und Eunuchoidie 644.
— nach der Geburt 226.
— bei Herzfehlern 645.
— infantiler 645 f.
— und endemischer Kretinismus 645.
— partieller 644.
— bei Rachitis 602 f., 645 f.
— und innere Sekretion 226, 644.
Zwillinge 217 f.
Zwischenrippenwände, inspiratorische Einziehung 820, 843.

Zwischenstufe 32, 691.
Zwischenzellen 629.
Zwischenzellenstoff 23, 509.
— Selbständigkeit 23.
Zyanhämoglobin 127.
Zyanose 711, 794.
— bei Abkühlung 94 f., 711.
— allgemeine 834.
— und Blutstauung 711, 717.
— und Blutstromverlangsamung 794.
— und Dyspnoe 834.
— bei Lungenatelektase 711.
— örtliche 834.
— und Sauerstoffgehalt des Blutes 711.
— bei zentralen Atmungsstörungen 835.
Zyanwasserstoff 127.
— Bildung aus Zyankali 141.
Zygote 241, 249 f., 251, 255.
— Reinheit 249 f.
Zylinderzellenkrebs 573, 576, 578, 581 ff.
Zylindrom 586.
Zymase 124, 129, 197, 351.
Zymoplastische Stoffe 398.
Zystadenom 516.
Zyste 503, 568—570.
— und Kystoma 565.
— Atherom- 568.
— branchiogene 568.

Zyste in Basaliom 577.
— Dermoid- 568.
— Epidermoid- 499, 568.
— Follikel- 568.
— aus Glioma 539.
— mikro- 565.
— myelo- 568.
— Retentions- 565, 568.
— traumatische Epithel- 568.
— und zystenartige Scheingeschwülste 568.
— in der Leber 570.
— in der Niere 308, 570.
— im Pankreas 570.
— Bildung bei Transplantation 499.
— Kalkablagerung 359 f.
— und Pseudozyste des Gehirns 568.
Zystin 613.
Zystinsteine 360, 364.
Zystosarkom 545.
Zytasen 174, 186, 188.
Zytolysine 180.
Zytoplasma als Träger der Erbmasse 256.
Zytotoxine 136, 180, 189.
— Wirkung in vitro 181.
— — bei Geschwulstimmunität 190.
Zytozyme 398, 737.

Berichtigungen.

Die Überschrift des dritten Abschnittes (S. 272) muß lauten: Allgemeine Störungen der Ernährung, des Stoffwechsels und der Tätigkeit.

Seite 31, Zeile 22 von unten statt: welches Krankheitsbild vorliegt, lies: welche Krankheitserscheinungen vorliegen.

„ 36, „ 22 von oben statt weiter unten, lies: S. 44 ff.
„ 38, „ 24 „ „ fällt a) fort.
„ 44, „ 10 „ „ „ b) „
„ 240, „ 10 „ unten statt Geister- lies: Geistes-.
„ 312, „ 2 „ „ „ abzuleisten lies: abzuleiten.
„ 321, „ 8 „ oben „ $C_{68}H_{66}N_{18}S_2O_{30}$ lies: $C_{78}H_{66}N_{18}S_2O_{30}$.
„ 321, „ 9 „ „ „ $C_{68}H_{51}N_{13}S_2O_{30}$ „ $C_{78}H_{51}N_{13}S_2O_{30}$.
„ 389, „ 2 „ unten „ Begriffe lies: Namen.
„ 390, „ 4 „ oben „ Begriff lies: Name.
„ 390, „ 13 „ „ „ Begriffsbestimmung lies: Namengebung.
„ 435, „ 1 „ unten „ fettes lies: festes.
„ 519, „ 26 „ „ „ Bose lies: Bosc.
„ 848, „ 24 „ „ „ allmählich lies: allmählich in den folgenden Tagen.
„ 848, „ 25 „ „ „ entstehen lies: entsteht.
„ 938, „ 18 „ „ „ Bauer lies: Baur.
„ 941, „ 5 „ oben „ Welnberg lies: Weinberg.

Druck der Universitätsdruckerei H. Stürtz A. G., Würzburg.

Verlag von Julius Springer in Berlin W 9

Handbuch der speziellen pathologischen Anatomie und Histologie

Bearbeitet von zahlreichen Fachgelehrten

Herausgegeben von

F. Henke, Breslau und O. Lubarsch, Berlin

Zweiter Band:

Herz und Gefäße

Bearbeitet von

C Benda, L. Jores, J. G. Mönckeberg, H. Ribbert †, K. Winkler

Mit 292 zum Teil farbigen Abbildungen. (1171 S.) 1924
90 Goldmark; gebunden 92.40 Goldmark

Sechster Band:

Harnorgane. Männliche Geschlechtsorgane.

Erster Teil

Niere

Bearbeitet von

Th. Fahr, Georg B. Gruber, Max Koch, O. Lubarsch, O. Stoerk

Mit 354 zum Teil farbigen Abbildungen. (800 S.) 1925
84 Goldmark; gebunden 86.40 Goldmark

Das Gesamtwerk ist auf vierzehn Bände berechnet, weitere Bände sind im Druck

Die einzelnen Bände werden folgende Gebiete behandeln:

Band   I: Blut, Knochenmark, Lymphknoten, Milz
Band   II: Herz und Gefäße
Band III: Atmungswege und Lungen
Band   IV: Verdauungsschlauch
Band   V: Verdauungsdrüsen
Band   VI: 2. Teil. Harnwege, männliche Geschlechtsorgane
Band VII: Weibliche Geschlechtsorgane
Band VIII: Drüsen mit innerer Sekretion
Band   IX: Knochen und Muskeln
Band   X: Nervensystem. Spezialredaktion: M. Spielmeyer-München
Band   XI: Ophthalmologischer Teil. Spezialredaktion: K. Wessely-München
Band XII: Otologischer Teil. Spezialredaktion: K. Wittmaack-Jena
Band XIII: Haut
Band XIV: Technik d. Untersuchungsmethoden d. speziellen pathologischen Anatomie u. Histologie

Die ungeheure Menge von Einzelarbeit, die auf dem Gebiete der pathologischen Anatomie und Histologie geleistet worden ist, erfordert seit langem eine Zusammenfassung in einem Handbuche, in dem als Hauptleitgedanke die pathologische Biologie in Verwertung der morphologischen Befunde für das krankhafte Geschehen durchgeführt wird und in dem die Einzelbefunde weitgehend nach allgemeinen Gesichtspunkten dargestellt werden. Eine solche Zusammenfassung der anatomischen und histologischen Grundlagen der Krankheitslehre wird in diesem Handbuch geboten. Der Plan zu diesem Werke war bereits vor Kriegsbeginn gefaßt. Die dabei erstrebte Reichhaltigkeit eines lehrreichen Abbildungsmaterials ist trotz der Not der Zeit durchgeführt worden. Die Literaturerscheinungen auf den einzelnen Spezialgebieten sind bis zur Aufnahme des Reindruckes berücksichtigt worden.

Verlag von Julius Springer in Berlin W 9

Konstitutionspathologie in den medizinischen Spezialwissenschaften

Herausgegeben von

Julius Bauer, Wien

1. Heft:

Kinderheilkunde

Von

Dr. Richard Lederer,

Privatdozent für Kinderheilkunde an der Universität Wien

Mit 25 Abbildungen. (167 S.) 1924
6.90 Goldmark

Vorwort des Herausgebers:

Mit dem vorliegenden Hefte wird eine Sammlung von Monographien eröffnet, die die Aufgabe erfüllen sollen, die systematische Anwendung der sogenannten Konstitutionslehre auf die einzelnen medizinischen Spezialdisziplinen darzulegen. Die heute mit Recht immer mehr in den Vordergrund des allgemeinen Interesses rückende Konstitutionspathologie ist nicht so sehr ein Sonderfach der Pathologie, als vielmehr die Umfassung sämtlicher Grundlagen und Voraussetzungen zu einer ätiologisch-pathogenetischen Betrachtungsweise aller krankhaften Vorgänge im Organismus vom Gesichtspunkte der im Organismus selbst enthaltenen, endogenen, anlagemäßigen Bedingungen. Die Konstitutionslehre stellt also gewissermaßen die Behelfe bereit, deren Anwendung auf die verschiedenen Krankheitsprozesse dann nicht nur der Lehre von der Konstitution selbst, sondern vor allem den betreffenden praktischen Spezialdisziplinen zugute kommt. Das Verständnis für die Bedeutung und die Rolle, welche der konstitutionellen Disposition für bestimmte Erkrankungsformen zukommt, ist auch für unser praktisch ärztliches Handeln von unschätzbarem Werte. Es zu fördern, ist Aufgabe dieser Monographiensammlung . . .

Gesamtübersicht:

Kinderheilkunde von Privatdozent Dr. Richard Lederer, Wien. **Otiatrie** von Privatdozent Dr. Julius Bauer, Wien, und Dozent Dr. Conrad Stein, Wien. **Neurosen** von Dozent Dr. Felix Deutsch, Wien. **Psychiatrie** von Professor Dr. K. Economo, Wien. **Ophthalmologie** von Professor Dr. W. Fleischer, Direktor der Augenklinik Erlangen. **Zahnheilkunde** von Professor Dr. Leo Fleischmann, Wien. **Gynäkologie und Geburtshilfe** von Professor Dr. Josef Halban, Wien, gemeinsam mit Privatdozent Dr. Robert Köhler, Wien. **Dermatologie** von Professor Dr. Josef Kyrle, Wien. **Orthopädie** von Frau Dr. Berta Aschner, Wien, und Dr. Guido Engelmann, Wien.

Pathologie als Naturwissenschaft. Relationspathologie. Für Pathologen, Physiologen, Mediziner und Biologen von **Gustav Ricker**, Direktor der Pathologischen Anstalt der Stadt Magdeburg. (401 S.) 1924. 18 Goldmark; gebunden 19.80 Goldmark

Vitalismus und Pathologie. Von Dr. **Bernhard Fischer**, o. Professor der Allgemeinen Pathologie und Pathologischen Anatomie, Direktor des Senckenbergischen Pathologischen Instituts der Universität zu Frankfurt a. M. (Vorträge und Aufsätze über Entwicklungsmechanik der Organismen. Herausgegeben von Wilhelm Roux. Heft 34.) (173 S.) 1924.   8.40 Goldmark

Printed in the United States
By Bookmasters